《活体形态学（*VIVOMORPHOLOGY*）》的姐妹篇

当代医学影像误诊学

CONTEMPORARY MEDICAL IMAGING MISDIAGNOSIS

第一卷

VOLUME Ⅰ

总主编　巫北海

天津出版传媒集团

天津科学技术出版社

图书在版编目（CIP）数据

当代医学影像误诊学：全六卷 / 巫北海总主编 . --
天津：天津科学技术出版社，2021.10
ISBN 978-7-5576-9449-4

Ⅰ . ①当… Ⅱ . ①巫… Ⅲ . ①影像诊断一误诊一病案
一分析 Ⅳ . ① R445

中国版本图书馆 CIP 数据核字（2021）第 124660 号

当代医学影像误诊学：全六卷
DANGDAI YIXUE YINGXIANG WUZHEN XUE：QUAN LIU JUAN
责任编辑：张 跃 张建锋 王 璐
特邀编辑：王朝闻 王连弟
出 版：天津出版传媒集团
天津科学技术出版社
地 址：天津市西康路 35 号
邮 编：300051
电 话：（022）23332399
网 址：www.tjkjcbs.com.cn
发 行：新华书店经销
印 刷：天津新华印务有限公司

开本 889×1194 1/16 印张 407.5 字数 11 700 000
2021 年 10 月第 1 版第 1 次印刷
定价：2480.00 元（全六卷）

编者名单

总 主 编 巫北海 主任医师、教授、博士生导师（原第三军医大学第一附属医院，现陆军军医大学第一附属医院）

副总主编 刘 筠 主任医师、教授、博士生导师（天津南开大学人民医院）

刘昌华 副主任医师（厦门大学成功医院）

颜志平 主任医师、教授、硕士生导师（厦门弘爱医院）

吕维富 主任医师、教授、博士生导师（中国科学技术大学附属第一医院 / 安徽省立医院）

黄学全 主任医师、教授、博士生导师（陆军军医大学第一附属医院）

陈 伟 副主任医师、副教授、博士生导师（陆军军医大学第一附属医院）

韩 丹 主任医师、教授、博士生导师（昆明医科大学第一附属医院）

秦 伟 主任医师、教授、硕士生导师（重庆北部宽仁医院）

秦将均 主任医师、教授、硕士生导师（海南三亚中心医院 / 海南省第三人民医院）

邝 菲 副主任医师、副教授（厦门大学第一医院）

第一卷（颅脑与脊髓卷）主编 巫北海 颜志平 张伟国 黎海涛 陆 明 张晓宏

第二卷（面颈及多系统多部位疾病卷）主编 巫北海 刘 筠 韩 丹 秦 伟 唐 震

第三卷（胸心卷）主编 巫北海 吕维富 俞安乐 牟 玮 邱明国

第四卷（腹盆上卷）主编 巫北海 刘昌华 黄学全 秦将均 王 毅

第五卷（腹盆下卷）主编 巫北海 蔡 萍 邝 菲 周代全 薛跃辉 傅 绢

第六卷（肌骨及脊柱卷）主编 巫北海 陈 伟 汪庆华 刘士辰 胡荣惠

编写人员（按姓氏笔画为序）

马 奎 王 毅 邓 学 刘 筠 刘士辰 刘昌华 邝 菲 冯 浩 吕维富
牟 玮 伍宝忠 张伟国 张晓宏 陈 伟 陈丙丁 陈思敏 陈春梅 陈海燕
汪庆华 陆 明 杨利根 巫北海 巫登锦 肖贵玉 邱明国 周代全 林怀雄
林建坤 俞安乐 郑妙琼 秦 伟 秦将均 胡 雄 胡荣惠 韩 丹 唐 震
谢 斌 曾英琅 常 诚 黄学全 蔡 萍 郭春生 康绍磊 颜志平 傅 绢
黎海涛 薛跃辉

序

在62年的医疗实践中，个人深深体会到一个问题，作为临床影像诊断的医务工作者，日常工作中，为成千上万的患者诊断正确是理所应当的，没有人在意这些工作，但是如果出现误诊或漏诊，则将引起不小的震动，小则上级领导批评，大则引发医疗纠纷、医疗事故，甚至导致不良的社会影响，对于患者、医务工作者个人、医疗单位等都可能造成不必要的损失。

1996年，拙著《影像诊断中的误诊》问世后，许多读者来信称该书对于临床工作帮助甚大，但唯一的缺点是该书主要是文字，没有图像可供阅读，希望再版时增加内容和配以图像，以对临床工作更有益处。

误诊学是医学诊断学的一部分，它是一门专门研究诊断错误的学科，其内容涵盖甚广，既包括医学，又包括医学以外的许多学科。

作为《活体形态学(Vitomorphology)》的姐妹篇，《当代医学影像误诊学(Contemporary Medical Image Misdiagnosis)》也分为六卷：颅脑与脊髓卷、面颈与多系统多部位疾病卷、胸心卷、腹盆上卷、腹盆下卷、肌骨与脊柱卷。

《当代医学影像误诊学》是医学诊断学中专门研究影像诊断错误的专著，它既包括医学影像诊断学，又包括医学影像诊断学以外的许多学科；它主要讨论医学影像诊断中的误诊和漏诊，既有影像诊断学的丰富内容，又有许多相应临床各科的资料。

众所周知，作为影像诊断医生的我们，在多年临床工作中，诊断正确者成千上万，一点都记不住，可是，对误诊的病人却会牢牢记住一辈子，因为误诊给人的印象太深了，甚至于可以这样说，误诊给人的打击太重了。

误诊和漏诊在临床上的重要性是我们编写《当代医学影像误诊学》的动力，几十年来，我们一边工作，一边学习，一边收集资料，一边整理总结，一边深入研究、分析和编写，现在终于完成了这项艰巨的任务，呈送给同仁和读者们，由于我们才疏学浅，手边资料十分有限，难免存在许多错误和瑕疵，敬请同仁和读者们不吝批评和指正。

我们深知，医学影像的误诊学确实是一门很深奥的学问，涉及面十分广泛，而且相当有深度，从编写过程中我们学习到许多以往从未接触到的知识，真是长见识不少，这对提高我们的工作水平和质量十分有益。

本书编写时间跨度较大，长达三十余年，收集文献较多，由于出版规定参考文献篇幅有限，在此只能将5年内的外文文献和8年内的中华系列杂志文献列出,参考的绝大多数文献都无法一一列出,敬请各位作者鉴谅,在此谨致谢意。

由于作者们才疏学浅,对医学影像学的学习和研究甚感力不从心,对诊断思维的深入研究更是欠缺,加之收集资料范围有限,今冒昧将点滴学习和研究的经验和体会整理成册,与同仁们进行学术交流,因此,本书多有不当之处,衷心希望各地同仁和读者不吝批评指正。

致谢:本书编写历时甚长,编写过程中得到了全国各地多位老师的大力支持和热情关怀,学生有幸登门拜见多位老师,老师们不厌其烦地介绍他们亲身经历的误诊病例,并对误诊的教训和经验进行归纳和总结,昔日谆谆教诲,至今仍历历在目,在此,请允许学生向众多老师致谢:荣独山、汪绍训、朱大成、邹仲、左立梁、孔庆德、郭庆林、江海寿、杨竞飞、王其源、刘国相、周成刚、陈官玺、刘承志、魏大藻、刘玉清、吴恩惠、王云钊、曹来宾、兰宝森、蔡锡类、贾雨辰、郭俊渊、陈种、和毓天。

在本书的编写过程中,得到了厦门大学成功医院领导及医学影像科同仁们的大力支持,在此一并致谢。

巫北海

谨识于厦门

2020年9月

Preface

In the past 62 years of medical practice, I, as a medical professional dealing with radiological diagnostics, recognize that making correct diagnoses for thousands of patients in our routine work has been taken for granted. Nobody cares about our daily activities. However, if we make a misdiagnosis or overlook a diagnosis, an unneglectable shock triggered by our mistake would be initiated around our working environment. If the consequence of misdiagnosis is not serious, we may just incur fierce criticism from our administration and related parties. If serious, we will be involved in disputes of malpractice and law sues and the mistakes we made even may directly lead to medical accidents. Furthermore, the impacts given rise from our mistakes on our society would be negative, causing unnecessary losses to the patients, medical personnel and hospitals.

After my book Misdiagnosis in Imaging Diagnostics was published in 1996, I successively received positive feedbacks from the readers. They stated that the book was helpful for their clinical work. However, one obvious drawback in that book was that it only had character descriptions but had no medical images as illustrations. The readers hope more character contents and medical images could be added in the upcoming edition. It is expected that supplemented contents and medical images will be more beneficial to their clinical practice.

Misdiagnosis is a part of medical diagnostics. It is a discipline that specializes in studying diagnostic mistakes, covering a wide range of topics in medicine as well as in many other non-medical fields.

As a sibling of serial works Vitomorphology, Contemporary Medical Image Misdiagnosis also composes of six volumes: Cranial and Spinal Cord, Face, Neck and Diseases in Multi-systems and Multi-locations, Heart and Thorax, Abdomen and Pelvis I, Abdomen and Pelvis II, and Musculoskeletal and Spine.

Contemporary Medical Image Misdiagnosis is a series of works that specialize in studying mistakes of imaging diagnosis in medical diagnostics. This series of books cover but are not limited to medical-imaging diagnostics, instead, the books also cover extensive information in other specialties of clinical medicine. This series of books discussed misdiagnosis and overlook of diagnosis in imaging diagnosis, containing affluent contents in diagnostic radiology as well as in a variety of other relevant clinical specialties.

It is known that we, radiologists, can't remember correct diagnoses we had made for thousands of cases in the past years. However, if we make mistakes in diagnosis, we will keep the misdiagnosed cases in mind for life because misdiagnosis gives us impression too deeply to be forgotten. In another word, we will be severely injured by the misdiagnosis.

That misdiagnosis and overlook are clinically important motivates us to work on this series of books Contemporary Medical Image Misdiagnosis. During the past decades, while we were working and studying, we collected clinical data, and organized and summarized those raw materials. In the meantime, we did researches and analyses on the data we accumulated and then started writing. After continuously hard working for decades, we eventually completed this mission which seemed to be impossible at the very beginning and we are pleasant to present the works to our fellow colleagues and readers today. Since we can't be experts in all fields the works involved in, and the data and references in our hands can't cover everywhere in details, our works, more or less, are unable to be free of drawbacks and mistakes. Additionally, our ability in studying medical imaging may not always help reach our goals and furthermore, we might be short of further study on diagnostic logics. Regardless of those excuses, we still daringly accomplished this series of books with our experiences accumulated in our long term of studies and researches in attempt to deal with academic exchanges with our fellow colleagues and readers. Therefore, we sincerely welcome that our fellow colleagues and readers feel free to express their critics and advices on this series of books.

We deeply recognize that misdiagnosis in the field of radiological diagnostics is indeed a discipline of sciences. It involves a lot of fields and its contents are extensive in scope and depth. Meanwhile, we were also filled of knowledge which was unknown to us before. We really learnt a lot during working on the books, which is beneficial to improve the quality of our daily clinical work.

The timeframe we spent on this series of books spanned more than 30 years. During the period, huge amount of references were searched and collected. Due to the limited space of reference listing, only abroad literature published five years ago and the Chinese national journals of medicine published eight years ago were listed in this series of books. We would specifically pay our apology to the authors whose publications had been referenced but had no chances to be listed in this series of books, meanwhile, we would like to express our sincere respect and gratitude to them.

Acknowledgement: It spanned long time for us to edit this series of books, during which we have been blessed to receive the generous supports and warmhearted cares from many well-known senior academic experts in radiology nationwide. I was honored to have chances to meet some of them. They had done a lot of work in abstracting and summarizing the lessons they learnt from their past clinical practice and always patiently shared their own experiencing misdiagnoses with me. With their mentoring opinions and advices being so deeply impressed in my mind, I feel that our conversations, which have past years and even decades, just took place minutes ago. On behalf of my fellow authors in this series of books, I would like to cordially express our gratitude to them whose names are listed as follows: Rong Dushan(荣独山), Wang Shaoxun(汪绍训), Zhu Dacheng(朱大成), Zou Zhong(邹仲), Zuo Liliang(左立梁), Kong Qingde(孔庆德), Guo Qinglin(郭庆林), Jiang Haishou(江海寿), Yang Jingfei(杨竞飞), Wang Qiyuan(王其源), Liu Guoxiang(刘国相), Zhou Chenggang(周成刚), Chen Guanxi(陈官玺), Liu Chengzhi(刘承志), Wei Dazao(魏大藻), Liu Yuqing(刘玉清), Wu Enhui(吴恩惠), Wang Yunzhao(王云钊), Cao Laibin(曹来宾), Lan Baosen(兰宝森), Cai Xinei(蔡锡类), Jia Yuchen(贾雨辰), Guo Junyuan(郭俊渊), Chen Zhong(陈种), and Ho Yutian(和毓天).

In the process of writing this book, I am grateful for the strong support of the leaders of Xiamen University Hospital and colleagues in the medical imaging department.

Beihai Wu, Professor
At Xiamen, Fujian, China
In September 2020

前　言

影像诊断学误诊对临床学科的影响

我们不敢奢谈医学的误诊问题，因身处医学影像诊断学，只是临床医学的一部分，在此谨讨论分析影像诊断中的误诊和漏诊问题，至于涉及影像诊断的临床科室和临床病理学的有关误诊的问题，我们也进行了一些研究，在本书有关章节向读者逐一介绍，也许对有关科室的临床工作有所帮助。

影像诊断与临床

关于影像诊断学与临床医学的关系问题讨论甚多。我们认为，说影像诊断引导临床诊断不合适，将医学影像科室说成是辅助科室，不仅不符合实际情况，而且早已过时。影像诊断学对于临床医学不是指导，也不是领导、辅助、辅导，是侦察、是检查、是寻找、是探索症状与体征的根源，是分辨体内正常与异常，区别生理情况与病理表现，辨别病灶的部位、大小、范围及性质等。

我们大力提倡影像诊断学工作者与临床各科及病理学工作者合作进行科学研究，一起筹划、申报、完成同一课题，一起分析研究、撰写文章，使影像诊断与临床及病理结合更为紧密，更好地减少和避免出现误诊和漏诊。

关于临床医师的职责

临床医师申请影像诊断时，申请单上寥寥数语，未能提供病人主要的症状及体征。这种简单、潦草一是对病人不负责，二是浪费影像诊断的资源。影像诊断医师毫无重点地读片，浪费观察、分析、研究图像的时间，不但导致诊断质量明显降低，以致造成误诊和漏诊，还会耽误诊断的时间，这在临床上屡见不鲜。

我们认为，临床各科的医师应正确认识自己应尽的职责，应认真研究病人的症状和体征，倾听病人的主诉，重点扼要地填写影像诊断申请单，让不在门诊坐诊和病房查房的影像诊断医师基本了解病人的情况，重点地观察、分析、研究可能产生症状和体征的部位，这对减少和避免误诊和漏诊十分重要。

诊断的个性化

临床和中医诊断的个性化，与病人直接接触，深入了解病情、病史、症状和体征，再做出诊断，进行个性化的治疗，可能会比我们不接触病人即做出诊断的误诊少许多！如何在影像诊断中应用这类个性化原则？真值得研究！在此，我们不得不联想到临床科室医生的职责，如果临床医生能够真正做到尽职尽责，尽量多给予病人的信息资料，对于减少和避免影像诊断误诊将起到十分重要的作用。

不断更新知识，防止误诊与漏诊

努力学习新的知识是避免和减少误诊的最重要、最行之有效的方法和途径。不断更新知识，扩大知识面，广开思路，对防止误诊与漏诊十分有用！本书在有关章节对近期出现的影像组学、精准医学、人工智能等，以及近年影像诊断的新理论、新技术、新仪器等作了简要介绍，力图帮助读者更新有关方面的认识和了解。

新式仪器或新技术与活体形态学研究

对新式仪器或新技术钻研不够，过于迷信、盲从，导致误诊。例如 PET 等影像技术手段，对于“异常”的发现过于敏感或敏感性过高，常造成过度诊断。

由于新的影像诊断技术问世不久，人们积累的临床经验相对不足，或对正常与异常间差别掌握较差，对正常标准研究少，了解肤浅，认识不清，直接影响诊断的能力和诊断的水平。如何区分正常与异常？这就要求活体形态学进一步深入研究，这也是我们当年编写《活体形态学》的初衷。

影像诊断各项诊断技术的通力协作是减少误诊的基础

目前，在一所普通的综合医院，医学影像科一个科室的固定资产占全院固定资产总额的30% 左右，是高科技，也是高成本。各项影像诊断手段虽然都是独自工作，各项影像诊断手段和技术理应通力协作，尊重兄弟科室，扬长避短，发挥各自优势，合力最大，经常讨论、协商、会诊，形成比较一致的诊断意见，对提高影像诊断水平十分重要，这对院内院外都是这样。然而，纵观近三十年临床影像诊断工作，一些医院的临床经验证明，影像诊断各项手段之间不协作是导致影像诊断误诊的一大原因。

影像诊断与病理

目前，免疫组织化学检测是病理学诊断金标准，它有无误诊的可能？标本的采集，观测的准确性，选择检测的项目是否合适，如何结合临床，如何结合影像等问题都值得我们深入学习和分析研究。

为了确保影像诊断的正确性，本书中所介绍的病例都是经过手术病理证实的，如无病理证实者都属于淘汰之列。我们认为，对于影像诊断的研究，应该有病理的证实，千万不要用影像证实影像，对于部分杂志上发表的一些文章中的病例要辨证地看，有的是经过病理证实的，有的却不一定经过病理证实，只是滥竽充数而已。

关于肿瘤分类的一些思考

四肢短骨的软骨瘤,根据组织学检查可能有恶性征象,但临床上此种肿瘤很少有恶性发展者;反之,扁骨或长骨的软骨瘤,从显微镜下的组织表现为良性,而发展为恶性者却甚多。

还有长骨的骨软骨瘤或软骨瘤,临床表现确已恶性变,且有转移,而显微镜下的组织学改变仍不明显。因此,对骨软骨瘤或软骨瘤恶变而来的骨软骨肉瘤或软骨肉瘤的病理诊断,必须密切结合临床和影像学表现。

子宫肌瘤一直划归良性肿瘤,可是有的子宫肌瘤却可沿着血管转移到其他部位,这种生物学行为是恶性？还是良性？

这里提出一个问题,就是如何处理病理组织学观察与病变的生物学行为之间的关系,因此,单纯按照组织细胞学表现称良性、恶性似有不妥之处。

关于"四结合"的临床诊断模式的建议

实践是检验真理的唯一标准,在与疾病的斗争中,诊断治疗是否正确？检验的唯一标准是疗效,诊断错误者疗效绝对不可能满意,疗效满意就是检验临床影像学诊断是否正确的唯一标准。

临床诊断金标准的讨论一直在进行。普遍认为,临床诊断的金标准以前是病理诊断,长期临床实践告诉我们,临床诊断的金标准,应为临床、影像、病理和疗效追踪随访四个方面的资料适当结合起来分析研究的结果(简称"四结合"),才更为正确,更符合病人的实际情况。

建议国内一些杂志放开对"个案报告"的字数的限制

国外一些杂志的"个案报告"深受读者的欢迎,因为那些个案报告不只是简单地报告一个病例,而是通过一个病例具体情况报告一类新发现的疾病;或是通过一个病例深入分析研究某种疾病的误诊和漏诊;或是通过一个病例深入浅出地讨论临床和影像诊断对某种疾病的诊断和治疗的新的动向;或是通过一个病例全面系统地综述全球对该类疾病的研究进展和趋势……。此类个案报告,无字数的限制,让作者畅所欲言,讨论十分深入细致,让读者受益匪浅。反观国内一些杂志对"个案报告"的字数的限制十分严格,我们建议应放开限制,让作者畅所欲言,深入讨论。

怎样阅读本书

我们建议读者阅读本书的方法是:在临床上有需要分析和研究的病例时,按照病人影像表现的异常征象所在的器官和组织,查阅有关章节;然后再按拟诊的可能性,及可能性的大与小,分别查阅该章节内该疾病的有关部分,这样就可以事半功倍地取得效果。自然,如果你有时间愿意将本书通读,然后再用上述方法查阅,那效果更好。

在学习和研究误诊学期间,我们发现一些疾病可以出现在多个系统,多个器官和某个器官的多个部位,导致误诊和诊断困难。我们特地将多系统多器官疾病尽可能集中在一起,安排于本书面颈与多系统多部位疾病卷进行介绍和讨论,作为该卷的第二部分内容,以供读者参考。但对每一种病常见部位、常见器官,则在该常见部位、常见器官另写一章或一节,更为具体、详细,这样全书合成一体,互相呼应,更有利于读者在临床实践中查阅。

病理学与影像诊断关系十分密切,病理学基本知识的了解,对于影像诊断十分必要,非常重要,尤其是免疫组织化学检测对疾病的最后诊断所起的决定性作用,更应让现代的影像诊断医生有所初步了解,我们专门在本书面颈与多系统多部位疾病卷作一简介,作为该卷的第三部分。

随着现代科技的飞跃发展,现代医学进展也非常迅速,作为影像诊断医生,知识更新是每天的必修课,近期出现的影像组学、精准医学、人工智能等,我们安排在本书面颈与多系统多部位疾病卷第四部分进行简要的介绍,只能起到扫盲的作用。该部分还介绍了一些规范及专家共识。

《当代医学影像误诊学》讨论内容非常广泛,前言与总论的内容十分庞杂,但限于前言与总论篇幅有限,只能扼要地提纲挈领地进行简要的介绍,有关前言与总论内容的更详细的介绍和讨论,集中安排在本书面颈与多系统多部位疾病卷,作为该卷的第五部分内容,欢迎同仁和读者们参阅并提出宝贵意见。

有关活体形态学的资料,请查阅科学出版社 2006 年出版,巫北海总主编《活体形态学》第一版各卷,在此不再赘述。

Forward

Misdiagnosis in radiology and its Impacts on disciplines of clinical medicine.

It might be beyond the scope of this series of books to discuss the diagnostic errors in medical sciences since diagnostic radiology is just a discipline of clinical medicine. However, we are focusing on discussing and analyzing the misdiagnosis and overlook of diagnosis in imaging diagnosis. We also analyzed and discussed misdiagnosis caused by other clinical disciplines including pathology, which is closely relevant to imaging diagnosis, hoping benefit our colleagues in other clinical departments.

Radiological diagnostics and clinical medicine

There have been a myriad of discussions regarding the relationship between radiology and clinical medicine. From our standpoint of view, diagnostic imaging should not be improperly treated as guiding discipline over other clinical disciplines in diagnosis, nor is it just an auxiliary branch of clinical medicine, a misperception, which had existed for a while and was outdated now. Diagnostic radiology does not function as a guideline for clinical medicine, nor does it bear features of leadership, auxiliary and consultancy. Instead, it is an approach to explore sources of symptoms and signs, identify normality and abnormality in human anatomy, differentiate physiological and pathological manifestations in the body, disclose location, size, scope and nature of a lesion and so forth.

We strongly encourage radiologists to work with physicians in other clinical departments and pathologists to practice clinical medicine and scientific research in a collaborative manner, including drafting proposals and applying for research funding on the same subjects and sharing data analyses and research results, a way of cooperation, which is able to establish a closer link between radiology and other clinical disciplines as well as pathology to reduce and avoid misdiagnosis and overlook of any lesions.

Responsibilities of clinical physicians in imaging diagnosis

It is not a good practice for clinical physicians to request diagnostic imaging assessment with no basically required information regarding signs and symptoms from the patients. Simplicity of imaging request forms which have no detailed main description regarding the symptoms and signs is irresponsible for the patients and wastes sources of imaging study. Radiologists have no focus in reading, which is time-consuming in observing, analyzing and studying the images, resulting in poor quality of imaging diagnosis, even bringing about misdiagnosis and overlook. As a result, processing of clinical diagnosis could be delayed. Unfortunately, it is not individual case in the clinical practice.

We do believe that clinical physicians should bear full awareness of their responsibilities when requesting imaging examinations. They should tell radiologists main findings they collect from their patients as much as possible. By this way, radiologists, who don't meet the patients in person, still are knowledgeable of cases, being able to focus on potential locations of lesions which are possibly implicated by the symptoms and signs. It is very important for reducing and avoiding misdiagnosis and overlook.

Individualization of diagnosis

Doctors of the traditional Chinese medicine make diagnosis by directly contacting patients via a cascade of process which consists of 4 steps, i.e. wang-wen-wen-qie (Literally they are observation, auscultation and olfaction, inquiry as well as pulse feeling and palpation, respectively). They exhaustively collect medical history, symptoms and signs from their patients and make individualized treatment plans. Their misdiagnosis ratio could be prospectively lower than ours, probably because radiologists don't directly obtain information from the patients. It is remarkably worthy of studying how to apply the principle of individualization in imaging diagnosis. Thus, it reiterates responsibilities from the clinicians. Should the clinicians provide us the information of the patients as in detail as they can when requesting imaging examinations, it would be much more helpful for us to reduce and avoid radiological misdiagnosis.

Prevention of misdiagnosis and overlook via knowledge update

The most significant and efficient method and approach to reduce and avoid misdiagnosis and overlook are to diligently update our knowledge. In order to reach this goal, we need to continuously learn new technologies, broaden our scope of view on other clinical specialties and establish closer communications with other clinical departments. In the relevant chapters of this series of books, we briefly introduce recently developed edging-cut technologies such as radiomics, precision medicine, and artificial intelligence, as well as new imaging theories, new techniques, and the-state-of-art equipment in imaging diagnosis in an effort to help readers refresh their understanding and knowledge.

Innovative equipment, new technologies and research on vitomorphology

If we lack fully understanding of unique features each of innovative equipment or new techniques possesses or if we are over confident to depend upon those latest developed technologies, misdiagnosis still may occur. For instance, overdiagnoses are coming out from time to time when detected "abnormalities" result from oversensitivity produced by imaging approaches such as PET, etc.

Along with advent of innovative imaging approaches, continuous education of radiologists may not be timely in pace of development of new imaging technologies. With less experience, or poor recognition between normality and abnormality, or insufficiency of study on standards of normality, or lack of deep understanding, or incapacity of judgement, our capability in imaging diagnosis could be impacted. How to tell normality vs. abnormality? An opportunity for further study has been brought to the vitomorphology.

Basics of reducing and avoiding misdiagnosis upon comprehensive collaboration of various diagnostic imaging techniques

At present, in a general hospital, the fixed assets for a department of radiology usually account for about 30 percent of the total fixed assets of the hospital. Diagnostic imaging is an advanced technology but expensive in cost. Various imaging techniques are working independently but they should be collaboratively and fully used in order to take the advantages and avoid disadvantages each of them possesses. In clinical work, we should pay respect to our colleagues in other clinical departments and make full use of each other's advantages to maximize efficiency in diagnosis and treatment. We, radiologists and clinicians in correspondent departments, should take an active engagement by academic conferences, discussions and consultations. Eventually we are able to reach consents upon diagnoses. It would magnificently help improve quality of radiological diagnosis, a model of cooperation, which not only should be used in internal consultations in a hospital but also in any other consultations among hospitals. However, throughout the past 30 years of clinical practice in imaging diagnosis, our lessons are that lack of effective collaboration among imaging diagnostic techniques in some hospitals is a major cause of imaging misdiagnosis.

Radiological diagnosis and pathology

At present, immunohistochemistry testing is the golden standard for pathological diagnosis. Is it possible for a misdiagnosis made by this technique? Is every procedure, including the collection of specimens, the accuracy of observation, and the suitability of the applied techniques, appropriate? How to combine the pathological observation with clinical data and imaging data? To answer those questions, we need to do further broad investigations and studies.

In order to ensure the accuracy of the image diagnosis, the diagnoses of cases illustrated in this series of books all had been confirmed by pathological testing. Those with no pathological results were all excluded. We believe that the imaging diagnosis must be supported by the pathological testing. It is extremely inappropriate to confirm an imaging diagnosis with another imaging techniques. When we go over literature, we need to read with a dialectical view because cases in some of articles had been confirmed with pathological evidences, whereas some of others might not but just made up numbers in amount.

Thoughts on Tumor Classifications

The chondroma in the short bones of the four limbs may have malignant signs on histological examination, but clinically those tumors rarely witness malignant development. On the contrast, the chondroma in the flat or long bones appears benign under the microscope but many of cases evolve to malignant stages.

Furthermore, osteochondroma or chondroma located in long bones clinically may manifest as malignancy because metastases in remote organs already occur, but histologically, malignant signs under microscope are still not obvious. Therefore, pathologically diagnosing osteochondrosarcoma or chondrosarcoma cancerated from osteochondroma or chondroma should reference clinical manifestations and imaging findings.

Hysteromyoma has been classified as benign tumor, but in some cases, the tumors can be transferred along the blood vessels to other sites. Biologically, is this kind of behavior malignant or still benign?

Therefore a question is raised on how to deal with the relationship between pathological-histological observations and the biological behaviors of lesions. As the result of fact, it appears to be inappropriate to judge benign or malignancy only simply based on histological cytology.

Suggestions on the four-in-one model of clinical diagnosis

Practice is the sole criterion for judging true or false. Are a diagnosis and a treatment plan correct in the battle against illness? Treatment effectiveness is the sole criterion for judging the accuracy of diagnosis and intervention. Incorrect diagnosis absolutely is unable to produce satisfying treatment effectiveness. Satisfying therapeutic effectiveness is the only criterion for judging the accuracy of clinical diagnosis, in which, diagnostic radiology plays a role.

Discussions on the golden standard of clinical diagnoses continuously are ongoing. In the past, it was generally believed that the golden standard for clinical diagnoses was pathological testing. Nevertheless, long term of clinical practice indicates that the golden standard of clinical diagnoses could be regarded as a combination of results obtained from analyses and studies via clinical examination, imaging diagnosis, pathological testing as well as therapeutic follow-up (Briefly called Four-in-One model). The description of the golden standard based on acknowledgement of Four-in-One model appears to be more accurate and therefor, more realistic in clinical medicine.

Suggestion for restriction of word count on "Case Report" by domestic journals

"Case Report" in some oversea journals is very popularly welcome by readers, because "Case Report" not only simply reports cases, but by analyzing and studying a typical individual case, it may lead to find new entities of diseases, or it may investigate misdiagnosis and overlook on a certain category of diseases, or it may explore the new trend of diagnosis and treatment made by clinical methods and radiology on a type of diseases, or it may systematically illustrate the development status and trend of global researches on the same species of diseases and so on.

"Case Report" in abroad journals has no restriction on number of words. The authors are able to fully express their opinions. Discussions in "Case Report" cover broad scope of topics, which much better benefits the readers.

On the other hand, some domestic journals have strict limitation on word count. We suggest the limitation on word count should be lifted and the authors are allowed for making full discussions on reported cases in scope and depth.

How to read this series of books

We would recommend some tips on how to read this series of books: Whenever clinically needed in analyzing and studying cases, the readers are able to search for correspondent chapters based on tissues and organs where abnormal imaging findings are located at, and then read relevant sessions of the diseases in that specific chapter based on impression of potential diagnoses and priority of possibilities. Thus, the readers may double efficiently obtain information they are searching for. Absolutely, it is recommended for readers to go over all the chapters of this series of books and then employ the tips suggested above.

While doing analyses and studies on misdiagnosis, we found that some diseases could occur in multiple systems, multiple organs and multiple sites within a certain of organ, leading to difficulty in making diagnosis and even resulting in misdiagnosis. We specifically tried our best to collect those diseases which involve in multi-systems and multi-organs in one book, Volume of the Face and the Neck, particularly arranging them as the second part of the volume for readers' references. However, for common locations and organs of the diseases, more detailed description and discussion in specific chapter or section can be found in volumes which cover the locations and organs the diseases are commonly located at. By doing so, all the volumes of this series of books are consistently integrated and reciprocally cited each other, which is more productive for the readers to search for literature in clinical practice.

The relationship between pathology and radiological diagnostics is very close. Understanding the basics of pathology in imaging diagnosis is necessary and important. Specifically, the decisive role immunohistochemical testing plays in finalizing diagnoses of diseases requires radiologists be knowledgeable in this field. We particularly brief the immunohistochemical technology which has been arranged in the third part of the Volume of the Face and Neck.

With the rapid development of modern sciences and technologies, the progress of modern medicine is also very speedy. As radiologists, updating our knowledge should be our daily requirement. Regarding the recent advent of radiomics, precision medicine and artificial intelligence, we arranged the topics in the fourth part of the Volume of the Face and Neck. Since our introductory contents are very concise, it is just elementary for our readers' awareness of those new imaging technologies.

The spectrum of discussion on misdiagnosis is very extensive. The information contained in the Preface and the Executive Summary is giant in amount and complex in structure. However, due to the limitation of space for the Preface and the Executive Summary, we are only able to synopsize hot spots of misdiagnosis. More detailed description and discussion about the contents mentioned here have been arranged as the fifth part of the Volume of Face and Neck. We sincerely welcome the feedbacks and comments from our readers.

With regard to detailed information on vitomorphology, please refer to the first edition of Vitomorphology edited by Professor Beihai Wu and published by Science Publishing House, China in 2006.

总论一　医学影像误诊研究

与前人比较，我们这一代是相当幸运的，赶上了前所未有的好时代，科技发展突飞猛进，知识大爆炸，信息交流活动日新月异，信息种类之多，信息量之大，传送速度之快，真让人喘不过气来，影像诊断技术的飞跃，更让人力不从心，我们的先辈、同辈、晚辈都忙于学习、研究影像诊断的新技术、新设备在临床的应用和科研教学，成了影像诊断各方面的专家，在影像诊断的进步和诊断水平的提升做出了傲人的成绩。

随着影像诊断的新技术、新设备的引进和广泛应用，临床上一些问题逐渐暴露出来：检查技术的规范化，各个疾病诊断标准的建立，正常与异常的鉴别，健康与疾病的划界，亚健康情况的出现，过度诊断和过度治疗的发现，误诊和漏诊的情况都是我们必须面对的问题。

误诊、漏诊研究相当复杂

我们在工作中发现，日常临床工作中所遇到的疾病大约有80%是教科书上写的典型表现，工作一段时间后，不少医生都可胜任诊断，其诊断的准确性也较高；另外20%左右的疾病没有教科书上描写的那么典型和简单，准确地对其诊断存在着一定的难度，常常导致误诊，这就是误诊学研究的主要内容；在典型疾病中有时出现漏诊，其原因有时颇耐人寻味；在常见疾病中偶尔见到十分少见的表现，也给诊断带来相当困难；在少见疾病中时不时表现为教科书上的典型表现，引起诊断混淆；在临床工作中，经常暗藏着诊断陷阱，导致误诊与漏诊。凡此等等，都是误诊学应该研究的对象。

由于误诊和漏诊的研究是一类相当复杂的问题，涉及的内容的深度远比以往想象的深刻，误诊和漏诊的原因是多方面的，多层次的，且涉及面十分广泛，因此《当代医学影像误诊学》研究和讨论的内容甚为丰富多彩：既有误诊原因的分析，又有鉴别诊断的内容；既有误诊、漏诊的经验教训介绍，又有防止误诊、漏诊的理论性研究；既有诊断思维的研究，又有知识更新的信息；既有活体形态学的研究，又有发育变异的表现；既有影像检查技术的进展，又有影像诊断研究的学术总结；既有临床常见症状、体征的观察分析，又有病理学、免疫组织化学的研究简介；既有少见疾病影像学表现，又有常见疾病的不典型征象；既有按照断面影像分卷、分章讨论，又有各个生理解剖系统疾病的分析；既有各个系统特有疾病的研究，又有多系统多部位疾病的介绍。本书不是一般的诊断学教科书，而是适用于临床工作的参考书，本着有话则长，无话则短的原则进行撰写和编纂。

国内、外对误诊的研究

造成误诊的原因有很多,国内、外学者研究不少,但专著不多,而且都是从单一的角度进行研究和分析,例如:有的从发育变异入手,专门研究导致误诊的发育变异,尤其是骨骼系统的发育变异,国内也有译本;有的从检查手段入手,专门研究影像检查中因机器设备和检查技术不当引起的各类伪影,专业期刊中不断有文章发表;有的从影像诊断的思维分析方法研究入手,还在专业期刊上辟专栏进行讨论;有的地方专业学会学术活动每次都讨论误诊病例,但报告的多,讨论分析的少,多只是以吸收错误的教训而告终;不少作者对误诊都感兴趣,许多专业期刊的个案报告都是此类内容,只不过一些作者诚实地承认对该病例发生了误诊,一些作者却碍于情面,放不下架子,不提误诊这两个字,只提经验教训一笔带过。

在研究误诊学时,我们发现,在临床工作中,对待误诊的态度真是千奇百怪:有的老实承认错误,仔细分析研究导致错误的原因,认真总结经验教训,写出研究误诊的文章,诊断水平不断提高;有的医生避重就轻,称“太忙,我只看了一眼”不负责任的推脱;有的主任在科室内是“权威”,当有人告诉他出现误诊时,他只是一笑置之,立刻转移话题,从不总结经验,故步自封,当有人追究责任时,则推给下级医生,自己永远都是“正确”的。

活体形态学研究

现代影像学的发展给我们研究活体形态学提供了前所未有的条件,研究活体形态学是时代给我们的要求,临床影像诊断医生应加大研究活体形态学的力度,这是临床影像诊断医生工作的主要研究范围之一,活体的功能、形态学研究应该是将来工作的重点。

我们一直认为,临床诊断标准的建立——金标准是活体研究而非尸体研究。每个人青壮年时期健康的活体形态学表现,可作为该个体的正常活体形态学最佳标准,可用它来检查和发现该个体患病早期出现的轻微异常,这是早期发现疾病较好的方法。因此,可以这样说,个人青壮年时期健康的活体形态学资料是检查和发现该个体患病的早期表现的最佳标准。

本书讨论活体形态学的具体内容有:关于发育变异;活体研究与非活体研究;对发育变异与先天异常的认识;变异的观点——先天发育与后天发育;关于影像诊断的个性化;正常与异常;动态生理与影像诊断的误诊;医学生物学的发展;活体的动态观察;从目前情况看,活体形态学的研究任重而道远。

诊断方法研究

对于诊断方法的研究,本书着重指出,影像诊断报告务必要留有余地。关于循证放射学和循证医学的出现和进展,我们进行了深入介绍。在影像诊断中,一定要注意保证正确诊断必需的时间。我们对于避免误诊的思维方法研究、误诊与鉴别诊断、影像诊断中的讨论、综合影像检查和诊断试验研究等也作了讨论。

影像诊断报告务必要留有余地，我们告诉读者关于四点注意事项：影像诊断应有自知之明；关于文责自负；现代问题，人人都是专家，见仁见智；放射科医生应该如何在现代环境下进行工作。希望在临床工作中，尽量减少和避免误诊和漏诊的出现。

本书还着重讨论放射科医生的视野问题，内容包括：放射科医生的视野必须超越影像；影像征象的定义；影像征象的特点；影像征象的分类；基本功训练点滴；知识更新与诊断标准。

常见共性征象的研究与分析

常见的有共性的 CT 或 / 和 MRI 征象的研究与分析，包括：颅脑及脊髓占位、脑病、脑白质疾病、癫痫、痴呆、面颈部病变、颅颈连接区病变、颈胸连接区病变、肺门包块、肺门与纵隔区域的淋巴结肿大、孤立性肺结节、肺磨玻璃密度影、肺肿块、弥漫性肺疾病、慢性阻塞性肺病与通气障碍、乳腺癌、冠状动脉疾病、胸腹连接区病变、肝占位、黄疸、胆胰管十二指肠连接区疾病、门静脉疾病、上腹包块、血尿、腹腔积液、腹膜外间隙疾病、妊娠与胎儿病变、软组织疾病、骨肿瘤及肿瘤样病变、脊柱占位性病变、骨质疏松、骨髓疾病的分析与鉴别诊断。

影像学技术

影像学技术不当造成的误诊有：不同影像手段选择应用程序的研究，投照因素不正确，投照角度不准确，伪影出现的识别和造成伪影的原因的认识，扫描序列选择和组合的应用不恰当，CT 三维重建技术不当，对不同技术（如 CT 与 MR）的诊断标准及诊断能力的评价与其评价的年代关系甚为密切，因为近年技术进步相当快速，如不注意此点，难免出现一些完全可能避免的误诊和分析意见。

相关学科与医学影像学

在相关学科与医学影像学通力合作方面，本书详细介绍了相关学科与医学影像学；手术学科对医学影像学的依赖性越来越高；医学影像学科自身的发展；医学影像学信息系统的发展；携手兄弟科室共同发展；影像诊断与临床；观察者的差异；CT 肺动脉成像之肺动脉栓塞的影像诊断读片者间的一致性研究；影像诊断各项诊断技术的通力协作是减少误诊的基础。

规范及与误诊学相关的部分资料

本书详细介绍了目前我们可以收集到的有关规范、专家共识及诊断标准，并对新的设备与检查技术的进展作了讨论，关于新近出现的影像组学、精准医学和人工智能有关资料，本书不仅介绍，而且还建议读者更深入地学习和研究。

关于病理学检查的认识

我们认为应当重视临床病理的工作和科学研究，欢迎临床病理医生到影像科室指导工作，还讨论了：病理误导与误诊；关于临床诊断金标准的认识；关于病理证实的问题；关于病理报告与误诊；临床生物学行为和组织病理表现。

影像学诊断质量评价和管理

在影像诊断学中十分重要的一个问题是影像学诊断质量评价和管理，本书对此作了比较详尽的介绍，首先简介关于影像学诊断质量评价和管理问题的重要性，并对医学生物学的发展；我国医学影像学的发展；开展影像诊断的质量保证诸多事项进行必要的讨论。

此外，本书在有关章节内，还对下述问题分别进行了详尽的研究和讨论。

影像变化与临床症状：颈椎序列及颈椎椎间盘的研究，活体的功能变化与机械的观察的矛盾，有的椎间盘膨出明显，可见突出，却一点症状都没有；有的症状明显，却未见膨出和突出；可见临床症状与膨出和突出的关系值得研究，也说明具体有无临床症状，其中还有其他许多因素在起作用。

对于误诊与病变的发现问题：我们着重强调指出，只有熟悉正常才能发现异常，并对阴影的意义，对疾病的早期发现、早期诊断，及关于读片的程序进行了深入讨论。

动态观察：在讨论动态观察与影像诊断的误诊时，除了简单扼要地分析研究身体各部位的动态观察与影像诊断的误诊以外，本书着重强调指出，一定要注意检查时间与观察的时间的差异。

影像诊断学近来的发展：本书介绍了不少疾病影像诊断研究的进展，一些检查技术及扫描序列的研究，新近发现的疾病或综合征的影像诊断学表现。

本书不是一般的诊断学教科书，而是适用于临床工作的参考书，适用于临床影像诊断医务工作者、临床各科医生、医学院校学生阅读，有利于扩大知识面，增加信息量，是有关临床影像诊断继续教育和自学较好的参考资料。

Pandect Ⅰ Study on Misdiagnosis (Medical Imaging)

Executive Summary

We are much more blessed than our last generation because we catch up an unprecedented era, during which, science and technology are developing speedily. Intellectuality and knowledge are explosively increasing. The activities of information exchange keep changing at daily base. We are experiencing shortness of breath when we have to deal with the information which is numerous in categories, giant in amount as well as fast in velocity of transmission. Facing speedy development of new technologies and the-state-of-art equipment, we are worry about that our capability in imaging diagnosis may not be able to confront the challenges. Our pioneers, peers and younger generation all are busy in learning and studying those new imaging technologies and equipment which are successively employed in clinical practice, research and teaching. They grew up to become professional experts in imaging diagnostics. We are proud of their accomplishment in improving accuracy and quality of imaging diagnosis.

Along with applications of innovative techniques and equipment in radiological diagnostics, some clinical problems gradually are surfacing, including standardization of examination procedures, establishment of diagnostic criterion for individual disease, differentiation between normality and abnormality, discrimination between healthy status and morbidity, appearance of sub-healthy status, discoveries of overdiagnosis and overtreatment as well as misdiagnosis and overlook of diagnosis, all of them need to be resolved.

Complexity in studying misdiagnosis and overlook of diagnosis

We found that 80% of diseases clinically manifest as typically described in the textbooks and are able to be diagnosed by most of physicians who already have had some clinical experiences. The ratio of diagnostic accuracy on those diseases is relatively high. Nevertheless, the manifestations of remaining percentage of diseases are not so straightforward and typical as appeared in the textbooks, bringing about difficulty in diagnosis and even leading to misdiagnosis. As a result of fact, it gives rise to a research subject for misdiagnosis. Clinically, some of typical diseases sometimes are overlooked. We need to explore the reasons why we miss the diagnoses. Sometimes, unusual manifestations may occur in typical diseases, bringing about difficulty for diagnosis, too. Meanwhile, classic manifestations described in the textbooks could be seen in non-typical diseases, causing confusion in diagnosis. The traps of diagnosis are hidden in clinical practice from time to time, leading to misdiagnosis and overlook. All of these phenomena constitute subjects the misdiagnosis is studied on.

Since misdiagnosis and overlook are complicated, the meaning of the involved contents in scope and depth is beyond what we imagined before. Misdiagnosis and overlook may result from varying causes and may occur at multi-levels of diagnostic processing. With touching each of aspects in diagnostic radiology, the topics discussed and studied in Contemporary Medical Image Misdiagnosis are diverse and plentiful, which involve in analyses on causes of misdiagnosis as well as differential diagnosis, demonstration of lessons and experiences from misdiagnosis and overlook as well as theoretical research how to prevent them, study on diagnostic logics as well as information of knowledge update, research on vitomorphology as well as findings of developmental anomaly, the latest progress of imaging technologies as well as academic summarization of researches on imaging diagnostics, observation and analysis on clinically typical symptoms and signs as well as introduction on the progress of immunohistochemical technique, discussion about sectional imaging by separate chapters and volumes as well as analysis on the diseases by their physiological and pathological systems, study on special diseases by systems as well as introduction on diseases which appear in multi-systems and multi-sites in one system, etc. This series of books are not general textbooks in diagnosis but reference books which are citable in clinical work. The books are edited based on the principles that describe topics as fully as possible if needed and just brief them if no details are required.

Domestic and abroad studies on misdiagnosis

Misdiagnosis could be brought about by varying causes. A number of domestic and abroad scholars had done researches on it, but a few of specific works on the topic had been published, almost all of them conducted studies and analyses from a single of viewpoint. Some abroad researchers, for instance, started with developmental anomaly, focusing on developmental anomaly which gives rise to misdiagnosis, specifically on developmental anomaly in skeletal system. Their research reports in Chinese version were published in domestic publications. Some started with procedures of examinations, specializing in a variety of artificial imaging resulting from inappropriate use of facilities and procedures during the imaging examinations. Their publications continuously appear in journals. Some began with the methods of logic analysis in imaging diagnosis, opening forums on the topics in special columns of academic journals. Discussions on misdiagnosed cases almost exclusively appear in academic seminars and conferences, but most of them were just case reports with little exploration and analysis in depth, ending up with a conclusion that lessons should be learnt from the mistakes.

A lot of authors expressed interest in misdiagnosis and case reports published in academic journals almost were about the topic related. However, only some of authors honestly confessed that they mistakenly diagnosed the cases, whereas some of others embarrassedly never mentioned "misdiagnosis" but just concluded that the lessons must be learnt from the reported cases.

When studying misdiagnosis, we found that the people's attitudes toward misdiagnosis were strangely diverse in clinical practice. Some of them honestly accepted the facts that they made mistakes. They carefully studied possible causes which resulted in the misdiagnosis and seriously thought of lessons they experienced. And they published research reports of the cases and had quality of their diagnosis improved. Some didn't willingly touch key factors in misdiagnosis and irresponsibly gave their excuses, for instance, "too busy to carefully deal with the case". Some ones who were in leadership positions in the departments were absolutely "authoritative" in making diagnosis. When being aware of mistakes they made, they dismissed with smile and skipped the topic. They never recalled lessons they experienced. They stopped at what they learnt, which might be outdated years ago and were self-constrained. When being blamed of responsibility, they exclusively attributed the charges to others whom they supervised and kept themselves "correct" forever.

Study on vitomorphology

Development of modern imaging provides us with unprecedented conditions to study vitomorphology. We are given of an accountability for studying vitomorphology by the era we are currently in. Radiologists should pay much more efforts to the research of vitomorphology, which will be one of our major research subjects. Study on functions and morphologies of live bodies will be emphasized in our future work.

We always believe that the establishment of clinical diagnostic criterion, golden standard, should be dependent upon study on live bodies rather than on cadavers. Everyone's healthy vitomorphological findings in 30s of adulthood could be regarded as optimal reference standard of normal vitomorphology for the individual body, which could be employed to examine and find any subtle early stage of abnormality in the individual body in future. It is a better solution to find early stage of diseases. Therefore, it is reasonably to state that information of healthy vitomorphology in the adulthood is the best standard for examining and detecting early stage of morbidity which occurs in the individual body.

The following contents in this series of books which will be discussed in detail include developmental anomaly, study on live bodes and cadavers, recognition on developmental anomaly and congenital anomaly, standpoint of view on anomaly – congenital development and acquired development, individualization of diagnostic imaging, normality and abnormality, dynamic physiology and misdiagnosis in imaging diagnostics, the progress of medical biology, dynamic observation on live bodies, etc. All in all, we have a lot of work to do and a long way to go in vitomorphology.

Study on diagnostic approaches

Regarding study on diagnostic approaches, we highlighted that the diagnostic reports of imaging should be necessarily conservative for conclusions. We also introduced the latest progress of evidence-based radiology and evidence-based medicine in depth. In order to make correct imaging diagnosis, enough time should be guaranteed. We also discussed study on logic thinking how to avoid misdiagnosis, misdiagnosis vs. differential diagnosis, forums in imaging diagnosis, combined examinations of imaging approaches as well as study on diagnostic experiment.

We are trying to tell our readers that conclusions of imaging diagnosis should necessarily be conservative and attention should be paid to the following four aspects: It is out of question that diagnostic imaging is important in clinical diagnoses, but radiologists also should clearly recognize its own limitations; We are responsible for what are recorded in the imaging reports; With regard to existed problems in the modern society, everyone is professionally able to make their own annotation from their standpoints of view and how radiologists should implement their work under modern environment. We hope that we always try our best to decrease and avoid misdiagnosis and overlook in our clinical work.

In this series of books, we specially emphasized radiologists' scope of view, which always should be beyond the imaging. We also discussed definitions, features and categories the imaging signs possess, tips of basic training and knowledge update as well as diagnostic criteria.

Study and analysis on common generality of imaging signs

Study and analysis on common generality of signs displayed on CT and/or MRI cover the following diseases: Occupying lesions in brain and spinal cord, encephalopathy, white matter diseases, epilepsy, dementia, lesions in face and cervix, Lesions in junction of cranium and cervix, Lesions in junction of cervix and thorax, masses in hilus pulmonis, enlargement of lymph nodes in hilar and mediastinal areas, solitary pulmonary nodules, ground-glass like density shadow in lungs, masses in lungs, diffuse pulmonary diseases, chronic obstructive pulmonary diseases and dysfunction of ventilation, breast cancer, coronary artery disease, Lesions in junction of thorax and abdomen, occupying lesions in liver, jaundice, lesions in junction of biliary-pancreatic duct and duodenum, lesions in portal vein, masses in upper abdomen, hematuria, ascites, lesions in extraperitoneal space, Lesions in pregnancy and fetus, lesions in soft tissues, tumors and tumor-like lesions in bones, occupying lesions in spine, osteoporosis, analysis and differential diagnosis on lesions in bone marrow.

Imaging techniques

Misdiagnosis due to inappropriate application of imaging techniques includes incorrectly selected procedures of imaging approaches, incorrect projection and inaccurate angles of projection, identification of artificial shadows and unawareness of causes for the shadows, improperly selected scanning sequences, inappropriate 3D-reconstruction of CT. Evaluation on diagnostic criteria and ability of different imaging approaches such as CT, MRI, etc. is closely in correlation with time when the evaluation had been completed. Since the progress of techniques is very fast in the recent years, if neglect the facts, it is hard for us to avoid misdiagnosis and incorrect analytic opinions which originally are avoidable.

Relevant disciplines and medical imaging

With regard to collaboration among clinical specialties, this series of books introduced relevant disciplines and medical imaging, increased dependency of surgical specialties upon medical imaging, development of medical imaging as well as development of information system on the imaging's own, collaborative development with other specialties, imaging diagnostics and clinical medicine, differences among observers, study on consensus among readers with regard to imaging diagnosis of pulmonary artery thrombosis on CT imaging of pulmonary artery. Full collaboration among a variety of imaging approaches is basic in decreasing misdiagnosis.

Standard and information relevant to misdiagnosis

This series of books described in details about standard, experts' consensus and diagnostic criteria and discussed the progressive status of innovative equipment and techniques. In term of latest developed radiomics, precision medicine and artificial intelligence, we not only had description but also suggested readers to do further investigation and research.

Recognition on pathological testing

We are emphasizing the importance of clinical pathology and its scientific research, and always welcome pathologists to come to departments of diagnostic radiology for consultations and guidance. We also discussed pathology and misdiagnosis, pathological misleading and misdiagnosis, recognition on golden standard of clinical diagnosis, pathological evidences and clinically biological behaviors vs. histologically pathological manifestations.

Quality assurance and management of imaging diagnostics

An important issue in radiology is the quality assurance and management of imaging diagnostics, which had been fully detailed in this series of books. First of all, we emphasized why they were important, and then necessarily discussed the development of medical biology, domestic development of medical imaging and how to implement quality assurance of imaging diagnostics, etc.

Additionally, the following topics also had been fully discussed and studied in correspondent chapters of the books.

Radiological manifestations vs. clinical symptoms: We studied the sequence of cervical spine and cervical intervertebral discs, discrepancy between functional changes of live bodies and mechanical observation. We found that in some cases, herniation of intervertebral disc was obvious and protrusion was clearly displayed, but the patients had no symptoms at all. Whereas some demonstrated very obvious symptoms, but no herniation of intervertebral disc was seen. Obviously, it deserves further study on the relationship between clinical symptoms and extrusion or herniation. Meanwhile, it indicates that existence of clinical symptoms lies on many other factors.

Misdiagnosis vs. discovery of morbidity: We reiterate that only normality has been well recognized, can abnormality be detected. We also discussed in depth significance of shadows, early detection and diagnosis of diseases as well as procedures of image reading.

Dynamic observation: When discussing dynamic observation vs. imaging misdiagnosis, we briefly analyzed and studied dynamic observation on organs and systems. In addition, we specifically emphasized lapse between time of examination and time of observation.

The latest development of diagnostic radiology: In this series of books, we introduced the latest research progress of imaging diagnostics on a number of diseases, exploration on techniques of examination and scanning sequences along with the radiological manifestations of newly discovered diseases and syndromes.

This series of books are not general textbooks in diagnosis but reference books which are citable in clinical work. So the objects our books are edited for are radiologists, physicians in clinical departments and medical students. They are beneficiary in broadening scope of knowledge and obtaining additional information. Therefore, this series of books are good tutorials in continuous education and self-learning.

总论二　客观评价人工智能在医学影像学中的作用

在过去几十年间，计算机科学有了快速的发展，给人工智能（AI）的开发带来了前所未有的机遇。随着卷积神经网络（CNN）在2012年的引入，使得深度学习（DL）升级到更高台阶，其结果就是人工智能在医学影像领域日益地活跃起来。

深度学习算法不需要事先预设的资料，它可以通过训练数据集学习，而训练数据集可以是来自研究机构或医院多年积累起来的样本，或是来自已经构建起来的对公众开放的数据库。在训练期间，深度学习算法从样本提取特征和参数，然后构建模型。模型要经过验证数据集的评估，如有必要，其参数会得到修订。训练和验证的连续迭代，可以使算法得到最佳化，从而避免过度拟合。训练完成后，测试数据集会用于确认模型的分类，准确及泛化能力。除了两端的输入和输出，居于中间的层次及处理过程都是看不见的，被称作为隐藏层，或黑匣子。

人工智能在处理医学影像中的优势

接受训练后，借助强大的计算能力，人工智能能够在短时间内处理数据繁杂的图像，并能从正常人体解剖中辨识出异常。于是，人工智能有可能把医学影像医生从繁重的工作中解脱出来。这些医学影像医生每天花费大量时间在海量的医学影像中试图寻找异常。这样他们可以专注于病灶的分析与判断。大量研究报告显示，人工智能在检测病灶及做出鉴别诊断方面的能力能够达到高年资放射科医生的水平。于是人工智能有助于帮助低年资医学影像医生改善他们的诊断质量。对于肺癌的早期检测，卷积神经网络积分也能达到现有积分模型的水平，如像Brock模型等。但在假阴性判断方面，卷积神经网络积分系统优于Brock模型。卷积神经网络还能增强现有的影像诊断辅助设施的执行能力，如像计算机辅助检测（CADe）、计算机辅助诊断（CADx）及计算机辅助容积测量（CADv）等。卷积神经网络还能使影像组学（Radiomics）技术得以升级换代。

人工智能的局限性与减少和避免误诊

在医学影像中，人工智能对于良、恶性病灶的鉴别诊断及预测的高准确率已经有了广泛的报道，但同时它的一些局限性也引起了人们的注意。

首先，为了训练的目的，卷积神经网络需要大量的数据来学习，从中提取各种不同的影像特征。如果数据集来自一家研究机构及它的协作单位，所包含的病种总是有限的。对公众开放的数据库也难以解决这个问题，因为在设计之初，这些不同来源的数据集的组合彼此之间难以保持高度一致。有了组合数据集,病种是增加了,但基于这些组合数据集的模型难以避免地带有偏差。

其次,人工智能在胸部放射学有着令人鼓舞的应用,其成就主要聚焦在肺部结节。然而,如果结节过大(直径 >5cm),或者邻近胸膜,或者晚期肿瘤已经侵犯到了相邻结构,人工智能检测病灶的能力显著下降,于是导致误诊。

再其次,人工智能在检测病灶的假阳性率也是不能忽略的。文献中有报道指出,人工智能的假阳性率可以高达 41%,其构成包括肺异常膨出症(dystelectases)、肺内血管、肺门钙化淋巴结、肋骨、呼吸伪影等。

在知悉人工智能的优势及局限性后,我们认识到人工智能在医学影像的临床应用方面的确有着光明的前景,但目前仍然在继续开发中。人工智能所接受的训练过程其实也就是医学影像医生经历过的。这就解释了人工智能的诊断能力只是与高年资放射科医生的水平相当,还未实现超越。虽然人工智能有其独特的能力测量医学影像上密度及信号的细微差别,而这些细微差别有时是人的肉眼所不能感知的,它甚至可以直接去利用在扫描时获取的原始数据,但这些技术所提供的帮助仍然是有限的。因此,当我们在临床和研究工作中应用人工智能的时候,时刻警惕它的局限性,在某种特定情况下,例如假阳性、晚期肿瘤等,随时准备人为的干预。

Pandect Ⅱ Objectively Evaluate the Role of artificial intelligence in Medical Imaging

In the past decades, the computer science has been experiencing a speedy progress. It brings about an unprecedented chance to the development of artificial intelligence (AI). With convolutional neural network (CNN) introduced in 2012, deep learning (DL) has been escalated to a higher level. As a fact of result, exploration and study of AI in medical imaging are increasingly active.

Deep learning algorithms do not require an intermediate feature extraction or preprocessed data. It is able to learn from training data set assigned from examples and/or from existing tremendous amount of data accumulated in the institutes and hospitals in the past years or from publicly available databases. During training, the DL algorithms abstract features and parameters, and then establishes the models. The models will be evaluated by validation data set and parameters for the models get tuned if needed. Successive iterations of training and validation may be performed to optimize the algorithms and avoid overfitting. After the training is completed, testing data set is used to confirm the models' performance of classifications, accuracy and generalizability. The whole processing experiences input of imaging, convolutional layer, pooling layer, flatten, fully connected layer and output of classification. Except input and output, all those layers and processes are invisible. So those invisible structures also are called hidden layers or black box.

Advantages of AI in Processing Medical Images

After training, with powerful computation, AI is able to deal with huge amount of images in short time and discriminate abnormalities from normal human anatomy. So it is possible for AI to free medical image doctor from spending a lot of time on a sea of images at daily work in searching for abnormalities and let them pay special attentions to analyze and judge the lesions. A lot of studies have showed that capability of AI in detecting lesions and making differential diagnosis could reach the level of senior medical image doctor. Thus, AI is useful to help junior medical image doctor improve their quality of diagnosis. With respect to early detection of lung cancer, CNN score are at the lever of existing models like Brock model, etc. but CNN score is superior to Brock model in false negative. CNN is able to improve performance for existing auxiliary utilities of imaging diagnosis, such as, computer-aided detection (CADe), computer-aided diagnosis (CADx), computer-aided detection of volume (CADv), etc. and escalate Radiomics technology.

Limitations of AI Versus Misdiagnosis

While the high accuracy of AI in differentiating and predicting benign and malignant lesions are widely reported, some limitations also have been noticed. First of all, CNN needs to learn from a large amount of data for the purpose of training and then is able to abstract a variety of imaging features from the training. If dataset comes from one institute and its collaboration institutes, the categories of diseases are always limited after all. Publicly available databases can't resolve this issue either because if combination of datasets from diverse resources is unable to be consistent each other in designs, the models based on the combined datasets could be inevitably biased.

Secondly, while AI encouragingly displays its application in chest radiology, its achievements are mainly focusing on pulmonary nodules. However, if nodules are too large in size (>5cm) or their locations contact pleura or the advanced tumors invades structures adjacent to the lung, the capability of AI in detecting lesions could be remarkably decreased. Thus misdiagnosis would take place.

Thirdly, the false-positive rate of AI in detecting lesions also is not negligible. In the literature, it was reported that false-positive of AI could be as high as 41%, among which are dystelectases, intrapulmonary vessels, hilar calcified lymph nodes, detection of ribs, and a breathing artifact.

Being aware of advantages and limitations of AI, we realize that AI indeed displays promising future in the clinical application of medical imaging but currently is still under development. The training processing AI received actually is what medical image doctor experienced. It may explain that diagnostic capability of AI has not been beyond but is just equivalent to senior medical image doctor. Though AI has its unique ability to measure the minute differences of densities and signals which may not be discerned by human's eyes, and it even is able to directly use raw data acquired from scanning, the assistance provided by these technologies is still limited. Therefore, while we make use of AI in study and clinical work, we should be alert to its limitations and be prepare to manual intervention anytime under certain circumstances, such as false-positive, advanced tumore, etc.

全书总目录

第一卷（颅脑与脊髓卷）

第一篇　颅脑疾病概论 / 1
第二篇　颅脑肿块一般情况 / 41
第三篇　脑 胶 质 瘤 / 61
第四篇　脑 膜 肿 瘤 / 127
第五篇　脑 膜 疾 病 / 171
第六篇　其他颅脑肿块 / 199
第七篇　脑　　病 / 263
第八篇　颅脑囊性病变 / 329
第九篇　颅脑与脊髓血管性疾病 / 351
第十篇　脑白质疾病 / 463
第十一篇　颅 脑 神 经 / 505
第十二篇　脊髓与椎管 / 535
第十三篇　鞍区及其毗邻疾病 / 603
第十四篇　颅 底 疾 病 / 645
第十五篇　颅骨及头皮疾病 / 669
第十六篇　脑 室 疾 病 / 705
第十七篇　小 脑 疾 病 / 745
第十八篇　颅脑发育及先天异常 / 785
第十九篇　颅 脑 炎 症 / 805
第二十篇　颅脑与脊髓损伤 / 837
第二十一篇　小儿脑及脊髓 / 863
第二十二篇　关于痴呆 / 929
第二十三篇　关 于 癫 痫 / 951
第二十四篇　颅脑功能成像 / 961
第二十五篇　精神功能异常与影像学检查 / 975
第二十六篇　基底节区海马杏仁核及丘脑 / 983
第二十七篇　桥小脑角区、脑干及其他 / 1003
第二十八篇　颅与颅外沟通性疾病 / 1035
第二十九篇　颅脑内金属沉积 / 1053
第三十篇　头痛与颅脑手术后 / 1075
参考文献 / 1085
本卷有关医学影像词汇 / 1091

第二卷（面颈及多系统多部位疾病卷）

第一部分　面颈疾病 / 1
第一篇　眼及眼眶 / 3
第二篇　鼻咽、鼻窦与鼻 / 55
第三篇　口咽与喉咽 / 111
第四篇　口腔与涎腺 / 127
第五篇　喉与周围 / 177
第六篇　甲状腺与甲状旁腺 / 189
第七篇　耳与颞骨 / 229
第八篇　颅底区及颅内外沟通性疾病 / 273
第九篇　颅颈连接区 / 295
第十篇　颈胸连接区 / 323
第十一篇　面颈部血管 / 339
第十二篇　面颈部淋巴 / 365
第十三篇　面颈部骨与关节 / 393
第十四篇　小儿面颈部疾病 / 421
第十五篇　面颈部创伤 / 443
第十六篇　面颈部其他疾病 / 449
第二部分　多系统多部位疾病 / 483
第一篇　神经源性疾病 / 485
第二篇　纤维组织源性肿瘤 / 497
第三篇　血管源性疾病 / 513
第四篇　与淋巴有关的疾病 / 533
第五篇　与血液有关的疾病 / 571
第六篇　与免疫功能抑制有关的疾病 / 587
第七篇　免疫缺陷性疾病 / 603
第八篇　小儿多系统多部位疾病 / 613
第九篇　其他多系统多部位肿块 / 639
第十篇　其他多系统多部位疾病 / 681
第三部分　与误诊学有关的基础临床病理学概要 / 725
第一篇　临床病理学 / 727
第二篇　免疫组织化学 / 741
第三篇　分子病理学 / 759
第四部分　规范及与误诊学相关的部分资料 / 769
第一篇　有关规范及诊断标准 / 771
第二篇　设备与检查技术 / 783
第三篇　关于基因组 / 857
第五部分　总论有关问题深入讨论 / 863

第一篇 人工智能与医学影像的发展 / 865
第二篇 误诊学是一门学科 / 891
第三篇 诊断方法研究 / 927
第四篇 误诊与影像学研究 / 963
参考文献 / 1013
本卷有关医学影像词汇 / 1021

第三卷(胸心卷)

第一篇 胸部疾病 / 1
第二篇 孤立性肺结节 / 47
第三篇 肺结节 / 65
第四篇 肺癌 / 121
第五篇 胸部其他肿块 / 177
第六篇 肺结核病 / 249
第七篇 慢性阻塞性肺病和通气障碍 / 271
第八篇 肺部感染 / 289
第九篇 肺弥漫性疾病 / 325
第十篇 全身疾病的胸部表现 / 349
第十一篇 气管及支气管疾病 / 367
第十二篇 心脏大血管疾病 / 401
第十三篇 冠状动脉疾病 / 457
第十四篇 心肌疾病 / 537
第十五篇 肺血管 / 571
第十六篇 纵隔 / 627
第十七篇 食管疾病 / 699
第十八篇 胸腹连接区 / 729
第十九篇 胸膜与胸壁 / 767
第二十篇 乳腺疾病 / 823
第二十一篇 胸部淋巴 / 913
第二十二篇 胸部先天异常和发育变异 / 945
第二十三篇 小儿胸部疾病 / 955
第二十四篇 胸部创伤和胸部手术 / 985
参考文献 / 994
本卷有关医学影像词汇 / 1006

第四卷(腹盆上卷)

第一篇 肝局灶性病变 / 1
第二篇 肝转移瘤 / 75
第三篇 肝细胞性肝癌 / 91
第四篇 肝细胞性肝癌以外的肝恶性肿瘤 / 181
第五篇 肝的其他局灶性疾病 / 211
第六篇 肝结节性病变 / 279
第七篇 肝囊性病变 / 287
第八篇 儿童肝占位性病变 / 297
第九篇 肝脏弥漫性病变 / 311
第十篇 肝血管性疾病 / 363
第十一篇 肝的先天异常和发育变异 / 395
第十二篇 肝与肝外 / 409
第十三篇 肝创伤和肝手术后 / 427
第十四篇 关于肝移植 / 433
第十五篇 胆系疾病 / 445
第十六篇 胆管疾病 / 471
第十七篇 胆囊疾病 / 553
第十八篇 胆囊管疾病 / 601
第十九篇 胆胰管十二指肠连接区疾病 / 631
第二十篇 胰腺疾病 / 701
第二十一篇 脾脏疾病 / 849
第二十二篇 腹盆部多器官多系统疾病 / 901
第二十三篇 胃的疾病 / 943
第二十四篇 十二指肠 / 1009
第二十五篇 空、回肠疾病 / 1041
第二十六篇 大肠疾病 / 1091
第二十七篇 阑尾疾病 / 1151
第二十八篇 门静脉疾病 / 1169
第二十九篇 急腹症与腹盆创伤 / 1207
第三十篇 小儿腹盆部疾病(上) / 1217
第三十一篇 腹盆部影像学检查技术 / 1241
参考文献 / 1257
本卷有关医学影像词汇 / 1267

第五卷(腹盆下卷)

第一篇 腹膜与腹膜腔 / 1
第二篇 腹膜外间隙疾病 / 79
第三篇 肾上腺疾病 / 157
第四篇 肾及肾周疾病 / 207
第五篇 尿系疾病 / 303
第六篇 前列腺疾病 / 369
第七篇 男性生殖系统 / 401
第八篇 卵巢疾病 / 429
第九篇 女性生殖系统 / 473
第十篇 妊娠与胎儿 / 519
第十一篇 腹盆腔其他包块和恶性肿瘤 / 553
第十二篇 腹盆部结核 / 571
第十三篇 腹盆部其他疾病之一 / 581
第十四篇 腹盆部血管疾病 / 599
第十五篇 腹盆部创伤 / 627

第十六篇　小儿腹盆部疾病（下）/ 637
第十七篇　腹盆部淋巴 / 679
第十八篇　腹盆部其他疾病之二 / 707
参考文献 / 742
本卷有关医学影像词汇 / 751

第六卷（肌骨及脊柱卷）

第一篇　软组织疾病 / 1
第二篇　骨与骨肿瘤一般情况 / 91
第三篇　骨肿瘤及肿瘤样病变 / 113
第四篇　关节疾病 / 211
第五篇　脊柱占位性病变 / 239
第六篇　脊柱关节病和脊柱炎症 / 257
第七篇　关于椎间盘 / 279
第八篇　脊柱各段疾病 / 291
第九篇　软骨疾病 / 361
第十篇　骨与软骨损伤 / 381
第十一篇　关于骨髓 / 411
第十二篇　四肢疾病 / 429
第十三篇　上肢及肩带 / 459
第十四篇　下肢与骨盆 / 543
第十五篇　膝部疾病 / 689
第十六篇　小儿肌骨与脊柱 / 749
第十七篇　肌骨遗传代谢性疾病和先天异常 / 803
第十八篇　骨关节炎症 / 819
第十九篇　骨质疏松症 / 829
第二十篇　肌骨系统其他疾病 / 841
参考文献 / 851
本卷有关医学影像词汇 / 857

第一卷　颅脑与脊髓卷目录

第一篇　颅脑疾病概论

第一章　颅脑部分疾病影像学研究 / 3
第一节　脑肿瘤功能成像 / 3
第二节　关于脑血管疾病 / 4
第三节　医学影像人工智能与神经系统疾病 / 6
第四节　影像组学在中枢神经系统的应用 / 8
第二章　脑实质各部病变的定位诊断 / 11
第一节　大脑各区病变定位 / 11
第二节　一些临床综合征 / 15
第三章　颅脑影像学部分检查技术 / 16
第一节　关于液体衰减反转恢复序列 / 16
第二节　脑核素显像的某些伪影 / 17
第四章　一些影像学征象简介 / 18
第一节　颅内短 T_1 信号病变 / 18
第二节　颅脑高信号血管征 / 22
第三节　颅内 MRI 环形强化病变 / 23
第五章　关于大脑 / 26
第一节　MRI T_1WI 纹状体高信号表现分析 / 26
第二节　右额凸面矢状窦旁过渡型脑膜瘤（WHO Ⅱ级）病例 / 27
第三节　肠易激综合征与脑灰质 / 28
第四节　Joubert 综合征 / 29
第五节　Sturge-Weber 综合征 / 30
第六节　抽动秽语综合征 / 31
第七节　卷发综合征 / 32
第八节　枫糖尿病 / 33
第九节　亚历山大病 / 33
第十节　头颅 CT 部分诊断陷阱 / 34
第十一节　关于大脑的秘密 / 36
第六章　脑的活体形态学 / 37
第一节　血脑屏障的形态学基础 / 37
第二节　青年人与老年人海马体积及形态的 MRI / 38

第二篇　颅脑肿块一般情况

第一章　脑肿瘤分类 / 43
第一节　WHO（2016）中枢神经系统肿瘤分类解读 / 43
第二节　从影像医学角度解读 WHO（2016）中枢神经系统肿瘤分类 / 48
第二章　关于瘤周水肿 / 53
第一节　瘤周水肿的 CT 灌注成像和 MR 灌注成像比较 / 53
第二节　假沟：一种颅内肿块的早期征象 / 54
第三章　脑肿瘤的部分检查手段 / 55
第一节　脑肿瘤与 MRI 分子影像学 / 55
第二节　原发性中间级别黑色素细胞瘤病例 / 56
第三节　诊断陷阱：脑内、外肿块的 CT 扫描 / 57
第四节　脑肿瘤伴卒中 / 57
第五节　医学图像纹理分析 / 58
第六节　颅内 MRI 环形强化病变 / 59

第三篇　脑胶质瘤

第一章　脑胶质瘤 / 63
第一节　关于脑胶质瘤 / 63
第二节　左额叶少突胶质细胞瘤病例 / 64
第三节　胶质瘤分类 / 65
第四节　左额叶少突胶质瘤病例 / 65
第五节　磁共振扩散峰度成像与胶质瘤分级 / 66
第六节　右侧岛叶少突胶质瘤病例（WHO Ⅱ级）/ 68
第七节　基于影像组学的人工智能在脑胶质瘤 MRI 诊断中的应用 / 69
第二章　星形细胞肿瘤 / 71
第一节　星形细胞瘤磁敏感加权成像 / 71
第二节　幕上纤维型星形细胞瘤 / 72
第三节　同型性星形细胞瘤 / 73
第四节　星形细胞瘤的假阴性 CT 扫描 / 74
第五节　囊性脑膜瘤类似星形细胞瘤 / 74
第六节　误诊病例简介：星形细胞瘤与脑囊虫病 / 74
第三章　胶质肉瘤 / 76
第四章　大脑胶质瘤病 / 81
第一节　大脑胶质瘤病概述 / 81
第二节　误诊病例简介：多发性胶质母细胞瘤病与脑脓肿 / 83
第五章　胶质母细胞瘤 / 85
第一节　胶质母细胞瘤 / 85

第二节　额叶胶质母细胞瘤病例 / 86
第三节　继发性胶质母细胞瘤的 MRI 表现 / 87
第四节　误诊病例简介:多发性胶质母细胞瘤病与脑脓肿 / 88
第五节　少见部位胶质母细胞瘤 / 89
第六节　误诊病例简介:颞叶胶质母细胞瘤与软化灶 / 90
第七节　不典型胶质母细胞瘤 / 91
第八节　误诊病例简介:右额中央区胶质母细胞瘤与海绵状血管瘤 / 92
第六章　多形性黄色瘤型星形细胞瘤 / 94
第一节　多形性黄色瘤型星形细胞瘤 / 94
第二节　多形性黄色瘤型星形细胞瘤(WHO Ⅱ级)/ 96
第三节　多形性黄色瘤型星形细胞瘤 / 97
第七章　室管膜下巨细胞星形细胞瘤 / 98
第八章　毛细胞型星形细胞瘤 / 99
第一节　毛细胞型星形细胞瘤 / 99
第二节　下视丘胶质瘤 / 102
第九章　室管膜起源的肿瘤 / 104
第一节　中枢神经系统室管膜瘤 / 104
第二节　透明细胞型室管膜瘤病例(WHO Ⅱ级),伴囊性变 / 105
第三节　间变性室管膜瘤 / 106
第四节　左额叶室管膜母细胞瘤病例 / 107
第十章　成人小脑髓母细胞瘤 / 108
第十一章　脑室内胶质瘤 / 109
第一节　脑室内胶质瘤的 MRI 诊断 / 109
第二节　侧脑室内毛细胞型星形细胞瘤 / 110
第十二章　脑实质内室管膜瘤 / 111
第一节　脑实质内室管膜瘤 / 111
第二节　脑实质内透明细胞型室管膜瘤(WHO Ⅱ级),伴囊性变 / 112
第十三章　脑胶质瘤扩散 / 113
第一节　脑胶质瘤扩散概述 / 113
第二节　脑胶质瘤术后播散 / 113
第十四章　其他胶质瘤 / 115
第一节　脊索样胶质瘤 / 115
第二节　额叶少突胶质细胞瘤 / 116
第三节　血管中心性胶质瘤 / 117
第四节　误诊病例简介:少突胶质细胞瘤与皮样囊肿 / 117
第十五章　胶质瘤的残留与复发 / 118
第一节　3.0 T MRI 氢质子波谱鉴别脑胶质瘤放射性损伤与复发 / 118
第二节　脑胶质瘤放疗后肿瘤复发和放疗后损伤磁共振灌注成像 / 119
第十六章　胶质瘤的误诊和诊断陷阱 / 121
第一节　脑胶质细胞增生 / 121
第二节　左侧额叶少突胶质细胞瘤(WHO Ⅱ级)误为血管炎 / 122
第三节　类似神经胶质瘤的结节病 / 122
第四节　误诊病例简介:右侧岛叶少突胶质细胞瘤(WHO Ⅱ级)与脑胶质增生 / 123
第六节　枕叶囊性少突胶质细胞瘤 / 124

第四篇　脑膜肿瘤

第一章　脑膜瘤 / 129
第一节　颅内多发性脑膜瘤 / 129
第二节　右额叶微囊型脑膜瘤(WHO Ⅰ级)/ 130
第三节　镰旁脑膜瘤 / 131
第二章　部分检查技术 / 132
第一节　ADC 值术前评价脑膜瘤病理级别 / 132
第二节　脑膜瘤三维 CT 血管造影 / 133
第三章　关于恶性脑膜瘤 / 135
第一节　恶性脑膜瘤概述 / 135
第二节　良、恶性脑膜瘤鉴别诊断 / 135
第三节　侵袭性脑膜瘤致颅骨放射状骨质变化 / 137
第四章　脑膜瘤亚型 / 138
第一节　过渡型(混合型)脑膜瘤(关于脑膜瘤周围颅骨改变的讨论)/ 138
第二节　过渡型脑膜瘤(WHO Ⅱ级)/ 139
第三节　钙化性砂粒体型脑膜瘤 / 139
第四节　顶叶纤维型脑膜瘤 / 142
第五节　少见部位血管瘤型脑膜瘤 / 142
第六节　侵袭性脑膜瘤:非典型脑膜瘤(WHO-2 级),侵及周围脑皮质和左额骨 / 144
第七节　非典型脑膜瘤病例 / 144
第八节　颞骨乳头状瘤型脑膜瘤 / 145
第九节　左蝶骨嵴纤维型脑膜瘤(WHO Ⅰ级)/ 145
第十节　脑膜皮型脑膜瘤(WHO- Ⅰ级)/ 146
第十一节　中线大脑镰处和右侧额部硬膜下肿瘤同存 / 147
第十二节　脑膜皮细胞型脑膜瘤病例 / 147
第五章　不同部位的脑膜瘤 / 149
第一节　脑室内脑膜瘤 / 149
第二节　左侧侧脑室三角区脑膜瘤病例 / 150
第三节　脑实质内脑膜瘤 / 151
第四节　大脑镰旁脑膜瘤 / 152
第六节　嗅沟脑膜瘤 / 153

第六章　关于沟通性脑膜瘤 / 154
第一节　沟通性脑膜瘤概述 / 154
第二节　颅眶沟通性脑膜瘤 / 155
第七章　脑膜其他肿瘤 / 158
第一节　脑膜癌病 / 158
第二节　脑室内脑膜肉瘤 / 161
第八章　脑膜瘤的复发 / 162
第一节　复发性脑膜瘤 / 162
第二节　良性脑膜瘤复发的影响因素 / 165
第九章　误诊及诊断陷阱 / 167
第一节　类似脑膜瘤的颅内表皮样囊肿 / 167
第二节　儿童间变性脑膜瘤伴出血误诊为原始神经外胚层肿瘤 / 167
第三节　误诊病例简介:脊索瘤样型脑膜瘤 / 168
第四节　误诊病例简介:脑膜瘤样淋巴组织增生与脑膜瘤 / 168
第五节　误诊病例简介:小脑幕区血管周细胞瘤与脑膜瘤 / 169
第六节　其他误诊 / 169

第五篇　脑膜疾病

第一章　脑膜炎症 / 173
第一节　脑膜炎 / 173
第二节　中耳炎颅内及颅底并发症 / 174
第二章　蛛网膜下隙出血 / 176
第一节　急性蛛网膜下隙出血 / 176
第二节　动脉瘤性蛛网膜下隙出血 / 177
第三节　快速吸收的急性硬膜下蛛网膜下隙混合出血 / 178
第三章　蛛网膜下隙其他情况 / 180
第一节　FLAIR 序列 T_2WI 上蛛网膜下隙内高信号 / 180
第二节　手术后蛛网膜下隙假性憩室 / 183
第四章　脑膜强化 / 184
第一节　正常脑膜 MRI / 184
第二节　三种脑膜异常强化 / 184
第三节　非脑膜瘤所致脑膜异常强化 / 185
第五章　脉络膜丛 / 186
第一节　幕下脉络丛肿瘤 / 186
第二节　脉络膜裂神经上皮囊肿 / 187
第六章　关于脑脊液 / 189
第一节　脑脊液鼻漏 / 189
第二节　脑室间连接结构及其内脑脊液流动 / 190
第七章　脑膜瘤以外的其他脑膜占位性病变 / 192
第一节　颅面血管瘤病 / 192
第二节　颅内多发脑膜髓外造血 / 192
第三节　急性淋巴细胞性白血病脑膜侵犯 / 193
第四节　肺尖创伤性假性脑脊膜膨出 / 193
第五节　椎体创伤后假性脊髓膜脊髓突出 / 193
第八章　硬脑膜 / 194
第一节　硬脑膜动静脉瘘与全脑 4D CTA / 194
第二节　疑难病例简介:直窦区硬脑膜动静脉瘘致双侧丘脑病变 / 195
第三节　硬膜下血肿伪似蛛网膜下隙出血 / 195
第四节　硬脑膜骨化症 / 196
第五节　硬脑膜窦的良性肿瘤 / 196
第六节　硬脑膜与硬脑膜静脉窦钙化及其他 / 196

第六篇　其他颅脑肿块

第一章　关于神经元及混合性神经元 - 神经胶质肿瘤 / 201
第一节　中枢神经系统神经元肿瘤 / 201
第二节　中枢神经细胞瘤病例 / 202
第三节　中枢神经细胞瘤不典型表现 / 203
第四节　乳头状胶质神经元肿瘤 / 204
第五节　误诊病例简介:乳头状胶质神经元肿瘤与胶质瘤 / 205
第六节　颞叶原发性中间级别黑色素细胞瘤 / 205
第二章　颅内生殖细胞起源的肿瘤 / 207
第一节　颅内生殖细胞肿瘤 / 207
第二节　左侧丘脑及基底节生殖细胞瘤 / 208
第三节　颅内卵黄囊瘤 / 208
第三章　脑胚胎性肿瘤 / 210
第一节　脑胚胎性肿瘤概述 / 210
第二节　髓母细胞瘤 / 211
第三节　成人颅内非典型畸胎瘤样 / 横纹肌样瘤 / 211
第四节　右侧颞枕原始神经外胚层肿瘤(PNET)病例 / 214
第五节　误诊病例介绍:原始神经外胚层肿瘤与室管膜瘤 / 215
第六节　原始神经外胚层肿瘤(PNET)病例 / 215
第四章　脑转移瘤 / 217
第一节　大脑表浅部位胶质瘤和单发转移瘤 / 217
第二节　高级别胶质瘤和转移瘤 / 218
第三节　左顶枕转移瘤 / 220
第四节　脑膜与颅骨的转移 / 221
第五节　误诊病例简介:脑出血与脑转移瘤 / 223
第六节　左枕叶肝细胞癌转移瘤导致肿瘤卒中 / 223
第七节　^{18}F-FDG PET 或 PET/CT 为脑转移瘤寻找原发

灶 / 224
第八节 误诊病例简介:原发性中间级别黑色素细胞瘤与脑转移瘤 / 225
第五章 脑淋巴瘤和造血系统肿瘤 / 226
第一节 淋巴瘤的误诊 / 226
第二节 脑内多发占位:原发性中枢神经系统淋巴瘤 / 227
第三节 不典型原发性中枢神经系统淋巴瘤 / 227
第四节 原发性中枢神经系统淋巴瘤 / 229
第六章 间叶组织肿瘤(原发于脑膜) / 230
第一节 颅内原发间叶型软骨肉瘤 / 230
第二节 颅内原发性软骨肉瘤 / 231
第三节 颅内原发性平滑肌肉瘤及原发软骨肉瘤并存 / 231
第七章 脑神经和脊神经根起源肿瘤 / 233
第一节 全身神经根成像与神经纤维瘤病 / 233
第二节 嗅神经母细胞瘤 / 233
第八章 血管源性肿瘤 / 236
第一节 不典型颅内海绵状血管瘤 / 236
第二节 不典型血管母细胞瘤的误诊 / 237
第三节 误诊病例简介:颅内血管外皮细胞瘤与脑膜瘤 / 238
第四节 误诊病例简介:颅内血管外皮细胞瘤与侵袭性脑膜瘤 / 238
第五节 脑三叉神经血管瘤病 / 239
第六节 肿瘤样的血管瘤 / 239
第七节 误诊病例简介:颅内血管平滑肌瘤 / 240
第八节 误诊病例简介:颅内海绵状血管瘤误诊为脑膜瘤 / 241
第九节 大的颅内血管瘤伪似脑新生物 / 242
第九章 下丘脑错构瘤 / 243
第十章 放射治疗后脑损伤与误诊 / 245
第一节 鼻咽癌放疗后放射性脑损伤 / 245
第二节 诊断陷阱 / 246
第十一章 脑寄生虫病 / 248
第一节 单发脑囊虫病 / 248
第二节 颅内寄生虫感染病例 / 249
第三节 巨大脑囊虫病 / 250
第四节 颅内囊尾幼虫病的少见表现 / 250
第五节 囊虫病 / 251
第十二章 颅脑其他肿块 / 253
第一节 类似脑血管综合征表现的颅内肿瘤 / 253
第二节 误诊病例简介:脑实质内原发间叶型软骨肉瘤与星形细胞瘤 / 253
第三节 颞顶枕部原始神经外胚层肿瘤 / 254
第四节 神经性结节病的少见表现 / 255
第五节 颅内胆脂瘤的少见部位 / 255
第六节 右颞叶胚胎发育不良性神经上皮肿瘤 / 255
第七节 关于脑内血肿 / 256
第八节 孤立性纤维性肿瘤 / 血管周细胞肿瘤 / 256
第十三章 颅脑假肿瘤 / 258
第一节 脑假性肿瘤 / 258
第二节 脑假性肿瘤:蝶鞍扩大与多次妊娠 / 258
第三节 脱髓鞘假瘤 / 258
第四节 类似大脑肿瘤的成人铅性脑病 / 260
第五节 血友病板障内出血 / 260
第六节 假性脑肿瘤与杀虫剂中毒 / 260
第七节 脑假肿瘤与空蝶鞍综合征及肾上腺腺瘤 / 260
第八节 体重骤增引起脑的假性肿瘤改变 / 261
第九节 小儿大脑疝使颅骨骨折缝隙扩大 / 261
第十节 枫臭糖尿病与脑假性肿瘤 / 261
第十一节 胼胝体部分发育不全类似占位病变 / 261
第十二节 脑放疗后坏死类似脑肿瘤 / 262
第十三节 脑假肿瘤与特发性冷淀纤维蛋白原血症 / 262

第七篇 脑病

第一章 代谢性脑病与中毒性脑病 / 265
第一节 分类 / 265
第二节 先天性代谢性疾病 / 265
第三节 后天性代谢性疾病 / 268
第四节 常见脑病简介 / 269
第二章 中毒性脑病 / 270
第一节 中毒性脑病概述 / 270
第二节 环孢霉素 A 致可逆性后部白质脑病综合征 / 271
第三节 青霉素脑病 / 272
第三章 线粒体脑肌病 / 274
第一节 线粒体脑肌病伴高乳酸血症和卒中样发作综合征 / 274
第二节 误诊病例简介:脑卒中与卒中样发作 / 276
第四章 韦尼克脑病 / 278
第五章 肝性脑病 / 282
第一节 肝性脑病神经影像学研究 / 282
第二节 获得性肝脑变性:一种少见的肝病相关神经系统病变 / 285
第六章 肝硬化与脑 / 287
第七章 高血压脑病 / 289
第八章 肝豆状核变性 / 291
第一节 肝豆状核变性合并中央桥脑髓鞘溶解症 / 291
第二节 肝豆状核变性误诊为肾炎 / 292

第九章　海洛因脑病 / 293
第十章　红斑狼疮性脑病 / 295
第十一章　低血糖脑病 MRI 动态观察 / 298
第十二章　脑变性疾病 / 299
第一节　肥大性下橄榄核变性 / 299
第二节　皮质 - 纹状体 - 脊髓变性 / 301
第十三章　帕金森病 / 305
第一节　帕金森病脑 MRI 研究 / 305
第二节　阿尔茨海默病与帕金森病的影像组学研究 / 308
第十四章　肌萎缩侧索硬化 / 309
第一节　肌萎缩侧索硬化症 / 309
第二节　误诊病例简介：MRI 表现类似肌萎缩侧索硬化的肝性脑病 / 311
第十五章　多系统萎缩 / 312
第一节　多系统萎缩 -C 型 / 312
第二节　多系统萎缩 -P 型 / 313
第十六章　中枢神经系统白血病 / 315
第十七章　海绵样脑病 / 316
第十八章　甲状旁腺功能减退脑部表现 / 317
第十九章　2 型糖尿病脑病 / 319
第二十章　神经梅毒 / 321
第一节　神经梅毒概述 / 321
第二节　误诊病例简介：迟发性神经梅毒与脑内炎性肉芽肿 / 322
第三节　误诊病例简介：颅内树胶肿型神经梅毒与星形细胞瘤 / 322
第二十一章　阻塞性睡眠呼吸暂停 / 323
第二十二章　其他脑病 / 326
第一节　非血缘外周血干细胞移植后慢性移植物宿主病中枢神经系统受累 / 326
第二节　糖胺聚糖贮积症 / 327

第八篇　颅脑囊性病变

第一章　DWI 与颅内囊性病变鉴别诊断 / 331
第二章　颅内囊性病变分类 / 332
第一节　颅内非肿瘤性囊肿 / 332
第二节　与肿瘤相关的良性囊肿 / 334
第三节　可供颅内囊肿诊断分析参考的思路 / 334
第三章　关于微囊型脑膜瘤 / 335
第一节　微囊型脑膜瘤与脑表面囊变胶质瘤的鉴别 / 335
第二节　误诊病例简介：微囊型脑膜瘤与蛛网膜囊肿 / 336
第四章　颅内表皮样囊肿 / 337
第一节　颅内表皮样囊肿恶变 / 337
第二节　颅内钙化性表皮样囊肿 / 337
第三节　先天性颅底表皮样囊肿 / 338
第五章　颅内皮样囊肿 / 340
第一节　误诊病例简介："白色皮样囊肿" / 340
第二节　后颅窝皮样囊肿不典型影像学表现 / 341
第六章　神经上皮囊肿 / 342
第一节　中枢神经系统神经上皮囊肿 / 342
第二节　室管膜囊肿 / 343
第三节　侧脑室脉络丛囊肿 / 344
第七章　颅内其他囊性病变 / 346
第一节　肠源性囊肿 / 346
第二节　蛛网膜囊肿 / 347
第三节　松果体囊肿 / 348
第四节　胶样囊肿 / 348
第五节　颅内硬膜下巨大支气管源性囊肿 / 348

第九篇　颅脑与脊髓血管性疾病

第一章　脑血管病 / 353
第一节　头颅血管病变的 MRA 与 DSA 的对比分析 / 353
第二节　脑血管病医学影像人工智能研究 / 353
第二章　脑动脉病 / 356
第一节　常染色体显性遗传性脑动脉病伴皮层下梗死和白质脑病 / 356
第二节　常染色体隐性遗传性脑动脉病伴皮质下梗死和白质脑病 / 357
第三章　脑血管炎（MRI 诊断原发性中枢神经系统血管炎）/ 359
第四章　脑小血管病 / 360
第一节　脑小血管病概述 / 360
第二节　中青年缺血性脑卒中 / 363
第五章　脑血管病的部分影像学检查 / 365
第一节　头颅 CT 灌注成像 / 365
第二节　乙酰唑胺负荷 MR 灌注成像评估脑血管储备功能 / 366
第六章　脑底动脉环 / 368
第一节　脑底动脉环的发育变异 / 368
第二节　右侧颈内动脉海绵窦段动脉瘤 / 369
第七章　脑底动脉环自发性阻塞性疾病 / 371
第八章　大脑前动脉与大脑前交通动脉 / 374
第一节　大脑前交通动脉复合体变异 / 374
第二节　前交通动脉瘤与大脑前动脉 A_1 段阙如 / 375
第九章　颅内后循环及椎基动脉 / 377
第一节　左侧椎动脉颅内段动脉瘤 / 377

第二节 MSCT 与椎动脉变异 / 377
第三节 一些诊断陷阱 / 378
第四节 后循环缺血性卒中 / 379
第十章 大脑中动脉 / 380
第一节 大脑中动脉的发育变异:重复和副大脑中动脉 / 380
第二节 大脑中动脉高密度征的动态 CT 表现 / 380
第三节 颞浅 - 大脑中动脉侧路的假性闭塞 / 381
第十一章 颈内动脉 / 382
第一节 破入蝶窦的颈内动脉创伤性假性动脉瘤 / 382
第二节 颈内动脉表现为中耳肿瘤 / 383
第三节 误诊病例简介:颈内动脉成窗合并大脑前动脉和眼动脉变异误诊为动脉瘤 / 383
第四节 左侧颈内动脉海绵窦瘘 / 384
第十二章 部分脑动脉发育变异 / 386
第一节 3.0 T MRI 的 3D-TOF-MRA 与头颈部血管变异 / 386
第二节 其他少见的血管及诊断陷阱 / 387
第三节 颅内动脉开窗 / 387
第十三章 颅内动脉瘤 / 390
第一节 脑血管类型与脑动脉瘤形成的关系 / 390
第二节 颅内巨大动脉瘤 / 391
第三节 颅内微小动脉瘤 / 392
第四节 颈内动脉海绵窦段动脉瘤 / 394
第五节 个案报告:脑动脉瘤患者血管造影时并发大面积脑梗死 / 395
第六节 颅内动脉瘤与流动伪影 / 395
第十四章 颅内动脉狭窄与痉挛 / 397
第一节 症状性颅内动脉狭窄 / 397
第二节 可逆性脑血管收缩综合征 / 398
第十五章 脑缺血 / 399
第一节 脑缺血影像学诊断须考虑的问题及个性化诊断 / 399
第二节 脑脂肪栓塞综合征 / 402
第十六章 脑梗死 / 404
第一节 后循环局限性脑梗死 / 404
第二节 脑动脉瘤患者血管造影时并发大面积脑梗死 / 406
第三节 静脉性脑梗死与磁敏感加权成像 / 406
第四节 心脏黏液瘤神经系统并发症 / 407
第五节 容易误诊为腔隙性脑梗死的三种情况 / 409
第十七章 脑梗死与 MRI / 410
第一节 多 *b* 值扩散加权成像诊断急性期脑梗死 / 410
第二节 扩散张量成像与脑梗死 / 411
第十八章 急性脑梗死与脑 CT 灌注成像 / 413
第十九章 脑卒中 / 415
第一节 急性缺血性脑卒中患者与磁敏感加权成像 / 415
第二节 重视急性缺血性脑卒中的影像观察和解读 / 416
第三节 后循环缺血性卒中 / 418
第二十章 颅脑静脉 / 423
第一节 基底静脉发育变异 / 423
第二节 先天异常静脉引流伪似颈静脉球瘤 / 423
第三节 显眼的大脑大静脉 / 423
第四节 大脑静脉和静脉窦 / 423
第二十一章 脑静脉窦 / 428
第一节 窦汇区分型之一 / 428
第二节 窦汇区分型之二 / 429
第三节 静脉窦的诊断陷阱 / 430
第二十二章 静脉窦血栓形成 / 432
第二十三章 中枢神经系统血管畸形 / 435
第一节 中枢神经系统血管畸形 / 435
第二节 中枢神经系统血管畸形的分类 / 436
第三节 左侧大脑动静脉畸形伴多发静脉瘤形成 / 439
第四节 间变型星形细胞瘤误诊为脑血管畸形 / 439
第五节 右耳后动静脉畸形 / 439
第六节 隐匿性脑血管畸形 / 440
第七节 海马旁沟海绵状血管瘤 / 442
第八节 脊髓血管病误诊原因分析 / 443
第二十四章 脑静脉先天异常 / 445
第一节 脑发育性静脉异常 / 445
第二节 脑发育性静脉异常与 MRI / 449
第二十五章 与血管有关的部分脑损伤 / 453
第一节 轴索损伤与增强 T_2*WI 血管成像 / 453
第二节 急性脑外伤血管造影诊断中的假象 / 454
第二十六章 脑出血 / 456
第一节 MSCTA 与急性自发性颅内出血 / 456
第二节 诊断陷阱:假大脑镰征 / 456
第三节 误诊病例简介:脑出血与脑转移瘤 / 457
第二十七章 脑微出血 / 458
第二十八章 关于脑内血肿 / 461

第十篇 脑白质疾病

第一章 小灶性脑白质病变 / 465
第二章 多发性硬化 / 467
第三章 复发缓解型多发性硬化 / 470
第四章 磁共振功能成像与多发性硬化 / 472
第一节 多发性硬化与动态磁敏感性对比 MRI / 472
第二节 扩散张量的三维纤维束成像与多发性硬化 / 474
第五章 多发性硬化与认知功能障碍 / 476

第六章　多发性硬化与视神经脊髓炎 / 479
第七章　合并皮层下梗死和白质脑病的常染色体显性遗传性脑动脉病 / 480
第八章　髓鞘化障碍 / 481
第九章　脱髓鞘假瘤 / 482
第一节　脑与脊髓内脱髓鞘性假瘤 / 482
第二节　脱髓鞘假瘤 / 482
第三节　诊断陷阱：原发性脱髓鞘病变类似神经胶质瘤 / 482
第十章　缺血性脑白质疾病与认知功能损害的 MRI / 483
第十一章　胼胝体疾病 / 487
第一节　胼胝体肿瘤 / 487
第二节　胼胝体部分发育不全类似占位病变 / 489
第十二章　Balo 同心圆硬化 / 490
第十三章　视神经脊髓炎 / 491
第一节　视神经脊髓炎 / 491
第二节　视神经脊髓炎脑部异常 / 491
第十四章　白质纤维束示踪成像 / 494
第一节　视辐射扩散张量纤维束示踪成像 / 494
第二节　皮质脊髓束与扩散张量纤维束成像 / 495
第十五章　透明隔及其疾病 / 496
第一节　透明隔和透明隔腔 / 496
第二节　透明隔的一些病变 / 497
第三节　误诊病例简介：透明隔淋巴瘤 / 498
第十六章　脑白质活体形态学研究 / 499
第一节　磁共振扩散张量成像对正常人脑结构的显示 / 499
第二节　扩散张量成像在正常老年脑中的应用 / 500
第十七章　其他脑白质疾病 / 502
第一节　伴有皮层下囊肿的巨脑性脑白质病 / 502
第二节　病毒性脑炎皮层下白质低信号 / 503

第十一篇　颅脑神经

第一章　颅神经 / 507
第二章　关于血管压迫颅神经 / 511
第三章　三叉神经疾病 / 516
第一节　三叉神经瘤 / 516
第二节　Meckel 腔病变 MRI / 517
第四章　三叉神经痛 / 519
第五章　位听神经 / 523
第一节　罕见巨大听神经瘤误诊 / 523
第二节　小的小管内听神经瘤的假阳性诊断 / 524
第三节　内听道的单侧扩大 / 524
第六章　面神经 / 525
第七章　眼运动神经 / 528
第八章　舌下神经 / 529
第九章　其他颅神经 / 531
第一节　关于展神经 / 531
第二节　舌咽神经、迷走神经与副神经 / 532
第三节　嗅神经及嗅神经母细胞瘤 / 532

第十二篇　脊髓与椎管

第一章　脊髓肿瘤 / 537
第一节　误诊病例简介：脊髓中枢神经细胞瘤 / 537
第二节　胸段神经鞘瘤 / 537
第三节　脑脊髓脱髓鞘性假瘤 / 538
第四节　L_{2-3} 椎管内表皮样囊肿 / 539
第五节　破裂的脊髓室管膜瘤酷似细菌性脑膜炎 / 539
第六节　诊断陷阱简介：先天性神经母细胞瘤伪似脊髓发育不全 / 540
第七节　脊髓增宽的一个少见原因 / 540
第八节　误诊病例简介：胸椎椎管内髓内血管母细胞瘤 / 541
第九节　恶性色素性神经鞘瘤 / 542
第二章　脊髓炎症 / 543
第一节　误诊病例简介：脊髓内结核球 / 543
第二节　脊髓内脓肿 / 543
第三章　脊髓血管及其疾病 / 545
第一节　脊髓血管畸形的发生机制及分类 / 545
第二节　椎管内血管性病变 / 546
第三节　椎管内血管畸形 / 547
第四节　类似脊髓纵裂症的脊髓先天性血管畸形 / 548
第四章　脊髓其他疾病 / 549
第一节　脊髓急性非肿瘤非外伤性病变 MRI 鉴别诊断 / 549
第二节　自发性颅内低压脊髓脑脊液漏 / 551
第五章　颈　髓 / 553
第一节　脊髓型“颈椎病”与扩散张量成像 / 553
第二节　诊断陷阱：颈脊髓增宽的一个少见原因 / 554
第三节　颈髓血管母细胞瘤（毛细血管亚型）/ 554
第六章　多发性硬化和视神经脊髓炎 / 555
第七章　脊神经 / 557
第八章　椎管内肿瘤和肉芽肿 / 558
第一节　误诊病例简介：椎管内囊性神经鞘瘤破裂出血 / 558
第二节　胸$_{12}$水平椎管内神经鞘瘤 / 558
第三节　误诊病例简介：腰椎椎管内间叶型软骨肉瘤 / 559
第四节　误诊病例简介：骶管内恶性色素性神经鞘瘤 / 560
第五节　误诊病例简介：椎管内转移性腺癌与神经纤维瘤 / 560

第六节 原始神经外胚层肿瘤 / 561
第七节 误诊病例分析:椎管内孤立性纤维瘤与脊膜瘤 / 562
第八节 $L_{2\sim4}$ 水平椎管内畸胎瘤 / 563
第九章 椎管内硬膜外病变 / 564
第一节 误诊病例简介:椎管内硬膜外血肿与淋巴瘤或脊膜瘤 / 564
第二节 硬脊膜外脓肿与海绵状淋巴管瘤 / 564
第三节 误诊病例简介:椎管内硬膜外血管母细胞瘤与髓外硬膜外血肿 / 565
第四节 脊髓血管母细胞瘤 / 565
第五节 误诊病例简介:椎管内硬膜外脉管瘤与恶性肿瘤 / 566
第六节 诊断陷阱:硬膜外间隙 / 567
第七节 诊断陷阱:硬膜外软组织 / 567
第十章 椎管内髓外硬膜内疾病 / 568
第一节 误诊病例简介:髓外硬膜下海绵状血管瘤 / 568
第二节 硬膜下神经鞘瘤 / 568
第三节 误诊病例简介:椎管内硬膜下髓外纤维型脑膜瘤(脊髓脑膜瘤,WHO Ⅰ级)与神经鞘瘤 / 569
第四节 黏液乳头型室管膜瘤 / 570
第五节 椎管内髓外硬膜下毛细血管瘤 / 570
第六节 $L_{2\sim3}$ 椎管内表皮样囊肿 / 571
第七节 误诊病例简介:胸椎管内髓外硬膜下骨肉瘤与脊膜瘤 / 571
第八节 腰$_1$水平髓外硬膜下神经鞘瘤伴囊性变 / 572
第九节 误诊病例简介:椎管内髓外硬膜下副神经节瘤 / 572
第十节 髓外硬膜下皮样囊肿 / 573
第十一章 椎管及椎管狭窄 / 575
第一节 关于腰椎椎管狭窄的测量腰椎椎管正中矢状径在椎间隙层面与椎体层面测量研究 / 575
第二节 腰椎轴向负荷 MSCT 检查对椎管的影响 / 576
第三节 诊断陷阱:超声检查椎管类似腹膜后包块 / 578
第四节 诊断陷阱:椎管内滑液囊肿 / 578
第十二章 硬脊膜 / 579
第一节 误诊病例简介:脊膜瘤 / 579
第二节 脑膜皮细胞型脑膜瘤 / 579
第三节 误诊病例简介:硬脊膜低度恶性黏液型软骨肉瘤与神经纤维瘤 / 580
第四节 脊膜黑色素细胞瘤 / 580
第五节 脊膜瘤 / 581
第六节 纤维型脑膜瘤(脊髓脑膜瘤,WHO Ⅰ级)/ 582
第十三章 脊髓先天异常 / 583
第一节 脊髓分裂畸形 / 583
第二节 圆锥位置正常型脊髓栓系综合征 / 584
第十四章 马尾 / 587
第一节 脊髓圆锥下端 / 587
第二节 椎管内皮样囊肿 / 588
第三节 马尾及终丝部黏液乳头状室管膜瘤 / 588
第四节 黏液乳头型室管膜瘤 / 589
第十五章 青少年上肢远端肌萎缩症 / 591
第十六章 脊髓疾病部分检查技术 / 594
第一节 脊髓扩散加权成像的临床应用 / 594
第二节 胸$_{10}$脊膜瘤,过渡型 / 596
第十七章 部分伪影与诊断陷阱 / 598
第一节 脊髓 MRI 的部分伪影和诊断陷阱 / 598
第二节 诊断陷阱之一:使人左右为难的硬膜下碘苯酯 / 600
第三节 误诊病例简介:神经鞘瘤与动静脉畸形 / 601
第四节 误诊病例简介:表皮样囊肿与神经鞘瘤 / 602

第十三篇 鞍区及其毗邻疾病

第一章 垂体肿瘤 / 605
第一节 诊断陷阱:未成年人假性垂体瘤 / 605
第二节 拉克囊肿与垂体腺瘤囊变和卒中 / 605
第三节 侵袭性垂体腺瘤的误诊 / 606
第四节 垂体腺瘤病例 / 607
第五节 蝶窦内异位垂体腺瘤 / 608
第六节 垂体前叶炎酷似垂体腺瘤 / 609
第七节 诊断陷阱:颈动脉鞍内吻合类似垂体微腺瘤 / 609
第八节 误诊病例简介:垂体瘤误为颅咽管瘤 / 610
第九节 垂体肿瘤诊断的一些陷阱 / 610
第十节 诊断陷阱:海绵窦段颈动脉扭曲引起蝶鞍扩大而类似垂体腺瘤 / 611
第十一节 泌乳型垂体腺瘤(PRL 腺瘤)累及鼻咽部 / 611
第十二节 鞍区动脉瘤 / 613
第二章 垂体其他疾病与正常垂体 / 614
第一节 垂体病灶临床定位简况 / 614
第二节 垂体单纯出血 / 614
第三节 垂体结石 / 614
第四节 诊断陷阱:垂体窝膨胀性改变的解释 / 615
第五节 正常成人垂体高分辨 MRI 测量 / 615
第六节 肉芽肿性垂体炎 / 616
第七节 PET/CT 垂体成像 / 617
第三章 鞍区常见其他肿瘤 / 618
第一节 颅咽管瘤 / 618
第二节 小儿颅咽管瘤病例 / 619
第三节 鞍区颅咽管瘤合并胼周脂肪瘤 / 620

第四节　常见鞍区占位性病变 / 621
第五节　鞍区毛细胞型星形细胞瘤及误诊病例分析 / 623
第六节　误诊病例简介：鞍区骨巨细胞瘤与侵袭性垂体瘤 / 625
第四章　鞍区其他疾病 / 626
第一节　鞍区有关动脉瘤 / 626
第二节　鞍区动脉瘤病例 / 626
第三节　拉克囊肿与垂体腺瘤囊变和卒中 / 627
第四节　拉克囊肿病例 / 627
第五节　鞍区肠源性囊肿鉴别诊断 / 627
第六节　垂体瘤囊变 MRI 误为拉克囊肿 / 628
第七节　鞍区副神经节瘤 / 629
第八节　误诊病例简介：斜坡及枕骨大孔区拉克囊肿与表皮样囊肿 / 629
第九节　鞍区软骨瘤 / 630
第十节　蝶鞍内钙化 / 631
第十一节　误诊病例简介：鞍区室管膜瘤 / 631
第十二节　诊断陷阱：关于蝶鞍扩大 / 632
第十三节　关于鞍区病灶 T_1 高信号 / 632
第五章　鞍旁病变 / 634
第六章　鞍区及其毗邻 / 636
第一节　鞍上区不典型生殖细胞瘤 MRI / 636
第二节　鞍上黄色肉芽肿 / 637
第三节　未融合的蝶骨平台与骨折的鉴别 / 637
第四节　鞍上区海绵状血管瘤伴出血病例 / 638
第五节　前蝶骨未融合的骨化中心与假性脑膜瘤 / 639
第六节　显著的蝶骨平台 / 639
第七节　岩床韧带钙化 / 639
第八节　鞍棘 / 639
第九节　蝶鞍的广泛气化 / 640
第十节　误诊病例简介：斜坡及枕骨大孔区拉克囊肿与表皮样囊肿 / 640
第七章　海绵窦 / 641
第一节　海绵窦海绵状血管瘤 / 641
第二节　海绵窦综合征 / 642
第三节　诊断陷阱：海绵窦脂肪 / 643

第十四篇　颅底疾病

第一章　颈静脉孔区 / 647
第一节　颈静脉孔区常见病变简介 / 647
第二节　少见的累及颈静脉孔区肿瘤 / 648
第二章　颅底 / 651
第一节　颅底软骨瘤 / 651
第二节　舌下神经管与舌下神经 / 651
第三节　颈动脉管外口和鼓小管下口 / 651
第三章　颅底常见病变 CT 与 MRI 评价 / 653
第一节　前颅底病变 / 653
第二节　中颅底病变 / 654
第三节　颅底皮样囊肿病例 / 656
第四节　颅底其他常见病变 / 657
第四章　颅底肿瘤 / 658
第一节　CT、MRI 对颅底肿瘤病变的观察 / 658
第二节　累及咽旁间隙的颅底软骨肉瘤 / 658
第三节　颅底颌面部黏液型软骨肉瘤 / 660
第四节　颅底部软骨肉瘤伴甲状腺及多发骨转移 / 662
第五节　颅内软骨瘤常见病出现于少见部位引起误诊的典型案例 / 662
第六节　误诊病例简介：枕骨斜坡结核误为脊索瘤 / 664
第五章　岩骨尖疾病 / 665
第一节　岩骨尖 / 665
第二节　假性病变 / 665
第三节　骨发育不良与外伤性病变 / 665
第六章　颅底骨折 / 667

第十五篇　颅骨及头皮疾病

第一章　颅骨及头皮恶性肿瘤 / 671
第一节　误诊病例简介：颅骨多发性血管肉瘤与嗜酸性肉芽肿 / 671
第二节　颅骨恶性肿瘤简介 / 671
第二章　颅骨骨病、良性骨肿瘤和肿瘤样病变 / 675
第一节　颅骨弥漫性与大面积病变 / 675
第二节　多发性骨化性纤维瘤病例 / 677
第三节　颅骨增厚 / 677
第三章　先天异常 / 680
第四章　颅盖骨骨髓 MRI 研究 / 682
第五章　发育变异与诊断陷阱 / 683
第一节　颅骨的发育变异与诊断陷阱 / 683
第二节　颅骨蛛网膜粒压迹 / 683
第三节　误诊病例简介：神经纤维瘤病与蔓状血管瘤、嗜酸性肉芽肿 / 685
第六章　关于颅骨外伤 / 686
第一节　颅脑外伤头颅平片观察中的陷阱 / 686
第二节　颅骨的假性骨折 / 686
第三节　创伤后骨质溶解 / 686
第七章　额骨 / 687
第一节　额骨原发性弥漫性大 B 细胞性淋巴瘤 / 687

第二节　额骨骨组织韧带样纤维瘤 / 688
第三节　额骨内板骨质增生 / 688
第四节　关于额中缝 / 688
第五节　额骨海绵状血管瘤 / 688
第六节　眶上部的变异 / 689
第七节　额部的假骨折 / 689
第八章　顶骨 / 690
第一节　对称性顶骨凹陷症 / 690
第二节　误诊病例简介:小儿顶骨纤维型脑膜瘤与嗜酸性肉芽肿 / 690
第三节　颅骨顶部条纹 / 691
第四节　颞顶部的假骨折 / 692
第九章　颞骨和颞部 / 693
第一节　颞骨横纹肌肉瘤 / 693
第二节　颞骨炎性肌成纤维细胞瘤 / 694
第三节　右侧颞部动脉瘤样骨囊肿病例 / 695
第四节　颞骨乳头状脑膜瘤 / 695
第五节　颞骨巨细胞瘤 / 696
第六节　颞骨的发育变异 / 697
第七节　误诊病例简介:动脉瘤样骨囊肿与嗜酸性细胞肉芽肿 / 697
第八节　左颞部皮肤表皮样囊肿 / 698
第十章　枕骨 / 699
第一节　表现为枕骨溶骨样破坏的蛛网膜颗粒隐窝 / 699
第二节　枕骨朗格汉斯细胞组织细胞增生症 / 700
第三节　枕骨内神经束膜瘤 / 701
第四节　头部软组织神经纤维瘤病例 / 702
第五节　枕骨恶性神经鞘瘤 / 703
第六节　误诊病例简介:多发性骨化性纤维瘤 / 703
第七节　枕部的假骨折 / 703
第八节　颅骨多处纤维结构不良 / 704
第九节　枕骨发育变异 / 704

第十六篇　脑室疾病

第一章　脑室肿瘤 / 707
第一节　脑室肿瘤鉴别诊断 / 707
第二节　脑室少突胶质细胞瘤病例 / 708
第三节　脑室内胶质瘤 / 709
第四节　左侧脑室内间变型少突胶质细胞瘤(WHO Ⅲ级)/ 711
第五节　透明细胞型室管膜瘤(WHO Ⅱ级),伴囊性变 / 711
第六节　误诊病例简介:脑室内、外占位 / 713
第二章　侧脑室 / 715
第一节　误诊病例简介:侧脑室三角区海绵状血管瘤与脑膜瘤 / 715
第二节　左侧侧脑室间变型少突胶质瘤(WHO Ⅲ级)/ 716
第三节　非典型脉络丛乳头状瘤 / 716
第四节　多系统朗格汉斯细胞组织细胞增生症累及双侧侧脑室脉络丛 / 717
第五节　侧脑室内毛细胞型星形细胞瘤 / 718
第六节　侧脑室异位颅咽管瘤 / 718
第七节　侧脑室中枢神经细胞瘤病例 / 718
第八节　侧脑室体积的迅速变化 / 719
第九节　侧脑室粘合 / 719
第十节　左侧侧脑室三角区脑膜瘤病例 / 720
第三章　第三脑室 / 721
第一节　第三脑室脊索样胶质瘤 / 721
第二节　海绵状血管瘤伴出血 / 722
第四章　第四脑室 / 724
第一节　第四脑室室管膜瘤 / 724
第二节　误诊病例简介:第四脑室毛细胞型星形细胞瘤 / 725
第三节　后颅窝脑室造影的陷阱 / 726
第四节　误诊病例简介:第四脑室神经鞘瘤与室管膜瘤 / 727
第五节　CT 上呈高密度表现的第四脑室皮样囊肿 / 728
第六节　第四脑室区病变 MRI 表现及误诊原因分析 / 728
第五章　透明隔区 / 730
第一节　透明隔 / 730
第二节　透明隔区肿瘤与肿瘤样病变 / 732
第三节　透明隔腔与海马联合下小腔 / 734
第四节　透明隔阙如 / 734
第五节　透明隔腔 / 734
第六章　低颅压综合征 / 736
第七章　室管膜下巨细胞星形细胞瘤 / 738
第一节　室管膜下巨细胞星形细胞瘤 / 738
第二节　结节性硬化伴室管膜下巨细胞星形细胞瘤 / 739
第八章　脑室间连接结构 / 740
第九章　关于脑池 / 742
第一节　脑池——巨大的小脑延髓池 / 742
第二节　小脑桥脑池的发育变异 / 742
第三节　四叠体板池的脂肪瘤 / 742
第四节　小脑延髓池肿瘤 / 742

第十七篇　小脑疾病

第一章　髓母细胞瘤 / 747
第一节　成人小脑髓母细胞瘤 / 747

第二节　非小脑蚓部髓母细胞瘤 / 747
第三节　误诊病例简介：成人不典型髓母细胞瘤 / 748
第二章　小脑发育不良性神经节细胞瘤 / 751
第三章　毛细胞型星形细胞瘤 / 754
第四章　小脑转移性肿瘤 / 756
第一节　幕下单发转移瘤 / 756
第二节　小脑转移瘤 / 757
第五章　血管母细胞瘤 / 759
第一节　血管母细胞瘤 / 759
第二节　小脑半球血管母细胞瘤（WHO Ⅰ级）/ 761
第三节　小脑实质型血管母细胞瘤 / 762
第四节　小脑血管母细胞瘤 / 764
第五节　小脑血管母细胞瘤（WHO Ⅰ级）/ 764
第六章　发育异常和发育变异 / 766
第一节　Joubert 综合征 / 766
第二节　Chiari 畸形Ⅰ型小脑扁桃体下缘位置和形态 / 768
第三节　小脑组织疝入颅骨 / 769
第四节　小脑小叶 / 770
第五节　小脑脉络丛乳头状瘤 / 770
第七章　小脑半球 / 772
第一节　关于小脑半球肿瘤 / 772
第二节　小脑半球异位脉络丛乳头状癌 / 774
第三节　小脑血管周细胞瘤 / 774
第四节　误诊病例简介：小脑半球皮样囊肿 / 774
第八章　小脑蚓部 / 776
第一节　小脑蚓部转移瘤合并局部脑膜癌病 / 776
第二节　原始神经外胚叶肿瘤（PNET）/ 777
第三节　蚓部假性肿瘤：CT 增强扫描的潜在陷阱 / 777
第四节　成人幕下髓母细胞瘤误诊为小脑发育不良性节细胞瘤 / 778
第九章　小脑其他疾病 / 780
第一节　遗传性脊髓小脑共济失调 / 780
第二节　成神经管胚细胞瘤非典型 CT 表现 / 782
第三节　小脑齿状核钙化 / 782
第四节　误诊病例简介：小脑延髓池中枢神经细胞瘤与室管膜瘤 / 782

第十八篇　颅脑发育及先天异常

第一章　与年龄相关的发育 / 787
第一节　健康志愿者脑组织 MR 弹性成像研究 / 787
第二节　青年人与老年人海马体积及形态的 MR / 788
第三节　健康成人胼胝体面积随年龄变化 MRI 定量研究 / 789
第二章　关于结节性硬化 / 791
第一节　6 个月以下小婴儿及新生儿结节性硬化 / 791
第二节　多器官受累的结节性硬化 / 793
第三章　颅脑先天发育畸形 / 795
第一节　皮质发育畸形 / 795
第二节　部分先天异常 / 798
第三节　先天性嗅觉功能障碍 / 799
第四节　中枢神经系统髓鞘化障碍 / 800
第四章　发育不良 / 801
第一节　局灶性脑皮层发育不良 / 801
第二节　左侧颞叶局灶性皮质发育不良（FCD Ⅰ B 型）/ 803
第五章　脑灰质异位症 / 804

第十九篇　颅脑炎症

第一章　获得性免疫缺陷综合征与中枢神经系统 / 807
第一节　获得性免疫缺陷综合征并发脑感染 / 807
第二节　免疫重建炎性综合征 / 808
第三节　获得性免疫缺陷综合征脑炎 / 810
第二章　中枢神经系统结核 / 811
第一节　中枢神经系统结核 / 811
第二节　颅内结核 MRI 表现 / 811
第三节　粟粒性脑结核 / 812
第三章　脑炎 / 815
第一节　扩散加权成像鉴别病毒性脑炎、脑梗死和脑低级星形细胞瘤 / 815
第二节　肿瘤样脑炎及误诊分析 / 816
第三节　FLAIR 对脑内炎性和肿瘤性坏死腔的鉴别 / 817
第四章　手足口病合并神经系统损害 / 819
第五章　脑脓肿 / 821
第一节　非典型脑脓肿 / 821
第二节　脑脓肿病例 / 821
第三节　扩散张量成像对脑脓肿与囊变坏死性胶质瘤的鉴别 / 822
第四节　额叶脑脓肿 / 824
第五节　误诊病例简介：脑脓肿与肿瘤性病变 / 824
第六章　肉芽肿 / 826
第一节　颅内肉芽肿 / 826
第二节　脑内非特异性炎性肉芽肿 / 827
第三节　脑内韦格纳肉芽肿 / 828
第四节　外伤后细菌性致死性肉芽肿 / 829
第五节　FLAIR 对脑内炎性和肿瘤性坏死腔的鉴别 / 830
第六节　神经性结节病的少见表现 / 830

第七节　粟粒性脑结核 / 830
第七章　颅内真菌感染 / 831
第八章　梅毒 / 833
第一节　神经梅毒 / 833
第二节　误诊病例简介：迟发性神经梅毒 / 834
第三节　颅内树胶肿型神经梅毒 CT 误诊为星形细胞瘤 / 834

第二十篇　颅脑与脊髓损伤

第一章　轴索损伤 / 839
第一节　FLASH、FLAIR 序列显示弥漫性轴索损伤 / 839
第二节　磁敏感加权成像与弥漫性轴索损伤 / 840
第三节　联合 DWI 和常规 MRI 诊断非出血性弥漫性轴索损伤 / 842
第二章　各类创伤 / 844
第一节　鼻咽癌放化疗后 7 年脑组织放射性坏死误为占位性病变 / 844
第二节　超急性期电击伤脑部 CT 表现 / 845
第三节　陈旧性颅骨穿通伤继发改变 / 845
第四节　创伤后骨质溶解 / 845
第三章　颅脑损伤与功能影像学 / 847
第四章　关于静脉 / 850
第一节　增强 T_2*WI 血管成像序列参数对出血性剪切灶及脑静脉显示的影响 / 850
第二节　3D-CE MRA、2D-TOF MRA 对颅内静脉窦血栓的诊断价值比较 / 851
第五章　脊髓与胼胝体 / 853
第一节　急性颈髓损伤 / 853
第二节　磁敏感加权成像与胼胝体损伤 / 854
第三节　假性脊膜膨出 / 855
第六章　外伤后嗅觉障碍 / 857
第七章　诊断陷阱 / 860
第一节　颅脑损伤 CT 检查的局限性和误诊 / 860
第二节　颅脑外伤头颅平片观察中的陷阱 / 860
第三节　硬膜下血肿伪似蛛网膜下隙出血 / 861
第四节　急性脑外伤血管造影诊断中的假象 / 861
第五节　手术后蛛网膜下隙假性憩室 / 861
第六节　外伤性基底节区血肿误诊 / 861

第二十一篇　小儿脑及脊髓

第一章　新生儿缺氧缺血性脑病 / 865
第二章　新生儿缺氧缺血性脑病与 MRI 及 CT / 867
第一节　新生儿缺氧缺血性脑病 MRI / 867
第二节　新生儿缺氧缺血性脑病年龄相关性脑损害 / 869
第三章　新生儿缺氧缺血性脑病随访、预后及后遗症 / 871
第一节　新生儿缺氧缺血性脑病 MRI 表现及其与预后的关系 / 871
第二节　新生儿缺氧缺血性脑病的随访观察 / 872
第四章　磁敏感加权成像与新生儿颅内出血 / 874
第五章　胆红素脑病 / 876
第六章　新生儿其他疾病 / 878
第一节　新生儿脑梗死 / 878
第二节　新生儿颅脑影像诊断易犯的错误 / 879
第三节　新生儿脑室的发育变异 / 880
第七章　小儿脑病 / 881
第一节　儿童高血压脑病 / 881
第二节　肝豆状核变性误诊为肾炎 / 882
第八章　小儿脑发育和发育变异 / 884
第一节　儿童永存镰状窦 / 884
第二节　局灶性皮质发育不良（FCD Ⅱ B 型） / 885
第三节　诊断陷阱：新生儿发育变异 / 886
第九章　早产儿颅脑 / 887
第十章　儿童发育行为障碍 / 888
第十一章　髓母细胞瘤 / 891
第一节　儿童髓母细胞瘤 / 891
第二节　髓母细胞瘤病例 / 892
第三节　不典型的髓母细胞瘤 / 892
第四节　儿童小脑髓母细胞瘤（WHO Ⅳ级），促纤维增生型 / 894
第十二章　其他肿瘤和肉芽肿 / 895
第一节　误诊病例简介：小儿多形性胶质母细胞瘤表现为颅内血肿 / 895
第二节　小儿颅咽管瘤病例 / 896
第三节　桥小脑角区脑膜瘤（WHO Ⅰ～Ⅱ级） / 896
第四节　误诊病例简介：脑寄生虫感染与星形细胞瘤 / 897
第五节　小脑毛细胞型星形细胞瘤 / 897
第六节　小儿第三脑室脑膜瘤伪似胶质状囊肿 / 899
第七节　误诊病例简介：小儿顶骨纤维型脑膜瘤与嗜酸性肉芽肿。 / 899
第八节　多系统朗格汉斯细胞组织细胞增生症累及双侧侧脑室脉络丛 / 899
第九节　误诊病例简介：第四脑室毛细胞型星形细胞瘤 / 899
第十节　小儿额骨朗格汉斯细胞组织细胞增生症（嗜酸性肉芽肿） / 899
第十一节　儿童间变性脑膜瘤伴出血误诊为原始神经外胚层肿瘤 / 900

第十三章　小儿脑白质疾病 / 901
第一节　脑室周围白质软化症 / 901
第二节　儿童可逆性胼胝体压部病变综合征 / 902
第十四章　坏死性脑脊髓病 / 904
第一节　儿童急性坏死性脑病 / 904
第二节　亚急性坏死性脑脊髓病 / 905
第三节　小儿线粒体脑肌病亚急性坏死性脑脊髓病 / 906
第十五章　儿童脑性瘫痪 / 907
第十六章　脑炎 / 908
第一节　Rasmussen 脑炎 / 908
第二节　儿童病毒性脑炎钙化 / 909
第三节　手足口病合并神经系统损害 / 910
第十七章　脑脓肿 / 911
第一节　误诊病例简介:儿童多发脑脓肿伴出血 / 911
第二节　儿童免疫力低下致多发脑脓肿 / 911
第十八章　脑膜疾病 / 913
第一节　MR 增强 FLAIR 序列与儿童脑膜病变 / 913
第二节　小儿右侧桥小脑角区脑膜瘤(WHO 1~2 级)MRI 误为听神经瘤 / 914
第十九章　儿童甲基丙二酸血症和丙酸血症 / 916
第一节　甲基丙二酸尿症及丙酸尿症 / 916
第二节　丙酸血症 / 917
第二十章　某些先天性疾病 / 918
第一节　福山型先天性肌营养不良 / 918
第二节　误诊病例简介:脑静脉畸形与肿瘤 / 919
第二十一章　小儿影像学部分基础研究 / 920
第一节　正常青少年垂体 MRI 研究 / 920
第二节　颅骨生长性骨折 / 921
第二十二章　小儿脑与脊髓其他疾病 / 923
第一节　颈内动脉夹层延伸至大脑前中动脉致儿童脑梗死 / 923
第二节　6 个月以下小婴儿及新生儿结节性硬化 / 923
第三节　儿童后部可逆性脑病综合征 / 924
第四节　误诊病例简介:胸椎管内髓外硬膜下骨肉瘤 / 925
第二十三章　小儿脑及脊髓的诊断陷阱 / 926
第一节　关于小儿颅骨 / 926
第二节　小儿 CT 检查的诊断陷阱 / 926
第三节　新生儿颅脑影像诊断易犯的错误 / 927
第四节　误诊病例简介:小儿顶骨纤维型脑膜瘤与嗜酸性肉芽肿 / 927

第二十二篇　关于痴呆

第一章　关于痴呆的一般情况 / 931
第一节　MRI 与痴呆 / 931
第二节　常染色体显性遗传性脑动脉病伴皮层下梗死和白质脑病 / 934
第二章　关于早期阿尔茨海默病 / 935
第三章　阿尔茨海默病 / 937
第一节　阿尔茨海默病 β 淀粉样蛋白斑块 MRI / 937
第二节　将阿尔茨海默病定为 3 型糖尿病 / 940
第三节　阿尔茨海默病与帕金森病的影像组学研究 / 941
第四章　血管性认知功能障碍 / 944
第五章　老年认知障碍 / 948

第二十三篇　关于癫痫

第一章　颞叶癫痫 / 953
第一节　扩散成像技术在颞叶癫痫的研究 / 953
第二节　颞叶胚胎发育不良性神经上皮肿瘤(WHO Ⅰ级) / 956
第二章　其他类型癫痫 / 957
第一节　症状性枕叶癫痫 / 957
第二节　低频振幅分析的功能磁共振成像对额叶癫痫的研究 / 958
第三节　误诊病例简介:颞叶局灶性皮质发育不良 / 960

第二十四篇　颅脑功能成像

第一章　磁共振脑功能成像基本知识 / 963
第二章　关于脑功能连接 / 964
第三章　关于视觉:视放射扩散张量纤维束示踪成像 / 966
第四章　关于痛觉:不同强度电刺激诱发痛觉敏感神经元激活的 fMRI 研究 / 967
第五章　关于语言:运动性失语的神经功能成像研究 / 970
第六章　针刺穴位调控脑反应的 fMRI 研讨 / 973

第二十五篇　精神功能异常与影像学检查

第一章　精神分裂症的功能 MRI 研究 / 977
第二章　抑郁症 / 979
第一节　抑郁症患者静息态功能磁共振成像研究 / 979
第二节　青壮年首发重度抑郁症患者 DTI 与基于体素的形态学 MRI 相关性研究 / 981

第二十六篇　基底节区海马杏仁核及丘脑

第一章　基底节区 / 985
第一节　基底节区对称性病变 / 985

第二节 基底节区血管周围间隙扩大 / 985
第三节 误诊病例简介:外伤性基底节区血肿 / 987
第四节 颅内生殖细胞瘤病例 / 988
第二章 丘脑的部分疾病 / 989
第一节 丘脑遗忘症 / 989
第二节 下丘脑功能障碍 / 990
第三章 丘脑及邻近结构肿瘤 / 991
第一节 丘脑肿瘤简介 / 991
第二节 下视丘胶质瘤 / 992
第三节 下丘脑错构瘤 / 993
第四章 关于海马 / 994
第五章 杏仁核和岛叶 / 996
第一节 人体杏仁核 / 996
第二节 岛叶解剖及功能区域分化和整合的研究 / 998
第六章 纹状体 / 1001

第二十七篇 桥小脑角区、脑干及其他

第一章 桥小脑角区 / 1005
第一节 桥小脑角区少见病变 / 1005
第二节 小的小管内听神经瘤的假阳性诊断 / 1008
第三节 桥小脑角区的假肿瘤 / 1008
第四节 听神经鞘瘤 / 1008
第五节 误诊病例简介:巨大听神经瘤 / 1009
第六节 右侧桥小脑角听神经瘤 / 1009
第二章 脑干病变 / 1011
第一节 以脑干病变为主的不典型的后部可逆性脑病综合征 / 1011
第二节 类似多发性硬化的脑干隐匿性动静脉畸形 / 1012
第三节 脑干海绵状血管瘤病例 / 1013
第三章 后部可逆性脑病综合征 / 1014
第四章 松果体区 / 1016
第一节 松果体区肿瘤 / 1016
第二节 松果体区混合性神经元 - 胶质肿瘤误诊 / 1017
第五章 桥脑 / 1019
第一节 桥脑病灶的定位诊断 / 1019
第二节 有关桥脑的综合征 / 1019
第三节 桥脑中央髓鞘溶解症 / 1020
第四节 桥小脑角区脑膜瘤 / 1021
第六章 延髓 / 1023
第一节 延髓病灶的定位诊断 / 1023
第二节 常见的有关延髓病灶的综合征 / 1023
第三节 延髓背外侧综合征 / 1024
第七章 后颅窝 / 1026
第一节 不典型的后颅窝中线囊性畸胎瘤并出血 / 1026
第二节 脑内出血:出血性海绵状血管瘤 / 1026
第三节 后颅窝皮样囊肿不典型影像学表现 / 1027
第四节 后颅窝脑室造影的诊断陷阱 / 1028
第五节 误诊病例简介:后颅窝不典型条纹状胆脂瘤 / 1028
第八章 中脑及中颅窝 / 1029
第一节 中脑病灶的定位诊断 / 1029
第二节 有关中脑的综合征 / 1029
第三节 误诊病例简介:中颅窝孤立性纤维瘤 / 1030
第九章 关于颞叶 / 1031
第一节 大脑内颞叶结构 / 1031
第二节 颞干的解剖及扩散张量纤维束成像 / 1032

第二十八篇 颅与颅外沟通性疾病

第一章 颅底沟通性肿瘤 / 1037
第一节 颅底沟通性肿瘤 / 1037
第二节 左侧桥小脑角区脑膜瘤,颅底颅内外沟通性疾病 / 1039
第三节 颈$_1$神经根神经鞘瘤进入颅内延髓腹侧 / 1039
第二章 颅眶沟通 / 1041
第一节 颅眶沟通性脑膜瘤 / 1041
第二节 误诊病例简介:颅眶沟通的原始神经外胚层肿瘤 / 1042
第三节 眶颅沟通性朗格汉斯细胞组织细胞增生症 / 1042
第四节 眼眶孤立性纤维瘤侵犯颅内 / 1044
第五节 眶骨溶骨性脑膜瘤 / 1045
第三章 鼻颅沟通 / 1047
第一节 鼻腔颅内沟通型神经内分泌癌 / 1047
第二节 鼻窦黏液囊肿表现为颅内占位 / 1047
第四章 颅内与颅骨外沟通性疾病 / 1049
第一节 脑膜瘤与额骨广泛骨质破坏及软组织肿块形成 / 1049
第二节 顶枕颅内外沟通性疾病 / 1050
第三节 右额镰旁脑膜皮细胞型脑膜瘤(WHO Ⅰ级)累及大脑镰和头皮下 / 1051

第二十九篇 颅脑内金属沉积

第一章 颅脑的高密度影沉积 / 1055
第一节 关于高密度影沉积 / 1055
第二节 异常铁质沉积有关疾病 / 1057
第三节 家族性特发性脑血管亚铁钙沉着症 / 1058
第四节 脑内铁沉积性神经变性病 / 1059

第二章　基底节区 / 1062
第一节　基底节区广泛高密度物质沉积 / 1062
第二节　特发性基底节钙化症 / 1062
第三章　甲状旁腺功能减退 / 1063
第一节　原发性甲状旁腺功能减退症颅脑 CT 和 MRI 表现 / 1063
第二节　假性甲状旁腺功能减退的影像学诊断 / 1064
第四章　磁敏感加权成像与颅内金属沉积 / 1066
第一节　铁过载与磁敏感加权成像 / 1066
第二节　颅内病理性钙化与 SWI / 1069
第五章　颅脑内金属沉积其他疾病 / 1071
第一节　不宁腿综合征 / 1071
第二节　脑裂头蚴病 / 1073

第三十篇　头痛与颅脑手术后

第一章　关于头痛 / 1077
第一节　慢性疼痛脑 MRI / 1077
第二节　偏头痛 / 1080
第二章　颅脑手术后 / 1083
第一节　远隔性小脑出血 / 1083
第二节　微创术后颅骨碎屑脑内残留 / 1084
参考文献 / 1085
本卷有关医学影像词汇 / 1091

第一篇　颅脑疾病概论

第一章　颅脑部分疾病影像学研究

第一节　脑肿瘤功能成像

一、体素内不相干运动

磁共振扩散加权成像可用于检测水分子扩散运动成分和血流灌注成分，有助于鉴别胶质母细胞瘤复发和放射性坏死。对 47 例经病理学证实为胶质母细胞瘤复发（n=27）及放射性坏死（n=20）的患者进行体素内不相干运动磁共振扫描，得到灌注（f）参量、扩散（D）参量和表观扩散系数（ADC）。计算累积频率直方图上第 90 个百分位点和第 10 个百分位点的参量值分别记为 f90、D10、ADC10。测得胶质母细胞瘤复发组、放射性坏死组平均 f90 分别为 0.091 ± 0.014、0.047 ± 0.019，胶质母细胞瘤复发组 f90 明显高于放射性坏死组（P<0.000 1）。胶质母细胞瘤复发组平均 D10 低于放射性坏死组（P=0.021）。

受试者操作特征曲线（ROC 曲线）分析显示 f90 能很好地鉴别胶质母细胞瘤复发和放射性坏死，敏感性为 93.6%，特异性为 87.9%；并且 f90 与灌注成像得到的标准化脑血容量呈正相关。体素内不相干运动磁共振成像直方图分析可作为鉴别胶质母细胞瘤复发和放射性坏死的无创的影像生物标记。

二、磁共振波谱成像在脑肿瘤的应用

对 28 例携带异柠檬酸脱氢酶 1/2 基因突变的胶质瘤患者行二维磁共振波谱（MRS）扫描及常规 T_1 增强扫描，定量分析异柠檬酸脱氢酶基因突变特异性代谢物 2- 羟戊二酸的含量并根据增强扫描确定肿瘤体积，通过组织病理学分析获得肿瘤分级和 Ki-67 增殖指数数据。结果显示较高浓度的 2- 羟戊二酸存在于较高级别肿瘤中，且高水平 2- 羟戊二酸的出现与增加的肿瘤体积及增殖指数有关。因此 MRS 检测出肿瘤内 2- 羟戊二酸过量聚积提示胶质瘤结构和恶性程度进展。

另外，有研究发现，线性代数模型结合并行成像或灵敏度编码，可提供快速全脑 MRS 成像，扫描时间为 1~2 min，且定量测量肿瘤不同区域时线性代数模型结合灵敏度编码可得到与标准化学位移成像相同的结果。

三、ADC 参数图对胶质母细胞瘤真性和假性进展的鉴别

对证实为真性进展的 29 例胶质瘤患者和慢性进展的 7 例胶质瘤患者的基线 ADC 图和复查图像进行分析，基线 ADC 图和复查 ADC 图与随访的 T_1 增强图像配准，手动勾画 T_1 增强图像上的强化区，并在对侧镜像区域勾画对照区。计算病灶侧与对照侧基线 ADC 和复查 ADC 的比值，复查 rADC 与基线 rADC 的差值，以及兴趣区内阈值大于 0.25 的所有体素的百分比。结果显示真性进展的胶质母细胞瘤 rADC 大于 0.25 的体素百分比为（21.9 ± 26.3）%，假性进展为（55.7 ± 28.3）%，ROC 分析显示出较好的诊断性能（AUC=0.82）。ADC 增加与细胞减少及治疗反应有关，故 rADC 的引入有利于真性和假性进展的鉴别。

VISIBLE 是一种新的磁共振三维成像序列，可以在 5 min 内同时采集血管抑制（黑图）和无血管抑制（亮图）图像。一些作者对 34 例怀疑脑转移瘤的患者使用 VISIBLE 和传统的磁化准备快速梯度回波成像（MPRAGE）方法成像，黑图中发现高信号作为可疑转移，亮图作为补充意见排除假阳性结果（例如不完全抑制的强化血管）。VISIBLE 序列发现转移瘤的敏感性为（91.7 ± 4.2）%，磁化准备快速

梯度回波成像为(70.8±11.1)%，VISIBLE 有较高的敏感性。

另一研究发现，3.0T T_1 对比增强各向同性快速自旋回波采集(VISTA)序列有助于小的转移瘤的检出。

四、肿瘤与基因

通过兴趣区法获取 30 例胶质母细胞瘤(GBM)患者的 MRI 灌注图像肿瘤增强区、坏死区和瘤周液体抑制反转恢复序列(FLAIR)高信号区(水肿和肿瘤浸润的混合区)的定量灌注参量。以肿瘤增强区中位脑血容量值为界分为高灌注组和低灌注组，将两组基因和 miRNA 进行生物统计分析。结果显示在高灌注组，IPA 识别出了与癌症、血管生成和侵犯高度相关的分子网络以及典型的功能通路。另一项研究在胶质母细胞瘤 MRI 高侵袭表现组中，筛选出了上调基因 PERIOSTIN(POSTN)和下调 microRNA(MIR-219)。研究还发现高 POSTN 和高 POSTN/MIR-219 比值可以导致生存时间的缩短以及肿瘤的加速进展。因此，影像学，尤其是 MRI，可以作为一种筛选工具来识别那些具有临床意义的基因靶点，并用于基因治疗。

第二节　关于脑血管疾病

一、脑卒中

华勒变性是由于上运动神经元的损伤所引起的轴突和髓鞘顺行性变性。中枢神经系统华勒变性可发生于皮质脊髓束、皮质延髓束、皮质脑桥束等神经纤维束中，脑梗死为常见原因之一。

19 例脑干梗死的患者 6 个月内行 5 次弥散张量成像 (DTI) 扫描(发病后的第 7 d、14 d、30 d、90 d 和 180 d)，同时进行临床神经评价。比较梗死侧和其对侧不同部位的各向异性比值并分析它们与临床评分的关系，发现延髓、大脑脚、内囊后肢和中央前回皮层灰质的各向异性比值随梗死时间推移有明显下降，在 7~14 d 表现的最为明显，14~30 d 变缓，30~180 d 稳定。90 d 和 180 d 时延髓和脑桥以上部位的相对各向异性比值与 Fugl-Meyer(FM)评分呈负相关，90 d 时脑桥以上部位的相对各向异性比值与改进的 Rankin 量表(the modified Rankin scale, mRS)呈正相关。DTI 可以早期检测脑梗死发生后锥体束的华勒变性，早期锥体束各向异性比值的下降可能提示运动功能的预后。

双能 CT 和非增强 CT 可用于分辨急性缺血性脑梗死患者血管内治疗后的颅内出血或碘对比剂沉积。对 35 例急性缺血性脑梗死血管内治疗后随访 CT 发现颅内有高密度区的患者行双能 CT 80 kV 和 140 kV 成像，后处理得到虚拟平扫图和碘叠加图。双能 CT 和非增强 CT 来区分 6 个类别：对比剂外溢，出血性梗死 1 型和 2 型、脑实质出血 1 型和 2 型，以及远隔区血肿。行 MR 成像作为参考标准。临床实践中早期肝素治疗可用于对比剂外溢、出血性梗死 1 型和出血性梗死 2 型。根据是否能用肝素治疗将这 6 种类型分为：肝素治疗组(对比剂外溢、出血性梗死 1 型和出血性梗死 2 型)、非肝素治疗组(脑实质出血 1 型、脑实质出血 2 型和远隔区血肿)。分析双能 CT 和非增强 CT 在高密度区的敏感性、特异性和准确率。研究结果表明，双能 CT 比非增强 CT 在评价急性缺血性梗死血管内治疗后颅内高密度区上更加准确一致，而且能够更好的指导早期肝素治疗。

二、血管壁成像

3.0T 磁共振高分辨率血管壁成像(HRVW)能够显示血管壁的状态，可用来弥补时间飞跃法磁共振血管成像 TOF MRA 只能显示颅内血管管腔的不足。

对 47 例由 DWI 判定为深穿支阻塞引起急性纹状体内囊梗死的患者行高分辨率血管壁成像及 TOF MRA 检查，其中 18 例 TOF MRA 中 M1 段表现正常而高分辨率血管壁成像可显示出血管病变。在 29 例穿支动脉梗死病灶小于 2 cm 的患者中同侧大脑中动脉有 12 例高分辨率血管壁成像显示异常而在 TOF MRA 中是正常的。高分辨率血管壁成像较 TOF MRA 更容易检测出颅内动脉粥样硬化血管壁的异常。

运动敏感平衡驱动(MSDE)磁共振快速自旋回波成像运用三方向(横轴面、冠状面和矢状面)高分辨 T_1 三维 TSE 采集方法，能够减少增强后腔内的血流信号，有助于评价动脉壁的强化。观察不同病理状态下的颈内动脉（ICA）C1 段，大脑中动脉（MCA）M1 段，椎动脉（VA）和基底动脉（BA）的管壁强化。大脑中动脉出现明显的强化意味着一些病理改变，而椎动脉明显的强化在正常情况下可以出现，并不意味着血管的病灶。运动敏感平衡驱动 -3D-TSE 序列有助于观察动脉壁强化，认识正常的动脉壁强化是评价其病理状态的基础。

三、斑块

对发生脑血管缺血事件的患者行 3D-TOF MRA 和三维对比增强高分辨率黑血（BBMRI）序列成像，在狭窄程度最重的部位和参照部位进行管腔面积（LA）、外侧管壁的面积（OWA）和管壁面积（WA）的测量。

标准管壁指标（normalized wall index，NWI）是通过管壁面积除以外侧管壁的面积计算得到。动脉重塑指标（remodeling index，RI）是经过静脉斜率校正后，通过病变部位的外侧管壁的面积除以参照部位的外侧管壁的面积计算得到。

研究发现，和前循环的动脉相比，后循环的动脉在斑块形成过程中反应性重塑的能力更强。另一研究对 20 例颈动脉斑块伴有缺血性脑卒中并且仅出现单侧症状的患者于症状出现 7 d 内进行标准 CTA 及黑血 MRI 检查。通过黑血 MRI 检查评估斑块的形态、组成成分和Ⅵ型复杂斑块（AHA-LT6）是否有出血、附壁血栓和（或）纤维帽破裂。通过 CTA 可以评估斑块类型（软斑块、混合斑块、硬斑块）、斑块密度和破溃及血栓的出现情况。

在显示症状侧颈动脉上黑血 MRI 较 CTA 显示出更高的灵敏度、阳性和阴性预测值，而 CTA 在较低灵敏度及中等阳性预测值、阴性预测值的前提下表现出极好的特异度。两者结合只比黑血 MRI 的结果有轻微的提高。

对 23 例经多普勒超声成像发现的颈外动脉狭窄的患者行颈动脉 3D TOF MRA 和对比增强 MRA 检查，结果显示在 3.0 T 磁共振的颈动脉检查中，3D TOF MRA 不能替代对比增强 MRA，因为其评估的狭窄程度显著偏高，与对比增强 MRA 相比，TOF MRA 评估产生显著的、更高的狭窄程度（P=0.011 4），这可能会导致不适当的治疗。这在之前 3D TOF MRA 与数字减影血管造影的对比研究中已经得到了很好的证明。

颈内动脉斑块内出血是公认的脑血管梗死事件的一个危险因子。它在 MRI 磁化准备快速梯度回波成像 3D T_1 序列结构相上由于血液短 T_1 信号可以清晰观察到。在磁化准备快速梯度回波成像序列上的相应位置测量斑块的信号强度（SI），确认斑块内出血的标准为信号强度超过了翼状肌的信号。

研究发现，虽然斑块内出血的发病率低，但它与相应部位的梗死有相关性。斑块内出血与缺血性梗死事件的相关性表明斑块内出血有很重要的临床意义，或许可以提示发生卒中的风险。

四、动静脉畸形

传统脑动静脉畸形大小的评估是基于 2D DSA 图像的，但是缺少对动静脉畸形体积的精确测量。

回顾性分析 11 例动静脉畸形患者的 CTA 检查，基于 Spetzler-Martin 分级标准将患者分为直径小于 3 cm 的小动静脉畸形组和直径 3~6 cm 的中动静脉畸形组。应用 Mathcad（PTC，MA）进行图像后处理从而进行容积定量分析。这个图像处理工具通过 2 步生成 3D 血管图像：根据体素临界值对脑组织进行分割，减去周围脑和脑脊膜组织后通过计算两侧半球间颅内血容量的差异计算出动静脉畸形病灶的体积（瘤巢、膨胀的供血动脉和引流静脉）。

小动静脉畸形和中动静脉畸形的体积平均值分别为（12.478 ± 5.743）cm^3 和（53.963 ± 9.338）cm^3（P<0.005）。

动静脉畸形的体积和动静脉畸形病灶的最大直径呈指数相关（y=4.418 3e0.536x，R^2=0.945）。CTA 可以更真实地测量动静脉畸形的体积，从而以更高的特异性和敏感性监测治疗改变。

高时间分辨率平衡稳态自由进动非对比增强 4D MRA 心电门控序列，采用动脉自旋标记和心电触发 3D 电影片段多时相高时间分辨率平衡稳态自由进动读出装置相结合。在 1 个或 2 个心动周期时间采集窗进行两个序列的扫描，采集时间分别是 5~6 min 或 10~12 min。高时间分辨率平衡稳态自由进动非对比增强 4DMRA 序列可提供更为准确的动静脉畸形病灶描述和治疗靶点。2 个心动周期的序列能较好地描述动静脉畸形的引流静脉，对评估出风险很有意义。

结合了动脉自旋标记的 4D MRA 成像在 3.0T 系统采用灵敏度编码（SENSE）相位阵列，通过 Look-Locker 采样伪连续式动脉自旋标记预备方案进行自旋标记。在隔行扫描模式下采集7个标记时相和对照图像。完成两个采集后和相对应的反转延迟时相进行减影。在3个相互垂直的方向进行每一组减影数据的最小密度投影成像。8例脑动静脉畸形患者4D动脉自旋标记-MRA和DSA成像在动静脉畸形病灶大小、供血动脉和引流静脉之间结果有较高的一致性。

第三节 医学影像人工智能与神经系统疾病

作为深度影响当今社会发展的前沿科学技术，人工智能（AI）在医学方面也得到了广泛的应用，是推动未来智能医学新模式转化进步的核心技术。

医学影像（此处讨论范畴主要指放射学，Radiology）占当前医院数据量的首位，自然成为人工智能医学应用的主要对象。当前人工智能在医学影像应用方面开展如火如荼，除了肺结节自动筛查检出外，也覆盖了消化系统、心血管系统、骨骼肌肉系统及神经系统疾病的临床研究应用。相较而言，神经系统疾病具有更为复杂的病理生理机制、临床诊疗需求，以及更高维的影像数据特征，因此，人工智能医学影像研发中“小样本、高维度、不均衡”的核心问题更加突出。所以人工智能在神经系统疾病应用方面也有相对鲜明的特征性。

一、人工智能应用相关的神经系统疾病影像特点

中枢神经系统是人体功能最为高级、信息最为复杂的器官，也是各类医学影像技术应用最早和最多之处，所以，神经系统疾病影像数据具有更高的维度；其次，神经系统疾病种类繁多，临床诊断特异需求高，其数据积累（病例样本）相对缓慢；总体上，人工智能医学影像构建中存在的“高维度、小样本、不均衡”问题更为突出。因此，人工智能医学影像在中枢神经系统疾病中的应用应结合其数据特点进行开展。

二、临床诊断需求的特异性

在临床诊疗需求上，中枢神经系统疾病的特点影响人工智能产品研发的模型设置，主要体现在以下几个方面。

（1）体检筛查检出应用需求弱：在中枢神经系统疾病中，影像检查尚不是常规的体检项目；除颈动脉及脑动脉狭窄等血管病外，以早期筛查检出为临床诊断目标的疾病项目较少，仅有少量尚处于科研阶段的疾病发病风险预测研究（如阿尔茨海默病的超早期预测）；该特征使得人工智能数据库构建时数据积累速度相对较慢。

（2）疾病机制及临床分类复杂：神经系统疾病临床诊断的目的极为复杂，首先，相比其他系统疾病，神经系统疾病（包括精神疾病）类型最为繁多。其次，神经系统疾病病理生理机制极为复杂，诸多疾病诊断分类标准更新频繁且变动大；尤其对于精神疾病，目前仍以症状学量表评估为主，客观生物学（包括影像学）诊断标记相对缺乏。在人工智能影像模型设计时，除了需要更为专业的知识库构建需求外，在算法选择上，无监督学习的聚类算法可能有更大的应用前景，如构建影像学指导的精神病亚型分类诊断等。

（3）不同疾病临床诊断特异需求分化程度高：即使针对单一临床传统疾病——如“脑卒中”的诊断需求也非常复杂，其包括：病因（出血性脑卒中、动脉硬化性脑血管梗塞、栓子形成脑血管梗塞、血管炎相关脑血管梗塞、脑静脉梗塞等）、期相（超急性、急性、亚急性、慢性）、病理生理基础（低灌注、灌注恢复、高灌注等）、部位（大脑左、右 / 前、后循环供血区等）、范围程度（如Alberta卒中操作、早期急性卒中分级CT评分等）、功能影响（是否为重要功能相关脑结构区）、并发症风险（合并出血、脑疝等）、生活质量预后等诸多因素的判断，每一单项因素都会对疾病的定性诊断、治疗及预后管理产生严重的影响。所以，在应用模型设计时，应结合特定疾病诊断需求进行更为特异、细致的需求设置。在结构化数据构建时，也需要更多、逻辑性更强的知识库知识。

三、影像数据性质的特异性

在全身各个系统疾病的影像诊断中，神经系统疾病影像信息维度最大，主要体现在以下方面。①影像数据的多模态性质：目前在开发和应用的影像技术中，神经系统成像模态最丰富。仅以MRI为

例，就包括了多序列的结构成像（基于自旋回波与反转恢复的 T_1WI 和 T_2WI）、功能成像（多种灌注加权及扩散加权成像）及代谢物成像（波谱、磁敏感加权成像及化学位移成像）等数十种序列；并且每种序列（比如以血氧水平依赖的 fMRI 为例），又可以衍生出局域参量及网络参量等数十种影像指标。多模态成像及分析技术使得数据信息维度大大增加。②数据结构化特征复杂：脑结构精细、复杂，影像学征象也表现多样化，同病异象、同象异病重叠交叉，较其他系统疾病更为普遍存在；结合上述神经系统疾病临床诊断需求高特异性的特点，神经系统疾病影像诊断信息维度更为巨大。我们认为，在近期阶段，神经系统疾病人工智能医学影像开发应用的目的应以第 3 类——提供具有附加值的辅助诊断为主；而不应以替代医师诊断决策为应用场景的产品开发。

四、神经系统疾病人工智能医学影像应用现状

人工智能医学影像在神经系统疾病诊断及研究方面的初步尝试，主要集中在脑卒中、脑肿瘤及精神 / 功能性神经疾病方面；其中以脑卒中的应用最具有临床实践性；主要以提供附加值的辅助诊断为主，也有部分用于特定场合疾病的分类筛查。

五、神经系统疾病分类筛查应用

脑卒中是患病率居首位的神经系统疾病，快速、准确的脑卒中诊断对早期合理救治病人至关重要。当前用于脑卒中预警的人工智能系统 Viz.ai（http：//www.viz.ai/）已经过美国食品药品监督局（FDA）的批准，其构建的脑血管梗死患者预警系统，可以对 CT 图像进行分类检出，在 6 min 内将有大血管梗死可能的病例图像发送给相应的医学专家；该产品在缺乏急诊影像科医师的单位可能具有较高的应用价值。

六、神经系统疾病人工智能辅助图像处理

神经系统影像人工智能辅助图像处理包括病灶识别、图像分割和多维信息匹配。深度学习为脑组织影像分割、不同模态图像融合和定量化提取提供有力的工具。人工智能辅助 PET/MRI 图像融合提高 PET 图像衰减校正准确度，高效、准确地辅助 Alberta 卒中操作早期急性卒中分级 CT 评分，脑肿瘤轮廓识别和脑梗死损伤区的自动标记，为脑肿瘤术前定位及梗死区自动检测提供基础。整体上提高影像诊断的质量，减少机械性人力工作强度。

七、神经系统疾病人工智能辅助医学影像决策诊断

人工智能辅助诊断决策是当前人工智能在神经系统疾病影像诊断中的主要应用场景。在放射科医师初步判断的基础上，人工智能利用高敏感检出、高维度信息挖掘及高通量信息处理的优势，辅助疾病的鉴别诊断、预后判别及病理分型等。

（1）基于监督学习算法人工智能辅助医学影像决策诊断：亦即影像组学应用研究模式，在脑肿瘤影像研究中应用最多，包括：胶质瘤分级诊断、致病基因型分类的影像鉴别（如异柠檬酸脱氢酶 1 突变检出）、生存预测、疗效预测等。

有研究采用影像组学方法，高通量分析脑胶质瘤 MRI 数据，仅对于 T_2WI 数据即获取了 346 个量化特征，挑选 19 个影像特征，在肿瘤分级诊断方面准确率达到 90.7%。在脑卒中应用方面，人工智能通过对损伤区域的图像分割，对大脑中动脉高密度点征的检出要优于人工判断，在脑卒中后出血转化风险预测时更为准确。有研究显示，卷积神经网络深度学习、Boosted 改进树机器学习等人工智能技术辅助急性脑卒中 MRI 图像分析，在最终脑梗死区的预测、个性化治疗指导及疗效预测方面具有传统回归模型不能比拟的优势。

此外，也有基于深度学习及支持向量机的人工智能技术用于癫痫术后疗效的预测。

此外，虽然大部分精神疾病（如精神分裂症、抑郁症等）和一部分神经功能性疾病（阿尔茨海默病、帕金森病）尚缺乏可靠的自然语言描述的结构化影像学特征，但采用其他多模态影像信息进行人工智能辅助分类的临床前研究早已出现。该类疾病的人工智能辅助决策研究多采用传统的机器学习方法。

（2）基于无监督学习的人工智能用于精神及神经疾病脑影像分类：当前基本所有的精神类疾病（如精神分裂症、抑郁症等）及部分功能性神经疾病（如痴呆、部分癫痫类型）等，依据临床量表或症状性测评进行诊断，缺乏客观生物学标记金标准；基于非监督学习人工智能聚类算法可能为其提供基于以脑影像为基础的分类结果，有研究通过对颞叶癫痫

患者内侧颞叶结构形态学聚类,定义了 4 个影像亚类,并用于对手术预后的指导。有研究采用聚类方法,对 1 188 例抑郁症患者进行基于影像的分型,发现其新分型可以预测患者的经颅磁刺激治疗反应。

八、问题与展望

虽然当前人工智能医学影像在神经系统疾病应用方面已取得较多进展,但由于上述神经系统疾病及影像的特点,该领域存在鲜明的问题;同时也具有明显的学科特征。

九、"小样本、高维度、不均衡"特征问题突出

如前所述,神经系统疾病大规模体检筛查应用需求弱、临床诊断需求特异分化程度高、疾病间发病率差异大,这些都不利于大样本结构化数据的积累,病理生理机制及临床表现复杂、影像模态丰富等特点也使得数据维度高。因此,构建大样本高质量结构数据库具有重要的意义,应该重视不同中心、设备及采集参数数据收集的规范化评价基础上的工作开展。

十、适宜临床应用场景为目标的模型设计

因神经系统疾病临床及影像数据"小样本、高维度"问题突出,在人工智能应用模型设计时,更应务实地以第 1 类(辅助筛查分类)和第 3 类(辅助决策)等辅助性临床诊断为应用场景,针对性选择具体临床问题(如单个影像征象或单个判断目标),切实推动人工智能医学影像临床应用落地;不应好高骛远以替代人工(医师)决策诊断为目的的人工智能产品设计开发;也不宜以"人机对抗"的态度用于对人工智能医学影像能力和价值的评价,认清在当前阶段人工智能医学影像仅是"辅助"而远非"替代"。

十一、提供非监督学习人工智能算法良好的应用环境

神经系统疾病病理生理机制及临床表现复杂,当前其基础和临床理论方面还存在许多争议,尤其体现在精神疾病以及癫痫等部分神经疾病的分类标准方面。非监督学习的人工智能算法因其应用特点,结合先进的多模态影像数据,有望为该部分疾病的更合理分类提供新的策略。

十二、"脑科学"研究计划的重要组成部分

脑科学是当今世界科学发展的重大课题方向,我国脑科学研究计划也被列入国家重点科技发展规划。"中国脑计划(2016—2030)"提出的"一体两翼"架构下的 3 个目标(认识脑、模拟脑及保护脑)中,人工智能神经影像将占有重要地位。人工智能本身即是认知神经科学与计算机信息科学交叉产生,人工智能算法是"模拟脑"的重要课题方向,脑影像研究则是"认识脑、保护脑"的重要内容。

北京大学高家红教授发起成立的中国脑成像联盟(筹),致力于建立多模态脑影像数据采集和分析规范化标准(http://www.abimaging.org/),对人工智能脑成像基础和临床研究具有促进作用。整体上,人工智能神经影像直接汲取"脑科学"研究成果的转化,同时也是"脑科学"应用研究重要的贡献部分。

人工智能医学影像在大数据、高性能计算机及互联网的支撑下,能提高医学影像诊断的水平,逐步推动医学影像诊断模式的变革;并与其他医学学科人工智能技术研发应用一起,共同促成智能医学时代的实现。

第四节 影像组学在中枢神经系统的应用

中枢神经系统疾病复杂多样,且预后往往较差,因此早期诊断很重要,尤其是中枢神经系统肿瘤,是病死率和致残率最高的恶性神经系统肿瘤,正确的诊断可以避免不必要的手术。传统的医学影像诊断依然停留在解剖形态的改变上,还有极大部分的有效信息待提取和利用。影像组学(radiomics)致力于改进图像分析,能够提取大量(超过 200 种)医学图像的定量特征,属于医学影像诊断的一种新方法。

影像组学在全身各系统中的应用及研究正逐步开展,此处仅对目前中枢神经系统影像组学研究进

行讨论，分析影像组学在中枢神经系统疾病研究中取得的进展和遇到的挑战，以期提高中枢神经系统疾病诊断及鉴别诊断，为精准医学的发展提供循证支持。

一、影像组学在中枢神经系统的应用

（1）影像组学在脑肿瘤鉴别诊断中的应用：Tian 等（2018）从多参数 MRI 提取纹理特征，将影像组学与多参数 MRI 联合应用，提高了胶质母细胞瘤的分级效率。

Kang 等（2018）从 70 例胶质母细胞瘤患者和 42 例原发性中枢神经系统淋巴瘤患者的 DWI 和常规 MRI 图像中，提取共 1 618 个影像组学特征进行诊断性能测试，结果显示，DWI 影像组学的诊断准确性（AUC 0.944），优于传统的基因组学（AUC 0.819）和人类阅读者（AUC 0.896~ 0.930）。

此外，影像组学在儿童中枢神经系统疾病的鉴别诊断中也得到了应用。Fetit 等（2018）研究了 MRI 影像组学纹理特征在 134 例儿童常见的后颅窝肿瘤（髓母细胞瘤、毛细胞星形细胞瘤和室管膜瘤）的鉴别诊断价值，支持影像组学纹理特征作为辅助诊断儿童脑肿瘤的分类。在脑转移瘤的诊断方面，Ortiz-Ramon 等（2017）提出了一种基于 MRI 图像的影像组学方法来分类转移病灶的两个最常见的起源（肺癌和黑色素瘤），使用嵌套交叉验证方案对 5 个预测模型进行评估，从所有模型的纹理特征中获得了最佳分类结果，AUC> 0.9。

从这些研究中可以看到，影像组学能帮助我们鉴别诊断成人以及儿童中枢神经系统的不同肿瘤，区分肿瘤的不同分期，实现疾病的早发现、早治疗，有助于医师更好地分层患者，随后为有需要的患者选择最佳的治疗方案。

（2）影像组学在中枢神经系统组织识别中的应用：在许多疾病类型中，影像组学特征也可用于区分恶性组织与其他组织，从而更好地识别肿瘤边界或区分各种组织类型。

20 世纪 90 年代，Lerski 等（1993）首次报道了从 T_1 加权图像中导出的纹理特征可能有助于组织分化，具有区分脑肿瘤组织、水肿、脑脊液（CSF）、脑白质和脑灰质的能力。

Mahmoud-Ghoneim 等（2003）证明，在 MRI 图像中计算的灰度共生矩阵纹理在区分胶质母细胞瘤中的坏死和水肿方面优于 2D 纹理。

此外，Xu 等（2014）的一项研究开发了一种计算机辅助诊断方法，该方法结合了基于 CT 和 PET 的影像组学纹理特征，用于区分脑肿瘤各部位的恶性和良性病变，观察到恶性病灶的氟代脱氧葡萄糖（^{18}F-FDG）摄取比良性组织更不均匀，与病灶的组织学诊断相比，基于纹理的诊断方法的灵敏度和特异度均大于 75%。

相比传统影像技术，影像组学方法能为识别肿瘤范围或区分不同组织类型提供更多有价值的信息，更加有利于疾病的诊断及临床治疗。

（3）影像组学对预测脑肿瘤治疗反应及生存评估的应用：King 等（2013）研究表明 1，在脑肿瘤患者中，对放化疗反应不佳的肿瘤的平均 ADC 值显著增大。Shukla-Dave 等（2012）发现，转运常数的偏度是脑肿瘤患者无进展存活和总体存活有意义的预测因子。Park 等（2010）提出评估肿瘤部位和肿瘤体积的术前预后评分标准，结果确定了 3 个不同的生存组，远离运动性语言中枢的脑肿瘤患者有良好的预后，肿瘤体积小于 50 cm^3。

这些研究证明，影像组学可用来鉴定不同表型的脑肿瘤患者对治疗的差异反应，强调了影像组学研究可作为改进脑肿瘤治疗决策的低成本新型工具。

（4）影像组学在预测脑肿瘤基因突变中的应用：Li 等（2018）将 270 例已知表皮生长因子受体（epidermal growth factor receptor，EGFR）表达状态的低级别胶质瘤患者随机分为训练组和验证组，并提取出可用于预测低级别胶质瘤患者中 EGFR 表达水平的影像组学特征，证明使用脑肿瘤衍生的影像组学特征来预测基因组信息是可行的。

也有研究报道使用影像组学纹理特征对与胶质瘤的复发有关的生物标记物 ATRX 基因型进行了有效预测，从 431 个候选影像组学特征中筛选出 9 个影像组学特征作为 ATRX 预测性放射性标记，表明 T_2 加权像的放射学特征与低级别胶质瘤中的 ATRX 突变状态相关，定量影像组学分析可能为基因型检测提供非侵入性方法。

通过影像特征揭示肿瘤基因表达状态，提高了对脑肿瘤等疾病的预测能力，协助临床对中枢神经系统疾病的诊断，并为基因型检测提供了一种非侵入性方法。

（5）影像组学在脑功能评价中的应用：影像组学在中枢神经系统肿瘤领域已得到了相对深入的研

究，但在精神疾病的脑功能研究方面报道较少。

Cui 等（2018）通过基于功能连接的影像组学方法诊断精神分裂症，根据 ROC 曲线精确地区分了精神分裂症患者和正常对照组，准确率为 87.09%，特异度和敏感度分别为 86.79% 和 87.22%。

Rahmim 等（2017）对 64 例帕金森病患者 SPECT 图像及 MRI 图像提取 ROI 以及影像组学特征，在尾状核、壳核和腹侧纹状体提取了 92 个影像组学特征，结果表明，对常规影像学分析增加影像组学特征显著改善了帕金森病患者的预测误差（$P<0.001$），将预测等级的绝对误差从 9.00 ± 0.88 降至 4.12 ± 0.43。

Sun 等（2018）报道了注意缺陷多动障碍（attention deficit hyperactivity disorder，ADHD）的诊断和与亚型相关的影像组学特征，并基于所确定的特征建立和评估 ADHD 诊断和亚型分类模型。区分患者与对照组的平均分类准确性为 73.7%，使用分类器来区分 ADHD-I 与 ADHD-C 的平均分类准确率为 80.1%。Lohmann 等（2017）通过影像组学纹理特征区分放射性损伤与脑转移复发，诊断准确性达到 85%。

这些研究表明，影像组学分析对于脑功能方疾病的诊断及有效的预后生物标志物的开发具有重要的潜力。

二、影像组学存在的问题

目前，影像组学在中枢神经系统的应用越来越广泛，但仍面临着诸多困难。

（1）影像组学的研究模式多属于单中心研究，与代谢组学、药学 / 药理学或手术的跨学科结合相对较少。

（2）设备、成像参数、扫描方案存在较大差异，分析软件、研究方法未完全标准化，研究样本量比较小等诸多不足极大地限制了研究结果的可重复性和准确性。

（3）影像组学的研究依然处于起步阶段，在中枢神经系统疾病的研究领域较局限，国内外对脑功能应用方面的影像组学研究相对较少。

（4）虽然影像组学与基因组学等结合的研究在中枢神经系统的应用已取得进展，但肿瘤病理生理过程如何通过影像组学特征量化的机制仍不清楚，未来的研究需要调查这些关联以进一步阐明中枢神经系统影像组学特征的生物学意义。

三、总结与展望

影像组学作为一个新兴的交叉学科，具有巨大的潜力，影像组学在中枢神经系统疾病诊断、预后分析及诊疗方案选择的研究上已取得初步进展，提高了治疗决策率并改善疗效和预后。

虽然目前影像组学的应用已经比较成熟，但仍面临着很多挑战，协调和标准化对影像组学特征的量化和预测值的影响将成为未来对影像组学领域进行研究的一个重要课题。同样重要的是，目前影像组学的研究设计也需要进一步考虑。

为了充分挖掘影像组学的潜力，我们需要将影像组学与其他各学科相结合进行跨学科研究，不断提高中枢神经系统疾病的诊断创新，推进整个医学界的精确性和个性化医疗。

第二章　脑实质各部病变的定位诊断

第一节　大脑各区病变定位

脑实质各部病变会引起相应的临床综合征，这是长期经验积累与病理对照研究的结晶，熟悉这些临床综合征，再结合 CT 与 MRI 影像特征，可提高定位诊断的准确性，对定性诊断也有很大的帮助。由于这些综合征十分复杂，此处仅简要介绍。

一、额叶病灶定位综合征

（1）前额叶病灶：①精神症状，如智能障碍（记忆力、计算力、定向力、理解力、判断力），情感障碍，人格改变，行为与思维改变，无主动性，无自知力，木僵或痴呆；②释放症状，如异常反射，包括强握反射、摸索反射、吸吮反射、猕犬反射（咬物不放）、强直性足蹠反射及交叉性屈曲反射；③额叶性共济失调，以对侧躯干为主；④对侧眼、面及偏身痉挛发作或轻偏瘫。

（2）中央前回病灶（锥体运动区）：①刺激灶，表现为对侧局限性抽搐发作，可呈 Todd 麻痹；②破坏灶，表现为对侧运动性失用，弛缓性单瘫或偏瘫，病理征阳性，肌张力降低。

（3）运动前区（锥体外系）病灶：病灶位于中央前回前方，呈长带状。①刺激灶，致对侧眼面及偏身痉挛发作；②破坏灶，致对侧痉挛性瘫痪（肌张力增高、腱反射亢进、病理征阳性），强握与摸索反射阳性，运动性失用。

（4）旁中央小叶前部病灶：①刺激灶，致对侧下肢足端局限性抽搐发作；②破坏灶，致对侧下肢足端乏力（以足为重）、尿潴留或慌张性排尿。

（5）旁中央小叶前方（辅助运动区）病灶：同运动前区（锥体外系）的症状。

（6）额叶岛盖区病灶：表现为节律性咀嚼、舔舌及吞咽动作。

（7）主侧额上回与额中回后部病灶：①刺激灶，使头、眼发作性向对侧转动；②破坏灶，使头、眼不能向对侧凝视，但多不持久。

（8）主侧额中回后部病灶：产生失写症。

（9）主侧额下回后部病灶：产生运动性失语及失音乐症（不能唱歌）。

（10）前额叶下部病灶：①压迫病灶，引起 Foster-Kennedy 综合征，表现为同侧嗅觉障碍，同侧视盘萎缩，对侧视盘水肿；②刺激灶，引起发作性呼吸暂停、血压升高及瞳孔散大；③破坏灶，致精神兴奋，愤怒发作，强哭强笑，近事遗忘，欣快或缄默、木僵等。

（11）扣带回前部病灶：致瞳孔扩大，立毛发声，脉搏徐缓，呼吸变慢及血压改变。

Fulton（1953）总结了运动区、运动前区、运动区与运动前区联合病变 3 种情况的主要临床表现，对鉴别锥体系统、锥体外系统、锥体与锥体外系统联合病变很有价值。

二、顶叶病灶定位综合征

（1）中央后回病灶：①刺激灶，表现为对侧局限性感觉性癫痫发作，呈一过性沉重感、电击感、异样感；②破坏灶，表现为对侧偏身感觉障碍（四肢重于躯干，远端重于近端），或呈皮层型感觉障碍，还可见对侧感觉性共济失调及肌张力降低。

（2）顶上小叶病灶：表现为皮层型复杂的感觉障碍，即实体觉、两点辨别觉、重量觉、立位觉障碍。

（3）主侧顶下小叶病灶：表现为失用、失算、失读、失写、体象障碍、空间定向障碍及视动性眼球震颤。缘上回病变主要引起各种失用症（主侧受损则致双侧失用）。角回病变主要引起失读、失写、失算、手指失认与左右失认。

（4）辅助感觉区病灶：该区位于半球内面，与辅助运动区相对应，受损后主要引起体象障碍，如自体失认（假肢感、多肢感、肢体变形感）、失肢体感、否认病肢、异侧感（刺激左侧而感觉在右侧）、失结构感（比例失调、失立体感、地理感觉障碍）。

（5）顶叶深部病灶：表现为对侧同向下 1/4 象限盲。

（6）顶叶其他病灶：引起对侧肢体肌肉、骨骼及软组织营养障碍性萎缩。

三、颞叶病灶定位综合征

（1）颞横回病灶：①刺激灶，致耳鸣与幻听；②破坏灶，单侧损害致听力减退与声音定位障碍，双侧损害致皮层聋（对声音全无知觉）。

（2）颞上回病灶：从前至后分别表现为失音乐症、感觉性失音乐症及感觉性失语。

（3）颞中回与颞下回深部病灶：致对侧同向上 1/4 象限盲。

（4）颞中回与颞下回后部病灶：表现为对侧共济失调，以躯干为主。

（5）颞顶枕接合处病灶：表现为健忘性失语（命名性失语）。

（6）颞叶广泛受损：①精神症状，呈人格、情绪、意识改变，还可见强迫思维与强迫行为；②记忆障碍，呈逆行性遗忘、虚构、幻觉或复合性幻视。

（7）颞叶内侧前部（海马回、钩回）病灶：①刺激灶，表现为颞叶癫痫（精神运动性发作），意识障碍（似梦幻状态），错觉或幻觉，奇异感，不真实感，似曾相识，旧事如新，发作性眩晕，恐惧感，暴怒，人格或情绪异常，各种自动症（舔舌、咀嚼、摄食障碍、性行为亢进）；②破坏灶，致记忆力减退、嗅味觉减退、倒错或消失。

四、枕叶病灶定位综合征

（1）枕叶视皮层（纹区）病灶：呈对侧同向偏盲，但有黄斑回避。上唇（楔叶）病灶致对侧同向下 1/4 象限盲。下唇（舌回）病灶致对侧同向上 1/4 象限盲。刺激灶则引起视幻觉，病人看到火花、光点、彩斑等。双侧枕叶视皮层病变会引起皮层盲，呈黑蒙，但瞳孔反射存在。

（2）梭形回后部病灶：表现为精神性视觉障碍。①视物变形，如大小、形状、方位、距离的歪曲；② Anton 征，病人失明但自己否认；③视觉失认，表现为视物不识现象。

（3）眼球对转副中枢病灶：刺激灶致发作性双眼向对侧转向；破坏灶致双眼不能转向对侧，但不持久。枕叶病灶还可引起视觉性癫痫及记忆性幻觉。

五、边缘叶病灶定位综合征

（1）海马回与钩回病灶：致嗅味幻觉及精神运动性癫痫。

（2）颞叶前端（颞极）病灶：①精神运动性癫痫；②意识蒙眬，似曾相识，旧事如新，梦境感，或有恐惧、发怒、欢乐等情绪改变。

（3）胼胝体下回病灶：表现为行为异常及运动不能性缄默。

（4）额叶眶面病灶：致行为异常，运动不能性缄默，近记忆力减退及痴呆。

（5）扣带回病灶：致嗅味幻觉，摄食自动症及性功能障碍。

（6）扣带回前部病灶：致呼吸、血压、瞳孔改变及胃肠功能调节紊乱。

（7）边缘叶广泛损害：致自主神经功能失调（内脏功能紊乱），情绪反应改变（悲欢恐怒，攻击或逃避行为），记忆力障碍（近事遗忘与虚构），本能行为，如觅食、性行为异常。

六、胼胝体病灶综合征

（1）局部病灶：胼胝体前 1/3 病损致臂与大腿失用、失语与面肌麻痹。膝部病损致上肢失用。中 1/3 部病损致半身失用。后（压）部病损致下肢失用与同向偏盲。

（2）广泛病损：致精神失常，情绪淡漠，嗜睡无欲，注意力不集中，记忆力减退，人格改变，亦可有抽搐及运动障碍。

七、半卵圆中心病灶综合征

（1）局部病灶：前部（额叶纤维）受损致运动障碍，引起对侧单瘫、偏瘫或运动性失语。中部（顶叶纤维）受损致感觉障碍，对侧肢体远端重于近端，以深感觉与皮质觉明显。后部（枕颞叶纤维）受损致对侧同向偏盲及听力减退。

（2）双侧广泛受损：四肢呈中枢性瘫痪，假性球麻痹，精神症状，智能障碍，皮质盲与皮质聋，或呈癫痫发作。

八、基底节病灶定位综合征

基底节主要结构为尾状核、壳核、苍白球及屏状核（带状核），属锥体外系统的皮层下中枢，与之有密切联系的锥体外结构是中脑的黑质与红核、丘脑底核（Luys 体），还有杏仁核。

（1）壳核病灶：致运动减少及手足徐动。小细胞受损为主引起各种舞蹈症，大细胞受损为主引起静止性震颤，如帕金森病或帕金森综合征。

（2）尾状核病灶：致舞蹈症、手足徐动及运动倒错。

（3）苍白球病灶：致肌强直及无动症。内侧部与外侧部病损则引起表情运动消失。

（4）黑质病灶：致肌强直与无动症。

（5）红核病灶：致舞蹈症，手足徐动及意向性震颤。红核脊髓束受损致运动消失及伸肌强直。齿状核 - 红核 - 下橄榄核纤维受损引起肌阵挛。

（6）丘脑底核病灶：致对侧扭转与投掷运动，即半身舞蹈症。

（7）杏仁核病灶：致攻击行为，咀嚼运动及过食症。

九、内囊病灶的综合征

（1）前肢病灶：累及额叶桥脑束，致对侧额叶性共济失调（常因偏瘫而难查出），以及肌挛缩。

（2）膝部病灶：累及皮质脑干束，致对侧中枢性面瘫及舌瘫。

（3）后肢病灶：皮质脊髓束（前 2/3）受累致对侧中枢性偏瘫，伴 Wernick-Mann 姿势。主侧语言投射纤维受累致运动性失语。丘脑皮质束受累（后 1/3）致对侧半身感觉障碍及深部感觉性共济失调。视放射受累，对侧同向偏盲。颞、顶、枕叶纤维受累致对侧共济失调。

（4）双侧内囊前肢及膝部病灶：致假性球麻痹，表现为构音障碍，吞咽困难及强哭、强笑。

十、颅底病灶综合征

（1）颅前窝或嗅沟综合征（Foster-Kennedy 综合征）：颅前窝（嗅神经与视神经）受累，致同侧视神经萎缩，病人逐渐失明；同侧嗅觉减退或消失；双侧视盘水肿。

（2）眶尖综合征（Rollet 综合征）：病灶累及视神经，动眼神经，滑车神经，外展神经，三叉神经第一、二支，表现为同侧视神经萎缩或视盘水肿（病人视力减退）；同侧眼球固定，各方向眼球运动障碍，上睑下垂；同侧角膜反射消失，三叉神经眼支与上颌支感觉减退等各种神经障碍。

（3）眶上裂综合征（Rochon-Duvigneaud 综合征）：累及动眼神经，滑车神经，外展神经，三叉神经第一、二支，引起同侧眼球固定，各方向运动障碍，上睑下垂；同侧角膜反射消失；三叉神经眼支与上颌支感觉减退。

（4）海绵窦综合征（Foix 综合征）：病灶累及动眼神经、滑车神经、外展神经及三叉神经，引起同侧眼球固定，各方向运动障碍，瞳孔散大，眼球突出，角膜反射消失及面部感觉消失。①前海绵窦综合征：病灶累及动眼神经、滑车神经、外展神经及三叉神经眼支。②中海绵窦综合征：病灶累及动眼神经、滑车神经、外展神经及三叉神经的眼支与上颌支。③后海绵窦综合征：病灶累及动眼神经，滑车神经，外展神经及三叉神经的眼支、上颌支、下颌支。

（5）视交叉综合征（Cushing 综合征）：病灶位于蝶鞍内，累及视交叉，表现为双颞侧偏盲，CT 与 MRI 可见蝶鞍改变及局部钙化等。

（6）三叉神经旁综合征（Raeder 综合征）：病灶位于岩骨前端，累及三叉神经节，致同侧三叉神经痛，累及颈内动脉周围交感神经丛致同侧 Horner 征。

（7）岩骨蝶骨交界综合征（Jacob 综合征）：①岩骨蝶骨间隙病灶累及第Ⅲ、Ⅳ、Ⅴ、Ⅵ对颅神经，引起同侧眼肌麻痹及同侧三叉神经痛；②视神经受累可致黑蒙。

（8）岩骨尖综合征（Gradenigo 综合征）：岩骨尖端病灶累及三叉神经，致同侧面部疼痛及麻木；累及外展神经致同侧眼球内斜及复视；还可见岩骨尖骨质破坏。

（9）内听道综合征：病灶位于内听道孔，累及面神经，致同侧周围性面神经麻痹及舌前 2/3 味觉障碍；累及听神经致同侧耳鸣、耳聋、眼球震颤及平衡障碍。

（10）颈静脉孔综合征（Vernet 综合征）：病灶位于颈静脉孔，累及舌咽神经、迷走神经致咽、喉、腭同侧麻痹及同侧舌后 1/3 味觉障碍，累及副神经致同侧斜方肌、胸锁乳突肌麻痹。

（11）枕骨髁颈静脉孔综合征（Sicard-Collet 综合征）：病灶位于枕骨髁与颈静脉孔连接处，累及舌咽神经、迷走神经及副神经，致同侧颈静脉孔综合征;累及舌下神经引起同侧舌下神经周围性麻痹。

(12)桥脑-小脑角综合征(Cushing 综合征):病灶位于桥脑-小脑角,累及面神经致同侧周围性面神经麻痹及舌前 2/3 味觉丧失;累及听神经致同侧耳鸣、耳聋、眼震及平衡障碍;累及三叉神经致同侧角膜反射消失、面部疼痛或麻木;累及小脑脚,致同侧小脑性共济失调。

十一、大脑半球病灶综合征

(1)前运动皮质综合征(Fulton 综合征):病灶累及额叶 6 区上部前运动皮质,致对侧强握及摸索征。

(2)Gerstmann 综合征:病灶累及角回,致手指失认,左右不分,失写,失算。

(3)Silverstem 综合征:病灶累及顶叶,致对侧肢体局部肌肉萎缩及发育障碍,伴感觉障碍。

(4)Korsakoff 综合征:病灶累及额颞叶及边缘叶,致近事遗忘及虚构症。

(5)Kluver-Bucy 综合征:病灶位于颞叶及边缘叶,累及杏仁核、海马回及钩回,致性欲亢进,过食,情感改变,易于暴怒。

(6)Arnold-Pick 综合征:大脑皮质及枕叶广泛受累,致运动性失语,早老性进行性痴呆。

(7)阿尔茨海默病:弥漫性大脑皮质萎缩,以额叶与颞叶最显著,致记忆力减退,定向力障碍,行为改变,性格异常,临床上称为早老性或老年性痴呆。

(8)去皮层综合征(失外套综合征):双侧皮层广泛受累,引起:①无任何意识活动;②无言、无动、不能注视;③二便失禁;④自发或反射性去皮层强直,表现为双上肢屈曲贴胸,双下肢引性强直;⑤生命反射保存,即呼吸循环平稳,睡醒节律存在。

(9)无动性缄默(醒状昏迷):病变累及边缘叶,损伤网状结构投射束,引起:①部分意识存在;②眼球可有活动,能睁闭眼;③无主动活动,不言不动;④二便失禁;⑤对痛觉刺激有躲避屈曲动作;⑥原始功能保存,即呼吸、循环、饮食、吞咽正常。

(10)Parkinson 综合征:病变累及旧纹状体(苍白球),引起肌张力增高,呈强直状态;运动减少,表情贫乏;静止性震颤。

(11)肌张力减低运动增多综合征:病变累及新纹状体(壳核、尾状核),引起舞蹈样动作,指痉样动作;扭转痉挛;肌张力减低。

十二、间脑病灶定位综合征

(1)上丘脑病灶:病灶累及松果体,致性早熟及尿崩症。

(2)后丘脑病灶:病灶累及外侧膝状体,致对侧同向偏盲;病灶累及内侧膝状体,致听力减退及重听。

(3)丘脑底部病灶:病变累及 Luys 体,致对侧投掷运动。

(4)丘脑病灶:①刺激灶致对侧半身中枢性疼痛,即丘脑性疼痛,病人感到痛苦难忍,异常不适,疼痛为弥散性,定位不清;或呈感觉过敏;部分丘脑损害性刺激灶,致对侧半身感觉过度,病人感觉阈值升高,时间延长、区域扩大;或呈感觉倒错,伴有感情色彩;②破坏性病灶致对侧半身深浅感觉障碍,一般深感觉障碍重于浅感觉障碍,远端重于近端,上肢重于下肢,四肢重于躯干。还可见对侧半身共济失调,多动症,舞蹈症,徐动症,丘脑手,表情麻痹及对侧半身水肿。

(5)丘脑枕病灶:致对侧同向麻痹及丘脑手症状。

(6)下丘脑综合征:①视上核及室旁核受累,因抗利尿素减少而致水代谢障碍,可为尿崩症(烦渴、多饮、多尿),亦可呈尿稀症(尿比重高);②室旁核及室旁垂体束受累,致糖代谢障碍,表现为低血糖、糖尿病、糖耐量曲线持续异常、胰岛素过敏、水试验排尿时间延长等;③结节核受累致脂肪代谢障碍,表现为饥饿、多食、中线型肥胖或半身节段性肥胖,或表现为饱胀厌食、消瘦或恶液质;④结节漏斗核受累,致性功能障碍,表现为性功能减退,月经失调,性器官发育障碍、性早熟或性器官萎缩等,亦可见脱发或毛发异常增多等改变;⑤网状结构受累,致睡眠及意识障碍,表现为持续或发作性睡眠,嗜睡或失眠,睡眠倒错,睡眠性瘫痪等;⑥前区(视前核、视上核、室旁核)病变,破坏灶致散热障碍,呈中枢性高热,体温易变、倒错、不稳、24 h 曲线失常,无白细胞升高,不受环境影响,可伴尿崩症及失眠症。刺激灶致瞳孔缩小,血压降低,呼吸与心率变慢,平滑肌张力增高,胃肠蠕动增强,副交感性排尿(尿频而量少);⑦后区病变累及乳头体核、后核及网状结构,破坏灶致产热与保温障碍(低温),还可见嗜睡;刺激灶致瞳孔散大,血压升高,呼吸、心率变慢,平滑肌弛张,胃肠蠕动减慢,膀胱张力降低,立毛寒战,体温上升及交感性排尿(量多而次数少);⑧下丘脑广泛性损害:引起自主神经不稳定症状,如瞳孔大小不等及变换不定,心律不齐,血压不稳,体温波动,出汗,内脏不适。还可引起间脑癫痫,呈自主神经发作症状,如烦渴、多饮、多尿、尿频、头痛、头昏、内脏不适、呼吸窘迫、心动过速、血压升高、恐惧不安、竖毛、战栗、面色苍白或潮红、流涎、流泪、嗜睡、瞳孔改变、肠蠕动加快,一般每次发作历时数分钟至数小时,过后全身乏力,但多无意识障碍,有些病人表现为周期性情感活动障碍,如无故哭笑及暴怒。

第二节　一些临床综合征

上述内容为按病损部位引起的临床表现,下面简介几个较为明确的临床综合征。

①无动性缄默综合征:系下丘脑后部网状结构受损的表现。②发作性睡病:病损也位于下丘脑后部网状结构,病人表现为睡眠性瘫痪,猝倒,入睡前幻觉,发作性睡眠。③周期性嗜睡与贪食综合征(Klein-Levin 综合征):病损位于下丘脑,表现为周期性发作性嗜睡,每次历时 3~5 d,伴容易激动,运动性兴奋及精神错乱,还有贪食现象。④佯(假)怒综合征:病损切断了下丘脑与皮层的联系纤维,表现为挣扎不安,毛发竖立,瞳孔扩大,血压升高,呼吸加深,心跳加速及肠蠕动减慢。⑤肥胖性生殖无能综合征(Frolich 综合征):病损位于下丘脑结节部,引起中线型肥胖,生殖器发育不良,月经失调,不能生育,男性患者女性化,多尿及糖耐量升高。⑥周期性精神病:每月周期性发作,与月经有关,发作期有意识障碍及自发性情绪改变,性功能减退及自主神经功能紊乱。⑦丘脑过敏性知觉麻痹(Dejerine-Roussy 综合征):病损在丘脑后部及外侧膝状体,致对侧肢体感觉减退或消失,以深感觉明显,伴短暂性轻偏瘫、轻度共济失调、舞蹈指痉样动作及丘脑性疼痛。

第三章 颅脑影像学部分检查技术

第一节 关于液体衰减反转恢复序列

液体衰减反转恢复(FLAIR)序列是颅脑疾病诊断的一种有效的方法,它可抑制正常脑脊液信号的强度,增加病灶与周围组织之间的对比,在诊断急性脑血管病和邻近脑实质病变方面优于 T_1WI 及 T_2WI 序列,有学者提出其在评价蛛网膜下隙出血、脑膜炎等脑脊液信号异常病变时非常敏感。

但由于在脑沟、脑池等脑脊液流动较快的部位经常出现高信号,称为"脑脊液流动伪影",这种未被完全抑制的高信号脑脊液与局部的脑脊液信号异常病变鉴别困难。因此,不同的成像技术和参数调整致力于解决这种现象,从而降低假阳性率及假阴性率。

Cube FLAIR 序列采用 3D 容积成像,脑脊液流动伪影几乎为零,可较好地应用于颅脑疾病的诊断。Lummel 等(2011)及 Hodel 等(2013)初步研究发现,Cube FLAIR 序列可有效抑制脑脊液流动伪影及脑沟内的血管高信号伪影。

一项研究探讨 Cube FLAIR 序列在抑制脑脊液流动伪影以及其在颅脑疾病中的应用价值。FLAIR 序列是颅脑磁共振检查的常规序列,但常在侧脑室室间孔区、鞍上池、环池、桥前池、中脑导水管甚至正常脑沟等处出现脑脊液高信号伪影,影响对脑膜炎、蛛网膜下隙出血等脑脊液信号异常疾病的判断。

脑脊液高信号伪影的产生通常与脑脊液在这些部位的流动速度有关。FLAIR 序列在成像时,在反转脉冲施加后的时间(TI)内,如果没有接受到反转脉冲激励的流动脑脊液流入到扫描层面中,就可产生高信号,这在流速较快的区域特别明显。采用改变频率编码方向、改变偏转角及变换扫描体位的方法可以使脑脊液流动伪影消失。流动补偿使用梯度脉冲来纠正流动原子核的相位值,可使流动伪影最小化。

但一些作者的研究显示流动补偿对抑制和消除脑脊液高信号伪影效果也不明显。

有报道指出,3D FLAIR 技术在 1.5T、3.0T 超导磁共振仪上在抑制脑脊液流动伪影上有较大的应用前景。Cube FLAIR 采用新的 Cube 容积采集模式,可多方位观察疾病的形态特征,可较好地抑制脑脊液流动伪影。这是由于 Cube FLAIR 序列是基于单块的 3D FSE 采集,较常规 T_2 FLAIR 序列使用稍短的反转时间,其优化调制超长回波链,采用自校准 2D SENSE 加速采集(ARC)及可变翻转角等技术,可在较短时间内实现全脑的容积成像,真正实现各向同性采集。

Cube FLAIR 序列通过准备反转时间来达到抑制脑脊液流动伪影的目的,在反转时间还未到达扫描层面时即进行反转恢复的准备。因此,Cube FLAIR 序列可有效抑制脑脊液流动伪影,在颅脑疾病的诊断及鉴别诊断中有非常重要的应用价值。

在颅内出血应用中,某些作者曾报道快速 T_2 FLAIR 序列在诊断亚急性和慢性蛛网膜下隙出血方面明显优于 CT 和常规 MRI。临床实践发现,脑沟、脑裂等处出现的脑脊液流动伪影扩大了蛛网膜下隙出血的检出率。

该项研究发现,Cube FLAIR 序列在脑沟、脑裂等处脑脊液流动伪影的显示率为 0,较常规 T_2 FLAIR 序列更能提高蛛网膜下隙出血诊断的准确性。

Lummel 等(2011)的研究发现,Cube FLAIR 序列检出颅内蛛网膜下隙出血的敏感度和特异度分别为 95%、100%。

在脑脊液流动较快的脑池等部位,如中脑前方、鞍上池，T_2 FLAIR 序列上高信号伪影出现率高，当这些部位发生出血时极易误诊为脑脊液流动伪影，此时 Cube FLAIR 序列可明确对这些部位出血的诊断。

Cube FLAIR 序列同样可以行脂肪抑制扫描，同时实现对脂肪及液体的抑制，结合其对各向同性的优势，发现其对视神经炎病变的显示极佳，可清晰显示神经炎患者肿胀、增粗的视神经，这与 Aiken 等（2011）的发现一致。

Cube FLAIR 的另一个优势是采用容积扫描，其各向同性好，可在任意平面观察病变的形态、位置。Cube FLAIR 序列对脑膜病变显示极佳，当对 3 例颅内结核患者静脉注射对比剂后行 Cube FLAIR 序列扫描，其显示的脑膜结核病灶更多，范围更广，病灶显示更清晰。

3D FLAIR 序列应用前景广泛，Zwanenburg 等（2012）指出其在 7.0T 下可显示大脑皮层的分区，且空间分辨率高。有作者研究发现，3D FALIR 技术在突发性耳聋的诊断及预后评估中具有良好的应用价值，且可以显示患者内耳淋巴液的改变。

总之，Cube FLAIR 序列可以有效抑制自由水，脑脊液流动伪影几乎为零，图像分辨力高，并且由于其各向同性好，可从任意方位观察病变的形态、位置，在颅脑疾病的诊断中有重要的应用价值，可作为常规序列应用于临床诊断。

第二节　脑核素显像的某些伪影

耳的伪影：Patton & Brasfield（1976）报告脑核素显像时（^{99m}Tc-glucoheptolate），耳翼的血池活动在侧位摄影时重叠于脑显像中，造成缺损。将耳翼设法移开后，此缺损则消失。了解此伪影对观察脑核素显像甚为重要，如不留心，则将其误诊 为颅内病灶。

康普顿散射：在放射性核素示踪剂团途径纵隔时，可引起康普顿散射，偶尔导致病人颈部出现放射性增加的伪影，不应误认为是颈部多血管性病变。此种放射性增加与示踪剂团通过锁骨下静脉有关，但这只是暂时性的，从而说明此伪影的本质。放射性核素示踪剂团的颈 - 颈反流也能引起此类表现而佯似病变。

第四章　一些影像学征象简介

第一节　颅内短 T_1 信号病变

T_1WI 高信号（短 T_1 信号）是颅内病变常见的表现，原因包括脂肪、出血、含蛋白病变、顺磁性物质沉积、钙化、黑色素等。

确定短 T_1 信号的性质采用以下方法：①常规MRI 序列，根据不同病理基础，T_2WI 可呈高等、中等或低信号；②脂肪抑制技术，常用频率选择性化学饱和技术，适合确定是否为较大量脂肪，同反相位技术用于显示微量脂肪；③ T_2*WI 及磁敏感加权成像（SWI），用于显示出血，其中 SWI 更敏感，出血可呈各种形态低信号，尤其有助于检出微量出血和陈旧性出血；④ DWI 用于囊性病变评估，病灶内含蛋白成分较高时扩散受限；⑤ T_1WI 增强扫描观察病变囊壁及实性部分有无强化。

一般来说，影像学上发现脑内短 T_1 信号时应先采用脂肪抑制技术确定是否为脂肪，若非脂肪，再行 T_2*WI 或 SWI 观察有无血红蛋白及其代谢产物，无出血时为顺磁性沉积，此时可根据各序列表现，选择DWI、MRS、T_1WI 增强扫描等技术进一步评价。

一、含脂肪病变

（1）脂肪瘤：脂肪瘤由脂肪组织与不同量的血管、黏液 - 胶原纤维、胶质及神经节细胞构成，80%~95% 位于中线或近中线区，常见于胼胝体周围、外侧裂、四叠体池、脚间池、桥小脑脚池及侧脑室三角区脉络丛，呈结节状或弧线状，内部可有钙化。其 MRI 特征为 T_1WI 和 T_2WI 高信号，边缘出现化学位移伪影，脂肪抑制序列信号降低。常合并中线部畸形，如胼胝体发育不良或阙如。

（2）皮样囊肿：皮样囊肿内部为脂肪、胆固醇、脱屑细胞及角化碎屑，与表皮样囊肿不同的是，其内含皮肤附件，如毛囊、汗腺和皮脂腺，鞍旁区最常见。T_1WI 为边缘清楚的不均匀高信号，T_2WI 呈不同信号，有时可见脂肪 - 脂肪界面或脂肪 - 碎屑界面，脂肪抑制序列证实其脂肪成分。增强扫描无强化，合并感染时可强化。囊肿渗漏或破裂可引起化学性脑膜炎和交通性脑积水，MRI 显示脑沟及脑池内脂肪滴。主要与表皮样囊肿相鉴别，中线分布、患者较年轻、脂肪抑制序列上信号降低支持皮样囊肿的诊断。

（3）畸胎瘤：畸胎瘤包括三胚层组织，以松果体区最常见，后颅窝次之，影像学特征为囊实性并存，可见脂肪及骨化或钙化，其中脂肪最具特征，呈含量不等的 T_1WI 高信号。鉴别诊断包括皮样囊肿、表皮样囊肿及软骨类肿瘤。

（4）脂肪性脑膜瘤：脂肪性脑膜瘤又称为脂肪瘤性脑膜瘤，较罕见，内含成熟脂肪，似脂肪母细胞，为脑膜细胞间变的结果，MRI 表现为信号欠均匀，T_1WI 及 T_2WI 高信号，短 T_1 部分信号可被抑制。

二、非肿瘤性出血性病变

1. 自发性脑实质内血肿　自发性脑实质内血肿病因包括高血压、淀粉样变、动脉瘤及血管畸形破裂、生发基质出血和血液系统疾病等，以高血压性脑出血最常见，好发于基底节、丘脑和内囊，而淀粉样变和血管畸形的出血易见于脑叶或皮层下。

血肿信号变化复杂，取决于病程、大小、部位、血红蛋白的氧合状态、血凝块收缩程度、灶周水肿及患者血色素水平等。脑内血肿演变分为 5 期：①超急性期，细胞内氧合血红蛋白；②急性期，氧合血红蛋白向脱氧血红蛋白演变；③亚急性早期，细胞内高铁血红蛋白；④亚急性晚期，红细胞崩解，产生细胞外高铁血红蛋白；⑤慢性期，巨噬细胞将血红蛋白转变为含铁血黄素及铁蛋白。

不同部位及大小的血肿演变有差异。典型的自发性脑内血肿信号变化自周边向中心扩展，出血后第1周，血肿内铁二价氧化为三价，具有显著超顺磁性，T_1WI上呈高信号，这种高信号呈向心性扩展；亚急性晚期（第1~2周），高铁血红蛋白进入细胞外，血肿于T_1WI、T_2WI上均为高信号。

2. 特殊原因的脑内血肿　①淀粉样变所致的脑内血肿可较大，也可较小，后者在常规T_1WI上难以显示，而在T_2*WI及SWI上为多发斑点状低信号，富有一定的特征性；②脑血管畸形，包括发育性静脉畸形、动静脉畸形、毛细血管扩张症、海绵状血管畸形。其中动静脉畸形约占脑内出血的2%；海绵状血管畸形常有慢性隐性出血，MRI为其首选影像学检查，典型表现为爆米花状高信号及病变周围含铁血黄素所致的信号环，但SWI比T_2WI对出血更敏感。

3. 颅脑外伤　颅脑外伤包括脑挫裂伤、弥漫性轴索损伤及脑内外血肿，均可出现T_1WI高信号。

（1）脑皮质挫裂伤及脑内血肿：常见于表浅皮质，好发部位为颞叶前下部、外侧裂周围、枕叶后部和额叶底部等，斑点状出血可融合为较大血肿，以外伤后24~48 h最为显著。灶状出血表现为境界清楚或不清的斑点状T_1WI高信号，脑回卷曲可导致脑回状T_1WI高信号。挫伤区亚急性期出血呈发夹状高信号，形似亚急性期脑梗死或缺氧。重症病例则见较大范围血肿，MRI表现与其他原因脑出血一致。

（2）弥漫性轴索损伤：加速或减速伤引起轴索肿胀和中断，常见于额颞叶灰白质交界区、胼胝体、穹隆、脑干、基底核和内囊，大小可数毫米至数厘米，约50%见灶内出血，亚急性期T_1WI偶可显示点状高信号. 但一般需T_2*WI或SWI检出。

（3）脑外血肿及蛛网膜下隙出血：硬膜外与硬膜下血肿的信号取决于病程等因素，急性者T_1WI呈等信号或稍低于脑实质信号，亚急性期为T_1WI高信号。T_2WI上因细胞外高铁血红蛋白呈T_2WI高信号，但再出血可致血肿信号混杂。常规T_1WI对蛛网膜下隙出血并不敏感，有时可显示脑底池、外侧裂及脑沟等部位高信号，不及FLAIR及SWI检出率高。

此外，外伤性血管病变，如动脉夹层、假性动脉瘤也可表现为邻近脑实质或累及脑实质的短T_1信号病变，结合MRA显示局部血管狭窄及形态异常可提示诊断。

4. 感染性病变　如病毒所致弥漫性脑炎，常见于免疫抑制患者。单纯疱疹病毒脑炎是最常见的散发性脑炎，其他包括巨细胞病毒及人类免疫缺陷病毒脑炎等。单纯疱疹病毒出血性脑炎常见于颞叶前部及额叶眶面，表现为斑片状出血及异常强化，水肿区内灶状出血呈短T_1、短T_2信号。需要鉴别的是横窦血栓引起快速进展的水肿及斑片状出血，累及岛叶、扣带回和豆状核外侧白质，而病变为双侧性是单纯疱疹病毒脑炎的特点。

5. 肿瘤继发出血　颅内原发和继发肿瘤均可引起出血，发生率为1%~15%。高级别肿瘤内新生血管、动静脉分流较多，快速生长导致坏死及血管受侵引起出血。

MRI特点：出血与非出血部分混杂，信号更不均匀，可见短T_1成分，慢性出血所致合铁血黄素环不完整，非出血部分可见强化，出血部分不按常见规律吸收，灶周遗留水肿及占位征明显，增强扫描可见结节状或厚环状强化。

三、原发脑肿瘤

（1）垂体瘤：囊变、出血、坏死常见于10 mm以上者，急性出血可导致肿瘤快速增大及压迫视交叉和垂体其余部分，出现急性视力下降及内分泌功能异常，并伴头痛，称垂体卒中，溴隐亭治疗者出血发生率增加；亚急性期MRI表现为T_1WI高信号，脂肪抑制无信号下降，随访可见病变缩小及囊腔形成。主要应与拉克囊肿及颅咽管瘤鉴别。

（2）胶质瘤：间变性星形细胞瘤、多形性胶质母细胞瘤和少突胶质瘤易出血，尤其是镜下可见的出血。

（3）其他肿瘤：如淋巴瘤、室管膜瘤与室管膜下瘤、髓母细胞瘤、血管母细胞瘤、原始神经外胚层肿瘤、表皮样囊肿及神经源性肿瘤，甚至少数脑膜瘤也可继发出血，形成瘤内T_1WI高信号，甚至囊液-血液平面。

（4）转移瘤：转移性肿瘤如支气管肺癌、肾细胞癌、黑色素瘤、绒癌、甲状腺癌最易出血，且常为多发性，短T_1成分表示亚急性期及慢性早期出血。主要与海绵状血管瘤及其他隐匿性血管畸形相鉴别。增强扫描时非出血部分强化以及脑外肿瘤史有助于诊断。

四、脑缺血及其他脑血管病

脑梗死的短 T_1 信号主要见于亚急性期,原因包括出血与皮质层状坏死,病理学基础为脱氧血红蛋白、高铁血红蛋白、铁盐、钙盐及其他顺磁性物质沉积。

继发于抗凝治疗或再灌注所致的出血,称为出血性转化,临床病例发生率高达 43%,病理学发现率更高。T_1WI 高信号自发病第 2 天至 2 个月末均可出现。

皮质层状坏死呈皮质线状或脑回状高信号,见于 2 周后,1~2 个月时最明显,可持续至第 18 个月,T_2*WI 及 SWI 序列研究表明并非出血,病理学上铁染色阴性,镜下显示为坏死碎屑中的蛋白变性,少数病例 SWI 序列上斑点状低信号可能代表顺磁性物质如锰与自由基沉积。多灶性出血性梗死提示为栓塞性,见于心内膜炎等。

鉴别诊断包括肿瘤出血、静脉性脑梗死。

(1)缺氧缺血性脑病:缺氧缺血性脑病可出现短 T_1 信号,但其脑皮质坏死选择性累及第 4~6 层,而脑梗死为全层坏死;脑梗死侵犯脑皮质突出的部分或称穹隆部,而缺氧缺血所致皮质坏死易见于脑沟处脑皮质,无囊状改变,但可发生铁沉积。

(2)后部可逆性脑病综合征:后部可逆性脑病综合征常合并出血(5%~17%),呈少许斑点状、脑回状(蛛网膜下隙出血)或块状 T_1WI 高信号,机制为血管内皮细胞损伤、功能障碍、再灌注损伤以及其他因素如移植后机体免疫反应、免疫抑制剂的损害等,以移植后及子痫患者最多见,但高血压严重程度及脑内水肿性病变程度与出血之间缺乏相关性,抗凝治疗者出血发生率较高。

(3)静脉窦血栓:约 40% 脑静脉或静脉窦血栓合并出血,血肿本身 MRI 表现无特殊性,同时显示的脑静脉或静脉窦 T_1WI 高信号(约 97%)可提示诊断。

(4)动脉瘤:颅内动脉瘤及其出血均可造成短 T_1 信号,约 30% 动脉瘤破裂造成脑内血肿,表现与自发性脑出血相同。动脉瘤本身短 T_1 信号原因包括慢血流造成的流动相关增强与血栓形成,超过 25 mm 的巨大动脉瘤至少管腔部分血栓化,呈特征性的层状或向心性,不同期龄血栓为层状 T_1WI 中高信号,通畅部分则为流空信号。

大型动脉瘤血流复杂、动脉迂曲、动脉瘤样扩张、流速快及涡流明显,信号更加混杂,需注意的是,常规 SE 序列难以鉴别慢血流与腔内血栓,此时需行流动敏感序列扫描。

五、囊肿与囊性肿瘤

(1)颅咽管瘤:多有囊变,囊性部分可呈短 T_1 信号甚至很高信号,为蛋白质与胆固醇成分所致,少数由于钙化和出血所致。鉴别诊断包括垂体瘤卒中与累及鞍区的星形细胞瘤。CT 检查显示钙化(80%)有助于本病诊断。

(2)胶样囊肿:一般边缘清楚,约 60% 呈 T_1WI 高信号及 T_2WI 高信号,原因为蛋白质成分较高及黏液较多。囊肿周边可见环状强化,代表纤维包膜。鉴别诊断包括脑膜瘤、室管膜瘤。

(3)拉克囊肿:来自拉克裂上皮残余,其 50% 位于鞍内,25% 位于鞍上,25% 跨越鞍上及鞍内。内有不同含量的蛋白质、糖胺聚糖、细胞碎屑、胆固醇,因此 T_1WI 与 T_2WI 信号可为低信号、等信号及高信号,增强扫描一般无强化。鉴别诊断包括垂体瘤出血及颅咽管瘤。

(4)表皮样囊肿:表皮样囊肿仅含表皮组织,包括去鳞状化细胞与角化碎屑,最常见于桥前区与桥小脑角池、鞍上及鞍旁、后颅窝及颅骨内,典型表现为各序列信号与脑脊液信号近似,但 FLAIR 序列上为不均匀高信号,DWI 显示扩散受限,少数呈短 T_1 信号,似皮样囊肿,内含较高胆固醇成分。高信号表皮样囊肿需与脂肪瘤及皮样囊肿鉴别,不同之处是无化学位移伪影及脂肪抑制无信号下降。

六、肝病相关脑部病变

(1)肝硬化与肝性脑病:慢性肝病、自发性与医源性门 - 体静脉分流(后者包括经颈静脉门体静脉分流)均可出现脑内 T_1WI 高信号,机制尚不完全明确,可能为锰过度沉积所致星形细胞氨解毒效应,铜沉积也增多,但铜并非顺磁性物质。正常情况下,锰经胃肠道吸收、胆系排泄。肝细胞功能障碍时,血液内锰含量增高,病理学上可见星形细胞增生。MRI 信号各异,特征性表现为 T_1WI 高信号及 T_2WI 等信号或低信号,见于基底核、下丘脑、四叠体板、红核周围、大脑脚、内囊、垂体前叶、胼胝体、齿状核等,半数以上为双侧性与对称性。肝移植后此种 T_1WI 高信号可消退。

鉴别诊断主要是其他引起双侧性基底核短 T_1

信号的病变，包括甲状旁腺功能低下及假性甲状旁腺功能低下、Fahr 病、缺血缺氧性脑病、非酮症性高血糖、错构瘤、神经纤维瘤病Ⅰ型、日本脑炎伴出血等，这些疾病特点是伴脑实质其他部位病变或 T_2WI 异常信号。其他可引起脑内锰过度沉积的原因包括长期胃肠外营养、先天性肝内门 - 体静脉分流、焊工、肝功能障碍患者反复使用 MRI 对比剂锰福地匹酸钠等。

（2）肝豆状核变性：肝豆状核变性为血清铜蓝蛋白缺乏造成的显性遗传病，过量铜沉积于肝脏、脑、角膜、骨骼与肾脏，常于青少年时期发病，以肝硬化、基底核与脑干退行性改变（脱髓鞘及囊性变）、角膜 Keiser-Fleischer 环为临床特征，脑实质病变见于壳核、尾状核、脑桥与中脑神经核、小脑齿状核等部位，MRI 表现可为 T_1WI 高信号与 T_2WI 低信号，T_1WI 高信号说明合并肝脏病变。较严重患者可见皮层下白质受累，额叶最常见，另外可见脑萎缩。

（3）胆红素脑病：胆红素脑病，也称黄疸后脑病，见于婴儿重度黄疸患者，尤其是早产儿，血液中胆红素超过白蛋白所能结合的水平时，即致血脑屏障损害。临床表现为手足徐动症、僵直、共济失调、神经性耳聋等，预后不良。

急性期可见苍白球及丘脑下部神经核 T_1WI 高信号，MRS 显示谷氨酸盐、牛磺酸、肌醇峰增高及胆碱峰下降。

七、黑色素及其他顺磁性物质沉积

（1）黑色素瘤：黑色素瘤，也称恶性黑色素瘤，可为颅内原发或颅外黑色素瘤转移。原发者来源于软脑膜黑色素细胞小泡或蛛网膜黑色素细胞，可发生于颅内和脊髓硬脊膜的任何部位。MRI 表现取决于瘤内黑色素含量和瘤内是否出血。

典型表现为 T_1WI 高信号与 T_2WI 低信号，其原因是黑色素的自由基含有不成对电子和氢质子的顺磁性效应，二者相互作用导致 T_1 和 T_2 弛豫时间缩短。

根据黑色素含量不同分为黑色素型（T_1WI 高信号与 T_2WI 低信号）、不含黑色素型（T_1WI 低或等信号、T_2WI 像呈中高或等信号）、混合型（信号混杂，既有 T_1WI 高信号，也有等信号与稍低信号，T_2WI 以高信号为主，也见少量低信号）及血肿型（类似于自发性脑出血）。平扫 T_1WI 等信号或稍高信号，增强扫描时部分强化明显。

鉴别诊断：主要是亚急性颅内血肿、胶质瘤与转移瘤伴出血，星形细胞瘤或转移瘤出血。CT 与 MRI 表现为不均质肿块，占位效应及水肿可均较明显，转移瘤常有原发瘤史。

（2）脑膜黑色素细胞瘤：为脑膜缓慢生长的色素性良性病变，见于后颅窝、Meckel 腔、鞍区、松果体区、椎管，尤以脑干腹侧常见。病理学特征为肿瘤细胞无间变、坏死及周围组织侵犯，可见较多黑色素小体及前黑色素小体，T_1WI 为等信号或高信号，T_2WI 为等信号或低信号。T_1WI 高信号部分并非脂肪，在脂肪抑制序列上仍为高信号。增强扫描肿瘤呈均匀或不均匀强化。鉴别诊断包括合并出血的三叉神经鞘瘤、脑膜瘤、海绵状血管瘤及表皮样囊肿。

（3）神经皮肤黑色素病：神经皮肤黑色素病罕见，其特点为柔脑膜黑色素细胞增生，伴多发性先天性皮肤色素或巨大毛发痣，可转变为中枢神经系统原发性黑色素瘤，以脑膜为基底的多发 3 cm 以下病变，呈 T_1WI 中高信号及 T_2WI 不同信号，显著强化。

本病可伴随小脑蚓部发育不良、蛛网膜囊肿及 Dandy-Walky 畸形。

八、其他短 T_1 信号病变

（1）神经垂体异位：正常神经垂体位于后叶，呈 T_1WI 高信号，机制为储存抗利尿激素与加压素的神经内分泌囊泡附近水分子弛豫增强。垂体后叶异位见于 43% 的生长激素缺乏患者，以及垂体与下丘脑肿瘤、垂体柄创伤性与医源性损伤、结节病、朗格汉斯组织细胞病等后天性因素，MRI 是本病唯一诊断方法。鉴别诊断包括其他造成下丘脑短 T_1 信号的疾病，如脂肪瘤、皮样囊肿或畸胎瘤。

（2）多发性硬化：双侧齿状核可呈 T_1WI 高信号，T_2WI 高信号，可能为神经组织退变所致，发生率为 19.3%，易见于继发进展型多发性硬化及神经功能障碍严重的患者。

（3）结核性肉芽肿：也可引起短 T_1 效应，可能与病变内巨噬细胞吞噬脂质有关。颅内结核好发于脑膜及脑实质，尤以基底池、桥前池常见，呈结节状或斑片状轻度 T_1WI 高信号，增强扫描明显强化，同时见到脑膜增厚及脑外结核有助于诊断。

（4）钙化：通常为 T_1WI 与 T_2WI 均呈低信号，但抗磁性钙盐加上其他顺磁性物质如铁和锰，也可导致 T_1 缩短。甲状旁腺功能减退和亢进、甲状腺功能低下、线粒体脑病、Fahr 病、CO 中毒及特发性钙化是颅内钙化的常见原因,结节性硬化、软骨瘤也可见钙化及 T_1WI 高信号。

总之,颅内短 T_1 信号见于多种原因,全面的MRI 技术结合病变部位、其他影像学征象以及临床资料有助于明确诊断。

第二节 颅脑高信号血管征

高信号血管征是指在颅脑 MRI 液体衰减反转恢复序列(FLAIR)图像上,邻近脑灰质表面的斑点状、管状或蛇纹状高信号影,多分布于大脑外侧裂池、半球脑沟或脑表面。目前,普遍认为高信号血管征的形成与血管内血流缓慢有关。血流缓慢使FLAIR 序列上的血管"流空效应"减弱或消失,在低信号的脑脊液衬托下,呈现为等信号或高信号。

颈内动脉狭窄是临床常见的血管病,严重的颈内动脉狭窄可造成脑灌注不足,甚至导致缺血性脑卒中发作。约 30% 的缺血性脑卒中是颅外段颈内动脉狭窄病变引起的,颈内动脉狭窄超过 70% 的患者 2 年内卒中发生率高达 26%。

目前有研究表明,颅内外大动脉,包括大脑中动脉和颈内动脉的严重狭窄或闭塞与高信号血管征的产生有密切关系,高信号血管征是急性脑栓塞或血栓形成的重要早期征象。

颅脑 MRI 平扫是临床最常使用的检查方法之一,能否将常规 FLAIR 检查中发现的高信号血管征作为线索,指引临床进一步检查以发现颈部血管狭窄,是一项研究的出发点。该项研究回顾性分析491 例行头颈联合 CTA 和头颅 MRI 检查的患者资料,并对其中 41 例行颈动脉内膜剥脱术患者的手术前后影像资料进行对比分析,评估高信号血管征与颈内动脉狭窄与否及狭窄程度的相关性、颈动脉内膜剥脱术对高信号血管征的影响等,探讨高信号血管征的形成机制及临床意义。

Cosnard 等(1999)首次报道在 MRI FLAIR 序列图像上发现闭塞动脉远端呈高信号,之后的一些文献也相继报道了这一征象。头颅 MRI FLAIR 序列由 180º-90º-180º 三个脉冲组成,其中包含抑制脑脊液信号的反转恢复序列和产生重 T_2 加权的 SE序列。通过选择适当的 TI, FLAIR 序列可使脑脊液在图像上表现为显著低信号,而较长的 TE 使得血流不能产生 MRI 信号,在图像上形成被称为"流空效应"的低信号。

因此,在通常情况下颅内动脉在 FLAIR 序列中呈现低信号。当血流减慢到一定程度时,部分受激发的质子停留在成像层面产生信号,血流速度越慢,信号越高。缓慢血流产生的信号在 FLAIR 序列低信号的脑脊液衬托下呈高信号,与相邻脑皮质相比呈等信号或高信号,而在常规 T_2WI 图像上,相对于脑脊液的显著高信号,血管内缓慢血流仍显示为低信号。这些缓慢血流可以是大动脉狭窄远端残留的顺行血流,也可以是软脑膜侧支循环形成后产生的缓慢的逆行血流。

通过对 491 例大宗病例的分析,发现颈内动脉狭窄的患者有接近半数(45.76%)可出现高信号血管征,阳性率明显高于无颈内动脉狭窄的患者,表明高信号血管征阳性对颈内动脉狭窄有较强的提示意义。

以往文献对颈内动脉狭窄程度 <90%、90%~100%、100% 三个等级的高信号血管征阳性率进行了研究,结果显示,狭窄程度在 90% 以下组和以上组之间存在明显差异。为了能够更加细致地揭示颈内动脉狭窄程度与高信号血管征阳性率之间的关系,一项研究将颈内动脉狭窄程度分为 7 个等级,结果表明两者呈非常显著的正相关关系,其中颈内动脉狭窄程度超过 90% 时的高信号血管征阳性率可达 69.57%~83.33%,该项研究提示,头颅 FLAIR序列出现高信号血管征的患者在排除了大脑中动脉狭窄的情况下,强烈提示可能存在严重的颈内动脉狭窄,进一步针对颈内动脉的评估是非常必要的。

Liu 等(2012)报道了 11 例经血管成形术解除颈内动脉狭窄的患者,其中 8 例高信号血管征完全消失, 3 例高信号血管征减少。一组作者通过对 41例颈动脉内膜剥脱术患者术前及术后高信号血管征现象的比较研究,发现术前高信号血管征阳性患者中, 86.36% 的患者颈动脉内膜剥脱术后高信号血管征短时间内消失。该组有 3 例术后高信号血管征仍然存在,通过对 CTA 的分析,发现这些病例颈内动脉远端血管狭窄仍然存在,表明手术未能完全缓解颈内动脉狭窄是高信号血管征现象残留的原因。该组资料从另一个角度说明了颈内动脉狭窄或闭塞是高信号血管征形成的确切病因之一。

另一方面，目前研究表明高信号血管征与脑内血流灌注不足有密切的关系，因此，颈动脉内膜剥脱术后高信号血管征消失，反映了脑血流灌注的恢复及脑血管储备增加，可能成为评估颈动脉内膜剥脱术手术效果的有效指标之一。

该组资料显示，在大脑中动脉或颈内动脉狭窄的患者中有 46.25% 的患者不出现高信号血管征，而无血管狭窄的患者中有 18.79% 出现了高信号血管征现象；单侧颈内动脉狭窄高信号血管征的出现率与双侧颈内动脉狭窄差异无统计学意义。

该组作者认为高信号血管征的产生与动脉的流速相关，因此，任何影响血流速度的因素，包括脑底动脉环的完整性及侧支血管建立的程度、血管壁弹性及管径、心脏射血能力、血容量、血压等因素均可能影响高信号血管征的产生；当颈内动脉狭窄超过一定程度，而侧支血流无法建立时，局部血流停滞则不能产生相应的信号，从而影响高信号血管征的显示。

第三节　颅内 MRI 环形强化病变

随着临床医师和影像医师对磁共振检查完整性认识的逐步提高，在颅内病变 MRI 检查中应用对比剂的比例越来越大，因此越来越多的异常强化病变被影像医师所认识，其中一种特殊的强化类型表现为环形强化。病变的不同表现形式可以为诊断提供重要信息，有助于提高诊断的正确率。

发生对比增强主要是由于局部血容量或血流量相对增加和（或）缺乏血脑屏障或血脑屏障被破坏导致通透性异常增加和（或）局部血管发育不良，发生对比剂外渗所致。在颅内所有强化病变中，环形强化是其中一种特殊类型。

常见的环形强化病变有 6 类：肿瘤、感染性病变、肿瘤术后、放射性脑损伤（晚期）、脱髓鞘病变、血管性病变。环形强化病变的主要病理特点是其中心为乏血管的组织、囊变及液体、陈旧和（或）新鲜的出血、感染以及坏死的脑组织，病变中心通常是由以上一种或几种成分组成的。同时病变周围有血脑屏障的破坏。

出现环形强化的肿瘤既可以是良性及低度恶性的“囊性”肿瘤，也可以是具有囊变、出血、坏死的高度恶性肿瘤。高度恶性肿瘤的囊变、出血、坏死通常是进展性的、不规则的、不均匀的，大多数发生在肿瘤的中心，所以注入对比剂后经常出现单房或多房不均匀的环形强化。强化的壁明显厚薄不均，内缘毛糙。

良性及低度恶性的“囊性”肿瘤实质部分强化，其内的囊性部分不强化，因此也呈现厚薄不均匀的环形强化。但是其强化壁厚薄不均程度不如高度恶性肿瘤，占位效应也远不如高度恶性肿瘤明显，磁共振波谱（MRS）分析显示高度恶性肿瘤的胆碱 / 肌酸（Cho/Cr）的比值明显高于低度恶性胶质瘤；良恶性肿瘤氮乙酰门冬氨酸（NAA）/Cho 比值下降有显著的差异。

常见表现为环形强化的良性及低度恶性肿瘤一般都有典型的好发部位及发病年龄。例如颅咽管瘤多数位于鞍区，好发于儿童。

听神经鞘瘤位于桥小脑角区，围绕内耳道生长，属于脑外肿瘤，MRS 分析无 NAA 峰。Tamiya 等（2000）认为，肌醇峰升高是神经鞘瘤较为特征性的表现。

毛细胞型星形细胞瘤多发生于儿童，7~9 岁为高峰，约 2/3 发生在小脑，1/4 强化发生在视神经 / 视交叉 / 视丘下部，其余发生在大脑半球。MRI 表现为有壁结节的囊性占位性病变。

多形性黄色星形细胞瘤主要发生在 20~30 岁青年，位于大脑半球表面（最常见于颞叶），MRI 平扫 T_1WI 信号不定，T_2WI 为高信号。

节细胞胶质瘤最常见于儿童和青年，最常见的发生部位在颞叶，其次在额叶，MRI 表现为囊实性占位性病变，儿童多以囊性为主。

高度恶性肿瘤以多形性神经胶母细胞瘤和转移瘤最为常见，两者有较多相似的 MRI 表现，但并不完全相同。转移瘤位于皮髓质交界处，幕上多见，幕下常发生在小脑半球，而多形性神经胶质母细胞瘤多位于皮层下，绝大多数位于幕上，罕见于小脑。脑内多发转移瘤通常大小、形状相似，而多形性神经胶质母细胞瘤无此特点。

转移瘤瘤周水肿明显，多形性神经胶质母细胞瘤为中等或轻度水肿。转移瘤常见瘤内出血,而多形性神经胶质母细胞瘤很少见。多形性神经胶质母细胞瘤注入对比剂后界限仍然不清楚,而转移瘤的界限比多形性神经胶质母细胞瘤的清楚。

转移瘤病人常有身体其他部位肿瘤的病史,脑部病变的病程较短,发病年龄比多形性神经胶质母细胞瘤偏大。磁共振扩散成像可见转移瘤增强部分的表观扩散系数(ADC)明显高于多形性神经胶质母细胞瘤,而且转移瘤瘤周水肿的 ADC 值也明显高于多形性神经胶质母细胞瘤。两者的 MRS 表现也有差别,多形性神经胶质母细胞瘤的 NAA 值降低,转移瘤无 NAA 峰。Peeling 等(1992)报道转移瘤会出现双重脂质(Lip)信号。

一、感染性病变

(1)脑脓肿:出现环形强化的中枢神经系统感染性病变最常见的是急性化脓性感染。急性化脓性感染最先引起脑炎(脑的蜂窝织炎),然后发展成机化性脓肿。病理组织学上病程分为 4 个阶段,即脑炎早期、脑炎晚期、脓肿壁形成早期、脓肿壁形成晚期。在不同阶段, MRI 的表现不同。在第一阶段不出现环形强化;最后阶段表现典型,此时在 MRI 图像上脓肿囊壁表现为等信号,其中心为长 T_1、长 T_2 信号,周围大片水肿,注入对比剂后出现环形强化,壁厚度基本均匀一致,内缘光滑。

(2)结核性脑脓肿:结核性脑脓肿较少见,但是在免疫异常的个体易于形成。脓肿壁由肉芽组织构成。结核性脑脓肿与细菌性脑脓肿在常规 MRI 上表现相似,但前者的磁化转移率显著低于后者,且在 MRS 上不会出现氨基酸峰,而氨基酸峰是细菌性脑脓肿的波谱标志。

脓肿的常规 MRI 表现与肿瘤有较多相似处,有时很难区分,但是两者的治疗方法截然不同,这就需要仔细观察,综合多种成像方法。肿瘤的强化壁厚薄不均,内缘不光滑,而脑脓肿的壁均匀,内缘光滑。在 MR 扩散图像上前者表现为低信号和高 ADC 值,而后者为高信号和低 ADC 值。MRS 上脑脓肿无 NAA 峰, Cho 峰无明显升高,但是醋酸盐、琥珀酸盐和一些氨基酸(缬氨酸、亮氨酸)峰值升高,而肿瘤无氨基酸峰,也不会出现醋酸盐、琥珀酸盐峰值升高,多形性神经胶质母细胞瘤和转移瘤的 Cho 峰值明显升高。

(3)寄生虫:寄生虫所致颅内环形强化病变中最常见的是脑囊虫病。根据囊虫在脑中的部位将其分成 4 型,即脑实质型、脑室型、脑池型、混合型(以上 3 种的组合)。其中脑实质型又可以分成 4 期,分别是活动期、蜕变死亡期、肉芽肿期、钙化期。时期不同, MRI 表现也不同。蜕变死亡期, MRI 上出现明显的水肿,大多数囊壁会出现环形强化。囊液的 T_1WI、T_2WI 信号均高于脑脊液,囊壁和头节为低信号。肉芽肿期, MRI 表现为伴或不伴水肿的结节或环形强化。一般认为钙化期不会出现强化,但 Sheth 等(1998)发现此阶段仍会出现环形强化。脑囊虫 MRS 表现为乳酸峰、醋酸盐峰和丙氨酸峰升高。同一个病人可以出现多个脑内病灶,时期可各不相同,此点可作为重要的鉴别依据。若见到头节,可以确诊。

(4)结核瘤:颅内结核瘤是由远处病灶血行转移到颅内形成的有占位效应的肉芽肿。结核瘤形成的早期阶段 MRI 上表现为多个散在病灶, T_1WI 中心呈等信号或等、高混杂信号,周围有两层分别为稍高信号和低信号的环(为胶原纤维层和炎细胞浸润层)。成熟阶段,病灶常为不均匀的低信号或等信号,环壁的信号未见改变,增强后环壁通常出现强化。病变的不同阶段 T_2WI 表现不同。脑脓肿与结核瘤表现相似,需要鉴别。结核瘤在 T_2WI 上中心常为低信或等信号,而脓肿常为高信号,颅内结核瘤一般有身体其他部位结核的病史。

二、获得性免疫缺陷综合征(AIDS)所致的中枢神经系统局灶性病变

AIDS 所致中枢神经系统局灶性病变最常见的是原发性恶性淋巴瘤和弓形体病。两者的影像学表现较相似, MRI 平扫 T_1WI 表现为边界不清的低信号, T_2WI 中心为高信号。但淋巴瘤常多发,而弓形体病以单发居多。Eisenberg 等(1990)报道 64% 的弓形体病会出现薄壁强化,淋巴瘤为 16%,而 42% 的淋巴瘤的环形强化为厚壁,弓形体病为 12%。MRI 灌注成像上两者有显著的区别。弓形体病变的平均局部血容量和最大局部血容量一致性降低,周边水肿的局部血容量也降低,而淋巴瘤的局部血容量升高。在 MRS 上,弓形体病变的乳酸(Lac)峰和 Lip 峰显著升高,其他脑组织的代谢产物几乎为 0,而淋巴瘤的 Lac 和 Lip 峰只有轻度升高, Cho 峰明显升高,其他脑组织的代谢产物都降低。淋巴瘤

还需要与多形性神经胶质母细胞瘤和转移瘤相鉴别，前者在MRI扩散成像上ADC值下降，后者ADC值升高。

三、肿瘤术后

（1）术后正常反应性强化：手术切除颅内肿瘤后，术区周边在早期可以发生一系列病理生理改变，影像学上表现为术区边缘出现反应性环形强化，并且存在明显的时间过程。术后2 d内，反应性增强的环很薄，强化程度轻。术后第3天强化环变厚，程度加强；术后5 d内能明显观察到反应性强化；5~10 d强化程度未见显著改变。总的来讲，反应性增强环厚度均匀，边界清楚锐利。对于术后反应性强化消失的时间，多数学者认为在3~6个月，甚至更长。一般情况下；超过6个月，增强依然存在，应考虑为病理性因素所致。

（2）恶性肿瘤残存的强化：颅内恶性肿瘤术后残存主要与以下因素有关：①恶性肿瘤多呈浸润性生长，边界不清；②部分肿瘤由于位置深或在重要功能区，手术很难全部切除；③术中所见肿瘤边界并非肿瘤的真正边界。有研究认为，约30%的病例术中认为全部切除而术后MRI仍可见残存肿瘤的强化。

残存肿瘤强化的特点是：①环形，也可以为不规则形；②环的厚度不一，可以大于3 mm，常伴有结节或团块状增强；③边缘模糊。

（3）放射性脑损伤（晚期）：此种情况多发生在颅内恶性肿瘤手术后行放射性治疗中或治疗后。现代治疗手段主要是手术切除结合放疗。近年来随着放射剂量的加大及临床与放射学医师的日益重视，晚期放射性脑损伤的发生率有升高的趋势。晚期放射性脑损伤出现在放疗后几个月至10年内。在最初2年内发生率最高。这种脑损伤不可逆，且呈渐进性，严重者可危及生命。肿瘤区及其附近同时存在的血管源性水肿与脱髓鞘改变是MRI上出现环形强化的组织病理学基础。MRS会出现高耸的Lip峰。

（4）脱髓鞘病变：多发性硬化是最常见的脱髓鞘病变。Guttmann等（1995）对5例病人进行了1年的随访，见到新出现的强化病变为结节强化，绝大多数发展成环形强化。强化的方式可能与多发性硬化斑块的组织病理学分期相关。组织病理学上，多发性硬化斑块分为急性期、慢性活动期、慢性非活动期和“阴影”斑期。环形强化的原因可能是由于慢性活动期斑块边缘出现炎症，而其内为正常脑组织或破坏的血脑屏障已经部分或完全修复。

（5）血管性病变：血肿的吸收期也表现为环形强化。强化的原因是与血肿相连的脑组织形成肉芽组织，这些肉芽组织处于高血供状态且其内的新生血管不具有完整的血管结构。Bakshi等（1998）指出，脑静脉栓塞在MRI上也可以表现为环形强化。

脑静脉栓塞是脑静脉内血栓所引起的多种神经系统并发症之一，表现为进展性组织间水肿伴或不伴出血或局部缺血改变。MRI的表现多样，强化方式不一。有中心型强化，非均匀性结节样强化和环形强化，有明显的占位效应和出血。

综上所述，颅内MRI环形强化病变的不同表现形式可以为诊断提供重要信息，有助于提高诊断的正确率。颅内病变的临床过程和预后千差万别，放射科医师及时、正确的诊断能为临床制订有效的治疗方案提供依据。

第五章　关 于 大 脑

第一节　MRI T_1WI 纹状体高信号表现分析

(1)纹状体 T_1WI 高信号改变:脑部病变大部分在 MR T_1WI 上为低信号,纹状体病变也不例外。但在日常工作中也可见到一些纹状体 T_1WI 高信号改变,表现比较特殊。

亚临床性肝性脑病患者表现为多个部位的 T_1WI 高信号,主要累及部位有苍白球、壳核、中脑红核周围, T_2WI 及 CT 上未见异常, T_2WI 梯度回波上呈明显或较低信号;钙化表现为纹状体对称的 T_1WI 高信号,其信号强度不均匀, T_2WI 上表现为稍低信号、等信号或高信号,CT 表现为高密度;脑梗死后病变表现为纹状体点片状 T_1WI 高信号, T_2WI 上可见比 T_1WI 范围大的高信号;CO 中毒性脑病表现为双侧纹状体对称性 T_1WI 高信号,其信号强度不均匀,主要累及苍白球,T_2WI 上其周围深部白质可见大片状高信号。

纹状体 T_1WI 高信号主要与金属顺磁性物质(锰、钙、铁等)的沉积有关。结合临床表现及实验室检查可以做出正确地诊断与鉴别诊断。

(2)亚临床性肝性脑病(SHE):亚临床性肝性脑病常见于慢性活动性肝炎、酒精性肝硬化的患者。慢性肝功能衰竭患者出现脑内异常信号的原因目前还不清楚,大多数认为是由于门脉高压的存在,门脉血液未经过肝脏解毒直接进入体循环,造成一些顺磁性物质在脑内沉积。

Park 等(2003)的研究表明,苍白球的信号强度与全血锰的浓度显著相关,而与血浆中锰的浓度之间未见显著相关。正是锰在血液中浓度的提高,导致其在基底节等部位沉积。

对亚临床性肝性脑病患者的脑组织活检发现,MRI 异常信号区普遍存在以下病理改变:阿尔茨海默Ⅱ型细胞增生,部分阿尔茨海默Ⅱ型细胞含有脂褐质成分,可能是 MRI 图像出现 T_1WI 高信号的基础;皮层深部海绵样变性,小的腔隙性坏死以及部分的神经缺失。

亚临床性肝性脑病患者 MRI 的特征性表现是双侧苍白球、中脑红核周围及垂体前叶出现 T_1WI 高信号,T_2WI 梯度回波呈低信号,而 FSE T_2WI 上无相应的异常信号,其他影像学检查如 CT 等也无异常发现。

(3)钙化:钙在脑内灰质核团的沉积有多种原因,可见于生理性和病理性的沉积,生理性钙化主要见于正常的老年患者,病理性钙化主要见于代谢性疾病和血管性疾病,还有些钙化原因不明。主要的病理改变是钙质沉积在脑内小血管的周围,可以伴有或不伴有钙磷代谢异常。在人们的认识中,钙化由致密的钙盐晶体组成,由于不含或含有极少的氢质子,因此在任何一种 MRI 序列中均表现为低信号或无信号。但在实际工作中可见钙化呈各种信号,钙化信号的多样性可能来自于钙盐晶体之间的纤维组织或病理组织,两者的成分、含量、分布的不同使钙化病灶表现出信号的多样性。

由于钙盐的 CT 密度极高,部分容积效应使其中的少量纤维组织和病理组织不能在 CT 图像上显现出来, MRI 抑制了钙盐的信号,有助于这些微小病变信号的显现。而 T_1WI 高信号钙化系来自于钙化中的某种钙盐化合物,如磷酸三钙、氢氧化钙等具有粗糙表面结构及不规则形态的晶体。

(4)脑梗死:纹状体非出血性脑梗死在发病 1 周后可表现为 T_1WI 轻度高信号,此后变得更加明显, 2 个月后信号强度开始逐渐下降。这种信号改变可能与少量的渗血或选择性神经元坏死及胶质细胞增生有关。MRI 对这种改变非常敏感,在 FE 序列上呈低信号，T_1WI 上高信号呈点片状分布，T_2WI 可见比 T_1WI 上范围大的高信号，可见于单侧或双侧，双侧多不对称，而且其他部位多可见典型梗死灶。

（5）CO 中毒性脑病：CO 中毒性脑病主要病理改变为白质的脱髓鞘，双侧纹状体可见缺血性改变。MRI 上表现为双侧纹状体对称性 T_1WI 高信号，其信号强度不均匀，主要累及苍白球，T_2WI 上其周围深部白质可见大片状高信号。CO 中毒性脑病纹状体高信号也可能与少量渗血及正铁血红蛋白有关。

综上所述，纹状体 T_1WI 高信号主要与金属顺磁性物质（锰、钙、铁等）的沉积有关。其在脑内的沉积有其特定的病原学和病理学基础，并有相应的影像学表现。MRI T_1WI 上纹状体部位出现高信号除见于以上这些情况外，还可见于高血糖患者、神经纤维瘤病、Hallervorden-Spatz 病（HSD）、长期胃肠外营养、锰中毒及不典型的肝豆状核变性等。大部分情况下，结合病史、临床表现、相应的实验室检查以及 MRI、CT 表现可以做出正确的诊断与鉴别诊断。

第二节　右额凸面矢状窦旁过渡型脑膜瘤（WHO Ⅱ级）病例

患者，女，50 岁。

术后病理检查：免疫组化诊断示右额凸面矢状窦旁肿瘤切除标本，过渡型脑膜瘤，因见肿瘤组织局部侵犯脑实质，WHO 分级应提高，定为 WHO Ⅱ级。MRI 表现见图 1-5-1。

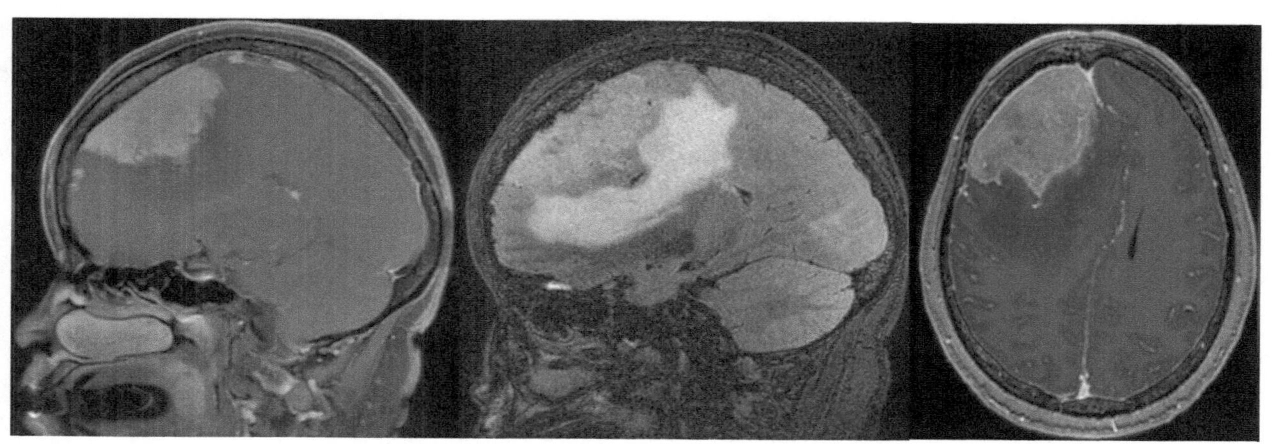

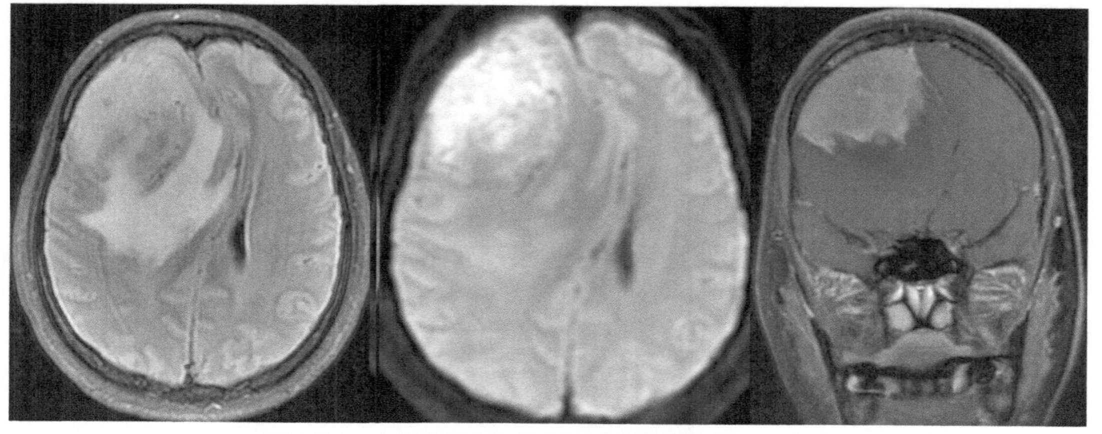

图 1-5-1　在额凸面头矢状窦旁过渡型脑膜瘤 MRI 表现

第三节 肠易激综合征与脑灰质

肠易激综合征是一种肠道功能紊乱疾病,主要表现为反复发作的腹痛和腹部不适以及大便习惯的改变。其发病率约为10%,女性更常见。因缺乏有效的生化指标,目前关于肠易激综合征的病理生理改变尚不清楚。

现认为其与肠道运动、肠道高敏感性以及心理因素等有关,最近的研究表明,肠易激综合征患者与脑-肠轴功能的改变有关。脑-肠轴由肠神经系统、中枢神经系统和下丘脑-垂体系统组成,可以调节压力、个人行为与心理等因素与肠道症状的关系。随着影像技术的进步,越来越多的研究表明肠易激综合征患者中存在脑功能紊乱。

而近年来兴起的基于体素的形态测量(VBM)方法可以利用MRI数据定量测量脑灰质体积的改变。但国内外针对肠易激综合征患者进行的基于体素的形态测量研究报道尚不多见,有作者在一项研究中为了明确肠易激综合征患者中是否存在局部灰质体积的改变以及如何改变,利用基于体素的形态测量方法对19例肠易激综合征患者和20名健康志愿者的脑灰质体积进行了测量和比较,旨在提高对肠易激综合征患者大脑结构改变的认识。

随着现代影像学的进展,对大脑内参与痛觉处理的神经通路的研究取得了显著进步。在不同的实验条件下,一些不同的皮质区域被激活,包括额叶和前额叶皮层,岛叶皮质,初级和次级体感皮层,前扣带皮质、丘脑、基底节、脑岛、杏仁核、海马、小脑和顶叶。该项研究中,发现这几个大脑内疼痛相关中心的灰质增加或减少。目前关于皮质变薄的原因仍未明了,有诸多学说,如神经细胞凋亡,胶质细胞和星形胶质细胞的死亡,树突、棘突数目减小,突触密度降低以及和谷氨酸相关兴奋性信号毒性增大。

利用PET和fMRI对肠易激综合征患者脑功能的研究已进行多年。Mertz等(2000)发现在疼痛和非疼痛性直肠刺激下,肠易激综合征患者和健康人群大脑激活区域类似,但是在疼痛性直肠刺激的条件下,肠易激综合征患者在前扣带回后部的激活更明显。

有学者研究发现,直肠刺激下肠易激综合征患者的右侧额叶皮层激活,前扣带回后部、颞叶和脑干激活减弱,扣带回前部和后扣带回激活增强;此外,亦有些研究发现,在直肠刺激下肠易激综合征患者的扣带回皮层的激活减弱或与健康人群相似。

虽然关于肠易激综合征患者脑功能的研究较多,但不同的学者研究结果并不相同,有些研究的结果甚至是相反的。近年来,随着基于体素的形态测量技术的不断成熟,使学者们能够渐渐将注意力集中到直接研究大脑结构的改变。

越来越多的结构MRI研究发现,不同的慢性疼痛人群的局部灰质体积有不同程度的减小。如:Apkarian等(2004)发现慢性背部疼痛患者双侧背外侧前额叶皮层和右侧丘脑的灰质体积减小;Geha等(2008)发现慢性区域性疼痛综合征患者右侧前额叶皮质灰质体积减小;Kuchinad等(2007)发现纤维肌痛患者扣带回灰质体积减小。上述研究提示脑灰质体积的减少与慢性疼痛之间存在某种联系。

在肠易激综合征的结构MRI研究中,Davis等(2008)发现肠易激综合征患者前/内侧丘脑和前扣带皮层的灰质体积减小,但未发现局部灰质体积增加。Blankstein等(2010)在一组女性肠易激综合征患者中发现,不但局部脑灰质密度减小,而且部分脑灰质密度存在增大的情况。该项研究结果与上述研究相似,既有灰质体积的减少,也有灰质体积的增加,虽然区域并不相同。

该组作者在该项研究中发现,相比于正常人群,肠易激综合征患者左中央前回和左顶叶脑回灰质体积减少;左下枕中回、右侧额中回、左缘上回、右枕中回灰质体积增加。说明肠易激综合征患者的大脑灰质结构发生了改变,既有部分皮层体积的减小,也有部分皮层体积的增加,但对各皮层之间的相互影响以及与肠易激综合征之间的相互关系尚需更进一步的研究。

目前灰质体积增加或减少的具体机制还不明了,大脑结构的改变与肠易激综合征的发生之间的因果关系尚不清晰,也是下一步研究需要着重解决的问题。总之,该项研究结果证实了大脑多个皮层区域与肠易激综合征的发病过程有着紧密的联系,预示肠易激综合征的发病是一个极其复杂的过程。

我们认为,大脑灰质体积增大是还缩小的标准是什么？大脑灰质体积每个人都可能不一样，只有自己与自己以前相比，才能够准确地说是增大还是缩小。如果与文献上报告的所谓的“正常人群”平均值相比，这就难说了，因为影响因素太多，诸如身高、体重、性别、年龄、地域、民族等，从这个问题看，要研究一个问题，标准很重要，“正常人群”平均值只能做参考值而已，要认真进行比较则只能与自己相比，不然，则无从讨论是增大还是缩小。这也是活体形态学研究的课题之一。

第四节　Joubert 综合征

“臼齿”畸形是指有“臼齿”征表现的一组中脑 - 菱脑畸形。“臼齿”征由 Maria 等命名，指脚间后窝加深，小脑上脚增厚、变直、变长，在 CT 和（或）MR 轴面扫描图像上形成的类似臼齿的影像学表现。最初，Maria 等（1999）认为“臼齿”征是 Joubert 综合征的特征性表现，可见于 85% 的 Joubert 综合征患者。

后来发现，除了 Joubert 综合征以外，“臼齿”征还可见于 Arima 综合征、Senior-Loken 综合征、COACH 综合征（小脑蚓部发育不良、精神发育不全、先天性共济失调、眼缺损、肝纤维化综合征）。Joubert 综合征是最为常见的一种“臼齿”畸形，又称为 Joubert-Boltshauser 综合征，首先由 Joubert 等（1969）发现，Boltshauser 等（1977）作了详细的描述。Joubert 综合征在全球分布广泛，我国台湾地区曾有 7 例报道。

（1）Joubert 综合征的主要病理表现：小脑蚓部，如部分脑干核及小脑核团碎裂，脑桥中脑连接部、延髓尾端发育不良，小脑上脚交叉异常。

现认为 Joubert 综合征为多基因常染色体隐性遗传病，异常基因的具体部位尚不清楚。Joubert 综合征男性多见，男女之比约为 1.8:1。

（2）临床表现：Joubert 综合征临床表现多种多样，已报道的病例多有眼球运动异常、新生儿期阵发性呼吸深快和呼吸暂停、肌张力低下、严重心理缺陷、共济失调、平衡功能障碍。部分病例伴有视网膜缺损、视网膜发育不良（50%）、伸舌（30%），30% 的视网膜发育不良患者伴有多囊肾，15% 的患者有多指（趾）。

Saraiva 等（1992）提出如下临床诊断标准：小脑蚓部发育不良、肌张力低下、发育延迟以及呼吸异常和（或）眼球运动异常。他们建议将 Joubert 综合征分为 2 型：不合并视网膜发育不良型（A 型）和合并视网膜发育不良型（B 型）。B 型患者合并多囊肾者较多，预后较差。

（3）影像学研究：Joubert 综合征的影像学表现为小脑蚓部部分或完全缺阙，小脑脚发育不良，小脑半球形态正常；第四脑室变形，可呈三角形或蝠翼状；大部分病例可见“臼齿”征；大脑半球多正常，约 6% 的患者可见双侧侧脑室中度扩大；6%~10% 的患者可见胼胝体发育不良。Barreirinho 等（2001）总结 12 例 Joubert 综合征病例的 MRI 表现，9 例可见“臼齿”征。提出 Joubert 综合征的主要诊断标准：肌张力减弱，共济失调，精神发育迟滞，眼球运动异常，以及“臼齿”征。

（4）鉴别诊断：Joubert 综合征需与 Dandy-Walker 综合征相鉴别。Maria 等（2001）指出，Dandy-Walker 综合征患者的脑干峡部宽度正常，无“臼齿”征，故“臼齿”征可作为两者的鉴别要点。

其他“臼齿”畸形与 Joubert 综合征的鉴别主要依靠临床表现。Dobyns 指出“臼齿”征可见于多种菱脑或（和）中脑综合征：如 COACH 综合征、Varadi 综合征；而 Dekiban-Arima 综合征可能是一种独立的综合征，Malta 综合征可能是 Joubert 综合征的一个变体或为一独立的疾病，Joubert 综合征合并多小脑回而肝、肾、视网膜正常者可能是 Joubert 综合征的另外一个变体。Dobyns 建议用“真”Joubert 综合征，指有“臼齿”征、共济失调、张力过低、呼吸暂停和（或）呼吸深快、发育延迟，肾脏、视网膜正常，可合并桡侧和胫侧多指（趾）的综合征；如果 Joubert 综合征合并先天性盲，则称为 Joubert lemer 黑蒙。

Boltshauser 指出，Senior-Loken 综合征既有部分 Joubert 综合征的特点，又常于青少年时期发生肾消耗病，但发展至终末期肾病者不多。

有作者报告一例有小脑蚓部阙如、小脑脚发育不良、第四脑室变形、“臼齿”征等影像学表现，可确诊为“臼齿”畸形。结合肌张力低下、智力低下、阵发性呼吸深快等临床表现及影像学表现，考虑 Joubert 综合征可能性大。该作者复习文献,未发现 Joubert 综合征有四叠体融合的报道。四叠体融合是否属于 Joubert 综合征的特征性表现有待进一步研究。

第五节 Sturge-Weber 综合征

Sturge-weber 综合征,又称颅面血管瘤病、脑(颜)面血管瘤综合征、脑三叉神经血管瘤、面部和软脑膜、脑膜血管瘤,是一种少见的先天性神经皮肤血管畸形,病变的主要特点为软脑膜血管瘤及三叉神经分布区的面部血管痣。属于先天性神经皮肤及血管发育异常。

1. 病理学 颅面血管瘤病是先天性胚胎早期血管神经发育异常性疾病。表现为同时累及一侧面部皮肤和颅内软脑膜的血管瘤,约 1/3 的患者伴有先天性青光眼。皮肤血管瘤沿三叉神经分布区分布,常累及上眼睑和眶上区。颅内软脑膜血管瘤多发于同侧枕顶部,可延伸至颞部及额部。本病有以下两个基本的病理特征:面部皮肤血管瘤,通常发生于上眼裂和眶上区,为类似于胚胎类型的毛细血管瘤;软脑膜血管瘤病,通常发生在同侧的顶枕区,可向额叶及颞叶延伸。由于长期供血障碍与瘤体挤压,局部脑细胞呈层状坏死,胶质增生及钙盐沉积,血管瘤下的脑皮层局限性萎缩。

在组织学上,面部皮肤血管瘤的血管壁类似胚胎型毛细血管壁,缺少弹力层和基层。颅内病理改变主要为覆盖大脑皮层的软脑膜毛细血管 - 静脉血管畸形,血管网深入脑内,导致大脑发育不良或脑萎缩,神经节细胞减少、变性,神经胶质细胞增生,皮层区不同程度的钙化。受累区脑实质多有脱髓鞘改变。

皮层区钙化灶一般位于软脑膜血管瘤下方,可延伸至下方的白质,发生的原因是软脑膜血管瘤淤血使血管渗透压停滞及异常引起内皮、外皮及神经胶质细胞体的缺氧性损伤、钙质沉积。因脑表浅静脉系统发育不良,导致深层髓质静脉引流异常,故病变还常伴有室管膜下静脉、脑室周围静脉和髓质静脉的扩张,甚至伴发静脉血管瘤。

病变还可引起患侧颅骨板障增厚。部分可伴有鼻旁窦和乳突增生,岩骨抬高。

2. 临床表现 颅面血管瘤病的临床表现主要为癫痫,偏瘫,不同程度的智力低下,面部三叉神经分布区“葡萄酒色”皮肤血管痣,常伴有先天性青光眼和眼脉络丛血管瘤。一组 6 例均有面部三叉神经分布区皮肤血管瘤的资料统计显示, 5 例癫痫发作, 2 例轻偏瘫,1 例智力低下。

3. 影像学研究 在影像学检查方面,自 Weber、Dimtri 在 X 线平片上发现该病的颅内钙化后,就成为该病的重要检查方法,但是由于平片的密度分辨率和组织分辨率不高,对轻微钙化和其他病理改变难以显示。CT 和 MRI 具有良好的密度分辨率和组织分辨率,且为断面扫描,无重叠干扰,可在良好的解剖背景上显示颅面血管瘤病的上述病理改变。

(1)皮层区钙化:皮层区钙化是本病典型表现之一,在 CT 影像上表现为脑回状、弧带状及锯齿状的高密度影。MRI 对钙化显示不如 CT 敏感,表现为 T_1WI 及 T_2WI 上低信号, T_2WI 上较明显,对钙化累及范围的显示也不如 CT。文献认为, CT 可观察到 1 岁以下皮层内钙质的沉积,国内有作者报道 CT 显示皮层下钙化的最小年龄为 1 岁。

(2)脑萎缩: CT 和 MRI 均可显示脑萎缩,但 MRI 显示脑萎缩的程度及范围要优于 CT, CT 上脑萎缩主要表现为患侧颅腔较对侧缩小,脑沟增宽,蛛网膜下隙扩大,侧脑室扩大,中线结构向患侧移位,且这些征象还取决于脑萎缩的程度及范围,对程度较轻,范围较小的脑萎缩,常规 CT 诊断还是有困难的。而且对于大脑皮层变薄、脑回变细及脑叶萎缩等, CT 较难显示, MRI 则可以准确的反映出来。该组 2 例同时行 CT 和 MRI 检查, CT 上仅显示脑外间隙轻度增宽,而 MRI 上可显示脑叶萎缩的细微改变,且显示萎缩的范围较 CT 广泛。对于患侧颅骨增厚,CT 和 MRI 两种方法效果大致相当。

(3)软脑膜病变:增强后 CT 和 MRI 均可显示侧脑室内脉络丛异常、室管膜下及脑室旁深静脉血管畸形以及软脑膜血管瘤脑回状的强化。其中异常的脉络丛表现为增大、明显对比强化,其病理上为脉络膜血管瘤,该组 3 例发现脉络丛增大,其中 2 例为双侧性。CT 和 MRI 增强扫描对此显示均较为满意,但 MRI 平扫即可清晰显示。

对于室管膜下及脑室旁深静脉血管畸形,在

MRI 上较易显示，平扫即可清晰显示室管膜下、脑室旁及深部髓质粗大的静脉，呈圆形或条形的流空信号，增强扫描明显对比强化。而 CT 平扫不易显示此征象，增强扫描有助于病灶的显示。该组 2 例行 CT 增强扫描显示强化的粗大静脉血管，3 例行 MRI 扫描发现粗大的静脉团和流空信号，其中 2 例伴有侧脑室内脉络丛增大。

CT 和 MRI 平扫对未发生血管壁钙化的软脑膜血管瘤的直接显示均较为困难，须借助增强扫描，增强扫描后表现为皮层表面脑回状强化，对于已出现钙化的，增强后脑回状强化的范围超出钙化灶的范围。且 MRI 比 CT 显示更清晰，累及范围更广。此种异常强化可能是由于微小的血管畸形本身所致，也可能是由于所累及的皮层慢性缺氧或癫痫引起的血脑屏障的破坏所致。该组 4 例增强扫描，均可显示皮层脑回状强化。而 MRA 对软脑膜血管瘤及深静脉异常的显示更为直观，浅深静脉引流显示更清楚。

（4）比较影像学：CT 和 MRI 是目前诊断颅面血管瘤病最为有效的检查方法，可清晰显示颅内异常的病理变化，但二者各有优势。由于 CT 有良好的密度分辨率，对皮层钙化的显示明显优于 MRI。在脑萎缩及颅板增厚方面，CT 和 MRI 效果大致相当，但 MRI 能更准确地反映出脑组织容量减少的程度。对于脉络丛扩大和室管膜下及脑室旁深静脉血管畸形，MRI 平扫即可清晰显示，而 CT 平扫不易显示，即使增强扫描仍不如 MRI 敏感。在对未发生血管壁钙化的软脑膜血管瘤的显示方面，CT 和 MRI 平扫均有困难，增强扫描可清晰显示，虽然 CT 增强扫描可见脑回状强化，但 MRI 增强扫描对软脑膜及视网膜血管瘤的发现和确诊更为敏感。

4. 鉴别诊断　皮层区脑回状钙化作为颅面血管瘤病的典型表现之一，须与其他类似钙化相鉴别，少突胶质瘤、脑梗死、化脓性脑膜炎以及中枢神经系统白血病均可引起类似的钙化，但结合本病的其他征象和临床资料，不难做出鉴别。另外，增强扫描能清晰显示本病的血管及脉络丛畸形，从而提供更丰富的诊断和鉴别诊断的依据。因此，对发现颅内脑回状钙化的病例，行增强扫描是非常必要的。

总之，CT 和 MRI 是目前诊断颅面血管瘤病最有价值的检查方法，可清晰地显示颅内异常的病理改变，结合临床资料，如面部三叉神经分布区皮肤血管痣、癫痫、偏瘫及智力低下等，进行综合分析，不难确诊本病。

第六节　抽动秽语综合征

抽动秽语综合征，又称发声与多种运动联合抽动障碍，是一种复杂的慢性神经精神障碍。临床上以头面部、肢体或躯干的多发性肌肉抽动与爆发性不自主发声为特征。MRI 不仅可以在活体内检测神经功能，而且可能为抽动秽语综合征患者的神经损害提供神经解剖学上的依据。

一些作者采用 MRI 测量抽动秽语综合征患者[31 例抽动秽语综合征患者的诊断均符合美国精神障碍诊断与统计手册第 4 版（DSM-Ⅳ）的诊断标准]和健康志愿者双侧基底节结构的体积，探讨抽动秽语综合征患者中枢神经系统可能存在的解剖结构基础。

抽动秽语综合征的确切病因目前尚不清楚。国外神经递质及神经影像的研究已经提出基底节异常是抽动秽语综合征的病因所在。

尾状核结构的异常可能是抽动秽语综合征患者心理和行为异常的潜在病因之一。一项研究结果显示，抽动秽语综合征患者双侧尾状核体积较正常对照组小，说明抽动秽语综合征患者双侧尾状核存在异常。有学者研究发现仪式动作和重复动作、抽动秽语综合征患者的抽动程度与尾状核的体积及神经元的代谢相关，该项研究结果支持尾状核结构的异常可能是抽动秽语综合征潜在的病因之一。

另一方面，在双侧尾状核的对称性研究中，该项研究显示正常对照组尾状核体积存在偏侧性，左侧大于右侧，这与文献报道的一致。Harris & Singer（2006）认为双侧脑结构，尤其是基底节区结构和功能的不对称性损害可能是引起抽动秽语综合征的原因，而该项研究中抽动秽语综合征患者尾状核的体积大小不存在偏侧性，原因可能是：该项研究对研究对象头颅的容积进行了标准化处理，消除了个体间头颅大小和形状的差异对实验结果的影响；抽动秽语综合征患者尾状核体积的异常改变程度在两侧存在差异，双侧尾状核的损伤程度不同。

Gallagher 等(2006)认为苍白球可能是抽动秽语综合征患者抽动产生的关键因素。该项研究结果显示抽动秽语综合征组双侧苍白球体积均较正常对照者小,且差异有统计学意义,推测苍白球可能在抽动秽语综合征患者的抽动过程中起重要作用,这一结果支持抽动的产生可能是苍白球功能异常所致。

壳核的体积正常,并不能否定其代谢和功能的异常。Lerner 等(2007)用 fMRI 研究抽动秽语综合征患者的抽动状态,发现双侧屏状核、丘脑、苍白球和壳核异常激活。Wong 等(2008)在用事件相关的 PET 研究中也发现苍白球和壳核的活动异常。该项研究结果显示抽动秽语综合征患者壳核的体积与正常对照组间差异无统计学意义,与一些作者的研究结果不一致。该项研究结果显示两组间壳核体积差异无统计学意义,但该组作者前期研究结果已发现壳核的 MRS 存在异常代谢情况。

第七节 卷发综合征

卷发综合征,又称 Menkes 病,是少见的先天性铜缺乏性疾病,该病为进行性、系统性疾病,尤以中枢神经系统和结缔组织损害为主,患者多于 3 岁前死亡。

卷发综合征是少见的先天性铜代谢异常疾病。1990—2003 年日本学者对卷发综合征的发病率研究显示,其在日本的发病率为 1/2 800 000 活产婴儿,在欧洲为 1/298 000 活产婴。

卷发综合征由 Menkes 等(1962)最早报道,Dankes 等(1972)发现该病具有明显的铜代谢异常特点,1993 年被确定为 X 连锁隐性遗传病,男性发病,女性为携带者,1/3 病例被确定为基因突变。该病主要是因为 ATP7A 基因的缺失引起,ATP7A 基因异常影响 ATP7A 活性的程度不同,决定临床症状可轻重不同。目前国内虽有个别病例及家系报道,但关于该病的头颅 MRI 表现分析的报道罕见。有作者报告经基因证实为卷发综合征的一家 3 例。

(1)临床表现:患儿以严重的进行性智能发育落后、癫痫发作为最常见的主要表现,一组调查显示,3 例患儿均有该表现,有作者通过对 12 例患儿的电生理活动研究表明,患者的癫痫发作可以分为 3 个阶段:早期多为局灶阵挛性发作,中期为婴儿痉挛发作,晚期为 2 岁以后的肌阵挛及多灶性癫痫发作,该组中 1 例患儿为早期,2 例为中期。

根据临床症状轻重不同本病可分为 3 型:①经典型 Menkes 病;②轻型 Menkes 病;③极轻型 Menkes 病,又称枕角综合征。其中经典型 Menkes 病于婴儿期发病,3 岁以内即死亡,少数患者可生存至 20 岁以上。

(2)影像学研究:卷发综合征患儿的头颅 MRI 表现有一定的特征性。当卷发综合征表现为重型时,出生后立即行头部 MRI 检查即可出现典型征象,同时定期追踪观察可明确病情发展进程。卷发综合征头颅 MRI 表现为进行性脑萎缩,梗死,硬膜下积液或血肿,髓鞘形成延迟和脑白质脱髓鞘,主要是因为脑中含铜酶 - 线粒体细胞色素 C 氧化酶活性缺乏,导致能量及神经元代谢异常;多巴胺 -β- 氧化酶的缺陷使单胺类神经介质代谢障碍,引起神经系统症状,故患者表现为精神发育异常。MRA 示颅内及颈部血管扭曲和延长。

脑、肝及结缔组织细胞中赖氨酰氧化酶活性降低,使众多器官和结缔组织的强度显著降低,因此卷发综合征患儿的血管扭曲、动脉弹性降低,另外,膀胱憩室、胃息肉等临床表现亦被认为与此种酶的缺乏有关。3 例患儿均有颅内血管扭曲、延长,2 例轻度漏斗胸,1 例患儿伴有腹股沟疝,1 例患儿肌张力减低。

该组 3 例患儿头颅 MRI 及 MRA 表现均与文献报道相符,其中例 1 追踪观察病情渐进性加重,主要表现为进行性脑萎缩、脑白质脱髓鞘改变、硬膜下血肿,同时该患儿右侧丘脑区 MRS 于 1.4×10^{-6} 见高大的 Lip 峰,可能是由于线粒体含铜酶 - 细胞色素 C 氧化酶引起的神经元代谢异常,同时铜 - 锌超氧化物歧化酶缺乏,引起氧化功能受损,导致超氧化物积聚及神经元损害;患儿右侧基底节、左侧丘脑及例 2 患儿双侧放射冠前部 Cho 峰升高,提示病灶部位胶质增生,神经元脱髓鞘,神经元受损。

Munakata 等(2005)报道细胞色素 C 氧化酶减少,卷发综合征患者细胞内的呼吸氧化功能受损,^{1}H-MRS 中的 Lac 峰可明显升高,故可用 Lac 峰的升高与降低来评价卷发综合征患者组胺铜注射治疗效果。

DWI 有助于早期诊断及鉴别病灶为血管源性水肿或细胞毒性水肿，表现扩散系数（ADC）值明显升高，代表病灶为血管源性水肿，可引起癫痫持续状态及可逆的能量破坏；ADC 值降低，则代表病灶为细胞毒性水肿，提示能量不可逆的破坏。

目前，国内对卷发综合征的诊断主要依赖其典型的临床表现、实验室检查及影像学检查。该组 3 例患儿具有典型的临床表现，同时检验结果中铜蓝蛋白水平降低，头颅 MRI 表现符合经典型卷发综合征，最终结合患儿的基因检测确诊为卷发综合征。

第八节 枫糖尿病

枫糖尿病是一种常染色体隐性遗传性氨基酸代谢病，由于支链氨基酸 α- 酮酸脱氢酶复合体的基因缺陷，使支链氨基酸（亮氨酸、异亮氨酸和缬氨酸）及其相应 α- 酮酸的分解代谢在初始阶段就被阻滞，在血浆、尿液及脑脊液中蓄积过多而引起脑病，故又称支链酮酸尿症。

该病罕见，世界范围内的发病率为 1/185 000。枫糖尿病最早由 Menkes 等（1954）报道，到目前分为 5 种表现类型。

新生儿期枫糖尿病的组织学改变决定了其特异性的 MRI 表现，即两种不同形式的脑水肿：一种是枫糖尿病水肿，因其分布位置具有特征性而得名，这些位置与足月新生儿的髓鞘化进程相一致，包括小脑深部白质、背侧脑干、大脑脚、内囊后支、半卵圆中心中部白质，在 DWI 上表现为明显的高信号。另一种是弥漫性的脑水肿，即在新生儿期尚未髓鞘化的白质区域，包括皮层下白质、额叶白质、枕叶白质、颞叶白质呈弥漫性长 T_1、长 T_2 水肿信号改变，相应部位 DWI 表现为低信号。

目前认为，髓鞘化区域脑水肿是髓鞘内水肿，水的自由扩散受限，在 DWI 上显示高信号；未髓鞘化区域的脑水肿是血管源性间质水肿，水的自由扩散加快，在 DWI 上显示低信号。有作者报告一例患儿，特征性枫糖尿病水肿在 DWI 显示为明确高信号，水肿区域表观扩散系数（ADC）值降低，而常规 MRI 不能明确对应位置的长 T_1、长 T_2 信号改变，提示对观察特征性枫糖尿病水肿 DWI 较常规 MRI 更敏感。

与常规 MRI 相比，DWI 在图像上能更容易区别新生儿期枫糖尿病早期两种不同形式的脑水肿：弥漫性脑水肿显示为低信号，特征性枫糖尿病水肿显示为高信号，两种水肿信号强度对比强烈。

常规 MRI 探测新生儿枫糖尿病早期特征性枫糖尿病水肿不敏感。本病确诊依赖遗传代谢病检查，但其特征性的 MRI 表现可提示遗传代谢病检查的必要，对确诊枫糖尿病具有导向作用。

第九节 亚历山大病

亚历山大病，又称为纤维蛋白样脑白质营养不良脑病，是一种原因不明的少见的星形细胞功能异常的中枢神经系统变性疾病，可能为常染色体隐性遗传。病理学检查，电镜下可见脑内大量罗森塔纤维。分子遗传学检查，显示神经胶质酸性蛋白基因突变与本病相关。一些作者报道，亚历山大病患者约 90% 以上存在 17q21 位上神经胶质酸性蛋白基因突变。

（1）临床表现：临床一般分为婴儿型、少年型及成人型 3 型。婴儿型最常见，常发病于出生后 1~2 年，病程一般 2~3 年，早期临床症状主要为发育迟缓、癫痫，之后逐渐出现精神运动性迟滞、痉挛和四肢瘫。少年型常于 2~14 岁起病，较婴儿型少见，可存活至中年，临床以脑干受累症状为主。成人型罕见。临床诊断需根据症状、体征、影像表现、脑组织活检及 DNA 检查等。

（2）影像学研究：亚历山大病的 MRI 诊断标准如下：①以额叶白质区为主的广泛脑白质信号异常；②侧脑室周围 T_1WI 呈高信号，T_2WI 呈低信号；③丘脑、基底节区信号异常；④脑干信号异常，特别是中脑和延髓；⑤一个或多个结构（包括侧脑室周围、额叶白质区、视交叉、穹隆、基底节区、丘脑、齿状核和脑干）的异常强化。5 条标准中符合 4 条即可确诊为亚历山大病。一例患者自 4.5 岁以来，逐渐出现行走不稳、摔倒，直至站立不能，呈进行性发展过程；MRI 检查显示脑桥、两侧大脑脚、丘脑及基底节区异常信号，两侧额叶、枕叶广泛脱髓鞘改变，两侧额叶囊性变，符合诊断标准中前 4 条，可诊断为亚历山大病。

本病需与弥漫性海绵状变性、巨脑回脑白质病及其他类型脑白质营养不良等鉴别。

第十节　头颅 CT 部分诊断陷阱

头颅平扫 CT 是急诊筛查各种神经系统疾病最常用的检查方法，大约 1/14 的急诊患者接受过头颅 CT 检查，然而急诊中容易忽视和漏诊的头颅 CT 征象不少。

（1）大脑中动脉高密度征：大脑中动脉高密度征（HMCAS）是提示大脑中动脉血栓形成的高度特异性征象，其可见于 35%~50% 的确诊大脑中动脉闭塞患者中，该征象与早期出现脑实质低密度灶、出血转化及更大面积的梗死、预后不良均相关。其中，可能漏诊的是远端大脑中动脉闭塞，因 M2 段可能仅出现轻微高密度影，并且隐藏在外侧裂脑池中。因此，在检测大脑中动脉高密度征时，需要观察整段大脑中动脉，有时甚至需要进行薄层扫描。

（2）脑实质异常：卒中发病 48 h 内，首次 CT 扫描发现的缺血灶体积大小与卒中后 1 周及 3 个月时神经功能障碍程度呈正相关，而超早期（<4 h）即出现 CT 阳性征象可能提示出血转化及脑损伤风险。患者存在陈旧梗死灶时可能发生误判，回顾既往 CT 检查结果对于判断新旧梗死灶至关重要。一例 71 岁男性患者，既往有过大脑前动脉和大脑中动脉内侧分水岭区梗死，新发左侧肢体无力。既往 CT 显示右侧额叶局灶性低密度影；此次就诊新的头颅 CT 显示更大范围的灰白质分界不清，疑似新发梗死；DWI 证实了新发梗死。将现有 CT 与既往 CT 进行比较，对于鉴别轻微密度减低是否为新发急性梗死十分关键。另有一例 63 岁男性患者，突发急性右侧肢体无力。既往 CT 显示年龄相关性脑改变；新的头颅 CT 显示左侧放射冠区不对称性密度减低；DWI 证实左侧皮质脊髓束梗死。

此外，CT 检查的窗宽太宽或太窄都会遗漏有诊断价值的信息。因此，调整窗宽可提高对脑实质疾病的检出率，可增加急诊医师采用平扫 CT 检出急性缺血性卒中的比例。对于较年轻的患者，需要明确是否有灰白质界限不清、灰质肿胀、脑沟变浅等征象。

一例 84 岁患者因失语和右侧肢体无力就诊。脑窗 CT 成像显示左侧颞上回后部的深部白质出现轻微低密度影，延伸至 Wernicke 区；卒中窗 CT 提示明显低密度灶；DWI 证实为急性梗死；与既往 MRI 成像比较无异常信号。

一例 63 岁男性，因右侧肢体麻木就诊，既往有糖尿病和冠心病病史。脑窗 CT 显示左侧丘脑轻度低密度影；卒中窗 CT 提示明显低密度影；DWI 证实急性梗死。

一例 33 岁男性，突发左上肢无力。CT 显示右侧大脑半球脑沟消失，尾状核头模糊，伴部分灰白质界限不清；脑沟消失伴基底节模糊和灰白质界限不清；CTA 显示右侧大脑中动脉充盈缺损，提示为血栓；DWI 证实右侧大脑中动脉梗死。

一例 41 岁女性，突发言语不清。CT 平扫示左侧顶叶轻微灰白质边界不清；CT 增强扫描显示低密度梗死区伴血管增强。

（3）外伤性脑出血：不同时期的硬膜下血肿，其 CT 表现也有所不同，一般急性期过后密度会减低，可与邻近脑组织或颅骨密度类似而相混淆。因此，与卒中患者类似，调整窗宽对于不漏诊异常征象十分重要。此外，也需对既往 CT 进行比较，进而明确是否为新发出血，或鉴别急性、慢性或亚急性血肿。一例 49 岁男性，从自行车上摔下。CT 平扫显示左侧脑实质软组织肿胀；硬膜下窗 CT 示前颅窝和中颅窝血肿，只是因为前图窗宽原因，使得血肿与邻近颅骨密度相混淆而只看到脑实质软组织肿胀。一例 53 岁男性，既往有硬膜下血肿病史，本次因急性摔倒就诊。既往 CT 显示新月形低密度病灶，可能由于慢性硬膜下血肿所致；本次就诊新的头颅 CT 显示左侧硬膜下血肿处可见新的低密度灶，提示为慢性期血肿叠加急性血肿；随访 CT 显示为高密度，证实为慢性期血肿叠加急性血肿。

（4）外伤性颅骨骨折：眶底是一层很薄的组织，在标准的轴位成像时可能存在盲点，与扫描平面平行或略微倾斜的骨折很难发现，因此需要多平面成像以明确是否存在骨折，更加容易发现的继发性征象可能有助于医生评估邻近组织，特别是在外伤时出现静脉窦 / 乳突出血或积液。额叶挫伤提示存在对冲伤，需检查对侧是否存在骨折。

一例 45 岁男性摔倒后就诊。轴位 CT 像显示右侧眶底骨折；冠状位重建显示右侧眶底极小的粉碎性骨折。一例 45 岁女性，跳舞时摔倒。轴位平扫 CT 显示左侧额叶硬膜下血肿及蛛网膜下隙出血；轴位 CT 显示右侧枕骨骨折。

（5）颅颈部损伤：颅颈连接区损伤不是很常见，但具有重要的临床意义。在对高速车祸幸存者进行初次影像学检查时，可能遗漏颈部脊柱损伤，高达 1/3 的患者可能会出现后期神经系统症状。因此，对患者进行定位头颅 CT 检查十分重要，或能发现被遗漏的轻微征象。

一例 29 岁男性患者，CT 定位片显示由于寰枕脱位导致枕骨 - 齿突间隙增宽；CT 矢状位重建证实寰枕脱位。

（6）头痛：头痛是急诊患者最常见的症状之一，约 3.1% 急诊患者因头痛就诊。头痛的病因多样，如患者出现快速进展的脑实质萎缩和脑白质改变，需要明确患者是否存在免疫功能低下，以便帮助诊断人类免疫缺陷病毒（HIV）相关脑炎。

一例 63 岁男性人类免疫缺陷病毒脑炎患者，2 d 前出现头部疼痛及进行性加重的谵妄。2 年前 CT 成像示轻微的弥散性脑室扩张，脑实质和脑白质正常；就诊时 CT 示弥散性脑沟和脑室增宽，快速的灰质体积减小，左侧脑室旁白质信号减低；就诊后 3 d MRI 证实脑深部白质广泛性改变，与人类免疫缺陷病毒脑炎表现一致；实验室检查示脑脊液病毒载量增加，CD4 细胞数为 34 个；冠状位显示胼胝体受累。

静脉窦血栓导致的头痛通常会被忽略，因为常规平扫 CT 很难发现。调整 CT 成像的窗宽有助于发现硬膜静脉窦损伤情况。Labbe 静脉血栓通常导致头痛和癫痫，需要特别注意的是，因其可能与局灶性硬膜下血肿相混淆，三维重建成像有助于鉴别。

一例 51 岁男性患者，因严重头痛就诊。CT 平扫示硬膜静脉窦高密度影；采用硬膜下窗，可更好地观察到静脉窦血栓形成。MRV 成像示右侧横窦血栓形成；压脂像 MRI 成像显示对应的充盈缺损。

一例 44 岁男性患者，既往有偏头痛病史，因意识状态改变而就诊。轴位平扫 CT 示横窦和乙状窦高密度影，与硬膜下血肿相类似；矢状位平扫 CT 显示左侧 Labbe 静脉高密度影；轴位平扫 CT 示脑实质低信号，左侧颞叶肿胀；冠状位 CT 成像显示 Labbe 静脉血栓。

肿瘤也是头痛的病因之一。由于中线结构复杂，仔细查找中线有利于发现可能忽略的肿瘤病灶。胶样囊肿就是这样的一类肿瘤，其占原发性脑肿瘤的 1%，通常导致直立位严重头痛，平躺休息可缓解；CT 成像其密度一般略高于实质，但也可能为低密度或等密度病灶。

一例 45 岁男性患者，因头痛就诊。CT 轴位平扫显示中线位置圆形高密度病灶，侧脑室轻度扩张；T_2 和增强 T_1 像证实了非强化的胶样囊肿。

垂体卒中是指脑垂体梗死或出血，通常发生在垂体腺瘤的情况下；因其进展迅速，可能导致昏迷或死亡，所以该类患者需及时诊断。CT 示垂体窝高密度影及密度不均等均提示垂体卒中的可能。一例 30 岁女性，因头痛和视力模糊就诊。轴位和矢状位平扫 CT 显示垂体增大，伴线性高密度信号，提示出血或钙化；轴位和矢状位 T_1 像证实为垂体出血。

（7）意识状态改变：导致意识状态改变的病因很多，需仔细回顾既往影像学资料和临床病史。评估既往影像尤其重要，特别是任何程度的交通性脑积水伴弥漫性脑室扩张和脑沟消失的患者。在已知有肿瘤病史的患者中，如果出现上述征象，可能提示癌性脑膜炎。

一例 59 岁女性患者，既往转移性乳腺癌病史，因意识水平下降而就诊。既往轴位 T_2-Flair 像未见异常；入院平扫 CT 显示弥漫性脑室扩张、脑沟消失，怀疑交通性脑积水；增强 T_1 像显示软脑膜强化、脑室扩张，提示为软脑膜癌转移，随后脑脊液检测结果证实了这一诊断。

中毒或代谢性疾病可能导致双侧或对称性病变，代谢性病因通常累及基底节。双侧苍白球异常的鉴别诊断包括缺氧缺血性脑病、一氧化碳中毒、药物滥用、肝衰竭后遗症及药物损伤等。在一例患者中，苍白球病灶提示急性一氧化碳中毒的可能，需要早期诊断及治疗。

一例 51 岁男性患者，既往有药物滥用史。因急性意识状态改变而就诊。既往平扫 CT 未见异常；此次就诊时 CT 平扫示双侧苍白球低信号，提示坏死性改变；弥散性脑沟消失及脑室变窄提示轻度弥漫性脑水肿；DWI 证实了苍白球的病灶，随后检查结果提示急性血氨水平增高。

上述讨论均是可危及生命且对时间较为敏感的疾病，而急诊平扫 CT 极易漏诊上述疾病的关键影像学特征。在急诊情况下，及时、准确、有效地识别上述征象对急诊医师是个挑战，最小化漏诊率的关键是掌握这些容易被漏诊但十分关键的征象。

第十一节 关于大脑的秘密

扫描让我们看见了什么？

人脑 - 电脑：不是一个层次的比较。

两手握拳，合在一起成球状，这就是你大脑的体积。大脑是以立方厘米(cm^3)计算的整个已知宇宙中最复杂的物质。它如何工作？它为何会产生意识？由于神经科学领域发生的巨大进展，20 世纪 90 年代被称为大脑时代，但大量的数据只帮助人们获得了点滴认识。研究者自认为知道大脑是什么：它类似一种巨型计算机。但事实证明，大脑作为一种有机体，有其独特的逻辑。

20 世纪 90 年代，神经科学的研究相当热火，数以千计的研究人员从事相关研究，数以十亿计的资金投入到这个领域，这主要是由于新的实验工具(例如功能磁共振扫描仪)带来了不同寻常的希望。突然之间，一向被封锁在颅骨里的人类大脑似乎与科学家直面相对了。

20 世纪 90 年代的狂热研究取得了什么实质性成果？大脑已经很快吐露所有秘密了吗？

答案既是肯定的，又是否定的。神经科学受益于一系列革命性的研究技术，但尽管研究论文如雪片般出现，大多数神经学家却感到自己好像是鼻子贴在画布上近距离欣赏油画一样。他们能够看到外在的笔触，却还不能从对细节的研究中抽身出来，欣赏整幅画作。

然而，人们至少得到了一个强烈信息，即大脑是一种活动着的复杂物质。人们常常把大脑比作电脑，但后者和大脑比起来只是非常简单的装置。大脑是器官而不是机械，它能够学习、预测、进化、适应。它有意识，有思维，运作起来是一个富有活力而连贯的整体，并非简单地由部件组装而成。

如果说神经科学的近期发展带来了什么新观念的话，那就是它让人们认识到，对大脑这个活动着的复杂物质而言，将之比作电脑只是一种最粗浅的比喻，它们不是一个层次的比较。

第六章　脑的活体形态学

第一节　血脑屏障的形态学基础

1. 单位膜与转运系统　构成血脑屏障的脑血管内皮细胞同外周血管内皮细胞截然不同，细胞间连接紧密且不可渗透，细胞间无裂隙，内皮无孔道，胞饮活动极低。连续屏障的存在，意味着除少数物质外，血液中绝大多数物质进入脑内的能力，取决于它的脂溶性。

然而，脑细胞的营养要素，如葡萄糖及某些氨基酸等则属例外，它们进入脑内的量很大，远远超出简单扩散作用的能力，是通过特殊的转运方式通过血脑屏障而到达脑细胞，以满足高新陈代谢的需要。

为了叙述方便，通常认为血脑屏障是单位膜，事实上它由血管内皮细胞的腔内侧胞膜、胞质和腔外侧胞膜构成。

血脑屏障的转运系统可被饱和，亦可被竞争性抑制，它主要用于转运葡萄糖、氨基酸、酮体，核苷酸、胆碱和维生素 B_1，对水溶性分子通透的严格限制使得小泡转运可精确地调控供养中枢神经系统的细胞外液。维持细胞外液的稳定对于中枢神经系统十分重要，同其他有害因素相比，细胞外液成分的微小变化即可对突触信号传递的敏感性产生严重的影响。

一般说来，非极性物质的亲脂性越高，被脑细胞摄取的量越大。但亦有例外，明显的例子是免疫抑制剂如环孢霉素虽属亲脂性，但却不可进入脑内，它似乎较易通过血 - 视网膜屏障。此外，细胞膜糖蛋白的存在可阻碍亲脂性物质进入脑内，糖蛋白 P 位于血脑屏障及血 - 组织屏障处，被认为是能量依赖泵，在培养的某些细胞或肿瘤组织中发现它可抵抗多种药物的通透而对脑细胞起保护作用，有作者认为这是通过其转运作用来实现的。它可将大多数非极性的外来致病原泵出内皮细胞至血液中，从而阻止它们进入脑内。有作者报告，血管内皮细胞胞浆酶可参与亲脂性分子的代谢。

从这些发现可以看出，认为血脑屏障只对亲水分子有屏障作用这一传统观念需要更改，应包括，血脑屏障对某些亲脂性分子有一定限度的阻碍作用。

尽管血脑屏障能够阻止多数大分子进入脑内，但受体中介的转运亦见报道，如转铁蛋白、胰岛素、胰岛素样生长因子及低密度脂蛋白等，但转运率低，上述物质是否经小泡转运入脑，至今尚缺乏证据。

脑毛细管结构的特点：脑不同于身体其他脏器，具有血脑屏障机能，脑毛细管的结构具有如下特点：①脑的毛细血管内皮细胞间有微细的纤维网连接，形成细胞之间的紧密接合；②脑的毛细血管内皮细胞缺少收缩蛋白，收缩蛋白能使细胞收缩，加大细胞之间的间隙，导致血管的通透性增加；③脑的毛细血管内皮细胞的吞饮小泡很少，泡饮作用可转送较大分子的物质；④脑的毛细血管基底膜完整，连续；⑤脑的毛细血管外面被胶质细胞膜突形成的“足板”所覆盖。

脑的特殊区包括脉络膜丛、垂体腺、灰结节、松果体、视隐窝前部、下丘脑正中隆突、后联合下部和延髓后极等，这些部位的血脑屏障功能不全或者缺乏，是为了适应其特殊的生理功能，例如：松果体和下丘脑正中隆突控制着体内激素的释放，血脑屏障缺乏，使其容易感受血液中的激素水平，提供反馈性调节作用。

目前已证实，血脑屏障的基本结构是脑毛细血管内皮细胞，主要特征是内皮细胞间以紧密连接的方式相结合，构成一道结构屏障，能有效阻止某些物质进入脑内。不仅在脑毛细血管内皮，而且在脉络丛上皮、蛛网膜和神经束上皮，紧密连接互相结合，这些部位,就像一层连续的细胞层。

2. 脑毛细血管内皮细胞 脑毛细血管内皮细胞的形态学特征有4个。

(1)胞浆内吞噬颗粒含量少:研究证实,脑毛细血管中的吞噬颗粒比肌肉毛细血管中少7倍,比脑室周围器官,包括内侧隆起、极后区、穹隆下器官、垂体、松果体等处的有孔毛细管中少3~7倍。

(2)收缩性低:脑毛细管内皮细胞不含收缩蛋白,所以无收缩力,即使在接触组胺、5-羟色胺和去甲肾上腺素等增加血管通透性的物质时,其对蛋白的通透性也不升高。

(3)含特定的分子成分:许多细胞化学和细胞免疫化学的研究表明:血脑屏障毛细血管内皮细胞中的某些分子成分与其他血管内皮以及脑室周围器官内皮中的成分均不相同,这些成分与血脑屏障的屏障功能有关。

如有作者发现位于血脑屏障内皮细胞的管腔面浆膜上的一种抗内膜抗原,在血脑屏障功能受损时,这种抗内膜抗原的抗体染色消失,不再表达;而当这种抗内膜抗原重新表达时,血脑屏障的功能即恢复,这说明抗内膜抗原和其他特殊存在于血脑屏障的分子是识别血脑屏障损伤及其损伤的分子机制的标记。

另外,细胞免疫化学研究发现,细胞膜表面的P-糖蛋白,是一种耗能排出泵,其在血脑屏障中的作用是将有害的非极性物质排出,维护脑内环境的稳定。

(4)酶调节:如脑毛细血管内皮细胞胞质中的芳香胺酸脱羧酶和单胺氧化酶系统构成一道酶的屏障,使正常血液循环中的单胺类神经递质及其前体不能通过血脑屏障。因此,脑毛细血管内皮细胞独特的酶系统的存在是脑内神经递质稳定的必要条件。

3. 内皮细胞之间的紧密连接 脑毛细血管中的相邻内皮之间接合处细胞间隙消失。在高倍电镜下,紧密连接是由8~10条平行的连接小带组成的,还有几条吻合侧支一同构成简单网络,呈箍状围绕在相邻两细胞的顶部,此种方式的连接,使分子量较小的示踪剂微过氧化物酶(分子量1 900)和镧离子也不能穿过内皮细胞的紧密连接点,只有在细胞发生损伤时,此种连接才会发生分离。

4. 脑毛细血管内皮细胞基底膜 基底膜厚约40Å,内皮细胞基底和基膜之间仅有一狭小间隙,电镜下,基膜由微纤维形成网状骨架,中间充填无定形物质,基膜本身具有一定的负电荷。目前认为,基膜主要对内皮细胞起支持作用,防止由于静脉压改变导致的毛细血管变形。

5. 脑毛细血管周围结构特征 星形细胞的足突包绕脑毛细血管形成较完整的外鞘,过去认为它是构成血脑屏障的解剖结构之一,但近来研究结果表明:正常情况下,这种足突不参与血脑屏障的屏障功能的执行,不过其对于诱导和维持血脑屏障许多特性具有重要作用。

有学者将支霉黏毒注入新生鼠体内,引起星形细胞及少突胶质细胞变性,脑毛细血管失去其周围星形细胞的终足,但血脑屏障的完整性并未受到影响。

此外,试验又表明,星形细胞介导脑内皮细胞表达一种特别定位于脑内皮细胞的γ-谷氨转肽酶;星形细胞还介导相邻内皮细胞间形成紧密连接复合体。因此,星形细胞与脑毛细血管内皮细胞间存在复杂的联系。

第二节 青年人与老年人海马体积及形态的MRI

海马是边缘系统及内侧颞叶中的一个重要结构,占据侧脑室下角及三角区的底及内侧壁,因形如海马而得名。很多疾病都可导致海马体积缩小。如抑郁症、癫痫、阿尔茨海默病、精神分裂症等,不同疾病影响到海马的不同区域。

MRI作为检查在体海马是否萎缩的唯一手段,过去常由于低场强MRI分辨率不够高,使用的分界标志点不统一,不能够将海马头与杏仁体相区分,或者是由于海马测量不包括海马尾等原因导致所获结果相差较大,另外对海马的分部进行测量的研究也较少。

海马分部定位的标志点:有些疾病与海马的分部是相关的,如癫痫患者常伴有海马头的缩小;重症抑郁症患者常出现海马尾的缩小,精神分裂症的患者也有海马头缩小。因此有必要分别了解海马头、体、尾3个部位的体积,但关于这3个部位如何区分一直有较大的争议。海马的分界和标志点的选择很不统一。

为此有作者研究在海马的分部中，确定相对恒定、容易辨认并易被接受的标志点作为区分的标志，其选择的依据主要叙述如下。

钩隐窝为海马与杏仁体之间的小裂隙，以钩隐窝出现的第一个层面作为海马头与杏仁体的分界，也作为海马头的起始部分。在图像中，钩隐窝基本上都能够清晰的显示，从测量的结果可见其变化较小，较为恒定，作为解剖学的定位标志是可行的。

海马头的内侧界与环回相邻很紧密，难以将其区分，文献一般未做详细描述，该组参考 Malykhin 等（2007）的人工定义方法，选择了下托和床室两个标志点，将下托的下缘与床室分割线交点作为内侧界标志点，该点能清晰的显示，并较为恒定。

钩顶完全呈现层面的标志较为恒定也易辨认，作为海马头、体的分界是可行的。海马体部包括 Ammon 角、海马伞等部，海马伞可有部分陷入 CA2 区或 CA3 区，因此应当将海马伞勾画在内。海马尾因与丘脑枕、穹隆（fornix）等结构较难区分，该研究将穹隆全貌显示的层面作为海马尾的第 1 个层面，穹隆全貌显示既恒定也容易辨认，较易接受。

该研究沿四叠体池上界向外侧画一水平线至侧脑室三角区，将海马尾与穹隆分开，保证了测量数据的可重复性。

（1）正常海马的体积：已有很多学者对海马体积进行测量，结果不尽相同，差别很大。与文献比较，该研究结果稍大于前人测量的海马的体积，造成这种差异可能有以下几方面的原因：首先，文献报道所参照的海马解剖边界标准多未能对海马尾部进行完整测量，多数仅测量到穹隆便舍弃剩余的尾部，这可能是造成数值差异的最重要的因素。其次，部分文献中解剖边界描述部分较为含糊。另外，文献中的部分标志点的可重复辨认性不强，如 Jack（1994）选用下托与海马旁回之间灰白质交界处作为下界，但在研究中发现，相当一部分受试者这些标志点在 MRI 图像上显示欠清晰。

除此之外，场强、层厚、解剖标志的不同皆可造成各实验室之间数据的不同。

MacMaster 等（2008）及 Malykhin 等（2007）在边界区分和标志点的选择与该研究基本接近，其结果也基本相似。因此该研究提出的解剖学标志点较为恒定、容易辨认，在实际操作中是可行的，由此产生的结果也是可信的。

（2）性别、侧别和年龄对海马的影响：该研究发现性别对成人海马结构体积没有影响，这与大多数学者的报道是一致的。有报道左、右海马体积有明显的差异，该研究结果发现老年组的右侧海马尾部明显大于左侧，老年组左、右两侧海马整体体积相比较虽无统计学意义，但两侧的结果相差较大。此变化反映了侧别对海马体积的影响与年龄有着密切的关系。从另一个角度提示了以往关于侧别的不同结论很可能是由于未考虑年龄因素的结果。

该研究通过海马层数的分析和三维重建，发现双侧的海马头平均层面积小于青年组，即头部不仅在长轴变短，横断面面积也变小，可见年龄对海马的各部都产生影响，但最显著的是在头部，头部与空间记忆及其记忆的贮存相关，老年人的记忆下降可能与头部的萎缩相关。

第二篇　颅脑肿块一般情况

第一章　脑肿瘤分类

第一节　WHO(2016)中枢神经系统肿瘤分类解读

Acta Neuropathol 杂志于 2016 年 5 月 9 日在线发表了 Louis 等对 WHO 新的中枢神经系统肿瘤分类概述。虽然脑肿瘤的分类目前仍很大程度上依赖于组织学检查,但近 20 年来,部分脑肿瘤的遗传学发生基础已被阐明。2014 年,在荷兰哈勒姆举行的国际神经病理联合会议建立了将分子病理结果加入脑肿瘤诊断的指南,并通过了 2007 版中枢神经系统肿瘤分类修订的流程。2016 年,WHO 在 20 个国家 117 名研究者的工作基础上,采纳了多名神经病理专家和神经肿瘤专家的意见,在 2007 版的基础上首次对大多数脑肿瘤增加了分子分型。WHO(2016)中枢神经系统肿瘤分类还增加了部分新认识的肿瘤,删除了部分肿瘤类型或诊断术语,对某些肿瘤的诊断、分级及分型进行了修订。虽然该分类官方仅定义为 2007 第 4 版的修订版,但因有重大进展,故在此处对 WHO(2016)中枢神经系统肿瘤分类进行介绍。

一、肿瘤分类与部分肿瘤分级

WHO(2016)中枢神经系统肿瘤分类整合了表型和基因型特征进行肿瘤分类,有助于增加诊断的准确性,帮助改善患者的诊疗与管理。WHO(2016)中枢神经系统肿瘤分类见表 2-1-1,部分肿瘤分级见表 2-1-2。

WHO(2016)中枢神经系统肿瘤分类虽在原有基础上有重大突破,但仍存在部分不符合其限定的诊断群体。例如,应用表型和基因型(IDH 突变型和 1p/19q 共缺失)联合的方法可以诊断星形细胞瘤、少突星形细胞瘤和少突胶质细胞瘤,但很少见到包含有组织学和遗传学截然不同的星形细胞(IDH 突变型、ATRX 突变型、1p/19q 未缺失)和少突胶质细胞(IDH 突变型、ATRX 野生型、1p/19q 共缺失)成分的“真正的”少突星形细胞瘤。

表 2-1-1　WHO(2016)中枢神经系统肿瘤分类

肿瘤分类	ICD-O 编码
弥漫性星形细胞和少突胶质细胞肿瘤	
弥漫性星形细胞瘤,IDH 突变型	9400/3
肥胖型星形细胞瘤,IDH 突变型	9411/3
弥漫性星形细胞瘤,IDH 野生型	9400/3
弥漫性星形细胞瘤,NOS	9400/3
间变性星形细胞瘤,IDH 突变型	9401/3
间变性星形细胞瘤,IDH 野生型	9401/3
间变性星形细胞瘤,NOS	9401/3
胶质母细胞瘤,IDH 野生型	9440/3
巨细胞型胶质母细胞瘤	9441/3
神经胶质肉瘤	9442/3
上皮样胶质母细胞瘤	9440/3
胶质母细胞瘤,IDH 突变型	9445/3[a]
胶质母细胞瘤,NOS	9440/3
弥漫性中线胶质瘤,H3 K27M 突变型	9385/3[a]
少突胶质细胞瘤,IDH 突变型和 1p/19q 共缺失	9450/3
少突胶质细胞瘤,NOS	9450/3
间变性少突胶质细胞瘤,IDH 突变型和 1p/19q 共缺失	9451/3
间变性少突胶质细胞瘤,NOS	9451/3
少突星形细胞瘤,NOS	9382/3
间变性少突星形细胞瘤,NOS	9382/3
其他星形细胞肿瘤	
毛细胞型星形细胞瘤	9421/1
毛黏液样型星形细胞瘤	9425/3
室管膜下巨细胞型星形细胞瘤	9384/1
多形性黄色星形细胞瘤	9424/3
间变性多形性黄色星形细胞瘤	9424/3
室管膜肿瘤	
室管膜下瘤	9383/1
黏液乳头型室管膜瘤	9394/1
室管膜瘤	9391/3
乳头型室管膜瘤	9393/3
透明细胞型室管膜瘤	9391/3
伸展细胞型室管膜瘤	9391/3
室管膜瘤,RELA 融合基因阳性	9396/3[a]
间变性室管膜瘤	9392/3
其他神经胶质瘤	
第三脑室脊索样胶质瘤	9444/1
血管中心性胶质瘤	9431/1
星形母细胞瘤	9430/3

续表

肿瘤分类	ICD-O 编码
脉络丛肿瘤	
脉络丛乳头状瘤	9390/0
非典型脉络丛孔头状瘤	9390/1
脉络丛癌	9390/3
神经元和混合性神经元 - 神经胶质肿瘤	
胚胎发育不良性神经上皮肿瘤	9413/0
神经节细胞瘤	9492/0
节细胞胶质瘤	9505/1
间变性节细胞胶质瘤	9505/3
小脑发育不良性神经节细胞瘤(Lhermitte-Duclos 病)	9493/0
婴儿多纤维性星形细胞瘤 / 节细胞胶质瘤	9412/1
乳头状胶质神经元肿瘤	9509/1
菊形团形成性胶质神经元肿瘤	9509/1
弥漫性柔脑膜胶质神经元肿瘤	
中枢神经细胞瘤	9506/1
脑室外神经细胞瘤	9506/1
小脑脂肪神经细胞瘤	9506/1
副神经节瘤	8693/1
松果体区肿瘤	
松果体细胞瘤	9361/1
中间分化的松果体实质瘤	9362/3
松果体母细胞瘤	9362/3
松果体区乳头样瘤	9395/3
胚胎性肿瘤	
髓母细胞瘤(遗传学定义的髓母细胞瘤)	
髓母细胞瘤,WNT 激活	9475/3[a]
髓母细胞瘤,SHH 激活和 TP53 突变型	9476/3[a]
髓母细胞瘤,SHH 激活和 TP53 野生型	9471/3
髓母细胞瘤,非 WNT/ 非 SHH	9477/3[a]
髓母细胞瘤,3 组	
髓母细胞瘤,4 组	
髓母细胞瘤(组织学定义的髓母细胞瘤)	
髓母细胞瘤,经典型	9470/3
髓母细胞瘤,促纤维增生 / 结节型	9471/3
髓母细胞瘤,广泛结节型	9471/3
髓母细胞瘤,大细胞 / 间变型	9474/3
髓母细胞瘤,NOS	9470/3
多层菊形团样胚胎性肿瘤,C19MC 改变	9478/3[a]
多层菊形团样胚胎性肿瘤,NOS	9478/3
髓上皮瘤	9501/3
中枢神经系统神经母细胞瘤	9500/3
中枢神经系统神经节神经母细胞瘤	9490/3
中枢神经系统胚胎性肿瘤 NOS	9473/3
非典型性畸胎样 / 横纹肌样瘤	9508/3
具有横纹肌样特征的中枢神经系统胚胎性肿瘤	9508/3
颅神经和脊神经肿瘤	
神经鞘瘤	9560/0
细胞型神经鞘瘤	9560/0
丛状神经鞘瘤	9560/0
黑色素性神经鞘瘤	9560/1
神经纤维瘤	9540/0
非典型性神经纤维瘤	9540/0
丛状神经纤维瘤	9550/0
神经束膜瘤	9571/0
混合性神经鞘瘤	
恶性周围神经鞘瘤	9540/3
上皮样型 MPNST	9540/3

续表

肿瘤分类	ICD-O 编码
神经束膜分化型 MPNST	9540/3
脑膜瘤	
脑膜瘤	9530/0
上皮型脑膜瘤	9531/0
纤维型(成纤维细胞型)脑膜瘤	9532/0
过渡型(混合型)脑膜瘤	9537/0
砂粒型脑膜瘤	9533/0
血管瘤型脑膜瘤	9534/0
微囊型脑膜瘤	9530/0
分泌型脑膜瘤	9530/0
淋巴细胞丰富型脑膜瘤	9530/0
化生型脑膜瘤	9530/0
脊索样型脑膜瘤	9538/1
透明细胞型脑膜瘤	9538/1
非典型性脑膜瘤	9539/1
乳头型脑膜瘤	9538/3
横纹肌样型脑膜瘤	9538/3
间变性(恶性)脑膜瘤	9530/3
间叶细胞、非脑膜上皮肿瘤	
孤立性纤维性肿瘤 / 血管周细胞瘤[b]	8815/0
1 级	8815/0
2 级	8815/1
3 级	8815/3
血管母细胞瘤	9161/1
血管瘤	9120/0
上皮样血管内皮瘤	9133/1
血管肉瘤	9120/3
卡波西肉瘤	9140/3
尤文肉瘤 / 外周原始神经外胚层肿瘤	9364/3
脂肪瘤	8850/0
血管脂肪瘤	8861/0
蛰伏脂瘤(冬眠瘤)	8880/0
脂肪肉瘤	8850/3
韧带样型纤维瘤病	8821/1
肌成纤维细胞瘤	8825/0
炎症性肌成纤维细胞瘤	8825/1
良性纤维组织细胞瘤	8830/0
纤维肉瘤	8810/3
未分化多形性肉瘤 / 恶性纤维组织细胞瘤	8802/3
平滑肌瘤	8890/0
平滑肌肉瘤	8890/3
横纹肌瘤	8900/0
横纹肌肉瘤	8900/3
软骨瘤	9220/0
软骨肉瘤	9220/3
骨瘤	9180/0
骨软骨瘤	9210/0
骨肉瘤	9180/3
黑色素细胞肿瘤	
脑膜黑色素细胞增生症	8728/0
脑膜黑色素细胞瘤	8728/1
脑膜黑色素瘤	8720/3
脑膜黑色素瘤病	8728/3
淋巴瘤	
中枢神经系统弥漫大 B 细胞淋巴瘤	9680/3
免疫缺陷相关的中枢神经系统淋巴瘤	
AIDS 相关的弥漫大 B 细胞淋巴瘤	

续表

肿瘤分类	ICD-O 编码
EBV 阳性的弥漫大 B 细胞淋巴瘤，NOS	
淋巴瘤样肉芽肿病	9766/1
血管内大 B 细胞淋巴瘤	9712/3
中枢神经系统低级别大 B 细胞淋巴瘤	
中枢神经系统 T 细胞和 NK/T 细胞淋巴瘤	
间变性大细胞淋巴瘤，ALK 阳性	9714/3
间变性大细胞淋巴瘤，ALK 阴性	9702/3
硬脑膜 MALT 淋巴瘤	9699/3
组织细胞肿瘤	
朗格汉斯组织细胞增生症	9751/3
脂质肉芽肿病（Erdheim-Chester 病）	9750/1
巨淋巴结病性窦组织细胞增生症（Rosai-Dorfman 病）	
幼年性黄色肉芽肿	
组织细胞肉瘤	9755/3
生殖细胞肿瘤	
生殖细胞瘤	9064/3
胚胎性癌	9070/3
卵黄囊性瘤	9071/3
绒毛膜癌	9100/3
畸胎瘤	9080/1
成熟型	9080/0
未成熟型	9080/3
畸胎瘤恶变	9084/3
混合性生殖细胞肿瘤	9085/3
鞍区肿瘤	
颅咽管瘤	9350/1
釉质型颅咽管瘤	9351/1
乳头型颅咽管瘤	9352/1
鞍区颗粒细胞瘤	9582/0
垂体细胞瘤	9432/1
梭形细胞嗜酸性细胞瘤	8290/0
转移瘤	

注：形态学编码参照国际疾病分类 - 肿瘤学（International Classification of Disease for Oncology，ICD-O）规范。行为学编码为：/0 良性肿瘤；/1 行为学上未指定的、边界性的或不确定的肿瘤；/2 原位癌或Ⅲ级的上皮内瘤变；/3 恶性肿瘤。本表中根据原有的 WHO 务类以及对这些疾病的新理解，进行肿瘤分类的修改。[a] 为经 ICD-O IARC/WHO 委员会认可的新编码。[b] 为 2013 软组织和骨肿瘤的 WHO 分类

表 2-1-2　WHO（2016）中枢神经系统肿瘤分类中部分肿瘤的分级

肿瘤	分级
弥漫性星形细胞和少突胶质细胞肿瘤	
弥漫性星形细胞瘤，IDH 突变型	Ⅱ
间变性星形细胞瘤，IDH 突变型	Ⅲ
胶质母细胞瘤，IDH 野生型	Ⅳ
胶质母细胞瘤，IDH 突变型	Ⅳ
弥漫性中线胶质瘤，H3 K27M 突变型	Ⅳ
少突胶质细胞瘤，IDH 突变型和 1p/19q 共缺失	Ⅱ
间变性少突胶质细胞瘤，IDH 突变型和 1p/19q 共缺失	Ⅲ
其他星形细胞肿瘤	
毛细胞型星形细胞瘤	Ⅰ
室管膜下巨细胞型星形细胞瘤	Ⅰ

续表

肿瘤	分级
多形性黄色星形细胞瘤	Ⅱ
间变性多形性黄色星形细胞瘤	Ⅲ
室管膜肿瘤	
室管膜下瘤	Ⅰ
黏液乳头型室管膜瘤	Ⅰ
室管膜瘤	Ⅱ
室管膜瘤，RELA 融合基因阳性	Ⅱ或Ⅲ
间变性室管膜瘤	Ⅲ
其他神经胶质瘤	
血管中心性胶质瘤	Ⅰ
第三脑室脊索样胶质瘤	Ⅱ
脉络丛肿瘤	
脉络丛乳头状瘤	Ⅰ
非典型脉络丛乳头状瘤	Ⅱ
脉络丛癌	Ⅲ
神经元和混合性神经元 - 神经胶质肿瘤	
胚胎发育不良性神经上皮肿瘤	Ⅰ
神经节细胞瘤	Ⅰ
节细胞胶质瘤	Ⅰ
间变性节细胞胶质瘤	Ⅲ
小脑发育不良性神经节细胞瘤	Ⅰ
婴儿多纤维性星形细胞瘤席细胞胶质瘤	Ⅰ
乳头状胶质神经元肿瘤	Ⅰ
菊形团形成性胶质神经元肿瘤	Ⅰ
中枢神经细胞瘤	Ⅱ
脑室外神经细胞瘤	Ⅱ
小脑脂肪神经细胞瘤	Ⅱ
松果体区肿瘤	
松果体细胞瘤	Ⅰ
中间分化的松果体实质瘤	Ⅱ或Ⅲ
松果体母细胞瘤	Ⅳ
松果体区乳头样瘤	Ⅱ或Ⅲ
胚胎性肿瘤	
髓母细胞瘤（所有亚型）	Ⅳ
多层菊形团样胚胎性肿瘤，C19MC 改变	Ⅳ
髓上皮瘤	Ⅳ
中枢神经系统胚胎性肿瘤 NOS	Ⅳ
非典型性畸胎样 / 横纹肌样瘤	Ⅳ
具有横纹肌样特征的中枢神经系统胚胎性肿瘤	Ⅳ
颅神经和脊神经肿瘤	
神经鞘瘤	Ⅰ
神经纤维瘤	Ⅰ
神经束膜瘤	Ⅰ
恶性周围神经鞘瘤	Ⅱ、Ⅲ或Ⅳ
脑膜瘤	
脑膜瘤	Ⅰ
非典型性脑膜瘤	Ⅱ
间变性（恶性）脑膜瘤	Ⅲ
间叶细胞、非脑膜上皮肿瘤	
孤立性纤维性肿瘤 / 血管周细胞瘤	Ⅰ、Ⅱ或Ⅲ
血管母细胞瘤	Ⅰ
鞍区肿瘤	
颅咽管瘤	Ⅰ
颗粒细胞瘤	Ⅰ

续表

肿瘤	分级
垂体细胞瘤	I
梭形细胞嗜酸性细胞瘤	I

因此，新的分类方法使更常见的星形细胞瘤和少突胶质细胞瘤的组成成分变得更均一，而过去定义的少突星形细胞瘤和间变性少突星形细胞瘤被定义为非其他分类（not otherwise specified，NOS）。

此外，整合了组织学和基因特征的诊断方法，增加了结果不一致的可能性。例如：弥漫性胶质瘤可出现组织学上星形细胞成分，但具有IDH突变和1p/19q联合缺失，或是表现为少突胶质细胞形态但具有IDH、ATRX和TP53突变及1p/19q未缺失。这时的诊断原则以基因型为主，因而第一种情况诊断为“少突胶质细胞瘤，IDH突变型和1p/19q共缺失”，第二种情况诊断为“弥漫性星形细胞瘤，IDH突变型”。同时，星形细胞瘤、少突胶质细胞瘤和少突星形细胞瘤的分类标准能否单独依赖于基因诊断仍是问题。

二、术语解释

WHO（2016）中枢神经系统肿瘤分类联合了组织学和遗传学进行综合诊断，其诊断术语包括组织病理特征与分子基因特征，两者间以逗号相隔，且分子基因特征作为形容词描述。例如：弥漫性星形细胞瘤，IDH突变型；少突胶质细胞瘤，IDH突变型和1p/19q联合缺失。缺乏基因突变者，描述为野生型。例如：胶质母细胞瘤，IDH野生型。如不能用野生型命名且缺乏基因突变检测，诊断为NOS分类。NOS分类代表一类没有足够病理学、基因学和临床特征的诊断，缺乏进行特定诊断的足够证据：对某一特定基因改变或缺失的肿瘤，阳性表明该分子表型存在。例如：室管膜瘤，RELA融合基因阳性。

三、主要修订内容

WHO（2016）中枢神经系统肿瘤分类首次形成了中枢神经系统肿瘤在分子领域的诊断方式，结合分子基因特征重新定义了部分肿瘤或亚型，删除了部分肿瘤类型或诊断术语，增加了部分新认识的肿瘤、亚型与模式，调整了部分肿瘤的诊断标准或分类。

1. 弥漫性胶质瘤　WHO（2016）中枢神经系统肿瘤分类整合表型和基因型特征重新定义了弥漫性胶质瘤。最显著的改变是基于共同的IDH1和IDH2基因突变，将所有弥漫性胶质瘤（无论是星形细胞瘤还是少突胶质细胞瘤）归为一组。包括WHO Ⅱ级和Ⅲ级的星形细胞瘤、WHO Ⅱ级和Ⅲ级的少突胶质细胞瘤、WHO Ⅳ级的胶质母细胞瘤以及儿童相关的弥漫性胶质瘤。这种分类使那些局限性生长、缺乏IDH基因突变以及频繁伴有BRAF基因突变（毛细胞星形细胞瘤、多形性黄色星形细胞瘤）或TSC1/TSC2基因突变（室管膜下巨细胞星形细胞瘤）者显著区分于弥漫性胶质瘤。

2. 弥漫性星形细胞瘤和间变性星形细胞瘤　WHO Ⅱ级弥漫性星形细胞瘤和WHO Ⅲ级间变性星形细胞瘤在新的分类方法中分为IDH突变型、IDH野生型和NOS 3类。既往认为WHO Ⅱ级弥漫性星形细胞瘤和WHO Ⅲ级间变性星形细胞瘤的预后有明显不同，但最近的研究提出：“WHO Ⅱ级弥漫性星形细胞瘤，IDH突变型”和“WHO Ⅲ级间变性星形细胞瘤，IDH突变型”的预后并没有十分显著的差别。虽然在WHO Ⅱ级和Ⅲ级星形细胞瘤中，IDH突变型预后更佳，但目前对IDH突变型和野生型的星形细胞瘤仍然推荐保留WHO分级。

此外，大脑胶质瘤病的诊断从WHO（2016）中枢神经系统肿瘤分类中删除。脑内广泛侵及包括3个或更多脑叶、通常双侧生长和经常突入幕下结构的大脑胶质瘤病仅作为多种弥漫性胶质瘤的一种生长方式进行诊断，多见于IDH突变型星形细胞瘤、少突胶质细胞瘤和IDH野生型胶质母细胞瘤。

原浆型星形细胞瘤和纤维型星形细胞瘤（星形细胞瘤的两个亚型）的诊断，在WHO（2016）中枢神经系统肿瘤分类中也被删除。

3. 胶质母细胞瘤　WHO（2016）中枢神经系统肿瘤分类中将胶质母细胞瘤分为：①胶质母细胞瘤，IDH-野生型（约占90%），与临床定义的原发或新发胶质母细胞瘤一致，多见于55岁以上的患者；②胶质母细胞瘤，IDH-突变型（约占10%），近似于临床定义的继发胶质母细胞瘤，常具有弥漫性较低级别胶质瘤病史且多见于相对年轻的患者；③胶质母细胞瘤，NOS，特指那些未能对IDH进行全面评价的胶质母细胞瘤。

此外，增加了新的亚型，即上皮样胶质母细胞瘤，常见于儿童及青年患者，多表现为大脑皮层或间脑的占位，常含有BRAF V600E突变。具有原始神经元成分的胶质母细胞瘤为另一新增的肿瘤模式，曾被认为是具有原始神经外胚层肿瘤成分的胶质母细胞瘤。其具有包含原始细胞并有神经分化作用的结节（如突触素呈阳性表达而GFAP表达缺失），有时具有MYC或MYCN扩增。易于发生全脑全脊髓种植播散，应对全脑全脊髓进行影像学评估。

4. 少突胶质细胞瘤　少突胶质细胞瘤和间变性少突胶质细胞瘤的诊断需要IDH基因家族突变和1p/19q联合缺失证实。当检测缺失或无确切的基因结果时，组织学上典型的少突胶质细胞瘤应诊断为NOS分类。对没有相应基因诊断结果的间变性少突胶质细胞瘤，应仔细评估胶质母细胞瘤的基因特征以明确诊断。此外，组织学上与少突胶质细胞瘤相似的儿童脑肿瘤，常无IDH基因家族突变和1p/19q联合缺失，目前应包含在少突胶质细胞瘤NOS分类里，但需认真排除在组织学上有类似表现的毛细胞型星形细胞瘤、胚胎发育不良性神经上皮肿瘤和透明细胞型室管膜瘤。

5. 少突星形细胞瘤　在WHO（2016）中枢神经系统肿瘤分类中，少突星形细胞瘤的诊断争议很大。几乎所有组织学上显示星形和少突两种成分的肿瘤在应用基因检测时，均可归为星形细胞瘤或少突胶质细胞瘤中的一种。因此，只有适当的分子病理诊断缺失时，WHO Ⅱ级少突星形细胞瘤和WHO Ⅲ级间变性少突星形细胞瘤才可被归为NOS分类。

需要指出的是，具有明确少突胶质细胞瘤和星形细胞瘤表型和基因型成分的“真正”少突星形细胞瘤极少被报道，在进一步证实这些肿瘤的确切分类之前，均应包含在少突星形细胞瘤的NOS分类或间变性少突星形细胞瘤的NOS分类中。

6. 儿童弥漫性胶质瘤　在以往的分类系统中，儿童和成人胶质瘤虽组织学表型相似而生物学行为不同，但仍将儿童弥漫性胶质瘤归入相应的成人分组中。目前，基于儿童弥漫性胶质瘤明确的基因异常使其与组织学相似的成人亚型区分开来。

WHO（2016）中枢神经系统肿瘤分类新定义了“弥漫性中线胶质瘤，H3K27M突变型”，是以组蛋白H3基因H3F3A或更少见却相关的HISTIH3B基因K27M突变为特征的一个窄谱儿童性原发肿瘤组（偶见于成人），分子表型的鉴别为针对这些基因突变采取有效治疗提供了理论基础。

此外，WHO（2016）中枢神经系统肿瘤分类通过新的命名与整合遗传学特征，提出了区分有类似表现儿科脑肿瘤的新方法。

7. 其他星形细胞瘤　间变性多形性黄色星形细胞瘤（WHO Ⅲ级）作为一个明确分型，增补到WHO（2016）中枢神经系统肿瘤分类中。其诊断要求每10个高倍镜视野下有5个或更多个有丝分裂象；与WHO Ⅱ级的多形性黄色星形细胞瘤相比，患者生存期更短。

毛黏液样型星形细胞瘤在WHO（2016）中枢神经系统肿瘤分类中也发生了改变，将其划分为恶性肿瘤。虽然毛黏液样型星形细胞瘤表现出侵袭性更强的进展过程，但在进一步研究清楚其生物行为之前，建议降低分级。

8. 室管膜瘤　目前现有的WHO标准对室管膜瘤的分级存在困难，且影响其临床应用价值。因此，在室管膜瘤和间变性室管膜瘤的组织病理学分级上进行了讨论，期望能通过分子特性的研究提供更准确的分级方法。

WHO（2016）中枢神经系统肿瘤分类整合遗传学特征，重新定义了室管膜瘤亚型，细胞型室管膜瘤从原有的分型中删除；并增加了一个根据基因特征定义的室管膜瘤类型即“室管膜瘤，RELA融合基因阳性”，其在儿童幕上肿瘤中占多数。

9. 神经元和混合性神经元，神经胶质肿瘤　WHO（2016）中枢神经系统肿瘤分类中增加了新命名的弥漫性柔脑膜胶质神经元肿瘤，以弥漫的柔脑膜病变为特征，好发于儿童和青少年。组织学上有类似于少突胶质细胞瘤的单一透明细胞，除表达OLIG2和S-100之外还表达突触素，且部分病例可检测到神经元成分。该肿瘤常具有BRAF基因融合、染色体1p的单独缺失或联合有19q的缺失，但并不存在IDH基因突变。一些病理和基因学表现提示其与毛细胞星形细胞瘤或胶质神经元混合性肿瘤具有一定关系，但目前为止，其分类尚有待进一步研究：这些患者的预后情况多变，虽然肿瘤往往生长缓慢，但继发梗阻性脑积水的概率较高。

新分类中还增加了一种新的肿瘤模式，即多结节及囊泡状神经节细胞肿瘤，好发于小脑，有文献报道为小脑多结节及囊泡状肿瘤：该肿瘤为低级别肿瘤，甚至可能是先天畸形；肿瘤细胞向神经胶质和（或）神经元分化，部分病例可见神经节细胞。

10. 髓母细胞瘤　WHO（2016）中枢神经系统肿瘤分类对髓母细胞瘤进行了重新定义，联合使用了组织学和分子分型，变化最大。临床上已建立的组织学分型(促纤维增生/结节型、广泛结节型、大细胞/间变型),被划分为4种基因亚型：WNT活化型；SHH活化型；组3和组4。由于这些组织学和基因亚型之间在预后和治疗上存在明显差异，所以应形成一个包含分子分组和组织学亚型的联合诊断。

11. 其他胚胎性肿瘤　WHO(2016)中枢神经系统肿瘤分类整合遗传学特征，重新定义其他胚胎性肿瘤，且原始神经外胚层肿瘤的诊断被删除。根据这些少见肿瘤显示有19号染色体(19q13.42)C19MC区域扩增而进行重新分类。C19MC扩增肿瘤包括既往所知的富含神经纤维网和真性菊形团的胚胎性肿瘤(embryonal tumors with abundant neuropil and true rosettes, ETANTR)、多层菊形团样胚胎性肿瘤(embryonal tumor with multilayered rosettes, ETMR)、室管膜母细胞瘤和一些髓上皮瘤。

在WHO(2016)中枢神经系统肿瘤分类中，如C19MC扩增，诊断为“多层菊形团样胚胎性肿瘤，C19MC改变”；如C19MC扩增缺失、组织学具有ETANTR/ETMR特征时，诊断为“多层菊形团样胚胎性肿瘤，NOS”。此外，非典型畸胎样/横纹肌样瘤现在以INI 1或者非常罕见的BRG1基因突变来定义。如某一肿瘤具有非典型畸胎样/横纹肌样瘤的组织学特点但不具有基因突变，只能描述性地诊断为“具有横纹肌样特征的中枢神经系统胚胎性肿瘤”。

12. 神经鞘瘤　中枢神经鞘瘤和外周神经鞘瘤的分类较前稍有差异。黑色素性神经鞘瘤在临床上有显著的恶性表现，在基因学和Carney复合体方面与PRKARIA基因有关，因而将其单列出来成为一个独立诊断。此外，新增加了混合性神经鞘瘤的诊断，并制定了2种恶性外周神经鞘瘤(malignant peripheral nerve sheath tum, MPNST)亚型，即上皮样型MPNST和神经束膜分化型MPNST。

13. 脑膜瘤　除了将脑侵犯作为非典型性脑膜瘤(WHO Ⅱ级)的诊断标准外，脑膜瘤的分级和分型没有进行修订。WHO(2016)中枢神经系统肿瘤分类中，脑侵犯联合大于4个核分裂象即可单独诊断WHO Ⅱ级非典型性脑膜瘤。

14. 孤立性纤维性肿瘤和血管周细胞瘤　在过去的10年里，虽然软组织肿瘤分类中已将血管周细胞瘤从孤立性纤维性肿瘤谱系疾病中划分出来，但由于两者的明确临床病理相关性(如高复发率和长期全身转移的风险),神经病理学家仍在孤立性纤维性肿瘤谱的诊断分类中保留了血管周细胞瘤。孤立性纤维性肿瘤和血管周细胞瘤都具有12q13倒置、NAB2和STAT6基因的融合，因此，两者的诊断是重叠的。

WHO(2016)中枢神经系统肿瘤分类把孤立性纤维性肿瘤和血管周细胞瘤合并为一类，采用联合术语来命名这类病变，并分为3个级别：Ⅰ级有更多的胶原纤维，细胞成分较少，即之前诊断为孤立性纤维性肿瘤的梭形细胞病变；Ⅱ级有较多的细胞成分、较少的胶原细胞的肿瘤，有肥大细胞和“鹿角样”脉管系统，即先前诊断的血管周细胞瘤；Ⅲ级与先前诊断的间变性血管周细胞瘤一致，每10个高倍视野有5个或更多的核分裂象。

15. 淋巴瘤和组织细胞肿瘤　根据全身淋巴瘤和组织细胞肿瘤在分型方面的变化，WHO(2016)中枢神经系统肿瘤分类将既往的淋巴瘤/造血系统肿瘤扩展为淋巴瘤、组织细胞肿瘤两大类。

综上所述，WHO(2016)中枢神经系统肿瘤分类首次将分子基因特征纳入脑肿瘤的诊断中，较2007版有实质性的进步。尽管这一版本可能只是过渡到将分子数据正式并入中枢神经系统肿瘤分类的中间阶段，但较前有重大突破，有望促进患者治疗的个体化，为临床试验和实验室研究提供更好的分型基础，为流行病学分类提供更精确的分型。

第二节　从影像医学角度解读WHO(2016)中枢神经系统肿瘤分类

WHO于2016年5月9日在*Acta Neuropathol*杂志发表了中枢神经系统肿瘤的新分类方法[简称CNS WHO(2016)肿瘤分类]。一组作者从影像医学的角度解读此新分类方法对中枢神经系统肿瘤的诊断和治疗产生的影响。

CNS WHO(2016)肿瘤分类相对于2007版分类是概念和实践上的双重改进。新分类首次在常规组织学特征基础上增加分子分型来对CNS肿瘤进行定义，从而提出了在分子病理时代对CNS肿瘤进行分类、诊断的新概念。

影像医学和病理学都是以组织形态为本的诊断技术。在过去的一个世纪,脑肿瘤的病理分类主要基于肿瘤的组织学特征,例如,CNS WHO(2007)肿瘤分类中仅将星形细胞表型同少突胶质细胞表型进行了组织学区分。

在过去的20年里,随着肿瘤发生的共同遗传学基础以及一些少见脑肿瘤的特殊遗传学基础被逐步阐明,对脑肿瘤进行分子亚型归类成为可能。

2014年,在荷兰哈勒姆举办的国际神经病理协会会议上,神经病理学家们讨论并制订了如何将分子信息整合进入脑肿瘤诊断的指南,从而奠定了对CNS WHO(2007)肿瘤分类进行修改的基础。

CNS WHO(2016)肿瘤分类打破了仅依靠显微镜对脑肿瘤进行病理分类的原则,将分子信息整合进入脑肿瘤诊断,并据此对CNS肿瘤分类进行了更新。今天病理学已经达到分子和基因水平,迈入了精准医学的大门。

在过去30多年的发展中,影像医学在传统的组织病理学诊断中发挥了重要的作用,胶质瘤影像学与组织病理学的诊断几乎一致。然而,随着神经肿瘤分子病理诊断时代的到来和分子生物学的突破进展,影像医学是否还能跟上分子病理学的步伐,在无创整合诊断中继续发挥作用,是精准医学背景下现代影像医学亟待解决的新课题。

CNS WHO(2016)肿瘤分类官方定义其为2007版(第4版)的修订版而不是第5版,所以第5版的WHO蓝皮书并没有出版。

一、CNS WHO(2016)肿瘤分类的主要变化

CNS WHO(2016)肿瘤分类较2007版有大量的更新,最主要的变化包括:①确立在分子病理时代诊断CNS肿瘤的新概念;②弥漫型胶质瘤大范围重新分类,整合入基因诊断的新病种;③髓母细胞瘤大范围重新分类,整合入基因诊断的新病种;④其他胚胎性肿瘤大范围重新分类,整合入基因诊断的新病种,并去除了"原始神经外胚层肿瘤"的术语。

新的分类方法最鲜明的特点是对部分肿瘤如星形细胞瘤和髓母细胞瘤提出了分层诊断的概念,包括:层次1,组织分类(histology classification);层次2,WHO分级(WHO grade);层次3,分子信息(molecular information);层次4,整合诊断(integrated diagnosis)。为适应这个转变,影像医学不仅需要对原先的CNS肿瘤影像特征进行重新整理,更需要紧密结合病理进行深入的功能和基因影像学研究。

CNS WHO(2016)肿瘤分类整合组织学特征和分子基因型信息的方法增加了CNS肿瘤诊断的客观性,能更精确地提示患者预后和改善疗效,但同时也产生了不能被归为其中任何一种诊断的分类。一个典型的例子就是有关少突星形细胞瘤的诊断。新的分类诊断由于联合了分子基因型和组织表型,使这类肿瘤的大部分都可以根据IDH-突变(包括IDH1和IDH2)、ATRX缺失、TP53阳性和1p/19q共缺失的状态被诊断为弥漫星形细胞瘤(IDH突变、ATRX缺失、TP53阳性)或少突胶质细胞瘤(IDH突变、1p/19q共缺失),但也产生了部分在同一肿瘤内部兼具少突胶质细胞瘤和弥漫星形细胞瘤组织特征和基因表型的"纯正"少突星形细胞瘤诊断。

CNS WHO(2016)肿瘤分级标准依旧以组织学为基础。但是随着对基因信息的深入了解,将来弥漫型胶质瘤的WHO分型对组织学信息的依赖可能会逐渐降低。目前,联合了组织表型和基因型的CNS WHO(2016)肿瘤分类正全面进入"整合"诊断时代。

但在一些无法进行分子诊断检测的医学中心,一些肿瘤类型可归为无特殊指定(not otherwise specified, NOS),主要指没有足够的信息分类到更特定病种的肿瘤。该分类不仅包括了没有进行相关基因检测的肿瘤,还包括一小部分虽然进行了基因检测,但是没有发现与诊断相关的基因型改变的肿瘤。

CNS WHO(2016)肿瘤分类对弥漫型胶质瘤、髓母细胞瘤及其他胚胎性肿瘤进行了大范围重新分类,而如何利用影像医学对这些新分类进行归纳总结,继续发挥影像医学的无创诊断价值,指导临床治疗和改善CNS肿瘤患者预后,值得广大影像医学工作者们进一步的深入思考和探讨。

最近的文献报道提示影像医学已经在CNS肿瘤整合诊断的道路上进行了诸多有益的探索,包括弥漫型胶质瘤、髓母细胞瘤以及其他CNS肿瘤。

二、CNS WHO(2016)肿瘤分类与影像医学

1. 弥漫型胶质瘤　对弥漫型胶质瘤,新分类最显著的变化是将所有弥漫浸润型胶质瘤(无论是星形细胞还是少突胶质细胞)归于一类,不同于过去将所有星形细胞瘤归于一类。新分类方法在传统组

织学表型的基础上，整合入肿瘤的分子基因型，如IDH基因的突变状态。

新分类中弥漫型胶质瘤包括星形细胞瘤（WHO Ⅱ级和Ⅲ级）、少突胶质细胞瘤（WHO Ⅱ级和Ⅲ级）、胶质母细胞瘤（WHO Ⅳ级）以及儿童相关的弥漫型胶质瘤。

如何在整合了分子基因型的弥漫型胶质瘤分类和分级诊断中继续发挥作用，并找到合适的影像学标记物对IDH基因突变亚型做出预测，是影像医学发展目前亟待解决的问题。

MRI研究提示，IDH基因突变型胶质瘤较野生型具有一定的特征性，如胶质瘤氢质子MRS研究显示IDH突变的下游代谢产物2-羟基戊二酸（2-hydroxyglutarate，2-HG）在2.25×10^{-6}位置有特异性的波峰出现，而且通过定量分析显示IDH2突变相比IDH1突变产生了更多的2-HG。

另外，弥漫型胶质瘤MR灌注加权成像研究也表明较低的相对脑血容量（relative cerebral blood volume，rCBV）是IDH突变型弥漫型胶质瘤（WHO Ⅱ、Ⅲ级）区别于野生型的重要功能影像特征，利用rCBV可以对弥漫型胶质瘤（WHO Ⅱ、Ⅲ级）的IDH突变亚型做出预测。

2. 弥漫型星形细胞瘤和间变型星形细胞瘤　WHO Ⅱ级弥漫型星形细胞瘤和WHO Ⅲ级间变型星形细胞瘤在新分类中都各自分为IDH突变型、IDH野生型和NOS 3类。

传统上，WHO Ⅱ级弥漫型星形细胞瘤和WHO Ⅲ级间变型星形细胞瘤预后差别是非常显著的。但是，最近的一些研究提出IDH突变的WHO Ⅱ级弥漫型星形细胞瘤和IDH突变的WHO Ⅲ级间变型星形细胞瘤的预后差别并非很显著。目前，对于IDH突变型和野生型的星形细胞瘤仍然推荐保留WHO分级。尽管大脑胶质瘤病作为一个独立的诊断病种已从CNS WHO（2016）肿瘤分类中删除，但其作为一种生长模式，却存在于多种胶质瘤中，包括IDH突变型星形细胞瘤和少突胶质细胞瘤以及IDH野生型胶质母细胞瘤。

根据MRI检查中肿瘤是否强化以及扩散受限程度可以对WHO Ⅱ级和Ⅲ级弥漫型星形细胞瘤进行准确分级。有研究显示MR灌注加权成像的rCBV值预测IDH突变型胶质瘤的准确性为88%（WHO Ⅱ、Ⅲ级），其主要原理为IDH突变代谢物2-HG与保持低氧诱导因子（hypoxia-inducing factor-1A，HIF-1A）的低水平有关；而HIF-1A是肿瘤血管生成的重要诱导因子，因此，IDH突变的胶质瘤可能具有比野生型相对较低的rCBV水平。

更近的一项研究提示，扩散加权成像技术（如DTI和DWI）可以鉴别不同级别弥漫型星形细胞瘤的IDH1（R132H）突变状态。这些研究都为术前利用影像学方法进行胶质瘤的非侵入性整合诊断提供了临床应用的可能性。

3. 胶质母细胞瘤　CNS WHO（2016）肿瘤分类将胶质母细胞瘤分为3种类型：①胶质母细胞瘤，IDH-野生型（约占90%），与临床所定义的原发性胶质母细胞瘤相一致，主要发生于55岁以上的患者；②胶质母细胞瘤，IDH-突变型（约占10%），近似于临床定义的继发性胶质母细胞瘤，由较低级别弥漫型胶质瘤转化而来，常见于相对年轻的患者；③胶质母细胞瘤，NOS，特指那些未能对IDH进行全面评价的胶质母细胞瘤。

影像检查可以识别绝大多数的胶质母细胞瘤，尤其是多模式影像检查的联合应用，敏感度最高可达100%，特异度为96%，几乎与组织学诊断一致。

针对新的整合分类，尽管尚没有大样本研究对IDH突变和野生胶质母细胞瘤进行影像比较分析，但IDH突变的胶质母细胞瘤只占少数，约10%，中位发病年龄仅44岁，较IDH野生型的62岁年轻18岁，因此分类相对容易。并且小样本的胶质母细胞瘤的IDH突变型和野生型比较研究已经提示DWI的最小ADC值可以鉴别IDH1（R132H）突变状态。

4. 少突胶质细胞瘤　少突胶质细胞瘤和间变型少突胶质细胞瘤的诊断需要IDH基因突变和1p19q共缺失证实。当基因检测缺失或无确切的基因检测结果时，组织学上典型的少突胶质细胞瘤应归为NOS。

针对少突胶质细胞瘤的IDH突变状态的影像检测已经见诸报道。研究提示DTI技术或者DTI技术联合常规MRI可以对少突胶质瘤的IDH突变状态做出鉴别，这些发现极大增加了影像检查方法在弥漫型胶质瘤整合诊断的新格局下临床应用的作用。

5. 少突星形细胞瘤　在CNS WHO（2016）肿瘤分类中，少突星形细胞瘤的诊断不再被推荐，而被少突星形细胞瘤，NOS的诊断命名所取代。

6. 儿童弥漫型胶质瘤　新定义一个主要发生在儿童（偶见于成人），以组蛋白H3基因H3F3A或更为少见的相关 HIST1H3B 基因 K27M 突变为特征的，呈弥漫性生长的中线结构（如丘脑、脑干和脊髓）肿瘤，命名为弥漫型中线胶质瘤，H3 K27M 突变。其中就包含了以前提到的弥漫内生型脑桥胶质瘤（DIPG）。

针对新的分类，影像检测在儿童弥漫型胶质瘤的术前整合诊断应用几乎未见报道。

7. 髓母细胞瘤　髓母细胞瘤的分类由于联合了组织学表型和分子分型，因而在概念上引起了极大的挑战。该分类不仅包含了临床应用已久的组织学分型（如促纤维组织增生型 / 结节型、广泛结节型、大细胞型和间变型），还包含了现今被广泛接受的 4 种基因分型：WNT 激活型、SHH 激活型、Group3 和 Group4。

这些不同的组织学分型和基因分型在预后和治疗上存在显著差异。该分类并没有采取整合组织学表型与分子分型的联合分类方法，而是利用明确的基因型和组织学定义分别进行分类。

希望将来有能力进行分子分型的病理学家能够制定一个既包含组织学分型，又包含分子分型的联合分类方法。这种整合诊断的方法是一种全新的诊断方式，且随着对肿瘤基因型和组织学表型 - 基因型了解的增加，可能代表一种更为普遍的诊断方法。随着知识的拓展，这种整合诊断的方法将使肿瘤分型具有更大的弹性。

髓母细胞瘤基因分型及影像特征已见诸报道，尽管不同的基因分型的流行病学和组织学特征有所不同，但 Perreault 等（2014）的多中心研究发现，影像特征可以预测髓母细胞瘤的基因亚型，这对于临床术前无创识别髓母细胞瘤的基因亚型，改善患者的治疗及预后具有重要的指导意义。

（1）SHH 激活型：在 4 种髓母细胞瘤基因分型中发病率占第 2 位，约为 30%。组织学类型大多为促纤维增生型 / 结节型。发病人群多见于婴儿（<4 岁）或大多数成人（>16 岁）。该亚型中 54% 的肿瘤位于小脑半球，而发生于小脑半球的髓母细胞瘤几乎均为 SHH 激活型。

（2）W 激活型：发病率最低，仅占 10%。该基因亚型的髓母细胞瘤 90% 组织学类型为经典型。发病人群多见于儿童和成人，婴儿罕见。该亚型中 75% 的肿瘤位于脑桥、小脑或者桥脑小脑角区，发生于上述部位的髓母细胞瘤几乎均为 WNT 激活型。

（3）Group3 型：发病率占第 3 位，为 20%~25%。与 SHH 激活型不同，组织学类型大多为经典型或大细胞型 / 间变型，促纤维增生型 / 结节型少见。发病人群多见于婴儿和儿童，极少见于青年或成人。该亚型最容易合并转移，在基因亚型中预后最差。

（4）Group4 型：是 4 种基因分型中发病率最高的一种亚型，约占 35%。除促纤维增生型 / 结节型外，其他组织学类型在该亚型中均可见。发病人群多见于儿童。该亚型也可发生转移，预后中等。

与前两型发病部位不同，Group3 和 Group4 型肿瘤发病部位几乎全部位于中线和第四脑室。Group4 型 MRI 增强扫描时肿瘤多数表现为轻度或没有强化，这与 Group3 型只有极少数有此表现明显不同。

因此，根据肿瘤发生部位和强化程度这两个影像学特征可以对大多数髓母细胞瘤的基因亚型做出准确预测。另外，随着高级影像检查模式在髓母细胞瘤中应用的逐渐增多，髓母细胞瘤基因亚型的预测准确率有望进一步提高。

8. 其他胚胎源性肿瘤　髓母细胞瘤以外的胚胎源性肿瘤在分型上也有重要改变，原始神经外胚层肿瘤（primitive neuroectodermal tumor，PNET）被从诊断词条中删除。非典型畸胎样 / 横纹肌样瘤（atypical teratoid/rhabdoid tumor，AT/RT）现在以 INI 1 或者非常罕见的 BRG1 突变来定义，所以今后 AT/RT 的诊断需要明确的特征性分子检测。

随着 PNET 在新分类词条中被删除，对髓母细胞瘤以外的胚胎源性肿瘤影像特征也亟待重新整理。尤其是需要紧密结合新分类中 C19MC 基因扩增的情况，对多层菊形团样胚胎源性肿瘤（embryonal tumors with multilayered rosettes，ETMR）的影像特征进行重新归类。

然而，关于 ETMR 影像特征的总结报道样本较少，2000—2015 年间全世界 ETMR 报道不足 100 例，影像特征总结就更少。通过对 100 例病例的回顾性分析显示，已经有一些发病特征对于 ETMR 的识别具有重要的参考价值，如 ETMR 主要见于小年龄组儿童（平均 2 岁左右），65% 发病于幕上，额叶和顶叶多见，主要累及皮层；35 % 发生于幕下。另外，少部分 ETMR 肿瘤可侵犯硬脑膜，早期即可有脊髓转移，甚至一开始就以脊髓受累发病。

9. 其他 CNS 肿瘤　间变型多形性黄色星形细胞瘤，WHO Ⅲ级，作为一个明确分型加入 CNS

WHO（2016）肿瘤分类。

毛细胞黏液样星形细胞瘤的分级也发生了改变，新分类建议降低毛细胞黏液样星形细胞瘤的分级。神经鞘瘤和脑膜瘤均变化不大。

孤立性纤维性肿瘤 / 血管外皮瘤，作为一个全新的诊断，将原来低级别的孤立性纤维瘤和原来高级别的血管外皮细胞瘤及间变型血管外皮细胞瘤均包括在内；孤立性纤维瘤 / 血管外皮细胞瘤具有共同的分子特征。

室管膜瘤，RELA 融合基因阳性，作为一个全新的由基因定义的室管膜瘤亚型加入 CNS WHO（2016）肿瘤分类，该亚型在儿童幕上肿瘤尤为多见。神经元与混合型神经元 - 胶质肿瘤中新增弥漫型软脑膜胶质神经元肿瘤的命名，该类型患者预后多变，肿瘤生长缓慢，往往容易继发脑积水。淋巴瘤和组织细胞性肿瘤分类与血液淋巴系统 WHO 分类保持一致。

对于上述 CNS 肿瘤分类的变化，尤其是对那些整合了基因诊断的新病种尚缺乏影像学特征的总结。这些新病种是否具有特征性的影像形态学表征，或者在反映肿瘤功能、代谢和分子水平层面，先进的影像检测方法是否能够发现特征性生物标记指向肿瘤基因突变，对新分类下帮助临床制订个体化治疗方案和改善患者预后均具有重要的意义。

三、影像医学在分子病理时代面临的挑战

CNS WHO（2016）肿瘤分类相比 2007 版的一个明显进步是首次将分子信息应用于脑肿瘤诊断。这给命名法、疾病分类学和报告结构提出挑战，同时下一版的 CNS WHO 肿瘤分类在分型中将整合入更客观的分子信息，而当前版本可能只作为过渡阶段。

此外，因为该分类留下一些 NOS 类别的分类，允许更多研究集中在这些未明确定义的分组，从而最终确定这些分型。该分型在许多情况下能够在缺乏分子数据时进行诊断，并进行了明确的分类，而且允许分子分型组和无分子分型组同时存在。从长远考虑，CNS WHO（2016）肿瘤分类将进一步促进临床、实验室和流行病学的研究，最终改善脑肿瘤患者的生存。

2015 年 1 月 20 日，时任美国总统奥巴马在国情咨文演讲中提到了“精确医疗计划”，从而拉开了精准医疗的帷幕，精准医疗的概念自此受到全世界的关注。传统的以形态诊断为主的影像医学模式显然无法承担起这个使命，其所提供的形态学表现已远远不能满足精准医疗所需要的分子与基因水平的生物学信息。

现代成像工具和成像生物标志物可以用来定义某些疾病的特征性个体化的影像学表型，也为提供类似预测疾病预后、模拟治疗方法、评估治疗反应奠定了基础。今天的影像医学整合了反映功能、代谢和分子水平信息的现代影像学技术，提供患者个体化诊断信息的能力大大增强。

但是 CNS WHO（2016）肿瘤新分类给影像医学提出了巨大的挑战。我们能不能应对这样的挑战？能不能在无创的体内诊断中继续扛起领导的大旗？为了适应这样的挑战，传统的影像医学诊断模式亟待改变，影像医学必须与分子生物学、分子病理学结合，必须与新型治疗模式、预后判断和康复结合，打破学科壁垒，促进各种影像技术的融合，以新的角度来重新考虑影像医学的发展。

第二章　关于瘤周水肿

第一节　瘤周水肿的CT灌注成像和MR灌注成像比较

高级别神经上皮肿瘤与转移瘤都是老年人好发的恶性肿瘤，其影像学表现又有许多相似之处，因此常规CT和MRI对其鉴别常有困难。

高级别神经上皮肿瘤与转移瘤病变区的灌注和MRS无明显差别，缺乏鉴别意义。有作者报告CT灌注成像和MR灌注成像均显示高级别神经上皮肿瘤与转移瘤的病变区相对局部脑血容量差异无统计学意义。

脑肿瘤瘤周水肿的产生机制及其程度与肿瘤恶性程度、生长速度、部位及组织类型等多种因素有关。不同类型脑肿瘤瘤周水肿所继发的局部脑灌注变化也不同，因此准确测量瘤周水肿的灌注状况，有可能推断其水肿机制，从而为鉴别诊断提供辅助信息。

有作者报道瘤周水肿影响脑组织灌注，CT灌注成像可区分瘤周肿瘤浸润性水肿和血管压迫性水肿，有助于脑肿瘤尤其高级胶质瘤与转移瘤的鉴别。

高级别神经上皮肿瘤的生长方式为浸润性或中央膨胀性、周围浸润性生长，T_2WI瘤周高信号区除水肿外常含有部分沿血管周围间隙浸润至正常脑组织内的肿瘤组织，也必然伴有肿瘤血管生成的一系列变化，因此瘤周相对局部脑血容量高于对侧正常脑组织。

脑转移瘤则为膨胀性生长，肿瘤组织与正常脑组织分界清楚，肿瘤边界以外无瘤细胞浸润。病理上转移瘤毛细血管内皮通透性升高与其原发瘤相似，T_2WI瘤周高信号区主要与异常毛细血管通透导致的血管源性水肿有关，水肿区血流量因血管外水肿液压迫局部微血管而下降。因此转移瘤瘤周相对局部脑血容量下降。在1 cm以外的水肿区，转移瘤因水肿减轻，相对局部脑血容量升高；而神经上皮肿瘤因肿瘤浸润减轻，相对局部脑血容量下降。

根据以上理论，有作者对病变强化周围区1 cm范围内的相对局部脑血容量进行了比较，CT灌注成像和MR灌注成像均显示高级别神经上皮肿瘤瘤周水肿区相对局部脑血容量高于转移瘤者。

与MR灌注成像相比，CT灌注成像具有空间分辨率高，对比剂浓度与密度间呈线性相关，对流动不敏感，无磁敏感伪影等优点，可以获得各种灌注参数的绝对测量值，对组织微血管的定量反映可能更准确，适用于肿瘤恶性程度的无创性评价，监测疗效尤其是抗血管生成治疗的疗效，进行导航活检前确定肿瘤最恶性区，鉴别放射坏死和术后瘢痕组织与肿瘤复发等。CT灌注成像的缺点是辐射及碘剂反应，另外，解剖覆盖范围小，难以全面反映肿瘤内部的异质性，多层螺旋CT的普及有望解决这一问题。

而MR灌注成像的空间分辨率和时间分辨率也在不断改善，并且随着计算模型的不断改进又开发出许多新的灌注参数，如：测量$\Delta R_2^*/\Delta R_2$，可间接反映微血管的大小，因此可更全面地反映微血管生长的数量和空间信息。另外，在分子影像学研究方面也有潜在的应用价值。该研究CT灌注成像和MR灌注成像瘤周水肿区，相对局部脑血容量对鉴别高级别神经上皮肿瘤与转移瘤的受试者操作特性曲线下面积分别为0.911和0.929。MR灌注成像瘤周水肿区相对局部脑血容量的诊断效果略优于CT灌注成像。其原因可能是MRI对周围水肿的显示更为直观、清晰，而CT由于受软组织分辨率的限制，对周围水肿的敏感性明显低于MRI。

另外，高级别神经上皮肿瘤对周围的浸润是不均匀的，部分高级别神经上皮肿瘤周围水肿区内的肿瘤浸润在CT图像上可能表现为等密度而难以辨认,因此 CT 灌注成像的兴趣区可能测量的是真正水肿区而非肿瘤浸润区,从而导致对周围水肿区相对局部脑血容量的低估,降低其鉴别诊断价值。若能参考 MRI T_2WI 放置兴趣区有可能改善其测量的准确性。

该研究还发现 MR 灌注成像对高级别神经上皮肿瘤和转移瘤的病变区相对局部脑血容量的测量结果高于 CT 灌注成像的相应测量结果,说明 MR 灌注成像容易高估相对局部脑血容量,尤其在大血管附近,这与 MRI 对血流的敏感性有关。而 CT 灌注成像尤其是去卷积算法对噪声敏感,越是高灌注区其信噪比越高,变异度越小。这也可能是 CT 灌注成像对病变区灌注参数的测量较水肿区更准确的原因之一。

该项研究的缺陷是对两种技术的对照样本较小且涉及病种较少,有关 CT 灌注成像与 MR 灌注成像的优缺点仍有待于更广泛的对照研究。在实际工作中可根据诊断需要和各单位的设备配置情况进行优选。

第二节　假沟:一种颅内肿块的早期征象

Healy(1983)发现,在 CT 横断扫描图像上,大脑凸面中脑回沟的深度不对称有助于发现引起该侧脑回沟闭塞的包块。

有时在肿块侧发现"明显的大沟",这些沟实际上并未扩大,而是对其深面肿块病变的反应性白质水肿的阴影,其鉴别特点是这些"明显的大沟"并不伸延至大脑半球的表面,而真正的皮质脑回沟都可延伸至脑回表面。该作者认为,此类假沟事实上是颅内肿块的一种早期征象。

第三章　脑肿瘤的部分检查手段

第一节　脑肿瘤与MRI分子影像学

分子影像学指的是活体状态在细胞和分子水平应用影像学方法对生物过程进行定性和定量研究。传统的影像诊断显示的是一些分子改变的终效应，而分子影像学探查疾病过程中基本的分子异常。

目前常用的分子影像学技术有核医学成像技术、MI扩散成像、灌注成像、波谱分析和代谢物浓度测定等MR分子成像技术以及光学成像技术。MR分子影像学因具有高空间分辨率，而且能同时获得生理和解剖信息，甚至可提供肿瘤区代谢状况和动态的肿瘤病理学方面的定量信息，而有望在基因表达中扮演积极的角色。

一、MR扩散加权成像

基于EPI技术测定水分子的布朗运动的一项新技术，用表观扩散系数（ADC）来表示。DWI是目前唯一能在体检测体内水分子扩散的方法，是基于MR在磁场不均匀情况下对质子运动的敏感性，反映的是移动水所携带的质子在横向磁化上所产生的相位位移。

临床实际应用中，常用ADC来代替扩散系数，ADC反映物理因素如：温度、黏滞度和半透膜以及组织对分子运动的限制。ADC的差异可以反映细胞分布、细胞膜渗透性、细胞内外扩散和组织结构。

早期DWI主要用于研究脑梗死、多发性硬化、假性脑肿瘤和正常压力性脑积水，也有用于鉴别表皮样囊肿和蛛网膜囊肿的报道。有学者通过测量明显ADC值发现蛛网膜囊肿的ADC值与静止水相似，而表皮样囊肿的ADC值与脑实质相似。

近来，DWI技术用于脑肿瘤的研究，测定肿瘤内增强和非增强区域及水肿区各自不同的ADC值，以区别肿瘤与非肿瘤，识别肿瘤内部囊变和坏死区。

对脑肿瘤的早期研究显示：在异常区域各向异性通常下降，这反映正常组织结构丧失；坏死、水肿、囊变区与正常组织比较ADC上升。

有作者指出，ADC值可以反映脑肿瘤的细胞构成，恶性胶质瘤的ADC值比良性胶质瘤的ADC值小得多。另有学者报道，在常规MRI上表现为无强化的肿瘤，很难将肿瘤区与水肿区分开；在DWI则不同，水肿区的ADC值明显高于肿瘤区的ADC值，从而清楚地将两者分开，这对于指导临床确定手术范围及行放射治疗帮助很大。

二、MR灌注成像

磁共振灌注成像（PWI）是基于示踪剂稀释原理，运用动态磁敏感性增强（DSC）效应而评价脑血流动力学改变的一项MRI技术。

其基本方法是，经静脉团注对比剂后，对比剂首次通过受检组织之前、之中和之后，采用快速扫描序列进行连续多层面多次成像，获得一系列动态图像。根据对比剂首过局部脑组织所引起的信号强度变化与时间的关系，绘制出信号强度-时间曲线，从而获得部分血流动力学参数的相对值，通过工作站绘成各种血流动力学指标图像。最常用的有3种指标，即局部相对脑血容量、局部相对脑血流量和对比剂平均通过时间。

目前，国内外学者认为PWI在评估放、化疗疗效，探查放、化疗或术后残留、复发的肿瘤组织；确定肿瘤确切的侵犯范围，指导手术及放疗；良恶性肿瘤的鉴别和肿瘤的分级等都有一定作用。

研究提示局部相对脑血容量显示数值最大的区域是肿瘤生长最活跃、恶性程度最高的部位，提示肿瘤有较丰富的新生血管，而新生血管不仅为肿瘤生长提供营养，而且其本身就是肿瘤向周围及远处扩散的重要通道。常规 T_1WI 增强反映的是血 - 脑屏障破坏程度；而 PWI 反映微血管的丰富程度。研究显示脑肿瘤的平均通过时间大多数增加，其原因可能是肿瘤本身的新生血管或正常毛细血管受累破坏，对比剂通过微循环时，所通过的肿瘤组织不再是简单的单一隔室模型，对比剂以某一速率进入组织间隙，与组织间隙内的质子通过偶极 - 偶极作用产生弛豫效应所致。

三、磁共振动态增强（DMRI）及其临床价值

DMRI 原理为在静脉注射对比剂后，对检查区域所选定的层面进行一系列短时快速扫描，然后在重建后的图像上利用计算机软件测定感兴趣区的信号强度，绘制时间 - 信号强度曲线，以观察靶区血流动力学改变。

动态 MRI 扫描除可用于脑血管性病变如脑梗死、动静脉畸形、动脉瘤等的诊断外；还可观察脑肿瘤的血流灌注。研究表明：肿瘤组织的强化程度与强化形式及时间 - 密度曲线的形态和参数主要与肿瘤内血管分布状况和血 - 脑屏障的破坏有关。根据肿瘤的血管分布状况将脑肿瘤分为血管丰富型、正常血管型和乏血管型 3 种。

四、质子磁共振波谱 ^{1}H-MRS 及其临床价值

^{1}H-MRS 是基于化学位移原理测定体内化学成分的一种无创伤性技术。MRS 能检测到颅内多种生化成分，最常见的是 NAA、Cr 和 Cho，病理状态下有时可检测到 Lac。Cho 峰位于 3.2×10^{-6}，PCr/Cr 峰位于 3.0×10^{-6}，NAA 峰位于 2.0×10^{-6}，Lac 峰位于 1.3×10^{-6}。除以上常见波峰外，还可测定谷氨酸和谷氨酸盐、丙氨酸、脂质、葡萄糖等少见代谢物。

（1）MRS 对脑肿瘤的鉴别诊断价值：目前研究发现，所有脑肿瘤的 MRS 表现均与正常组织有显著的不同，不同肿瘤也有其特征性的波谱。用 60 例不同脑肿瘤标本及正常脑标本作 MRS 代谢物定量研究，发现非神经外胚层的肿瘤如脑膜瘤、转移瘤及脊索瘤等测不到 NAA。除颅咽管瘤外，其余肿瘤胆碱浓度均升高。尽管所有肿瘤肌酸均有不同程度降低，但神经外胚层的肿瘤略高于非神经外胚层的肿瘤，且神经外胚层的肿瘤在 3.6×10^{-6} 处可测到高于正常的甘氨酸（Gly）信号。髓母细胞瘤、转移瘤、垂体腺瘤中牛磺酸浓度升高，而脑膜瘤、胶质瘤及垂体瘤有高的丙氨酸浓度，神经鞘瘤肌酸浓度明显升高。由此可见，MRS 能够提供脑肿瘤代谢的有用信息，并能协助脑肿瘤的诊断和鉴别诊断。

（2）MRS 在评价治疗效果，帮助制定治疗方案方面的价值：^{1}H-MRS 可以了解脑肿瘤代谢特性，反映肿瘤生长潜能，评价不同治疗方法的疗效，从而对选择正确的治疗方案提供帮助。单纯脑肿瘤体积的缩小并不能作为评价治疗反应的可靠指标。有研究者对 10 例儿童胶质瘤次全切除术后患者进行 2 年的随访，发现进展期肿瘤的 Cho 正常化比值（即肿瘤组织与对侧正常脑组织信号强度比值）明显升高。

近年来，随着计算机软件的更新及 ^{1}H-MRS 技术的发展，如 MRS 分析测定主要代谢物的相对浓度到绝对浓度的测定；多体素多层技术、代谢物成像技术等，人工神经网络（ANN）得以迅速发展，许多学者将 MRI 及 MRS 资料建立数据库，引入人工神经网络技术，研究脑肿瘤的自动分类及脑肿瘤的鉴别诊断。随着 ^{1}H-MRS 及相关技术的发展，^{1}H-MRS 将在脑肿瘤的诊断和治疗方面提供更有价值的信息。

第二节　原发性中间级别黑色素细胞瘤病例

患者，男，70 岁。

病理诊断：①右侧颞叶肿瘤切除标本，上皮样恶性肿瘤，待做免疫组化检测进一步探讨肿瘤类型；②右侧颞叶肿瘤周边颞叶组织切除标本，可见送检脑组织实质水肿，未见肿瘤组织成分。

免疫组化诊断：右侧颞叶肿瘤切除标本，结合 HE 组织学图像及免疫组化检测结果，诊断为原发性中间级别黑色素细胞瘤。

影像资料见图 2-3-1。

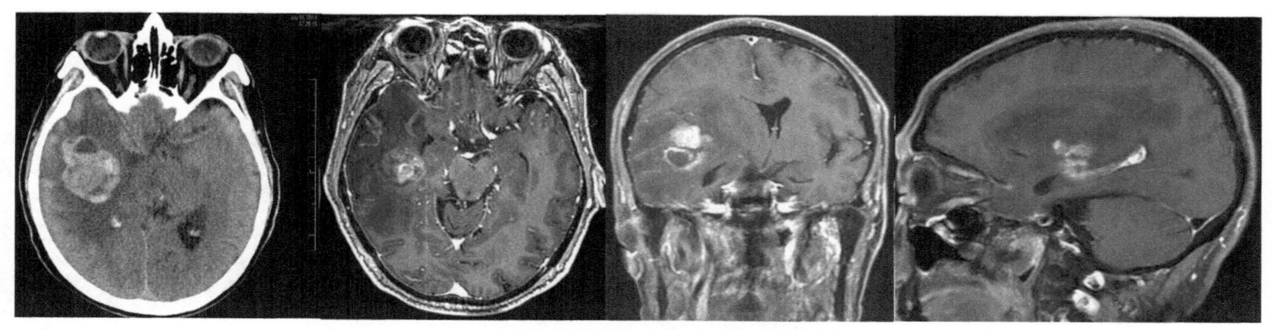

图 2-3-1　原发性中间级别黑色素细胞瘤

第三节　诊断陷阱：脑内、外肿块的 CT 扫描

Miller & Newton(1978)专门讨论在 CT 横断图像上，后颅窝的脑外肿块可伪似脑内肿块，报告 6 例病案。

脑外肿块 CT 表现有骨质破坏；大脑与邻近颅骨分离并致蛛网膜下池增宽；病变与天幕连续或位于骨性后颅窝；病变边缘锐利，尤其在增强扫描时。

然而，Naidich 等(1976，1977)发现他们的脑外病变患者蛛网膜下池增宽占 26%，骨质破坏仅占 6%。因而后颅窝的脑内、脑外病变的鉴别常有困难。

该 6 例病人 CT 表现病变都可能位于脑实质内，但以后却证明实为脑外肿块，它们有 3 例占据第四脑室，影响桥脑 2 例，累及小脑半球 1 例。

当肿瘤缓慢长入脑实质时，横断 CT 可能出现错误定位。脑实质将病灶包绕，横断图像见为实质内肿瘤，冠面 CT 有助于正确定位。

如实在难以辨别，MRI、CTA 和 DSA 血管造影可有助于进一步诊断。

第四节　脑肿瘤伴卒中

病例，女，42 岁。左侧基底节区脑出血保守治疗后 2 个月。患者于 2 个月前无明显诱因突发剧烈头痛伴反复呕吐，无明显意识丧失，无肢体抽搐及感觉异常，无肢体活动障碍，无大、小便失禁。起病后就诊于某医院，诊断为“颅内出血”。给予保守治疗，后转院继续治疗，症状好转后出院。近日患者再次因头痛住入院，行头颅 CT 提示：左侧基底节区脑出血。给予药物保守治疗。

CT-DSA：左侧基底节区见大小约 5.2 cm × 5.7 cm 混杂密度影，CT 值 30~72 HU，边界不清，边缘呈分叶状，增强后病灶周围见环形明显强化，CT 值 71~79 HU，并见粗大引流静脉影，病灶周围见大片状水肿带，左侧脑室明显受压变窄，中线结构向右偏移，左侧额颞叶脑沟回结构显示不清。

左侧大脑深部血管明显减少，左侧大脑中动脉升支受压向外侧移位，前动脉受压略向右侧移位，左顶部见一粗大引流静脉影，余颅内静脉、上矢状窦、直窦、窦汇及乙状窦形态正常，管壁规则，未见充盈缺损。双侧颈内动脉颅内段管壁规则，管腔通畅，未见明显狭窄或扩张；双侧大脑前动脉、大脑中动脉管壁规则，管腔通畅，未见明显狭窄或扩张，前交通动脉通畅；基底动脉管壁规则，管腔通畅，未见明显狭窄或扩张，后交通动脉未见显示；左右大脑后动脉开口于基底动脉，管壁规则，管腔通畅，未见明显狭窄或扩张。

CT 灌注成像：左侧基底节区见大片状混杂密度影，周围见大片状水肿带，病灶灌注扫描达峰值时间、延迟灌注信号较右侧正常区升高，局部脑血流量、局部脑血容量、平均通过时间信号较右侧减低，病灶区达峰值时间灌注值 15.5~16.5、延迟灌注值 0.6~0.7、局部脑血流量灌注值 3.7~6、局部脑血容量灌注值 0.2~0.4、平均通过时间灌注值 2~3，余双侧大小脑无明显异常灌注区域。

CT 诊断：左侧基底节区混杂密度占位左顶部见粗大引流静脉，周围血管受压移位，病灶灌注扫描达峰值时间、延迟灌注信号较右侧正常区升高，局部脑血流量、局部脑血容量、平均通过时间信号较右侧减低，考虑肿瘤伴卒中，病灶周围大片状脑水肿。

影像资料见图 2-3-2。

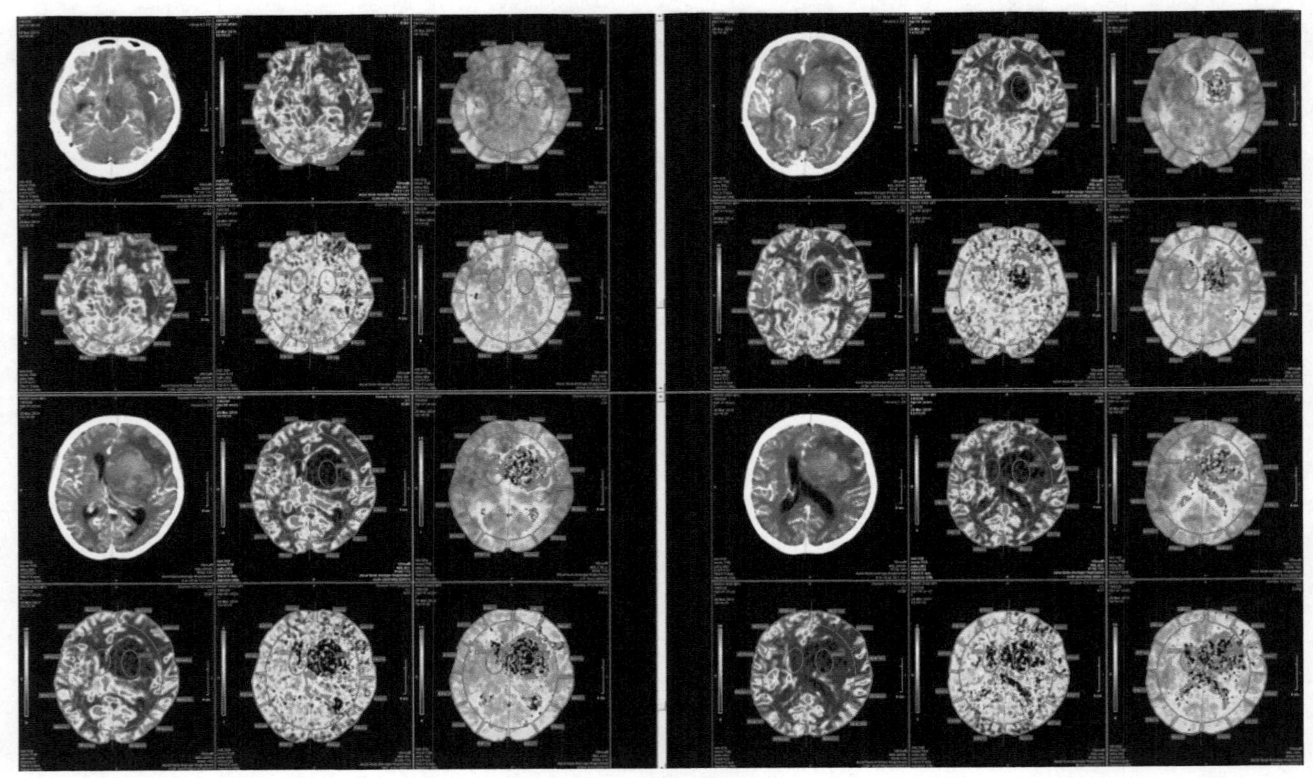

图 2-3-2 脑肿瘤伴卒中

第五节 医学图像纹理分析

脑转移瘤和胶质母细胞瘤是颅内最常见的恶性肿瘤。当脑内转移瘤为单发时,与胶质母细胞瘤影像表现相似,难以鉴别。而临床中这两种病变处理方法完全不同,正确诊断这两种病变有利于临床做出合理的治疗方案。

目前病变的诊断依赖于 CT 和 MRI 检查,但在一些特殊情况,CT 和 MRI 无特异征象,而临床表现和病史不能提供鉴别诊断时,难以做出明确诊断。

有研究表明, DWI 和动态对比增强 MRI 可鉴别这两种病变,但在临床上不作为常规扫描,同时这些序列的扫描会增加患者的检查费用并延长 MRI 检查时间。

纹理分析通过分析医学图像的灰阶信息,如灰度分布、体素间空间关系等,可以提供许多肉眼无法看到的图像信息。已有文献报道医学图像纹理分析可用于鉴别颅内占位性病变及胶质瘤级别。

纹理分析是定量图像灰阶分布特征、像素间关系和空间特征的一种方法,其可以提供大量肉眼无法识别的物体表面特征信息。

与常规影像相比,纹理分析不依赖于影像医师的主观因素及临床经验,提供病变图像的客观信息,其可用于多种影像图像的分析,包括 CT、MRI 及 PET 等,其中最常用于 CT 和 MRI 图像分析,尤其是在一些常规影像中包括常规 CT 及 MRI 未能鉴别的病变中,纹理分析突显优势。

一项研究显示,利用纹理分析可准确鉴别多形性胶质母细胞瘤与转移瘤,其误判率低至 8.82%(6/68),并显示 T_2WI 能提供更多鉴别脑转移瘤和高级别胶质瘤的纹理特征信息,这可能是由于 T_2WI 的回波时间较 T_1WI 长,增加了组织间的对比度,从而为鉴别胶质瘤和转移瘤提供较多信息。

纹理特征选择方法表明，T_2WI 蕴含更多鉴别转移瘤和胶质母细胞瘤的纹理特征，这和 Drabycz 等（2010）结果一致，其利用纹理分析鉴别胶质母细胞瘤患者的 O^6- 甲基鸟嘌呤 -DNA 甲基转移酶（MGMT）甲基化状态，从而预测替莫唑胺（TMZ）治疗胶质母细胞瘤的效果，结果显示仅有 MGMT 甲基化和非甲基化患者的 T_2WI 图像提取的纹理特征差异有统计学意义。

统计分类方法，包括线性分类（RDA、PCA、LDA）和非线性分类（NDA），该项研究表明非线性分类方法较线性分类方法更有效，错判率最低，这与 Zacharaki 等（2009）的研究结果一致，其运用线性和非线性分类方法分别鉴别脑内转移瘤与胶质瘤及胶质瘤级别，采用非线性分类方法所得的精确率均较线性分类方法高。

该项研究中利用常规序列纹理分析鉴别这两种病变的错判率最低为 8.82%，而影像医师错判率为 14.71%，虽然两者差异无统计学意义，但由于该项研究中判读的医师是神经专长的高级职称医师，因此，纹理分析可以提供鉴别胶质瘤和转移瘤的可靠信息。

Maurer 等（2013）的研究结果与该项研究一致，其联合常规序列的形态学征象鉴别脑内单发转移瘤和胶质母细胞瘤，准确率达 68%。由此可见，纹理分析可用于鉴别胶质瘤和转移瘤，同时，采用纹理分析可避免由于医师间的资历和专业方向不同而诊断结果不一的情况。

该项研究除了回顾性分析的局限性外，还有 4 点局限性：据文献报道，瘤周水肿对病变的鉴别有非常重要的价值，该项研究的目的是探讨纹理分析是否可以鉴别转移瘤与胶质母细胞瘤，并研究哪种序列蕴含的鉴别纹理信息较多，未分析瘤周水肿的纹理特征；近几年已有研究表明，MR 功能成像可鉴别这两种病变，但该项研究中仅分析常规 MR 序列纹理分析鉴别转移瘤和胶质母细胞瘤，未分析功能成像的图像纹理特征鉴别这两种病变的作用；该项研究中仅有 1 名影像医师画取 ROI，未能评估测量者间和测量者自身的一致性，但是该项研究中仅分析了强化的病灶部分，而强化病灶界限较清，测量者间的一致性相对较好；最后，由于研究纳入病例数较少，未能进一步分析不同原发病变的转移瘤间是否有差别，因此可能引起偏倚。

综上所述，该项研究显示常规 MRI 图像纹理分析可为鉴别胶质母细胞瘤和脑内单发转移瘤提供可靠的信息，确保诊断的准确性，对两者鉴别提供可靠的客观依据。

第六节 颅内 MRI 环形强化病变

详见本书 本卷 第一篇 第四章 第四节 颅内 MRI 环形强化病变。

第三篇　脑 胶 质 瘤

第一章 脑 胶 质 瘤

第一节 关于脑胶质瘤

脑胶质瘤发病率高，约占全部颅内肿瘤的40%，其影像学研究是神经放射学中最富有挑战性的领域之一。

脑胶质瘤扩散：胶质瘤由于呈浸润性生长，因此局部扩散是胶质瘤的特征。胶质瘤在脑组织内扩散方式可因肿瘤细胞起源不同而异，但是侵袭力是所有胶质瘤固有的特性。正是由于其在脑组织内无限增殖和浸润性生长，不管其分化程度如何，现有的各种治疗方法均难以达到根治的效果，几乎毫无例外地迟早都要复发。

在临床病人中，胶质瘤的等级似乎不与局部浸润的程度严格一致，低级星形细胞瘤可以显示出邻近组织的广泛浸润。由于肿瘤细胞异质性，使肿瘤细胞的扩散方式也不尽相同。胶质瘤可通过下述途径进行扩散：沿白质纤维束扩散、在灰质结构中扩散、沿血管表面扩散、沿软脑膜扩散、沿血管周围间隙扩散、脑脊液种植扩散、沿室管膜下扩散和血液扩散等。

胶质瘤颅内扩散方式多种多样，其影像表现亦不尽相同。一种扩散方式可产生几种影像表现，一种影像表现可反映几种扩散途径。

胶质瘤扩散的影像表现包括5种情况：①脑实质内扩散；②软膜蛛网膜下隙扩散；③脑脊液种植扩散；④室管膜下扩散；⑤颅外转移等。

胶质瘤的扩散与肿瘤进展、复发和预后密切相关。提高胶质瘤扩散影像表现的认识，对胶质瘤扩散做出早期、准确的影像诊断，从而为临床制定全面、可靠的综合治疗方案，改善病人预后，提高生存率，延长生存期极为重要。

胶质瘤术后：众所周知，恶性胶质瘤的外科手术切除为一种创伤性治疗方法，可以引起术区周边脑组织发生一系列病理生理学的改变，术后行CT或MRI检查，在手术区边缘可出现反应性环形强化，这种反应性强化与残存肿瘤或肿瘤早期复发所出现的病理性强化在影像学上表现相似，有时很难区别。有研究认为，约30%的病例术中认为全切，而术后MRI仍可见残存肿瘤的强化。残存肿瘤作为颅内原发肿瘤术后剩余的一部分，其强化机制已比较清楚。术后正常脑组织反应性强化发生的概率，有作者认为可达54%~100%。关于其强化机制，学者们认为与以下3种因素有关：①血脑屏障破坏；②血管肉芽组织增生；③血管自身调节功能紊乱引起的过度灌注。

术后不同时期，3种因素所起的作用也不同，一些作者通过动物实验病理观察后认为：术后1周左右，主要是残腔壁的凝固性坏死、脑组织水肿等反应性变化；术后2~3周，血管肉芽组织明显增生，水肿消退，坏死组织由巨噬细胞代替；术后4周左右，残腔边缘清楚锐利，由薄层充满类脂质的巨噬细胞构成；术后8~10周，星形胶质细胞增生并纤维化，最后形成胶质瘢痕。由于缺少充分的病理与影像学的对照研究，关于手术区周围脑组织对手术这种创伤性刺激所发生的病理生理学改变，目前并非十分清楚，有待进一步研究和探讨。

胶质瘤放射治疗后：放射性脑损伤按照临床症状出现的早晚分为3种类型：①急性脑损伤，是在放射治疗过程中出现的一过性临床症状加重，为可逆性损伤；②早期迟发损伤，多在放射治疗后几周至3个月内发生，多数情况下也是可逆的，需10~12周自行缓解；③晚期放射性脑损伤，出现在放射治疗后几个月至10年内，甚至更长。在最初2年内发生率最高。这种脑损伤不可逆，且呈渐进性，严重者可危及生命。晚期脑损伤又包括局限性和弥漫性2种，两者可单独发生，也可同时或先后出现。因为前两种均为可逆性损伤。临床无或仅有轻微症状，因此研究晚期不可逆性脑损伤就显得尤为重要。

关于放射性脑损伤的病理机制，目前有以下3种假说：①血管源性，主要损伤中小血管，血管周围有巨噬细胞浸润，血管内皮细胞受损、增生、肥大，血脑屏障破坏，发生血管源性水肿；由于管壁变厚、管腔狭窄甚至闭塞，可进一步发展为梗死后脑组织坏死，即放射性脑坏死；②神经胶质源性，主要损伤神经胶质细胞，尤其是少枝胶质细胞，发生增生、破坏和广泛脱髓鞘改变，随后白质区域可见囊变、坏死；③免疫学说，持此观点者认为放射性坏死是由于放射线引起胶质细胞破坏，产生抗体，刺激机体产生免疫反应所致。

目前，多数学者认为放射性坏死主要是前2种机制共同作用的结果，病理学上常见血管源性水肿与脱髓鞘改变同时存在，尚未在放射性损伤的脑组织内发现任何与免疫反应有关的细胞。有学者认为，也许放射治疗产生的免疫细胞在放射治疗过程中又一次被杀伤，因此未能被发现。晚期局限性和弥漫性脑损伤的发病机制基本相同。局限性脑损伤多发生在放射野内，也可见于远离放射治疗的位置。弥漫性脑损伤最初为双侧脑室旁弥漫性脱髓鞘改变，进一步发展则与局限性脑损伤相似，均最终发展为放射性坏死。放射性坏死多见于放射治疗后6个月至2年，也有报道间隔时间更长者。

现在，多数学者认为普通CT或MR扫描不能有效鉴别胶质瘤复发与放射性脑坏死，因为两者均可表现为逐渐增大的强化灶、水肿及占位效应，以及局部坏死囊变等。两者平均发生时间也无明显差异，并且均无特异性临床表现。有学者将单光子发射计算机体层摄影（SPECT）用于胶质瘤术后的研究。一般认为用SPECT对两者鉴别敏感性和特异性均较高。近年来，关于正电子发射体层（PET）用于胶质瘤术后的研究日渐增多。有报道其敏感性为88%，特异性达81%。但也有作者认为，尽管PET敏感性高，但其特异性并不令人满意。有作者报道PET特异性仅为40%左右，另有学者报道PET用于两者鉴别的特异性仅为22%。此外，由于PET造价昂贵，一定程度上限制了其推广和应用。

对放射治疗和（或）化学治疗敏感性肿瘤：虽然绝大多数颅内肿瘤的首选治疗方法仍为外科手术切除，但仍有一些肿瘤可采取放射治疗和（或）化学治疗。遗憾的是，这类肿瘤发病率较低，因此对其影像学表现认识不足。除了第三脑室后的生殖细胞瘤在术前多可以做出正确诊断外，其他一些肿瘤，如恶性淋巴瘤、恶性畸胎瘤、基底节和丘脑生殖细胞瘤、中颅窝硬膜外海绵状血管瘤等术前影像学很难做出定性诊断。

颅内生殖细胞瘤起自神经管发育早期嘴部中线部位，具有向各个方向生长特性的原始多能细胞，因此多见于松果体区及鞍上区。由于第三脑室发育过程中可使胚生殖细胞（多能细胞）偏离中线而异位，因此生殖细胞瘤也可发生在基底节、丘脑和大脑半球等部位。

生殖细胞瘤在亚洲的发生率明显高于欧美国家，原因目前还不十分清楚。基底节及丘脑生殖细胞瘤影像表现与胶质瘤相似，目前CT和MRI对二者的鉴别仍有一定的困难。由于基底节及丘脑是一部位较深而功能复杂的区域以及生殖细胞瘤对射线高度敏感，故放射治疗成为其首选方法。

原发性脑内恶性淋巴瘤较少见，占全部颅内肿瘤的1%左右，近年来，随着获得性免疫缺陷综合征患者的增多，原发性脑内恶性淋巴瘤发病率有逐渐上升的趋势。原发性脑内恶性淋巴瘤的CT和MRI影像表现复杂多样，术前定性诊断相对困难，且多误诊为胶质母细胞瘤或转移瘤。恶性淋巴瘤对放射治疗和化学治疗敏感，因此术前影像诊断具有重要临床意义。

现代影像医学的一个重要特点就是越来越多地应用现代化的检查方法和手段。功能磁共振成像（包括灌注成像、扩散加权成像、磁共振波谱分析成像、流动敏感成像和活动-激发成像）已成为目前的研究热点。

第二节　左额叶少突胶质细胞瘤病例

患者，男，40岁。病理诊断："左额叶"胶质细胞肿瘤，待免疫组化进一步确诊。免疫组化诊断："左额叶"少突胶质细胞瘤，WHO Ⅱ级。影像资料见图 3-1-1。

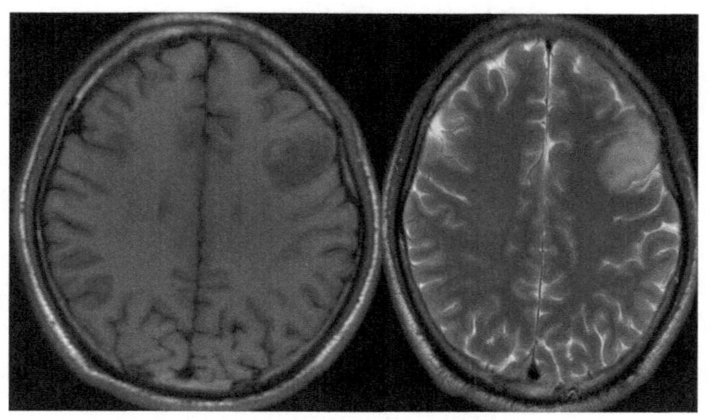

图 3-1-1　左额叶少突胶质瘤

第三节　胶质瘤分类

胶质瘤分类如下。

1. 星形细胞肿瘤

（1）分类一：弥漫性星形细胞瘤：低度恶性星形细胞瘤、间变性星形细胞瘤、多形性胶质母细胞瘤；局限性星形细胞瘤：毛细胞型星形细胞瘤、多形性黄色星形细胞瘤、室管膜下巨细胞型星形细胞瘤。

（2）分类二：①局限性星形细胞瘤；②星形细胞瘤；③间变性星形细胞瘤；④多形性胶质。

2. 母细胞瘤

（1）少枝星形细胞瘤。

（2）室管膜瘤。

（3）室管膜下瘤。

（4）髓母细胞瘤。

（5）脉络丛肿瘤：脉络丛乳头瘤，脉络丛乳头状癌。

第四节　左额叶少突胶质瘤病例

患者，男，32 岁。术后病理检查：免疫组化诊断：左额叶少突胶质瘤。影像资料见图 3-1-2。

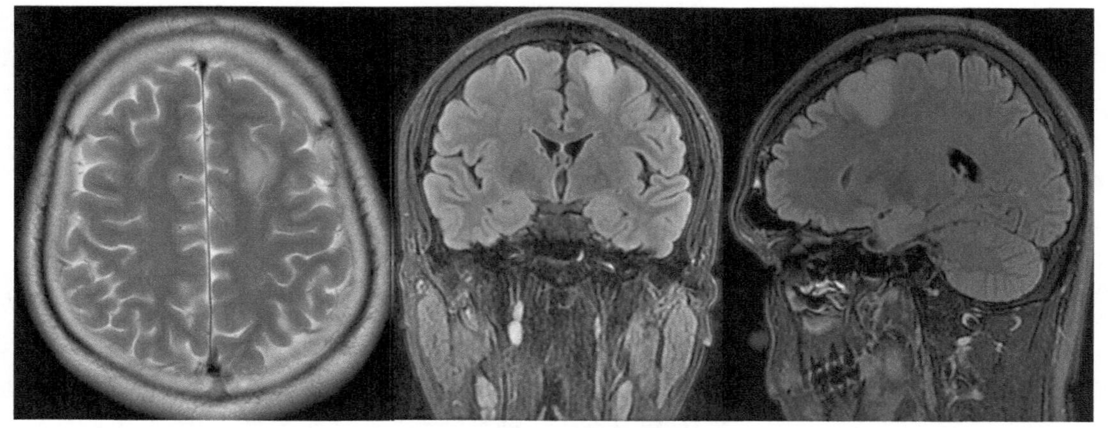

图 3-1-2　左额叶少突胶质瘤

第五节 磁共振扩散峰度成像与胶质瘤分级

自 Le Bihan 等（1986）首先应用磁共振扩散加权成像（DWI）以来，经过 20 多年的迅速发展，描述体内水分子扩散方式也从高斯扩散模式发展到非高斯模式，即从 DWI 技术到扩散张量成像（DTI）技术再到扩散峰度成像（DKI）技术。

这种描述组织中水分子扩散的技术，在微观领域提供了常规 MRI 所不能提供的组织结构信息，为目前唯一能在活体内进行非侵袭性探测组织微观信息的技术。

高斯扩散成像技术包括 DWI、DTI；非高斯扩散模式成像技术包括扩散峰度成像、扩散频谱成像（DSI）、Q- 空间成像（QSI）等。

一、水分子在生物组织中的扩散特征

水分子的扩散运动是一个随机过程，从宏观上看，它可以描述成无穷多个水分子随机运动概率的分布。目前应用最多的一种理论是基于随时间的分布概率的描述。对于单一的、同种性质的液体（如玻璃杯里的水），它的运动分布概率就是高斯模式，其扩散就称之为高斯运动。

在生物组织中，水分子的扩散受到多种因素的影响，如细胞膜、细胞器、细胞内外的间隔等，这些屏障的存在，使水分子的扩散偏离了原来的高斯模型，被称为非高斯扩散。

在中枢神经系统中，白质神经纤维束由髓鞘包绕并有序排列，具有空间定向性，水分子沿着轴突方向被认为是相对均匀一致的；在大脑灰质，微结构排列不像白质纤维一样具有空间定向性，胶质细胞、神经细胞及其他基质细胞的存在也使水分子的扩散受到限制。众多的文献资料表明，在中枢神经系统中，水分子在脑脊液的扩散是相对自由的，而在白质和灰质扩散是受到限制的。

二、扩散峰度成像模式下的水分子非高斯扩散

扩散峰度成像为 DTI 领域中的延伸，它是针对 DTI 的假设弱点而发展的一种成像技术，它建立在非高斯运动模型的基础上，并用峰度值来测量其偏离高斯运动的轨迹。

DTI 模式中，以立体椭圆为轴心，用二阶三维中的相对应的 3 个本征矢量来描述水分子的扩散。扩散峰度成像运用 DTI 中的二阶三维和峰度张量中四阶三维对水的限制性扩散过程进行更高级的描述。峰度在这里引用了“过度”峰度的概念，它是标准化了的四个中心矩的水移动位置分布。它从无限制的高斯运动中测量水扩散线性移位轮廓，提供测量水分子扩散受到限制的程度。

当 b 值（一种测量扩散敏感值）为 1 000 s/mm^2 左右时，它检测的水分子扩散时间段是 50~100 ms。在这一时间段内，可以观察到水分子的扩散最小距离为 5~10 μm。如果一个较高的 b 值在临床中应用时，这种模式将被打破，扩散梯度可以敏感地探测到在这样短的分子距离其扩散受到限制。扩散峰度成像的 b 值一般在 2 000~2 500 s/mm^2，b 值的增高增加了距离扩散敏感性，在这样短的甚至更短的分子距离中，水分子扩散受限反映在扩散加权信号衰减时为偏离单一指数扩散模式，扩散峰度成像能探测偏离的这部分信息，而 DTI 却不能。

三、扩散峰度成像常用参数值意义和计算方程

扩散峰度成像最具代表的参数为平均扩散峰度（MK），它定义为峰度在所有方向的平均值，被认为是组织微结构复杂程度的指标。然而，仅仅对所有方向峰度进行平均计算是不够的，它将失去特殊方向的峰度信息，比如 $K_{/\!/}$ 和（$K_{\perp}$）。$K_{/\!/}$ 类似于扩散张量中的 $D_{/\!/}$，为峰度在扩散本征矢量中最大的扩散本征值，$K_{\perp}$ 为所有垂直于本征值最大的本征矢量方向的平均峰度值。

四、扩散峰度成像与其他描述水分子扩散技术模式优势对比

相比于高斯模式中的 DTI，扩散峰度成像运用更高阶的四阶三维模式描述水分子的扩散，它对水分子扩散不均一性相当敏感，而 DTI 不能检测到这种水分子的非高斯运动，因此，它不能准确提供纤维出现密集交叉时的参数值。

扩散峰度成像除了可以准确判断纤维束的交叉外，它在复杂灰质中也适用。众多研究表明，在显示病灶的微结构信息中，平均扩散峰度值比部分各向异性比值（FA）和平均扩散张量（MD）值具有更高的敏感性和特异性。

其他Q-空间成像、扩散频谱成像等非高斯扩散成像技术模式在灰质和白质中均适用，能区分复杂交叉纤维，可以对非高斯运动进行全面评价，但是这两种技术对MR场强要求比较高，而且成像的时间过长，因而限制了其在临床的应用。综合比较，扩散峰度成像为目前最适合的一种描述水分子的非高斯扩散技术。

五、扩散峰度成像在脑胶质瘤分级的初步应用

脑胶质瘤，是成年人最常见的中枢神经系统肿瘤。精确的分级对于胶质瘤的预后与临床治疗至关重要。WHO第4版的中枢神经系统分类中，重点是对脑肿瘤的治疗指南和全面预后评估。

在人脑中，正常白质组织结构较高，包含很多限制扩散的屏障，如髓鞘和填充的神经元轴突等。低级别胶质瘤的细胞密度较低，有着最大的细胞间隙，相对于其他良性肿瘤结节，其浸润程度要高。在不同级别的胶质瘤中，低级别胶质瘤包含的扩散屏障最少。高级别的胶质瘤的特征是细胞密度高，细胞异型性多，新生血管更密集和坏死面积更广等。这些微结构的不同，表现为水分子扩散受限程度不同。

DTI对不同级别胶质瘤的分级有意义，但是各向异性分数值受组织特征影响较大，肿瘤细胞结构、血管供应情况、肿瘤细胞密度、髓鞘和轴突结构及纤维束均可对其参数值的敏感性和特异性造成影响。用建立在高斯运动理论的DTI技术去评价其分级可能不合适，所以，各向异性分数值参数对胶质瘤的分级价值一直饱受争论。

较之DTI中的各向异性分数值，扩散峰度成像中的平均扩散峰度值具有很大的优势，平均扩散峰度值不依赖于组织的空间结构。因此，它在灰质和白质中均可应用。另外，它可以区分复杂交叉的纤维，而DTI不能。

Raab等（2008）使用ADC、各向异性分数、平均扩散峰度值等参数对34例胶质瘤患者的研究中发现，平均各向异性分数值在星形细胞瘤Ⅱ级与Ⅲ级之间没有明显的差别，只是在胶质母细胞瘤中稍有增加。ADC值只是在Ⅲ级星形细胞瘤和胶质母细胞瘤之间有明显的差别（平均ADC值，$P<0.002$；标准ADC值$P<0.005$）。ADC值从Ⅱ级到Ⅲ级之间没有明显变化。

平均扩散峰度值在Ⅱ级与Ⅲ级（$P<0.007$）、Ⅲ级与胶质母细胞瘤（$P<0.001$）之间有明显差异。标准化的平均扩散峰度值在Ⅱ级与Ⅲ级（$P<0.005$）、Ⅲ级与胶质母细胞瘤（$P<0.002$）之间亦有明显差异。Raab（2008）发现在ROC曲线分析中，在Ⅱ级和Ⅲ级组别中，平均扩散峰度的曲线下面积（AUC）最高，为0.923，而平均ADC为0.338，平均各向异性分数值的曲线下面积为0.585；在Ⅲ级和胶质母细胞瘤的组别中，平均扩散峰度的曲线下面积为0.856，而ADC的曲线下面积为0.161、各向异性分数的曲线下面积为0.62。

区分高级别和低级别的胶质瘤中，平均扩散峰度的曲线下面积为0.966，而标准化的平均扩散峰度为0.972。这些数据显示了扩散峰度成像在胶质瘤中分级高的敏感性和特异性。

Raab等（2008）对胶质瘤的相关扩散峰度成像研究虽然对相关参数值进行了标准化计算，但却未考虑到年龄相关因素。

据Falangola等（2008）对与年龄相关的脑退行性改变的研究中发现，不同的年龄阶段表现的平均扩散峰度值不同，平均扩散峰度值与年龄之间有着明显的关联。因此，Sofie等（2012）对27例胶质瘤患者的研究中将扩散峰度成像参数值与对侧正常白质和内囊相比较，进行了年龄相关校正，并除了采用平均峰度之外，还应用了平行峰度（$K_{//}$）和垂直峰度（$K_{\perp}$）这两个参数，他发现，在高级别胶质瘤中，平均峰度、平行峰度和垂直峰度明显比低级别高许多，而各向异性分数值和平均扩散张量值差异却无统计学意义。

对所有参数值，在以对侧正常脑白质为参考，并进行年龄相关校正后，除了平行峰度外，其余参数在高级别和低级别胶质瘤之间有着明显的差异，而以对侧正常内囊后肢作为参考，并进行年龄相关校正后的标准值在高级别和低级别胶质瘤之间都没有显著的差异。

在高级别和低级别的脑胶质瘤中，具有最高的敏感性和特异性的是以对侧正常的脑白质作为参考，并进行年龄相关校正后的平均扩散峰度值。研究者发现，区分高级别和低级别胶质瘤，平均峰度最

适合的阈值是 0.52，而区分对侧表现正常的脑白质最适合的阈值是 0.51。

上述研究结果表明，用扩散峰度成像技术评价胶质瘤的分级有很高的特异性和敏感性。目前有关扩散峰度成像技术在肿瘤中应用的文献报道还不是很多，但相信随着扩散峰度成像的不断发展和其在临床上的广泛运用，扩散峰度成像的巨大优势将得到充分应用，并将成为肿瘤分级的最重要的参照技术。

六、扩散峰度成像的局限性和应用前景

在目前的临床应用中，扩散峰度成像技术本身也有一定的局限性。首先，对于扩散峰度成像，由于其比 DTI 的 b 值较大，噪声对信噪比造成的影响成为其主要影响因素。例如，信噪比过低，会造成对峰度值过高的估价。在 3.0 T 场强中，解决信噪比过低的办法是参照大脑苍白球平均扩散峰度值。如果信噪比适当，那么正常大脑的苍白球的平均扩散峰度值与其他区域灰质是一致的；若信噪比过低，苍白球的平均扩散峰度值则相对较高。苍白球的短 T_2 效应使信噪比相对其他区域要敏感。随着噪声校正程序软件在 DWI 技术中的应用和发展，扩散峰度成像的噪声问题得到缓解。

再次，高阶的峰度成像较扩散更容易出现点状伪影。因此，对扩散峰度成像的信号进行谨慎处理是十分必要的。实际上，增加信号采集重复次数有利于提高信噪比，但却延长了信息的采集时间，导致运动伪影增加。还有，不像 Q- 空间成像为测量水分子所有方向扩散轮廓，扩散峰度成像为以四阶扩散中心去测量水分子的扩散，它描述的水分子的扩散并非十分全面，也具有一定的局限性。

总之，作为能反映活体内水分子扩散轨迹的非侵袭性检查技术，扩散峰度成像从微观领域去探测组织的结构改变。

扩散峰度成像技术在中枢神经系统的应用相当广泛，比如，它在阿茨海默病、亨廷顿病、脑外伤、缺血性中风、人脑年龄相关正常退变、癫痫、多发性硬化中均有应用，其衍生的参数值表现较其他成像技术参数值具有更好的敏感性和特异性。相信随着扩散峰度成像技术的发展，其在临床中的应用会越来越广，其理论的优越性将得到更大的展现。

第六节 右侧岛叶少突胶质瘤病例（WHO Ⅱ级）

患者，女，39 岁。手术病理证实：右侧岛叶少突胶质瘤（WHO Ⅱ级）。影像资料见图 3-1-3。

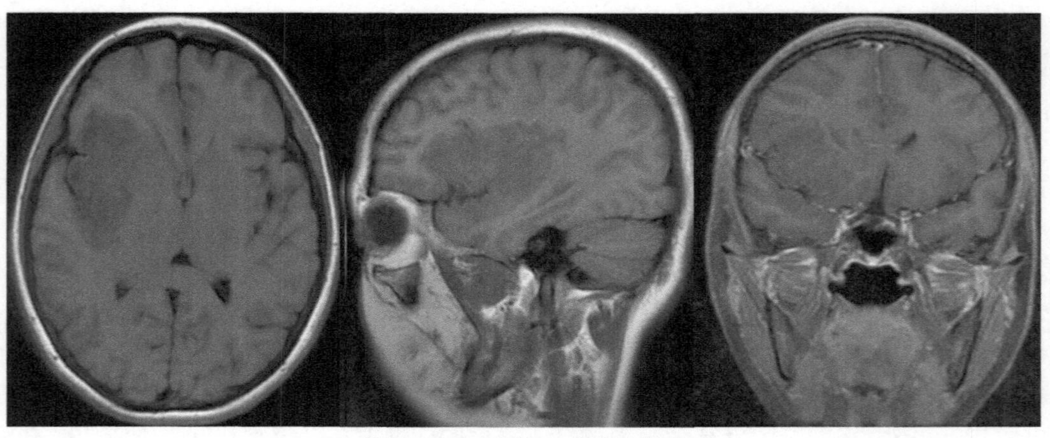

图 3-1-3 右侧岛叶少突胶质瘤

第七节　基于影像组学的人工智能在脑胶质瘤MRI诊断中的应用

胶质瘤是成人中最常见的原发性脑肿瘤，高级别胶质瘤的放化疗后中位生存时间仅12.8个月，胶质瘤的分级诊断、放化疗后影像学评估、对胶质瘤生存期的预测一直是临床及科研工作者关注的重点。

MRI是目前临床上诊断及评估脑胶质瘤最重要的方法，但有时胶质瘤的影像表现不典型会使得诊断及其与一些非肿瘤组织（例如瘤周水肿和治疗后改变）的鉴别变得困难，人工诊断及评价胶质瘤需要耗费大量的时间和精力，而基于影像组学的人工智能（AI）技术诊断胶质瘤有助于提高诊断效率。

一、人工智能在胶质瘤诊断中的应用

1. 分级诊断　胶质瘤的分级诊断以及对瘤体不同成分（如出血、水肿等）的评估对于提供治疗决策和预测预后至关重要。目前人工智能领域已经有大量的工作涉及胶质瘤高低级别的分级诊断。

基于人工智能的计算机辅助诊断系统（computer-aided diagnosis system，CAD）可以辅助放射科医生的诊断工作，Hsieh等（2017）研发的计算机辅助诊断系统应用灰度共生矩阵提取纹理特征，用以预测高低级别胶质瘤（AUC 0.89，准确度87%），应用该系统后放射科医师诊断准确度有明显提高（AUC从0.81提高至0.90），证明该计算机辅助诊断系统不仅能够辅助区分高低级别胶质瘤，还能够提高放射科医生诊断的准确度，为人工智能走向临床奠定基础。

2. 鉴别诊断　不典型胶质瘤有时与其他肿瘤难以鉴别，例如颅内淋巴瘤、转移瘤等。Artzi等（2019）回顾性分析439例胶质母细胞瘤和脑转移瘤病人的MRI特征，基于支持向量机等分类器建立预测模型，支持向量机模型预测组平均敏感度为0.86，AUC为0.96，并可以进一步鉴别胶质母细胞瘤和脑转移瘤亚型。

Zacharaki等（2009）对MRI影像进行特征提取、特征选择后，实现不同类型如胶质瘤、转移瘤及脑膜瘤等的鉴别诊断，其准确度、敏感度和特异度分别为85%、87%和79%。

Kunimatsu等（2019）开发基于纹理特征的算法，通过对脑胶质瘤及原发中枢神经系统淋巴瘤T_1WI增强影像进行纹理分析，实现辅助胶质瘤与原发中枢神经系统淋巴瘤的鉴别作用，该算法在训练集内的AUC最高可达0.99。

3. 预后分析　肿瘤异质性发生在分子水平，但异质性可以通过医学影像中观察到的纹理宏观反映，不同异质性的肿瘤预后可有明显差别。为了研究胶质母细胞瘤病人肿瘤异质性与病人生存时间的关系，Liu等（2017）分别从长期生存和短期生存胶质瘤病人的T_1WI增强影像中提取了3种类型的纹理，随后使用支持向量机学习不同纹理类型与肿瘤异质性的关系，预测结果证明可以通过纹理特征评估肿瘤的异质性程度，从而预测病人生存周期，但研究表明仍需要对算法进行进一步优化来提高对于生存周期分组的准确性。

Emblem等（2015）进一步将确诊胶质瘤病人的生存期分为4组（6个月，1、2、3年），基于肿瘤MR影像直方图特征训练支持向量机，测试组的支持向量机测试结果AUC为0.794~0.851，结果证明支持向量机可以实现根据影像精确预测生存期。

4. 疗效监测　恶性胶质瘤术后须放化疗治疗，但目前存在的一个问题是无法预测病人放化疗后的疗效反应。

Kickingereder等（2016）从复发胶质母细胞瘤病人的影像中提取了4 842个特征生成预测模型，用以对实验组病人的无病进展生存期和总生存期进行分层。

另一个较大的问题是难以区别治疗后肿瘤进展（true tumor progression，TTP）和假性进展（pseudo-progression，PSP）。Qian等（2016）根据这一临床现状，应用稀疏字典学习模型区分肿瘤进展及假性进展的影像特征并用实验组加以验证，平均准确度为0.867，AUC 0.92。由此可见，该模型有望辅助临床肿瘤进展及假性进展的早期诊断，辅助监测胶质母细胞瘤的治疗效果。

另外，传统MRI定性方法难以确定高级别胶质瘤的浸润边缘，而Chang等（2017）开发了一个全自动系统，纳入36例具有病理结果的MRI影像训练卷积神经网络模型，发现卷积神经网络可生成细胞密度图谱，从而实现无创性识别胶质瘤浸润边缘，这十分有利于病人的病情评估、胶质瘤治疗的疗效监测以及外科手术的进行。

5. 分子水平诊断　影像基因组学表明影像特征与肿瘤基因、蛋白质和分子改变息息相关，但其中隐含的信息仅依靠人眼并不能够完全捕获。人工智能算法可以辅助高效、精准地挖掘影像的潜在信息，从而将宏观影像特点与微观基因表达类型相关联，可更加精确地指导临床，实现胶质瘤的个体化治疗，且较人工诊断具有明显优势。

胶质瘤常见的基因突变有异柠檬酸脱氢酶（isocitrate dehydrogenase，IDH）、表皮生长因子受体（epidermal growth factor receptor，EGFR）等，不同的分子亚型在肿瘤的好发位置、治疗敏感性等方面各有不同。IDH1 突变被认为与胶质瘤的生存期关系密切。

Wu 等（2016）应用基于影像组学的分类模型预测 IDH1 突变状态的胶质瘤，结果显示随机森林具有较高的预测性能（平均准确度 0.885，AUC 0.931）。

α 地中海贫血伴智力低下综合征（X-linked alpha thalassemia mental retardation syndrome，ATRX）基因表达对于低级别胶质瘤分子分层具有临床意义。Ren 等（2018）基于液体衰减反转恢复（FLAIR）序列提取影像特征建立支持向量机预测模型，预测 ATRX（-）病人的准确度、AUC、敏感度、特异度分别为 91.67%、0.926、94.74%、88.24%，亦证明该支持向量机预测模型可实现无创性预测低级别胶质瘤 ATRX 基因表达。

O6-甲基鸟嘌呤-DNA 甲基转移酶（O6-methylguanine-DNA methyltransferase，MGMT）的甲基化与胶质瘤的瘤周水肿相关。MGMT 有助于 DNA 修复，甲基化 MGMT 则会抑制 DNA 修复，从而导致胶质母细胞瘤对化疗药耐受。

Korfiatis 等（2016）根据这一理论依据提取相关影像学纹理特征，结合支持向量机及随机森林分类器实现了预测胶质母细胞瘤 MGMT 甲基化状态，亦证明影像学有可能成为简便易行的无创性胶质母细胞瘤 MGMT 甲基化的生物标志物。

染色体 1p/19q 联合缺失的胶质瘤的影像表现具有一定的特点，且 1p/19q 联合缺失的低级别胶质瘤病人治疗反应好，生存期更长。Akkus 等（2017）应用卷积神经网络预测 MRI 影像中胶质瘤的 1p/19q 染色体表型状态，预测结果敏感度 93.3%、特异度 82.22%、准确度 87.7%。

二、问题与展望

人工智能技术代替人工实现高效、精准地从多模态影像中挖掘大量特征并进行定量分析，建立影像数据与临床特征关系，定量分析微观分子与基因变化，为脑胶质瘤的个体化诊断及评估提供了新的发展方向。但目前的人工智能仍停留在以影像组学大数据为基础的“机器智能”的水平，尚有许多算法与模型有待进一步优化与探索，而数据库尚不完备等问题仍然存在。相信随着医学影像学数据的不断积累和标准化，以及各类图像分割、特征提取等方法的迅速发展，人工智能技术实现真正的“人工智能”将会走向临床实现辅助诊断和精准医疗。

第二章　星形细胞肿瘤

第一节　星形细胞瘤磁敏感加权成像

肿瘤的发生和发展均伴随着肿瘤血管系统的形成。与肿瘤血管生成相关的免疫生化指标日益成为判别肿瘤分级、监控抗血管生成药物疗效的重要工具。

肿瘤的微血管密度已成为评价肿瘤恶性程度的一个独立指标。血管内皮生长因子在肿瘤血管生成中起关键作用，是目前认为最直接参与诱导肿瘤血管形成的因子之一。临床多采用免疫组织化学方法测定病灶内微血管密度以及血管内皮生长因子表达程度，但需获取肿瘤组织标本行术后评估。

MR 灌注成像是目前公认的活体评估组织微循环状态的功能成像技术，以动态磁敏感对比增强灌注成像最为成熟。

磁敏感加权成像（SWI）是利用相位信息进一步增加局部组织对比的一种 T_2* 技术，能够敏感显示肿瘤内特异磁敏感性物质，确诊出血及其降解产物，亦可用于肿瘤性新生血管及肿瘤内的血氧状态的评估。上述两种技术能够显示肿瘤的微循环状态，为活体评估微血管密度、血管内皮生长因子等指标提供了可能。有关 MR 灌注成像技术评估上述生化免疫指标的研究已经见到诸多报道，但较少见到星形细胞肿瘤磁敏感加权成像结果与微血管密度、血管内皮生长因子相关性的大组病例研究。

一、星形细胞肿瘤的血管生成及肿瘤分级与微血管密度和血管内皮生长因子的相关性

肿瘤的生长有赖于相应的肿瘤血管形成。新生血管形成和（或）血管内皮的多层增生是恶性星形细胞瘤一个典型特征。血管内皮生长因子是肿瘤血管形成的主要刺激因子。促血管生成因子如低氧诱导因子 1α 表达增加，进而调控了血管内皮生成因子/血管通透性因子（VEGF/VPF）表达的增加，形成了大量新生、不成熟的血管（肿瘤血管生成）。

微血管的形态与肿瘤分级和预后直接相关。一项研究证实，Ⅰ～Ⅳ级肿瘤的微血管密度计数与肿瘤级别呈线性相关，提示血管内皮生长因子与脑胶质瘤的病理分级及恶性程度有关。

要特别提出的是，该项研究中Ⅰ级肿瘤均为毛细胞型星形细胞瘤。病理研究证实，该肿瘤实质内多含有丰富的肿瘤血管。该肿瘤虽然在生物学行为上属于低度恶性肿瘤，无明显的侵袭性，但瘤体内常可见肾小球样或血管瘤样的肿瘤血管，类似于高级别胶质瘤的血管改变。

该项研究中各级别肿瘤之间的微血管密度计数和血管内皮生长因子并未完全反映这种趋势。这可能与该组毛细胞性星形细胞瘤例数少，且大多数病变血管不丰富有关；此外，病理取材部位与磁敏感加权成像及动态磁敏感对比增强灌注成像兴趣区不能一一对应亦可能造成这种情况。

二、动态磁敏感对比增强灌注成像及 SWI 与微血管密度和血管内皮生长因子的相关性

该项研究数据显示，动态磁敏感对比增强灌注成像中相对脑血容量瘤内及相对脑血容量瘤周均与微血管密度明显相关，提示动态磁敏感对比增强灌注成像能够准确反映肿瘤内微血管密度，这与其他类似文献的发现相同。磁敏感加权成像中，各种半量化参数与微血管密度计数呈正相关。虽然与动态磁敏感对比增强灌注成像评估的信息有所差异，但提示磁敏感加权成像的多种半量化指标亦可用于评估肿瘤血管的状态。

动态磁敏感对比增强灌注成像与磁敏感加权成像虽然均可够评估肿瘤血管生成状态，但由于成像原理不同，其显示的肿瘤血管床亦有所不同。动态

磁敏感对比增强灌注成像评估是能够快速通过对比剂的肿瘤内血管床的体积与肿瘤的微血管密度相对应。磁敏感加权成像作为能够叠加组织相位信息的功能成像，对肿瘤内引起磁场相位变化的物质非常敏感，其中包括评估肿瘤内血管生成相关的物质，如出血及其代谢产物、各级脑静脉（血流缓慢）、乏氧的新生微血管、转铁蛋白等。

磁敏感加权成像平扫及增强的肿瘤内磁敏感低信号区由两部分组成，一部分是乏氧和血流缓慢的静脉血管，它们不能被对比剂快速填充，是动态磁敏感对比增强灌注成像的盲区；另一部分是肿瘤新生血管区域的微出血。

综上所述，与动态磁敏感对比增强灌注成像显示的快速充盈血管床相比，磁敏感加权成像从另一个角度显示了肿瘤的血管增生情况，即反映了血流缓慢的静脉血管以及不能被对比剂快速填充的肿瘤血管床，同时借助微出血的程度，间接反映了肿瘤微血管的空间分布和增生程度。其显示的肿瘤血管与动态磁敏感对比增强灌注成像提示的高灌注区有所重叠，但不完全相同。上述两种评估技术的结合能够更加全面地评估肿瘤新生血管。

该项研究中，磁敏感加权成像与微血管密度和血管内皮生长因子表达程度的相关性并非十分显著。该现象可能的解释如下：在传统的肿瘤血管生成模型中，表达血管内皮生长因子的血管内皮细胞越多，肿瘤恶性度越大。但近期提出的新的肿瘤血管生成方式 - 血管生成拟态学说提示某些肿瘤区域内不存在内皮细胞，血管内皮生长因子呈阴性。

结合该项研究的结果，提示血管内皮生长因子阳性表达和微血管密度计数的血管并非代表肿瘤微血管的全部。不生成血管内皮生长因子的拟态形成的血管是这种方法的盲区。动态磁敏感对比增强灌注成像及磁敏感加权成像显示肿瘤微循环的机制和价值尚在不断的探索之中。

该组作者通过影像指标与术后标本的免疫生化指标的相关性研究，试图探索二者的相关性，期望进一步阐明评估肿瘤新生血管功能成像的机制和实际应用价值。但由于条件的限制，不能做到影像观测区数据与标本分析区域的一一对应。

此外，由于磁敏感加权成像能够敏感地显示微出血，所以不能将肿瘤微血管的截面与微小出血区分开来，会对评估结果造成一定影响。但由于小的出血点也能够反映肿瘤血管通透性异常，该区域的计数对评估结果的影响有限。但大面积的出血会严重干扰磁敏感加权成像结果的评估，故在该项研究中，肿瘤内大面积出血的病例均已剔除。

第二节　幕上纤维型星形细胞瘤

幕上纤维型星形细胞瘤在临床上并不少见，但由于对其认识不足及其本身的临床和影像学表现易与其他疾病混淆，常常导致误诊、误治。

1. 病理学　根据 WHO（2007）中枢神经系统肿瘤分类，星形细胞瘤分为边界清楚的Ⅰ级星形细胞瘤和弥漫浸润性生长的星形细胞瘤，后者又分为弥漫性的星形细胞瘤（WHO Ⅱ级）、间变性星形细胞瘤（WHO Ⅲ级）和多形性胶质母细胞瘤（WHO Ⅳ级）。

纤维型星形细胞瘤为 WHO Ⅱ级星形细胞瘤，与肥胖型星形细胞瘤、原浆型星形细胞瘤同属于弥漫性星形细胞瘤病理分型中的一种。纤维型星形细胞瘤的病理学特点为弥漫性生长，与周围脑实质边界模糊，受侵犯的解剖结构扩大、扭曲，但没有明显破坏。形态学上既可以表现为边界相对清楚的肿块，也可以表现为弥漫浸润性生长而完全没有明确肿块形成。

2. 临床表现　纤维型星形细胞瘤发病年龄以中青年为主，一组 26 例年龄范围为 14~46 岁，平均 27 岁，男女比例无明显性别差异，男性略多，临床症状以头痛、肢体乏力、反复抽搐为主要表现。幕上纤维型星形细胞瘤绝大多数位于大脑半球白质，部分侵犯邻近皮质，以额叶、颞叶及其相邻区域最多见，该组发生于额颞叶者共 88%（23/26 例）。

3. 影像学研究　CT 平扫大多表现为脑白质内等低密度病灶，均质或不均质。境界多不清楚，少数境界也可较清楚。

MRI 呈稍长 T_1、长 T_2 信号，可以均质，肿瘤较大者常表现为信号不均匀。该组 65%（17/26 例）病变为弥漫性生长，没有明确肿块形成。增强扫描多数不强化或有轻度斑点状强化，该组 26 例 MRI 增强扫描 15 例无明显强化，其余为轻度不均匀强化。

极少囊变或钙化，该组有 1 例病灶内部出现轻度囊变。肿瘤有不同程度的占位效应，较大者或瘤周水肿明显者可有脑室受压变形、中线结构移位。小的肿瘤或肿瘤周围水肿轻者仅表现为肿瘤区域脑沟、裂变窄或闭塞。

尽管绝大多数病变都或多或少地形成了影像上可见的肿块，但肿瘤大多表现为弥漫浸润脑组织、不破坏脑基本结构、未形成明确边界的肿块，在该组病例中，17/26 例（65%）病变为弥漫生长，没有明确肿块形成。

一般认为血流量和血管渗透性增加以及血脑屏障破坏是瘤周水肿的病理基础。病理组织学和免疫组织化学研究显示星形细胞瘤微血管密度增大、血管内皮因子增高，微血管结构不完整。统计分析显示微血管密度和结构完整性与肿瘤的级别密切相关。该组病例增强扫描 15 例无明显强化，其余为轻度不均匀斑点状或小斑片状强化，可能提示肿瘤细胞存在向较高级别肿瘤恶性变倾向。25 例（69%）瘤周无或轻度水肿，1 例瘤周明显水肿，该病例病理结果提示肿瘤区域部分存在多形胶质母细胞瘤改变，细胞核异型性明显。

4. 鉴别诊断 大脑半球的纤维型星形细胞瘤临床及影像学均缺乏特异性，常常需与颅内的其他肿瘤性或非肿瘤性病变进行鉴别：

局限性脑炎：当纤维型星形细胞瘤呈弥漫性生长，无明确肿块形成，与周围脑实质分界不清时，常常需要与感染性病变鉴别，该组病例术前有 2 例误诊为局限性脑炎，总结其原因，认为搜集详尽的临床资料在鉴别诊断中十分重要，临床病史或实验室检查如发热、抽搐、白细胞增高等更多提示感染性病变，影像学表现上，炎性病变病灶更为弥漫，周围水肿更加明显。

较高级别的胶质细胞瘤：如间变型星形细胞瘤，后者影像学上表现为密度或信号更加不均匀，增强强化更不均匀，周围水肿更加明显。

脑胶质瘤病：脑胶质瘤病分为 4 个基本型，即脑室周围浸润型、大脑半球浸润型、以脑叶为主浸润型和混合型。一些作者认为脑胶质瘤病浸润更广泛，如双侧大脑半球受累和（或）中线结构胼胝体、脑干和小脑受累。

多发性硬化：虽然多发性硬化也有出现脑室周围大片低密度阴影，但 MRI 上表现为脑实质内及脑室周围多发长 T_2 病灶，典型的复发缓解病程有助鉴别。

总之，纤维型星形细胞瘤具有一定的影像学特点，只要充分认识其影像学特征并结合有关临床资料，进行全面综合分析，将有助于进一步提高诊断的符合率。

第三节 同型性星形细胞瘤

弥漫性星形细胞瘤 WHO 分类属Ⅱ级。近年来，逐渐发现弥漫性星形细胞瘤患者中存在一部分预后较好的患者，于是提出一类新的亚型——同型性星形细胞瘤，以长期的癫痫发作史、低 Ki-67 表达和良好的预后为特征。世界范围内报道的同型性星形细胞瘤至今共 15 例。

组织病理学提示，同型性肿瘤细胞密度低、核轻度异型性、无核分裂，侵及邻近脑实质的病灶也表现为高分化的星形胶质成分浸润，无淋巴细胞浸润、未见钙化、无坏死灶；免疫组织化学标记瘤细胞显示 GFAP 显著阳性，MAP2、p53 和 CD 34 均阴性、Ki-67<1%。同型性星形细胞瘤 CD34 和 MAP2 阴性具有特征性，可与其他胶质神经元肿瘤鉴别。

同型性星形细胞瘤具有较好的临床预后和相对高的存活率，复发倾向小。

Blümcke 等（2004）和 Schramm 等（2004）均认为同型性星形细胞瘤作为弥漫性星形细胞瘤中存在一类少见的变异型，具有长期的癫痫病史和良好的预后，应归为 WHO Ⅰ级。

同型性星形细胞瘤可以凭借组织病理学表现与节细胞胶质瘤、毛细胞性星形细胞瘤、胚胎发育不良神经上皮肿瘤、皮层发育不良和反应性胶质增生鉴别。

一例病理证实的右额叶同型性星形细胞瘤，影像表现符合胶质瘤的表现，呈长 T_1、长 T_2 信号、病变区域 MRS 示 NAA 峰明显下降、Cho 峰上升，并有倒置 Lac 双峰。

做出正确的亚型诊断需结合临床及病理检查。

第四节 星形细胞瘤的假阴性 CT 扫描

Wulff 等(1982)发现,有些幕上星形细胞瘤,最初 CT 增强扫描未显示异常。

一例 62 岁男性病人,突然发作失语,CT 平扫和增强扫描未发现异常,但在左颈动脉造影发现左颈总动脉分叉和左颈内动脉虹吸部有小片阴影,保守治疗好转。3 个月后因右侧肢体软弱复发再入院,CT 扫描示大块低密度病变,可强化,后确诊为多形性神经胶母细胞瘤。

另一例 64 岁女性病人因头晕住院,CT 和放射性核素显像均无异常,6 周后因精神紊乱、头痛和左侧肢体软弱再入院,CT 见右颞叶包块,可强化,伴中线结构移位,最后诊断为大的浸润性多形性神经胶母细胞瘤。

另一例 62 岁男性,多次癫痫发作,CT、核素检查和脑脊液检查均无异常,5 个月后再行 CT 增强扫描,见左颞区包块,可强化,伴中线结构移位,证实为Ⅱ度星形细胞瘤。该作者指出,上述病人 CT 扫描假阴性的原因尚待研究,偶而,其他的诊断性检查可给予肿瘤存在的一点线索。

这三例病人的说明一个问题,对于病人的诊断,不是只看这一次门诊,而是要随访观察,这就是本书提出的影像 - 病理 - 临床三结合诊断模式外,还应加一个随访观察,作为四结合模式,即影像 - 病理 - 临床 - 随访四结合诊断模式,可能更符合实际情况,可能提高诊断的准确性,可能减少和避免误诊的出现,也可能更为科学和全面。

第五节 囊性脑膜瘤类似星形细胞瘤

虽然在手术所见的基础上,脑内神经胶质瘤通常能与脑膜瘤容易区别,但偶尔诊断也可出现困难。误诊最常出现于神经胶质瘤侵犯覆盖其上的脑膜,形成反应性纤维化,造成胶质瘤起源于脑膜的印象。Henry 等(1974)报告 3 例伴大量囊性变的脑膜瘤伪似星形细胞瘤。

第六节 误诊病例简介:星形细胞瘤与脑囊虫病

患者,女,63 岁。头晕、记忆力减退、肢体乏力伴抽搐 25 d 入院。MRI 示双侧额颞顶枕叶、基底节区及右侧大脑脚散在多个大小不等的类圆形异常信号影,最大约 1.0 cm × 1.1 cm × 2.2 cm,T_1WI 呈低信号,T_2WI 高信号,增强病灶呈结节样或环形强化,以囊性病灶为主,且囊壁较厚,部分病灶内见点状或条状强化影,边界清楚,周围可见轻度水肿带,双侧侧脑室前后角稍受推压,中线结构居中。MRI 诊断为脑内多发异常信号影,考虑囊虫病,转移待排,请进一步结合临床。

(1)手术所见:根据导航设定的穿刺路径运用活检针穿刺病灶,分别于病病灶中心及周边取病理,共取出 8 块活检组织,其中病灶靠近脑室壁活检组织较其他部位有异常改变,表现为灰白色。

(2)病理检查:左顶叶 1 病灶为灰白色碎组织一堆,总体积 1.0 cm × 1.0 cm × 0.3 cm;左顶叶 2 病灶为灰白色碎组织一堆,总体积 0.8 cm × 0.8 cm × 0.3 cm。常规病理诊断报告左顶叶 1、2 病灶初步考虑为神经上皮性肿瘤,待免疫组化检测进一步明确诊断。

(3)免疫组化检测:阳性:Oling-2,GFAP,NF,S-100,Vimentin,MAP-2,Ki-67(1%);阴性:NeuN,EMA,Syn,NSE。免疫组化诊断:左顶叶病灶活检标本 1、2 倾向星形细胞瘤,不排除反应性胶质细胞增生性病变,请结合临床及影像学检查综合考虑。

注:送检物为少量破碎组织,部分脑组织结构大致正常,局部见小灶性液化性坏死,局部见少量淀粉样小球。部分脑组织结构紊乱,结合免疫组化检测,可见星形胶质细胞增生较为明显,但增殖活性不高;间质充血,可见少数淀粉样小球及小钙化灶。

本例影像学检查 MRI 提示为多发性占位性病变，并见增强病灶呈结节样或环形强化，以囊性病灶为主，且囊壁较厚。而送检物中仅见局部结构异常，且病变不够典型，诊断局限性较大，难以准确分类，倾向星形细胞瘤，不排除反应性胶质细胞增生性病变。

（4）首都医科大学宣武医院病理会诊结果：镜下为少量破碎的脑组织，局部脑皮质及白质正常结构消失，代之以增生的胶质细胞及吞噬细胞，可见散在的淀粉样小体及个别淋巴细胞，建议加染 LFBC-D68CD163 以排除免疫介导的炎性脱髓鞘病变。

MRI（第一次 MRI 后 25 d，活检术后 22 d）：双侧额颞顶枕叶、基底节区及右侧大脑脚散在多个大小不等的类圆形异常信号影，以右额叶处稍大，约 3.3 cm × 3.2 cm × 2.3 cm，T_1WI 低信号，T_2WI 高信号，增强病灶呈结节样或环形强化，以囊性病灶为主，且囊壁较厚，部分病灶内见点状或条状强化影，边界清楚，周围可见轻度水肿带，局部脑沟回结构不清。左顶叶部分缺损呈术后改变，局部见斑片状出血影，T_1WI、T_2WI 高信号，边缘见低信号环，双侧侧脑室前后角稍受推压，中线结构居中。右侧额叶病灶波谱分析（MRS）示：病变区天门冬氨酸波峰（NAA）明显降低，乙酰胆碱（Ch）峰明显升高，肌酸（Cr）峰无明显升高或降低。MRI 诊断：脑内多发占位，MRS 提示为肿瘤性病变，胶质瘤病的可能。

第三章　胶质肉瘤

胶质肉瘤是一种少见的中枢神经系统神经上皮组织来源的恶性肿瘤，恶性程度高，临床上少见，占胶质瘤的1.7%~2.3%，胶质母细胞瘤的8%，其影像学表现多样且发病率较低，因此术前误诊率极高。

WHO（2007）关于中枢神经系统肿瘤分类中将其归于胶质母细胞瘤的一个亚型，认为该肿瘤是具有向胶质和间叶组织双向分化的恶性肿瘤，属WHO Ⅳ级，预后差。

胶质肉瘤是中枢神经系统原发恶性肿瘤，除具有多形性成胶质细胞瘤的特征性外，尚具有肉瘤的特征。Strobe（1895）首先将胶质母细胞瘤与肉瘤的混合性肿瘤命名为胶质肉瘤，但争议颇多，近年来通过特殊染色、免疫组化及电镜技术对该肿瘤进行研究，胶质肉瘤的概念已得到认可。

胶质肉瘤的概念由Heinrich Stroebe（1895）首先提出，WHO（1979）正式将胶质母细胞瘤与肉瘤成分组成的混合性肿瘤命名为胶质肉瘤。WHO（2000）认为它是胶质母细胞瘤的一个亚型，是具有胶质和间叶组织双向分化的恶性肿瘤，将其列为Ⅳ级。在WHO（2007）中枢神经系统肿瘤的分级中，关于肿瘤的良恶性而言，采用了肿瘤类疾病的国际分类标准代码（ICD-O），胶质肉瘤代码为9442/3，即属于恶性肿瘤。

目前对于胶质肉瘤的发生机制比较认同的是胶质瘤细胞化生，免疫组化证实血管内皮细胞标记UEA1和F Ⅷ仅局限表达于胶质瘤和间叶成分中增生的血管内皮细胞。最近的遗传学分析显示肿瘤的2种成分有相似的遗传改变，如在胶质成分和间充质成分均发现有P53和PTEN的突变，p16的缺失及MDM2和CDK4的扩增，7三体、10单体及9p缺失等遗传改变也较常见，提示是单克隆起源，也支持上述观点。

1. 发病机制　胶质肉瘤病因不详，除与遗传因素有关外，目前对其发病机制有以下解释。

胶质瘤中血管内皮细胞和成纤维细胞高度增生，当间胚叶成分呈肿瘤性增生且与胶质瘤混合，则呈现胶质肉瘤的结构；由于胶质瘤侵犯或刺激邻近脑膜，引起脑膜纤维组织增生及肉瘤变；脑内原发性肉瘤与其周围由反应性胶质细胞增生并进一步形成的胶质瘤混合而成；肉瘤与胶质瘤分别发生后混合在一起；近来有作者提出其肉瘤成分可能是由血管周围间叶组织去分化所致；亦有研究者认为肿瘤起源于颅内多潜能干细胞，是该细胞向多种方向分化的结果。

发生机制除与遗传因素有关外，还认为胶质母细胞瘤可能是原发，而肉瘤是继发。研究表明，胶质母细胞瘤可通过分泌血小板源性、胰岛素样和成纤维细胞生长因子诱导血管外膜的平滑肌或（和）脑膜的成纤维细胞高度增生及恶性变，从而引起瘤内血管周围间叶组织肉瘤变。恶性胶质母细胞瘤引起肿瘤内血管发生肉瘤样变。有文献报道显著肥大和增生的血管壁细胞可见于多数高级别的星形细胞瘤并且随着星形细胞瘤去分化程度加深而更加严重。基因研究指出，胶质肉瘤内的胶质和肉瘤成分均来源于星形细胞。并且两种成分表现出相似的基因型和基因改变。

肿瘤的两种成分具有相同的基因改变证实了单克隆起源这一观点，即p53突变、纯合子p16缺失、PTEN突变以及MDM2和CDK4的联合扩增等，这些基因改变均可在肿瘤的两种成分中检测到。

2. 病理学　肿块质韧，血供丰富，切面呈鱼肉状，镜下见肿瘤组织由胶质母细胞瘤成分和恶性间叶组织成分构成，两者构成比例存在差异。

胶质母细胞与梭形间叶肉瘤组织相间，典型胶质母细胞呈短梭形或星芒状，胞浆丰富，细胞核大小不一，可见显著的异形性，细胞分布较稀疏。梭形细胞呈条索状、编织或团块状，较密集；在胶质母细胞瘤区域可见显著增生的血管内外皮细胞和假栅栏样凝固性坏死。肉瘤成分常以纤维肉瘤多见，偶可见恶性纤维组织细胞瘤、平滑肌肉瘤、骨肉瘤、软骨肉瘤、横纹肌肉瘤等。有作者报告一组 8 例患者，其中 7 例为纤维肉瘤，1 例为横纹肌肉瘤。

3. 免疫组化染色　胶质母细胞瘤成分 GFAP、Vimetin 及 S-100 呈阳性；梭形细胞成分（肉瘤成分）Vimetin 及 S-100 阳性，GFAP 为阴性。

病理组织学检查对本病的诊断有决定性意义。胶质肉瘤在形态上由胶质和间叶两种成分构成，间叶成分多为纤维肉瘤，也可为其他肉瘤成分，如骨肉瘤、软骨肉瘤、横纹肌肉瘤等，但诊断仅靠 HE 染色有时较困难。胶质母细胞瘤中梭形细胞成分在形态和排列方式上与恶性纤维组织细胞瘤颇为相似。因此在 HE 染色切片上不能确定梭形细胞来源时，应当首先用网状纤维染色，确定肿瘤中是否有肉瘤成分存在，再做 GFAP、SMA、S-100、Vim 等免疫组化标记来帮助鉴别诊断，Vim 既可标记分化差的胶质瘤细胞，又可标记间叶来源肿瘤细胞，不能用作肿瘤胶质成分的特异性标记，但可使肿瘤中胶质母细胞瘤与肉瘤成分清楚显现。

4. 临床表现　胶质肉瘤临床上罕见，占颅内肿瘤的 0.4%~2%，本病无明显性别差异或男性较女性多见（男: 女约为 1.9:1）者，多发生于 40~60 岁，平均年龄 53 岁，也可发生于婴幼儿。常发生于大脑的深部，小脑罕见，多发生在颞叶，其次是额叶、顶叶、枕叶，亦可发生于小脑半球。肿瘤多跨叶生长，肿块直径一般较大，占位效应明显。肿瘤多为单发，近年有多灶性的报道。

由于肿瘤生长迅速，不断增大，侵犯、压迫周围组织而引起颅内压增高和局部神经功能障碍，可引起头痛、呕吐、偏瘫、癫痫、肌力减退、行走不稳、性格改变、意识障碍等临床症状，亦可引起视盘水肿，肢体肌力减退等体征。

5. 影像学研究　影像学检查能显示病变部位、大小、形态、密度或信号等，其影像学表现与病理基础密切相关。胶质肉瘤神经系统外转移比其他类型的恶性胶质瘤或脑内其他恶性肿瘤要常见。一些研究表明神经系统外转移的概率超过 15%，并且常累及肝和肺。

（1）CT 表现主要有两种：①肿瘤主要表现为混杂密度，少数可为稍高密度，由于肿瘤呈浸润性生长，大多数界限不清楚，部分可见囊变坏死，邻近脑组织水肿及占位效应明显。肿瘤周边血管增生明显，注射对比剂后，肿瘤呈不规则环形强化，边界清楚，囊变、坏死区无强化，囊壁清楚，可见结节状强化，在瘤周水肿的衬托下不规则强化灶呈岛屿状或螺旋状；②肿瘤呈高密度，均匀强化，可有小囊变，邻近脑组织水肿及占位效应轻微，位于脑表面。

前者易误诊为胶质瘤、胶质母细胞瘤或转移瘤，后者易误诊为脑膜瘤。一组病例中 1，6 例行 CT 检查，其中有 5 例病灶囊变坏死，5 例病灶中 3 例表现为混杂密度，增强扫描实性部分明显强化，周围可见轻度水肿。

（2）MRI：肿瘤大部分位于幕上半球；病变范围大，常跨 2 个或 2 个以上脑叶；MRI 上呈不均匀混杂信号，T_1WI 以低信号为主，T_2WI 以高信号为主，病灶形态多不规则，有占位效应，其内常可见囊变坏死区。注入对比剂后呈边缘明显环形强化并可见强化壁结节。肿瘤生长具有侵袭性和转移性，可直接侵犯邻近脑叶或跨中线累及对侧脑叶，亦可发生颈髓及颅外远处转移。以 MRI 表现形式病灶可分为团块状和结节状两类，前者病灶较大，分叶状，形态不规则，多合并坏死或囊变，占位效应明显，病灶呈明显不规则环形强化，亦可见大小不一的壁结节。后者病灶较小，结节状，边界清楚，呈浅分叶，病灶强化明显，邻近脑组织水肿及占位效应不显著。

增强扫描实性部分明显强化，囊性部分无强化。部分肿瘤表现为环状强化，环壁可见明显强化的瘤结节，部分肿瘤表现为不均匀强化，少数可见中度不均匀强化。部分明显强化的实性成分在 T_2WI 上表现为低信号，可能由于肿瘤中肉瘤成分较致密且含有较多纤维组织。少数可见病变位于邻近脑膜处并侵犯硬脑膜和大脑镰。增强后瘤内的栅栏样条状强化是胶质肉瘤另一特点，具有一定的特征性，该表现可能与肿瘤血管的发生与增殖有关。

瘤体较大者多表现为边缘强化。这一影像学征象还可见于原始神经外胚层肿瘤（PNET）和星形细胞瘤。肿瘤内部条索状强化可能由于瘤体内部新生小血管所致。部分病例可见肿瘤周围有供血动脉。

（3）功能 MRI：功能 MRI（fMRI）可通过观测肿瘤血供推测其良、恶性程度，可辅助制订手术计划，避开邻近肿瘤的功能区，此外，fMRI 还可以对手术后肿瘤复发和坏死灶做出鉴别诊断。MR DWI 上，脑胶质瘤和瘤周水肿组织的 ADC 值较正常脑组织增高，而强化的肿瘤较瘤周水肿的 ADC 值显著降低，可用来区分肿瘤组织和瘤周水肿的边界。

MR 灌注成像反映肿瘤组织微血管结构的改变，更准确地反映出肿瘤病理学表现，多数情况下，脑血容量（CBV）图所提示的肿瘤血供程度与常规MRI所表现的肿瘤强化程度是一致的，但少数情况可不一致，认为可能是在血-脑屏障严重破坏的情况下，MR灌注成像时，因对比剂自血管腔内向外漏到组织间隙而产生的短T_1效应，影响了血管内对比剂引起的组织T_2弛豫率的变化，所测得的rCBV值偏低。

磁共振血管造影（MRA）能显示肿瘤与大血管的关系。有作者用三维磁共振波谱成像（3D MRSI）对52例脑内占位进行分析后发现，MRS可以将肿瘤与炎症、脱髓鞘病变等区分开；MRS甚至可以区别不同类型的胶质瘤，进行术前的组织学诊断。这些新技术的应用为MRI的定性诊断展示了良好的前景。

DWI在鉴别颅内恶性胶质瘤及单发转移瘤方面有重要价值。有学者认为其主要机制为：肿瘤组织DWI信号主要取决于肿瘤细胞的结构，瘤细胞核浆比例大、细胞结构紧密就会使水分子扩散受限，DWI信号较高；而细胞微环境间质内水含量的增加将会使DWI信号降低。恶性胶质瘤的瘤细胞沿神经束及血管向周围扩散，因此胶质肉瘤瘤周水肿区域内含有较多的瘤细胞成分，其水分子的扩散运动及自由水含量应轻度受限。而低级别的胶质瘤及脑膜瘤以膨胀生长为主，水肿区内细胞成分较少，主要为渗出液，因此，DWI信号应较低。

DWI在鉴别脑脓肿及恶性胶质瘤内囊变坏死方面也有重要价值，脑脓肿内含有较多细胞及蛋白，因此水分子的运动受限，DWI为高信号，而囊变坏死区为低信号。

胶质肉瘤在DTI序列的方向编码彩色图像上表现为实质部分纤维束颜色信号较低且混杂，周边部分颜色信号较高，以红色和绿色为主，说明肿瘤实质部分呈较低各向异性，并且纤维束方向混杂，周边部分围绕较高各向异性区，其扩散方向以左右及腹背方向为主。

各向异性分数图的病理基础缺乏特异性，多为白质纤维束破坏。但是由于胶质肉瘤沿着脑白质广泛浸润的特性，受侵的白质纤维束可能会表现为走行方向的改变。这一征象可以为精确地确定肿瘤浸润范围提供帮助。一组1例患者方向编码彩色图显示，患侧瘤周白质纤维束各向异性较对侧增高且与对侧的颜色分布不同，提示白质纤维束破坏。

各向异性分数图及方向编码彩色图肿瘤周围各向异性的增高可能是由于瘤周细胞密度较高且有较多的新生小血管所致。肿瘤细胞的密度较高可能是导致高各向异性分数值的因素之一，可能是由于肿瘤的浸润破坏了周围的细胞外基质，导致了细胞外水分子扩散能力的增加。由于体内的影响因素较多，可能还有其他因素影响各向异性分数值，因此不具有特异性。

方向编码彩色图肿瘤与周围正常组织分界清楚，肿瘤周边白质纤维束走行的改变可能为肿瘤浸润导致的变化，但是有研究表明，颜色分布特征与肿瘤的类型和级别无明显关联。一组1例方向编码彩色图显示肿瘤周围白质纤维束主要为左右方向（红色）和前后方向（绿色）。

恶性程度较高的胶质瘤的实性成分多破坏脑实质并伴有内皮增生及微血管的生成。有文献报道，浸润性的脑部肿瘤主要沿血管及脑白质纤维束通路迁移。尽管孤立的肿瘤细胞不破坏脑实质，并且不参与血管生成，但是普遍认为，这些手术切除后仍残余的孤立的肿瘤细胞是肿瘤复发的因素，并导致脑内原发恶性肿瘤的预后较差。DTI对精确显示脑内恶性肿瘤生长方式有重要意义，有助于临床制订正确的治疗方案，改善患者的远期预后。

胶质肉瘤在DTT上表现为患侧纤维束中断破坏。提示DTT可鉴别低级别的胶质瘤和高级别的胶质瘤，低级别的胶质瘤多表现为受压移位，高级别的胶质瘤多表现为白质纤维束的中断和破坏。

曾有作者将本症影像学表现归纳为下述4点：①肿瘤大部分位于幕上半球，Morantz & Feigin（1976）提出，以颞顶区、大脑半球凸面最多见，其次为额、顶区，也可在丘脑、基底节或枕区，多呈圆形或类圆形病灶，但亦有少数见于后颅窝的报道。一组6例均位于幕上，2例术前误诊为脑膜瘤，2例胶质瘤，1例室管膜瘤，1例转移瘤；②病变范围大，常跨2个或2个以上脑叶；MRI上呈不均匀混杂信号，T_1WI以低信号为主，T_2WI以高信号为主，有占位效应，其内常可见囊变坏死区，注入对比剂后呈边缘明显环形强化并可见强化壁结节；③肿瘤生长具有侵袭性和转移性，可直接侵犯邻近脑叶或跨中线累及对侧脑叶，亦可发生颈髓及颅外远处转移，该组1例术前误诊为室管膜瘤者突破脑室壁沿胼胝体向对侧生长；④病理镜下多见恶性胶质细胞和肉瘤成分混杂存在，肿瘤呈实质性，与MRI所见实质性混杂信号相符。

误诊简介：有作者报告一组 6 例患者的研究，术前全部误诊。2 例术前误诊为脑膜瘤；

1 例位于左额叶深部，似呈宽基与脑膜相连，信号不均，周围重度水肿，仔细观察发现肿瘤宽基底面与脑膜尚有一小段距离，病灶强化程度不如脑膜瘤明显且不均匀，边界不如其光整，相邻颅骨未见骨质改变，且脑膜瘤有脑皮质推移及“脑膜尾征”等脑外占位征象；1 例位于左额叶皮层，呈类圆形，界清，信号较均匀，周围重度水肿，明显均匀强化。手术证实肿瘤均全部位于脑实质内。

1 例术前误诊为转移瘤，位于左颞叶深部，大小约 3.8 cm × 5.1 cm，T_1WI 呈低信号，T_2WI 呈稍高信号，内见囊变区，周边重度水肿，边缘明显不均匀强化。转移瘤一般多发，位于皮质下区，呈“小肿瘤大水肿”，有均匀或环形强化。

1 例术前误诊为室管膜瘤，位于左顶颞叶深部，病变突破脑室壁沿胼胝体压部向对侧生长，信号不均匀，周围无水肿，周边明显环形或结节样强化。室管膜瘤主要位于侧脑室及第四脑室，呈长 T_1 长 T_2 信号，可不均匀，边界较清，可伴邻近脑室系统积水扩张表现。

2 例术前初诊为胶质瘤，低级别胶质瘤强化轻微，高级别胶质瘤常呈不规则囊实性占位，囊变区大而不规则，水肿明显。

另一项研究包含 8 例患者，其中 7 例误诊：术前 MRI 检查 3 例诊断为胶质瘤，2 例诊断为恶性胶质瘤，2 例诊断为脑膜瘤。所以目前本病的影像学诊断仍有较大困难。

还有作者报告 1 例病例，病变位于邻近脑膜处，与硬脑膜以宽基相连，并可见脑膜尾征，术前误诊为脑膜瘤。

6. 鉴别诊断　本病影像学表现有一定特点，但易与多形性胶质母细胞瘤、巨细胞型胶质母细胞瘤、间变性星形细胞瘤、脑膜瘤、转移瘤相混淆。

（1）多形性胶质母细胞瘤：胶质肉瘤主要应与多形性胶质母细胞瘤相鉴别，两者都是颅内恶性程度最高的肿瘤，临床表现相似，在 MRI 上也表现为典型的长 T_1、长 T_2 信号特点，瘤周水肿明显，坏死囊变较常见，增强扫描与胶质肉瘤类似，也表现为花环状的强化，鉴别困难，但后者可为多发，常位于深部脑白质，周围水肿明显，且后期沿白质束向周围扩散，可形成卫星灶，常侵犯胼胝体，穿越大脑镰，形成典型的蝴蝶状病灶，增强后多为不规则花瓣状强化，这种影像学表现胶质肉瘤少见。幕上下区均可发生，脑内转移常见，表现为线样、结节状、条索状增厚，扩散转移方式为沿软脑膜、蛛网膜、室管膜；而胶质肉瘤以颞叶多见，其次是额顶叶，发生在小脑者罕见。组织学检查，多形性胶质母细胞瘤成分较单一，免疫组化检查，瘤细胞 GFAP 均为阳性。

（2）巨细胞型胶质母细胞瘤：胶质肉瘤与巨细胞型胶质母细胞瘤在影像学上表现相似，鉴别困难，主要依靠组织学检查，巨细胞型胶质母细胞瘤的瘤细胞巨大，胞质宽阔，核大畸形，胞质内胶质丰富，异形瘤巨细胞数超过 50%。

（3）间变性星形细胞瘤：多见于幕上，多数为低度恶性胶质瘤转变而来，典型病灶在 CT 上呈低密度，MRI 上呈长 T_1、长 T_2 信号，可见囊变坏死和出血，周围水肿及占位效应明显，肿瘤边界常显示不清，增强扫描病灶呈不均匀强化。

（4）星形细胞瘤和原始神经外胚层肿瘤：原始神经外胚层肿瘤较为少见，恶性程度较高，MRI 上呈长 T_1、长 T_2 信号，强化较明显，颅骨破坏较常见。多见于 10 岁以下的儿童及青少年。低级别的星形细胞瘤较为常见，其瘤周水肿及占位效应较轻，边界较清楚，强化较均匀，出血、囊变、坏死较少见，呈稍长 T_1、稍长 T_2 信号。单从影像学表现与某些胶质肉瘤较难鉴别。星形细胞瘤好发年龄为 10~30 岁，而胶质肉瘤好发年龄为 40~60 岁。对鉴别诊断有一定的帮助。

（5）脑膜瘤：当胶质肉瘤向脑皮层生长与硬脑膜关系密切时，需注意与脑膜瘤相鉴别。脑膜瘤为颅外肿瘤，膨胀性缓慢生长，肿瘤密度或信号均匀、边界清晰、光滑且与硬膜广基相连，邻近脑组织可见明显的沟回挤压征。与胶质肉瘤不均匀强化不同的是，脑膜瘤增强后病灶实质呈均匀强化，其内可见钙化，囊变、坏死罕见，邻近颅板常增厚。

脑膜瘤在 T_1WI 上信号不具有特异性，可表现为等信号、低信号、高信号或混杂信号，T_2WI 上多表现为高信号。具有不典型征象（全瘤以囊性为主，密度不均匀，环形强化，壁结节）的脑膜瘤与邻近脑表面的胶质肉瘤鉴别困难。但是，多数脑膜瘤表现为均匀强化。囊性脑膜瘤，囊内呈长 T_1、长 T_2 信号，肿瘤实质部分的信号特征与肿瘤内成分有关，多数信号均匀，如存在出血、钙化及纤维成分，则信号不均匀脑膜瘤具有一些特殊征象，如脑膜尾征，假包膜，以广基与硬脑膜相连，脑实质挤压征等，对两者的鉴别诊断有一定帮助。

（6）转移瘤：转移瘤患者多数有明确的原发灶，发病年龄较大，常以多发病灶为主，单发转移瘤病灶多数临近脑灰质，且水肿面积较大，常呈指状分布，增强后瘤体呈明显均质或环形强化，当表现不典型时与胶质肉瘤鉴别有一定的困难。常见的转移瘤为多发病灶，单发的脑转移瘤与胶质肉瘤鉴别困难。若存在其他部位的原发肿瘤，多考虑转移瘤。DWI序列对转移瘤及颅内原发胶质肉瘤的鉴别诊断有一定帮助。

（7）脑脓肿：颅内单发脑脓肿多有完整的包膜，囊内液体信号在 T_1WI 上呈均匀低信号，在 T_2WI 上呈均匀高信号。T_1WI 增强表现为薄壁环状强化，环壁多较均匀，而胶质肉瘤多为不均匀厚壁环状强化，并且可见壁结节。脑脓肿在 DWI 上表现为高信号，并且 ADC 值减少。此征象可以鉴别脓肿与囊变坏死。

总之，胶质肉瘤少见，恶性程度高，容易发生转移，预后较差，生存时间不长，为 3~12 个月。其影像学表现有一定特点，当肿瘤位于大脑半球脑表面，呈混杂密度、长 T_1 混杂 T_2 信号，囊变坏死常见，边界较清楚，增强后实质不均匀明显强化，轻中度瘤周水肿或无瘤周水肿，应考虑到本病的可能。提高对本病的认识是术前正确诊断的关键。

第四章　大脑胶质瘤病

第一节　大脑胶质瘤病概述

大脑胶质瘤病是一种少见的、以神经胶质细胞弥漫性瘤样增生，而原有解剖结构保持完整为特征的中枢神经系统原发的肿瘤性疾病，属于神经上皮组织肿瘤的一种特殊类型，由于其临床表现缺乏特异性，常常导致误诊或延误诊断。

Nevin(1938)首次将本病命名为大脑胶质瘤病，此后有弥漫性脑神经胶质母细胞瘤病、胚细胞瘤型弥漫性硬化、中枢性弥漫性神经鞘瘤、弥漫性星形细胞瘤、肥大性神经胶质瘤等多种命名。国内外文献对本病的报道不多，且主要依靠尸检证实。随着影像技术的发展，使该病早期诊断和治疗成为可能。

本病特征为病变弥漫性、浸润性"结构式"生长，不破坏正常解剖结构，涉及2个脑叶以上，细胞类型可以是星形胶质细胞、少突胶质细胞或两者混合，Kernohan分级属低级别(Ⅰ～Ⅱ级)脑胶质瘤。WHO(1999)将其统一命名为大脑胶质瘤病，归类于神经上皮组织肿瘤中来源未定的胶质肿瘤，恶性程度为Ⅲ级，以神经胶质细胞弥漫性瘤样增生，而原有解剖结构保持完整为特征的原发性脑瘤。

1. 病因学　大脑胶质瘤病病因不清，主要有以下3种假说：脑神经胶质系统先天发育障碍，最终使神经胶质细胞呈瘤细胞变，形成弥漫性扩散的肿瘤；多个肿瘤中心起源离心扩散呈弥漫性浸润；肿瘤灶内增殖扩散或区域性转移扩散形成大脑胶质瘤病。

Kattan等(1997)通过对肿瘤克隆的分析推测大脑胶质瘤病可能来源于一种寡克隆过程或多个脑胶质瘤的不和谐组合。

对于大脑胶质瘤病的起源，多数作者认为是大范围内胶质细胞间变而致；也有作者提出多中心性学说，但有作者认为多中心性胶质瘤与大脑胶质瘤病是两个不同的概念，前者肿块发生于脑内不同部位，相互之间无联系，且组织类型以多形性胶质母细胞瘤最常见，局部脑组织结构常被破坏；后者肿瘤细胞弥漫性生长，尸检可见病灶之间连续性浸润，大脑实质正常结构常不被破坏，组织类型常为低级别星形细胞瘤，而生物学行为常有恶性倾向，故该类患者预后不佳。一般认为大脑胶质瘤病是一种连续的弥漫性肿瘤细胞浸润，同时认为多中心性胶质瘤的诊断应该很慎重，这是因为：①需除外肿瘤脑脊液的播散；②肿瘤之间影像学表现无异常改变，以及能否除外肿瘤沿神经纤维或组织间隙的爬行生长。

2. 病理学　大脑胶质瘤病是指胶质瘤细胞弥散分布于神经组织之间，无明显边界，具有下述病理特征：①大体标本，可见病灶区域脑组织结构轻微肿胀，病灶境界不清，呈弥漫性；②肿瘤细胞呈类圆形或长条形，细胞在神经束间、神经细胞及血管周围生长，即肿瘤生长增殖依赖于正常的神经结构；③肿瘤浸润区域脑实质结构破坏不明显，很少有坏死、囊变或出血。病灶主要累及脑白质，很少累及大脑灰质，该类肿瘤的确诊相当困难，必须密切结合临床、影像学检查及病理。

3. 临床表现　大脑胶质瘤病可在任何年龄段发病，但以青少年多见，75%的患者年龄在20岁以下，男女比例无差异。大脑胶质瘤病的首发症状以头痛、记忆力下降和癫痫为常见，缺乏特异性临床表现和明确的局灶定位体征，脑脊液和其他实验室检查不能提供可靠的帮助。

既往主要依靠尸检确诊，随着影像技术的发展，MRI具有多方位、多层面及高组织对比度等诸多优点，能清楚显示病变的范围和病理特点。

4. 影像学研究　大脑胶质瘤病的影像学表现，多数学者认为病灶至少累及大脑2叶，通常为3叶，范围广泛，病灶呈弥散片状，境界不清，受累区域的脑组织体积肿胀，脑沟回变浅或消失，中线结构轻微移位，侧脑室可受压变形。MRI 表现为长 T_1、长 T_2 弥散大片状病灶，边界模糊，尤以 T_2WI 显示更明显，常有脑水肿表现。

MR 增强检查，病灶区域通常无明显强化，有些学者提出少数患者可以见到病灶区域轻微增强或周围沟裂内有线状增强反应，血管亦可见强化，提示肿瘤浸润脑膜及血管。Shin 等(1993)报道 9 例大脑胶质瘤病，其中 4 例可见局灶性强化；有作者报道 22 例，CT 增强检查无一例强化，其中 2 例作了 MR 增强扫描，亦未见强化。有作者提出，如该类肿瘤出现局灶性坏死或结节状强化，则高度提示该区域恶性变。

胶质瘤病除侵犯大脑外，还可同时侵犯胼胝体、基底节、脑干、小脑，有作者提出甚至可以累及视神经和脊髓，病灶呈连续性。其中以侵犯胼胝体最常见，表现为胼胝体弥漫性肥大，境界变模糊，呈长 T_1、长 T_2 信号改变，该征象对诊断大脑胶质瘤病很有价值。

有作者归纳大脑胶质瘤病具有下述特点：①病变范围广泛，通常侵犯大脑 3 叶，以白质为主，可以同时累及胼胝体、基底节、脑干及小脑等，以胼胝体弥漫性肥大最常见，肿瘤区域脑组织轻微肿胀，境界不清，占位表现相对轻微；②肿瘤组织类型以低级别星形细胞瘤最常见，生物学行为具有恶性倾向，预后不佳；③ MRI 表现，病灶呈长 T_1、长 T_2 信号改变，很少有坏死、囊变或出血，常无增强表现或仅局部脑膜、血管轻微强化，如病灶呈结节状强化，需怀疑该区域已恶变。

本病影像学特点为病变广泛，灰白质交界欠清楚，胼胝体最常受累，占位效应不明显。有学者认为胼胝体受累具有一定的诊断价值。

本病 MR 增强表现，文献报道多无强化，一组 6 例患者的研究中 2 例病程较长者见小结节状强化，可能与病程较长致血 - 脑屏障破坏有关，或肿瘤浸润脑膜及血管，或恶性变有关。该组病例数较少，大脑胶质瘤病病灶强化与病程长短、恶性变的关系尚需进一步研究。

反映活体组织水分子扩散的 DWI，对病灶的显示更加清晰，为诊断提供更丰富的信息。该组 1 例患者表现为 ADC 值高于对侧无病变区，与文献报道不相一致，其间的差异有待于积累更多病例进一步进行分析。有作者着手研究 DWI 对大脑胶质瘤病的诊断价值，并进行了初步的分析及探讨，认为其对于大脑胶质瘤病的诊断及鉴别诊断特异性甚小。

定量检测活体组织能量代谢和生化改变的 MRS，能提供组织代谢物的化学信息，尤其是 ^{1}H 波谱较为敏感，可对神经元进行定量分析，以非侵入性的生化方法分析正常和病变的脑组织，可用于大脑胶质瘤病的鉴别诊断。

大量研究已表明，肿瘤中 Cho/Cr 和 Cho/NAA 的比值上升，高于正常脑组织。这是由于神经元细胞被异常增生的胶质细胞所取代而造成的 NAA 降低，以及肿瘤细胞增生引起 Cho 上升所致。该组 3 例患者行 MRS 检查，均表现为 NAA 降低、Cho 上升、Cho/Cr 和 Cho/NAA 的比值上升。另外，MRS 对于肿瘤分级、指导穿刺、治疗及疗效观察具有很大的价值。

CT 对本病的诊断及鉴别诊断价值不大，该组中有 8 例同时做头颅 CT 扫描，仅显示大脑弥漫性等密度或低密度，且病变范围均小于 MRI 所示。有作者报道 22 例患者，CT 增强检查无一例强化，其中 2 例作了 MR 增强扫描，亦未见强化。有作者提出，如该类肿瘤出现局灶性坏死或结节状强化，则高度提示该区域恶性变。

大脑胶质瘤病具有下述特点：病变范围广泛，通常侵犯大脑 3 叶，以白质为主，可以同时累及胼胝体、基底节、脑干及小脑等，以胼胝体弥漫性肥大最常见。肿瘤区域脑组织轻微肿胀，境界不清，占位表现相对轻微。肿瘤组织类型以低级别星形细胞瘤最常见，生物学行为具有恶性倾向，预后不佳。MRI 表现，病灶呈长 T_1、长 T_2 信号改变，很少有坏死、囊变或出血，常无增强表现或仅局部脑膜、血管轻微强化，如病灶呈结节状强化，需怀疑该区域已恶变。

5. 鉴别诊断　由于大脑胶质瘤病在临床表现、病理和影像学上与大脑多发胶质瘤有许多相同点，但二者的治疗方法、预后又存在较大差异，因此需要对其进行鉴别。

对于大脑胶质瘤病的起源，多数作者认为是大范围内胶质细胞间变而致；也有作者提出多中心性学说，但有作者认为多中心性胶质瘤与大脑胶质瘤病是两个不同的概念，前者肿块发生于脑内不同部位，相互之间无联系，且组织类型以多形性胶质母细胞瘤最常见，局部脑组织结构常被破坏；后者肿瘤细胞弥漫性生长，尸检可见病灶之间连续性浸润，大脑实质正常结构常不被破坏，组织类型常为低级别星形细胞瘤，而生物学行为常有恶性倾向，故该类患者预后不佳。

一般认为大脑胶质瘤病是一种连续的弥漫性肿瘤细胞浸润，同时认为多中心性胶质瘤的诊断应该很慎重，这是因为：①需除外肿瘤脑脊液的播散；②肿瘤之间影像学表现无异常改变，以及能否除外肿瘤沿神经纤维或组织间隙的爬行生长。

大脑多发胶质瘤分为多中心胶质瘤和多灶性胶质瘤。多中心胶质瘤是指颅内同时独立生长2个或2个以上胶质瘤，瘤体彼此分离，无组织学联系，其病理类型可以相同或不同，以星形细胞瘤和室管膜细胞瘤多见。

大脑胶质瘤病组织学上也是以Ⅰ～Ⅱ级分化好的纤维型或肥胖型星形细胞多见，因此二者病理上难以区别，但由于大脑胶质瘤病是以肿瘤细胞沿神经束间、神经细胞及血管周围弥漫浸润性生长、不形成局部瘤团，不破坏脑组织本身的解剖结构为特点，因此二者在影像学上有明显差别。

大脑胶质瘤病在MRI上表现为两叶以上大脑弥漫性受累，常累及联合结构（最常见为胼胝体），病灶呈大斑片状，信号较均一，无明显的肿块形成。很少有坏死、囊变或出血，增强扫描很少强化；而多中心胶质瘤常形成明显的肿块，大小不一，信号不均，占位效应明显，增强扫描有不同形式的明显强化，因此可以用MRI对其鉴别。

多灶性胶质瘤：是指原发于一个部位的脑胶质瘤经脑脊液播散或直接沿着脑白质内的传导束向远处浸润形成，在适宜的部位和内外因素作用下又发展成为另一相对独立的瘤巢，从而形成2个或2个以上病灶，病灶的病理类型相同，以成胶质母细胞瘤多见，这点与大脑胶质瘤病的病理类型不同；同时，多灶性胶质瘤常形成肿块，有明显的占位效应和强化，可借助MRI进行鉴别。

本病还需与下列疾病鉴别：

感染性病变：大脑胶质瘤病病灶范围广泛、边界不清，占位效应不明显，无或轻度强化，临床上也常以精神症状、颅内压增高等非特异性表现为主，常常误诊为脑炎。但予以抗生素及激素治疗无效，临床症状进一步加重，影像学检查提示病灶进行性增大、占位效应逐渐出现。MRS检查呈NAA降低，Cho上升，Cho/Cr和Cho/NAA比值升高的肿瘤病变的波谱特征，对鉴别诊断有很大帮助。

脱髓鞘性病变：大脑胶质瘤病常表现为弥漫性大片长T_1、长T_2信号，占位效应不明显，易被误诊为脱髓鞘病变，该组有1例患者被误诊为多发性硬化达5月之久，临床治疗无效，后行MRS检查表现出肿瘤性病变特征，才被活检确诊。

感染和脱髓鞘性病变相对来说是常见病，大脑胶质瘤病很容易被误诊这2类病变。一组6例患者的研究中，初次就诊时被误诊为感染性病变4例，多发性硬化2例。临床治疗效果欠佳，病情加重，才考虑肿瘤病变。

MRI能敏感反映大脑胶质瘤病病变的范围和病理特征，MRS能更准确地反映肿瘤浸润的真实程度及快速代谢的特性，对鉴别诊断有较大价值。结合临床、MRI及MRS是能够对大脑胶质瘤病做出明确诊断的，也是目前诊断大脑胶质瘤病的首选影像学方法。

第二节　误诊病例简介：多发性胶质母细胞瘤病与脑脓肿

患者，男，59岁。右上肢乏力1个月余，言语含糊1周入院。患病期间外院MRI检查提示颅内多发病灶，可疑脑脓肿。

（1）MRI：双侧额叶、顶叶、胼胝体体部可见多个大小不等的异常信号影，T_1WI稍低信号，T_2WI不均匀高信号，病灶中央囊变区呈更高信号，边界不清楚，以左侧额顶叶明显，最大病灶约2.1 cm×3.2 cm×3.2 cm，周围见轻度水肿带，局部脑沟回结构不清；增强扫描各病灶呈不均匀明显花环样强化，壁厚薄不均，中央囊变区无强化呈低信号。双侧顶叶部分皮质及脑沟也见点状和线样异常强化影，脑膜无明显异常增厚强化，左侧脑室体部略受压变窄，中线结构居中。MRI诊断：脑内多发异常信号影，考虑脑脓肿？请结合临床进一步检查。

（2）手术所见：手术名称为术中导航、神经电生理监测下行左额多发占位开颅活检术＋颅骨成形术＋腰池置管外引流术。以肿瘤为中心切除病灶，范围2 cm×3 cm，深度3.0 cm，见病灶呈灰白色，周围脑组织轻度黄变,标本送术中冰冻切片,结果提示:镜下脑组织可见散在神经元及神经胶质细胞,未见转移瘤病灶及淋巴瘤成分,初步考虑非肿瘤性病变。于纵裂内运动区前方向外切取病灶,范围约3 cm × 4 cm,深度3.5 cm,见病灶呈灰白色,部分呈紫红色,类似坏死鱼肉状,质韧,血供一般,与周围脑组织边界不清,周围脑组织轻度黄变,标本再次送检冰冻切片,结果为:镜下脑组织可见坏死病灶,周围神经胶质细胞增生,待做常规石蜡切片进一步明确诊断。

(3)病理检查:左额中央区病灶活检标本为灰白色组织一堆,总体积2.0 cm × 1.0 cm × 0.5 cm。常规病理诊断:左额中央区病灶活检标本,初步诊断高级别神经上皮组织肿瘤(胶质母细胞瘤 WHO Ⅳ级),待做免疫组化检测进一步证实。

免疫组化检测:①阳性,GFAP,MGMT,Vimentin,S-100,Nestin,MAP-2,Oling-2,CD34(血管内皮+),Ki-67(+,约30%);②阴性,NeuN,NSE,CK(P)。免疫组化诊断:左额中央区病灶活检标本,胶质母细胞瘤(WHO Ⅳ级),结合临床病史及影像学诊断,符合多发性胶质母细胞瘤病。

第五章　胶质母细胞瘤

第一节　胶质母细胞瘤

胶质母细胞瘤是最常见的具有高度恶性的弥漫性星形细胞瘤，是发生于成人中枢神经系统的神经上皮性肿瘤，由于肿瘤细胞多形性，又称多形性胶质母细胞瘤。占颅内肿瘤的 12%~15%，占神经上皮肿瘤中的 22.3%，占星形细胞肿瘤的 60%~75%，是中枢神经系统恶性程度最高的星形细胞瘤，主要由分化差的星形细胞构成，相当于 WHO 中枢神经系统肿瘤分类Ⅳ级。胶质母细胞瘤患者的预后较差，1 年生存率约为 30%，5 年生存率不足 5%，早期正确诊断对患者治疗方案的制订以及改善患者的预后有很大帮助。

1. 临床表现　胶质母细胞瘤可发生于任何年龄，但常累及成年人，发病高峰为 45~75 岁，男女发病比为（1.26~1.28）:1，20 岁以下发病率仅为 1%。一组资料显示胶质母细胞瘤发病年龄 33~73 岁，平均 55.6 岁。胶质母细胞瘤的病程较短，70% 病例病程不足 3 个月。由于瘤周脑组织水肿广泛，临床症状多为急剧进展的颅内压增高和一些非特异性的神经症状。

目前，胶质母细胞瘤主张采用综合治疗（手术、放疗、化疗），疗效有所提高但仍难令人满意，而如何早期正确的诊断仍然是目前影像科医生以及神经外科医生面临的重大问题。

2. 影像学研究　多数学者认为，典型的胶质母细胞瘤 MRI 表现为 T_1WI 实体部分呈等信号或低信号、等混杂信号，少数肿瘤实体内出现高信号，与肿瘤增殖旺盛或出血有关，T_2WI 实体部分呈混杂高信号。由于肿瘤呈浸润生长，故边缘模糊，常伴有明显指套样水肿。该组胶质母细胞瘤表现为囊实性混杂长 T_1WI、混杂长 T_2WI 信号，水肿及占位效应明显，其中 8 例合并瘤内出血，T_1WI 呈高信号。

动态增强扫描是一种以快速成像为基础、以静脉注射对比剂后早期强化血流动力学改变为条件的成像方法。影响脑内肿瘤强化程度的主要因素为：血管生成度、微血管的通透性和血管外间隙。肿瘤早期强化主要受肿瘤血管生成度影响，晚期强化主要与血管的通透性和血管外间隙有关，而血管生成程度可作为星形细胞瘤恶性度的指标之一。

动态增强早期，对比剂主要分布于血管内，强化程度主要取决于肿瘤的血管生成度，由时间 - 信号曲线的峰值出现所需的时间表示，早期肿瘤血管内的对比剂量越多，信号变化率越大，峰值出现所需的时间越少，在时间 - 信号曲线中表现为曲线愈陡。

该组 67 例胶质母细胞瘤中 28 例时间 - 信号强度曲线为平台型，增强峰值在 45~70 s 内出现，以后维持平坦；19 例时间 - 信号强度曲线呈速升型，即在注射对比剂后强化曲线迅速上升，增强峰值出现在 45 s 之内，说明胶质母细胞瘤血管密度高，血供丰富，早期强化非常明显。该组有 20 例胶质母细胞瘤时间 - 信号强度曲线呈缓升型，增强过程中没有增强峰值出现。Strugar 等（1995）指出，胶质瘤可沿着瘤周血管周围间隙和神经纤维束的浸润造成瘤周区异常血管增生及血管通透性改变，从而导致该处最大相对局部脑血容量继发性升高。20 例缓升型胶质母细胞瘤可能由于 ROI 选取位置位于肿瘤实质外的浸润区域，因此曲线呈缓升型。此论点仍有待进一步研究。

增强峰值值的大小、出现时间的早晚与星形细胞瘤的分级有关，而增强峰值出现的早晚即达峰时间决定了曲线类型。该研究采用 45 s、70 s 为标准，所得Ⅰ、Ⅱ、Ⅲ型曲线达峰时间有明显差异，达峰时间大小有助于曲线类型的确定。

有研究表明，最大对比增强率与血管内皮生长因子表达有较好的相关性，而血管内皮生长因子表达与血－脑屏障破坏有密切关系，血管通透性的改变能反映肿瘤组织的生物学特性。因此，恶性程度越高，最大对比增强率值越大。该研究中Ⅲ型曲线最大对比增强率值较Ⅰ、Ⅱ型曲线明显增大，差异具有统计学意义（$P<0.05$）。最大对比增强率与增强峰值密切相关（$r = 0.895$），最大对比增强率反映的是曲线上升的程度，与达峰时间、增强峰值以及增强前的信号强度有关，排除了 SI0 较高时增强峰值较大的假象。

由于胶质母细胞瘤的病理学特点为组织内有明显缺血性凝固坏死灶，周围瘤细胞呈栅栏状排列，间质内小血管明显增生。增强扫描时，肿瘤强化方式多为花环样，周围明显强化，囊变坏死区无强化。Mills 等（2010）学者认为胶质母细胞瘤由于快速增长使组织间隙压超过肿瘤中心的灌注压，从而难以强化，肿瘤中心多缺氧并低灌注，从而释放血管因子，尤其是血管内皮生长因子，近年来的一些血管生成抑制试验也使胶质母细胞瘤的存活率增加。

鉴别诊断：胶质母细胞瘤需与低级别胶质瘤、转移瘤、淋巴瘤鉴别。

（1）低级别胶质瘤：不同级别胶质瘤的强化方式不同，低级别胶质瘤多无明显强化或呈斑片状、环状强化，高级别胶质瘤则多为不均质花环状强化。动态增强 MRI 可根据时间 - 信号强度曲线类型、达峰时间、增强峰值及最大对比增强率来反映肿瘤的血流动力学，由肿瘤血容量和富血管度的不同来推测胶质瘤的病理分级。胶质瘤病理级别越高，其肿瘤血管也越丰富，血容量越大，曲线多呈平台型或速升型，达峰时间值越小，增强峰值及最大对比增强率值越大。

（2）转移瘤：转移瘤血供较丰富，增强峰值值较胶质母细胞瘤高且出现较早，时间 - 信号强度曲线多呈速升型。

（3）淋巴瘤：淋巴瘤由于新生血管数目较少，肿瘤早期强化不明显，时间 - 信号强度曲线多呈缓升型，增强峰值值及最大对比增强率值也多低于胶质母细胞瘤。

总之，胶质母细胞瘤的动态增强多为平台型，动态增强相关参数也有一定的特征，通过对形态和参数的综合分析有利于进一步明确诊断。

第二节　额叶胶质母细胞瘤病例

患者，男，63 岁。

病理检查：“左侧额叶及左侧脑室内肿瘤切除标本”初步诊断高级别神经上皮组织肿瘤，待做免疫组化检测进一步明确肿瘤类型；“左侧额叶肿瘤旁脑组织切除标本”局部仍可见肿瘤组织成分；“胼胝体与距肿瘤边缘 2 cm 脑组织切除标本”局部细胞密度较高，出现胶质细胞样细胞增生，待做免疫组化检测进一步协助诊断。

免疫组化诊断：结合免疫组化检测结果：“左侧额叶及左侧脑室内肿瘤切除标本”胶质母细胞瘤（WHO Ⅳ级）；“左侧额叶肿瘤旁脑组织及胼胝体组织切除标本”局部均可见胶质母细胞瘤成分；“距肿瘤边缘 2 cm 脑组织切除标本”表现为胶质细胞增生，未见胶质母细胞瘤成分。

影像资料见图 3-5-1。

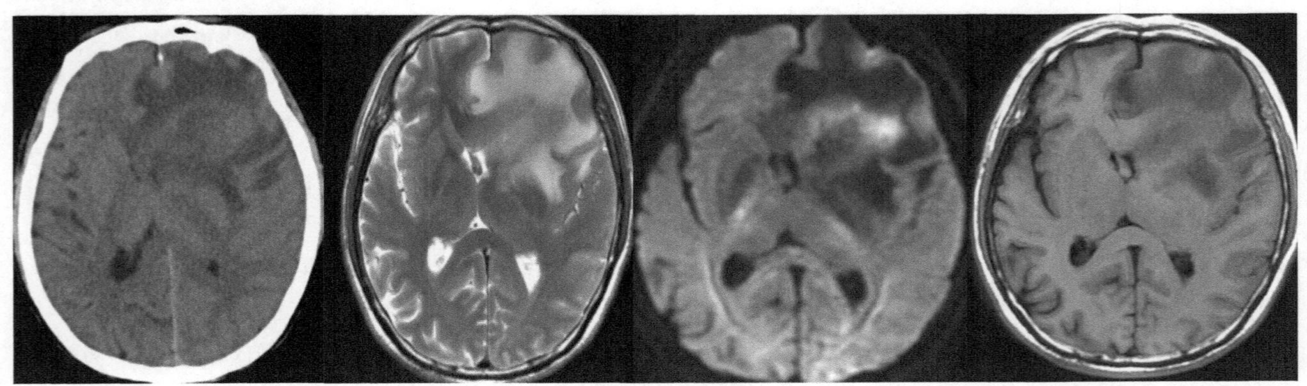

图 3-5-1　额叶胶质母细胞瘤

第三节　继发性胶质母细胞瘤的MRI表现

胶质母细胞瘤是颅内恶性程度最高的肿瘤，占颅内肿瘤的12%~15%，占星形细胞肿瘤的50%~60%。依据WHO（2007）中枢神经系统肿瘤分类，胶质母细胞瘤属于星形细胞肿瘤，WHO Ⅳ级。

近年来多数研究将胶质母细胞瘤分为由低级别星形细胞瘤发展而来的继发性胶质母细胞瘤，以及不表现低度病变恶性前期的原发性胶质母细胞瘤两种亚型，二者在发病年龄、遗传途径、疾病发展过程及预后等方面均有显著不同。

而关于原发性与继发性胶质母细胞瘤的研究，多集中在对其遗传学及发病机制的探讨，缺乏影像学报道。按照Kleihues & Ohgaki（1999）关于原发性与继发性胶质母细胞瘤的诊断标准，诊断继发性胶质母细胞瘤要求至少两次的组织活检（两次时间间隔大于6个月），并且有临床和组织病理学证据证实为由低级别或间变型星形细胞瘤进展而来的胶质母细胞瘤。

原发性胶质母细胞瘤与继发性胶质母细胞瘤的概念最早由Scherer（1940）提出，二者在发病年龄、遗传途径、疾病发展过程及预后等方面均有显著不同，因此属于两种不同的亚型。

继发性胶质母细胞瘤是由弥漫性星形细胞瘤（WHO Ⅱ级）随着基因变异，逐渐演变为间变型星形细胞瘤（Ⅲ级），最终进展为胶质母细胞瘤；常发生在45岁以下的年轻人；从WHO Ⅱ级星形细胞瘤发展到胶质母细胞瘤的时间平均为4~5年；预后较原发性胶质母细胞瘤好。

一组12例继发性胶质母细胞瘤的调整显示，患者年龄33~66岁，平均为42岁；从低级别星形细胞瘤发展到胶质母细胞瘤的间隔时间为6个月至20年不等，平均为5.5年，与文献报道相符合。

影像学研究显示：该组病例除1例患者伴有左侧小脑半球播散灶外，其余病灶均位于幕上，并以额、颞叶最多见。该组累及多脑叶者4例，跨中线生长1例；伴有硬脑膜侵犯者5例；伴有脑室旁播散者2例，小脑幕缘播散者1例。主要是由于胶质母细胞瘤对周围脑组织的高度侵袭性所致，瘤细胞可沿白质纤维束蔓延，浸润多个脑叶，或延伸至对侧；甚至浸润脑室壁或软脑膜，引起室管膜下或蛛网膜下隙播散。

该组病例复发部位距原发瘤2 cm范围内者有11例，仅1例位于原发灶2 cm范围之外，与多数文献所报道的绝大多数脑肿瘤复发于原发瘤所在部位2 cm之内的区域结论一致。

复发瘤产生的机制是由于手术或放疗后肿瘤细胞的残留，包括细胞密集的肿瘤核心的残留以及肿瘤核心周围浸润带的残留；并且由于低级别星形细胞瘤所固有的侵犯周围脑组织的倾向，低级别星形细胞瘤总是会复发，而且恶性程度也会逐渐加深。

而位于原发灶2 cm范围之外的1例患者，在原发部位的复发瘤为间变型星形细胞瘤，Ⅲ级，较原发瘤级别增高；而距原发灶2 cm之外的左颞叶新发囊实性占位为胶质母细胞瘤，Ⅳ级，考虑为邻近部位复发，可能是原发瘤切除前即存在少许瘤细胞蔓延至邻近颞叶。

该组患者有5例可见明显的手术残腔，复发肿瘤沿残腔边缘生长，大部分突向残腔内；可能是由于手术残腔的存在，肿瘤易于沿手术切缘向阻力小的残腔内生长。

另外，该组中有2例患者共发生了3处播散灶，其原因可能是复发瘤自身恶性程度增高，浸润到脑室壁或软脑膜，造成室管膜下或蛛网膜下隙的播散灶；手术造成的瘤细胞脱落，沿蛛网膜下隙播散所致。

瘤内坏死：该组病例仅2例肿瘤信号均匀；10例肿瘤信号较为混杂，内部见明显的出血、坏死。这是由于肿瘤细胞增殖活跃，瘤体生长迅速而缺乏足够的血供，加之新生肿瘤血管脆性较大，故易发生瘤内出血和坏死。

囊变与瘤周水肿：该组继发性胶质母细胞瘤伴囊变者6例（6/12）；重度水肿者9例（9/12），与多数文献报道的胶质母细胞瘤瘤周水肿较重，多伴囊变相符。该研究发现5例带有手术残腔的继发性胶质瘤中，水肿程度较轻，可能是由于肿瘤主体位于残腔内，对周围脑组织浸润及压迫程度较轻。而水肿是胶质母细胞瘤一个独立的预后因素，水肿程度轻提示更长的生存期。这些带有手术残腔的继发性胶质母细胞瘤是否具有更好的预后，以及沿手术残腔生长的特点能否部分地解释其更好的预后，还需要进一步研究。

强化模式：该组病变增强扫描多呈全瘤性的明显不均匀强化，不规则花环状强化，或仅部分强化，累及胼胝体则呈典型的"蝶形"强化。这与多数文献报道的胶质母细胞瘤强化模式一致。形成这种强化模式的病理基础一方面与血－脑屏障破坏有关；另一方面与肿瘤组织的多形性、混合性有关。

继发性胶质母细胞瘤在所有统计到的胶质母细胞瘤所占的比例约 5%，临床上并不罕见。因为有较低级别星形细胞瘤术后多次复发的病史，结合影像学上明显恶性进展的表现，诊断继发性胶质母细胞瘤并不困难。

鉴别诊断：需要鉴别诊断的主要是术后放疗引起的放射性脑病。放射性脑病在病理上主要为脑组织液化坏死，形成软化、囊变。其发生的部位与照射野的范围基本一致，原手术野区未见明显扩大，占位效应相对较轻，增强扫描可出现典型的皂泡样或呈地图样改变。

第四节　误诊病例简介：多发性胶质母细胞瘤病与脑脓肿

患者，男，59 岁。右上肢乏力 1 个月余，言语含糊 1 周而就诊入院。患者缘于 1 个月前无明显诱因出现右侧上肢无力，表现为持物无力，上抬困难，伴右肩关节疼痛，及头痛，无肢体麻木，无胸闷、气促，无恶心、呕吐，无肢体抽搐，查头颅 MRI 提示"颅内多发病灶：脑脓肿?"（图 3-5-2）6 年前因"肺脓肿"曾行"右肺叶切除术"。住院期间未能明确诊断，患者遂出院，出院后患者右上肢无力进行性加重，1 周前出现言语含糊，表现为构音困难、言语欠流利，伴吞咽困难，食物下咽速度慢，无胸闷、气促，无恶心、呕吐，无肢体抽搐，今为进一步治疗，门诊拟"颅内多发占位性病变"收住入院。

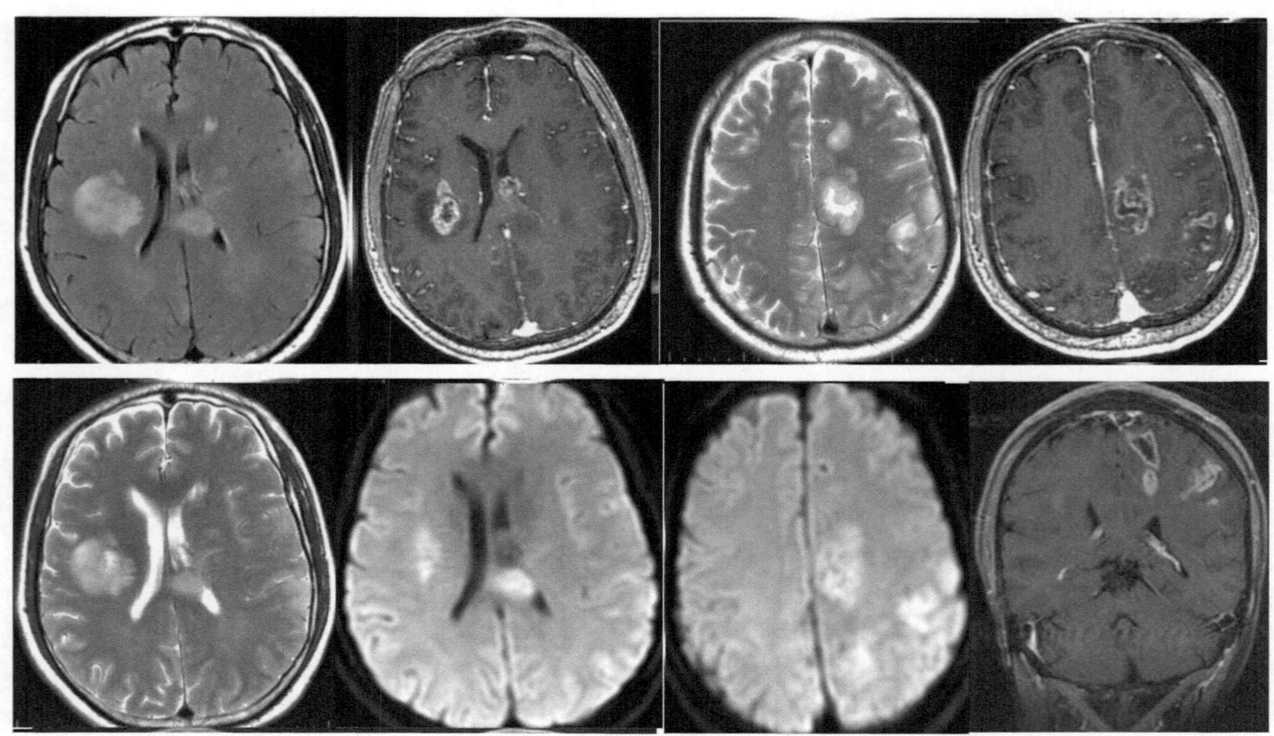

图 3-5-2　多发性胶质母细胞瘤

手术所见和病理检查：脑组织黄变，导航下先定位左侧额极深部病灶，移用手术显微镜，以肿瘤为中心切除病灶，范围 2 cm × 3 cm，深度 3.0 cm，见病灶呈灰白色，周围脑组织轻度黄变，标本送术中冰冻切片，结果提示：送检一块脑组织，镜下脑实质可见散在的神经元及神经胶质细胞，未见转移瘤病灶及淋巴瘤成分，初步考虑非肿瘤性病变；避开功能区，于纵裂内运动区前方向外切取病灶，范围约 3 cm × 4 cm，深度 3.5 cm，见病灶呈灰白色，部分呈紫红色类似坏死鱼肉状，质韧，血供一般，于周围脑组织边界不清，周围脑组织轻度黄变，取下标本再次送检术中病灶：送检一块脑组织，镜下脑实质可见坏死病灶，周围神经胶质细胞增生，待做常规石蜡切片进一步明确诊断。

病理描述：灰白色组织一堆，总体积为 2 cm × 1 cm × 0.5 cm。免疫组化结果：阳性，GFAP，MGMT，Vimentin，S-100，Nestin，MAP-2，Oling-2，CD34（血管内皮 +），Ki-67（+，约 30%）；阴性，NeuN，NSE，CK（P）。病理诊断："左额中央区病灶活检标本"初步诊断高级别神经上皮组织肿瘤（胶质母细胞瘤 WHO Ⅳ级），待作免疫组化检测进一步证实。免疫组化诊断："左额中央区病灶活检标本"胶质母细胞瘤（WHO Ⅳ级），结合临床病史及影像学检测，符合多发性胶质母细胞瘤病。

第五节　少见部位胶质母细胞瘤

胶质母细胞瘤，又称多形性胶质母细胞瘤，是最常见的具有高度恶性的弥漫性星形细胞瘤，多位于幕上大脑半球白质内，而位于脑室、小脑半球和脑干的胶质母细胞瘤非常少见，有作者报告一组 22 例发生在侧脑室、小脑和脑干胶质母细胞瘤患者的临床与影像学表现。

一、脑室内胶质母细胞瘤

脑室内肿瘤，可分为起源于脑室本身结构和发生于脑室壁或脑实质以后随生长进入脑室内的肿瘤，前者多见于典型的脉络丛肿瘤和脑膜瘤，后者常见于星形细胞瘤。

在影像诊断方面，如何确定脑室内肿瘤？有文献报道认为，肿瘤完全位于脑室内，周边有脑脊液带环绕，病灶与脑室壁临界处呈锐角且脑室壁呈外凸改变。也有学者认为不管肿瘤的起源如何，只要肿瘤的大部分位于脑室内并随肿瘤生长造成脑室局部扩大即可确定为脑室内肿瘤。

发生于侧脑室内的胶质母细胞瘤非常少见，多位于侧脑室体部和额角，一组 11 例占该院同期全部胶质母细胞瘤 0.02%（11/590）的研究显示，其中 2 例位于三角区，罕见。侧脑室的本身结构为肿瘤的生长提供了空间，因此肿瘤体积在未造成梗阻性脑积水和对周围组织压迫时不会产生典型的临床表现，如果出现说明肿瘤已较大，常见的临床症状是颅压高所致头痛，视盘水肿，其次是癫痫、共济失调和精神障碍等，胶质母细胞瘤与其他肿瘤不同的是肿瘤恶性度高，生长快，临床症状可较早出现。

侧脑室内的胶质母细胞瘤具有其他部位胶质母细胞瘤的 MRI 特点，表现为明显的不均质性，T_1WI 显示等信号、低信号，T_2WI 为等信号、稍高信号，出血 T_1WI 为高信号，肿瘤实性部分在 DWI 图为高信号，ADC 图为等低信号，所不同的是肿瘤沿室管膜和白质纤维播散明显而广泛，可出现脑积水。

该组 4 例位于侧脑室体部者向邻近脑质和额角播散，增强后，呈不规则的明显花环样或花簇样强化，可见室管膜和室管膜下强化。该组 2 例肿瘤位于三角区者有不同的表现形式，1 例局限在三角区内，表现为花簇状强化，脑质见环形强化转移灶；另 1 例肿瘤有陈旧性出血，向胼胝体压部、对侧脑室和枕叶播散，表现为不均匀、不规则的片状中等程度的强化，Paul 等（2005）认为这种强化形式可能是低级别星形细胞瘤恶变为胶质母细胞瘤所致，两种强化形式显示血 - 脑屏障的破坏程度和范围不同。

二、脑干胶质母细胞瘤

脑干胶质母细胞瘤多见于儿童，该组 5 例发病年龄 5~12 岁。临床表现为头痛呕吐、喝水呛和步态不稳。肿瘤多位于桥脑，呈弥漫浸润性或局限膨胀性生长，前者多见。肿瘤的 MRI 信号特征是 T_1WI 低信号，T_2WI 为高信号，肿瘤沿着脑干纵轴播散，向上可达幕上半球，向下可达脊髓上胸段，经小脑脚进小脑半球，肿瘤也可向脑干外生长，该组 1 例见肿瘤部分突出于脑干外，显示弥漫性脑干增粗和局限性脑干膨大。

肿瘤造成的占位征象为重要的诊断依据，表现为病变脑干附近脑池的变形、填塞，第四脑室前方或前侧方变平或第四脑室前缘突向后方，可以产生继发脑积水，瘤周多见轻到中度水肿。增强后肿瘤常为不均匀块状或花环状强化。

三、小脑胶质母细胞瘤

小脑的胶质母细胞瘤罕见,原因不明,临床多见于成年人,Toshiro 等(1995)曾报道 9 例后颅窝的胶质母细胞瘤,其中 7 例位于小脑,2 例位于脑干,前者的平均发病年龄为 30 岁(2~57 岁),与之不同,该组平均为 60.43 岁(36~72 岁)。肿瘤大多在小脑半球,少数位于小脑中线部位。由于 CT 扫描易出现伪影,所以 MRI 是诊断后颅窝肿瘤的最佳手段。

该组 4 例位于左侧小脑半球,2 例位于右侧小脑半球,T_1WI 呈低信号,T_2WI 为高信号,其中 2 例有陈旧性出血,T_1WI 为高信号,1 例为多发病灶。增强后肿瘤呈不均匀花环状强化,类似于幕上胶质母细胞瘤强化表现,肿瘤周围水肿,占位效应明显,第四脑室和脑干移向对侧。

向第四脑室播散非常罕见,该组见 1 例为室管膜转移,表现为第四脑室壁强化病灶。Zvi 等(2002)和 Beauchesne 等(1998)曾有相关报道,认为向第四脑室播散的病理基础可能与肿瘤具有侵袭力,靠近脑室或通过脑脊液转移相关。多见原发胶质母细胞瘤,而罕见由低级星形细胞瘤恶变的继发胶质母细胞瘤。

四、鉴别诊断

在肿瘤的鉴别诊断方面,通过发病年龄、肿瘤位置以及观察平扫时肿瘤内部的囊变坏死、出血和钙化等的信号特征和增强扫描时肿瘤的强化方式,有助于肿瘤的诊断及鉴别诊断。发生于侧脑室的不同类型的中枢神经系统肿瘤很多,如位于三角区的脉络丛肿瘤、脑膜瘤和位于体部的中枢神经细胞瘤、低级别的星形细胞瘤等。

长 T_1、长 T_2 信号的实质性病灶为星形细胞瘤的特征性表现,肿瘤的不均质性、向室管膜和室管膜下播散、由血 - 脑屏障的破坏所致的明显强化以及由于坏死区较大所形成的“花环”状强化是胶质母细胞瘤的特征性表现,由于间变性星形细胞瘤一般无明显的坏死,故往往不显示多形性胶质母细胞瘤的强化形式。

脑干的星形细胞瘤均可表现占位征象,脑干变形、周围结构受压,但低级别星形细胞瘤无强化,如有强化,特别是花环样强化应高度考虑胶质母细胞瘤。

桥脑中央髓鞘溶解症:应注意脑干的胶质母细胞瘤与较为罕见的桥脑中央髓鞘溶解症相鉴别,后者常见于酒精性营养不良长期处于低血钠的患者,病变位于脑桥中部,在 T_1WI 上呈低信号,在 T_2WI 和液体衰减反转恢复序列(FLAIR)上为高信号,此病不向上侵犯中脑和向后侵犯中央纤维束,一般不累及内囊、丘脑和大脑皮质。

后颅窝肿瘤:小脑的胶质母细胞瘤需与年长者发生在后颅窝的肿瘤相鉴别。转移瘤常为近似同等大小的圆形多发病灶,不论实性或囊性、多发或单发,增强后显示界限清楚,边缘锐利,而胶质母细胞瘤由于具有侵袭力肿瘤界限不清,边缘不光滑。髓母细胞瘤常位于小脑半球,增强后多表现均匀强化。室管膜瘤与第四脑室关系紧密,一般位于第四脑室底部。位于小脑的血管母细胞瘤多伴有大囊,界限清楚,增强后见壁结节。

总之,发生于侧脑室、小脑和脑干的胶质母细胞瘤罕见,结合肿瘤的不均质性,花环状强化,多发病灶和沿室管膜播散等特征,可对其做出预期影像学诊断。

第六节 误诊病例简介:颞叶胶质母细胞瘤与软化灶

患者,男,44 岁。长期饮酒,既往有“胃出血”病史,因腹痛 10 年加重 10 d 入院,查体双上肢不自主震颤,CT 发现右颞叶“软化灶”。

该例病变特点:发生于右侧颞叶占位,约 3 cm × 2 cm × 2cm 大小,边界较为清楚,T_1 低信号,T_2 不均匀高信号,周边有环形低信号,增强肿块呈环形强化,中央低信号区未见明显强化(考虑存在坏死)肿块占位效应不明显(图 3-5-3)。病理诊断:“右侧颞叶肿瘤切除标本”胶质母细胞瘤(WHO Ⅳ级)。

我们的体会:当颅脑 CT 图像上出现低密度影时,一些医生以“软化灶”作为诊断用语写出诊断报告,事实上,这些低密度影大部分都不一定是真正的软化灶,此处介绍的病例则是一活生生的例证,这是临床上 CT 常见的误诊原因之一。我们的意见是,低密度影与软化灶不能划等号,对于低密度影务必慎重考虑,认真分析研究,结合临床资料及其他影像学资料综合考虑,再做出初步意见,建议进一步检查。

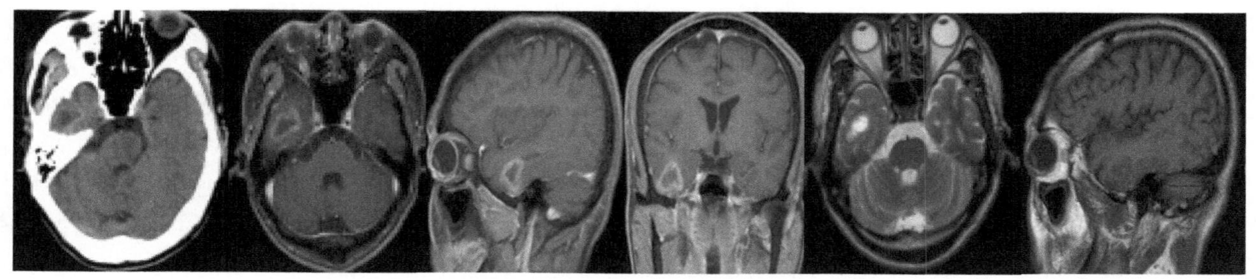

图 3-5-3 颞叶胶质母细胞瘤

第七节 不典型胶质母细胞瘤

一些作者回顾性分析经手术病理证实的胶质母细胞瘤 MRI 表现，发现一些病例缺乏以往评价胶质母细胞瘤的典型特征，极易误诊。该组研究将这类病例统称为“不典型胶质母细胞瘤”，系指缺乏瘤体边界不清，瘤内伴囊变坏死及出血，瘤周水肿及占位效应明显，增强后呈不规则花环状强化等典型 MRI 表现的胶质母细胞瘤。

一、多发性胶质母细胞瘤

胶质母细胞瘤多为单发，多发性胶质母细胞瘤仅占胶质母细胞瘤的 5% 左右，发病机制尚不明确，多认为与肿瘤细胞沿神经联结、脑脊液、血液或通过卫星灶传播或原始肿瘤细胞刺激脑内肿瘤生成有关。一组 4 例患者的研究显示，病灶均表现为脑实质内大小不等、形态不一的多发病灶，且伴不同程度的瘤周水肿和占位效应，与胶质母细胞瘤的多形性以及细胞的异型性有关，主病灶发展较快，较早出现坏死，多呈典型胶质母细胞瘤的 MRI 特点，而子病灶出现时间较晚，多呈实性，信号较均匀，增强后多呈斑片状或结节状强化。

多发性胶质母细胞瘤易误诊为多发性转移瘤，多发性脑转移瘤边界较清且瘤周水肿明显，发病部位主要位于幕上或幕下的灰白质交界，而胶质母细胞瘤多位于幕上脑实质内。另外，多发性脑转移瘤多有原发肿瘤病史也可与多发性胶质母细胞瘤鉴别。

二、单发实性肿块

胶质母细胞瘤多好发于大脑半球皮质下白质，表现为轴内肿块，但少数也可靠近硬脑膜，类似轴外肿块，且肿块可含丰富的胶原纤维而质硬呈类脑膜瘤样改变。一组 4 例胶质母细胞瘤的研究显示，1 例位于一侧枕叶侧脑室三角区旁，3 例位于一侧颞部，均表现为类圆形略长 T_1 略长 T_2 信号，瘤周边界清，增强后明显强化，术前误诊为脑膜瘤。

表现为单发实性肿块的胶质母细胞瘤与脑膜瘤鉴别时存在一定的困难，但并非完全不可区分。首先，脑膜瘤好发于中年女性，而胶质母细胞瘤好发于老年人，该组 4 例患者胶质母细胞瘤除 1 例为 45 岁女性外，有 2 例为 65 岁以上老年人，有 1 例为 29 岁男性；其次，脑膜瘤由于瘤体浸润瘤周硬膜，可在多个层面见到“脑膜尾征”，靠近脑表面的胶质母细胞瘤也可表现为“脑膜尾征”，但其成因是由于脑皮层表面血管强化后显影所致，故仅能在某一层面可见。该组 4 例中有 3 例仅在某一层面表观“脑膜尾征”，有 1 例无“脑膜尾征”。另外，由于脑膜瘤为脑外肿瘤，缺乏神经元，故 MRS 常表现为 NAA 缺乏，Cr 峰下降，Cho 增高的典型表现，也可与胶质母细胞瘤鉴别。

三、假瘤型脱髓鞘样改变

假瘤型脱髓鞘病，又称为瘤块型脱髓鞘病变或肿瘤样多发性硬化，多表现为孤立的、病灶直径超过 2 cm 且有占位效应的一类中枢神经系统脱髓鞘病变。

1 例胶质母细胞瘤患者早期 MRI 表现为斑片状略长 T_1 略长 T_2 信号，增强后病变呈斑片状淡薄强化，初诊为假瘤型脱髓鞘。2 个月后复查示病变明显扩大，且复查 MRS，结果显示 NAA 及 NAA/Cr 较正常侧明显降低，Cho 及 Cho/Cr 较正常侧明显升高,更正诊断为胶质瘤。有文献报道假瘤型脱髓鞘病的平均 Cho/Cr、NAA/Cr 比率与对侧正常脑组织比较没有统计学差别,因此针对此类不典型胶质母细胞瘤,早期复查以及 MRS 的应用有助于正确诊断。

四、单发囊性肿块

胶质母细胞瘤多发生囊变,囊变原因可能由于胶质母细胞瘤的血管源性瘤周水肿形成瘤周微管,多个微管聚合形成了大的囊腔;也有研究显示胶质母细胞瘤可分泌一些细胞因子促使肿瘤囊变。

1 例胶质母细胞瘤患者表现为右侧额叶完全囊性长 T_1 长 T_2 信号,其内可见条样分隔,增强后呈环形强化。其囊腔的形成与肿瘤坏死、渗出有关,而增强后瘤体呈明显环形强化则和肿瘤组织与脑组织移行部位血管成分增多有关,且肿瘤内小血管和血管平滑肌细胞明显增生,囊腔内增生的细小血管增强后呈条状分隔样强化,该特殊表现可与脑脓肿、转移瘤完全囊性变相鉴别,但本组病例较少,仍需积累更多的病例进一步研究。

总之,结合 MRI 多序列、新技术的综合应用以及短期随访对明确诊断胶质母细胞瘤的不典型 MRI 表现具有很大帮助。

第八节 误诊病例简介:右额中央区胶质母细胞瘤与海绵状血管瘤

患者,男,44 岁。反复左手无力 1 年,再发并加重 13 d。患者缘于一年前无明显诱因自觉左手及左侧腕部乏力,无其他不适,未行特殊处理,持续约半个月自行缓解。此后患者出现数次一过性左手握拳痉挛,持续数秒钟缓解,过程意识清楚。

近日再次突发左手及左侧腕部无力,以左手拇指及食指明显,症状进行性加重而就诊,行头颅 CT:右侧额中央区片状混杂密度影;头颅 MRI 平扫 + 增强 +MRA 提示:右侧中央前回类圆形混杂信号影,大小约 2.1 cm × 2.2 cm,边界清楚,T_1WI 以中央高信号为主,T_2WI 可见斑片状高低混杂信号,病灶周围环状高信号,病灶环形强化,MRA 未见明显畸形血管团(图 3-5-4)。门诊拟"右侧中央前回海绵状血管瘤"收住入院。

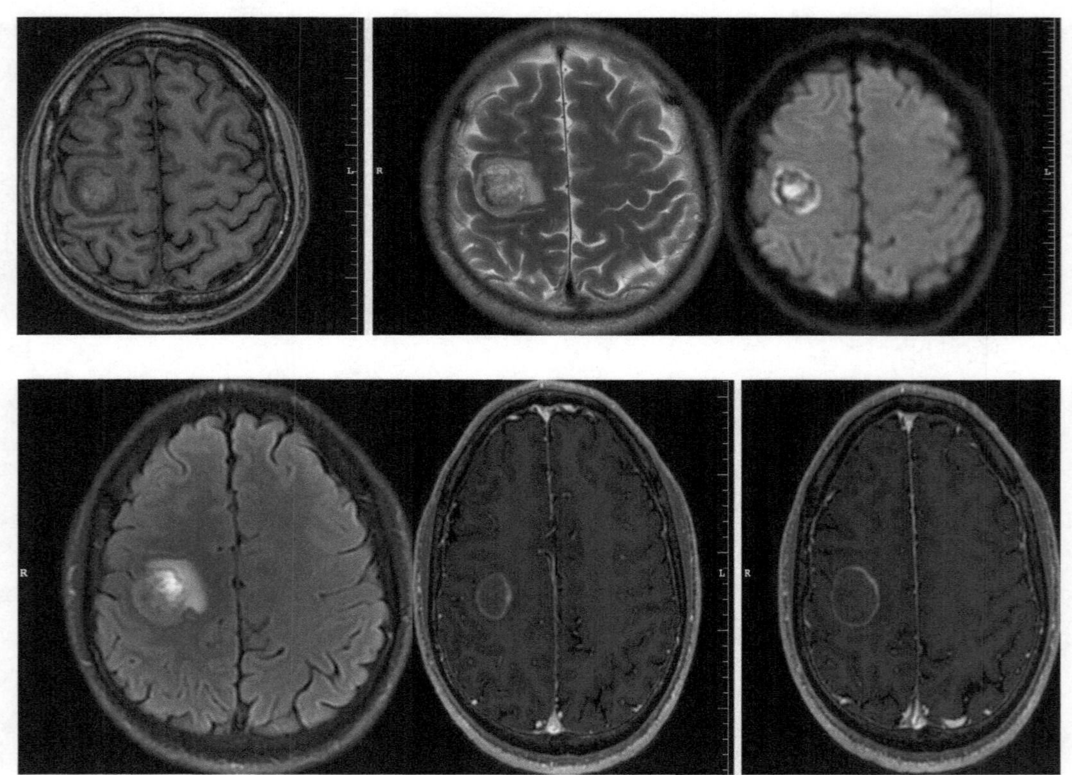

图 3-5-4 右颞中央区胶质母细胞瘤与海绵状血管瘤

病理检查：灰褐色碎组织一堆，总体积 2.5 cm × 2.5 cm × 0.5 cm。病理诊断："右额中央区病灶切除标本"：血凝块中见散在的上皮样异型细胞团，考虑为恶性肿瘤，待做免疫组化检测进一步明确诊断。免疫组化诊断："右额中央区病灶切除标本"：大量出血坏死组织中，仅部分血管周围残留少量上皮样异型细胞团块，结合免疫组化结果，考虑为胶质母细胞瘤（WHO Ⅳ级）。注：该例送检标本中以出血坏死为主，仅在血管周围残留少量肿瘤细胞，病变及免疫表型亦不够典型。上皮标记基本阴性，拟排除转移性肿瘤，考虑为颅内原发性肿瘤。

第六章　多形性黄色瘤型星形细胞瘤

第一节　多形性黄色瘤型星形细胞瘤

多形性黄色瘤型星形细胞瘤是一种中枢神经系统少见的原发性偏良性星形细胞瘤，一般情况下生长缓慢，预后较好，但具有间变性和恶变倾向。

1. 病理学　多形性黄色瘤型星形细胞瘤最早由Kepes等（1979）首次以“脑膜和脑的纤维黄色瘤和纤维黄色肉瘤”为题报道并命名，认为多形性黄色瘤型星形细胞瘤可能来源于软脑膜下的星形细胞，是中枢神经系统一种少见的星形细胞瘤，肿瘤多位于大脑浅表部位，该病仅占脑内肿瘤的0.09%，在全部星形细胞瘤中所占比例小于1%，后来发现瘤细胞胶原纤维酸性蛋白（GFAP）为阳性并外围有基底膜，故1979年再次报道认为是起源于脑表面软脑膜下星形细胞的一种特殊的星形细胞瘤，并且命名为“多形性黄色瘤型星形细胞瘤”。WHO（1990）将其列为新的Ⅰ级星形细胞瘤；因肿瘤可出现复发和（或）间变，WHO（2000）将其列为Ⅱ级。

多形性黄色瘤型星形细胞瘤肿瘤细胞具有显著的多形性，为单核或多核瘤细胞、泡沫样瘤细胞，可见围绕单个瘤细胞的丰富网状纤维及淋巴细胞浸润，坏死少见，核分裂象少或无。淋巴细胞浸润说明宿主有较强的免疫反应，被认为是预后较好的征象。

CD34作为血管内皮细胞及干细胞的常规标记物，在多形性黄色瘤型星形细胞瘤中可见其表达，一组由12例患者组成的研究中10例表达CD34，Reifenberger等（2003）发现，CD34表达越多说明肿瘤分化越好。GFAP均为阳性反应，说明这些肿瘤是星形细胞起源。

随着免疫组织化学的发展，近几年研究发现神经元及胶质两种肿瘤成分同时出现在同一肿瘤中，由此认为多形性黄色瘤型星形细胞瘤可能来源于多潜能的神经上皮干细胞。

2. 临床表现　多形性黄色瘤型星形细胞瘤是中枢神经系统中少见的星形细胞瘤，在全部星形细胞性肿瘤中比例小于1%。文献报道无性别差异，但该组病例女性较多；好发于少年和青壮年，也可见于老年人。典型临床表现是有长期癫痫发作史。文献报道大多数肿瘤发生在幕上，多单发，以颞叶皮质受累为主。另一组病例95%（20/21）位于幕上，颞叶受累为主者占43%；19%病例发生在脑室系统，少有文献提及；57%发生在脑实质表浅部位，与其起源于脑表面软脑膜下星形细胞有关。肿瘤发生于小脑、脊髓及视网膜的也有报道。

11%病例发生在脑实质深部，对于肿瘤发生在脑深部的解释目前有两种：一种认为可能是软脑膜下表面神经组织异位于脑深部所致，另一种则认为可能与肿瘤起源于多潜能神经上皮干细胞有关，目前支持后者的较多。

文献亦有同时合并其他肿瘤的报道：合并神经纤维瘤病、混合性多形性黄色瘤型星形细胞瘤和神经节细胞神经胶质瘤等，该组中1例合并结节性硬化。可能与成熟的中枢神经系统中存在着双向潜能干细胞有关，如果这种细胞恶变，就会产生“杂合”表型的肿瘤。过去强调其生物学行为倾向良性，但随着恶性病例报道的增多，不应该把其看成完全良性肿瘤，比如：肿瘤呈进行性发展，恶性转化，术后复发、转移等。该组中2例术后复发及转移。

绝大多数病人临床表现为长期的癫痫反复发作史及头痛史，尚可有呕吐及视盘水肿等颅内高压症状，部分病例可出现或伴有肌力下降、偏瘫、视力障碍等症状。多形性黄色瘤型星形细胞瘤肿瘤生长缓慢，病程较长。

3. 影像学研究　Ana等（2007）将多形性黄色

瘤型星形细胞瘤影像学表现分为两类:大囊伴壁结节型,实性肿块无或有少许囊变型,并同时进行统计学分析,发现两者之间实性部分大小、病变最大直径之间有统计学意义,但两者之间发病年龄、病程长短无统计学意义。

多形性黄色瘤型星形细胞瘤的影像学特点为伴有附壁结节的囊性或囊实性肿块,一般囊腔大、瘤结节小。一项12例患者的研究中,有6例病人呈囊性病变伴壁结节的典型表现。多形性黄色瘤型星形细胞瘤好发于大脑半球浅表部位,该组病例全部位于幕上。

CT平扫可见边界较清晰的低密度囊性病变,绝大多数为单发,囊液密度与脑脊液接近,该项研究中5例病人CT平扫均可见此表现。部分病例表现为略高于脑脊液的密度,可能是因其内含有蛋白成分或出血。附壁结节为等、稍低或略混杂密度,少数病例仅表现为低密度囊性病变,未见明显结节影,肿瘤周围轻到中度水肿常见。该组中2例呈低密度囊性病变,未见结节影。CT增强扫描后,壁结节明显强化,囊壁部分强化或不强化。

在MRI上,壁结节和实性部分T_1WI呈等信号或稍低信号,T_2WI为等信号或稍高信号。囊性部分T_1WI呈低信号,T_2WI呈高信号,边界较清晰,增强后,壁结节及实性部分明显强化,这可能与肿瘤血管增生,血-脑脊液屏障受损有关。囊性部分不强化,囊壁部分强化或不强化。囊实性肿物则表现为密度不均匀,增强扫描不均匀强化。

另一组21例患者中15例以囊性为主,6例以实性为主。

(1)囊性为主型:文献报道典型影像学表现为囊性变伴明显强化壁结节。该组10例患者为大囊小结节,5例为大囊大结节,两者除了病变的囊实性比例患者不同之外,其余影像学表现相似。

肿瘤实性部分密度、信号不均匀。这与病理见到实性部分含有多种成分有关,如:Rosenthal纤维、砂粒体、黑色素等,文献报道这些成分由肿瘤细胞产生,可能与肿瘤起源于多潜能神经上皮细胞有关;另外与肿瘤出现坏死囊变也有关。

肿瘤实性部分在CT上与灰质密度相等或略低,在MRI T_1WI上以等信号为主,T_2WI上为等信号或稍高信号。该组病例中70%在T_1、T_2WI以等信号为主,病理检查见瘤细胞核大及瘤细胞间充满丰富的网状纤维,1例患者病理检查镜下见到含铁血黄素沉积,但MRI T_2WI上未见显示,可能与含铁血黄素量较少有关。该组CT扫描病例均以等密度为主,与文献报道一致。

肿瘤边界多清晰,水肿常见,呈轻到中度。边界清楚,与其良性生物学行为有关;边界不清晰者与病理示周围脑组织见淋巴细胞或者少量瘤细胞浸润有关。该组约26.7%的病例周围出现水肿,MRI比CT表现明显。

关于囊性部分信号或密度现尚有争论。该组病例部分囊液密度、信号略高于脑脊液,与Ana等(2007)报道相同,可能与囊液内含有较多蛋白成分有关。

增强后实性部分明显不均匀强化,囊壁有或无强化。该组增强扫描病例所有实性部分明显强化,应与肿瘤血管增生丰富有关;均匀性或非均匀性强化取决于实性部分有无囊变或者坏死。这与一些文献报道实性部分强化程度多样不相符,在MRI上该组60%病例囊壁出现强化,高于有的文献报道的27%,提示囊性部分由肿瘤发生囊变坏死所致。

该组仅1例脑膜受累,呈线状强化。但是一些文献报道常常累及邻近脑膜,这与肿瘤部位有关。该组4例患者行DWI,其信号与淋巴瘤、脑膜瘤相似,为等高信号,这可能与肿瘤细胞密度高,细胞间隙较小,水分子运动受限有关。

PET/CT显示肿瘤呈低代谢,通常可作为肿瘤良性特征的表现之一。但文献中亦有肿瘤实性部分呈高代谢的报道。其代谢高低与肿瘤恶性程度是否有关尚有争论,由于病例较少,还需进一步研究。

(2)实性肿块为主型:病变大小不一,形态不规则,该组6例患者中,直径1.5~5 cm。密度、信号与囊性为主型的实性区相似。出血、钙化少见,但该组也有1例瘤内出血、2例合并钙化灶,与术中及镜下所见一致。增强后肿瘤呈明显不均匀强化。虽然该肿瘤未见黄色囊液,但是该组病例中其周围脑组织呈现黄色瘤变。该组1例MS显示NNA峰明显下降,Cho峰上升,说明肿瘤神经元细胞数量较少,功能下降,细胞增殖能力较高,酷似恶性胶质瘤表现。

4.鉴别诊断 囊性为主型多形性黄色瘤型星型细胞瘤在影像学上需要与毛细胞星形细胞瘤、囊变的胶质瘤、转移瘤、神经节细胞胶质瘤、血管母细胞瘤、胚胎发育不良性神经上皮瘤等鉴别。

(1)毛细胞星形细胞瘤:好发于儿童及青少年,可伴有神经纤维瘤,多位于幕下小脑半球或小脑蚓部，幕上则发生在视交叉及下丘脑，肿瘤以囊肿型多见，且常有相对大的壁结节，边缘锐利清楚。CT 增强扫描可见壁结节或实性肿块呈轻至明显强化，瘤周水肿罕见；MRI T_1WI 上囊性部分及实性部分均为低信号，T_2WI 囊性部分及实性部分均为高信号；发生于脑干的毛细胞星形细胞瘤以实性多见。

（2）胶质母细胞瘤：多形性胶质母细胞瘤是颅内最常见的肿瘤，好发于中、老年人，30 岁前罕见，多发生在大脑半球，肿瘤多有中心坏死、出血，病灶周围有水肿，以白质区明显，于增强扫描上囊壁不规则强化更明显，瘤壁厚薄不均，多呈不均一花环状强化，与此瘤有较大区别，两者鉴别需依靠病理学检测：CD34 有助于两者的鉴别，典型多形性黄色瘤型星形细胞瘤其阳性率为 84%，而在胶质母细胞瘤中 CD34 罕见表达。

（3）血管网状细胞瘤：绝大多数为囊性，发生在后颅窝，中年男性多见；CT 呈低密度，接近于脑脊液，病灶边界清楚，呈圆形或卵圆形，可见囊内壁结节，囊性部分可发生环形强化，壁结节则呈明显均一强化，称之为“印戒征”，与多形性黄色瘤型星形细胞瘤非常相似，但在 MRI 上可见血管网状细胞瘤周围有一簇毛细血管流空信号影。

（4）少突胶质细胞瘤：多见于成人，肿瘤常位于大脑皮质或皮质下，常见钙化，瘤周水肿轻，肿瘤内弯曲索条状钙化为其特征性表现。

（5）神经节细胞胶质瘤：神经节细胞胶质瘤多位于大脑半球表浅位置，表现为圆形、卵圆形或不规则形，呈低密度、等密度、稍高密度或混杂密度，边缘清楚，钙化较常见，好发于脑深部，CT 增强扫描强化程度不一。

（6）血管母细胞瘤：多呈大囊小结节，好发于小脑，发病年龄相对较大。

（7）胚胎发育不良性神经上皮瘤：强化不明显。

（8）转移瘤：一般都有原发病史，发病年龄较大，好发于灰白质交界处，易鉴别。

实性肿块型需要与血管外皮细胞瘤、脑膜瘤、脑内其他低级别星性细胞瘤鉴别。

（1）血管外皮细胞瘤、脑膜瘤：MRI 上有时见流空的血管，且病变定位具有脑外肿瘤的定位特点，MRS 缺乏 NAA 峰。

（2）低级别胶质瘤：信号与多形性黄色瘤型星形细胞瘤极为相似，周围都可以无水肿或仅轻度水肿，但是强化方式不同，低级别星性细胞瘤常常呈轻度强化或不强化。

（3）室管膜瘤：多见于小儿及青少年，多发于第四脑室，CT 表现为等密度肿块，MRI 上呈等 T_1 信号，等信号或略长 T_2 信号；少数肿瘤可发生在脑实质，起源于室管膜的静止细胞，分为部分囊变型和完全实质型两种，肿瘤内钙化常见。

（4）肉芽肿性病变：呈环形壁强化，壁结节少见。

（5）脑膜瘤：最多见于脑表面富有蛛网膜颗粒的部位，大部分位于幕上，以大脑凸面及矢状窦旁多见，典型的脑膜瘤表现为圆形或椭圆形边缘锐利的高密度肿块，瘤体边缘与局部颅骨或硬脑膜广基底贴紧，邻近骨质出现增生、破坏，或两者兼有；增强扫描可见明显均匀强化，邻近脑膜可明显强化而成“脑膜尾征”，据此与实性多形性黄色瘤型星形细胞瘤相鉴别。

另外，还需与相应部位肿瘤鉴别，比如：脑室系统内需与室管膜下巨细胞星形细胞瘤、中枢神经细胞瘤鉴别。室管膜下巨细胞星形细胞瘤常常伴发结节性硬化，中枢神经细胞瘤好发于青壮年，易发生脑积水。

多形性黄色瘤型星形细胞瘤临床多以癫痫为首发症状，好发于儿童或青少年，病变多位于大脑表浅部位，颞叶受累最多，影像学表现分为两型：囊性为主型、实性为主型；钙化及出血均罕见。结合应用影像检查的新技术如：MRS、DWI 及 PET/CT 有助于提高对此病的诊断能力。多形性黄色瘤型星形细胞瘤是好发于脑内浅表部位的少见的原发性肿瘤，具有特殊的临床病理特点及一定的影像学特征，充分认识这些特征可对此肿瘤做出明确诊断。

第二节　多形性黄色瘤型星形细胞瘤（WHO Ⅱ级）

患者，男，15 岁。癫痫。CT 提示左颞叶软化灶；DWI：软化灶；再做 MRI 平扫加增强，发现为囊实性占位性病变，实性部分强化明显（图 3-6-1）。

术后病理检查：免疫组化诊断为多形性黄色瘤型星形

细胞瘤（WHO Ⅱ级）。

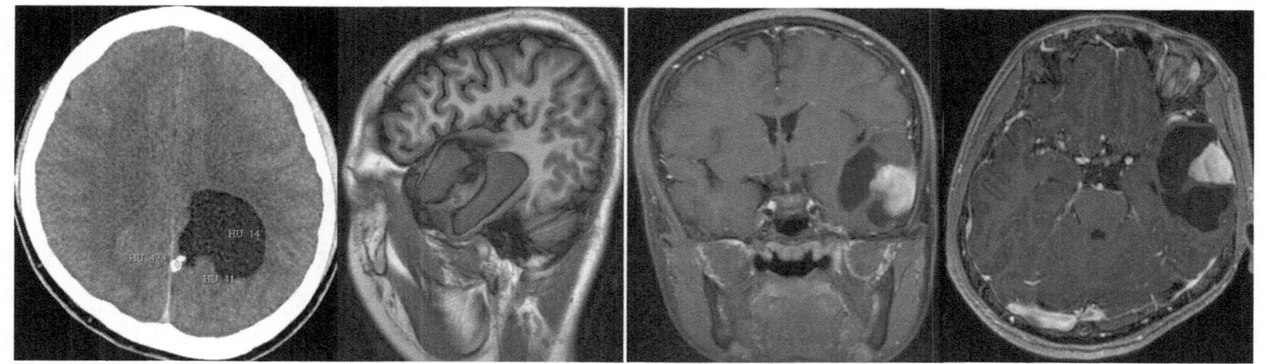

图 3-6-1 多形性黄色瘤型星形细胞瘤影像图

第三节 多形性黄色瘤型星形细胞瘤

患者，男，19 岁。

病理诊断："左顶叶肿瘤组织切除标本"：初步考虑符合多形性黄色瘤型星形细胞瘤，待做免疫组化检测进一步协助诊断。免疫组化诊断："左顶叶肿瘤组织切除标本"：肿瘤结构多样，以毛细胞黏液样星形细胞瘤样结构为主，并见细胞大小、形态不一，具有明显核异型的瘤巨细胞，偶见核分裂象，未见坏死；肿瘤细胞间富含网状纤维；经免疫组化及特染检测结果支持多形性黄色瘤型星形细胞瘤（WHO-Ⅱ级）。注：鉴于有一部分该类型肿瘤可以变成分化不良的星形细胞瘤或胶质母细胞瘤，请结合临床并密切随访。

脑多形性黄色瘤型星形细胞瘤（PXA）是一种具有恶性组织学特征和相对良性临床过程的少见而独特的中枢神经肿瘤，临床与影像学容易误诊。

影像资料见图 3-6-2。

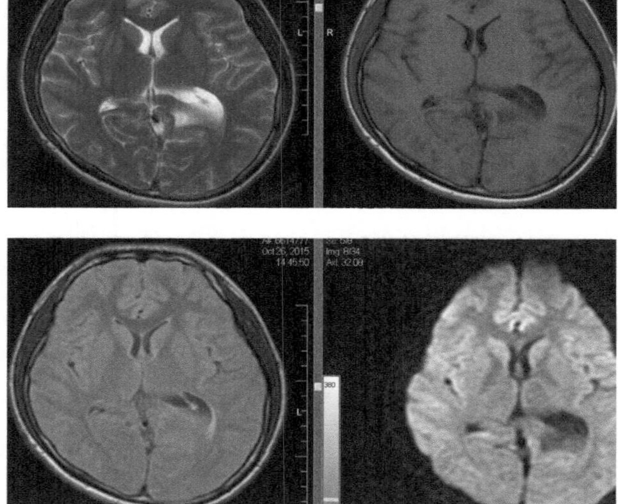

图 3-6-2 多形性黄色瘤型星形细胞瘤影像图

第七章 室管膜下巨细胞星形细胞瘤

1. 病理学 室管膜下巨细胞星形细胞瘤是一种少见的中枢神经系统的良性肿瘤,归属于神经上皮肿瘤中的星形细胞肿瘤,多伴发于结节性硬化,也有文献报道可以发生于非结节性硬化患者。结节性硬化合并室管膜下巨细胞型星形细胞瘤者占6%~14%。一组7例最后临床诊断均为结节性硬化。

2. 临床表现 临床上常以颅内高压的症状和体征就诊,该组中头痛,恶心,呕吐6例,视力下降1例。双侧面部多发性牛奶咖啡斑2例。其中1例合并双侧肾脏血管平滑肌脂肪瘤。

3. 影像学研究 室管膜下巨细胞星形细胞瘤常发生于室间孔附近,侧脑室体部和三角区相对少见。结节性硬化患者发生于孟氏孔附近的结节。当其直径从5 mm增长到10 mm或结节有明显强化时,就应该被认为是肿瘤而不是结节。位于孟氏孔以外其他部位的结节转变成肿瘤的可能性极小。因此对于室间孔区结节应引起重视。

该组病例均发生于室间孔附近,向脑室内突出,透明隔及间腔可见受压改变。单侧多见,6例位于右侧,1例位于左侧,单侧或双侧室间孔多受压阻塞引起脑积水,双侧脑室积水程度可不对称。室管膜下巨细胞星形细胞瘤形态多不规则,可呈类圆形或分叶状改变,CT表现为不均匀密度肿块,其内可见低密度囊变区,靠近室管膜侧可见点状高密度钙化结节,其他部位室管膜下可见散在的高密度钙化。

对于室管膜下巨细胞星形细胞瘤周边和侧脑室室管膜下钙化结节的显示有助于鉴别。由于CT对钙化高度敏感,成为诊断结节性硬化的首选方法,对于微小的室管膜下结节的显示,CT常优于MRI。但对于皮层或白质病变的显示MRI明显优于CT,同时在MRI T_1WI和T_2WI上,T_1WI对于室管膜下结节的显示要比T_2WI更清晰,而对于皮层或皮层下病变的显示,T_2WI常能提供更多的信息。

室管膜下巨细胞星形细胞瘤的MRI表现无明显特征性,在T_1WI上呈等信号或稍低信号,T_2WI上呈等信号或稍高信号,信号不均匀,肿块内可见斑片状囊变区。室管膜下巨细胞星形细胞瘤可发生瘤体内出血,但该组病例中并没有发现类似改变,增强后(Gd-DTPA)显示肿瘤呈明显不均匀强化。

4. 鉴别诊断 室管膜下巨细胞星形细胞瘤多位于孟氏孔附近,向脑室内生长,需要与室管膜下巨细胞星形细胞瘤鉴别的脑室内肿瘤包括脉络丛乳头状瘤、中枢神经细胞瘤等。

(1)脉络丛乳头状瘤:脉络丛乳头状瘤常发生于侧脑室三角区,呈分叶状或菜花状,增强扫描呈明显均匀强化,脑积水常见。

(2)中枢神经细胞瘤:中枢神经细胞瘤也常见于孟氏孔附近,钙化和囊变多见,增强后不均匀强化。

单纯应用MRI来诊断室管膜下巨细胞星形细胞瘤有时并不能和其他脑室内肿瘤如脉络丛乳头状瘤、中枢神经细胞瘤等鉴别,但结合CT表现可以为鉴别诊断提供有用的信息,而MRI可多平面成像,能提供肿瘤的清楚解剖位置关系,可以为病变定位及手术方案的制定提供帮助。因此结合CT和MRI各自的优势,对于早期诊断,早期治疗室管膜下巨细胞星形细胞瘤十分重要。

第八章　毛细胞型星形细胞瘤

第一节　毛细胞型星形细胞瘤

毛细胞型星形细胞瘤起源于胶质细胞的前体细胞，是中枢神经系统较少见的生长缓慢、预后良好的一种良性肿瘤，占星形细胞肿瘤的 5%~10%，占儿童颅内肿瘤的 10% 和青少年后颅窝肿瘤的 30%，一般为单发，以小脑最为多见，其次为中线结构（如脑干和视神经 - 下丘脑区），而成人则以大脑半球多见。

1. 病理学　毛细胞型星形细胞瘤一般表现为良性生物学行为，生长缓慢，预后良好，WHO 分级为Ⅰ级。根据 Rubinstein 标准，只要镜下见到毛样星形细胞与疏松成熟的胶质纤维混杂排列，即可诊断为毛细胞型星形细胞瘤。毛细胞型星形细胞瘤具有典型的毛发状细胞，以双相性结构为特点，常见大量红染罗森塔纤维和嗜酸性小体。间质血管一般较丰富，有时会出现瘤样增生。罗森塔纤维、血管增生等虽并非诊断所必需的依据，但罗森塔纤维的形成为该瘤的一个突出特点。免疫组织化学技术在肿瘤分级中有重要作用，GFAP、Vim 的反应程度与肿瘤分化程度成反比。部分患者可有胶质纤维酸性蛋白免疫标记物强阳性。

2. 临床表现　毛细胞型星形细胞瘤约占颅内胶质瘤的 4.0%~5.0%，占成年组星形细胞肿瘤的 7.0%~25%，青少年组（20 岁以下）为 76%。男女发病比例均等，任何年龄均可发生，但多见于儿童和青少年，发病高峰为 3~7 岁。

发生于小脑中线部位者，易压迫第四脑室引起幕上脑积水及小脑扁桃体疝，常见症状包括头痛、呕吐、倦怠以及不同程度的平衡障碍。

毛细胞型星形细胞瘤组织学上属低级别星形细胞瘤，外科全切术是其首选的治疗方法，术后 5 年生存率为 85%~100%，然而肿瘤的手术切除程度与预后有直接关系。MRI 检查的意义在于为临床提供准确的诊断信息及进行术后评估。

临床上，毛细胞型星形细胞瘤发展缓慢，预后良好，位于小脑及大脑半球的毛细胞型星形细胞瘤基本能够全切，随着神经外科设备和技术的进步，毛细胞型星形细胞瘤患者 10 年生存率超过 90%，20 年生存率达到 79%。由于脑手术的特殊性及毛细胞型星形细胞瘤病理诊断的难度，术中快速病理诊断往往难以做出正确的诊断和分级，因此术前影像学诊断在手术计划的制定上具有重要的价值。

3. 影像学研究　毛细胞型星形细胞瘤好发于小脑。有文献报道以小脑蚓部多发，其次为小脑半球。Kayama 等（1996）报道一组病例此类肿瘤位于小脑者占 63%，其中小脑蚓部占 35%，小脑半球占 65%。一组病例发生于小脑的 13 例中，小脑半球 10 例，小脑蚓部 3 例。毛细胞型星形细胞瘤亦可发生于幕上，但较少见。

毛细胞型星形细胞瘤主要表现为大小不等的类圆形或不规则形病灶，肿瘤边界较清，瘤周多无水肿。以往文献认为肿瘤内的钙化和出血少见，但在病理上肿瘤内的钙化和出血并不少见，一些作者报道的 68 例毛细胞型星形细胞瘤中 18 例可见钙化，占 26.5%。在该组中病理上有 14 例可见钙化，CT 检查的 38 例中 11 例病变内可见钙化，占 28.9%。

Linscott 等（2008）认为毛细胞型星形细胞瘤出血罕见，其出血率小于 1%，而黏液性毛细胞型星形细胞瘤的出血率明显高于毛细胞型星形细胞瘤，可高达 24%。Malik 等（2006）报道的一组病例中 37.1% 的毛细胞型星形细胞瘤在病理上可见含铁血黄素存在，White 等（2008）对 134 例病理证实毛细胞型星形细胞瘤的分析中发现 8% 的毛细胞型星形细胞瘤在影像上可见出血。该组中 22 例手术或病理上可见陈旧出血改变，占 31.4%；而影像上有 9 例可见出血改变，占 12.8%。

肿瘤内出血与肿瘤内血管瘤样增生和年龄有关，多见于病程较长者。该组中不论组织病理上还是影像学上毛细胞型星形细胞瘤的出血率明显高于以往文献报道，与 Malik 等（2006）报道的一组病例接近，其原因可能与该组患者年龄较大、病程长有关。该组中不论在病理或影像上 20 岁以上患者出血的发生率明显高于 20 岁以下患者，分别为 12%、48.6% 和 6%：18.9%。多数病例出血量很少，不引起 CT 密度或 MRI 信号改变，该组中病理上 22 例可见出血，而影像上仅有 9 例显示出血改变。

肿瘤常伴有不同程度的囊变，根据囊变程度不同，可分为 3 种类型：①囊性，可为单囊或多房状，壁厚薄不一，一般为厚壁；②囊实性；③实性。毛细胞型星形细胞瘤以囊实性多见。一组 14 例患者的研究中囊实性 9 例，囊性 4 例，实性 1 例；其中 11 例单发，3 例多发；11 例呈类圆形，3 例呈不规则形。

一些作者指出，在 CT 和 MRI 上病变表现为囊实性和实性两大类，这和肿瘤发生部位有关，起源于幕下小脑的毛细胞型星形细胞瘤以囊实性为主，幕上大脑半球的毛细胞型星形细胞瘤中囊实性占多数；在该组中 93% 的小脑毛细胞型星形细胞瘤和 68.4% 的大脑半球毛细胞型星形细胞瘤为囊实性。而中线结构的毛细胞型星形细胞瘤以实性为主，另有作者报道 24 例鞍区毛细胞型星形细胞瘤中，仅有 4 例可见大囊改变，增强的 12 例中 10 例呈均匀性强化。该组 17 例鞍区毛细胞型星形细胞瘤中仅 1 例为囊性。

肿瘤囊性部分 CT 平扫呈明显低密度，CT 值约为 3~15 HU，MRI T_1WI 呈明显低信号，T_2WI 呈明显高信号；肿瘤囊壁、壁结节及实性部分 CT 呈等密度或稍低密度，MRI T_1WI 呈等或稍低信号，T_2WI 呈稍高信号。

（1）MRI 平扫：囊性毛细胞型星形细胞瘤及囊实性毛细胞型星形细胞瘤的囊性部分在 T_1WI 上均呈低信号，T_2WI 上均呈高信号；肿瘤囊壁、囊实性毛细胞型星形细胞瘤的实性部分及实性毛细胞型星形细胞瘤在 T_1WI 上呈等信号或稍低信号，T_2WI 上呈稍高信号，部分信号混杂。少数瘤内可有出血或钙化，出血易检出，一组 14 例患者的研究显示均无瘤内出血，亦未发现钙化，这可能与钙化出现率低及 MRI 对钙化不敏感有关。

文献研究表明，毛细胞型星形细胞瘤内的血管与胶质母细胞瘤内的血管不同，毛细胞型星形细胞瘤内的血管为大而成熟的血管，α 平滑肌蛋白抗体阳性；而胶质母细胞瘤内的血管为小而不成熟的血管，α 平滑肌蛋白抗体阴性。

毛细胞型星形细胞瘤周围很少出现水肿，虽然一组中 24 例患者的研究中，瘤周出现水肿，但仅有 3 例周围水肿较明显。瘤周水肿无或轻是其特征之一，一组 14 例患者的研究中 11 例无瘤周水肿，2 例有轻度瘤周水肿，仅 1 例有明显瘤周水肿。发生于小脑中线部位者常压迫第四脑室引起梗阻性脑积水，该组中肿瘤位于幕下者均引起不同程度的脑积水，3 例致小脑扁桃体下疝。

（2）增强 T_1WI：囊实性毛细胞型星形细胞瘤的实性部分多呈均匀强化，少数呈不均匀花环状强化，囊壁可明显强化或不强化。该组中囊壁明显强化 3 例，不强化 1 例；囊性毛细胞型星形细胞瘤及囊实性毛细胞型星形细胞瘤的囊性部分均不强化。时间信号强度曲线多为流入型或平台型，提示肿瘤为良性。一组 9 例中 6 例为流入型，3 例为平台型。

DWI 是探测水分子运动最为敏感的检查方法。一般认为，在除外 T_2 余辉效应所导致的 DWI 高信号外，脑肿瘤恶性程度越高，细胞数目越多，细胞间隙越小，细胞异形性越高，核浆比加大，均可导致水分子扩散更加受限，于 DWI 上呈高信号，ADC 图上呈明显低信号。

而偏良性的肿瘤，肿瘤实质部分细胞密度小，细胞间隙大，水分子扩散受限不明显，DWI（b=1 000 s/mm²）上呈等信号或低信号，ADC 图上呈等信号或高信号。该组 14 例患者毛细胞型星形细胞瘤 DWI（b=1000 s/mm²）上呈低信号或等信号，ADC 图上呈高信号或等信号，扩散均不受限。

在灌注成像上，毛细胞型星形细胞瘤的表现较为复杂，肿瘤结节可表现为较低的灌注也可表现为高灌注，Grand 等（2007）对 9 例毛细胞型星形细胞瘤研究发现肿瘤的 rCBV<1.5，平均为 1 左右。Bing 等（2008）发现毛细胞型星形细胞瘤的最大 rCBV 为 0.6~3.27，平均为 1.19 ± 0.71，明显低于成血管细胞瘤（5.38~13，平均 9.37）；Cho 等（2002）报道的 2 例毛细胞型星形细胞瘤的结节均为高灌注。该组 3 例均为高灌注，rCBV 为 2.01~3.10。

文献报道在 MRS 上毛细胞型星形细胞瘤内的 Cho/NAA、Cho/Cr 比值增高，并可见乳酸峰，但

NAA/Cr 的比值无明显增高；肿瘤内出现乳酸峰并不是由于肿瘤内出现坏死所致，在病理上毛细胞型星形细胞瘤内极少出现坏死或梗死性改变，而是可能与低级别线粒体代谢的改变或葡萄糖的利用率变化有关。

^{1}H-MRS 能反映病变的代谢变化，可鉴别在常规 MRI 上表现类似的脑肿瘤与非肿瘤样病变，准确性可高达 95%~100%，Cho 峰升高和 Cho/Cr 增高强烈提示脑肿瘤。胶质瘤的典型 MRS 表现是 NAA 峰显著降低，Cho 峰显著升高。可出现 Lac 峰，反映肿瘤缺氧，一组 8 例患者的研究中，2 例出现 Lac 峰。肿瘤恶性程度越高，Cho/Cr 越高，可用于鉴别良恶性胶质瘤。良性胶质瘤 Cho/Cr 比值为 2.25 ± 1.21，该组 8 例均支持肿瘤性病变，且 Cho/Cr 比值范围为 1.37~3.26，均支持良性肿瘤。

SWI 是一种利用血氧水平依赖效应和组织之间磁敏感性差异来成像的技术，其显示静脉结构、血液代谢产物及铁质沉积比较敏感。大量资料表明，实体肿瘤的生长依赖于病理性血管的形成，而高级别的脑肿瘤常发生出血，这一特点有利于对肿瘤进行分期。所以，SWI 可提供比增强扫描更多的关于肿瘤边界、内部结构、瘤内出血及静脉血管的信息。该组 5 例 SWI 均显示肿瘤内的静脉血管，呈点状或条状。

4. 鉴别诊断　毛细胞型星形细胞瘤血管为有孔型毛细血管，故增强扫描时有明显强化，常被误诊为其他肿瘤。其鉴别诊断按病变部位而有所不同。毛细胞型星形细胞瘤位于小脑者，主要需与血管母细胞瘤、髓母细胞瘤、第四脑室室管膜瘤等相鉴别。

（1）血管母细胞瘤：或称成血管细胞瘤。起源于小脑的毛细胞型星形细胞瘤多具有较典型的影像学特征，其主要与成血管细胞瘤鉴别，后者多见于成年女性，多呈圆形或类圆形，囊性部分于 T_1WI 呈低信号，于 T_2WI 呈高信号，大部分肿瘤有瘤内壁结节且较毛细胞型星形细胞瘤小，T_1WI 呈稍低信号，T_2WI 呈稍高信号，增强扫描瘤内壁结节较毛细胞型星形细胞瘤强化显著（形成所谓“壁灯”征）以及肿瘤周围或壁结节内常可见一条或多条流空血管影等可资鉴别；在 DWI 序列上，其实性结节的 ADC 值较毛细胞型星形细胞瘤实性部分更高；在 DWI 序列上，其实性结节的 ADC 值较毛细胞型星形细胞瘤实性部分更高；在灌注成像上其最大 rCBV 明显高于毛细胞型星形细胞瘤。

（2）髓母细胞瘤：或称成髓细胞瘤，多见于儿童，好发小脑蚓部，但肿瘤坏死囊变较少，发生囊变时，囊壁呈不均匀厚壁强化，无壁结节，增强扫描呈轻度 - 中度强化，不及小脑毛细胞型星形细胞瘤强化明显。

（3）第四脑室室管膜瘤：肿瘤多呈不规则形，可伴有钙化灶，T_1WI 呈混杂信号或等信号，T_2WI 呈混杂高信号，病灶边缘不光整，瘤周水肿明显，增强扫描肿瘤呈不均匀强化，而毛细胞型星形细胞瘤边界清，一般无或仅有轻度瘤周水肿。

DWI 序列和 MRS 也有助于毛细胞型星形细胞瘤与髓母细胞瘤、室管膜瘤的鉴别。

（4）脑脓肿：呈厚薄均匀环状强化、病灶周围水肿明显，患者常有发热病史，脑脊液检查或血常规检查等有助鉴别，MRS 也有利于鉴别诊断。

毛细胞型星形细胞瘤位于幕上者，需与以下疾病相鉴别。①其他类型的胶质瘤：常伴有不同程度的瘤周水肿，如果无瘤周水肿并伴有明显强化的壁结节，应首先考虑毛细胞型星形细胞瘤。②海绵状血管瘤：T_1WI 呈低信号，T_2WI 呈混杂高信号，病变周边 T_2WI 上常可见低信号环，无明显占位效应。③胚胎发育不良性神经上皮瘤：极易发生囊变，很难与单纯囊性毛细胞型星形细胞瘤鉴别，但此肿瘤多发生于皮层，可作为两者的鉴别点。

毛细胞型星形细胞瘤位于鞍区者，需与以下疾病相鉴别。①颅咽管瘤：位于鞍区的毛细胞型星形细胞瘤主要与颅咽管瘤和生殖细胞肿瘤鉴别。颅咽管瘤可发生于任何年龄，瘤内信号多不均匀，常有钙化及出血，强化多不均匀；囊实性和囊性的颅咽管瘤常钙化、出血和胆固醇结晶，强化多不均匀，MRI 上具有特征性高低混杂的信号特点，容易与毛细胞型星形细胞瘤鉴别；实性的颅咽管瘤少见，体积不大，多为等 T_1，不均匀长 T_2 信号，且临床上常有垂体和下丘脑内分泌异常症状。②鞍区生殖细胞肿瘤：好发于儿童和青少年，临床表现有中枢性尿崩、垂体功能低下和视力受损等，坏死及囊变少见，容易发生脑脊液转移，对放疗敏感；鞍区生殖细胞瘤在影像学上无明显特征性，可呈实性、囊实性，难以与鞍区毛细胞型星形细胞瘤鉴别，但生殖细胞瘤多较小，在临床上常有下丘脑内分泌异常症状有助于二者鉴别。③侵袭性垂体瘤：侵袭性垂体瘤病变内常可见出血、坏死、囊变，海绵窦和颈内动脉被包绕，部分可见“束腰征”，肿瘤内常有血管流空信号，此外，垂体瘤常伴有垂体内分泌异常症状。④转移瘤：好发于老年人，呈不均匀环状强化，病灶周围水肿明显，病变可多发，多位于皮髓质交界处。

总之，毛细胞型星形细胞瘤是一种低级别的星形细胞肿瘤，预后较好，其 CT 及 MRI 表现有一定的特点，结合其发病年龄、发生部位有助于将其与其他肿瘤区鉴别，从而提高其术前诊断准确性。同时对影像学诊断与临床病理诊断相矛盾的病例应进行仔细分析鉴别，以提高诊断正确率，避免不必要的或过度的治疗。

第二节　下视丘胶质瘤

1. 病理学　下视丘胶质瘤病理多为毛细胞型星形细胞瘤，一组 5 例患者的研究中有 4 例属于该类。此类型胶质瘤常见的部位为小脑半球及下丘脑。WHO（2000）神经系统肿瘤的分类标准，该肿瘤的行为编码为 1，属低度恶性或恶性倾向不肯定的肿瘤。

2. 临床表现　下视丘胶质瘤发病率较低，好发于儿童，占儿童原发中枢神经系统肿瘤的 5%~7%。一组 5 例患者的研究中有 2 例小于 10 岁，但平均年龄为 16 岁，属于青少年，略大于文献报道的好发年龄段，推测可能是由于该组病例较少的缘故。

下视丘胶质瘤常表现为恶心、呕吐及头痛。该组 5 例患者均有不同程度的头痛，但恶心、呕吐不明显，推测是由于 5 例患者的肿瘤较小，未引起阻塞性脑积水，颅内压增高不明显的缘故所致。

下视丘胶质瘤在临床上常伴有内分泌症状，这是因为肿瘤累及下丘脑神经内分泌核团（视上核、室旁核）所致。在该组 4 例女性患者中，均存在内分泌紊乱，表现为月经紊乱、性早熟、泌乳素增高。1 例男性患者也存在多饮多尿。由于肿瘤常常累及视交叉或视神经，临床有视力障碍，该组 3 例患者均存在双侧视力下降，1 例视野缺损。

3. 影像学研究　MRI 平扫，T_1WI 上肿瘤表现为鞍上囊实性或实性的分叶状或类圆形肿块，肿块多呈等低混杂信号灶，少数呈均匀的略低信号，混杂信号主要是因肿瘤内发生囊变坏死所致。T_2WI 上肿瘤为高或等高混杂信号，多数边界较清楚，无瘤周水肿。

平扫肿瘤表现无明显特征性，与颅咽管瘤不易鉴别。尤其是当颅咽管瘤 CT 平扫瘤内未见明显钙化灶，而 MRI 平扫 T_1WI 又不是典型的高信号时，二者更易混淆。

增强扫描，肿瘤实质部分多明显均匀强化，这点在与不典型颅咽管瘤鉴别时有一定意义，明显强化与病理上毛细胞型星形细胞瘤血供丰富相吻合，这与其他低级星形细胞瘤强化多不明显有所不同，该组中有 1 例实性肿块为纤维型星形细胞瘤，其表现为轻度强化，有作者认为是由于毛细胞型星形细胞瘤的肿瘤血管较丰富，而纤维型星形细胞瘤的肿瘤血管生成较少所致。

下视丘胶质瘤的其他影像特征还有视交叉或视神经易受累，导致视交叉显示不清，视神经增粗、正常形态消失，该组中 5 肿瘤均累及视交叉，未见到正常视交叉的显示。肿瘤来源于下丘脑且累及视交叉可作为诊断下视丘胶质瘤的佐证之一，尽管视交叉受累，但该组 5 例患者只有 3 例在临床上出现视力下降或伴有视野缺损，其原因有待进一步探讨。

在 MRI 影像技术上，FLAIR 对显示病变范围帮助不大；矢状面及冠状增强扫描对病变的显示较好，能清楚显示病变的影像学特征、范围以及视交叉的受累。

4. 鉴别诊断　下视丘胶质瘤少见，故术前易误诊。该组 2 例误诊为颅咽管瘤，2 例拟诊胶质瘤与颅咽管瘤鉴别，仅 1 例诊断准确。

本病可误诊为生殖细胞瘤、侵袭性垂体瘤及下丘脑错构瘤等。而生殖细胞瘤临床多采取放疗，颅咽管瘤及垂体瘤与下视丘胶质瘤手术方式亦有所不同，应该重视下视丘胶质瘤的鉴别诊断。

（1）颅咽管瘤：好发于儿童和老年人两个年龄段，颅咽管瘤多表现为囊性或囊性为主的鞍上分叶状肿块，由病变的主要成分决定 T_1WI 的信号，增强后多为边界光整的环形强化；少数囊实性病变实性部分可不均匀强化，但程度多数不如下视丘胶质瘤明显。

CT 平扫时肿瘤囊壁多可见弧线状或壳状钙化灶。而胶质瘤的钙化较少见，且囊变多为小囊及多囊状，抓住这些影像特征及参考 CT 检查结果对二者鉴别有较大帮助，应强调检查的完整性及影像的相互补充。

（2）鞍上生殖细胞瘤：生殖细胞瘤一般发生于松果体区，但也可发生在鞍上及鞍旁。鞍上生殖细胞瘤在 T_1WI 及 T_2WI 均呈等信号，增强扫描强化非常明显。临床上女性多见，多以尿崩症等下丘脑内分泌功能异常就诊。生殖细胞瘤当累及蝶鞍时，一般位于后部。有时极难鉴别，可试验性治疗辅助诊断。

（3）侵袭性垂体瘤：肿瘤侵袭性生长累及垂体周围的蝶窦、海绵窦，包绕颈内动脉等结构，临床上成人多见，常有垂体激素分泌异常所致的肢端肥大、停经泌乳、性欲减退等症状。不难与下视丘胶质瘤鉴别。

但非功能性腺瘤压迫视交叉所致视力下降或失明、双颞侧偏盲等有时与胶质瘤难鉴别，此时如果能分辨出完整的垂体组织可除外垂体瘤，同时垂体瘤对视交叉是压迫，而不似胶质瘤对视交叉是浸润，另外，MRI 的矢状面能显示视交叉胶质瘤尽管有时突进垂体窝，但病变中心仍位于鞍上，这也有助于我们鉴别。

（4）下丘脑神经元错构瘤：多见于幼儿，临床上多表现为性早熟及痴笑性癫痫，T_1WI 上见灰结节或乳头体球形、均匀的等信号，大多数病灶不强化。

下视丘胶质瘤发病率低，术前易误诊。下面特点可提示该病的诊断：临床上多见于儿童或青少年，多以头痛、视力减退，内分泌紊乱就诊；MRI 检查，肿瘤与垂体分界清晰，与视交叉显示不清；T_1WI 上多表现为低信号或等低混杂信号，T_2WI 上大多表现为高或等高混杂信号，可出现囊变，无钙化表现，无瘤周水肿，多有较明显的不均匀强化，少数无强化。

第九章　室管膜起源的肿瘤

第一节　中枢神经系统室管膜瘤

中枢神经系统是室管膜瘤的好发部位,它主要起源于脑室壁、脑室周围室管膜巢或脊髓中央管室管膜上皮,分别占颅内肿瘤的2%~9%,髓内肿瘤的30%~60%。有作者报告一组53例中枢神经系统室管膜瘤的研究。

室管膜瘤是来源于脑室与脊髓中央管的室管膜细胞或脑内白质室管膜细胞巢的中枢神经系统肿瘤。男多于女,多见于儿童及青年。肿瘤大多位于脑室内,少数瘤主体在脑组织内,而发生于脊髓者,以颈髓较多。

室管膜瘤的组织病理学特点是瘤细胞排列成菊形团或腔隙,有时亦可排列于小血管周围,称之为假菊形团。特异性免疫组织化学标志为:GFAP(+),vimentin(+),S-100蛋白(+)。

第四脑室:脑室内室管膜瘤以第四脑室多见,好发于5岁前和40岁左右的成人,第四脑室的室管膜瘤主要与髓母细胞瘤和脉络丛乳头状瘤鉴别。

髓母细胞瘤:髓母细胞瘤多为良性肿瘤,病程长,发展慢,病变多有囊变、出血、坏死、钙化,很少浸润邻近脑实质;第四脑室室管膜瘤恶性程度高,发生于成人者少见,病程短,发展快,多起源于小脑蚓部,突向第四脑室,与脑干间常有一含脑脊液的间隙;增强扫描室管膜瘤强化更明显,但囊变及钙化少见;髓母细胞瘤病变信号较均匀一致,周围常有一环形的水肿区,氢质子波谱显示NAA波和Cr波明显降低,Cho/NAA的比值常接近于6,而室管膜瘤NAA波和Cr波降低不明显,Cho/NAA的比值常接近于2~4。

脉络丛乳头状瘤:第四脑室脉络丛乳头状瘤成人多见,肿块呈圆形或类圆形,边缘常呈颗粒状或凹凸不平,信号较均质,仔细观察其内可见颗粒状混杂信号,反映了该病的病理特征,肿瘤境界清楚,周围有脑脊液包绕,脑积水症状出现早且更严重,脑室扩大明显,其钙化与强化较室管膜瘤明显。

侧脑室:局限于侧脑室的室管膜瘤主要与侧脑室内脑膜瘤、室管膜下瘤和侧脑室脉络丛乳头状瘤相鉴别。

侧脑室内脑膜瘤:后者常位于侧脑室三角区,形状较规则,表面光整,信号均匀,强化明显。

室管膜下瘤:后者常发生于室间孔附近,大多完全位于侧脑室内,境界清楚,很少侵犯周围脑组织,脑水肿及钙化均少见,增强扫描时无或有轻微强化。

侧脑室脉络丛乳头状瘤因过度分泌脑脊液致脑室系统扩大,而室管膜瘤与室壁间有广基相连是二者鉴别的要点。

脑实质:脑实质内室管膜瘤目前普遍认为其由残余室管膜细胞异常分化而来,因此,肿瘤一般紧邻侧脑室;以颞顶枕叶交界区居多,肿瘤直径一般较大,呈囊性、实性、囊实性改变,可浸润到邻近脑室内,这些特点有助于与脑实质内其他肿瘤相鉴别。临床上大多数以癫痫为首发症状,以不规则形为主,囊变及钙化率高,肿瘤实质部分往往较明显强化,而囊变与钙化区不强化,肿瘤周围水肿一般较轻或无。

主要鉴别诊断包括:星形胶质细胞瘤,实性部分钙化罕见,室管膜瘤多有条状或点状钙化;常伴较明显水肿,室管膜瘤周围水肿较轻或无;发病年龄多见40~50岁,室管膜瘤发病年龄多较轻。

胶质母细胞瘤:多发生于50岁以上者,肿瘤进展快,常沿白质束扩展,通过胼胝体、前联合和后联合扩展到双侧大脑半球呈蝶样,且出血较多。

巨大单发淋巴瘤:一般无钙化,MRI信号较均质,通常呈均质显著强化,而室管膜瘤不均质且强化不规则。该组资料中 4 例术前误诊为胶质瘤，2 例术前误诊为淋巴瘤。

转移瘤：发病年龄多在 40 岁以上，常为明显的花环状强化，瘤周水肿、占位效应重而区别于室管膜瘤。

脊髓：脊髓室管膜瘤起源于脊髓中央管室管膜上皮，是成人髓内最常见的肿瘤，以颈髓多见，肿瘤头端或尾端脊髓多有反应性囊变，增强后扫描囊变区无强化；病变多位于脊髓中央，使脊髓对称性增粗，在该组资料中，全部肿瘤都呈纵行、中心性生长。主要鉴别包括：①脊髓星形细胞瘤，一般呈偏心性浸润性生长，与正常脊髓分界不清，多发生于儿童患者，增强后扫描呈斑片状不均匀性轻、中度强化，而室管膜瘤多发生于年轻成人，肿瘤呈中心性生长，增强后强化明显，边界清楚；②髓内的血管母细胞瘤：较少见，也可表现为脊髓的弥漫性增粗、囊变出血，但肿瘤在 T_1WI 上表现为等或高信号，在 T_2WI 上为高信号，特别是肿瘤内可见流空的血管信号，为其重要特征，也可表现为囊壁结节强化的特点，有助于鉴别；③髓内转移瘤：也表现为均匀强化，但脊髓增粗较室管膜瘤轻微，脊髓囊变也较少见，而且多有原发瘤病史。

总之，结合临床表现及室管膜瘤特征性影像表现，可以提高本病正确的诊断率，从而在评估肿瘤的可切除性、制定手术计划、评判预后等方面起重要作用。

第二节　透明细胞型室管膜瘤病例（WHO Ⅱ级），伴囊性变

患者，女，26 岁。

病理诊断：左侧颞岛叶病灶切除标本初步诊断为脑肿瘤性病变伴囊性变，待做免疫组化检测进一步明确肿瘤类型。免疫组化诊断为左侧颞岛叶病灶切除标本：透明细胞型室管膜瘤（WHO Ⅱ级），伴囊性变。

影像资料见图 3-9-1。

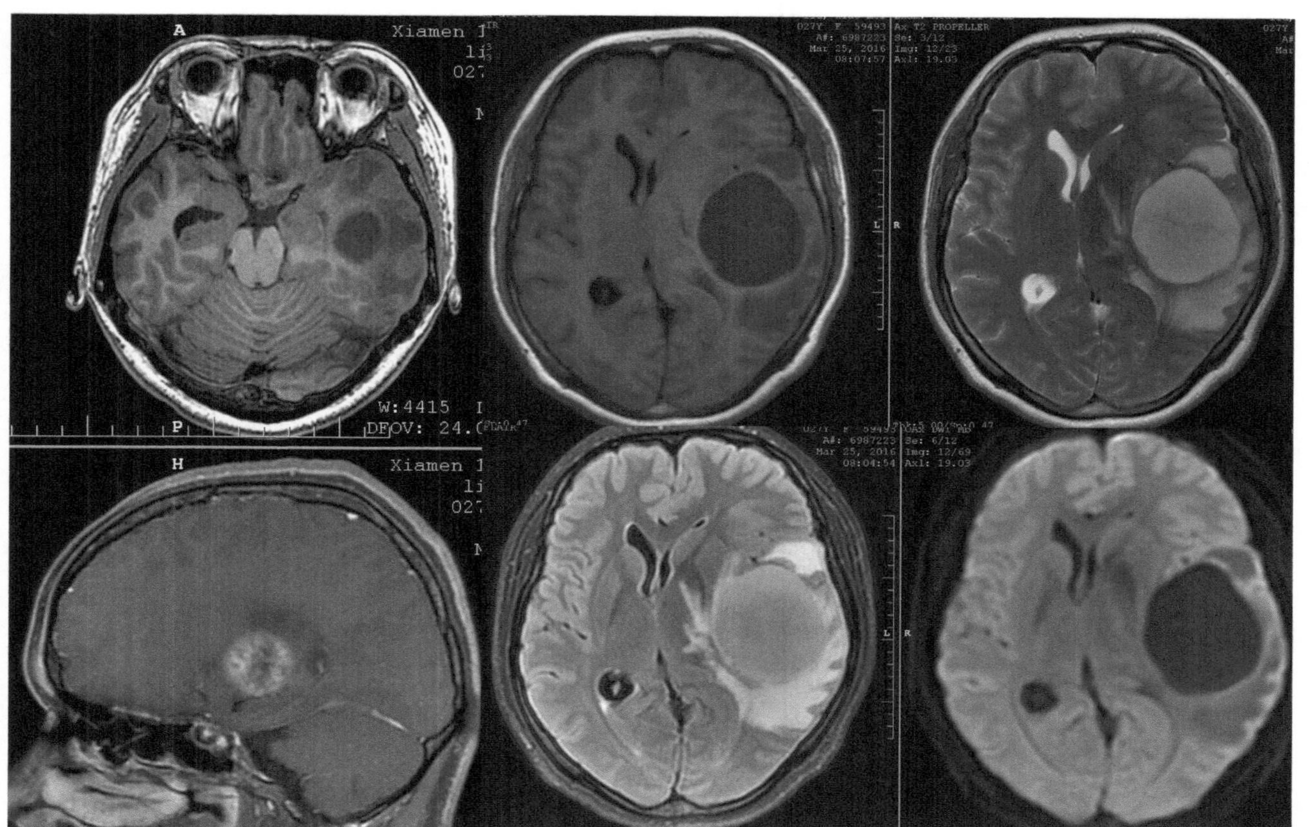

图 3-9-1　透明细胞型室管膜瘤病例影像图

第三节 间变性室管膜瘤

WHO(2007)室管膜肿瘤分为4型。①室管膜瘤:亚型包括细胞型、乳头型、透明细胞型、伸长细胞型(WHO Ⅱ)。②间变型室管膜瘤(WHO Ⅲ)。③黏液乳头状瘤(WHO Ⅰ)。④室管膜下瘤(WHO Ⅰ)。幕上病灶多于幕下,多位于额叶,其次是顶叶。一般认为脑实质室管膜瘤分为:囊性、囊实性、实性。

1. 病理学 间变性室管膜瘤被列为1993—2000年分类中新增变型。WHO(2007)对中枢神经肿瘤分级归为Ⅲ级。它可由室管膜瘤恶变而来,也可直接由室管膜细胞演变而成。间变性室管膜瘤的发生率文献报道不一。

2. 临床表现 一些学者报道间变性室管膜瘤较室管膜瘤少见,约占25%,其幕上发生所占比例较幕下多,一组15例患者的研究中,有12例发生于幕上,占80%,与其符合。

文献报道复发者高达50%~60%,转移者20%~30%。该组有6例复发,复发率达40%,复发率较高,说明恶性程度高预后差,但未见脑脊液播散。

幕下脑室系统室管膜瘤易有脑脊液播散,而幕上脑实质室管膜瘤不易有脑脊液播散。

3. 影像学研究 该组均为间变性室管膜瘤,瘤周水肿差别较大,从无水肿到中度水肿,故认为瘤周水肿与肿瘤病理分级无明显相关性。

某些作者报道出血是间变性室管膜瘤的特点,但无出血也不应排除该瘤,瘤细胞异形性明显,核分裂活跃是病理分级的主要依据。

一些作者根据间变性室管膜瘤肿瘤形态分为3型:囊实性、囊结节性和实质性。

囊结节型的囊相对较大,壁结节较小,其中1例壁结节相对较大,结节可在囊壁外也可在囊壁内,结节可位于脑表面一侧的囊壁,也可位于近中线一侧的囊壁。

实质型呈不规则分叶状,考虑各方向肿瘤细胞增殖程度不同所致,病灶多较大,尤其囊实型病灶平均径线较囊结节型、实质型更大。幕上实质型多位于顶枕叶交界处,与脑室系统关系密切。囊实型及囊结节型多位于额叶或顶叶,6例病灶相对与脑室系统关系密切,其他病灶与脑室系统尚有距离。

该组3型中的实性成分T_1WI呈稍低信号或低信号,T_2WI呈等或稍高信号,即T_2WI上等信号或接近等信号而无明显高信号,是该组病灶的共性,也是其特点之一。

该组3型中实性成分均明显不均匀强化。囊壁3例较明显强化,余无强化,初步考虑囊壁较明显强化是肿瘤坏死所致,囊壁是肿瘤实质的一部分;囊壁无强化考虑是周围脑组织对肿瘤的反应性改变,或肿瘤包绕脑脊液所致。室管膜瘤可有不同程度的钙化,该组病例未作CT,而MRI对钙化不敏感,这是该研究的不足。

文献报道与其他部位的室管膜瘤一样,幕上脑实质室管膜瘤多见于青少年。而该组15岁以下的患者有5例,40~60岁8例,成人比例多于儿童青少年,成人中又以中老年为主。实质型均为成人,而囊实性、囊结节性中既见于成人又见于儿童青少年。故认为成年人可以表现为实质性,也可以表现为囊实性、囊结节性,儿童青少年则一般表现为囊实性、囊结节性。另有文献报道幕上间变型室管膜瘤以成人多见,该组符合。

文献报道幕上室管膜瘤多见于脑实质,男性多见,近年来成人发病率呈上升趋势。但也有报道无论幕上还是幕下脑室系统室管膜瘤均多于脑实质。该组10年搜集的脑实质室管膜瘤明显少于同期脑室系统室管膜瘤,与后者相符。肿瘤好发部位以额叶和顶叶多见。

误诊情况:该组术前6例确诊,9例误诊,其中3例诊断为星形细胞瘤,3例笼统诊断为胶质瘤,2例诊断为血管母细胞瘤,1例诊断为毛细胞性星形细胞瘤。

囊结节型应与毛细胞性星形细胞瘤鉴别,后者发病年龄小,幕下多见,呈大囊小结节,囊壁薄而均匀光整,瘤周无水肿,壁结节较明显强化。

囊结节型还应与血管母细胞瘤鉴别,血管母细胞瘤多为中年发病,其结节显著强化,强化程度高于室管膜瘤,如有血管流空影更提示该瘤。

囊实型应与高级别(即WHO Ⅲ、Ⅳ级)胶质瘤鉴别,后者形态不规整,囊变坏死多见,实性部分信号明显混杂不均，肿瘤边界不清，瘤周水肿明显。

实质型应与低级别（即 WHO Ⅰ、Ⅱ级）星形细胞瘤鉴别，二者平扫相似，但增强扫描前者强化较明显，后者一般无明显强化。

幕上囊实性或囊结节性病灶，尤其较大者，且瘤周水肿不明显；与脑室系统关系密切的实性病灶，上述类型实性成分 T_2WI 上为等或接近等信号，较明显强化，应想到该病的可能。

总之，各型脑实质间变性室管膜瘤的 MRI 表现有一定的特点，MRI 结合发病年龄、临床病史对脑实质间变性室管膜瘤诊断及鉴别诊断具有较高的临床意义。

第四节　左额叶室管膜母细胞瘤病例

患者，女，18 岁。

病理检查：肿瘤由未分化细胞与室管膜母细胞组成，胞核位于其基底部，异型性明显，部分区域肿瘤细胞形成假菊形团状结构。免疫组织化学诊断：左额叶室管膜母细胞瘤，WHO Ⅳ级。

影像资料见图 3-9-2。

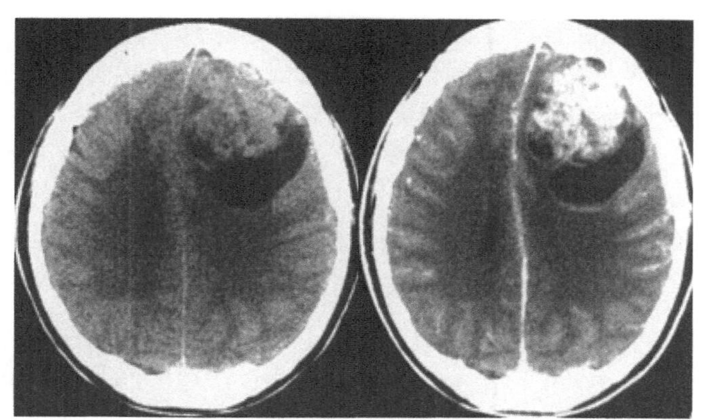

图 3-9-2　左额叶室管膜母细胞瘤影像图

第十章　成人小脑髓母细胞瘤

1. 病理学　髓母细胞瘤常被认为是由幼稚的原始母细胞和（或）原始神经上皮细胞形成的高度恶性肿瘤，WHO 将其归类为胚胎性肿瘤，随着研究方法的进展，特别是放射自显影技术的应用，几乎都支持由小脑的外颗粒层原始细胞残留或异位所致。成人小脑髓母细胞瘤常为富结缔组织型。

2. 临床表现　髓母细胞瘤好发于儿童，占 75%~85%，成人仅占 15%~25%，占成人小脑肿瘤的 1%，多发生于 21~40 岁，男女发病比例约 2:1。常见的临床症状为头痛、呕吐、步态不稳、共济失调及视力减退。体检可见视盘水肿、闭目难立、眼球震颤、展神经麻痹等。常引起 Corlin 综合征等。一组 7 例患者的研究中，4 例为女性，3 例为男性，发病年龄最大者为 52 岁，与文献报道有出入，可能与该组病例数较少有关。

3. 影像学研究　该组 7 例病灶都位于小脑半球，范围较大，肿瘤多表现为混杂信号，囊变部分呈较均一的长 T_1、长 T_2 信号，实性部分信号与小脑灰质相似或略低，反映了该肿瘤实质部分细胞密集，核浆比例高。囊变位于病灶一侧或中心，病灶边缘多不清，与脑膜多有广基粘连，病灶周围无或轻度水肿，占位效应不明显。

注射对比剂后肿瘤实质部分大多轻至中度强化，并有延迟强化的趋势。这可能与肿瘤内较多的纤维成分有关，受累脑膜也明显强化。DWI 肿瘤的实性部分信号均较高也反映了肿瘤细胞密集，细胞间隙小，其对鉴别诊断的意义有待进一步探讨。

Bourgouin 等（1992）认为：成人小脑髓母细胞瘤常易于复发，常与脑膜广泛接触酷似脑膜肿瘤，并刺激脑膜处结缔组织增生，偶尔也可出现软脑膜非正常强化。该组中 2 例硬脑膜增厚且明显强化，3 例软脑膜强化，与文献报道相似。

成人小脑髓母细胞瘤与儿童小脑髓母细胞瘤的不同特点为：成人肿瘤多位于小脑半球，而儿童多位于小脑蚓部；成人肿瘤内囊变坏死比较多（占 80%），而儿童几乎无囊变与坏死；成人肿瘤实性部分多轻至中度强化，儿童则明显强化。

发生在儿童的髓母细胞瘤大多边界清楚，而在成人边界清楚者仅占 11%；文献报道无论成人还是儿童小脑髓母细胞瘤均有沿脑脊液路径的种植以及神经系统外的转移，神经系统外的转移除骨转移及淋巴转移外，儿童肝脏转移多于肺和肌肉的转移，在成人则肺和肌肉转移多于肝脏转移；成人瘤内钙化较多，儿童钙化较少。

4. 鉴别诊断　成人小脑髓母细胞瘤应与以下疾病鉴别。

（1）室管膜瘤：室管膜瘤多发生于第四脑室，经过 Luschka 孔延伸至桥小脑角池，典型者常有钙化。

（2）成血管细胞瘤：在成人最易和髓母细胞瘤混淆，60% 的成血管细胞瘤可根据囊性肿块和强化的壁结节的典型表现和髓母细胞瘤鉴别。但对于一些不典型的病例鉴别困难，当出现明显的血管流空和强化时有助于成血管细胞瘤的诊断。

（3）淋巴瘤：10% 的中枢神经系统淋巴瘤发生于小脑，淋巴瘤在 T_2WI 表现为明显低信号，大多数位于脑室周围，患者多数有免疫缺陷。

（4）发育不良性小脑节细胞瘤：常常是 Lhermitte-Duclos 病的一部分，是一种错构瘤，病灶周围通常无血管源性水肿，注射对比剂后无强化，扫描常为低密度。

（5）转移瘤：对于原发灶明确的转移瘤鉴别不难，少数转移瘤较难鉴别。

（6）囊性脑膜瘤：发生在小脑的囊性脑膜瘤也有囊性成分，且与脑膜关系密切，易与多结缔组织型髓母细胞瘤混淆，但囊性脑膜瘤的实性成分在 T_2WI 为高信号，而髓母细胞瘤的实质部分 T_2WI 为等信号或稍高信号。

综上所述，成人小脑髓母细胞瘤虽然少见，但是其 MRI 表现有一定的特征性。仔细分析其影像学表现，不难做出正确的诊断。

第十一章　脑室内胶质瘤

第一节　脑室内胶质瘤的 MRI 诊断

胶质瘤为颅内最常见的肿瘤，在脑室系统，胶质瘤的发生率亦位居第一。一项研究报告 29 例脑室内胶质瘤。

1. 病理学

（1）肿瘤发生：脑室内肿瘤包括原发于脑室本身结构，如室管膜、脉络丛的肿瘤，也包括由脑室周围结构如胼胝体、透明隔、小脑蚓部等突入的肿瘤。

有作者指出，以下几点可以大致区分肿瘤来自于脑室内和脑室外，来自脑室内者，肿瘤完全位于脑室内；肿瘤周边有脑脊液带环绕；病灶与脑室壁临界处呈锐角；脑室壁呈外凸改变。来自脑室外者，大部分瘤体突入脑室内生长，脑室壁向心性凹陷；肿瘤与脑实质连接处常有脑水肿；肿瘤与脑室壁的临界接触处成钝角。

（2）病理表现：室管膜瘤来源于原始室管膜上皮，按其发生频率依次为第四脑室、侧脑室、第三脑室，一组有 12/18 例发生于侧脑室，占 66.67%。室管膜瘤多呈实性，也可囊变，肿瘤细胞脱落可种植转移，该组 18 例均未见种植转移。

室管膜下瘤在 WHO 神经系统肿瘤分类中属于室管膜瘤，肿瘤分级属于Ⅰ级，对其组织学起源，目前还有很多争论，多数学者认为它是由室管膜上皮层下胶质细胞衍生而来的。室管膜下瘤大体上是一种分叶状、边界清楚、非囊性肿瘤，组织学上含有室管膜瘤成分，可以观察到室管膜瘤的假玫瑰状或玫瑰状结构，可有钙化和微小囊变、坏死、出血。

星形细胞瘤则来自脑室周围星形细胞，多呈浸润生长，不具包膜，多见囊变、坏死和出血，该组 4 例均有多发囊变坏死，1 例瘤内可见出血。

室管膜下巨细胞星形细胞瘤是发生在侧脑室的生长缓慢的良性肿瘤，与室管膜瘤不同，它的瘤细胞一般不形成室管膜结构。特点为：与结节性硬化相伴而生；肿瘤常位于室间孔区生长。该组中 1 例生长在侧脑室体部。

少枝胶质瘤源于少枝胶质细胞，一般部位表浅，多发生于成人，较显著的特点是瘤内钙化发生率达 50%~80%。脉络丛乳头状瘤起源于脉络丛上皮细胞，有报道显示其发生年龄多在 10 岁以下，但该组 2 例患者均大于 50 岁。

髓母细胞瘤是胶质瘤中最幼稚、最原始的胚胎性肿瘤，起源于小脑中线第四脑室顶部神经胚胎性细胞或细胞的残余，恶性度较高，突出特点是肿瘤细胞密集，大片出血而坏死少见，肿瘤细胞易沿脑脊液播散，该组有 1 例患者出现脑脊液转移。

2. 影像学研究　大多数脑室内胶质瘤如室管膜瘤、星形细胞瘤、脉络丛乳头状瘤等具有特征性的 MRI 表现。

（1）室管膜瘤：当肿瘤分化较好时，大部分肿瘤实质在 T_1WI 呈等信号或略低信号，T_2WI 为等信号或稍高信号，信号较均匀，增强扫描实质部分呈中等均匀强化，特别是当肿瘤呈类圆形时与脑膜瘤不易区分，该组有 1 例患者即误诊为脑膜瘤。当肿瘤分化较差时，呈混杂长 T_1、长 T_2 信号，增强扫描呈不均匀强化，此时囊变、坏死、出血多见，与星形细胞瘤不易区分。

（2）星形细胞瘤：混杂长 T_1、长 T_2 信号，增强扫描呈不均匀强化，亦多见囊变、坏死、出血。

（3）少枝胶质瘤：混杂长 T_1、长 T_2 信号，瘤内钙化发生率较高，增强扫描呈不均匀强化。

室管膜下瘤：也可囊变、坏死、出血等，但最大特点为增强扫描一般无强化。

（4）室管膜下巨细胞星形细胞瘤：影像表现缺

乏特点，与星形细胞瘤及室管膜瘤不易区分，当临床上提示有结节性硬化，并发生于侧脑室室间孔周围时，应考虑到该肿瘤的可能性。

（5）脉络丛乳头状瘤：好发于侧脑室脉络丛，外形不规则及增强扫描一般呈重度强化是其特点。

（6）髓母细胞瘤：一般仅发生于第四脑室区，其特点是 T_1WI 一般呈等信号，T_2WI 大多呈稍高信号，增强扫描大部分无强化，局部可有片状强化，该组 2 例患者均具此表现，同时易发生脑脊液转移。

（7）其他表现：患者脑室内胶质瘤由于生长空间较大，一般无瘤周水肿；只有当肿瘤体积相当大时，才会对周围脑组织产生压迫，导致局部脑组织缺血或静脉回流障碍形成水肿，该组 29 例患者中仅有 8 例瘤周轻度水肿。

脑积水的产生则与肿瘤部位关系密切，该组 2 例患者第三脑室肿瘤均产生脑积水，第四脑室肿瘤 7 例患者中 5 例有脑积水，侧脑室胶质瘤只有当肿瘤压迫堵塞室间孔才出现脑积水；另外，一般认为脉络丛乳头状瘤由于肿瘤刺激脉络丛过多分泌脑脊液，常伴有交通性脑积水，但该组 2 例脑积水不明显。

肿瘤的发生部位、发生年龄、性别等特点：一般认为脉络丛乳头状瘤好发于侧脑室三角区，髓母细胞瘤好发于第四脑室区，该组病例与之相符；有报道显示巨细胞型星形细胞瘤好发于侧脑室前角，该组 1 例发生在侧脑室体部。

另外，该组星形细胞瘤患者年龄均小于 30 岁，脉络丛乳头状瘤患者年龄均大于 50 岁，室管膜瘤女性占 66.67% 等，对脑室内胶质瘤的诊断可能会有一定的参考意义。

第二节　侧脑室内毛细胞型星形细胞瘤

毛细胞型星形细胞瘤是 Penfield（1937）根据肿瘤细胞两端胞突为细长的毛发样胶质纤维而命名的，多见于儿童和青少年，成人发病少见，男女发病均等，好发部位为视交叉、下丘脑、小脑半球、蚓部、第四脑室、脑桥、四叠体区，大脑半球少见，亦有报道发生于脊髓，位于侧脑室内的罕见。

一般认为脑室系统本身的结构包括室管膜及脉络丛，均不含星形细胞成分，因而脑室的星形细胞瘤均由脑室周围结构突入而成，有关学者根据一定的影像征象，将一些来自于脑室外结构而突入脑室内的星形细胞瘤称作脑室的星形细胞瘤。结合手术所见，该例脑室内的病灶起源于间脑而突入侧脑室，非脑室本身组织起源生长的。

发生于脑实质的毛细胞性星形细胞瘤在 CT 平扫为混杂密度，肿瘤多为圆形或椭圆形，边界规整，轮廓清楚，瘤周水肿轻或无，占位效应视部位而异，10% 可见钙化；MRI 平扫囊性部分 T_1WI 为低信号，T_2WI 为高信号，较均匀，实性部分为均匀或不均匀等信号。

脑实质的毛细胞性星形细胞瘤增强扫描后强化明显，这与肿瘤血管为有孔型毛细血管有关，对比剂可通过肿瘤血管的内皮间隙，到达肿瘤组织，引起 T_1 弛豫时间缩短。一例位于侧脑室内的毛细胞性星形细胞瘤以实性成分为主，增强扫描后强化属轻度，与脑实质发生的毛细胞性星形细胞瘤的影像表现差异较大，缺少特异性。

该例影像上应与侧脑室内常见肿瘤，如室管膜瘤、脑膜瘤、中枢神经细胞瘤相鉴别，结合年龄还应与侧脑室内转移瘤相鉴别。该例术前诊断困难，确诊需依靠病理检查。

第十二章　脑实质内室管膜瘤

第一节　脑实质内室管膜瘤

室管膜瘤起源于室管膜细胞或室管膜残余，多见于侧脑室、第四脑室内，少见于大脑及小脑半球实质，幕下脑实质内更为少见，且脑实质室管膜瘤与脑室系统内室管膜瘤无必然联系。由于脑室内室管膜瘤的影像学表现具有一定的特征性，故诊断不难，但发生于脑实质内少见，对其认识不足，因而正确的影像学诊断变得困难。一组16例患者的研究中，8例术前影像诊断考虑室管膜瘤，术前准确率为50%，8例误诊为分化不良型星形细胞瘤、血管母细胞瘤或转移瘤。脑实质内室管膜瘤是中枢神经系统神经上皮肿瘤，来源于脑内白质室管膜细胞巢。肿瘤一般位于脑室旁，少数可位于远离室壁的脑实质，原因是脑实质内存在异位的室管膜细胞，该组16例患者中有4例室管膜瘤位于远离室壁的脑实质内。

1. 病理学　大体病理标本见肿瘤呈灰红色，血供较为丰富，境界清楚，常有囊变。在光镜下见瘤细胞弥漫分布，体积较小，细胞核较大，染色深，部分瘤细胞围绕血管形成假菊形团，细胞核呈圆形或椭圆形，核分裂象少见，可有钙化或坏死。病理分为Ⅰ～Ⅳ级，其中Ⅰ～Ⅱ级为良性，Ⅲ～Ⅳ级为细胞间变恶性室管膜瘤。室管膜瘤易发生囊变，易出现钙化，肿瘤内囊变占56%~84%，钙化占38%~61.5%。该组病例内出现囊变12例，占75%，钙化8例，占50%。

2. 临床表现　本病成人多见，发病高峰年龄为40~50岁，10%~15%的病例发生在10~20岁，男女发病率无明显差异。患者常因头痛、恶心、呕吐、精神障碍、肢体运动功能障碍、步态不稳、癫痫或视力下降等症状而就诊。治疗仍首选手术切除，手术全切除与预后有明显相关性，对于部分切除者应辅以放疗和化疗，一般预后较好，但儿童室管膜瘤比成人室管膜瘤预后差。

3. 影像学研究　肿瘤好发部位为额叶和顶叶，常位于脑室旁，脑室不同程度受压变形。CT扫描可见等密度或混杂密度的较大肿块，内有较大囊变和（或）血管条状、点状钙化，部分病例报道肿瘤内可出现大量钙化。增强扫描实性部分呈中度或明显不均匀强化，囊变不强化。MRI可以更好地显示肿瘤的形态、部位及病变范围，肿瘤常靠近脑表面，与脑室相邻，信号改变与囊变、钙化和实性部分组成有关，肿瘤较大而周围水肿轻或无水肿。

DWI肿块实性部分呈等信号及稍高信号，说明肿瘤实性成分扩散受限，瘤细胞排列紧密，细胞间组织液少。增强后实性部分强化明显，囊变和钙化没有强化，若肿瘤邻近脑膜明显强化，则提示脑膜受侵，肿瘤为Ⅲ～Ⅳ级恶性室管膜瘤，且室管膜瘤可以沿脑脊液发生转移。

有部分学者报道，肿瘤位于侧脑室三角区附近和瘤周水肿轻具有一定的诊断意义。

该组病例中，肿瘤均呈混杂密度/信号，瘤周水肿轻或不明显；12例囊实性肿瘤均可见巨大囊变，8例肿瘤内见点状或血管条状钙化；增强后呈囊壁环状强化和实性部分明显不均匀强化；上述表现均与文献报道相符。

4. 影像表现与病理对照　部分学者报道，影像表现为囊实性的室管膜瘤，病理类型多为室管膜瘤Ⅱ级，而影像表现为实性的室管膜瘤，病理类型为间变型室管膜瘤Ⅲ级。该组病例中，12例囊实性室管膜瘤，4例为Ⅱ级，8例为Ⅲ级；4例实性室管膜瘤均为Ⅲ级；幕上12例室管膜瘤均为Ⅲ级，而幕下4例室管膜瘤均为Ⅱ级。该组作者认为，幕上或幕下、影像表现为囊实性或实性与病理分级有一定关系，幕上的室管膜瘤及实性的室管膜瘤多为Ⅲ级，此结论尚需较多的病例进一步证实。

5. 鉴别诊断　虽然脑实质室管膜瘤的影像学表现具有一定特点，但仍需与分化不良型星形细胞瘤、小脑血管母细胞瘤、转移瘤等鉴别。主要通过年龄、瘤周水肿情况，是否合并钙化及强化方式相鉴别。

（1）分化不良型星形细胞瘤（WHO Ⅲ级）：发病年龄介于星形细胞瘤和胶质母细胞瘤之间，肿瘤周围常有较明显的水肿，钙化罕见，增强后表现为局灶性结节状均匀强化或不规则环形强化。

（2）小脑血管母细胞瘤：常见发病年龄 20~40 岁，具有囊肿和囊壁结节特点，呈大囊小结节改变，肿瘤内部和（或）外周出现大血管，囊壁可强化也可不强化，壁结节明显强化，并与柔脑膜相邻。

（3）转移瘤：老年人多见，常有原发肿瘤病史，瘤周水肿明显，钙化少见，病灶可多发，增强扫描呈环形强化。

综上所述，发病年龄为中老年，表现为囊实性或实性肿块，其内见点状或长条状钙化，增强后囊壁呈环形强化，实性部分呈中度或明显强化，周围水肿轻或不明显，邻近脑膜明显强化，应首先考虑脑实质室管膜瘤。

第二节　脑实质内透明细胞型室管膜瘤（WHO Ⅱ级），伴囊性变

患者，女，27 岁。

术后病理检查：常规病理诊断为脑肿瘤性病变伴囊性变，待免疫组化检测进一步明确肿瘤类型。免疫组化诊断为透明细胞型室管膜瘤（WHO Ⅱ级）伴囊性变。

影像资料见图 3-12-1。

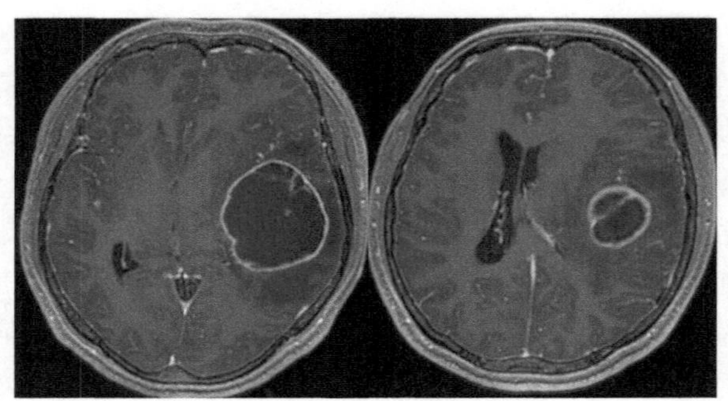

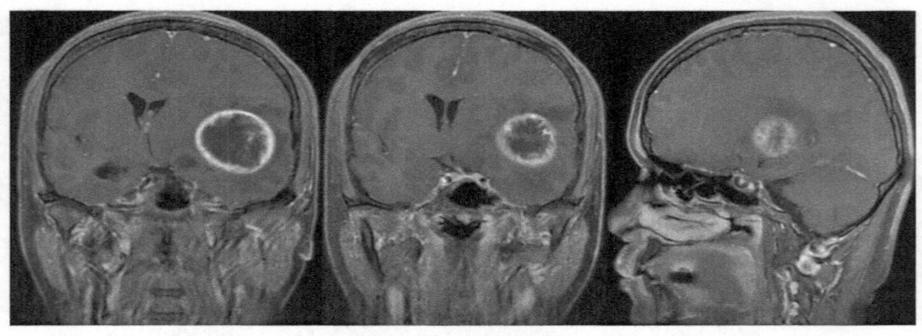

图 3-12-1　脑实质内透明细胞型室管膜瘤（WHO Ⅱ级）

第十三章 脑胶质瘤扩散

第一节 脑胶质瘤扩散概述

胶质瘤由于呈浸润性生长,因此局部扩散是胶质瘤的特征。胶质瘤在脑组织内扩散方式可因肿瘤细胞起源不同而异,但是侵袭力是所有胶质瘤固有的特性。正是由于其在脑组织内无限增殖和浸润性生长,不管其分化程度如何,现有的各种治疗方法均难以达到根治的程度,几乎毫无例外地迟早都要复发。

在临床病人中,胶质瘤的等级似乎不与局部浸润的程度严格一致,低级别星形细胞瘤可以显示出邻近组织的广泛浸润。由于肿瘤细胞异质性,使肿瘤细胞的扩散方式也不尽相同。

胶质瘤可通过下述途径进行扩散:沿白质纤维束扩散、在灰质结构中扩散、沿血管表面扩散、沿软脑膜扩散、沿血管周围间隙扩散、脑脊液种植扩散、沿室管膜下扩散和血液扩散等。胶质瘤颅内扩散方式多种多样,其影像表现亦不尽相同。一种扩散方式可产生几种影像表现,一种影像表现可反映几种扩散途径。

胶质瘤扩散的影像表现包括:①脑实质内扩散;②软膜蛛网膜下隙扩散;③脑脊液种植扩散;④室管膜下扩散;⑤颅外转移等。

胶质瘤的扩散与肿瘤进展、复发和预后密切相关。提高胶质瘤扩散影像表现的认识,对胶质瘤扩散做出早期、准确的影像诊断,从而为临床制定全面、可靠的综合治疗方案,改善病人预后,提高生存率,延长生存期极为重要。

第二节 脑胶质瘤术后播散

成人中枢神经系统原发性恶性肿瘤中,恶性胶质瘤占 78%,大多数是星形细胞瘤, WHO 按组织病理学分为Ⅳ级,恶性星形细胞瘤指 WHO 分类的Ⅲ级(间变型)和Ⅳ级(胶质母细胞瘤),间变型星形细胞瘤的平均生存期 2~3 年,而胶质母细胞瘤的平均生存期 9~12 个月。脑胶质瘤的早期诊断和正确综合治疗对延长患者的生存期和提高生活质量至关重要。近年来报道,无论是良性或恶性颅内肿瘤,均可出现脑脊液播散,如报道垂体瘤、上皮样囊肿、颅咽管瘤等良性肿瘤手术后出现脑脊液转移。

Buchcs 等(2002)报告 1 例垂体瘤,经蝶窦手术行无功能垂体瘤大部切除术,对残留肿瘤行放疗, 5 年后 MRI 显示垂体柄区肿块增大和 C_1 段硬膜内出现肿瘤,手术取出肿瘤进行免疫组化染色证实为垂体瘤,病人死后尸检再次证实垂体瘤转移,分析认为是经脑脊液转移。

Ito 等(2001)报道 1 例经额叶行鞍上颅咽管瘤切除手术,术后 3 年病人出现持续性视野缺损, MRI 检查显示右侧颞叶囊实性肿瘤,再次手术切除肿瘤,病理证实为颅咽管瘤,认为是脑脊液播散所致。

Chamberlain & Glantz(2005)对 200 例脑膜瘤脑脊液细胞学分析发现 4% 出现脑脊液转移。许多学者认为组织学恶性程度越高,发生转移越早。Koeller & Rushing(2003)统计髓母细胞瘤 33% 发生蛛网膜下隙播散。

然而大量研究报道,恶性胶质瘤复发、转移率最高,而沿脑脊液转移的研究也有报道,例如 Harpold 等(2007)建立脑胶质瘤数学模型分析后认为,脑胶质瘤不仅可以沿血管而且可以沿脑白质快速迁徙，MRI的DTI各向异性示踪脑白质纤维证实额、颞叶低级别胶质瘤沿钩束侵犯，同样沿上纵束转移。Swanson等（2000）通过MRI测定脑灰白质扩散率的差异建立数学模型证明胶质瘤细胞在脑白质内较脑灰质内扩散大。

脑胶质瘤的手术治疗是首选方法，但手术后容易发生转移，有作者认为脑胶质瘤的转移、侵犯形式可以沿脑白质纤维束侵犯，沿血管间隙侵犯进入蛛网膜下隙或进入脑脊液播散，手术中肿瘤细胞脱落或肿瘤穿破脑室系统引起脑脊液转移，因此防止脑胶质瘤手术后转移成为脑肿瘤诊断、治疗的研究热点。

一组研究显示，脑胶质瘤手术后转移最短时间44个月，最长56个月，根据MRI表现推测转移途径是经过血管周围间隙、脑白质纤维或直接侵入脑室造成脑脊液播散，或沿手术通道转移，所以建议手术时谨慎进行操作，避免遗留肿瘤细胞也是检验手术水平的指标之一。

生理条件下身体的免疫保护作用可以限制肿瘤的扩散，尤其是良性星形细胞瘤不具备转移的特征，但上述3种原因均可导致脑胶质瘤细胞进入脑脊液内，沿脑脊液循环走行达到某一特定部位，停留、建立自己的生长环境，所以在脑脊液流经区的任何部位均可发现转移瘤。

MRI检查显示侧脑室壁、室管膜、软脑膜、脑池以及颅神经脑池段等部位多发弥漫结节为主，同时出现脑室管膜或软脑膜的增厚线样增强，脑干、颅神经呈现线状增厚、增强。由于脑干、神经根的位置、周围脑脊液对比更容易显示异常征象，所以沿脑神经的转移更具特异性，结合病史一旦出现上述征象即可确诊为脑脊液播散。

脑白质纤维的组织学特征证明胶质瘤细胞可沿纤维走行发生播散，该组手术前、后DTI重建实现了活体随访基本可以证实此理论的成立。

脑胶质瘤脑脊液转移常导致脑积水：颅内压的调节是在脑血流量和脑脊液间保持平衡，颅内病变如果破坏了颅内压的生理调节功能，血脑屏障破坏，脑血流量减少，脑脊液循环障碍，发生脑积水，出现颅内压增高。

Inamasu等（2003）报道幕上脑胶质瘤约10 %发生脑积水，有作者分析发现一组手术后脑积水的发生率高达60%，推测发生原因有扩散、脱落的肿瘤细胞沉积于脑蛛网膜颗粒，影响蛛网膜颗粒的吸收；肿瘤细胞分泌高蛋白导致脑脊液中蛋白成分增加，脑脊液吸收障碍，所以脑积水也是肿瘤沿脑脊液播散的特征之一。

充分认识脑胶质瘤手术后沿脑脊液转移、沿脑白质纤维、沿脑血管间隙、沿手术通路播散的征象，提高手术后随访的确诊水平，对及时明确患者的病情，早期采取干预措施，提高脑胶质瘤手术后患者的生存率具有重要参考价值。

附：MRI评价播散的参考标准：所有病例均以增强后手术前及手术后对比阳性征象为标准，在Meltzer等（1996）脑膜肿瘤分型方法的基础上修订为：①沿软脑膜，神经或脑表面呈线状增厚强化，厚度大于2 mm，大脑凸面者增厚长度大于25 mm；②沿脑室壁、脑沟、神经或脑表面的结节灶，直径大于2 mm为异常；③沿部分脑室或某部位脑沟出现类似“蛛网膜下隙出血”的“铸型样”征象。

第十四章　其他胶质瘤

第一节　脊索样胶质瘤

脊索样胶质瘤（CG）是一种发生于鞍上 - 下丘脑 - 第三脑室区的罕见的中枢神经原发肿瘤。脊索样胶质瘤好发于成年人，在国内外已报道的 56 例中，仅见 2 例儿童患者，分别为 7 岁和 12 岁；在成人患者，年龄为 25~75 岁，平均 45 岁。女性多见，男女患病率之比约为 1:1.7。肿瘤多位于第三脑室，部分位于鞍上 - 下丘脑区，近年有 1 例位于侧脑室的报道。

WHO（2000）正式将脊索样胶质瘤命名为第三脑室脊索样胶质瘤（CGTV），并归类于不明起源胶质肿瘤，2007 年归类为其他神经上皮肿瘤。肿瘤起源尚不明确。

1. 影像学研究　脊索样胶质瘤以鞍上 - 下丘脑 - 第三脑室区为其典型的发病部位，并以占据第三脑室为主。一组 3 例患者的研究中，例 3 位于鞍内。文献认为这与脊索样胶质瘤可能起源于室管膜相符。因而，脊索样胶质瘤的起源部位可以位于多个部位，而不同的部位可能具有共同的发病机制或某种共同的起源细胞或组织，这仍需要更进一步的研究。

该组报道 3 例患者中，行 CT 平扫检查的例 1 与例 3 均为等密度；在 T_1WI 上，例 1、例 2 呈低信号，例 3 呈等信号，在 T_2WI 上均呈高信号。MRI 增强后均显著强化，其中例 3 强化均匀，无囊变坏死，例 1 和例 2 由于有较多囊变坏死而强化不均，这主要是由于肿瘤较大血供不足所致，根据该组 3 例及文献报道，脊索样胶质瘤血管增殖少见，血供不丰富，脊索样胶质瘤显著强化原因可能是血 - 脑屏障被破坏以及对比剂的外渗。

瘤周水肿报道少见，该组例 1、例 2 均见较明显瘤周水肿，在 T_2WI 上表现为沿视束分布的对称性高信号，这可能和肿瘤占位效应所致的血管源性水肿有关。

2. 鉴别诊断　脊索样胶质瘤主要位于鞍上 - 下丘脑 - 第三脑室区，因此需要与鞍区、第三脑室或侵犯第三脑室的肿瘤，尤其是鞍上肿瘤相鉴别。需要与脊索样胶质瘤鉴别的鞍区病变如下。

（1）视交叉 - 下丘脑毛细胞型星形细胞瘤：好发于儿童和青少年，也可发生于成人，且其影像表现与脊索样胶质瘤相似，无特异征象有助于鉴别，因此两者鉴别困难，但对于成人患者鉴别诊断时需考虑到脊索样胶质瘤的可能性。

（2）脑膜瘤：脑膜瘤好发生于成人，影像表现与脊索样胶质瘤相似，但脑膜尾征、邻近鞍结节骨质硬化、DWI 高信号及合并神经纤维瘤病有助于鉴别，当无上述脑膜瘤特异征象时鉴别困难。Grand 等（2002）认为 MR 灌注成像脊索样胶质瘤最大脑血容量（CBV）值远低于脑膜瘤可能有助于鉴别。

（3）动脉瘤：当脊索样胶质瘤较小时，其 CT 表现与动脉瘤表现相似，行 MRI 检查见流空信号或 MRA、CTA、DSA 有助于鉴别。

（4）生殖细胞瘤：影像表现与脊索样胶质瘤相似，但其主要发生于小儿、青少年，且常见脑脊液播散，有时合并松果体区肿瘤，因而与脊索样胶质瘤鉴别相对不难。

（5）垂体大腺瘤：当脊索样胶质瘤位于鞍内时，需与垂体大腺瘤鉴别。垂体大腺瘤中心常见出血、坏死、囊变信号，并常见海绵窦受侵，颈内动脉被包绕，肿瘤内有血管流空信号影，且增强后强化程度不如脊索样胶质瘤显著。

（6）颅咽管瘤：颅咽管瘤常完全囊性或部分囊性，完全实性少见，MRI 信号多样，钙化常见，且好发生于20岁之前。

(7)脊索瘤:脊索瘤以鞍区、斜坡广泛骨质破坏为特点,且常见出血、钙化、囊变。

(8)错构瘤:错构瘤常见于儿童,可合并其他颅内发育异常,增强后无强化,因而上述3种肿瘤与脊索样胶质瘤容易鉴别。

需与脊索样胶质瘤鉴别的第三脑室肿瘤如下。

(1)室管膜瘤:与脊索样胶质瘤影像表现相似,难以鉴别,但瘤内钙化及周围脑组织受侵犯征象常提示室管膜瘤可能性较脊索样胶质瘤大。

(2)脑膜瘤:与鞍上脑膜瘤鉴别一致,见上述。

(3)脉络丛乳头状瘤:密度或信号常不均,瘤内常见颗粒状混杂MR信号为其特点,瘤周脑脊液较多及脑脊液播散有助于与脊索样胶质瘤鉴别。

其他侵犯第三脑室的肿瘤有淋巴瘤、转移瘤、恶性胶质瘤等,淋巴瘤常见于中老年人,常多发,分布于中线区域, DWI高信号有助于鉴别;转移瘤常有原发肿瘤病史;恶性胶质瘤常具有明显水肿、花环状强化等特点,与脊索样胶质瘤鉴别不难。

第二节 额叶少突胶质细胞瘤

患者,男,40岁。

病理诊断:左额叶胶质细胞肿瘤,待免疫组化进一步确诊。免疫组化结果:阳性,GFAP,Oling-2,CD57,S-100,Nestin, Vimentin, NF, Ki-67(+, <10%);阴性, CK(P), CD34, NSE,EMA,NeuN,MGMT,Syn,CgA。免疫组化诊断:“左额叶”少突胶质细胞瘤,WHO Ⅱ级。

影像资料见图3-14-1。

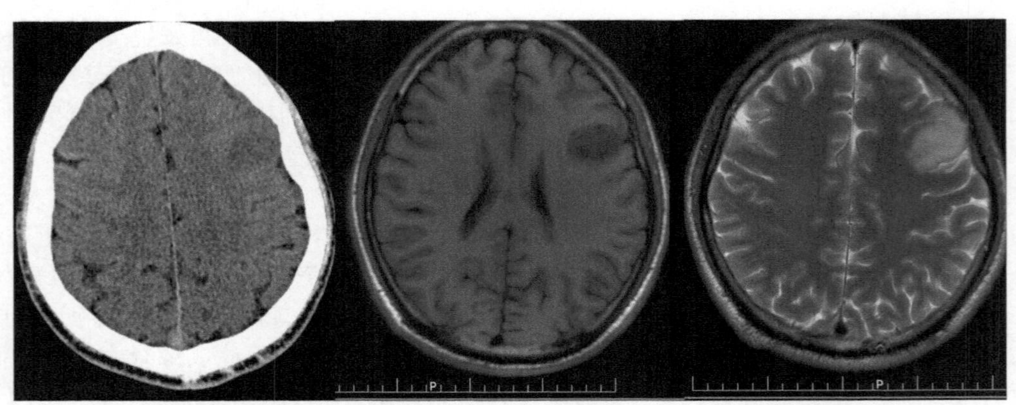

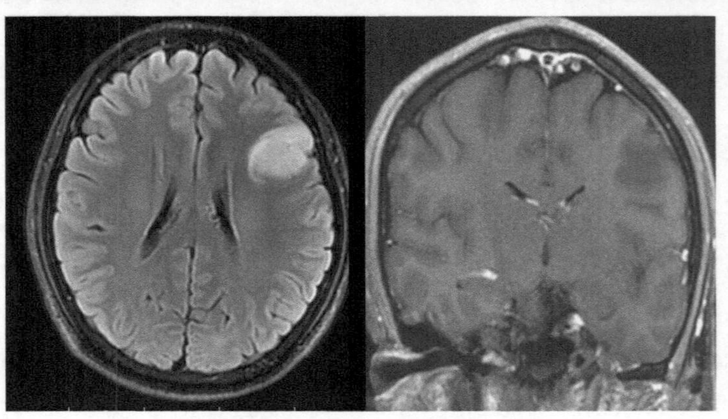

图3-14-1 额叶少突胶质细胞瘤

第三节 血管中心性胶质瘤

血管中心性胶质瘤（AG）是一种罕见脑肿瘤，于 2005 年首次报道，WHO（2007）确认为一个新型脑神经系统肿瘤，分级为 1 级，属良性胶质瘤。

临床最常见的症状是癫痫发作，其次是头痛和头晕，也可有其他颅内压增高症状，如呕吐、昏迷等，合并卒中症状加剧，一例患者于 30 岁前出现反复头痛和头晕症状，入院前症状突然加剧至昏迷可能与卒中有关。

CT 和 MRI 是主要临床检查手段，无特征性表现。本病好发部位以额叶、颞叶脑皮质浅层或皮质下多见，CT 表现为低密度灶，MRI 呈混杂密度，因分化程度为 1 级，无侵袭性，水肿不明显，合并出血后可出现瘤内血肿，可有明显水肿区和占位效应，增强扫描强化不明显或不规则。

该例有 2 个病灶，分别位于侧脑室前角区和左侧顶叶皮质浅层，CT 显示瘤内高密度，MRI 表现为混合信号团块并有较宽水肿带，分析其原因可能是合并有瘤内卒中所致，单纯从影像表现上与其他脑恶性肿瘤合并卒中也无法鉴别，确诊依靠病理检查，其特征性是延长的胶质细胞围瘤内血管呈环形、放射状排列形成假性菊形团结构。

该例在光镜下表现和免疫组织化学结果均符合血管中心性胶质瘤特征。

综合分析，血管中心性胶质瘤在临床和影像上均无特征性表现，确诊完全依靠病理学诊断，长梭形胶质细胞环绕血管排列形成假菊形团结构是其病理学特征，免疫组织化学胶原纤维酸性蛋白（GFAP）和血管内皮（CD31/CD34）阳性是有力佐证。

第四节 误诊病例简介：少突胶质细胞瘤与皮样囊肿

患者，女，36 岁。反复发作性意识丧失、四肢抽搐 3 个月余入院。MRI：左颞部可见团块状异常信号影，大小约 4.3 cm × 4.6 cm × 4.9 cm，T_1WI 低信号，T_2WI 高信号，Flair 序列信号欠均匀，信号略低，边界清楚；增强扫描未见明显强化，病灶内侧缘脑实质呈环状高信号，考虑脑实质胶质增生。病灶沿脑沟延伸，脑膜未见明显增厚和强化，未见脑膜尾征。左颞叶明显受压，左侧侧脑室受压变形，中线结构稍向右侧偏移。MRI 诊断：左颞部囊性占位，考虑皮样囊肿可能，请结合临床。

手术所见：左侧额颞顶开颅左侧颞叶占位性病变及致痫灶切除术。见肿瘤呈白色，质地偏软，无包膜，与正常脑组织界限不清。移用显微镜，先于瘤内分块切除肿瘤，肿瘤出血予以止血，肿瘤血供一般。

病理检查：①左颞叶肿瘤切除标本，灰白色组织两块，大小分别为 3.0 cm × 2.0 cm × 1.0 cm，3.5 cm × 1.7 cm × 1.0 cm，切面均灰白、质软；②颞叶肿瘤周围致痫灶切除标本，灰白色组织一堆，总体积 5.5 cm × 4.5 cm × 1.8 cm，较大者切面灰白，质软。

常规病理诊断：①左颞叶肿瘤切除标本：初步诊断胶质瘤，待做免疫组化检测进一步明确诊断；②颞叶肿瘤周围致痫灶切除标本，送检脑组织，灰质结构尚清，部分神经元核浆固缩，白质区胶质细胞轻度增生，局部可见肿瘤成分；③免疫组化诊断：左颞叶肿瘤切除标本，少突胶质细胞瘤（WHO Ⅱ级）。

第十五章　胶质瘤的残留与复发

第一节　3.0 T MRI 氢质子波谱鉴别脑胶质瘤放射性损伤与复发

大部分胶质瘤，尤其是 WHO Ⅱ级以上的肿瘤通常没有明确的边界，这是由胶质瘤沿神经纤维束生长的特性所决定的。正是因为这个特性，胶质瘤术后复发率比较高，因此外科切除肿瘤后进行放疗成为治疗胶质瘤的主要策略，但同时却又提高了放射性损伤的发生率。

脑放射性损伤是放疗后的严重并发症，其病理生理学基础尚未完全清楚。与总照射剂量、照射野的大小、照射频率及单次照射剂量、放化疗联合、生存时间、接受治疗时的年龄有明显的关系。损伤机制包括放射性对脑组织的直接损伤、自身免疫反应、血管损伤等。

放射性损伤分为急性、早发延迟、晚发延迟损伤。急性损伤是发生在照射开始后数天或数周；早发延迟损伤是发生在照射完成后 1~6 个月；晚发延迟损伤可发生在放射治疗 6 个月或多年以后，这种改变常不可逆，通常称之为放射性坏死，这一期与放疗后的脑胶质瘤复发具有极其相似的临床表现及 MRI 形态学改变，是最难鉴别的一期。放射性损伤通常在原肿瘤区或周围。由于血 - 脑屏障的破坏，放射性坏死在传统 MRI 可以表现为多种强化形式，如“肥皂泡”或者“瑞士奶酪”样强化。

^{1}H-MRS 是基于化学位移原理测定体内化学成分的无创性技术，能检测到脑内多种生化成分，如 N- 乙酰天门冬氨酸（NAA）、肌酸（Cr）、胆碱（Cho）以及病理状态下的乳酸（Lac）或脂质（Lip）。3.0 T 高场磁共振相对于 1.5T 化学位移分辨率提高 1 倍，从而明显提高了 ^{1}H-MRS 的分辨率。临床中根据不同的临床问题及病变位置来选择的不同 ^{1}H-MRS 技术，包含单体素波谱（SVS）、多体素波谱（MVS）。

国内多数研究采用的是 SVS，考虑到通常情况下出现的病灶是肿瘤细胞与放射性损伤组织的混合物，SVS 存在不同程度的部分容积效应，所以一项研究全部采用 MVS 技术，可以覆盖强化组织、周围组织及对侧正常表现的白质，能够对多个体素进行取样，采集数据更加准确。

另外由于所有病例均是外科手术后复查，所以不可避免地在病灶区存在陈旧性出血，从而干扰了病灶区的磁场，产生一些杂峰，但这并不影响判断各指标的比值及统计学分析。

前瞻性研究证明，利用代谢活动的早期变化能够预测放疗照射后脑组织结构性的变化，早于神经认知症状及传统 MRI 发现的解剖结构改变，尤其是 NAA 的降低。其 NAA 的下降主要是由于神经元的损伤、神经元对血 - 脑屏障破坏的反应、水肿、少枝神经胶质细胞的损伤、脱髓鞘、细胞因子的释放、炎性细胞的释放。

尽管其 NAA 下降机制与胶质瘤复发不同，但两者产生的波谱表现一致，该项研究证明 2 组数据强化区和水肿区的 NAA/Cr 比值相比较没有统计学意义。

第 2 种重要的受照射影响的代谢产物是 Cho 复合物，与增生组织的细胞膜生物合成及代谢更新有关。理论上照射可以引起脑组织 Cho 的下降与 Cho/Cr 值的下降，但该项研究的所有病例包括脑放射性损伤，病灶强化区及大部分周围水肿带均表现为 Cho/Cr 值升高。一般的解释是，对于脑胶质瘤复发者，无疑是肿瘤细胞增殖及浸润造成的，而放射性损伤则是因为胶质反应性增生、炎性细胞释放等所致细胞膜复制增加，尤其是对于早发延迟放射性损伤，这种表现更加显著，Cho/Cr 值升高程度可以明显超过脑胶质瘤复发的水平。

第 3 种代谢产物是 Cr，是能量代谢的标志物，在多种条件下都很稳定，因此在代谢物比率计算时通常被作为分母，尽管有些报道质疑 Cr 在肿瘤、缺氧等条件下的稳定性。

该项研究比较脑胶质瘤复发与放射性损伤，强化区及水肿区 Cho/Cr 及 Cho/NAA 值明显高于后者，与以往国内外文献报道相符。Weybright 等（2005）应用 2D CSI ^{1}H-MRS 技术，给出 Cho/NAA 及 Cho/Cr 的截断值为 1.8，即 Cho/NAA 及 Cho/Cr>1.8 可以诊断为脑肿瘤复发。Zeng 等（2007）利用多体素 3D MRS 评价脑胶质瘤治疗后原位新发强化病灶，发现复发肿瘤 Cho/NAA 及 Cho/Cr 明显高于放射性损伤，他们提出，利用 1.71 作为 Cho/Cr 和（或）Cho/NAA 作为肿瘤标准的截断值，其敏感性、特异性分别为 94.1%、100%，与本文结果部分相符。

综上所述，3.0 T 磁共振氢质子波谱可以明显提高脑肿瘤复发与放射性损伤的鉴别诊断正确率，但是从统计数值上看，依然有一定的的局限性。普遍认为综合多种功能磁共振手段，如灌注加权成像、弥散张量成像等可以得到更加准确的结果。

第二节　脑胶质瘤放疗后肿瘤复发和放疗后损伤磁共振灌注成像

脑胶质瘤治疗后，影像学检查最关键的是鉴别肿瘤残留或复发和手术后改变或放疗后损伤。复发的肿瘤多见于原发肿瘤区或附近，手术后改变则表现为手术区边缘的正常脑组织内信号异常；放射性损伤多分布于病变侧脑白质区。这些病理改变，在 CT 或 MRI 上无特异性表现，难以与病灶周围水肿信号鉴别。

MR 灌注成像（PWI）是反映组织的微血管分布和血流灌注情况的 MRI 检查技术，它可以提供血液动力学方面的信息。目前，最常用的方法是动态对比增强磁敏感加权灌注 MRI。其基本方法是，经静脉团注对比剂后，对比剂首次通过受检组织过程中，采用快速扫描序列进行连续多层面多次成像，获得一系列动态图像。

其基本原理是，顺磁性对比剂进入毛细血管床时，引起其周围组织内磁场的短暂变化，进而引起邻近氢质子共振频率改变，后者引起质子自旋失相，导致 T_2 或 T_2* 值缩短，T_2 或 T_2* 信号强度降低。对比剂首过期间，主要存在于血管内，血管外较少，血管内外浓度梯度最大，信号的变化受扩散因素影响很小，故能反映组织血液的灌注情况。

根据对比剂首过局部脑组织所引起的信号强度变化与时间的关系，绘制出信号强度 - 时间曲线，从而获得部分血液动力学参数的相对值，通过工作站绘制各种血液动力学指标图像。最常用的两种指标是局部相对脑血容量和局部相对脑血流量，因为脑血容量增加时，脑血流量也增加，反之亦然。因此有作者认为局部相对脑血流量具有与局部相对脑血容量相似的作用。

恶性肿瘤：恶性肿瘤具有较丰富的新生血管，新生血管不仅为肿瘤生长提供营养，而且其本身就是肿瘤向周围及远处扩散的重要通道，新生血管的丰富程度是判断肿瘤组织分级、良恶性程度及肿瘤放、化疗或术后复发与否的重要指标。

一项研究中 18 例经放疗后肿瘤复发患者，肿瘤最大局部相对脑血容量值、局部相对脑血流量值较健侧皮质明显升高，脑血容量图、脑血流量图清楚显示病灶新生血管的不均匀性。结合文献及手术或穿刺病理结果，该作者认为脑血容量图、脑血流量图所示数值最大的区域是肿瘤生长最活跃、恶性程度最高的部位。

放射性脑坏死：放射性脑坏死是放射性脑损伤的晚期阶段，出现在放疗后数月至数年，在最初 1 年内发生率最高。这种脑损伤不可逆，且呈渐进性，严重者可危及生命。其临床和常规影像学表现与肿瘤放疗后复发相似，但治疗方案却不相同。

该研究中 14 例放射性脑坏死患者，病灶最大局部相对脑血容量值、局部相对脑血流量值较健侧皮质明显降低，可能是由于放疗造成局部血管内膜增厚甚至闭塞，从而导致局部组织坏死和纤维化使其血管分布程度和血液灌注率明显降低所致。

常规 MR 增强 T_1WI 主要反映血 - 脑屏障的破坏程度，例如低灌注的放射性脑坏死、手术后残腔、脑脓肿等于常规 MR 增强 T_1WI 强化较明显，而某些高灌注的脑肿瘤于常规 MR 增强 T_1WI 强化并不明显，这可能是因为对比增强区代表由于血 - 脑屏障破坏这一病理变化所引起的对比剂异常聚集的区域,而血脑屏障的破坏可由肿瘤生长破坏正常的毛细血管或新生异常血管的血管壁病理重建引起,可伴有或不伴有血管增生。因此仅仅依靠常规 MR 增强 T_1WI 来区分放射性坏死和肿瘤复发很困难。

一些需要注意的问题:在脑胶质瘤放疗后的 MR PWI 研究中存在一些需要注意的问题:由于胶质瘤术后、放疗后血 - 脑屏障破坏,静脉注射对比剂之后可产生 T_1 效应而导致信号强度升高,由于脑血容量值的算法中假定了对比基线,利用这种算法,该作者把高于基线的区域视为负的血容量,这导致低估了脑血容量值。

解决这一问题有以下几种方法:延长 TE 时间,这样可以减弱 T_1 效应,但将导致扫描时间延长,降低时间分辨率和脑覆盖区域;预先注射小剂量钆剂(0.05 mmol/kg 体重),以使小间隙达到预饱和,有效地在动态采集前升高基线;限制积分。该作者在计算脑血容量值时除去基线上面的部分,这在一些实验中已取得成功。

另外,影响 MR PWI 参数测量结果的因素还包括:样本数的大小,对比剂注射流率、剂量,后处理中参数计算方法等,以上因素影响了各研究结果间的可比性,因此需要制定一种标准化的 MR PWI 方案。

磁共振波谱:质子磁共振波谱(^{1}H-MRS)对脑肿瘤放疗后复发和放射性脑坏死的鉴别也有重要价值。但 ^{1}H-MRS 存在检查时间较长、不能准确反映病变的空间分布等缺点。MR PWI 可以更好地显示病灶的空间分布,明确表明病灶的实质区、坏死区、边缘及水肿区;MR PWI 检查时间较短,对于难以耐受较长时间检查的患者,更易接受。但如果能够将两种方法结合起来,取长补短,能获得更多的信息,取得更准确的诊断结果。

总之,脑 MR PWI 以其较高的时间和空间分辨率,弥补了病理检查的有创性及检查结果依赖于组织取材准确性的缺点,可以较好地无创性鉴别放射性坏死和肿瘤复发,有助于下一步治疗方案的制定。

第十六章　胶质瘤的误诊和诊断陷阱

第一节　脑胶质细胞增生

脑胶质细胞增生是中枢神经系统对各种损害因子所致损害的修复反应，但是过多的胶质增生又将成为阻碍神经元髓鞘和轴索生长的机械性屏障，影响神经元结构的修复和功能恢复，从而出现一系列的临床症状，称之为脑胶质细胞增生症。脑胶质细胞增生无论临床还是影像上都酷似颅内肿瘤，往往引起误诊。

1. 发病机制　脑胶质细胞增生病因不明，其发生和发展是一个复杂的过程。目前认为中枢神经系统感染、脑组织缺血缺氧、脑外伤、电离辐射或放化疗、中毒、细胞因子、免疫介质和神经递质等因素与胶质增生的发生有关。

在上述致病因素作用下，一方面通过生理机制使原有脑组织抑制分裂的水平降低，促进星形胶质细胞活化；另一方面通过胶质细胞旁分泌和自分泌释放一些细胞因子与星形细胞膜上的特异性受体结合，激活星形细胞，导致胶质纤维酸性蛋白转录和翻译增加，使胶质纤维酸性蛋白大量合成和堆积，促进胶质细胞增生。

2. 临床表现　本病以儿童及青年多见，男性多于女性。病变主要位于大脑半球，小脑次之，脑干少见。可累及任何脑叶，约 1/3 患者累及 2 个或 2 个以上的脑叶。一组 5 例患者的研究中，3 例累及大脑半球，1 例累及脑干，1 例累及小脑半球。症状以头痛最常见，发生率为 65%~73%，该组 5 例中 3 例有头痛症状；其次是癫痫，发生率约 56%，以癫痫大发作多见；呕吐、肢体运动障碍、感觉障碍、失语少见。

3. 影像学研究　尽管影像检查在脑胶质增生的诊断中有重要价值，但其表现并非特异。胶质增生的影像表现主要有：CT 表现为脑皮层和皮层下区的低密度区，少数为低密度区伴有结节高密度影或混杂密度影，或伴钙化，占位效应无或轻；绝大多数增强后无强化效应。

病灶在常规 MR T_1WI 上与正常脑组织相比呈略低信号，T_2WI 呈略高或高信号；占位效应无或轻；绝大多数患者增强后无强化效应（该组 4/5）。FLAIR 序列 T_2WI 呈略高信号，若伴水肿，可呈明显高信号。DWI 上以等信号为主；部分患者可能因出现钙化等而表现为低信号。^{1}H-MRS 表现为 NAA 降低，而其他代谢产物改变不明显。胶质增生的 ^{1}H-MRS 表现尽管非特异，但至少可提示为偏良性病变，因为胆碱峰增高不明显。胆碱峰代表细胞膜的增值速率，提示病变的良、恶性。

4. 鉴别诊断　胶质增生发生部位、影像表现及临床症状均为非特异性，在影像上确立诊断比较困难。主要需与低级别星形细胞瘤、少突胶质细胞瘤等鉴别。

（1）低级别星形细胞瘤：低级别星形细胞瘤可表现为累及皮层和皮层下的片状病灶，T_1WI 呈低信号，T_2WI 呈略高信号或高信号；占位效应无或轻；绝大多数增强后无强化效应。DWI 和 ^{1}H-MRS 也难以提供额外的鉴别诊断信息。

（2）少突胶质细胞瘤：胶质增生病灶内出现钙化时需要与少突胶质细胞瘤鉴别。少突胶质细胞瘤好发于 35~40 岁，额叶最常见，其次为顶叶、颞叶和枕叶，肿瘤位于白质，钙化多见，钙化可以位于肿瘤的中心和 / 或边缘，钙化常呈弯曲条带状或脑回样；病灶可向皮层发展累及脑膜和颅骨，较易鉴别。

胶质细胞增生为良性病变，大部分患者预后较好，可获长期生存。但病变性质不明而又难以与胶质瘤鉴别时，可采用手术治疗，尤其是病变位于非功能区者。术后病理检查为胶质细胞增生者,仍需注意随访,因胶质细胞增生可能演变为胶质瘤。

第二节 左侧额叶少突胶质细胞瘤(WHO Ⅱ级)误为血管炎

患者,男,44 岁。

MRI:左侧额叶可见大片状异常信号影累及皮质,大小约 4.4cm × 4.7cm,T_1WI 稍低信号,T_2WI 不均匀高信号,扩散成像信号不高,增强扫描病灶内散在小条片状异常强化影,边界模糊,周围可见轻度水肿带,局部脑回增宽,脑沟变窄结构不清,左侧脑室前角受压变窄,右侧脑室无明显扩张或变窄,局部中线结构略向右偏移;右侧额叶可见多个小斑点状异常信号影,T_1WI 稍低信号,T_2WI 稍高信号,扩散成像信号不高,增强扫描未见明显异常强化影。双侧上颌窦及筛窦黏膜增厚(图 3-16-1)。

DTI 示左侧皮质脊髓束及连合纤维前缘远端纤维受推压变形,右侧皮质脊髓束及联合纤维形态正常,粗细均匀,纤维束无明显减少及缺损。语言功能成像:通过间断性自主性数数,分别连续采集数据,后处理成像显示双侧额顶枕叶及双侧小脑半球可见多个大小不等的功能兴奋区,以顶枕叶为主,左侧额叶病灶前后缘各见 1 个功能兴奋区。诊断意见:左侧额叶病变,考虑血管炎,静脉窦血栓形成? 请结合临床;右侧额叶多发慢性腔隙性脑梗死;左侧额叶病变区神经纤维受推压,其前后缘见语言功能兴奋区。

术后病理检查:免疫组化诊断,左侧额叶占位切除标本,少突胶质细胞瘤(WHO Ⅱ级),未见明显血管增生和核分裂象及坏死。

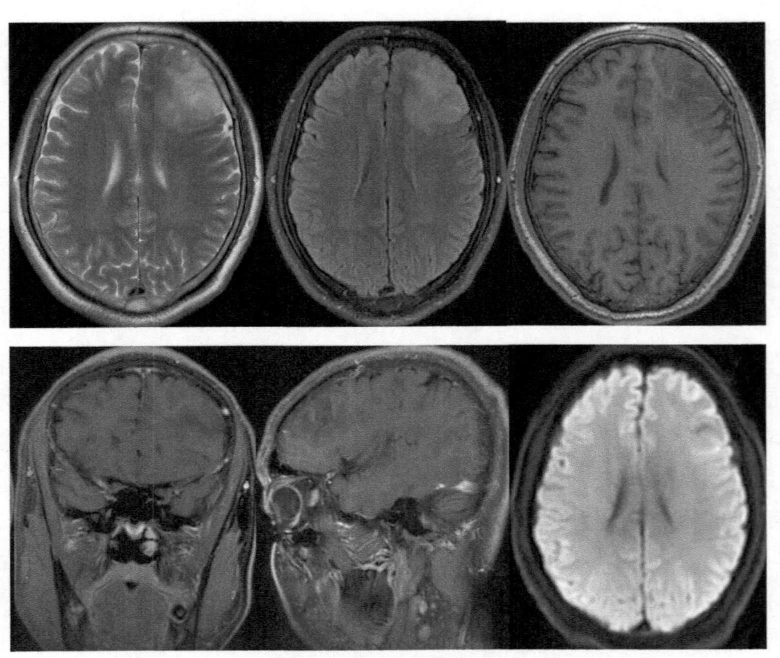

图 3-16-1 左侧额叶少突胶质细胞瘤(WHO Ⅱ级)

第三节 类似神经胶质瘤的结节病

结节病约 5% 发生于中枢神经系统,好发部位为颅神经、脑膜和下丘脑。

Powers & Miller(1981)报告 1 例 29 岁男性患者,两年前出现癫痫大发作,核素显像与脑电图均未见异常,给予抗抽搐治疗。现出现结节病肺浸润、肺门淋巴结肿大及指骨溶骨性改变。再次核素显像在左颞叶出现核素吸收增强区。CT 发现左额颞部有一轻度密度增加的肿块,伴水肿,且向邻近白质区延伸。

注入对比剂后，可见弥散性稍不均匀的强化，符合胶质母细胞瘤的表现。血管造影表现为无血管性肿块。因病灶在优势半球深部，故未手术，予以放疗，直到症状缓解，再予一激素治疗，发作减少，颅内包块戏剧性减小，以后几年全无症状。最后诊断为结节病。

该作者复习文献 22 例，13 例颅内均见无血管性肿块，4 例 CT 检查可见肿块并有轻度强化。

第四节　误诊病例简介：右侧岛叶少突胶质细胞瘤（WHO Ⅱ级）与脑胶质增生

患者，女，53 岁。反复耳鸣半年入院。患者于半年前无明显诱因在安静的地方自感头顶部“嗤嗤声”，呈持续性，无听力下降等，换至有声响的环境后未听到，当时未在意，未予以处理；3 个月前症状有所改变，表现为双耳“嗤嗤”响，以左耳明显，几乎每天都有，均在安静的地方时听到，夜间时感双侧肘部发酸，无头痛、头晕，无流涎，无肢体抽搐及活动障碍，无意识不清等。近日就诊于，行头颅 MRI 检查发现右侧岛叶肿瘤，为进一步治疗而就诊，门诊拟颅内占位性病变收住入院，平素睡眠差，饮食、大小便正常，体重无明显变化。

病理检查：①右侧岛叶肿瘤切除标本，灰白色脑组织三块，总体积 1.4 cm × 1.2 cm × 0.5 cm，切面灰白，质中；②右侧颞上回肿瘤周围水肿带，灰白色破碎组织一堆，总体积 5 cm × 3.5 cm × 1.5 cm其中最大者大小为 5 cm × 3 cm × 1.5 cm，切面灰白灰褐，皮髓质分界尚清。常规病理诊断：右侧岛叶肿瘤切除标本，初步考虑胶质细胞源性肿瘤；右侧颞上回肿瘤周围水肿带切除标本，送检组织全取，可见脑组织实质灶区神经元变性，局灶神经胶质细胞增生并见疑似胶质细胞源性肿瘤组织成分；以上待做免疫组化检测进一步协助诊断。

免疫组化检测：①阳性：IDH1，ATRX，Oling-2，S-100，GFAP，MAP-2，NF（轴索 +），Syn（神经毡 +），MGMT（少量 +），P53（+，<5%），NeuN（神经元 +），Ki-67（+，<5%）；阴性，Vimentin，CD34，Nestin；②阳性，IDH1，ATRX，Oling-2，GFAP，MAP-2，P53（+，<5%），Ki-67（+，<5%）。免疫组化诊断：右侧岛叶肿瘤切除标本，结合免疫组化检测结果及组织学图像，符合少突胶质细胞瘤（WHO Ⅱ级）；右侧颞上回肿瘤周围水肿带切除标本：结合免疫组化检测结果，局灶见少突胶质细胞瘤组织成分。

本例误诊原因主要有以下几点：本病的临床症状及生化检查无特殊性；影像表现亦缺乏特异性；临床发病率低。脑胶质增生的影像学研究的重要性在于与脑内肿瘤的鉴别；支持胶质增生的 CT 和 MRI 表现有以下几点：脑组织有损伤病史。病灶无占位效应，灶周无水肿表现。病灶密度和信号均匀，尤以 T_2WI 和 FLAIR 像显著。无强化或轻微条索状强化。病灶以皮质或皮质下多见。该患者 53 岁，为年龄较大的中老年女性，反复耳鸣半年就诊；病变位于颞叶及岛叶皮层，局部皮质增厚，信号异常，病变周围轻度水肿，磁共振增强检查未见明显强化，病变无明显的肿瘤形态，且影像表现缺乏特异性，所以影像诊断存在一定难度；但结合 MRS 检查，提示病变区域胶质细胞增生活跃，且临床病史中未提示脑组织有损伤病史，因此应考虑到低级别胶质瘤的诊断。（图 3-16-2）。

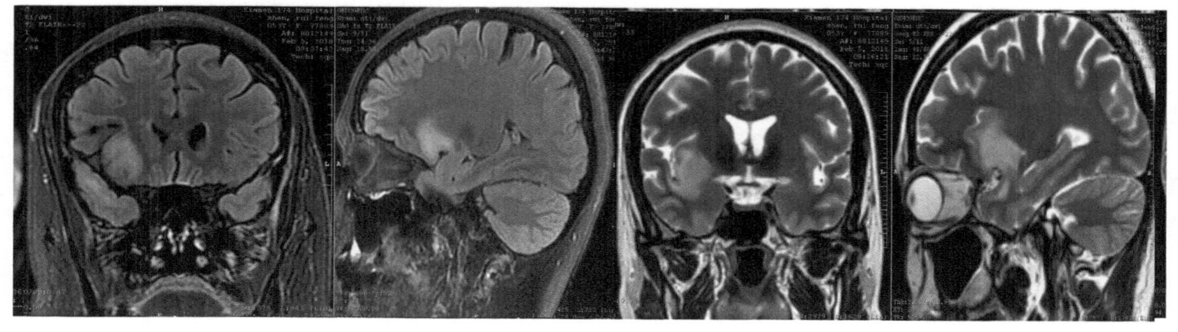

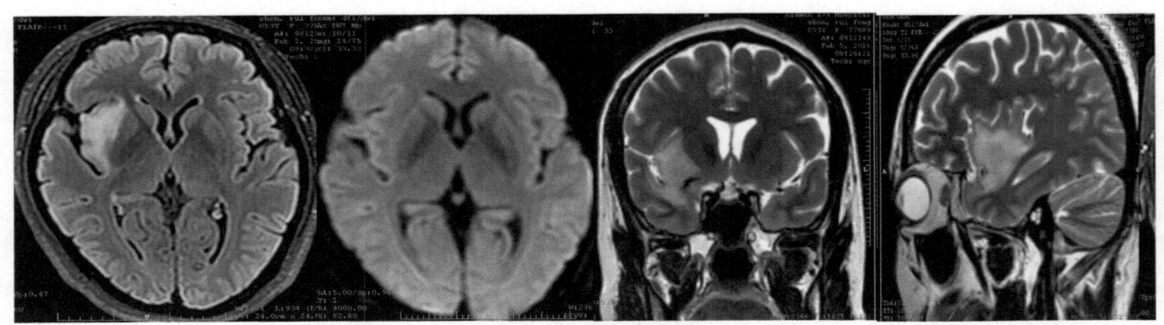

图 3-16-2　右侧岛叶少突胶质细胞瘤（WHO Ⅱ级）

第五节　原发性脱髓鞘病变类似神经胶质瘤

脱髓鞘病变中，呈现局部脑占位性病变者甚少，现发现进行性多灶性脑白质病及多发性硬化可形成占位病变。此病形成肿块时，难与肿瘤鉴别。Rieth 等（1981）报告 3 例累及胼胝体和脑室周围白质的原发性脱髓鞘病变，CT 检查可见肿块效应和对比剂强化，颇难与浸润性蝶形神经胶质瘤区别。

3 例分别为：① 42 岁女性患者，多发性硬化，CT 示胼胝体白质深部双侧病变，激素治疗后病灶缩小，2 个月以后肿块消失；② 22 岁女性病人，有额叶症状，CT 示一大的不对称的室周肿块，累及胼胝体伴周围强化，激素治疗后脑活检证实为脱髓鞘病；③ 38 岁男性，腿无力、大便失禁、癫痫发作及嗜睡，CT 示胼胝体部一大的双侧额叶病灶，针吸活检证实脱髓鞘病变。这些病例皆与神经胶质瘤类似，值得留心。

第六节　枕叶囊性少突胶质细胞瘤

患者，男，28 岁。头晕 2 周，加剧伴头痛 2 d 入院。缘于两周前无明显诱因出现头晕，呈阵发性，持续时间短，未予重视；入院前一日无明显诱因再发头晕，症状较前加剧，伴双眼视物模糊，伴右侧头顶部疼痛、呈阵发性抽痛、胀痛，伴恶心、呕吐胃内容物 2 次，无视物旋转、偏盲、肢体麻木偏瘫，无发热、畏寒、抽搐、晕厥等症状；入院当日再发头晕、头痛、恶心呕吐，性质同前，为进一步诊治，收治入院。发病以来，精神及睡眠尚可，饮食正常，二便正常，近期体重无明显增减。

手术所见：将切下病灶镜下切开，见其囊性部分为黄色清亮液体，并有暗褐色凝血块样物质，囊壁菲薄，壁周组织呈浅褐色鱼肉状，质中等偏软，从其性状，考虑以肿瘤性病灶可能性大。

病理检查：不规则脑组织一块，大小为 3 cm × 1.2 cm × 1.2 cm，切面灰白灰褐，质软。常规病理诊断：右侧顶枕叶占位切除标本，初步考虑少突胶质细胞瘤（WHO Ⅱ级），待做免疫组化检测进一步协助诊断。

免疫组化检测：阳性，S-100，Oling-2，GFAP，SOX-10，Vimentin，Nestin，CD34（血管内皮 +），p53（+，约 10%），网染，Ki-67（+，<5%），MGMT（+，约 5%）；阴性，CK（P），EMA，NF，NSE，CD57，NeuN。免疫组化诊断：右侧顶枕叶占位切除标本：少突胶质细胞瘤（WHO Ⅱ级），伴囊性变。

影像资料见图 3-16-3。

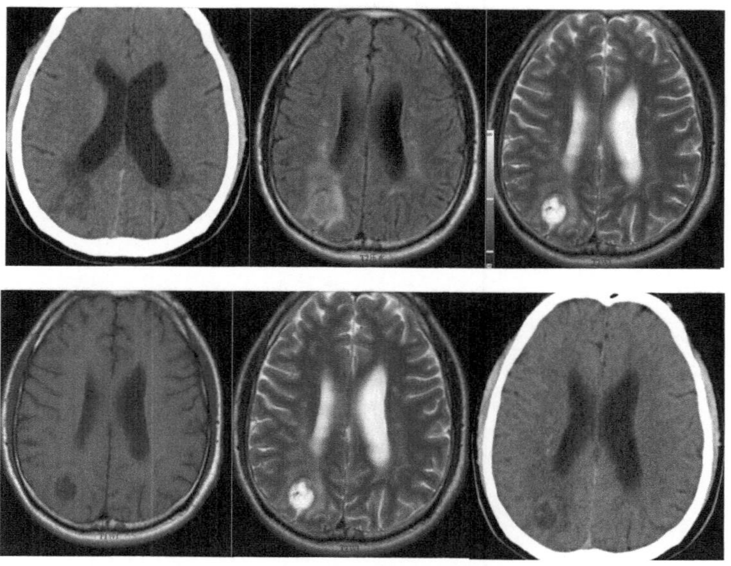

图 3-16-3 枕叶囊性少突胶质细胞瘤

第四篇　脑膜肿瘤

第一章　脑　膜　瘤

第一节　颅内多发性脑膜瘤

原发多发性脑膜瘤临床不多见。它是指同一例患者在颅内不同位置有不止一个脑膜瘤而没有神经纤维瘤病体征的一种情形，好发于大脑镰旁和矢状窦旁，其次是大脑突面。

（1）发病机制：多发性脑膜瘤最早由 Anfimov & Blumenau（1889）首先描述；Heuer & Dandy（1916）首次报道对此疾病进行成功手术；Cushing & Eisenhardt（1938）对其作了明确的定义：颅内出现 2 个或 2 个以上相互不连接的脑膜瘤称为多发性脑膜瘤，并排除合并神经纤维瘤病、手术后或放疗后复发以及弥漫性的脑膜瘤病者。

Geuna 等（1983）将多发脑膜瘤分成 3 种情形：①多个肿瘤同时发生；②多个肿瘤相继在不同位置检出；③伴随神经纤维瘤病。而仅仅只有前两种情形才属真正的多发脑膜瘤。

在 CT 应用之前，其检出率占全部脑膜瘤的 1%~2%，随着 CT 和 MRI 在临床的应用，其检出率明显提高，达 4.4%~10.5%。一组占同期全部脑膜瘤病例的 4.1%。

一组研究显示，多发性脑膜瘤的发病年龄、性别和部位与单发脑膜瘤相似，以中老年女性多见，占 73.9%。多发性脑膜瘤好发于大脑镰旁和矢状窦旁，其次是大脑凸面，可发生于一侧颅腔，亦可在任何部位并发。如大脑凸面与脑底、大脑镰与矢状窦、幕上与幕下、颅内与椎管内、脑室与脑表面等均可交叉并发。多发性脑膜瘤多为良性肿瘤，病理组织学上各型均有，同例中的组织学多为同一类型，但也可不同，偶有报道多发性脑膜瘤良性与恶性并发。

多发性脑膜瘤的发生机制迄今尚不明确。除合并神经纤维瘤病Ⅱ型者被认为与 22 号染色体部分缺失的遗传因素有关，脑膜瘤手术者继发于手术后引起瘤细胞播散或随脑脊液播散种植、颅脑放射治疗者蛛网膜绒毛细胞突变从而诱发多中心灶肿瘤以外，其他的原发多发性脑膜瘤的发生机制尚不清楚。

对肿瘤的起源和发生机制主要有两种学说：较早期的观点认为“肿瘤生长因子”多中心起源是可能的发生机制，可以解释多发性脑膜瘤的不同病理类型及不同时期发生的脑膜瘤。但近年来有学者对肿瘤细胞的分子生物学作了深入研究，发现同一患者不同病理类型的多个脑膜瘤有相同克隆起源并有双亲 X 染色体失活的共性，可以解释为一个祖细胞发生特异性的遗传学改变，子细胞沿蛛网膜下隙迁移导致邻近和远处的肿瘤生长，支持多发性脑膜瘤单克隆起源。因此认为肿瘤细胞随脑脊液播散是最可能的发生机制。

（2）病理学：本病单个瘤体的好发部位、性别、年龄与 CT 表现亦与良性孤立性脑膜瘤相似。在组织病理学上，多发脑膜瘤以成纤维细胞型多见，但也有学者报道，对于同一病例的不同瘤体间也可能存在着不同的病理类型差异。

有学者报告一组 23 例患者的研究，手术病理证实 61 个肿瘤中，共切除 53 个肿瘤。按照 WHO 分类标准，包含：合体细胞型 13 个、纤维型 10 个、成血管细胞型 10 个、内皮型 7 个、砂砾体型 5 个、过渡型 3 个、混合型 5 个。其余 8 个肿瘤因体积较小未予以切除，行术后放射治疗。同一患者肿瘤病理类型相同者 16 例，病理类型不同者 7 例。

（3）临床表现：颅内多发性脑膜瘤的临床表现因肿瘤部位、大小及数量而异。一般认为其临床表现主要取决于较大肿瘤的部位，颅内压增高的征象常见，且出现较早，同时由于肿瘤数量多，影响的部位不同，可出现多灶性神经受损体征。有报道其癫瘤的发生率要低于单发的脑膜瘤。临床上，它不是一个特殊的疾病，也没有不同于良性脑膜瘤的临床、病理和外科特征，仅仅是因为位置多发，其预后与良性孤立性脑膜瘤也没有差别。

（4）影像学研究：多发性脑膜瘤的诊断主要依靠影像学，CT 和 MRI 扫描是目前发现和诊断多发性脑膜瘤的最佳手段。多发性脑膜瘤尽管在部位和数量上多发，但其单个瘤体的好发部位、性别、年龄及影像学表现和病理特点与单发脑膜瘤并无明显区别。

CT 平扫多为等密度或稍高密度，由于脑膜瘤的血供丰富，因此增强扫描肿瘤明显均匀强化，脑膜瘤常引起邻近颅骨反应性增生或侵蚀性破坏，CT 扫描能明确显示颅骨的改变。

MRI T_1WI 脑膜瘤呈等信号或略低信号，T_2WI 呈等信号或稍高信号，增强扫描呈明显均匀强化。MRI 因其多方位、多平面成像的优点，能弥补 CT 对后颅窝及颅顶部等部位显示欠佳的不足，不致遗漏该部位较小病灶。

（5）鉴别诊断：神经纤维瘤病（Ⅱ型）也可合并颅内多个脑膜瘤，但它同时还有双侧听神经瘤，有颅骨缺损等改变。临床上，患者还可出现许多皮下结节和皮肤色素斑，可与多发脑膜瘤鉴别。在临床上当患者仅表现为多发脑膜瘤时，即使没有听力异常，亦应行头颅 MRI 检查以进一步明确有无听神经瘤，以排除合并神经纤维瘤病。

多发脑膜瘤与发生在脑膜的转移瘤常常需要鉴别，在鉴别诊断时，应密切结合临床，了解患者有无恶性肿瘤史，同时还应观察脑实质内有无病灶。

鉴别诊断还需考虑多发性脑转移瘤、多发性脑脓肿等，结合临床和肿瘤的部位、强化特点，诊断和鉴别诊断不难。

误诊情况简介：有学者报告一例多发性脑膜瘤，但手术后发现肿瘤计数与 CT 片上所显示的病灶数有较大的差别，通过回顾性分析发现，是由于窗宽过窄和窗位过低导致部分小病灶遗漏，因此，恰当的窗技术应用可提高病变的检出率，能为外科手术尽可能切除肿瘤提供更多的信息。

第二节　右额叶微囊型脑膜瘤（WHO Ⅰ级）

患者，男，52 岁。

术后病理检查：免疫组化诊断：右额叶占位切除标本：肿瘤包膜完整，肿瘤细胞浆透亮或胞内微囊形成，细胞核形态温和未见明显异型，结合免疫组化检测结果，考虑为微囊型脑膜瘤（WHO Ⅰ级）。

影像资料见图 4-1-1。

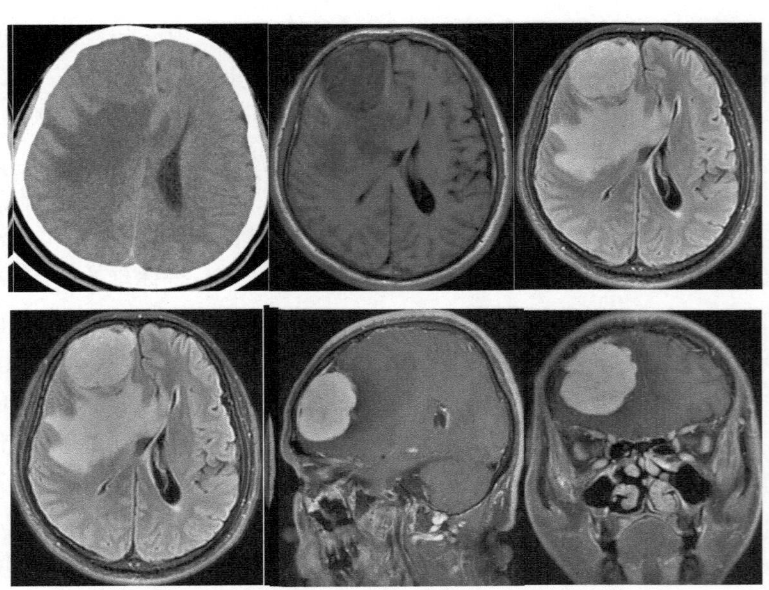

图 4-1-1　右额叶微囊性脑膜瘤（WHO Ⅰ级）

第三节 镰旁脑膜瘤

患者，男，65 岁。

病理检查：左侧大脑镰旁脑膜瘤切除标本：灰白色碎组织一堆，总体积 5 cm × 3 cm × 1.5 cm，切面灰白，实性质中。右侧头皮肿物：脂肪样组织一块，大小 3.8 cm × 2.8 cm × 1.3 cm，切面灰黄，实性质中，局部带包膜。常规病理诊断：左侧大脑镰旁脑膜瘤切除标本：初步考虑脑膜瘤，待做免疫组化检测进一步证实。右侧头皮肿物切除标本：符合脂肪瘤。

免疫组化检测：阳性，Vimentin，PR，S-100，EMA，Bcl-2，p53（+，约 10%），Ki-67（+，约 1%）阴性：CD34，CK（P），GFAP，Oling-2，ER，STAT6，Sox-10，CD99。免疫组化诊断，左侧大脑镰旁脑膜瘤切除标本：结合免疫组化检测结果，诊断为纤维型脑膜瘤，WHO Ⅰ级。

影像资料见图 4-1-2。

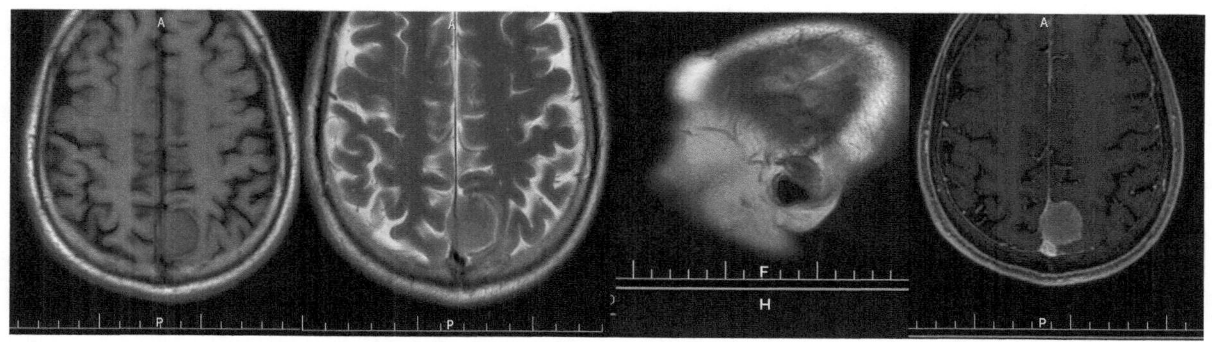

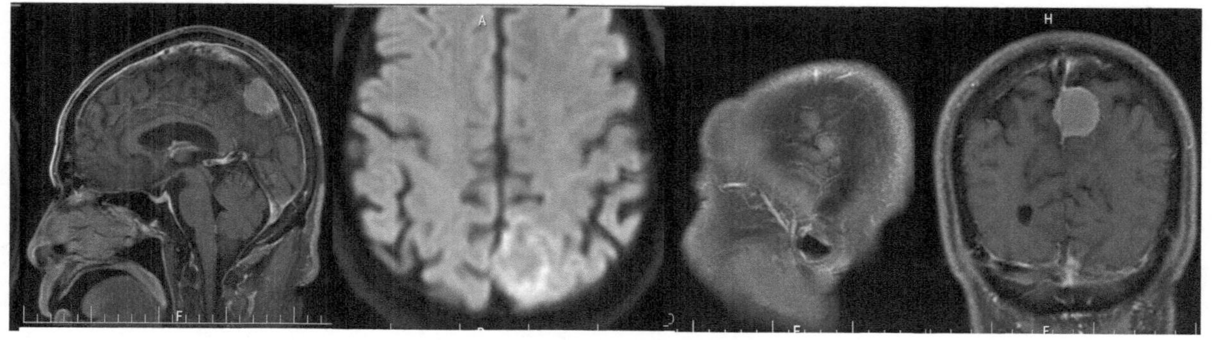

图 4-1-2 镰旁脑膜瘤

第二章　部分检查技术

第一节　ADC 值术前评价脑膜瘤病理级别

脑膜瘤是颅内最常见的肿瘤之一，大多数为良性，但少数为非典型性或间变性（恶性）脑膜瘤，这部分脑膜瘤具有恶性生长行为。国内外学者利用MR 扩散加权成像（DWI）对表观扩散系数（ADC）与肿瘤细胞构成及病理级别的相关性进行了初步探讨。

脑膜瘤占颅内原发肿瘤的 14%~20%，大多数为良性，少数为非典型性或间变性（恶性）脑膜瘤，分别占脑膜瘤的 7.2% 和 2.4%，且具有恶性生长行为，易于复发和侵袭性生长，因而术前判定良性与非典型性脑膜瘤或恶性脑膜瘤对选择手术方案和制定治疗计划具有重要意义。目前，仅依据常规 MRI 征象来区分良性与非典型性脑膜瘤或恶性脑膜瘤比较困难且不可靠。一些学者已将 DWI 作为颅内原发肿瘤的一种诊断工具，并发现胶质瘤的 ADC 值与肿瘤细胞密度、肿瘤病理级别相关。

（1）病理学：非典型脑膜瘤与良性脑膜瘤病理形态学主要的差别是前者的细胞密度高、排列密集，瘤细胞幼稚、核 / 浆比大、核仁显著，核分裂象易见。恶性脑膜瘤除了以上病理学特征更加显著外，细胞异形性远远超过前者，而且侵犯脑组织或转移。

一项研究选择细胞核 / 浆面积比与肿瘤细胞数两种病理学指标探讨Ⅰ级与Ⅱ、Ⅲ级脑膜瘤的病理学特征，发现Ⅰ级与Ⅱ、Ⅲ级脑膜瘤的细胞核 / 浆面积比及肿瘤细胞数的差别均有统计学意义（$P<0.01$），后者的细胞核 / 浆面积比及肿瘤细胞数明显高于前者，证实了脑膜瘤的肿瘤细胞密度及核 / 浆面积比是决定肿瘤病理级别的主要因素。

（2）影像学研究：ADC 值是通过 DWI 取 2 个不同的 b 值计算得到，其公式为 $\text{ADC}=\text{In}(s_2/s_1)(b_2-b_1)$，其中 s_2 和 s_1 分别是 b 值为 0 和 1 000 s/mm^2 的信号强度，b 为扩散敏感系数。ADC 值可代表水分子在组织内的扩散能力，水分子的扩散运动越强，ADC 值越大。活体组织的 ADC 值受到细胞内、外水分黏滞度、比例、膜通透性等的影响。

该项研究显示，脑膜瘤肿瘤实质的 ADC 值可较好地反映肿瘤的核 / 浆面积比及肿瘤细胞数，肿瘤实质 ADC 值较低组脑膜瘤的核 / 浆面积比及肿瘤细胞数高于肿瘤实质 ADC 值较高组，这是由于脑膜瘤肿瘤细胞数越高，细胞排列越紧密，其细胞外水分及细胞外间隙相对偏少、小，核 / 浆面积比越大，其细胞核容积相对越大，细胞内复合蛋白质分子相对越多，这些因素均可限制水分子的自由扩散从而使 ADC 值降低。

由于脑膜瘤的肿瘤细胞密度及核 / 浆面积比是决定肿瘤病理级别的主要因素，肿瘤实质 ADC 值与肿瘤细胞数及核 / 浆面积比相关，而且该项研究显示Ⅰ级脑膜瘤与Ⅱ、Ⅲ级脑膜瘤肿瘤实质 ADC 值的差别有统计学意义（$P<0.01$）。国内外学者研究也发现良性脑膜瘤的 ADC 值偏高，而间变性脑膜瘤的 ADC 值偏低。故认为肿瘤实质 ADC 值作为评价脑膜瘤病理级别的因素之一是可行的。

该项研究为了保证Ⅱ、Ⅲ级脑膜瘤诊断的敏感性高，取 ADC 值 88×10^{-5} mm^2/s 为Ⅰ级与Ⅱ、Ⅲ级脑膜瘤的临界值，发现其阴性预测值为 87.50%，提示当脑膜瘤肿瘤实质 ADC 值大于 88 时，良性可能性很大，而敏感性为 83.33%，提示当肿瘤实质 ADC 值小于 88×10^{-5} mm^2/s 时，应警惕非典型性或恶性脑膜瘤的可能，但由于特异性较低，仅为 66.67%，故 ADC 值小于 88×10^{-5} mm^2/s 尚不能完全排除良性。

该组作者通过分析良性脑膜瘤不同亚型的 ADC 值发现部分混合型、纤维型脑膜瘤的 ADC 值较低，与Ⅱ、Ⅲ级脑膜瘤 ADC 值重叠，其中 5 例纤维型脑膜瘤、2 例混合型脑膜瘤 ADC 值小于 88，这是造成特异性低的主要原因。

ADC 值除了主要受肿瘤细胞密度影响外，肿瘤基质（如细胞外纤维组织及钙化等因素）也影响 ADC 值。混合型、纤维型脑膜瘤肿瘤基质内含大量的胶原纤维和网状纤维，从而限制了水分子的自由扩散，部分混合型、纤维型脑膜瘤含砂粒体结构，砂粒体由胶原、钙、铁组成，钙质的顺磁性以及实质的钙化性肿物的细胞环境可能影响了水分子跨过细胞膜的移动均可限制水分子的自由扩散，这些均可使 ADC 值降低，从而引起混合型、纤维型脑膜瘤的 ADC 值与Ⅱ、Ⅲ级脑膜瘤重叠。

脑膜瘤的 ADC 值与肿瘤病理级别、肿瘤细胞密度、核 / 浆面积比以及细胞外纤维组织或钙化有关。ADC 值较高的脑膜瘤多考虑为Ⅰ级，ADC 值较低的脑膜瘤可为Ⅱ、Ⅲ级脑膜瘤或Ⅰ级脑膜瘤中的混合型、纤维型，此时应结合肿瘤的常规影像学表现予以鉴别。ADC 值有助于术前鉴别脑膜瘤的病理级别。

有作者应用自旋回波 - 回波平面（SE-EPI）成像序列对 33 例脑膜瘤患者行扩散加权成像（DWI）和常规 MRI 检查进行研究，并分别测量肿瘤实质的 ADC 值。在术后又对脑膜瘤进行病理分级及分型，并计算肿瘤细胞数（10 个高倍视野）及肿瘤的细胞核 / 浆面积比。研究结果发现Ⅰ级脑膜瘤肿瘤实质 ADC 值与Ⅱ、Ⅲ级脑膜瘤肿瘤实质 ADC 值的差别有统计学意义（$P<0.01$）。Ⅰ级与Ⅱ、Ⅲ级脑膜瘤的细胞核 / 浆面积比及肿瘤细胞数的差别均有统计学意义（$P<0.01$）。肿瘤实质 ADC 值与肿瘤细胞数及核 / 浆面积比相关。Ⅰ级脑膜瘤部分混合型、纤维型与Ⅱ、Ⅲ级脑膜瘤肿瘤实质 ADC 值有重叠。该作者认为脑膜瘤肿瘤实质 ADC 值有助于术前鉴别病理级别。

第二节 脑膜瘤三维 CT 血管造影

一、脑膜瘤三维 CT 血管造影成像方式和表现

选择含肿瘤层面上下的 2 mm 密集重建图像，进行表面遮盖显示法及最大密度投影成像，若选择全部图像，则肿瘤会受到颅骨的遮盖。采用手工编码排除法，即将颅骨画线编码，然后去除，则选择层面范围可适当扩大，对判定肿瘤供血血管来源有帮助。

有作者发现，表面遮盖显示法成像 CT 阈值下限 80~100 HU 为佳，阈值高易出现肿瘤供血血管、表面血管及颅内血管影像的丢失；阈值低则各结构模糊。

最大密度投影成像时，采用窗位为 70~150 HU，窗宽 100~300 HU 效果较佳，可克服图像过黑或过白。观察时采用头面或足面观，依显示效果而定。

表面遮盖显示法显示肿瘤、其供血血管及颅内血管均呈灰色或灰白色，三者色泽相同，其立体感很强，能较好显示瘤体整体形态、表面结构及其与供血血管的关系。

最大密度投影显示肿瘤、其供血血管及颅内血管亦呈灰色或灰白色，三者能够区分，较好地显示三者之间的关系。瘤周水肿多呈灰黑色，虽然其立体感不如表面遮盖显示法强，但其显示血管内腔、瘤体内部结构及钙化独特，优于表面遮盖显示法，甚至优于常规血管造影。

二、脑膜瘤三维 CT 血管造影对供血动脉的判断

脑膜瘤供血非常丰富，这就为三维 CT 血管造影奠定了基础，其供血主要来源于颈外动脉系统，如脑膜动脉、板障血管，有时颈内动脉也参与供血，如大脑前、中动脉或椎动脉。

Jayakrishnan 将脑膜瘤的血液供应分 4 型：Ⅰ型，单纯颈外动脉供血；Ⅱ型，颈内、颈外动脉联合供血，以颈外动脉为主；Ⅲ型，颈内、颈外动脉联合供血，以颈内动脉为主；Ⅳ型，单纯颈内动脉供血。

典型病理血管染色为颈外动脉供应肿瘤的中心部位呈放射状排列，颈内动脉供应肿瘤的周边显示晕圈样染色，脑膜瘤表面亦常见多数扩张的血管。

一组 32 例脑膜瘤患者的研究显示，动脉供血的初步确立为，颈外动脉供血为主占 13 例，颈内外动脉同时供血 9 例，单纯颈内动脉供血 5 例，供血血管不易区分 5 例。与手术所见供血动脉相比较，评价

其可信度,结果颈外动脉供血 13 例中,有 11 例准确,另 2 例为颈内、外动脉同时供血。颈内、外动脉同时供血 9 例中,有 8 例准确,另 1 例为单纯颈外动脉供血,单纯颈内动脉供血 5 例均准确,结果显示判断准确率较高。

对比分析失误的主要原因是少数病例供血血管较乱,个别较大瘤体与非供血动脉紧邻或者曲折、绕行,重建后有重叠,造成观察、分析困难。该组 5 例不易区分者瘤体多位于颅底,供血动脉亦多而乱。

三、脑膜瘤三维 CT 血管造影对肿瘤与颅内重要血管关系的判断

脑膜瘤常位于颅底和重要血管旁,肿瘤侵蚀包裹周围神经血管结构,影响了手术切除和结果。如果术前了解脑膜瘤与周围重要血管的关系、侵蚀情况,做到心中有数,将有利于治疗方案的选择、术前准备和预测手术效果。

DSA 为诊断血管病变的“金标准”,可提供肿瘤的血供及血管移位侵蚀的信息,但是有创伤性,只能显示血管本身,对血管周围的肿块无法同时显示。MRI 虽可了解肿瘤与周围血管的关系,但是二维图像,且不能显示骨质。

CTA 需静脉注射对比剂是其缺点,但其扫描快捷、图像清晰等优点却是 MRI 不能比的。尤其是三维 CT 血管造影,注射对比剂大大减少,扫描速度更快,图像更清晰,基本消除了部分容积效应伪影和边缘锯齿样或阶梯状伪影。这样,为用三维 CT 血管造影术前评价脑膜瘤与周围血管关系,侵蚀情况成为可能。

该组采用三维 CT 血管造影的最大密度投影和容积重建法对颅内脑膜瘤及其周围重要血管进行重建。结果表明,术前三维 CT 血管造影显示的肿瘤与血管的关系和术中发现有较好的相关性。三维 CT 血管造影显示肿瘤周围的血管大部分被肿瘤推移,管壁光滑柔和,少部分肿瘤与血管的交界面不规则,血管狭窄,发出分支供应肿瘤表面或分支中断。术中发现前者大部分未被肿瘤所侵蚀,蛛网膜界面完整或有轻度粘连,肿瘤可从血管上分离下来。而后者则多为肿瘤侵蚀甚至包裹,瘤周血管发出分支进入肿瘤包膜,与肿瘤粘连,分离困难,影响了对肿瘤的切除,且容易损伤正常血管,术后并发症多。

四、脑膜瘤三维 CT 血管造影在外科治疗中的价值

脑膜瘤有其特定的好发部位, CT 平扫、增强表现典型,诊断不难。通过与手术对比分析,其判断准确率达 75%(15/20),若三维工作站性能较高,图像显示效果会更佳,判断准确率还会提高。最大密度投影显示效果甚至优于常规血管造影。

有作者认为脑膜瘤三维 CT 血管造影作为一种无创性检查,可作为 DSA 的补充,若因各种原因而不能行 DSA 检查的病例,三维 CT 血管造影可清晰显示肿瘤的主要供血动脉,为外科手术治疗方式的确定提供更直观、更科学的影像学依据,可作为脑膜瘤术前常规检查项目。检查方法有较高的临床实用价值,与其他影像检查方式比较,具有轻创、快捷、安全、低辐射、价格相对低廉的优势。除对比剂过敏之外,无绝对禁忌。

使用三维重建可直观肿瘤在颅腔内的立体位置及其与周围血管的关系。应用窗口技术同时显示肿瘤、血管、颅骨的三维立体图像,为神经外科临床提供术前近似实体的解剖概念,从而为手术方式的选择、入路、骨瓣设计等术前准备提供了准确依据。这样就有可能术前预测切除肿瘤的难易程度、手术风险、手术效果,并指导手术方案的选择。

对于 CTA 显示肿瘤与血管交界面光滑者,应尽可能全切除肿瘤,而对于 CTA 显示肿瘤与血管交界面不规则,血管狭窄,发出分支供应肿瘤表面或分支中断者,应在术前通知病人及其家属肿瘤全切较困难,术后发生神经功能缺损的风险较高,手术时也应采取比较保守的方式。

第三章　关于恶性脑膜瘤

第一节　恶性脑膜瘤概述

脑膜瘤是中枢神经系统最常见的肿瘤之一，发生率为颅内原发肿瘤的15%~20%，临床上多数脑膜瘤具有典型的CT特征，因此术前多能做出正确诊断，而少数几种缺乏典型CT特征的脑膜瘤术前CT检查误诊率极高，多误诊为其他类型的肿瘤。

恶性脑膜瘤占全部脑膜瘤病例的1%~10%。临床上，与良性脑膜瘤更常见于中年女性相对照，恶性脑膜瘤的发生无明显的性别和年龄差异，既往有文献报道，恶性脑膜瘤临床上更多见于男性。

恶性脑膜瘤的CT表现与其病理改变密切相关，肿瘤的不均匀生长导致其轮廓往往不规则，多数呈分叶状和(或)结节状。肿瘤容易坏死决定了肿瘤的不均匀强化，一组资料表明：恶性脑膜瘤坏死和囊性变的发生率分别高达54%和15%，通常坏死和囊性变区均较大，甚至仅表现为不规则厚壁囊腔伴壁结节，从而导致一组5例首诊时全部误诊为胶质瘤。

有作者认为肿瘤结节状轮廓、囊性变和肿瘤内无钙化是恶性脑膜瘤较常见的3个征象，但该组1例肿瘤内仍可见一钙化结节。

肿瘤结节状轮廓即“蘑菇征”，曾被认为是恶性脑膜瘤特征性CT征象，发生率约为21%，但仍可见于9%的良性脑膜瘤病例。

也有作者认为颅内、外肿块合并相邻部位的骨质溶解破坏，在排除转移瘤的情况下，亦可以认为系恶性脑膜瘤的三联征。

关于恶性脑膜瘤周围的水肿，多数人认为肿瘤周围水肿明显，而该组除2例位于额、顶部肿瘤周围有轻至中度水肿外，其余均无明显水肿征象。Loba至等(1996)对脑膜瘤周围水肿产生的原因进行多变量分析后认为，瘤周水肿的出现是多因素综合作用的结果，而不是由某一个单一因素决定的。根据该组病例并结合文献分析可以认为：肿瘤周围水肿程度轻以及肿瘤内存在钙化灶并不能排除恶性脑膜瘤。

囊性脑膜瘤和恶性脑膜瘤术前CT检查均易误诊为胶质瘤，但胶质瘤属脑内肿瘤，病理上虽也易发生坏死和囊性变，但壁往往不规则，与脑膜瘤相比较，钙化与瘤周水肿的发生率均较高，仔细观察肿瘤的发生部位，多体位扫描显示肿瘤与脑膜的关系是鉴别的关键。

颅内几种少见类型脑膜瘤术前CT很容易误诊，特别是囊性脑膜瘤和恶性脑膜瘤术前CT检查易误诊为胶质瘤。如果仔细分析它们各自的CT特点，并结合肿瘤的好发部位，必要时辅以其他体位扫描显示肿瘤与脑膜的关系，可提高此类病变的术前诊断准确率。

第二节　良、恶性脑膜瘤鉴别诊断

脑膜瘤占所有颅内肿瘤的13%~26%。脑膜瘤大多数为良性(WHO Ⅰ级)，恶性较少，约占脑膜瘤的4%。病理学上，脑膜瘤一般分为3级：Ⅰ级为良性脑膜瘤；Ⅱ级为非典型性；Ⅲ级为间变性。Ⅱ、Ⅲ级脑膜瘤即为恶性脑膜瘤。

良性脑膜瘤又可分为以下亚型：脑膜皮型、纤维型、过渡型、砂粒体型、血管瘤型、微囊型、分泌性、化生型。

恶性脑膜瘤一般较大，呈膨胀性和浸润性生长，切面可见出血、坏死、囊变。临床上恶性脑膜瘤切除术后复发率高，且易脑内或远处转移。

1. 常规 MRI　良、恶性脑膜瘤的影像学表现存在部分重叠，一般认为 MRI 很难区别良、恶性脑膜瘤。有作者对 71 例（含良性 56 例及恶性 15 例）脑膜瘤回顾性分析发现一些较为特殊性征象有助于良、恶性脑膜瘤的鉴别诊断：①恶性脑膜瘤（73.3%）中的囊变、坏死明显较良性脑膜瘤（42.8%）常见；由于恶性脑膜瘤有丝分裂旺盛、生长迅速且不均衡，因此肿瘤切面易见出血、坏死、囊变；②少数良性脑膜瘤可见边缘不规整（26.7%），多呈较大的浅分叶；而恶性脑膜瘤边缘多不规整较为常见（66.7%），周围可见“毛刺征”和“火焰征”，此征象符合恶性肿瘤的生长特性，肿瘤呈浸润性生长，生长较快，部分肿瘤边缘包膜不完整，因此“毛刺征”和“火焰征”可作为恶性脑膜瘤一个较为特征性征象；③虽然瘤周水肿本身对于鉴别良恶性脑膜瘤意义不大，但由于恶性脑膜瘤更容易压迫邻近脑皮质引起缺血坏死或破坏血 - 脑屏障、浸润脑组织，因此恶性脑膜瘤（66.7%）瘤周水肿较良性脑膜瘤（46.4%）更常见，若瘤周出现重度水肿（大于一侧大脑半球宽径 1/2 时），则要警惕恶性脑膜瘤的可能；④恶性脑膜瘤（77.3%）“脑膜尾征”发生率明显较良性脑膜瘤（42.9%）高；MRI 增强扫描显示为与肿瘤相连的硬脑膜增厚强化。

以往研究提示，“脑膜尾征”的组织构成有 3 种：肿瘤细胞浸润；纤维结缔组织增生；丰富的血管及血管扩张。研究发现，恶性脑膜瘤“脑膜尾征”多为短粗的强化，当强化的硬膜连续性中断或小结节形成时，更提示了恶性的可能；而良性脑膜瘤“脑膜尾征”多细长而光滑。

对于脑膜瘤来说，当肿瘤呈浸润性生长侵犯相邻脑组织时，是诊断恶性脑膜瘤较为特异性的征象，良性脑膜瘤对于相邻脑组织均呈推移性改变。

良、恶性脑膜瘤均可引起相邻颅骨的改变，良性脑膜瘤常引起相邻颅骨的骨质增生和轻微的压迫，而恶性脑膜瘤呈溶骨性破坏，可侵蚀、破坏相邻的颅骨，甚至可跨颅内外生长。当脑膜瘤侵犯脑实质或（和）破坏周围颅骨时，可作为诊断恶性脑膜瘤较为特异性征象。

2.ADC 值在良、恶性脑膜瘤鉴别诊断中的应用价值　脑膜瘤 DWI 的表现较为多样性，可表现为稍高信号、等信号或稍低信号。良、恶性脑膜瘤的 DWI 表现无显著性差异，而经统计学分析两者之间的 ADC 值异存在显著性差，良性脑膜瘤 ADC 值较高，为（8.73 ± 1.68）$\times 10^{-9}$ mm^2/s，恶性 ADC 值较低，为（7.26 ± 3.22）$\times 10^{-9}$ mm^2/s。决定肿瘤 ADC 值的因素主要是细胞外间隙，细胞外间隙越小，水分子自由扩散受限，ADC 值就越小；反之，ADC 值就越大。由于脑膜瘤的肿瘤细胞密度及核浆比是决定肿瘤病理分级的主要因素，脑膜瘤分级越高，肿瘤细胞数越多，核浆比越大，细胞排列越紧密，其细胞外间隙越小，因而 ADC 值越小。

然而，需要注意的是，良、恶性脑膜瘤 ADC 之间的差异不是绝对的，存在一定的交叉性。良性脑膜瘤又可分为几个亚型，各亚型之间 ADC 值也存在一定的差异，由高到低排列为血管瘤型 > 微囊型 > 过渡型 > 砂粒体型 > 脑膜皮型 > 纤维型 > 化生型。血管瘤型脑膜瘤主要由丰富的海绵状血管腔组成，呈丛状分布。微囊型脑膜瘤间质丰富、疏松、黏液样，有许多空泡状微囊形成；此两种类型细胞排列较疏松，细胞外间隙较大，DWI 信号较低，而 ADC 值最高。所有分型中，ADC 值最低的为纤维型和化生型，纤维型脑膜瘤与恶性脑膜瘤之间 ADC 值无统计学差异；化生型脑膜瘤病例较少，未行统计学分析，此 2 例化生型脑膜瘤与恶性脑膜瘤 ADC 值之间极为接近。

纤维型脑膜瘤瘤细胞为梭形或纤维呈束状、编织状、漩涡状排列，间质成分较多，细胞外间隙较小。化生型脑膜瘤成分较复杂，可含有骨、软骨或脂肪成分，以骨、软骨较常见，故 DWI 类似于骨、软骨表现，细胞排列极为紧密，细胞外间隙较小，故 ADC 值较低。

然而，在常规 MRI 上，纤维型和化生型脑膜瘤 T_2WI 信号均很低，恶性脑膜瘤坏死、囊变多见，T_2WI 信号较高，因此通过信号分析，相互之间鉴别诊断较容易。

该组恶性脑膜瘤中有 3 例与良性脑膜瘤的 ADC 值较为接近，分析原因，考虑是由于 ADC 值影响因素较多，有时会受到肿瘤内微小囊变、坏死区的影响，因此 ADC 值不能作为鉴别良、恶性肿瘤的决定因素。但当常规 MRI 疑为恶性脑膜瘤可能时，ADC 值可能有助于提高诊断准确性。该研究所得 ADC 值与以往报道存在一定的差异，可能与所用

MRI 扫描仪不同有关，该研究采用 3.0T MRI 机，而其他报道均采用 1.5T MRI 机，故所得 ADC 值存在一定差异，但结论基本相同。综上所述，常规 MRI 和 DWI 对于良、恶性脑膜瘤的诊断及鉴别诊断均有一定的临床应用价值，两者联合应用，对于提高良、恶性脑膜瘤鉴别诊断的准确率有重要的临床意义。

第三节　侵袭性脑膜瘤致颅骨放射状骨质变化

脑膜瘤手术或镜下显示脑膜瘤细胞向邻近脑实质、蛛网膜、蛛网膜下隙及骨骼、肌肉侵犯者，即被定义为侵袭性脑膜瘤。

脑膜瘤为脑外肿瘤，病灶多为良性病变，少部分脑膜瘤具有颅内外侵袭性，早在 CT、MRI 临床应用以前，X 线平片检查就已发现肿瘤邻近骨质可出现增生、硬化或骨质吸收和破坏。导致邻近骨质广泛性增生、硬化并放射状改变的脑凸面脑膜瘤少见。致使骨质广泛性改变的具体原因尚不是很清楚。Heick 等(1993)发现碱性磷酸酶在伴骨质增生的脑膜瘤中表达上调，该酶具有成骨活性，可促进成骨细胞的活化增殖，因而认为侵袭性脑膜瘤局部骨质增生可能是该酶被激活的结果。

本病需与纤维结构不良鉴别：纤维结构不良病变仅发生于骨组织，肿瘤边界相对规则、清楚，很少有恶变致使骨质呈放射状生长；侵袭性脑膜瘤往往不仅有骨组织的不规则侵犯，而且有颅内脑膜及脑实质的病变。

侵袭性脑膜瘤骨侵犯的治疗以手术为主，且切除肿瘤的同时，要尽可能去除已受累的骨质，以减少术后复发，在彻底切除病灶的基础上，尽可能恢复正常外观。

第四章　脑膜瘤亚型

第一节　过渡型(混合型)脑膜瘤(关于脑膜瘤周围颅骨改变的讨论)

对于典型的脑膜瘤,即便是刚进入临床的医生也可做出别无二致的诊断,而表现特殊的脑膜瘤却常会难住经验丰富的专家。

脑膜瘤周围颅骨改变的形式:脑膜瘤周围颅骨改变有 4 种形式:骨质压迫吸收、变薄;骨质反应性增生、硬化;骨质破坏;颅底孔道的改变。脑膜瘤周围颅骨骨质破坏与肿瘤的良恶性并没有关系,如个别病例虽然有明显骨质破坏,但组织学上是良性的(WHO Ⅰ级)。

颅骨内脑膜瘤最常见于额骨,其起源尚有争议,可能是起源于嵌顿在板障内的蛛网膜粒细胞,颅骨内脑膜瘤常突破颅骨内外板,有时可形成明显的头皮下软组织肿块,当肿瘤在颅内部分比较小甚至完全没有颅内病变时,很容易误诊为骨源性或软组织源性肿瘤。

针样的骨质增生硬化:当颅内脑膜瘤突破内外板后,在病灶周围常形成发针样的骨质增生硬化,这是脑膜瘤,尤其是颅骨内脑膜瘤少见但比较有特征性的表现。

个别病例为常见病种脑膜瘤(过渡型、WHO Ⅰ级),但造成前额部颅骨侵蚀破坏并呈放射样改变却较为少见。有病理证实脑膜瘤所致骨质增生或颅骨破坏处大多有肿瘤细胞浸润。

Heick 等(1993)发现碱性磷酸酶在伴骨质增生的脑膜瘤中表达上升,该酶具有成骨活性,可促进成骨细胞的活化增殖,因而认为侵袭性脑膜瘤局部骨质增生可能是该酶被激活的结果。此外,肿瘤细胞分泌的一些体液因子,如血小板源生长因子,胰岛素生长因子Ⅰ、Ⅱ,成纤维细胞生长因子和肿瘤生长因子 α、β 也可刺激成骨细胞活化,可能亦与脑膜瘤骨质增生有关。

肿瘤浸润:脑膜瘤伴颅骨破坏者均属肿瘤浸润所致,一般认为这种情况多见于非典型性或恶性脑膜瘤,亦可见于良性脑膜瘤。肿瘤局部骨质增生是脑膜瘤常见的特征性表现,较颅骨侵蚀破坏为多见。该例脑膜瘤侵及颅骨时表现为额顶部颅板明显增厚,颅骨吸收,呈放射状骨针,虽然较为少见,但已有相关病例报道。

累及颅骨的脑膜瘤的生长:有学者把累及颅骨的脑膜瘤的生长可能性分为以下 4 种。①颅内脑膜瘤直接通过颅骨向脑外生长;②通过颅神经鞘膜内的蛛网膜向颅外生长;③颅内脑膜瘤的远处转移;④先在颅外有多向分化功能的间充质细胞形式生长,然后分化为脑膜瘤。

颅骨内脑膜瘤:一些作者将颅骨内的原发脑膜瘤称为颅骨内脑膜瘤,其起源尚有争议,一些研究者认为起源于异位的脑膜,另外一些研究者则认为颅骨内脑膜瘤起源于嵌顿在颅缝里的蛛网膜粒细胞,可能通过如下方式进入颅缝或颅骨内:儿童出生时由于头颅塑形作用可见蛛网膜粒细胞挤入颅缝结构;成年人由于颅骨的钝性伤,硬脑膜及蛛网膜可被挤入骨折线。对于此类具有侵袭性的脑膜瘤,手术除切除肿瘤外,尚需将受肿瘤侵袭的硬脑膜、蛛网膜、颅骨以及受肿瘤浸润的脑组织进行相应的处理。Simpson 0~5 级分级标准进行评估,情况允许时尽可能对病灶行根治性手术(Simpson 0~1 级)。

与恶性病变致颅骨受累的差异:累及颅骨病变虽然复杂多变,但有上述 4 种形式颅骨受累的 CT 表现,有一定的特征性:骨质压迫吸收、变薄,骨质反应性增生、硬化,骨质破坏、吸收,颅底孔道的改变。恶性病变所致颅骨受累 CT 特征以骨质破坏、吸收为主,骨质增生、硬化为辅。此外,病变的病理起源与好发部位有密切的关联。CT 显示骨质细微改变的优势结合轴、冠状位头颅 CT 薄层扫描的敏感性对累及颅骨病变的诊断与鉴别有着极为重要的意义。

鉴别诊断:脑膜瘤所致骨质破坏主要与如下肿瘤相鉴别。①颅骨血管瘤:颅骨血管瘤好发于富血供的板障区,以膨胀性生长为主。②脊索瘤:脊索瘤为一低度恶性肿瘤,但骨质破坏率达 85%~95%,以溶骨性居多,骨质破坏边界尚清,形态不规则,可有反应性硬化。脊索瘤以斜坡为中心的骨质破坏,可向周围扩展。③转移性颅骨肿瘤:转移性颅骨肿瘤以溶骨表现居多,常呈多发穿凿样、鼠咬状骨质破坏,或呈片状局限性骨质破坏。单纯成骨性转移灶较少见,有时可见混合性转移灶。④颅骨促结缔组织增生性纤维瘤:当颅骨促结缔组织增生性纤维瘤侵犯皮质骨时,骨皮质膨胀变薄,穿破后,可形成软组织肿块,与周围软组织融为一体。CT 示囊状膨胀性骨质破坏,其内可见玻璃样高密度影,病变周围皮质变薄或消失。

颅骨动脉瘤样骨囊肿:动脉瘤样骨囊肿 CT 骨窗和骨扫描像上,颅骨可表现为不同程度的膨胀性吹气球样溶骨破坏区,呈蛋壳样钙化,边界清晰。

骨巨细胞瘤:有研究提出颅底巨细胞瘤最常见的 CT 典型征象为交界角征,其特征是在肿瘤与正常颅骨交界处呈现高密度的角状区,其边缘超出正常颅骨范围,角度在 180º 以下。CT 增强后软组织肿块多数有程度不同的不均匀强化。

骨嗜酸性肉芽肿:在骨嗜酸性肉芽肿, CT 表现为骨干轻度膨胀,髓腔扩大,其内为软组织充填,骨皮质厚薄不均,病变呈单房或多房囊状破坏。

第二节　过渡型脑膜瘤(WHO Ⅱ级)

患者,女,50 岁。发作性意识不清 8 个月余,发现颅内占位 5 d 入院。

手术所见:见右额矢状窦旁脑外病变,红褐色,质硬,起源于右额凸面硬脑膜,陷入额叶脑组织内,病灶虽为脑外病变,从外观看符合脑膜瘤的表现,但与脑组织粘连明显,二者之间分界不清,病灶本身亦未见明显包膜,故考虑为侵袭性脑膜瘤,或为血管周细胞瘤。在肿瘤前后两极均可见粗大的皮层回流静脉汇入上矢状窦。

病理检查:灰褐色组织两块,大小分别为 6 cm × 4.5 cm × 2.5 cm 和 3 cm × 2.5 cm × 1 cm,切面灰白,局灶有出血,质中。常规病理诊断:右额凸面矢状窦旁肿瘤切除标本,初步考虑脑膜瘤,局部见瘤组织侵犯脑实质,待做免疫组化检测进一步证实并进行分级。

免疫组化检测:阳性, Vimentin, PR(+,约 10%), EMA (灶 +), Ki-67(+, <5%), P53(+, <10%), Bcl-2, S-100(灶 +),NSE(小灶 +);阴性: ER,GFAP,NeuN,MyoD1,Myogenin, CD34, SOX-10, MAP-2, Oling-2。免疫组化诊断:右额凸面矢状窦旁肿瘤切除标本,免疫组化检测结果支持过渡型脑膜瘤(因见肿瘤组织局部侵犯脑实质,遂 WHO 分级应提高,定为 WHO Ⅱ级)(图 4-4-1)。

第三节　钙化性砂粒体型脑膜瘤

脑膜瘤起源于蛛网膜颗粒细胞,好发于矢状窦旁、大脑镰、大脑凸面,瘤细胞表现多样化,在 WHO (2007)中枢神经系统肿瘤分类中将脑膜瘤分为脑膜上皮细胞型、纤维型、过渡型、砂粒体型、血管瘤型、分泌型等 15 个类型。

脑膜瘤多见于成年人,女性是男性的 2 倍。钙化性砂粒体型脑膜瘤与典型的脑膜瘤一样,也好发于中老年女性。

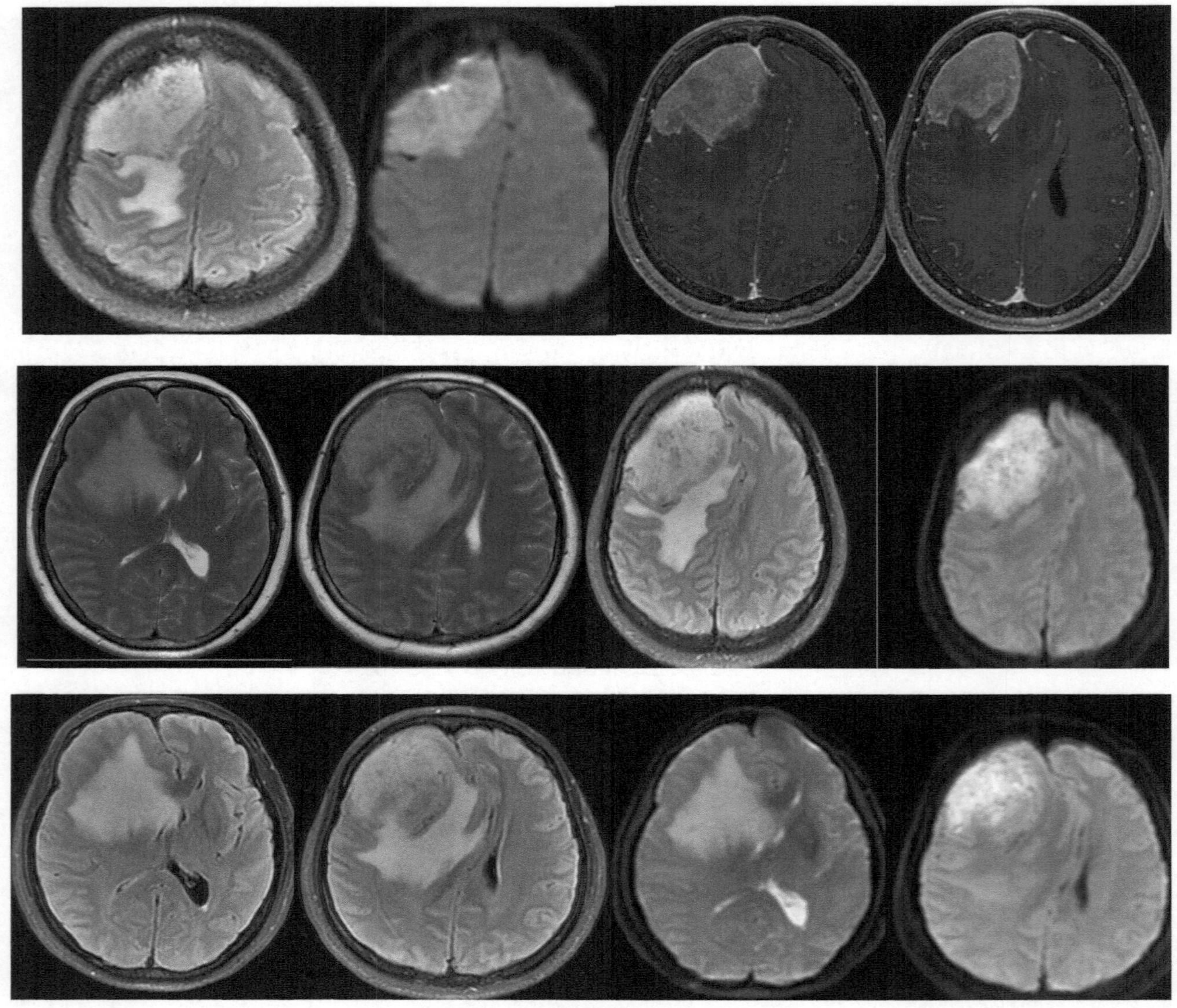

图 4-4-1 过渡型脑膜瘤（WHO Ⅱ级）

脑膜瘤的钙化率为 20%~27%，典型的钙化呈密集点状、线状或团块状。少数脑膜瘤瘤体大部分或全部呈团块状不均匀钙化，虽少见，却是脑膜瘤的典型表现。一组 7 例患者的研究中有 2 例可见明显的团块状钙化，1 例呈厚环状钙化，后来均经手术病理证实为砂粒体型脑膜瘤。

1. 病理学 砂粒体在脑膜瘤中的发生率约 10%，砂粒体型脑膜瘤的特征是在肿瘤组织中形成许多矿物质化的同心圆结构和砂粒小体。其形成机制可能为：瘤细胞质膜芽生并分离出许多小泡于细胞外，小泡内含有高水平的碱性磷酸酶被释放出来，与细胞无结构的蛋白多糖颗粒基质以及大量间质内原纤维、胶原纤维相结合，经过矿化过程，羟磷灰石结晶逐渐沉淀，初期散在于原纤维和胶原纤维之间，继之融合成较大的颗粒及团块。

一些作者也认为脑膜瘤的钙化可能与脑膜瘤组织中的碱性磷酸酶的活性和含量增高有关。也有文献认为砂粒体型脑膜瘤的砂粒体是细胞巢中心的褪变细胞的钙盐沉积，也可为小血管壁透明变性的基础上钙化所致。

2. 影像学研究 典型的脑膜瘤 CT 平扫多呈边界清楚的略高密度，增强扫描肿瘤明显均匀强化。一组钙化性砂粒体型脑膜瘤 CT 平扫多呈高密度团块或高密度为主的混杂密度，这是由于砂粒体型脑膜瘤瘤内存在较多的砂粒体及钙化，导致肿瘤在 CT 上密度增高，并且由于砂粒体及钙化分布不均匀，肿瘤密度也多不均匀。这种肿瘤的密度不均匀在骨窗上更明显，多表现为高密度肿块内见斑片状及点条状低密度区，可能为钙化区残存的肿瘤实质细胞。

CT 增强扫描肿块内的实质部分明显强化，而钙化区内残存的肿瘤实质细胞的强化由于部分容积效应无法准确判断，因此 CT 增强扫描对完全或大部分钙化的砂粒体型脑膜瘤诊断意义不大。有文献报道 CT 骨窗上完全钙化性脑膜瘤密度显著低于颅骨密度，亦有相关文献报道砂粒体型脑膜瘤的 CT 值为 200~1 000 HU。该组 1 例 CT 骨窗示钙化瘤体密度与颅骨密度相似，CT 值达 700~1 300 HU。

有的作者认为钙化的脑膜瘤瘤体与颅骨内板间的线状低密度影是钙化性脑膜瘤颇具特征性的表现。但脑膜瘤因多邻近颅骨，常引起相邻颅骨的骨质增生、硬化、破坏或变薄，甚至穿破颅骨向外生长而掩盖上述征象。该组中 3 例引起邻近骨质明显的增生、硬化或“虫噬”样的骨质破坏，造成钙化瘤体与颅骨内板间的线状低密度未明确显示，因此普遍认为该征象并无特异性，仅对鉴别诊断有一定的参考意义。

钙化性砂粒体型脑膜瘤在 MR T_1WI 呈明显低信号、稍低信号或等信号，T_2WI 呈低信号、等信号或稍高信号。一些作者认为砂粒体型脑膜瘤以砂粒小体多而明显著称，砂粒小体以纤维为构架，羟磷灰石结晶沉积其中，可动性氢质子显著减少，因而 T_1WI 和 T_2WI 信号均明显降低，砂粒小体的存在也造成瘤体信号很不均匀。

但是肿瘤钙化部分在 MRI 上所显示的低信号范围与 CT 上的高密度区并不一致，即使肿瘤在 CT 上表现为全瘤或大部分瘤体明显钙化时，在 MRI 上所见的低信号范围也可能很小或很不明显，并且钙化的信号特点变化也很大，可表现为明显低信号、略低信号或等信号，这可能是由于钙化的程度及砂粒体的含量不一致，而 MRI 对钙化的显示不如 CT 敏感而对肿瘤的实质部分信号更为敏感所致。

MRI 增强扫描肿瘤明显不均匀强化，与 CT 平扫上相对应的高密度钙化区亦有强化，虽然强化程度明显低于肿瘤的其他实质部分，这说明高密度钙化区有肿瘤细胞的存在，并且这些肿瘤细胞在 MRI 呈现出一定的信号强度。这也是 Lee 等（2010）认为 MRI 上肿瘤的强化并不依赖于钙化的存在，即使几乎完全钙化的肿瘤，增强扫描时大部分区域亦有强化的病理基础。Tsuchiya 等（1993）也认为 MRI 增强扫描肿瘤的强化程度依赖于肿瘤细胞的多少、钙化的范围和（或）血 - 脑屏障破坏的程度。

MRI 显示肿瘤组织内的小钙化及邻近颅骨骨质改变不及 CT 敏感，细小的钙化及骨质改变不明显时不能显示，但由于 MRI 组织分辨率高，无骨骼伪影的影响，增强扫描能明确显示钙化性砂粒体型脑膜瘤强化程度及范围，且部分病例可见“脑膜尾征”，这对鉴别诊断有一定的意义。

3. 鉴别诊断　完全钙化的砂粒体型脑膜瘤需与颅骨的内生骨瘤、骨样骨瘤及软骨瘤相鉴别：①内生骨瘤，内生骨瘤好发于 11~30 岁的男性，骨窗上密度相对较均匀，骨瘤表面的薄层骨皮质与颅骨的骨皮质相延续，其内松质亦与颅骨的松质相连；②骨样骨瘤，骨样骨瘤有典型的瘤巢，患者多有夜间痛；③颅底软骨瘤，颅底软骨瘤多位于斜坡和鞍旁，常侵犯邻近骨质，斑片状钙化多见，海绵窦多有不同程度的受累，肿瘤多明显不均匀强化。

另外，钙化不完全的砂粒体型脑膜瘤还应与颅咽管瘤及少突胶质细胞瘤相鉴别：颅咽管瘤儿童及青少年多见，断续的壳状钙化为其典型表现。少突胶质细胞瘤成年男性多见，多发生于额叶，弯曲条带状钙化是定性的可靠征象。

第四节　顶叶纤维型脑膜瘤

患者，女性，32岁。头痛、头晕2年。患者于2年前无明显诱因开始出现头痛，为额顶部胀痛，伴头晕、食欲差，无意识不清，无发热，无咳嗽、咳痰，无肢体活动障碍及偏身感觉障碍，无视物不清及言语障碍，头颅MRI提示颅内占位性病变（图4-4-2）。

病理检查：灰白色组织一块，大小为2.5 cm×2.5 cm×2.5 cm，切面灰白，质韧。病理诊断："右侧顶叶"纤维型脑膜瘤（WHO Ⅰ级）。

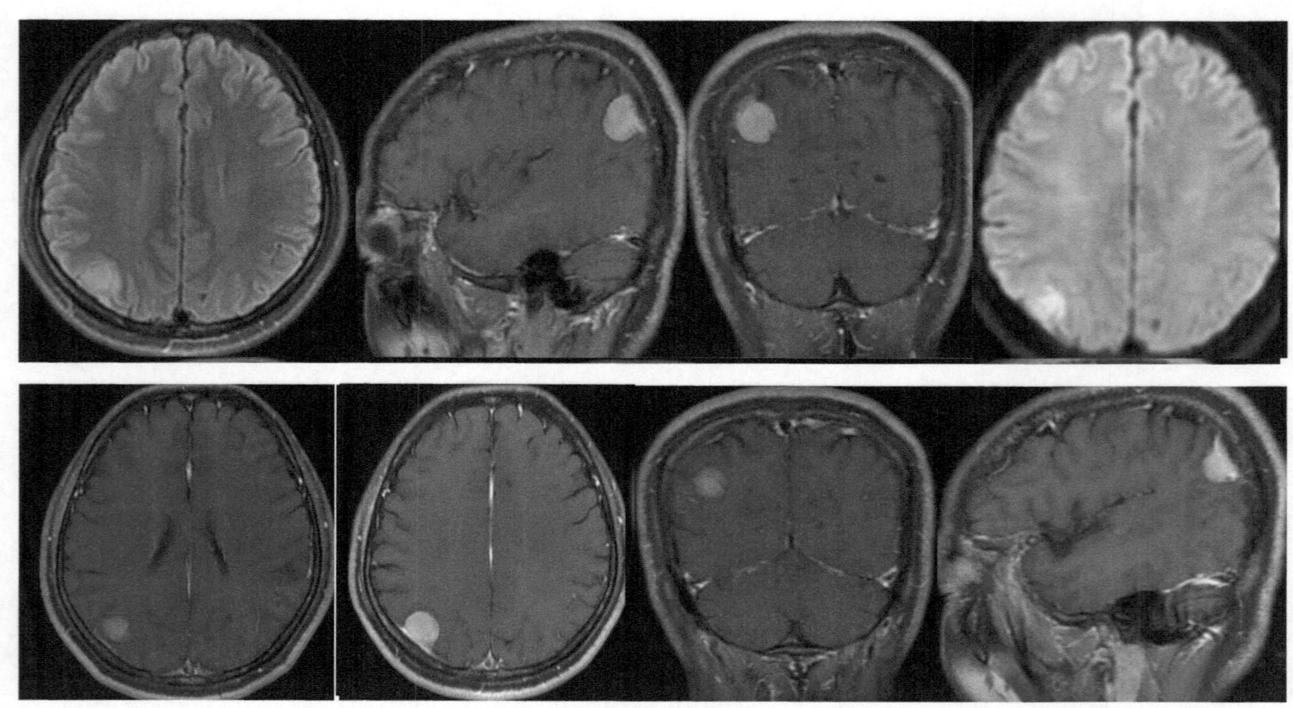

图4-4-2　顶叶纤维型脑膜瘤

第五节　少见部位血管瘤型脑膜瘤

一、概述

自Harvey Cushing（1938）首次提出脑膜瘤以来，到目前由国际癌症研究机构指出脑膜瘤临床亚型达15种之多[WHO（2007）中枢神经系统肿瘤分类（第4版）]，是成人最常见的颅内脑外肿瘤，占成人颅内肿瘤的15%~18%，占所有颅内肿瘤的33%。血管瘤型脑膜瘤质地软，血供丰富，术中极易出血，因此术前正确诊断及充分准备尤为重要。

1. 病理学　血管瘤型脑膜瘤属于脑膜上皮细胞肿瘤的一种，其病理类型少见，多因血管化生而来，发生部位与蛛网膜颗粒在脑膜的分布一致，多数向大脑凸面生长，生物学特性为良性，肿瘤多为单发，多有完整的包膜、质地较韧，偶见囊性变，占所有脑膜瘤的2.1%。然而，影像学表现或发生部位不典型者则不易与其他脑内、脑外肿瘤鉴别，一组9例患者的研究11个病灶中有4个被误诊，有的病灶术后仍然不易与脑内肿瘤区分，只有在病理诊断中才得以确诊。

2. 影像学研究　常规MRI诊断脑膜瘤早已为临床所认可，但MR功能成像，如扩散加权成像（DWI）的应用是否可以为脑膜瘤的进一步诊断提供帮助，尚未达成共识。一项研究表明，DWI 成像及 ADC 值的应用在脑膜瘤临床分级及脑膜瘤组织学亚型的鉴别作用方面并不可靠，因而这方面的参数并不应向临床医生推荐用于手术及治疗计划。因此，一些作者认为对于少见部位血管瘤型脑膜瘤的诊断及鉴别仍应以常规 MRI 图像为基础，更加细致地观察，发现新线索，以达到鉴别的目的。

二、非大脑凸面

一组 9 例（11 个病灶）患者的研究中，发病部位均位于非大脑凸面少见部位，如位于颞叶深部近海马处的 1 例，该病灶初诊时囊变部位较病变实质部位明显，且位置较深，边界不清，强化亦不均匀，此时易与胶质瘤等脑内肿瘤混淆，而有研究者发现，脑膜尾征、白质塌陷征、宽基底、毛刺征、指状水肿征对鉴别脑膜瘤与胶质瘤价值较大，强化较均匀对两者的鉴别意义不大。

8 个月后病变范围明显增大，囊变区、瘤周水肿范围亦增大，病变强化较明显，此时不易与脑内海绵状血管瘤鉴别，但仔细观察发现病变实质 T_2WI 呈等信号，并不符合常见脑内海绵状血管瘤 T_2WI 呈高信号的特点，此时除凭信号特点外还要分析明确肿瘤基底位置及肿瘤与海绵窦和颈内动脉及其分支的关系，例如发生在颅中窝的血管瘤型脑膜瘤一般位于硬脑膜外，但有时也位于硬脑膜内，主要由脑膜中动脉供血，肿瘤壁较薄，呈血窦样，T_1WI 呈等、低混杂信号，T_2WI 呈等信号或混杂信号，水抑制 T_2 FLAIR 序列呈略高信号，瘤周脑组织可见长 T_1、长 T_2 信号水肿带，增强扫描后病变实质部分明显强化，囊变部分不强化。

而脑内海绵状血管瘤是众多薄壁血管组成的海绵状异常血管团，但病灶周围无明显水肿等占位效应，少数病例有不均匀斑点状钙化，T_1WI 呈高信号，T_2WI 呈高信号或以高信号为主的混杂信号，T_2 FLAIR 形态同 T_2WI，海绵状血管瘤信号随不同阶段的出血而表现不同，病灶周围的低信号包绕形态“铁环征”为其特征性表现。

三、颅中窝

发生于颅中窝的血管瘤型脑膜瘤早期及后期影像学表现、发病部位均不典型，且病变进展速度较快，易误诊为脑内海绵状血管瘤。此外，有少数瘤灶实质相对均匀者内均可见长 T_1、短 T_2 线样影，有作者称之为“裂隙”征。发现在肿瘤实质明显强化的背景下，多数平扫时发现的“裂隙”征在增强后则显示不清，进而在病理组织中亦有证实，发现病变在镜下可见瘤细胞构成许多不规则血管腔，或排列成裂隙状者，其 MRI 亦可见“裂隙”征。从而认为这种征象是肿瘤的主要供血血管，亦提示肿瘤血管丰富。

少见部位的血管瘤型脑膜瘤需与以下几种较常见的肿瘤相鉴别。

（1）血管外皮细胞瘤：该肿瘤多数沿颅底硬脑膜窦生长，属脑膜间质肿瘤，与血管瘤型脑膜瘤起源明显不同，病死率约 34%，复发率约 54%，转移率约 20%；多数有分叶征，T_2WI 呈高等混合信号，无脑膜尾征。一组中 1 个位于枕骨大孔的病灶，具有明显的分叶征，且脑膜尾征不明显，容易误诊，而镜下却是典型血管瘤型脑膜瘤的特点，免疫组织化学 CD31、CD34 均阳性，该病进一步得到验证。

（2）颅咽管瘤：鞍区血管瘤型脑膜瘤与颅咽管瘤。两者除形态、密度或信号因组织成分不同外，还可根据病灶生长方向鉴别，脑膜瘤向前生长至前颅窝底，呈宽基底与硬脑膜相连，增强后的脑膜尾征，而颅咽管瘤长轴常向后倾斜，增强扫描常见边缘强化。一组中发生于 3 岁儿童的鞍区血管瘤型脑膜瘤的长轴却恰恰向后倾斜，表现较为罕见，因而造成误诊。

（3）转移瘤：窦汇区脑膜瘤可累及静脉窦，若静脉回流受阻，则水肿范围广，不易与脑转移瘤相鉴别。一组窦汇血管瘤型脑膜瘤的误诊主要是因为对发病部位的认识不足，一般只能分辨出肿瘤位于枕叶，而忽略了窦汇的解剖学结构及其意义，因而将其大范围的瘤周水肿误认为转移瘤所致。

总之，血管瘤型脑膜瘤是一种相对少见且血供非常丰富的脑膜瘤，发生部位多种多样，若发现肿瘤某一界面邻近脑膜且实质部分强化明显，不论肿瘤位置深浅，均可能提示血管瘤型脑膜瘤，该病影像诊断应在常规 MRI 基础上，除仔细识别典型脑膜瘤征像外，对少见部位者还应着重分析病变部位、肿瘤基底特征及强化特征，进而提高诊断能力，明确诊断还需依靠病理检查。

第六节　侵袭性脑膜瘤：非典型脑膜瘤(WHO-2 级)，侵及周围脑皮质和左额骨

患者，男，49 岁。

术后病理检查：免疫组化诊断为非典型脑膜瘤(WHO Ⅱ级)，侵及周围脑皮质，左额骨受肿瘤累及。

影像资料见图 4-4-3。

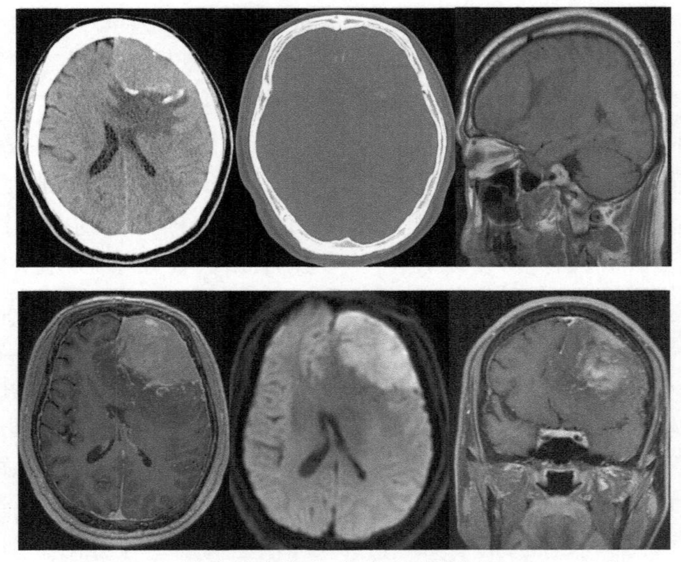

图 4-4-3　侵袭性脑膜瘤：非典型脑膜瘤(WHO-2 级)

第七节　非典型脑膜瘤病例

病例，男，39 岁。

手术所见：病变位于硬脑膜下、脑外占位性病变，呈肉红色，边缘与脑组织、软脑膜粘连，在皮层与肿瘤交界处有数条粗大的皮层引流静脉经过，与肿瘤粘连。肿瘤大部分呈肉红色，质软，部分呈黄白色，质韧，符合脑膜瘤的大体观。

病理检查："矢状窦旁硬脑膜"，灰白灰褐色组织一块，大小 3.5 cm×1.5 cm×0.9 cm，切面灰白，质中；"矢状窦旁脑膜肿瘤"，灰白色碎组织一堆，总体积 6.5 cm×5 cm×2 cm，切面灰白灰褐，质中。病理诊断：初步诊断脑膜瘤，并可见肿瘤组织侵犯硬脑膜及脑实质，待做免疫组织化学检测进一步分型及进行 WHO 分级。免疫组织化学结果：阳性，Vimentin，EMA(灶弱+)，PR(+，约 1%)，Ki-67(+，约 7%)，CK(P)(散在+)，NSE(小灶+)；阴性，ER，GFAP，NF，NeuN，CD34，Actin，Desmin，SMA，MyoD1，Oling-2，S-100。免疫组织化学诊断："矢状窦旁脑膜肿瘤及硬脑膜切除标本"。结合免疫组织化学检测结果及组织学图像，诊断为非典型脑膜瘤(因见肿瘤组织侵犯硬脑膜及脑实质，遂 WHO 分级应提高，定为 WHO Ⅲ级)。

影像资料见图 4-4-4。

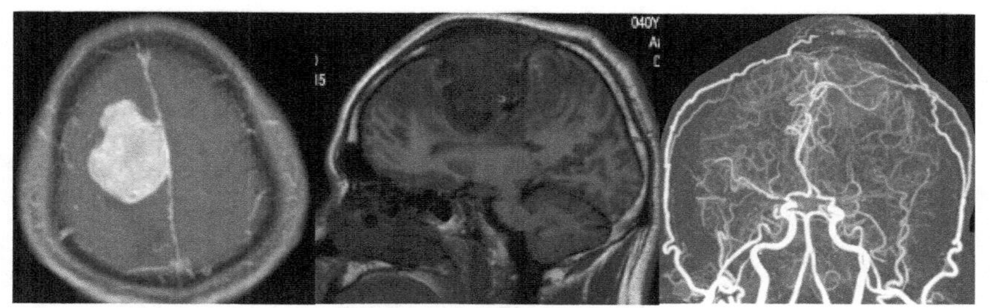

图 4-4-4　非典型脑膜瘤

第八节　颞骨乳头状瘤型脑膜瘤

乳头状瘤型脑膜瘤较为少见，容易误诊。

乳头状瘤型脑膜瘤的发病率较低，Torres 等（1996）分析 304 例脑膜瘤，其中乳头状瘤型脑膜瘤仅 1 例。乳头状瘤型脑膜瘤是脑膜瘤的一个恶性型，瘤细胞以纤维血管为中心呈乳头状排列，瘤内核分裂多，增生活跃。常见局部浸润，沿软脑膜播散，并可转移到颅外。

Shuangshotit（1993）报道，乳头状瘤型脑膜瘤好发于青年人，平均年龄为 35 岁（20 岁前发病者占 1/4），男女比例为 2:3。乳头状瘤型脑膜瘤好发于幕上间隙（特别是大脑凸面及矢状窦旁），很少发生于幕下、椎管内及神经系统以外。Limg 等（1995）描述乳头状瘤型脑膜瘤的 MRI 表现，2 例儿童的乳头状瘤型脑膜瘤均可见到囊性成分。

该例乳头状瘤型脑膜瘤的主要影像学表现为颞骨骨质的膨胀性破坏和软组织肿块突入鼓室及颅内，术前定性困难。

乳头状瘤型脑膜瘤需与以下疾病相鉴别。

（1）骨疡性乳突炎：乳突骨质破坏，边缘模糊，可见游离死骨。骨质破坏可累及面神经管膝部甚至岩骨尖，形成岩尖炎。在 MR T_1WI 呈低信号，T_2WI 呈高信号，无特异性表现。

（2）岩部胆脂瘤：CT 示岩部呈膨胀性骨质破坏，边缘硬化。可累及上半规管、总脚及面神经管迷路段等结构。MRI 示破坏区呈等 T_1、稍长 T_2 异常信号，增强无强化。

（3）中耳癌：CT 示鼓室内充以软组织，耳蜗、面神经管、颈静脉窝及岩尖部可见骨质破坏，软组织肿块可向中、后颅窝浸润。

（4）胆固醇肉芽肿：CT 示鼓室或上鼓室软组织肿块，部分可突入外耳道内上部，可见骨质轻度侵蚀及听小骨破坏。MRI 示肿块呈短 T_1、长 T_2 异常信号，无增强。

（5）嗜酸性肉芽肿：CT 示乳突部呈溶骨性破坏，软组织肿块常压迫骨皮质或穿透皮质向外突出，无骨质硬化。

第九节　左蝶骨嵴纤维型脑膜瘤（WHO Ⅰ级）

患者，女，55 岁。因间断头痛半月余入院。

手术所见：以蝶骨嵴为中心切开硬脑膜，可见蝶骨嵴颞侧脑外占位性病变，呈黄白色，质中等偏硬，起源于蝶骨嵴硬脑膜，围绕蝶骨嵴向额颞侧生长，主体位于颞窝内，外侧裂静脉受压绕行于病灶底部，颞极被肿瘤推移向后方，从外观看符合蝶骨嵴外侧脑膜瘤的表现。

病理检查：左蝶骨嵴肿瘤切除标本：灰白灰褐色不规则组织一堆，总体积 4 cm × 3 cm × 1.6 cm，切面灰白，质中；肿瘤基底部硬脑膜切除标本：灰褐色不规则组织一堆，总体积 2.5 cm × 2.2 cm × 0.4 cm，切面灰白灰褐，质中偏脆。常规病理诊断：左蝶骨嵴肿瘤切除标本，初步诊断脑膜瘤，待做免疫组化检测进一步证实；肿瘤基底部硬脑膜切除标本，送检组织全取，局灶可见疑似肿瘤组织累及，待做免疫组化检测进一步明确诊断。

免疫组化检测：①阳性，EMA，PR（中等强度 +，约 80%），Vimentin，Ki-67（+，<5%）；阴性：GFAP，ER，CD34，S-100；②阳性，EMA，Vimentin，PR（+，弱 20%）；阴性：CD34。免疫组化诊断：左蝶骨嵴肿瘤切除标本，纤维型脑膜

瘤(WHO Ⅰ级);肿瘤基底部硬脑膜切除标本,送检组织全取,免疫组化证实局灶有肿瘤组织累及。

影像资料见图 4-4-5。

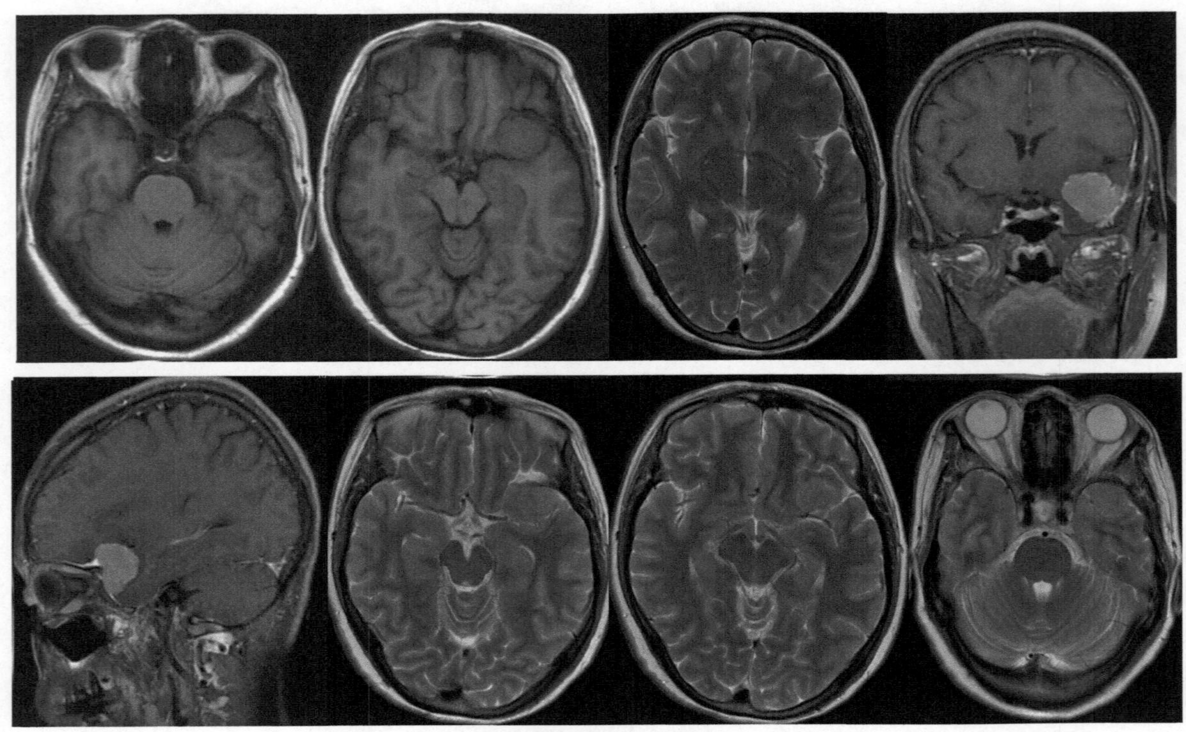

图 4-4-5 左蝶骨嵴纤维性脑膜瘤(WHO Ⅰ级)

第十节 脑膜皮型脑膜瘤(WHO-Ⅰ级)

患者,女,45 岁。间断头痛 2 个月余,右眼视物模糊、重影 2 周。

手术所见:切开头皮,翻皮瓣于额角侧,切开颞肌筋膜,

分离颞肌及骨膜,设计骨孔 3 枚,钻孔,行 20% 甘露醇 125 ml 快速静注后,锯开颅骨,发现颅骨变薄,考虑长期颅高压所致,咬除蝶骨嵴至蝶骨平台,取下骨瓣,置于生理盐水中备用。见硬脑膜张力高,硬脑膜中动脉出血较多,行电凝后其硬膜外仍渗血较多,先行明胶海绵填塞压迫止血,迅速剪开硬脑膜,蒂边在蝶骨嵴侧,可见脑组织膨出明显,脑组织脆性增加,部分脑组织与硬膜粘连处挫伤出血,予以电凝并明胶海绵压迫止血。额凸面脑组织大片明胶海绵及脑棉覆盖保护。移用显微镜,首先于蝶骨嵴处分离侧裂,释放脑脊液。脑压板轻柔抬起额底,向内侧筛板暴露,可见位于前颅底中线处肿瘤,呈鱼肉色组织,与额叶脑皮层有分界线,血供丰富,于前颅底筛板及鸡冠附着紧密,考虑为脑膜瘤。

病理检查:灰白灰褐色不规则组织一堆,总体积 4.5 cm × 3.5 cm × 2 cm。切面灰白灰褐,质中。常规病理诊断:前颅底肿瘤切除标本,初步诊断脑膜瘤,待做免疫组化检测进一步证实。免疫组化结果:阳性,EMA,Vim,PR(+,>95%),P53(+,约 5%),Ki-67(+,约 1%);阴性,CK(P),ER,CD34,GFAP,S-100,SyN,CEA,HMB45。免疫组化诊断:前颅底肿瘤切除标本,脑膜皮型脑膜瘤(WHO-Ⅰ级)。

影像资料见图 4-4-6。

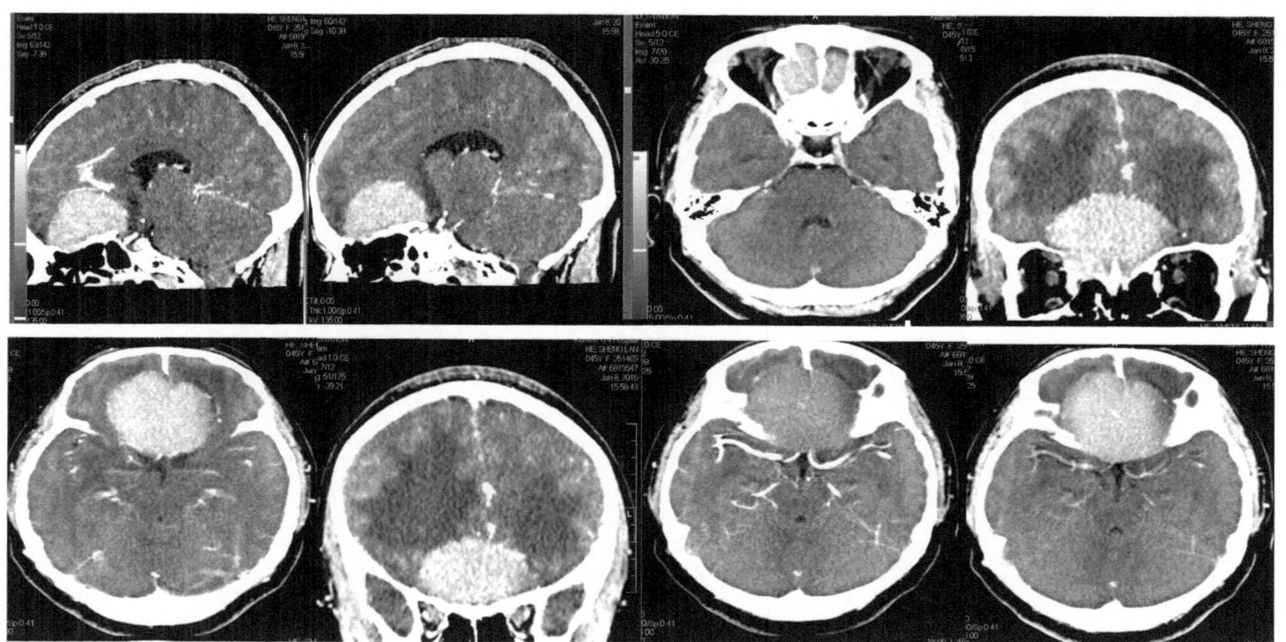

图 4-4-6 脑膜皮型脑膜瘤（WHO-Ⅰ级）

第十一节 中线大脑镰处和右侧额部硬膜下肿瘤同存

有作者报告一例老年女性病例，中线大脑镰处和右侧额部硬膜下各见一巨大占位性病变，如果将两者分开来，可能都会毫不犹豫的诊断为脑膜瘤，但该病例颅内两种疾病同时发生在一个人身上，并且影像学征象具有较大的差异。

脑膜瘤的病理分型：① WHO Ⅰ 型（占 70%），脑膜皮型脑膜瘤；纤维型（成纤维型）脑膜瘤；过渡型（混合型）脑膜瘤；沙粒型脑膜瘤；血管瘤型脑膜瘤；微囊型脑膜瘤；分泌型脑膜瘤；富淋巴 - 浆细胞

型脑膜瘤；移行型脑膜瘤；② WHO Ⅱ 型（占 30%），透明细胞型脑膜瘤；脊索瘤样型脑膜瘤；非典型脑膜瘤；③ WHO Ⅲ 型（占 1%），乳头状瘤型脑膜瘤；横纹肌样型脑膜瘤；间变性（恶性）脑膜瘤。

主要分型脑膜瘤的影像学表现：①脑膜皮型（上皮型），为最多见的一种类型，常表现为信号均匀，无明显坏死囊变，增强扫描后明显均匀强化，除肿瘤位于静脉窦旁外均很少出现瘤周水肿（静脉窦旁任何类型的脑膜瘤由于其压迫静脉窦而致回流障碍均可引起肿瘤周围水肿）；②纤维型，T_2WI 示肿瘤中央呈极低信号，增强扫描轻度强化，周边呈等信号，明显强化；CT 表现为中心更高密度；③血管瘤型，T_1WI 呈低信号，T_2WI 呈高信号，增强扫描显著强化（主要由于其血管丰富且扩张，水分含量高以及肿瘤细胞丰富）。

第十二节 脑膜皮细胞型脑膜瘤病例

患者，男，70 岁。右侧肢体乏力伴言语不利 8 个月余入院。MRI 提示左侧额顶部脑外占位，考虑血管周细胞瘤，局部神经纤维受推压（图 4-4-7）。

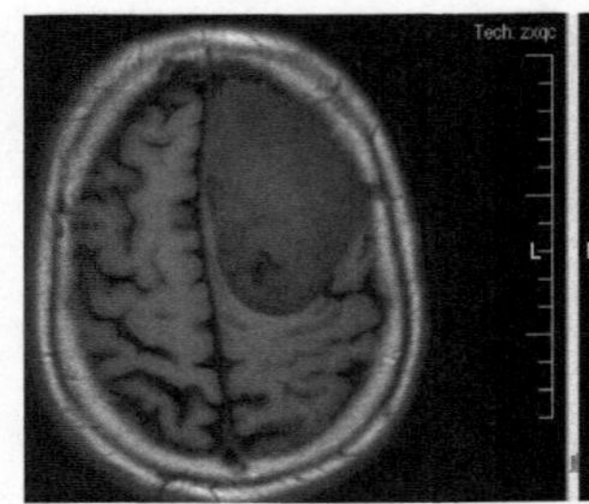

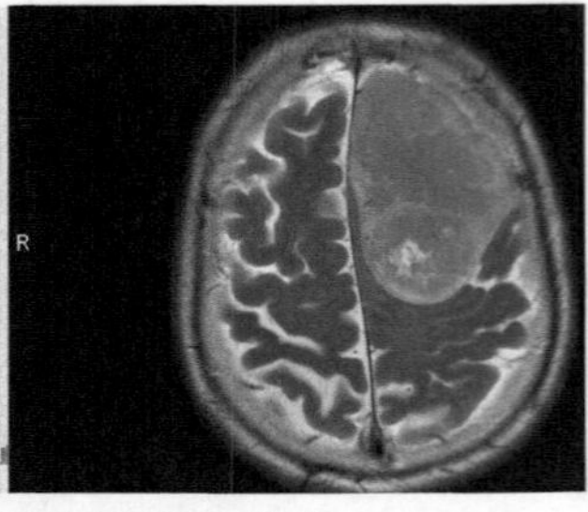

图 4-4-7 脑膜皮细胞型脑膜瘤

病理检查：灰白灰红脑组织一堆，总体积 8.5 cm×5.0 cm×2.5 cm，切面灰白，局灶有出血，质中。常规病理诊断：左侧额顶凸面矢状窦旁肿瘤切除标本，初步考虑脑膜瘤，待做免疫组化检测进一步证实。免疫组化诊断：左侧额顶凸面矢状窦旁肿瘤切除标本，免疫组化检测结果支持脑膜皮细胞型脑膜瘤（WHO Ⅰ级）。

第五章　不同部位的脑膜瘤

第一节　脑室内脑膜瘤

脑膜瘤是颅内较常见的肿瘤之一，但发生于脑室内脑膜瘤少见，占颅内脑膜瘤的0.5%~5%，多属良性肿瘤，好发部位以侧脑室三角部为多见，而起源于第三脑室及第四脑室的脑膜瘤较少见。

1. 病理学　脑室内脑膜瘤少见，一般认为起源于脉络组织或脉络丛基质，好发于脑室内脉络丛分布丰富的区域。侧脑室三角区脉络丛最丰富，第四脑室内也有相对丰富的脉络组织，故多数脑膜瘤位于这两个区域。在脉络丛形成过程中，少数脑膜上皮细胞团被混杂于血管结缔组织中，被认为是脑室内脑膜瘤形成的原因。但在纤维型和内皮型脑膜瘤中常可同时见到脉络膜和蛛网膜成分，故脑室内脑膜瘤的真正细胞学起源尚待证实。

第四脑室内的脑膜瘤除了大多起源于第四脑室脉络丛外，还有少部分起源于下髓帆脉络膜，肿瘤部分生长在第四脑室内，部分在小脑半球及蚓部，可与附近脑膜有粘连。第三脑室脑膜瘤多起源于室间孔后下方的脉络丛或脉络带，后部脑膜瘤可起源于松果体实质内的结缔组织。

脑室内脑膜瘤多数为良性，其中以纤维型多见，全切后一般不会复发。而位于脑室内的恶性脑膜瘤则更为少见。其病理学特征之一是肿瘤相对更容易出现坏死灶，周围脑组织受浸润。

2. 临床表现　好发于中年女性，大多数脑室内脑膜瘤患者发病高峰年龄在30~60岁。有报告脑室内脑膜瘤好发于成年女性，而侧脑室内者多位于左侧。

与颅内其他部位脑膜瘤一样，脑室脑膜瘤生长缓慢，早期无明显症状，肿瘤增大即出现以颅内压增高或脑积水为主的症状，如头痛、恶心、呕吐等症状。

侧脑室的脑膜瘤由于肿瘤生长缓慢，且多发于侧脑室三角部，有足够的空间供肿瘤生长，因此侧脑室脑膜瘤病程一般较长。侧脑室内脑膜瘤的病例病程大部分在1年以上，个别病例可长达8年。由肿瘤的局部压迫或发生梗阻性脑积水而出现的神经系统症状和体征在早期不明显，待肿瘤生长至一定程度时，才出现头痛、视盘水肿等颅内压增高症状，由于肿瘤对视放射的直接压迫及枕角、颞角扩大对视放射的继发性损害，可使患者产生同向性偏盲。而第四脑室内病例由于空间较小，一般在半年内就出现症状。15%~20%的病例可出现癫痫发作，可能是占位病变造成局部压迫和激惹引起。脑血管造影示患侧脉络丛前动脉增粗，可见肿瘤异常血管染色。

3. 影像学研究　脑室内脑膜瘤的CT和MRI表现与其他部位的脑膜瘤基本相似，表现为边界清楚的分叶状或圆形、卵圆形、不规则形等密度或略高密度病灶，常见钙化（发生率约50%），也可见脑室周围水肿。

MRI T_1WI上肿瘤多数表现为等信号、低信号，T_2WI上表现为等信号、稍高信号或混杂高信号，其内钙化、血管表现为低信号，增强后大多数肿瘤呈均匀强化，少数可因为肿瘤发生坏死囊变而呈不均匀强化。肿瘤内坏死造成的信号不均匀、边界不清楚，常提示脑膜瘤的侵袭性生物学行为。

一组10例患者的研究中，在T_1WI有8例呈等信号，2例呈稍低信号；在T_2WI上5例呈略高信号，2例等信号，3例低信号。增强扫描8例呈中到重度均匀强化，1例不均匀强化，1例轻度强化；有4例中心见一小囊变灶，2例瘤内有血管流空效应，但未发现明显钙化。

脑膜瘤MRI信号强度曲线特征为峰值高，达峰值时间短，但持续时间长。一般不伴瘤周水肿，病灶境界清楚。一些作者认为脑室脑膜瘤瘤周脑实质内无水肿,另有作者报道可见瘤周脑实质内有不同程度的水肿带,分别为 43.8%、68.7%。一般认为,T_2WI 上等信号可能与肿瘤细胞排列致密,间质丰富有关;而稍高信号可能与肿瘤富含血管,局部血浆渗出使瘤内含水量增加有关。瘤周水肿则是由于瘤体体积较大时对脑室周围机械性压迫导致局部脑组织缺血或静脉回流障碍及高压梯度使水渗入深部白质区所致。另外,没有颅内其他部位脑膜瘤那样明显的宽基底和脑膜尾征也是其影像学特点。

4. 鉴别诊断 脑室内肿瘤除脑膜瘤外,常见的还有室管膜瘤、星形细胞瘤、脉络丛乳头状瘤及转移瘤等。

(1)室管膜瘤:以青少年多见,可发生于脑室系统的任何部位,多见于第四脑室,一般呈实性,可囊变及钙化,形态不规则,呈分叶状,多呈菜花状,常向周围脑实质内侵犯,多呈不均匀中度强化,这是室管膜瘤的特点。可伴室管膜下浸润。肿瘤较小者或分化较好时与脑膜瘤不易区分,特别是形态规则,信号均匀者鉴别困难。

(2)脉络丛乳头状瘤:好发于 10 岁以下的儿童,男性发病率高于女性,成年人以第四脑室多见,儿童以侧脑室和第三脑室多见,位于侧脑室时左侧明显多于右侧,为实性肿块,多呈不规则分叶状或菜花状,可见钙化和出血,明显强化。影像学表现与脑膜瘤相似,增强后分叶或菜花形态更明显,脑膜瘤钙化发生率高于脉络丛乳头状瘤,由于肿瘤刺激脉络丛过度分泌脑脊液,故常伴有侧脑室扩大,同侧明显,早期就可产生交通性脑积水,还可经脑脊液自发性种植转移。

(3)星形细胞瘤:好发于侧脑室前角,边缘不规则分叶状,瘤内一般广泛囊变、坏死,部分可有出血,瘤周水肿明显,增强后实性部分明显强化,囊变、坏死部分不强化。

(4)生殖细胞肿瘤:第三脑室脑膜瘤单凭影像学特点,与此部位其他肿瘤鉴别比较困难。典型的 CT 特点是,病变密度相对比较均匀,与脑组织相比呈等密度或高密度。病变可发生局灶性钙化。但在第三脑室后部,病变边缘的钙化可能是移位的松果体。在脑室内脑膜瘤的诊断上,MRI 表现需与 CT 影像学征象相结合,对颅内生殖细胞肿瘤诊断尤其重要。

(5)转移瘤:很少发生于脑室内,最常见于肺癌转移,患者年龄较大,呈结节状种植灶,肿瘤周围水肿较明显,且常伴有其他脑实质内的转移灶。脑室内转移瘤以成年人多见,为位于脉络膜丛的扁平状或结节状种植灶。

误诊病例简介:虽然脑膜瘤可出现于任何年龄,但主要仍多见于成人。Lee(1979)报告一例 10 岁患儿,CT 检查发现第三脑室占位性病变,侧脑室脉络膜丛有钙化,表现酷似胶质状囊肿,但一般胶质状囊肿不含钙化,而此例却见钙化。手术病理证实为脑膜瘤。一般说来,此种年龄钙化十分少见,此病例钙化的病因学不明。

MRI 多参数、多方位成像特点,能直观、全面、准确地显示脑室内脑膜瘤的范围、程度以及病理解剖特征等细微之处的表现上优于 CT,而对肿瘤密度的变化的观察则逊于 CT。

第二节 左侧侧脑室三角区脑膜瘤病例

患者,男,47 岁。

术后病理免疫组化诊断:左侧侧脑室三角区脑膜瘤。

影像资料见图 4-5-1。

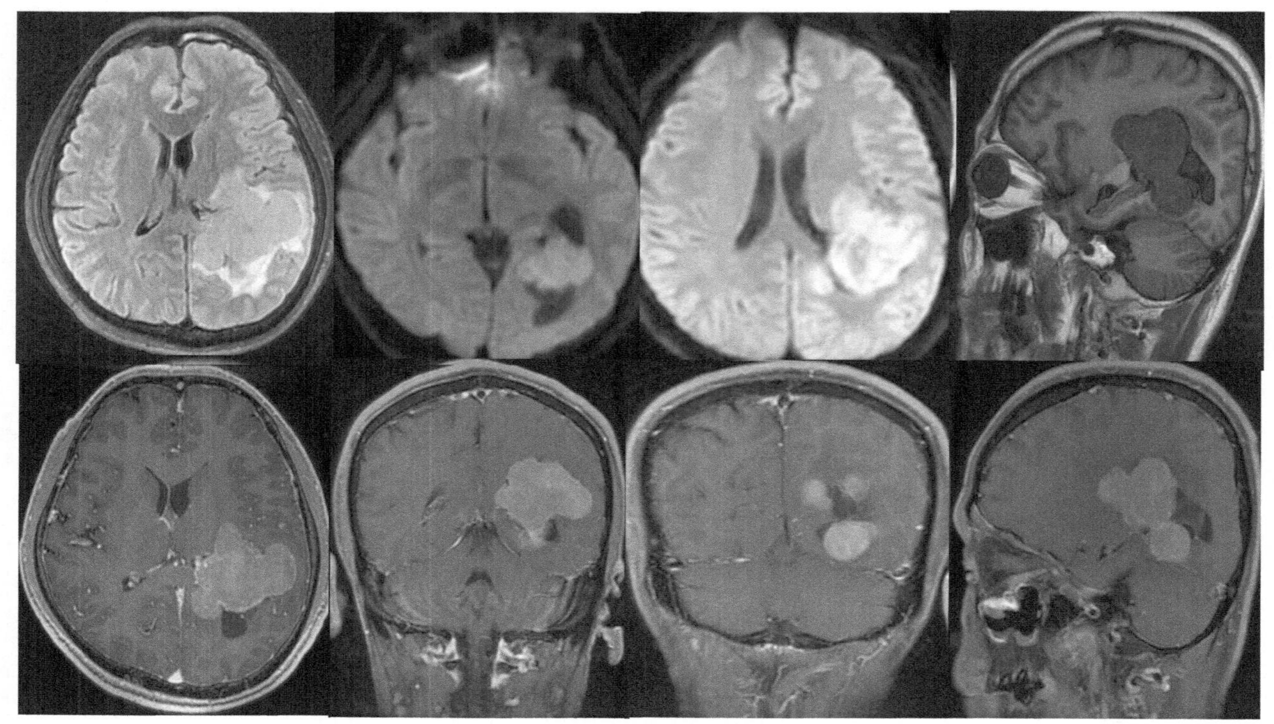

图 4-5-1　脑实质内脑膜瘤

第三节　脑实质内脑膜瘤

脑实质内脑膜瘤，指与脑膜及脑室无任何联系的脑内的脑膜肿瘤，它比一般脑膜瘤发病年龄轻，常见于儿童。平均年龄小于 20 岁，且男性多见。

据国内外现有的病例资料分析，脑实质内脑膜瘤常发生于大脑外侧裂附近、额叶及颞叶区，且左右大脑半球无明显差异。一组 6 例患者中，发生于大脑外侧裂附近 3 例，额叶 1 例，颞叶 1 例，枕叶 1 例，其中左侧 4 例，右侧 2 例。

1. 病理学　现在一致认为，大多数脑膜瘤来源于蛛网膜颗粒细胞，脑室内脑膜瘤是由脑膜折叠形成的前髓帆或脉络丛间质发生的肿瘤，脑实质内的脑膜瘤可能源于血管周围间质细胞、脑裂内蛛网膜细胞、异位蛛网膜细胞或脉络膜组织，脑实质内脑膜瘤以纤维细胞型多见。大部分脑膜瘤表达 EMA，波形蛋白在各型脑膜瘤均可阳性，但阳性一般不强，分泌型、砂粒体型脑膜瘤癌胚抗原（CEA）阳性，假砂粒体周围细胞角蛋白阳性。

2. 临床表现　脑实质内脑膜瘤病程相对较短，该组病史最短为半个月，最长 1 年，平均 3 个月。初期症状及体征不明显，以后逐渐出现颅内高压征及局部定位症状及体征。根据现有的报道大部分脑实质脑膜瘤患者因出现癫痫或惊厥、头痛及偏瘫等首发症状就诊。

3. 影像学研究　脑实质内脑膜瘤影像学表现除具有典型脑膜瘤的一般特征外，还具有本身的特点，主要表现为大脑外侧裂附近、额叶及颞叶区等脑实质内占位性病变，该组有 3 例位于外侧裂附近。病灶边界清楚，囊变、坏死、钙化较典型脑膜瘤多见，6 例病灶边界均较清楚，5 例有囊变，3 例见钙化。

肿瘤实质 T_1WI 呈等信号或稍低信号，该组 4 例 T_1WI 呈等信号；T_2WI 和 FLAIR 上呈稍高信号或高信号，但低于周围水肿的信号，4 例 T_2WI 呈稍高信号，5 例 T_2 FLAIR 呈高信号。瘤周水肿带在 T_2WI 和 FLAIR 上均呈高信号，以 FLAIR 显示更好。

肿瘤多以脉络膜动脉供血为主，位于肿瘤的内侧面，肿瘤周围或瘤内有时可见血管流空；瘤内钙化 T_1WI、T_2WI 和 FLAIR 均呈低信号；囊变和坏死

T_1WI 是低信号,T_2WI 信号增高,FLAIR 可为高信号或低信号,根据囊液或坏死的成分不同而出现不同信号。瘤内囊变与肿瘤退变、坏死、出血有关。

增强后肿瘤实质部分强化,但不如典型脑膜瘤明显,持续强化时间也较典型脑膜瘤短,可能是脑实质内脑膜瘤血运相对较少的缘故。无"脑膜尾征",该组 6 例均未见"脑膜尾征"。因肿瘤成分不同而出现信号强度较低或较高区,信号不均匀,钙化、囊变和坏死区在 MRI 上无强化。肿瘤内出现多种信号常提示其侵袭的特性。MRI 上的血管流空信号及磁共振动脉造影(MRA)可以了解肿瘤的血供、正常血管的推移。

脑实质内脑膜瘤与典型脑膜瘤一样,磁共振波谱(MRS)常表现为 Cho 峰明显增高,无或极低的 NAA 峰和 Cr 峰,不同于其他脑肿瘤。Poptani 等(1995)报道磁共振波谱在颅内囊性肿瘤鉴别诊断中的作用指出:丙氨酸(alanine)为脑膜瘤所特有。

灌注加权成像(PWI)显示肿块呈高灌注。

良性脑膜瘤肿瘤实质区表观扩散系数(ADC)值高于正常脑组织,在扩散加权成像(DWI)和 ADC 图上多呈等信号,恶性脑膜瘤肿瘤实质区其 ADC 值低于正常脑组织,在 DWI 和 ADC 图上呈高信号。各向异性分数(FA)图全部脑膜瘤肿瘤实质区呈等、低信号,水肿区呈略高信号;良性脑膜瘤由于肿瘤的占位效应,瘤周白质受到推移后仍多表现为高信号,恶性脑膜瘤瘤周白质受到破坏时表现为略低信号。

扩散张量成像(DTI)显示良性脑膜瘤推压周围脑白质,恶性脑膜瘤或脑膜瘤恶变浸润和(或)破坏周围脑白质。

误诊病例简介:脑实质内脑膜瘤偏离其脑膜好发部位,极易误诊,常需与胶质瘤、神经节细胞瘤及原始神经外胚层肿瘤鉴别。该组 6 例患者全部误诊,术前诊断为胶质瘤 4 例,1 例神经节细胞瘤,1 例为原始神经外胚层肿瘤。

胶质瘤:本病与胶质瘤鉴别困难时,行 MRS 检查常表现为 Cho 峰明显增高,无或极低的 NAA 峰和 Cr 峰。丙氨酸为脑膜瘤所特有,具有鉴别诊断价值。胶质瘤的 MRS 常表现为 NAA 峰下降、Cho 峰增高及 Cr 峰下降不明显,Cho/Cr、Cho/NAA 比值升高,以及不同程度 NAA/Cr 的降低。

神经节细胞瘤:常表现为非特异性边界清楚,部分囊性肿块,实性区域常出现对比强化,钙化也是其显著特点之一,根据经验大脑半球的病变出现附壁结节常提示神经节细胞瘤。

原始神经外胚层肿瘤:原始神经外胚层肿瘤的影像学表现报道逐渐增多,肿瘤大致呈圆形,实性为主,T_1WI、T_2WI 信号较接近脑组织,增强扫描均匀中度到显著强化。与周围脑组织分界较清楚,轻至中度水肿。穿破硬膜和颅骨可能为特征性表现。

第四节 大脑镰旁脑膜瘤

病例,女,50 岁,因眩晕、呕吐 2 d 夜间急诊行 CT 检查,结果如图 4-5-2 所示。

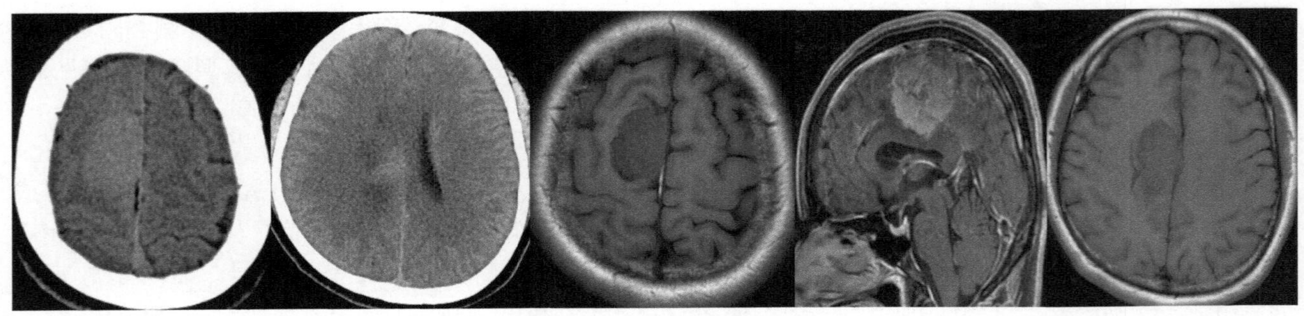

图 4-5-2 大脑镰旁脑膜瘤

手术记录:沿静脉血管走行剪开硬脑膜,在近中线侧沿静脉两侧分离,显露约 2 cm 的空间进入纵裂,见纵裂距上矢状窦约 1 cm 处肉红色新生物,起源于纵裂,向扣带回、旁中央小叶的脑组织内挤压生长,病灶与脑组织尚留有一薄层蛛网膜间隙,符合脑膜瘤的大体观。

病理诊断:大脑镰旁脑膜瘤(WHO Ⅰ级)。

第六节　嗅沟脑膜瘤

患者，女，39 岁。因“视物模糊 3 年，头痛 1 个月余”入院。

手术所见：将患者头颅 CT、MRI 增强数据导入 Medtronic S7 神经导航系统，重建肿瘤、颅底骨质及视神经、大脑前动脉等影像，可见肿瘤已侵蚀颅底骨质（图 4-5-3）。以蝶骨嵴为中心剪开硬脑膜。见左侧额颞部脑组织轻度肿胀。见位于前颅底中后部近内侧的脑外病灶，呈黄白色，质硬，血供丰富，起源于嗅沟硬脑膜，左侧嗅束被肿瘤推挤向内上方，从大体观，符合嗅沟脑膜瘤的表现。分离截断肿瘤与硬膜的联系，可见大量细小血管自硬脑膜向肿瘤供血，硬脑膜部分缺损，肿瘤侵犯前颅底骨质，突破筛板造成部分骨质缺损。在铲断肿瘤基底部后，肿瘤血供基本丧失。

病理检查：灰白色组织一块，大小 3 cm×1.5 cm×1.5 cm，表面呈多结节状，切面灰白，质中。病理诊断：“左侧嗅沟肿瘤切除标本”，沙砾体型脑膜瘤（WHO Ⅰ级）。

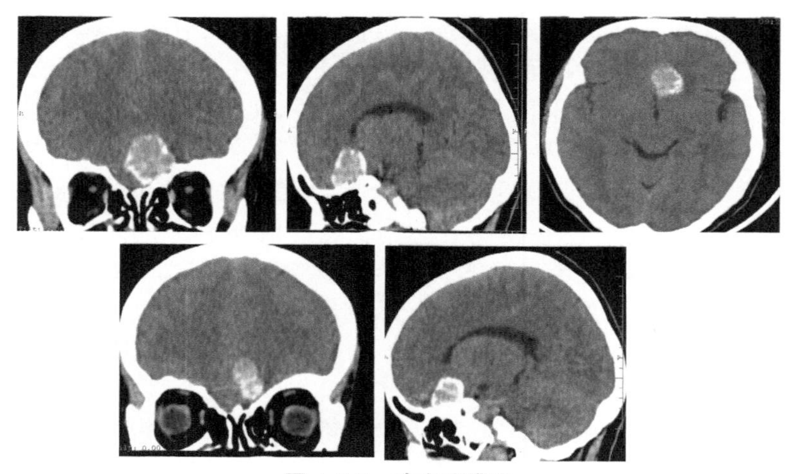

图 4-5-3　嗅沟脑膜瘤

第六章　关于沟通性脑膜瘤

第一节　沟通性脑膜瘤概述

1. 发病机制　脑膜瘤绝大多数具有特征性的CT和MRI表现，术前多能做出正确的影像学诊断。而起源于颅内正常脑膜覆盖部位并沿邻近间隙、解剖腔隙向邻近部位蔓延的脑膜瘤，临床上称为沟通性脑膜瘤，由于其范围广泛、临床症状复杂，给影像诊断带来困难，通常靠手术和病理结果做出正确诊断。

由于沟通性脑膜瘤的范围相对广泛，并且多伴有颅底骨质破坏和功能障碍，治疗难度大，外科手术常需要多学科联合进行。术前全面了解其MRI特征有助于明确肿瘤的部位、大小以及周围结构的改变，对选择最佳手术入路、充分暴露肿瘤以达到最大限度切除肿瘤有重要临床意义。根据脑膜瘤发生来源、部位、数目的不同，存在多种不同的分类方法，而不同类型的脑膜瘤的治疗原则和手术指征不尽相同。沟通性脑膜瘤不同于多发脑膜瘤和异位脑膜瘤。一些作者提出多发脑膜瘤是指患者存在1个以上互不连通的脑膜瘤，并且排除神经纤维瘤病等其他类型的肿瘤；而异位脑膜瘤是指原发于中枢神经系统以外的脑膜瘤。

2. 临床表现　沟通性脑膜瘤的临床症状主要与肿瘤的起源部位、大小和累及的范围有关。根据肿瘤的起源可分为颅源性、眶源性和转移性，以颅源性居多，而转移性相对很少。一组7例患者的研究中，颅源性5例，眶源性2例。颅源性肿瘤引起的症状往往表现出多样性，主要取决于肿瘤对周围结构的功能影响，如该组1例颅颈部广泛沟通者，咽部瘤体远远大于颅内部分，以咽部异物感就诊。由于肿瘤的沟通性生长，范围不断扩大，对周围结构的功能影响越大，其症状越复杂。一般而言，起源于眶内者与视神经关系密切，眼部症状和体征发生较早。眼球外突是眶源性脑膜瘤的最常见和典型的表现，视力、视野和对光反应异常多为晚期症状，也是肿瘤增大的征象之一。沟通性脑膜瘤跨度较广，临床症状无特异性，尤其以颅外肿瘤表现为首发症状。

3. 影像学研究　像颅内局部单发的脑膜瘤一样，沟通性脑膜瘤仍呈特征性的较均匀的等或稍长T_1、T_2信号，颅外部分瘤体形态通常不规则，呈结节状或“哑铃”状（如该组颅鼻沟通者），肿瘤与周围结构可清楚或模糊。

肿瘤对邻近结构的改变与肿瘤的大小、生长方式和组织分化程度有关，颅眶沟通者引起视神经管局部或全程增宽，视神经被包绕、受压移位；原发于桥前池和桥小脑角并通过枕大孔向椎管蔓延者，枕大孔可变形或增大；颅咽部沟通者可引起口咽腔变形、狭窄，咽旁间隙消失。肿瘤还可以出现颅底骨质硬化、吸收和破坏。骨质硬化可能由于肿瘤对其长期刺激所致，在T_1WI和T_2WI上均为低信号；骨质吸收表现为局部变薄或虫噬样，该组1例颅鼻沟通者术中发现颅底骨质吸收，回顾性分析其MRI图像仍难以识别，可能与扫描层厚偏厚有关。

增强MRI可反映肿瘤的血供、质地以及肿瘤与周围结构的关系，有助于外科手术中充分暴露术野，从而最大限度切除肿瘤。该组除1例右侧桥小脑角向中颅窝生长者增强扫描中度强化外，其他各例均出现较均匀明显强化，呈富血供肿瘤表现，而视神经强化程度较肿瘤弱，二者形成良好的对比。

与常见的颅内单发脑膜瘤比较，硬脑膜尾征在沟通性脑膜瘤中出现较少，可能与肿瘤形态不规则、肿瘤的部分瘤体位于颅外有关。

沟通性脑膜瘤沿解剖腔/孔匍匐性生长，形态呈不规则结节状，极少数低度恶性者表现出恶性肿瘤具有的生长活跃的生物学特性，但与颅内局部单发的恶性脑膜瘤有所不同。恶性脑膜瘤坏死和囊变率高。

Dufresne & Bedard（1996）统计恶性脑膜瘤坏死率达 54%；Servo 等（1990）认为恶性脑膜瘤的常见征象包括轮廓结节状、囊变和肿瘤内无钙化。该组 5 例术后病理提示肿瘤细胞排列异型性，1 例可见核分裂象呈低度恶性，但未见肿瘤内部坏死和囊变。术后病理发现 3 例同一肿瘤的颅内与颅外部分细胞分化程度不一致，可能是肿瘤在向外蔓延、侵袭过程中其分化程度发生了改变，有待进一步研究、证实。

4. 鉴别诊断　沟通性脑膜瘤需要同神经鞘瘤、鼻咽癌、三叉神经瘤、脊索瘤和垂体瘤等鉴别。

（1）神经鞘瘤：神经鞘瘤是神经鞘雪旺细胞发生的一种生长缓慢的良性肿瘤，好发于头颅、四肢软组织、纵隔及腹膜后，肿瘤较大时常有囊变和小的钙化，MRI 上肿瘤实体部分 T_1WI 多呈等信号或稍低信号，T_2WI 呈等信号或稍高信号。

（2）鼻咽癌：鼻咽癌易发于鼻咽顶壁和顶后壁，肿块在 T_1WI 上呈低信号，T_2WI 多为混杂信号，常伴有单侧或双侧颈部淋巴结肿大。

（3）三叉神经瘤：多数三叉神经瘤中心位于内听道口，肿瘤较大时可跨中后颅窝，对颅底骨质的影响多为骨质吸收，临床症状主要为三叉神经痛。

（4）脊索瘤：颅底脊索瘤大多伴有出血和囊变，信号混杂，边界较清楚，颅底骨质破坏广泛且以肿块为中心向两侧发展，软组织肿块通常信号均匀，增强扫描病灶可不强化，亦可均质或不均质强化。

（5）垂体瘤：垂体大腺瘤向鞍底生长时，可突入蝶窦乃至筛窦并侵犯颅底骨质和海绵窦，T_2WI 上呈稍高信号或混杂信号，增强扫描强化程度依其构成质地而异。T_2WI 信号是否均匀、颅底骨质吸收或破坏的方式以及某些肿瘤较具特征性的临床表现有助于鉴别诊断。

总之，沟通性脑膜瘤的 MRI 表现有一定的特征：起源于颅内正常脑膜覆盖部位；肿瘤形态不规则，边缘可不清楚；沿解剖腔 / 孔匍匐生长，可伴有邻近骨质改变；平扫呈较均匀等或稍长 T_1、T_2 信号，增强扫描明显强化；肿瘤内无坏死、囊变和钙化。

当 MRI 发现颅内外软组织肿块范围广泛、呈典型的较均匀等信号或稍长 T_1 及 T_2 信号且增强扫描明显强化时，应综合轴面、冠状面和矢状面仔细分析病灶的可能起源，如确认肿块与颅内正常脑膜覆盖部位关系密切并结合临床症状初步排除其他病变时，要考虑到沟通性脑膜瘤的可能性。

第二节　颅眶沟通性脑膜瘤

颅眶沟通性脑膜瘤是一类少见类型的脑膜瘤，由于发病率低，加之与颅内脑膜瘤在临床及影像表现方面存在一定差异，术前正确诊断较为困难。

1. 发病机制　起源于颅底和眼眶正常脑膜覆盖部位并沿颅底间隙、解剖腔（孔）向邻近部位蔓延的脑膜瘤，临床上称为沟通性脑膜瘤，而经过视神经孔或眶上裂跨过颅内和眶内的脑膜瘤，称为颅眶沟通性脑膜瘤，发病率较低，约占颅眶沟通肿瘤的 29%。

根据以上定义，可将原发于眶尖周围区域的颅眶沟通性脑膜瘤分为原发于颅内穿过视神经孔和（或）眶上裂延伸到眶内的颅源性脑膜瘤和原发于眶内穿过视神经孔和（或）眶上裂延伸到颅内的眶源性脑膜瘤 2 类。依据这一分类，视神经鞘脑膜瘤是眶内神经源性肿瘤的一种，原发于视神经鞘，该研究中将其归属于眶源性颅眶沟通性脑膜瘤。

2. 病理学　脑膜瘤的病理分型比较复杂，但现在普遍认可 WHO（2000）脑膜瘤的分类。该分类将不同分化程度的脑膜瘤分成 15 个组织学亚型。该组颅眶沟通性脑膜瘤和颅内脑膜瘤为其中的 6 种亚型，分别是上皮型、纤维型、过渡型、血管瘤型、砂粒体型以及乳头状型。该研究中 2 组脑膜瘤病理类型构成比因病例数较少，两者间是否存在显著性差异，有待于大样本进一步研究。

3. 临床表现　颅眶沟通性脑膜瘤多发于中年女性。临床症状根据肿瘤的大小、位置、生长方式等不同而产生不同的表现。起源于眶内者，与视神经关系密切，眼部症状和体征出现较早。起源于颅内者，症状往往表现多样性，病人多主诉头痛、头晕、肢体活动障碍等，部分可出现精神症状。眼球外突是颅眶沟通性肿瘤最常见和典型表现，除因肿瘤位于球后膨胀性生长以外，还与眼部静脉血管受压致血液回流不畅以及眶内组织淤血、水肿有关。

一组 13 例颅眶沟通性脑膜瘤中，有颅源者 9 例，眶源者 4 例(包括 2 例视神经鞘脑膜瘤)。颅源者主要表现为头痛、头晕，其中 5 例出现典型的阵发性头痛症状，3 例伴有喷射状呕吐，4 例进行性突眼，1 例视力进行性下降；眶源者主要表现眼球外突、视力减退或光感丧失、眼球运动受限或固定、视盘水肿等，其中 3 例出现进行性突眼伴眼球活动障碍，2 例眼眶胀痛，1 例在眼球突出后视力呈进行性下降，1 例右眼光感丧失。

4. 影像学研究　由于肿瘤及眼眶的结构特点，MRI 在显示肿瘤的位置、范围、边界和周围结构关系方面有其优点。

(1)肿瘤形态及基底宽度：因颅眶沟通性脑膜瘤常沿颅底或经眶上裂和视神经管匍匐性生长，形态多为哑铃状或扁平形。该组颅眶沟通性脑膜瘤 9 例呈不规则形生长，其中 7 例呈哑铃状；颅内脑膜瘤 29 例中 21 例呈类圆形生长，未见哑铃状或扁平形，两者间存在显著性差异。眶骨膜经视神经管、眶上裂与颅内硬脑膜相移行，视神经眶口处硬膜除移行为眶骨膜外，还包绕视神经形成视神经鞘，这一解剖学特点决定了该部位肿瘤基底广泛。该组病例颅眶沟通性脑膜瘤肿瘤基底最大宽度平均 6.27 cm，明显大于颅内脑膜瘤基底最大宽度 3.8 cm，二者有显著性差异，提示颅眶沟通性脑膜瘤呈侵袭性生长，与颅内脑膜瘤生长方式可能有所不同。

(2)肿瘤大小：脑膜瘤活性度在肿瘤直径大于 3.5 cm 组明显高于肿瘤直径小于 3.5 cm 组。该组病例中 13 例颅眶沟通性脑膜瘤有 11 例最大直径大于 3.5 cm，比例(11/13)明显高于颅内脑膜瘤中最大直径大于 3.5 cm 所占比例(12/29)，二者间有显著性差异。究其原因可能是因为颅眶沟通性脑膜瘤肿瘤血管密集、血供丰富，肿瘤细胞生物学活性度大于颅内脑膜瘤，肿瘤生长较快，体积较大，体现了肿瘤细胞生长活跃的特性。

(3)瘤脑界面：脑膜瘤与邻近的颅脑组织存在着交界面，即瘤脑界面。该界面在 T_1WI 上显示一个低信号环绕肿瘤周围，代表肿瘤包膜，由肿瘤周围的血管、薄层脑脊液、神经胶质增生带及受压萎缩的脑皮质形成，是脑外肿瘤的特征性表现。该研究 2 组病例中均各有 3 例瘤脑界面不清，两者瘤脑界面改变无显著差异性，推测颅眶沟通性脑膜瘤的瘤脑界面不清晰可能与颅内脑膜瘤机制相同，即由于瘤周反应性血管源性水肿或压迫造成脑脊液循环途径、皮质静脉、静脉窦的梗阻所致。

(4)肿瘤强化形式、程度：肿瘤强化均匀程度与肿瘤内是否有坏死、囊变密切相关，与肿瘤中的纤维化和钙化相关性不大。除钙化较明显的砂粒型脑膜瘤可以不增强或增强较少之外，肿瘤的实质部分往往呈明显均匀增强。该组 13 例颅眶沟通性脑膜瘤中 7 例均匀性增强，6 例不均匀性增强，11 例合并脑膜尾征。29 例颅内脑膜瘤 16 例均匀强化，13 例不均匀强化，17 例可见脑膜尾征。两者强化方式及程度无显著性差异。

增强 MRI 可反映肿瘤的血供、质地以及肿瘤与周围结构的关系，有助于外科手术中充分暴露术野，从而最大限度切除肿瘤。另一组 7 例中除 1 例右侧桥小脑角向中颅窝生长者增强扫描中度强化外，其他各例均出现较均匀明显强化，呈富血供肿瘤表现，而视神经强化程度较肿瘤弱，二者形成良好的对比。

(5)瘤周脑水肿宽度：约有 60% 的脑膜瘤周围可伴血管源性脑水肿。Inamura 等(1992)研究表明，脑膜瘤周围有无水肿及水肿程度主要与肿瘤的发生部位、血供和组织学类型有关。此外还与肿瘤大小、脑皮质肿瘤细胞浸润、肿瘤的增殖活性有关。

该研究中 13 例颅眶沟通性脑膜瘤均发生在额部和蝶骨嵴周围，11 例最大径大于 3.5 cm，肿瘤病理显示细胞增殖活跃，其中上皮型 4 例，血管瘤型 3 例，水肿的最大宽度平均 2.46 cm；29 例颅内脑膜瘤中发生于额部和蝶骨嵴周围的 6 例，其他矢状窦旁 12 例，大脑凸面 8 例、桥小脑角 3 例，肿瘤最大径大于 3.5 cm 者有 12 例，肿瘤病理类型以纤维型居多，共 9 例，上皮型和血管瘤型总共 10 例，瘤周水肿最大宽度平均值 1.18 cm。二者瘤周水肿间存在差异性。这可能与颅眶沟通性脑膜瘤增殖活性高及易破坏血脑屏障有关。

(6)脑膜尾征：绝大多数脑膜瘤行 MRI 增强扫描时，在紧邻脑膜瘤的硬脑膜上常可看到一扁平的或线状增强的结构，这种邻近肿瘤的脑膜增厚称为“脑膜尾征”，文献报道出现率约为 60%，诊断特异性达 81%。该组 13 例颅眶沟通性脑膜瘤中有 9 例出现脑膜尾征，最大长度平均 5.56 cm，明显大于颅内脑膜瘤脑膜尾征最大长度平均值 1.57 cm，二者间存在差异性，可能与颅眶沟通性脑膜瘤呈侵袭性生长有关。另有作者认为，与常见的颅内单发脑膜瘤比较，硬脑膜尾征在颅眶沟通性脑膜瘤中出现较少，可能与肿瘤形态不规则、肿瘤的部分瘤体位于颅外有关。

（7）颅底骨质硬化、吸收和破坏：除上述表现外，肿瘤还可以出现颅底骨质硬化、吸收和破坏。骨质硬化可能由于肿瘤对其长期刺激所致，在 T_1WI 和 T_2WI 上均为低信号；骨质吸收表现为局部变薄或虫噬样，另一组 1 例颅鼻沟通者术中发现颅底骨质吸收，回顾性分析其 MRI 图像仍难以识别，可能与扫描层厚偏厚有关。

颅眶沟通性脑膜瘤沿解剖腔 / 孔匍匐性生长，形态呈不规则结节状，极少数低度恶性者表现出恶性肿瘤具有的生长活跃的生物学特性，但与颅内局部单发的恶性脑膜瘤有所不同。恶性脑膜瘤坏死和囊变率高，Dufresne & Bedard（1996）统计恶性脑膜瘤坏死率达 54%；Servo 等（1990）认为恶性脑膜瘤的常见征象包括轮廓结节状、囊变和肿瘤内无钙化。一组 5 例术后病理提示肿瘤细胞排列异型性，1 例可见核分裂象呈低度恶性，但未见肿瘤内部坏死和囊变。术后病理发现 3 例同一肿瘤的颅内与颅外部分细胞分化程度不一致，可能是肿瘤在向外蔓延、侵袭过程中其分化程度发生了改变，有待进一步研究、证实。

5. 鉴别诊断　颅眶沟通性脑膜瘤应注意与发生于颅眶沟通区域的其他病变，如眶壁转移瘤、鼻咽癌、神经源性肿瘤、视神经胶质瘤、眶尖区嗜酸性肉芽肿及 Tolosa-Hunt 综合征相鉴别。颅眶沟通性脑膜瘤需要同神经鞘瘤、鼻咽癌、三叉神经瘤、脊索瘤和垂体瘤等鉴别。

（1）神经鞘瘤：神经鞘瘤是神经鞘雪旺细胞发生的一种生长缓慢的良性肿瘤，好发于头颅、四肢软组织、纵隔及腹膜后，肿瘤较大时常有囊变和小的钙化，MRI 上肿瘤实体部分 T_1WI 多呈等信号或稍低信号，T_2WI 呈等信号或稍高信号。

（2）鼻咽癌：鼻咽癌易发于鼻咽顶壁和顶后壁，肿块在 T_1WI 上呈低信号，T_2WI 多为混杂信号，常伴有单侧或双侧颈部淋巴结肿大。

（3）三叉神经瘤：多数三叉神经瘤中心位于内听道口，肿瘤较大时可跨中后颅窝，对颅底骨质的影响多为骨质吸收，临床症状主要为三叉神经痛。

（4）颅底脊索瘤：颅底脊索瘤大多伴有出血和囊变，信号混杂，边界较清楚，颅底骨质破坏广泛且以肿块为中心向两侧发展，软组织肿块通常信号均匀，增强扫描病灶可不强化，亦可均质或不均质强化。

（5）垂体大腺瘤：垂体大腺瘤向鞍底生长时，可突入蝶窦乃至筛窦并侵犯颅底骨质和海绵窦，T_2WI 上呈稍高信号或混杂信号，增强扫描强化程度依其构成质地而异。T_2WI 信号是否均匀、颅底骨质吸收或破坏的方式以及某些肿瘤较具特征性的临床表现有助于鉴别诊断。

此外，颅眶沟通性脑膜瘤还应注意与发生于颅眶沟通区域的其他病变，如眶壁转移瘤、神经源性肿瘤、视神经胶质瘤、眶尖区嗜酸性肉芽肿及 Tolosa-Hunt 综合征相鉴别。

总之，颅眶沟通性脑膜瘤具有一定的临床和 CT、MRI 表现特征。眼球突出是眶源性颅眶沟通性脑膜瘤最常见表现，颅源性脑膜瘤临床症状表现多样化，肿瘤形态以哑铃状多见，肿瘤细胞生长活跃，具有侵犯颅骨并向颅外生长的特性，肿瘤最大径、肿瘤基底最大宽度、瘤周水肿最大宽度、脑膜尾征邻近强化硬脑膜的最大长度均大于常见脑膜瘤。

颅源性脑膜瘤起源于颅内正常脑膜覆盖部位；肿瘤形态不规则，边缘可不清楚；沿解剖腔 / 孔匍匐生长，可伴有邻近骨质改变；平扫呈较均匀等或稍长 T_1、T_2 信号，增强扫描明显强化；肿瘤内无坏死、囊变和钙化。

当 MRI 发现颅内外软组织肿块范围广泛、呈典型的较均匀等信号或稍长 T_1 及 T_2 信号且增强扫描明显强化时，应综合轴面、冠状面和矢状面仔细分析病灶的可能起源，如确认肿块与颅内正常脑膜覆盖部位关系密切并结合临床症状初步排除其他病变时，要考虑到颅眶沟通性脑膜瘤的可能性。

有关颅内与颅外沟通性病变，请详见本书 本卷第二十八篇　颅内与颅外沟通性病变。

第七章　脑膜其他肿瘤

第一节　脑 膜 癌 病

脑转移瘤,脑膜转移瘤,又称脑膜癌病或癌性脑膜炎,均是临床较为常见的一种身体其他部位的恶性肿瘤转移至颅内——脑或脑膜,据统计脑转移瘤、脑膜转移瘤的发生率占颅内肿瘤的25%~30%,脑及脑膜转移的临床表现十分严重,不治者多迅速致死,文献报道,死于全身癌肿病人中有1/4发生颅内转移,较原发性中枢神经系统的恶性肿瘤者高9倍。由于对恶性肿瘤治疗方法的进展改变了肿瘤本身病程的发展,脑膜转移瘤变得越来越常见。中枢神经系统原发肿瘤引起脑膜转移,常见的有髓母细胞瘤或原始外胚层肿瘤、室管膜瘤、胚细胞肿瘤、星形细胞瘤和胶质母细胞瘤等;中枢神经系统以外易引起脑膜转移的肿瘤,主要有乳腺癌、淋巴瘤、白血病、肺癌、恶性黑色素瘤、消化道肿瘤、泌尿生殖系肿瘤等。

脑外肿瘤侵犯脑膜以硬膜多见,乳腺癌硬膜转移和脑实质转移发生的概率大致相同,而且也可引起软脑膜转移。血液系统恶性病变,如淋巴瘤、白血病等,常累及软脑膜。非增强MRI脑膜转移瘤表现为正常或交通性脑积水、间质性脑水肿等非特异性征象,较大的结节亦可显示。脑膜癌病可以单独累及硬脑膜-蛛网膜或软脑膜-蛛网膜下隙,也可两者同时受累。文献报道硬脑膜-蛛网膜单独受累较为常见,软脑膜-蛛网膜下隙单独受累较少见,但几组病例显示软脑膜单独受累型并不少。脑膜受累的形态学改变可分为弥漫性和结节性两种方式,有一些肿瘤所致的脑膜受累均为弥漫性。近年来,由于早期正确诊断技术的不断提高,对脑及脑膜转移瘤认识进一步加深,CT、MRI作用已日益为临床所重视。因此,提高对该病的认识,及时有效地采取诊治措施对预后具有重要意义。

一、影响脑转移及脑膜转移的因素

1. 转移途径　脑转移瘤、脑膜转移瘤是以血源性播散转移为主,也可由脑转移(如乳腺癌)引起脑膜播散。转移瘤通常沿脑血流分布,约80%位于幕上,尤其是运动后区、颞前区及额叶;约20%位于幕下(小脑约占18%,脑干约占2%)。大约65%的转移瘤为多发灶性,35%左右为孤立性。

据目前研究,主要转移途径有:①经血液转移,原发性肿瘤侵入邻近血管,瘤细胞栓子进入血流,经肺循环回到左心再进入颅内,故颅内转移瘤多发;②经淋巴转移,恶性肿瘤细胞或栓子经淋巴系统沿神经或颅神经周围淋巴间隙侵入颅内,然后进入脑循环,散布颅内;③直接侵入,邻近器官的恶性肿瘤,如鼻咽癌、视网膜母细胞瘤等均可直接侵入颅内;④种植性转移,脑内的恶性肿瘤,如髓母细胞瘤、室管膜瘤、上皮样囊肿破裂可经脑脊液转移到脑或脑膜的其他部位或脊髓,形成种植性转移。

2. 脑转移瘤、脑膜转移瘤与肿瘤类型的关系　据统计,脑转移占全身肿瘤的25%~30%,脑膜转移约占5%,脑转移中以肺癌发生率较高,占7%~65%,此外,乳腺癌、结肠癌、甲状腺癌、绒毛膜癌、睾丸癌和黑色素癌次之。血行播散是脑膜转移瘤最常见的转移途径,其中以肺癌最为常见,一组病例中约占70%。

脑膜转移的原发性恶性肿瘤可来自中枢神经系统内或外,前者多见于髓母细胞瘤、松果体细胞瘤、室管膜癌、多形性胶质母细胞瘤、生殖细胞及脉络丛乳突状瘤、上皮样囊肿破裂等,脑脊膜转移可达14%~56%;而在脑、脊髓实质转移者中,31%合并有软脑膜受累。后者以肺癌、乳癌较常见,而胃癌、肾癌、黑色素瘤、白血病及淋巴瘤等亦可发生。儿童中常见的是淋巴细胞瘤、白血病。同一器官肿瘤发生脑膜转移的习性可能与组织类型有关，而不一定与恶性程度有联系。如支气管鳞癌，常发生脑转移，但很少发生脑膜转移；而支气管腺癌，则常发生脑膜转移。黑色素瘤、淋巴瘤可同时发生脑膜转移与脑转移。

3. 脑转移及脑膜转移的影响因素　癌肿转移是一个复杂的过程，迄今未完全明了。一般认为有3个主要步骤：即癌细胞从原发癌肿上脱落；经血液或淋巴等途径播散；在靶器官生长和增大。这3个步骤相互衔接和交错，并受许多因素的影响。

①癌细胞的脱落：肿瘤生长速度越快的肿瘤，越易发生细胞脱落，由于瘤内血液供不应求，易发生坏死，坏死灶附近的癌细胞容易与母癌分离，此时，酶具有一定的影响，多年来，人们认识到蛋白溶解酶可溶解细胞间连接；肌肉收缩，手术或创伤等因素可促使癌细胞脱落，癌细胞、血管内皮细胞、网状内皮细胞、炎症、免疫紊乱或某些病理过程可促使这些酶的释出。②癌细胞的播散：肿瘤的特性与播散的方式有关，如癌肿易发生淋巴转移，肉瘤则多血源性转移，前者淋巴结转移为后者的3倍，但由于淋巴结与静脉系统存在广泛交通，最终还是经血源途径入颅。据研究，每克肿瘤24 h可向血液循环中释放100万个癌细胞，虽然大部分被人体防御系统所杀灭，但多次反复释放，不可避免地有癌细胞进入颅内。③转移灶的形成和再播散：癌细胞与人体其他细胞一样，表面都带负电荷，加之血液流动，通常癌细胞不易黏附在带负电荷的血管内膜上。血管内膜损伤引起血管内膜基质裸露，凝血因素异常等促使癌细胞易附着于内膜，单个癌细胞栓塞于毛细血管或毛细血管后小静脉，癌细胞团块则栓塞于较大血管，可引起血管通透性增大，促使癌细胞向血管外浸润，开始形成微转移灶，并依靠渗透过程获得营养，以后由于新生血管长入，癌肿迅速增大。

4. 转移的病理表现　转移至脑、脑膜的肿瘤细胞通常以单发性、多发性和弥漫性3种方式生长。弥漫性生长又分为脑膜转移和弥漫浸润两型。

（1）脑实质转移：转移性肿瘤界限清楚，呈实性或部分囊性，可分布于脑的任何部位，动脉播散者癌栓易在动脉（特别是大脑中动脉）末稍滞留，因此，脑转移瘤幕上较幕下多见。幕上者由于脑灰质血供较白质丰富，癌栓易在灰质与白质交界处停留，该处正是血供由丰富到贫乏的过渡线，转移瘤增大后，位于脑表面时，可与脑膜和颅骨粘连，甚至侵入这些组织。

（2）脑膜转移：肿瘤细胞发生弥漫性蛛网膜下隙浸润，以脑底或脊髓脊膜最为多见，累及其中的颅神经或脊髓神经根，肉眼观察病变轻微者，脑膜近乎正常或略混浊；严重者脑膜灰白，且有大小不等的结节或斑块。由于蛛网膜下隙阻塞，脑积水明显，瘤细胞通过血管周围间隙进而侵入脑实质；弥漫型血管周围瘤细胞浸润可形成局限性瘤结节或广泛软脑膜癌病。组织学表现与原发癌相似，癌组织有不同程度的坏死、液化、囊性变或出血，癌组织周边部可见癌组织沿血管周围浸润，脑组织水肿明显，并有淋巴细胞，巨噬细胞及泡沫细胞形成。

二、脑膜癌病累及脑脊液的途径及脑脊液检查的意义

肿瘤侵犯脑膜后可能通过若干途径进入脑脊液，包括经脑膜小血管直接转移到脑脊液，先侵犯硬脑膜后再逐渐生长进入脑脊液，自脑表面的转移病灶上脱落到脑脊液，以及沿神经根生长进入脑脊液等。

Paakko等（1990）报道14例硬脑膜受侵者仅3例脑脊液中查出肿瘤细胞，而5例软脑膜受侵者中有4例脑脊液中查出肿瘤细胞，表明软脑膜受侵为主时肿瘤更容易进入脑脊液。一组9例累及软脑膜者脑脊液均为异常，2例仅累及硬脑膜-蛛网膜者脑脊液均为正常，与上述结果一致。

一组9例软脑膜受累者，虽然脑脊液都有异常改变，但均未见明确蛛网膜下隙异常增强或交通性脑积水，说明肿瘤累及蛛网膜下隙后并不一定能够在MRI增强扫描时得以显示。因此，脑脊液中检出肿瘤细胞可确诊脑膜癌病，未检出肿瘤细胞但临床资料和影像学表现支持该病时，亦可提示脑膜癌病的诊断。

三、影像学研究

（1）脑转移瘤：国内作者报告一组脑转移，位于大脑半球者占73.9%，小脑半球占17.4%，脑干占8.7%。CT平扫示转移瘤为大小不等、多发、低密度结节影，少数呈等密度或较高密度。MRI平扫T_1WI肿瘤呈低信号，T_2WI呈高信号，占位效应显著，转移瘤特点是瘤灶较小而周围水肿广泛。瘤灶多位于大

脑皮层或皮层下灰、白质交界处,少数位于丘脑及小脑,瘤内可有囊变及出血。注入对比剂后增强 CT 和 MRI 均表现为有明显的增强,呈均质,混杂或环形改变,或不同形式的强化并存,有时出现靶征,具有特性的脑转移在 T_2WI 图像上表现为低信号或等信号, MRI 较 CT 更易显示转移灶。鉴于水肿区的 T_2 时间较 T_1 时间明显延长,有人认为 T_2WI 是检出转移灶的较好序列,但也有人认为 T_1WI 增强可发现直径小于 2 mm 的转移结节,应为首选方法。

(2)脑膜转移:脑膜由外向内分为硬脑膜、蛛网膜、软脑膜三层,蛛网膜、软脑膜统称为柔脑膜。MRI 平扫时正常脑膜一般不显示,偶可在 SE T_1WI 上双侧颞部显示细线状等信号。增强扫描时由于硬脑膜无血 - 脑屏障存在,故正常硬脑膜可以出现轻度强化,呈不连续短线状;而蛛网膜缺少血管,软脑膜毛细血管的基底膜及紧密连接较完整,因此正常柔脑膜无强化而不易显示。当脑表面及脑沟、裂、池等部位出现强化时即为异常,但需除外血管的强化。

根据脑膜转移瘤的发生部位,按 Meltzer 等(1996)方法分为 2 型。①硬脑膜 - 蛛网膜型:表现为颅骨内板下方连续性较长且增粗的线样强化影或大小不等的结节、肿块影,可以是节段性,连续层面均可见到。②软脑膜 - 蛛网膜型:位于软脑膜、室管膜、蛛网膜下隙等部位,正常柔脑膜(蛛网膜、软脑膜)通常无强化,当脑表面及脑沟、裂、池等部位出现强化时即为异常,表现为深入脑回或沿大脑表面起伏的小结节状或被覆状病变,影像学上把软脑膜、蛛网膜和室管膜强化统称为柔脑膜强化。

CT 平扫所显示的阳性征象不多,主要为交通性脑积水、间质性脑水肿等间接征象,有时 CT 上可显示脑池、脑沟变模糊,有时可显示蛛网膜下隙和室管膜上的瘤结节,但边界不清,交通性脑积水为间接征象。CT 增强扫描可见受累的脑底部脑膜和相邻蛛网膜下隙呈弥漫性或结节性强化,小脑幕不规则增厚强化。

MRI 平扫对脑膜转移瘤的检出率较低,对线状增厚型难以显示,对部分结节型病灶可显示,但通常病灶边界显示欠清,病灶多呈等 T_1、等 T_2 信号。

硬脑膜转移瘤增强 MRI 主要表现为硬脑膜线状增厚、强化或颅骨内板下方的结节影,可见脑膜尾征,部分颅骨可受侵。

柔脑膜转移瘤的增强特点主要为脑沟、脑池的线状或结节状强化。

脑膜转移瘤的诊断还应结合原发肿瘤病史及临床症状、体征和脑脊液检查等。当无明确原发恶性肿瘤病史,出现脑膜的异常强化时,需与其他脑膜病变相鉴别。

在高场强 MRI 图像上,自旋回波 MRI 平扫对弥漫性浸润灶和小的肿瘤结节, T_1WI 的敏感性不高,而 T_2WI 又易为周围脑脊液的高信号掩盖,呈高信号结节。

MRI 增强扫描,因硬脑膜无血 - 脑屏障存在,故正常脑膜出现轻度强化,小血管处更为明显,呈短线状不连续。有作者证实 MRI 阳性率为 33%~78%。

脑膜癌病通常无占位效应,且病变信号与邻近脑脊液无明显对比,因此常规 MR T_1WI 和 T_2WI 扫描对诊断帮助不大。增强扫描不仅能区分脑膜受侵的类型,还能检出脑实质内有无病灶。脑及脑膜转移的影像检查,以 MRI 增强方法为首选。增强 MRI 也表现为两种形式的脑膜强化。硬脑膜 - 蛛网膜转移瘤表现为平行于颅骨内面走行的增厚的线状或线状伴结节状强化,即异常增强影沿大脑凸面分布,以及天幕、大脑镰的增厚和异常强化,而脑池、脑沟不增强,即异常增强不延伸进入脑沟。

软脑膜 - 蛛网膜下隙转移瘤表现为脑池、脑沟的弥漫性和(或)结节性强化,即异常增强可延伸进入脑沟,且常伴有室管膜的弥漫性和(或)结节性增强及交通性脑积水。在小脑软脑膜受累者,异常增强可将小脑实质包绕,并勾画出相对低信号的小脑,有作者认为这是软脑膜转移较为特征性的征象。

增强 MRI 脑膜转移瘤显示异常脑膜增强的阳性率为 33%~36%,假阴性率约 30%,而来自血液系统肿瘤的脑膜转移瘤阳性率要低于其他实质性肿瘤引起的脑膜转移。皮层或室管膜下肿瘤可直接将瘤细胞种植到脑脊液,从而引起软脑膜转移。垂体腺瘤也可直接侵及海绵窦。MRI 脑膜增强应与其他病理性脑膜增强相鉴别,如细菌性、结核性脑膜增强表现为线状弥漫性不规则增厚,结核性多位于颅底脑池且有时伴存脑内病灶。蛛网膜下隙出血也可引起脑膜增强,主要发生在出血处。手术后脑膜增强表现为沿手术缺口部位不规则增强。MRI 的作用是明确诊断,临床随访和除外其他疾病。

增强后 FLAIR 序列可以通过调整参数获得 T_1WI 或 T_2WI,临床应用中常采用以 T_2 对比为主的 FLAIR 序列,因其能有效地克服脑脊液在常规 T_2WI 呈高信号所致的部分容积效应和伪影的影响,能敏感地反映蛛网膜下隙轻微信号强度地改变，对显示蛛网膜下隙病变如蛛网膜下隙出血、脑膜炎和脑膜转移瘤等比常规 T_2WI 敏感得多。

虽然 FLAIR T_2WI 是以 T_2WI 为主，但脑膜病变在增强后图像上也可表现为强化，其主要原因：是由于 FLAIR T_2WI 使用较长的 T_1 时间，也会导致轻度的 T_1 效应，所以由 Gd 对比剂引起的缩短组织 T_1 弛豫时间在 FLAIR T_2WI 上也表现为高信号。

此外，当柔脑膜转移瘤血 - 脑 - 屏障受损，对比剂渗入脑脊液时，可见脑脊液的强化，使病变范围显示较增强后 T_1WI 更加清楚。

在部分柔脑膜转移瘤中，增强后 SE T_1WI 上表现出来的脑表面慢速血流的静脉强化亦为条状、点状及小结节状高信号，与异常强化的脑膜不易区分，而 FLAIR T_2WI 因使用较长的重复时间（TR），脑表面血管表现为流空效应而无信号，有助于两者的鉴别。

在硬脑膜转移瘤中，增强后 FLAIR T_2WI 无上述优势，在病灶的强化程度及病灶边界的显示上均不及增强后 T_1WI。所以，在脑膜转移瘤中，增强后 FLAIR T_2WI 用于柔脑膜转移瘤的诊断其价值是肯定的。

脑膜转移瘤的主要 MRI 表现为脑膜的线状、结节状强化，可单独或合并存在；增强后 FLAIR T_2WI 能发现一些常规增强 SE T_2WI 不能显示的病灶，两者结合使用，可发现更多病灶；FLAIR T_2WI 在正常血管强化与病变的鉴别诊断上，具有明显的优势。

以往，脑转移及脑膜转移的临床诊断主要依靠脑脊液的细胞学检查，但脑脊液检出率除与病变所处的部位，发展阶段及脑、脑膜受累程度有关外，亦与肿瘤生长方式有关。据报道，脑脊液细胞学检查结果第一次阳性率为 12%~38%，三次以上的阳性率为 80%，但它并不能准确反映肿瘤对脑及脑膜的侵犯情况。因此，要提高临床诊断的准确性，影像检查诊断是十分必要的（尤其是 CT 与 MRI 的增强扫描）。

CT 和 MRI 二者比较，MRI 具有多序列、多参数、多方位成像的功能，组织分辨率高，能清楚显示脑及脑膜的病理变化，特别是在检出病变累及脑底部及后颅窝等部位时，MRI 无骨性伪影干扰，容易发现病灶，其敏感性和准确性均较 CT 为高。

目前脑及脑膜转移的机制仍未清楚，CT 和 MRI 显示脑及脑膜转移的诊断仍存在一定限度，尚不能完全取代脑脊液细胞学检查。

总之，MR 增强扫描在显示脑膜异常方面极为敏感，有肿瘤病史的患者如果显示脑膜异常增强，无论有无脑实质病灶，都应考虑到脑膜癌病的可能，应指导临床做进一步检查。在确诊脑膜癌病后增强扫描可以为治疗提供准确的病变范围，也可以作为治疗后的随访手段。

第二节 脑室内脑膜肉瘤

原发性颅内肉瘤约占颅内肿瘤的 12%，而脑膜肉瘤仅占肉瘤的 10% 左右。临床上较少见，是脑膜瘤中的恶性类型，占脑膜瘤的 2.0%~10%，而发生在侧脑室内的脑膜肉瘤更罕见。其发病原因目前还不清楚，据报道脑组织受电离辐射后（如放射治疗）可诱发脑膜肉瘤。病理可见肿瘤内局灶坏死、核分裂、巨细胞、细胞堆积、细胞低分化、核异型。

根据 WHO（2000）中枢神经系统肿瘤分类，脑膜肉瘤属脑膜起源肿瘤中间叶起源的非脑膜上皮肿瘤，属恶性脑膜瘤。恶性脑膜瘤 CT 平扫多表现为肿块形态不规则，常有蘑菇状突出部分，肿瘤的部分边界显示不清。瘤内易有囊变或坏死性低密度区，多无钙化，周围常有明显水肿。增强扫描常呈不均一强化。

MRI 表现为肿瘤信号不均匀，包膜不完整，肿瘤与正常脑组织的界限模糊不清，呈浸润性生长；瘤周水肿明显。

一例脑膜肉瘤发生于侧脑室，比较罕见，以下几点不符合一般恶性脑膜瘤的影像学特点：肿瘤边缘比较清楚、周围水肿不明显，可能为肿瘤位于脑室，未突破室管膜侵犯脑组织所致。但该例不均质性明显，囊变及强化显著，瘤体较大，提示肿瘤为恶性。

第八章　脑膜瘤的复发

第一节　复发性脑膜瘤

脑膜瘤为颅内常见肿瘤，其发病率仅次于胶质瘤，占颅内肿瘤的15%~20%，目前主要治疗方法是手术切除。

通常认为脑膜瘤属良性肿瘤，预后良好，但临床上有一部分脑膜瘤尽管可实现Simpon Ⅰ级手术切除，但仍易复发。脑膜瘤术后复发率依据手术方式和间隔时间的不同而有所差别，良性脑膜瘤全切术后10的复发率为9%~15%，完全切除的不典型性和间变性脑膜瘤5年的复发率分别为38%和78%。

一般认为，复发性脑膜瘤为脑膜瘤全切除一段时间后，原已消失或缓解的临床症状和体征又复出现，影像学检查或再次手术时发现原手术部位脑膜瘤再次生长。事实上，手术冲洗不干净或邻近硬脑膜及增厚的蛛网膜切除范围不够会导致微小瘤灶被遗漏，而外科医生常常认为瘤细胞已完全切除，因此，要评估残留在原处的肿瘤确切数量相当困难。

如无特殊情况，手术切除仍为复发后首选治疗方法。目前大多数文献报道侧重于分析其复发原因。MRI检查为脑膜瘤术后复查的首选方法，在评估手术疗效、复发瘤的诊断及了解其病理特征、设计复发瘤再切术的手术计划等方面均有重要意义。

1. 病理学

（1）生物学因素：复发性脑膜瘤的细胞增殖指数、增殖细胞核抗原指数及P53基因的表达率均明显高于非复发性脑膜瘤，而孕激素受体低表达者具有明显增高的复发危险性。

（2）病理类型：一组15例复发性脑膜瘤的研究中，含恶性13例，良性2例，提示复发性脑膜瘤恶性多见。该研究从以下两方面分析：①该组病例恶性度增加的4例中，3例为连续复发，提示复发性脑膜瘤有连续复发且随复发次数从低级别向高级别发展的趋势，推测其原因可能是连续的手术使细胞不断修复再生，核分裂活性逐渐增高，刺激肿瘤生长并向高级别发展；②恶性脑膜瘤细胞异型明显、核分裂象多见、呈浸润生长，其复发率明显高于良性。

病理类型是脑膜瘤复发的关键因素，级别越高，复发的可能性越大。一组52例复发性脑膜瘤患者中，Ⅱ ~ Ⅲ级肿瘤11例：其中恶性脑膜瘤6例，非典型性4例；1例乳头状瘤。

该组有良性Ⅰ级41例，占79%。其中上皮型21例、过渡型10例和纤维型8例，1例为血管瘤型，1例岩骨砂粒体型脑膜瘤，细胞增生活跃。因此良性上皮型、过渡型和纤维型脑膜瘤在15种脑膜瘤亚型的8种良性Ⅰ级肿瘤中最易复发，且以上皮型为主。

上皮型较纤维型易复发，可能是因为上皮型脑膜瘤的包膜多较薄并常有囊性变，瘤质软且与周围脑组织或颅神经、血管粘连。纤维型脑膜瘤则包膜厚质地又较硬，易与周围脑或神经等组织剥离。因此，上皮型较纤维型脑膜瘤手术不易切除干净，易复发。过渡型介于上皮型与纤维型之间。

2. 复发时间　随着影像检查技术的发展，脑膜瘤复发间隔明显缩短。一组研究分析显示，恶性肿瘤全切术后首次复发平均时间（1.4年）较良性肿瘤（3年）短；连续复发病例首次复发后平均每1~2年肿瘤再次复发。值得注意的是，该组中有2例在二次复发后保持多年稳定。

另一组52例患者的研究中，良性组复发时间最短为3个月，最长为18年，平均5.5年。Ⅱ ~ Ⅲ级组最短亦为3个月，最长6年，平均复发时间3.6年。

3. 临床表现　从一组52例的资料来看，脑膜瘤复发的好发年龄为30~70岁，高峰在40~50岁，女性多于男性，其比例约1.6:1。与脑膜瘤整体发病年龄及性别相仿。

术后首次复发时间，最短1~3个月，最长18年。大部分于术后6年内复发。大致有3个复发高峰期，第1高峰为术后10个月内，该组8例，可能与术后残留有关。第2高峰内术后第4年，该组9例。第2~6年之间以矢状窦旁、镰旁、大脑凸面、蝶骨嵴脑膜瘤复发为主。第3高峰期为术后9~10年，该组7例，其中5例位于颅底嗅沟桥小脑角区。从整体看脑膜瘤术10年以后复发率较低，该组4例。术后第7、8年复发率极低，该组仅1例。

4. 影像学研究　体积大，不规则蕈菌样且中央坏死密度或信号不均匀者复发率高。值得注意的是，脑膜瘤复发时具有恶变倾向，因此复发性脑膜瘤与首次发病及非复发性脑膜瘤相比，更易表现为不规则形与蕈菌样。该组多次复发的肿瘤明显具有此特征。该组发现均匀强化且呈圆形的肿瘤亦有可能复发，占总数1/3~1/4。

复发性脑膜瘤钙化概率低。Nakasu（1999）认为，有钙化的脑膜瘤从不复发。一组52例患者的研究中，仅2例伴有钙化。1例为大脑镰前部良性Ⅰ级脑膜瘤，其内见斑点状钙化，术后15年复发。1例为岩骨脑膜瘤增生活跃伴多量软骨化生，前部大块钙化，术后9年复发。因此伴钙化的脑膜瘤复发时间晚。钙化是脑膜瘤不易复发的标志。

复发性脑膜瘤MRI扫描T_1WI为等信号或稍低信号，T_2WI及FLAIR均为稍高信号，增强多为明显的不均匀强化。这是因为复发瘤细胞代谢活跃，瘤体生长迅速，新生血管脆性较大，易发生瘤内出血、囊变和坏死。

复发肿瘤部位研究：多数研究认为矢状窦旁和颅底脑膜瘤复发率较高。Mirimanoff（1985）报道蝶骨嵴脑膜瘤复发率最高，其次为鞍旁和矢状窦旁脑膜瘤，大脑凸面最低。该组46例单发肿瘤中，矢状窦旁占32%；镰旁10%；大脑凸面9%；天幕6.5%；颅底占39%，其中以蝶骨嵴内中1/3、桥小脑角区、前颅底嗅沟、中颅底和鞍结节鞍旁为主。

该组未见脑室内脑膜瘤复发，可能因为此部位脑膜瘤无硬膜附着而不易复发。后颅窝脑膜瘤主要来源于天幕，此结果与其他学者观察一致。

从术中所见来看，矢状窦旁脑膜瘤易长入矢状窦，该组13例矢状窦受侵闭塞，1例包埋，术中常为尽量保留功能区及减少并发症，而仅次全切除肿瘤，即使全切及电灼硬膜，亦常因窦内瘤细胞残留而导致复发。因此矢状窦旁脑膜瘤复发率很高。

而大脑凸面脑膜瘤因位置表浅，易于行Simpson Ⅰ级切除，故复发率低，其复发的因素主要是高级别的病理类型及侵袭性生长方式。

另外大脑镰前中1/3脑膜瘤较易复发，该组5例均位于镰前中1/3。跨天幕上下生长或静脉窦受侵者亦易复发，该组3例。

颅底脑膜瘤复发率最高，其主要原因是肿瘤生长部位特殊，与主要血管、颅神经关系密切，且部分累及眼眶及周围肌肉，易造成颅底骨质破坏，从而限制了肿瘤根治性切除。

一组15例患者的研究中，复发瘤位于大脑镰旁（4例）、蝶骨嵴（3例）、鞍区（3例）、小脑幕（2例）、矢状窦旁（1例）、桥小脑角区（1例）、枕骨大孔区（1例）。分别位于鞍区、蝶骨嵴及桥小脑角区，这些部位解剖情况复杂，外科难以达到理论上的彻底切除；此外，若肿瘤呈浸润性生长，容易侵袭静脉窦或硬膜，实践中要在积极的外科处理与静脉窦切除后增高的手术危险性之间找到平衡点。以上原因导致在原位留有更具侵袭性的肿瘤组织，使其复发率明显增高。

复发瘤数量：流行病学研究显示，放射治疗引起的电离辐射与脑膜瘤的发生有关，且放射导致的脑膜瘤在生物学行为上更具侵袭性，多发性多见，术后易于复发，组织学上表现为非典型性较多见，一组病例有7/15例为颅内多发，其中2例有放射治疗史，均为连续复发，且平均复发时间约1年，术后病理证实2例均为非典型性；多发的7例中共3例经多次手术治疗，增加了术中瘤细胞播散的概率，导致复发瘤多发的特点；还有一种解释为肿瘤区域多中心性起源，它同肿瘤的侵袭性直接相关，复发同时具有快速生长和多位置发生的特点。

复发瘤形态：MRI显示12/15例为分叶状或不规则状，这是由于复发瘤的肿瘤细胞有较明显的增殖趋势且在复发瘤内分布不均匀而造成，有文献报道“磨菇”状和“分叶”状脑膜瘤复发率明显高于圆形脑膜瘤；此外，手术也有一定影响，由于术后软化腔的形成，肿瘤沿术区边缘向阻力小的软化灶生长形成多突起的不规则态；值得注意的是，发生在左侧蝶骨嵴、小脑幕的肿瘤，为结节样、条形生长，这种复发瘤较少见，其恶性度高，生长迅速且呈浸润性生长，这种生长方式使其容易沿血供丰富且阻力较小的区域生长，因此在MRI上表现为结节样或条形。

瘤内坏死、囊变：一组病例瘤内坏死、囊变共8/15例，均出现在恶性肿瘤内。MRI分析示囊变可以表现为圆形或椭圆形，与周围组织分界清楚，也可以为不规则形，与周围组织分界不清；坏死范围、形态均不固定。有文献报道瘤内囊变可以作为非典型性/间变性脑膜瘤的特征性表现。

脑膜尾征：即肿瘤邻近硬脑膜的线形增厚，为脑膜瘤MRI增强后的特征性表现，常表示脑膜的反应性增厚、纤维细胞和毛细血管增生，也可由于肿瘤通过硬膜延伸引起，与肿瘤生长时间较长、长期对硬膜的侵袭刺激有关。该组只有4/15例显示脑膜尾征，可能是因为复发瘤生长速度较快，引起症状较早或在常规术后复查时即被发现。但要注意的是，脑膜尾征并不是脑膜瘤的确定性特征，其他脑内脑外肿瘤、神经类肉瘤及动脉瘤也发现过脑膜尾征。

脑膜瘤复发与血运：该组41/52例单发肿瘤血运丰富或极丰富，以矢状窦旁脑膜瘤为著。仅4例颅底及1例镰旁肿瘤血供一般。5例多发肿瘤亦血供丰富。因此可以看出，血运的丰富程度与复发关系密切。

关于脑膜瘤的复发与微血管密度（MVD）和血管内皮生长因子（VEGF）的表达关系的研究发现，复发组的微血管密度和血管内皮生长因子的表达明显高于非复发组，且Ⅱ～Ⅲ级组高于Ⅰ级良性组。脑膜瘤的血运与微血管密度和血管内皮生长因子的表达呈正相关。

从该组的6/52例动态增强扫描来看，复发组D-T曲线呈快进快出型而原发组多呈快进慢出型，复发组增强峰值高于原发组，但峰值维持时间短，分析其原因，可能是因为脑膜瘤为脑外肿瘤，无血-脑屏障，CT增强早期对比剂主要分布于血管内，因此强化程度主要取决于脑膜瘤内的血管密度，微血管密度越高，单位时间进入血管内的对比剂越多，因此增强峰值越大，曲线越陡。

复发的脑膜瘤在血管内皮生长因子的诱导下新生血管形成，薄壁血管越多，通透性增加，局部对比剂减少越快；另外新生血管往往发育不全，易形成水肿，致使瘤周脑组织疏松，加速对比剂排泄，因而峰值维持时间短。由此可以看出，CT动态增强扫描D-T曲线结合微血管密度和血管内皮生长因子的检测能较准确地反映脑膜瘤的血管生成情况，从而预测肿瘤复发的潜能。但该组因行动态增强的例数较少，尚有待大样本研究证实。

脑膜瘤复发与瘤周水肿：大部分研究认为，瘤周水肿与复发关系密切。Mantle等（1999）报道瘤周脑水肿与肿瘤复发有相关性，并将瘤周脑水肿与脑膜瘤的复发可能性用一个简单的数学方程式来表达：10年内脑膜瘤复发概率（%）=（脑水肿程度）$^3 \times 0.7$。

但研究发现，瘤周水肿亦与部位关系密切，中重度瘤周水肿是矢状窦旁及大脑凸面脑膜瘤复发的重要因素。而镰旁、天幕及颅底脑膜瘤的复发与水肿基本无关。

由于引起脑膜瘤水肿的原因很多，如静脉窦阻塞、肿瘤血管生成、毛细血管通透性改变、血管内皮生长因子、肿瘤内分泌改变等，因此有学者认为，瘤周水肿并不能说明脑组织受侵；有研究表明，瘤周水肿与脑膜瘤细胞增殖能力及术后复发有较好的相关性；一组病例中6/15例瘤周水肿均出现在恶性肿瘤，提示瘤周水肿在良、恶性肿瘤中的分布是有差别的，明显的瘤周水肿可被认为是肿瘤侵袭性的征象。

脑膜瘤复发与侵袭性生长方式：脑膜瘤的侵袭性生长包括包膜的完整性、脑组织浸润及颅骨受侵。该组发现并非复发的肿瘤一定包膜不完整，其完整性与发病部位关系密切，该组中，镰旁、天幕、桥小脑角区和蝶骨嵴复发性脑膜瘤术中均见完整包膜，而凸面脑膜瘤包膜均不完整。颅底及矢状窦旁脑膜瘤1/2以上有完整包膜。同样，脑组织及颅骨的浸润均可见于良性及高级别复发或未复发肿瘤。因此可以认为肿瘤浸润性生长易导致复发，但不完全是复发的标志。

多发性脑膜瘤或多次复发：一组研究有6例多发性脑膜瘤，病理类型5例良性，1例不典型性。4例多次复发，且均为上皮型脑膜瘤，复发高峰为术后3年。

复发过程中还可出现病理类型的转变，良性也可以恶变，该组1例过渡型转为不典型性，1例为上皮型转为过渡型，另1例为血管瘤型转为上皮型。复发部位也可出现变化，主要是向周围扩展侵犯，或发展为颅内外沟通性脑膜瘤，或经手术切口种植为头皮脑膜瘤。

远处转移：转移尤其是远处转移是恶性肿瘤的特征性表现，该组恶性肿瘤中有1/13例发生C_5椎体及椎旁软组织转移，分析其原因：①肿瘤恶性度很高，侵犯周围脑血管或颅骨板障；②手术造成的瘤细胞脱落，这两种情况均有可能使瘤细胞进入血液并沿血运形成远处转移灶。

不难看出，任何单一的征象均不能肯定一定会复发，脑膜瘤的复发受多方面综合因素的影响，主要与病理类型、发病部位、手术切除程度、静脉窦受侵、脑组织浸润、颅骨侵犯以及肿瘤的血供密切相关。

复发性脑膜瘤好发于局部解剖结构复杂或靠近静脉窦的部位；有多发倾向；形态多为不规则形或分叶状；瘤内囊变坏死、瘤周水肿及远处转移多发生于恶性肿瘤；脑膜尾征较原发瘤少见；平扫信号较原发瘤低，增强扫描瘤体多为明显的不均匀强化。

上述MRI表现特征与复发瘤本身的病理改变及手术所致的病理改变有关。病理示复发性脑膜瘤多为恶性；其复发间隔有一定规律，恶性复发间隔时间较良性短，多数情况下，首发后每1~2年肿瘤会再次复发；此外，复发瘤有连续复发且随复发次数从低级别向高级别发展的趋势。部分复发肿瘤可以多发或多次复发，应提高警惕。

另外，钙化的出现可提示肿瘤不易复发。

复发性脑膜瘤有独特的MRI表现及病理特点，充分认识并确定其特征性改变，可提高诊断的准确率。

第二节　良性脑膜瘤复发的影响因素

脑膜瘤在颅内肿瘤的发病率仅次于胶质瘤，占原发颅内肿瘤的13%~26%。绝大多数脑膜瘤为WHO Ⅰ级，生长缓慢，预后良好，经过手术完全切除后可以治愈，但有些良性脑膜瘤虽经手术全切仍会复发，甚至转变为组织学上恶性脑膜瘤。

尽管高级别脑膜瘤，即WHO Ⅱ级和Ⅲ级脑膜瘤的复发率（39%~79%）显著高于良性脑膜瘤（WHO Ⅰ级），但就绝对数而言，由于后者病例数量显著高于前者，良性脑膜瘤仍是复发的主要来源，应引起足够重视。

因此，良性脑膜瘤术后复发是临床需要面对的课题，预测良性脑膜瘤复发仍然是一种挑战。文献报道良性脑膜瘤术后复发率为7%~20%。

为寻求脑膜瘤的复发规律，降低复发的风险，国内外学者对脑膜瘤的复发因素，包括对病变部位、肿瘤切除范围、肿瘤形态、瘤周水肿程度以及与肿瘤增殖相关的标记物等因素进行过探讨，但因其复发时间长短不一、长期随访困难等因素，较大样本关于脑膜瘤复发的研究不多。一些作者回顾性总结218例良性脑膜瘤的临床和MRI影像资料，分析良性脑膜瘤复发的影响因素，以提高对良性脑膜瘤复发预测的可能性。

一、影响良性脑膜瘤复发的因素

（1）颅内重要结构受累比较：与高级别脑膜瘤结果相似，复发脑膜瘤累及颅内重要结构者显著多于原发组；复发组中肿瘤对脑动脉主干的包绕、硬膜窦和颅神经受累情况以及颅内外沟通瘤等出现率均高于原发组，2组间差异有统计学意义，提示颅内重要结构受累是脑膜瘤复发的重要影响因素。

（2）肿瘤部位比较：复发组和原发组肿瘤在颅内的发生部位差异有统计学意义，复发组中肿瘤位于颅底和窦旁者比例显著高于原发组；而原发组肿瘤位于大脑凸面及脑室等其他部位者高于复发组，表明位于大脑凸面、脑室及第三脑室后部等脑膜瘤不容易复发，而位于颅底或窦旁的脑膜瘤较容易复发，与国内外研究结果一致。

肿瘤位于颅内某些部位，如窦旁或颅底时，邻近重要的血管神经结构较多，更容易累及硬膜窦、脑动脉主干及颅神经等重要结构，因而复发机会升高。而位于幕上幕下脑凸面的肿瘤，或因为手术易于到达肿瘤局部，或因为邻近重要结构较少，术中容易将肿瘤清除剥离，复发机会较少。该组排除了不同脑膜瘤组织级别的影响，仅仅是对良性脑膜瘤的累及部位与复发率所做的比较。

（3）肿瘤形态比较：复发组肿瘤形态以分叶状居多，类圆形其次；而原发组以类圆形居多，分叶状其次，2组之间肿瘤形态差异有统计学意义，这一点与国内部分学者的研究结果一致，这可能提示复发组肿瘤受到手术的影响比原发组形态更不规则，抑或与肿瘤细胞增殖速度的不一致有关，进而导致复发肿瘤形态的更不规则。

（4）组织学类型、瘤周水肿、体积大小及多发病变比较：复发组与原发组在肿瘤组织学类型上差异无统计学意义，2 组均以上皮型和纤维型居多，提示良性脑膜瘤组织学类型与肿瘤复发无关。瘤周水肿反映了脑膜瘤对静脉的压迫或引发静脉栓塞，该项研究结果显示瘤周水肿在 2 组间差异无统计学意义。此外，良性脑膜瘤体积大小和是否为多发病变在 2 组间差异均无统计学意义。

二、良性脑膜瘤复发危险因素的观察

多元 *Logistic* 回归分析结果显示：只有硬膜窦、颅神经、脑动脉主干等颅内重要结构受累以及颅内外沟通瘤的肿瘤复发的风险升高，其余各项指标与肿瘤复发风险无明显关系。颅内重要结构受累尤以硬膜窦受累复发风险最高，是脑动脉主干、颅神经受累及沟通瘤的 3. 820 倍，而后者又是未累及重要结构组的 3.820 倍，提示肿瘤复发与颅内重要结构受累有关。术前 MRI 提供的信息，对预测肿瘤切除的 Simpson 分级、是否需要术后放疗以及预后评估有帮助。

三、复发性良性脑膜瘤的病程与累及颅内重要结构的关系

近年来，随着显微外科手术器械和设备的不断更新，使术中监测、清除肿瘤的操作更为准确便捷，从而能更彻底地剥离与颅内重要结构粘连的肿瘤组织，即使有些颅内重要结构受到肿瘤的侵犯或包绕，如位于视神经管和内听道中的肿瘤，绝大部分也能分离清理干净，达到 Simpson 1~2 级切除水平。

该项研究通过对复发组术前 MRI 图像的复习，比较了复发组累及几种不同的重要颅内结构的复发间隔时间，硬膜窦受累的复发时间显著早于包绕脑动脉主干者，与颅内重要结构受累的 *Logistic* 回归分析显示的硬膜窦受累复发风险高于脑动脉及颅神经受累的结果一致，这或许是因为硬膜窦受累常有肿瘤突破静脉窦壁长入窦腔，要确保不中断血流并保证有效回流安全的前提下彻底清除硬膜窦内肿瘤是手术的难点，国内有研究阐述过有关镰幕区脑膜瘤手术的风险；而包绕脑动脉主干的肿瘤组织很少突破动脉壁，术中容易将肿瘤组织彻底清除。

由于该组重要结构受累的样本数量有限，要进一步证实这种现象尚需要更大样本的分析比较。目前有观点认为，大多数脑膜瘤的复发取决于不完全的肿瘤切除而不在于其内在的恶性级别。

总之，颅内重要结构受累增加良性脑膜瘤的复发风险。良性脑膜瘤位于颅底和镰旁窦旁者复发率升高。良性脑膜瘤累及硬膜窦的复发时间间隔可能短于累及脑动脉主干及颅神经者。良性脑膜瘤复发风险与其病理类型、瘤周水肿、肿瘤形态及肿瘤大小无明显相关性。MRI 在预测良性脑膜瘤的复发及其预后评估中能发挥重要作用。

第九章　误诊及诊断陷阱

第一节　类似脑膜瘤的颅内表皮样囊肿

颅内表皮样囊肿仅占颅内肿瘤的 0.2%~1%，多起源于小脑桥脑角及鞍旁区。

Hasegawa 等（1981）报告一例 42 岁男性病人，因双侧视盘水肿进行影像学检查：颅平片示鞍背侵蚀；CT 见左额区有一较大的圆形高密度病灶，伸延穿过中线；冠面 CT 见一分叶状肿块，疑起于嗅沟；血管造影见额部一大的无血管性肿块，由一略微扩大的筛骨后动脉供血，诊断为嗅沟脑膜瘤。手术见一大薄壁囊肿，病理诊断为表皮样囊肿，位于前颅窝底。

表皮样囊肿生长缓慢，症状很少。CT 是早期诊断较好的方法，它的特征性 CT 表现为边界清楚的低密度肿块，注入对比剂后不强化。肿块内含脂质及固醇，故呈低密度。偶可见包膜钙化。本症好发于后颅窝，常见于小脑桥脑角池、小脑蚓部及第四脑室内。大部分幕上表皮样囊肿见于鞍旁区，亦可见于侧室及颞叶。但是，在 1981 年以前额部表皮样囊肿仅有 2 例报告。

第二节　儿童间变性脑膜瘤伴出血误诊为原始神经外胚层肿瘤

脑膜瘤为颅内常见肿瘤，WHO（2007）中枢神经系统肿瘤分类将脑膜瘤归于脑膜上皮细胞肿瘤，其中间变性脑膜瘤属恶性脑膜瘤，占脑膜瘤的 2%~10%。

儿童的脑膜瘤罕见，仅占儿童期肿瘤的 0.4%~1.0%，具有与成人脑膜瘤不同的特征：男性多见，脑室内多见，恶性多见，复发多见。

有作者报告一例儿童病例，肿瘤体积较大，大部分位于脑内，与邻近颅板夹角呈锐角，瘤周水肿较明显，肿瘤内信号杂乱，坏死、囊变和出血较明显，增强后不均匀环状强化，结合患者年龄较小，故术前误诊为原始神经外胚层肿瘤。

原始神经外胚层肿瘤十分少见，由未分化或低分化的神经上皮所构成的高度恶性肿瘤，一般发生于 10 岁以下儿童，幕下多见。影像上，在原始神经外胚层肿瘤，肿瘤位置常较深，体积较大，边界常较清楚，占位效应明显，但不伴或只伴轻度瘤周水肿，T_1WI 和 T_2WI 序列信号均较杂乱，增强后不均匀性强化，并可显示各种形态的脑膜增强，提示为脑膜和蛛网膜下隙种植。原始神经外胚层肿瘤发生坏死、囊变、出血的机会较恶性脑膜瘤大，而儿童恶性脑膜瘤伴出血更少见。

该例发病年龄以及影像表现均支持原始神经外胚层肿瘤诊断，故术前引起误诊，但术后再次复习 MRI，发现肿瘤与颅底关系密切，增强后邻近脑膜强化，提示肿瘤起源于右侧天幕，且瘤内出血、坏死，右侧岩骨受侵犯，瘤周水肿明显，均提示具有恶性肿瘤的特征，应当考虑到间变性脑膜瘤。

总结该例误诊的经验，对于脑肿瘤患者，虽然发病年龄和肿瘤表现对于定性诊断具有提示作用，但还应着重分析肿瘤的起源，再结合影像表现，不难得到正确诊断。该例提醒我们，即使是儿童患者，也应当考虑到间变性脑膜瘤。

第三节　误诊病例简介:脊索瘤样型脑膜瘤

Connors(1980)报道1例发生于15岁男孩,伴贫血、发育障碍的脑肿瘤,当肿瘤切除后,患儿发育良好。以后,Kepes等(1988)较详细地做了临床病理研究,阐述病理形态特征,提出该肿瘤可导致贫血和发育障碍,并首先将该肿瘤命名为脊索瘤样型脑膜瘤。临床比较罕见,占脑膜瘤的0.5%~3.0%。

此病以青少年为多,临床表现与文献报道有所差异,Kepes等(1988)报道的7例中,都有贫血和发育障碍。该例主要是由病灶急性出血导致的压迫症状,没有贫血和发育障碍表现,可能与种族和环境有关。

病理组织学特征,光镜观察有典型的脑膜瘤或至少有小部分为脑膜瘤,但肿瘤大部分组织学表现类似于脊索瘤,主要是瘤细胞间物质黏液样变,在黏液样背景中可见单个或多个小空泡,外观呈液滴样细胞。提示脑膜瘤具备间叶肿瘤和上皮性肿瘤的共同特征。

一例为22岁青年男性,不是脑膜瘤常见的发病年龄,而且脑膜瘤女性较为多发,临床表现也无特异性;MRI表现虽可见脑膜尾征,病灶宽基底与右枕部相贴,周围脑实质受压,可见灰质挤压征,提示病灶来源于脑外,累及脑膜;但混杂T_1WI,混杂T_2WI,DWI大范围低信号,部分区域强化明显,提示病灶血供丰富,并有广泛出血区域,以上表现与常见的大部分脑膜瘤有较大差异,造成诊断困难,应该引起重视。

该病既往影像报道极少,一些作者报道1例第三脑室脊索瘤样型脑膜瘤,认为该病与典型脑膜瘤MRI表现相同。该例与其MRI表现明显不同,瘤体内大范围出血是否为特征及区别于其他类型脑膜瘤的影像征象,尚待进一步搜集病例总结。

本病需与脑组织外血供丰富的其他肿瘤性病变鉴别,如血管外皮细胞瘤、血管畸形及孤立性纤维瘤等。

血管外皮细胞瘤发生出血时也可呈混杂T_1WI、混杂T_2WI信号,但通常平扫可见流空血管显示,增强扫描呈细线样高信号;血管畸形病灶区常见蚯蚓状粗细不一混杂流空血管显示;纤维瘤T_1WI呈等信号,T_2WI根据肿瘤成分不同信号差异较大,增强扫描也可见较明显强化及延迟强化,但通常情况下很少发生显著出血。本病确诊目前仍需病理形态学及免疫组化检查。

第四节　误诊病例简介:脑膜瘤样淋巴组织增生与脑膜瘤

瘤样淋巴组织增生是一种较罕见的良性淋巴组织浸润性病变,瘤体是由分化较好的淋巴细胞及炎性细胞构成,既往认为其为肿瘤。发病部位以胸腔最常见,尤其纵隔多发,其他部位极为罕见。近年来,多数学者从病理角度认为是一种慢性、非特异性炎性病变。手术治疗是目前首选的治疗方法,术后效果良好,不易复发。

(1)临床表现:脑膜瘤样淋巴组织增生临床上往往缺乏特征性表现,当肿块增大到一定程度后才出现相应的压迫症状,常因体检或偶然发现。该病各年龄段均可发生,无明显性别差异。病变多为单发,大小不一。有作者报告一例颅内脑膜瘤样淋巴组织增生瘤体较大,临床上出现无明显诱因左颞部阵发性胀痛,但无明确神经系统定位体征。

(2)影像学研究:该病具有良性肿瘤的特征,多呈圆形或椭圆形,常有较完整的包膜,边缘光整,极少数可有分叶现象。MRI平扫信号均匀,呈等T_1、等T_2信号;增强扫描呈较明显均匀强化,肿瘤以宽基底贴颅底脑膜并形成较典型的“脑膜尾征”,局部脑膜强化,但邻近颅骨未见明确异常信号,肿瘤较大时可压迫邻近脑组织受压变形和移位,相应脑组织内可出现不同程度的水肿。

(3)鉴别诊断:脑膜瘤样淋巴组织增生从影像学上很难与淋巴瘤和脑膜瘤鉴别,与前者的鉴别常需依靠临床手术病理和免疫组织化学;而脑膜瘤强化程度相对更明显,同时可出现邻近颅骨增生性改变,CT扫描可观察到邻近颅骨改变,有助于两者的鉴别诊断。

总之，脑膜瘤样淋巴组织增生临床和影像学缺乏特征，其诊断在排除其他肿瘤后应考虑本病的可能，最后诊断需结合临床手术病理和免疫组织化学。

第五节　误诊病例简介：小脑幕区血管周细胞瘤与脑膜瘤

患者，女，32 岁。因头颈部反复酸痛 3 年，伴视物模糊半年入院。

手术所见：横窦下方小脑半球凸面可见肉红色病灶。导航确定为肿瘤位置。见横窦下病灶，起自小脑幕及小脑凸面，为脑外病变，呈肉红色，质中等偏硬，血供丰富，大体观符合脑膜瘤的表现。肿瘤大部位于小脑幕，于天幕深部近裂孔处有来源于小脑半球的动脉血供及静脉回流。

病理检查：小脑幕区肿物切除标本，结节样肿物一个，大小 5.5 cm × 3.5 cm × 2.5cm，切面灰黄灰白，质中，包膜完整。常规病理诊断：小脑幕区肿物切除标本，初步诊断血管周细胞瘤，待做免疫组化检测进一步证实并进行 WHO 分级。

免疫组化检测：阳性：Vimentin，网状纤维染色，CD34（血管内皮 +），NSE（灶 +），Ki-67（+，约 8%）；阴性：CD57，Olig-2，NeuN，S-100，EMA，GFAP。免疫组化诊断：小脑幕区肿物切除标本：免疫组化检测支持血管周细胞瘤（WHO Ⅱ级）。

影像资料见图 4-9-1。

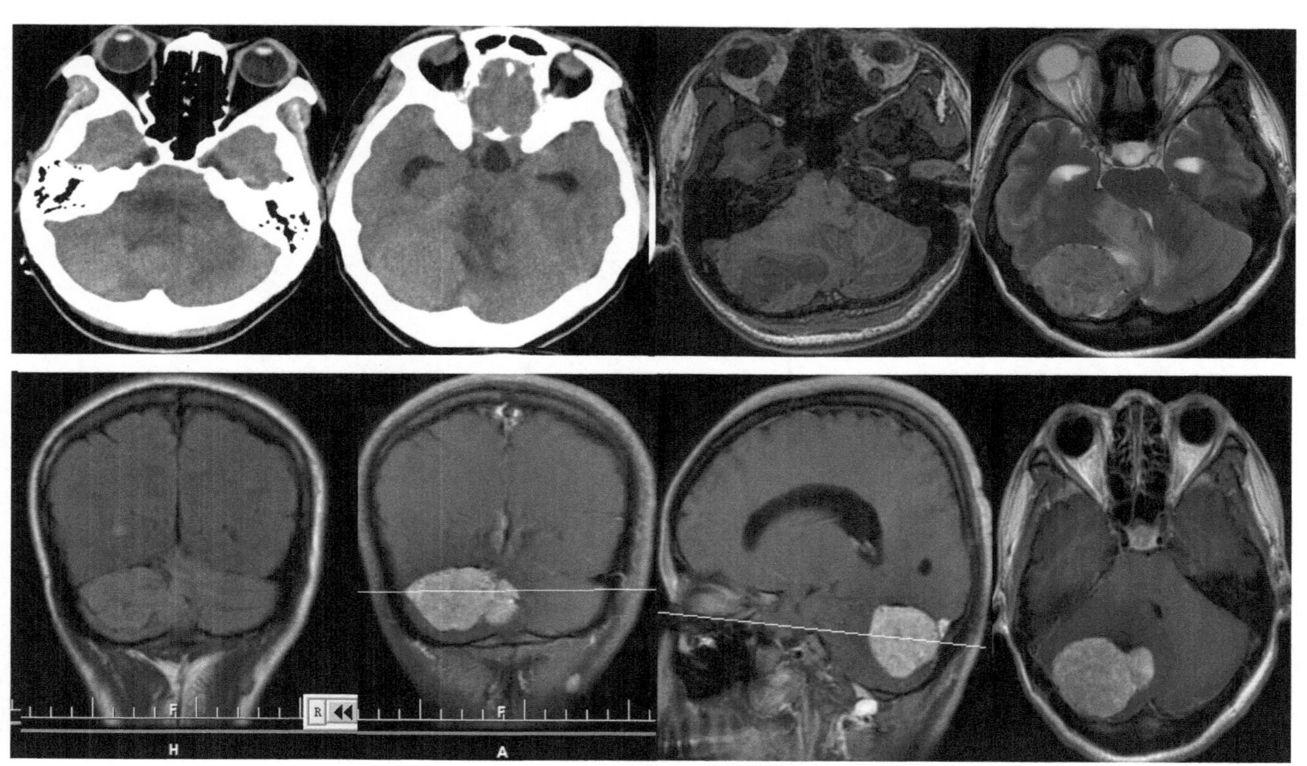

图 4-9-1　小脑幕区血管周细胞瘤

第六节　其他误诊

（1）囊性脑膜瘤类似星形细胞瘤：虽然在手术所见的基础上，脑内神经胶质瘤通常能与脑膜瘤容易区别，但偶尔诊断也可出现困难。误诊最常出现于神经胶质瘤侵犯覆盖其上的脑膜，形成反应性纤维化，造成胶质瘤起源于脑膜的印象。

Henry 等（1974）报告 3 例伴大量囊性变的脑膜

瘤伪似星形细胞瘤。

（2）后颅窝脑室造影的陷阱：使用少量（1~3ml）对比剂与不用透视摆设病人体位的简单的X线脑室造影术，有时可能发现不了小脑桥脑角较大的病变，而在使用足够量对比剂时即可观察到此类病变。用此造影术时，若见内听道不充盈，则应考虑使用大量对比剂再行检查。

Wilner（1970）指出，对比剂剂量限制在1~3ml，可防止内听道管内及内听道管口周围细节观察的丧失，他认为必须在透视下控制对比剂在小脑桥脑角中的位置，以防止混淆于高位脊髓肿瘤、低位脑干或小脑前部包块，它们都可表现为听神经受害。

Long等（1972）著文详细讨论上述脑室造影的陷阱问题。内听道口不充盈，对于肿瘤并不具有特殊诊断意义，它的出现可以由：大的神经充盈内听道，一个短的硬膜囊不延伸入内听道，蛛网膜炎，蛛网膜囊肿，以及动脉瘤等疾病所致，实应引起注意。

（3）小儿第三脑室脑膜瘤伪似胶质状囊肿：虽然脑膜瘤可出现于任何年龄，但主要仍多见于成人。Lee（1979）报告一例10岁患儿，CT检查发现第三脑室占位性病变，侧脑室脉络膜丛有钙化，表现酷似胶质状囊肿，但一般胶质状囊肿不含钙化，而此例却见钙化。手术病理证实为脑膜瘤。一般说来，此种年龄钙化十分少见，此病例钙化的病因学不明。

第五篇　脑膜疾病

第一章　脑膜炎症

第一节　脑膜炎

一、感染性脑膜炎

无论是急性还是慢性脑膜炎症，影像学检查都有一定的限度。虽然增强 MRI 与非增强 MRI 相比具有明显优势，但显示有脑膜异常对比强化的仅占 55%~70%。一些作者认为，脑膜炎的诊断主要还是依靠临床病史、体检及脑脊液实验室检查。

MRI 的作用包括引导脑膜活检，发现并发症等。脑膜炎可引起许多严重的并发症，包括：①局限性或大面积脑梗死、硬膜窦（以上矢状窦为主）栓塞；②脑脓肿形成；③脑积水（梗阻性或交通性）；④硬膜下积液。

脑膜有两种特征性强化方式：硬脑膜 - 蛛网膜强化和软脑膜 - 蛛网膜下隙强化。前者表现为大脑表面、紧贴颅骨内板及沿大脑镰、脑幕走行的曲线强化，软膜强化显示为紧贴大脑表面及深入脑沟并能勾画出脑沟、池的轮廓。Mathews 等（1989）对软脑膜强化与炎性浸润程度的关系进行研究，结论是只有炎症发展到一定程度时，方可出现脑膜强化。

急性脑膜炎有时显示为弥漫性脑膜强化，典型者位于大脑表面、半球之间和侧裂处。基底池的强化以结核性、真菌性慢性脑膜炎最明显。

MRI 对结核性脑膜炎的诊断具有一定的特异性，可早期清楚地显示基底池脑膜异常强化，还可显示脑实质内、蛛网膜下隙、硬膜下、硬膜外腔的结核瘤。

霉菌性脑膜炎多见于人类免疫缺陷病毒阳性或其他免疫抑制的病人。中枢神经系统曲霉菌性感染者，约 20% 可见局限性硬膜和蛛网膜增厚、强化。隐球菌性脑膜炎常见于获得性免疫缺陷综合征患者，脑膜强化相对少见。Wrobel 等（1992）报道 11 例孢子菌脑膜炎病例，7 例出现脑膜强化，以基底池、侧裂池、半球间裂和上颈段蛛网膜下隙强化明显。

梅毒性脑膜炎可表现为多发小灶性脑梗死、局限性或弥漫性脑膜强化。螺旋体感染也可累及脑膜，增强 MRI 对病毒感染不甚敏感，但有时也可见脑膜强化。

二、非感染性脑膜炎

非感染性脑膜炎的 MRI 表现也不尽相同，两种脑膜强化方式均可出现。

类肉瘤病（结节病）是非感染性慢性脑膜炎最常见的原因，约占 31%，大约 5% 的结节病患者出现神经系统症状，其特点是常累及下丘脑和垂体柄，表现为下丘脑、垂体柄异常强化、增粗，脑神经亦常受累，主要以视交叉及第 Ⅱ、Ⅶ 对颅神经多见，脑膜增厚多见于脑凸面，信号类似于脑膜瘤，T_1WI、T_2WI 均表现为与皮质等或略低信号。

韦格纳肉芽肿表现为脑膜增厚，有时甚至为结节样增厚，并明显强化。

肥厚性硬脑膜炎是一种罕见的硬脑膜肉芽肿炎，但随着 MRI 的广泛应用，此病的报道越来越多，其特征是炎症、纤维化和硬脑膜增厚，MRI 可显示硬脑膜增厚，并弥漫性强化。

第二节　中耳炎颅内及颅底并发症

中耳炎感染扩散引起并发症的途径主要有破坏骨质后向邻近结构蔓延，沿血管及经正常骨缝或孔道蔓延。耳源性并发症分为颅内并发症、颞骨内并发症及颅外并发症。

一、硬脑膜相关的并发症

在 MRI 检查时，与硬脑膜关系密切的并发症有硬脑膜炎、硬膜外脓肿、硬膜下脓肿及静脉窦血栓性静脉炎。硬脑膜炎是最常见的耳源性并发症。一组研究的 11 例患者中，除 1 例未行增强扫描外，其余病例均有硬脑膜炎影像改变；软脑膜炎较少见，该组未见。

硬脑膜炎是由于中耳感染灶破坏骨质或沿中耳内血管进入相邻硬脑膜内而引起的，致硬膜充血、肿胀、增厚。在 MRI 上表现为中耳邻近硬膜增厚，呈明显均匀强化。感染扩散到硬膜后，可沿硬膜进一步扩散。

该组有 2 例沿硬膜蔓延到内听道，其中 1 例可见内耳迷路区强化，提示感染经鼓室或内听道继续蔓延到内耳迷路，引起迷路炎。一般认为迷路炎是由感染灶破坏鼓岬、半规管侵入内耳，或由蜗窗、前庭窗侵入。中耳感染还可能先侵及硬脑膜，然后沿硬脑膜蔓延至内听道，继而至内耳迷路，引起迷路炎。

若岩尖气化良好，中耳炎症则可能沿小气房蔓延到岩尖，引起岩尖炎。岩尖炎可致 Dorello 管区（外展神经行经区）、三叉神经节区及海绵窦区硬膜受累，出现相应的颅神经症状，称为 Gradenigo 综合征，表现为中耳炎、外展神经麻痹及三叉神经分布区疼痛三联征。

在 MRI 上，岩尖炎表现为岩尖内的长 T_1、长 T_2 信号，增强后有强化。炎症扩散到邻近硬膜后，硬膜充血水肿，压迫邻近的三叉神经、外展神经以及海绵窦区的颅神经，产生相应的颅神经症状。

硬膜外脓肿大多发生在后颅窝，少数在中颅窝，是由感染灶破坏骨壁蔓延而形成；硬膜下脓肿则是由沟通中耳和蛛网膜下隙及脑实质的小静脉的血栓性静脉炎扩散而形成。硬膜外及硬膜下脓肿与硬膜外及硬膜下血肿的形状类似，只是在增强扫描时脓肿壁的强化非常明显，并且硬膜下脓肿可呈分叶状。

静脉窦血栓性静脉炎是较常见的耳源性并发症，常发生在乙状窦。静脉窦血栓性静脉炎常由静脉窦周围炎或周围脓肿发展而成。中耳乳突内感染可直接破坏骨壁扩散到静脉窦硬膜引起静脉窦周围炎或周围脓肿，或先引起乳突内小静脉的血栓性静脉炎，而后通过与这些小静脉相连的静脉窦硬膜血管将感染扩散到静脉窦而形成静脉窦周围炎或周围脓肿。

静脉窦周围炎或周围脓肿对静脉窦的压力使得窦壁及内膜坏死，引发附壁血栓形成，血栓感染扩大后可堵塞静脉窦血流。刚形成的静脉窦血栓可逆行扩散到相邻的静脉窦，也可顺行扩散到颈内静脉。

静脉窦血栓在 MRI 上的直接征象是静脉窦内 T_1WI 和 T_2WI 呈高信号，间接征象主要为静脉窦区的流空信号消失。由于静脉窦区的血流多变，在部分正常人也可出现不流空的信号，因此在中耳炎患者中遇到类似情况，除密切结合病史及临床症状外，最好能行磁共振静脉成像（MRV）。

二、其他并发症

Yen 等（1995）认为中耳炎是脑脓肿的第三常见的病因，仅次于发绀性先天性心脏病和外伤。中耳内细菌沿小静脉至大脑灰质或白质，在脑内形成炎症。随着炎症及水肿的发展，脑组织发生坏死，最终形成脓肿。

此外，中耳内炎症还可直接破坏骨质，侵犯硬膜后在脑组织内形成脓肿。耳源性脑脓肿最多见于颞叶。在 MRI 上，脑脓肿与其他部位脓肿表现相似。脓肿壁均匀，较厚，在 T_2WI 及 T_1WI 上信号均稍低，增强后有明显强化；脓肿中心为长 T_1、长 T_2 的坏死区，边缘有明显水肿。

三、鉴别诊断

硬脑膜强化是最常见的颅内耳源性并发症的 MRI 表现，需与其他病变所致的脑膜强化相鉴别。引发硬脑膜强化的病变非常多，包括硬脑膜的原发肿瘤和转移瘤、感染性病变、自身免疫性疾病、血管性疾病等。

（1）硬脑膜炎：中耳炎所致的硬脑膜炎多在岩骨附近，同时可见到中耳乳突内的病变，若 HRCT 发现中耳乳突骨壁有破坏，再结合病史和症状，多数情况下可正确诊断。

（2）鼻咽癌：岩尖炎需与鼻咽癌鉴别，其与典型的鼻咽癌容易鉴别。黏膜下鼻咽癌主要在黏膜下扩散，在体检和 MRI 上鼻咽部可无异常表现。当肿瘤破坏岩尖，阻塞咽鼓管后，中耳和岩尖区的表现可与中耳炎并发症相似。但鼻咽癌骨质破坏的范围更广泛，岩尖的外形消失，此外，鼻咽部黏膜下肌肉以及咽旁间隙都可能受累。咽后淋巴结肿大也是鼻咽癌的常见表现。这些表现都与岩尖炎不同，再通过仔细询问病史，一般不难鉴别。

在岩骨及岩尖附近区域出现硬脑膜病变、硬膜外或硬膜下脓肿，在颞叶出现脑脓肿，乙状窦区流空信号有改变时，应注意观察中耳乳突区有无病变，并应详细询问患者的病史。

MRI 由于具有优越的软组织分辨率和对血管流动的敏感性而成为了解耳源性颅内并发症的重要检查手段；而 HRCT 可全面了解中耳乳突的骨质改变情况，有助于判断中耳感染的蔓延途径。因此，在耳源性颅内并发症的检查中，应综合应用 MRI 和 HRCT。

第二章　蛛网膜下隙出血

第一节　急性蛛网膜下隙出血

蛛网膜下隙出血是神经科常见的危重病及颅脑外伤常见的并发症，成人原发性蛛网膜下隙出血常见原因有颅内动脉瘤、动静脉畸形和高血压动脉硬化血管破裂，致残率及致死率极高。

（1）CT：对急性蛛网膜下隙出血，多数文献认为CT最敏感，其显示率可达80%~100%，但出血1周后，随着脑脊液中血液的吸收和演变，CT的显示率大大下降，而此时MRI则具有一定的优势，液体衰减反转恢复序列对急性蛛网膜下隙出血具有很高的敏感性，无论是急性、亚急性还是慢性蛛网膜下隙出血的显示，液体衰减反转恢复都比其他成像序列敏感，甚至优于CT，特别是后颅窝的蛛网膜下隙出血，其缺点是特异性不高。

CT能否显示蛛网膜下隙出血的高密度，完全取决于蛛网膜下隙中血液对X线束的衰减值。显示密度的高低与出血量、红细胞的比积以及被脑脊液稀释的程度呈正相关。如出血量少被脑脊液迅速稀释或伴有严重贫血时，急性蛛网膜下隙出血可不呈高密度，而呈等密度，此时CT检查有出现假阴性的可能，具有一定的局限性，可能造成漏诊，而对于后颅窝的蛛网膜下隙出血，由于骨性伪影的影响，有时CT也难以明确诊断。

（2）MRI：液体衰减反转恢复（FLAIR）序列是一种自由水（脑脊液）呈低信号的重T_2WI。蛛网膜下隙出血时血性脑脊液中蛋白含量增加，产生结合水效应及顺磁性效应，补偿了脑脊液的反转时间，使血性脑脊液的T_1值缩短。

由于FLAIR序列只抑制自由水（脑脊液）的信号，血性脑脊液的信号不能被抑制，所以蛛网膜下隙出血在FLAIR序列上表现为脑池、脑沟或纵裂池内呈明显高信号，且MRI具有较高的分辨率，对于少量局限性蛛网膜下隙出血，FLAIR序列也可以清楚显示。

Noguchi等（1995）对20例急性蛛网膜下隙出血，14例亚急性或慢性蛛网膜下隙出血患者进行液体衰减反转恢复成像，敏感性均为100%。快速液体衰减反转恢复（fast FLAIR）序列的优势是成像时间短，平均仅需4 min。Mathews等（1999）的研究证实注射对比剂快速液体衰减反转恢复成像对于脑表面的病变（如脑膜病变）的检出非常实用。

成像平面的选择、对比剂的剂量也可影响脑膜病变的显示。冠状面成像较轴面对评价脑膜强化具有更大的优势。静脉注射标准剂量2~3倍（0.1mmol/kg）的Gd-DTPA能够显示标准剂量不能显示的脑膜病变。

一项研究中有12/65例CT检查阴性而FLAIR序列均表现为脑沟内条形高信号。在一组大样本不同病因引起的蛛网膜下隙出血病例的研究中，对部分急性蛛网膜下隙出血患者MRI图像进行盲读，结果显示FLAIR序列对急性蛛网膜下隙出血的敏感性达到了100%。

该项研究提示FLAIR序列对蛛网膜下隙出血的显示率（96.9%）明显高于CT（80.0%），提示FLAIR序列对急性蛛网膜下隙出血的诊断较CT敏感。少量的急性蛛网膜下隙出血CT检查常无阳性发现，往往会漏诊。这是因为少量蛛网膜下隙出血时，红细胞很快被脑脊液稀释、溶解，蛛网膜下隙中的少量血液对X线的衰减值极小，CT不能显示其差异。

同时，由于在MRI上后颅窝没有骨性伪影的干扰，因此对于后颅窝的蛛网膜下隙出血，FLAIR的敏感性高于CT。

根据 FLAIR 成像技术原理，正常脑脊液在 FLAIR 上表现为低信号，即脑沟、脑池及脑室内为低信号，脑组织呈相对高信号，髓质信号高于白质。除蛛网膜下隙出血外，有时可见侧脑室前角旁的正常脑白质由于脑脊液渗透室管膜下而呈高信号。

另外，FLAIR 显示蛛网膜下隙高信号还可见于重症化脓性脑膜炎、肉芽肿性脑膜炎、蛛网膜炎、脑膜转移性肿瘤、皮样囊肿破入蛛网膜下隙等疾病。结合病史及分辨高信号部位，对不典型病例可行 MR 增强扫描及抑脂技术有助于鉴别诊断。

由于 MRI 扫描时间长，危急重症患者不能配合完成检查，但对临床高度怀疑蛛网膜下隙出血的患者，CT 检查未发现异常时，需行 MRI 包括 FLAIR 序列检查，以免漏诊。

同时通过常规序列及头颅 MRA 与 FLAIR 序列的结合，不仅能对蛛网膜下隙出血进行准确而全面地诊断，同时对于蛛网膜下隙出血原因的评估也具有重要意义。

第二节　动脉瘤性蛛网膜下隙出血

动脉瘤性蛛网膜下隙出血是由位于蛛网膜下隙内的脑动脉瘤破裂所致。其典型临床表现为急性发作的严重头痛，病人常伴有昏迷或严重的神经系统受累症状。平均发病率约为万分之一，日本和芬兰的发病率还要高，为前者的 2 倍。

动脉瘤多见于停经后的女性，男女比例为 2:1。50~60 岁为高发年龄。脑动脉瘤破裂危险因素包括：高龄、嗜酒、吸烟、高血压、口服避孕药、家族史及个人蛛网膜下隙出血史、可卡因吸食、常染色体显性多囊肾病、Ehlers-Danlos 综合征 4 型、神经纤维瘤病Ⅰ型、马方综合征。

动脉瘤破裂出血大约占非外伤性蛛网膜下隙出血的 80%。其余 10% 的自发性蛛网膜下隙出血见于愈后很好、再出血很少见的静脉性中脑周围出血，另外的 10% 是由于动静脉畸形、动脉夹层、硬膜动静脉漏、感染性动脉瘤和垂体卒中等所致。

动脉瘤发生在前交通动脉大约占 30%、颈内动脉与后交通动脉分叉处占 25%、大脑中动脉分叉占 20%、颈内动脉分叉 7.5%、基底动脉分叉 7%、胼周动脉大脑前动脉分叉 4%、椎动脉小脑前下动脉分叉 3%。

由于颅内压急剧升高和暂时的脑灌注中断，大约 12% 的病人在到达医院前死亡。其 30 d 病死率为 40%。许多研究表明，早期确诊和及时治疗可以显著降低病残率和死亡率。

（1）确定出血：CT 是检查蛛网膜下隙出血的首选成像手段。24 h 内其敏感度可达 90%~98%。3 d 和 1 周后敏感度分别下降到 95% 和 50%。

造成 CT 漏诊的原因包括：①随时间推移 CT 诊断敏感性下降；②出血量少或红细胞比容小于 30%；③医生读片经验；④技术因素（有无运动伪影，脑下部有无薄层）。

利用 CT 可量化出血量，国际上通常采用 Fisger 分级。即 1 级：CT 上未见出血；2 级：弥漫或垂直蛛网膜下隙（纵裂池，岛池，环池）出血厚度小于 1 mm；3 级：局部凝血块或垂直蛛网膜下隙出血厚度大于 1 mm；4 级：脑内或脑室内凝血块伴弥漫或无蛛网膜下隙出血。

在急性期，MRI 检出蛛网膜下隙出血的敏感度与 CT 相同，但由于其成像时间较长，很难在急诊情况下应用。对于躁动的病人需要进行常规麻醉，可能会造成安全隐患。由于 FLAIR 抑制脑脊液信号，便于检出血液。在亚急性期由于去氧血红蛋白形成，其顺磁性特征造成局部磁场不均匀，高度依赖磁场均一性的 T_2* 梯度回波序列很容易检出血液，故对蛛网膜下隙出血非常敏感。值得注意的是，T_2* 梯度回波序列显示的出血量大于实际量。

（2）确定动脉瘤：确定动脉瘤有 3 种方法，动脉导管血管造影、CT 血管成像（CTA）、磁共振血管成像（MRA）。

动脉导管血管造影可以检查细小的颅内血管的走行和形态，仍然是检查动脉瘤的金标准。动脉导管血管造影另一优势是术者在检查动脉瘤的同时可以行动脉瘤栓塞。缺点是费用较高，有创性，可发生神经系统并发症，发生率为 1.0%~2.5%，0.1%~0.5% 为永久性损伤。还可出现非神经系统的损伤，如股动脉损伤（0.05%~0.55%）、腹股沟血肿 6.9%~（10.7%），以及对比剂和其他过敏反应造成的肾脏不良反应（1%~2%）。

在二维 DSA 基础上发展起来的三维旋转 DSA

克服二维DSA影像中病变血管与周围血管重叠的问题,病变血管支可充分显示,提高了检出率。

由于CTA成像速度快,创伤小,可与首次CT同期进行,通过三维脑血管影像可以评价脑和颅底骨的血管结构,便于制定手术计划,CTA越来越多地应用于临床,其检出动脉瘤的敏感性可与MRA媲美。研究显示,CTA对于大动脉瘤的检出甚至优于常规血管造影。

CTA检出颅内动脉瘤的敏感度为77%~97%,特异度为87%~100%。但是对于小于3 mm的动脉瘤,CTA的敏感度为40%~91%。因为CTA需要的对比剂剂量较大,肾功能受损的病人使用时须慎重。对于临床症状轻、CT上出血仅限于中脑周围、怀疑静脉性中脑周围出血的病人宜先行CTA,如果CTA阴性,那么可避免做动脉导管血管造影。

MRA无须对比剂即可对颅内血管进行成像,尤其适用于肾功能受损的病人。但是MRA检查的时间远远长于CTA检查,不适合危重病人的检查。MRA检出颅内动脉瘤的敏感度和特异度都很高(敏感度为69%~99%,特异度为100%)。与CTA一样,对于直径小于3 mm的小动脉瘤,MRA的敏感度较低,为38%。

(3)确定损伤范围:由于脑室内血液阻塞孟氏孔或外侧孔,15%~20%的动脉瘤性蛛网膜下隙出血病人会出现梗阻性脑积水。出血量大的病人,出现梗阻性脑积水的概率更大。CT最常用于该病的检查,其可以很直观地显示梗阻性脑积水。影像学表现为脑室扩大,常伴脑脊液经室管膜外渗。在急性期,梗阻性脑积水脑室引流可减轻病人的昏迷。CT在评价梗阻性脑积水脑脊液引流或腹腔分流的效果上具有重要价值。

脑血管痉挛是蛛网膜下隙出血后严重的并发症之一,也是病人死亡的重要原因。脑血管痉挛常发生在首次出血后几天,高峰期在7~10 d。经颅多普勒常用于判断脑血管痉挛,其指标是脑内大血管的流速增加。正常情况下大脑中动脉流速小于120 cm/s,如果大于200 cm/s则认为存在中度、重度脑血管痉挛。

但是影响流速测量的因素有很多,单凭一次测量很难准确判断。在发病后3~7 d内,流速日增加25~50 cm/s是预测脑血管痉挛的指标。但大脑前动脉和大脑后动脉痉挛经颅多普勒诊断的敏感度很低(13%~48%)。

近年来磁共振灌注和扩散成像开始用于评价蛛网膜下隙出血。扩散成像可以判断缺血损伤造成的细胞性水肿。表观扩散系数可以判断轻微广泛的脑血管源性水肿。PWI虽然可在一些蛛网膜下隙出血病人中显示脑灌注下降的区域,但是由于脑血管痉挛可累及双侧和多支颅内血管,如何选择参考动脉来计算动脉输入方程,其对于结果有很大影响。研究结果显示,在前后循环及动脉瘤侧和对侧选择动脉输入方程对于显示脑灌注缺损范围有很大影响。至于灌注成像检出脑血管痉挛的特异性、敏感性尚需研究。

如果^{3}H治疗(高血压、高血容量及血液稀释治疗)保守治疗血管痉挛失败,那么可选择超选颅内血管灌注平滑肌松弛药——罂粟碱或尼卡地平、异博定(Verapamil)。研究表明,动脉内灌注尼莫地平可成功地扩张痉挛的脑血管。对于顽固的血管痉挛,采用软球囊颅内血管成形术可改善其脑灌注。

第三节 快速吸收的急性硬膜下蛛网膜下隙混合出血

急性硬膜下血肿及蛛网膜下隙出血均是很常见的颅内出血,可以单独发生,也可同时出现,诊断上一般不存在太大的问题。

但是,快速吸收的急性硬膜下蛛网膜下隙混合出血比较少见,临床症状轻重不一,吸收机制不明,诊断不够统一,大多数依据颅板下的新月形高密度影而诊断为急性硬膜下血肿,也有依据血肿的快速吸收而诊断为蛛网膜下隙出血。

有作者认为,急性硬膜下蛛网膜下隙混合出血,既有急性硬膜下血肿的改变,又有蛛网膜下隙出血的改变,二者通过撕裂蛛网膜的沟通而实现快速吸收。

一组17例患者的研究中的16例表现为类似急性硬膜下血肿的新月形或带状混杂高密度出血影,17例均伴有蛛网膜下隙出血,无论从影像还是从临床出血吸收规律方面看,均符合蛛网膜下隙出血的演变规律。

对于这种影像表现,国内外的报道很多,但多认为是快速吸收的急性硬膜下血肿。部分作者认为系蛛网膜下隙出血，一些作者认为这是一种少见的特殊类型的血肿，即急性硬膜下蛛网膜下隙混合出血。

病理基础是蛛网膜的局部或广泛撕裂，导致硬膜下血肿和蛛网膜下隙出血通过撕裂的蛛网膜而相通，通过流动的脑脊液而吸收。

该组 17 例及国内外一些文献报道病例，多在 7 d 以内完全吸收不留痕迹，符合蛛网膜下隙出血特有的动态吸收规律。而硬膜下血肿有急性、亚急性及慢性之分，不管属于哪一种类型，除非手术清除，自行吸收很慢，一般情况下至少需要数周至数月才能完全吸收，有作者统计的硬膜下血肿的平均吸收时间是 27.7 d。大量血肿要在短时间内快速吸收，只有通过撕裂的蛛网膜暴漏于脑脊液，被流动的脑脊液冲刷带走而吸收。

此类病例多表现为新月形或带状混杂密度影，部分混杂密度影中的低密度 CT 值在近水密度区（10~25 HU），可提示血肿中混有脑脊液，脑脊液的流动使血肿密度不断降低，脑脊液的循环使血肿快速吸收。

而持快速吸收的急性硬膜下血肿认识的学者，也发现了这种混杂密度影，认为系急性硬膜下血肿通过撕裂的蛛网膜与蛛网膜下隙相通，使血肿通过蛛网膜下隙中脑脊液的冲刷而吸收，且目前持这种认识的学者不在少数。但也有学者认为血肿至少有部分位于蛛网膜下隙。总之，血肿与蛛网膜下隙相通是大家的共识。

血肿通过撕裂口与蛛网膜下隙局部或广泛相通而引起血肿的快速吸收，其吸收速度与蛛网膜下隙出血的吸收速率相当。同时，脑挫伤所致的脑水肿及脑肿胀对血肿的挤压，可能加速了血肿溶解稀释及随脑脊液返流。还有文献认为外伤后脑脊液中包含有非常活跃的纤溶系统促进了血肿的快速溶解吸收。

此类病例均伴有新月形混杂密度影邻近的脑池、脑沟密度升高，以及治疗过程中血肿边缘的毛刺状改变，均提示病灶可能与蛛网膜下隙有千丝万缕的联系。

部分病例发现，血肿可沿脑表面（硬膜下蛛网膜下隙）“游动”的现象，进一步证明这种出血和蛛网膜下隙相通。正是脑脊液的流动，带动了血肿的流动及扩散，脑肿胀引起的颅内压增高，促进了血肿随脑脊液的流动。

急性硬膜下蛛网膜下隙混合出血 CT 表现可能与下列因素有关：其一，缺乏动态影像资料，表现为 1 次出血过多，占位效应明显，临床表现危重，误诊为单纯的急性硬膜下血肿，直接手术清除积血。其二，蛛网膜很薄，有无损伤，无论在临床上还是在影像上都很难区分。

MRI 磁化率加权成像（SWI），在探测脑出血、脑室出血，特别是蛛网膜下隙出血等方面比传统的 T_2*WI 梯度回波敏感 3~6 倍，在显示脑外伤出血方面已经成为最准确的成像方法。SWI 技术肯定有助于此种类型出血的诊断，主要是显示出蛛网膜内外的出血征象。

蛛网膜下隙出血系外力作用，使脑皮层血管和软脑膜撕裂，血液进入蛛网膜下隙，并在脑池、脑沟内聚集，但蛛网膜未破，出血因脑脊液动力学及血液自发溶解的原因会很快消散。急性硬膜下蛛网膜下隙混合出血能自发快速消散，也应归属于特殊类型的蛛网膜下隙出血，可采用非手术治疗方法，如放出血性脑脊液及蛛网膜下隙反复注入空气，防止蛛网膜粘连，促进脑脊液内血液成分吸收。

总之，对没有明显手术指征的不典型硬膜下血肿蛛网膜下隙出血病人，有上述 CT 征象时，要考虑急性硬膜下蛛网膜下隙混合出血的可能，及时动态 CT 复查是鉴别的最好方法，一旦诊断，可保守治疗，使病人免于手术之苦。

第三章　蛛网膜下隙其他情况

第一节　FLAIR 序列 T_2WI 上蛛网膜下隙内高信号

液体衰减反转恢复（FLAIR）序列 T_2WI 上蛛网膜下隙（SAS）内出现高信号的原因繁多，机制复杂，不仅会出现在许多不同的疾病中，而且可由吸入高浓度氧、使用顺磁性对比剂和各种伪影造成，相互交织重叠，需认真分析、鉴别。

FLAIR 序列是由 Hajnal 等（1992）研发并命名的 MRI 技术。因其能够在抑制正常脑脊液信号的同时获得 T_2 加权程度较高的 T_2WI，不仅提高了对脑室旁和皮质内病变的检出，而且也能够显示各种原因造成的脑脊液异常（如出血、脑膜炎等），提供许多 SE 或 FSE 序列 T_2WI 不能显示或显示不佳的信息，在蛛网膜下隙和累及蛛网膜下隙疾病的诊断中发挥着重要的作用。

以往认为 FLAIR 序列 T_2WI 上蛛网膜下隙内高信号多由蛛网膜下隙出血或脑膜炎引起，由于颅内疾病病理基础的复杂性和多样性，仅用出血或炎症不足以解释 FLAIR 序列 T_2WI 上蛛网膜下隙内高信号的形成机制。

近年来，一些研究表明，吸入高浓度氧、颅内占位病变、脑梗死、静脉窦血栓形成和某些使用钆对比剂等情况下，均可导致 FLAIR 序列 T_2WI 上蛛网膜下隙内呈现高信号。

一、FLAIR 序列 T_2WI 上蛛网膜下隙内高信号的可能机制

（1）脑脊液的 T_1 值缩短：依据常规或快速反转恢复自旋回波序列信号强度的公式及特定场强下脑脊液的 T_1 值、特定的重复时间（TR）和回波时间（TE），即可计算出正常脑脊液纵向弛豫经过零点的时间，选择该时间作为反转时间（TI），就可抑制脑脊液的信号，其中脑脊液的 T_1 值是确定 TI 的主要因素之一。

蛛网膜下隙出血、各种脑膜病变（如炎症、肿瘤细胞浸润等）、破裂的皮样囊肿、吸入高浓度氧和脑脊液内进入钆对比剂等原因均可引起脑脊液的 T_1 值缩短，其零点随之左移，致使其不能被抑制而呈高信号。

由于 T_1 和 T_2 值的变化均可影响 FLAIR 序列 T_2WI 的信号（短 T_1 和长 T_2 均可使其呈高信号），加之快速 FLAIR 序列 T_2WI 所包含的磁化传递饱和效应（系使用了 180ºRF 脉冲链之故），使脑组织的信号进一步降低，在选用抑制正常脑脊液的 TI 时，FLAIR 序列 T_2WI 对脑脊液 T_1 值轻度缩短（其 T_2 值几乎无改变，仍旧很长）所引起的信号改变最敏感；T_2 加权的程度越重，敏感度越高。

从理论和目前研究的结果均证明，因脑脊液 T_1 值的缩短而导致其于 FLAIR 序列 T_2WI 上呈现高信号的机制较为明确和肯定。

（2）脑动脉阻塞或狭窄：正常情况下，由于流空效应，蛛网膜下隙内血管于 FLAIR 序列 T_2WI 上不能被显现。急性脑梗死和颅内血管狭窄时，其血管可呈现高信号，推测与阻塞或狭窄远侧部小动脉、静脉和侧支血管血流速度减慢或停滞有关。

目前认为 FLAIR 序列 T_2WI 上血管内高信号最可能的机制是血流停滞（导致体素内失相位及时飞效应的减弱或消失）、血流速度减慢（慢血流引起的流动相关增强）、血栓或栓子本身及其内正铁血红蛋白形成（本身的短 T_1 值和 T_1 值的进一步缩短）的综合效应。

（3）脑脊液与血液及其相关结构的容积比减小：正常脑沟内主要由脑脊液填充，由小动脉、毛细血管和静脉网组成的血管结构仅占极小的比例，位

于这些血管内的血液及其内血红蛋白的氧合状态对脑脊液的信号和局部磁场的影响极小。因此，在FLAIR序列T_2WI上显现为低信号。在静脉窦血栓形成、颅内较大的占位性病变、脑积水和脑底动脉环自发性阻塞性疾病等情况下，由于血流动力学的改变，颅内静脉压升高，小血管扩张、充血，脑膜增厚；或脑膜广泛的侧支循环形成，软脑膜血管网充血，蛛网膜水肿，使脑脊液与血液及其相关结构的容积比减小（脑脊液减少或血管内血容量增加），血池效应增强，加之其T_1值较脑脊液的T_1值短，使之于FLAIR序列T_2WI上不能被抑制而呈高信号。

（4）脑脊液流动伪影：由于脑脊液的流动，使未接收180º反转脉冲激励（即未被抑制）的脑脊液流入成像层面而呈高信号，被称为幻影伪影。多见于脑脊液流动相对较快的桥前池、环池、室间孔和中脑导水管等部位，在大脑半球凸面的脑沟内很少见到。对这些伪影所致的高信号，可通过采用非层面选择性反转脉冲技术、插入采集技术、层面选择性宽带反转脉冲技术和心电门控技术等措施减轻或消除，而使用预饱和技术和流动补偿技术的效果欠佳。

（5）金属物造成局部磁场的改变：头颅及其邻近部位的金属物可引起局部磁场的改变，造成磁场不均，使受影响层面或区域内正常脑脊液的T_1值发生改变（因T_1值具有场强依赖性），其零点偏离正常值，在FLAIR序列T_2WI上不能被抑制而呈高信号。

二、FLAIR序列T_2WI上蛛网膜下隙内高信号的常见疾病和原因

（1）蛛网膜下隙出血：蛛网膜下隙出血后，脑脊液的T_1值缩短，使其在FLAIR序列T_2WI上不能被抑制而呈高信号。

蛛网膜下隙出血引起脑脊液T_1和T_2值改变的机制主要有两方面：一是血液内蛋白进入脑脊液，其结合水增加，从而造成脑脊液的T_1值缩短；二是血液内物质的顺磁性效应，主要取决于红细胞内血红蛋白的氧合状态和红细胞的完整性。

过去认为，蛛网膜下隙出血与脑实质内出血不同，因脑脊液内氧分压较高，混入其内的氧合血红蛋白转化为去氧血红蛋白的过程受限，故在急性期蛛网膜下隙出血，顺磁性去氧血红蛋白对脑脊液信号的影响可忽略不计。

但近期的一些研究表明，在蛛网膜下隙出血的超急性期和亚急性期，于GRE序列T_2*WI上可显示出低信号区，表明有去氧血红蛋白的形成。若红细胞完整，位于其内的顺磁性去氧血红蛋白与抗磁性组织间的磁敏感差异，可加速质子的失相位，使脑脊液的T_2*值缩短；尤其是出血量较大，形成的血凝块与含氧的脑脊液相对隔离后，其T_2*值的缩短更为明显，而对其T_1值的影响不大。此后，随着红细胞的溶解，顺磁性的去氧或正铁血红蛋白将均匀分布于脑脊液内，使脑脊液的T_1和T_2值均缩短。

尽管结果不尽一致，但许多研究都证明，对急性和亚急性期蛛网膜下隙出血的检出，FLAIR序列T_2WI不仅优于SE（或FSE）序列T_1WI和T_2WI，而且也优于CT。

Mitchell等（2001）对FLAIR序列T_2WI与GRE序列T_2*WI进行了对照研究，结果表明，对22例急性期（4 d内）蛛网膜下隙出血的检出，GRE序列T_2*WI的敏感度为94%，FLAIR序列T_2WI的敏感度为81%；对19例亚急性期（4 d后）蛛网膜下隙出血的检出，GRE序列T_2*WI的敏感度为100%，FLAIR序列T_2WI的敏感度为87%。

近来的一些报道表明，对超急性期蛛网膜下隙出血，于GRE序列T_2*WI上可显示去氧血红蛋白形成引起的失相位低信号，在使用高场（3.0 T）MR检查时，即使对超急性期蛛网膜下隙出血，GRE序列T_2*WI的敏感度也高于FLAIR序列T_2WI，这是由于场强越高，对局部磁场不均匀造成的失相位越敏感。对慢性期蛛网膜下隙出血，因吞噬细胞内顺磁性含铁血黄素的形成和沉积，GRE序列T_2*WI的敏感度最高。

（2）脑膜炎：各类感染性和癌性脑膜炎均可使血-脑屏障遭到破坏，引起脑脊液内蛋白质和细胞成分不同程度的增多，致使脑脊液内的结合水增多和T_1值缩短，可于FLAIR序列T_2WI上呈不同程度的高信号。

此外，炎症引起的脑膜充血、水肿、炎性细胞浸润和脑膜增厚，可使脑脊液的相对容积比减小，也是引起高信号的可能原因之一。

在非增强检查时，FLAIR序列T_2WI对各种脑膜炎的检出最优。但对增强和非增强FLAIR序列T_2WI与增强SE序列T_1WI对照研究的结果却不尽一致。究其原因，可能与疾病构成的不同、所使用序列和参数间的差异有关。

（3）脑梗死和脑动脉狭窄：在脑梗死的超急性

期和急性期，以及血管炎、动脉粥样硬化和血管痉挛等原因引起血管阻塞或狭窄时，于 FLAIR 序列 T_2WI 上，血管内可出现高信号，被称为“高信号血管征”，多见于大脑中动脉及其分支，少见于大脑后动脉。

目前，对产生这种现象的病理生理学基础尚不明，主要有以下假说：一是由阻塞或狭窄血管远侧血流速度减慢或停滞所致；二是由血栓或栓子本身所致；三是由逆行侧支循环所致。Maceda 等（2001）的一组研究发现，大脑中动脉阻塞时，高信号血管征在其各分支段的出现率依次是侧裂段 87%、皮层脑沟段 54% 和水平段 29%。

高信号血管征在梗死发作后的 6 h 内出现率最高，可达 100%，此后，随着时间的推移，其出现率逐步下降。在高信号的脑脊液内，尽管于 SE 序列 T_2WI 和 PDWI 上可观察到因动脉阻塞导致的流空消失，但对大脑中动脉分支内流空消失的显示则较为困难。在低信号脑脊液的衬托下，能更清楚地显示因血栓或血流减慢产生的高信号，尤其对岛叶小动脉的显示更佳。高信号血管征与 T_1WI 所显示的血管内强化相关，但后者较高信号血管征更为广泛和显著；高信号血管征的出现为脑梗死的早期征象。高信号血管征与血管造影和 MRA 的表现也相关，但高信号血管征在缺血区的预测上比 MRA 更有用。

近来有作者对高信号血管征、GRE 序列 T_2^*WI 上呈现为低信号的磁敏感血管征和 CT 上的大脑中动脉高密度征进行了对照研究，对小于 3 h 的超急性脑梗死，其出现率分别为 66%、34% 和 40%，同时发现，高信号血管征可准确预测阻塞部位，SVS 则不能。

出现伴有 DWI 异常的高信号血管征时，预示将要发生脑梗死；有时，高信号血管征的出现可早于 DWI 上异常的出现，为脑梗死的早期检出提供了线索。

据 Toyoda 等（2001）的报道，高信号血管征分布区与 PWI 上异常区的吻合率较高（87.5%），在梗死发作 6 h 内，两者的吻合率高达 96.6%；由于高信号血管征多呈小点状、细线或细管状，应仔细观察，认真寻找，以免遗漏。

对颅内多发性动脉狭窄引起的高信号血管征，Iancu-Gontard 等（2003）的一组研究显示，68%（13/19）的病人出现高信号血管征，对照组的出现率为 5.2%（1/19）。多发性动脉狭窄时高信号血管征的出现与狭窄远侧段血流动力学的改变相关，可能是血流减慢或停滞的结果。

尽管由血管炎造成的动脉壁增厚也可于 FLAIR 序列 T_2WI 上呈高信号，但这一假说却难以解释血管痉挛性狭窄时出现的高信号血管征。

脑梗死时，局部脑沟内也可出现高信号，基于其形态、分布与高信号血管征不同，加之增强 T_1WI 上显示为充满整个脑沟的强化，非增强 T_1WI 上呈略高信号，推测可能为局部血 - 脑屏障的破坏，血清蛋白外渗所致。

高信号血管征与蛛网膜下隙出血、脑膜炎等引起的高信号表现不同。高信号血管征呈穿行于无信号脑脊液内的、边界清晰的小点状或细管状高信号；蛛网膜下隙出血和脑膜炎等造成的高信号，则广泛、弥漫分布于受累的脑沟、脑池内。

（4）脑静脉血栓形成：静脉回流受阻时，血管扩张，血流缓慢，血池容积增加，随着静脉压的升高，毛细血管内壁损伤，通透性增高，血 - 脑屏障破坏，血清蛋白乃至红细胞可进入脑脊液，使脑脊液的 T_1 值缩短，于 FLAIR 序列 T_2WI 上呈高信号。

Oppenheim 等（2005）报道了 4 例脑静脉血栓形成的病例，影像学检查仅提示蛛网膜下隙出血和静脉窦阻塞，未发现其他蛛网膜下隙出血的原因，其出血均位于大脑半球凸面的脑沟内，基底池未受累，说明脑静脉血栓形成可引发蛛网膜下隙出血并成为其最初表现。

（5）脑底动脉环自发性阻塞性疾病：由于颈内动脉的进行性狭窄，脑膜广泛的侧支循环形成并充血、增厚，软脑膜血管网也充血，血流减慢，于增强 T_1WI 上出现弥漫的脑膜强化，形似匍匐于石块上的常春藤，故名“常春藤征”。

FLAIR 序列 T_2WI 也可显示此征象，表现为沿脑膜走行的高信号，多见于额叶、顶叶。其形成机制较为复杂，推测可能与充血增厚的脑膜、软脑膜和软脑膜内血管网的血流减慢有关，对“常春藤征”的显示，增强 SE 序列 T_1WI 优于 FLAIR 序列 T_2WI。

（6）脑脊液内进入钆对比剂：脑梗死、各种原因的脑膜炎、创伤和肾功能衰竭等均可使血 - 脑屏障遭到不同程度破坏，在增强检查或其他原因使用钆对比剂后，钆进入脑脊液，其 T_1 值缩短，于 FLAIR 序列 T_2WI 上呈高信号。

模型和动物实验结果显示，对脑脊液内低浓度钆剂的检出，FLAIR 序列 T_2WI 优于 SE 序列 T_1WI，前者所能识别的浓度比后者低 4 倍。

由于 FLAIR 序列 T_2WI 对脑脊液内低浓度钆剂检出的高敏感度，近来有研究者分别对其在各种脑膜病变、脑梗死及颅内肿瘤诊断中的价值进行了初步的探索和研究，但结果不尽一致。由于对增强 FLAIR 序列的应用研究起步较晚，作为一种大有希望的新技术，有必要对其进行更加深入、系统的研究。

对近期使用过钆对比剂的病人行 MRI 检查时，当 FLAIR 序列 T_2WI 上蛛网膜下隙内出现高信号时，应结合临床病史、症状、体征和 CT 等其他检查结果综合分析，必要时可复查 MRI，以免误诊。

（7）吸入高浓度氧或纯氧：氧有 2 个不成对电子，呈弱顺磁性，其顺磁效应已在心肌、脾脏和动脉内得到显现，并被用作 MR 肺通气研究的对比剂。当吸入高浓度氧或纯氧后，血液中溶解氧的浓度增加，通过血 - 脑脊液屏障，血液中的氧向脑脊液内扩散，使脑脊液的 T_1 值缩短，于 FLAIR 序列 T_2WI 上呈高信号，模型实验和临床研究均证明纯氧可引起脑脊液信号的改变。

由此产生的高信号均见于基底池和大脑半球凸面的脑沟内，脑室内脑脊液的信号无改变，推测与脑池和大脑凸面脑沟内单位体积脑脊液所接触的血容量较脑室内大有关（尽管脑室内有富含血管的脉络丛，但与脑脊液广泛接触的室管膜是相对乏血管的结构，氧的扩散量较少；加之脑室内脑脊液的量较多，又进一步稀释、弱化了氧的顺磁效应）。

研究显示，所吸入氧气的浓度与脑脊液信号的改变密切相关，当吸入氧气的浓度≤ 50% 时，脑脊液的信号不会升高。因此，对可能为蛛网膜下隙出血或各种脑膜病变的病人行 MRI 检查时，若确需吸氧，应尽可能使用≤ 50% 的氧，以避免与病变本身所造成的高信号混淆。

利用氧的顺磁效应，Braga 等（2004）采用 FLAIR 序列实施了无创性 MRI 脑池造影，较好地显示了位于皮质和蛛网膜下隙内的脑囊虫病灶，对蛛网膜下隙内其他病变的诊断价值有待进一步探索。

（8）其他：脑积水、较大的颅内占位性病变、破裂的皮样囊肿或表皮样囊肿、结节病、自发性颅内低压、硬膜动静脉瘘、神经皮肤黑变病和各种医源性因素（如颅脑术后）等均可因不同的机制在增强和（或）非增强 FLAIR 序列 T_2WI 上出现蛛网膜下隙内高信号。

综上所述，FLAIR 序列 T_2WI 上蛛网膜下隙内出现高信号的机制复杂，原因繁多，不仅会出现在许多不同的疾病中，而且可由吸入高浓度氧、使用顺磁性对比剂和各种伪影造成相互交织重叠，缺乏特异性，其中有些机制还有待进一步研究、明确。

在实际工作中，一方面，要针对特定的机型做好序列的选择和参数优化，了解、认识并尽可能地消除非疾病原因造成的伪影。另一方面，要熟知 FLAIR 序列 T_2WI 上蛛网膜下隙内出现高信号的各种因素和机制，并充分利用相关临床资料和 MR 多技术检查，多序列、多参数和多方位成像的优势，本着先提高敏感度，后提高特异度的原则，设计出有针对性的个性化检查方案，这对提高疾病的检出率和定性准确率具有重要意义。

第二节　手术后蛛网膜下隙假性憩室

Kim 等（1974）分析 21 例颈段脊椎关节僵直症术前、术后的气体脊髓椎管造影，其中 9 例可见颈部蛛网膜下隙假性憩室（假性脑脊膜膨出），其大小变化于直径 1cm 到体积 4 cm × 9 cm。

9 例中有 3 例因姿势可引起晕厥、头痛和低度发烧，另 6 例术后经过不顺利。

3 例在术后 3~6 个月中假性憩室消失，提示它与蛛网膜下隙的交通可因炎性反应而关闭，或因不伴炎症仅只局部组织增生导致封闭。

第四章　脑膜强化

第一节　正常脑膜 MRI

MRI 平扫：与 CT 相比，MRI 尤其是增强 MRI，对脑膜及其病变的显示具有明显的优势。特别是近年来，由于设备的改进和软件的开发更新，作为诊断脑膜病变的主要影像学检查手段的 MRI，其价值日益为临床医师所重视。

梯度回波的应用也非常广泛，其参数重复时间（TR）和激发反转角度可直接影响脑膜显示情况。重复时间越短，反转角越大，图像背景抑制越充分，脑膜强化显示越清晰。选择非常短的重复时间时，正常脑膜甚至可表现为较为广泛的强化。脂肪抑制序列、磁化传递对比（MTC）技术的目的也是降低背景噪声，提高信噪比，从而改善脑膜显示状况。

FLAIR 序列对蛛网膜下隙和软脑膜病变的诊断具有很高的敏感性和特异性，即使是非增强的液体衰减反转恢复成像也要优于增强的 SE 序列 T_1WI。Singer 等（1998）对 62 例蛛网膜下隙和软脑膜病变患者中的 24 例同时进行液体衰减反转恢复和增强 T_1WI 对比研究，结果表明显示病变的敏感性、特异性、准确性液体衰减反转恢复序列分别为 86%、91%、89%，而增强 T_1WI 分别为 43%、88%、74%。

正常脑膜增强表现：自 MRI 问世以来，应用最广泛、最可靠的序列是 SE 序列，但非增强 SE 序列显示脑膜并不敏感。正常脑膜表现为非连续的、薄的短线样低信号结构。静脉注射顺磁性对比剂扎喷替酸葡甲胺（Gd-DTPA）后增强扫描，脑膜强化通常见于硬脑膜反转处，如海绵窦、麦克尔腔等，也可见于脑凸面，表现为薄而不连续的线状强化，而柔脑膜一般不强化。Farn 等（1994）报道，二维傅立叶转换 SE 序列正常脑膜增强的长度小于 3 cm，增强范围小于整个脑膜的 50%；而三维傅立叶转换梯度回波序列正常脑膜增强的长度可大于 3 cm，增强范围占整个脑膜的 76%~100%。脑膜强化程度与磁场强度、扫描序列和参数、扫描时机、对比剂剂量等因素有关，场强越高，信噪比越大，显示脑膜强化的灵敏度就越高。

正常脑膜包括硬脑膜、蛛网膜和软脑膜等 3 层结构，蛛网膜和软脑膜合称柔脑膜。硬脑膜包括外层（即颅骨内板的骨膜）和内层，内层折曲即构成大脑镰及小脑幕，内层含有丰富的毛细血管网，其微血管缺少紧密连接，因此正常硬脑膜可增强，其增强幅度和表现受到一些因素的影响，如对比剂的用量、注射速度、扫描时机以及扫描序列、参数等。蛛网膜缺少血管；软脑膜毛细血管的基底膜及紧密连接较完整连续，因此正常柔脑膜不显示增强。

第二节　三种脑膜异常强化

（1）医源性脑膜强化：颅脑手术、介入治疗、放射治疗和某些药物都可引起脑膜强化。开颅术后脑膜强化非常常见，约为 80%。强化的脑膜可位于手术野局部，也可呈弥漫状。后者主要见于儿童脑室腹腔分流术后。MRI 难以区分开颅术后正常脑膜反应和脑膜的肿瘤侵犯。随着时间的推移，术后脑膜强化会逐渐降低，一般 1~2 年消失，但少数可永久存在。良性脑膜强化表现为光滑、薄的规则状增强，结节性强化或显著软膜-蛛网膜下隙强化常常提示肿瘤复发。中度脑膜强化可见于术后硬膜下积液。

（2）脑血管疾病脑膜强化：脑梗死早期（2~6 d），邻近的脑膜可出现强化，常见于幕上大面积梗死患者，呈硬膜-蛛网膜型强化，其机制不明，可能与反应性充血、局部刺激性炎性反应有关。同样，蛛网膜下隙出血、硬膜外（下）血肿（积液）也可刺激脑膜，引起脑膜强化。

增强MRI也是评价颜面血管瘤病的有效方法，由于发育不良的软脑膜血管血流速度缓慢和局部皮层组织缺血，可出现脑回样强化。MRI、MRA能准确显示脑膜血管畸形中的畸形血管、畸形血管巢与邻近脑组织的解剖关系。Smith等（1988）认为，MRI在显示瘤巢、供血动脉、引流静脉准确的解剖关系方面优于CT和导管血管造影。

脑膜血管瘤病是一种少见病，多见于青年人，通常累及皮质和邻近的软脑膜，组织学特点是脑膜增生、钙化，T_1WI显示等信号或略低信号，T_2WI中央部位可表现为高信号，增强MRI可见明显的边缘强化及散在中央部强化。

（3）自发性颅内低压：患者有体位性头痛，无腰椎穿刺史，脑脊液压力低于0.6 kPa（60mmH$_2$O），即可诊断为自发性颅内低压。此时增强MRI可表现为显著的硬膜-蛛网膜强化，有时伴有硬膜下积液。

第三节 非脑膜瘤所致脑膜异常强化

病因及分类：目前不少学者认为，脑膜主要有3种特征性强化方式，即硬脑膜-蛛网膜强化、软脑膜-蛛网膜强化以及全脑膜强化。

有作者报告一组28例脑膜异常强化，包含硬脑膜-蛛网膜强化10例，软脑膜-蛛网膜强化15例，全脑膜强化3例。

按照病因分类为感染性脑膜炎8例，其中硬脑膜-蛛网膜强化3例，软脑膜-蛛网膜强化4例，全脑膜强化1例；脑膜癌病12例，其中硬脑膜-蛛网膜强化4例，软脑膜-蛛网膜强化6例，全脑膜强化2例；脑梗死2例，为软脑膜-蛛网膜强化；开颅术6例。

引起脑膜异常强化的病因很多，除以上情况外，还可见于非感染性脑膜炎、中毒、颅内压低及其他一些医源性因素（如介入放射治疗、放射治疗）等。

癌性脑膜炎：从该组情况来看，癌性脑膜炎依据不同的转移途径，可有不同的脑膜强化方式。肿瘤直接侵犯脑膜主要表现为硬脑膜-蛛网膜型，脑内肿瘤先侵入邻近的脑表面，再到软脑膜及硬脑膜，表现为病变邻近的局限性脑膜强化。还有脑内转移瘤并脑膜侵犯。也有鼻咽癌直接侵犯致颅底硬脑膜局部增厚强化。

血源性脑膜转移主要为软脑膜-蛛网膜型，其原因可能与血供有关，软脑膜血管丰富，瘤细胞进入的概率和数量较大。又因为软脑膜的血供主要来自于颈内动脉，因而血源性转移的同时往往合并有脑实质的转移。该组资料中7例脑内见强化结节灶。因此如发现软脑膜呈弥漫性或结节状且合并脑内的强化结节，则应考虑脑膜癌病的可能。

开颅术后的脑膜异常强化主要表现为手术区局限性的硬脑膜-蛛网膜强化，此类强化很常见。

感染性的脑膜强化与转移性的脑膜强化：临床工作中，往往需要区分是感染性的脑膜强化还是转移性的脑膜强化。该组作者有以下体会：MRI平扫加增强扫描应作为检查的常规，MRI的冠状位扫描对显示病变是不可缺少的。还应仔细观察脊髓和脊膜的情况，有无异常强化等；其次观察鼻咽部等处有无病变有助于明确是否为鼻咽癌。

鼻咽癌的发病率高，直接侵犯致颅底硬脑膜局部转移并不少见，有时临床上也十分容易漏诊。MRI平扫加增强扫描是明确鼻咽癌以及有否脑膜局部转移的好办法，这也是由于MRI对软组织和骨髓等有良好的分辨率。也可以结合脑及全身其他部位是不是有病变，以协助诊断；还可以结合脑脊液来帮助。

因此，全面分析MRI表现并密切结合临床症状、体征和脑脊液检查对不同病因所致的脑膜异常强化具有十分重要的鉴别作用。

第五章 脉络膜丛

第一节 幕下脉络丛肿瘤

脉络丛肿瘤是一种少见的颅内原发肿瘤，多位于侧脑室和第三脑室。少数肿瘤可发生于脑室以外，如桥小脑角区；发生于脑实质的脉络丛肿瘤罕见。

1. 病理学 脉络丛肿瘤是来源于脉络丛上皮细胞的肿瘤，占颅内肿瘤的 0.4%~0.6% 及儿童和青少年颅内肿瘤 3.0%~4.0%，WHO(2007)将其分为良性脉络丛乳头状瘤、不典型脉络丛乳头状瘤和脉络丛癌 3 型。

肿瘤多发生于脉络丛存在的部位，儿童多见于侧脑室和第三脑室，成人多发生于第四脑室。少数肿瘤发生于脑室以外，有文献报道发生于鞍区，位于脑实质内罕见。

肿瘤由分支状乳头构成，良性肿瘤表面被覆单层或假复层低柱状上皮，核圆形或卵圆形，大小较一致，无核分裂或少见核分裂。而恶性者乳头分支复杂，可融合成片或乳头状结构消失，瘤细胞密度高，核大不规则，可见瘤巨细胞及多核瘤巨细胞，易见核分裂，可有囊变坏死及出血。胶质纤维酸性蛋白(GFAP)阳性说明该肿瘤可能具有室管膜分化特征。

有作者报道 3 例幕下脉络丛肿瘤，其中 1 例为脉络丛乳头状瘤，位于左侧小脑半球。2 例为脉络丛癌，其中 1 例位于左侧外侧孔(Luschka 孔)，突向左侧桥小脑角区；另 1 例位于小脑下蚓部，向前与脑干分界不清，向上达第四脑室。

2. 临床表现 临床症状为脑脊液循环受阻(梗阻性脑积水)或脑脊液生成及吸收紊乱(交通性脑积水)导致颅内压增高所引起，肿瘤压迫或侵犯周围脑组织引起各种神经系统症状和体征。该组 3 例均有头痛、呕吐等颅高压症状，其中 1 例脉络丛癌因肿瘤侵犯左侧听神经而出现左侧耳鸣症状。

3. 影像学研究 脑室内脉络丛肿瘤 T_1WI 呈等信号或低信号，T_2WI 呈高信号，囊变坏死及钙化者信号不均匀。增强扫描实性部分强化明显，囊变坏死区不强化。肿瘤边缘不规则、凹凸不平，呈颗粒状、分叶状或乳头状，其内可见斑点状、片状钙化及囊变坏死，增强扫描强化明显是脉络丛肿瘤的特点之一。

其另一特点是脑积水，尤其是在无脑脊液循环阻塞时出现的交通性脑积水，肿瘤位于扩大的脑室内，对诊断与鉴别诊断有帮助。恶性肿瘤超过脑室边缘，突入或侵犯脑实质，边界不清，可经脑脊液途径及神经轴远处播散或转移，出血、坏死较常见。

发生于脑室外的脉络丛肿瘤的影像表现除脑积水为肿瘤压迫脑室阻塞所致外，与脑室内肿瘤基本相似。

该组 3 例肿瘤均为不规则肿块，边缘凹凸不平，增强扫描强化明显，提示肿瘤血供丰富，与手术结果相符。1 例脉络丛癌肿瘤边界不清，侵犯脑干，T_2WI 可见低信号出血，手术证实有陈旧性出血。1 例位于左侧外侧孔脉络丛癌手术证实与左侧听神经界限不清。1 例脉络丛乳头状瘤位于左侧小脑半球，增强扫描示肿块边界清楚，术中见肿块有完整包膜。

原发于脑室外的脉络丛肿瘤起源于由外侧孔伸出的脉络丛或脉络丛上皮的胚胎残余，该组报道的 3 例中，位于左侧小脑半球的脉络丛乳头状瘤与脑室无关，推测可能起源于脉络丛上皮的胚胎残余。另 2 例均与脑室脉络丛存在联系，1 例发生于小脑蚓部者向前上突入第四脑室，1 例发生于左侧外侧孔并突入左侧桥小脑角区。

4. 鉴别诊断 小脑蚓部及第四脑室区的脉络丛

癌需与室管膜瘤、髓母细胞瘤鉴别。

（1）室管膜瘤：室管膜瘤位于第四脑室内，周围可见环形脑脊液信号，边界清楚。

（2）髓母细胞瘤：髓母细胞瘤多位于小脑蚓部中线部位，很少侵及脑干，边界清楚，增强扫描呈中度强化。而脉络丛癌对周围结构有侵犯，边缘不规则、凹凸不平，边界不清，强化明显。

发生于外侧孔并突入桥小脑角区的脉络丛癌应与脑膜瘤、听神经瘤鉴别。①脑膜瘤：脑膜瘤多呈等皮质 T_1、T_2 信号，边缘规则，“广基底附着于岩锥”和“硬脑膜尾征”有助于与脉络丛肿瘤鉴别。②听神经瘤：听神经瘤囊变较常见，常伴有内听道的破坏、扩大，肿瘤与增粗的听神经形成“直角征”有助于鉴别。

小脑半球发生囊变的脉络丛乳头状瘤需与血管母细胞瘤、胶质瘤及单发转移瘤鉴别。①血管母细胞瘤：血管母细胞瘤多见于成年人，典型表现是“大囊小结节”，增强扫描囊壁不强化或轻度强化，壁结节强化明显，结节单发，直径常小于 1.5 cm。一例脉络丛乳头状瘤囊壁结节较大，且有两个结节，不呈典型“大囊小结节”改变。②胶质瘤：发生于小脑的胶质瘤多为低级别星形细胞瘤，囊性较多见，强化不明显。而高级别胶质瘤多呈花环状强化，囊壁结节常突向囊腔内，与该例强化壁结节突向囊外不同。③转移瘤：单发转移瘤多有原发肿瘤病史，“小病灶大水肿”是其特征，可有结节状、团块状或环状强化，少见囊结节状强化。

文献报道脉络丛癌预后较差，其 5 年生存率 10%~50%，但即使对不能完全切除的脉络丛癌，术后结合放化疗能明显提高患者 5 年生存率。因此，术前如能根据其 MRI 特点判断其良、恶性，将有助于神经外科医师制定手术计划，指导临床综合治疗和判断预后。

MRI 因其不受后颅窝骨质影响，能多方位多参数显示肿瘤的位置及信号改变，全面了解幕下脉络丛肿瘤的 MRI 特点，提高诊断与鉴别诊断。

以下征象提示脉络丛肿瘤的可能：肿瘤形态不规则，边缘凹凸不平或呈分叶状，增强扫描肿瘤实质部分强化明显，恶性者边界不清，对周围结构有侵犯或沿脑脊液播散。发生囊变者，囊壁结节突向囊外。多与脉络丛组织存在一定的联系。

第二节　脉络膜裂神经上皮囊肿

脉络膜裂神经上皮囊肿是在胎儿发育时期沿脉络膜裂形成原始脉络膜丛时发生障碍而形成的神经上皮性囊肿。脉络膜裂神经上皮囊肿发生部位较特殊，CT 与 MRI 横断图像常将此病误诊为脑内囊性病变，而误导临床采取不必要的治疗。

1. 发病机制　脉络膜裂是胚胎发育过程中脉络膜襞突入侧脑室形成脉络丛时所经的裂隙，在侧脑室颞角位于海马伞和终纹之间，在侧脑室中央部此裂则位于穹隆和丘脑之间。此裂深处无脑实质，仅由一层室管膜封闭，软脑膜及其携带的血管于此处顶着室管膜突入侧脑室，发育成侧脑室脉络丛。

随着胚胎的发育，侧脑室脉络丛及其脉络膜裂向尾侧伸展，弯曲到达侧脑室颞角的尖端，二者走行相一致。如在胎儿发育时期，沿脉络膜裂形成原始脉络膜丛时发生问题，就可能在脉络膜裂的任何一处形成囊肿，目前认为该囊肿属于神经上皮囊肿，具有原始室管膜和（或）脉络膜丛的特征，其内衬有上皮组织，可以同时具有或缺乏基底膜。脉络膜裂神经上皮囊肿的成因目前尚不十分清楚，神经外胚层及血管软膜的残留可能为该囊肿形成的原因。

2. 影像学研究　MRI 由于具有多方位、多参数扫描的优点，可进行准确的定位、定性。脉络膜裂神经上皮囊肿表现为病变位于脉络膜裂区而无实性软组织成分，囊液呈现均匀一致的在各序列均与脑脊液一致的信号，并且病变周围无水肿或胶质增生等产生的异常信号，做 MRI 增强扫描亦无强化。

3. 鉴别诊断　本病一般能明确诊断，但有时应与发生在脉络膜裂区的其他囊肿及颞叶表浅部位的脑内病变，如表皮样囊肿、皮样囊肿、动脉瘤、脑内囊肿、侧脑室颞角及颞叶囊实性肿瘤、脑囊虫病以及脑出血、脑梗死、脑炎、脑外伤等后形成的囊性软化灶等进行鉴别。

（1）表皮样囊肿：表皮样囊肿在 T_1WI 信号不均匀，部分呈现稍高信号，部分呈低信号或者等信号，且多为匍匐样或塑型状生长，有见缝就钻的特性，并且在 DWI 上呈现高信号，而脉络膜裂神经上皮囊肿在 DWI 上呈现低信号。

（2）皮样囊肿：皮样囊肿常在 T_1WI 为高信号且在脂肪抑制后呈低信号，有时囊壁可见不完整钙化环。在 DWI 上呈现高信号；动脉瘤内多为流空信号；脑内囊肿极少见，且多位于大脑半球、丘脑或小脑等部位。

（3）侧脑室颞角囊实性肿瘤：侧脑室颞角囊实性肿瘤 MRI 冠状位显示病灶位于海马外侧，并且因有实性部分故不全为脑脊液信号，而神经上皮囊肿位于海马外上方，且为脑脊液信号。

（4）颞叶囊实性肿瘤：颞叶囊实性肿瘤亦较少见，如多形性黄色星形细胞瘤、毛细胞星形细胞瘤、神经节胶质瘤等，由于肿瘤具有实性部分故常有不同程度强化；

（5）囊泡型脑囊虫病：囊泡型脑囊虫病小囊型常多发且在 T_1WI 上可见头节，在 T_2WI 上可见周围水肿易于鉴别，大囊型多发或者与小囊型同时存在亦易于鉴别，但单发小囊型或大囊型常需结合临床血清及脑脊液补体试验加以鉴别。

（6）囊性软化灶：囊性软化灶位于脑实质内病变原发区，多呈现负占位效应，并且在 T_2WI 和 FLAIR 序列上常可见病灶周围伴有胶质增生而呈现高信号，而脉络膜裂神经上皮囊肿位于脉络膜裂内，具有一定的占位效应，囊肿周围无脑实质异常，常出现于基底节区下方层面，MRI 冠状位扫描是鉴别的最佳方法。

总之，凭借 MRI 具有多方位、多参数成像优势以及较高的软组织分辨力，特别是冠状位及矢状位可清楚地显示脉络膜裂的解剖结构和明确其内有无囊肿的存在。再根据发病的特殊部位和囊肿信号特点，脉络膜裂神经上皮囊肿的诊断应该很明确。

第六章　关于脑脊液

第一节　脑脊液鼻漏

脑脊液鼻漏是一种常见疾病，手术方式较多，包括开颅修补术、鼻外入路修补术、显微镜下鼻内入路修补术和鼻内镜下修补术等，在这几种手术方式中，鼻内镜下修补术成功率较高，术后复发率较低。

尽管鼻内镜下修补术有较大优势，但此方法最重要和最困难的一步是术前准确定位脑脊液鼻漏瘘口位置。过去将高分辨率 CT 和 CT 脑池造影术（CTC）作为常用的检查方法，但是都存在一些问题，因此，进一步探索简单易行且可靠的诊断方法就显得至关重要。近年来，随着 MRI 技术的迅速发展，MR 脑池成像在脑脊液鼻漏的诊断中逐渐显示出明显的优势。

1. 病因　脑脊液鼻漏是指脑脊液腔（即蛛网膜下隙）有破损口与鼻窦腔相通，发生原因可为外伤性、自发性或手术后并发症，在上述 3 种原因中，外伤性最多见。

自发性脑脊液鼻漏是先天性脑脊液憩室或颅内压增高引起的脑脊液憩室破裂所致，可能的发病因素包括肥胖、颅底的先天畸形、蝶窦过度气化（特别是由蝶窦向外侧延伸形成的翼突气化腔）和空蝶鞍综合征。

2. 临床表现　脑脊液鼻漏的主要临床表现为鼻腔内有清亮液体流出，易伴发脑膜炎或颅内脓肿，部分患者反复发生脑膜炎可能与瘘口间歇性再开放有关，推测轻微外伤或各种原因导致的颅内压增高可能是瘘口间歇性再开放的原因。

脑脊液鼻漏最常见位置是筛板或筛顶，其次是蝶窦及其向外侧延伸的气化腔如翼突气化腔等，但有作者报告一组 18 例患者的研究中，筛窦、蝶窦和额窦发生脑脊液漏的概率几乎相等。

3. 影像学研究　1977 年首先采用 CT 脑池造影术来诊断脑脊液鼻漏，CT 脑池造影术是通过腰椎穿刺将碘对比剂注入蛛网膜下隙，采用膝胸卧位使碘对比剂进入颅内蛛网膜下隙，然后进行 CT 扫描，通过观察碘对比剂从颅内漏入到鼻腔或鼻窦来诊断脑脊液鼻漏。文献报道 CT 脑池造影术显示脑脊液鼻漏的准确率为 22%~100%，对于有活动性瘘口的脑脊液鼻漏，总的准确率可从 65% 上升到 85%。

一组病例采用 Valsalva 方法增加颅内压后，显示脑脊液鼻漏的准确率达到 100%，而 Manelfe 等（1982）报道 CT 脑池造影术对非活动性瘘口的脑脊液鼻漏的显示率只有 33%，推测一部分瘘口未显示的原因，主要是在行 CT 脑池造影术时，这些瘘口不是活动性瘘口，到现在为止，CT 脑池造影术仍被认为是诊断脑脊液鼻漏的最佳方法和参考标准。

尽管如此，但 CT 脑池造影术是一种费时和有创性的检查方法，大多数患者进行此检查后都有头痛等不适症状，有的患者头痛剧烈或并发感染；另外，由于部分患过脑膜炎的患者以前曾进行过多次腰穿，常有蛛网膜粘连，导致腰穿失败而无法进行 CT 脑池造影术；一部分患者由于害怕腰穿或 CT 脑池造影术会导致并发症而拒绝行此检查；还有一部分伴有活动性脑膜炎或颅内压增高的患者是 CT 脑池造影术的相对禁忌证。

由于上述原因，临床医师、放射科医师和患者都希望有一种诊断脑脊液鼻漏的简单易行、无损伤但可靠的检查方法。

薄层冠状面高分辨率 CT 可较好地显示骨质缺损或骨折，这些骨质缺损或骨折可能在脑脊液鼻漏的瘘口处，MR 脑池成像则可通过显示颅腔脑脊液高信号影与鼻腔或鼻旁窦内高信号液体影之间有线状高信号影相连而确定脑脊液鼻漏及其瘘口，二者可相互补充，二者结合起来显示脑脊液鼻漏的准确性、灵敏性和特异性较高，是替代 CT 脑池造影术的理想的检查方法。一组研究结果显示，高分辨率 CT、CT 脑池造影术和 MR 脑池成像显示脑脊液瘘口的差异无统计学意义，高分辨率 CT 结合 MR 脑池成像完全能胜任 CT 脑池造影术的作用，且该组所有 18 例患者均成功完成了高分辨率 CT 和 MR 脑池成像，而只有 10 例完成了 CT 脑池造影术。

MR 脑池成像：MR 脑池成像的原理是采用三维薄层快速自旋回波重 T_2WI 或三维薄层稳态梯度回波序列（CISS 或 FIESTA），水呈明显高信号，其他组织均呈低信号，对比强，通过显示颅腔脑脊液高信号影与鼻腔或鼻旁窦内高信号液体影之间有线状高信号影相连直接确定诊断，且层厚较使用脂肪抑制技术的单纯 T_2WI 薄，MR 脑池成像不但能明确显示瘘口较大的脑脊液鼻漏，还可显示一部分 CT 脑池造影术未显示的瘘口较小的脑脊液鼻漏、非活动性脑脊液鼻漏或有多发瘘口的脑脊液鼻漏。

另外，MR 脑池成像无须腰穿或使用对比剂，简单易行，扫描时间不长，患者无不适，容易被接受，文献报道和该组病例显示 MR 脑池成像与 CT 脑池造影术显示脑脊液瘘口无显著差别，同时 MR 脑池成像还清楚地显示脑膜膨出或脑膜脑膨出，因此，MR 脑池成像是一种显示脑脊液鼻漏较为理想的检查方法。但 MR 脑池成像对骨性结构显示较差，不能直接显示骨质缺损。

虽然冠状面 CT 诊断脑脊液鼻漏的标准是颅腔与鼻腔或鼻旁窦之间的窦壁骨质缺损并且鼻腔或鼻旁窦内有积液或软组织影，但鼻腔或鼻旁窦内的炎症也常表现为鼻腔或鼻旁窦内积液或软组织影，与脑脊液鼻漏漏到鼻腔或鼻旁窦内形成的积液或软组织影无法鉴别，因此，冠状面 CT 的假阳性率较高；另一方面，瘘口较小的自发性脑脊液鼻漏，冠状面 CT 不能显示骨质缺损，推测这可能与 CT 分辨率有关。

冠状面 CT 和 MR 脑池成像结合起来，既可显示骨质缺损和重要的骨性结构，又可提高灵敏性、特异性与准确率，同时还可减少假阳性率。

对于少部分瘘口较小的脑脊液鼻漏或非活动性脑脊液鼻漏患者，无论采用冠状面 CT、CT 脑池造影术还是 MR 脑池成像都不能显示，为解决此问题，有作者采用腰穿将 0.5ml 钆喷替酸葡甲胺（Gd-DTPA）注入蛛网膜下隙后再进行 MR 脑池成像，此方法与 CT 脑池造影术相比，需要的对比剂量较少，出现头痛等不适的情况明显减少，但正如前面已提到的一部分腰穿不成功或不愿进行腰穿的患者，此方法同样不能使用。

有作者曾探索采用俯卧位颈过伸位 MR 脑池成像，以增加脑脊液压力，提高显示脑脊液鼻漏的准确性，该组病例中 2 例在冠状面 CT、俯卧位颈过伸位 CT 脑池造影术和仰卧位 MR 脑池成像上都未显示，而在俯卧位颈过伸位 MR 脑池成像上显示。但目前 MR 脑池成像扫描时间相对较长，采用俯卧位颈过伸位的患者头颅难免有些运动，MR 脑池造影的图像运动伪影较多，图像质量较差，尚不能作为客观的诊断依据，相信随着 MRI 技术的发展，扫描速度加快，会获得较满意的图像质量。

第二节　脑室间连接结构及其内脑脊液流动

脑室间连接结构是脑脊液循环通路的重要组成部分，除中脑导水管的解剖形态和脑脊液流动状态已有报道外，对室间孔、第四脑室正中孔及两外侧孔解剖及生理信息知之甚少。有作者采用脑脊液自旋标记时 - 空标记的反转恢复单次激发自旋回波（SLIR-SSFSE）序列观察正常人脑室间连接结构的解剖形态及其内脑脊液流动状态，为全面了解脑脊液循环通路的解剖生理状态提供影像依据。

一、脑室间连接结构的影像学研究

脑室间连接结构病变是造成颅内压升高、梗阻性脑积水的常见原因，一直为临床和放射医师所关注，由于 MRI 无创、软组织分辨率高已取代既往的 X 线及 CT 脑室造影方法，成为观察脑室间通路和脑脊液循环状态的重要方法。

中脑导水管结构较为粗大，形态学表现易于观察，既往对中脑导水管内脑脊液流速报道不一，Gideon 等（1994）报道为 2.20~2.47 mm/s，Quencer

等（1990）报道为 3.7~7.6 mm/s，而 Nilsson 等（1992）报道为 5~10 mm/s，Enzmann & Pelc（1991）报道流速为 11.8 mm/s，由于各研究者采用的设备、序列、方法和计算方法不同，所得数据也不尽相同，对此目前尚无统一意见。室间孔、第四脑室出口同样是脑脊液循环通路的易发病变部位，但由于结构细小，观察困难，迄今未见相关研究报道。

二、脑脊液自旋标记 MRI SLIR-SSFSE 序列的成像原理

脑脊液自旋标记 MRI SLIR-SSFSE 序列不同于相位对比脑脊液电影法，而是以内源性的脑脊液为标记物，采用反转恢复和单次激发快速 SE 技术相结合的方法显示被标记的脑脊液，达到脑室间通路造影的效果。

该组研究将成像参数 TI 设定在 1 300~5 300 ms 之间，选择性标记流向脑室间连接结构的脑脊液，在此成像过程中，标记脑脊液呈现高信号，而未标记的脑脊液以及周围的结构呈中低信号，可以在不同方位观察到脑室间连接结构的解剖形态及毗邻关系，同时还能直观实时地观察脑脊液的流动状态。

三、SLIR-SSFSE 序列对脑室间连接结构解剖形态的观察

室间孔与第三脑室解剖上形成一“Y”形管状结构，由于结构细小且受 MRI 软组织分辨率的限制，难以显示其完整形态，常规 MRI 轴面扫描表现为侧脑室和第三脑室之间对称性长方形裂孔，冠状面扫描受软组织分辨率的限制难以显示其完整形态。

该组资料采用脑脊液自旋标记 MRI 真实再现了室间孔的解剖形态及左右室间孔的角度，虽然相比邻近脑室内的脑脊液，其信号稍弱，但仍能清晰观察到其完整结构，因而在室间孔形态学基础上，采用该方法可以推算出室间孔内脑脊液流动状态，即脑脊液流动方向和流动速度，有助于对室间孔区病变造成的脑脊液循环障碍病理解剖改变的理解，借此可进一步判断室间孔有无阻塞，弥补常规形态学观察的不足。

中脑导水管相对粗大，常规 MRI 虽可显示其形态、结构及毗邻关系，但对于因中脑导水管内细小隔膜及交通性脑积水引起的脑脊液循环障碍常无法发现。同样交通性脑积水与梗阻性脑积水病因与病变部位判断两者也有所不同。利用脑脊液自旋标记 MRI，观察中脑导水管的形态和脑脊液的循环状态，可作为一种 MR 脑脊液电影成像的新方法弥补常规 MRI 的不足。

第四脑室正中孔形态较特殊，呈分叉样管道结构，向前下较细小，与延髓中央管相通，向后下与小脑延髓池相续；常规 MRI 难以显示此种解剖结构，因而人们对理解脊髓中央管与脑室通路的解剖关系仍较模糊。同样第四脑室外侧孔纤细狭长，呈“八”形向外下走形。常规 MRI 由于难以显示正中孔和外侧孔的完整形态特征，因而人们常常忽略其临床意义，采用脑脊液自旋标记 MRI 方法真实显示了不同结构相互间的解剖结构关系，对于理解颅内和椎管内脑脊液循环的关系以及颅底畸形所致的脑脊液循环障碍的发病机制有一定帮助。

四、SLIR-SSFSE 序列观察脑室间连接结构脑脊液流动状态

采用脑脊液自旋标记 MRI 方法观察到两侧室间孔、中脑导水管、第四脑室正中孔及两外侧孔内的脑脊液均呈向足侧和头侧的双向流动，这符合生理状态下脑脊液的流动特点。由于存在个体差异，不同人同一解剖结构脑脊液流速不尽一致，因而存在一定的正常范围，该研究结果与 Nilsson 等（1992）报道的中脑导水管流速范围基本一致。

但由于脑室间连接结构细小，其内的脑脊液流动信号较弱，脑室间连接结构的径线测量及脑脊液的流速的计算均会受技术及人为因素的影响，虽然该研究采用多次测量求平均的方法来减小测量误差，但也仅仅是一种初步探索。另外该研究把不同性别放在一起测量，没有注意到性别因素对测量结果可能的影响，在下一步的研究中该组将把不同性别进行分组做进一步的更深入研究。

脑脊液自旋标记 MRI 是一种非侵袭性、非对比增强、直观动态研究脑室间通路和脑脊液流动状态的方法，采用这种方法可直观实时地观察室间孔、中脑导水管、第四脑室出口等脑室间连接结构的正常解剖形态及其内脑脊液的流动状态，有可能作为一种评价脑脊液循环的成像方法应用于临床。

第七章　脑膜瘤以外的其他脑膜占位性病变

第一节　颅面血管瘤病

详见本书 本卷 第一篇 第五章 第五　节 Sturge-Weber综合征。

第二节　颅内多发脑膜髓外造血

髓外造血被认为是对正常造血组织的补充、代偿过程，绝大部分发生在血红蛋白病患者，如地中海贫血、镰状细胞性贫血等，也可发生在骨髓增殖异常的患者，如原发或继发性骨髓纤维化和其他慢性贫血。髓外造血可累及任何组织或器官，且常表现为类似肿瘤的结节或肿块。但髓外造血发生在颅内非常罕见。

1. 病理学　在病理上，髓外造血与正常骨髓组织相似，含有粒系、红系及巨核系等三系造血细胞。髓外造血累及脑膜的病理机制并不清楚，有报道显示脑膜在胎儿时期具有造血功能，因此认为颅内髓外造血可能起源于胚胎期残留的原始组织。

2. 临床表现　颅内髓外造血的主要临床表现是病灶对邻近脑组织的压迫所导致的神经体征和颅内高压。因此，头痛、头晕或颅神经压迫症状可能提示颅内髓外造血，但这些表现均缺乏特异性。颅内髓外造血的诊断主要依赖于临床病史、实验室检查和各种影像手段。

由于病变范围广泛，易复发，常与重要组织相邻且富含血管而易于出血，因此颅内髓外造血很难完全切除。放射治疗被认为是治疗颅内髓外造血的一个非常有效的方法。

3. 影像学研究　具有长期慢性贫血病史是颅内髓外造血与这些疾病鉴别的重要依据，CT和MRI是诊断和鉴别诊断颅内髓外造血的重要影像手段。

颅内髓外造血主要影像表现为脑膜呈多发结节或肿块样增厚，在CT像上，与脑灰质相比，呈等密度或略高密度；在MR T_1WI上呈等信号，T_2WI上呈等低信号。CT或MRI增强扫描均表现为明显均匀强化。

有学者认为T_2WI低信号与病灶内丰富的含铁血黄素沉积及大量的细小血管分布有关，而且认为这一信号特点具有一定的特征性。

从CT密度和MRI信号上比较，颅内髓外造血很难与脑膜瘤鉴别，易误诊为多发脑膜瘤。

4. 鉴别诊断　需要鉴别的疾病包括多发脑膜瘤、淋巴瘤、转移瘤及肉芽肿性疾病。

（1）脑膜瘤：一般认为脑膜瘤病灶相对局限，脑膜强化也仅局限于邻近的脑膜，形成“脑膜尾征”；而脑膜髓外造血病灶比较广泛，脑膜增厚弥漫，可位于额颞顶枕部、颅底以及视神经管的任何部位。

（2）脑膜淋巴瘤：脑膜淋巴瘤的脑膜增厚往往较轻，可伴有脑实质或脑室内淋巴瘤。

（3）脑膜转移瘤：脑膜转移瘤T_1WI往往呈低信号，T_2WI呈高信号，且信号不均匀，可伴有邻近颅板的骨质破坏或脑实质的水肿。

总之，对于慢性贫血患者，如果出现头痛、视力模糊或颅神经压迫症状，应行头颅CT或MRI增强扫描，若发现脑膜呈结节或肿块样增厚，应考虑到颅内脑膜髓外造血的可能性并及时行放射治疗。

第三节 急性淋巴细胞性白血病脑膜侵犯

中枢神经系统侵犯是白血病常见并发症，多见于化疗后缓解期，是急性白血病复发的一个主要原因，尤其是急性淋巴细胞性白血病。白血病侵犯中枢神经系统大多数发生在脑膜，其机制尚不清，有观点认为与脑膜结缔组织残存胚胎造血细胞有关。

脑膜受侵可以单独累及硬脑膜 - 蛛网膜或软脑膜 - 蛛网膜下隙，也可两者同时受累。脑膜癌病以硬脑膜 - 蛛网膜单独受累常见，脑膜受累的形态学改变可分为弥漫性和结节性 2 种方式。白血病脑膜侵犯以软脑膜弥漫性浸润较多见，偶见结节状浸润与脑实质转移不易区分。

一例病灶主体呈明显肿块样改变推移脑表浅静脉，接近脑表蛛网膜下隙，尾部明显向脑沟内由粗到细蚓状延伸，颅骨内板下大脑凸面也未见明显异常增粗弧线状增强影，可确认为软脑膜 - 蛛网膜下隙侵犯并部分呈瘤样改变。

白血病脑实质侵犯和颅内部分原发或继发淋巴瘤在 CT 上可表现为等密度或略高密度，该例脑膜侵犯呈明显脑沟样高密度而 CT 诊断为蛛网膜下隙出血，该作者认为与部分血液系统肿瘤细胞生长方式有关。

急性淋巴细胞性白血病在发病初期即可侵犯中枢神经系统，形成绿色瘤（粒细胞肉瘤、成髓细胞瘤），可直接发生于脑实质内，部分可起始于脑膜，形成脑膜瘤样表现，与脑膜瘤不易鉴别。

病理显示瘤细胞弥漫性增殖，排列紧密，肿瘤细胞沿血管周围间隙成簇生长，浸润脑实质聚集成巢状，肿瘤内囊变、坏死少见。因此在 CT 上可表现为等密度或高密度，该例 MR 信号表现与典型脑膜瘤相仿，Gd-DTPA 明显强化提示有血 - 脑脊液屏障破坏，在不明病史情况下极易误诊为脑膜瘤，需紧密结合临床。

该例软脑膜 - 蛛网膜下隙侵犯 CT 表现也需同白血病致蛛网膜下隙出血相鉴别，MRI 检查可很好加以区分。

第四节 肺尖创伤性假性脑脊膜膨出

Epstein 等（1974）介绍了一例 19 岁男性病案，胸部创伤，右第一肋骨折，C_7~T_1 右侧硬脊膜撕裂分离，脑脊液通过蛛网膜 - 胸膜瘘积聚于右肺尖的胸膜外间隙内，可观察到对比剂在此间隙自由流动进出。创伤性假性脑脊膜膨出，常起源于头部与肩部强力分离，伴存颈椎的侧曲，多在下颈椎和上胸椎段。硬膜与蛛网膜分离，神经根在其连接于脊髓处损伤更重，脑脊液流入硬膜外腔可以持续存在，也可有范围的变化，也可消失。

蛛网膜 - 胸膜瘘十分少见，它一般出现在胸膜内腔，而该例与众不同，为胸膜外腔。

第五节 椎体创伤后假性脊髓膜脊髓突出

创伤性脑脊髓膜突出，这一名词已习惯用于描述脊髓造影检查时颈神经撕裂中，从蛛网膜下隙突出小袋形成的过程，它的另外术语包括：脑脊髓膜假性囊肿、假性脑脊膜膨出、硬膜外假性囊肿，以及外伤后蛛网膜憩室。Sachdev 等（1981）报告一例 44 岁女性患者，腰椎骨折已多年，出现外伤后假性脊髓膜脊髓膨出，它侵及椎弓根，引起进行性神经功能障碍。

X 线片示第 1 腰椎压缩性骨折伴左侧椎弓根断裂，提示椎弓根断裂处的膨胀突出，使下肢难以负重，切除整个椎板后，下肢感觉恢复，负重能力明显增加。

第八章 硬 脑 膜

第一节 硬脑膜动静脉瘘与全脑 4D CTA

硬脑膜动静脉瘘是发生在硬膜及其附属结构上的异常动静脉短路，占颅内血管畸形的 10%~15%。

在临床上，硬脑膜动静脉瘘的患者可以无症状，也可以表现出一系列非特异性的症状，如出血、局灶性神经功能缺陷、慢性头痛、血管杂音、痴呆、癫痫发作或颅内高压等。临床症状多缺乏特异性，因此临床诊断较为困难。

研究表明，硬脑膜动静脉瘘是否具有侵袭性表现与引流静脉的类型有关。因此，准确的诊断和分型对硬脑膜动静脉瘘的治疗至关重要。

目前，DSA 仍是硬脑膜动静脉瘘诊断的“金标准”，检查耗时且有创。传统的 CTA 和 MRA 可无创的用于对大部分硬脑膜动静脉瘘的诊断，然而，由于时间分辨率的限制，使其无法较为准确的评估供血动脉及引流静脉。

随着 CT 硬件设备的发展，320 排动态容积 CT 以其宽探测器（320 排探测器）为主要优势逐渐应用于临床，其 *Z* 轴覆盖范围为 16 cm，球管旋转一周可以覆盖整个脑组织，获得全脑 0.5 mm 层厚各向同性全脑信息，并且可以进行连续容积扫描，从而得到全脑 4D CTA 的图像信息。一项研究主要采用 320 排动态容积 CT，主要目的是与“金标准”DSA 对照，评估 4D CTA 在硬脑膜动静脉瘘的诊断，部位及分型中的应用价值。

硬脑膜动静脉瘘可发生在颅内任何有脑膜的部位，任何部位的硬脑膜动静脉瘘均可出现急进性神经系统症状，但不同部位硬脑膜动静脉瘘发病率不同，急进性神经系统症状发生率也不同。部位不同供血动脉来源不同，部位不同颈外动脉与颈内动脉、椎动脉危险吻合分布也不同；不同部位的硬膜动脉参与不同颅神经的供血，不同部位静脉引流方向也不同。因此，结合部位分类来考虑治疗非常必要。

临床研究证实，硬脑膜动静脉瘘静脉引流方式决定该病临床风险和自然史，其中伴有软膜静脉引流者，有着较高的出血和神经功能缺失的风险。相同部位不同静脉引流类型治疗不同，同一静脉引流类型不同部位治疗也不同。

只有将部位分类与引流静脉分类结合使用，才能较好地评估临床风险和治疗指征，根据各部位特有情况，制订完善的治疗方案。只有把部位、静脉引流结合使用，可以能为临床医生提供判断疾病临床风险的依据，并且有助于制订完善的治疗方案，具有实用性和临床意义。

DSA 因其较高的敏感性和特异性，为诊断硬脑膜动静脉瘘的“金标准”。然而，DSA 为有创性的检查且较为耗时。

头颅 CTA 具有无创伤、简单易行，且图像具有较高的敏感性及特异性（>50%），对于显示脑内正常及异常血管形态，评价血管阻塞位置、肿瘤血管关系等具有很高价值，但 CTA 图像仅仅能够显示血管形态学改变，不能提供血流动态信息。

320 排容积 CT 具有 320 排探测器，球管旋转一周可以覆盖整个脑组织，获得全脑 0.5 mm 层厚各向同性全脑信息，并且可以进行连续容积扫描。其获得的以时间为序列的全脑动态 4D CTA 图像可以观察血管形态，同时显示从动脉至静脉血流情况，有助于动静脉分流疾病的诊断与评估。

该项研究表明，4D CTA 无论在诊断、部位判断以及分型方面均与 DSA 具有较好的一致性。34 例患者组成的研究中，仅有 2 例分型出现错误，DSA 评估为 Borden Ⅱ型，而 4D CTA 图像因静脉反流被漏诊而误认为 Borden Ⅰ型。根本原因在于与 DSA

对比，4D CTA 的时间分辨率及信噪比有限。4D CTA 图像浅层和深层的血管（包括动脉和静脉）均随着对比剂注射时间而逐渐显影，所有的血管混杂在一起，对于扩张不明显的反流静脉往往较易漏诊。

总之，4D CTA 多时相及多平面重建可以较为准确的评估硬脑膜动静脉瘘的位置及分型。4D CTA 可以作为临床筛查及诊断硬脑膜动静脉瘘的主要方法，能为临床医生提供判断疾病临床风险的依据，并且有助于制订完善的治疗方案，具有重要的临床意义。

第二节　疑难病例简介：直窦区硬脑膜动静脉瘘致双侧丘脑病变

硬脑膜动静脉瘘是指发生在硬脑膜及其附属物如大脑镰、小脑幕和静脉窦的硬脑膜动静脉异常交通的一种颅内血管性疾病，其发生率占所有颅内血管畸形的 10%~15%。硬脑膜动静脉瘘临床表现复杂多样，以头痛和搏动性颅内血管杂音为主要临床表现，普遍认为它是一种以颅内出血或进行性神经功能缺失为主要表现的高侵袭性病变。

Lewis 等（1994）研究表明，小脑幕硬脑膜动静脉瘘供血主要来自脑膜垂体干、脑膜中动脉、枕动脉、大脑后动脉和小脑上动脉等，该例为小脑幕直窦区硬脑膜动静脉瘘，主要由左侧脑膜垂体干动脉后支供血，其与大脑大静脉异常交通。

双侧丘脑对称性病变病因复杂，较多见的是双侧丘脑肿瘤性病变、代谢和中毒性病变、可逆性后部脑病等，而由硬脑膜动静脉瘘引起双侧丘脑病变的病例临床少见。双侧丘脑的血流主要通过大脑深部静脉（丘脑纹状体静脉和外侧丘脑静脉）汇合成大脑内静脉，两条大脑内静脉汇合为大脑大静脉，向后上与下矢状窦一起汇入直窦。

硬脑膜动静脉瘘为颅内外供血动脉经瘘口直接与颅内静脉窦沟通，由于静脉内高压或扩张的静脉或窦的机械压迫，血流回流受阻，引起双侧丘脑深穿支静脉压力升高，当静脉压升高超过静脉循环的代偿能力时，导致代谢紊乱，乳酸堆积，毛细血管通透性增加，血 - 脑屏障破坏，引起血管源性水肿，DWI 上表现为低信号或等信号；如果静脉内持续高压，其引流区域长期处于动脉低灌注状态，会造成局部脑组织缺血、缺氧，进而细胞膜离子泵转运障碍，出现细胞内水肿，DWI 上表现为高信号。因此，该例患者符合静脉回流障碍导致的 DWI 信号演变。

多数学者认为颅内出血是由粗大、迂曲、壁薄的引流静脉破裂引起的。大脑内静脉引流透明隔、额叶深部、丘脑、基底节和侧脑室周围白质等区域的血液，丘脑和基底节区是脑内仅有一条静脉回流的区域，个别病例硬脑膜动静脉瘘使大脑内静脉回流受阻，侧支循环差，静脉压力增高，血管破裂，导致基底节区出血。

CT 平扫和增强硬脑膜动静脉瘘病变极少显影，但 CT、MRI 均可较好显示其继发性改变，如静脉窦内血栓，颅内异常增粗、迂曲的血管影及脑出血等。

但是，该例患者 MRI 表现为双侧丘脑对称性病变，CTA 及 MRA 检查均未见明显异常血管，静脉窦内没有看到血栓形成，若大脑内静脉信号增高、双侧脑室旁迂曲强化血管影及静脉窦不均匀强化未予重视，则极易误诊。

所以，双侧丘脑对称性病变，如果没有静脉窦血栓形成的征象，增强扫描发现侧脑室附近迂曲明显强化小血管影时，要考虑到存在小脑幕硬脑膜动静脉瘘的可能。

总之，注意影像细节有助于对本病的诊断及鉴别诊断。

第三节　硬膜下血肿伪似蛛网膜下隙出血

硬膜下血肿与蛛网膜下隙出血不同之处常在于发病时的背景，但这并不是所有的病例都有此表现。常常缺乏明确的外伤史，血染的脑脊液，两种疾病都可出现。原发于蛛网膜下隙的出血也可形成硬膜下血肿。

Gortvai 与 Anagnostopou1os（1971）报告 3 例硬膜下血肿酷似蛛网膜下隙出血，均经双侧脑血管造影做出鉴别诊断。2 例硬膜下血肿皆为一非常无足轻重的创伤所致，这是值得临床医生时时刻刻警惕的病因，不少小儿患者采集病史时，常难以问询到确切的创伤史，从而导致不应有的误诊和漏诊。另1例为抗凝血治疗所引起。

第四节 硬脑膜骨化症

（1）发病机制：硬脑膜骨化症极为少见。硬脑膜骨化症病因及发病机制不清楚，多见于外伤引起的硬脑膜外血肿，血肿包膜逐渐机化、钙化、骨化，而中央血肿则吸收不完全，逐渐液化。另外也有报道见于强直性脊柱炎、硬脑膜动静脉瘘、甲状腺功能亢进症等。

外伤后，受伤局部在以后漫长的病理及生理变化过程中，存在非肿瘤性的钙化和骨化的病理变化过程。其病理机制尚不清楚，可能为外伤引起的变性、出血或坏死，使大量富含细胞成分的纤维组织在病变局部聚集，随后在病变的周围出现骨样组织及钙质沉积，最后转化为骨组织，形成了硬脑膜骨化，骨化组织使血管回流受阻，导致周围血管怒张。

（2）影像学研究：Chang等（2002）报道1例13岁的女性患者，因头颅外伤而致迟发性硬脑膜外血肿，进行保守治疗4周后CT复查：患者硬脑膜出现骨化，并呈进行性加重。最后行手术治疗，术中发现，慢性硬脑膜外血肿，同时伴有大量纤维及新骨形成。

Nagane等（1994）报道1例57岁男性患者，在头颅外伤后40年，因进行性头痛加重来医院就诊，经CT检查，诊断为硬脑膜钙化及骨化，给予手术治疗。该例患者15年前也受到过颅脑外伤，经保守治疗后症状缓解而出院。

有的病例影像表现极为罕见，术前讨论病变定位于硬膜外，因为小儿病例，常难采集到明确的外伤史而未能确定血肿，导致误诊。

临床上，本症应与骨性肿瘤、胆脂瘤及畸胎瘤鉴别。

第五节 硬脑膜窦的良性肿瘤

Browder等（1972）解剖研究295例大脑硬脑膜窦标本，在上矢状窦仅发现2例有息肉状结节，在另外23例标本中，却皆见有类似但更小的结节位于横窦。上矢状窦息肉有足够的大小引起该处窦腔扩张，组织学指出它起源于颗粒体。

一例为57岁男性，死于车祸，上矢状窦内可见2.4 cm × 1.0 cm × 0.7 cm大小结节，其基底直径0.9 cm，该处窦腔略扩张，脑室为正常大小；另一例为18岁青年，死于过量麻醉品，息肉为1.0 cm × 0.8 cm × 0.6 cm大小。

一组研究显示，横窦的23例结节出现于各年龄组，最小年龄为14个月婴儿。17例位于左横窦，2例在右侧，2例双侧各一个结节。所有这些结节坚硬一致，与常常发现于硬脑膜窦的那种软而不规则的颗粒体有所不同。

这些更小的息肉状结节可能是良性肿瘤，其生活史不明，病人均无症状，主要考虑其出现于大脑的硬脑膜窦的内壁结构，在CT、MRI和血管造影时，可能被认为是其他病变。

第六节 硬脑膜与硬脑膜静脉窦钙化及其他

一、上矢状窦钙化

有时CT平扫可在上矢状窦下行部分见到三角形的高密度区，恰位于它进入窦汇以前处，与它处生理性硬脑膜钙化一样，窦的钙化趋向于线形，通常较短小。

如果不留心，将此CT平扫图像误为增强扫描，则可把上述征象错误的解释为上矢状窦栓塞伴中心性低密度血凝块，应加以注意。

有时通过颅顶之顶部 CT 扫描，可见广泛钙化沿着骨缝，在中线旁部分邻近上矢状窦，呈绳索状纵行钙化；而冠状面 CT 图像则见该钙化为上矢状窦硬脑膜钙化。

二、广泛的大脑镰钙化

偶尔 CT 图像上见到大脑镰前部浓密钙化，钙化轮廓可两侧不对称，一侧光滑规则而另侧不甚规则，这是正常表现。

正常大脑镰钙化多为线状，且多见于镰的前 1/3。有时钙化也可呈丛状。

大脑镰钙化的病理性原因包括：钙化性脑膜瘤、慢性钙化性镰状硬膜下血肿，以及基底细胞斑痣综合征（Gorlin 综合征）的所有硬脑膜表面的广泛钙化。

三、幕的钙化

与其他硬脑膜表面一样，幕亦可钙化，但不如大脑镰、岩床韧带钙化多见。可位于小脑上池的后方，可一侧或两侧钙化，在 CT 横断扫描时它多表现为梭形，尖指向外前方。

四、显著的横窦

经后颅窝 CT 横断增强扫描有时可见管状增强的横窦，在个别人此窦特别显著。

正常此窦紧贴枕骨，位于颅骨内板横窦沟内，两侧不一定对称，有作者统计，横窦直接连续于上矢状窦者大约在 20% 的人中见到。

偶尔，在小脑萎缩的病人，横窦更是粗大和引人注目。

五、显影突出的窦汇与直窦

经鞍旁区、中脑、小脑上蚓部及枕叶层面的 CT 横断增强扫描，在中线后份可发现明显增强的团状结构，尤如平扫所见的显著的枕内隆突，即为增大的窦汇，其前方为扩张的直窦，一般认为，这是正常结构的发育变异，并非为病理表现。

第六篇　其他颅脑肿块

第一章　关于神经元及混合性神经元－神经胶质肿瘤

第一节　中枢神经系统神经元肿瘤

一、中枢神经元肿瘤的分类

含有异常神经元成分的中枢神经系统肿瘤称为神经元肿瘤，约占脑肿瘤的1%，根据WHO（2007）神经系统肿瘤分类，中枢神经系统神经元肿瘤分为小脑发育不良性节细胞瘤、婴儿多纤维性星形细胞瘤、胚胎发育不良性神经上皮瘤、神经节细胞瘤、节细胞胶质瘤、间变型节细胞胶质瘤、中枢神经细胞瘤、脑室外神经细胞瘤、乳头状胶质神经元肿瘤、第四脑室玫瑰花结样胶质神经元肿瘤和副神经节瘤。

有作者报告一组美国病例，19例中只含有节细胞胶质瘤（12例）、胚胎发育不良性神经上皮瘤（4例）、中枢神经细胞瘤（2例）以及神经节细胞瘤（1例），虽然病理类型较少，但不同肿瘤尤其是节细胞胶质瘤及胚胎发育不良性神经上皮瘤在影像学上具有一定的特点，了解这些特点有助于临床诊断。

二、节细胞胶质瘤及神经节细胞瘤

节细胞胶质瘤及神经节细胞瘤的组织发生不十分清楚，可能起源于胚胎残余的神经节细胞的前体细胞，也可能与局部发育异常或错构瘤性的病变有关，是最常见的中枢神经系统神经元肿瘤。该肿瘤多见于儿童及青少年，发病年龄可从2个月至80岁，以30岁以下多见，无性别差异，该组13例年龄为6~42岁，平均22.2岁，节细胞胶质瘤及神经节细胞瘤最常见的发病部位为颞叶，其次为额叶、顶叶及枕叶，但该肿瘤亦可以发生于神经系统任何部位，包括大脑半球、小脑、脑干、脑室系统，甚至视神经、三叉神经等部位，该组13例中8例位于颞叶。

对于节细胞胶质瘤和神经节细胞瘤的影像学特点，有作者报道可以分为囊性、囊实混合性及实性肿块，该组中主要表现为囊实混合性及实性肿块，未见囊性病灶，实性病灶及囊实混合性病灶的实性部分表现出不同程度的强化。灶周水肿较少见，该组3例灶周水肿病例中，2例属于间变型神经节胶质瘤，说明同其他脑胶质瘤一样，灶周水肿可能与神经节胶质瘤的病理分级有一定相关性，Kincaid等（1998）也有类似报道。病灶钙化也是节细胞胶质瘤的影像学特点之一，该组13例中9例行CT扫描5例显示有钙化，提示病灶钙化发生率较高，占一半以上病例。

三、胚胎发育不良性神经上皮瘤肿瘤

胚胎发育不良性神经上皮瘤肿瘤首先由Daumas-Duport等（1988）报道，WHO（2007）脑肿瘤组织分类中，胚胎发育不良性神经上皮瘤肿瘤归为神经元和混合神经元-神经胶质肿瘤类，WHO分级为Ⅰ级。临床上胚胎发育不良性神经上皮瘤好发于儿童及青少年，常因顽固性癫痫而就诊，神经系统体征常为阴性。该组病例临床表现与文献基本一致，4例胚胎发育不良性神经上皮瘤肿瘤中3例为儿童，1例为35岁成人，均因顽固性癫痫而行手术切除。该组病例虽然较少，但具有较典型的影像学特点：肿瘤位置表浅，均位于脑皮层，3例呈单囊状，1例呈多囊状，2例呈典型类三角形改变，增强扫描囊壁无明显强化，无灶周水肿，肿瘤呈慢性生长，其中1例压迫颅骨内板致弧形变形。

4例FLAIR均显示囊壁环状稍高信号，对于该征象，亦有相关病例报道，但对于FLAIR环状高信号的病理基础，尚没有明确结论。对照病理改变，可以认为由于胚胎发育不良性神经上皮瘤肿瘤内部主

要呈囊性表现，内含大量黏液成分，囊壁主要由疏松的神经胶质成分组成，亦含有部分黏液成分而呈结合水状态，因此FLAIR表现出囊壁高信号而囊腔呈等信号或略低信号。由于该组病例较少，因此不能肯定该征象是否对胚胎发育不良性神经上皮瘤诊断具有特异性，但该征象与胚胎发育不良性神经上皮瘤的病理改变具有一定相关性，该征象同病灶位置表浅、类三角征，囊性改变、多无强化，无灶周水肿等征象一起结合起来可以作为诊断该肿瘤的影像学特点。

鉴别诊断主要包括低级别胶质瘤、少枝胶质细胞瘤等，其中低级别胶质瘤常位于脑白质区，很少位于脑皮层表面，且很少出现FLAIR环形高信号征象；少枝胶质细胞瘤多见于成年人，肿瘤钙化多见等特点均有助于鉴别。

四、中枢神经细胞瘤

中枢神经细胞瘤多位于侧脑室室间隔及孟氏孔区域，因肿瘤常影响脑脊液循环而表现为梗阻性脑积水、颅内压增高。该组2例患者均表现为梗阻性脑积水，其中1例肿瘤跨越室间隔向双侧脑室生长，呈多发大小不等的囊泡状改变，伴邻近右侧额叶脑实质明显水肿，增强扫描实性部分及多发囊泡部分壁明显强化，表现典型；另外1例囊性病灶位于孟氏孔区，呈单囊状，FLAIR呈高信号，增强扫描囊壁轻度强化。

虽然中枢神经元肿瘤属于少见的脑肿瘤，但近年来随着MRI检查的普及，相关病例报道逐渐增多，对于该类肿瘤影像学表现的认识也逐渐提高，临床上该类肿瘤患者年龄相对年轻，病史相对较长，并常表现为长期癫痫，影像学上部分肿瘤如节细胞胶质瘤、中枢神经细胞瘤及胚胎发育不良性神经上皮瘤肿瘤均有一定的特点，准确掌握上述特点有利于术前进行正确的诊断。

第二节　中枢神经细胞瘤病例

病例，女，30岁，发现颅内肿物10年，曾行放射治疗。MRI：形态不规则，密度不均匀，边界不清；位于侧脑室及透明隔区，胼胝体受累；多囊状改变，不均匀强化；可见多发钙化灶。术后病理诊断：中枢神经细胞瘤（图6-1-1）。

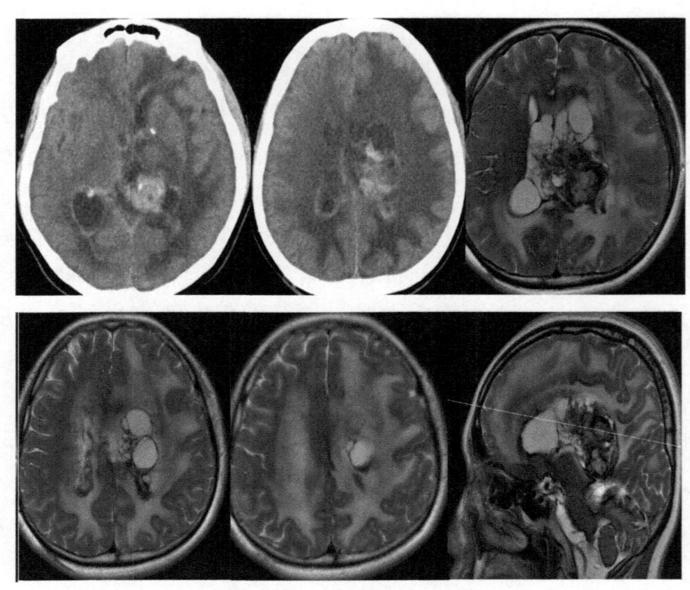

图6-1-1　中枢神经细胞瘤

第三节　中枢神经细胞瘤不典型表现

中枢神经细胞瘤是一种少见的中枢神经系统肿瘤。WHO(2007)中枢神经系统肿瘤分类将其描述为在免疫组织化学及超微结构上具有神经元分化肿瘤组织，并且将以往文献报道发生于脑室外，如大脑半球、小脑、脑干、松果体区、脊髓等部位的中枢神经细胞瘤统称为脑室外神经细胞瘤。

1. 病理学　光镜下中枢神经细胞瘤难以与少突胶质细胞瘤区别，标志性特征是由致密的纤维性基质组成的无细胞区；确诊主要依靠其独特的免疫组织化学和超微结构特点，主要包括嗜银染色，可显示神经细胞的神经突触，免疫组织化学 Syn 呈阳性反应，而在少突胶质细胞瘤均为阴性。GFAP 的阳性表达仅表明肿瘤周围有较多的星形细胞，提示肿瘤的起源是星形细胞，被包绕在肿瘤内。

2. 临床表现　中枢神经细胞瘤发病率占原发性中枢神经系统肿瘤的 0.1%~0.4%，几乎占幕上脑室内肿瘤的 1/2，好发于青年人，无性别差异，20~35 岁多见，18 岁以下者约占 1/5。由于肿瘤发病部位较特殊，患者早期症状多较轻微，主要为头晕不适，当肿瘤体积逐渐增大，病变累及孟氏孔造成颅内压增高时，可出现头痛、恶心、呕吐、视物模糊等症状而就诊。

3. 影像学研究　中枢神经细胞瘤好发部位比较特异，大多位于侧脑室透明隔或孟氏孔区，以一侧为主向对侧生长，也可向第三脑室生长，典型表现为以广基与侧脑室透明隔相连的肿物，边界清晰，均伴有不同程度的脑积水，肿瘤不向周围脑实质浸润。

一组 6 例患者的研究中，有 3 例发病部位均不典型，此类中枢神经细胞瘤影像诊断困难，最终诊断还需依靠病理学检查。

1 例肿瘤位于第四脑室内，发病年龄仅 4 岁，尤为少见，肿瘤信号表现亦不典型，亦非室管膜瘤的典型信号特征，但从年龄及发病部位来看首先应考虑为室管膜瘤，至于位于第四脑室的中枢神经细胞瘤信号表现是否具有特异性尚需更多的病例证实。

1 例位于侧脑室透明隔，尽管肿瘤向两侧侧脑室内生长并不多见，但结合发病年龄及信号特征仍需首先考虑到中枢神经细胞瘤，该例尚需与少突胶质细胞瘤、星形细胞瘤相鉴别。

1 例肿瘤自右侧丘脑向侧脑室内生长，已达第三脑室及室间孔，边界不清。有文献报道脑室外甚至脊髓颈段也有发生，但极罕见，组织发生尚不清楚，推测可能来自脑室周围的小灰质核的神经元细胞，影像表现极易误诊为胶质瘤。

另一组研究中，3 例发病部位不典型，1 例位于中线区透明隔向双侧侧脑室生长；1 例肿瘤主体位于第三脑室；1 例病变位于右侧侧脑室体后部，并达到第三脑室及室间孔，累及部分右侧丘脑，灶周脑实质见轻度水肿。

CT 平扫示肿瘤呈等密度或稍高密度，密度不均匀，可见低密度的囊变区，瘤体内常见钙化(69%)，钙化形态多表现为丛状、圆形，出血少见；而该组 1 例瘤体内大片状钙化，1 例大面积瘤卒中均较少见，此 2 例发病部位、年龄及信号特征均为中枢神经细胞瘤典型表现。

MRI 可以更好地显示中枢神经细胞瘤的范围，肿瘤的 MR 信号无明显特异性，T_1WI 基本呈等信号，T_2WI 多呈等信号或略高信号，但中枢神经细胞瘤内部或边缘易囊变，且囊变多发，大小不一，囊变形态多样，可呈小囊状、多房状大囊变，或小囊与房状囊变混合，囊变与囊变之间呈"细网"状分隔而酷似"蜂窝"或"丝瓜瓤"改变是其特征性表现，肿瘤周边多发囊变及等信号"条索"状结构与周围脑室壁或透明隔相连亦是中枢神经细胞瘤的特征性表现。

增强扫描多呈轻中度强化，少数明显强化。该组 1 例第三脑室内肿瘤 MRI 平扫表现为环状等 T_1、长 T_2 信号，增强扫描呈不规则环状显著强化，其信号特征及强化方式不典型。尽管年龄及发病部位是诊断中枢神经细胞瘤的主要依据，但对于此类信号或强化表现不典型的病例，仍需要充分考虑到其他肿瘤病变的影像特点并逐一排除才能做出正确诊断。

文献报道中枢神经细胞瘤信号特点一般位于侧脑室内，而其他发生部位的中枢神经细胞瘤的信号及强化特征有待积累更多的病例进一步总结。

4. 鉴别诊断　中枢神经细胞瘤的影像学鉴别诊断需结合患者发病年龄和肿瘤发生的部位，本病需与其他脑室内肿瘤如少突胶质细胞瘤，室管膜下巨细胞星形细胞瘤、低度恶性星形细胞瘤、室管膜瘤、室管膜下瘤、胶样囊肿等相鉴别。

（1）少突胶质细胞瘤：少突胶质细胞瘤主要位于大脑半球的白质，最常见的部位为额叶，单纯脑室内罕见，其发病年龄无明显特征，单纯从影像学及光镜下与中枢神经细胞瘤无法鉴别，最终诊断需依靠免疫组织化学检查。

（2）脑室内星形细胞瘤：单纯脑室内星形细胞瘤罕见，肿瘤常见钙化，但有 20% 的病例出现瘤周水肿，这在中枢神经细胞瘤中少见。

（3）室管膜瘤：室管膜瘤的发病高峰年龄为 1~5 岁和 35 岁左右，但仍以儿童高发，在儿童多位于第四脑室，成人多位于侧脑室三角区。

（4）室管膜下巨细胞星形细胞瘤：室管膜下巨细胞星形细胞瘤也可发生于侧脑室，患者年龄较轻，且与结节性硬化有关，MRI 表现为信号均匀，囊变坏死少见，CT 可见室管膜下、侧脑室周围多发结节及钙化。

（5）室管膜下瘤：室管膜下瘤来源于室管膜下板层，发病部位与中枢神经细胞瘤相似，肿瘤伴囊变少，增强扫描几乎无强化。

（6）胶样囊肿：胶样囊肿发生在第三脑室近孟氏孔，但病变为囊性，因囊肿内所含物质不同，T_1WI 可呈低信号、等信号、高均匀信号，边界清晰，增强扫描无强化。

第三脑室内中枢神经细胞瘤需与邻近结构来源的肿瘤，如颅咽管瘤、下丘脑来源毛细胞性星形细胞瘤、生殖细胞瘤相鉴别。

中枢神经细胞瘤的发病年龄、部位、影像学表现具有一定的特征性，对于中枢神经细胞瘤的不典型表现，尤其表现在发病年龄及部位方面，影像诊断有一定困难。

第四节　乳头状胶质神经元肿瘤

Komori 等（1998）首先报道了 9 例具有一致病理学特征的混合性神经元 - 神经胶质起源肿瘤，并将其命名为乳头状胶质神经元肿瘤。目前认为乳头状胶质神经元肿瘤是一种既有星形细胞成分又有神经元成分的具有双向分化潜能的肿瘤，出现玻璃样变的血管性假乳头状突起是诊断乳头状胶质神经元肿瘤的组织学标志。

乳头状胶质神经元肿瘤目前仅见于大脑半球，肿瘤位置以额叶最常见，其次是颞叶、顶叶。影像检查绝大多数表现为伴有壁结节的囊性占位性病变或囊实性混合性肿瘤，单纯实性表现较少，边界清晰。MRI 能清晰显示囊壁、内容物和实性结节，增强扫描囊壁呈环状或边缘性强化，实性壁结节均匀或不均匀性强化，实性成分一般都强化。Myung 等（2011）总结发现多数患者无瘤周水肿（56.9%），如果出现也多为轻度水肿（27.5%），中 - 重度水肿的出现率约 13.7%，而且往往出现占位效应。一般认为钙化是乳头状胶质神经元肿瘤的少见影像表现，Myung 等（2011）报道钙化的发生率为 25%（8/32）；钙化数量往往较少，呈局灶性点状、片状或砂粒状，散在分布于囊壁上或肿瘤内部。CT 对钙化的显示较常规 MRI 更敏感和准确，CT 清晰显示了位于囊壁外下侧的高密度壁结节及细小点状钙化。

乳头状胶质神经元肿瘤在影像上需要与以囊性为主的脑肿瘤鉴别，包括毛细胞性星形细胞瘤、血管母细胞瘤、囊变的胶质瘤、胚胎发育不良性神经上皮瘤、转移瘤等。

本病多见于青年男性，可能与外伤、隐匿性血管畸形等因素有关，影像显示脑内囊性占位，T_1WI 呈混杂信号的同心圆板层状结构，即“年轮征”，增强扫描病灶周围呈圆形或类圆形不规则强化，血管成像显示病灶区域异常血管影往往提示慢性扩张性脑内血肿。

总之，青年患者出现幕上脑实质内边界清楚的囊性伴壁结节或囊、实性混合占位，增强后实性部分及囊壁呈明显强化，应该考虑到乳头状胶质神经元肿瘤的可能。当然，乳头状胶质神经元肿瘤作为一种少见的神经元 - 胶质混合性肿瘤，其确诊仍依赖于病理及免疫组织化学结果。

第五节　误诊病例简介:乳头状胶质神经元肿瘤与胶质瘤

乳头状胶质神经元肿瘤是一种罕见的脑肿瘤,本病发病年龄多数为年轻人,肿瘤通常位于脑室周围白质深部,常伴明显囊变,部分见散在钙化。肿瘤轮廓光滑整齐,境界清晰,周围水肿轻微,增强扫描后肿瘤囊变无强化,囊壁呈薄环形强化,部分壁不规则,肿瘤实质部分通常较小,强化较明显,瘤体内若有低信号间隔可强化。

本病主要应与节细胞胶质瘤、多形黄色星形细胞瘤等鉴别。

附具体病例简介:患者,男性, 25 岁,因头痛 2 周入院,入院后体检及实验室检查无异常发现。

CT 检查:左额叶深部白质内见类圆形略高密度肿块,病灶位于左侧脑室体旁及基底节区,大小约 4.6 cm × 4. 8 cm,其轮廓光滑整齐,边界清晰,内缘呈浅分叶,内见沙粒样钙化密度影融合成片,周围少量水肿。

MRI 检查:左额叶深部白质内额颞叶交界处见分叶囊状长 T_1、长 T_2 信号,病灶位于左基底节及侧脑室体旁,病变包膜光滑整齐,内见多个线条状低信号间隔及双低信号斑,瘤体周围可见少许水肿,呈长 T_1、长 T_2 信号,左侧脑室轻度受压变形。增强扫描后瘤体边缘呈薄环形强化,内缘呈浅分叶,环壁不规则,且强化较显著,瘤内线条状低信号间隔强化较显著,双低信号斑无强化,提示胶质瘤可能。

手术及病理所见:切开左额叶皮层 2 cm 见肿瘤,色灰白,质软,有包膜,边界清,瘤体大部囊变,内见陈旧出血,瘤体实质大小约 1.0 cm × 1.5 cm。术后病理检查,光镜下瘤组织由星形胶质细胞和神经节细胞组成,部分瘤细胞围绕血管呈乳头状排列,血管壁透明变性,部分瘤细胞形态较一致,弥漫分布于乳头间,局部陈旧性出血,结合免疫组织化学染色:血管周围瘤细胞胶质纤维酸性蛋白(GFAP)、波形蛋白(Vim)阳性,乳头间瘤细胞突触素(Syn)、神经元特异性烯醇酶(NSE)、神经纤维细丝蛋白(NF)阳性。最后诊断为乳头状胶质神经元肿瘤(PGNT)。

第六节　颞叶原发性中间级别黑色素细胞瘤

患者,男性, 70 岁。反应迟钝、肢体乏力 1 个月,突发头痛、呕吐 5 h。患者缘于一个半月前开始出现反应迟钝,表情木讷,容易倦怠,家属以为“老年痴呆”,未行特殊诊治,逐渐开始出现行走迟缓,动作笨拙,左侧肢体明显,症状缓慢加重,近日来患者突发头痛,伴反复呕吐胃内容物数次,全身乏力,起床困难,急诊来院,急查头颅 CT 提示:左侧颞叶占位,大小约 3.6cm × 4.9cm,周围水肿明显,中线左偏(图 6-1-2),为进一步诊治,门诊拟“颅内占位性病变”入院,起病以来,患者精神、睡眠一般,近期食纳、大小便正常,近一个月体重有较明显下降。

病理检查:“右侧颞叶肿瘤切除标本”上皮样恶性肿瘤,待做免疫组化检测进一步探讨肿瘤类型。“右侧颞叶肿瘤周边颞叶组织切除标本”可见送检脑组织实质水肿,未见肿瘤组织成分。免疫组化诊断:“右侧颞叶肿瘤切除标本”结合 HE 组织学图像及免疫组化检测结果,诊断为原发性中间级别黑色素细胞瘤。

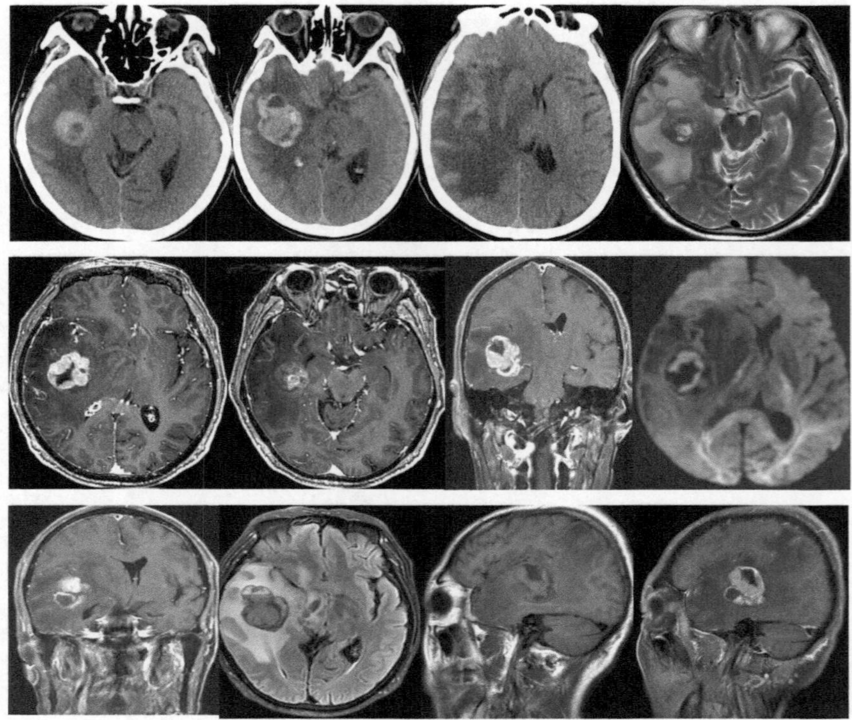

图 6-1-2 颞叶原发性中间级别黑色素细胞瘤

第二章　颅内生殖细胞起源的肿瘤

第一节　颅内生殖细胞肿瘤

颅内生殖细胞肿瘤是一种少见的发生于中线位置的颅内胚胎性肿瘤。依据组织病理学特征，WHO（2007）将其分为生殖细胞瘤、成熟型畸胎瘤、未成熟型畸胎瘤、畸胎瘤恶变、卵黄囊瘤（内胚窦瘤）、胚胎性癌、绒毛膜癌、混合性生殖细胞肿瘤 8 种，最常见的是生殖细胞瘤（65%），其次是畸胎瘤（18%），胚胎性癌、卵黄囊瘤、绒毛膜癌及混合性生殖细胞瘤少见。未成熟型畸胎瘤与畸胎瘤恶变合称为恶性畸胎瘤。不同组织学类型颅内生殖细胞肿瘤的治疗及预后差别很大，因此，正确的术前组织学诊断非常重要。

对于不同组织学类型颅内生殖细胞肿瘤的治疗及预后差别很大，生殖细胞瘤对放疗非常敏感，畸胎瘤手术切除有良好效果，肉眼全切基本可以治愈，是唯一提倡手术全切的颅内生殖细胞肿瘤；而其他类型生殖细胞肿瘤则需要放疗与化疗，手术治疗只是用于改善颅内症状，而不提倡肿瘤全切。因此术前正确的组织病理学诊断至关重要，为临床制订科学合理的治疗方案提供依据和帮助。

颅内生殖细胞肿瘤在欧美等西方国家占原发性颅内肿瘤的 0.3%~0.5%，而在亚洲约占 2% 以上。主要发生于儿童和青少年，大约占成人原发颅内肿瘤的 1%，占儿童原发颅内肿瘤的 3%~8%。高峰年龄在 10~14 岁之间，90% 患者年龄在 25 岁以下，男性多见。

颅内生殖细胞肿瘤主要发生于松果体和鞍上区，在男性患者，70% 肿瘤发生于松果体区，而女性患者 75% 肿瘤发生于鞍上；5%~10% 的患者在这 2 个部位同时出现，此时多为生殖细胞瘤；丘脑、基底节区、脑室系统、脊髓亦可发生，发生在脑膜的非常罕见。

生殖细胞瘤发病率最高，约占 65%。多发生在鞍区，其次为松果体区、基底节区。按照发生部位，颅内生殖细胞瘤可以分为 3 种类型，松果体区型、鞍区型和基底节区型，其中鞍区型最多见。一组鞍区生殖细胞瘤中大部分信号均匀，T_1WI 图像上多呈等或稍低信号，T_2WI 多呈等信号或稍高信号，可见小囊变、坏死，增强后呈不均匀明显强化。

畸胎瘤通常由来自 2 个或 3 个胚层的组织构成，含有脂肪、软骨结节或骨片等，如果含有肉瘤和癌等发生于其他组织和器官的恶性成分，则称为畸胎瘤恶变。由于畸胎瘤镜下成分复杂，可见黏液性囊腔、多少不等的脂肪成分、软骨结节或骨组织，因此 MRI 信号混杂，均呈囊实性改变，平扫 T_1WI、T_2WI 均呈混杂信号；当出现明确成熟的脂肪信号时，有助于畸胎瘤的诊断；恶性畸胎瘤较成熟型畸胎瘤可见更多实性成分，且几乎看不到脂肪信号，增强后实性成分明显强化；而成熟型畸胎瘤可见到 4 种信号共存（脂肪、钙化、水及软组织）；病灶周围可见不同程度水肿，该组中只有 1 例，可见此种征象出现的概率很低。

卵黄囊瘤少见，通常作为混合性生殖细胞瘤的组成部分。临床上卵黄囊瘤术前血清甲胎蛋白明显升高，具有特异性。该组病例中 2 例卵黄囊瘤及 2 例含有卵黄囊瘤成分的混合性生殖细胞瘤均在术前检测到血清甲胎蛋白阳性。该组病例鞍区卵黄囊瘤 MRI 信号较均匀，可能与镜下卵黄囊瘤多是实性组织区，仅见微囊结构有关；增强后呈明显均匀强化。

胚胎性癌发病率很低，仅占颅内生殖细胞肿瘤的 0.5%~5.4%，通常作为颅内混合性生殖细胞瘤的组成部分。临床上绒毛膜癌术前血清 β- 人绒毛膜促性腺激素明显升高，该组病例数少，未能收集到绒毛膜癌病例。2 例胚胎性癌 β- 人绒毛膜促性腺激素升高,具有一定的特异性。该组鞍区 2 例胚胎性癌的 MRI 平扫病灶边界多较清楚,但信号明显不均匀,可见囊变坏死,病灶周围均可见不同程度水肿征象,提示灶周水肿是胚胎性癌较常见征象。增强后实性部分明显强化。

混合性生殖细胞瘤是指由 2 种以上的生殖细胞肿瘤成分构成的一类肿瘤。MRI 表现取决于所含肿瘤成分,边界清楚或不清楚,信号均匀或不均匀,部分可见瘤周水肿,但增强扫描均呈明显均匀或不均匀强化。

鞍区生殖细胞肿瘤的鉴别诊断主要与颅咽管瘤、垂体瘤鉴别。

儿童颅咽管瘤多发生于 5~15 岁,成人多发生于 50~60 岁,以囊、实性成分为主,MRI 信号混杂,CT 扫描多见蛋壳样、斑片状钙化,增强扫描多为不规则明显强化。

垂体瘤呈圆形或不规则形,向鞍上生长,可见“束腰征”,MRI 示 T_1WI 及 T_2WI 多呈等信号,强化程度不如生殖细胞肿瘤。

综上所述,鞍区生殖细胞肿瘤各自具有一定特征:生殖细胞瘤信号基本均匀,T_1WI 图像上多呈等或稍低信号,T_2WI 多呈等或稍高信号;成熟畸胎瘤呈囊实性改变,见到脂肪信号则可确诊;恶性畸胎瘤信号混杂,以实性成分为主,明显强化;卵黄囊瘤少见囊变坏死;胚胎性癌囊变坏死及瘤周水肿多见;混合性生殖细胞瘤信号特征多变,但是肿瘤实性部分增强扫描均呈明显强化。结合这些影像特征及临床实验室检查,有助于与其他肿瘤相鉴别,进而有助于临床制订科学合理的治疗方案。

第二节 左侧丘脑及基底节生殖细胞瘤

患者,男,17 岁。因右侧肢体乏力 1 年,言语含糊 2 个月入院。

手术所见:手术台下探查切下之颞叶内病灶,见其呈红褐色,质中等偏硬,部分囊变,无包膜,但与周边脑组织尚有边界,大体观符合胶质瘤的特征。考虑患者术前 MRI 上脑水肿明显,病灶恶性程度较高,为避免术后继发脑水肿导致的颅内压升高,故决定切除部分颞叶组织行内减压。

冰冻病理诊断:“左侧丘脑及基底节占位活检标本”,初步考虑浸润性神经上皮组织肿瘤,待做常规石蜡切片及免疫组化检测进一步明确肿瘤类型并进行 WHO 分级。病理诊断:“左侧丘脑及基底节占位活检标本”,初步考虑浸润性神经上皮组织肿瘤,待做免疫组化检测进一步明确肿瘤类型并进行 WHO 分级。免疫组化诊断:“左侧丘脑及基底节占位”:中枢神经系统生殖细胞肿瘤,结合免疫组化检测结果及组织学图像,符合生殖细胞瘤(图 6-2-1)。

第三节 颅内卵黄囊瘤

卵黄囊瘤,又称内胚窦瘤,是一种起源于生殖细胞的高度恶性肿瘤,主要发生在卵巢、睾丸等部位,少数可见于性腺外器官。

颅内卵黄囊瘤相当少见。根据 WHO(2000,2007)对中枢神经系统肿瘤的分类,未成熟畸胎瘤、畸胎瘤恶性转化、胚胎癌、卵黄囊瘤、绒毛膜上皮癌和含有上述成分的混合性生殖细胞瘤称为颅内非生殖细胞瘤性恶性生殖细胞瘤(NGMGCTs),预后差。

颅内卵黄囊瘤多见于 25 岁以下青年人,发病高峰为 13~15 岁,患者多以颅内高压症状就诊,病变好发于松果体区、鞍区以及第三脑室,原发于基底节区罕见。

颅内卵黄囊瘤的影像学表现无明显特异性,一例 MRI 表现为混杂 T_1、混杂 T_2 信号,内部有小条状出血,周围可见明显水肿,增强扫描肿块边缘部分明显强化,中心有坏死成分。MRI 检查可立体显示肿瘤部位、形态及与周围组织结构的关系,有助于手术方案的制定。

其影像学鉴别诊断主要与淋巴瘤及星形细胞瘤 Ⅲ ~ Ⅳ级区分。

颅内淋巴瘤可见于任何年龄段,免疫系统缺陷者以中青年多见,免疫系统正常人群以老年人多见,病变好发于大脑白质的侧脑室旁,T_1WI 呈等信号、稍低信号,T_2WI 呈等信号、稍高信号,增强扫描肿瘤显著强化；而典型的星形细胞瘤Ⅲ～Ⅳ级增强扫描可见不规则花环状强化，但亦有报道显示颅内卵黄囊瘤增强扫描呈明显环形强化，有鉴于此，仅凭 CT 或 MRI 检查对颅内卵黄囊瘤做出定性诊断尚有一定的困难。有文献报道，大部分颅内原发卵黄囊瘤患者的脑脊液和血清中甲胎蛋白升高，甲胎蛋白水平的变化可作为该病的诊断和疗效评价的一个有效标准，该例患者的术前甲胎蛋白值较正常范围明显增高，和文献报道一致。

最后确诊颅内卵黄囊瘤还要依靠术后病理学检查，其组织学特点为疏松网状结构、嗜酸性透明小体及基膜样物形成，部分伴有“血管套”结构、多囊性卵黄囊结构。免疫组织化学提示瘤细胞甲胎蛋白、癌胚抗原和 α212 抗胰蛋白酶(+)。电镜下最具特征性的是瘤细胞内外有大量高电子密度圆形物质，瘤细胞外见无定形基底膜样物质。

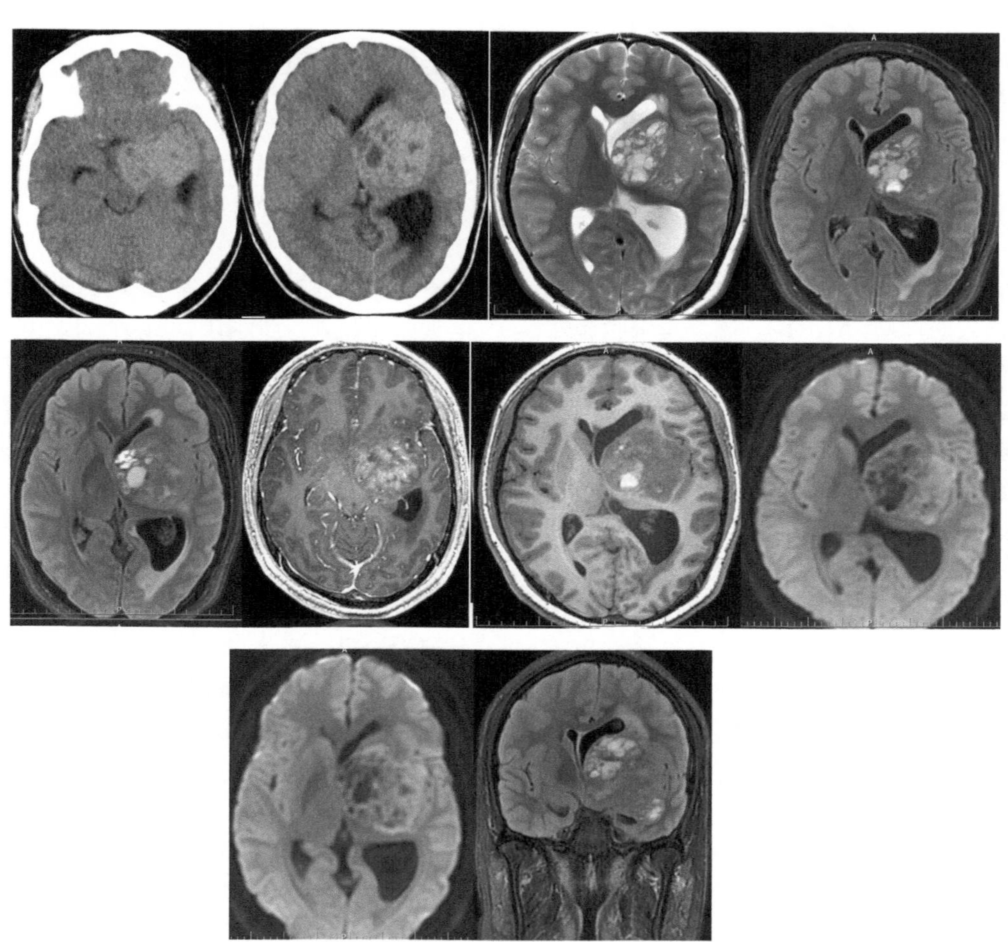

图 6-2-1　左侧丘脑及基底节生殖细胞瘤

第三章　脑胚胎性肿瘤

第一节　脑胚胎性肿瘤概述

脑胚胎性肿瘤属于神经上皮组织肿瘤的一种，在 WHO（2000）神经系统肿瘤的分类中，其主要包括了以下几种类型：髓上皮瘤、室管膜母细胞瘤、髓母细胞瘤、幕上原始神经外胚层肿瘤（sPNET）和非典型性畸胎样或横纹肌样瘤（AT/RT）。除髓母细胞瘤外，其他 4 类肿瘤在临床上均非常少见，甚至罕见。

1. 脑胚胎性肿瘤的分类与病理学　WHO 脑肿瘤分类中的胚胎性肿瘤，也有学者称之为胚胎性（原始）神经上皮肿瘤。WHO（1993）将其分为 4 个肿瘤类型，神经母细胞瘤、室管膜母细胞瘤和髓上皮瘤都与原始神经外胚层肿瘤（PNET）区别了开来。

其中，节细胞神经母细胞瘤属于神经母细胞瘤的变型，髓母细胞瘤被包括在 PNET 中。WHO（2000）分类的胚胎性肿瘤中，将髓母细胞瘤与幕上原始神经外胚层肿瘤并列，又将神经母细胞瘤及节细胞神经母细胞瘤归属于幕上原始神经外胚层肿瘤；另外还新增加了非典型性畸胎样或横纹肌样瘤，这 5 类胚胎性肿瘤均定为 WHO Ⅳ级（高度恶性）。

2007 年 7 月公布的“第 4 版 WHO（2007）中枢神经系统肿瘤分类”中，又对胚胎性肿瘤进行了调整，包括髓母细胞瘤、中枢神经系统原始神经外胚层肿瘤和非典型性畸胎样或横纹肌样瘤 3 种类型，髓上皮瘤和室管膜母细胞瘤，还有中枢神经系统神经母细胞瘤、中枢神经系统节细胞神经母细胞瘤分别为中枢神经系统原始神经外胚层肿瘤的 4 种亚型。

神经上皮来源的胚胎性肿瘤内经常见到未分化的胞体小而胞核大的肿瘤细胞，所以通常称为“母细胞瘤”。这种肿瘤细胞常排列成菊形团，具有多向分化的能力；免疫组化可以证实向神经细胞、星形细胞、室管膜细胞、横纹肌细胞等不同细胞系列的分化，因此，发生在中枢神经系统不同部位的胚胎性肿瘤具有一定组织病理学和临床特征。

幕上原始神经外胚层肿瘤是一组向神经母细胞分化的小细胞肿瘤，由瘤细胞围成的纤维心菊形团是一个特征性的结构。室管膜母细胞瘤是一种具有室管膜母细胞菊形团（管心菊形团）的小细胞胚胎性肿瘤。髓上皮瘤是由类似胚胎神经管的上皮细胞构成的。非典型性畸胎样或横纹肌样瘤具有特征性的横纹肌样细胞，伴有不同程度的原始神经外胚叶、上皮和间质分化，免疫组化染色对确诊非典型性畸胎样或横纹肌样瘤十分重要。

2. 临床表现　由于胚胎性肿瘤是由胚胎神经上皮细胞衍化而来，因此主要见于儿童，发生于成年人者较为少见。患者的临床表现无特异性，主要与肿瘤的占位效应、累及的部位和并发症有关。肿瘤恶性程度高，易发生播散或转移，预后不良。治疗措施主要有手术切除、放疗和化疗。

3. 影像学研究

（1）幕上原始神经外胚层肿瘤：肿瘤体积大，多位于幕上脑实质内，无明显好发部位，大部分位于中线附近，形态可较不规则，边界多清楚，无瘤周水肿或水肿较轻。

肿瘤密度、信号多不均匀，可合并坏死、囊变和出血。囊变较明显的肿瘤多位于皮层下；瘤内出血灶在 T_1WI 呈高信号，CT 扫描呈较高密度。肿瘤实性部分在 T_2WI 上以等或较高信号为主，T_1WI 上以等信号或稍低信号为主，CT 扫描呈稍高密度。这具有一定的特征性，可能与幕上原始神经外胚层肿瘤肿瘤细胞排列密集且胞核大有关。

MR 增强扫描可呈大囊结节样或印戒样表现，肿瘤实性部分血供非常丰富，显著强化，坏死囊变区无明显强化。

（2）室管膜母细胞瘤：有作者将其分为2型。①室管膜型：肿瘤范围广泛，可沿双侧侧脑室室管膜弥漫生长，导致室管膜增厚、毛糙；并累及部分室管膜下的脑实质，形成的肿块有一定占位效应，形态不规则，边界较模糊，瘤周水肿明显；脑室有不同程度的扩大。肿瘤实质在CT平扫上呈不均匀稍高密度，在MR T_2WI 上呈等高混杂信号，T_1WI 呈等低信号，增强扫描显著不均匀强化，肿瘤边界变清晰，瘤内可见多发无明显强化的小坏死区。②脑室内型：肿瘤主要局限在侧脑室内，以占位性肿块形式生长，体积较大；脑室有不同程度的扩大，邻近脑组织可无明显水肿。MRI示肿瘤信号可较均匀，T_2WI 呈等信号，T_1WI 呈等或稍低信号，增强扫描显著强化，瘤内可见丰富的小血管影。CT示瘤内可见钙化。

（3）髓上皮瘤：肿瘤可位于侧脑室、额顶叶深部白质、小脑半球、蝶鞍和鞍上等处，体积常较大，形态不规则，边界清楚，边缘呈分叶状；侧脑室可明显扩大，周围脑组织受压并轻度水肿。MRI表现为混杂信号，内部可见大小不等囊变坏死区，T_2WI 呈等高信号，T_1WI 呈等低信号，增强扫描肿瘤实质显著强化。

（4）非典型性畸胎样或横纹肌样瘤：据统计，28%的肿瘤位于大脑半球，绝大部分位于小脑，在小于3岁的婴幼儿中，位于小脑者的比例高达73%。

肿瘤可位于颞枕叶，占位效应及瘤周水肿明显，并破坏邻近颅骨生长至皮下；MRI示肿瘤实质 T_2WI 呈等高信号，T_1WI 呈较低信号，增强扫描显著强化，周边强化更为明显，呈花环状或分叶状，内部可见不规则坏死区。

总之，对于发生在婴幼儿和儿童幕上的体积巨大的肿瘤，且形态较不规则，CT示肿瘤实质密度较高，MRI表现为混杂信号，增强扫描显著强化，瘤内囊变坏死多见时，应当考虑到胚胎性肿瘤的诊断，但仍需与脉络丛乳头状瘤和生殖细胞瘤等相鉴别。

当发病年龄较大时，术前确诊存在较大困难，主要注意与多形性胶质母细胞瘤、室管膜瘤等相鉴别。该病临床表现一般无特异性，确诊要依靠病理组织学检查。

第二节　髓母细胞瘤

详见：本书 本卷 第二十一篇 小儿脑与脊髓 第十一章 髓母细胞瘤及本书 本卷 第三篇 胶质瘤 第十章 成人小脑髓母细胞瘤。

第三节　成人颅内非典型畸胎瘤样/横纹肌样瘤

非典型畸胎瘤样/横纹肌样瘤是一高度恶性、好发于婴幼儿和（或）儿童中枢神经系统的罕见肿瘤，肿瘤细胞成分中含有横纹肌样细胞、伴或不伴有类似典型原始神经外胚层肿瘤、上皮样和间叶多向分化成分，临床预后极差。影像诊断中易误诊为髓母细胞瘤、原始神经外胚叶肿瘤（PNET）和胶质瘤等。

非典型畸胎瘤样/横纹肌样瘤首先在儿童肾脏发现，原发于中枢神经系统的非典型畸胎瘤样/横纹肌样瘤由Biggs（1987）首次报道，当时命名为恶性横纹肌样瘤。由于肿瘤组织在病理上含有横纹肌样细胞、原始神经外胚层、上皮及间叶多向分化成分，Rorke等（1995）将其命名为非典型畸胎瘤样/横纹肌样瘤。WHO（2000）分类增加了这个新的肿瘤名称。WHO（2007）中枢神经系统肿瘤分类中将其归属为神经上皮组织肿瘤的胚胎性肿瘤。

有作者认为，非典型畸胎瘤样/横纹肌样瘤是一种高恶性、不同于原始神经外胚层肿瘤/髓母细胞瘤的中枢神经系统胚胎类肿瘤，其成分复杂，含有多个胚层，包括横纹肌瘤样细胞、原始神经外胚层肿瘤细胞、间充质纺锤形样肿瘤细胞和（或）上皮型肿瘤细胞，因此命名为不典型畸胎样/横纹肌样瘤。

由于本病组织成分与原始神经外胚层肿瘤/髓母细胞瘤有较多重叠，容易被误诊为原始神经外胚层肿瘤/髓母细胞瘤，但非典型畸胎瘤样/横纹肌样瘤临床表现为比原始神经外胚层肿瘤/髓母细胞瘤有更高度侵袭性和在中枢神经系统播散的潜力,将其与原始神经外胚层肿瘤 / 髓母细胞瘤分离出来有利于临床(手术方式和辅助放化疗等治疗方案)的选择。

过去常被误诊为其他肿瘤,由于免疫组织化学和免疫荧光原位杂交的应用,现可很好地鉴别非典型畸胎瘤样 / 横纹肌样瘤。

1. 病理学　非典型畸胎瘤样 / 横纹肌样瘤的组织起源仍然未明,肿瘤含有横纹肌样、原始神经上皮、上皮和间叶组织成分。从组织学成分提示畸胎性肿瘤,但免疫组织化学却不表达生殖细胞标记物。随着病理学的发展,发现成人与儿童非典型畸胎瘤样 / 横纹肌样瘤在组织学上无区别。大体上与髓母细胞瘤相似:软,粉红,血管丰富,灶性坏死和出血,发生在桥小脑角肿瘤易包裹颅神经、血管并侵及脑干和小脑。

非典型畸胎瘤样 / 横纹肌样瘤组织学形态单一或复杂,取决于肿瘤出现异源性分化。典型的横纹肌细胞中等大小,圆或卵圆形,核偏位,常有明显的核仁。胞浆细颗粒状均质红染或含有不太明显的粉染致密"包涵体"样物。小的横纹肌样细胞,可有锥形胞尾,其他的瘤细胞可以很大,巨怪形多个核。间充质区小梭形细胞疏松排列或像肉瘤样致密束装排列。上皮组织腺样排列而呈腺癌样或像脉络丛乳头状癌样。偶尔可见鳞状细胞或巢状细胞,血管形态不一,但出血常见。

细胞遗传学研究发现大多数的非典型畸胎瘤样 / 横纹肌样瘤显示 22 号染色体单体缺失或 22q11.2 的 Hsnf/INI1 基因的突变失活及蛋白在核内表达丧失。其组织细胞部分由横纹肌样细胞组成,伴有原始神经外胚层肿瘤样胚胎性小细胞区域、肿瘤性上皮组织和间质成分。

免疫组织化学和荧光原位杂交能将非典型畸胎瘤样 / 横纹肌样瘤与其他肿瘤分开,非典型畸胎瘤样 / 横纹肌样瘤表达 Vim(+), EMA(+), Des(-),其余免疫标记物各异; Ki-67 指数高达 80%,增殖指数比原始神经外胚层肿瘤 / 髓母细胞瘤表达更高。

非典型畸胎瘤样 / 横纹肌样瘤胚胎性小细胞表达 GFAP、NF、CD99,横纹肌样细胞表达 GFAP、NF、S-100 蛋白,其 GFAP 为阳性,CGA 为阴性,PCK NF EMA 为阳性,所有的 VIM 为阳性,这可与原始神经外胚层肿瘤 / 髓母细胞瘤相鉴别。

2. 临床表现　目前,该病准确的发病率尚不清。据报道占儿童原发中枢神经系统肿瘤的 1.3%,占 3 岁以下儿童中枢神经系统肿瘤的 6.7%,但成人中的发病率未见报道, 1997 年以来国内仅 21 例个案报道,其中 14 例发生在婴幼儿,7 例发生在成人。

Meyers 等(2006)报道一组病例中,47% 位于幕下,41% 位于幕上,12% 幕上、幕下同时受累。儿童非典型畸胎瘤样 / 横纹肌样瘤发生于后颅窝占 52%,幕上脑实质约占 40%。有作者指出,94% 非典型畸胎瘤样 / 横纹肌样瘤发生在 5 岁以下的儿童,透明隔、第三脑室区稍多,亦可位于幕下或椎管内。

成人主要发生在大脑半球,位于幕上多见, 1/3 的患者就诊时肿瘤已通过脑脊液播散。7 例成人中,右颞顶叶 1 例,右侧岛叶 1 例,右额叶 2 例,右颞枕叶 1 例,左颞叶 1 例,左枕顶叶 1 例,肿瘤最大达 8.0 cm × 6.0 cm × 65 cm。位于幕上的非典型畸胎瘤样 / 横纹肌样瘤类似于恶性胶质瘤,一组 2 例非典型畸胎瘤样 / 横纹肌样瘤位于幕上,术前误诊为恶性胶质瘤。非典型畸胎瘤样 / 横纹肌样瘤临床表现各异,主要取决于发病年龄、肿瘤部位及大小。成人常出现阵发性头痛、昏倒、晕厥、癫痫及肢体抽搐等症状。该组 2 例头痛、语言障碍与肿瘤发生于语言中枢相关。

3. 影像学研究　由于非典型畸胎瘤样 / 横纹肌样瘤病理成分的复杂性,影像学表现多样性。非典型畸胎瘤样 / 横纹肌样瘤的影像学检查主要依赖于 CT、MRI。非典型畸胎瘤样 / 横纹肌样瘤较罕见,瘤体常较大,占位效应较明显,周围水肿较重,报道最大为 8 cm × 6 cm × 7 cm;好发于小脑、脑干及室间隔区,也有发生于大脑的报告。

CT 呈等密度或稍高密度;囊变、坏死呈低密度。病灶常较大,中间坏死呈低密度影,内常见出血灶,肿瘤内有或无钙化,周围有中重度水肿和占位效应。周围可见多个大小不等的囊性低密度灶,其间有较多的分隔,与水肿灶分界明显。

在 MRI 上,约 50% 肿瘤 T_1WI 呈等信号,约 80% 肿瘤 T_2WI 呈低或混杂信号,外围长 T_1 长 T_2 信号的水肿带,中央区呈多个分隔囊性坏死的长 T_1 长 T_2 信号,内见小的肿瘤血管流空信号影。肿瘤体积平均 4.2 cm × 3.7 cm,钙化 36%,出血 46%,坏死 46%,周围水肿 100%。囊周壁厚薄不均,增强呈明显环样强化,与周围正常脑组织相对分界清晰,类似脑外源性肿瘤,脑组织受推压明显。常发生脑脊液播散性转移至脑室、脊髓。

有作者描述非典型畸胎瘤样 / 横纹肌样瘤在 DWI 上呈高信号，ADC 图呈低信号，非典型畸胎瘤样 / 横纹肌样瘤的 ADC 值与髓母细胞相似。增强扫描强化不均匀，坏死和囊变区无强化。

一组 2 例患者的研究中，术前误诊为胶质瘤，例 1 MRI 表现与脑膜瘤相似：实质部分呈 T_1、等 T_2 信号，DWI 高信号，宽基底和均匀强化；又有原始神经外胚层肿瘤特点：实性等 T_1、等 T_2 信号，DWI 高信号伴多房小囊变；室管膜强化提示脑脊液播散。例 2 囊实性病变类似胶质瘤，但实质部分 T_2 接近等信号，有微囊和明显强化，类似神经节细胞胶质瘤。

2 例病理均见肌母细胞和细胞丰富能解释等 T_1、等 T_2 信号和 DWI 高信号；血管增生明显从而强化显著；灶性坏死易见类似胶质瘤，因此，MRI 表现更能反映病理学变化。

成人非典型畸胎瘤样 / 横纹肌样瘤以单发结节多见，多灶性肿瘤病变更可能提示为非典型畸胎瘤样 / 横纹肌样瘤。一些作者认为强化的差异无助于鉴别诊断。国内文献报道中，大多数发生在成人大脑半球的非典型畸胎瘤样 / 横纹肌样瘤患者在术前都误诊为胶质瘤，1 例误诊为镰旁脑膜瘤，1 例误诊为海绵状血管瘤。

部分病例进行了磁共振波谱（MRS）分析，类似于原始神经外胚层肿瘤 / 髓母细胞瘤，氮 - 乙酸天门冬氨酸（NAA）降低明显，可见明显倒置乳酸峰，病变实性部分胆碱（Cho）明显增高及肌酸（Cr）降低，观察到 Cho 的浓聚区域位于肿瘤偏实性部分侧外缘。分析 MRS 表明病变内神经元缺失致 NAA 显示降低；肿瘤坏死明显时出现乳酸峰；其生长速度快导致肿瘤细胞膜增殖及崩解加速，另与肿瘤组织的高细胞密度有关，而致 Cho 明显升高；Cr 降低是由于肿瘤组织明显的囊变坏死；MRS 所见充分体现了恶性与侵袭性行为。

综上所述，幕上肿瘤 MRI 表现类似于髓母细胞瘤、原始神经外胚层肿瘤及恶性胶质瘤，但成分更混杂、更具中枢神经系统播散潜力为本病特点，发生在幕上、多发可能有助于本病定性诊断，例 2 与神经节细胞胶质瘤鉴别困难，但临床进展快、病灶周围水肿和占位效应明显有助于提示恶性，确诊有赖于病理。

4. 鉴别诊断　非典型畸胎瘤样 / 横纹肌样瘤属具有高度恶性、预后极差的肿瘤，根据肿瘤部位的不同，需与以下病变鉴别。

（1）原始神经外胚层肿瘤 / 髓母细胞瘤：非典型畸胎瘤样 / 横纹肌样瘤首要鉴别诊断是原始神经外胚层肿瘤 / 髓母细胞瘤，三者都属于胚胎类肿瘤，好发年龄及部位相似，血供丰富，强化多明显，也易发生转移，影像学鉴别诊断难度较大。非典型畸胎瘤样 / 横纹肌样瘤的恶性程度往往较原始神经外胚层肿瘤 / 髓母细胞瘤高，影像学上表现为极易发生出血、坏死、囊变；另外非典型畸胎瘤样 / 横纹肌样瘤的瘤体密度信号不均，内部常可见到肿瘤血管的流空现象，此征象在原始神经外胚层肿瘤 / 髓母细胞瘤的瘤体中较少见。原始神经外胚层肿瘤 / 髓母细胞瘤呈等密度或等 T_1 等 T_2 均匀信号，强化较均匀一致。

原始神经外胚层肿瘤，同是罕见肿瘤，其起源于原始神经管胚基细胞的未分化的高度恶性肿瘤，表现为巨大肿块，显示钙化、囊变及出血，此病易发生在侧脑室体部及额角，两者不易进行鉴别。

髓母细胞瘤好发于儿童，第四脑室多见，肿瘤生长迅速，易引起梗阻性脑积水，肿瘤内有钙化、囊变和出血，位于幕下的非典型畸胎瘤样 / 横纹肌样瘤与髓母细胞瘤在影像和病理组织学鉴别困难，但非典型畸胎瘤样 / 横纹肌样瘤比髓母细胞瘤发病年龄更小，更易累及桥小脑角，瘤内出血更常见。通过免疫组织化学和电镜可以鉴别。

（2）颅内神经母细胞瘤：位于幕上大脑半球，多发生于 5 岁前，常常肿块巨大，伴钙化、囊变及出血，易发生于侧脑室体部及额角，50%~70% 的神经母细胞瘤内有钙化，而位于大脑半球非典型畸胎瘤样 / 横纹肌样瘤多见于成人，钙化只有 36%。

胶质母细胞瘤：胶质母细胞瘤一般发生在 50 岁以后，病史短于 6 个月，位于深部脑白质，以额叶常见，易出现囊变、坏死及出血，T_1WI 和 T_2WI 呈混杂信号，增强呈环形不规则强化，后期沿白质束向周围扩散，发生在幕上的成人非典型畸胎瘤样 / 横纹肌样瘤在影像特点上很难与胶质母细胞瘤鉴别，依赖于组织学检查。

胶质母细胞瘤易坏死囊变，呈花环样强化，也可发生出血，但周围水肿较重，与正常脑组织的相对边界较非典型畸胎瘤样 / 横纹肌样瘤模糊，常好发于白质边缘，灰白质交界处，沿白质纤维蔓延，侵犯胼胝体到对侧。平扫实质部分密度或信号较非典型畸胎瘤样 / 横纹肌样瘤的低。

（3）淋巴瘤：淋巴瘤以青壮年及儿童多见，单发或多发，易累及胼胝体而侵犯对侧半球，肿块较实，

T_1WI 呈等信号或稍低信号，T_2WI 呈等信号或高信号，DWI 呈高亮信号，明显强化。

（4）神经节细胞瘤：好发儿童和青年，易发在颞叶，位置多表浅，T_2WI 呈低信号或混杂信号，T_2WI 呈高信号，很少钙化和囊壁，一般无强化。

（5）神经节细胞胶质瘤：好发于儿童和青年，以颞叶多见，病灶为囊实性，常有钙化，T_1W1 呈低信号或稍高信号，T_2WI 呈高信号，囊性部分轻微边缘强化，实性部分轻微不均匀性强化。

（6）中枢神经细胞瘤：好发于幕下小脑、脑干及前后颅窝，瘤体常为均匀的实质性密度或等信号内部坏死囊变，实质部分强化较明显、均匀，边界清晰。

非典型畸胎瘤样 / 横纹肌样瘤与恶性囊变的脑膜瘤也十分相似，但非典型畸胎瘤样 / 横纹肌样瘤对脑组织侵袭性更强，囊壁厚而不均。非典型畸胎瘤样 / 横纹肌样瘤的准确定性诊断在术前较困难，对于脑内恶性程度较高的肿瘤，尤其是儿童患者，应考虑本病可能。

肿瘤发生在松果体区、鞍上及鞍旁应首先考虑畸胎瘤。

肿瘤位于幕上者应与室管膜鉴别，后者见于青少年及中老年人，肿瘤多见于脑室周围和脑实质内，钙化少见。此外，还有脉络丛乳头状癌等。

Burger 等（1998）认为发生在婴幼儿幕上的巨大肿瘤，应想到本病的可能。非典型性畸胎样 - 横纹肌样瘤影像表现缺乏特异性，故最终仍靠病理诊断。

典型的组织学改变是最主要的诊断依据，即肿瘤含有横纹肌样细胞，加上原始神经外胚层、上皮组织及肿瘤性间叶组织。特殊染色及免疫组织化学染色对辨认上述各种成分起关键作用，是诊断非典型畸胎瘤样 / 横纹肌样瘤有意义的辅助指标。

第四节　右侧颞枕原始神经外胚层肿瘤（PNET）病例

患者，男，49 岁。右侧颞枕部疼痛 10 余年，加重 1 年入院。

手术所见：在患处骨膜下剥离，见病灶已侵蚀颅骨并向颅外生长，剥离皮瓣至颅骨缺损处时，病灶与骨膜及部分颞肌有粘连。将病灶表面骨膜及颞肌切除送病理检查，见颅骨呈类圆形缺损，直径约 2 cm，缺损处可见灰红色病灶，质软，易碎，类似肉芽组织，血供丰富，触之出血明显，颅板下还有病灶。硬脑膜外病灶呈类圆形，大小约 3 cm × 3 cm × 2 cm，病灶周围硬脑膜血供较丰富，色泽未见明显异常。电凝病灶周围硬脑膜，病灶血供明显减少。病灶基底部与硬脑膜粘连紧密，遂沿病灶周围 1 cm 逐步剪开硬脑膜，见硬脑膜内侧面光滑，细小血管较多，与脑组织间无明显粘连，局部脑组织受压内陷。

病理检查：①右侧颞顶枕颅骨，环状骨组织一块，大小 6 cm × 5 cm × 0.7 cm，中央见一缺损区，面积 1.7 cm × 1.5 cm，切面灰白，质中；②右侧颞顶枕肌肉，灰红色组织一块，大小 1.8 cm × 1 cm × 0.3 cm；②右侧颞顶枕硬膜外肿瘤，灰红色环状组织一块，大小 3.3cm × 3cm × 1cm，切面灰红，质软。常规病理诊断：①右侧颞顶枕颅骨切除标本，送检组织脱钙中，报告待后；②右侧颞顶枕肌肉切除标本，纤维结缔组织及骨骼肌组织，未见肿瘤组织累及；③右侧颞顶枕硬膜外肿瘤切除标本，小圆细胞肿瘤，倾向恶性，待做免疫组化进一步确诊。

免疫组化检测：阳性，CD99，Syn，Vimentin，EMA（灶 +），CK（P）（灶 +），S-100（弱 +），NSE（灶 +），Olingo-2（灶 +），CD45（散在 +），F8（血管内皮 +），CD31（血管内皮 +），CD34（血管内皮 +），P53（+，<1%），Ki-67（+，约 70%）；阴性，GFAP，NF，CgA，CD56，CEA，ER，PR，HMB45，MelanA，P63，D2-40，WT1，desmin。免疫组化诊断：右侧颞顶枕硬膜外肿瘤切除标本，结合免疫组化检测结果，考虑为原始神经外胚叶肿瘤，侵犯局灶区周围骨组织。

影像资料见图 6-3-1。

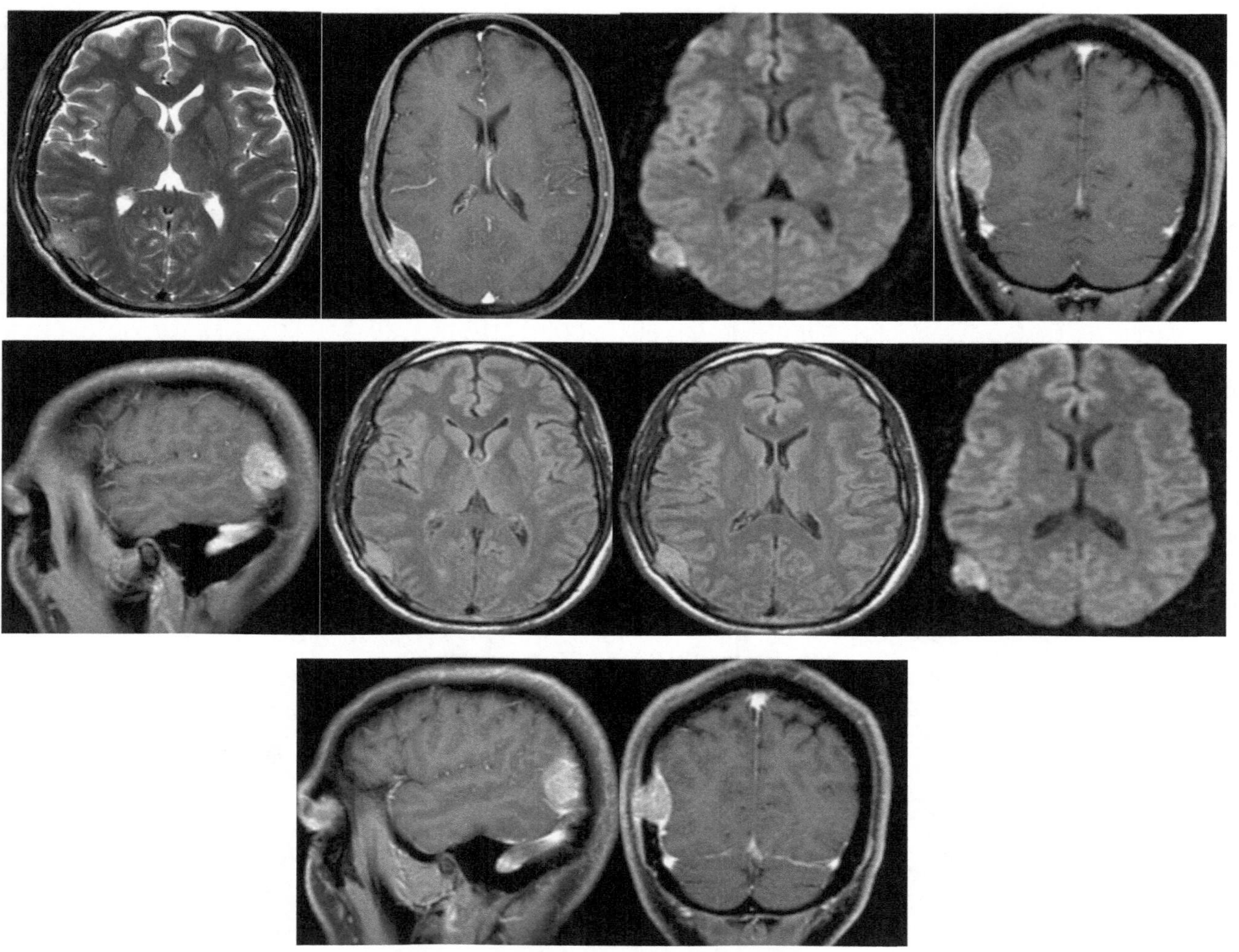

图 6-3-1　右侧颞枕原始神经外胚层肿瘤

第五节　误诊病例介绍：原始神经外胚层肿瘤与室管膜瘤

有作者报告一例原始神经外胚层肿瘤 CT 误诊为右侧颞顶叶室管膜瘤。回顾图像后发现，该例应与恶性星形细胞瘤、脉络丛乳头状瘤及室管膜瘤区别，以下几点有助于鉴别：①该例为儿童患者；②肿瘤体积较大，形态无脉络丛乳头状瘤的菜花样典型表现；③脑积水为梗阻性而非脉络丛乳头状瘤的交通性脑积水；④无室管膜瘤易出现钙化的特点且强化程度较室管膜瘤更明显。

因此，当在临床工作中遇到儿童患者侧脑室旁较大占位且显著强化时，应考虑幕上原始神经外胚层肿瘤，但确诊仍依赖于病理学诊断。

第六节　原始神经外胚层肿瘤（PNET）病例

病例，男，26 岁。右眼视力进行性下降 1 个月入院。于近日就诊，行头颅 CT、MRI 检查提示颅眶沟通性肿瘤（图 6-3-2）。

手术所见：眼眶外侧、颞窝硬脑膜外可见浅灰红色肿瘤组织，质韧，相邻硬脑膜被侵蚀。于肿瘤周围 3 cm 剪开硬脑膜，翻向颞底侧。额颞叶脑组织外观未见明显异常，但眶外侧壁、颞底侧见肿瘤组织，表面部分呈菜花样，已突破硬脑膜及眼眶外侧壁。肿瘤血供较丰富，与脑组织间粘连较轻，镜下仔细分离，显露肿瘤颅内部分边缘，并沿眶外侧壁切断肿瘤，将肿瘤颅内部分与周边硬脑膜整块切除。肿瘤已侵蚀、破坏眶外侧壁，切除肿瘤周围眶外侧壁骨质，显露眶内肿瘤，分块切除肿瘤。肿瘤已部分侵蚀上颌窦骨质。

病理检查：①右侧颅眶肿瘤灰白色碎组织一堆，总体积 4 cm × 3.5 cm × 3 cm，切面灰白灰红，质中。②右侧颅眶硬脑膜，灰白色壁样组织一块，大小 3.5 cm × 3 cm × 0.5 cm。③右侧颅眶颅骨，灰白色组织两块，总体积 1 cm × 1 cm × 0.3 cm，质硬；④灰白色组织一块，大小 2.5 cm × 2 cm × 0.8 cm，切面灰白，质中。病理诊断：①右侧颅眶肿瘤为小细胞肿瘤，待免疫组化进一步明确诊断；②右侧颅眶硬脑膜为纤维性组织，未见肿瘤累及；③右侧颅眶颅骨为少量骨与纤维性组织，未见肿瘤累及。

免疫组化检测：阳性，CD99，Vimentin，Ki-67（+，局部 80%）；阴性，Desmin，SMA，Calponin，MC，EMA，AFP，Hepatocyte，CK5/6，CK7，CK-P，Villin，CK20，PLAP，HCG-β，CD20，CD3，LCA，HMB45，MelanA，S-100，GFAP，CD57，Syn，NSE，NeuN，NF，Nestin，CD34，CD31。免疫组化诊断：右侧颅眶小细胞肿瘤，考虑为原始神经外胚层肿瘤（PNET）。

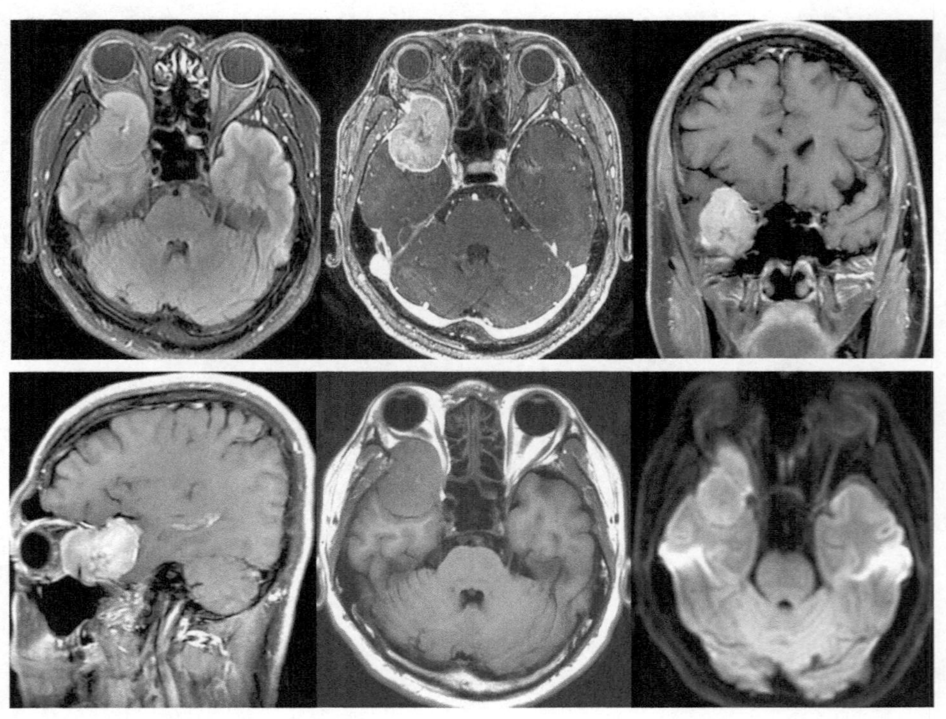

图 6-3-2 原始神经外胚层肿瘤

第四章　脑转移瘤

第一节　大脑表浅部位胶质瘤和单发转移瘤

胶质瘤和脑转移瘤为脑内最常见的肿瘤，因转移瘤常多发，如能了解到确切的病史和原发灶，则两者的鉴别并不难。

相对少见的单发转移瘤与表浅部位胶质瘤有时鉴别很困难，除密切结合病史和原发灶外，主要从瘤内和瘤周水肿的磁共振灌注、波谱、扩散加权成像及动态增强等方面来探索它们的诊断和鉴别诊断信息。

一些作者发现胶质瘤瘤周灰质及脑膜在MRI上较常出现异常信号，而转移瘤相对少见。

1. 瘤周区域病理学观察　绝大多数表浅部位胶质瘤和单发脑转移瘤周围都有较明显的水肿，且以脑白质水肿最明显，脑灰质由于其细胞外间隙较脑白质小，液体不易扩散，故水肿往往较轻。一般认为胶质瘤和脑转移瘤瘤周水肿以血管源性水肿为主，是血-脑屏障破坏的结果，这也是T_1WI增强扫描病灶强化的原因。

由于胶质瘤易沿神经纤维束及血管周围间隙呈浸润性生长（有时并不破坏相应的血-脑屏障），致瘤-脑间缺乏明显界限，因此普遍认为胶质瘤瘤周水肿带内除单纯血管源性水肿外还有肿瘤细胞浸润。

一项53例大脑表浅部位胶质瘤和46例单发转移瘤的瘤周灰质及脑膜的研究，通过观察胶质瘤边缘的病理切片发现胶质瘤周围有大量肿瘤细胞浸润，且越接近瘤体肿瘤细胞浸润越明显，成为肿瘤边缘的一部分。

单发脑转移瘤和多发脑转移瘤一样多为血源性转移，常位于灰白质交界区，其肿瘤血管与起源组织的血管相似而不具备血-脑屏障，另外转移瘤细胞起源于同一细胞的亚克隆，有保持原肿瘤组织的特性，主要呈膨胀性生长而较少浸润，与周围组织常常分界清楚。

该研究通过观察单发脑转移瘤边缘的病理切片亦发现转移瘤边缘较光整，瘤周没有明显的肿瘤细胞浸润。

2. 瘤周灰质及邻近脑膜的MRI表现　胶质瘤与单发脑转移瘤的诊断与鉴别诊断是神经影像诊断中的重点，多数可通过密切结合临床病史而鉴别，但少数无明确原发灶或以头颅MRI作为首诊的脑转移瘤与表浅胶质瘤的鉴别有时较困难。

由于胶质瘤瘤周浸润性生长的特性，因此理论上讲，表浅部位胶质瘤瘤周灰质也应有肿瘤细胞浸润；当局部灰质浸润区的血-脑屏障破坏时，在T_1WI增强扫描上会强化；当局部血-脑屏障尚未破坏时，则增强扫描不会强化；当侵犯邻近脑膜时，则会出现邻近脑膜的强化。

因转移瘤瘤周较少肿瘤细胞浸润，故该组认为单发脑转移瘤应较少出现瘤周灰质异常信号及邻近脑膜强化。

Tang等（2006）在FLAIR序列上发现胶质瘤瘤周灰质出现稍高信号但无强化区的诊断敏感性为44.4%（略低于该研究结果50.9%）、特异性为91%（略低于该研究结果97.8%），他认为在FLAIR上，当瘤周灰质出现稍高信号但无强化区时更支持胶质瘤的诊断。

该组作者同意Tang等（2006）的观点，但后者未对瘤周灰质在FLAIR上呈稍高信号且在T_1WI增强扫描上有强化及瘤周邻近脑膜强化的情况进行研究。

该项研究发现表浅部位胶质瘤瘤周灰质强化、FLAIR上瘤周灰质呈稍高信号但无强化区和邻近脑膜强化的敏感性分别为 47.2%、50.9% 和 41.5%，特异性分别为 95.7%、97.8% 和 91.3%，明显高于转移瘤的同类指标，尤其是瘤周灰质稍高信号区（强化或不强化）对表浅部位胶质瘤的诊断具有高度敏感性（98.1%）和特异性（93.5%）；但该项研究仍有少数单发脑转移瘤瘤周呈浸润性生长而出现瘤周灰质异常信号，如恶性黑色素瘤（2/46 例）、肺小细胞未分化癌（1/46 例）等。该组作者认为，用 FLAIR 来评价瘤周灰质改变较 T_2WI 更敏感、更准确。因为 FLAIR 序列将游离水（如脑脊液等）的信号抑制，而结合水（如水肿液等）显示为明显的高信号，相比 T_2WI 而言，尽管减小了信噪比且增加了成像时间，但它去除了脑脊液的干扰并增强了病灶与背景的对比度，使病灶及灶周水肿范围显示更准确，甚至对一些在 T_2WI 上阴性的轻度水肿区也能显示出较高的信号。现在 FLAIR 已是脑内炎症、肿瘤等 MRI 检查不可或缺的扫描序列。

近年来 FLAIR 增强扫描因其更强的病灶与水肿、病灶与脑脊液的对比度而逐渐被广泛运用。当胶质瘤周围灰质内有肿瘤细胞浸润而局部血 - 脑屏障破坏或完整时，都可使局部灰质出现不同程度的水肿，故常在 FLAIR 上呈稍高信号；若能结合 FLAIR 增强扫描则能更清楚地显示瘤周强化或没有强化的灰质稍高信号区。脑转移瘤周围灰质因较少受侵，一般没有明显的灰质水肿，故在 FLAIR 上较少出现异常信号或强化。

综上所述，表浅部位胶质瘤和单发脑转移瘤瘤周灰质稍高信号区（强化或不强化区）以及肿瘤邻近的脑膜强化基本反映了它们的病理基础，对表浅部位胶质瘤诊断的敏感性和特异性显著高于单发转移瘤，这对两者的诊断与鉴别诊断具有重要的参考价值。

瘤周灰质感兴趣区的精确定位是该研究的重点和难点，该研究采用 2 人共同阅片确定瘤周灰质的感兴趣区有一定主观性，再加上瘤周高信号水肿区对瘤周灰质改变的干扰，致使该研究存在一定的误差，是否可以用脑灰白质成像来精确定位瘤周灰质的感兴趣区还有待进一步研究。另外，该研究所计算的敏感性和特异性仅适用于除胶质瘤和转移瘤而无其他占位病变可能的情况下，诊断时首先利用专业知识和经验排除其他占位病变是应用该研究结果的前提。

第二节　高级别胶质瘤和转移瘤

高级别胶质瘤和转移瘤是颅内最常见的恶性肿瘤，二者治疗及预后不同，影像学表现有相似之处，常规 MRI 上相互误诊时有发生，尤其是单发转移瘤与多中心性胶质瘤诊断仍有困难。研究表明，瘤体实性区表观扩散系数（ADC）值与扩散张量成像（DTI）参数的价值有限，且对于坏死明显及囊壁薄者，ROI 放置困难，不易获得瘤体实性部分稳定的测量数据。

影像学 - 病理对照研究显示，高级别胶质瘤瘤周区可见肿瘤细胞浸润，转移瘤瘤周区则为血管源性水肿，因此推测这些病理改变有可能造成 DTI 参数差异。

常规 MRI 根据病变数目及强化特点鉴别高级别胶质瘤与转移瘤。一般来说，高级别胶质瘤为单发不均质、中心坏死的肿块，呈不均匀和不规则强化，而转移瘤常表现为多发病变及局限性结节状或环状强化，有原发瘤病史。但是，10% 高级别胶质瘤为多中心性或多灶性，30%~50% 脑转移瘤为单发肿块，且 30% 脑转移瘤为体部恶性肿瘤的首发表现，造成诊断困难，因此还需要复杂的功能成像技术进一步鉴别二者。已有文献报道肿瘤实性部分 DWI 与 DTI 的鉴别作用。

如 Lee 等（2011）研究 38 例多形性胶质母细胞瘤与 35 例转移瘤，多形性胶质母细胞瘤实体部分 ADC 值为 0.903 ± 0.227，转移瘤为 0.894 ± 0.216，两者无明显差异（P=0.89）。实体部分 DTI 参数测量也无肯定价值。

一些学者对高级别胶质瘤与转移瘤各 13 例的研究中，高级别胶质瘤实质区平均扩散系数值为（0.976 ± 0.171）× 10^{-9} mm^2/s，转移瘤为（1.12 ± 0.364）× 10^{-9} mm^2/s；高级别胶质瘤与转移瘤实质区各向异性分数值分别为 0.137 ± 0.056 0 及 0.140 ± 0.077 8，均无明显差异（P>0.05）。上述结果说明高级别胶质瘤与转移瘤实质区虽均有细胞异型性、神经组织破坏、细胞外间隙增大及水分子扩散受限，但二者差异并不明显，不足以造成 DWI 与 DTI

参数值的显著不同，提示还需要进一步探讨肿瘤其他区域扩散特点的鉴别作用。

一般将脑肿瘤周围无强化、CT 低密度与 MRI 长 T_1 长 T_2 信号的区域称为瘤周区或瘤周水肿区。影像 - 病理学对照表明，转移瘤瘤周区仅为单纯血管源性水肿，无瘤细胞浸润，而高级别胶质瘤的瘤周区包括血管源性水肿与瘤细胞浸润两种成分，但此种浸润并不破坏血管基底膜，血 - 脑屏障相对完整，故增强扫描不强化。两种肿瘤瘤周区病理表现的差异是造成扩散成像参数不同的基础。

如 Lee 等（2011）研究已证明多形性胶质母细胞瘤的瘤周区最小 ADC 值（1.149 ± 0.119）明显低于转移瘤（1.413 ± 0.147）。

DTI 作为一种功能成像，较 DWI 能更准确反映瘤周区水分子扩散异常（扩散程度与方向）。因此，一项研究测量瘤周区 DTI 参数值，比较高级别胶质瘤和转移瘤之间的差异。由于接近强化外缘处更有可能出现瘤细胞浸润，因此该项研究将兴趣区置于距强化缘 1 cm 内的近瘤周区。平均扩散系数值与 ADC 值均反映水分子整体扩散情况，为至少 6 个方向水分子扩散的平均值。平均扩散系数值受多种因素影响，主要包括细胞外间隙含水量、细胞类型及数量、细胞内大分子体积、组织温度、黏滞性、通透性以及肿瘤对脑组织造成的细胞结构改变等。

该项研究结果显示，高级别胶质瘤近瘤周区平均扩散系数值（1.493×10^{-3} mm²/s）低于转移瘤（1.673×10^{-3} mm²/s）（P=0.046），与 Bymes 等（2011）的结果一致。两种肿瘤瘤周区平均扩散系数值差异的病理学基础是：高级别胶质瘤瘤周区平均扩散系数值变化为瘤周肿瘤细胞浸润及血管源性水肿综合作用的结果，白质纤维破坏，虽有细胞外间隙扩大，但肿瘤细胞浸润限制了扩散增加的程度，因此平均扩散系数值增加不如单纯血管源性水肿明显。而转移瘤瘤周区平均扩散系数值增大原因是血管源性水肿致水分子扩散增加，但无肿瘤细胞浸润，细胞外间隙及细胞内间隙水分子更易于扩散，因此平均扩散系数值增大程度超过高级别胶质瘤。

也有学者的研究结论与此不同，如 Min 等（2012）发现两种肿瘤瘤周区的平均扩散系数值之间差异并无统计学意义（P=0.127），可能与测量方法有关，其兴趣区为所有层面的所有瘤周区，包括无或很少有瘤细胞浸润的远瘤周区，而本研究与其他研究的兴趣区则为肿瘤强化边缘外侧 1 cm 范围内的近瘤周区。

该项研究结果显示瘤周区最小平均扩散系数值对于两类肿瘤鉴别价值大于平均扩散系数值，高级别胶质瘤近瘤周区最小平均扩散系数值（1.36×10^{-3} mm²/s）低于转移瘤（1.55×10^{-3} mm²/s）（P=0.009），约登指数也说明最小平均扩散系数值可靠性最大。

Kinoshita 等（2008）的 MRI- 病理学对照研究证明平均扩散系数值与肿瘤细胞密度呈负相关（R=0.7），故最小平均扩散系数值处瘤细胞最密集，即瘤细胞浸润最明显。瘤周区最小平均扩散系数值越低，细胞外间隙及细胞内间隙水分子含量越小，肿瘤细胞密度及异型性就越大，因此较平均扩散系数值能更好地反映瘤周区瘤细胞浸润。

各向异性分数值反映水分子各向异性成分占整个扩散张量的比例，取决于病变组织结构（如细胞密度、细胞内和细胞外水含量、髓鞘形成、白质纤维排列）和生化特性（黏滞性和温度）等因素。该项研究中高级别胶质瘤瘤周区平均各向异性分数值（0.108）高于转移瘤（0.076）（P=0. 034），究其原因可能是转移瘤瘤周区血管源性水肿致体素内轴突数量减少，沿神经纤维方向上水分子扩散减低，各向异性分数值降低；而高级别胶质瘤瘤周区各向异性分数值变化因素除血管源性水肿致各向异性分数值降低外，肿瘤细胞浸润致细胞外间隙减少，水分子定向扩散趋势增加，因此各向异性分数值增大。

Wang 等（2009）研究结果显示，多形性胶质母细胞瘤瘤周区各向异性分数值高于转移瘤，二者虽有明显差异，但是瘤周区各向异性分数值在鉴别二者的敏感性、特异性及准确性方面较强化区低，与该研究结果一致（瘤周区平均各向异性分数值取 0.10 时鉴别高级别胶质瘤和转移瘤的敏感性仅为 58.8%），说明瘤周区各向异性分数值鉴别高级别胶质瘤能力较弱，原因是瘤周各向异性分数值影响因素众多，故其价值尚有争议。

瘤周区由若干复杂的病理成分构成，包括血管源性水肿、瘤细胞浸润、不同程度正常灰白质和反应性星形细胞胶质化等。瘤组织占位效应使瘤周各向异性分数值增加；血管源性水肿增加细胞外间隙水分子自由扩散程度，使各向异性分数值下降；反应性星形细胞胶质因细胞肿胀而阻碍水分子自由扩散，各向异性分数值下降；瘤细胞浸润一方面可破坏白质纤维导致各向异性分数值减低，另一方面因细胞外间隙减少，故各向异性分数值增加。因此瘤周区各向异性分数值影响因素复杂，很难确定何者居主导地位，还需要更多研究确定瘤周区各向异性分数值与肿瘤浸润的相关性。

该项研究尚存在一些局限性：其一，纳入病例数较少，未进行组织学进一步分类，尚需大样本研究进一步证实结论，但目前国际研究中一般将Ⅲ级与Ⅳ级胶质瘤合称为高级别胶质瘤，原因是二者无论是在组织学还是影像学上均有重叠之处，手术过程中和治疗、预后也相近；其二，未能对瘤周水肿区进行定向活检以达到影像学 - 病理定点对照，但该项研究主要是探讨近瘤周区平均扩散系数值与各向异性分数值对两种疾病的鉴别作用，而不是观察瘤周区本身的病理学改变。

总之，高级别胶质瘤与转移瘤近瘤周区平均扩散系数值及最小平均扩散系数值、各向异性分数值差异明显，均有助于鉴别高级别胶质瘤和转移瘤，其中最小平均扩散系数值效果最佳。该组作者认为还需进一步行前瞻性及纳入更多类型肿瘤以观察瘤周区 DTI 区别肿瘤类型的价值。

第三节　左顶枕转移瘤

患者，男，46 岁。头痛 20 余年，右下肢麻木半年余。患者于 20 年前在饮酒后数小时出现左脑疼痛，呈血管波动性跳痛，程度剧烈，感右侧肢体麻木及血管跳动感，持续约数小时后缓解；该症状未重视，未诊治。近半年来出现右下肢麻木，呈踩棉花感，从大腿外侧至内侧逐渐发展至足底，饮酒后麻木感加重，至今约发生 4 次右下肢抽动，伴血管上冲及跳痛，并出现右下肢无力，持续约数分钟缓解。平素无行走不稳及行走困难，无头晕，无恶心、呕吐，无肢体无力，近半年来，麻木感无明显进展。由于近 2 d 驾驶汽车时右脚无法分清油门及刹车踏板，出现两次错踏，为进一步诊治入院。门诊拟“肢体麻木”收入院。发病以来，精神、饮食、睡眠尚可，大小便正常，体重无明显变化。

病理诊断：左顶叶及左枕叶肿瘤切除标本，送检两个部位组织学图像相似，脑组织中均可见腺癌组织浸润，初步考虑转移性腺癌，待做免疫组化检测进一步证实并探讨其可能来源。免疫组化诊断：“左顶叶及左枕叶肿瘤切除标本”，转移性腺癌，结合免疫组化及影像学检查，考虑来源于肺。

影像资料见图 6-4-1。

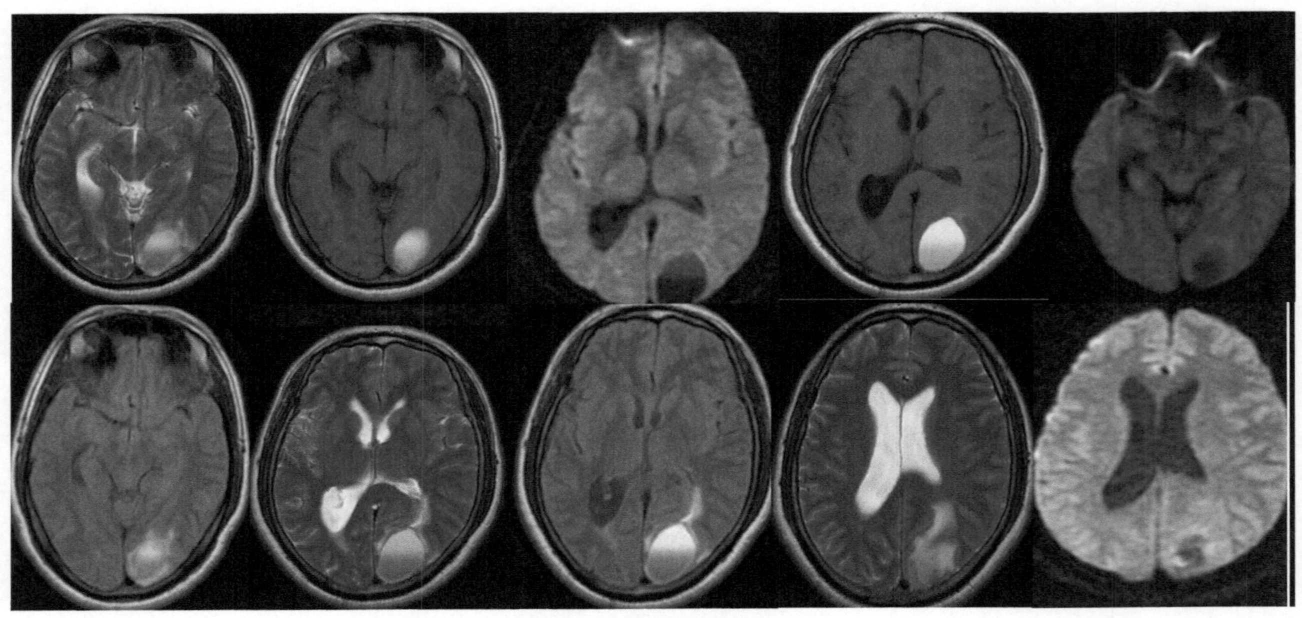

图 6-4-1　左顶枕转移瘤

第四节　脑膜与颅骨的转移

一、FLAIR T_2WI 诊断脑膜转移瘤

脑膜转移瘤是恶性肿瘤通过血行转移或脑脊液种植播散至脑膜，或邻近肿瘤直接侵犯脑膜而发生的一种严重病变，早期正确诊断有利于其相关治疗及预后。血行播散是脑膜转移瘤最常见的转移途径，其中以肺癌最为常见，一组病例中约占 70%。

脑膜由外向内分为硬脑膜、蛛网膜、软脑膜三层，蛛网膜、软脑膜统称为柔脑膜。MRI 平扫时正常脑膜一般不显示，偶可在 SE T_1WI 上双侧颞部显示细线状等信号。增强扫描时由于硬脑膜无血 - 脑屏障存在，故正常硬脑膜可以出现轻度强化，呈不连续短线状；而蛛网膜缺少血管，软脑膜毛细血管的基底膜及紧密连接较完整，因此正常柔脑膜无强化而不易显示。当脑表面及脑沟、裂、池等部位出现强化时即为异常，但需除外血管的强化。

（1）分型：根据脑膜转移瘤的发生部位，按 Meltzer 等（1996）方法分为 2 型。①硬脑膜 - 蛛网膜型：表现为颅骨内板下方连续性较长且增粗的线样强化影或大小不等的结节、肿块影。②软脑膜 - 蛛网膜型：位于软脑膜、室管膜、蛛网膜下隙等部位，正常柔脑膜（蛛网膜、软脑膜）通常无强化，当脑表面及脑沟、裂、池等部位出现强化时即为异常，表现为结节状或被覆状病变，影像学上把软脑膜、蛛网膜和室管膜强化统称为柔脑膜强化。

（2）平扫：MRI 平扫对脑膜转移瘤的检出率较低，对线状增厚型难以显示，对部分结节型病灶可显示，但通常病灶边界显示欠清，病灶多呈等 T_1、等 T_2 信号。

硬脑膜转移瘤增强 MRI 主要表现为硬脑膜线状增厚、强化或颅骨内板下方的结节影，可见脑膜尾征，部分颅骨可受侵。

柔脑膜转移瘤的增强特点主要为脑沟、脑池的线状或结节状强化。

脑膜转移瘤的诊断还应结合原发肿瘤病史及临床症状、体征和脑脊液检查等。当无明确原发恶性肿瘤病史，出现脑膜的异常强化时，需与其他脑膜病变相鉴别。

（3）增强扫描：增强后 FLAIR 序列可以通过调整参数获得 T_1WI 或 T_2WI，临床应用中常采用以 T_2 对比为主的 FLAIR 序列，因其能有效克服脑脊液在常规 T_2WI 呈高信号所致的部分容积效应和伪影的影响，能敏感地反映蛛网膜下隙轻微信号强度的改变，对显示蛛网膜下隙病变，如蛛网膜下隙出血、脑膜炎和脑膜转移瘤等比常规 T_2WI 敏感得多。

虽然 FLAIR T_2WI 是以 T_2WI 为主，但脑膜病变在增强后图像上也可表现为强化，其主要原因：一是由于 FLAIR T_2WI 使用较长 T_1 时间，也会导致轻度的 T_1 效应，所以由 Gd 对比剂引起的缩短组织 T_1 弛豫时间在 FLAIR T_2WI 上也表现为高信号。此外，当柔脑膜转移瘤血 - 脑屏障受损，对比剂渗入脑脊液时，可见脑脊液的强化，使病变范围显示较增强后 T_1WI 更加清楚。

在部分柔脑膜转移瘤中，增强后 SE T_1WI 上表现出来的脑表面慢速血流的静脉强化亦为条状、点状及小结节状高信号，与异常强化的脑膜不易区分，而 FLAIR T_2WI 因使用较长的重复时间（TR），脑表面血管表现为流空效应而无信号，有助于两者的鉴别。

在硬脑膜转移瘤中，增强后 FLAIR T_2WI 无上述优势，在病灶的强化程度及病灶边界的显示上均不及增强后 T_1WI。所以，在脑膜转移瘤中，增强后 FLAIR T_2WI 用于柔脑膜转移瘤的诊断其价值是肯定的。

总之，脑膜转移瘤的主要 MRI 表现为脑膜的线状、结节状强化，可单独或合并存在；增强后 FLAIR T_2WI 能发现一些常规增强 SE T_2WI 不能显示的病灶，两者结合使用，可发现更多病灶；FLAIR T_2WI 在正常血管强化与病变的鉴别诊断上，具有明显的优势。

二、颅骨转移性病变

颅骨转移性病变主要来源于癌，也是晚期癌肿的临床表现之一，早期转移常无症状。

颅骨转移性病灶是全身转移的一部分，常见于 40 岁以上患者，肺癌、乳腺癌和前列腺癌为最常见的骨转移瘤，其他常见原发癌源尚有甲状腺、肾、子宫、消化道等，亦有肝、胆肿瘤颅骨转移的报道。

转移途径多为血行转移,主要通过椎动脉、静脉丛途径,或经腔静脉回流至右心后再经左心达体循环,转移至骨骼。

颅盖各骨均属扁骨,颅顶骨分为外板、板障和内板3层。外板较厚,对张力的耐受性较大,而弧度较内板为小;内板较薄,质地亦较脆弱;板障是内、外板之间的骨松质,含有骨髓,并有板障静脉位于板障管内,因此血行转移通常最早发生于板障,然后向颅内外板侵犯。

三、临床表现

颅骨转移临床上早期可无症状,或有程度不一的头痛、头晕及不适感,有时局部疼痛,随肿瘤增大,可在头部扪及半球形肿块。常为头部单发或多发软性肿块,无痛感,生长迅速,基底宽,触之较硬。有原发癌源的明确诊断又出现颅骨包块者应高度警惕颅骨转移癌的可能。

四、影像学研究

临床上对于出现头部症状者或筛查可疑患者,多先行ECT扫描了解全身骨转移情况,ECT扫描的敏感度较高,对转移灶可进行初步的确认和定位,但对转移病灶的细节信息提供较为局限,未能评价病灶的具体累及范围、周围组织状况以及颅内其他病灶等。

CT扫描对颅骨转移的显示比较准确,对溶骨性病变显示较敏感,但软组织分辨率低,通常显示的病灶范围比MRI要小,对周围组织的侵犯显示也较差,对脑实质内转移的显示亦不如MRI,有一些病例,如果仅观察CT图像,病灶则不易与脑膜瘤鉴别。

此外, MRI增强还显示了脑实质内的转移灶。MRI具有多序列,多方位成像的特点,对颅骨转移的检查具有独特的优势,典型的颅骨转移MRI表现为局灶性溶骨性病灶呈长T_1、长T_2信号,成骨性或混合性病灶呈长T_1、短或混杂T_2信号,可侵及颅骨内外板以及脑膜,呈新月状或双凸形影,增强后强化明显;较小的病灶则位于板障内,呈膨胀性生长。

根据颅骨的多发溶骨或混合性骨质破坏,边界不清, MRI同时示颅内多发结节灶,增强后病灶强化,结合原发性癌肿病史,易确诊颅骨转移。

MRI扫描的成像参数较多,从一组病例来看,对颅骨转移的显示T_1WI序列较T_2WI序列敏感,通常颅骨转移在T_1WI上呈节段性等~长T_1信号,在不抑脂时和邻近正常含脂质的高信号的板障以及较高信号的灰质对比,反差较大,易于发现;由于颅骨转移灶常为广基底,因此结合矢状面或冠状面观察更有助于定位和范围的判断,当扫描层面与病灶的长轴平行时,病灶节段性的异常信号显示更为清晰。

T_2WI序列对脑实质的病灶和水肿带的显示较T_1WI敏感,较容易重点观察T_2WI上有无脑实质的转移而忽略小的骨转移灶。比较该组T_1W1序列图像和增强扫描图像,后者并不能发现更多的颅骨转移病灶,两者对颅骨转移灶本身的检出差异不大,但增强扫描对小的病灶显示更明确,且有助于显示邻近脑膜的侵犯和脑实质内转移灶的显示。

有学者通过增强和非增强磁共振扫描,研究了颅骨转移和正常颅骨的MRI表现,其结果表明对于颅骨板障内有转移者,增强扫描优于非增强者,对于累及脂肪集中的区域(如颅底)的转移瘤,增强扫描不如平扫。

通过该组病例的研究,对于颅骨转移的MRI诊断,在检出脑实质病灶的同时,常规T_1WI序列应得到足够的重视,其敏感度优于T_2WI序列,并结合多方位成像以明确定位;增强扫描在显示更多颅骨转移的细节和周围组织侵犯方面有更高的价值,且有助于脑实质病灶的显示。因此T_1WI和增强扫描对于颅骨转移的诊断很有价值。此外,在实际工作中可以尝试DWI序列,可能获得更多有益的经验。

五、鉴别诊断

单发颅骨转移须与原发颅骨肿瘤鉴别。

(1)颅骨成骨肉瘤:颅骨成骨肉瘤有骨破坏,同时常有骨质增生及明显软组织肿块。

(2)骨嗜酸性肉芽肿:骨嗜酸性肉芽肿多见于青少年,骨破坏较局限,境界清楚,有轻度硬化,尚可有典型椎体改变。

(3)多发性骨髓瘤:多发性骨髓瘤为穿凿样骨质破坏,尿本-周蛋白阳性,应结合临床及病理诊断。

第五节 误诊病例简介：脑出血与脑转移瘤

详见本书 本卷 第九篇 第二十六章 第五节 误诊病例简介：脑出血与脑转移瘤。

第六节 左枕叶肝细胞癌转移瘤导致肿瘤卒中

患者，男，38 岁。患者 4 d 前无明显诱因出现头痛，以左侧头部显著，为持续性跳痛，伴头晕、恶心，伴有双眼视物模糊，无大、小便失禁，无肢体抽搐，休息后可稍有缓解，未诊治，今晨自觉头痛较前加重，行头颅 CT 提示：左侧顶枕叶可见团状高密度影，密度欠均匀，大小约 3.8 cm × 3.0 cm，周围见低密度水肿带（图 6-4-2）。

急诊手术所见：于枕极处切开皮层进入，见皮层下暗红色新生物，质地中等，血供中等，与脑组织之间存在着含铁血黄素沉积带，病灶内及其周边存在着黑色凝血块，肉眼观符合海绵状血管瘤伴出血的表现。移用手术显微镜，镜下沿病灶周边分离，电凝切断细小供血支后将病灶完整取出，病灶直径约 2 cm，而后吸除其下方的血凝块，同时吸除软化坏死的含铁血黄素沉积区的脑组织，术野仔细止血。

病理检查：暗褐色组织一块，大小 4 cm × 3 cm × 3 cm，切面灰白暗褐夹杂，质软。免疫组化结果：阳性，AFP，CK（P）（点状 +），CK（L）（点状 +），Villin，CD34（血管内皮 +），Nesti，（血管 +），Ki-67（约 90%）；阴性，EMA，CK7，CK20，CK（H），Vim，HPL，PLAP，GFAP，Actin，Desmin，HMB45，HCG-β，CD99，NF，NeuN，NSE，SyN，CgA，S-100，Tubulin，MAP-2，Oling-2。病理诊断："左枕叶肿物切除标本"初步诊断高级别神经系统肿瘤，待作免疫组化检测进一步明确肿瘤类型。免疫组化诊断："左枕叶肿物切除标本"为低分化恶性肿瘤。首先请临床结合影像学排除肝细胞癌转移（罕见）；第二考虑（中枢性）原始神经外胚叶肿瘤。

术后 12 d，再行肝脏 CT 三期增强，发现肝内典型原发性肝细胞癌。

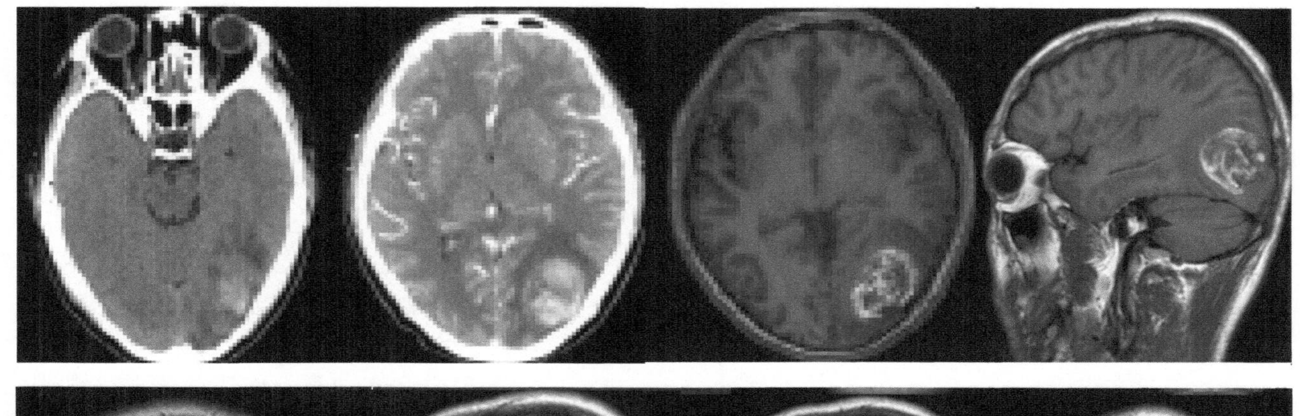

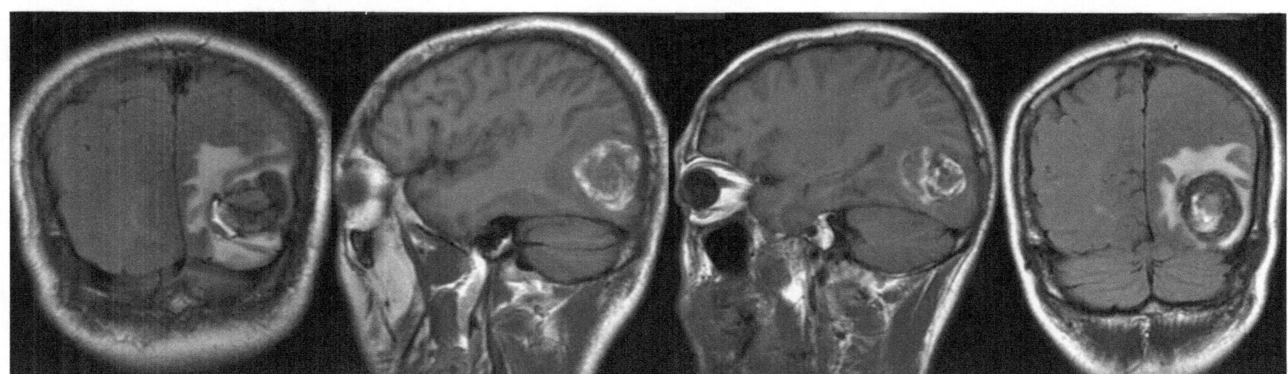

图 6-4-2 左枕叶肝细胞癌转移瘤导致卒中

第七节 ^{18}F-FDG PET 或 PET/CT 为脑转移瘤寻找原发灶

恶性肿瘤发生颅内转移十分常见。脑转移瘤的发生率占颅内肿瘤的 5%~20%。大约 45% 的恶性肿瘤患者神经系统症状和体征先于原发肿瘤出现。这是由于同样体积的肿瘤位于肺等器官时常无明显的临床症状,而位于脑内时由于解剖结构上的特殊性,常呈明显的临床症状。在一组研究中 67 例患者均因脑转移瘤而导致神经系统症状的发现先于原发肿瘤病灶的发现。文献报道在脑转移瘤病例中有 50%~80% 为肺癌的脑转移,此比例与该组病例中肺癌原发灶占 55.7% 的比例相近。肺癌的脑转移发生率较高,除了肺癌本身发病率高的原因之外,更重要的原因是肺癌的肿瘤细胞可由肺静脉直接进入体循环,而其他肿瘤的转移大多数先经肺循环过滤。因此,当发现脑转移灶时首先应做胸部影像学检查(比如胸部 X 线片或胸部 CT)以除外肺癌的可能。

该组 29 例原发性肺癌中全部于 ^{18}F-FDG PET 或 PET/CT 检查前行胸部 X 线平片和(或)CT,和(或)MRI 扫描,其中采用 X 线平片和(或)CT,和(或)MRI 影像学方法阳性发现者 23 例,阳性率为 79.3%;阴性发现者 6 例,假阴性率 6/29(20.7%)。

回顾性分析采用 X 线平片和(或)CT 和(或)MRI 扫描肺癌诊断造成假阴性率的原因有二。

病灶小且隐蔽,病灶常隐藏于肺门或纵隔内(近旁),病灶隐藏于肺尖部,病灶也可隐藏于陈旧性纤维化病灶中,有的病灶隐藏于胸腔积液中;因肿瘤形态不典型而误诊为肺结核或慢性炎症。

因此,对于 X 线片、CT、MRI 不能确定原发灶者,^{18}F-FDG PET 或 PET/CT 为一种有价值的补充检查影像学方法。

^{18}F-FDG PET 或 PET/CT 的一个突出优点是全身扫描。全身扫描可以使患者在 1 次检查过程中对其全身各个组织器官进行详细的筛查,在对重要脏器均有较好的显示的同时(例如双肺、纵隔、肝脏、脾脏、胰腺、结直肠、肾上腺、子宫及双侧附件),对一些较隐蔽的部位也有较好的显示(例如双颈部、口咽部、鼻咽部、腹膜后间隙),一般这些部位的原发灶较难发现,往往会耽误对原发灶的及时治疗。

全身扫描还有助于发现全身其他部位的转移,对诊断、临床分期及治疗方案的制订具有重要的作用。该组研究中除检出颅内转移灶和原发灶外,^{18}F-FDG PET 或 PET/CT 全身显像还检出肺、淋巴结、骨、肝、肾上腺转移等病灶共百余个。

而这些病灶往往因为处于较早期无临床症状或未行其他影像学检查而被忽略。也有少部分病灶因为较小或部位较隐蔽被临床医生漏诊。该组研究中,有 57 例有颅外原发灶的患者中 49 例经 ^{18}F-FDG PET 或 PET/CT 检查后诊断有远处转移(94.2%),在一定程度上纠正了原来的临床分期,一部分患者相应地调整了治疗方案。

从 ^{18}F-FDG PET/CT 和 ^{18}F-FDG PET 对原发病灶的发现率来看,两组发现率较接近,没有很大的差别。但该组病例中 ^{18}F-FDG PET/CT 对肺转移灶的检出数比单纯 ^{18}F-FDG PET 对肺转移灶的检出数高很多。这是因为 ^{18}F-FDG PET/CT 比 ^{18}F-FDG PET 显像增加了病灶解剖结构信息的同时,CT 图像的高分辨率也为发现体积较小的病灶提供了补充。^{18}F-FDG PET/CT 融合图像在相同层面既有精确的解剖定位,又有病灶内活体组织细胞的代谢变化情况,在一定程度上提供了更多的诊断信息,为影像学医生的正确诊断提供了进一步的帮助。

在该组 67 例患者中未检出原发灶者 10 例(16.1%),随访 6 个月时 3 例病逝,随访 24 个月时 5 例死亡,3 例失访,2 例仍健在。^{18}F-FDG PET 未检出原发灶的原因可能与原发灶体积较小有关(一般对于 4~6 mm 大小的病灶 ^{18}F-FDG PET 可显示出异常放射性异常浓聚影),也可能与肿瘤分化程度较好有关。

^{18}F-FDG PET 对高分化肝癌、肾透明细胞癌、高分化胆管癌、前列腺癌等肿瘤的显示率较低。随着 PET/CT 正电子放射性药物联合显像的临床应用,例如对临床未明确诊断的患者除了进行 ^{18}F-FDG 的 PET 全身扫描外,可加做 ^{18}F-FLT 或 ^{11}C- 胆碱(蛋氨酸)全身扫描,对更小的或 FDG 代谢不敏感的肿瘤病灶可达到尽量早期和特异性的诊断。

综上所述,^{18}F-FDG PET 或 PET/CT 作为一种新的有价值的检查影像学方法,而日益受到临床医生和病患者的认可。将来随着更多的显像剂投入临床使用,对肿瘤的诊断也会更加准确,患者会得到更加早期的诊断，为治疗赢得时间。

第八节　误诊病例简介：原发性中间级别黑色素细胞瘤与脑转移瘤

患者，男，70岁。反应迟钝、肢体乏力1个月，头痛呕吐5 h入院。门诊CT：右侧颞叶见大小约3.6 cm × 4.9 cm团块状混杂密度影，CT值49~60 HU，边界较清楚，右侧大脑半球见大面积密度减低影，并见指压征，脑沟回显示不清，右侧侧脑室及四叠体池受压变窄，中线结构左偏。CT诊断：右侧颞叶占位，考虑肿瘤伴卒中可能，右侧大脑广泛脑水肿，建议MRI检查；脑萎缩。

MRI：右侧颞叶可见一个椭圆形囊实性病灶影，边缘呈分叶状，大小约4.2 cm × 3.4 cm × 3.3 cm，实性部分T_1WI等信号，T_2WI低信号，DWI高信号，其内囊变坏死区呈长T_1长T_2信号；增强扫描病灶实性部分明显强化呈高信号，囊变性无强化，边界清楚，周边见大片水肿带累及右侧基底节区及额顶叶，局部脑沟回结构不清，双侧脑室受压变窄，以右侧明显，中线结构明显向左偏移。全脑DTI示右侧下纵束及下额枕束纤维中断，右侧上纵束、上额枕束、连合纤维及皮质脊髓束受推压，未见明显中断，边界清楚。MRI诊断：右侧颞叶占位伴脑水肿，考虑转移瘤，胶质瘤待排？全脑DTI示右侧下纵束及下额枕束纤维中断。

病理检查：右侧颞叶肿瘤切除标本，灰黄色组织两块，大小分别为3.7 cm × 3 cm × 1.8 cm，3.5 cm × 1.6 cm × 0.5 cm，大者切面见一肿物，大小3.5cm × 2.8cm，切面灰白质中，局灶呈半透明状，肿物与周围界限欠清，小者切面淡黄质软；右侧颞叶肿瘤周边颞叶组织切除标本：脑组织3块，总体积4 cm × 3 cm × 3 cm，切面灰白质软。常规病理诊断：右侧颞叶肿瘤切除标本，上皮样恶性肿瘤，待做免疫组化检测进一步探讨肿瘤类型；右侧颞叶肿瘤周边颞叶组织切除标本，可见送检脑组织实质水肿，未见肿瘤组织成分。

免疫组化检测：阳性，Melan-A（散在+），S-100（散在+），Vimentin，NSE（散在+），EMA（散在+），CD56（散在+），CK（P）（散在弱+），TTF-1，Ki-67（+，约35%）；阴性，HMB45，GFAP，NeuN，CD34，CgA，Syn，CK8，CK18，CK7，CK20，Villin，CEA，CK5/6，p63，CK（L），CK19，AFP，Hepatocyte，HBsAg，HBcAg，MAP-2，CA19-9，Oling-2。免疫组化诊断：右侧颞叶肿瘤切除标本，结合HE组织学图像及免疫组化检测结果，诊断为原发性中间级别黑色素细胞瘤。

第五章 脑淋巴瘤和造血系统肿瘤

第一节 淋巴瘤的误诊

原发性中枢神经系统淋巴瘤是指原发于脑、脊髓或软脑膜等处的恶性非何杰金淋巴瘤,其中以发生于脑实质及脑膜的淋巴瘤多见。

原发性中枢神经系统淋巴瘤为少见疾病,影像学表现主要为颅内深部单发或多发病灶,可有分叶状或脐凹,增强扫描明显强化。

一些作者搜集某医院 4 年期间误诊的 13 例中枢神经系统淋巴瘤患者的影像学资料,回顾性分析首诊的 MRI 资料,对其不典型的影像表现按照部位、形态及强化方式进行归纳,以提高影像诊断的准确性,减少临床误诊。

一、非典型的影像表现

该组 13 例中枢神经系统淋巴瘤的 MRI 中,非典型的影像表现主要分为以下 3 类。

(1)非常规生长部位发病:文献报道原发性中枢神经系统淋巴瘤单发多见,肿瘤好发于幕上脑实质深部,近中线区,这可能与这些部位血管间隙较为明显有关,适合肿瘤细胞生长。

该组 13 例中,单发病例占 46%,多发病例占 54%。单发病变发生于鞍区、鞍上、脑干、额叶、颞叶及小脑的皮层及皮层下交界区。多发病变累及幕上幕下,大脑半球、小脑及脑干可同时发病,病灶呈弥漫分布。一般来说,原发性中枢神经系统淋巴瘤少见部位发病多见于获得性免疫缺陷综合征患者,但该组所有患者临床均无先天性或获得性免疫功能缺陷病史。

(2)非特异性的影像学表现:典型的中枢神经系统淋巴瘤增强扫描多呈明显强化,较具特征性的“握拳”状、“缺口征”“尖角征”等可能与肿瘤生长过快、血供不足及肿瘤生长过程中遇到较大血管阻挡有关。但该组病例呈现环形强化、轻度斑片状强化、无强化等多种强化方式,同一病例内也可同时出现环形强化、无强化和显著强化并存的特征。其中,2 例环形强化和 3 例无强化者均为免疫状态正常患者,临床未经类固醇治疗,与免疫缺陷及使用激素后的原发性中枢神经系统淋巴瘤表现相似,成为早期诊断的障碍。

原发性中枢神经系统淋巴瘤水肿多认为是间质性水肿,是由于肿瘤周围血管浸润性生长导致血-脑屏障的破坏。该组中 8 例病灶周围出现水肿, 6 例出现占位效应,且占位效应较明显,出现压迫脑室或致中线移位,与文献报道的原发性中枢神经系统淋巴瘤可有占位效应,但一般程度较轻不一致。

(3)多发病变及伴发脑膜改变:多中心性的原发性中枢神经系统淋巴瘤占颅内淋巴瘤的 11%~47%。原发性中枢神经系统淋巴瘤呈多中心浸润的特点,位于大脑半球的一侧或两侧,浅表区域和深部同时发病,该组中有 3 例呈幕上、幕下弥漫分布,病变累及脑干、小脑,病灶大小、形态不一。增强后呈现多种强化方式,部分病灶呈环形强化或不强化。在伴发脑膜改变的病例中,病灶累及相邻脑膜向后生长延伸并致其增厚强化,且周围可见水肿。

二、鉴别诊断

原发性中枢神经系统淋巴瘤的影像学表现与部分颅内占位性病变的影像学表现类似,临床表现也无特异性,尤其是多种不同方式强化的淋巴瘤,与脑胶质瘤、转移瘤、脑膜瘤鉴别困难。

(1)高度恶性的胶质母细胞瘤:高度恶性的胶质母细胞瘤显示明显的边缘强化和(或)不规则强化,周围浸润水肿区和占位效应明显。弥漫浸润型淋巴瘤可累及深部灰质核团和白质通道。MR T_2WI 可显示桥脑、小脑、大脑白质、基底节广泛高信号，边界不清。此淋巴瘤表现与胶质瘤难以鉴别。

（2）脑膜瘤：淋巴瘤位于脑表面及三角区时应与脑膜瘤鉴别，脑膜瘤多位于脑表面邻近脑膜部位，边界清楚，依据影像，脑膜瘤形态可分为圆形、分叶状和“蘑菇”状 3 种，可有“白质移位征”和“脑膜尾征”，周围水肿及占位效应大多明显。脑内淋巴瘤侵及脑膜时也可出现“脑膜尾征”，但无皮质受压征且水肿多较轻。

（3）转移瘤：当肿瘤发生在皮层及皮层下且多发时，需与转移瘤鉴别。病变多发、占位征轻或重等，尚不足与之鉴别，但瘤体的不均匀性或环形强化、瘤体和水肿间比例不相称有利于对转移瘤的诊断。

MRS 是无创的检查方法，对鉴别淋巴瘤与其他实性肿瘤具有高度的特异性。有文献报道，MRI 结合 MRS 检查确诊率达 80%。一般认为，肿瘤实质区域出现 NAA 峰中度降低，Cho 峰明显升高，出现宽大的 Lip 峰可以作为淋巴瘤的特征性表现。Lip 峰的水平与肿瘤的凝固坏死相关，NAA 峰的降低，提示神经元损害。

由于该项研究样本量较小，不能涵盖所有中枢神经系统淋巴瘤的非典型表现，从该组病例中发现，对于发生在非常规生长部位、其影像学表现为非特异性的及多发病变的淋巴瘤临床上容易误诊。MRS 对淋巴瘤的鉴别诊断有很大帮助。因此，可将 MRS 作为非典型淋巴瘤的重要辅助诊断。

附具体病例资料：一组误诊的 13 例患者中，男性 9 例，女性 4 例，年龄 24~76 岁，平均 50 岁。临床表现为头痛、头晕、肢体运动功能障碍、发热、视力下降、乏力、恶心呕吐等。病史 2 周至 4 年。术前多误诊为胶质瘤、脑膜瘤、转移瘤、垂体瘤、炎症等。其中 6 例误诊为胶质瘤，2 例误诊为恶性脑膜瘤，2 例误诊为颅内感染，2 例误诊为脑转移瘤，1 例误诊为垂体瘤。

4 例随访中病变明显变化，后行放疗复查明确，余 9 例手术活检病理证实。所有患者临床均无先天性或获得性免疫功能缺陷的病史，MRI 检查前均未使用激素治疗，并经骨髓细胞学及其他检查（如 PET/CT）排除系统性淋巴瘤。

第二节　脑内多发占位：原发性中枢神经系统淋巴瘤

病例，男，47 岁，四肢无力 5 个月，左眼视物不清 2 个月。

病理检查：免疫组化：阳性：CD20，PAX-5，bcl-6，CD3 少许，MUM-1，Ki-67 +60%）；阴性：CD10，Neun，GFAP，Olig-2，NSE，S-100。病理诊断：弥漫性大 B 细胞淋巴瘤（non-GCB 型）

影像资料见图 6-5-1。

第三节　不典型原发性中枢神经系统淋巴瘤

1. 病理学　原发性中枢神经系统淋巴瘤是原发于脑、眼和脊髓的非何杰金淋巴瘤，占该系统肿瘤的 1% 左右。

最早由 Bailey（1929）以血管周围肉瘤首次报道，反映了肿瘤细胞围绕血管周围分布的特点，但不能与其他血管周围的小细胞性肿瘤区分。直到 20 世纪 70 年代 Yuile 才首先认识到其细胞来源是恶性淋巴细胞。近数十年来发病率逐渐上升。

其病理类型以弥漫大 B 细胞为主。免疫状态改变或病毒感染可能与发病有关。原发性中枢神经系统淋巴瘤病理类型、预后因素和治疗方案有别于全身性非何杰金淋巴瘤。

2. 影像学研究　原发性中枢神经系统淋巴瘤典型的 CT 表现为平扫时深部脑白质可见等密度或稍高密度结节和肿块，且密度均匀，边界清楚，周围有轻、中度水肿环。

原发性中枢神经系统淋巴瘤的 CT 平扫大多呈稍高密度表现的原因，影像病理基础是由于淋巴瘤富于细胞成分，瘤组织中的间质成分相对较少；电镜下证实淋巴瘤细胞排列密集、细胞间质水分少，细胞核大,染色质数量多,核浆比例高。淋巴瘤的此种病理基础决定了其瘤体组织能吸收较多的X线,因而在CT上可呈较高的密度。增强扫描肿瘤常表现为均匀强化,偶可表现为边界欠清晰的不均匀强化。

原发性中枢神经系统淋巴瘤不典型的CT平扫表现还可有:多发结节状病灶;囊实状病灶;混杂密度病灶;多发片状低密度病灶;脑室壁匍匐状病灶;脑膜瘤样病灶。

(1)多发结节状病灶:多发病灶通常较单发者略小,可位于一侧或(和)双侧半球,或皮髓质交界区及脑深部。病灶的境界通常不如单发病灶清楚,平扫呈等密度或稍高密度。

(2)囊实性病灶:肿瘤的主体为较大的低密度囊变区,囊壁呈等密度或稍高密度,肿瘤周围占位效应较明显。

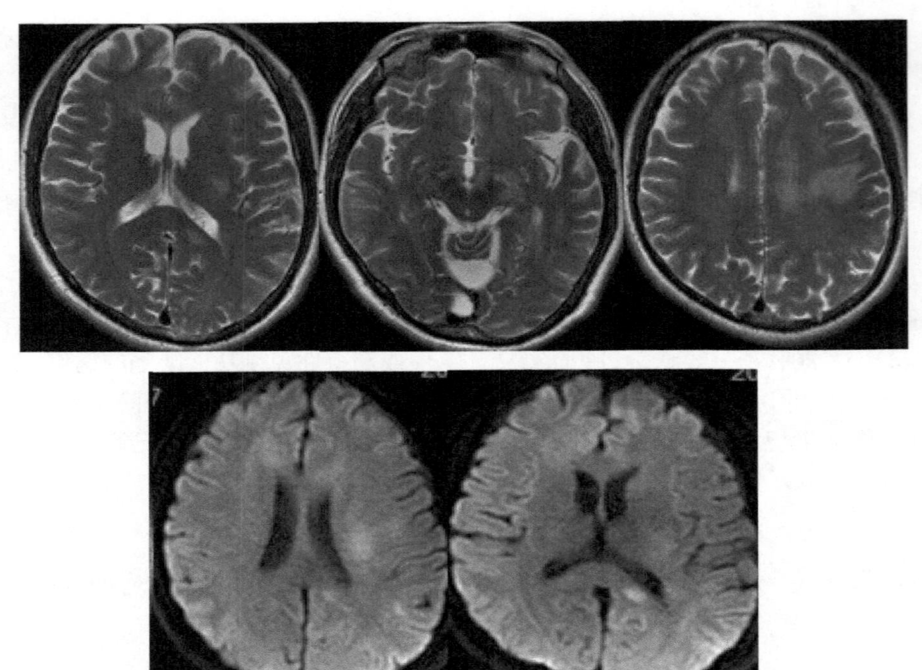

图 6-5-1 脑内多发占位:原发性中枢神经系统淋巴瘤

(3)混杂密度病灶:病灶形态不规则,呈多发不规则低密度(坏死或囊变),等密度或稍高密度(实性部分)区,肿瘤周围脑水肿及占位效应多较明显。

(4)多发片状低密度病灶:肿瘤呈多发片状低密度区,境界不清,无明显占位效应。

(5)脑室壁匍匐状病灶:肿瘤沿脑室壁或室壁旁分布,呈串珠状或结节状等密度或稍高密度,少数病灶同时向脑实质内蔓延生长,脑室通路可因肿瘤阻塞而扩大积水。

(6)脑膜瘤样病灶:肿瘤病灶呈均匀稍高密度,边界清楚,位于脑表面或脑实质外,侵蚀邻近颅板,并可向颅外发展,肿瘤周围有轻度脑水肿及占位效应。

对于原发性中枢神经系统淋巴瘤的CT平扫大多呈稍高密度表现的原因,影像病理基础是由于淋巴瘤富于细胞成分,瘤组织中间质成分相对较少;电镜下证实淋巴瘤细胞排列密集、细胞间质水分少,细胞核大,染色质数量多,核浆比例高。淋巴瘤的此种病理基础决定了其瘤体组织能吸收较多的X射线,因而在CT上可呈较高的密度。

增强扫描肿瘤常表现为均匀强化,偶可表现为边界欠清晰的不均匀强化。对于原发性中枢神经系统淋巴瘤病变增强的影像病理基础,一些作者从病理上分析是由于血-脑屏障的破坏所致。血-脑屏障破坏使对比剂由血管内渗透到组织的细胞外间隙,导致病变组织强化,此外肿瘤细胞围绕血管呈袖套样浸润为脑内淋巴瘤的特征性病理表现,由此导致血管内皮受损,继而破坏了血脑屏障。

MRI是诊断该病的重要检查方法。当中老年男性患者被发现颅内特别是幕上深部脑白质及胼胝体、基底节区均质实性占位性病变，呈稍长或等 T_1、稍长或等 T_2 信号，瘤周水肿及占位效应相对较轻，病灶内无明显坏死囊变灶，增强扫描呈明显均匀强化时，应考虑该病的诊断。

¹H-MRS 图像常表现为胆碱（Cho）峰升高，肌酸（Cr）降低，氮 - 乙酰天门冬氨酸（NAA）缺失，并出现高耸的脂质（Lip）峰。在实性肿瘤中出现明显升高的 Lip 峰对诊断原发性中枢神经系统淋巴瘤具有高度特异性。传统 MRI 检查在诊断中起着重要的作用，结合 MRS 表现，可以提高 MRI 对原发性中枢神经系统淋巴瘤的诊断水平。

个别病例病变主要在幕上深部脑白质及胼胝体，起病时曾诊断多发性硬化是由于临床症状和 MRI 所显示病变的形态、信号、分布均类似于多发硬化，经过大剂量激素冲击治疗，部分病灶缩小、软化，几乎完全消失，左额叶区实质病灶在短时间内囊变坏死，同时其他病灶进展很快，有明显占位效应，结合 MRS 和 DTI 表现，MRI 诊断为颅内多发肿瘤性病变，及时行手术、术后放疗效果较好。该例个别病灶经激素治疗后缩小软化，与文献报道相符。

典型原发性中枢神经系统淋巴瘤不难诊断，表现为单发或多发大脑深部脑干或大脑表浅处肿块，呈稍长 T_1、等或稍长 T_2 信号，增强扫描呈“握拳样”或“团块状”显著均匀强化。

少见的不典型的 MRI 征象：对于较少见的不典型的 MRI 征象也需要有所认识，否则容易误诊：肿瘤沿血管周围浸润生长，可产生数根线条样强化的征象；沿脑脊液播散，形成肿瘤性脑膜炎或室管膜炎；原发性中枢神经系统淋巴瘤为乏血供肿瘤，呈低灌注状态，病理下血管内皮增生较少见，其增强扫描呈显著均匀强化，与血 - 脑屏障的破坏有关系；¹H-MRS 检查淋巴瘤实体部分除 Cho 峰升高外，Lip 峰亦较高，具有较高的特异性；激素治疗可以有效，使得其早期易与多发性硬化混淆。

第四节　原发性中枢神经系统淋巴瘤

患者，女，45 岁。因“反复头晕半月余”入院。

病理检查：灰白灰红色碎组织一堆，总体积 4 cm × 2.8 cm × 0.5 cm，切面灰白，质软。病理诊断：“左侧颞顶枕叶肿瘤切除标本”，初步诊断恶性肿瘤，待做免疫组化检测进一步明确。免疫组化结果：阳性，CD20，CD79α，PAX-5，MUM1，Bcl-6，Bcl-2，Vimentin，MAP-2（散在 +），p53（+，约 15%），Ki-67（+，>90%）；阴性，CD34，GFAP，Oling-2，NF，NSE，EMA，S-100，Nestin，MGMT，NeuN，CD3，CD5，CD10，CD21，CD23，CD43，TdT，CyclinD1。免疫组化诊断：“左侧颞顶枕叶肿瘤切除标本”：非何杰金 B 细胞淋巴瘤，免疫组化结果符合弥漫大 B 细胞淋巴瘤。

影像资料见图 6-5-2。

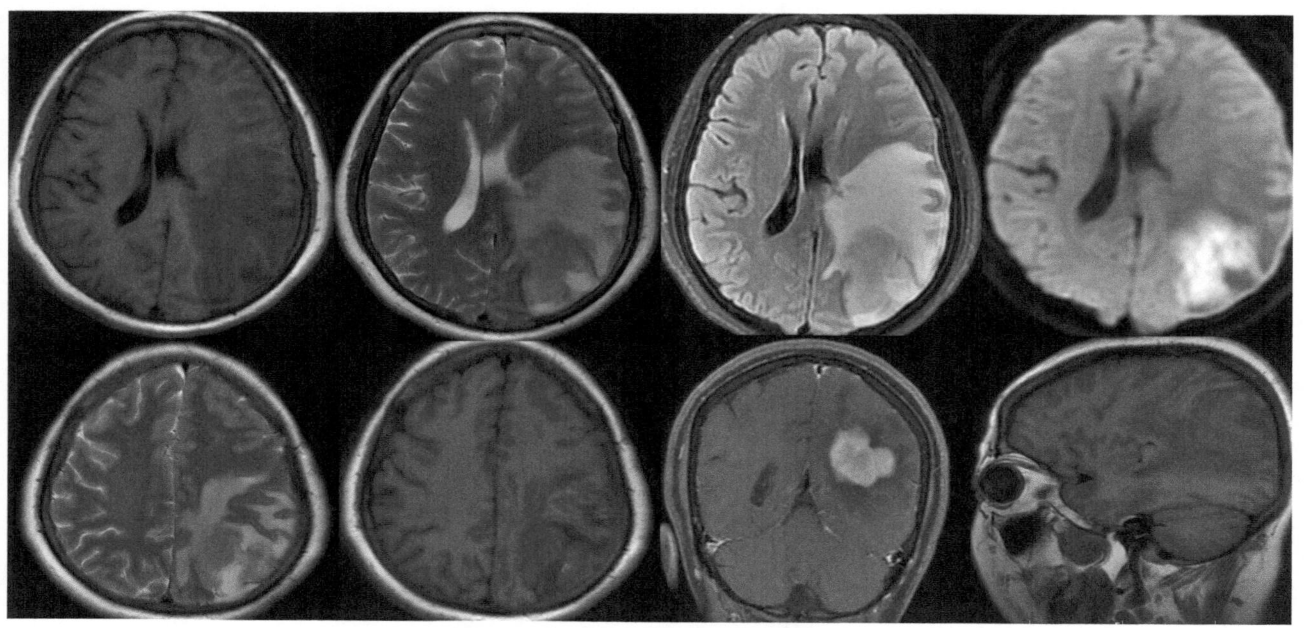

图 6-5-2　原发性中枢神经系统淋巴瘤

第六章　间叶组织肿瘤（原发于脑膜）

第一节　颅内原发间叶型软骨肉瘤

软骨肉瘤在组织学上可以分为3种亚型，即经典型、间叶型及未分化型。

间叶性软骨肉瘤临床少见，由Lichtenstain & Bernstein（1959）首次提出，是一种特殊类型软骨肉瘤。本病2/3发生于骨骼，好发于躯干骨、顶骨和上颌骨，长骨少见；1/3发生于软组织，多见于四肢、眼眶、脑脊膜、腹膜后等部位。

1. 病理学　原发于颅内间叶型软骨肉瘤罕见，以额顶部居多，肿瘤多为界限分明的肿块，但无包膜，通常起源于脑膜，包括硬脑膜、软脑膜，所以常与脑膜粘连。肿瘤呈灰白色，质脆。

镜检时典型改变：可见原始未分化小间叶细胞；肿瘤部分区域有血管外皮瘤改变；部分肿瘤区瘤细胞呈网格样排列，细胞质透明，类似透明样软骨组织，有小骨岛。细胞呈多种形态，大小不一，核亦多形，分裂象多见，血供丰富，有多发出血倾向。

颅内间叶型软骨肉瘤显微镜下见分化好的软骨区域与未分化的间质交错分布，二者之间的交界缘常清楚。肿瘤细胞主要为大片未分化的小细胞构成，细胞小，圆形或短梭形，细胞质少。核圆形或卵圆形、深染，核仁不明显，核分裂象少见。其间见少数透明软骨小岛，软骨分化比较成熟。这两种成分细胞转变较大，分界清，部分区域可见瘤细胞围绕血管呈血管外皮瘤样结构。肿瘤血供丰富，供血动脉及引流静脉常呈病理性增粗扩张，可能与肿瘤发育过程中自身需要大量血液供应，使之发生病理性适应有关。

2. 临床表现　发病年龄多在30岁左右，临床表现为肿块及其压迫症状。颅脑间叶性软骨肉瘤与骨骼系统和软组织的间叶性软骨肉瘤一样，也表现为进行性恶性过程，倾向复发，局部压迫、侵袭脑组织和颅骨，也有脑脊液和颅外转移的报道。

有作者报告1例患者，其特点为：肿瘤内钙化明显，并与颅骨相连，相邻的颞骨鳞部及岩部前缘骨质破坏，累及内板、板障及外板，与手术所见相同，同时硬脑膜受累，表现为脑外肿瘤特点；肿瘤囊变、坏死区偏于肿瘤一侧；肿瘤实性部分明显强化，提示血供丰富。

由于它属于高度恶性肿瘤，且其临床、病理及影像特点无明显特异性，故需各种表现紧密结合，避免误诊。

3. 影像学研究　X线平片表现为广泛溶骨性破坏，边缘模糊，其中可见少量点状钙化，当侵及骨膜时，可有反应性骨膜增生。肿瘤体积多较大，边缘大多可见分叶。本病属脑外肿瘤，与脑膜关系密切，增强后显示更为清晰，可有或无脑膜尾征，与脑膜瘤不易鉴别，多个个案报告皆误诊为脑膜瘤。本病可有瘤周水肿。CT平扫示肿瘤密度不均匀，钙化较多见，形态不规则，范围较大；增强后强化明显。MRI示T_1WI呈等信号或稍低信号，T_2WI信号稍高于脑实质，信号不均匀，内部有时可见点状、条状低信号，边缘包膜呈较明显低信号改变。

误诊病例介绍：有作者报道1例左颅间叶性软骨肉瘤术后5年复发患者，术前误诊为脑膜瘤。因该例肿瘤与颅骨广基相连，有侵犯颅骨的表现，瘤体内有囊变。强化明显，瘤体内有片状钙化，脑水肿程度轻，与脑膜瘤几乎有同样的CT表现，故术前误诊为脑膜瘤。

但脑膜瘤好发年龄为40~60岁，女性多于男性，肿瘤起源于脑膜，其附着处局限性骨质破坏或骨质增生，肿瘤平扫多数呈等密度，增强扫描均匀强化，少数囊变、坏死区不强化，邻近蛛网膜下隙有扩大，有较明显的“脑白质塌陷征”，肿瘤与硬脑膜相连处常为钝角；间叶性软骨肉瘤占软骨肉瘤的1%，好发年龄为11~30岁，从年龄上有助于鉴别。单从该例来看，年龄和性别有助于鉴别，但脑膜瘤和颅脑间叶性软骨肉瘤均为脑外肿瘤，术前诊断较为困难，确诊依赖于病理。该例半年后CT复查显示复发。

4. 鉴别诊断

（1）脑膜瘤：二者具有发生位置、血供特点，可有钙化等众多相似点，但脑膜瘤患病年龄较大，良性居多，钙化呈沙粒样或斑片状，邻近颅骨可有骨质增生，软骨肉瘤为恶性肿瘤，邻近骨质可有破坏，钙化范围较脑膜瘤广泛；另外脑膜瘤可出现软骨和骨成分，免疫组织化学标记CD99（-），EMA（+）。

（2）间变型星形细胞瘤和多形性胶质母细胞瘤：两者囊变区通常较大，不规则，肿瘤囊变、坏死多见。胶质母细胞瘤边界模糊，瘤周水肿一般较重，增强扫描为“花环”样强化。

（3）少突胶质细胞瘤：其钙化多为弯曲条状，与脑膜关系不密切，增强后强化程度较间叶型软骨肉瘤轻；组织学上表现为成片的或弥漫增生的、胞核均匀一致的圆形细胞，核周有透亮的空晕。

（4）恶性血管外皮细胞瘤：二者影像学检查增强后强化均明显，均可有钙化，但好发部位、年龄不同；且恶性血管外皮细胞瘤瘤细胞围绕血管呈放射状排列，且不含有软骨灶，免疫组织化学结果显示CD34（+），因此得以鉴别。

本病预后较差，局部复发或转移可以很快出现。目前，除常规进行手术切除外，术后放疗仍然是首选的治疗方法。但Salvati等（2005）发现化疗与不化疗的治疗效果却是相同的，对延长患者生命无明显区别。

第二节　颅内原发性软骨肉瘤

软骨肉瘤为少见恶性肿瘤，多发生于骨骼及骨外软组织内，发生于颅内者少见，且大多数为转移性肿瘤，以颅内原发性软骨肉瘤更为少见。该病一般好发于成年人，一组2例患者的研究中，2例均发生于成年人。

颅内原发性软骨肉瘤临床表现因部位、大小而异，多表现为头痛、颅神经受压等相关症状。软骨肉瘤在CT显示分叶状不规则低密度、等密度肿块，多伴有囊变、出血、钙化。肿瘤钙化及局部颅骨骨质破坏较显著，少见瘤周水肿. 增强后呈不均匀强化。

在MRI检查中T_1WI一般呈低信号，T_2WI呈高、低混杂信号，周围可见水肿，增强检查病灶呈轻到中度不均匀强化，典型者表现为边缘及间隔明显强化，而内部强化较轻或不强化，外观呈斑驳状或蜂窝状。文献对于病变内钙化报道存在很大争议，但大多数学者认为其内可伴有钙化。

该组2例患者，CT、MRI显示其内伴有钙化，因此钙化可能为其相对特征性的表现之一。Gonzalez等（2002）认为钙化率越高肿瘤的恶性度越低，而这些钙化的特征在MSCT上可以清晰地显示。结合该组2例病例的影像特点及相关文献的报道，病变内存在条弧状钙化及病变边缘、间隔明显强化，可高度怀疑软骨肉瘤的诊断。

软骨肉瘤应与脑膜瘤及少突胶质细胞瘤相鉴别。部分软骨肉瘤发病部位类似于脑膜瘤，其内均存在钙化，但脑膜瘤呈均匀强化，由此可以将二者鉴别开。少突胶质细胞瘤特征性也表现为钙化，但Ⅱ级少突胶质细胞瘤无对比增强，间变性少突胶质细胞瘤内钙化少见，肿瘤实质部分可见到强化，而软骨肉瘤大多数可同时见到条状钙化、边缘及间隔明显强化。

软骨肉瘤复发后病死率明显增加，而复发时间多数在初次术后的1年内。由此可见CT及MRI扫描对脑内软骨肉瘤起到提示作用，而且还为手术方案提供依据。

第三节　颅内原发性平滑肌肉瘤及原发软骨肉瘤并存

（1）病理学：颅内原发性平滑肌肉瘤极为罕见，国内仅见个案报道。根据WHO（2000）中枢神经系统肿瘤分类标准,平滑肌肉瘤属于脑膜间质,非脑膜上皮细胞肿瘤,为新增的一类肿瘤。其诊断主要靠免疫组织化学。有作者报告1例颅内原发性平滑肌肉瘤及原发软骨肉瘤并存。原发于颅内间叶性软骨肉瘤亦相当少见。镜下典型的特征是大量幼稚未分化的间叶性瘤细胞,其间散布小岛状的软骨成分。未分化的间叶性瘤细胞呈小圆形或梭形,形态、大小较一致,核深染,细胞质极少,肿瘤细胞紧密排列成片;另一部分为分化较好的软骨细胞岛,该两种成分间明显移行。免疫组织化学未分化间叶细胞可表达Vimentin,软骨成分S-100均为阳性,神经胶质纤维酸性蛋白(GFAP)阴性。它起源于原始中胚叶间质细胞,是一种缓慢生长的局部侵犯性肿瘤,好发于颅底,易于压迫和侵犯穿行于颅底的颅神经。

(2)影像学研究:影像学表现常呈较大软组织肿块,边界大多清楚,部分呈浸润生长者,边界不清,其内MRI信号不均,多有囊变、坏死,偶有出血、钙化;增强后常可有边缘性环状强化。1例病变平滑肌肉瘤部分与正常脑组织分界亦较清楚,边缘仅有轻度水肿,肿瘤信号不均,增强后呈明显不均匀强化,内可见片状无强化区。考虑为肿瘤坏死所致。

颅骨软骨肉瘤生长缓慢,初期症状不明显,故体积常较大,主要向颅内生长,可压迫、推移或浸润邻近脑结构, MR T_1WI上呈低信号、等信号; T_2WI上为高信号,但中央常为低信号。增强后肿瘤呈不均一强化,较一般脑内实质性肿瘤强化显著。该例中软骨肉瘤部分亦位于前颅窝底,与文献报道常见部位相符,T_1WI呈等、低混杂信号,T_2WI亦呈低信号,增强后呈中度不均匀强化。

颅内原发性平滑肌肉瘤及原发软骨肉瘤均为罕见肿瘤,同时并发甚为少见。需要注意的是,仔细观察在个别层面可以看到两种不同成分肿瘤间有一线样低信号分隔,及分隔线内外强化模式不同,此时应想到两种肿瘤共存的可能性。

(3)鉴别诊断:本病需要鉴别的有恶性脑膜瘤,恶性脑膜瘤亦表现为信号不均匀、不均匀强化、囊变、坏死、肿瘤外形不规则,但常有明显的瘤周水肿。

与多数脑膜来源的恶性肿瘤一样,虽然MRI检查特征性改变较少,但可以确定肿瘤的发病部位、大小、范围、生长方式、与周围结构的关系,对确定肿瘤的良恶性,以及有无远处转移、局部浸润等很有价值,对肿瘤治疗方案的制订亦有一定的指导意义。

第七章　脑神经和脊神经根起源肿瘤

第一节　全身神经根成像与神经纤维瘤病

神经纤维瘤病（NF）是周围和中枢神经系统的一种单基因遗传性疾病，以神经嵴细胞的异常增生为特征。起源于神经上皮组织，常累及中枢神经系统，多伴发皮肤、内脏和结缔组织等多种组织病变，是神经皮肤综合征的一种。临床上较为常见，其病变位置、形状及症状多种多样，不易确诊。

由于其瘤体中多有神经纤维走行，通常将其分为两型：① NF Ⅰ型，又称 Von Recklinghausen 病，或周围型神经纤维瘤病，常伴有骨骼、肌肉方面的改变，如脊柱的侧凸和后凸畸形；② NF Ⅱ型，90% 以上表现为双侧听神经瘤，极少引起骨骼方面的改变。

全身神经根成像神经纤维瘤病的特点：神经纤维瘤病在全身神经根成像中表现为大小不一、形态各异、多发性、弥散性、沿神经走行路径分布的均匀或不均匀高信号影。常规 MRI 平扫中表现为 T_1WI 呈低信号、等信号，T_2WI 呈等信号、高信号；MRI 增强均有不同程度明显强化；瘤体小者则信号均匀，瘤体大者则信号不均。

不同部位神经纤维瘤病的表现不一，形态各异，位于颈段神经者表现为椎管左侧椎间孔处可见类圆形异常高信号影；位于肋间神经段者表现为在胸廓外侧肋间神经走行方向上的类圆形不均匀异常高信号影；位于腰骶神经段者表现为与相应腰丛神经相连的椭圆形异常信号强度灶，与右侧腰大肌走形一致，信号强度较均匀；位于坐骨神经者表现为膨大呈结节样高信号影改变；位于小腿神经段者表现为病变呈串珠样沿小腿神经行径分布。

另外，与常规 MRI 相比，全身神经根成像能发现更多神经纤维瘤病，提高病灶，尤其是微小病灶的检出率；由于其整体性显示瘤体与神经纤维的空间关系，有利于指导临床医生制订治疗方案。

作为一种新型无创性影像检查手段，全身神经根成像采用 CUBE-FLEX 序列能整体、直观、全面显示全身神经根的空间信息，明确神经纤维瘤病病变的范围和数量，且其成像时间可以被临床接受，不仅防止了长时间扫描引起的特异性吸收率升高对人体的影响，且提高了工作效率。图像空间分辨力高，定位准确度高，解决了大范围、高分辨力的脊髓及周围神经根成像难题，尤其在显示类似多发神经纤维瘤病这样的弥漫性病变中有较大临床应用价值。

第二节　嗅神经母细胞瘤

嗅神经母细胞瘤是起源于嗅觉黏膜的神经上皮细胞恶性肿瘤，由 Berger & Luc（1924）首先描述，约占鼻恶性肿瘤的 3%。据 WHO（2007）肿瘤分类，嗅神经母细胞瘤、嗅神经上皮瘤、肾上腺和交感神经系统的神经母细胞瘤列为周围神经系统肿瘤，不再包括在中枢神经系统肿瘤分类中。

1. 临床表现　嗅神经母细胞瘤可发生于任何年龄，有 2 个发病高峰，分别是 11~20 岁和 51~60 岁，男女发病率基本相等，病程一般为 6 个月。一组资料与文献报道基本相符，高峰年龄为 50~60 岁（3/10），男多于女，平均病程 6.2 个月。值得注意的是，该组有 2 例为 10 岁以下的儿童，有文献报道该肿瘤亦可与其他部位的神经母细胞瘤一样为先天性的。发病原因至今未明，有文献报道该病的发生与

EB 病毒并无多大联系。

根据 K 分期标准：肿瘤局限于鼻腔者为 A 期，鼻腔肿瘤侵犯鼻窦者为 B 期，肿瘤超出鼻腔或鼻窦侵及眼眶、颅内，并 / 或有颈部及远处器官转移为 C 期。

嗅神经母细胞瘤发病部位与嗅黏膜分布区一致，较典型范围包括鼻腔及其所属的筛窦、前颅底、眼眶。虽是恶性，但大多生长缓慢，且最常见症状为鼻塞、鼻出血，早期往往不会引起患者重视，就诊时多已属中、晚期。该组 A 期无 1 例而 C 期占 7 例，即可说明这一点。

临床表现与肿块的位置及其血供一致，由于肿瘤主体部位多在鼻腔内，同时易侵犯鼻旁窦，并且相对的富血管，所以其临床体征初发时多表现为鼻塞、鼻出血。病变累及筛板可伴有嗅觉的丧失；眼眶受累往往会伴有眼眶区疼痛、前突及过度流泪；堵塞咽鼓管可伴有耳痛及中耳炎；额窦受累会出现额前区疼痛；肿块累及颅内可有视力障碍、呕吐等颅内高压症状；颈部淋巴结转移局部可触及肿块。

2. 影像学研究　肿瘤中心大多位于鼻腔中后部，形态较规则的呈圆形或椭圆形，边界清楚，反映其恶性度较低；C 期病例大多形态不规则，边界不清，反映其恶性度较高。局部侵袭性强，MRI 显示 C 期中有 6 例均破坏筛骨并突破颅底而累及脑实质，考虑因为嗅神经经筛孔入颅，向上终止于嗅球的前端，故病灶到晚期多延续侵入前颅窝底，手术所见该组 6 例硬脑膜和脑组织均有不同程度受累，其中累及右侧额叶 4 例，左侧额叶 1 例，双侧额叶 1 例。

分析该 6 例肿瘤，中心位于哪侧鼻腔则累及同侧额叶，很难跨过大脑镰向对侧侵犯。1 例肿瘤中心位于双侧鼻腔的则累及双侧额叶，该组认为这可能与肿瘤起源于单侧或双侧嗅束有关，但该组样本尚少，需进一步积累病例证实。

肿瘤 T_1WI 呈稍低信号或等、低混合信号，T_2WI 信号不高，呈等信号或稍高信号，与镜下观察到的细胞胞质稀少相符。病灶信号不均者可见囊变、出血或坏死，病灶侵入脑组织时，肿瘤周围脑实质多有明显的水肿，侵入脑实质者囊变较多。该组病例共有 8 例出现囊变，囊内信号与脑脊液信号相似。Som 等（1994）总结认为对于较大的嗅神经母细胞瘤周围出现囊性变，是区别嗅神经母细胞瘤与鼻腔内其他肿瘤较特异的征象。

肿瘤内血供多较丰富，注射 Gd-DTPA 后实性病灶大多呈现明显强化，病理显示血管增生明显，呈襻网状甚至血管瘤样结构。MRI 在显示颅内病变和区分肿块与窦腔内潴留液或阻塞性炎症方面具有优势，表现为长 T_1 长 T_2 信号影，增强后无强化。

有学者总结极少数病例原发于蝶窦、上颌窦、鼻咽部、蝶鞍、鞍旁及岩尖。Lin 等（2009）报道 1 例原发于鞍区的嗅神经母细胞瘤，并总结了国外 10 例原发于筛板以外的嗅神经母细胞瘤，其中包括 6 例在鞍区，3 例在蝶窦，还有 1 例无临床详细记载。

该组病例有异位于蝶骨 - 鼻咽部和鞍区的嗅神经母细胞瘤各 1 例，术前难以诊断。病灶异位于左侧蝶骨 - 鼻咽部的患者 3 岁，男性，因左鼻腔反复鼻出血 5 d 就诊，MRI 诊断为来自蝶骨的恶性肿瘤。另 1 例病灶异位于鞍区的患者 56 岁，女性，因鼻塞、鼻出血 1 年余就诊，并有多尿、多饮症状。MRI 误诊为侵袭性垂体瘤。

分析 2 例患者均有鼻出血症状，应是富血供肿瘤所致，与 MRI 显示肿瘤明显强化相符。病灶异位于鞍区的患者，因病灶完全阻塞蝶窦而有鼻塞症状；病灶位于左侧蝶骨 - 鼻咽部的患儿，亦部分向上突入左侧蝶窦，但可能范围较小，故无明显鼻塞症状。病灶异位于鞍区患者还有多尿多饮症状，考虑应是破坏垂体柄所致，故也可合并内分泌症状，Josephs（2008）报道合并柯兴综合征的患者 1 例，并总结了其他文献共有 5 例类似报道。

2 例异位嗅神经母细胞瘤的中心位置虽然都不是典型部位，但都突入蝶窦，考虑仍是嗅黏膜分布区，嗅黏膜分布虽然存在较大变异，但有学者研究发现，84.4% 的嗅束后端与蝶窦相邻、前中部与筛窦顶相邻。一般认为能明确定位是关键，鼻塞、鼻出血等症状也是重要辅助诊断条件。

Tamase 等（2004）认为肿瘤的不同分期能够预测肿瘤的治愈率，因此 MRI 对于术前肿瘤的分期具有尤为重要的意义。通过 MRI 定位，该组肿瘤均分布于 B 期及 C 期，与手术及病理所见基本一致。手术所见肿瘤位置分布与 MRI 显示的一致，手术所见肿瘤中心多位于鼻腔中后部，呈息肉状、宽基底生长在筛窦内，其组织形态表现为软硬不等，颜色表现为从红色到灰色不等，这主要与肿瘤的血供相关联。

术后病理显示 MRI 定为 B 期的肿瘤具有较明显的巢状或小叶状结构，肿瘤细胞间可见多少不一的嗜酸性神经纤维组织，核分裂象较少见，提示其分化较好；MRI 定为 C 期的肿瘤中大多数小叶状结构不明显，肿瘤细胞多呈弥漫分布，可见肿瘤性不规则坏死，核分裂象多见，细胞异型较明显，提示其分化较差。

MRI 尤其冠状及矢状面扫描，可清晰显示脑膜受侵范围、程度以及脑实质受累情况，为临床手术入路提供可靠信息。与 10 例手术者手术所见进行对照，4 例 MRI 显示未侵犯硬脑膜者，肉眼见硬脑膜光滑；6 例 MRI 显示侵犯硬脑膜者，肉眼见硬脑膜均受累，肿瘤呈浸润性生长侵入脑实质，在彻底切除肿瘤的同时，手术者均行颅底重建和硬脑膜修补。

3. 鉴别诊断　主要应与前颅窝恶性脑膜瘤、鼻腔淋巴瘤、鼻咽癌、内翻性乳头状瘤等鉴别。

（1）前颅窝恶性脑膜瘤：前颅窝恶性脑膜瘤通常强化均匀而且明显，但累及鼻腔少见，嗅神经母细胞瘤 MRI 大都显示瘤体信号不均匀，强化也不均匀。

（2）鼻腔淋巴瘤：鼻腔淋巴瘤多发生于鼻腔前部，相邻鼻背侧皮肤肿胀，皮下脂肪消失，骨结构的破坏或变形少见。

（3）鼻咽癌：鼻咽癌常累及颅底，但一般位置较偏后，常引起斜坡骨质破坏，且可见鼻咽后顶壁黏膜线不连续，以 MRI 显示较为清楚，嗅神经母细胞瘤沿嗅神经走行生长，引起前颅窝底骨质破坏，位置偏前，且鼻咽后顶壁黏膜常较完整。

（4）内翻性乳头状瘤：内翻性乳头状瘤主体部分位于中鼻道内，最先侵犯上颌窦，很少累及眼眶，而且病灶内常有钙化。

总之，MRI 对于嗅神经母细胞瘤的定位、定性、分期、治疗方案的制订及预后具有重要价值。位于鼻腔中后部，破坏筛骨并突破颅底而累及脑实质的肿块，增强后中度至明显不均匀强化，症状中有鼻塞、鼻出血者应高度怀疑嗅神经母细胞瘤，同时，还应注意异位嗅黏膜分布区的肿瘤发生。

第八章 血管源性肿瘤

第一节 不典型颅内海绵状血管瘤

颅内海绵状血管瘤是一种少见的颅内血管畸形，占所有脑血管畸形的 5%~10%。颅内海绵状血管瘤的 CT 和 MRI 表现多样，表现不典型者常易误诊。

颅内海绵状血管瘤病因目前尚未完全阐明，一般认为是先天性的血管发育异常，病变由微动脉延伸出来的血流缓慢、大小不等的血管窦构成。近年来有研究认为，颅内海绵状血管瘤是一种不完全外显性的常染色体显性遗传性疾病，其基因位于第 7 条染色体上，具有家族遗传倾向。

颅内海绵状血管瘤分为脑内型和脑外型，以脑内型多见。当出现典型 MRI 表现时，颅内海绵状血管瘤的诊断并不困难，但当其表现不典型时，常易误诊。

一组 9 例脑内型颅内海绵状血管瘤患者的研究中 CT、MRI 表现因不典型导致术前误诊为胶质瘤的 6 例，颅咽管瘤 1 例，脑内单纯出血 1 例，仅 1 例正确诊断。

总结该组病例影像学不典型颅内海绵状血管瘤的表现，主要有 3 点。

(1)瘤体巨大伴囊变：文献报道颅内海绵状血管瘤的大小不等，可从几毫米到几厘米，瘤体内血栓形成、充血、邻近供血动脉聚集、灶周出血以及激素效应可以导致瘤体逐渐增大。

直径不小于 6.0 cm 者，一般定义为巨大海绵状血管瘤。较早期的文献报道巨大海绵状血管瘤多发生于儿童，最小者 3.5 个月。巨大海绵状血管瘤多见于脑外型颅内海绵状血管瘤，该组病例中，2 例脑内型颅内海绵状血管瘤为巨大海绵状血管瘤。

巨大颅内海绵状血管瘤通常发生囊变，可以表现为明显的囊变区或多发的微囊性变区。该组 1 例脑干颅内海绵状血管瘤表现为明显的囊性病灶伴附壁不均质结节，1 例为多发的微囊性变，表现为短 T_1、长 T_2 信号且伴有多发小液平面。病理结果显示囊变区为陈旧性出血、坏死区，囊壁为新生血管组织及胶质增生。

CT 或 MRI 上显著强化的伴有囊性变的脑内型巨大海绵状血管瘤需要和胶质瘤鉴别。病灶内血液成分代谢产物、病灶内或边缘钙化、病灶边缘含铁血黄素短 T_2 信号环有助于鉴别诊断。

(2)占位效应显著：脑内型颅内海绵状血管瘤一般占位效应轻，无灶周水肿，即使有也很轻微。在该组病例中，6 例脑内型颅内海绵状血管瘤显示明显的占位效应和灶周水肿，术前误诊为胶质瘤。手术病理显示其中 4 例瘤内新鲜出血，提示占位效应和灶周水肿的出现对瘤内有新鲜出血具有一定的诊断价值。推测占位效应及灶周水肿明显可能与颅内海绵状血管瘤内新鲜出血继发瘤体膨胀以及局部脑循环功能紊乱所致的血管源性水肿有关。因此，在瘤体较大且有急性出血时，瘤周常见水肿。

脑内型颅内海绵状血管瘤瘤体内新鲜出血伴有明显的占位效应及灶周水肿需要和胶质瘤以及脑内单纯血肿相鉴别，结合病灶边缘含铁血黄素短 T_2 信号环、强化不明显等征象可以提示颅内海绵状血管瘤的诊断。

(3)强化程度和方式多样：典型脑内型颅内海绵状血管瘤血窦内继发血栓和钙化形成，一般无或轻度强化。颅内海绵状血管瘤的强化可能与病灶内血栓形成较轻有关，颅内海绵状血管瘤可包含毛细血管结构，因此出现多种多样的强化方式。脑内型颅内海绵状血管瘤可以表现为分枝状强化灶，类似卫星灶分布于周围脑组织内。

该组 1 例颞叶病灶呈不均匀条片状强化，1 例脑内颅内海绵状血管瘤呈现明显不均匀边缘强化，强化区与非强化区分界不清，呈絮状向邻近脑实质延伸。

另外，Boockvar 等（2005）报道了 1 例极为罕见的侵犯上矢状窦后部的硬脑膜型颅内海绵状血管瘤，CT 及 MRI 增强表现为显著均匀强化的颅内脑外肿块伴有颅板受压、侵蚀，与脑膜瘤不易鉴别，但是血管造影显示肿块无肿瘤染色。

一般认为颅内海绵状血管瘤的血管造影无异常染色的主要原因是病灶内的小血管血流速度慢以及病变的血管腔内常发生血栓形成，没有扩张的供血动脉或早期显影的引流静脉。

总之，颅内海绵状血管瘤的 CT 和 MRI 表现复杂多样，当发现有瘤体巨大伴有囊性变、瘤体占位效应及脑内型病变多种形式的强化等不典型征象时，应进行综合分析，考虑颅内海绵状血管瘤的可能。

第二节　不典型血管母细胞瘤的误诊

1. 颅内血管母细胞瘤的常见表现

颅内血管母细胞瘤是成人好发于后颅窝的良性血管源性肿瘤，4%~20% 患者有家族史。绝大多数发生于小脑半球，少数也可位于脑室、脑干、大脑等部位。一般具有典型表现，术前容易明确诊断。

影像诊断上一般将血管母细胞瘤分为囊结节型、单纯囊性型和实质型。囊结节型为常见表现，特征性表现是囊腔大、结节小，瘤结节于 T_2WI 呈明显高信号，增强后显著异常强化，部分瘤结节附近可见肿瘤血管。单纯囊型很少见，表现为类圆形囊性肿块，无壁结节显示，增强后囊液及囊壁均无强化。少数实质型血管母细胞瘤大多发生于大脑半球与脑干，为分叶状肿块，T_2WI 信号很高，信号多不均匀，瘤内及瘤旁有较多异常血管，增强后呈不均质显著强化。

2. 不典型血管母细胞瘤的误诊原因分析

（1）部位不典型：一组 13 例患者的研究中，大多是由于部位不典型（9/13）而误诊。4 例发生于大脑半球，其中 1 例为双侧顶叶对称性囊性病灶，且左侧病灶为单纯囊性型，这是非常少见的。虽然发生在大脑半球的血管母细胞瘤以实质性多见，但该例其中一个囊性病灶底部有个小结节，尽管瘤周看不到异常血管，增强后瘤结节是环形强化，还是要想到血管母细胞瘤。3 例发生在脑室内则更为少见，该组 3 例均为实质性，其中 1 例瘤内及瘤周异常血管不明显，但 3 例 T_2WI 均为明显高信号，增强后均明显强化，这些也是实质性血管母细胞瘤的特征。

1 例位于鞍上的则为罕见部位，肿瘤信号均匀、明显强化，未见明显异常血管，因为当时只作了鞍区检查，因而误诊为实质性颅咽管瘤，术后复查另外发现小脑蚓部典型的实质型血管母细胞瘤，且有家族史，符合 von Hippel-Lindau 病（VHL 病）。

还有 1 例发生于桥小脑角，MRI 各个方位成像均表现为脑外实质性肿瘤征像，肿瘤信号不均匀，T_2WI 信号为中等混杂信号，其内见有扭曲血管流空信号，增强后明显不均匀强化因为患者有耳鸣、听力下降，T_2WI 信号不高且强化明显而误诊为听神经瘤及脑膜瘤。术中发现肿瘤起源于脑干，向外生长。其实，听神经瘤及脑膜瘤虽然强化明显，但瘤内均无异常肿瘤血管，前者一般伴有内听道扩大，后者大多有脑膜尾征。该例误诊主要是部位及信号不典型。

（2）形态、数目不典型：1 例囊性血管母细胞瘤，囊肿底部周围多发斑点状钙化，右侧瘤结节内也有钙化，这种征像在国内外文献均未见报道。1 例双侧小脑半球多发大小不一囊状病灶伴部分囊内外多发强化灶，这种征像虽然少见，这也是 VHL 病的影像表现。VHL 病的血管母细胞瘤可以表现为单囊多结节或多囊多结节，结节可以位于囊壁、囊内或囊外，结节有明显强化。部分结节附近可见异常血管。因此，位于小脑的囊性病变伴明显强化瘤结节，无论病灶多少都要想到该病。

（3）强化方式不典型：2 例发生于小脑半球及 1 例发生于脑干的血管母细胞瘤均表现为囊壁明显不规则强化，其中 1 例表现为囊内分隔强化，1 例表现为巨大瘤结节，其结节内有囊变、结节环形强化，呈"囊中囊"改变。该 3 例均为术后复发病例。

另有 1 例发生于第四脑室者，呈明显多房蜂窝状强化，且病灶内见有异常血管流空信号，这是由于实质性血管母细胞瘤发生不规则囊变所致。这些强化方式均不符合室管膜瘤、髓母细胞瘤、脑膜瘤及星形细胞瘤。

因此，后颅窝的肿瘤，有明显强化的，要仔细寻找瘤内或瘤周有无异常血管流空信号，一旦发现有异常血管，不管是什么强化表现，均要考虑到血管母细胞瘤。

第三节 误诊病例简介：颅内血管外皮细胞瘤与脑膜瘤

血管外皮细胞瘤，由 Bailey（1929）最先提出，是起源于血管外皮细胞的间质性肿瘤，全身各个部位均可发生，最多见于四肢、盆腔及腹膜后软组织。颅内血管外皮细胞瘤少见，约占颅内肿瘤的 1%，大多与脑膜关系密切，亦称之为脑膜血管周细胞瘤（MHP）。

本病以前一直认为是脑膜瘤的一种亚型，后研究发现本病并非来自脑膜上皮，而是起源于脑膜间质毛细血管外皮细胞的一种恶性肿瘤。

颅内血管外皮细胞瘤好发于颅底，常发生在 30~50 岁之间，男性多于女性。其临床症状根据病灶部位而表现不同，头痛是最常见的临床症状。

由于颅内血管外皮细胞瘤临床和影像表现与脑膜瘤相似，术前易误诊为脑膜瘤，一组研究中，2 例术前均诊断为脑膜瘤。但是与脑膜瘤相比，血管外皮细胞瘤发生率较低，侵袭性强、复发率高，易颅外转移，属于恶性肿瘤。由于该肿瘤血运异常丰富，术中出血多而且猛，常使肿瘤无法完全切除。该组病例中 1 例肿瘤呈暗红色，血运丰富，术中将肿瘤及肿瘤侵蚀的硬膜全部切除。

血管外皮细胞瘤的影像学表现有：肿瘤发生部位与脑膜瘤相似，均为脑外病变，多发生于颅底、矢状窦或者大脑镰旁、小脑幕等硬脑膜静脉窦附近；肿瘤形态多不规则，边界清晰，呈分叶状，多数发现时较大（直径 >4 cm）；CT 平扫肿瘤呈略高密度，病灶内不出现钙化；MRI 信号变化复杂，T_1WI 呈等信号或等低信号，T_2WI 呈等高混杂信号；肿瘤区血供丰富，有的能见到流空血管信号；增强扫描肿瘤明显不均匀强化，其内坏死囊变灶未见明显强化；肿瘤附近骨质无反应性骨质增生，但可以发生局限性溶骨破坏；与脑膜窄基底相连，“脑膜尾征”少见。其典型病理表现是肿瘤细胞多为梭形，核圆形或者卵圆形，染色质细，核仁不明显，细胞界限不清，可以见到病理性核分裂象。瘤内血管丰富，遍及全瘤，常呈“鹿角”样分枝，瘤细胞围绕血管排列并充满血管间隙，网织纤维数量多，弥漫分布，围绕血管并向外放散穿行于瘤细胞间。免疫组织化学染色，血管外皮细胞瘤对 Vimentin 呈阳性反应，对 EMA 呈阴性反应。

颅内血管外皮细胞瘤与脑膜瘤的 CT、MRI 表现十分相似，临床常有误诊，其鉴别要点：脑膜瘤常呈圆形及类圆形，形态规则，信号多均匀，邻近骨质增生，宽基底与脑膜相连，“脑膜尾征”多见。而血管外皮细胞瘤形态多不规则，呈分叶状，信号混杂，易囊变坏死，常引起邻近骨质破坏，并且为窄基底，“脑膜尾征”少。

当鉴别困难时，肿瘤呈“分叶”状形态、T_2WI 呈等高混杂信号和无“硬膜尾征”时更倾向于诊断血管外皮细胞瘤；反之，则倾向于诊断脑膜瘤。

该组 2 例患者诊断的难点在于肿瘤好发部位、平扫信号特点与增强后表现均与脑膜瘤相仿，影像学上二者鉴别困难，只有通过病理及免疫组织化学区别，脑膜瘤对 Vimentin 与 EMA 均呈阳性反应。

综上所述，颅内血管外皮细胞瘤是一种少见的颅内脑外肿瘤，其影像学表现与脑膜瘤相似，但是又表现出一定的恶性倾向。因此，对于类似的肿瘤，要注意仔细分析其恶性征象，以提高术前诊断的正确率。

第四节 误诊病例简介：颅内血管外皮细胞瘤与侵袭性脑膜瘤

血管外皮细胞瘤是一种较少见的血管恶性肿瘤，好发于下肢、盆腔和腹膜后。发生于颅内者，多数为转移所致，病变位于小脑者可达 95%。大约 80% 的患者以头痛为首发症状，主要表现为间断性枕下痛，60% 的患者有呕吐、眩晕和复视等症状。1 例患者未发现有原发病灶。

Stout & Murray（1942）首次报道并命名血管周细胞瘤，血管周细胞瘤来源于毛细血管壁外的周细胞。周细胞瘤也称 Zimmermann 细胞。由于本病是一种血管性肿瘤，常伴有出血灶，MRI 更容易鉴别肿瘤与其他结构的间隙以及出血有较特异性的信号改变，因此 Rusch 等（1989）认为 MRI 比 CT 对本病术前诊断、评价更有价值。

该例患者以头晕乏力为首发症状，临床检查无特异性，MRI 表现与脑膜关系非常密切（脑膜尾征），并且血供非常丰富、强化显著，极易误诊为脑膜瘤，故误诊为侵袭性脑膜瘤。

本病的诊断主要依靠病理检查，肿瘤一般为单发，局限，为圆形或椭圆形肿块或结节，直径 1~20 cm 不等。该例患者 MRI 平扫可见病灶位于顶部中线偏左侧，为不规则形，T_1WI 为不均匀高信号，T_2WI 为混杂信号，考虑为肿瘤内伴有出血所致；增强后肿块呈明显强化，肿块与脑膜关系密切，呈现脑膜尾征，这是误诊的重要原因。肿瘤与脑膜关系密切并包绕上矢状窦，提示肿瘤为脑膜或脑膜周围起源。

血管周细胞瘤多为实性，棕红色或紫红色圆形肿块，质软而脆，有明显的鱼肉状外观，无完整的包膜。肿瘤镜下表现为由小的嗜碱性梭形细胞组成，核呈卵圆形，细胞质界限不清。银染色显示瘤细胞位于血管腔外周。这些细胞排列在多数壁薄的血管周围，这些血管常呈典型的鹿角状，由于这些组织学的特点存在变异，有时需电镜协助诊断。

Enzinger & Smith（1976）以核分裂象的多少作为诊断恶性的标准，认为瘤细胞丰富和有明显核分裂象及坏死、出血灶者常属恶性。

该例肿瘤包绕血管并强化显著，提示肿瘤血管源性的可能，MRI 诊断有一定意义。

手术广泛切除是治疗本病的有效方法，为防止术中大出血，可行介入血管栓塞术，减少出血。本病为潜在的恶性肿瘤，即使镜下表现为良性，细胞分化较好，也存在复发转移的可能，因此需要长期的随访。对于镜下表现为恶性者，可考虑辅助放疗或伽玛刀治疗。

第五节　脑三叉神经血管瘤病

详见本书 本卷 第一篇 第五章 第五节　Sturge -Weber 综合征。

第六节　肿瘤样的血管瘤

Sarwar 等（1976）报告 48 例直径较大的颅内血管瘤表现为颅内占位性病变。其部位与例数为：前交通动脉 10 例，眼动脉 1 例，大脑中动脉 6 例，颈内动脉 18 例，大脑后动脉 1 例，基底动脉 8 例，小脑后下动脉 1 例，椎动脉 3 例。

临床上这些血管瘤很少出血，但表现却像占位性病变，对邻近脑组织所产生的压迫作用酷似肿瘤压迫，颈内动脉的巨大动脉瘤尤其类似垂体腺瘤的临床表现。颅底部的颅神经由于与血管瘤毗邻关系密切，故特别容易受到损害，占病例的 66%；视神经也易受害，占 46%；第 3 位是外展神经，占 12%。

颈内动脉海绵窦段的巨大血管瘤，85% 都在 50 岁以上的妇女，常出现临床症状的再次发作。有 24% 的血管瘤位于椎基系统，临床表现为非固有的小脑干和小脑桥脑角肿瘤的症状与体征。位于基底动脉远端的血管瘤，一半伪装成胶质囊肿的表现。

该组病例，X 线颅骨平片阳性发现率只有 36%；18% 可见骨质侵蚀，18% 发现钙化，钙化对诊断甚有帮助。在 62% 的病人做了气脑造影，其中 45% 有阳性发现，提示占位表现，但不能确定病变的性质。血管造影是诊断血管瘤的最佳手段，但偶而也有未发现者。CT 与 MR 对此类病例诊断价值很大。

第七节 误诊病例简介:颅内血管平滑肌瘤

血管平滑肌瘤是好发于皮下软组织的良性肿瘤,发生于颅内的血管平滑肌瘤非常少见。

1. 病理学 血管平滑肌瘤最大的一组病例样本见于 Hachisuga(1984)的报道。据其报道,血管平滑肌瘤主要发生于中位年龄(31~60 岁),女性多见(男女比为 1.7:1)。主要位于下肢的皮下组织,其次是头颈部、躯干。肿瘤常为单发,常有疼痛或压痛,与创伤性神经瘤、血管球瘤、小汗腺腺瘤和血管脂肪瘤被称为软组织 5 种典型的痛性结节。

血管平滑肌瘤的组织学发生仍存有争议,大多数研究者认为起源于血管的平滑肌,另一些研究者认为,血管平滑肌瘤可能为平滑肌连续增殖的病理过程中的某一阶段。还有些作者认为其可能是基于动脉静脉吻合症,与血管球瘤相似。

另外,许多作者认为血管平滑肌瘤主要由静脉管腔构成,在少量的文献报道中,病灶亦可见小的动脉,但缺乏弹性蛋白。

在许多病例中,血管平滑肌瘤的瘤细胞无核异形及有丝分裂活动,且无细胞遗传的异常。少数病例的某些细胞可有局灶、弱的核异形和少而规则的有丝分裂。肿瘤境界清楚,常有包膜,质地坚韧,呈有光泽的灰白色结节,镜下由大小不同的厚壁血管及成熟的平滑肌构成的边界清楚的肿块。

血管的内层平滑肌呈规整的环状排列,外层平滑肌呈漩涡状。病灶内可有出血、玻璃样变性、钙化,脂肪有时也可以看到。

根据血管及平滑肌构成的比例,血管平滑肌瘤可再细分为 3 种类型:实性或毛细血管型(大量的小血管间隙)、海绵状型(膨大的血管间隙及少量间质平滑肌)、静脉型(血管间隙被厚的肌肉壁包绕)。

免疫组织化学示 SMA 及肌肉特异性肌动蛋白(MSA)阳性。梭形细胞示角蛋白(CK)、EMA、GFAP、S-100 蛋白为阴性。电镜下示被胶原间质分隔形成的圆形、梭形、蝌蚪形细胞巢,这些细胞的细胞质内可见充满中间丝,其 DM 及 VIM 强阳性,但 GFAP 为阴性。

颅内血管平滑肌瘤非常罕见,首例由 Lach 等(1994)报道,其病灶位于右顶叶软脑膜,属颅内脑外肿瘤。在此之前,Kroe 等(1968)首次报道了位于颅内的平滑肌瘤(位于蝶鞍内),其后陆续有获得性免疫缺陷综合征患者在 EB 病毒感染后发生中枢平滑肌源性肿瘤的报道, Xu 等(2010)报道了 1 例在 EB 病毒感染后发生在蝶鞍内的血管平滑肌瘤。EB 病毒感染后发生中枢平滑肌源性肿瘤的机制目前尚不明确。

2. 临床表现 目前共有 8 例颅内血管平滑肌瘤的英文文献报道,除 1 例报道患者性别不详之外,其中男 5 例,女 2 例。另一组研究的 2 例均为男性,这与四肢的血管平滑肌瘤好发于女性患者不同,但目前病例太少,是否颅内血管平滑肌瘤男性发病占优势,还需进一步的病例积累。8 例中有 5 例起源于脑膜间质, 2 例起源于脑实质神经节, 1 例鞍内病变者未论及病灶起源。8 例发病年龄 12~53 岁,平均 44 岁。病灶最大直径 1~6 cm。因为肿瘤呈良性的组织学特点和缓慢的增殖速度,故其缺乏临床症状。

症状主要依赖于瘤体的部位,其中头痛(5/8)、视觉症状(5/8)、共济失调(2/8)是最常见的症状。该组 2 例症状分别为头痛及视物模糊,符合鞍旁肿瘤常见的临床表现。文献报道的 8 例颅内血管平滑肌瘤均成功行全切除术, Gasco 等(2009)分析原因可能与病灶可辨认容易分离及缺乏主要的供血动脉有关。

尽管病变被认为是血管源性的,但只有 Lach 等(1994)报道的病例在术中可见较大的引流静脉,其他病例均未见肿瘤的供血血管(动脉及静脉),肿瘤术中出血未见报道。8 例术后随访均未见有肿瘤复发。该组 2 例术中与周围结构分离顺利,术后分别随访半年及 2 年,未见明显复发征象,与文献报道相同。

3. 影像学研究 目前报道的 8 例颅内血管平滑肌瘤中 7 例论及影像表现。3 例行 CT 平扫检查表现为高密度类圆形肿块影,密度均匀,未见出血、钙化及变性,瘤体周围无水肿,其中 2 例行 CT 增强检查表现为明显均匀强化。Lach 等(1994)报道的位于顶叶软脑膜的病灶可见大的引流静脉,与术中所见一致。

Ravikumar 等(1996)报道的脑实质内的血管平滑肌瘤与上述 3 例 CT 表现不同,表现为右侧尾状核区低密度的囊性病灶，增强后囊壁可见高密度强化的结节，瘤体周围无水肿。因文献中仅此 1 例报道，是否这种囊性病灶伴强化的壁结节为脑实质血管平滑肌瘤的影像表现，尚需进一步积累病例证实。

4 例行 MRI 平扫检查均表现为 T_1WI 呈等信号，T_2WI 呈高信号，瘤周无水肿或轻微水肿。Figueiredo 等（2005）报道的病例 MRI 检查可见颈内动脉被包绕，视交叉移位，Colnat 等（2008）报道的病例可见颞叶向旁侧移位。

该组例 2 病灶信号改变符合上述文献 4 例报道表现，但例 1 T_1WI 呈低信号，与文献报道不同，该作者考虑可能与该例肿瘤内血管及平滑肌构成的比例、排列及分布与文献报道的病例不同而导致 T_1WI 信号的差异。例 1 其 T_2WI 呈不均匀高信号，内可见条状低信号，这与 Gasco 等（2009）报道的病例相似，其认为病灶内条状低信号代表了病灶的血管结构。

2 例行 MRI 增强扫描，表现为明显均匀强化，Colnal-Coulbois 等（2008）报道的 1 例位于右侧海绵窦的血管平滑肌瘤行 MRI 动态增强扫描，表现为动脉期病灶中央不均匀强化，门静脉期病灶从中央向病灶周边延迟强化。其报道的这例动态 MRI 增强方式与该组例 2 的强化方式相同，这种强化方式与血管平滑肌瘤血管被不规则厚的平滑肌环绕的病理表现有关。该组作者考虑这可能为颅内血管平滑肌瘤典型的动态增强表现，有助于其诊断。

该组例 1 其 DWI 呈低信号改变，推测可能由于肿瘤细胞排列相对松散、细胞外间隙较大，导致水分子扩散增强有关。

Xu 等（2010）报道的 1 例位于鞍内的 MRI 表现与上述 4 例不同，表现为 T_1WI 呈均匀低信号，肿块后壁可见一稍高信号结节，T_2WI 呈不均匀高信号，壁结节呈低信号，正常垂体未见，视交叉抬高，因仅此 1 例，仍需以后病例的积累来归纳总结其影像学表现。

综上所述，典型的颅内血管平滑肌瘤影像表现主要为 CT 平扫呈均匀高密度，无出血、钙化及变性。MRI 检查 T_1WI 呈等信号，T_2WI 呈高信号，瘤周少有水肿。增强后病灶明显均匀强化。动态增强典型表现为早期中心性强化，晚期呈向周边延迟强化。

4. 鉴别诊断　该组 2 例均位于鞍旁，主要应与鞍旁常见的鞍旁脑膜瘤、海绵状血管瘤、神经鞘瘤及侵袭性垂体瘤鉴别。

（1）鞍旁脑膜瘤：MRI 信号多与脑灰质相似，T_2WI 多为等信号，较血管平滑肌瘤低，增强后多为快速明显强化，渐进性强化在脑膜瘤中未见报道，即使在非典型脑膜瘤中亦未见有报道。

（2）鞍旁海绵状血管瘤：大多数肿瘤位于鞍内、外呈哑铃形或葫芦形，少数仅位于鞍旁不累及鞍内者应与血管平滑肌瘤鉴别。海绵状血管瘤 T_1WI 文献报道多呈等信号或稍高信号，与血管平滑肌瘤相似。但其 T_1WI 也可呈低信号，主要与血红蛋白含量及血窦内血流速度有关。一般认为 T_2WI 呈明显高信号及增强后明显均匀强化为其特征性表现。也有文献报道增强后呈渐进性强化，但早期从周边开始强化，而典型血管平滑肌瘤增强后呈中心性渐进性强化，且 T_2WI 信号低于海绵状血管瘤。

（3）鞍旁神经鞘瘤：呈长 T_1、长 T_2 信号，大者呈哑铃形生长，骑跨于颅中、后窝，易坏死囊变，信号多不均匀，增强后强化明显，囊变坏死区不强化。

（4）侵袭性垂体瘤：病灶中心位于鞍内，常合并出血、坏死，并包绕颈内动脉海绵窦段，与血管平滑肌瘤鉴别不难。

该组 2 例术前分别误诊为鞍旁脑膜瘤及海绵状血管瘤。文献报道鞍旁脑膜瘤 DWI 多呈高信号，鞍旁海绵状血管瘤 DWI 多呈等信号，而该组例 1 其 DWI 呈低信号改变，DWI 是否有助于与这两种肿瘤鉴别目前尚不明确。对于脑实质及鞍内的血管平滑肌瘤因仅有个案报道，且影像表现无特征性，鉴别诊断需待以后病例增多后探讨。

总之，颅内血管平滑肌瘤少见，属良性肿瘤，手术易完全切除，术后恢复良好，无复发倾向。影像检查增强后病灶呈中心性渐进性强化可能为其典型的影像学表现，有助其明确诊断。但目前颅内血管平滑肌瘤报道不多，尚需进一步的病例积累证实。

第八节　误诊病例简介：颅内海绵状血管瘤误诊为脑膜瘤

颅内海绵状血管瘤是一种先天性隐匿性血管畸形，可发生于任何年龄，以青壮年较多，无明显性别差异，单发病灶多见，出血风险性较高，病变由畸形的血管窦构成，内覆有上皮，可见不同阶段的血液演化物。颅内海绵状血管瘤最常见于幕上，一般无临床症状，有时可伴发癫痫。

颅内海绵状血管瘤具有典型的 MRI 表现：呈“爆米花”样改变，病灶周边常见低信号，为反复微出血含铁血黄素沉积所致，含铁血黄素为顺磁性物质，影响组织的磁化率，主要影响 T_2WI 时间，表现为低信号。

Zabramski 等（1994）以影像和病理特征为依据将颅内海绵状血管瘤分为 4 类：① T_1WI 和 T_2WI 上核心均呈高信号；② T_1WI 和 T_2WI 上核心呈混杂信号，在 T_2WI 上周边可见低信号环；③ T_1WI 和 T_2WI 上核心均呈低信号，T_2WI 上周边可见低信号；④梯度回波序列像上呈小点状高信号，在家族性形式中常见。

但是该例比较特殊，与上述 4 种表现均不一致，病灶呈长 T_1、长 T_2 信号，周边可见线样低信号，其内信号尚均匀，边界清晰，占位效应不明显，增强后呈明显强化，信号不均匀，动态增强曲线呈快速上升流入型，病变周边虽可见低信号，但并非特异，因为钙化也可呈低信号，即便是含铁血黄素沉积，很多肿瘤也可合并出血，而且病变内信号相对均匀，明显强化，这些表现都不支持海绵状血管瘤。该病例与另外一些作者的研究结果也不相符。

MRI 表现典型时，颅内海绵状血管瘤的诊断并不难。正是因为该例表现不典型才会导致误诊，在临床诊断中需要不断的总结才能更好地为外科提供较为准确的定性诊断。

第九节　大的颅内血管瘤伪似脑新生物

Baird 等（1978）介绍 3 例直径 2.5 cm 以上的颅内血管瘤 CT 扫描图像上误为脑内肿瘤，每例 CT 平扫均见密度增高，周围无水肿，注射对比剂增强扫描时可见病灶密度明显增强。

在球状动脉瘤，扩大的血管中含有小的凝块，平扫见病变密度较高，增强扫描见密度明显升高；在一例蜿蜒的动脉瘤，可见大量的栓子和细小血管，平扫见扩大血管的边缘密度较高，超过邻近脑组织，扩大血管的中心区同周围脑组织密度一样，随着对比剂的注入，血管壁和管腔密度均增加，这相当于蜿蜒动脉瘤外膜壁内小血管的对比剂充盈。

该作者强调，当 CT 扫描显示一个密度增加的圆形区，而周围又未见水肿时，巨大的动脉瘤必须在鉴别诊断中予以考虑，更进一步的区别诊断则仰赖 CTA 或（和）MRA，及血管造影。

第九章　下丘脑错构瘤

临床上，下丘脑错构瘤，又称为下丘脑神经元错构瘤，或灰结节错构瘤，下丘脑错构瘤并非真正的肿瘤，而是一种罕见的先天性脑组织发育异常性病变，多起源于灰结节和乳头体。下丘脑错构瘤由 Le-Marquand 和 Russell（1934）首先报道，过去认为发病率极低，是一种罕见病。随着影像学的发展及对此病认识的提高，有关报道逐渐增多，经检索截止 2004 年 3 月，国外报道 200 余例，最多的一组为 72 例。

1. 病理学　下丘脑错构瘤并非真正的肿瘤，而是先天性脑组织发育异常性疾病。有文献认为下丘脑错构瘤起源于乳头体或灰结节，于妊娠第 35~40 d 形成下丘脑板时错位所致，归属为中线神经管闭合不全综合征，此种异位肿块由类似于灰结节中的神经组织和正常胶质细胞组成。WHO（1993）对中枢神经系统肿瘤的组织分类中将其分类于“囊肿及肿瘤样病变”。

该肿瘤多起源于灰结节和乳头体，有蒂或广基底与脑组织相连，向下后方的脚间池生长，有时突入第三脑室底，偶可位于视交叉前方，或游离于脚间池。肿瘤可单独存在，也可伴有一种或多种脑及脑外先天性畸形，包括胼胝体阙如、视隔发育不良、蛛网膜囊肿、灰质异位、脑回畸形、大脑发育不良、骨骼畸形（多指 / 趾）、面部畸形、心脏缺陷等。

下丘脑错构瘤伴有多种颅外先天异常者称为下丘脑错构瘤综合征，有报道家族性发病者，属常染色体显性遗传。

2. 临床表现　下丘脑错构瘤患者大多数有明显的临床症状，常见的症状为中枢性性早熟，且这种性早熟多为同性性早熟。Balagura 等（1979）认为，在婴幼儿性早熟中，下丘脑错构瘤是最常见的病因。下丘脑错构瘤多在儿童早期发病，据文献报道平均发病年龄为 29 个月，女性稍多于男性。一组 8 例患者的研究显示，平均发病年龄为 21 个月，男性多于女性，可能与病例少有关。

下丘脑病变引起的性早熟可包括女孩出现乳房发育、月经初潮、外阴发育；男孩睾丸、阴茎增大，出现腋毛、阴毛，痤疮，肌肉发达，骨龄提前，早期表现生长加速，但后期则因骨骺早闭而导致身材矮小。

性早熟患儿的黄体生成素（LH）、促卵泡激素（FSH）及雌、雄激素水平明显提高，达到青春期成人水平。性早熟病因尚未明确。有作者采用免疫组织化学方法发现错构瘤的神经元内含有促性腺激素释放因子（GnRH）颗粒，因此认为错构瘤是一不受正常神经生理调节，独立的、有节律的分泌单位，其通过轴突连接于灰结节，并释放促性腺激素释放因子进入垂体门脉系统而刺激垂体促性腺激素的分泌，导致性早熟。

另有研究认为，错构瘤分泌一种转化生长因子 α，从而诱导下丘脑的性成熟神经内分泌功能。错构瘤引起性早熟的机制可能为：局部压迫；异常神经元连接；独立的内分泌活动，或三者共同起作用所致。

下丘脑错构瘤另一类典型临床表现为痴笑样癫痫，是一种以痴笑为主要表现的部分性癫痫，表现独特，发作性傻笑持续数秒或数十秒而突然停止，发作时无神志丧失，每日可发作数十次，无任何诱因，随病情发展可逐渐出现其他类型的癫痫，如复杂部分性发作、强直阵挛性发作等，可伴有认知障碍。

其发病机制尚不明确，可能为：错构瘤对第三脑室、间脑或边缘系统的机械压迫；错构瘤神经元与下丘脑及边缘系统存在病理性连接，错构瘤神经元的癫痫样放电通过此连接，导致癫痫发作；错构瘤分泌一种致癫痫的神经肽而引起癫痫。该组 8 例下丘脑错构瘤中有 4 例表现为痴笑样癫痫发作。

有作者认为肿瘤大小与临床表现有一定关系，肿瘤直径小于 15 mm 者表现为性早熟，直径大于 15 mm 者表现为痴笑样癫痫。该组病例肿瘤直径小于 15 mm 者 4 例，其中临床表现为痴笑样癫痫伴性早熟 2 例，单纯痴笑样癫痫 1 例，单纯性早熟 1 例；肿瘤最大直径为 21 mm 者 1 例，临床表现为单纯性早熟。

Valdueza 等（1994）将错构瘤分为 4 个亚型，认为有“蒂”的错构瘤以性早熟为主要临床表现，而无“蒂”的错构瘤则主要表现为痴笑样癫痫。该组 8 例影像学显示为无“蒂”，均以宽基底附于第三脑室底部、灰结节和乳头体，故一般认为“蒂”的有无与临床表现亦无明显关系。

Arita 等（1999）将下丘脑错构瘤分为下丘脑内型和下丘脑旁型，并认为下丘脑内型主要表现为癫痫，下丘脑旁型主要表现为性早熟。该组 6 例为下丘脑旁型，临床表现为单纯性早熟 3 例，痴笑样癫痫伴性早熟 2 例，单纯痴笑样癫痫 1 例；2 例为下丘脑内型，临床表现为单纯性早熟 1 例，痴笑样癫痫伴性早熟 1 例。

下丘脑错构瘤临床表现多样，性早熟和痴笑样癫痫是其两种典型临床表现，尚有其他表现。Sturm 等（2000）报道了 3 例以发育正常，无认知及行为异常，有或无轻度癫痫，均有强迫性笑为临床表现的下丘脑错构瘤。Martin 等（2003）报道 1 例以促性腺激素分泌不足致性功能减退和生长激素缺乏为临床症状的下丘脑错构瘤。

3. 影像学研究　典型的下丘脑错构瘤在 MRI 上表现为位于中线灰结节、乳头体处的圆形或椭圆形肿块，病灶边界清楚，内部信号均匀。在 T_1WI 上其典型的信号为与大脑皮质相似的等信号，在 T_2WI 上表现为等信号、稍高信号或高信号。在 T_2WI 上肿瘤信号强度变化的原因尚不十分清楚，可能与肿瘤内轴索髓鞘形成有关，或是由于瘤体内细胞种类及瘤体与下丘脑连接成分的不同。此外，T_2WI 上肿瘤可表现为不均匀性高信号，这是由于肿瘤内的坏死、脂肪或钙化所致。该组 8 例错构瘤均呈等 T_1、稍长 T_2 信号，信号均匀。

由于下丘脑错构瘤是异位的神经组织，因此注入对比剂后肿块无强化。MRI 能多方位成像，矢状面和冠状面可很好显示下丘脑错构瘤肿块与周围结构的关系；横断面显示肿块位于鞍上池、视交叉的后方及双侧视束之间。MRI 可被认为是目前下丘脑错构瘤的首选和最佳影像学检查方法。

另有研究通过对下丘脑错构瘤及正常的下丘脑和（或）额叶脑组织的磁共振质子波谱对照分析发现，下丘脑错构瘤体内的肌醇（MI）浓度增加，氮-乙酰天门冬氨酸（NAA）浓度降低，胆碱、肌酸及谷氨酸盐的浓度无明显异常。NAA 浓度降低提示瘤体内神经元密度的减少，而 MI 浓度的增加则提示瘤体内神经胶质组织增多，神经胶质组织增多可能是下丘脑错构瘤在 T_2WI 上表现为高或稍高信号的原因。

4. 鉴别诊断　下丘脑错构瘤应与视交叉视束胶质瘤、鞍区脑膜瘤、低级别下丘脑星形细胞瘤、颅咽管瘤、鞍上生殖细胞瘤和组织细胞病 X 等相鉴别。但这些疾病临床上缺乏性早熟、痴笑样癫痫表现，并且瘤体有进行性增大的趋势。

下丘脑胶质瘤发病多在 2~10 岁，一般在 T_1WI 上为等信号，T_2WI 上为稍高信号，增强后不同程度强化；鞍区脑膜瘤 MRI 平扫信号类似于错构瘤，但增强后明显异常强化，且可引起鞍结节或床前突的骨质改变，肿瘤内可存在流空信号；鞍区生殖细胞瘤增强后亦明显强化，且对放射治疗敏感，易发生蛛网膜下隙种植转移。

下丘脑错构瘤应动态随诊，若病变在形态、大小及信号强度上多年无变化可以证实本病。该组病例中 3 例随访观察了 1 年，MRI 检查发现肿块没有增大的迹象。

综上所述，下丘脑错构瘤依据其特殊部位、MRI 平扫和增强扫描的特殊表现再结合特殊的临床表现，常能在术前做出正确诊断。

第十章　放射治疗后脑损伤与误诊

第一节　鼻咽癌放疗后放射性脑损伤

鼻咽癌放疗后放射性脑损伤的发生率为5%~24%，70%的病例症状出现于放疗后2年内，而此时放射性脑损伤多已发展至较严重的程度，临床上缺乏有效的治疗手段，治疗效果较差。因此对早期放射性脑损伤的研究成为临床关注的热点问题之一。

1.MRS　MRS是一种无创性研究活体器官组织代谢、生化变化及化合物定量分析的方法，可对多种脑疾患脑内化合物和代谢变化进行检查。研究发现，放射性脑损伤急性期及迟发性早期，MRS发现Cho和肌醇（MI）与Cr的比值升高，NAA浓度和峰值降低，NAA/Cr和NAA/Cho下降，认为Cho和MI/Cr升高是早期放射性脑损伤的特征性表现，此MRS表现早于其MRI形态学变化。

研究发现，放疗后早期即可出现Cho及Cho/Cr增高，而这一过程是可逆的。Chong等（2001）报道18例鼻咽癌患者放疗后颞叶MRS表现，发现96%病例其NAA减少，胆碱类在11%病例中增加、75%病例中减少，肌酸在75%病例中减少、而在29%的病例中保持不变。

有作者研究发现，与对照组比较，鼻咽癌放疗后颞叶NAA、Pcr值略有降低，Cho升高，这与文献报道基本一致，但经统计学处理，两组间NAA、PCr、Cho差异无显著性意义。而病例组Cho/Pcr升高，NAA/Cho降低，且两组间差异有显著性意义，提示在放疗后确实存在Cho的增高。增高的确切机制并不十分清楚，考虑与细胞生物膜活性增加和胶质细胞增生有关。放疗后PCr降低，两组间比较其P值接近0.05，提示病理状态下细胞内肌酸可能并不稳定，但这尚有待于进一步研究。

2. 正常表现脑白质的微观病变　正常表现脑白质的微观病变是近年文献中经常提及的概念。在多发性硬化的研究中已经病理证实，患者常规影像学表现正常的脑白质中有轻微病变存在，主要包括胶质细胞增生、片状水肿、血管周围渗出、髓鞘变薄和轴索丢失等。

动物实验也发现，100 Gy受照组大鼠在照射后9个月时，照射野内呈现明显的局灶性脑坏死，而50 Gy受照组仅显示内皮细胞增大、血管扩张、血管壁增厚和相邻的胶质细胞肥大等微观改变，发生以上改变的区域在照射后11个月出现放射性坏死。表明在出现迟发性放射性脑损伤之前，照射野内已存在微观的病理改变。

3. 发病机制　放射性脑损伤发病机制主要包括：①放射线对脑组织的直接损伤，即胶质细胞损伤引起白质脱髓鞘和白质软化；②放射线损伤血管，致脑组织的慢性缺血性坏死，从而发生放射性脑损伤；③免疫性损伤，即放射线首先导致神经组织的损伤，组织变性形成抗原进而产生变态反应性损伤；④自由基损伤。

病理上血管性损伤和脱髓鞘改变是放射性脑损伤主要的病理表现，多数学者认为发病机制主要是放射线对脑组织的直接损伤及对血管的损伤。

鼻咽癌放疗后放射性脑损伤可累及颞叶、脑干、基底神经节、额叶和颈髓，以颞叶的放射性改变最常见而且最重要，占照射诱发死亡率的65%。

4. 放射性中枢神经损伤分期　按照放射治疗后症状出现的时间，可将放射性中枢神经损伤分为3期：①急性期，又称急性放射性脑损伤，发生于照射后数天至1个月内；②早期迟发性反应期，又称亚急性期，典型者出现于照射后1~6个月；③晚期迟发性反应期，出现于照射后6个月，多为不可逆性，对晚期迟发性反应期的放射性脑损伤常规 MRI 能做出诊断、分型和分期。

该研究表明,放射性脑损伤在患者临床症状出现之前,颞叶白质就出现了微观病变而影响了脑细胞代谢功能,NAA、PCr 值略有降低,Cho 升高,Cho/PCr 升高,NAA/Cho 降低。而以 Cho/PCr 升高、NAA/Cho 降低是反映早期放射性脑损伤的敏感性指标。提示 2D ^{1}H-MRS 可用于检测鼻咽癌放疗后脑损伤的潜伏期改变。

5. 涉及多基因的动态过程 放射性脑损伤本身可能存在自愈效应,放射性损伤是涉及多基因的动态过程,与脑的其他损伤类似,也有激发损伤和修复机制的作用。

到目前为止,鼻咽癌放疗后放射性脑损伤的确切发病机制尚未明了,临床也表明并非每个鼻咽癌放疗后患者都会出现明确的放射性脑损伤表现。

同时加之病理取材困难,因此 2D ^{1}H-MRS 指标的异常变化对于急性或早期放射性脑损伤的准确诊断价值还需要进一步研究探索。但这些异常变化的指标为在临床工作中更早、更及时地诊断放射性脑损伤提供了可能。

第二节 诊断陷阱

一、脑肿瘤术后复发与放射性脑坏死的鉴别(灌注成像的作用)

部分脑肿瘤虽然存在不同程度的血-脑屏障破坏,但快速注入对比剂后 CT 值的首次增加,主要取决于局部血流灌注量的多少,而非血-脑屏障的破坏程度。因此,理论上此种方法应该可以用来鉴别不同血供的肿瘤组织。

脑肿瘤术后复发与放射性脑坏死的鉴别一直是影像学的难题,无论单光子发射体层成像(SPECT),还是正电子发射体层成像(PET),均由于特异性太低而不能获得满意的结果,此两种情况在注药后行增强 CT 检查均可发生不同程度的强化。

但二者的增强机制不同。肿瘤复发主要是由于肿瘤血管增生、血-脑屏障破坏等因素,而放射性脑坏死则主要是由于血-脑屏障的破坏。因此,在快速注入对比剂后,首先出现强化且强化幅度较高者,应是复发的肿瘤组织而非放射性脑坏死。但上述推测仍需在以后进一步的研究中得到验证。

二、放疗后 CT 表现酷似肿瘤进展

放疗后坏死仅发生在接受了总剂量 60 Gy 或以上的脑部,可发生在放疗结束后几个月到几年。放疗后还可出现暂时性早期脑功能障碍,此类症状发生较早,通常在放疗 3 个月之中。

有作者曾报道一例可逆性 CT 改变出现在放疗结束一个半月之后。这些改变包括暂时性低密度区域,表现在基底神经节、大脑脚和双侧深部白质。继发于放疗的脱髓鞘作用被解释为这些改变的原因。

Graeb 等(1982)介绍 3 例患者在放疗结束后 3 个月中 CT 扫描显示出酷似肿瘤进展的改变:例一可见中央低密度肿大,估计为恶性脑肿瘤的坏死部分;例二为放疗后短时间内,肿瘤处出现新的对比剂增强区,随访见此增强区逐渐消逝;例三不仅在肿瘤处有一暂时性强化区,而且在放疗后立即出现邻近区域低密度改变。以后随访,这些改变皆在短期内消失殆尽。

放射线在正常脑组织与神经胶质瘤邻近脑组织的作用已有许多研究。大多数临床和病理学的有关放疗后改变的描述涉及所谓"晚期迟发"效应,通常在放疗结束后数月到数年间发生,并集中在"放射性坏死"项下讨论。

放射性坏死主要作用于白质,最特征性改变是血管壁的纤维性坏死,其他表现包括血管内皮增生,血管壁透明样增厚和凝固性坏死。

Mikhael(1979)介绍脑放射性坏死的 CT 表现,包含有低密度肿块在注射对比剂后强化;无占位效应的弥散性低密度白质损害,可有或无对比剂增强。单纯依靠普通的 CT 图像,这些改变实难与肿瘤进展鉴别。

三、脑放疗后坏死类似脑肿瘤

Eyster 等(1974)报告 1 例患者,在恶性筛窦肿瘤放疗后 2 年,出现痴呆、遗忘、衣着与容貌漫不经心及判断力损害,脑核素显像示可疑右额区病变,气

脑造影发现一大的额叶占位性病变，伴存颅压升高与天幕疝，行右额叶切除，手术标本大体观考虑为神经胶质瘤，但镜下观察为放疗后脑坏死。放疗可引起小血管的进行性改变，导致其管腔慢慢缩小。

该作者回顾文献报告的 13 例放疗后脑坏死，其中 9 例有一些提示颅压增高的征象，4 例只有局部体征。

第十一章 脑寄生虫病

第一节 单发脑囊虫病

脑囊虫病是猪肉绦虫寄生于人体颅内所造成的疾病。病变常位于灰白质交界区，常为多发，偶尔单发，单发脑实质型脑囊虫病容易误诊。

脑囊虫病是一种变态反应性疾病，是免疫应答反应的结果。由于囊尾蚴侵入脑内的时间、数量和部位不同，单发脑实质型脑囊虫病具有多种 CT、MRI 表现，脑囊虫病的准确分期及分型对于临床治疗具有非常重要的意义。

一、单发脑实质型脑囊虫病的影像学研究

1. 急性期“脑炎”型 系囊尾蚴进入脑实质对脑刺激产生的急性炎性反应，CT 表现为髓质密度减低区，MRI 表现为髓质长 T_1、长 T_2 异常信号，增强无强化。

一旦 24 例中，有 4 例患者均为急诊患者，临床仅提示癫痫待查。考虑患者均来自疫区，且其中 3 例嗜食生猪肉，结合该地区脑囊虫病为癫痫常见诱因，拟诊为脑囊虫病；另 1 例考虑为脑炎，后经住院检查、驱虫治疗、随诊均证实为脑囊虫病。由于治疗不规范，此例患者病情时有反复，32 个月后复查 CT 发现右额叶病灶内示小结节状钙化灶，提示脑囊虫病。

2. 存活期 因虫体内的异体蛋白不能释放到周围脑组织内，故囊周几乎无脑水肿改变，囊内可见一偏心或位于中心的头节影，增强后囊壁或头节无强化或轻度强化，此为脑囊虫病的特征性表现，在 CT 或 MRI 上一旦出现即可诊断。头节显示是囊虫存活期的典型表现，是判断囊虫存活与否的重要标志。确认囊虫头节是诊断本病的关键。

一旦 24 例中，有囊壁在 FLAIR 上呈环状高信号，境界清楚，与高信号的头节构成“戒指征”，可能与存活晚期虫体内的异体蛋白开始对囊壁产生炎性反应及水肿，囊壁相对增厚有关，而囊壁在 T_1WI、T_2WI 上显示欠清；另 13 例囊壁在 T_1WI、T_2WI、FLAIR 上均难以显示，可能因存活早期虫体内的异体蛋白对囊壁尚未产生作用。

作者认为可将存活期分为存活早期和存活晚期，以更能体现脑囊虫病的演变进程，但有待大宗病例进一步研究。

文献报道脑实质型脑囊虫病于存活期患者多数无临床症状。而该组中，22 例表现为癫痫，2 例表现为头晕、头痛，与文献报道不同，癫痫可能是脑内感染虫体较少时患者的唯一症状，因此，对于有癫痫症状的患者应及时行 CT、MRI 检查。

3. 退变坏死期 随着时间的延长或杀虫剂的使用，虫体开始退变、死亡，异体蛋白开始进入脑组织，宿主的免疫系统与寄生虫对抗，发生炎性反应和水肿，脑水肿区能否看到头节及囊壁的增厚程度是鉴别退变早期与晚期的重要依据。

（1）退变坏死早期：囊壁稍增厚，囊内液体变稠，CT 表现为囊液密度增高，T_1WI 囊液信号高于脑脊液，T_2WI 呈高信号，此时头节尚可辨认，囊周见轻度水肿，可见“白靶征”，增强后呈均匀环状强化，此期与存活期的主要区别在于囊腔周围出现水肿。

（2）退变坏死晚期：虫体死亡，头节消失，进入脑组织的异体蛋白增多，周围脑组织水肿明显或被机化为炎性肉芽肿，有占位效应。CT 平扫表现为脑实质炎症、水肿样改变，其内可见单个点状或小结节状钙化。

该组 9 例在 T_2WI 上可见“多环、分层征”，21 例 T_2WI 呈高信号的囊液在 FLAIR 像上则为低信

号，增强后囊壁强化明显，于脑水肿区的皮质侧可见结节状、环状明显强化，强化环厚度不均且不规整。进入变性期或死亡期的脑囊虫病表现复杂，有时鉴别诊断困难。

退变坏死期有以下5个重要征象。①部分可见头节；② CT平扫可见单个点状或小结节状钙化；③ T_2WI可见“白靶征”“多环、分层征”；④ T_2WI上“白靶征”或高信号囊液在FLAIR上呈低信号，而星形细胞瘤、脑脓肿或单发脑转移瘤其液化坏死灶内由于蛋白含量较高而多呈高信号；⑤结节状、环状强化灶位于脑水肿的皮质侧。

4. 纤维钙化期　肉芽组织进一步机化、钙化。CT表现为斑点状、结节状钙化，MRI呈等或长 T_1、短 T_2 信号，周围可有轻度水肿，增强后无强化。另组5例中4例有不同程度水肿，3例有癫痫发作。追问病史5例曾患脑囊虫病，3例有嗜食生猪肉史。

二、CT、MRI对单发脑实质型脑囊虫病的诊断

CT、MRI发现头节即可诊断脑囊虫病，但应进一步作分期诊断。MRI对于软组织有很高的对比分辨率，能够多方位及多参数扫描，对于显示囊虫的形态大小、数目、头节、分期较CT具有明显优势。

FLAIR作用在于更容易显示头节，协助定性诊断；对存活晚期壁囊的显示；显示脑水肿灶，进一步做出分期诊断；T_2WI上高信号囊液在FLAIR可被抑制为低信号，有利于鉴别诊断。

MRI诊断活动期脑囊虫病明显优于CT，对于CT不易显示的部位，如头顶部、脑底部等，MRI检出率高，但对于钙化灶的显示，MRI不如CT。

总之，CT和MRI对单发脑实质型脑囊虫病可做出正确诊断，临床上定期复查CT或MRI对脑囊虫病的疗效观察、随访调查必不可少。

三、鉴别诊断

（1）脑炎和脱髓鞘病变：脑炎型脑囊虫病与局灶性脑炎在CT、MRI上不易区分，应从病史及随访观察中加以鉴别，局灶性脑炎为亚急性发病，病程变化快，有脑局灶性症状。脑炎型脑囊虫病起病急，随访检查于病灶中可出现结节状、环状强化，有的可出现钙化点。脱髓鞘病变所累及的病灶多局限于侧脑室旁，早期有斑片样强化，临床表现也不一样。

（2）脑脓肿、囊性胶质瘤和单发转移瘤：单腔脑脓肿一般其环壁在CT及MRI上均为薄壁且环壁厚薄均匀一致，内壁光滑完整，无壁结节，可见分隔表现，周围水肿明显；另外，病变中央区在扩散加权像（DWI）呈高信号并且扩散加权系数较低时，则强烈提示脑脓肿的存在。该组误诊病例未行DWI。

囊性胶质瘤的囊壁不规则，有的可有壁结节。单发转移瘤发病年龄偏大，病程较短，环壁厚薄不一，肿瘤小，水肿范围大，可有原发癌肿。

第二节　颅内寄生虫感染病例

患儿，男，3岁1个月。

手术所见：全麻进入手术期，于中央前沟中部、异常暗红色脑皮层与正常脑皮层延续处后部的脑沟中分离进入肿瘤实质，见肿瘤呈鱼肉状，浅灰褐色，质软，血供中等，与正常脑组织边界不清，取部分肿瘤组织行快速冰冻切片检查，无法判断性质；于周边分块切除肿瘤，在切除过程中不断采用皮层下电刺激（刺入皮层深度为5~10 mm）确定肿瘤切除深度，并与神经导航相互印证，在肿瘤腔的后下壁，神经导航提示病灶性质明显变韧，血供丰富，质地中等，考虑为肿瘤起源，予以扩大切除。

病理检查：灰白灰褐色碎组织一堆，总体积3 cm × 3 cm × 1 cm，切面灰白、质软。病理诊断：“右额中央区切除标本”炎症肉芽肿性病变，嗜酸性脓肿形成，并伴有大量泡沫细胞反应，个别视野下可见少量的寄生虫卵，边缘脑组织神经元变性，胶质细胞增生，符合寄生虫感染后改变。

影像资料见图6-11-1。

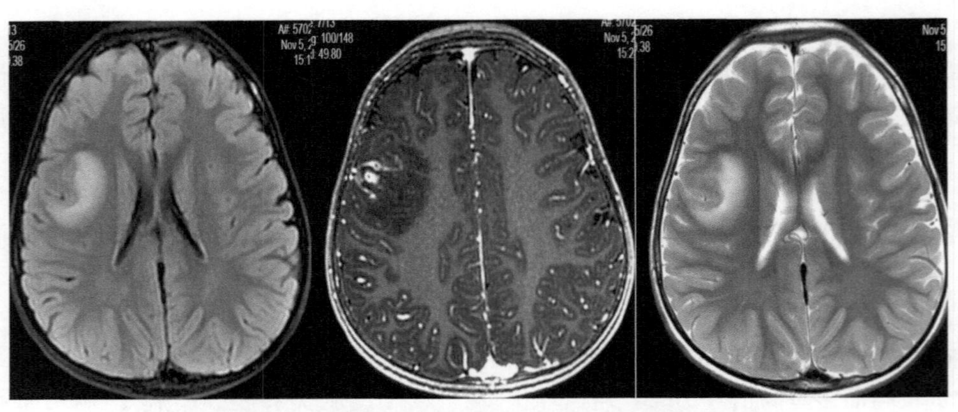

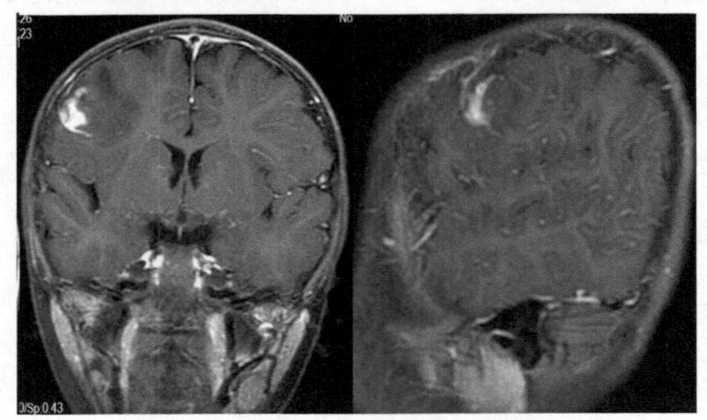

图 6-11-1 颅内寄生虫感染

第三节 巨大脑囊虫病

囊虫感染来自异体或自体，虫卵进入消化道后，孵化成幼虫，随血液、淋巴输送到体内多个脏器成为囊尾蚴，进入脑部者为脑囊虫病。

脑实质内孤立性大囊型病灶是脑囊虫病一种较少见的表现形式。文献报道最大病灶直径约为 6.0 cm，而该例病灶大小为 7.8 cm × 6.1 cm。

大囊型脑囊虫病在诊断中需与颅内其他囊性病灶鉴别。

（1）脑包虫病：脑包虫病最常见的寄生部位在肝脏，而不是中枢神经系统，其影像学特点是囊肿呈圆形，囊腔的张力较大，可有子囊。

（2）脑脓肿：单腔脑脓肿多表现为薄壁或厚壁环形病灶，增强扫描脓肿壁呈明显均一强化，周围水肿明显，结合发热、头痛等临床病史，不难诊断。

（3）蛛网膜囊肿：蛛网膜囊肿多发生于颅中窝、外侧裂池，表现为局部脑裂或脑池的扩大，囊肿壁往往不易显示，由于生长缓慢，可造成局部颅骨变薄，占位效应可不明显，增强扫描无强化。

（4）表皮样囊肿：表皮样囊肿好发于第四脑室、桥小脑池或鞍上池等部位，由于含脂类物质较多，T_1WI 上可见囊内不均匀高信号，与脑囊虫或蛛网膜囊肿在 T_1WI 上的低信号不同。

（5）囊性胶质瘤：囊性胶质瘤的囊壁不规则，有的可有壁结节。

第四节 颅内囊尾幼虫病的少见表现

Zee 等（1980）总结 102 例颅内囊尾幼虫病后，发现一些难以见到的神经放射学表现，包括囊尾幼虫病使用对比剂后强化；囊肿位置的变动；室间孔梗阻，以及少见的血管造影表现。

第五节　囊虫病

囊虫病是猪肉绦虫的蚴虫寄生在人体各组织器官所致的疾病。

一、囊虫生活史

囊虫病是猪绦虫病人进食猪绦虫卵污染的水与食物，虫卵经口感染进入胃、小肠，经消化液作用后，六钩蚴脱出，穿过肠壁血管，经血液循环散布全身，寄生在人体的皮下组织、肌肉与中枢神经系统，发育为囊虫称囊虫病。其中脑囊虫病最为严重。囊尾蚴的寿命可长达十数年。囊虫病按病变部位可分为：肌肉囊虫病、脑内囊虫病、皮下软组织内囊虫病、结膜囊虫病、舌囊虫病、肢体囊虫病等。

二、临床分型

（1）皮肌型：囊虫寄生在头部、躯干和四肢的皮下和肌肉，囊虫结节（大小为 0.5 cm × 1.0 cm 不等）质似软骨。囊虫结节多时可致四肢假性肌肥大，软弱无力，行动困难。

（2）眼型：约占 5%，囊虫可寄生在玻璃体、视网膜、前房，引起视力减退。

（3）脑室型：占 15%，其中 50% 发生在第四脑室。囊虫寄生在脑室可致脑室梗阻，颅内高压，引起头痛、呕吐等。

（4）脑膜型：多见于颅底部，可致脑膜炎引起脑积水，颅内高压、视力衰退、痴呆。

（5）脑实质型：囊虫寄生在大脑皮层运动中枢时，可诱发不同类型的癫痫。

（6）大脑弥漫型或混合型：常致颅内高压、持续头痛，视力障碍。

（7）脊髓型：少见，占 1%~3%。2/3 发生在胸段，发生脊髓受压时，出现瘫痪、感觉障碍、大小便潴留等。

三、病理改变

（1）活虫期：指虫体仍存活，多见于脑实质，囊壁和头节清晰可见，此期虫体周围无或仅有极轻度脑水肿。

（2）退变死亡期：从囊虫被破坏到完全死亡为止。此期头节破坏，囊壁浑浊，破溃，囊体变大，周围纤维组织增生，纤维肉芽浸润，数月后纤维化，机化，钙化。自然衰老死亡过程，免疫反应一般不明显，药物治疗使大批囊虫同时死亡，释放大量的毒素和异体蛋白，引起宿主强烈的反应。

（3）钙化期：虫体破坏死亡后，溶解、吸收、机化、钙化。此期周围脑组织免疫反应消失，患者症状，体征消失或遗留后遗症。此期表明囊虫病自愈或治愈。

四、影像学表现

X 线平片仅能看到软组织内大米粒状钙化的病灶。CT、MRI 能更好地明确病变的位置、数目、分型、分期及其继发的炎性反应（图 6-11-2）。

（1）脑实质型：急性期又分为脑炎期和慢性期。

（2）脑炎期：CT 表现为大脑半球白质广泛密度减低，脑室变小，脑沟消失。

（3）多发小囊或结节型：两侧半球多发圆形、卵圆形低密度或高密度小结节，直径多在 0.3~1.2 cm，有的呈环形强化，有的不强化，有些周围可见不同程度的水肿。

（4）巨囊型：脑室质内巨大囊腔，可大至 3~4 cm。

（5）脑梗死型：因继发性小动脉炎或囊尾蚴栓塞小血管所致，脑内可见类似脑梗死样楔形低密度区。

（6）慢性期：两侧脑实质内多发圆形高密度小点状影，周围无水肿，中线结构无移位。

（7）脑膜型：蛛网膜下隙囊尾蚴阻塞、粘连，致枕大池、鞍上池、侧裂池囊状扩大。

（8）脑室型：多见于第四脑室和侧脑室。CT 表现为脑室内圆形囊状低密度影，边缘光整，多附着于脑室壁或脉络丛。少数可脱落、移动。

（9）混合型：比较多见。

MRI 较 CT 有更高的软组织分辨率，能显示直径小于 5 mm 的病灶，不但能显示病灶周围的水肿，囊虫内部结构也清晰可见，有助于病变的分期。

（1）活虫期：囊尾蚴较大，一般在 5~12 mm，囊壁薄而光滑，能分辨出囊壁和头节。在 T_1WI 囊尾蚴呈圆形低信号，头节呈点状高信号；T_2WI 囊尾蚴呈圆形高信号，头节呈点状低信号，即所谓的“白靶征”和“黑靶征”。

（2）退变死亡期：囊尾蚴开始发生退变，头节消失，囊壁膨胀或溶解，异体蛋白进入脑组织，引起炎性反应，虫体周围脑水肿。

（3）死亡钙化期：囊尾蚴死亡钙化，头节消失囊腔缩小，囊壁增厚，继而纤维化或钙化，在 MRI 上均呈低信号，显示为 2~5 mm 的小圆点。

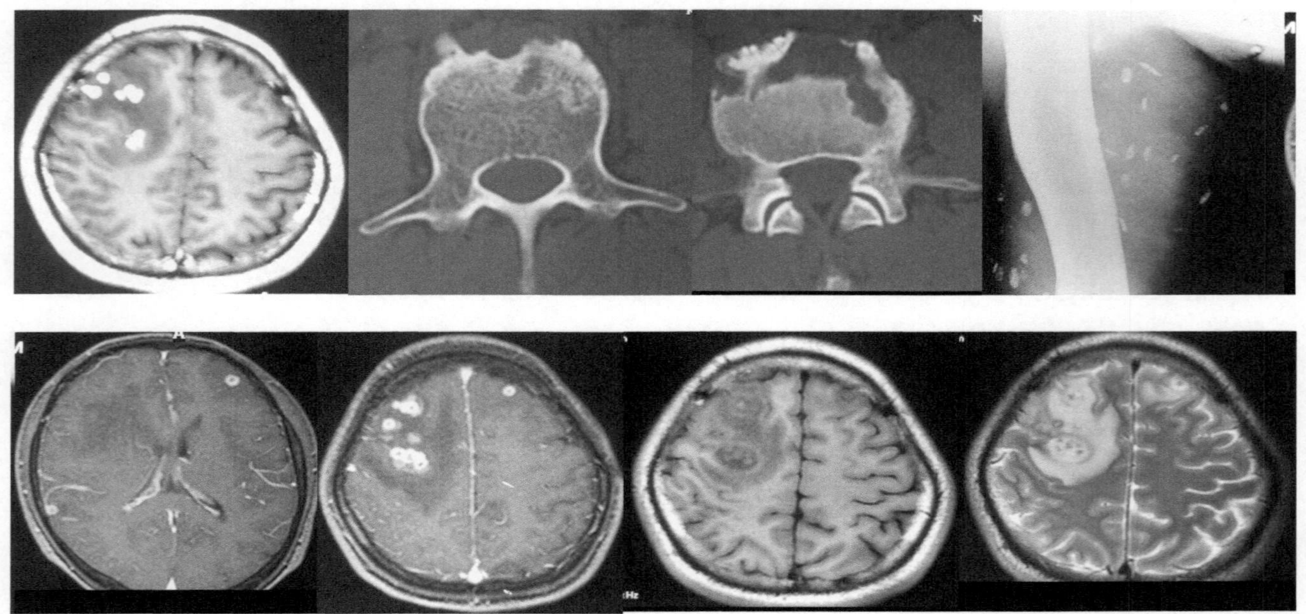

图 6-11-2　囊虫病

第十二章　颅脑其他肿块

第一节　类似脑血管综合征表现的颅内肿瘤

Wridhrth & Nice（1977）对 130 例最初临床诊断为脑血管疾病的病人进行头颅 CT 检查，发现其中有一些颅内肿瘤或其他病变在临床上都只有类似脑血管综合征的表现。

20 例表现为一过性缺血中有 3 例 CT 发现异常；30 例进行性中风病例中 13 例 CT 证实颅内病变；60 例完全性中风患者，CT 对颅内血肿、出血性或非出血性梗死可做出鉴别，并排除颅内肿瘤；20 例认为有脑动脉硬化的病例，CT 证实 6 例有非血管性病变，8 例有脑萎缩。这说明在临床上，颅内肿瘤与脑血管综合征的表现常常有混淆，这既是诊断陷阱的问题，也是需要密切注意的鉴别诊断问题，值得我们在临床工作中随时留心。

第二节　误诊病例简介：脑实质内原发间叶型软骨肉瘤与星形细胞瘤

间叶型软骨肉瘤是软骨肉瘤 3 种组织学分型（经典型、间叶型、黏液型）中较少见的亚型，占软骨肉瘤的 1% 左右，在组织学上有特征性的双向分化特点，即由原始的间叶细胞夹杂分化良好的软骨岛组成，免疫组织化学 Vim 和 S-100 阳性表达，EMA 常表达阴性。

Salvati 等（2005）统计发现，与经典型软骨肉瘤相比，间叶性软骨肉瘤发生率明显较低，多见于 30~50 岁青年患者，但其骨外组织发生率较经典型高（约 1/3）。骨外间叶性软骨肉瘤的常见部位为下肢、眼眶，也可发生于颅内硬脑膜。

1. 临床表现　本病主要首发症状是疼痛和肿胀，进展较缓慢，可压迫邻近组织引起相应的压迫症状，发生于颅内者类似其他颅内占位性病变，多表现为头痛、呕吐及相应的运动、感觉功能受限，部分可出现视觉障碍。

2. 影像学研究　骨外间叶型软骨肉瘤发生率较经典型高，国内外有小样本病例的影像学特点总结，一些作者分析认为：钙化，尤其弓环状钙化，MRI 的 T_2WI 上“胡椒面”征以及增强后弥漫不均匀或结节状强化，可提示骨外间叶型软骨肉瘤诊断。

但在骨外型间叶型软骨肉瘤中，发生于颅内者较少见，其影像表现多在个案报道中描述，有作者认为颅内间叶型软骨肉瘤肿瘤体积多较大且常有分叶，病灶内钙化多见，T_2WI 病灶内部有时可见点条状低信号，这些表现与骨外型间叶型软骨肉瘤特点有相似之处。

颅内间叶型软骨肉瘤好发于颅底中颅窝，在影像上常显示与脑膜关系密切或脑膜附着表现，与脑膜宽基底相连、增强后邻近脑膜强化，部分病例甚至有颅骨吸收破坏。该例患者发病年龄偏大，病灶完全位于脑实质内，CT 和 MRI 检查包括多平面重建均未显示病灶与脑膜附着及异常脑膜强化，病灶内也没有出现钙化灶，与上述国内外文献报道有一定的差别，加之颅内间叶性软骨肉瘤罕见，因此影像医师诊断时未考虑到此病。

3. 鉴别诊断　本病的常见影像表现通常需要与脑膜瘤和少枝胶质细胞瘤鉴别。

（1）脑膜瘤：脑膜瘤密度相对均匀，增强后强化明显，脑膜尾征是其特征性表现，病灶钙化、囊变少见。

（2）少枝胶质细胞瘤：少枝胶质细胞瘤边界不清，钙化形态多样、常位于中心，增强后病灶多无强化，周围脑水肿较轻。

而该例病灶呈较大的分叶状，坏死及囊变成分较多，脑水肿程度重，未见其他钙化及脑膜尾征等特殊征象，与颅内Ⅲ ~ Ⅳ级星形细胞瘤的影像表现类似，因此最终依靠组织学及免疫组化明确诊断。

第三节 颞顶枕部原始神经外胚层肿瘤

患者，男，49 岁。

手术所见：骨膜下剥离，见病灶已侵蚀颅骨并向颅外生长，剥离皮瓣至颅骨缺损处时，病灶与骨膜及部分颞肌有粘连。将病灶表面骨膜及颞肌切除送病理检查，见颅骨呈类圆形缺损，直径约 2 cm，缺损处可见灰红色病灶，质软，易碎，类似肉芽组织，血供丰富，触之出血明显，颅板下还有病灶。病灶与颅骨有粘连，取下颅骨瓣，见被病灶侵蚀的颅骨周围内侧面呈菜花样粗糙不平。硬脑膜外病灶呈类圆形，大小约 3 cm × 3 cm × 2 cm，病灶周围硬脑膜血供较丰富，色泽未见明显异常。电凝病灶周围硬脑膜，病灶血供明显减少。病灶基底部与硬脑膜粘连紧密，遂沿病灶周围 1 cm 逐步剪开硬脑膜，见硬脑膜内侧面光滑，细小血管较多，与脑组织间无明显粘连，局部脑组织受压内陷。

常规病理诊断：右侧颞顶枕颅骨切除标本，送检组织脱钙中，报告待后；右侧颞顶枕肌肉切除标本，纤维结缔组织及骨骼肌组织，未见肿瘤组织累及；右侧颞顶枕硬膜外肿瘤切除标本，小圆细胞肿瘤，倾向恶性，待做免疫组化进一步确诊。

免疫组化诊断：右侧颞顶枕硬膜外肿瘤切除标本，结合免疫组化检测结果，考虑为原始神经外胚叶肿瘤（PNET），侵犯局灶区周围骨组织。

影像资料见图 6-12-1。

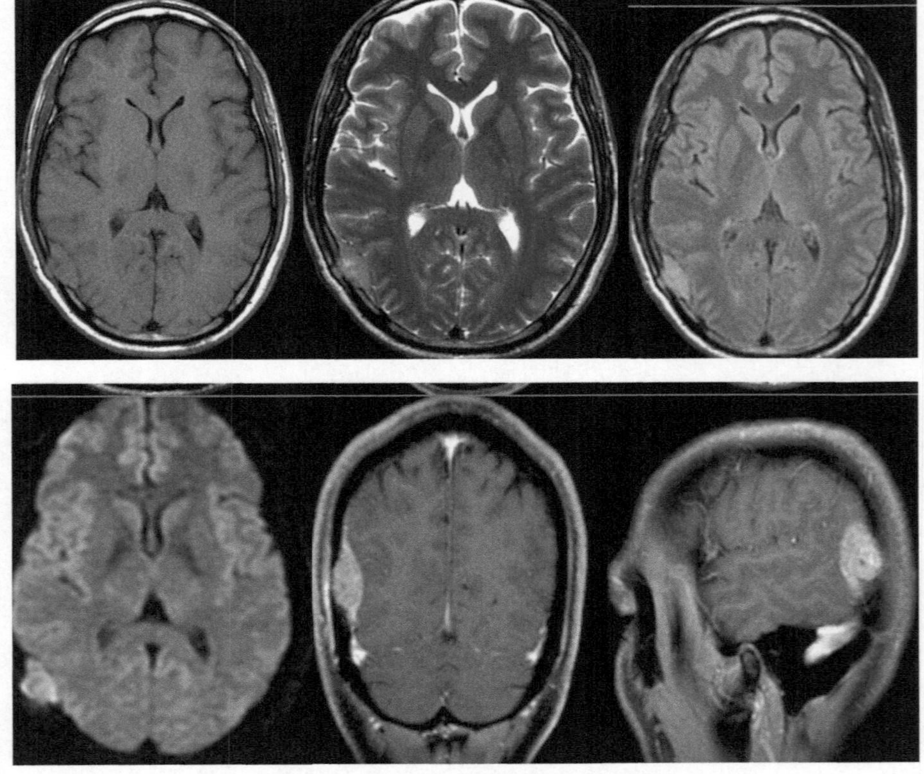

图 6-12-1 颞顶枕部原始神经外胚层肿瘤

第四节　神经性结节病的少见表现

一般认为,结节病是病因不明的系统性肉芽肿疾病,中枢神经系统结节病临床表现多与慢性肉芽肿性基底脑膜炎有关而出现面神经麻痹、内分泌紊乱、电解质紊乱以及丘脑下部和垂体受犯的症状与体征。Cahill 等(1981)报告 2 例中枢神经系统结节病,表现与众不同,呈现十分少见的症状与体征,即一般的神经(颅神经和周围脊神经受犯)症状与体征。

第五节　颅内胆脂瘤的少见部位

颅内胆脂瘤是颅内少见肿瘤,发病率占颅内肿瘤的 0.5%~2.2%。颅内胆脂瘤是一种先天性良性肿瘤,是胚胎发育初期表皮组织残留在神经管内发育形成的先天性囊性病变,其囊壁仅含有与皮肤相关的复层鳞状上皮,囊内容物为大量角化蛋白、胆固醇结晶和脂肪。

本病好发于 20~40 岁,一组 6 例患者组成的。研究中,最小年龄 27 岁,最大 56 岁。常见部位桥小脑角区,该组 4 例发生于中颅窝、枕大孔区少见部位, 2 例发生于脑实质罕见部位。由于病灶成分的多样性、组织分布的不均匀性、上皮脱屑的钙化和病灶内出血是造成信号不均匀的主要因素,因此常规 T_1WI、T_2WI、T_2 FLAIR 病灶信号混杂, DWI 序列以高信号为主的混杂信号,该组 5 例有上述特征性表现。

枕大孔区病灶信号较特殊, T_1WI 呈高信号, T_2WI 呈低信号, T_2FLAIR 序列呈低信号, DWI 序列呈低信号, CT 表现为高密度,相关文献报道为 CT“高密度胆脂瘤”。高密度胆脂瘤形成原因目前不清楚,有作者认为是瘤内角化脱屑物质钙化和皂化形成的皂钙所致,与囊内陈旧性出血、血红蛋白和含铁血黄素含量增多有关,亦有学者认为是囊内容物含高蛋白成分所致。该组作者在对该例患者检查时为了排除出血、钙化,特加扫了 SWI 序列,最大信号强度投影图为稍高信号,相位图为等信号,故不能用单纯出血、钙化解释 MRI 信号改变,该例病灶术中所见质软,囊液黏稠呈黄褐色,镜下大量均质红染无结构角化物,未见细胞成分。该例 MRI 成像原因需进一步研究。

综上所述, MRI 是诊断少见部位、罕见部位,甚至特殊信号胆脂瘤非常有价值的影像学检查方法, T_1WI、T_2WI、T_2FLAIR 提示病灶以囊性为主,但其内信号不均,提示成分多样、混杂,尤其值得一提的是, DWI 序列为高信号,其内为“棉团”状、“云片”状信号,更具特征,单看 DWI 序列,一般认为其表现酷似实性物质,而颅内其他囊性病灶 DWI 序列表现为高信号时,比较均质仍为液性表现,再结合增强扫描不强化的特点,诊断并不困难。少见部位、罕见部位胆脂瘤在 MRI 上仍具常见胆脂瘤的表现特征;少见特殊信号胆脂瘤的诊断要结合发生部位、生长特点、信号、增强或病史等综合诊断。

第六节　右颞叶胚胎发育不良性神经上皮肿瘤

患者,女,31 岁。

病理检查:“前颞叶脑组织”,脑组织一块,大小 5 cm × 4 cm × 1.6 cm,切面灰白灰褐色,质软。“右侧岛叶”,灰白色组织一块,大小内 0.6 cm × 0.6 cm × 0.2 cm。“右颞叶内侧肿瘤”,灰黄色组织一块,大小 2.7 cm × 2.5 cm × 1 cm,切面灰白灰褐色,质中偏软。“发育不良皮层”,灰白色组织一块,大小 1.5 cm × 1.5 cm × 0.6 cm,切面灰白,质软。“右侧海马”:灰白色组织两块,大小均为 0.8cm × 0.8cm × 0.3cm。

“右颞叶内侧肿瘤及发育不良皮层切除标本”镜下示脑实质局部区呈微囊及黏液样变,多灶见蜂窝状细胞结构,结合临床病史及影像学检查,初步考虑胚胎发育不良性神经上皮肿瘤,待做免疫组化检测进一步协助诊断。“前颞叶脑组织、右侧岛叶及右侧海马切除标本”未见肿瘤组织。镜下示脑实质有区皮质增厚，细胞排列紊乱，并出现体积较大、形态不规则的神经元，局灶神经胶质细胞增生，其中海马大锥体细胞层区段出现细胞空泡变，符合癫痫的脑组织病理学改变。

免疫组化诊断：“右颞叶内侧肿瘤及发育不良皮层切除标本”结合免疫组化检测结果、临床病史及影像学检查，符合胚胎发育不良性神经上皮肿瘤（WHO Ⅰ级）。

影像资料见图 6-12-2。

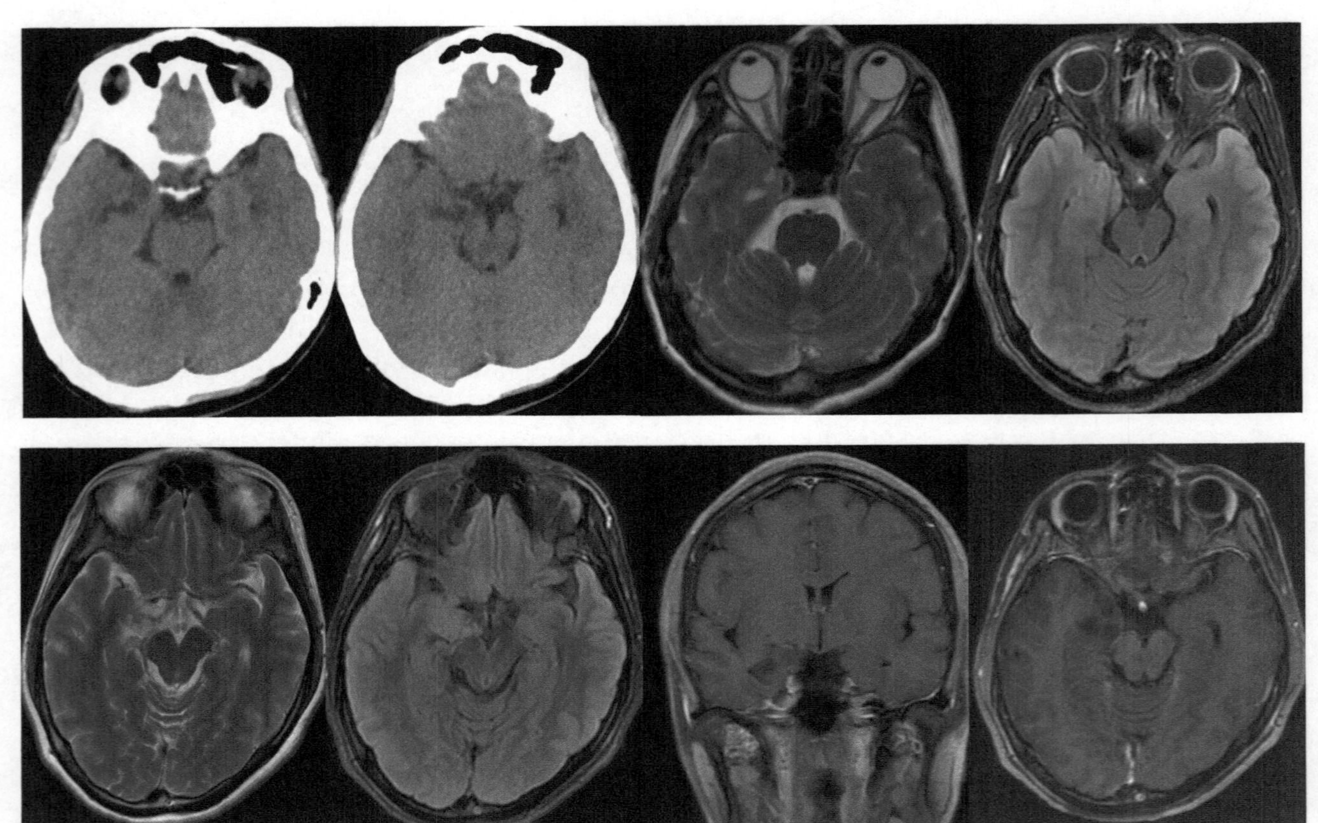

图 6-12-2　右颞叶胚胎发育不良性神经上皮肿瘤

第七节　关于脑内血肿

详见本书 本卷 第九篇 第二十八章　关于脑内　　血肿。

第八节　孤立性纤维性肿瘤 / 血管周细胞肿瘤

患者，男，50 岁。

常规病理诊断：前纵裂双侧镰旁肿瘤切除标本，初步考虑脑膜瘤，待做免疫组化检测进一步证实并分型。免疫组化诊断：前纵裂双侧镰旁肿瘤切除标本，经过补充免疫组化检测结果，符合孤立性纤维性肿瘤 / 血管周细胞肿瘤，2 级。

影像资料见图 6-12-3。

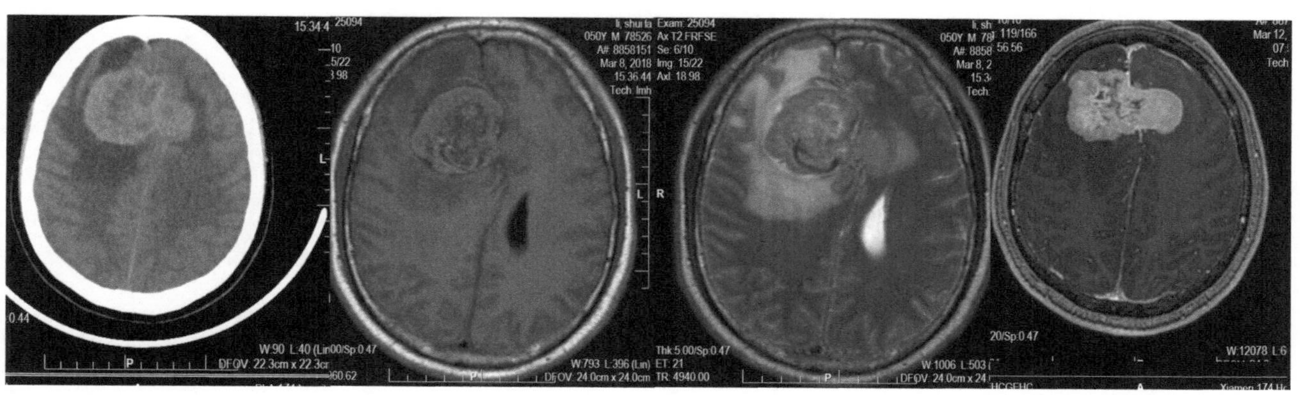

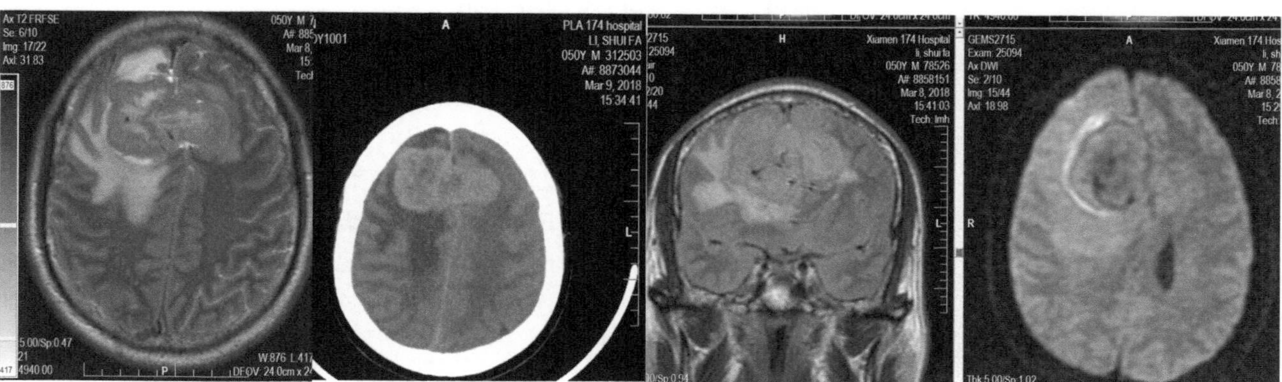

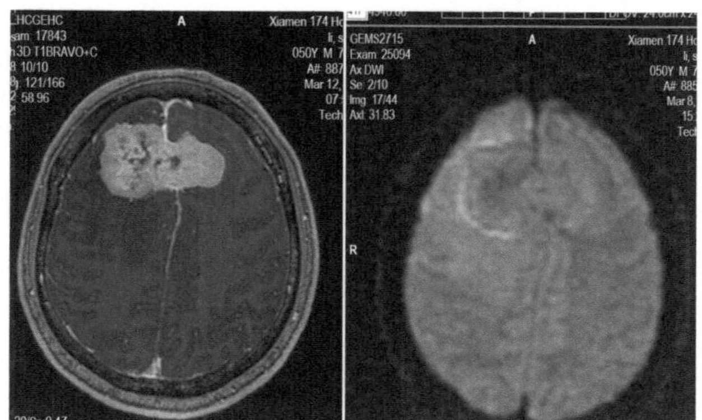

图 6-12-3 孤立性纤维性肿瘤 / 血管周细胞肿瘤

第十三章 颅脑假肿瘤

第一节 脑假性肿瘤

脑假性肿瘤,又称作良性颅内压增高,分析其原因可能包含有:脑水肿、脑脊液再吸收减少,以及硬脑膜静脉窦血栓形成等。

良性颅内压增高的X线诊断主要目的在于显示正常的脑室及排除占位性病变,可采用CT、MRI和脑血管造影等。

Huckman等(1976)指出,病人有视神经乳头水肿、头痛,但无定位性神经症状,精神状态无异常,脑电图和核医学检查未发现异常者皆宜再行CT横断扫描(平扫或/和增强扫描)。

如CT检查未发现脑室异常,无占位性病变发现,未见脑梗死或动静脉畸形,可不再做进一步影像学检查。追踪随访,如见症状改善或不出现恶化,即可诊断为良性颅内压增高。

Evens等(1977)认为,对于脑假性肿瘤,颅脑CT在临床使用以来,已使其发生率从脑血管造影时的95%减到32%,从X线气脑造影时的71%降到11%。

他们介绍21例本症病人的CT研究,患者皆有头痛、视盘水肿,均无定位体征,其中17例核素显像无异常,20例脑血管造影未发现异常,15例气脑造影皆无异常发现。

第二节 脑假性肿瘤:蝶鞍扩大与多次妊娠

这是一个有争议的问题。许多神经放射学者指出,由于多次妊娠的结果,可引起脑垂体腺体增生,从而导致蝶鞍增大;而一个研究50例多胎生产病人的报告指出,足月孕2~14次,却显示妊娠次数与蝶鞍大小之间无重要关系。Sones & Heinz(1972)指出,大脑假肿瘤的蝶鞍扩大在女性出现甚多,这应引起注意。

第三节 脱髓鞘假瘤

脱髓鞘假瘤是近30多年来才被逐渐认识的一类中枢神经系统脱髓鞘疾病,临床症状及MRI表现与脑肿瘤相似;在病理上因脱髓鞘假瘤病变中常伴有明显的星形胶质细胞增生,也使得一些脱髓鞘假瘤被误诊为神经胶质瘤,导致患者术后接受放化疗等过度治疗。

1. 发病机制　脑内脱髓鞘假瘤,也称瘤样炎性脱髓鞘病、肿瘤样脱髓鞘病变等,是一类独特的中枢神经系统炎性脱髓鞘病变,病因至今尚未清楚。有观点认为脱髓鞘假瘤是多发性硬化与急性播散性脑脊髓炎之间的过渡类型,也有观点认为脱髓鞘假瘤为多发性硬化的一种特殊类型。在一组10例患者的资料中,有4例患者同时合并有多发性硬化,因此,该组作者倾向于后者的说法。

2. 病理学　患者送检物多为灰白色、质软的破碎标本,冰冻切片组织图像极似肥胖型星形细胞瘤,易导致误诊。病理切片显示巨噬细胞弥漫浸润，病灶中心或周边均见神经毡（一种由神经元突起和胶质细胞突起构成的网状结构）稀疏，内有大量格子细胞，以小静脉为主，小血管周围较多中性和淋巴细胞浸润，呈刀鞘状，髓鞘崩解，胶质细胞增生；电镜下，髓鞘出现程度不等的变性崩解现象，内层或外层局灶性板层松解使髓鞘呈链状剥脆、断裂、变厚；HE染色和免疫组化标记胶质纤维酸性蛋白（GFAP）可显示病变组织内不同程度反应性增生的星形胶质细胞。脱髓鞘假瘤病灶中可表达维生素 D 受体蛋白，可用于与其他病变的鉴别。

3. 临床表现　临床上往往急性或亚急性起病，有报道脱髓鞘假瘤一般不发生于感染后或注射疫苗后，而 Kepes 等（1993）则认为脱髓鞘假瘤的发生与病毒感染或接种疫苗及应用化疗药物等有关，但在一组资料中尚未发现脱髓鞘假瘤和这两者之间的联系。患者以青少年居多，女多于男。脱髓鞘假瘤对激素治疗敏感，预后良好。对于影像学疑诊为脱髓鞘假瘤的患者可经激素诊断性治疗或立体定向活检确诊。

4. 影像学研究　病灶多位于幕上，表现为白质内局灶性肿物，边界清，部分病灶亦可累及灰质。在该组资料中，2 例（25%）病灶同时累及灰质。病灶周围多伴有轻或中度水肿，占位效应明显，平扫呈长 T_1、长 T_2 信号，增强扫描病灶可出现不同形式强化，如环形、结节状、斑片状强化，典型者出现开环形强化，即所谓的“半月征”，而颅内肿瘤、炎症等较少出现此改变，具有一定的特征。该组有 4 例出现半月征，2 例病灶垂直于侧脑室分布，可能与多发性硬化有关。在 DWI 上病灶呈高信号，激素治疗后 DWI 呈等信号。^{1}H-MRS 示 NAA 峰不同程度降低，Cho 峰、Lac 峰和 Lip 峰升高，Glx 峰明显升高，急性期过后随访 Lac 峰和 Lip 峰明显降低。

脱髓鞘假瘤具有以下特点：青少年患者，急性或亚急性起病；发病前无明确的感染症状；病灶分布以白质为主，或垂直于侧脑室分布，开环形强化；病灶可多发、多样化，或伴有其他脱髓鞘病灶；DWI 上病灶呈高信号，激素治疗后病灶信号减低呈等信号；^{1}H-MRS 显示 Lac 峰和 Lip 峰升高，Glx 峰明显升高；激素治疗后病灶明显缩小甚至消失。

5. 鉴别诊断

（1）胶质瘤：幕上偏低级胶质瘤占位效应，灶周水肿多较轻，增强扫描肿瘤无强化或轻度强化，脱髓鞘假瘤与之鉴别较易；而Ⅲ～Ⅳ级胶质瘤多见于中老年人，形态多不规则，内部信号更倾向于不均匀，闭环型强化，环壁较厚而毛糙，DWI 多为稍高或等信号，囊变坏死区呈明显低信号，脱髓鞘假瘤则多见于青少年，开环形强化，病灶垂直于侧脑室，内部信号多较均匀，DWI 呈高信号。鉴别困难时可给予皮质激素试验性治疗：脱髓鞘假瘤病灶明显缩小甚至消失，而胶质瘤改变不明显，甚至进展。

（2）淋巴瘤：表现不典型的脑内原发性淋巴瘤有时与脱髓鞘假瘤难以区分，两者位置均位于白质深部，斑片或结节状强化，但脱髓鞘假瘤病灶垂直于侧脑室，^{1}H-MRS 上淋巴瘤患者无论是 Cho/Cr 和 Cho/NAA 值，或者 Lip 峰和（或）Lac 峰都较脱髓鞘假瘤明显升高（Cho/Cr>2.58，Cho/NAA>1.73），而脱髓鞘假瘤可出现明显升高的 Glx 峰，该峰在脑肿瘤中很少出现。

（3）转移瘤：多发病灶的脱髓鞘假瘤容易和转移瘤混淆。但后者具有原发肿瘤病史，绝大多数为老年患者，病灶常见于灰白质交界区，周围水肿较重，具有“小病灶、大水肿”的特点，增强扫描肿瘤呈结节状或环状明显强化，环壁完整，厚而不规则，MRS 表现为脑外肿瘤，NAA 峰和 Cr 峰缺失，随诊病灶数量增多、增大，激素治疗无效。

（4）脑脓肿：闭环型强化的脱髓鞘假瘤需和脑脓肿相鉴别。后者有明显的感染病史，实验室及脑脊液检查呈阳性，病灶多位于灰白质交界区，无垂直于侧脑室分布的特点，增强扫描强化的脓肿壁薄而均匀，内壁光滑而有张力感，邻近脑膜明显强化。

总之，脱髓鞘假瘤的 MRI 表现具有一定的特点，结合患者年龄（青少年）、急性 / 亚急性起病、有多发性硬化病史、DWI 呈高信号，^{1}H-MRS 提示为脱髓鞘改变时应考虑到本病的可能。诊断困难时可先行激素短期治疗后复查，必要时可行脑组织立体定向活检，以明确诊断。

第四节 类似大脑肿瘤的成人铅性脑病

铅性脑病过去认为成人少见，现发现已有所增加，表现为弥漫性脑水肿伴颅压升高，35%患者有一侧神经系统症状与体征。

Powers（1977）报告1例47岁男性患者，有长期吸入一种违法的毒性酒精饮料史，起初为局灶性癫痫，后发展为全身性癫痫。左颈动脉造影发现左颞顶占位病变，颅脑CT示左幕上占位病变伴中线移位，行减压术后2日死亡，尸检见大脑半球明显肿胀，左半球中央呈现卵圆形软而湿的肿大，颞顶区尤甚。铅性脑病的诊断是在脑组织学检查以及发现脑含铅量增加后才考虑到的。血液学检查，如低血色素小细胞贫血、嗜碱颗粒及核内铅包涵体的发现都是诊断的重要佐证。

第五节 血友病板障内出血

血友病是一种性染色体连锁隐性遗传的出血性疾病。临床上，血友病的出血常累及活动较多和承受重力的膝、踝、肘和髋关节，其中以膝关节最为常见；一例病例发生在颅骨板障内较为罕见。

血友病骨内出血造成骨破坏或假肿瘤的原因有不同说法，有学者认为是骨内或板障内反复性出血，致使骨内压力增高，引起骨破坏，呈溶骨性或膨胀性，最后血肿逐渐吸收、机化，周围骨质硬化或纤维化，反复上述改变则形成假性肿瘤。该例患者改变多为上述原因所致，同时假性肿瘤发生率的高低取决于骨内出血数、出血量和骨内压力高低。

影像上，血友病性假肿瘤X线表现，骨内病变为囊状或多囊状骨破坏，周围有硬化骨壳，壳破者伴有软组织肿块；肿块相邻骨皮质产生外压性骨缺损或弧形压迹；部分骨质破坏有骨膜反应并伴有由血肿构成的软组织肿块。

CT表现为板障变薄、膨胀，板障扩大，板障内密度不均，内见斑状及小片状高密度影，局部脑组织受压；并能进一步明确病变的大小与范围，病灶内的钙化与气体及邻近受累情况。

MRI软组织分辨率高，可多方位成像，能显示其骨与关节的细微结构。MRI能对不同时期的积血和含铁血黄素沉积，骨骼的囊变、破坏吸收及血友病假肿瘤等表现，准确地反映出血友病性关节病的病理表现。MRI上不同出血期，T_2WI为高信号，T_1WI为等信号或高信号表现；其周边可见部分呈环状低信号影。

第六节 假性脑肿瘤与杀虫剂中毒

假性脑肿瘤，有作者称之为包含头痛、视盘水肿及颅内压升高的一个症候群，多由颅内静脉引流受阻、内分泌紊乱、新陈代谢紊乱、外来药物或毒素中毒，以及全身性疾病所引起。Sanborn等（1979）报告3例有机氯杀虫剂中毒患者，除上述临床表现外，还有血象升高、血浆及脂肪内有机氯含量上升，但颅脑X线片、颅脑CT及脑电图均未发现异常。

人体可通过皮肤、呼吸和口腔吸收氯气，慢性中毒常表现为战栗、眼斜视、胸膜炎性胸痛、体重减轻和头痛。出现上述表现者，文献报告甚少。

第七节 脑假肿瘤与空蝶鞍综合征及肾上腺腺瘤

Britton等（1980）报告1例56岁老妇，几个月前感视觉模糊、复视、两眶区放射状疼痛及两胁腹部不适，体检见双眼球凸出及视盘水肿。

CT发现左肾上腺肿大，颅脑X线平片示蝶鞍增大伴限局性鞍底和硬脑膜侵蚀，颅脑CT及X线气脑造影证实部分性空蝶鞍。

手术切除一直径为4 cm，有完整包膜的左肾上腺腺瘤。3个月后，视盘水肿、眼球凸出及皮肤改变与体胖明显改善；一年半后，上述症状完全消失。

具有颅内压增高的症状与体征，是脑假肿瘤或良性颅内高压的表现，一般神经系统检查无异常，脑室大小如常。此症可能与包括空蝶鞍综合征在内的几种情况有关。

肥胖妇女好发良性颅内高压，部分病例有月经失调，提示其病因学可能与内分泌有关。

第八节　体重骤增引起脑的假性肿瘤改变

在营养不良小儿体重迅速增加时，可引起颅缝分离以及各种程度的颅内压升高的体征：乳头水肿、脑脊液压力上升等，而CT及血管造影皆未发现梗阻病变。

Berdon等（1982）报告1例盆腔横纹肌肉瘤患儿，治疗期间采用过度营养的方法以补偿其严重的营养不良。在脑迅速生长之前偶然摄有颅脑X线平片及CT。以后复查则显示颅缝分离与脑室缩小，但未见中枢神经系统转移。8个月后该患儿死于腹内广泛转移，一直无颅脑症状。临床上称此现象为脑过度生长。用于营养不良癌症患者的现代营养过度治疗方法，增加了此类脑假肿瘤的发生。Sondheimer等（1970）也曾报告4例此类患儿。

第九节　小儿大脑疝使颅骨骨折缝隙扩大

Stein与Tenner（1972）报告6例小儿大脑疝造成颅骨骨折缝隙不断扩大，小儿年龄为3月到9岁，骨折缝隙扩大发生的时间各不相同，最短者为1例3个月幼儿创伤后10 d，最长者为一6岁儿童颅骨骨折后4年。由于大脑疝的出现使骨折的X线表现发生了明显的改变。对此类患儿，CT和血管造影检查对于术前研究是十分必要的。

第十节　枫臭糖尿病与脑假性肿瘤

枫臭糖尿病是一种遗传营养性疾病，涉及侧链氨基酸代谢上的一种酶的缺陷，血浆和尿中甲型氨基异戊酸、白氨酸和异白氨酸含量显著降低，因尿的特殊气味而得名。

Mantovani等（1980）介绍2例枫臭糖尿病婴儿患者表现为颅压升高，CT扫描见大脑和小脑白质水肿，经利尿治疗后消散，该作者认为，此类假肿瘤综合征的表现可能与脑水肿有关。

第十一节　胼胝体部分发育不全类似占位病变

Banerjee & Sayers（1972）报告1例14岁男孩左眼失明，眼球水平振颤伴外侧凝视，表现为完全性原发性左侧视神经萎缩，X线气脑造影发现胼胝体压迫，诊断为颅内占位病变，开颅发现却是胼胝体的部分性发育不全。

第十二节 脑放疗后坏死类似脑肿瘤

Eyster 等(1974)报告1例患者,在恶性筛窦肿瘤放疗后2年出现痴呆、遗忘、衣着与容貌漫不经心及判断力损害,脑核素显像示可疑右额区病变,X线气脑造影发现一大的额叶占位性病变,伴存颅内压升高与天幕疝,行右额叶切除,手术标本大体观考虑为神经胶质瘤,但镜下观察为放疗后脑坏死病例。

放疗可引起小血管的进行性改变,导致其管腔慢慢缩小。该作者回顾文献报告的13例放疗后脑坏死,其中9例有一些提示颅压增高的征象,4例只有局部体征。

第十三节 脑假肿瘤与特发性冷淀纤维蛋白原血症

本症极为少见。Dunsker 等(1970)报告1例伴存硬脑膜窦栓塞的病人,临床表现为无定位的神经系统体征,脑脊液压力升高,而脑脊液化验检查无异常,逆行性颈静脉造影确诊硬脑膜窦的栓塞,诊断为颅内占位病变。尸检证实为特发性冷淀纤维蛋白原血症。

第七篇　脑　　病

第一章　代谢性脑病与中毒性脑病

第一节　分　　类

中枢神经系统是代谢及中毒因素最易损伤的部位之一。代谢中毒性脑病包括多种疾病，累及脑白质，因此多纳入脑白质病讨论，但是有些疾病仍侵犯脑灰质，尤其是深部灰质结构。

代谢中毒性脑病的检出以 MRI 敏感，CT 有助于发现异常钙化及病变较明显患者的脑部改变，MRI 包括 DWI/DTI、MRS、SWI、PWI 等功能成像可显示上述病变导致的化合物代谢、水分子扩散、磁敏感变化及血流灌注情况，对于定性诊断及预后评估具有重要作用。

（1）先天性代谢性疾病分类：①线粒体疾病，即线粒体脑肌病或线粒体脑病，包括多种类型，常见的是乳酸血症合并卒中样发作与亚急性坏死性脑脊髓病；②溶酶体疾病，包括糖胺聚糖病、脑苷脂病、异染性白质脑病、Krabbe 病；③过氧化物酶疾病，包括脑肝肾综合征、X- 连锁肾上腺脑白质病；④氨基酸尿症，包括枫糖尿病、尿循环障碍、戊二酸尿症、苯丙酮尿酸症、Canavan 病、Alexander 病等；⑤其他，包括 van der Knaap 白质脑病、Hallervorden-Spatz 综合征、Huntingtong 病及肝豆状核变性。

（2）后天性代谢性疾病分类：①低血糖脑病；②胆红素脑病（核黄疸）；③吸毒；④甲状旁腺功能减退；⑤ Fahr 病；⑥肝性脑病；⑦高血压性脑病；⑧渗透压脑病。

后天性代谢性及中毒性脑病又可分为 3 类：

（1）主要累及灰质结构：①韦尼克脑病；② CO 中毒。

（2）主要累及白质的疾病：①渗透压脑病；②胼胝体中央脱髓鞘（Marchiafava-Bignami 病）；③维生素 B_{12} 及叶酸缺乏所致的亚急性脊髓联合变性；④放疗及化疗所致的脑白质病与脊髓病变；⑤维生素 E 缺乏症。

（3）灰白质均受累的疾病：①肝性脑病，锰中毒；②酒精性脑病；③ REPS；④低血糖脑病；⑤胆红素脑病；⑥有机溶剂、甲硝唑、环孢菌素、可卡因中毒脑病。

第二节　先天性代谢性疾病

1. 线粒体脑肌病（ME）　是一组线粒体结构或功能异常导致呼吸链异常的混杂性神经肌肉疾病，脑和肌肉受累最严重，多见于儿童，成人者临床表现复杂多变，误诊率极高。根据累及的范围分为线粒体脑肌病、线粒体肌病与线粒体脑病 3 类。

Luff 等（1962）首次报道本病，Shapira（1977）提出了线粒体脑肌病概念，Walker 等根据临床表现和检查结果将诊断划分为确定性、可能性大以及可能 3 个级别。

一般将线粒体脑肌病分为以下几类：①乳酸血症合并卒中样发作，即乳酸中毒和卒中样发作型；② Leigh 病；③ MERRF 综合征，肌阵挛样抽搐伴锯齿状红纤维；④ KS 综合征。其中以乳酸血症合并卒中样发作及 Leigh 病最常见。

本病除脑部病变外，还可出现肌病、心脏传导阻滞、心肌病、白内障、糖尿病、甲状腺功能衰退、肾病、肝病、假性肠梗阻、胰腺功能异常、全血细胞减少等。

（1）乳酸血症合并卒中样发作（MELAS 综合

征）：线粒体 tRNA 突变，可能为脑内小动脉平滑肌细胞线粒体功能障碍导致细胞能量代谢异常。其特点是：① 10~40 岁发病，平均 15 岁，男性约为女性 2 倍；②临床特点为运动耐力差及卒中样发作；③出生及早期发育正常，此后发育延迟、间歇性呕吐、抽搐、类似中风的反复性脑损害；④实验室检查，尿及脑脊液乳酸增高。骨骼肌活检可见破碎红细胞，线粒体增多，内见脂质包涵体。血清及脑脊液乳酸增高。电生理检查可见肌源性损害及癫痫样脑电图波。mtRNA 检测显示点突变；⑤病理学机制为血管源性水肿及血 - 脑屏障破坏；⑥病理学特点为局部脑组织肿胀、弥漫性萎缩，多发皮质及深部白质、基底节梗死，血管周围可见钙化；⑦预后，本病呈渐进性周期性发作，最终遗留永久性神经功能损害。

CT 与 MRI 特点：①部位，易累及顶枕叶与基底节，但并非为某一血管分布范围，病变常多发；②以皮质中风样病变出现及消失交替为特征，急性期为脑回样肿胀，不侵犯皮层下白质，慢性期可见基底节与深部脑白质梗死及脑萎缩；③急性期 CT 平扫为等密度或稍低密度，慢性期可见脑萎缩与腔隙性梗死，增强扫描显示脑回状强化；④急性期 T_1WI 可见脑回肿胀及脑沟受压，亚急性期显示皮质带状高信号，可能为层状坏死，慢性期出现以基底节、颞顶枕叶为主的渐进性脑萎缩；⑤ T_2WI/FLAIR 序列急性期见皮质及皮层下白质高信号，慢性期基底节与深部脑白质多灶性高信号；⑥ DWI，急性期 ADC 值正常或轻度下降；⑦ MRI 增强 T_1WI 于急性期见轻微脑回状强化；⑧ CTP 与 PWI 显示病变局部过度灌注，局部脑血流量暂时性增加；⑨ CTA 与 MRA 主要脑动脉显示正常；⑩ MRS 表现为 NAA/Cr 降低，Lac/Cr 升高，其中 Lac 双峰具有一定特征，机制为线粒体功能障碍导致呼吸链缺陷，无氧糖酵解造成乳酸清除下降。需注意的是慢性期 Lac 并不增高。

（2）亚急性坏死性脑脊髓病：也称 Leish 综合征、Leigh 病、亚急性坏死性脑病，属于常染色体遗传病，但出生前难以确诊。

其一般特点为：①丙酮酸脱氢酶磷酸酶、丙酮酸脱羧酶、电子传递链、细胞色素 C 氧化酶异常；②病理学病变呈棕灰色胶冻状或囊腔状，可见层状海绵样水肿、脱髓鞘、胶质及毛细血管增生；③病变部位包括基底节、丘脑、脊髓、脑干，导水管周围、室管膜下及顶盖灰质，少数累及大脑白质；④根据发病年龄可分为幼儿型（<2 岁）、青少年型及成人型（30~60 岁），2 岁前发病最多见，男性多于女性。⑤临床表现为渐进性肌张力下降、精神运动发育迟缓、共济失调、眼肌麻痹、吞咽困难；⑥实验室检查血清及脑脊液、尿中 Lac 增高；⑦本病预后不良，幼儿型多在 2 岁前死亡。

CT 与 MRI 特点：①典型部位是壳核后部与丘脑，双侧对称分布，早期肿胀、晚期萎缩；②不典型表现为肿瘤样肿胀及白质受累为主；③ CT 平扫为低或等密度；④ T_1WI 呈低信号，若有出血及髓鞘脱失则可见一定程度高信号；⑤ T_2WI/FLAIR 序列为高信号；⑥慢性期病变可吸收后遗留囊状软化灶；⑦ DWI，急性期扩散受限；⑧ CT 与 MRI 增强扫描一般无强化；⑨ MRS 显示 Cho 与 Lac 升高，NAA 下降。

2. 溶酶体病

（1）糖胺聚糖病（MPS）：糖胺聚糖病是一类常染色体显性遗传性疾病，Hunter（1917）及 Hurler（1920）首先报道。

一般特点为：①病变特征为细胞内酸性糖胺聚糖过量贮积，原因是细胞内特异性溶酶体酶缺乏，导致氨基葡糖（也称糖胺聚糖，GAGs）、硫酸肝素、硫酸皮肤素、硫酸角质素这些物质不能降解，经尿液排出，或贮积于细胞溶酶体中，GAGs 在多系统器官内沉积，包括中枢神经系统的神经元与柔脑膜、韧带，除了 Hunter 综合征（糖胺聚糖病 Ⅱ），糖胺聚糖病其他类型均为常染色体 X 连锁遗传；②根据酶学检验结果分为 8 型。除第Ⅷ型外均可见神经系统异常；③累及多系统，出现面部、智力减退、骨骼肌肉系统发育障碍；④大体病理检查可见显著脑室增大及脑萎缩，电镜下肝脾中胚层细胞溶酶体内糖胺聚糖过量沉积，脊髓及脊神经节的神经元内可见原始状态的 Zebra 小体，周围与中枢神经系统广泛分布典型的糖胺聚糖贮积小泡状包涵体，中等大小的动脉狭窄、心瓣膜增厚；⑤临床表现包括角膜混浊、骨骼异常、器官肿大、心脏病变、关节强直、软骨发育不全、脑积水、身材矮小、面容丑陋、额部嵴状突出、骨质疏松，智力则属正常；⑥诊断依据是尿中糖胺聚糖含量增高、患儿发育迟缓、特殊面容、关节挛缩、家族史及影像学特征。

CT 与 MRI 特点包括：①突出特点是血管周围间隙扩大，数目为单个至难以计数，大小一般为 5 mm 以下，但也可达 1~2 cm；②部位，胼胝体、三角区周围白质，脑叶也可发生；③形态，呈圆形、卵圆形、梭形，与静脉长轴一致；④ CT 平扫显示额部突出、巨脑，白质密度减低，但难以显示增大的血管周围间隙；部分类型可见脑萎缩与脑积水；⑤ CT 增强扫描显示血管翳及颅颈交界部韧带强化；⑥ T_1WI 显示胼胝体、基底节、幕上脑白质筛孔状低信号的增大血管周围间隙；⑦ T_2WI/FLAIR 序列可见扩大血管周围间隙邻近白质信号增高，可能为胶质增生、水肿及脱髓鞘或髓鞘形成不良，FLAIR 序列上扩大的血管周围间隙呈低信号；⑧ MRS，NAA 下降，Cho 增高；⑨脊髓病变，脑膜增厚、齿状突增生及 C_1 后弓缩短所致的颈延髓移行处受压，局部延髓 - 颈髓信号增高；⑩其他，大枕大池与"J"形蝶鞍，气道狭窄、扁平颅底，肢体与脊椎骨骼形态异常。

CT 与 MR 检查不但有利于诊断糖胺聚糖病，还有助于随访病变的发展。糖胺聚糖病是一种进展性疾病，应注意观察颅颈交界区异常。另外，MRI 所见也可用于糖胺聚糖病不同类型之间的鉴别诊断，并协助评估智力障碍的程度、监测其进展。

（2）脑苷脂病：本病又译为神经节苷脂病，为神经节内 β- 半乳糖苷酶缺乏导致神经节苷脂在神经元溶酶体内蓄积所致。

其一般特点为：①根据生物化学异常分为 B 型（Tay-Sachs 病）、O 型（Sandhoff 病）及 AB 型；②病理学上早期表现为巨脑、晚期脑萎缩，白质病变呈胶冻状及空洞样；镜下见神经元膨大、髓鞘形成不良；③临床表现为对声音反应过度、精神运动发育迟缓、共济失调、巨脑、癫痫、视力丧失、痴呆等；④预后不良：B 型者多在 4 岁前死亡，O 型 2~4 岁死亡，AB 型则生存至 5~15 岁，但成人患者可存活至 60~80 岁。

CT 与 MRI 特点：①部位，丘脑、纹状体，也可累及大脑与小脑白质，呈双侧对称性分布；② CT 平扫，丘脑呈高密度，纹状体及白质为低密度，晚期可见脑萎缩；③ T_1WI 丘脑为高信号，白质呈低信号；④ T_2WI 丘脑呈低信号，O 型为弥漫性低信号，B 型腹侧为低信号及背侧为高信号；⑤ DWI 显示扩散受限；⑥ CT 与 MRI 增强扫描均无强化。

3. 肝豆状核变性　也称 Wilson 病，是一种铜代谢异常所致的肝硬化、角膜 Kayser-Fleischer 环、基底节退变与软化为特征的先天性疾病，为染色体 13q14.3-q21.1 异常引起的显性遗传病。

其特点包括：①铜兰蛋白缺乏引起脑组织内蓄积，导致慢性脑缺血、脑血管病及脱髓鞘；②临床表现包括非对称性震颤、共济失调、不自主运动、肌张力低下、构音障碍、僵直、精神症状、肝炎，少数出现锥体束征；③一般在 8~16 岁发病，无明显性别差异；④预后，早期驱铜治疗效果好，死亡的原因多为肝功能衰竭。

CT 与 MRI 特点：①部位，以双侧壳核对称性病变最为典型，其他部位包括脑干背侧与中央、苍白球、尾状核、丘脑、中脑、小脑、脑白质束、皮质及皮质下区，② CT 平扫显示豆状核与丘脑低密度改变、额角增宽、大脑及小脑萎缩；③ T_1WI 基底节信号减低，有时基底节信号因铜的顺磁性作用而增高；④ T_2WI 显示壳核层状高信号，铁沉积则表现为低信号，中脑顶盖高信号及上丘低信号，呈"大熊猫脸"状，网状结构信号正常。导水管周围灰质信号增高；⑤其他 T_2WI 高信号部位，包括齿状核、上纵束、中脑背侧、小脑中脚、皮质脊髓束、大脑及小脑白质，偶见脑皮质受累；⑥ DWI 可见上述病变区扩散受限、ADC 值降低；⑦ CT 与 MRI 增强扫描无强化；⑧ MRS 显示 NAA 及 Cho、肌醇下降；⑨成人表现为苍白球及纹状体 T_2WI 低信号，皮质及皮质下 T_2WI 高信号。

4. 过氧化物酶疾病 - 脑肝肾综合征　过氧化物酶疾病，包括脑肝肾综合征、X- 连锁肾上腺脑白质病，此处仅讨论前者。脑肝肾综合征，又称 Zellweger 综合征，生后不久即发病，男婴多见。

一般特点：①过氧化物酶缺乏导致极长链脂肪酸不能氧化；②伴随疾病：包括视网膜色素退变、先天性白内障、肝大、肾脏囊肿、软骨点状钙化；③病理学表现为脱髓鞘、脑皮质及小脑畸形，镜下显示多种神经元移行异常及脑白质苏丹染色阳性；④临床特点为高额、浅眶、眼距增宽、抽搐、视神经萎缩、肌力减弱等。

CT 与 MRI 特点：① CT 显示眶上缘发育不良、室管膜下囊肿及脑回发育不良；② T_1WI 显示髓鞘发育不良，室管膜下囊肿呈低信号；③ T_2WI 易于发现大脑皮质及小脑畸形，包括微小脑回、多微小脑回、巨脑回，脑白质呈高信号；④ MRS 显示 NAA 下降，脂质及乳酸峰增高。

5. 氨基酸尿症 - 戊二酸尿症　也称亮氨酸脑病，是一种见于新生儿的遗传性支链氨基酸代谢障碍，临床特征为神经功能障碍、酮症酸中毒及高氨基酸血症。

其特点是：①早期髓鞘形成障碍；②病理学上以

脑干水肿为特征,白质与基底节呈海绵样变,镜下显示少支胶质细胞与星形细胞减少,神经元移行异常;③临床表现包括喂养困难、呕吐、体重增加缓慢、易疲倦等。

CT 与 MRI 特点:①部位,脑干、小脑、皮质脊髓束;② CT 平扫早期表现为弥漫性小脑及脑干水肿,亚急性期进展至大脑脚、脑干背侧及幕上脑白质,边缘清楚;③ T_1WI 呈边缘清楚的低信号;④ T_2WI/FLAIR 序列呈高信号,晚期高信号消失;⑤ DWI 显示明显扩散受限,ADC 值下降,DTI 表现为各向异性降低。

第三节　后天性代谢性疾病

1. 肝性脑病　见于急性肝功能衰竭或门 - 体静脉分流所致的慢性或亚急性肝细胞功能障碍。急性者病情凶险,可短期内死亡,而慢性者病情潜隐,可以神经系统症状为主,易误诊和漏诊,因此影像学检查对于明确诊断具有重要意义。发病机制推测为细胞内渗透压增高所致的细胞毒性水肿。

(1)特点:①病因包括肝硬化与急性病毒性肝炎、药物及毒物作用、休克、败血症、肝胆系统先天性疾病,其中肝硬化患者发生率超过 50%,且易被忽略;②病理学表现包括脑皮质层状坏死、灰白质交界区多发微小空洞样改变,镜下显示细胞毒性水肿、神经元缺氧性损伤、星形细胞增生;③根据病因分为 3 型,A 型为急性肝功能衰竭,B 型为门 - 体静脉分流,C 型见于肝硬化;④临床表现为意识障碍、抽搐、黄疸、慢性肝病体征及症状等。

(2)CT 与 MRI 特点:①部位,双侧基底节,尤其是苍白球;② CT 平扫急性期呈弥漫性脑水肿,慢性期见脑萎缩,增强扫描无强化;③ T_1WI 显示苍白球、丘脑下部、中脑高信号,可能是锰沉积所致;其他信号增高的部位包括垂体,还可见脑萎缩,尤其是小脑萎缩;④ T_2WI/FLAIR 等信号或稍高信号,其中急性期呈高信号,累及大脑半球大部分皮质、齿状核及脑室周围白质,外侧裂周围及枕叶相对不受累;⑤ DWI 显示病变区扩散受限;⑥ MRS 检查由于氨堆积引起肌醇与 Cho 下降,谷氨酸盐增高,研究表明,这种代谢变化与患者临床症状的严重程度及疗效有相关性;⑦磁化传递成像,MTR 下降。

2. 高血压脑病　也称后部可逆性脑病(PRES)及可逆性后部白质脑病综合征,是多种原因引起的脑血管自我调节障碍性疾病,其中高血压最为常见。本病一般特点包括:①脑部异常影像学表现可随血压恢复而逆转;②发病机制为血管内皮细胞损伤导致血 - 脑屏障破坏,细胞毒性水肿与血管源性水肿并存;③可见于子痫与产前子痫、急性与亚急性高血压、尿毒症、药物中毒如环孢素等;④病理学表现为皮质及皮层下水肿、斑点状出血,镜下可见微血管纤维素样坏死、缺血性微小梗死、出血、脑动脉血管壁增厚及胶原纤维增生等;⑤临床特点包括头痛、抽搐、意识障碍、呕吐等;⑥预后,去除高血压后可完全恢复正常,但严重者可致死及遗留脑梗死。

CT 与 MRI 特点:①病变部位,以后循环皮质及皮层下白质为主,脑动脉分水岭区,常为双侧性及对称性,较少见情况下累及基底节与脑干;② CT 平扫呈斑片状低密度,双侧性分布,有时内见斑点状出血;CTA 多正常或显示血管痉挛;③ T_1WI 呈皮质及皮层下低信号;④ T_2WI/FLAIR 为斑片状及多灶性高信号;⑤ T_2*WI 及 SWI 显示出血所致的斑点状或斑片状低信号;⑥ DWI 多无扩散异常,少数呈 DWI 高信号,ADC 值增高,DTI 显示各向异性减低;⑦ CTP 与 PWI 局部灌注增加;⑧ CT 与 MRI 增强扫描呈斑片状强化;⑨ MRS 可见 Cho 与肌酸增高,NAA 下降,这些改变可恢复正常。

3. 渗透压性脑病　也称桥脑中央髓鞘溶解症(CPM),是一种血浆渗透压快速改变引起的急性脱髓鞘病变。其特点为:①典型者见于桥脑,为快速纠正低血钠所致,又称为渗透压性桥脑髓鞘溶解症(OPM),常见于酗酒者;②病理学表现为双侧对称性灰褐色改变,镜下显示弥漫性脱髓鞘、胶质增生、巨噬细胞内吞噬髓鞘碎片;③临床表现为完全性闭锁综合征、昏迷乃至死亡;④本病一般预后良好,少数遗留四肢痉挛性瘫痪及闭锁综合征等。

CT 与 MRI 特点包括:①部位,桥脑为主,还累及大脑白质、丘脑、基底节少数累及大脑皮质与海马;②形态,呈圆形或三角形,对称分布;③ CT 特点,平扫为低密度,有时伴蚓部萎缩,增强扫描脱髓鞘区域可见强化;④ T_1WI,急性期为低信号,少数为等信号；亚急性期可完全吸收或遗留少许稍高信号；⑤ T_2WI/FLAIR 序列呈高信号，脑桥周边及皮质脊髓束不受累；⑥ DWI 上扩散受限、呈高信号，可能因为细胞毒性水肿。ADC 值正常或轻度增高。

4. 其他代谢性疾病　特发性家族性脑血管铁钙沉着症，即 Fahr 病，特点是：①病理学上为细胞外及血管外间隙钙质沉积，也可见锌、铁、磷、钾等沉积，其机制可能是血 - 脑屏障及神经元钙代谢异常；②遗传特点为常染色体显性或隐性遗传；③临床表现为锥体外系运动及认知障碍，多在 30~60 岁发病，无性别倾向。

CT 与 MRI 特点：①部位，苍白球最常见，其他部位包括壳核、尾状核、丘脑、小脑、脑白质、内囊；② CT 是本病最佳检查方法，平扫显示上述部位双侧对称性钙化，甚为致密，增强扫描无强化；③ T_1WI 呈等或高信号；④ T_2WI/FLAIR 序列显示半卵圆中心高信号，可能为炎性改变与脱髓鞘，与 CT 所见的钙化并不一致。明显钙化呈 T_2WI 低信号。

第四节　常见脑病简介

1. 低血糖脑病　又称新生儿低血糖脑损伤，长期持续及严重的血糖降低可导致不可逆性脑损害及死亡。

（1）本病特点：①可能因为肝脏糖原、肌肉氨基酸及人体内脂肪贮积障碍所致，持续性低血糖可能与遗传有关；②病理学表现为局部脑组织苍白及水肿，灰白质界面消失；③临床表现为患儿抽搐、颤抖、肌张力低下、呼吸急促、心动过速、体温不稳、汗多。

（2）CT 与 MRI 表现包括：①部位，颞顶枕叶、岛叶皮质及海马、基底节，深部脑白质，丘脑不受侵，以双侧顶枕叶对称性受累为特征；② CT 平扫呈双侧顶枕叶弥漫性低密度改变；③ T_1WI，可呈低信号或高信号，高信号的原因是皮质层状坏死、钙化及点状出血、脱髓鞘；④ T_2WI/FLAIR 呈对称性高信号；⑤ DWI，病变区扩散受限，ADC 值下降；⑥ MRS 显示 NAA 下降及 Lac 增高。

2. 胆红素脑病　见于新生儿，为游离胆红素沉积于脑所致的疾病。

（1）本病特点：①胆红素产生过多、透过血 - 脑屏障，超过 20 mg/100dl 时即可出现神经症状；②危险因素包括红细胞增多症、脱水、溶血性疾病、早产儿、败血症等；③病理学检查可见苍白球、纹状体、丘脑、海马、乳头体、颅神经核团、齿状核、绒球等部位黄染，镜下见神经元损伤及神经纤维海绵样变，胆红素附着于线粒体；④临床表现包括重度黄疸、嗜睡、肌张力低下、角弓反张、肌强直、喂养困难等；⑤预后，出现神经系统症状时预后不良，如可遗留失聪、认知障碍、步态异常、共济失调等。

（2）CT 与 MRI 特点：① CT 检查一般无阳性所见；② T_1WI，急性期见苍白球、海马、纹状体、齿状核高信号，可能为游离胆红素及锰沉积所致；③ T_2WI 呈高信号。

代谢性脑病多种多样，CT 与 MRI 上以白质受累为主，也侵犯灰质结构，需结合实验室检查才能提出初步诊断。

第二章　中毒性脑病

第一节　中毒性脑病概述

1. 一氧化碳中毒　本病是我国北方冬季常见疾病，也可由于自杀所致。一氧化碳（CO）无臭无味，中毒可为急性或慢性。

（1）一般特点：①病理学特点为基底节（苍白球）为主的细胞毒性水肿及坏死，病变呈双侧性及对称性，白质切面苍白；镜下显示脱髓鞘、水肿及出血性坏死；②临床表现包括恶心、呕吐、头痛、意识障碍，晚期出现痴呆、记忆力下降、人格改变、步态异常、视力下降、语言障碍等。

（2）CT 及 MRI 特点：①部位，苍白球最多见，其次为大脑白质、壳核、尾状核、丘脑、黑质、胼胝体、穹隆、海马，病变呈局限性或弥漫性；② CT 平扫呈基底节对称性低密度、轮廓模糊，严重者可累及皮层下白质，以额叶明显；③ T_1WI 为低信号，若有高信号则提示为出血；④ T_2WI/FLAIR 为基底节高信号，可见低信号环围绕（含铁血黄素），有时可见皮质高信号；病情严重时可广泛累及幕上灰质及白质；⑤ 2~3 周后出现迟发性病变，见于胼胝体、皮层下“U”形纤维；⑥ DWI 早期呈高信号，ADC 值降低。晚期 ADC 值增高；⑦ MRS 显示 Cho 增高、NAA 下降、乳酸增高；⑧ MRI 所见范围与预后有关，无异常信号及仅限于苍白球的轻度异常信号提示预后良好。

2. 酒精性脑病　本病为酒精穿过血 - 脑屏障产生神经毒性，并增加脑血管病及慢性肝病的机会。

（1）特点：①病理学上主要为脑萎缩、脑室扩大、胼胝体萎缩及坏死，镜下显示轴索退变及脱髓鞘，小脑 Purkinjie 纤维网丧失；②临床特点为认知障碍、记忆力减退、多发周围神经病、步态异常及眼球震颤等。

（2）CT 与 MRI 特点：①病变部位，大脑半球（额叶为著）、小脑上蚓部、胼胝体、基底节，乳头体、导水管周围灰质、下丘脑及第三脑室周围灰质；② CT 平扫显示脑萎缩、壳核坏死性出血；增强扫描可见脱髓鞘区域强化；③ T_1WI 显示对称性脑室扩大、脑沟裂增宽，基底节信号增高；④ T_2WI/FLAIR 序列呈多灶性非特异性信号增高，可累及胼胝体；⑤ DWI 上病变扩散受限；⑥ MRS 可见额叶 NAA 及 Cho 下降。

3. 韦尼克脑病　是维生素 B_1（硫胺）缺乏引起的脑病，常见于慢性酒精中毒和妊娠剧吐患者，长期禁食水、静脉营养、严重呕吐等。其发病机制可能为脑能量代谢减少、局部乳酸中毒、谷氨酸受体神经毒性作用、血 - 脑屏障破坏等。临床诊断主要靠经典三联征，包括：眼球运动障碍、小脑性共济失调、精神意识障碍。

CT 与 MRI 特点：①急性期，不敏感，个别病例可表现为沿第三脑室壁低密度改变；② MRI 是首选检查，对于早期诊断有很大价值；③最常侵犯第三脑室、第四脑室周围、导水管周围、乳头体、四叠体、丘脑。另外，小脑齿状核、桥脑、红核、中脑、尾状核及大脑皮层也可累及；④典型 MRI 表现包括第三及第四脑室旁、中脑导水管周围、乳头体、四叠体及丘脑对称性病变，呈稍长 T_1、长 T_2 信号，FLAIR 序列上呈高信号；⑤非典型 MRI 表现为小脑、小脑蚓部、颅内神经核、红核、齿状核、尾状核、胼胝体压部及大脑皮层表面对称性病变，仅见于非酒精中毒的韦尼克脑病，原因可能是酒精对于这些非典型的病变区域起保护作用；⑥增强扫描，急性期乳头体、导水管周围较明显增强，慢性期乳头体明显萎缩；需注意的是无增强扫描可能会漏诊本病，因为乳头体增强可能是唯一征象；⑦ DWI：发病早期常可见相应区域高信号，病理学为细胞毒性水肿与血管源性水肿并存，以细胞毒性水肿为主，发病早期 ADC 常表现为明显下降，治疗后病灶可缩小或消失、ADC 值升高；⑧ MRS 显示 NAA 降低与 Lac 增高。

4. 其他中毒性疾病

（1）乙二醇中毒：通常为自杀所致。CT 与 MRI 特点：①部位，基底节、丘脑、杏仁核、海马、脑干，也可侵犯白质纤维束；② DWI 信号增高。

（2）甲硝唑中毒：甲硝唑剂量超过 2 g/d 时即可引起神经系统症状。临床表现包括构音障碍、步态异常、肢体力弱、精神症状等。

CT 与 MRI 特点包括：①部位，小脑齿状核最常见，其次为中脑顶盖、红核、导水管周围灰质、脑桥背侧，其他部位包括延髓背侧、胼胝体，胼胝体侵犯以压部最多见；②病变多为双侧对称性；③ T_2WI 呈高信号，无强化，停药后可消失。

（3）环孢素中毒：环孢素为器官移植后减轻排异反应的药物，中毒时可引起头痛、感觉异常、视力障碍、抽搐等。CT 与 MRI 特点：①部位，颞叶后部、顶叶及枕叶白质，偶见相应皮质及额叶受侵，因此本病也称之为后部可逆性脑病；② T_2WI/FLAIR 为高信号；③ DWI 显示为血管源性水肿。

（4）可卡因脑病：可卡因致病的原因为血管痉挛及血管炎，因此出现脑缺血与出血，静脉注射及口服均可致病。CT 与 MRI 特点：①部位，苍白球、胼胝体压部、大脑白质；② T_2WI 为高信号；③ DWI 显示扩散受限。

总之，中毒性脑病具有明确病史，各种疾病有相对特定的好发部位，诊断不难。

第二节　环孢霉素 A 致可逆性后部白质脑病综合征

环孢霉素 A（CsA）是一种非常有效的免疫抑制剂，常用于器官移植、骨髓移植及各种自身免疫性疾病的治疗。可逆性后部白质脑病综合征（PRLS）是近年提出的临床影像学综合征，影像上主要以顶枕叶灰质和（或）白质受累为特征。

可逆性后部白质脑病综合征是免疫抑制剂治疗最严重的并发症。其临床表现包括头痛、精神症状，癫痫发作、视力障碍并高血压。影像特征为以可逆性后部大脑半球白质为主的病变，减少或停用免疫抑制剂可在数周内使临床症状及影像所见减轻。

本病由 Hinchey 等（1996）首次报道并命名。其对 15 例患者进行回顾性分析，发现其中 12 例伴有血压的突然升高，具有一组可逆的临床症状，如头痛、精神状态改变、惊厥、视力障碍。所有患者在 T_2WI 和液体衰减翻转恢复（FLAIR）序列上均有顶枕叶的高信号，而在扩散成像未见明显异常，表现为以顶枕叶皮层下水肿但不伴有梗死的影像表现。

肾功能衰竭、高血压、惊厥和与免疫抑制相关的药物，如环孢霉素 A、顺铂、他克莫司、α- 干扰素和静脉注射免疫球蛋白，均可能诱发可逆性后部白质脑病综合征。

1. 发病机制　环孢霉素 A 诱发可逆性后部白质脑病综合征主要以血压的突然升高和神经损害为特征。Schwartz 等（1995）认为环孢霉素 A 通过对血管内皮细胞的作用，使脑血流量的自动调节功能发生短暂性破坏而诱发脑水肿。他们通过实验研究发现基底动脉的内皮细胞缺乏控制血管扩张的肾上腺素能受体，因此常常导致以顶枕叶为主的影像学上的改变。由于是短暂性脑水肿病变，因此患者在停止应用环孢霉素 A 后或注射抗高血压药物后，神经病变多在数周后消退。

Zoja 等（1986）通过体外实验研究表明，环孢霉素 A 与血管内皮细胞接触能够导致内皮黏附特性的丧失、分离并继发细胞的破裂和溶解。毛细血管内皮的损伤还会改变微血管的渗透性，导致渗透的液体进入脑实质细胞外间隙，从而使大剂量的带有神经毒性和亲脂性的环孢霉素 A 到脑白质。同时环孢霉素 A 还可通过改变血管收缩和舒张介质的效用和释放水平损害血管的收缩功能。部分学者认为环孢霉素 A 能够提高内皮缩血管肽的水平从而导致血管的痉挛，进而产生轻度的可复性水肿。通过这种假设并观察到环孢霉素 A 诱发血清内皮缩血管肽的增加，随着内皮缩血管肽水平的提高导致肾血管的收缩从而产生肾毒性。

2. 临床表现　癫痫发作通常先于其他临床表现，主要表现为全身强直阵挛型惊厥，之前可以伴有视力模糊，与病变在枕叶所致的临床表现相一致。许多患者会反复发作性癫痫，单次发作非常少见。

并伴有记忆减退、自发性动作减少和动作反应迟缓。

临床上需与脑膜炎、脑炎、颅内出血、静脉窦血栓形成及代谢性脑病等鉴别。

3. 影像学研究　MRI 主要表现为颞叶后部、枕叶及顶叶皮层下 T_2WI 上高信号，有时可累及脊髓、额叶、胼胝体、脑干和小脑，增强扫描一般无强化。其分布常常呈对称性。

一例患者出现额叶、顶枕叶、颞叶后部及海马区对称性分布的病变，增强扫描未见明显强化。与文献报道一致。Hinchey 等（1996）认为 MRI 具有图像的高分辨率，特别是 FLAIR 成像，对于病变的显示有非常好的效果且能够显示许多隐匿性病变。

正确的检查方法对可逆性后部白质脑病综合征的发病时期有一定的评估作用，对临床治疗有重要意义。Bartynski 等（2001）也证实由于血管痉挛而导致大脑后动脉血管不规则收缩，在 T_2WI 上枕叶皮层及皮层下白质表现为高信号，后来的尸检证实了血管源性水肿和局部缺血而导致神经元的坏死，主要分布在枕叶的分水岭。

Lin 等（2003）报道了由于细胞毒性水肿而表现为顶枕叶皮层和皮层下白质血管和脑实质的损害，MRI 表现为扩散程度降低。

Aydin 等（2004）通过扩散加权成像（DWI）和磁共振波谱（MRS）对环孢霉素 A 诱发的可逆性后部白质脑病综合征的研究发现，T_2WI 和 DWI 于放射冠区表现为高信号，而在表观扩散系数图上表现为低信号；MRS 研究发现，波谱所反映的代谢率在患者与对照组之间差异无统计学意义，MRA 检查也未发现明显血管痉挛。

Domingo 等（2000）通过质子波谱发现可逆的血管痉挛导致乳酸峰的发生，但随后的波谱检查和 DWI 显示随着血管痉挛的消失，乳酸峰也立即消失，而扩散受阻则非常慢地消失。

该例患者在服用环孢霉素 A1 个月左右出现临床症状，主要表现为烦躁、记忆力下降及抽搐，血压升高明显。MRI 主要以颞叶、顶叶、枕叶、额叶受累为主要表现，病变累及皮层及皮层下白质。停止环孢霉素 A 治疗后，患者的神经症状得到缓解，随访 MRI 检查显示病变有改善，主要表现为额叶、颞叶病变消失，枕叶下部病变缩小。

1 年后复查，除双侧海马区还存在病变且病变缩小外，其他部位病灶均消失。说明该例患者在起病并停止环孢霉素 A 治疗时处于急性期或亚急性期。该例患者除了用环孢霉素 A 治疗外，同时也用 MTX 治疗。文献有 MTX 诱发可逆性后部白质脑病综合征的报道，但常见于大剂量的治疗。该例患者应用的 MTX 剂量较小，尚未达到 MTX 诱发可逆性后部白质脑病综合征的浓度从而不能促成脑白质病。由于条件的限制，该例患者未行 DWI、MRS 和 MRA 检查，这是该例资料的不足之处。

免疫抑制，特别是环孢霉素 A 用于骨髓移植的治疗可能会诱发可逆性后部白质脑病综合征，影像上以颞叶后部及顶枕叶皮层及皮层下白质受累为主，及时停用环孢霉素 A，控制高血压和纠正血液中的强化因子可能是治疗环孢霉素 A 诱发可逆性后部白质脑病综合征最有效的方法。对可逆性后部白质脑病综合征的正确认识，及时地 MRI 检查对于指导临床治疗和评价预后有积极的作用。

第三节　青霉素脑病

一般将青霉素大剂量快速注入，对脑皮质直接作用发生毒性反应，出现幻觉、反射亢进、肌肉痉挛、癫痫、昏迷等严重毒性反应，称为“青霉素脑病”。

青霉素毒性极低，临床应用广泛，但青霉素对神经细胞，特别是脑皮质有特殊毒性，当血 - 脑屏障不完善或血液中青霉素浓度过高时，透过血脑屏障进入脑脊液里青霉素浓度达到 8~10 U/ml，就可以引起癫痫大发作样抽搐。

1 例术中顺利，无癫痫病史，全麻药效时间过后即清醒，在多次高浓度静脉注射青霉素后出现癫痫发作和持续状态，抗癫痫药不能有效控制发作而停用静脉注射青霉素，癫痫发作终止，说明癫痫发作及持续状态与青霉素浓度累积性增高有关。

该病例也说明，青霉素脑病一旦发生，停用青霉素是控制症状、终止脑损害的关键，否则应用大剂量的抗痫药物即使控制了症状，青霉素的脑毒性损害仍在继续，其后果严重。

影像学研究：该例影像显示损害主要位于颞叶和顶叶皮层，尤以颞叶为甚，和动物实验的损害部位相似，而白质和对缺氧极为敏感的基底节区未见明显影像变化，这是和缺氧缺血性脑病不同之处。

以往有过青霉素脑病的 MRI 影像改变描述，该例则多次复查 MRI 动态观察了青霉素脑病的影像演变，其损害表现在 FLAIR 上最为清楚，特点是损害以皮层为主，皮层下影像改变不明显，皮层损害区域弥漫性水肿消退很慢，随水肿消退代之以明显脑萎缩。

影像变化说明这些区域的青霉素毒性损害先是神经细胞肿胀，继之肿胀的神经细胞死亡丢失，最后呈现损害区域的脑萎缩。神经细胞的死亡机制可能是青霉素阻断了抑制性神经递质 γ- 氨基丁酸受体，使抑制性神经网络功能失调而产生癫痫持续状态，导致皮层细胞持续性兴奋性毒性损害，终致自身代谢衰竭而死亡。

第三章　线粒体脑肌病

第一节　线粒体脑肌病伴高乳酸血症和卒中样发作综合征

线粒体脑肌病伴高乳酸血症和卒中样发作（MELAS）综合征是最常见的线粒体病，多为母系遗传，少数为散发。该病主要是由于线粒体的基因缺陷导致代谢底物不能进入线粒体或不能被其充分利用，造成细胞功能减退甚至坏死所致，主要累及脑和横纹肌。

病人以线粒体肌病、线粒体脑病、高乳酸血症和卒中样发作为特征，常因反复癫痫发作和卒中样发作就诊，由于首发症状不典型，早期临床诊断比较困难。该疾病的影像表现虽然与急性脑梗死类似，但仍具有一定的特征性，能够为临床诊断提供更为充分的信息。一项研究通过回顾2例经肌肉活检和基因检测证实的线粒体脑肌病伴高乳酸血症和卒中样发作综合征病人的临床和影像资料，总结线粒体脑肌病伴高乳酸血症和卒中样发作综合征的特征性影像改变，提高对线粒体脑肌病伴高乳酸血症和卒中样发作综合征的认识，减少误诊。

1. 病理学　线粒体脑肌病伴高乳酸血症和卒中样发作综合征是最常见的母系遗传的线粒体脑肌病，最早由Pavlakis等（1984）报道。80%的线粒体脑肌病伴高乳酸血症和卒中样发作综合征是由于mt DNA点突变导致线粒体能量代谢障碍所致，典型点突变基因为mt DNA A3243G点突变。

2. 临床表现　线粒体脑肌病伴高乳酸血症和卒中样发作综合征临床上可见于青少年和成人，发病年龄一般在45岁以下，以5~15岁最好发，女性多见。

Yatsuga等（2012）将线粒体脑肌病伴高乳酸血症和卒中样发作综合征分为儿童型（<18岁）和成人型（≥18岁），儿童型较成人型mt DNA突变比例高、临床表现重、病死率高，因反复脑卒中样发作后可出现进行性的智力减退；而成人型线粒体脑肌病伴高乳酸血症和卒中样发作综合征病人卒中样发作经治疗后基本可好转。一组2例病人经治疗后复查可见病情较之前好转。线粒体脑肌病伴高乳酸血症和卒中样发作综合征好发于脑的后部（枕叶、顶叶或颞叶），少数累及基底节区、丘脑、小脑、脑干及额叶，一般局限在皮质及皮质下白质区，深部白质较少受累，呈脑回样异常信号影，该组2例与文献报道基本一致，病变位于颞顶枕叶，尤其是颞叶中后部和枕叶，复查见病变位置前移，颞叶为主。

目前使用的临床诊断标准由Iizuka等（2002）提出：①临床有至少1次卒中样发作；②急性期在CT或MRI上可见与临床表现相关的责任病灶；③脑脊液乳酸升高；④肌肉活检使用改良的Gomori Trichrome染色可见碎样红纤维，琥珀酸脱氢酶染色可见强阳性血管。符合前3条诊断标准为临床诊断，4条诊断标准均符合病人可确诊为线粒体脑肌病伴高乳酸血症和卒中样发作综合征。该组2例病人均确诊为线粒体脑肌病伴高乳酸血症和卒中样发作综合征。改良的Gomori Trichrome染色中的破碎红纤维（RRF）及琥珀酸脱氢酶深染的小血管（SSV）是线粒体肌病肌肉活检的病理特点。有研究者认为，深染的小血管的出现在线粒体脑肌病伴高乳酸血症和卒中样发作综合征的诊断中比破碎红纤维更具有特异性，更能反映线粒体脑肌病伴高乳酸血症和卒中样发作综合征中小血管的病理变化。更有研究者认为，细胞色素C氧化酶正常的破碎红纤维及琥珀酸脱氢酶强阳性血管同时存在是线粒体脑肌病伴高乳酸血症和卒中样发作综合征区别于其他线粒体病的形态学特点。

3. 影像学研究　线粒体脑肌病伴高乳酸血症和

卒中样发作综合征的头颅影像表现具有一定的特点，急性期病变在平扫 T_2WI 和 FLAIR 序列最敏感，呈高信号，可见脑皮质增厚，增强扫描局部呈轻度脑回样强化；慢性期 T_1WI 及 T_2WI 无明显异常，FLAIR 可呈高信号，增强扫描呈软化灶样改变，病变区及边缘无强化，若急性发作，可见新旧病变交替样改变，病灶可向周围脑组织蔓延，有一定的提示意义。

DWI 往往表现为皮质及皮质下高信号，而 ADC 值随着病变所处的不同时期呈交替性变化。研究表明，急性期病变 ADC 值通常正常甚至出现轻度增高，提示病变的水肿类型主要为血管源性水肿；1 周后 ADC 值轻度减低，可能是由于皮质能量供应不足，脑组织缺血、缺氧导致细胞毒性水肿，从而出现 ADC 值降低；随后由于出现皮质萎缩和多发脑软化灶，引起 ADC 值增高；急性期治疗后（>25 d）ADC 值可恢复正常。

急性期 MRA 提示病变区血管增多、增粗，这与急性期乳酸血症导致血管舒张、灌注增高有关，罕有病变区供应血管狭窄或闭塞，这些均有助于与缺血性梗死相鉴别。

而也有文献报道，在线粒体脑肌病伴高乳酸血症和卒中样发作综合征慢性期可出现大血管狭窄、分支减少。自发病后 3 h 开始到 8 个月左右，PWI 检查病灶区域的脑血流增加。这是由于病变急性期发作后乳酸堆积，乳酸血症导致血管舒张，病变区呈高灌注。该组病例 1 的 PWI 表现为病灶区较对侧脑血流轻度增加。

慢性期主要是能量供应不足导致细胞毒性水肿，出现皮质萎缩和软化灶，病变周围出现胶质细胞增生和小血管增多，所以 PWI 通常表现为脑血流量正常或减低。

MRS 检查在 1.33×10^{-6} 位置附近出现倒置的双 Lac 峰，比 DWI 出现异常高信号的时间要早 2 周，NAA/Cr 及 NAA 峰值略显减低或正常，Cho 及 Cr 峰值正常。正常脑组织及脑脊液均检测到乳酸峰，提示机体无氧代谢程度在增加，此对临床诊断意义更大。病例 2 可见病灶区 NAA 峰值减低，Cho 和 Cr 峰值正常，并见明显的倒置 Lac 峰。

线粒体脑肌病伴高乳酸血症和卒中样发作综合征双侧基底节区病变多表现为铁质沉积、软化灶及胶质增生，在磁敏感加权成像（SWI）中呈低信号影。部分病人可见苍白球钙化，在 SWI 相位图中呈高信号。扩散张量成像（DTI）于部分各向异性图上可见病灶白质各向异性降低，纤维束分析可见病灶区皮质下白质纤维破坏、中断或稀少。

4. 鉴别诊断　线粒体脑肌病伴高乳酸血症和卒中样发作综合征主要应与脑梗死、中枢性感染相鉴别。

（1）脑梗死：脑梗死病人一般年纪较大，多有心脏病、高血压等基础病；DWI 序列高信号与供应血管分布区相一致，急性期 ADC 图呈明显低信号，MRA 检查可见相应供血血管纤细、狭窄或闭塞改变。

（2）单纯疱疹病毒脑炎：单纯疱疹病毒脑炎是中枢神经系统最常见的病毒感染性疾病。多有头痛、发热、脑膜刺激征等前驱症状，常累及大脑颞叶、额叶及边缘系统，很少跨叶，呈对称性；MRI 表现为稍长 T_1、稍长 T_2 信号，发病早期 DWI 呈明显高信号，ADC 图呈低信号，随着时间延长，DWI 信号减低。实时、定量的聚合酶链反应作为一种可靠、高度敏感和特异的方法已成熟应用于单纯疱疹病毒脑炎的诊断。

（3）副肿瘤边缘叶脑炎：副肿瘤边缘叶脑炎受累及的部位以边缘叶最常见，MRI 表现为受累脑组织的 T_2WI 呈轻度高信号，FLAIR 显示病灶比 T_2WI 清楚，增强扫描呈不强化或只有轻度小斑片状强化。

（4）原发性中枢神经系统血管炎：原发性中枢神经系统血管炎的 MRI 平扫呈长 T_1、长 T_2 信号，FLAIR 呈高信号，部分内见小片低信号，梯度回波序列可见大小不等的出血灶；增强后影像呈轻度片样强化或脑回样强化。CTA 和 MRA 主要表现为受累血管的狭窄或闭塞，慢性病灶可见侧支循环形成。

（5）克雅病：克雅病的特征性脑电图为高幅三相、双相或多相尖波及尖 - 慢综合波，但在早期和晚期常阙如；国内外研究者普遍认为 DWI 在克雅病的早期诊断中比脑电图和脑脊液 14-3-3 蛋白更敏感，DWI 常可清楚显示大脑皮质和基底节信号改变，大脑皮质高信号呈“花边征”。

综上所述，线粒体脑肌病伴高乳酸血症和卒中样发作综合征的 MRI 表现有一定的特征性，常规 MRI 检查中主要观察病变累及区域（皮质为主）、累及范围（不沿动脉血管供血区分布）以及病变的时间分布（新旧病灶交替）等，这对于病变的筛选有很大的意义。

而 DWI 的应用，通过不同时期的 ADC 值测量对于病变的发展和预后评估有着更加重大的意义;灌注成像的应用对于疾病的鉴别诊断意义更为重大;波谱分析技术可半定量地测量病灶区及脑脊液的 Lac 水平,从一定程度上可以作为脑脊液穿刺检查之前的筛选检查;SWI、DTI、MRA 等多种磁共振成像技术均有助于线粒体脑肌病伴高乳酸血症和卒中样发作综合征的诊断。线粒体脑肌病伴高乳酸血症和卒中样发作综合征在临床中少见,出现文中所述 MRI 表现时应考虑到此病,结合临床资料可确诊。

5. 影像诊断思维和临床诊断思维 影像征象和临床症状体征的主体是病人,均与组织的病理改变和病理生理机制明显相关。所不同的是,症状是疾病在发生、发展的过程中,由于一定的病因在发病机制作用下病理生理过程的综合临床反映;影像学征象则是上述机制所致病理改变在不同成像方法上的体现。两者既可相互提示,也可互为因果。知道这层关系,影像医师在遵从"按图(影像)索骥(疾病)"的影像诊断思路之外,还需要从临床诊断的角度出发,依据疾病的病理生理机制和病理特点寻找临床症状的合理影像解释。

两种思维(影像诊断思维和临床诊断思维)的交叉梳理能够让影像科医生充分结合临床,剔除"异病同影"或"同病异影"中不可能的诊断,得出与临床更为切近的诊断意见,提高诊断效率。作为一名放射科医师,只有不断丰富自己的临床知识,将影像和临床相关联,才能不断积累经验,做好诊断工作。

此项研究中病人均为成人,首发症状包括头晕、头痛、发热、癫痫,随后呈现卒中样起病,伴进行性神经功能缺失。

通过分析病人所有的异常征象,首先找到最具特征性的影像特征,即位于颞枕区的"卒中样病变",不按照血管供血区分布。然后以该征象作为线索考虑若干诊断:包括血管性病变、细菌/病毒感染性病变、免疫炎性病变、遗传性疾病、变性疾病、中毒性脑病等。接下来,为减少鉴别诊断的范围,通过结合临床症状及实验室结果不断缩小鉴别诊断的范围。

应用多模态的 MRI,寻找符合线粒体脑肌病伴高乳酸血症和卒中样发作综合征发病机制(病变区毛细血管、神经元和胶质细胞由于线粒体功能不良导致乳酸生成增多,神经元过度兴奋,出现毛细血管通透性增加,过度灌注,造成神经元损伤及能量代谢失衡)的影像信息,即 DWI 能够显示皮质的细胞毒性水肿和皮质下的血管源性水肿的信息,MRA 显示病变区血管及分支增多的信息,MRS 显示病灶区,甚至对称正常脑区均存在大量乳酸成分的信息,从而得出最终的诊断。

总之,提高对线粒体脑肌病伴高乳酸血症和卒中样发作综合征典型影像表现的认识,密切结合临床是降低误诊的关键。如发现病人身材矮小、近端运动不耐受和神经性耳聋,发病时出现偏盲、癫痫或偏瘫、头痛等卒中样症状,多模态 MRI 提示颞枕叶的"脑梗死"样表现,在排除了脑血管疾病的情况下,结合高乳酸血症、肌肉病理破碎红纤维及线粒体基因检查对线粒体脑肌病伴高乳酸血症和卒中样发作综合征多可以明确诊断。

第二节 误诊病例简介:脑卒中与卒中样发作

脑卒中是神经内科最常见的疾病。据了解,全国大多数医院的神经内科都是以看脑血管病为主的,门诊主要是脑梗死、头痛、头晕、肢体麻木等各类患者为主,病房也是以收治脑血管患者为主,可就在这最常见的疾病中,也有陷阱,稍有不慎,就掉进去了。

患者,男,57 岁。右利手,推床推入病房。主诉为答非所问 1 周,右侧肢体无力、言语含糊 2 d。入院前 1 周,家属发现患者答非所问,无头痛头晕,无肢体活动障碍,未诊治,入院前 2 d 上午出现构音含糊,晚上言语表达不出,晚上 8 点至医院急诊就诊,行颅脑 CT 示:左侧颞叶不均匀低密度灶,考虑为脑梗死,予以"醒脑静、依达拉奉、血栓通"等治疗,次日早上家属发现患者右侧肢体活动不灵活,持物困难,言语表达困难,不讲话,当时无饮水返呛,入院前 1 d 查体 NIHSS7 分(面瘫 1,右上肢肌力 2,右下肢肌力 1,感觉 1,构音障碍 1,失语 1),GCS15 分。

患者及家属否认高血压、糖尿病史,40 岁左右听力下降,50 岁出现双耳耳聋,开始使用助听器。吸烟、饮酒史不详。母亲有中风、糖尿病史。

神经系统体格检查：神志清，不完全混合性失语，双耳听力下降，查体欠合作。右侧中枢性面舌瘫，右侧上肢肌力3级，下肢肌力4级，右侧巴氏征阳性。感觉、视野查体无法配合。精神萎靡，体格瘦削。

入院后定位定性诊断如下。

（1）定位诊断，混合性失语，定位于左侧大脑半球语言中枢（运动和感觉），右侧中枢性面舌瘫，定位于左侧面神经核团以上，右侧上下肢肌力下降，病理征阳性，定位于左侧锥体束。感觉、视野查体无法配合，暂无相应定位考虑。综合考虑，定位于左侧大脑中动脉分布范围。头颅CT示左侧颞叶片状低密度影，左侧大脑中动脉下干支配区，支持临床定位。

（2）定性诊断：结合57岁，男性，急性病程，逐渐加重，进展性右侧肢体无力、混合性失语。头颅CT示左侧颞叶片状低密度影。脑梗死为首先考虑，左侧大脑中动脉支配区，大动脉粥样硬化型。尽管患者本人无高血压、糖尿病等危险因素，但患者母亲有中风、糖尿病史，存在家族中风危险因素，故待完善血生化及血管等卒中危险因素筛查。入院后继续急诊抗血小板、降脂稳定斑块及脑保护治疗。

入院后几天，患者讲话流利了些，右侧肢体活动明显好转。完善检查，头颅MRI回报：左侧颞顶枕叶急性梗死灶。似乎，一切就这样顺理成章了。但是，当看到磁共振图像时，才发现忽略了一些信息。患者的磁共振影像不符合脑血管病的血供分布，跨了大脑中动脉和大脑后动脉范围，且病灶偏皮层分布。大脑前、中、后动脉血供分布（横断面），这不是一个真的"脑卒中"，而是一个"卒中样发作"！

结合患者体格瘦削，既往无明显诱因听力下降，入院后查血脂正常，血免疫指标均正常。血糖异常，糖化血红蛋白（HbA1c）：6.60%，空腹葡萄糖：6.50 mmol/L。患者双侧颈动脉彩超：未见动脉粥样硬化斑块。头颅及颈部CTA：均正常。CKB：242 U/L。患者母亲身材瘦小，有耳聋、糖尿病史，因中风过世。似乎，一切该有的，都有了，诊断来了个大逆转，线粒体脑肌病伴乳酸血症和卒中样发作（MELAS）的诊断呼之欲出了，患者此次卒中只是本病中枢神经系统损害的表现。

下一步就需要再寻找更多支持的证据，并评估患者可能受损的器官功能，所幸心电图无异常。查血乳酸：2.4 mmol/L。送检mtDNA检测：基因诊断为未检测到突变位点。

调整治疗方案后，患者症状逐渐好转。但由于基因未检测到突变，MELAS的诊断受到很多质疑。由于线粒体基因本身的特殊性，以及线粒体基因检测的特殊性，必须找到基因之外的确凿证据，该怎么办呢？那就随访：1个月后患者独立行走步入诊室，失语较出院时明显好转，讲话欠流利。2个月后随访，患者更换了助听器，对答好，反应明显较前灵活，言语流利。发病后2个月复查MRI。到此为止，MELAS的诊断应该在没有基因确诊的情况下在临床上得到认可了，患者明确诊断为线粒体脑肌病伴乳酸血症和卒中样发作（MELAS），解释了患者的所有症状，患者母亲不明原因地死亡也得以真相大白，患者的相关亲属们在未来的人生路上也多了一份呵护。

第四章　韦尼克脑病

韦尼克脑病(Wernicke 脑病),又称为出血性脑灰质炎综合征,是一种因维生素 B_1 缺乏所引起的危及生命的神经系统疾病,由 Carl Wernicke(1881)首先发现并报道。

韦尼克脑病是维生素 B_1(硫胺)缺乏所致的严重代谢性脑病,是一个临床症候群,也是较危重的一种急症。它可导致严重的神经功能缺失甚至危及生命,而早期治疗可获痊愈。

维生素 B_1 缺乏引起脑和脊髓充血、水肿、组织变性,对周围神经更为显著,如四肢神经、膈神经、颅神经及迷走神经终末支较易受累,病程早期往往以周围神经及颅神经损害为临床表现,重者可出现昏迷。

韦尼克脑病常继发于易致维生素 B_1 缺乏的疾病,最常见于慢性酒精中毒患者,亦可见于妊娠剧烈呕吐、脑血管疾病、消化道术后不适当补液等各种原因引起的营养不良患者及各种慢性消耗性疾病患者。及早补充大剂量维生素 B_1,症状可迅速好转并痊愈,治疗时间是影响临床疗效的最重要因素。

本病临床上比较少见,起病隐匿,容易误诊和漏诊。非酒精中毒性韦尼克脑病临床上更容易被忽视和误诊,如治疗不及时可导致患者发生不可逆的脑损害。

韦尼克脑病典型的"三联症"表现为眼肌麻痹、共济失调、精神障碍,90% 患者有精神意识障碍,严重者昏迷甚至死亡,然而表现典型的"三联症"的患者仅为 1/3,所以临床诊断有一定的困难。有尸检研究证实其生前诊断率仅为 20%。颅脑 MRI 的广泛应用,极大地提高了韦尼克脑病的生前诊断率,改善了预后。

1. 病理学　硫胺在体内不能合成且储存较少,摄入过少或吸收障碍均能导致其缺乏。硫胺在体内活性形式为焦磷酸硫胺素,它是丙酮酸脱氢酶、α-酮戊二酸脱氢酶和转酮酶的辅酶,使丙酮酸脱羧转化成乙酰辅酶 A,将厌氧糖酵解与三羧酸循环连在一起。焦磷酸硫胺素还能使 α- 酮戊二酸转化成丁二酸,后者也是三羧酸循环中重要的一步反应。

在硫酸或焦磷酸硫胺素缺乏的情况下,三羧酸循环不能顺利进行,故不能生成大量 ATP,而几乎完全依靠葡萄糖氧化产生 ATP 作为能源的大脑细胞代谢就会发生障碍,并引起脑组织中乳酸堆积和酸中毒,干扰神经递质的合成、释放和摄取,损害了神经细胞甚至死亡,导致中枢神经系统功能障碍,表现为急性韦尼克脑病综合征。

维生素 B_1 缺乏引起本病脑损害的机制目前尚无一致定论。Morishima 等(2008)认为维生素 B_1 是糖三羧酸循环过程中重要的辅酶,它的缺乏可引起脑部能量代谢障碍及局部乳酸堆积,而乳酸堆积又增加了水通道蛋白 4 基因在星形胶质细胞中的表达,因而引起细胞水肿;Hazell 等(2009)认为维生素 B_1 为抗神经炎维生素,它的缺乏可增加细胞炎性反应机会;研究表明,韦尼克脑病的受损区域能发现促炎性细胞因子,在早期以小胶质细胞的炎性反应为主。

White 等(2005)在对本病的病理研究中发现:急性期病灶以少量神经元缺失、明显的毛细血管内皮肿胀以及红细胞外渗为主要特征;慢性或经治疗后的病灶以中等量神经元缺失及胶质细胞增生为特征,慢性韦尼克脑病患者可发生脑萎缩和白质疏松。

韦尼克脑病常对称性地累及乳头体、四叠体、丘脑和下丘脑的脑室旁区域、第三脑室、中脑导水管周围区域、第四脑室底和小脑的前上叶特别是蚓部,早期的病理改变为由受损部位神经纤维网状组织及血管周围海绵状蜕变引起的毛细血管显著扩张、细胞毒性水肿以及血管源性水肿,细胞毒性水肿占优势,随后出现血 - 脑屏障的破坏,血管内皮细胞增生、细胞内皮肿胀,外膜变薄及点状出血,最终导致胶质细胞增生、神经核团大量空泡样变、髓鞘脱失、神经元变性死亡。

韦尼克脑病是严重代谢性脑病,以往一般认为与嗜酒、胃肠疾病等消耗性疾病有关;近年来,各种原因所致的营养不良和胃肠外营养,导致非酒精性韦尼克脑病的发病率明显升高,一组 4 例的研究中 3 例均有明显由急性胰腺炎、结肠癌根治术化疗后引起的间断恶心、呕吐病史,长期营养不良,极易导致维生素 B_1 缺乏。

2. 临床表现 韦尼克脑病主要临床表现为意识障碍,眼球异常和共济失调。最常见的眼球症状是由于外直肌麻痹引起的水平性眼球震颤和共轴凝视,较少出现的还有瞳孔的异常,比如瞳孔反应迟缓、双侧瞳孔不等大、出血及视神经乳头水肿。精神状态改变是韦尼克脑病具有代表性的早期征象。最常见的是广泛的精神混乱状态,包括表情淡漠、注意力涣散以及对空间及环境的认知和自知力的障碍。重症者可出现昏迷甚至死亡。

虽然韦尼克脑病临床有典型的三联症——“眼肌麻痹、共济失调、精神及意识障碍”,但临床中多数患者仅表现其中部分症状,甚至无典型症状。一组 4 例患者的研究中,均出现不同程度的意识障碍,其中 2 例出现眼肌麻痹表现,对临床医师有一定的提示性;但临床上患者经常合并其他病症,或本病相关症状表现较轻,给临床医师对症状的采集、分析带来一定困难,干扰了对本病的诊断。

韦尼克脑病临床比较少见,是少数具有特异性治疗方法的神经系统急危重之一,早期应用硫胺治疗可改善或终止疾病发展。临床疗效主要与治疗时间、基础疾病及并发症有关,其中最重要的影响因素是治疗时间,据报道,韦尼克脑病如不及时治疗,死亡率高达 50%,若能早期诊断,积极治疗,避免不可逆的病情发展,患者一般可以完全恢复。

典型的韦尼克脑病临床主要表现为外展神经麻痹、眼球震颤,躯干共济失调和精神意识障碍“三联征”。但临床上这类典型患者仅占 16%~35%;大多数患者是仅出现 1~2 项临床症候的不典型病例,甚至部分病例早期没有任何临床体征,因而极易被误诊及漏诊,导致不可逆性病情变化,甚至死亡,特别是非乙醇中毒患者,有报道该病生前确诊率仅为 20%。因此,韦尼克脑病的早期诊断极其重要。

生化诊断如维生素 B_1 及红细胞转酮醇酶活性测量费时且大多数医疗机构不具备此项检查,因此,影像学检查被广泛运用于韦尼克脑病的诊断和疗效评估。

3. 影像学研究 文献报道 CT 对韦尼克脑病诊断的敏感度很低(13.3%),相比之下,MRI 具有高敏感性的优点。

MRI 的广泛普及对早期诊断韦尼克脑病有很大的帮助。MRI 是韦尼克脑病的首选影像学检查方法,其敏感性为 53%,特异性为 93%。韦尼克脑病具有特定的发病部位,病灶分布也极具特征性。MRI 示病变对称性分布于乳头体、第三脑室、丘脑中背侧核、中脑导水管周围区域。这些部位有较高的糖代谢、氧化代谢率,亦是维生素 B_1 代谢较快的地方,易受维生素 B_1 缺乏的影响。穹隆,第三脑室旁、第四脑室旁,导水管周围,乳头体,四叠体,丘脑为常见受累部位, MRI 可见上述部位病变所致的异常信号和乳头体的萎缩, T_1WI 像呈对称性略低信号,T_2WI 像呈对称性高信号,T_2 FLAIR 序列呈明显高信号,急性期增强扫描,由于血 - 脑屏障的破坏病灶可呈明显强化,经治疗后上述强化可减弱或消失。慢性期或痊愈后乳头体缩小甚至不能显示,可见遗留导水管和第三脑室扩大。病变对维生素 B_1 治疗敏感,所以诊断性治疗价值很大。

研究发现,韦尼克脑病的 MRI 表现特征性明显,常见第三脑室、第四脑室旁,导水管周围,乳头体,四叠体,丘脑内侧受累,呈对称性表现; T_1WI 呈低信号、T_2WI、FLAIR 呈高信号、DWI 急性期呈高信号,增强扫描,由于急性期血 - 脑屏障的破坏,病灶可见明显强化;经维生素 B_1 治疗后,病灶可见明显缩小甚至消失,强化效果减弱或消失。T_2WI 高信号是由神经细胞内外水肿所致。脑干出现 T_2WI 高信号与神经纤维网状组织海绵状蜕变有关。

一组 12 例 MRI 图像表现异常者中 11 例病变累及乳头体,表现为乳头体肿胀或萎缩,其中乳头体肿胀的病变 DWI 呈高信号,增强可见强化,可能为该病急性期的特征性影像学表现。9 例 DWI (b=1 000 s/mm^2)图像异常的患者中 6 例 ADC 值正常,此 6 例患者经短期维生素 B_1 治疗后原有症状基本消失;另外 3 例 ADC 值减低的患者治疗时间相对较长、恢复较慢,其中 1 例病损范围较大者死亡,提示 ADC 值有可能是区分可逆及不可逆性脑损伤的有效指标,能对疾病的顶后提供相关信息。

一组 16 例患者的研究中 4 例 MRI 图像未发现明显异常,但经短期维生素 B_1 治疗有效,提示 MRI 对本病的诊断还有一定盲区。

另一组 4 例患者,异常信号同样集中于第三脑室、第四脑室旁,导水管周围,乳头体,四叠体,丘脑内侧,另外,延髓、桥脑、中脑亦见,除常见典型部位,小脑齿状核、桥脑被盖、红核、中脑顶盖、尾状核及大脑皮层等少见部位亦可见异常信号。急性期,T_2WI、FLAIR 呈高信号,T_1WI 呈低或较低信号,DWI 急性期呈高信号;该组 4 例患者中 2 例行增强扫描,病灶均有明显强化,且经维生素 B_1 治疗后,病灶可见明显缩小甚至消失,强化效果减弱或消失。有研究报道,韦尼克脑病 MRI 表现中,FLAIR 由于可排除脑脊液干扰,而对病灶显示较 T_2WI 更清晰。一组研究中,1 例发病后初次 MRI 检查漏诊,确诊后复习首次 MRI 检查,发现延髓、桥脑、中脑背侧及中脑导水管周围可见小片 T_2W1、FLAIR 高信号,DWI 少许高信号。由于病灶较小,影像医师未发现;FLAIR、DWI 显示较明显。

病理研究表明,乳头体改变为韦尼克脑病最具特征性表现,有报道出现率达 100%。该组 4 例患者中 3 例出现乳头体改变,增强扫描明显强化,治疗后强化减弱或消失。

此外,不典型韦尼克脑病的大脑皮质、髓质、壳核、尾状核、小脑齿状核、红核、中脑顶盖、下桥脑被盖等多部位损害而使临床表现复杂化,MRI 表现为损害部位对称性的 T_2WI 高信号,临床上较少见。

近年来,有关韦尼克脑病的 DWI 和磁共振波谱成像(MRS)的报道逐渐增多。急性期韦尼克脑病病灶表观弥散系数(ADC)明显下降,DWI 呈高信号,经过治疗后病灶可以缩小或消失,ADC 值可以升高;DWI 在显示神经元有无可逆性损害和鉴别细胞水肿类型方面比常规 T_1、T_2 加权像更敏感,通过对 DWI 的动态观察和定量分析,有可能区别可逆性和不可逆性脑组织损伤,对疾病的早期诊断和预后提供帮助。

MRS 研究显示,韦尼克脑病患者氮 - 乙酰天冬氨酸(NAA)与肌酸(Cr)值下降,乳酸(Lac)峰值升高,胆碱(Cho)减低,Cho/Cr 无明显减低;治疗后监测 NAA/Cr 比值有无回升,可以提示脑神经元是否发生可逆性损害,从而确定神经细胞的存活以及对预后方面有极大的帮助。有关韦尼克脑病的 DW1 功能成像研究的报道越来越多,文献资料显示,DWI 有可能是区别可逆性和不可逆性脑组织损害的有效方法,能对疾病的早期诊断及预后提供帮助。急性期韦尼克脑病病灶区域由于脑能量代谢减少致局部乳酸中毒及血 - 脑屏障的破坏,病变区发生细胞毒性水肿和血管源性水肿,这两种病变都是可逆的,经过治疗病灶可缩小或消失,ADC 值可升高。DWI 在显示神经元有无可逆性损害和鉴别细胞水肿类型方面比常规 T_1WI、T_2WI 更敏感,通过对 DWI、ADC 值的动态观察和定量分析,可为疾病的早期诊断及预后评价提供重要信息。

韦尼克脑病患者疾病严重程度及预后与其脑部组织损害范围相关,一些作者报道 2 例深昏迷患者不仅显示内侧丘脑及侧脑室、第三脑室、中脑导水管周围脑组织异常信号,其部分大脑皮质也明显受累,其中 1 例成为持续性植物状态,随访 2 年上述异常信号持续存在,另 1 例死亡;而处于浅昏迷的患者表现为丘脑内侧、第三脑室、中脑导水管与第四脑室周围脑组织明显损害;仅有嗜睡等轻度意识障碍的患者仅显示中脑导水管周围及内侧丘脑轻度损害。临床治疗后转归及颅脑 MRI 随访结果显示,仅内侧丘脑、第三脑室、中脑导水管与第四脑室周围脑组织损害的患者,其中枢神经系统仍然是可逆的,随临床症状的好转,其异常信号逐渐消失,而伴有大脑皮质损害的韦尼克脑病患者已处于脑组织损害的不可逆期,预后恶劣。一组 3 例患者通过治疗后 1 例完全恢复,1 例好转但遗留记忆力减退,1 例死亡,对比其 MRI 表现,脑组织损害范围轻者其治疗效果好,可以完全恢复,重者其治疗效果很不理想,甚至死亡。

4. 鉴别诊断 韦尼克脑病在 MRI 图像上表现为特定区域对称性异常信号,这需与其他可引起脑部对称性长 T_1、长 T_2 异常信号的疾病加以鉴别。

(1)亚急性坏死性脑脊髓病(Leigh 综合征):病损部位及 MRI 信号特点与韦尼克脑病几乎相同,常伴脑萎缩,多发生于小儿患者,早期认为此病是婴儿型韦尼克脑病,后来人们逐渐认识到此病和线粒体异常有关。临床上血清维生素 B_1 含量正常是其重要鉴别点。

(2)急性一氧化碳中毒:MRI 表现为苍白球变性坏死,双侧大脑白质区脑水肿,可见以脑室周围为主的长 T_1、长 T_2 信号。临床结合一氧化碳接触史及碳氧血红蛋白测定可明确诊断。

(3)肝豆状核变性:肝豆状核变性是一种常染色体隐性遗传疾病,主要病变为基底节及脑干变性,病灶多位于双侧壳核,其次为丘脑、脑干和齿状核,MRI 呈长 T_1、长 T_2 信号改变,增强后病灶无强化。临床上结合肝功能检查、角膜 K-F 环、血清总铜量降低及尿铜排泄量增加等即可确诊。

(4)多发性硬化:病史多反复发作缓解,累及大脑白质及胼胝体等，由于病灶是沿脑内静脉周围分布的，所以侧脑室旁及半卵圆中心的脱髓鞘斑块常垂直于侧脑室分布，呈长椭圆形，是该病的 MRI 特征。

（5）病毒性脑炎：较常见的为单纯疱疹性脑炎，主要累及双侧颞叶和额叶下部，有时累及中脑、丘脑，急性期表现为发热、头痛甚至昏迷，而韦尼克脑病不伴有发热。

（6）乙型病毒性脑炎：可侵犯整个中枢神经系统，病变早期累及丘脑及中脑，多为双侧性，但常首先累及丘脑后半部和大脑脚的黑质部分，与韦尼克脑病有一定区别。确诊还需结合其流行病学特征、脑脊液、血清学及病原学检查。

（7）基底动脉尖综合征：最大特征为双侧丘脑梗死，病灶位于丘脑中心部位，多围绕板内核周围，呈蝶形、对称性长 T_1、长 T_2 信号；常继发于高血压、糖尿病及动脉粥样硬化等疾病。

（8）中心性脑桥溶解主要见于慢性酒精中毒、营养不良患者，与韦尼克脑病类似，表现为脑桥基底部中央对称性病灶，有显著增强，但主要分布在白质，与韦尼克脑病主要分布在灰质不同。韦尼克脑病可继发于慢性消耗性疾病及外科手术，故还需与临床症状相似的肝性脑病、胰性脑病、肾性脑病等鉴别。胰性脑病、肾性脑病颅内病变多不对称，肝性脑病颅内病变虽为对称性分布，但 T_1WI 信号增高为其主要特征，可资鉴别。

（9）胶质增生：也可出现 T_2WI 及 FLAIR 序列的斑片状高信号，但病变不会对称性分布于第三脑室、第四脑室旁，导水管周围。

韦尼克脑病有时会出现以精神异常为主的科萨科夫综合征，此时要与精神病鉴别，精神病病人头部 MRI 检查正常。另外，有作者曾报道儿童线粒体脑肌病有 90% 出现深部灰质如双侧基底节和丘脑病变，30% 合并导水管周围灰质的受累，此类疾病主要依据病理检查、生化检查及基因检测确诊。

韦尼克脑病特别是非酒精中毒性韦尼克脑病临床表现多样化，但 MRI 表现有较高的特异性，特别是 DWI 及 ADC 值可为临床早期诊治及判断预后提供有效信息。部分韦尼克脑病患者 MRI 图像可无异常表现，故临床上有相关病史且出现类似症状却无异常 MRI 征象时，也应考虑到本病，及时补充维生素 B_1 进行试验性治疗，以提高本病的治愈率。

韦尼克脑病虽然有典型的“三联症”，但患者临床中经常表现不典型，临床诊断，特别是早期诊断有一定的困难。而韦尼克脑病若不能及时治疗，有危及生命的可能，且及早有效治疗，预后改善明显。由于 MRI 表现特征性明显，临床中有胰腺炎、胃肠道手术等间断恶心、呕吐及禁食等病史，又表现部分“三联症”症状，临床医师、影像科医师均应注意本病，完善各项相关检查，为韦尼克脑病早期诊断、治疗，改善预后提供帮助。依靠临床表现、MRI 特征性表现及实验室检查可对韦尼克脑病做出明确的诊断，对于疑似病例应用维生素 B_1 试验性治疗不失为一种可靠的诊断方法。总之，MRI 可清晰地显示韦尼克脑病特征性定位损害，是生前诊断韦尼克脑病最有价值的检查方法，早期正确诊断、及时有效治疗常可挽救患者的生命。

第五章 肝性脑病

第一节 肝性脑病神经影像学研究

肝性脑病是由各种严重肝脏疾病引起的以代谢紊乱为基础的中枢神经系统功能失调综合征，其发生率居高不下，已成为我国一个重大公共卫生问题。近年来，神经影像学发展迅速，特别是功能磁共振成像及正电子发射型体层摄影术，从结构、功能、代谢等多方面对肝性脑病进行早期诊断和随访观察。

肝性脑病是由各种严重肝脏疾病引起的以代谢紊乱为基础的中枢神经系统功能失调综合征，典型临床表现为意识障碍、行为异常、特征性的扑翼样震颤及神经肌肉异常。

肝硬化是我国常见病多发病，肝硬化患者合并轻微型肝性脑病常见，若不进行及时有效的处理，半年内约有 40% 的患者发展成为临床型肝性脑病，危及生命，肝性脑病的发病机制至今未明，其中高氨血症、假性神经递质、氧化应激、脑血流量改变及脑能量代谢都无法完全解释其病理生理机制。

神经炎症在肝性脑病发生中也起重要作用，促炎性细胞因子、小胶质细胞激活后的单核细胞再生以及氨、乳酸盐、锰等在大脑中堆积导致血 - 脑屏障的渗透性改变。

近年来神经影像学研究发展迅速，特别是功能磁共振成像和分子影像学（以核医学为代表）的发展在肝性脑病的病理生理机制，例如锰中毒、低级别水肿、神经炎症等学说研究中做出了重要贡献；此外，其在肝性脑病发生预测、早期诊断及疗效随访等方面也显示出很大的应用潜力。此处仅就近年来肝性脑病神经影像学（主要是 MRI 和核医学）研究及进展进行讨论。

常规 / 结构 MRI 成像：肝性脑病在常规 MRI 上有相对特异的改变，即在 T_1WI 上可见苍白球与部分内囊结构的双侧对称性高信号，T_1WI 上还可显示高信号的部位有尾状核、黑质、中脑被盖以及垂体；T_2WI 上额叶及顶叶可出现局灶性及广泛层状高信号。

急性及爆发性肝衰竭可表现为额叶、顶叶萎缩以及尾状核的 T_2WI 高信号。此外还可见颅内压升高的表现，如弥漫性脑回肿胀，伴基底节区、丘脑及邻近白质 T_2WI 高信号及脑室受压变形，T_2 FLAIR 图像上可见脑白质病变，尤其是皮质脊髓束内及其周围的高信号。

Liu 等（2013）通过 T_2*WI 发现轻微型肝性脑病患者双侧壳核相位值降低，通过多重回归分析发现壳核及右侧额叶白质与认知评估有关。

基于体素形态学分析是一种以体素为单位的形态测量学方法，可以定量检测脑组织各组分的密度和体积，从而能够检测出局部脑区的特征和脑组织成分的差异，能早期发现脑萎缩及确定萎缩的部位。

Zhang 等（2012）研究发现肝硬化的患者脑结构存在广泛对称性的异常，并且肝性脑病患者异常的范围更广，并进一步发现，丘脑体积增加与肝性脑病进程没有相关性，肝衰竭和门体分流手术对患者的脑结构有影响。

Iwasa 等（2012）也发现，与正常受试者相比，肝硬化患者小脑、枕叶的灰质体积减少，扣带回、顶叶、颞叶、枕叶等区域的脑白质体积减低，并且与血氨浓度及神经心理测试有显著相关性。

Montoliu 等（2012）发现轻微型肝性脑病患者颞叶上回、楔前叶皮层局部变薄，距状沟的皮层厚度与血氨浓度有关，通过回归分析发现正常对照组与非轻微型肝性脑病及轻微型肝性脑病患者的皮层厚度和临界闪烁频率均不同。

功能磁共振成像：磁共振波谱成像（MRS）是一

种无创性研究活体器官组织代谢、生化改变及化合物定量分析的方法。其中[1]H-MRS主要用来探测脑内代谢物质的变化。肝硬化、轻微型肝性脑病及肝性脑病患者脑部典型MRS表现为Glx/Cr升高，Cho/Cr及mlns/Cr降低。研究报道显示，大鼠急性和慢性肝衰竭模型得出不同原因的肝性脑病谷氨酰胺均有升高，慢性肝病大鼠模型比急性肝衰竭模型的谷氮酰胺增加的区域更明显。Bajaj等（2013）发现血清非对称性二甲基精氨酸（一种一氧化氮合成酶抑制剂）水平与认知及MRS异常改变有明显的相关性，其推测非对称性二甲基精氨酸可能与肝性脑病的发生有关。

扩散加权成像及扩散张量成像可提供脑内水分子的运动信息，并能区别细胞内或细胞外水肿：急性肝性脑病在扩散加权成像上表现为皮质对称性、弥漫性高信号，表观扩散系数降低，表明弥漫性神经元损伤、皮质坏死，这可能是由于脑缺血缺氧及氨中毒所致。

Lodi等（2004）研究发现，肝硬化患者的表观扩散系数值比正常人升高。平均扩散率和各向异性指数是扩散张量成像最常用的两个指标。平均扩散率指的是体素内各方向扩散幅度的平均值，代表了某一体素内水分子扩散的大小和程度。各向异性指数指水分子各向异性成分占整个扩散张量的比例，反映脑白质细微机构的完整性。有学者利用扩散张量成像研究发现轻微型肝性脑病患者的平均扩散率明显高于正常受试者，且平均扩散率值的增加与肝性脑病分级呈正相关。

磁共振灌注加权成像包括动态磁敏感对比增强和动脉自旋标记两种方法。Li等（2012）通过动态磁敏感对比增强-MR灌注成像研究发现轻微型肝性脑病患者基底节、丘脑肝性脑病增加，平均通过时间降低。动态磁敏感对比增强-MR灌注成像需要使用钆对比剂，增加了肾损伤的概率，使其应用受到限制。

近年来出现的以动脉血内自由扩散的水分子为内源性示踪剂，无须使用血管内对比剂或放射性示踪剂来获得肝性脑病值的动脉自旋标记被用于肝性脑病研究中。Zheng等（2013）通过动脉自旋标记发现肝硬化患者脑处于高灌注状态，基底节区的肝性脑病可作为鉴别轻微型肝性脑病和单纯肝硬化的生物影像指标，可作为诊断轻微型肝性脑病的工具之一。

动脉自旋标记研究：Zheng等（2012，2013）通过动脉自旋标记研究发现经静脉肝内门体分流术术后大部分皮层区域肝性脑病增加，而全脑肝性脑病降低可能预示经静脉肝内门体分流术术后肝性脑病的发生；通过短期和长期的随访发现肝硬化患者经静脉肝内门体分流术术后全脑肝性脑病不同阶段的波动，提示经静脉肝内门体分流术不但影响肝硬化患者短期也影响其长期的肝性脑病改变。

血氧水平依赖功能磁共振成像：血氧水平依赖功能磁共振成像是利用内源性血红蛋白作为对比剂，通过血氧饱和度的变化实现成像，反映了血流、血容量和血红蛋白氧合作用三者之间的相互作用关系。脑功能活动区的脱氧血红蛋白含量低于非活动区，脱氧血红蛋白作为顺磁性物质缩短T_2的作用亦减小，因此在T_2WI/T_2*WI上脑功能活动区的信号强度高于非活动区，具有较高的空间、时间分辨力及较好的可重复性，已成为神经影像学领域发展最迅速的新技术之一，也是近年来肝性脑病磁共振成像研究应用最多的方法之一，研究设计主要采用任务态和静息态两种方法。

任务态功能磁共振成像：任务态功能磁共振成像，即在特定的实验任务条件下对大脑的活动进行分析，反映了与任务相关的局部脑神经细胞活动。Liao等（2012）采用功能磁共振联合n-back记忆负载测验研究发现轻微型肝性脑病患者双侧前额叶、辅助运动区和双侧顶叶等激活降低，推测这些脑区的损伤与肝硬化患者的空间工作记忆障碍有关。

McPhail等（2013）采用视觉运动任务实验发现经药物治疗4周后的轻微型肝性脑病患者视觉皮层有更多的激活。基于任务态的功能磁共振可用于研究肝硬化患者相应认知功能障碍的脑区异常，但对症状较重的肝性脑病患者不适用，个体水平差异大，推广应用受到限制。

静息态功能磁共振成像：静息态功能磁共振成像不受任务设计的限制，简单易行，可重复性高，适合进行肝性脑病研究，目前应用最广泛。已有低频振荡幅度、局域一致性分析、功能连接、独立成分分析、Granger因果分析等多种数据处理方法用于肝性脑病的研究。

Ni等（2012）利用局域一致性分析的方法研究发现单纯肝硬化及轻微型肝性脑病患者均存在静息态局域一致性的异常，表现为弥漫的皮质区域局域一致性分析值减低，提示随着病变进展，肝硬化患者的脑功能改变更明显。Zhang 等(2012)利用独立成分分析方法发现肝性脑病患者默认网络内的右侧中额叶和左侧后扣带回的功能连接显著减低,提示肝性脑病患者的静息态默认脑网络的损伤。

小世界拓扑属性的研究:Hsu 等(2012)利用小世界拓扑属性的研究发现肝性脑病患者脑网络小世界属性异常,其结果提示肝性脑病患者的脑功能网络结构发生异常,且脑网络异常的程度与肝性脑病严重程度相关。Zhang 等(2012)利用全脑功能连接研究显示轻微型肝性脑病患者存在皮质基底节丘脑环路功能连接的损害,且与患者神经认知功能改变有关,提示这一环路的损害在肝性脑病发生中可能起主要作用。

多模态磁共振成像:不同的功能磁共振方法各有优缺点,结合多种功能磁共振方法,能同时从细微结构、功能及代谢层面对疾病进行研究,为肝性脑病的发病机制提供新的见解,为早期诊断治疗提供新的思路。

Qi 等(2012)采用功能连接结合扩散张量成像研究发现轻微型肝性脑病患者默认网络的结构和功能连接均存在异常,且在某些结构无异常的脑区也发现功能连接的异常,提示功能成像对检测肝性脑病早期改变更敏感。Chen 等(2012)联合基于体素的形态学分析和扩散张量成像研究乙型肝炎相关肝硬化患者,发现广泛的脑白质异常,认为可能是神经认知损伤的机制之一。Qi 等(2013)通过联合基于体素的形态学分析和扩散张量成像研究轻微型肝性脑病患者脑灰质与白质的异常,发现其存在脑皮层萎缩和脑白质低级别水肿。

核医学技术:单光子发射计算机断层成像术通过探测接收并记录人体内靶器官或组织的放射性示踪物发射的γ射线,通过图像重建,以影像的方式显示出来,在提供解剖学结构的同时提供脏器的血流、功能、代谢情况等,在肝性脑病的应用主要反映在肝性脑病改变,主要显像剂为 ^{99}Tcm-ECD。Sunil 等(2012)研究发现酒精性肝硬化轻微型肝性脑病患者较正常人右侧前额叶、前扣带回肝性脑病明显减低,右侧颞中回和海马肝性脑病明显增高。

正电子发射型体层摄影术是经外周静脉注射不同示踪剂后探测体内放射性核素分布,并定量分析人体内生物化学物质代谢情况的成像技术,能从分子水平诊断人体器质性病变及功能性病变,临床上常用的放射性核素有 ^{15}O、^{13}N、^{18}F、^{11}C;在肝性脑病的临床研究及应用中,主要有 ^{15}O-H_2O 评价脑组织血流灌注、^{13}N- 氨检测脑内氨的代谢、^{18}F-FDG 反映脑内葡萄糖代谢情况及 ^{11}C-PK 11195 研究外周苯二氮䓬受体表达情况。

^{15}O-H_2O 可测量脑组织血流灌注改变,肝性脑病患者存在异常的脑血流灌注模式,急性肝性脑病时肝性脑病增加,慢性肝性脑病时肝性脑病普遍降低;与氨代谢的区域性差别一致,肝性脑病患者的脑血流灌注也具有明显的区域性分布。

Iversen 等(2009)利用 ^{15}O -O_2 及 ^{15}O-H_2O 分别测定肝硬化伴肝性脑病患者和健康对照组的脑 O_2 代谢率和肝性脑病,发现肝硬化伴肝性脑病患者脑 O_2 代谢率、肝性脑病降低与动脉血氨浓度升高呈负相关,且这些脑内物质的异常代谢与肝性脑病患者出现的神经精神异常密切相关,肝移植后这些代谢异常及认知功能损害均有所改善。

肝性脑病患者脑内氨代谢增强已得到公认,而对于血 - 脑屏障对氨的通透性是否增加尚无定论。Keiding 等(2006)应用 ^{13}N- 氨实时动态监测肝硬化伴急性肝性脑病患者、肝硬化无肝性脑病患者及健康对照者的脑组织氨动力学,发现急性肝性脑病患者的血 - 脑屏障对氨的通透性并未增加,脑内氨的增加主要由血氨增加导致。氨的代谢吸收与血氨浓度呈线性相关,当脑内血氨聚积,^{13}N- 氨通过血 - 脑屏障时,渗透性体表面积产物也随之升高,两者共同通过血 - 脑屏障进入脑组织;研究发现肝性脑病与脑血氧代谢及肝性脑病下降有关,而与氨的摄取无关。利用 ^{18}F-FDG PET 可反映脑内葡萄糖的代谢情况, Senzolo 等(2009)利用 ^{18}F-FDG 及神经心理测试对肝硬化患者及健康对照者进行长期跟踪研究,发现接受肝移植的患者 1 年后各大脑皮层葡萄糖代谢明显增加,神经心理测试结果也显示认知功能明显改善,仅 20% 患者在额叶任务中残留轻微障碍;10 年后仍存活者认知功能却未见进一步改善。

外周苯二氮䓬受体是一类结构和生理功能独特的受体,广泛分布于外周组织的线粒体外膜,其主要功能是合成类固醇。肝性脑病患者由于神经炎性反应活化小胶质细胞,使外周苯二氮䓬受体大量表达,进而使神经类固醇的合成增加,神经类固醇通过调节 γ- 氨基丁酸受体发挥作用。^{11}C-PK 11195 是目前较为成熟的外周苯二氮䓬受体正电子发射型体层摄影术显像剂,Cagnin 等(2006)应用此显像剂在轻微型肝性脑病患者中发现双侧苍白球、右侧壳核、右侧背外侧前额叶示踪剂摄取增高，表明胶质细胞的改变导致了外周苯二氮䓬受体表达增加，这可能是肝性脑病脑功能损害的原因。

总之，神经影像技术在阐述肝性脑病的病理生理机制方面有重要价值，利用多模态功能影像技术，从微细结构、功能甚至分子水平全面揭示肝性脑病的病理生理机制；此外，寻找敏感、特异的影像学生物学标记用于肝性脑病的早期诊断、早期治疗及随访疗效观察是今后研究的重点方向之一。

第二节　获得性肝脑变性：一种少见的肝病相关神经系统病变

严重慢性肝脏疾病可并发神经系统病变，包括肝性脑病、获得性肝脑变性（AHCD）和肝性脊髓病。获得性肝脑变性是一类少见的而且不可逆性神经功能损害的临床综合征，其发病是由于反复发生肝性脑病，或长期多次代谢紊乱所引起。

获得性肝脑变性起病一般隐匿，多以精神异常、认知能力下降、帕金森病样症候群为主要表现，极易误诊为神经系统变性疾病，此处讨论获得性肝脑变性的临床特点及发病机制，以期为临床肝性脑病的鉴别诊断提供帮助。

1. 流行病学与临床表现　获得性肝脑变性由Van Woerkom（1914）首次提出，随后Victor等（1965）学者发表了具有里程碑意义的文章。目前约有550万美国人患肝硬化，其中等待肝移植的约17 000例患者中运动障碍的发生率高达20%~90%。获得性肝脑变性在肝硬化患者中的发病率为0.8%~2%。

获得性肝脑变性的症状通常发生在50~60岁的成年人中，少数可见于儿童，因此发病年龄无法区分获得性肝脑变性与肝豆状核变性。获得性肝脑变性发生于肝功能失代偿后数周或数年后，病程具有可变性，可能出现突然加重。生存期从发病后数周至超过30年不等。大多数患者死于肝硬化的晚期并发症，如感染、凝血功能障碍、肝肾综合征、肝细胞癌、肝性脑病等。获得性肝脑变性是慢性肝病引起的一种不可逆性锥体外系综合征。临床主要表现为帕金森综合征、共济失调、意向性震颤、舞蹈症等运动障碍以及精神行为异常和智能障碍等神经心理学改变。神经精神症状可表现为淡漠、嗜睡、过度嗜睡、继发性痴呆等；锥体外系症状常见为局限性肌张力障碍、体位性震颤、肌阵挛、强直、舞蹈手足徐动等；小脑症状如构音障碍、共济失调、眼球震颤等。上述症状可以仅有其一，也可兼有之。获得性肝脑变性通常发病隐匿，最先出现的症状通常由患者的亲属发现。最常见的症状为运动迟缓、肌强直、姿势性震颤。

2. 发病机制　获得性肝脑变性的发病机制迄今为止尚未完全阐明。有研究结果显示获得性肝脑变性是与多种代谢异常有关，如氨、芳香族氨基酸、锰等，伴有某些特定大脑区域异常敏感性低灌注。锰的毒性作用可能是一个重要的致病因素。已证明锰是在肝胆系统被清除，获得性肝脑变性患者的血清及脑脊液中锰浓度高于正常范围数倍。获得性肝脑变性患者大脑中锰的沉积可能会引起脑实质弥漫性变性。锰的神经毒性机制包括与多巴胺受体结合、干扰神经递质摄取、改变细胞膜受体表达以及多巴胺受体功能，引起多巴胺的自动氧化作用，形成儿茶酚胺的毒性。

获得性肝脑变性病理的特征性表现为神经元的缺失、Alzheimer Ⅱ型星形胶质细胞、基底节区细胞质内糖原颗粒。组织学表现为大脑皮质及基底节区发生弥漫性脑萎缩和半透明变色，光镜下可见多发性微泡样变性。微泡样变性起源于深皮质层和基底节，且延伸至相邻的白质纤维束。Alzheimer Ⅱ型星形胶质细胞存在过量线粒体、粗面内质网和含有脂褐素颗粒的空泡，或者是细胞内存在过量的顺磁性物质（可能为过量的锰元素）。此外，Kleinschmidt-DeMasters等（2006）研究观察到获得性肝脑变性患者可能存在与脑桥中央髓鞘溶解症相同的渗透机制。

3. 早期诊断方法　有研究结果显示，获得性肝脑变性患者空腹状态下测量血锰水平升高，脑脊液中锰浓度可升高。铜蓝蛋白水平和血清铜均在正常范围内。血氨水平可正常或升高。

4. 影像学表现　MRI已被广泛用于检查与慢性肝病有关的神经系统并发症，获得性肝脑变性其影像学特征在双侧基底节及脑干出现MRI T_1WI高信号。MRI的T_1WI像通常显示在基底核的高信号，以及额顶叶和小脑萎缩是常见的。文献中报道的部位还有：垂体、下丘脑、红核。MRI 的 T_1WI 像高信号区域的强度和延伸与肝病的严重程度之间可能存在相关性。然而，这种相关性在异常信号区域与神经系统症状之间不存在。虽然这种异常信号的起源尚不清楚，有研究结果显示，这种损害是可逆的，可能由于门 - 腔静脉分流术或肝功能障碍所致的顺磁性物质的沉积引起的代谢改变。

有研究报道某些患者 MRI 的 T_2WI 序列在基底节、中脑、脑桥臂、双侧小脑齿状核显示信号强度的增加。获得性肝脑变性患者中苍白球的 T_1 高信号可能与锰沉积有关。Maffeo 等（2014）认为获得性肝脑变性与肝硬化的原因、急性肝性脑病的发作、MRI 信号强度无相关性，血锰浓度不能反映 MRI 信号或获得性肝脑变性。MRI 苍白球 T_1 高信号是获得性肝脑变性临床表现的先决条件而不是充分条件。

5. 鉴别诊断

（1）肝豆状核变性：肝豆状核变性是一种常染色体隐性遗传的铜代谢障碍引起的疾病，主要的神经系统症状为帕金森综合征、肌张力障碍、小脑病变、锥体束征、舞蹈病、手足徐动症、肌阵挛、行为异常。获得性肝脑变性的典型临床表现与之相似，因此鉴别主要依靠实验室检查。肝豆状核变性患者由于铜代谢障碍，可引起血清铜蓝蛋白和总铜量减少，血清游离铜和尿铜增加，并且过多的铜可在肝、脑、肾、角膜等部位沉积，使相应部位发生病变，常见角膜色素环（K-F 环）形成。获得性肝脑变性患者上述检查则无明显异常。此外，两者影像学检查也存在差异。肝豆状核变性的头颅 CT 可发现基底节区的异常，可先于症状出现，常见为双侧豆状核区对称性低密度或异常信号。MRI 表现更敏感，除基底节区外，还可见丘脑、脑干、齿状核的 T_2WI 高信号、T_1WI 低信号。这与获得性肝脑变性的 MRI 表现截然不同（表 7-5-1）。

表 7-5-1 获得性肝脑变性鉴别诊断

鉴别诊断	肝性脑病	肝豆状核变性	肝性脊髓病
临床表现	意识障碍、行为失常和昏迷	锥体外系症状	慢性、进行性双下肢运动受累的痉挛性截瘫
体征及检查	扑翼样震颤，血氨可升高	K-F 环（+），血清铜蓝蛋白和总铜量减少，血清游离铜和尿铜增加	多为对称性，近端较远端明显，肌力下降，肌张力升高，腱反射亢进，阵挛及锥体束阳性，运动诱发电位异常
影像学表现	无临床表现时即可出现苍白球的对称性 T_1W1 高信号；可出现脑萎缩或少数 MRI 显示广泛异常，如额叶、岛叶、脑白质 T_2Wl 及 DWI 高信号	头颅 CT 示双侧豆状核区异常低密度影；MRI 表现为双侧基底节、丘脑、脑干和齿状核的 T_2Wl 高信号、T_1W1 低信号	MRI 无特征性表现

（2）肝性脑病（HE）：肝性脑病是指发生于肝脏功能严重障碍或失调且排除其他已知脑病的神经心理异常综合征，其主要临床表现是意识障碍、行为失常和昏迷，是急性肝衰竭及慢性终末期肝病相关的常见并发症，脑部的病理改变主要是弥漫性脑水肿。获得性肝脑变性主要与 C 型肝性脑病鉴别，C 型肝性脑病以慢性反复发作的性格、行为改变，甚至木僵、昏迷为特征，常伴有肌张力增高、腱反射亢进、扑翼征、踝阵挛阳性，或巴宾斯基征阳性等神经系统异常，发作时可伴有血氨升高。获得性肝脑变性与肝性脑病不同，它存在典型的大脑器质性改变，表现为 Alzheimer Ⅱ型星形胶质细胞增生和神经元的缺失。肝性脑病的 MRI 表现较早，在无临床表现时即可出现苍白球的对称性 T_1WI 高信号，进一步可见白质和其他锥体外系结构信号都增强。但 MRI 的表现无特异性，也可见于其他脑部疾病。

（3）肝性脊髓病：肝性脊髓病是由多种急慢性肝脏疾病引起的一种少见的神经系统并发症，临床上以慢性、进行性双下肢痉挛性截瘫为特征性表现。主要病理改变为脊髓侧索对称性脱髓鞘。肝性脊髓病多在长期肝病的基础上隐袭起病，除特征性痉挛性截瘫外，偶有感觉障碍、肌肉萎缩、括约肌功能障碍。一般多为对称性，近端较远端明显，肌力下降，肌张力升高，腱反射亢进，阵挛及锥体束阳性。获得性肝脑变性则以神经精神症状和锥体外系综合征为主。运动诱发电位测量可表现为严重的神经生理学异常。部分患者头、脊髓 MRI 可以表现为完全正常。

第六章　肝硬化与脑

肝硬化所致脑改变的 MRS 改变：MRS 可以检测并量化肝性脑病（HE）患者脑内的特异代谢物改变。G1x/Cr 升高、肌醇 / 肌酸（mIns/Cr）及 Cho/Cr 降低是在肝性脑病患者脑中观察到的典型波谱学改变。Glx/Cr 的比值反映了谷氨酰胺与谷氨酸盐的浓度。在目前的 1.5 T 场强下，难以区分两者，但在 3.0 T MR 设备可以较准确区分。MRS 上所能显示的 Glx 波峰包括位于 3.76×10^{-6} 的 Glx-α 峰和位于（2.1~2.5）$\times10^{-6}$ 的 Glx-β、γ 峰。该研究中仅测量了位于（2.1~2.5）$\times10^{-6}$ 的 Glx-β、γ 峰。但研究中显示 Glx 的这两个成分在肝性脑病时均升高。

一项研究中虽未定量测量 Glx-α 峰，但肝硬化患者出现 Glx-α 峰，且对其邻近的 mIns 峰造成了一定影响。Glx 峰反映了脑内氨的浓度。氨升高使谷氨酰胺合成增加，并聚集于星形细胞内。星形细胞是中枢神经系统内唯一具有谷氨酰胺合成通路的细胞，该通路是氨解毒的主要途径。可能脑内谷氨酰胺升高仅反映了脑暴露于高浓度的氨中，其导致肝性脑病的形成；也可能是星形细胞内谷氨酰胺的升高参与了代谢事件的级联反应，最终导致肝性脑病的神经学表现。

mIns/Cr 和 Cho/Cr 的降低则反映了星形细胞内渗透压的改变。由于甘油磷酸胆碱（包括在 Cho 峰中）和 mIns 参与有机渗透压的调节，当星形细胞内谷氨酰胺合成增加时，细胞开始排出 mIns 及其他渗透剂来代偿，这种适应性改变在 MRS 上表现为 mIns/Cr 和 Cho/Cr 的降低。除了 mIns/Cr 和 Cho/Cr 降低外，其他渗透剂，如牛黄酸（Tau）的升高也可能参与了渗透压的调节。大多数研究显示，NAA/Cr 值与健康志愿者相比无变化。该研究与以往大多数研究结果一致，即在肝硬化患者不存在神经元损害。

肝性脑病患者 MRS 改变的区域分布性：在肝性脑病的病理学研究中发现，肝性脑病患者的脑内存在区域性改变，苍白球的改变最为典型且严重，表现为典型的阿尔茨海默Ⅱ型星形细胞增生，这些细胞核大、苍白，染色质边聚，细胞质稀疏。

与病理学研究不同，肝性脑病患者 MRS 的异常改变是否具有区域性差异的研究结果不一致。Taylor-Robinson 等（1994）认为基底节的 MRS 改变重于其他区域的 MRS 改变；Thomas 等（1998）则认为某一特定脑区的代谢改变引起相应的临床症状，而并非是由于全脑弥漫性的异常所致；然而一些学者的研究与这种观点不一致，他们在顶叶与基底节 MRS 的比较中未发现有差异。

该研究中患者组扣带回的 Glx/Cr 明显高于右侧基底节，提示肝硬化患者脑的生化代谢改变存在区域分布的差异。然而，Glx/Cr 数据上的差异与在 MRS 上观察到的改变不甚符合，右侧基底节 G1x 峰的升高似较扣带回 MRS 的改变明显，但 Glx/Cr 比值确实低于扣带回。

这种矛盾性的结果可能是由于多种原因造成的。推测主要的原因与 Glx 浓度升高使得区分 NAA 与 Glx 及计算两者的峰下面积更加困难，从而出现 Glx/Cr 值下降的趋势。然而该组 MRS 代谢物比值的统计学分析表明，扣带回的改变重于基底节的改变，支持肝硬化患者 MRS 改变具有区域分布的不一致性。

MRS 改变与临床指标的相关性：mIns/Cr、Cho/Cr 与肝性脑病的关系研究结果间有差异。mIns/Cr、Cho/Cr 降低与肝硬化的出现有关，肝性脑病患者显示进一步下降的趋势，但研究结果不一致。mIns/Cr、Cho/Cr 最初的降低可能反映了神经学功能的轻微改变，其先于肝性脑病的发生。一些学者认为 mIns/Cr 的降低是检测轻微型肝性脑病最敏感的指标。

该研究结果与以往观点一致：① mIns/Cr 在不同的 Child-Pugh 分级中差别有统计学意义，可以区分 Child A 级与 B、C 级；②扣带回的 mIns/Cr 可鉴别肝硬化组和 HE 组、轻微型肝性脑病（MHE）组和肝性脑病组。结合以往行为学以及 fMRI 的研究文献,可以预测扣带回的 MRS 改变可能与患者的认知功能障碍,如注意缺陷有一定联系,而该研究中所采用的神经心理学测试均涉及注意力的测量,扣带回 MRS 指标与这些神经心理学测试之间显著的相关性也可提示这种关系。

正如该研究所显示的一样,基底节 mIns/Cr 的降低不是一个特异性的指标,在肝硬化而无轻微型肝性脑病的患者也观察到了 mIns/Cr 的降低,而 Glx/Cr 无明显变化,因此基底节 mIns/Cr 的降低不能作为肝性脑病诊断的证据。因此该研究认为扣带回是肝硬化患者 MRS 测量的一个敏感的部位。

MRS 的改变与 Child 分级及肝性脑病分级之间有一定联系,利用 mIns/Cr 的比值可以区分 Child A 级和 B、C 级,肝硬化组和肝性脑病组、轻微型肝性脑病组和肝性脑病组。也就是说,MRS 的改变与患者出现肝性脑病症状呈部分平行的关系,即肝性脑病的症状越明显,MRS 的改变就越显著。

该研究与 Lee 等(1999)及 Tarasow 等(2003)的研究结果不一致。Lee 等(1999)的研究证实,^{1}H-MRS 发现的代谢改变与利用 Child-Pugh 分级评价的肝功能储备有关,而与肝性脑病的分级无关。Tarasow 等(2003)的研究也显示肝硬化患者脑内代谢物的改变早于肝性脑病临床症状的发生,在肝性脑病的出现与 MRS 的改变之间无相关关系。造成这种明显差别的解释可能与研究人群的选择、应用的 MRS 技术、兴趣区选择等有关。

总之,肝硬化患者脑内灰质包括基底节和扣带回均存在异常的脑代谢改变,而且这些改变与肝硬化的严重程度以及肝性脑病的出现有一定关系,而且扣带回可能是测量肝性脑病的一个相对敏感的部位。

第七章 高血压脑病

早期的组织病理研究表明，在高血压患者中，于慢性高血压损伤的小血管周围会发现小的局灶性陈旧性出血。为了区别于脑内叶性出血，这种出血点被称为脑内微出血，然而在活体上观察这一病理改变较难。

随着影像学的不断发展，特别是MRI的出现，对脑组织细微结构的显示能力有了极大的提高，但由于上述出血灶非常细小，在常规MRI扫描仍较难发现。由于磁敏感加权成像对出血和出血产物的显示具有高度敏感性，因此有作者使用磁敏感加权成像对高血压脑内微出血进行观察，了解高血压脑内微出血与高血压水平、白质疏松程度等的相关性，并探讨其病理基础和诊断价值。

随着MRI在神经系统的广泛应用，特别是对出血灶较敏感的梯度回复回波（GRE）T_2*序列的应用，越来越多的研究者（特别是在研究脑梗死和脑出血时）发现在T_2*WI上脑内会出现明显的无法用其他明确病因解释的小的斑点状低信号灶。为了区别于脑内大范围的叶性出血，这种影像表现被称为脑内微出血。

脑内微出血虽然在影像上表现很明显，但是其相应的临床症状却并不明显或无明确的对应关系，而且有时亦可在年长的“健康”人中发现，加之病灶偏小，活检困难，因此其病理研究迄今为止并不多。

Fazekas等（1999）和Tanaka等（1999）将因脑出血或其他原因死亡患者的脑MRI图像与病理进行对照获得了脑内微出血的病理基础的证据。Fazekas等（1999）的研究发现脑内GRE T_2*WI上的小斑点状低信号对应为陈旧性出血灶，且无证据表明有其他可能的病变，如局部钙化、小血管畸形等相对应。

病理研究还发现，在高血压患者脑内出现脑内微出血的区域，其供血小动脉出现明显的脂肪纤维玻璃样变性，而这一表现则是高血压患者最常见的血管受损改变。除玻璃样变性以外，部分患者还发现皮层和皮层下脑内微出血相应区域小血管壁的淀粉样变，提示淀粉样脑血管病也是脑内微出血的一个原因。

由于脑内微出血是微量陈旧性出血灶，因此在普通MRI上显示不佳。而磁敏感加权成像因其结合相位和强度图像并能整合相位变化和进动频率变化的信息，以及有相位蒙片等特点对磁场变化更敏感，因此顺磁性脑内微出血在磁敏感加权成像上显示更敏感、清晰。而且磁敏感加权成像的相位图信息还可用来区分逆磁性的小钙化灶（后者在磁敏感加权成像上也表现为小低信号）。对于磁敏感加权成像而言，更高的场强获得的信噪比也越高，对磁场变化亦更敏感，因此利用高场的磁敏感加权成像扫描对脑内微出血的检出更有优势。

脑内微出血在脑内主要分布于皮层和皮层下区以及基底节和丘脑区。而该组病例基底节和丘脑区的脑内微出血分布相对皮层和皮层下区有优势，这可能与该组研究对象主要是高血压患者有关。

Chan等（1996）在进行定群研究时亦发现，慢性高血压患者脑内微出血亦是主要分布在基底节和丘脑区。而相对于高血压患者，有作者认为淀粉样脑血管病主要累及的是皮层和皮层下的小血管，且单纯淀粉样脑血管病多见于血压正常的老年人。这些均可作为对脑内微出血病因判断的参考。

脑内微出血与高血压水平和病程的关系：对一组59例高血压患者的研究中，有脑内微出血和无脑内微出血者的高血压水平、患病时间及年龄进行对比，发现有脑内微出血者平时收缩压水平和平时舒张压水平均高于无脑内微出血者，这反映了脑内微出血与高血压的平时血压水平有一定程度的关系，并且从另一方面也验证了脑内微出血的病理基础。因为脑内微出血是受损小血管渗出的陈旧性出血，而高血压患者的血压水平必然与小血管受损的程度有关。

脑内微出血与脑白质变性的关系：不同级别的

白质疏松程度的脑内微出血数目之间存在统计学意义上的差异,而高级别的脑白质疏松(4 级)脑内微出血出现的数目较 0~3 级多,这是因为慢性高血压使得受累小血管壁增厚、透明样变性以及脂质沉着,而这种病理变化又较易累及供应脑白质的细微穿支动脉,血管管腔变细、发生痉挛和梗死等使得所供应的白质区灌注量减低,脑白质长期缺血则导致白质髓鞘结构紊乱,体积变小,数量减少及胶质细胞增生,加之多发腔隙性梗死,导致 MRI 上白质呈明显的高信号改变。

脑内微出血与伴发脑梗死或脑出血的关系:该组 59 例高血压患者,共有 24 例伴有脑梗死或脑出血,其中脑梗死中有 13 例为基底节或放射冠梗死,3 例出血者有 2 例为基底节区,且有脑梗死或出血者脑内微出血出现的数目高于不伴有脑梗死或出血者。这些都证实了脑内微出血的有无和多少能够反映脑内微血管受损的程度,因为上述部位的出血和梗死都代表了脑内细微穿支动脉的损伤。

有研究认为脑内微出血提示有腔隙性梗死或脑出血者有再发腔隙性梗死和出血的可能,且脑内微出血的数目越多可能性更高,而且缺血性脑梗死者有脑内微出血则有可能会发生出血性脑梗死,这对于急性脑梗死患者是否使用溶栓药物是一个重要的参考指标。

总之,磁敏感加权成像能较好地显示脑内微出血,而脑内微出血的出现和多少能够间接反映高血压脑内微血管损伤的程度,因此对于慢性高血压患者有必要行磁敏感加权成像以了解脑内微血管的情况,从而起到判断预后和指导临床治疗的作用。

第八章　肝豆状核变性

第一节　肝豆状核变性合并中央桥脑髓鞘溶解症

肝豆状核变性是一种常染色体隐性遗传的铜代谢障碍性疾病。在颅内，该病变常可累及尾状核、丘脑、红核、黑质、桥脑、齿状核及大小脑白质等，大多双侧对称分布。临床可以分为急性进展型和缓慢进展型，后者更为常见，多在10岁左右发病，主要症状为神经障碍、肝硬化、角膜缘可见K-F环等，病理主要表现为双侧豆状核变性、坏死、胶质增生和灰质核萎缩等。

1. 中央桥脑髓鞘溶解症的病因与病理　中央桥脑髓鞘溶解症目前已报道数百例，病变部位主要位于桥脑，但也可发生于桥脑以外的其他脑组织。

中央桥脑髓鞘溶解症的发病机制尚不甚清楚，临床上常先伴有某种消耗性疾病，如酒精中毒、肝硬化、肝豆状核变性、糖尿病、白血病等，并在此基础上引起营养不良或电解质紊乱，从而诱发中央桥脑髓鞘溶解症。其中，血钠、血钾、血糖等的浓度变化具有明显的相关性，实验表明，迅速纠正慢性低钠血症即可引起本病。此外，肝移植患者出现中央桥脑髓鞘溶解症的概率也相对较高。中央桥脑髓鞘溶解症的病理改变以桥脑基底中央部对称性脱髓鞘为特征，并可以向桥脑背盖、中脑等扩展，同时还可以累及皮层下白质、丘脑、纹状体、胼胝体、半卵圆中心、小脑和颈髓等。病灶部髓鞘基本破坏，但轴索、神经细胞和血管相对保留完好，病灶周围组织没有渗出的炎性细胞。

2. 中央桥脑髓鞘溶解症的临床表现　中央桥脑髓鞘溶解症的典型临床表现是强直性四肢轻瘫、假性球麻痹等皮质脊髓束受损症状，随着中央桥脑髓鞘溶解症的报告病例不断增多，其临床表现亦越发多样且轻重不一，有时病情与影像学改变不成比例，部分轻型病例预后较好。

肝豆状核变性伴有中央桥脑髓鞘溶解症：就一组病例而言，肝豆状核变性伴有中央桥脑髓鞘溶解症更为少见，其中肝豆状核变性为病因（均为缓慢进展型），2例临床均表现为典型的肝豆状核变性症状以及肌张力增高、行动障碍等中央桥脑髓鞘溶解症表现，但是，该组中央桥脑髓鞘溶解症起病并不像大多数所表现的呈急性发生，而是逐步加重，中央桥脑髓鞘溶解症症状亦相对较轻（仍以肝豆状核变性症状为主），且实验室检查显示血钠浓度均在正常范围，表明中央桥脑髓鞘溶解症可以经由肝豆状核变性的缓慢进展而逐步诱发，不一定非要伴有血钠水平的急剧变化，这与Bekiesinska-Figatowska等（2001）报道的2例肝豆状核变性引起中央桥脑髓鞘溶解症表现具有相似性。

3. 影像学研究　MRI对肝豆状核变性和中央桥脑髓鞘溶解症均具有较为特殊的表现。肝豆状核变性的MRI表现主要包括豆状核、尾状核（以及其他少见部位）呈对称性长T_1、T_2信号，有时大脑白质信号可以表现不对称，豆状核和尾状核头等可以萎缩变小。

中央桥脑髓鞘溶解症的MRI表现主要为桥脑中央部和上述的桥脑外其他部位呈对称性长T_1、T_2信号改变。但是，增强MRI对此类病变的显示无明显优势。

近来，随着DWI的逐步推广应用，除了在梗死等病变的应用优势外，在某些脑中毒性和脱髓鞘等疾病的应用价值亦引起人们的关注。Sener（2003）对6例肝豆状核变性患者行DWI发现，脑病变区域同时出现了略高（细胞毒性水肿）和略低（血管源性水肿）2种信号区，其原因在于铜离子不断沉积（为慢性进展过程），引起局部胶质增生、水肿及细胞毒反应，T_2WI 因此表现为高信号，而 DWI 除了能够显示血管源性水肿引起的略低信号外，尚可以显示铜离子沉积引起的细胞毒性水肿而导致的高信号。

因此，Sener（2003）认为 DWI 可以对肝豆状核变性提供更为特异的诊断，并为基底节区其他病变（如炎性病变等）提供鉴别手段。

同时，DWI 在中央桥脑髓鞘溶解症的诊断中亦具有明显优势，Cramer 等（2001）报道 2 例中央桥脑髓鞘溶解症，在发生四肢轻瘫后 1 周行 DWI，均表现出受累白质纤维呈明显高信号改变，ADC 值下降，之后在对其中 1 例进行随访，发现轻瘫后 3 周时 ADC 值恢复正常，同时症状有明显改善；该作者认为 ADC 值减低与中央桥脑髓鞘溶解症的细胞内低渗改变有关，利用 DWI 可以较常规扫描更好地反映病情变化。

肝豆状核变性引起的基底节区病变和中央桥脑髓鞘溶解症引起的病变相比，ADC 值较高，前者平均在 300×10^{-6}~$600\times10^{-6}mm^2/s$ 之间，而后者在 100×10^{-6}~$300\times10^{-6}mm^2/s$ 之间。这与各自的病理变化特点有关，肝豆状核变性病史较长，其信号中合并了细胞毒水肿、血管源水肿、胶质增生和变性坏死等信号；而中央桥脑髓鞘溶解症一般病史相对较短，DWI 信号主要反映其细胞毒性水肿过程，因此后者 DWI 信号会表现较高，这也为二者的鉴别提供了新的手段。

4. 鉴别诊断　由于肝豆状核变性伴有中央桥脑髓鞘溶解症相当罕见，因此在不熟悉该病的情况下可能会引起误诊和漏诊。需要加以鉴别的主要疾病包括以下几种。

（1）单纯中央桥脑髓鞘溶解症：由于中央桥脑髓鞘溶解症可发生于桥脑或桥脑外，其病变分布特点和表现与肝豆状核变性具有一定的交叉性，因此有时难以鉴别。有作者曾遇到 1 例误诊为肝豆状核变性的中央桥脑髓鞘溶解症，其临床表现为四肢颤抖 2 个月，T_2WI 显示为桥脑中央、豆状核对称性高信号，但是，该患者年龄 30 岁，且 T_1WI 显示豆状核为略高信号（类似水盐代谢障碍表现），均不大支持肝豆状核变性诊断，后经进一步实验室检查排除后确定为中央桥脑髓鞘溶解症。因此，结合临床特点、仔细分析影像表现有利于此病的诊断，此外，结合肝豆状核变性和中央桥脑髓鞘溶解症的 DWI 表现特点亦会有所帮助。

（2）脑干及基底节区炎症：某些炎症（如 EB 病毒性脑炎和乙型脑炎等）可以对称性累及基底节区和其他部位，除了结合临床特点外，炎性病灶 DWI 多表现为略高信号、等信号或略低信号（发病阶段不同所致），一般细胞毒性水肿表现不明显，因而多不会引起肝豆状核变性和中央桥脑髓鞘溶解症所表现出的 DWI 明显高信号。

（3）基底节区中毒性病变：药物中毒或吸毒等可以引起基底节和其他部位多个核团及部分白质对称性异常信号，DWI 表现为细胞毒性水肿信号，临床可表现为帕金森综合征，有时需与肝豆状核变性加以区别。但是，前者一般发病急，病情相对较重，由于病程较短，DWI 主要表现为高信号（细胞毒性水肿），一般早期不会出现后者由于病情缓慢进展引起的变性、坏死、血管源性水肿等而导致的低信号。

第二节　肝豆状核变性误诊为肾炎

详见本书 本卷 第二十一篇 第七章 第二节　肝豆状核变性误诊为肾炎。

第九章 海洛因脑病

海洛因脑病，即海洛因白质脑病，又称海洛因中毒性脑病、海洛因海绵状白质脑病。Wolters 等（1982）首次大宗报道该病后，欧洲、美国、陆续有个案报道，1999 年我国内地见首例个案。海洛因滥用已成为人类社会关注的主要问题之一，其所引起的神经系统损害表现为不可逆性，并具有特征性形态改变。

海洛因是 1874 年英国化学家从吗啡中加入醋酸得到的吗啡的白色结晶粉末状半合成衍生物，学名二乙酰吗啡，效价是吗啡的 2~3 倍，发挥作用较快，纯度高，毒性强烈，有“毒品之精品”的称谓。海洛因（俗称“追龙”）能产生强烈的欣快感和刺激作用，成瘾性强，戒毒困难，复吸率高。

海洛因通过血液、胃肠道、鼻黏膜吸收，较快地通过血 - 脑屏障引起一系列神经系统病变。神经系统并发症包括可逆性昏迷，呼吸抑制，脉搏增快，瞳孔缩小，缺血缺氧性脑病，脑卒中，感染性、过敏性或代谢性脑病与脊髓病变。近年发现，通过锡箔烫吸海洛因引起的神经系统病变有特殊的临床、影像学表现。

1. 流行病学调查　海洛因白质脑病多以锡箔烫吸海洛因诱发。一些作者群体抽样调查广东沿海 6 市 4 428 名吸毒戒毒人员，发现海洛因白质脑病患者 14 例，烫吸海洛因是引发白质脑病的必备条件，而单纯静脉注射海洛因无 1 例白质脑病发生。但国外有静脉注射海洛因及 2.5 岁幼儿肠道内发现海洛因，肠黏膜吸收海洛因引起白质脑病的个案报道。

海洛因白质脑病表现小范围集中发病趋势：分析原因可能与海洛因成分不纯有关。Wolters 等（1982）报告的 47 例病例及陆兵勋等（2002）报道的 28 例白质脑病病例，发现部分患者的毒品来源相同，甚至夫妻、兄弟可同时发病，推论海洛因或其中的不纯成分在加热过程中生成新的化合物，致使脑白质发生脱髓鞘改变。但用海洛因中的常用添加剂成分进行动物实验，未见动物有类似临床疾病的发作及相关组织病理学改变，是添加剂成分研究种类选择不够，动物实验不充分，个体差异的不同，还是多因素综合结果，有待进一步研究。

海洛因白质脑病多在戒毒或毒品匮乏情况下发生，甚至在戒毒后 4 个月发病或烫吸海洛因 2.0 g 1 次即发病者，表明该病有人群易感性。该病发生不受性别、年龄、吸毒时间、每日吸食量及戒毒次数的影响。

2. 发病机制及病理改变　发病机制目前尚不清楚，可能性如下。过量烫吸海洛因对中枢神经系统产生抑制作用，引起机体严重缺氧，脑细胞代偿性新陈代谢增强，活跃髓鞘因子，导致脱髓鞘改变。

海洛因依赖者免疫力全面下降，免疫球蛋白显著增高，体内细胞因子合成分泌减少，中枢神经系统多克隆非补体消耗性免疫反应，吸入的不纯海洛因对神经细胞、血管产生直接的毒害作用，异物堵塞颅内小血管引起脑实质病变。脑功能系统的对称性损害特点强烈提示中毒性和代谢性发病机制。

毒品兜售者因为利益所趋，往往掺杂许多杂质，对吸毒者机体产生毒性反应；此类患者大多消瘦、营养不良，存在机体代谢障碍。

尸体及活体病理检查发现，海洛因白质脑病者硬脑膜增厚，脑沟平坦，脑表面苍白，皮质变薄，脑白质明显扩大，灰白质界限模糊。镜下脑白质伴相应 U- 纤维稀少的海绵状变性，表现为髓鞘肿胀，形成小空泡，逐渐融合成较大空腔，伴散在神经胶质退化和神经胶质增生，海绵层细胞间水肿伴大量星形细胞增生。Bodian 银染法显示轴突明显减少，部分轴突张肿胀或呈串珠状。电镜显示少突胶质细胞多发生空泡变性，其内残留细胞质浆中可见肿胀的线粒体及内质网。海绵状变性以脑白质的对称性改变为特征，小脑白质、内囊后肢、半卵圆中心白质较易受损。

3. 临床表现　急性或亚急性起病，病程进展较快（8~12 周），死亡率较高。文献对海洛因白质脑病临床表现有一致性报道。临床表现分为 3 个明显阶段，病例个体可能停留于第一阶段，也可能经过两个或全部阶段。

第一阶段以运动、静止不能，情感淡漠、智力迟钝、小脑性语言障碍和小脑性共济失调为特征，为小脑症状期；第二阶段主要表现为快速恶化的小脑症状（如步态改变）、腱反射亢进、病理征阳性（如假球反射）、痉挛性偏瘫、振颤、肌阵挛、不自主手足舞蹈样运动，为小脑症状合并锥体束损害期；第三阶段表现为自主神经功能紊乱和中枢性发热。濒死时出现伸直性痉挛、软瘫和无动性缄默，即意识障碍合并锥体束损害期。

4. 影像学研究　海洛因白质脑病的 CT、MRI、PET 形态学表现有一定的特征性。

（1）CT：CT 显示病变累及双侧大脑半球额叶、顶叶、颞叶、枕叶白质区及双侧小脑半球齿状核，脑干、大脑脚、内囊后肢、胼胝体压部广泛、多发、对称的均匀低密度病灶，边界清晰，无占位及负占位效应，脑室系统稍大，脑沟增宽。增强扫描无异常对比强化。

（2）MRI：MRI 对病灶的敏感性比 CT 高，表现为双侧大脑半球额叶、顶叶、颞叶、枕叶白质区及小脑半球齿状核，中脑、脑桥、大脑脚、内囊后肢、胼胝体压部广泛、双侧对称的长 T_1、T_2 信号，顶枕叶病变较额叶明显，小脑病变较大脑明显，内囊前肢、胼胝体膝部未见明显异常信号，边界清晰，脑室增大，脑沟增宽，中线结构居中。

（3）Gd-DTPA 增强扫描无对比强化。水抑制成像（FLAIR）序列具有抑制自由水的功能，可区分脑室与周边白质区病变，区分变性及较长时间的坏死灶，并对观察病变部位、范围、数目有很大帮助，显示病变呈明显高信号。

（4）扩散加权成像（DWI）：由于未脱髓鞘的髓鞘片层中液体潴留，引起水的弥散受限，显示白质弥散系数弥漫性减低。

（5）磁共振波谱分析（MRS）：表现为局部脑细胞活性减低，代谢异常，表明为无氧代谢，神经元有缺失，证明该病以脑白质变性为主，发生坏死改变少见。

（6）正电子发射体层成像（PET）：PET 显示患者大脑白质区扩大，双侧内囊后肢、双侧枕叶白质呈放射性缺损，双侧枕叶、顶叶皮质及小脑皮质变薄，代谢减低。

5. 诊断　海洛因白质脑病的临床、影像表现具有特征性，诊断要点如下。①有烫吸海洛因史；②急性、亚急性起病，大多吸食海洛因患者在戒毒期或戒毒结束后发病；③多以小脑病变为首发症状，甚至昏迷、去皮质状态，但感觉正常；④脑脊液生化检查正常；⑤影像显示病灶位于脑白质区及内囊后肢，其中以小脑受累为重，小脑中线两侧边界清楚，对称性、类圆形或蝴蝶翼样病灶最具特点；⑥病理显示脑白质空泡样变性。

6. 鉴别诊断　与麻黄碱、海洛因静脉注射过量及其他中毒性脑病鉴别。这类疾病神经系统影像学表现为双侧苍白球、内囊前肢、尾状核、壳核及额叶、顶叶、枕叶皮髓质交界区的损害，小脑及脑干正常，而海洛因锡箔烫吸所致的白质脑病以脑白质的对称性改变为特征，小脑白质、内囊后肢、半卵圆中心白质较易受损。

本病应与多发性硬化（MS）、疯牛病（CJD）、获得性免疫缺陷综合征（AIDS）鉴别。

（1）多发性硬化：海洛因白质脑病病灶范围较多发性硬化更广泛，表现明显的对称性，小脑齿状核蝶翼状低信号，而多发性硬化不见。

（2）疯牛病：疯牛病也有白质空泡或海绵状变性，但脑内灰质及脊髓也广泛受累，临床表现为肌阵挛及特异性脑电图（EEG）改变：周期性、阵发性高幅尖、慢或棘波发放，而海洛因白质脑病脑电图无改变，明确的海洛因烫吸病史可资鉴别。

（3）获得性免疫缺陷综合征：获得性免疫缺陷综合征表现脑内散在分布的、大小不等的长 T_1、T_2 信号，幕上、下脑实质可先后受累，有或无占位效应，容易伴发机会性感染。

综上所述，海洛因白质脑病虽然发病率低，但对吸毒者的健康造成严重危害。该病有特征性的临床及影像学表现，确立诊断并不难，有人甚至提出依据影像学特征即可确诊此病。

第十章 红斑狼疮性脑病

系统性红斑狼疮是一种自身免疫性疾病，以广泛的免疫损伤及多器官受累为特征。红斑狼疮脑病是系统性红斑狼疮活动期的主要死因之一，且难以诊断和治疗。红斑狼疮脑病的早期诊断、早期干预对提高红斑狼疮脑病患者的生活质量、减少死亡率具有重要意义。

1. 发病机制　红斑狼疮脑病的致病机制很可能是多因素的，可能涉及自身抗体的产生、微血管病变、内生性的促炎性细胞因子、动脉粥样硬化等。尸检组织病理学的研究揭示了更多的脑损伤，包括多灶性微梗死、皮层萎缩、明显的梗死、缺血性脱髓鞘、斑片状多发性硬化样脱髓鞘。微血管病似乎是系统性红斑狼疮患者最常见的脑部发现，以前人们认为它是由免疫复合物沉积造成的，现在人们怀疑它是由补体的激活引起的。

2. 临床表现　红斑狼疮脑病的临床表现多种多样，为了便于研究，人们将红斑狼疮脑病的症状分为3类。①弥漫型：精神病、急性意识混乱、认知障碍等。②局灶型：脑血管病、脱髓鞘综合征、头痛、癫痫等。③外周神经症状：吉兰-巴雷综合征、自主神经功能紊乱、单/多神经病变等。此外，Sibbittt等（1997）将红斑狼疮脑病分为重度的红斑狼疮脑病（急性中风、运动障碍、癫痫、痴呆、严重的认知障碍、精神病等）和轻度的红斑狼疮脑病（主要是头痛、焦虑、轻度认知障碍等）。

3. 影像学研究

（1）常规MRI研究：由于常规的MRI能获取优异的组织细节，所以常规MRI也被称为红斑狼疮脑病诊断形态学上的“金标准”。红斑狼疮脑病的常规MRI表现多种多样。Luyendijk等（2011）报道的大宗病例表明红斑狼疮脑病常规MRI的异常有以下几个模式。

最为常见的是T_2WI或FLAIR上局灶性白质高信号，尽管这种异常无特异性，但定量研究表明同没有神经症状的系统性红斑狼疮病人相比，病灶具有体积更大、数量更多、更加年轻化和发生率更高的趋势。

（1）较弥漫的白质高信号：这些病灶可以发生在大脑任何部位，但在深部白质，如放射冠和半卵圆中心更加常见。局灶性灰质高信号（包括基底节区），常伴有外观相似的白质内高信号病灶。

（2）弥漫的灰质病变：这种改变常是红斑狼疮脑病较特征性的表现，患者常为抽搐和重度意识障碍为主的暴发性发病，病灶常表现为T_2WI和DWI序列广泛脑回状高信号，较少向皮层下白质延伸，病灶累及范围同责任血管所支配的区域也不一致，上述特点使其同一般的脑梗死和脑血管炎有很大的不同。其他缺乏特征性和少见的异常改变，如脑萎缩，脑出血，脊髓炎，以脑膜增厚为特征的无菌性脑膜炎等。

有研究显示，局灶型红斑狼疮脑病较弥漫型在常规MRI中更容易出现异常的改变。关于这方面的差异，很可能是由于一些弥漫型症状是可逆的。所以说症状出现24 h内扫描是必需的，同样的原因，所有患者应尽量在应用免疫抑制剂前进行扫描。

如何判断红斑狼疮脑病活动性一直是研究的难点和热点。人们注意到病灶边界不清、T_2WI病灶呈中等强度、灰质内出现病灶等都预示着疾病处于活动性。钆对比剂的应用在判断炎性病变活动性方面有所帮助。定量T_2值测定在判断活动性方面也有一定的价值，在活动性的重度红斑狼疮脑病患者中，表面上正常的额叶灰质内T_2值增加。

多数报道的常规MRI诊断红斑狼疮脑病的敏感性在50%左右。Katsumata等（2010）发现常规MRI仅对较大病灶（>10 mm）具有特异性，且在随访中该病灶MRI表现同临床进展一致；较小病灶在红斑狼疮脑病和系统性红斑狼疮组发生率无统计学意义。Castlellino等（2011）的随访研究发现，红斑狼疮脑病患者首次发病常规MRI异常与再次出现的新的神经系统症状呈明显的负相关，即首次发病的 38 例红斑狼疮脑病患者中 23 例出现异常 MRI 表现,但在再发生新神经系统症状的 22 例患者中仅 4 例患者有异常的 MRI 表现。因此,为了提高敏感性、特异性及判断预后,人们越来越多地开始研究红斑狼疮脑病的脑功能成像。

(2)MRS:在红斑狼疮脑病患者中,尤其是重度的患者,N-乙酰天门冬氨酸(NAA)水平是降低的。NAA 的降低不仅发生在病灶部位,在病灶外常规 MRI 表现正常的部位或者常规 MRI 阴性的红斑狼疮脑病患者中也能探测到。

多数红斑狼疮脑病患者的胆碱(Cho)峰是升高的, Cho 的升高常被看做预后不良事件, Castellino 等(2005)认为红斑狼疮脑病患者 MRI 阴性区域与将来发生的白质病灶和 Cho 的升高密切相关。他们将 SPECT 上低灌注区作为感兴趣区进行 MRS 测量,发现感兴趣区的 Cho 水平较正常灌注区增加了,在进一步随访的 5 例患者中 3 例感兴趣区出现白质病灶。Appenzeller 等(2007)则用大宗病例进一步证实了这一观点。

虽然红斑狼疮脑病通过 PET、SPECT 等证实存在缺血缺氧改变,但多数研究认为红斑狼疮脑病患者的 MRS 缺乏乳酸(Lac)峰和脂质(Lip)峰。Brooks 等(2010)在致命性的红斑狼疮脑病病人的波谱改变中发现了具有特征性的高大双 Lac 峰。以上说明除了严重的中风和广泛的脑缺血外,无氧代谢也许并非红斑狼疮脑病的病理基础。

肌醇(mI)增加和炎性损伤有关。Axford 等(2001)发现轻度红斑狼疮脑病患者的肌醇含量增加,而 NAA 水平正常;但在严重红斑狼疮脑病患者中, mI 含量持续增加,而 NAA 水平阵低。由此可见,ml 有可能先于 NAA 的出现,并且预示着将来不可逆降低的 NAA 峰出现。

红斑狼疮脑病的 MRS 研究主要集中在代谢物与亚临床表现的相关性研究方面。如 Filley 等(2009)发现白质认知积分减低(由一系列神经和心理检查所得)和左额叶白质 Cho/Cr 升高密切相关。Kozora 等(2011)研究了记忆力下降和双侧海马代谢物的相关性,发现右侧海马的 NAA/Cr、GLx(谷氨酸)/Cr 下降和记忆力下降密切相关。

(3)DWI 和 DTI:目前,应用扩散加权成像(DWI)评估红斑狼疮脑病的研究较少,而且多数应用“全脑 ADC 曲线图分析”的方法, Bosma 等(2003)筛选既往有红斑狼疮脑病但 ADC 和 DWI 图正常的患者和正常对照组进行比较,结果红斑狼疮脑病组的总 ADC 值明显增加。Welsh 等(2007)发现在急性期红斑狼疮脑病患者中也存在这种异常,联系其他作者的报道,他推测这种变化很可能是永久性的。他进一步分割灰质和白质并分别独立观察到了这种改变,但对灰质进行严格定义后(周围需有至少 15 个同样的灰质体素),ADC 差别则无统计学意义。

一些作者也注意到了这种差别,他们测量了 DWI 上高信号病灶区的 ADC 值,并把对侧镜像区作为对照,发现皮层病灶的 ADC 值较正常脑组织低,而白质病灶的 ADC 值较正常脑组织高。关于白质 ADC 值增加,他们都认为是由于脑组织完整性的破坏促进了水分子运动。关于灰质病灶 ADC 减低,他们认为很可能是皮层神经元较多,容易发生细胞毒性水肿。

(4)扩散张量成像(DTI):是 DWI 的一种更高级形式,近年来有关红斑狼疮脑病弥散性的研究多数采用扩散张量成像技术。如 Hughes 等(2007)采用测量多个感兴趣区的方法,发现较对照组,急性红斑狼疮脑病组 MRI 上正常的丘脑区、胼胝体和顶叶、额叶白质区各向异性指数值明显降低。

其他的研究则采用基于体素的空间统计分析(TBSS)的方法, Emmer 等(2010)首次使用基于体素的空间统计分析研究系统性红斑狼疮病人,发现边缘系统周围的白质束和部分灰质以及内囊的各向异性指数值明显降低。Jung 等(2010)对比红斑狼疮脑病组、系统性红斑狼疮组和对照组,发现系统性红斑狼疮组和对照组无明显的各向异性指数值的差别,而急性红斑狼疮脑病的病人同系统性红斑狼疮和对照组比较,在胼胝体体部、左侧放射冠前部各向异性指数值明显降低。Jung 等(2010)进一步研究了上述 3 组同意识障碍积分的相关性,发现对照组和意识障碍积分无相关性,系统性红斑狼疮组有中等的相关性(外囊区发现异常),而红斑狼疮脑病组则有最强的相关性(多处异常)。

(5)磁化传递成像(MTI):MTI 是一种定量评价自由水和结合水之间转换的技术, MTI 在红斑狼疮脑病中的研究较多,且取得一定的成果。Bosma 等(2000)发现慢性红斑狼疮脑病患者脑实质的磁化传递率(MTR)峰值高度较普通系统性红斑狼疮患者和对照组有明显的降低。他们认为这种现象是脑萎缩和整个脑实质损伤导致的。Steens 等(2004)

分别研究灰质和白质的 MTR 特点，发现脑灰质较白质磁化传递率降低的更加明显，这表明神经元损伤在系统性红斑狼疮的中枢神经系统受侵中可能起了关键作用。Ravoris 等（2000）应用 MTI 研究了几种不同的结缔组织病，包括多发性硬化（MS）、红斑狼疮脑病、系统性红斑狼疮、韦格肉芽肿、抗磷脂抗体综合征，发现红斑狼疮脑病和多发性硬化的磁化传递率较正常对照组有明显降低，这有助于红斑狼疮脑病、多发性硬化和其他结缔组织病的鉴别，当结合 T_1WI 图像分析时，则可进一步鉴别多发性硬化和红斑狼疮脑病。有趣的是，一项研究发现磁化传递率峰值变化和红斑狼疮脑病的临床进展保持一致，病情恶化时降低，病情改善时则升高，这表明红斑狼疮脑病有可逆性的现象。

目前，虽然没有一种技术对红斑狼疮脑病的诊断具有很好的特异性和敏感性，但是一些定量 MRI 技术（MTI、DWI、MRS 等）对提高红斑狼疮脑病诊断的敏感性、判断疾病活动性、评估预后、鉴别诊断以及揭示致病机制等方面取得了一些成果，相信随着这些 MR 新技术的不断发展和研究报道的增多，人们对红斑狼疮脑病的认识必将达到一个全新的层面。

第十一章　低血糖脑病 MRI 动态观察

低血糖反应是临床工作中常见的综合征，低血糖合并的各种神经系统症状已经有较多的报道，Hasegawa 等（1996）认为，低血糖脑病发生的主要原因是脑组织能量的需求与供给之间不平衡，导致细胞膜上离子泵的活性降低，使水分由细胞外间隙向细胞内流动，造成毒性水肿。MR 技术尤其是扩散加权成像（DWI）和 ADC 图在诊断细胞毒性水肿方面非常有效。扩散加权成像信号增高、ADC 值降低提示自由水的运动受限。低血糖脑病的典型损伤主要是基底节、桥脑、颞叶和枕叶皮质、海马对称性损害，在 MRI 上表现为扩散加权成像高信号和低 ADC 值。在低血糖活体动物模型研究中，MRI 特别是扩散加权成像和 ADC 图可以很敏感地检测到低血糖动物模型脑组织中水弥散的改变，早期 ADC 值降低是不匀称的，主要在皮质及室周区，纠正低血糖后 10 min，临床症状及影像表现就快速逆转。

与以往报道的低血糖脑病相比，有作者报告一例具有以下特点：①低血糖引起胼胝体压部损伤；②桥小脑角也出现扩散加权成像高信号和低 ADC 值；③桥小脑角病变为非对称性；④扩散加权成像信号的变化与临床低血糖的纠正程度及患者临床表现不完全平行。这种胼胝体及桥小脑角损伤在临床上及影像动态观察中都证实为可逆性的。

胼胝体病变在几小时内随着低血糖的纠正而逆转，为低血糖脑病胼胝体病变与其他胼胝体病变的重要影像学鉴别点。该例中非对称性桥小脑角扩散加权成像高信号和 ADC 低值与急性缺血性病变在影像上很难鉴别，该例中由于合并有其他部位的对称性异常信号改变而诊断；如果没有其他部位的病变，即使临床上发现患者血糖偏低，从影像及临床上仍不能快速鉴别低血糖脑病与急性缺血性脑血管病。

低血糖反应是临床常见的，虽然已有大量证据证明低血糖可以引起多种神经系统症状，但关于低血糖反应的影像表现报道很少。一方面是影像科医师对于患者临床信息了解不足且缺乏对本病的认识，另一方面，选择正确的检查方法和手段也是发现病变的必要条件，如果没有进行 MR 扩散加权成像，就可能漏诊相关的颅内损伤。

扩散加权成像上观察到普通序列无法显示的高信号病灶并不是低血糖反应的特有表现，必须与其他更为常见的临床情况进行鉴别。最常见的就是短暂性脑缺血发作，鉴别诊断主要根据血糖水平除外低血糖发作，且低血糖反应多为对称性损害，有一定的好发部位，与短暂性脑缺血发作不同。由于低血糖反应有较明确的实验室检查证据，且病程与治疗情况紧密相关，短期内即可出现明显变化，所以，对于类似病例应进行定期随诊观察，搜集完整的影像及临床资料，对于疾病的诊断、鉴别诊断及疗效观察非常重要。

第十二章 脑变性疾病

第一节 肥大性下橄榄核变性

肥大性下橄榄核变性是一种特殊的跨神经突触变性,绝大多数病例继发于中脑、桥脑或小脑的出血或梗死性病变后的一段时期,其结局是远隔部位的下橄榄核神经元发生顺行性空泡化变性,导致下橄榄核部位体积增大。以前只有在尸检中才能发现,但是随着磁共振技术的出现和应用,使得影像学医师可以直接观察到这种改变,它在 MRI 图像上表现为延髓腹外侧孤立的局限性 T_2WI 高信号结节灶。

1. 肥大性下橄榄核变性的形态学基础 肥大性下橄榄核变性,或简称为肥大性橄榄核变性是一种跨突触变性,它是小脑齿状核、中脑红核和延髓下橄榄核神经元之间连接受损后的一种结局。由于这种神经元变性是引起下橄榄核肥大而不是萎缩,因此是一种特殊类型的变性。上述神经元环路联系着一侧红核、下橄榄核和对侧齿状核。该环路为控制精细运动反射弧的一部分。齿状核与对侧红核通过小脑上脚相联系,红核与同侧下橄榄核通过中央被盖束相连。该环路最早由 Guillain 和 Mollaret(1931)所描述,也称为 Guillain-Mollaret 三角,并认为是腭肌阵挛的解剖基础, Kurachi 等(1985)称之为肌阵挛三角。

(1)下橄榄核:在延髓腹外侧表面可看到它形成的隆起,即橄榄体,该核由 1 个主核及 2 个副核组成,主核排列呈袋状, 2 个副核较小,分别位于背侧和内侧,主核发出纤维经主核门出来,跨过中线呈弓状到对侧小脑下脚(绳状体),可投射到小脑各部皮质,然后投射到小脑齿状核。

(2)齿状核:主要接受小脑半球外侧部皮质的纤维,自小脑齿状核发出的纤维经小脑上脚(结合臂),在下丘脑平面被盖中左右交叉,形成结合臂交叉,交叉后到达并包绕红核,一部分终止于核内,一部分上升止于丘脑。现已证实齿状核也向橄榄核发出投射纤维。

(3)红核:位于中脑上丘段平面的被盖部,横断面略圆,纵向较长。红核中细胞大小不一,直径 10~70 μm 不等,因此将其分为大细胞部和小细胞部,人类以小细胞为主,其他动物则相反。自红核传出的纤维除交叉的红核脊髓束、红核延髓束外,还有不交叉的纤维在中央被盖束中下降,终止于下橄榄核背侧部。

因此,当原发病变发生于中央被盖束时,肥大性橄榄核变性可发生于同侧下橄榄核;当原发病变发生于齿状核或小脑上脚,肥大性橄榄核变性就发生于对侧;若原发病变累及中央被盖束和小脑上脚时,则肥大性橄榄核变性就发生于双侧下橄榄核。

2. 病理学

(1)肥大性下橄榄核变性的现象:最早由德国医生 Oppenheim(1883)描述, Foix 等称其为"跨突触变性"。这类变性是神经细胞的轴索切断后,该胞体出现轴突反应,而且受伤神经元的上一级神经元也可出现一些变化。这种跨突触变性可发生于别的部位,如视网膜、视神经、视束病变或眼球摘除后,外侧膝状体也可发生类似的变性。肥大性橄榄核变性发生后的下橄榄核主要有几方面的病理变化,即:神经元空泡样变性、星形细胞增生和神经胶质增生等。

(2)肥大性橄榄核变性神经元的病理变化:最早在光学显微镜下发现肥大性橄榄核变性神经元呈现两种变化:中央核染色质溶解、尼氏体分解;空泡化变性。于电镜下,神经元的空泡化表现为内质网呈泡状改变,而星形细胞表现为胞内线粒体显著增多。

Boesten & Voogd(1985)在切除小脑半球的猫延髓中观察到类似的肥大性橄榄核变性现象,其病理特征是中央染色质溶解、胞质周围粗面内质网肥大,在肥大的内质网空泡化的嵴上可见到高电子密度物质聚集。Okamoto 等(1992)对 6 例继发性肥大性橄榄核变性病人的尸检结果显示,发病后短期内就出现了神经元中央染色质溶解。电镜下见粗面内质网上有圆形、均匀的高电子密度颗粒,直径 0.15~2.50 μm,而于正常对照组中未见到类似的现象。

因此,发生肥大性橄榄核变性的神经元细胞最基本的病理变化是粗面内质网的变化。免疫组化方法研究证实,在病变早期,肥大的神经元高尔基体和跨高尔基体网络失去正常的构形,后者变成大量短小颗粒片段;在慢性期则各种形态都可见到,如正常形态、短小片段、数目减少、在核周边聚集或稀疏散布在胞质内,表明顺向性跨神经元变性的神经元中高尔基体和高尔基体网络也被累及。

(3)神经元变性后的电生理变化:Ruigrok 等(1990)将猫的对侧小脑半球切除后,一侧下橄榄核内的神经元可发生变性或无变化或肥大,用细胞内记录技术和注射技术对后两种变化的神经元细胞进行研究,发现这两种状态下的神经元可被中脑来源的刺激冲动激活。无变化的神经元与正常神经元细胞形态相似,但对于来自中脑的刺激发生反应的潜伏时间比正常细胞延长。肥大的神经元其胞体和树突均增大,这些神经元对来自中脑的刺激反应多样,动作电位的潜伏期可长可短。

(4)肥大性下橄榄核变性的病理分期:Goto & Kaneko(1981)在病理研究的基础上将肥大性橄榄核变性分为 6 个发展期:①发病在 24 h 内无变化;②发病后 2~7 d 橄榄核呈套膜变性;③发病 3 周后橄榄核肥大,主要是神经元肥大;④发病后 8.5 个月橄榄核增至最大(神经元和星形细胞均增大);⑤发病后 9.5 个月橄榄核假性肥大(神经元和大圆形星形细胞崩解);⑥发病几年后橄榄核萎缩(橄榄核萎缩与神经元消失)。

关于肥大性橄榄核变性的时间演变,Goyal 等(2000)对文献资料所进行的荟萃分析得出结果:肌阵挛三角环路上发生的病变最早 1 个月在 MRI T_2WI 图像上可见到下橄榄核高信号改变,6 个月后下橄榄核发生肥大,3~4 年后崩解。

3. 临床表现

(1)肥大性橄榄核变性与腭肌阵挛的关联:Foix 和 Hillemand 最早发现肥大性橄榄核变性与腭肌阵挛的关联。但人们后来发现下橄榄核变性后不仅表现为腭肌阵挛,而且还有眼肌震颤、肢体阵挛或共济失调。Matsuo & Ajax(1979)认为脑干或小脑梗死后出现腭肌阵挛是由于齿状核 - 红核 - 橄榄核去神经支配后的高敏感性所导致的。

Terao 等(1994)报告 1 例 63 岁妇女突发中脑红核梗死,2 个月后发生了 2~4 Hz 的四肢阵挛,未发生腭肌阵挛,20 个月和 24 个月后 MRI 显示下橄榄核形态及信号均发生了不规则变化,而此时其阵挛也有所改善。该作者报告的另外 1 例 62 岁女患者发生了桥脑被盖出血,发病后 2 个月余出现 2.5 Hz 垂直眼震,而未发生腭肌阵挛,眼震强度在发病后 12 个月有所下降。

(2)关于腭肌阵挛:有作者回顾统计了 23 例腭肌阵挛病人,其中橄榄桥小脑萎缩 5 例(22%)、亚历山大病 5 例(22%)、不明原因的 10 例(43.4%),其他还有少见的进行性核上瘫、脊髓小脑变性等,只有 25% 的患者伴有肥大性橄榄核变性,可见腭肌阵挛并不是肥大性橄榄核变性所特有。Yanagisawa 等(1999)报道 1 例齿状核梗死患者,发病后 12 d 出现左上肢阵挛,10 个月出现腭肌阵挛,但肌电图显示二者的阵挛频率不同。当腭肌阵挛出现时,MRI 显示右侧下橄榄核 T_2WI 呈高信号,腭肌阵挛减弱时,下橄榄核 T_2WI 高信号也随之下降。

Shepherd 等(1997)报道 1 例继发于桥脑被盖束出血后的左侧肥大性橄榄核变性,患者于原发病变后 9 个月出现了严重的右前臂静止性阵挛,安定、左旋多巴、普奈洛尔等都不能缓解患者的症状,但是在丘脑植入 1 个刺激装置后阵挛好转。

4. 影像学研究

(1)肥大性橄榄核变性的 MRI 表现:下橄榄核的空泡变性最早在原发病变后 3 周 MRI 可以发现信号改变。也有研究表明,在发病后 6 个月出现肥大性橄榄核变性而 10 个月体积最大,此时 MRI 图像表现为于 T_2WI 和质子像呈高信号,24 个月后肥大性橄榄核变性呈不规则改变,T_2WI 信号也有所减低。下橄榄核的高信号最长,可持续到病变后 8 年。

一些作者报道肥大性橄榄核变性发生后,MR 质子像比 T_2WI 信号更明显,表明肥大性橄榄核变性的病理变化不同于典型的胶质增生。肥大性橄榄核变性于 T_1WI 多数表现为体积增大,呈等信号,但是 Kitajima 等(1994)也报道了数例 T_1WI 呈稍高信号,这类病例进行尸体脑组织病理检查,电镜下发现病变细胞粗面内质网里有大量蛋白质样物质存在,该作者推测可能是这些物质导致了 T_1 时间缩短,引起 T_1WI 的高信号改变。

(2)继发性小脑 MRI 变化:Kim 等(1994)对肥大性橄榄核变性的病人同时观察了小脑皮层和齿状核的 MRI 变化,主要观察发生肥大性橄榄核变性的对侧小脑皮层和齿状核形态及信号特征。该作者选择 11 例腭肌阵挛患者,其中有 5 例 MRI 显示有中央被盖束损害伴同侧下橄榄核病变。将患者双侧小脑皮层和齿状核进行比较,结果显示发生肥大性橄榄核变性的对侧齿状核正常低信号区有轻度到中度缩小,T_2WI 信号稍有增高(4/5),而该侧的小脑皮层则呈现萎缩变化。该作者认为,发生肥大性橄榄核变性后小脑齿状核与小脑皮质也会发生相应的变性过程。文献报道发生肥大性橄榄核变性者多为中老年患者,发生于青年者多由于外伤或肿瘤所致。发病年龄最小的肥大性橄榄核变性患者是 1 例 14 岁儿童,于脑干海绵状血管瘤手术后 13 个月发生了肥大性橄榄核变性。

5. 鉴别诊断 延髓腹外侧的高信号在延髓疾病的鉴别诊断中并不是一种特异性影像。它可以出现在很多病变过程中,包括梗死、多发性硬化的脱髓鞘疾病、肿瘤(星形细胞瘤、转移瘤、淋巴瘤)、感染和其他炎症过程中,如结核、获得性免疫缺陷综合征、结节病、脑炎等。如果病变严格定位在一侧或两侧下橄榄核而不影响周围组织,特别是局限性下橄榄核增大,则非常支持肥大性橄榄核变性的诊断。

另外,增强扫描时大多数肿瘤和感染过程都会呈现很明显的强化征象,而大多数延髓梗死病变是由小脑下后动脉闭塞引起的,多发生在延髓的后外侧,或是由脊髓前动脉或椎动脉的穿支闭塞引起,因而病变位于中线旁。

肾上腺白质营养不良、肌萎缩侧索硬化症等,可以显示延髓前 T_2WI 高信号,但这些病损仅限定在皮质脊髓束,而不是下橄榄核。

本病诊断的一个重要线索是远隔性损害,下橄榄核病变与对侧小脑齿状核、对侧小脑上脚、同侧中脑红核或同侧桥脑被盖束病损的同时出现,可以是诊断的重要依据,从而也容易同其他病变鉴别开来。尤其是提高对该病变解剖及病理基础的认识,是做出正确诊断和减少误诊的重要前提。

第二节 皮质 - 纹状体 - 脊髓变性

皮质 - 纹状体 - 脊髓变性,也被称为克 - 雅病(CJD),是一种由朊蛋白引起的可传播性、致死性中枢神经系统疾病,是一种人类海绵状脑病,由 Creutzfeldt 和 Jakob(1920,1921)先后报道,1968 年命名为皮质 - 纹状体 - 脊髓变性,潜伏期可达 5~20 年。

随着医学影像技术对该病的研究和发展,发现在该病早期,磁共振扩散加权成像(DWI)即可出现大脑皮层以及基底节的异常高信号,国内外已见大量关于 DWI 敏感性的报道, Demaerel 等(2003)报道 DWI 对皮质 - 纹状体 - 脊髓变性的敏感度及特异度甚至达到 100%。

1. 分类 朊蛋白病是一组由变异朊蛋白所导致的可传递的海绵状脑病。朊蛋白症分动物与人类两种。Creutzfeldt(1913)描述了 1 例因脑部严重受损而完全无脑部炎症表现并迅速死亡的病例,随后 Jakob 也报道了类似病例,当时这种未知的疾病被命名为 Creutzfeldt-Jakob 病,后来亦称之为皮质 - 纹状体 - 脊髓变性。人类朊蛋白病主要包括皮质 - 纹状体 - 脊髓变性、运动失调症的 Gerstmann-Straussler 病(GSS)、Kuru 病及致死性家族性失眠症(FFI)。人类朊蛋白疾病根据流行病学特点,大体可分为散发型(sCJD)、遗传型及获得型 3 种类型,其中散发型朊蛋白病临床最为多见类型。

遗传型朊蛋白病包括家族性 Creutzfeldt-Jakob 病(fCJD)、Gerstmann-Straussler 病及致死性家族性失眠症。获得型朊蛋白病包括医源性(iCJD)、Kuru 病及新变异性的 Creutzfeldt-Jakob 病(nvCJD), nvCJD 为人畜共患的新型传染病,因食用患疯牛病的牛肉而被感染。

2. 分子生物学 正常人体中枢神经系统存在少量朊蛋白,称之为 PrP^c(其中的上标 c 表示细胞), PrP^c 是一种单基因编码的糖蛋白,由 253 个氨基酸组成,位于第 20 号染色体短臂上,分子量为

27~35u，是保持神经系统信息传递不可缺少的重要物质；致病性的朊蛋白称之为 PrP^{sc}（其中的上标 sc 表示羊瘙痒病）或 PrP^{CJD}。

PrP^{c} 和 PrP^{sc} 来源于同一基因，具有相同的氨基酸序列，区别在于两者有着不同的蛋白空间构型，PrP^{c} 空间结构主要为 α 螺旋结构，水溶性蛋白，可被蛋白酶水解；而 PrP^{sc} 空间结构主要为 β 螺旋结构，不溶于水，不能被蛋白酶水解，高压消毒及巴氏消毒法也不能将其消灭。这种蛋白质空间结构上的差异，导致 PrP^{c} 和 PrP^{sc} 生物学行为特性完全不同，PrP^{sc} 生物学行为最主要的特点是一种可以自行复制增殖的、具有传染力的蛋白质。

3. 病理学　皮质 - 纹状体 - 脊髓变性的主要病理特征包括神经细胞脱失，星形胶质细胞增生，皮质灰质的空泡化（即脑海绵状变性）、抗朊蛋白染色阳性的淀粉斑，无炎症性改变。光镜下的空泡在电镜中显示为局灶性的轴突和树突肿胀，突触结构的减少，异常膜结构的增加。散发型皮质 - 纹状体 - 脊髓变性的海绵样改变主要位于大脑新皮质、海马下脚、尾状核、壳核、丘脑、小脑皮质的分子层。

本病公认的确诊方法是依靠脑组织病理学检查，但由于多数患者不愿意脑活检，且该病具有潜在传染性的特点，因此活检病例有限，目前更重视皮质 - 纹状体 - 脊髓变性临床诊断。

4. 临床表现　根据其临床征象、既往史、家族史、朊蛋白基因表型、组织病理及异常阮蛋白沉积形式等，分为散发性（sCJD）、遗传性（fCJD）、医源性（iCJD）及新变异性（nvCJD）4 种，其中散发性是临床最为多见类型。一组 11 例患者组成的研究中均无相应易感因素，无遗传史，无输血及手术史，均可归为散发性皮质 - 纹状体 - 脊髓变性。

皮质 - 纹状体 - 脊髓变性临床主要表现为皮层功能损害、小脑功能障碍、脊髓前角损害和锥体束损害等症状及体征。依据其临床表现大体可分为 3 个阶段。①早期：主要表现为乏力、易疲劳、注意力不集中、记忆减退、易激动等。②中期（痴呆 - 痉挛期）：记忆障碍、性格改变、痴呆，可伴失语、失认、失行，2/3 患者出现肌阵挛，大脑皮层、锥体外系、锥体束及小脑受损的症状交替或相继在此期出现。③晚期可出现尿失禁，无动性缄默或去皮质强直。85% 于发病后 1 年死亡，但有的病例于起病 3 周内死亡，也有病程长达 8 年以上者。

一组研究报道 2 例患者，就诊时均已出现记忆及意识障碍等中期临床表现，其中例 1 患者病情进展很快，入院后 3 周即出现去皮质强直等晚期临床表现。例 2 患者也于发病后半年死亡。

WHO（1998）颁布皮质 - 纹状体 - 脊髓变性诊断标准。皮质 - 纹状体 - 脊髓变性的临床诊断一般依靠其特征性三联征：进行性痴呆、肌阵挛及脑电图周期性尖慢复合波，但本病患者早期往往缺乏典型的临床表现而使该病早期诊断棘手。

脑电图长期作为临床诊断皮质 - 纹状体 - 脊髓变性的无创性检查，其特征性的改变为高幅三相、双相或多相尖波及尖 - 慢综合波，但在皮质 - 纹状体 - 脊髓变性的早期和晚期患者中特征的脑电图改变常阙如，特征的复合波并非皮质 - 纹状体 - 脊髓变性所独有，亦可见于阿尔茨海默症、AIDS 痴呆、MELAS 综合征、缺氧性脑病、肝性脑病等，因此脑电图不能作为有效的早期诊断依据。

另外，异常脑电图不是随时都可以捕获的，它具有较强的时效性，一些作者报道 13 例皮质 - 纹状体 - 脊髓变性患者中，仅 1 例患者发现脑电图周期性尖慢复合波早于 DWI 发现异常信号的时间，其余患者发现脑电图周期性尖慢复合波的时间均等于或晚于 DWI 发现异常信号的时间，且脑电图周期性尖慢复合波释放区域均明显小于或等于 DWI 异常信号区域。

辅助诊断中的脑脊液 14-3-3 蛋白检测，对皮质 - 纹状体 - 脊髓变性的诊断具有重要意义，但缺乏特异性和敏感性，也可见于脑炎、一氧化碳中毒、脑梗死、多发性硬化等。Geschwind 等（2003）研究发现，在 32 例病理证实的散发性皮质 - 纹状体 - 脊髓变性中，仅有 17 例脑脊液 14-3-3 蛋白阳性，敏感性只有 53%。

5. 影像学研究　CT 及常规 MRI 对早期诊断皮质 - 纹状体 - 脊髓变性无多大帮助，有作者报道 23 例皮质 - 纹状体 - 脊髓变性患者常规 MRI 检查，其中仅 8 例 T_2WI 表现高信号，遗憾的是该研究未进行 DWI 检查。常规 MRI 的 T_1WI、T_2WI，甚至 FLAIR 对早期诊断皮质 - 纹状体 - 脊髓变性的敏感性相比其他检查方法无显著性。

常规 MRI 特别是 T_2 FLAIR 序列，对早期发现皮质 - 纹状体 - 脊髓变性病灶有一定的帮助，但其敏感性相比其他检查方法无显著性提高，Bahn 等（1999）报道于 T_2WI 尚未见到信号异常时，DWI 即已出现异常高信号改变，Mao-Draayer 等（2002）认为 DWI 异常信号最早出现在发病后 1 个月。

对早期诊断皮质 - 纹状体 - 脊髓变性，DWI 比脑电图周期性尖慢复合波和脑脊液 14-3-3 蛋白质阳性更敏感，大多数学者对此持肯定态度。一些作者报道 8 例皮质 - 纹状体 - 脊髓变性，发现 8 例 DWI 全部出现异常信号，而常规 T_1WI、T_2WI 均未见明显异常信号。

Young 等（2005）提出依据 DWI 及 FLAIR 表现来进行皮质 - 纹状体 - 脊髓变性影像诊断，肯定性的诊断有：单侧或双侧纹状体异常高信号，至少 1 个脑皮层彩带样高信号；广泛的大脑皮层彩带样高信号（至少 3 个脑皮层），相应的皮层下白质正常。

可能性诊断有：FLAIR 序列异常，而 DWI 正常；FLAIR 及 DWI 均异常，但病变范围局部；单侧或双侧丘脑的后内侧异常而无皮层异常。

皮质 - 纹状体 - 脊髓变性晚期表现为脑萎缩，CT 和常规 MRI 均能显示，但不具有特异性。

皮质 - 纹状体 - 脊髓变性在 DWI 表现为高信号，改变原因目前尚不很明确，目前有不同意见，通过神经病理学检查对照，发现 DWI 高信号与 PrP^{sc} 的积聚和海绵状变性（空泡形成）相关，神经元细胞海绵状变性过程中细胞空隙减少，从而造成水分子在空泡中发生细胞内隔室化而扩散受限，另外疏水性朊蛋白的淀粉样沉积也限制了水分子的自由扩散。

国内外学者普遍认为 DWI 在皮质 - 纹状体 - 脊髓变性的早期诊断中具有重要地位，对早期诊断皮质 - 纹状体 - 脊髓变性，DWI 比脑电图和脑脊液 14-3-3 蛋白更敏感。DWI 常可清楚显示大脑皮层和基底节信号改变，大脑皮层高信号呈"花边征"，早期信号改变可不对称，可能为单侧或双侧，可以弥漫或局限性分布，随病程进展逐渐趋于对称。

一些作者发现，DWI 显示的大脑皮层、尾状核、壳核高信号改变是皮质 - 纹状体 - 脊髓变性的特征之一，DWI 上特征性的对称性尾状核、壳核高信号，大脑皮层"花边征"对皮质 - 纹状体 - 脊髓变性具有诊断意义，应当作为皮质 - 纹状体 - 脊髓变性早期诊断重要方法。

DWI 检查所显示的病变影像有 3 种形式：基底节病变；大脑皮质病变；二者并存。对于丘脑高信号的显示，虽然是新变异性皮质 - 纹状体 - 脊髓变性最敏感的征象，但在散发性皮质 - 纹状体 - 脊髓变性中，也可以见到丘脑受累的证据，一组中有 1 例可见到双侧丘脑枕稍高信号。一项研究重点关注基底节高信号。以往的国内外文献，在描述累及基底节的 DWI 高信号时，提及较多的解剖结构均是尾状核和壳核，所阐述的大多是尾状核与壳核的高信号，而对苍白球描述甚少，极大多数未见苍白球高信号。该项研究发现，基底节区高信号更易累及尾状核和壳核，在该组 8 例基底节高信号中，均未发现苍白球异常病例，与尾状核（100%）和壳核（75%）具有明显差异。Finkenstaedt 等（1996）报道 29 例散发性皮质 - 纹状体 - 脊髓变性，有 23 例双侧尾状核、壳核 T2WI 高信号，其中仅 3 例（13%）同时累及苍白球。

之后，有作者证实并强调了双侧尾状核、壳核于 T_2WI 呈对称性均质高信号，很少波及苍白球。Murata 等（2002）指出皮质 - 纹状体 - 脊髓变性在纹状体的病变是从尾状核头部开始，向豆状核前下部继而向整个豆状核发展，豆状核的高信号总是伴有同侧尾状核的高信号。DWI 异常信号更多表现在尾状核、壳核和皮层，而不是丘脑和苍白球，表明皮质 - 纹状体 - 脊髓变性对尾状核、壳核较苍白球有更高亲和力。病理也支持了这一点。

有学者发观，双侧尾状核、壳核有明显的海绵状变性、胶质增生和神经细胞丧失，而苍白球、丘脑病变相对较轻。这与该项研究得出的结论一致，但是，并没有作者提出苍白球较少受累是皮质 - 纹状体 - 脊髓变性的特点。

在解剖结构上，尾状核和壳核同属新纹状体，苍白球为旧纹状体，皮质 - 纹状体 - 脊髓变性更易累及新纹状体，但它们之间是否存在某种必然联系，究竟是何种机制导致这样的结果尚不得而知，这需要临床、病理以及其他学科共同继续研究探讨。

该项研究结论只能作为参考，进一步研究是必要的，虽然如此，仍然可以认定皮质 - 纹状体 - 脊髓变性基底节 DWI 高信号，以尾状核、壳核受累为主，这对于该病的影像诊断是非常重要的，并且对于其他容易导致基底节高信号的病变来说，如肝豆状核变性、一氧化碳中毒、肝性脑病、线粒体脑肌病、缺氧性脑病等，上述病变均可累及基底节、苍白球病变是其主要特征，这与该项研究的皮质 - 纹状体 - 脊髓变性明显不同，这一点具有重要鉴别诊断价值。

6. 鉴别诊断　由于皮质 - 纹状体 - 脊髓变性主要累及脑皮层灰质及基底核等深部灰质团块，因此需与其他导致上述部位 MRI 异常信号的疾病相鉴别，特别是 DWI 表现为高信号的疾病，如 MELAS

型线粒体脑肌病、中枢神经系统血管炎、一氧化碳中毒性脑病等。

(1)MELAS 型线粒体脑肌病:MELAS 型线粒体脑肌病是一种以高乳酸血症和卒中样发作为特征的脑和肌肉能量代谢障碍综合征。线粒体的基本功能是通过氧化磷酸化产生 ATP,中枢神经系统和骨骼肌对能量代谢具有特别高的需求,因此在线粒体疾病中最常受累,由于皮层灰质中神经细胞的代谢活动较白质纤维活跃,所以灰质更易受累。MRI 表现为不按血管支配区分布的范围广泛的灰质和(或)灰质下白质、灰质核团异常信号,T_1WI 呈低信号,T_2WI 呈高信号,DWI 呈高信号。

(2)中枢神经系统血管炎:中枢神经系统血管炎主要累及软脑膜、皮质及皮质下的中、小动脉(直径 <200 μm),影像学表现为弥漫性病灶加局限性病灶,DWI 可表现以皮层灰质为主的高信号。

皮质 - 纹状体 - 脊髓变性病变在 MRI 表现为累及多个脑叶皮层灰质及纹状体为主的多发病变,脑白质不受累,T_1WI 病变信号改变不明显,FLAIR 像和 T_2WI 病变信号改变不明显或呈稍高信号,脑回变化不明显或呈萎缩表现;MELAS 型线粒体脑肌病及中枢神经系统血管炎在 T_1WI 及 T_2WI 均可见明显异常信号,T_1WI 呈低信号,T_2WI 呈明显高信号,可累及皮质下白质,脑回以肿胀为主。因此,结合患者病史、脑电图及脑脊液相关检查,可对上述疾病进行鉴别诊断。

总之,皮质 - 纹状体 - 脊髓变性在早期诊断中,DWI 具有高度的敏感性,将 DWI 显示异常高信号表现作为皮质 - 纹状体 - 脊髓变性重要的诊断指标,越来越受到国内外学者的认同。目前,虽然皮质 - 纹状体 - 脊髓变性无法治愈,但由于皮质 - 纹状体 - 脊髓变性是可传染的致死性疾病,能够早期诊断皮质 - 纹状体 - 脊髓变性非常重要。对于确诊的皮质 - 纹状体 - 脊髓变性患者,应上报疾病控制中心,并采取适当的隔离,医护人员应加强预防及消毒措施,避免皮质 - 纹状体 - 脊髓变性的医源性传播。

第十三章 帕金森病

第一节 帕金森病脑MRI研究

帕金森病是一种常见的神经退行性疾病，主要累及运动系统，临床上的三大特征性表现为静止性震颤、肌强直及运动迟缓。此外，帕金森病也累及感觉、认知等多个系统，导致感觉减退、抑郁、痴呆等症状。帕金森病的主要病理表现为黑质纹状体多巴胺神经元减少、丢失和残存神经元中 Lewy 小体生成。目前，帕金森病的诊断主要依赖于患者的病史、临床表现及体格检查。病理检查是诊断的金标准，但由于检查部位的局限性，只能够在尸体上进行，因此给帕金森病的诊断带来了困难。近年来研究发现，帕金森病患者在出现典型的临床症状之前，神经系统影像表现已经出现了某些异常。因此，对帕金森病患者进行脑成像研究，寻找帕金森病的影像学生物标记，有可能为帕金森病早期诊断提供依据。

1. 帕金森病脑结构成像研究

（1）宏观结构研究：病理研究表明，当帕金森病患者出现临床症状时，脑内多巴胺神经元已丢失了大半。因此人们猜测，大量神经元的减少可能会导致患者脑的影像表现在宏观结构上有所改变。利用基于体素的形态学测量和勾画 ROI 的方法，可以对脑体积进行测量，从而了解脑神经元的损伤情况。

早期的研究主要集中在黑质基底节区域，发现帕金森病患者的黑质及基底节相较于正常人存在信号的缺失和体积的缩小，并且这种异常变化与帕金森病的严重程度具有相关性。Sohmiya 等（2004）利用 T_2WI 测量了 59 例帕金森病患者的中脑结构，结果表明在≤ 70 岁的人群中帕金森病患者的黑质体积和黑质到红核的距离较正常人明显缩小，而在 70 岁以上的人群中两者差异无统计学意义。

Minati 等（2007）的研究不仅证实了黑质的体积存在着明显的缩小，黑质边缘更加光滑，失去正常的形态，而且进一步发现帕金森病患者的黑质信号降低程度由周边向中间逐渐下降。Geng 等（2006）进一步比较了 16 例早期帕金森病患者、8 例中晚期帕金森病患者和 8 名正常人，结果表明帕金森病患者壳核体积在早期及中晚期均较正常人明显减小，并与 Hoehn & Yahr 分期呈负相关；苍白球体积只在中晚期帕金森病患者中明显减小；而帕金森病患者的全脑容积、尾状核及黑质体积与正常人差异并无统计学意义。

上述的研究结果均提示黑质及基底节核团体积或信号的变化可以在一定程度上反映帕金森病患者的病理改变，因此有可能成为帕金森病的诊断指标。

在黑质和基底节相关研究以外，许多学者也试图通过脑皮质结构的变化来解释帕金森病患者在认知、感觉等方面的改变。

Nagano-Saito 等（2005）选取 48 例帕金森病患者，通过基于体素的形态学测量法测量脑灰质体积后发现，与正常对照组比较，无痴呆症状的帕金森病患者海马旁回、额下回及直回等部位的灰质出现萎缩，异常部位主要集中在边缘及旁边缘系统；而有痴呆症状的帕金森病患者上述系统出现更广泛的皮层萎缩，涉及区域还包括海马、前扣带回、颞叶、尾状核和丘脑。研究者认为，帕金森病患者的认知障碍不仅与多巴胺神经元的缺失有关，海马、丘脑及前扣带回等区域神经元的丢失也是一个重要因素，而这些脑区体积的改变可能是伴有认知障碍的帕金森病患者的一个特征性影像变化。但由于大多数患者在出现认知障碍时已属疾病中晚期，故其在早期诊断上的价值有限。

近年来越来越多的证据表明，大多数帕金森病患者在患病早期，运动障碍出现之前就已出现嗅觉功能的障碍，并认为这可能是早期帕金森病的一个相对可靠的临床表现。基于此，有学者比较了帕金森病患者和正常人的嗅球体积和嗅沟深度。他们发现，帕金森病患者与正常对照组在嗅球体积和嗅沟深度上差异并无统计学意义，并且与疾病严重程度亦无相关性。

（2）微观结构研究：DWI 和 DTI 通过检测患者脑组织内水分子扩散特性的变化，评价组织结构的完整性和连续性，有可能在宏观形态改变出现之前揭示已经存在的微观神经损害。

有学者使用 DWI 比较了早期的帕金森病患者和帕金森综合征患者基底节、丘脑、脑桥及小脑中脚等区域 ADC 值后发现，帕金森病患者上述部位 ADC 值与正常人差异无统计学意义，而一些帕金森综合征的疾病，如多系统萎缩、进行性核上性麻痹等，ADC 值都有所增加，这可以作为原发性帕金森病与其他临床表现相类似疾病在早期的一个鉴别诊断指标。

此外，Scherfler 等（2006）利用 DWI 研究发现，帕金森病患者的嗅束在疾病的早期即出现了损伤，这可能在一定程度上解释了帕金森病患者在早期出现的嗅觉障碍症状。但上述研究样本量偏小，结论尚缺乏大样本病例的支持。

Yoshikawa 等（2004）率先将 DTI 技术应用于帕金森病患者的研究。他们对 12 例帕金森病患者和 10 名正常人进行对照研究后发现，帕金森病患者黑质纹状体纤维的各向异性分数（FA）显著降低，并且这种降低在早期的帕金森病患者中已经出现。这一研究说明 DTI 技术和黑质纹状体纤维 FA 值的测量可能在早期帕金森病的诊断上具有价值。

Chan 等（2007）进行了大样本的研究，他们对 151 例帕金森病患者的黑质、尾状核、壳核、苍白球及丘脑的 FA 及 ADC 值进行了测量，结果发现仅黑质部位的 FA 值出现明显降低，且降低程度与病情严重程度呈正相关。Vaillancourt 等（2009）进一步发现，FA 值的下降在黑质尾侧更加显著，降低程度远高于黑质嘴侧，并且黑质尾侧 FA 值测量的敏感性和特异性均可达到 100%。这一研究进一步说明黑质 DTI 很有可能成为帕金森病的一个诊断依据。

2. 帕金森病脑代谢成像研究

（1）脑铁测量：病理研究很早就证实，帕金森病患者脑内存在铁代谢紊乱，尤其是黑质内存在铁过度沉积现象，并且发现了帕金森病患者铁含量的增加所诱导的自由基氧化应激损伤会导致黑质多巴胺神经元的坏死，与帕金森病的产生和发展有密切联系。铁是一种强顺磁性物质，可以显著降低所在组织的 T_2 及 T_2* 值，因此可以使用 MRI 技术来测量帕金森病患者相关脑区 MR 信号的变化，间接对脑铁含量进行评价。

有学者测量了帕金森病患者黑质致密部、黑质网状部、壳核、尾状核、内侧苍白球、外侧苍白球及丘脑等部位的 T_2 值后发现，黑质致密部 T_2 弛豫时间较正常对照组明显缩短，而壳核和外侧苍白球的 T_2 弛豫时间显著增加，这提示帕金森病患者可能存在黑质铁含量增加，而壳核和外侧苍白球铁含量下降的现象。

然而，作为一种间接的测量方法，上述研究的测量结果实际反映的仅仅是信号的变化，而引起信号变化的原因很多，并不能完全代表铁的含量改变。例如在疾病状态下，由于血管通透性变化、胶质增生等原因，组织含水量发生变化，故而此方法具有很大的局限性。

近两年来，磁敏感加权成像（SWI）的相位图脑铁测量方法受到了研究者的关注，此方法运用于帕金森病的脑铁测量或许能为帕金森病早期诊断带来更多的依据。

（2）脑代谢物检测：脑组织内 N- 乙酰天门冬氨酸（NAA）、肌酸（Cr）和胆碱复合物（Cho）的含量变化可提示神经元、髓鞘的受损情况及能量代谢情况，当脑神经元的结构功能发生缺陷时，NAA 相对 Cr、Cho 的比值会降低。使用 MRS 技术可以检测出这些特征代谢物的含量变化。

早期的一项对具有单侧症状的帕金森病患者的研究发现，有症状侧和无症状侧 NAA/Cr 值在黑质和豆状核处差异有统计学意义，左侧有症状时比右侧有症状时比值降低更加明显。这代表单侧症状的帕金森病患者黑质与豆状核区域存在神经元的缺失，与病理的研究结果一致。有研究者通过制作慢性帕金森病猴模型来动态观察纹状体代谢物的变化，结果发现在模型制备的早期即已出现 NAA/Cr、Cho/Cr 等值的变化，且病情的进展与 NAA/Cr 呈负相关，与 Cho/Cr 呈正相关。这一实验在动物层面揭示了脑内代谢物的改变在帕金森病早期即已出现，而且说明了这一改变可以用来评价病程的发展情况，对诊断具有一定的价值。

除了黑质和基底节区的研究之外，有学者也对帕金森病患者的运动皮层进行了代谢物的检测，结果显示同样存在NAA/Cr值的下降，这提示帕金森病患者神经元的损害不仅发生于皮层下核团，而且累积大脑高级皮层。对帕金森病大鼠模型的研究又进一步发现，帕金森病大鼠的额叶区域也存在相同的代谢改变。这些研究结果在一定程度上都提示额叶，尤其是运动皮层的MRS检查有可能对帕金森病的诊断提供依据。

3. 帕金森病脑功能成像研究　帕金森病患者的脑功能研究开始于20世纪90年代初期，最初使用的设备是PET。当时学者们发现，帕金森病患者在执行简单任务时，大脑皮层辅助运动区（SMA）和背外侧前额叶（DLPFC）的激活较正常人有明显的降低，并且这种降低可以通过多巴胺治疗后部分逆转。人们认为，大脑皮层的这种信号改变反映了基底节-丘脑-皮层环路的功能障碍。此后，利用fMRI技术，研究者们对帕金森病患者的运动、感觉、认知等功能做了大量研究，发现了许多帕金森病患者脑功能异常的证据。

（1）运动、感觉功能研究：有研究发现，帕金森病患者执行对指运动任务时，辅助运动区活动范围明显减少，而且这种减少在Hoehn & Yahr Ⅰ、Ⅱ与Ⅲ期患者间有明显差异。Haslinger等（2001）进一步发现帕金森病患者在接受左旋多巴治疗前初级运动区（PMA，M1区）和双侧运动前区（PMC）外侧较正常人兴奋增强，辅助运动区兴奋减弱；而治疗后初级运动区区、双侧运动前区外侧及上顶叶皮层的激活信号都有所减弱，辅助运动区激活增加。上述研究证实了帕金森病患者执行运动任务时伴随着运动皮层的功能变化，并且此变化与病程的发展和多巴胺的缺陷密切相关。

Westermann等（2008）利用fMRI研究了早期帕金森病患者嗅觉功能障碍的大脑皮层基础，发现接受嗅觉刺激时，帕金森病患者较正常人杏仁体及海马区域激活减弱，而双侧的额下回区（BA44/45）、前扣带回区（BA 24/32）、左侧背侧和右侧腹侧纹状体区的激活增高。这提示早期帕金森病患者已经出现嗅觉功能环路的改变，并且存在一种嗅觉代偿机制。

在帕金森病的视觉功能研究方面，Stebbins等（2004）比较了普通帕金森病患者和有幻视症状的帕金森病患者给予视觉刺激任务时脑激活的不同。他们发现，后者比前者在额叶及皮层下有更多地激活，而在视觉皮层的激活降低。另一项研究发现，幻视的帕金森病患者激活降低区主要出现在额叶，包括额上（BA6/8）、中（BA8）、下回（BA10/47）及前扣带回（BA31/32）。这些研究都提示额叶区域与幻视的帕金森病患者处理视觉刺激的过程有很强的相关性。

（2）认知功能研究：正常人的认知网络是一个由尾状核、前扣带回、前额叶皮层（PFC）及后顶叶皮层组成的复杂网络系统。早期的PET研究显示，帕金森病患者的认知障碍体现在基底节的异常激活及额叶的激活缺失等方面。

Mattay等（2002）利用fMRI技术研究了上述区域功能改变与多巴胺的关系，他们发现在左旋多巴治疗前患者前额叶皮层、前扣带回及后顶叶皮层较治疗后有更大程度的激活。研究者们认为，由于多巴胺的缺失，一些在认知过程中原本不必激活的神经元被激活，这可能表示帕金森病患者需要动用更多的神经元来代偿其认知缺陷。

另一项针对早期帕金森病患者的研究发现，有认知缺陷的帕金森病患者比无认知缺陷的帕金森病患者在执行记忆任务时前额叶皮层和尾状核的激活有明显降低，说明这些特异性的改变在早期患者中就已出现。

目前认为，脑皮层异常激活的一个可能的原因与患者在任务过程中的注意力、学习和记忆相关，许多研究都支持这一假设。

早前的一项研究发现，当帕金森病患者执行需要过度学习的运动序列时，辅助运动区相较正常人出现强烈激活；而当患者关注于自己的动作时，辅助运动区激活减弱。

随后Wu & Hallett（2005）设计了一项试验，使帕金森病受试者按照一定的次序进行手指运动，并记录下从开始运动到达运动自主状态再到停止的全过程。他们发现，尽管受试组与对照组在到达自主状态前后脑激活区完全相同，但是在自主状态中，帕金森病患者比对照组有明显广泛的脑区激活，包括小脑、运动前区、顶叶皮层、楔前叶及背外侧前额叶。

这些试验提示，帕金森病患者在执行自主任务和任务学习方面比正常人更加困难，需要更广泛的神经元激活。

帕金森病患者脑皮层异常激活的另一个可能原因是代偿作用，有研究者认为帕金森病患者小脑的过度激活是基底节功能缺陷的一种代偿。也有研究者认为,脑区的激活其实是基底节功能障碍,而使得运动环路神经元失去抑制的表现。

但无论哪种解释目前都只是猜测,尚没有充分的证据对所有异常激活的脑区都作出明确解释,且上述研究样本量都偏少,无法很好的验证结论的可靠性。

第二节 阿尔茨海默病与帕金森病的影像组学研究

详见本书 本卷 第二十二篇 第三章 第三节 阿尔茨海默病与帕金森病的影像组学研究。

第十四章 肌萎缩侧索硬化

第一节 肌萎缩侧索硬化症

肌萎缩侧索硬化症是一种选择性侵犯上、下运动神经元的神经系统变性疾病，可侵及中枢运动皮层、皮质脊髓束等上运动神经元，以及脑干运动神经元核团和脊髓前角细胞等下运动神经元。

相对于下运动神经元，对上运动神经元的退变模式以及特点研究较少，而基于体素的形态测量学方法（VBM）因不受主观因素影响，可以在体显示脑内结构的形态学改变，从而为揭示上运动神经元的退变模式提供了可能。

既往对于肌萎缩侧索硬化症脑灰质结构的基于体素的形态测量学方法研究存在较大争议，国外有研究者并未发现运动皮层的改变。而其他研究则发现肌萎缩侧索硬化症以运动皮层灰质丢失为主，同时可见额叶、颞叶等非运动皮层灰质的广泛减少。

一些作者利用基于体素的形态测量学方法研究27例肌萎缩侧索硬化症患者大脑灰质结构的改变情况，探索肌萎缩侧索硬化症患者脑灰质结构是否发生改变。同时使用全脑水平和感兴趣区（ROI）并行的分析方法，比较全脑及ROI分析结果的差异，并通过后者增加全脑分析差异不显著脑区的检出；以排除因方法敏感性下降所导致的结果的偏侧化。此外，通过分析基于体素的形态测量学方法结果与临床指标的相关性，探索基于体素的形态测量学方法是否可作为检测临床特征改变的方法。

肌萎缩侧索硬化症作为一种选择性侵犯运动神经元的退行性疾病，神经影像学对大脑皮层病变的在体研究证实除累及主要运动皮层外，也可累及额颞叶等非运动皮层。

一、肌萎缩侧索硬化症患者的全脑基于体素的形态测量学方法结果分析

全脑水平的基于体素的形态测量学方法分析发现，肌萎缩侧索硬化症患者出现左侧中央前回、中央后回及额上回灰质体积减少。肌萎缩侧索硬化症的病理基础是运动皮层大锥体细胞数目的减少；^{1}H-MRS发现中央前回N-乙酰天冬氨酸（NAA）含量下降，也证实了中央前回神经元数目的下降。

一些作者通过全脑分析发现左侧中央前回灰质体积的减少，与上述研究及以往发现的肌萎缩侧索硬化症患者运动皮层萎缩结果一致。而其他一些研究并未发现中央前回的萎缩，考虑与研究样本的异质性和方法学差异有关。

Eisen & Weber（2001）发现有些肌萎缩侧索硬化症患者，相比于临床症状，其颅内的改变可能很细微，不易发现；且运动皮层深层出现的反应性胶质增生，在达到一定程度时可以掩盖组织的丢失。另外，相比于现在常用的灰质体积和皮层厚度测量，Ellis等（2001）使用的方法在测量敏感性上较差。

同时，该项研究中发现前额叶以及中央后回灰质体积的丢失，支持以往的报道。该项研究中额上回主要对应的是运动前区（BA6），而运动前区可在主要运动皮层和脊髓两个层面影响运动输出，参与运动计划等。Fink等（1997）发现肌萎缩侧索硬化症患者可出现主要运动皮层和次级运动皮层（运动前区及辅助运动区等）的退变。Grosskreutz等（2006）认为中央后回的皮层变薄是由于上运动神经元进行性退变所导致的周围区域皮层水平的改变。在患者感觉传导完整的前提下，不少作者也认为中央后回的灰质体积减少是继发于周围上运动神

经元退变导致的皮层水平的改变。

二、肌萎缩侧索硬化症患者 ROI 分析结果

基于给定 ROI 的分析，该组作者发现肌萎缩侧索硬化症患者灰质改变的范围远较全脑分析广泛，除了左侧中央前回、额上回、中央后回等区域的灰质萎缩，ROI 分析证实了右侧中央前回、左侧岛叶灰质体积的减少。

Agosta 等（2012）提出，ROI 分析可以提高局部先验脑区异常检出的敏感性，可以克服有些改变较细微的脑区在全脑水平差异不显著这一现象。在先验 ROI 分析中，之所以选择额叶及岛叶，系因肌萎缩侧索硬化症患者尤以额叶累及为著，不仅对应于患者的运动功能，也与患者的认知功能有关。

在 ROI 分析中，左侧中央前回、额上回和中央后回的萎缩程度远较全脑分析显著，证明 ROI 分析较全脑分析具有更高的敏感性。同时右侧中央前回皮层的萎缩，则证明了 ROI 分析可以增加全脑水平不显著的双侧脑区异常的检出。

Filippini 等（2010）研究并总结发现胼胝体的损害在肌萎缩侧索硬化症的发病中持续存在，所以对于该组中右侧中央前回皮层的萎缩，推测也许是例数较少的左侧肢体发病对应的对侧运动皮层的改变，也许是退变较严重的左侧中央前回通过胼胝体向对侧播散的结果。

左侧岛叶是除中央前回以外，最常出现皮层改变的结构之一。岛叶作为边缘系统的一部分，与人类的运动控制功能有关。一些学者使用基于体素的形态测量学方法和扩散张量分析，也发现左侧岛叶灰质体积的减少。研究亦表明岛叶不仅出现皮层厚度的减少，其各向异性分数及平均扩散值也有改变。

通过以上研究，该组作者发现 ROI 分析在敏感性方面优于全脑分析，可以揭示后者分析差异不显著的脑区。而 ROI 分析中，虽然出现双侧中央前回灰质体积的改变，但是两者在范围及程度上存在显著差异。

这提示我们，在增加方法敏感性的前提下，可以检出更多脑区的改变，而非仅为一侧脑区的结构异常；然而以单侧灰质改变为著的结果，则有可能与患者所处的疾病时间窗有关。因为，随着病程的延长，疾病更倾向于对称性累及大脑相关运动脑区，与患者后期的疾病特征和出现对称性肢体受累一致。

另外，考虑到肢体发病侧别可能是影响脑内单侧为主的结果改变的主要因素之一，所以如果可以将患者按照肢体发病侧，以及是否为优势侧发病的不同进行分类，则即使是在横断面研究中，也有助于解释脑内灰质结构的偏侧性改变与临床肢体发病特征之间的关系。

三、基于体素的形态测量学方法组间差异脑区与临床特征之间的相关性分析

各差异脑区的平均灰质密度与临床指标之间未发现有统计学意义的线性相关，这也与其他基于体素的形态测量学方法相关性研究结果一致。Chan 等（2013）发现相对于早期即出现改变的白质各向异性值，灰质体积的改变出现较晚。

而代表疾病严重程度的肌萎缩侧索硬化严重度评分（ALSSS 评分）反应的是患者的每日生活状况，是上、下运动神经元共同损害的结果；皮层改变只能反映上运动神经元病损的程度。所以相对于在疾病进展过程中变化不显著的基于体素的形态测量学方法改变，患者的临床特征评分等多随着病程的延长出现显著的变化。故考虑基于体素的形态测量学方法结果和临床指标之间缺乏相关性，与两者之间的非对应性改变有关。这也说明，基于体素的形态测量学方法灰质结构的异常体现的是疾病时间窗中一种较稳定的改变，不能作为监测疾病发展的手段。

综上所述，通过全脑灰质和基于 ROI 的基于体素的形态测量学方法分析，发现肌萎缩侧索硬化症患者出现双侧中央前回（左侧为著）、左侧中央后回、左侧前额叶似及左侧岛叶皮层变薄，进一步证明了肌萎缩侧索硬化症确系一种多系统疾病。且相比于全脑分析，ROI 分析敏感性更高。基于体素的形态测量学方法全脑及 ROI 分析差异脑区与临床指标之间缺乏相关性，考虑与方法学的敏感性和疾病本身的异质性改变有关。同时，在增加方法敏感性的前提下，肌萎缩侧索硬化症患者脑灰质萎缩单侧为主的改变，考虑与患者所处的疾病时间窗有关。

排除发病侧别对结构改变的影响，以及通过扩大样本量，并开展随访间期合适的纵向研究，都有助于对肌萎缩侧索硬化症患者的颅内灰质改变和变化趋势进行深入全面的研究。

第二节 误诊病例简介:MRI 表现类似肌萎缩侧索硬化的肝性脑病

肝性脑病是肝硬化和严重肝功能障碍的常见并发症,临床表现为一组神经精神症状和运动障碍。氨是导致肝性脑病的主要代谢性毒素。MRI 的特点包括锰沉积所致的苍白球 T_1WI 高信号,严重患者可出现类似中毒样的白质病变,在 MRS 上表现为谷氨酰胺和谷氨酸峰升高、肌醇和胆碱峰降低等。但选择性地累及双侧锥体束,在 MRI 上类似肌萎缩侧索硬化(ALS)影像表现的肝性脑病,报道甚少。

一例患者颅脑 MRI 除双侧豆状核 T_1WI 高信号,双侧半卵圆中心、放射冠 T_2WI 白质病变外,还可见明显的双侧内囊后肢异常信号,这些影像特征同时存在,相互印证,可确诊为肝硬化所致的肝性脑病的表现。患者自中央前回围绕皮质脊髓束向下走行,经内囊至中脑大脑脚的连续长 T_2WI 信号,选择性累及锥体束,这一影像特点与肌萎缩侧索硬化的 MRI 表现极为相似。

皮质脊髓束 T_2 或 FLAIR 像高信号的机制,目前认为与高血氨导致的脑水肿有关。高血氨除可导致严重的星形胶质细胞水肿外,在慢性肝性脑病患者还可致星形胶质细胞的 Alzheimer Ⅱ型改变。另外,星形胶质细胞内 pH 和膜电位异常也可破坏其稳态,导致细胞肿胀。肝硬化患者之所以选择性累及皮质脊髓束,可能与锥体束对能量需求较高,对兴奋性毒性较为敏感,对肝性脑病和肝衰竭导致的水肿具有易损性有关。该例患者的 DWI 高信号也提示可能存在局灶脑水肿。

相比之下,肌萎缩侧索硬化的双侧锥体束信号往往是点状的,提示锥体束仅部分受累;而本例患者的锥体束受累非常完整,且伴有 DWI 信号异常,这是两者不同之处。肌萎缩侧索硬化患者的双侧锥体束异常信号产生的机制,是皮层运动神经元变性所致的有髓纤维减少,神经纤维脱髓鞘或是华勒变性。

在某些健康人群也可见皮质脊髓束 FLAIR 或 T_2 高信号,这种高信号也被认为是源于有髓纤维的减少。但肌萎缩侧索硬化患者有髓纤维的减少是继发于运动神经元变性的,这种高信号强度更突出,而且可出现于中央前回皮层下以及脑干。

如此完整的内囊后肢异常信号,还见于海洛因中毒性脑病、甲苯中毒性脑病等,尤其是合并皮层下白质对称性病灶时,更需要排除上述两种中毒性脑病。

总之,影像上双侧锥体束的高信号既可以是病理性的,也可能是生理性的,甚至还可存在病理、生理改变的重叠,因此,对于内囊后肢轻微的异常信号的判读应慎重。

第十五章　多系统萎缩

第一节　多系统萎缩-C型

多系统萎缩是一种散发、快速进展的少见的神经系统退行性疾病，主要发生在成人，病理上主要以存在于黑质、纹状体、脑干、小脑核、脊髓中间外侧束的胶质细胞和神经元内嗜银 α-突触核蛋白阳性包涵体为特征。

1. 临床表现　临床上多系统萎缩可分为小脑性共济失调为突出表现的多系统萎缩-C型（MSA-C）和帕金森综合征为突出表现的多系统萎缩-P型（MSA-P）。不同于西方国家，在东方国家的患者中多系统萎缩-C型比多系统萎缩-P型更多见。

多系统萎缩临床症状较复杂，尤其在发病早期，与帕金森病等其他神经系统变性疾病的症状可重叠，很难明确诊断。有研究表明，临床上大于20%的多系统萎缩在早期误诊为帕金森病。而多系统萎缩与帕金森病的治疗方案明显不同。

2. 影像学研究　有作者搜集经临床确诊的21例多系统萎缩-C型患者的病例资料，分析其MRI表现，测量脑桥面积，并与性别、年龄相匹配的帕金森病患者及志愿者比较，探讨头颅MRI测量脑桥面积对诊断多系统萎缩-C及其与帕金森病鉴别的意义。

多系统萎缩与帕金森病的早期临床症状相似，常常容易误诊。而神经影像手段作为一种无创性的方法，在早期诊断疾病中具有重要价值。该研究结果发现，伴有"十字征"的患者更倾向于诊断多系统萎缩-C型，即"十字征"可作为诊断多系统萎缩-C型的一种特征性表现。

MRI T_2WI 脑桥面积测量发现，多系统萎缩-C型组均小于帕金森病组和正常对照组；T_2WI"十字征"评分与脑桥萎缩程度之间有相关性，即多系统萎缩-C型脑桥萎缩程度越严重，其相应"十字征"越明显。当脑桥面积阈值为448 mm^2 时，诊断多系统萎缩-C型的敏感度为95%，特异度为100%，因此，脑桥面积大小在诊断多系统萎缩-C型以及评估多系统萎缩-C型脑桥萎缩程度中具有重要的临床意义。

帕金森病是一种中老年人常见的慢性进行性神经变性疾病，病理主要表现为黑质、脑干核、大脑皮质的 α-突触核蛋白阳性的路易小体包涵体。临床主要表现为单侧肢体起病、运动迟缓、静止性震颤、肌肉强直及姿势反射障碍等锥体外系症状。

多系统萎缩患者通常表现帕金森症，且只有30%在短期内对左旋多巴有反应。Wenning等（2013）研究发现多系统萎缩-C型中76%伴有帕金森症。而在东方国家中多系统萎缩-C型比多系统萎缩-P型出现率高，这不同于西方国家。Druschky等（2000）研究表明，临床上有大于20%的多系统萎缩在早期误诊为帕金森病。尽管临床试验不断更新多系统萎缩评分标准，但在疾病早期仍然难以与帕金森病区分。

多系统萎缩患者脑桥 T_2WI 上的交叉样高信号便是公认的"十字征"。已有报道证实脑桥"十字征"在 T_2WI 上的异常信号与其组织病理特征相一致，即脑桥核及其发出的通过小脑中脚到达小脑的纤维（桥横纤维）变性和神经胶质增生，而由齿状核发出的构成小脑上脚的纤维和锥体束未受损害。然而，"十字征"在诊断及鉴别诊断多系统萎缩中的敏感度只有58%，特异度则为100%。"十字征"也可出现在脊髓小脑共济失调其他类型以及继发于某种血管炎的帕金森征合并小脑、脑干功能障碍患者。

一项研究中，21例多系统萎缩-C型中有14例（66.7%）出现了清晰"十字征"，21例帕金森病中有

1 例（4.7%）出现了“十字征”纵向信号。该项研究中，多系统萎缩病程与“十字征”之间并没有明显相关性，这与 Abe 等（2006）研究结果相一致，但“十字征”的出现意味着脑干的神经缺失和纤维变性，有“十字征”的患者更倾向于出现小脑外的症状和体征。且 Abe 等（2006）认为“十字征”的出现与小脑萎缩并没有显著相关性。

Horimoto 等（2002）纵向研究将“十字征”分成 6 个阶段，且认为“十字征”的形成过程与病程相关。Horimoto 等（2000）曾表明大脑萎缩面积在多系统萎缩亚型或是性别之间没有明显差异。这些研究都提示脑桥萎缩是原发性的，并不是由源于小脑的特定纤维的缺失而引起。

虽然 PET 对诊断帕金森病有较高的特异性，一直以来被认为是诊断帕金森病的“金标准”，但因其检查费用昂贵，难以在临床上推广应用。而 MRI 因其所特有的多参数、多方位、多功能成像优势，逐渐广泛得到应用。有研究证实磁共振扩散加权像（DWI）中的表观扩散系数（ADC）值的测量对诊断多系统萎缩较为敏感，多系统萎缩患者的脑桥、小脑中脚、壳核 ADC 值明显增高，且与病程有着很好的相关性。

Nicoletti 等（2006）研究表明，多系统萎缩患者小脑中脚平均宽度值明显小于帕金森病，其敏感性为 100%，特异性为 100%，“十字征”越明显，小脑中脚萎缩程度就越重。因脑桥小脑纤维起源于脑桥核，通过小脑中脚到达小脑皮质，这提示当小脑中脚出现萎缩时，而脑桥本身原发性地更早出现了萎缩，即测量脑桥萎缩面积比小脑中脚萎缩面积更加准确。

Tha 等（2010）认为 DTI 中的 FA 与 MD 值可用于评估多系统萎缩 -C 型，但并没有将多系统萎缩 -C 型与其值相似的神经系统退行性疾病作比较。MRV（MRI volumetry）可检测多系统萎缩患者纹状体、脑干和小脑体积减少，从而可帮助与帕金森病鉴别。

体素形态学测量技术（VBM）显示多系统萎缩患者基底节的早期变性及随后出现的皮质萎缩。但这些方法都不具有每个患者常规诊断的实用操作可行性。

该项研究存在一些不足之处，如样本量较小，病例诊断缺乏病理证实，因此在以后的研究中需要更大样本数量进一步深入研究。

总之，“十字征”是诊断多系统萎缩 -C 型的较特异性征象，多系统萎缩 -C 型患者的“十字征”越明显，其脑桥萎缩程度越严重。脑桥面积测量多系统萎缩 -C 型组小于帕金森病组和正常对照组，脑桥面积阈值为 448mm^2 时，诊断多系统萎缩 -C 型的敏感度为 95%，特异度为 100%，脑桥面积大小对多系统萎缩 -C 型与帕金森病鉴别有一定价值，对诊断多系统萎缩 -C 型及评估多系统萎缩 -C 型脑桥萎缩程度具有重要的临床意义。

第二节　多系统萎缩 -P 型

多系统萎缩是一种散发的、原因不明的神经退行性疾病，表现为帕金森综合征、小脑性共济失调、自主神经功能障碍及不同程度椎体束损害的症状重叠组合。根据多系统萎缩以帕金森综合征占主导地位或以小脑症状占主导地位的不同，目前国际上将其分为两型：一型称为多系统萎缩 -C 型（以小脑平衡功能障碍为主）；另一型称为多系统萎缩 -P 型（以帕金森综合征为主）。多系统萎缩的临床诊断要点如自主神经功能障碍或小脑性功能障碍一般会出现在疾病的中晚期进程中，而一些具有特征性临床表现的帕金森病与多系统萎缩 -P 型会有重叠。由于上述原因，多系统萎缩的临床诊断（特别是多系统萎缩 -P 型）常有困难，而且多系统萎缩病理确诊在临床上难以做到，因而，MRI 成为多系统萎缩的一种重要的辅助诊断方法。

1. 病理学　神经病理学研究者发现多系统萎缩 -P 型的病理特征是纹状体和黑质为主的神经元丢失，胶质细胞增生，并存在于广泛分布的神经胶质细胞内包涵体 α- 突触蛋白；α- 突触蛋白一般在胚胎发育期存在，在正常少突胶质细胞中未见此种蛋白。

2. 临床表现　多系统萎缩是一种散发的、原因不明的神经退行性疾病，累及多个部位。患者多在中年以后发病，目前病因不明。多系统萎缩 -P 型的临床表现以帕金森症状为主，表现为行动迟缓、肢体僵直、震颤、四肢乏力，少数患者并行走、排便障碍等症状；对多巴胺的替代治疗反应差。

3.影像学研究　壳核异常改变是常规MRI上多系统萎缩-P型的主要表现，这与多系统萎缩-P型的病理特征是以纹状体和黑质为主的神经元丢失有关。影像表现包括壳核萎缩、壳核后外侧极长T_1、极短T_2信号、“裂隙征”及壳核弥漫性稍长T_1、稍长T_2信号，且多种改变重叠出现。病理学研究证实是由于该区域大量铁沉积、微珠蛋白、星形胶质细胞增生所致。以往亦有采用磁敏感加权成像（SWI）及扩散加权像（DWI）研究壳核异常改变的相关报道。

壳核萎缩是多系统萎缩-P型患者特征性影像表现之一。Bhattacharya等（2002）认为壳核萎缩是多系统萎缩-P型与帕金森病鉴诊断的一种重要征象。Shin等（2007）对24例多系统萎缩-P型、21例帕金森病患者尾状核及壳核体积测量发现，多系统萎缩-P型壳核体积缩小，而帕金森病患者无此表现。

其次，壳核后部的长T_1、短T_2信号亦为重要表现，一组9例患者的研究中4例可见。有研究认为其发生率及敏感性较高。该组中有2例“裂隙征”。Kraft等（2002）研究发现，36%的多系统萎缩患者出现“裂隙征”。该项研究结果略低于文献报道的出现率，可能与样本量偏小有关。Horimoto等（2002）通过纵向研究42例患者，对“裂隙征”进行了分期。但“裂隙征”并非多系统萎缩的特异性表现。Kraft等（2002）研究发现在进行性核上性麻痹及皮质-基底核变性中也会出现。脑干萎缩、信号改变及小脑中脚对称性长T_2信号也是多系统萎缩-P型的重要影像表现。Bhattacharya等（2002）通过对21例帕金森病、18例多系统萎缩（14例多系统萎缩-P型，4例多系统萎缩-C型）患者行常规MRI观察发现，较多的多系统萎缩-P型患者可见脑干萎缩、小脑中脚异常信号。该组中亦见1例“十字征”。“十字征”一般在多系统萎缩-C型中多见，但在多系统萎缩-P型患者中也可见此征象。一些作者通过对143例多系统萎缩患者观察发现，有6例出现“十字征”。Horimoto等（2002）发现多系统萎缩各亚型均会出现脑桥“十字征”；只是橄榄脑桥小脑萎缩（OPCA）患者此征象的出现远早于其他亚型；且出现率也高于其他亚型。该组1例患者病程较长（约17年）。

大脑进行性萎缩是多系统萎缩的重要观察征象，这与多系统萎缩是一种广泛性的神经变性疾病有关。Naka等（2002）进行过大脑萎缩相关报道。有作者在对多系统萎缩-P型患者形态测量研究中发现大脑皮层及皮层下灰质核团及脑白质体素减小。

该项研究结果发现小脑半球萎缩的病例，文献报道一般小脑萎缩在多系统萎缩-C型出现多。该组作者分析，2例患者病程较长可能与多系统萎缩病程的后期进展中病变受累范围较广且有重叠交错有关。

另发现FLAIR序列有利于多系统萎缩-P型异常信号的发现。Block & Bakshi（2001）作过相关研究，发现FLALR序列的高信号能很好显示多系统萎缩-P型壳核边缘的阳性征象。这与FLALR序列的组织对比度优于常规T_2序列有关。

综上所述，临床诊断多系统萎缩-P型存在一定困难，与其他类型神经变性疾病尤其与帕金森病易混淆，而常规MRI能对多系统萎缩-P型的临床诊断提供帮助。

第十六章 中枢神经系统白血病

白血病颅内浸润是急性白血病的并发症之一，粒细胞性白血病的发病率较淋巴细胞性白血病高。急性粒细胞性白血病发病初期即可侵犯中枢神经系统，侵犯部位及表现形式多样，可呈弥漫性或局灶性浸润硬、软脑膜及脑实质，造成颅骨破坏、静脉窦栓塞等。有作者报告2例病变分别浸润脑膜、眼眶及静脉窦、脑实质，较为少见。白血病细胞弥漫或局灶性浸润硬、软脑膜是白血病颅内浸润的主要表现形式，可先于系统性白血病发作前出现。

1. 病理学　白血病细胞弥漫或局灶浸润硬脑膜、软脑膜是白血病颅内浸润的主要表现形式，可先于系统性白血病发作前出现，白血病细胞侵犯表浅软脑膜后，沿血管间隙在血管周围延伸，通过破坏软脑膜进入颅内，形成肿块，即"绿色瘤"。绿色瘤可浸润眼眶，可造成颅骨的破坏，浸润眼肌使之增粗，侵犯视神经等，小儿尤为多见。

白血病还可造成静脉窦栓塞，其原因包括白血病中枢神经系统浸润，化疗药物产生的低纤维蛋白原、凝血时间的延长以及多发凝血因子的缺陷等。

2. 影像学研究　Parke等（1996）指出，绿色瘤由不成熟的原粒细胞构成，细胞内有大量含铁的髓过氧化物酶，其形成过程长，血供丰富，伴血-脑屏障破坏，典型的CT表现为平扫时颅内肿块可呈等密度或稍高密度，中央可发生囊变或坏死，瘤周水肿不明显，占位效应一般较轻，增强呈均一的明显强化。

MRI：T_1WI呈等信号或稍高信号，T_2WI呈稍低信号，增强则明显强化。静脉窦栓塞在CT平扫可见静脉窦呈稍高密度，MRT_1WI呈等信号，T_2WI呈稍低信号，增强后CT可呈高密度，MRI可呈高信号。MRI信号的变化可能与细胞内含铁的髓过氧化物酶水平有关，该组2例CT及MRI表现均较典型。白血病颅内侵犯的影像学定性诊断主要结合临床表现及治疗后复查，该组2例经抗白血病治疗后颅内肿块及颅神经症状消失而得确诊。

3. 鉴别诊断　本病需与脑出血、脑膜瘤、转移瘤鉴别。

（1）脑出血：在CT图像上，脑出血与白血病脑肿块均为高密度，但血肿吸收后边缘模糊，水肿较明显，白血病脑肿块中央可有囊变或坏死，瘤周水肿不明显，化疗后肿块消失；脑出血在MR T_1WI、T_2WI均为高信号（亚急性出血），白血病脑肿块在T_1WI、T_2WI均为等或稍低信号；增强后白血病脑肿块明显强化，而脑出血不强化。

（2）脑膜瘤：脑膜瘤及白血病局部浸润均可表现为紧贴颅骨内板下方等密度或略高密度肿块，增强后均可表现为均匀一致的强化肿块，但白血病颅骨浸润局部可见针状骨膜反应；而脑膜瘤局部颅骨表现为局部颅骨增厚，但不为针状骨膜反应。

（3）转移瘤：转移瘤可侵犯脑膜，破坏颅骨，一般为多发，且发病年龄一般较大，合并静脉窦栓塞者少见。密切结合临床是诊断的重要依据。

第十七章 海绵样脑病

海绵样变脑病是一种人畜共患、中枢神经系统慢性非炎症性致死性疾病,较罕见。由德国神经病学家 Creutzfeldt & Jakob(1920)首次报道,目前关于海绵样变脑病的发病有两种假说:外源性感染和正常 PrP 基因的点突变,即携带朊蛋白的动物和少数医源性感染、遗传的朊蛋白基因突变所致。

1. 病理学 海绵样变脑病的组织病理学诊断特征是灰质海绵样变性,以神经元和胶质细胞的单个或聚集分布的空泡为标志;病变弥漫于大脑灰质、纹状体、丘脑、脑下的灰质结构和小脑皮质的分子层,也可分布在海马。

2. 临床表现 本病发病高峰为 50~70 岁,临床表现多样性,以人格改变起病,伴进行性智力减退,无发热,可以出现不同程度的神经系统症状,如肌阵挛和共济失调、癫痫等,晚期均发展为去皮层状态。

3. 影像学研究 MRI 扫描包括 DWI 和 FLAIR 序列上的大脑皮质高信号和(或)基底节区(尤其是尾状核头和壳)双侧、对称、均质的信号增高,此外也可有海马、丘脑、小脑皮质受累,而 T_1WI 序列未见异常,增强未见病灶强化。苍白球受累少见。在病变早期,基底节病变可以不对称,长期随访病例可见快速进展的脑萎缩。

一例患者 MRI 增强检查病灶未见强化,这验证了海绵样变脑病患者脑部病变不伴随炎症过程的说法。免疫荧光检测脑脊液中 14-3-3 蛋白阳性,这与海绵样变脑病脑组织大量神经元被破坏导致 14-3-3 蛋白释放至脑脊液有关。

本病还可出现特征性间隔 0.5~2.0 s 的周期性棘 - 慢复合波,该例患者临床症状、体征及辅助检查基本符合上述特征,但 T_1WI 信号与文献不符,这还有待进一步研究。

4. 鉴别诊断 海绵样变脑病的精神异常和智力下降需同阿尔茨海默病、进行性核上性麻痹、遗传性进行性舞蹈病相鉴别,前者病情发展迅速,有其他局灶性损害表现,而后几种疾病多进展缓慢,脑电图检查无典型的周期性三相波。

锥体外系损害需与橄榄桥脑小脑萎缩、肝豆状核变性、帕金森病鉴别,这些病无肌阵挛,脑电图检查中无典型的周期性三相波。

根据海绵样变脑病的临床特点,结合影像学、脑电生理、免疫学等方面的检查不难与其他神经系统疾病鉴别。

随访:该例患者经确诊 2 个月后死亡。患者的一子二女 PRNP 基因检测均为 PRNP 基因 E200K 位点突变,129 位氨基酸多态性为 M/M 型。

第十八章　甲状旁腺功能减退脑部表现

甲状旁腺功能减退是甲状旁腺激素（PTH）分泌不足或靶器官对其不敏感及作用障碍所引起的一组临床症候群。临床上根据病理生理学的不同将其分为4种类型：即原发性、继发性、假性和假-假性甲状旁腺功能减退症。其中原发性甲状旁腺功能减退症病因未明，现一般认为与自身免疫变化有一定的关系，且有人认为也同时合并其他自身免疫性疾病。

1. 临床表现　临床表现为手足抽搐或癫痫样抽搐，儿童常有智力低下、牙齿骨骼发育畸形。老年患者常伴有一些精神症状。实验室检查主要表现为低钙血症、高磷血症和血清甲状旁腺激素浓度降低。临床症状一般在甲状旁腺激素分泌量减少到正常的50%以下时才出现，部分病例因手足抽搐、癫痫或精神障碍等症状而就诊，个别因头部外伤就诊。

2. 影像学研究　颅脑CT扫描表现较为特殊，典型表现可有以下几种：双侧基底节区、丘脑、小脑齿状核表现为对称性高密度广泛分布的大小不等的钙化灶；双侧额叶、顶叶皮质下或皮髓质交界处呈对称性大小不等的片状、弧形及条带状高密度钙化影；内囊区无钙化呈"内囊空白征"，中线结构居中，无占位效应。导致颅内广泛钙化的相关疾病大约有24种，相关因素约有7种，其中以脑血管因素最常见，钙、磷代谢紊乱也是常见的原因之一，但具体的发病机制并未完全明了。

有作者认为，甲状旁腺功能减退时，钙、磷代谢异常，小血管及其周围钙盐沉积，沉积过程先由酸性糖胺聚糖组成的嗜碱性物质在血管周围沉积，其先聚集在胶质细胞核及核周胞浆中，经胞膜向胞周扩散，聚集形成球状体，并侵入小血管及其周围，钙盐在此基础上沉积，同时还有少量的锰、铜、铁、锌、铝、镁、钼等微量元素的沉积。

另外由于脑内灰质核团毛细血管排列密集、纵横交错、血供丰富，对钙的亲和力较高及生理上优先灌注的特点，使该部位较易发生钙化，而内囊区未见钙化与其毛细血管稀少密切相关。大约93%的甲状旁腺功能减退者有脑内的广泛钙化，其钙化的程度又与病程的长短及治疗效果密切相关。头颅CT均可发现脑内不同程度的异常钙化，因而颅脑影像学研究对提高该病的认识及鉴别其他神经系统疾病有着重要的临床意义。

3. 鉴别诊断　原发性甲状旁腺功能减退引起的脑内不同程度的异常钙化还应与下列疾病鉴别。①继发性甲状旁腺功能减退症：其影像学和临床表现与原发性甲状旁腺功能减退相似，但一般有明确的甲状旁腺手术史，或者有颈部其他手术史或因放疗损伤甲状旁腺所致。②假性甲状旁腺功能减退症：有甲状旁腺功能减退症手足抽搐及血、尿钙、磷变化的特点，常伴有一些先天畸形，但其甲状旁腺激素分泌正常或高于正常，进行外援性甲状旁腺激素滴注实验及滴钙实验可鉴别。③Fahr病：本病又称特发性家族性脑血管亚铁钙沉着症，原因不明，发病有家族倾向，青少年好发，仅从CT表现上难以定性，但临床生化检查其血钙及血磷均在正常范围内。④生理性高密度影沉积：常见的部位有松果体、脉络丛、基底节区及大脑镰等，基底节区的钙化各位作者报道不一，占3.2%~15%，且钙化仅限于苍白球，一般年龄在40岁以上，无神经系统症状者被认为是生理性钙化，其临床意义与松果体、脉络丛钙化相当。研究证明，此类钙化有的并不是钙化，而是铁质等其他物质的沉积，因此，在临床CT扫描图像上见到它时正确的称呼应该时"高密度影沉积"，而不宜称呼为"钙化"。⑤结节性硬化：结节性硬化，有"癫痫"和智力低下，与假性甲状旁腺功能减退症相似，但结节性硬化常合并面部皮脂腺瘤，脑内钙化结节常位于脑室管膜下，血清钙、血清磷及甲状旁腺激素均正常。⑥少枝胶质细胞瘤：在少枝胶质细胞瘤，钙化不对称，有颅内占位效应，在CT增强扫描中呈现典型的肿瘤强化特点，血清钙、血清磷及甲状旁腺激素均正常。⑦脑寄生虫病钙化：主要有脑弓形虫病、脑囊虫病、脑包虫病、脑肺吸虫病等。脑弓形虫病钙化多见于新生儿和婴儿，主要发生于胚胎期或分娩过程中，又称先天性宫内感染，CT呈脑内多发散在的结节样钙化，钙化可在脑室周围相互融合成带状。脑囊虫病钙化呈多发散在的结节样，可弥散分布于整个脑实质。脑肺吸虫病钙化呈蛋壳状，多发钙化常聚集分布。脑寄生虫病钙化其相关血清免疫学检查为阳性。血清钙、血清磷及甲状旁腺激素均正常。⑧脑结核病：结核性脑膜炎钙化多在鞍区和颅底部呈散在的斑点状。脑结核瘤呈结节样、蛋壳状钙化，临床结核症状明显。血清钙、血清磷及甲状旁腺激素均正常。⑨脑三叉神经血管瘤病：也称Sturge-Weber综合征、颅颜面血管瘤病及软脑膜血管瘤病。主要表现为颜面部血管瘤、软脑膜及脑实质的血管畸形，CT呈脑回样、弧形、条带状、波浪状钙化。在CT增强扫描中呈现出异常强化的血管。血清钙、血清磷及甲状旁腺激素均正常。⑩继发性甲状旁腺功能亢进：实验室检查表现为血清钙升高，CT检查表现为大脑镰和小脑幕广泛的不规则钙化，两侧基底节区可见对称性的钙化病灶。

总之，甲状旁腺功能减退常有精神症状及癫痫样发作，临床常诊断为癫痫及精神疾病，为了寻找病因，通常应做CT检查。当头颅CT显示脑内基底节区及基底节外有对称性钙化并结合实验室检查结果，有利于甲状旁腺功能减退、特别是非典型性甲状旁腺功能减退的诊断。

第十九章 2型糖尿病脑病

目前2型糖尿病脑部损害的常规影像评估通常包括常规 T_2WI、T_1WI、DWI以及液体衰减反转恢复序列（FLAIR）T_2WI，这些常规影像检查可以从大体上对糖尿病患者脑部损害进行初步的定性及半定量评价，对于伴有明显脑部改变，如明显脑萎缩、脑白质损伤、脑梗死及脑缺血性病变等的检出有一定的帮助，但对于2型糖尿病患者脑部早期的隐匿性的病理生理学变化的评估具有一定的局限性。一些作者采用新的脑功能成像及后处理技术，即基于体素的扩散张量成像技术对2型糖尿病患者的脑部变化进行评估。

糖尿病是一种常见的以慢性高血糖为特征的代谢性疾病，可导致中枢神经系统和周围神经系统的慢性损害，中枢神经系统损害主要表现为心理速度和心理灵活性的下降，认知功能下降或出现认知功能下降的风险较大，发病通常较为隐蔽缓慢，因此，评估Ⅱ型糖尿病患者脑部结构的变化对于理解糖尿病脑的改变是必要的。

MR扩散张量成像（DTI）是一种新的非侵入性磁共振成像技术，其成像基础为水分子的布朗运动，在MR扩散加权成像（DWI）的基础上在6个或6个以上线性方向上施加扩散敏感梯度而获取图像，通常可以获取平均ADC值及FA值。ADC值主要反映的是水分子在组织内的扩散情况，如果水分子扩散受限，则ADC值减低；反之，水分子扩散运动越强，则ADC值越高。FA值主要反映的是脑组织的完整性，为扩散各向异性与整个扩散的比值，FA值的动态变化可以监测脑白质的发育、成熟、生理及病理性改变。对于平均ADC值及FA值的定量评估，传统的方法是采用感兴趣区法（ROI），这种方法在临床上应用较为广泛，操作简单，但是缺点是需要先验知识，可重复性及重现性较差，受主观影响较大。

该项研究所采用的基于体素的分析方法对平均ADC图及FA图进行全脑量化分析，可以有效避免主观性影响，不需要先验知识，具有客观、敏感、可重复性强等优点。

基于体素的扩散张量成像分析，目前已经广泛应用于临床实践中，例如精神分裂症、白质发育、白血病儿童患者的脑改变、Fabry病等。常见的配准方法是将 b=0 s/mm² 的图像配准到蒙特利尔神经研究所的 T_2 模版上，再将配准参数应用于FA图的配准，或将 b=0 s/mm² 的图像配准到EPI模板。该项研究中采用的配准方法是将 b=0 s/mm² 的图像配准到蒙特利尔神经研究所的EPI模版上，再将配准参数应用于平均ADC图及FA图的配准，最后生成配准后的FA图。全脑平均ADC分析提示2型糖尿病患者灰质及白质均没有出现ADC值减低的脑区，相反多个脑区的灰质及皮层下白质内可见ADC值增高的阳性激活簇。ADC值增高，说明2型糖尿病患者这些阳性区域的水分子运动较正常对照加剧，没有出现扩散受限的情况，进而说明神经元和胶质细胞并没有发生明显的肿胀。前期该组作者的研究结果发现2型糖尿病患者早期会出现灰质及白质的萎缩，由此推测，灰质及白质的萎缩性改变可能会导致细胞间隙的增大，进而导致水分子的运动加剧，但具体机制还有待于进一步的研究证实。

2型糖尿病患者可以伴发低血糖脑病和糖尿病酮症酸中毒相关的脑部水肿，局部脑部受累主要表现为DWI上高信号，ADC值较正常组织减低，说明受累脑组织水分子局部扩散受限。但是，该组患者入组时常规MR影像均无显著异常信号影，且均无认知功能障碍，因此，局部脑灰质及白质ADC值的增高可能是2型糖尿病患者早期脑部特异性的隐匿性改变。

全脑基于体素的FA值分析提示2型糖尿病患者灰质及白质均有FA值减低区域，FA值的减低说明局部脑组织的完整性受到了破坏。Hsu等（2012）对2型糖尿病患者脑部进行基于体素的FA值分析发现伴有认知功能障碍的2型糖尿病患者主要表现为脑部双侧额叶白质区 FA 值的减低。因此，FA 值变化的多样性说明了 2 型糖尿病患者脑部早期隐匿性改变的复杂性。该项研究的局限性包括:样本量偏小,今后的试验中应加大样本量;(2 型糖尿病患者脑部平均 ADC 值及 FA 值的变化缺少病理学方面的证据;缺少Ⅱ型糖尿病患者长期动态的随访观察。

第二十章 神经梅毒

第一节 神经梅毒概述

梅毒为性传播性疾病，系由苍白密螺旋体感染所引起的全身性疾病，可累及心血管、骨骼和神经系统等。性病治疗不彻底是神经梅毒的主要原因，从性病到出现神经梅毒症状需 3~10 年。神经梅毒病理分型：Ⅰ型为梅毒性脑脊髓膜炎；Ⅱ型为脑膜血管型；Ⅲ型为梅毒性树胶肿；Ⅳ型为麻痹性痴呆；Ⅴ型为脊髓痨。后 3 型又称为脑实质梅毒。各型神经梅毒的共同病理基础是脑（脊）膜受累。

1. 临床表现

（1）梅毒性脑膜炎：发病较急，常发生于感染后数周到数月，可出现发热、头痛、恶心、呕吐、颈项强直、克氏征阳性、视盘水肿。常累及第Ⅲ、Ⅵ、Ⅶ、Ⅷ对颅神经，尤以听神经损害常见，该组中 2 例有发热和多组颅神经损害等脑膜炎表现。

（2）脑膜血管型梅毒：以脑膜损害为主者为梅毒性脑膜炎，起病可急可缓，常见症状有颅内高压和脑膜刺激征、颅神经麻痹和癫痫发作等；以梅毒性动脉炎为主者可致脑血管狭窄或梭状动脉瘤，出现一过性脑缺血或脑梗死症状。

（3）梅毒性树胶肿：少见，其特征是出现占位病灶表现。

（4）麻痹性痴呆：一般在原发感染后 2~35 年发病，以精神症状为突出的临床表现。初期表现为性格行为异常，随后记忆力明显障碍，失去正常判断力和计算力，最终痴呆。检查可见阿 - 罗瞳孔、视神经原发性萎缩，面肌、舌肌和唇部肌肉震颤，腱反射亢进等，少数尚有癫痫发作。

（5）脊髓痨：突发截瘫，括约肌功能丧失和感觉丧失。可能的病因是脊髓血管由于梅毒性动脉内膜炎所致的栓塞。

2. 影像学研究

（1）梅毒性脑脊髓膜炎：CT 和 MRI 平扫可无异常，增强扫描显示软脑膜增厚、强化，更易侵犯脑底部脑膜，如下丘脑、脑干、鞍上池和侧裂池周围的脑膜。有学者观察到脑底部血管（颈内动脉末端）和颅神经强化（动眼神经、听神经和面神经）。另有学者观察到延迟 30 min 后脑脊液有强化。

（2）脑膜血管型梅毒：MRI 可提供较多信息，DWI 可发现急性梗死，并可监测病情变化，该组梗死灶均位于脑底部和脑表面，提示病变侵犯了脑底部和脑表面的中小血管。MRA 有助于血管炎性病变的显示，一组 3 例患者的研究中：例 1 显示椎 - 基底动脉和大脑后动脉严重狭窄，例 2 显示椎 - 基底动脉扩张，例 3 显示右侧大脑中动脉皮层分支减少。有报道大脑中动脉区大面积梗死，提示梅毒螺旋体可以侵犯大血管。也有学者发现有类似于巨细胞病毒性脑炎，表现为颞叶大面积长 T_1、长 T_2 信号，可能处于急性脑膜脑炎期，增强扫描有助于显示脑膜强化，对提示诊断有重要帮助。

（3）麻痹性痴呆型：反复的脑膜炎发作和梗死引起大脑皮层和白质萎缩，尤其是额叶和颞叶的梗死。该组中例 3 仅 31 岁，但见右额叶陈旧性梗死，左侧丘脑新梗死灶和脑萎缩，提示为脑膜血管型神经梅毒的进展性表现。

（4）梅毒树胶肿：可表现为脑肿瘤样，寄生虫肉芽肿样、结核球样改变，共同的特征是环形强化有一侧贴近脑膜，以钝角相交，邻近脑膜增厚强化。

（5）脊髓痨：脊髓弥漫性肿胀，呈长 T_1、长 T_2 信号，特征性改变为“流蜡征”——脊膜和脊膜下脊髓斑块状强化和“反跳征”——T_2WI 脊膜下低信号灶在 T_1WI 增强扫描上呈高信号，提示梅毒从脊膜侵入脊髓内。

对年轻人反复、多发脑底部梗死伴脑膜强化应提示感染性血管性病变,结合发热、颅神经损害、脑脊液蛋白升高、糖和氯化物大多正常应高度怀疑神经梅毒,血清和脑脊液梅毒检查是必要的,国外报道多为人类免疫缺陷病毒阳性患者的机会性感染,我国报道多为人类免疫缺陷病毒阴性患者性病治疗不彻底所致。

因此,追问梅毒或性病病史至关重要。影像检查多运用 T_2 FLAIR、DWI、MRA 和增强扫描,有助于及时正确诊断。

第二节　误诊病例简介:迟发性神经梅毒与脑内炎性肉芽肿

梅毒是由梅毒螺旋体引起的一种性传播疾病。神经梅毒系患者感染梅毒后,梅毒螺旋体侵犯神经系统引起不同神经症状的一种疾病。神经梅毒易发生于未经治疗的梅毒患者,可侵及脑脊髓膜、血管及脑实质。有作者报告 CT 检查及手术病理证实的迟发性神经梅毒(梅毒树胶肿)。神经梅毒的特点是病变甚为广泛,因侵犯的部位及病变的不同,病理学将神经梅毒分为:梅毒性脑脊髓膜炎、神经血管梅毒、树胶样肿、麻痹性痴呆、脊髓痨 5 型。

而临床根据神经症状的不同,以及由原发感染到出现神经症状的时间间隔将神经梅毒分为 5 型:无症状性梅毒、脑膜梅毒、脑膜血管梅毒、实质性神经梅毒和梅毒树胶肿。

该例属于迟发性神经梅毒树胶肿,获得性三期梅毒。梅毒感染后数周或数月后侵犯中枢神经系统,早期为无症状脑膜炎,神经系统损害性症状出现,可以发生在梅毒感染后 1 年至十几年。

鉴别诊断:因硬脑膜或软脑膜强烈的局限性炎性反应本病须与以下疾病鉴别。

(1)脑内炎性肉芽肿(如结核瘤、真菌性及寄生虫性肉芽肿等):常位于脑实质内,与脑膜关系不大,常有其他部位结核、真菌及寄生虫感染,结核瘤及寄生虫感亦有钙化灶。

(2)神经胶质瘤:神经胶质瘤,位于脑实质内,增强呈结节状、环状强化,壁不规则,一般不引起脑膜增厚。

(3)脑膜瘤、脑膜转移瘤:脑膜瘤增强后病灶均匀强化,少见环状强化,脑膜瘤常见与病变邻近的颅骨骨质增生和/或骨质破坏吸收;脑膜转移瘤常出现广泛脑膜强化及细结节强化。

(4)脑脓肿:脑脓肿一般病程较短,常有中耳炎、开放性骨折及开颅手术史,增强后呈环状强化,壁较规则,周围水肿范围广。

因此,如果发现高度怀疑本病的 CT 征象,就要追问病史及进行一系列实验室检查(如血密螺旋体抗体、脑脊液梅毒抗体检测),对早期发现和诊断该病具有重要临床意义,本病最后确诊尚须依靠实验室检查及病理检查。

第三节　误诊病例简介:颅内树胶肿型神经梅毒与星形细胞瘤

颅内树胶肿型梅毒少见,文献报道占颅内占位性病变的 0.5% 以下。其病理基础是梅毒螺旋体进入中枢神经系统造成动脉及动脉周围局限性炎症反应形成肉芽肿样改变,可压迫神经组织,出现颅内高压及局灶性神经功能缺失。

树胶肿型梅毒可出现在脑组织任何位置,以大脑凸面最为常见,可单发亦可多发。CT 检查呈低或等密度影,有环形强化,也有占位效应。但这些表现与颅内其他占位性病变相似,不具特征性。

一例 CT 误诊为星形细胞瘤。因此,术前必须充分了解临床病史,综合实验室、影像学检查才能避免误诊。

第二十一章　阻塞性睡眠呼吸暂停

阻塞性睡眠呼吸暂停（obstructive sleep apnea，OSA）是由于某些原因导致上呼吸道阻塞，睡眠时有呼吸暂停，伴有缺氧、鼾声、白天嗜睡等症状的一种较复杂的疾病。成人阻塞性睡眠呼吸暂停的发病率为4%~7%，且男性高于女性，发病率随着年龄的增长而增高，50岁以上老年人发病率大于6%。阻塞性睡眠呼吸暂停与高血压、脑卒中、心肌梗死等心脑血管疾病密切相关。自20世纪80年代以来，阻塞性睡眠呼吸暂停受到了广泛的关注，其临床和基础研究在世界范围内得到迅速发展。

一、阻塞性睡眠呼吸暂停与心脑血管疾病的关系

阻塞性睡眠呼吸暂停与心脑血管疾病的关系越发引起世界范围的关注，大约50%的阻塞性睡眠呼吸暂停患者伴发高血压，大约30%的高血压患者伴发阻塞性睡眠呼吸暂停。Ohayon等（2000）调查显示，阻塞性睡眠呼吸暂停低通气综合征（OSAHS）是独立于年龄、性别、肥胖、吸烟、酗酒、生活压力以及心脏、肾脏疾病以外的高血压病的一个独立危险因素。动物实验可以重现两者之间的关系。

阻塞性睡眠呼吸暂停发生时和发生后由于低氧血症和高碳酸血症，可引起颅内血管被动扩张，这使得颅内血流发生改变。有研究证实，阻塞性睡眠呼吸暂停患者睡眠呼吸暂停时大脑中动脉血流和平均速率分别下降15%和20%。血流急速变化会导致血流剪切力明显改变，加速血管病变的发生。并且Nasr等（2009）的研究证实在长期缺氧和高碳酸血症状态下，脑血管的化学感受器敏感性降低，患者脑血管自动调节能力受损，且受损程度与阻塞性睡眠呼吸暂停严重程度呈正相关。阻塞性睡眠呼吸暂停患者红细胞压积、血浆纤维蛋白原和全血黏度明显增高，是脑血管疾病发病的一个重要原因。

Wessendorf等（2001）发现阻塞性睡眠呼吸暂停严重程度和脑血管疾病患者的血浆纤维蛋白原含量存在相关性。阻塞性睡眠呼吸暂停患者内皮祖细胞数量减少也可能是并发心脑血管疾病的重要病理基础。Jelic等（2008）发现阻塞性睡眠呼吸暂停患者体循环内皮祖细胞数量减少，给予持续气道正压通气（CPAP）治疗后其数量增多。

此外，睡眠呼吸暂停增加了黏附分子的浓度，从而诱导炎性反应进程，反复呼吸暂停所致的间歇性低氧会使中性粒细胞和单核细胞爆发性增多，进而引起系统性炎症。另外，阻塞性睡眠呼吸暂停患者晚间反复低氧和睡眠中断还会导致交感神经兴奋、心率变异性减少、血浆内皮素升高、促进体内的氧化应激、胰岛素抵抗等。这些病理生理的改变都将使得患者血压波动、脑血流量减少，改变脑的自身调节能力、加速脑动脉的粥样硬化，进而患脑血管疾病的概率增加。

二、阻塞性睡眠呼吸暂停脑损害在结构性MRI（SMRI）和扩散张量成像（DTI）上的表现

通过结构性MRI检查可以发现脑容积、形态上的改变，在一定程度上可以反映阻塞性睡眠呼吸暂停的病理过程。随着MRI采集技术和后处理技术的进步，也提高了MRI的敏感性和特异性。近年来，许多学者试图通过结构性MRI来寻找阻塞性睡眠呼吸暂停患者在神经解剖上的特征性改变。

Macey等（2002）通过使用（voxel-based morphometric，VBM）技术来分析脑的整体容积和某些特定区域的容积变化，试图找出阻塞性睡眠呼吸暂停患者大脑在形态上的改变。在其实验中阻塞性睡眠呼吸暂停组和对照组都进行脑部MRI，使用VBM技术将大脑空间标准化，并将大脑分割成灰质、白质、脑脊液3部分；然后自动比较两组大脑的整体与局部的差别。结果在整体上，对照组灰质容积随年龄的增长而下降，在阻塞性睡眠呼吸暂停组则未见改变。在阻塞性睡眠呼吸暂停组的双侧顶

叶、额叶、颞叶的部分灰质和单侧顶叶、额叶、颞叶、海马、带状前回、小脑皮质（深部和浅部）的部分灰质容积缺失，并且这种灰质的缺失程度随阻塞性睡眠呼吸暂停严重程度的增加而增加。

然而 O' Donoghue 等（2005）对阻塞性睡眠呼吸暂停组和对照组都进行了脑部 MRI 检查，并在阻塞性睡眠呼吸暂停患者接受气道正压通气治疗 6 个月之后再次行 MRI 检查，同样也使用 VBM 技术自动化分析大脑区域容积的变化，结果发现无论是全脑还是局部都没有发现有意义的灰质容积的缺失，仅在进行 6 个月正压通气治疗之后全脑体积有轻微的减小。随后他们就其实验设计、实验方法、统计结果上的差异进行了讨论，认为实验并不完全矛盾，之间的差别可能是因为各自使用的统计方法不同所致。

基于存在这种分歧，后来 Morrell 等（2010）重新设计实验，通过严格的入选和排除标准最后入选阻塞性睡眠呼吸暂停组和对照组各 60 例，采用标准化 VBM 分析法，同时采用更科学、严格的统计方法，对多种混杂因素进行校正。结果发现，在右侧颞中回及沿枕颞沟往下，小脑的灰质容积与对照组相比显著减少，并且这些区域的缺失与工作记忆、运动功能下降有关。John 等（2005）应用 MRI 随访 843 例患者，将梗死灶分为大小两组，然后记录分析其两次 MRI 检查的变化情况。结果显示梗死灶的发展与阻塞性睡眠呼吸暂停无相关性，而与中枢性呼吸暂停有关。但后来有许多实验结果与之不同。Kazuo 等（2005）的实验分为夜间低氧组和夜间非低氧组，这两组的性别、体重指数（BMI）、吸烟、糖尿病、总胆固醇、甘油三酯、红细胞比容、尿微蛋白、收缩压、舒张压相关变量的分布是相似的。他们将两组进行脑部 MRI 检查，结果显示在无症状性脑梗死（silent cerebral infarct）中，夜间低氧组显著高于夜间非低氧组。

Minoguchi 等（2007）的实验分成对照组、轻度阻塞性睡眠呼吸暂停组和中度阻塞性睡眠呼吸暂停组 3 组。结果显示阻塞性睡眠呼吸暂停患者无症状性脑梗死的患病率显著高于对照组（对照组为 6.7%，轻度阻塞性睡眠呼吸暂停组为 7.7%，中度阻塞性睡眠呼吸暂停组为 25.0%，阻塞性睡眠呼吸暂停患者平均为 16.0%）。

Kamba 等（2001）的研究指出，在阻塞性睡眠呼吸暂停患者和对照组之间患无症状性脑梗死的比例是有差别的，在中度阻塞性睡眠呼吸暂停患者中有 48. 6% 有无症状性脑梗死，重度阻塞性睡眠呼吸暂停患者有 54.0% 有无症状性脑梗死，而对照组只有 21. 1%。

以上研究使用的都是常规 MRI 技术。Macey 等（2008）采用 DTI 技术（DTI 对白质纤维素的损害更加敏感）研究阻塞性睡眠呼吸暂停患者脑白质内受损的情况，结果显示阻塞性睡眠呼吸暂停患者大脑白质内深部核团及纤维素与小脑内的深部核团广泛受损。由此可以见阻塞性睡眠呼吸暂停患无症状性脑血管病的可能性更大，在 MRI 上表现为脑梗死之前，患者的白质纤维素已经开始受损。

三、阻塞性睡眠呼吸暂停脑损害在磁共振波谱（MRS）上的表现

MRS 是一种无创性的研究活体器官、组织代谢、生物变化及化合物定量分析的方法，在分子水平反应组织代谢情况。可分为磷谱和氢谱。MRS 现在已用于阻塞性睡眠呼吸暂停患者脑部的研究。分析阻塞性睡眠呼吸暂停患者脑内多种代谢产物的含量变化，来反映阻塞性睡眠呼吸暂停对人体大脑代谢的影响。

Caroline 等（2009）用 ^{31}P 波谱研究阻塞性睡眠呼吸暂停患者大脑的能量代谢情况，结果发现当血氧饱和度下降 10% 时，阻塞性睡眠呼吸暂停患者脑内的三磷腺苷水平与对照组相比明显下降，而无机磷酸盐水平上升，说明阻塞性睡眠呼吸暂停患者大脑在低氧情况下能量代谢的缓冲能力下降，也说明脑血管对缺氧的代偿不足以代偿脑内高能磷酸化合物的下降。

Yaouhi 等（2009）用 ^{18}FDG-PET 和 MRI 联合实验也发现大脑内广泛的代谢下降。

Kamba 等（2001）选取诊断为阻塞性睡眠呼吸暂停但在 MRI 无异常表现的阻塞性睡眠呼吸暂停患者和健康人为实验对象，用氢谱检测大脑皮层和白质的氮 - 乙酰天门冬氨酸（NAA）/ 胆碱（Cho）、NAA/ 肌酸（Cr）和 Cho/Cr 的值，结果显示中度阻塞性睡眠呼吸暂停患者的白质 NAA/Cho 比轻度阻塞性睡眠呼吸暂停患者和对照组更低，在普通影像上表现正常的阻塞性睡眠呼吸暂停患者脑的生理代谢已经开始存在异常。然而该实验并没有很好地将一些如高血压、心脏病、糖尿病等可能会导致神经系统改变的阻塞性睡眠呼吸暂停并存疾病考虑进去。

但 Kamba 等（2001）随后又进一步设计实验，他们将没有脑梗死、脑出血等脑白质疾病的阻塞性睡眠呼吸暂停患者进行 MRS 扫描分析脑皮质和脑室周围白质的 NAA/Cho，并记录有无高血压、心脏病、糖尿病、高血脂，结果显示皮层的 NAA/Cho 随着年龄的增长而减少，但与阻塞性睡眠呼吸暂停严重程度无相关性。白质内 NAA/Cho 的减少与阻塞性睡眠呼吸暂停严重程度有相关性。

Alchanatis 等（2004）用 MRS 分析阻塞性睡眠呼吸暂停组和对照组的前额叶、顶枕部、额部脑室周围白质的代谢改变。在额叶白质与对照组相比结果显示 NAA/Cr、Cho/Cr 的下降和 NAA 和 Cho 绝对值的下降。可以看出，通过 MRS 检查可以发现阻塞性睡眠呼吸暂停患者的夜间低氧对患者脑内代谢引起的改变在常规 MRI 出现异常之前，与上述研究相符。

四、阻塞性睡眠呼吸暂停者脑损害的功能磁共振成像（fMRI）表现

fMRI 可以探测脑对外界刺激的反应，通常使用血氧水平依赖（BOLD）技术，通过这种技术可以了解大脑的神经功能改变。Macey 等（2003；2006）研究阻塞性睡眠呼吸暂停组和对照组在吸气负荷和呼气负荷时所引起大脑活跃部位的不同。所谓的吸气负荷是让受试者带上面罩，使得受试者在 -0.798~1.995 kPa(-6~15 mmHg) 的压力下吸气；呼气负荷是让受试者带上面罩，使受试者在 1.33 kPa（10 mmHg）或更高的压力下呼气。这两种状态可以模拟阻塞性睡眠呼吸暂停患者夜间的呼吸模式。

通过 fMRI 检查脑神经对吸气和呼气负荷状态下的应答，可以间接反映阻塞性睡眠呼吸暂停患者夜间神经功能的改变。结果呼气负荷时阻塞性睡眠呼吸暂停组在额叶皮质、前扣带回、海马、岛叶和豆状核、小脑齿状核、中脑等部位出现信号异常；在吸气负荷时阻塞性睡眠呼吸暂停组与对照组在丘脑、颞中回、岛叶皮质、右侧海马、感觉皮层、运动皮层、小脑皮层及深部核团、中脑等部位出现信号改变，并且阻塞性睡眠呼吸暂停患者基底节区信号出现延迟。这些区域与感觉、自主节律和运动调节有关。

有学者通过 Valsalva 动作和 cold pressor 来测试阻塞性睡眠呼吸暂停组和对照组，研究患者在脑神经应答上的差别，也得到了相似的结果。这些研究说明阻塞性睡眠呼吸暂停患者呼吸调节功能受损，患者夜间气道对刺激应答模式发生改变与夜间出现呼吸紊乱的病理机制有关。Thomas 等（2005）研究阻塞性睡眠呼吸暂停患者和对照组在工作、记忆测试上脑激活的差别，结果发现阻塞性睡眠呼吸暂停组患者的测试表现较健康组更差，并在额前叶激活较差。经过持续气道正压通气治疗后，患者在额前叶后部的激活得到部分恢复，但额前叶前部仍没有恢复。

来自 Ayalon 等（2009）的两个实验，他们研究在持续的注意力、反应能力的测试下阻塞性睡眠呼吸暂停患者和对照组脑激活的差别，结果显示在 Go-No-Go task 中阻塞性睡眠呼吸暂停患者的反应速度下降，并随觉醒指数增加呈相关性，且阻塞性睡眠呼吸暂停患者扣带回、顶叶等区域激活下降。Ayalon 等（2009）研究阻塞性睡眠呼吸暂停患者和对照组在语言学习测试上脑激活的差别，结果两组在测试时表现相当，但两者脑部的激活有显著差别，阻塞性睡眠呼吸暂停患者与健康对照组相比在额前回、额中回、颞叶、丘脑、小脑等部位激活增加。说明阻塞性睡眠呼吸暂停患者神经功能在一定程度上已经受损，需要代偿性的激活更多的神经资源来维持正常的神经应答。

以上研究说明阻塞性睡眠呼吸暂停患者的神经功能已经受损，患者对外界脑内的应答已经发生改变，这与患者日间嗜睡、工作能力下降、反应能力下降有关。

阻塞性睡眠呼吸暂停患者的脑部损呈是渐进性，是一个长期作用过程。脑部血管病变是从小血管开始，在常规 MRI 出现异常之前，通过 MRS 研究可以看出大脑的代谢已经发生改变，尤其是在额叶白质和海马等部位。通过 DTI 可以发现患者大脑及小脑白质内深部核团及纤维素广泛受损，这与 MRS 研究相呼应。进而患者的神经功能也会受损，通过 fMRI 研究可以发现，阻塞性睡眠呼吸暂停患者大脑对某些刺激、信息的应答与正常人相比已经发生改变，并且阻塞性睡眠呼吸暂停患者在某些测试上表现较正常人更差，说明患者的神经功能会受到损害，这可能与患者日间嗜睡、学习工作能力及反应能力下降有关。随着损害的进展，常规 MRI 上阻塞性睡眠呼吸暂停患者大脑许多部位的灰质容积缺失，以及白质内会出现缺血性改变。

第二十二章 其他脑病

第一节 非血缘外周血干细胞移植后慢性移植物宿主病中枢神经系统受累

1. 慢性移植物宿主病 慢性移植物宿主病是异基因造血干细胞移植的主要后期并发症之一,多发生于移植后 3~24 个月。慢性移植物宿主病的临床表现分为两类:一为局限性,主要累及皮肤或者肝脏;一为广泛性,主要为多器官受累,包括皮肤、角膜、胃肠道、肝、肺、肌肉组织、淋巴网状系统、肾脏和中枢神经系统等,具有自身免疫特征。

异基因造血干细胞移植是目前治疗造血系统恶性肿瘤的重要手段,但移植后的相关并发症严重影响其治疗效果。临床资料表明,神经系统异常是异基因造血干细胞移植(allo-HSCT)后常见并发症之一。Allo-BMT 术后常并发一些神经系统疾病,发病率高达 70%,尸体解剖研究发现 90% 患者合并神经病理改变,被认为是引起骨髓移植后并发症以及死亡的一个重要的因素。随着长期存活者越来越多,移植后期神经系统并发症也逐渐被发现,且与慢性移植物抗宿主病有一定相关性。

2. 慢性移植物宿主病导致中枢神经系统损害 有作者报道 1 例非血缘异基因造血干细胞移植患者,移植后多次出现急性移植物宿主病,有自行停用甲泼尼龙联合环孢素 A(CsA)的病史,具有发生慢性移植物宿主病的诸多条件。患者表现为发热、颜面部红斑和躯干部皮疹、口腔黏膜炎、肝功能异常、肾病综合征等慢性移植物宿主病表现,无感染及白血病复发证据,皮肤活检有淋巴细胞浸润,肾脏病理学显示免疫性膜性肾病,给予免疫移植治疗有效,临床诊断广泛性慢性移植物宿主病。

该例患者在停用环孢素 A 后发病,确诊慢性移植物宿主病后给予环孢素 A 治疗后中枢神经系统症状改善;中枢神经系统病变随慢性移植物宿主病控制而好转,与慢性移植物宿主病发病过程明显关联。该例患者颅脑 MRI 表现为神经灰质和神经核团的损害为主,累及丘脑、基底节和额顶叶等区域,病变范围较为广泛,脑血管 MRA 见左侧大脑中动脉血管狭窄。从诱发电位结果表明,患者视觉通路受损,并存在认知障碍,这与 MRI 检查基本吻合。动态头颅磁共振扫描监测发现,神经系统病变存在时间较长,且与慢性移植物宿主病病情变化密切相关。Iwasaki 等(1993)最早证实慢性移植物宿主病可导致中枢神经系统损害,在其尸检病例报告中发现病变脑组织有大量 CD3 淋巴细胞浸润。

Padovan 等(1999)对动物骨髓移植模型的研究发现,同种异体移植组脑内出现了实质性淋巴细胞性浸润、小胶质细胞以及脑脉管炎的改变,而自体移植对照组却没有出现,也提示了脉管炎和移植物宿主病之间关系密切。Salaro 等(2001)报道 1 例 allo-HSCT 患者出现自限性小脑和锥体束征表现,临床与实验检查发现与慢性移植物宿主病明显关联。慢性移植物宿主病导致中枢神经系统病变也得到鼠模型神经病理学资料的证实。Rouah 等(1988)对并发慢性移植物宿主病的白质脑病患者进行尸检,在脑干、海马以及血管周围间隙发现局灶性单核细胞聚集,且以上病变均不能够以药物毒性、中枢神经系统感染以及肿瘤的复发来解释。

Iwasaki 等(1993)对患者尸检还发现弥漫性的轴突和髓鞘变性,伴单核淋巴细胞浸润。

3. 并发可逆性白质脑病 相关文献报道骨髓移植术后移植物宿主病患者并发可逆性白质脑病,且已排除放射和药物毒性所引起的白质损害,通过免疫抑制剂治疗,患者病情明显好转,提示了骨髓移植后并发白质脑病与慢性移植物宿主病有密切相关。因此，血管炎、白质脑病、脑炎样疾病是发生在大脑的慢性移植物宿主病。

对慢性移植物宿主病治疗后，该患者智力明显恢复，认知力显著提高，语言表达力基本正常，治疗2个月后MRI检查示脑部病灶明显缩小；同时，其他慢性移植物宿主病表现明显好转，皮疹消退、肝功能恢复正常、蛋白尿消失，表明免疫抑制治疗有明显疗效。

因此认为，中枢神经系统异常可能为慢性移植物宿主病的特殊临床表现之一，发病机制可能与血管免疫损伤或淋巴细胞浸润并导致神经组织变性有关。慢性移植物宿主病可导致中枢神经系统病变是移植领域应引起重视的问题之一，及时诊断并给予有效治疗可挽救患者的生命。

第二节 糖胺聚糖贮积症

糖胺聚糖贮积症是一组遗传性结缔组织溶酶体贮积病，由糖胺聚糖分解酶缺乏或活性低下引起糖胺聚糖代谢障碍，异常糖胺聚糖沉积于全身各种细胞的溶酶体内并影响组织的功能，中枢神经系统受累可出现相应的影像学表现。

1. 病理学 神经元脂质贮积和结缔组织多糖贮积导致该病独有的神经系统异常与骨骼异常。糖胺聚糖浸润或填充于扩大的血管周围间隙，与神经元和星形细胞变性以及周围脱髓鞘改变，是糖胺聚糖贮积症脑内异常影像学表现的病理基础。由于骨骼畸形和脑底部结缔组织增生或增厚，神经系统可发生继发性受累。糖胺聚糖沉积于脑脊膜下导致脑脊液循环不畅，吸收障碍，引起不同程度的脑积水。由于脑萎缩，桥静脉被拉长，轻度外伤常可致硬膜下血肿，也是该病较常见的并发症。

2. 影像学研究

（1）血管周围间隙增宽：CT显示皮层下、半卵圆中心和侧脑室三角区周围多发小斑片状低密度灶，散在分布，边缘清晰呈筛孔状改变，大小不一，脑室系统扩大，蛛网膜下隙增宽，脑皮质萎缩显得与年龄不一致。

MRI显示由脑室边缘向各脑叶呈放射状分布的小囊状结构，呈长T_1、长T_2信号，与血管周围间隙分布一致，可累及基底节、深部白质、胼胝体及其周围区，各序列信号强度与脑脊液相似，一组6例患者的研究中，有2例呈此典型表现，MRI能发现CT不能显示的小囊性病灶，随病情进展病灶逐渐增大，数目增多且分布更为广泛。

（2）白质信号异常：虽然糖胺聚糖沉积主要发生于神经元，但脑白质的改变更具影像特征，糖胺聚糖贮积症出现类似脑白质营养不良的白质变性并进行性加重，白质异常信号表明糖胺聚糖浸润或沉积以及髓鞘形成不足，MRI显示白质不同区域长T_1、长T_2信号，脑后部表现较为突出，该组以枕叶、顶叶及侧脑室三角区周围较为显著，MRI显示脑白质病变较CT敏感。有学者认为智力迟钝与患者白质异常相关，MRI可用于估计智力迟钝的程度，监察疾病的进程。

（3）颅颈连接区异常：齿状突周围结缔组织丰富，糖胺聚糖沉积使局部软组织增厚以及寰椎后弓凹陷可导致椎管狭窄，引起不同程度的脊髓受压。糖胺聚糖贮积症患者齿状突发育不良的发生率很高，Belani等（1993）统计94%的糖胺聚糖贮积症患者齿状突发育不良，38%引起寰枢关节半脱位。该组有2例齿突尖短小，1例游离齿突小骨与枢椎不连。

CT扫描和三维重组可明确有无异常的骨化中心和畸形发育的齿状突，对寰椎前后弓形态提供解剖学方面的细节。寰枢关节半脱位导致脊髓受压是患者致残和死亡的主要原因，MRI表现为寰椎前后弓结节及游离的齿状突骨同步前移，并能发现齿后软组织团块和髓内局部异常信号。

（4）硬脑脊膜增厚：以糖胺聚糖贮积症Ⅳ型多见，糖胺聚糖沉积于硬脑脊膜可引起后颅窝底及上颈段硬脑脊膜自发性增厚，导致蛛网膜下隙狭窄，MRI T_1WI、T_2WI显示硬膜外低信号带环绕在脊髓周围，脊髓受压时前后径变扁，伴缺血、软化或胶质增生时髓内信号异常，MRI能明确病变的范围及脊髓受压程度。糖胺聚糖贮积症可引起压迫性代谢性脊髓病且进行性加重，该组1例患者因出现痉挛性四肢轻偏瘫而行枕下颅骨切除及$C_{1\text{-}4}$椎板切除和硬膜成形术以暂时减压，因此仔细检查颅颈连接区硬脑脊膜增厚非常重要,以便临床更好地选择手术方式和时机。

此外, CT 尚可见颅底骨质致密增厚,乳突气化不良及并发硬膜下出血等。

3. 鉴别诊断 本病腰椎、四肢长骨有典型 X 线征象,实验室检查是确诊的主要依据,结合临床诊断不难,颅脑影像学表现需与以下鉴别。

正常血管周围间隙可见于各年龄组, MRI 表现为基底节、侧脑室旁和半卵圆中心白质内小圆形、纺锤形或线状脑脊液信号,宽径小于 2 mm,两侧较对称。

(1)Sener 综合征:即多囊脑,由于外胚层发育不良或变性引起血管周围间隙高度扩张形成小囊肿,大小不等,圆形或椭圆形,垂直于侧脑室呈层状排列,常伴有胼胝体发育不良或结节状灰质异位,有额鼻发育不良的中面部畸形表现,不伴脑脊液吸收障碍,实验室检查阴性。

(2)人类免疫缺陷病毒感染:即获得性免疫缺陷综合征患者如在脑干、基底节区发现囊状扩大的血管周围间隙,则是获得性免疫缺陷综合征并发隐球菌性脑膜炎的特征性表现。

(3)颅颈连接区硬脑脊膜增厚:需与其他原因引起的肥厚性硬脑脊膜炎(HP)鉴别,后者分为继发性和特发性两大类,继发性肥厚性硬脑脊膜炎可通过相关检查明确病因,特发性肥厚性硬脑脊膜炎与自身免疫有关,常累及颅底及颈、胸段硬脑脊膜,病变范围较广泛, MRI 表现为弥漫性或局限性硬脑脊膜肥厚,增强后呈线状或结节状强化,以硬膜的蛛网膜侧缘强化最明显。低颅压者还可见中线结构下陷,如桥脑扁平,桥前池及第四脑室变小,小脑扁桃体下疝等。齿状突周围软组织增厚尚需与类风湿性关节炎鉴别。

(4)其他:脑室周围白质软化症多有新生儿缺氧缺血性脑病病史,脑白质营养不良需与相关实验室检查结果相鉴别。

综上所述,糖胺聚糖贮积症颅脑影像学表现有一定的特征,可明确骨、软组织、硬膜和脊髓的关系,估计病损程度、监察病变进程,为临床诊断、设计治疗方案及判断预后提供有价值的信息。

第八篇　颅脑囊性病变

第一章　DWI 与颅内囊性病变鉴别诊断

颅内囊性病变为中枢神经系统常见病，常规 CT 和 MRI 检查对其定位和定性诊断有重要价值，但有时鉴别诊断非常困难。磁共振扩散加权成像（DWI）是一种能在活体进行水分子扩散测量与成像的方法，反映人体的微观几何结构、细胞内外水分子的转移与跨膜运动、温度等变化。

DWI 既具有 T_2WI 的信号敏感性，又可反映组织的扩散异常，所以对肿瘤病灶的显示比较敏感。Desprechins 等（1999）报道脑肿瘤囊变坏死区以浆液性的坏死物为主，其黏稠度相对较低，导致囊变坏死区 ADC 值较正常脑实质明显升高，从而在 DWI 上表现为低信号，这可以解释该组 50 例坏死囊变性脑肿瘤呈低信号的原因。

脑脓肿脓腔内为包含炎性细胞、细菌、坏死组织和大量蛋白（如纤维蛋白原）的高黏稠液体，在此类液体中，由于炎性细胞和大分子的大量堆积，造成其细胞外水的浓度较高，水分子的运动速率明显减低，其微观扩散运动也因此减低。

脑肿瘤囊性坏死腔内只包含肿瘤坏死组织碎屑，其内无炎性细胞，腔内液体的蛋白含量也较少，因而其内细胞外水的浓度较低，对水分子的扩散阻抗降低，造成水分子的扩散运动相对自由。Koung 等（1998）对 5 例脑脓肿和 4 例囊变坏死性脑肿瘤的 DWI 进行研究，脑脓肿均呈高信号，而囊变坏死性脑肿瘤呈低信号，说明 DWI 可鉴别脑脓肿和坏死囊变性脑肿瘤。Nadal & Herlidou（2003）的研究包括 14 例脑脓肿、12 例囊变坏死的恶性脑肿瘤，结果表明，ADC 值测量的诊断特异性达 100%。

一项研究显示，DWI 脑脓肿呈高信号，囊变坏死性脑肿瘤呈低信号，二者之间存在明显差别，20 例脑脓肿的 ADC 值为（0.67 ± 0.178）$\times 10^{-3}$ mm^2/s，50 例脑肿瘤囊变坏死灶 ADC 值为（2.48 ± 0.156）$\times 10^{-3}$$mm^2/s$，脑脓肿和脑肿瘤囊变坏死灶间的 ADC 值差异有显著性意义（$P<0.01$），脑脓肿比脑肿瘤囊变坏死灶 ADC 值显著降低。

表皮样囊肿囊腔内为含有细胞碎屑、角蛋白、胆固醇的豆渣样油腻液体，黏稠度极高，因而其内细胞外水的浓度高，水分子运动受限。

蛛网膜囊肿是脑脊液被包围在蛛网膜所形成的袋状结构，其内细胞外水运动相对自由。

Chen 等（2001）的研究认为，表皮样囊肿在 DWI 上具有较蛛网膜囊肿及正常脑脊液明显增高的信号。一项研究中，表皮样囊肿在 DWI 上呈高信号，蛛网膜囊肿在 DWI 上呈低信号，表皮样囊肿的 ADC 值 [（1.19 ± 0.157）$\times 10^{-3}$ mm^2/s] 明显低于蛛网膜囊肿的 ADC 值 [（3.01 ± 0.321）$\times 10^{-3}$ mm^2/s]，表皮样囊肿和蛛网膜囊肿的 ADC 值差异有显著性意义（$P<0.01$），因而应用 DWI 可有效鉴别表皮样囊肿和蛛网膜囊肿。该项研究中，表皮样囊肿的 ADC 值为（1.19 ± 0.157）$\times 10^{-3}$ mm^2/s，对侧正常灰质的 ADC 值为（0.92 ± 0.051）$\times 10^{-3}$ mm^2/s，而表皮样囊肿 DWI 信号却很高，DWI 信号很高的原因主要是 T_2 透过效应占主导之故。

总之，对于颅内囊性病变的诊断，结合 DWI 信号特点和 ADC 值可提供更有价值的诊断信息。DWI 和 ADC 值测量可有效鉴别脑脓肿与囊变坏死性脑肿瘤；DWI 和 ADC 值测量能有效鉴别表皮样囊肿和蛛网膜囊肿。

第二章　颅内囊性病变分类

第一节　颅内非肿瘤性囊肿

囊肿是颅脑常见疾病,组织学类型多种多样,仅依靠影像学表现鉴别尚存在困难。此处仅对非肿瘤性囊肿(不包括肿瘤囊变坏死和脑脓肿)的病理、影像学表现进行简要讨论。

1. 颅内先天性囊性病变　颅内先天性囊性病变种类按照囊液性质分为囊液类似于脑脊液的囊性病变、以含蛋白为主的囊性病变及以含角蛋白和胆固醇为主的囊性病变。

囊液类似于脑脊液的囊性病变主要包括蛛网膜囊肿、神经上皮囊肿(脉络丛囊肿、室管膜囊肿、脉络膜裂囊肿)、穿通畸形囊肿等。蛛网膜囊肿(详见本篇第七章　颅内其他囊性病变);典型的神经上皮囊肿包括脉络丛囊肿、室管膜囊肿和脉络膜裂囊肿;脉络丛囊肿(详见本篇第六章　神经上皮囊肿);室管膜囊肿(详见本篇第六章　神经上皮囊肿)。

2. 脉络膜裂囊肿

(1)病理学:脉络膜裂囊肿是胎儿发育时期沿脉络膜裂形成原始脉络膜丛时发生障碍而形成的。位于颞叶海马与间脑之间,属神经上皮囊肿。囊肿内为清亮液体,内衬上皮具有原始室管膜及脉络丛的特点。

(2)临床表现:常在影像学检查中偶然发现,一般无症状或体征。

(3)影像学研究:典型 MRI 表现为位于海马、间脑及中脑之间,类似脑脊液信号的长 T_1、长 T_2 信号囊性病变,边缘清楚,增强后无强化。FLAIR 序列为低信号,DWI 图像上扩散无受限。

(4)鉴别诊断:脉络膜裂囊肿有其发生的特殊部位,一般诊断不难。当囊肿较大时,需与脑内的软化灶、颞叶囊性肿瘤、表皮样囊肿及脑囊虫病等鉴别。脑软化灶及囊性肿瘤一般体积较脉络膜裂囊肿要大,形态不规则,脑软化灶 FLAIR 像上病灶周围有高信号的胶质增生。脑囊虫中心会有头节出现。

3. 脑穿通畸形囊肿

(1)病理学:脑穿通畸形囊肿是位于大脑半球内,与脑室相通的先天性或后天性(获得性)囊性病变。先天性脑穿通囊肿是由于胎儿期或围产期子宫内血管性或感染性病变导致胎儿脑组织损伤所致。后天性(获得性)脑穿通畸形囊肿常常是创伤、手术、缺血或感染的继发改变。脑穿通畸形囊肿单侧或双侧发病,位于皮层或皮层下,发病部位常与脑动脉供血区一致。病灶大小不一,囊内充满脑脊液样液体。囊壁薄,邻近白质胶质增生或海绵变性。邻近的颅骨可因慢性脑脊液搏动而变形。

(2)影像学研究:典型表现为脑实质内囊性病变,并与邻近的脑室相通,而常伴局部脑室扩大。囊内信号与脑脊液信号一致,周围白质信号在 T_2WI 和 FLAIR 上可增高。

(3)鉴别诊断:需要鉴别的主要有蛛网膜囊肿、脑裂畸形、室管膜囊肿和脑软化。蛛网膜囊肿位于脑外,并向内压迫脑实质。脑裂畸形往往贯穿大脑半球,自脑室到脑表面,并伴灰质异位。室管膜囊肿位于脑室内,相邻的脑实质信号正常。脑软化灶通常不与脑室相通,两者之间存在脑实质;若两者相通,可以认为是脑穿通畸形。

囊液以含蛋白为主的囊性病变主要包括胶样囊肿、拉克囊肿、肠源性囊肿等。胶样囊肿(详见本篇第七章　颅内其他囊性病变　第四节　胶样囊肿);拉克囊肿(详见本卷　第十三篇　第四章　鞍区其他疾病　第四节　拉克囊肿);神经肠源性囊肿(详见本篇　第七章　颅内其他囊性病变　第一节　肠源性囊肿)。

囊液以含角蛋白和胆固醇为主的囊性病变主要为表皮样囊肿。表皮样囊肿(详见本篇第四章　颅内表皮样囊肿)。

4. 神经胶质囊肿

(1)病理学:神经胶质囊肿,也称胶质室管膜囊肿,是由胚胎时进化成白质的神经管成分发育障碍所致的先天性病变。少见,占颅内囊肿不足1%。可发生于脑内任何部位,但额叶是其最典型的发病部位。实质内型比实质外型更常见。病理上病灶为表面光滑、单房的、圆形囊性肿物,内含脑脊液样液体。囊壁覆有室管膜(柱状)上皮或脉络丛(低立方)上皮。

(2)影像学研究:典型的实质内囊肿呈圆形、光滑囊性肿物,脑脊液样密度或信号,增强后无强化,周围实质信号无或极少有异常。

(3)鉴别诊断:需鉴别者有血管周围间隙扩大、脑囊虫病、脑穿通畸形囊肿和蛛网膜囊肿。血管周围间隙扩大多发,在基底节区呈簇状分布;脑囊虫病亦多发,囊壁和(或)头节可强化;脑穿通畸形囊肿与侧脑室相通,周围伴有胶质增生;蛛网膜囊肿位于脑外。

5. 血管周围间隙扩大

(1)病理学:血管周围间隙,即 Virchow-Robin 间隙,是伴随穿支动脉和静脉、覆盖软脑膜、充满间质液体的结构,与蛛网膜下隙不直接相通。扩大的血管周围间隙常发生在基底节下部,在豆纹动脉周围簇状分布;中脑、白质深部、岛叶下皮质也是常见部位,丘脑、齿状核、胼胝体和扣带回也可出现。镜下,血管周围间隙覆有单或双层软脑膜,当其穿行于灰质内时很小,而在皮层下白质中扩大;典型的血管周围间隙周围实质中不伴胶质增生。

(2)影像学研究:典型的血管周围间隙被认为是正常变异,大多表现为界限清楚的含液囊肿,直径不超过5 mm,常位于基底节或中脑,簇状分布;信号在各种序列上均与脑脊液一致。周围结构信号大多为正常,而少数周围可有细环状稍高信号。血管周围间隙无占位效应,也不强化,在DWI上水分子扩散也不受抑制。在老年人,基底节的血管周围间隙有时非常明显,呈筛状改变。偶尔血管周围间隙非常巨大且形态奇特,有占位效应,往往是由于穿支血管和软脑膜之间的间质液体排出受阻,液体聚集所致。

(3)鉴别诊断:扩大的血管周围间隙常被误认为多发腔隙性梗死、囊性肿瘤和脑囊虫病。与血管周围间隙相比,腔隙性梗死灶直径一般更大一些,周围实质往往呈高信号;而矢状或冠状面血管周围间隙可呈条状结构,对于鉴别更有意义。囊性肿瘤的信号在各种序列上不会与脑脊液完全一致的。脑囊虫病可多发,但不呈簇状分布,而且囊内可有头节存在,囊壁常常强化。

6. 松果体囊肿(详见本篇第七章　颅内其他囊性病变);皮样囊肿(详见本篇第五章　颅内皮样囊肿)。

7. 脑囊虫病

(1)病理学:囊虫病是最常见、分布最广泛的寄生虫病;脑囊虫病在全身各系统囊虫病中最常见,占60%~90%,为猪绦虫的囊尾蚴寄生于人脑所致。多数脑囊虫发生在蛛网膜下隙,尤其是基底池和脑沟深部;大脑半球灰白质交界区和脑室内(尤其第四脑室)也是常见部位;鞍内、眶内或脊髓也可发病,但少见。癫痫发作是常见的症状。

(2)影像学研究:处于不同时期的脑囊虫的影像学表现不一样。早期(囊泡期),脑囊虫表现为光滑、薄壁的、脑脊液样密度或信号的囊性病灶,周围很少出现水肿,强化也少见。囊壁结节出现提示活的幼虫头节存在,呈现典型的“囊 + 结节”改变。当囊肿退变开始(胶质 - 囊泡期),会出现炎性反应、周围水肿和囊壁强化。囊内液体信号也比脑脊液信号增高。恢复期,CT平扫见等密度囊内伴高密度钙化结节存在,此时,周围水肿和囊壁强化仍存在。此期囊肿在 T_1WI 上呈等信号、T_2WI 上呈等低信号,且增强后仍常见结节状或环状强化,提示肉芽肿形成。由于钙化头节的存在,囊肿有时呈现“靶征”或“牛眼征”。静止期,囊内仍有钙化结节,但不伴有占位效应和强化,多灶病变及不同时期病变共存较常见。

(3)鉴别诊断:主要包括脓肿、结核、扩大的血管周围间隙和肿瘤。脓肿壁在 T_2WI 上为低信号,而囊虫多为等高信号。结核常引起脑膜炎,囊性变很少,且在 T_2WI 上常为低信号。扩大的血管周围间隙在MR所有序列上均呈脑脊液、样信号,且无强化。转移瘤常多发,并可有环形强化,但是转移瘤周围常有明显水肿,而且不具有囊虫的“囊 + 结节”典型表现。

8. 包虫囊肿

(1)病理学:包虫囊肿是由幼棘球绦虫感染所

致,主要累及肝脏,肺、骨和脑也可受累。脑包虫囊肿少见,仅占2%。大脑半球实质是最常见发生部位,尤其大脑中动脉供血区;蛛网膜下隙也是常见发病部位。包虫囊肿常为孤立的、球形的、单房囊性病灶。囊肿生长缓慢,直径常为4~10 cm。囊内含透明液体,可有子囊,类似白色小葡萄。囊内小头节聚集成砂粒状,即“包虫砂”。

(2)影像学研究:典型表现为脑内单发、巨大、薄壁、球形、无强化的脑脊液样囊肿,周围不伴水肿。囊壁可有钙化。周围子囊也是其主要征象。多房囊肿或多发病灶少见。

(3)鉴别诊断:包括蛛网膜囊肿、表皮样囊肿和脑囊虫。流行病学调查对于鉴别诊断非常重要。

第二节　与肿瘤相关的良性囊肿

(1)病理学:一些脑外肿瘤,如脑膜瘤、神经鞘瘤、颅咽管瘤和垂体大腺瘤,周围都可伴大的、非肿瘤性囊肿。这些瘤周囊肿包含脑脊液,一些是真正的蛛网膜囊肿,如听神经瘤的囊肿;另外一些是在肿瘤生长过程中,肿瘤与邻近脑组织之间裂隙的脑脊液被包裹而形成,如脑膜瘤。颅咽管瘤和垂体大腺瘤向鞍上生长时可能致邻近血管周围间隙阻塞并扩大,液体潴留而形成囊肿。

(2)影像学研究:囊肿与实性肿瘤相邻是其特点,多数为脑脊液样信号,如果含有蛋白质成分,信号将轻度增高。囊肿增强后无强化。

(3)鉴别诊断:需要与肿瘤坏死、囊变进行鉴别。肿瘤坏死、囊变区往往位于肿瘤实质中间,周围存在实性肿瘤组织成分,增强后有强化。

第三节　可供颅内囊肿诊断分析参考的思路

许多颅内囊肿的发生部位具有特征性,可以明确诊断或者缩小鉴别诊断范围。发现颅内囊性病变后,清晰的诊断思路对于准确诊断非常必要:①病灶在脑内还是在脑外;②在幕上还是在幕下;③如果位于脑外,是在中线部位还是非中线部位;④如果在脑内,是在实质内还是在脑室内;⑤如果在脑室内,有无特定的部位;⑥是否有脑脊液样密度或信号;⑦有无其他特别征象,如钙化、增强特点、DWI信号等。

颅内囊肿可见于很多疾病,综合各种征象,如发生部位、信号或密度、钙化、强化特点等,可以得到明确诊断或缩小诊断范围。

脑内囊变形成机制:脑内囊状灶形成,考虑与病变区脑血管壁钙盐、铁、铝、钾、磷、亚铅、糖胺聚糖和脂质沉积有关,管壁变性、变脆,血管壁厚薄不一,小血管可发生破裂出血,形成血肿。血肿液化后形成囊腔,周围脑组织胶质增生形成囊壁。

第三章　关于微囊型脑膜瘤

第一节　微囊型脑膜瘤与脑表面囊变胶质瘤的鉴别

脑膜瘤是颅内脑外肿瘤，发病率为13%~26%。微囊型脑膜瘤占脑膜瘤的6%~10%，影像表现常不典型，不易与靠近脑表面的囊变的胶质瘤鉴别。一项研究将38例微囊型脑膜瘤与21例脑表面囊变胶质瘤进行对比，研究几项影像学表现鉴别诊断的价值。

（1）脑膜尾征：脑膜尾征为肿瘤边缘的脑膜增厚呈鼠尾状改变，在脑膜瘤中较为常见，其发生率为60%~72%。一组微囊型脑膜瘤脑膜尾征检出率为73.7%（28/38），与文献报道类似；而胶质瘤组脑膜尾征出现率为23.8%（5/21），低于脑膜瘤组，二者差别具有统计学意义（P<0.05）。关于脑膜尾征形成机制，报道认为肿瘤侵袭脑膜或炎症累及脑膜都可出现脑膜尾征，其中以肿瘤侵袭所致脑膜尾征出现率高，可高达91.3%。但肿瘤及炎症所致脑膜尾征的影像表现不同，前者的脑膜尾征往往不连续，而后者形成连续性脑膜尾征。

根据脑膜增厚的形态，可大致判断肿瘤的恶性程度。如脑膜增厚极不规则，多提示与肿瘤侵袭有关。粗短不规则强化的脑膜尾征提示为恶性脑膜瘤。恶变脑膜瘤还可能刺激脑实质的胶质成分，从而形成胶质瘤，恶性胶质瘤也可使脑膜恶性增生，形成脑膜瘤。病理检查时，如果选取组织不完整，可能造成错误诊断。在脑膜胶质瘤（病）中可见胶质瘤刺激附近的脑膜增生肥厚。该组6例胶质瘤误诊为脑膜瘤中，2例可见明显脑膜尾征。

（2）白质塌陷征：白质塌陷征即由颅外占位性病变推压脑组织内移，致使脑白质受压内移，甚至变平所致。白质塌陷征常作为鉴别占位病变起源于颅内或是颅外的较为重要征象之一。白质塌陷征常见颅外肿瘤，如脑膜瘤。典型白质塌陷征，并伴附近颅骨内板增厚，诊断脑膜瘤不难。部分微囊型脑膜瘤由于囊变坏死明显，肿瘤与脑实质分界不清，致使脑白质塌陷征不明显或表现不典型，实际诊断中易将其误诊为胶质瘤、转移瘤或其他肿瘤。该组8例脑膜瘤误诊为胶质瘤中，3例无确切的脑白质塌陷征。

部分胶质瘤由于肿块囊变坏死明显，体积增长迅速，或肿块巨大，致使肿瘤对周围白质产生不同程度的压迫移位，类似脑白质塌陷，从而误诊为脑膜瘤。该组1例巨大胶质瘤，可见明显的白质塌陷征，肿块与周围脑实质分界较清晰，从而误诊为脑膜瘤。

（3）毛刺征：毛刺征是指肿瘤坏死时，肿瘤内壁边缘的毛刺状、细短或呈线状突起，毛刺征在微囊型脑膜瘤中亦可显示。该组胶质瘤组毛刺征检出率为38.1%（8/21），脑膜瘤组检出率为10.5%（4/38），二者差异有统计学意义（P <0.05）。毛刺征在囊变胶质瘤中检出率高，可能与胶质瘤恶性程度高，肿瘤不规则坏死囊变显著，增强后未坏死的肿瘤实质呈现多发条状、结节状强化有关。而大多微囊型脑膜瘤恶性程度不及胶质瘤高，仅少数呈现毛刺征，该组脑膜瘤仅4例可见毛刺征，明显低于胶质瘤组。

（4）宽基底征：典型脑膜瘤常显示宽基底与脑膜相连。该组将肿瘤与脑膜接触最长径/肿瘤最大直径≥0.5定义为宽基底，统计显示宽基底在脑膜瘤组检出率（81.6%）明显高于胶质瘤组（57.1%），二者差异有统计学意义（P <0.05）；脑膜瘤组宽基底检出率高，可能与脑膜瘤起源于脑膜有关。胶质瘤组检出率虽高达57.1%，但仍不及脑膜瘤组检出率高，可能与胶质瘤起源于脑内有关。靠近脑表面的囊变胶质瘤增大到一定程度，累及脑膜致使脑膜增厚，与脑膜接触面达到一定程度后才可显示宽基底征。而脑膜瘤起源于硬脑膜或软脑膜，致使肿块最

大径在脑外，故基底较宽。部分脑膜瘤恶性程度高，周围脑膜受累局限，肿瘤向脑实质浸润显著，致使宽基底可不明显，造成与部分靠脑表面的胶质瘤鉴别困难，从而误诊为胶质瘤。该组 1 例脑膜瘤囊变坏死明显，向脑内突入明显，与周围脑实质分界不清，且脑膜尾征不明显，从而误诊为胶质瘤。

（5）肿瘤实质强化均匀征：肿瘤生长过程中，如供血不足则可出现缺血甚至坏死囊变，对恶性程度高的肿瘤更容易发生。38 例微囊型脑膜瘤中 16 例显示肿瘤实质强化不均匀，成片絮状强化，部分术前误诊为胶质瘤。误诊的原因可能与肿瘤强化不均匀，包膜不完整，并与正常脑实质分界不清有关。该组 1 例胶质瘤呈环状强化，肿瘤实质强化均匀，肿瘤与脑表面接触面宽，水肿不显著，术前误诊为脑膜瘤。肿瘤囊变坏死壁较光整，且肿瘤实质强化较均匀，可能是造成误诊的主要原因。该组显示，强化较均匀在微囊型脑膜瘤与囊变胶质瘤中差异无统计学差异（P >0.05），可能与该组选取脑膜瘤均为微囊型脑膜瘤有关。一些作者认为恶性脑膜瘤病程短，生长快，具有恶性肿瘤的特征，囊变坏死显著，其强化往往不均匀。

（6）指状水肿：指状水肿为血管源性水肿，是指水肿沿弓形纤维呈指状深入大脑皮层灰质之间，多发生于脑白质，常见于脑肿瘤及急性脑血管病；指状水肿的水肿边缘与正常脑组织分界不清。部分作者认为胶质瘤的水肿与胶质瘤细胞影响了胶质细胞水通道有关。有作者认为，胶质瘤的水肿除血管源性水肿外，还与肿瘤细胞的浸润有关。高级别的胶质瘤常常呈现浸润性生长，这可能是指状水肿的原因。

而脑膜瘤的水肿与肿瘤和脑组织间蛛网膜下隙间隙消失与否以及皮层血管是否参与肿瘤供血关系最为密切。该组胶质瘤的指状水肿检出率大于脑膜瘤组，二者存在统计学差异，显示出胶质瘤对肿瘤周围的脑组织浸润。部分脑膜瘤可见指状水肿，可能与肿瘤压迫血管致使水肿不均匀有关。

以上显示，脑膜尾征、白质塌陷征及宽基底征在脑膜瘤组检出高于胶质瘤组，而毛刺征及指状水肿在胶质瘤组检出率高于脑膜瘤组。脑膜尾征、白质塌陷征、宽基底征、毛刺征及指状水肿对鉴别微囊型脑膜瘤与靠近脑表面的囊变胶质瘤有一定价值，对于脑表面附近的囊性肿瘤，除考虑脑膜瘤，还应考虑胶质瘤及其他病变的可能。

第二节　误诊病例简介：微囊型脑膜瘤与蛛网膜囊肿

脑膜瘤为颅内常见肿瘤，少数瘤体内和（或）肿瘤周围坏死、囊变形成囊腔称囊性脑膜瘤。囊性脑膜瘤发病率较低，好发于大脑凸面、大脑镰旁、矢状窦旁、蝶骨嵴、鞍旁，囊腔突然增大导致患者症状急剧恶化，治疗首选手术切除。MRI 有助于囊性脑膜瘤的诊断与分型。囊性脑膜瘤具有脑外肿瘤的特征，与颅骨、硬膜关系密切，呈囊实性。实性部分与典型脑膜瘤相似，呈等 T_1、等或稍长 T_2 信号，均匀强化，可见“脑膜尾征”，囊壁强化 / 不强化。囊液呈脑脊液信号，无强化。囊在瘤内者周围水肿常见，囊在瘤外者无水肿或轻度水肿。一例为囊性脑膜瘤Ⅳ型，部位不典型，实质少而囊腔巨大，极易误诊。

颅内囊性脑膜瘤需与下列颅内囊性病变鉴别。①蛛网膜囊肿：蛛网膜囊肿内没有实性成分，囊壁菲薄，囊液呈脑脊液信号，无强化，无瘤周水肿。②表皮样囊肿：表皮样囊肿为钻缝样生长，呈“脏脑脊液”征，弥散受限。③脑脓肿：脑脓肿患者有感染体征，单发或多发囊性病灶，呈环形强化，内壁光整，囊液弥散受限。④血管网织细胞瘤：血管网织细胞瘤多位于小脑半球，大囊小结节，壁结节显著强化。⑤髓母细胞瘤：髓母细胞瘤在儿童多见，好发于小脑蚓部，实质部分强化。⑥动脉瘤：巨大动脉瘤与载瘤动脉相连，囊内可见对比剂填充。

第四章　颅内表皮样囊肿

第一节　颅内表皮样囊肿恶变

颅内表皮样囊肿发病率较低，恶变后没有特异的临床表现及影像学特征。原发鳞癌容易发生于表皮样囊肿、皮样囊肿和颅咽管瘤术后，其发生机制不清。

表皮样囊肿是起源于颅内胚胎上皮母细胞残余的先天性疾病，由于在胚胎发育时神经管不能完全闭合，形成裂隙，异常外胚层细胞在裂隙内停滞，包埋在颅内所致，在胚胎晚期细胞分化形成鳞状上皮细胞，就为其恶变提供了物质基础。

有学者认为表皮样囊肿内容物的溢出对邻近组织的长期持续刺激、手术残留的表皮样囊肿内皮的慢性炎性反应等综合原因使得薄层鳞状上皮去磷酸化，最终导致表皮样囊肿的恶变、原发鳞癌的形成。根据病灶的好发部位、信号特点（如 DWI 呈高信号）及生长方式等综合诊断出表皮样囊肿；再根据患者有无多次手术复发的病史，病情是否迅速恶化，病灶是否出现明显强化结节、囊壁特征，伴或不伴有恶性脑水肿，病灶是否累及邻近脑实质、脑膜等，综合考虑是否存在恶变的可能。原发鳞癌临床表现无特异性，与其他颅内肿瘤相似，与所在部位、大小、对周围组织的压迫密切相关。

第二节　颅内钙化性表皮样囊肿

颅内表皮样囊肿影像学表现取决于瘤内角蛋白或胆固醇结晶的含量，典型的颅内表皮样囊肿影像学表现具有特征性，不难诊断。10%~25% 的颅内表皮样囊肿可以钙化，颅内表皮样囊肿伴钙化时影像学表现往往不典型，容易误诊。

1. 病理学　颅内表皮样囊肿钙化少见，一组 6 例患者的研究中，4 例呈斑点状钙化，1 例呈蛋壳样钙化，位于病灶边缘或囊壁，1 例呈弯曲条带状钙化，以病灶中心分布为主，6 例镜下病理均显示病灶内有异物巨噬细胞、炎性肉芽肿及钙化形成。分析其钙化原因可能与以下几个因素相关：表皮样囊肿内容物具有很强的化学毒性，若漏出于囊外则在肿瘤局部引起感染，反复出血、坏死后即形成营养不良性钙化。角化的上皮及高黏度的蛋白受到类固醇物质影响形成干酪样物质，逐渐皂化并与沉积的钙盐结合形成钙皂及钙化甚至骨化。表皮样囊肿虽然生长缓慢，但对周围组织的破坏较强，表皮样囊肿位于脑表面时，侵蚀邻近的颅骨板障，破坏后残留骨质可以包绕在囊壁周围表现为钙化。

2. 影像学研究　表皮样囊肿影像学表现取决于囊内的成分及比例，大多数情况下表皮样囊肿由角化的层状鳞状上皮构成囊壁，没有皮肤附属器，囊内容物由脱屑的鳞状上皮、鳞状上皮角化蛋白及胆固醇结晶构成，相应 CT 表现为低密度，MRI 表现为略高于脑脊液信号的 T_1WI 低信号，T_2WI 高信号。

表皮样囊肿由于囊内容物成分及比例的不同，尤其是伴有钙化时，影像学上可以表现多样，容易误诊，该组 2 例 CT 表现为高密度，分别位于小脑半球及顶叶，其中后颅窝 1 例首次 CT 检查表现为大片状高密度灶，考虑为钙化性脑膜瘤，复查 CT 时采用薄层扫描病灶整体密度降低，仅在囊壁见到斑点状钙化灶。

推测该例 CT 呈高密度的主要原因可能与炎性反应使血管的通透性增高，一些大分子蛋白渗出，增加了囊内的蛋白浓度，形成高蛋白液有关，此外囊壁的肉芽组织中不成熟的毛细血管破裂出血、红细胞裂解释放出大量含铁血红素也可以导致 CT 高密度表现。该病例相应 MRI T_1WI 表现为高信号，也提示囊内含有高蛋白物质，而 T_2WI 表现为低信号说明囊内含有顺磁性物质，能够缩短 T_2 弛豫时间，病理可见含铁血黄素沉积，与影像学表现符合。

由于表皮样囊肿是乏血供肿瘤，因此肿瘤内出血难以解释，结合病理，推测出血来自于囊壁形成的包含肉芽组织的纤维结节，由于其内有不成熟的血管，容易反复出血。并不是所有形成肉芽肿的表皮样囊肿都会出血，该例合并瘤内陈旧性出血，是否和外伤病史有关，尚不能完全确定。

国内 1998—2009 年文献报道 13 例高密度表皮样囊肿，其中 10 例发生于后颅窝，以女性多见，因此，有作者认为女性发生于后颅窝的高密度肿瘤，无明显瘤周水肿伴有钙化且增强扫描无明显强化时，要考虑到表皮样囊肿的可能。该组顶叶 1 例 CT 平扫因病灶内见大量弯曲条带状钙化表现为高密度，其内夹杂有少许低密度灶，相应 MRI 表现为 T_1WI 低信号，T_2WI 高信号，提示病灶内以胆固醇成分为主。该组 6 例患者中 4 例增强扫描表现为病灶囊壁部分或全部轻到中度环形强化，囊内实质成分不强化，病理提示囊壁炎性肉芽肿形成，MRI 增强表现支持肉芽肿内的小血管形成。

3. 鉴别诊断　表皮样囊肿由于质地柔软、生长缓慢，邻近脑实质一般无水肿，可能与肿瘤包膜及瘤体对脑脊液具有通透性有关，伴有钙化的表皮样囊肿需要和以下病变鉴别。

(1)少枝胶质瘤：皮质及皮质下脑白质浸润生长的肿块，弯曲条带状钙化为其特征，可囊变，瘤周水肿轻，增强后强化程度不同，与本病鉴别有一定的难度。

(2)低级星形细胞瘤：病灶边界清晰，无水肿，无强化，可囊变及钙化，但病变常位于脑白质内，DWI 为低信号与本病不同。

(3)脑膜瘤：CT 平扫多为等密度或稍高密度，肿瘤以广基底与骨板或脑膜相连，常伴有骨质增生、硬化，可见钙化及瘤周水肿，MRI 信号与脑灰质相似，注入对比剂后肿瘤呈均一强化，CTA 显示为富血供肿瘤，与本病不同。

(4)黑色素瘤：颅内原发性黑色素瘤罕见，多为继发性，CT 平扫为高密度，MRI 多为 T_1WI 呈高信号，T_2WI 呈低信号，可出血囊变，与表皮样囊肿伴有陈旧性出血不易鉴别。

(5)海绵状血管瘤：脑内圆形或类圆形病灶，边界清楚，有钙化，非急性出血时可无水肿，增强后大多强化明显，T_1WI 病灶大部呈等或稍高信号，如有近期出血，可表现为明显高信号，T_2WI 一般为不均匀高信号，病灶周围常有低信号环可与本病鉴别。

第三节　先天性颅底表皮样囊肿

一些学者报告一组 15 例先天性颅底表皮样囊肿。有关 T_1WI 高信号表皮样囊肿化学成分的分析证实高浓度蛋白与表皮样囊肿的 T_1WI 高信号关系密切，而与含量极低的三酰甘油、胆固醇无关。有作者将颅底表皮样囊肿分为Ⅰ型和Ⅱ型，是基于两型表皮样囊肿在 MR T_1WI 上的表现、肿瘤成分、肿瘤包膜和颅底骨质侵犯诸方面存在的差异，将表皮样囊肿Ⅰ型与Ⅱ型分开，旨在加深对Ⅱ型表皮样囊肿的肿瘤形态、肿瘤生物学行为特点的认识。两型颅底表皮样囊肿 T_2WI 表现相同，均呈显著高信号。Ⅰ型表皮样囊肿内容物为胆固醇结晶，CT 上呈均匀低密度，MR T_1WI 上呈均匀低信号；Ⅱ型表皮样囊肿 T_2WI 出现数量不等的非脂肪高信号影，对应 CT 表现为稍高密度、等密度、稍低混杂密度，这种高信号应为瘤内集聚的角化物和高蛋白成分。手术病理和 MRI 均显示Ⅱ型表皮样囊肿包膜较Ⅰ型厚，该组 2 例Ⅱ型表皮样囊肿包膜局部增厚、突入瘤腔，提示包膜上皮细胞处于旺盛的代谢状态，产生的角化物、蛋白质较多，聚集于瘤内，肿瘤生长相对活跃。

增强扫描Ⅰ型表皮样囊肿无包膜显示，可能与包膜薄、包膜少血供有关。Ⅱ型表皮样囊肿颅底骨质压迫吸收非常显著，以岩尖为中心，向周围压迫颅底骨质，呈现典型的外压性骨质改变；而Ⅰ型表皮样囊肿呈匍行生长，但无明显骨质侵犯。以上诸多方面的不同，说明两型表皮样囊肿在肿瘤形态和生物学行为特征方面存在显著差异。

文献中有 T_1WI 高信号、T_2WI 低信号的颅底表皮样囊肿报道，此种表现非常罕见。其瘤内成分的化学分析证实 T_1WI 高信号是高浓度蛋白所致，而 T_2WI 低信号可能与瘤内的高黏滞度有关。因此，这种表现的颅底表皮样囊肿可以归为Ⅱ型的特例。

（1）Ⅰ型：Ⅰ型颅底表皮样囊肿 CT、MRI 征象较单纯，不易误诊，但需与蛛网膜囊肿鉴别。对于较小的Ⅰ型表皮样囊肿，占位效应不明显，MR 平扫与增强扫描容易漏诊，系肿瘤的密度或信号与周围脑脊液相当所致，但 FLAIR 序列能显示表皮样囊肿为高信号或稍高信号而得以识别。对于Ⅰ型表皮样囊肿而言，FLAIR 序列是诊断必不可少的。

（2）Ⅱ型：Ⅱ型颅底表皮样囊肿征象复杂，且肿瘤体积往往很大，该组资料中，肿瘤最大径达 9 cm，如对其认识不足则极易误诊。特征性的颅底骨质侵犯——骨质吸收并边缘增生硬化是本型表皮样囊肿的重要征象之一，CT 显示骨质改变清晰、明确，表现为一侧中、后颅窝底受压，骨质吸收变薄，同时并存骨质硬化。T_2WI 呈显著高信号、T_1WI 呈高低混杂信号和增强扫描肿瘤实质不强化、肿瘤包膜强化，是颅底表皮样囊肿的 MR 影像特征，CT 上肿瘤实质表现为稍高、等或稍低的混杂密度。

与 CT 相比，MRI 可清晰显示肿瘤的发生部位、大小、形态及其与周围结构的关系，尽管显示骨质吸收边缘的增生硬化不如 CT，但通过 MRI 各序列上两侧颅底改变的观察与比较，MRI 能明确显示Ⅱ型颅底表皮样囊肿所致颅底骨质吸收、中颅窝底骨质受压下陷。

鉴别诊断：诊断Ⅱ型表皮样囊肿，需注意排除三叉神经瘤、皮样囊肿、颞叶星形细胞瘤和颅底脊索瘤。该组中有 2 例曾误为三叉神经瘤，误为颞叶星形细胞瘤和颅底脊索瘤的各 1/15 例。

（1）三叉神经瘤：Ⅱ型颅底表皮样囊肿和三叉神经瘤均可跨中、后颅窝，且可出现类似的颅底骨质侵犯，但三叉神经瘤所致颅底骨质改变多表现为颅底骨质吸收，吸收边缘截然且无骨质增生硬化；CT 对颅底骨质压迫吸收边缘骨质增生硬化的显示，对二者的鉴别有一定价值。肿瘤是否强化是鉴别的关键，三叉神经瘤肿瘤实质部分明显强化，当肿瘤 T_1WI 上出现出血性高信号或其他高信号难以判定肿瘤强化状况时，可行 MRI 减影以确定有无强化。

（2）皮样囊肿：皮样囊肿根据 CT、MRI 对瘤内脂肪成分的辨认，可资鉴别。

（3）颞叶星形细胞瘤生长缓慢的颞叶星形细胞瘤，向下压迫中颅窝底，引起颅底骨质压迫吸收，当肿瘤血 - 脑屏障未被破坏时，MRI 上出现颅底骨质外压性改变、T_2WI 呈显著高信号和不强化的特点，易与表皮样囊肿混淆；但星形细胞瘤无包膜强化以及增强灌注回波平面成像显示瘤内有血流灌注等征象，有助于二者的鉴别。

（4）颅底脊索瘤：颅底脊索瘤 T_2WI 信号与表皮样囊肿相当，具有缓慢、持续强化的特点，增强后早期扫描肿瘤可因强化轻微而误诊为表皮样囊肿，对于增强后早期扫描难以判断肿瘤是否强化且不能排除脊索瘤时，应行增强延迟扫描。

第五章　颅内皮样囊肿

第一节　误诊病例简介:“白色皮样囊肿”

皮样囊肿是颅内少见的肿瘤,由皮肤外胚层剩件包埋于神经沟内发展而成,组织结构和影像学表现与表皮样囊肿相似。但是与表皮样囊中不同的是,皮样囊肿内常含有皮肤的各种成分,比如皮脂腺、毛囊、毛发等结构,瘤外层比表皮样囊肿厚。

皮样囊肿可能发生破裂,引起急性脑膜刺激征,在 CT 上表现为蛛网膜下隙多处低密度影,T_1WI 和 T_2WI 均为低密度影。

皮样囊肿并发出血极为少见,一例表现为急性和慢性出血,由于囊内血红蛋白及含铁血黄素含量增多,亦有学者认为是囊内容物含高蛋白成分所致,在 MRI 上表现是短 T_1 长 T_2 信号。肿瘤卒中一般是急性起病,有明显神经功能障碍,表现为急性头痛、恶心、呕吐、偏瘫、失语以及意识障碍等。由于伴发急性出血,在头部 CT 上一般表现为高密度。由于病变存在时间长,并且有厚实的包膜包绕,故呈椭圆形,而不是常见的新月形,容易误诊为脑膜瘤等脑外实质性肿瘤。

颅内表皮样囊肿也可并发出血,但表皮样囊肿多位于桥小脑角区、鞍区、第四脑室等处,常沿脑池窜行。若表皮样囊肿伴发出血则与皮样囊肿不易鉴别。

有学者称这种皮样囊肿为白色皮样囊肿,即 CT 平扫呈高密度,常规 MR 平扫 T_1WI、T_2WI 均呈高信号,而且脂肪抑制后仍呈高信号。

典型的皮样囊肿含有较多的脂肪成分,CT 平扫呈低密度,常规 MR 平扫 T_1WI、T_2WI 虽呈高信号,但脂肪抑制后呈低信号。

皮样囊肿的这种影像学上的“白色”变,与囊内含有较多蛋白成分或是出血有关(如该例),皮样囊肿内常含有多种成分,比如发育不完整的皮脂腺、毛囊、毛发等结构,其内的血管也可以是结构不完整的,有报道外伤后皮样囊肿合并出血,但多数皮样囊肿合并出血属于自发性出血。

“白色皮样囊肿”具有囊性病变的一些共同特点,首先是平扫密度、信号较均匀,与出血或蛋白样物质很容易在囊液内均匀散开有关;其次是无强化以及无瘤周水肿。而脑外最常见的脑膜瘤如果合并出血,其 MRI 平扫的密度及信号不均匀,而且增强后通常可见强化,常可见脑膜尾征。

表皮样囊肿在罕见情况下,影像学检查也可呈“白色”,但其仍有匍形生长、形态不规则的特点。黑色素瘤虽然 CT 平扫呈高密度,T_1WI 呈高信号,但 T_2WI 一般呈低信号。总之,脑外占位性病变,影像学上呈信号、密度均匀的“白色”病变,且无强化,无瘤周水肿时,要考虑皮样囊肿的可能。

皮样囊肿并发急、慢性出血的漏诊率较高,其原因分析如下:①发病率低,占颅内肿瘤的 0.04%~0.6%,容易被忽略;并可反复发生出血,而使血肿体积逐渐扩大,从而成为类似慢性硬膜下血肿的结构;②出血位于囊内,不易迅速扩大,不像其他颅内出血性疾病急性起病,故起病时往往症状轻微,不被重视,病情发展缓慢,病史较为隐匿,容易误诊为其他疾病;③早期症状无特异性,常见症状不仅有头痛、呕吐等颅内高压症状,还可以伴有肢体无力,失语等局灶症状和体征,以及精神异常、智能减退、定向力障碍等脑功能衰减的症状和体征,故容易被误诊为多种疾病。

颅内脑外占位性病变以脑膜瘤最为常见,但该例术前影像学未诊断为脑膜瘤,原因如下:①病灶 T_1WI 上信号太高,与脑膜瘤 T_1WI 为稍高信号或等信号的特征不符;②脑膜瘤在增强扫描时一般有脑膜尾征，该病例不存在脑膜尾征；③脑膜瘤尤其是比较大的脑膜瘤，一般有瘤周水肿，不发生瘤周水肿的脑膜瘤常位于侧脑室、桥小脑角和小脑幕，特别是当脑膜瘤大于 6.0 cm 时，瘤周水肿发生率接近 100%，而该例不存在明显的瘤周水肿；④ DWI 序列上脑膜瘤一般为等信号或稍高信号，该例为低信号，应想到出血可能。

综上所述，当临床遇见短 T_1、长 T_2 椭圆形颅内脑外占位性病变时，要考虑到皮样囊肿合并急、慢性出血的可能，减少对该疾病的误诊和漏诊。

第二节　后颅窝皮样囊肿不典型影像学表现

皮样囊肿是由皮肤外胚层剩余组织包埋于神经沟内发展而来的，常含有皮肤的各种附属成分，如皮脂腺、毛发、毛囊等结构。囊内多含有黏稠、黄色的脂肪类物质，在颅内皮样囊肿很少见，约占颅内肿瘤的 0.2%。多发生在脑中线部位，CT 平扫多为均匀或不均匀的低密度，其 CT 值多为负值，MRI 为短 T_1、长 T_2 信号，增强后无强化。

皮样囊肿在 CT 上很少见高密度征象，也有作者提到过皮样囊肿在 CT 上可以呈高密度，但十分少见，仍是蛋白含量很高所致，增强后亦不强化；MRI 多为短 T_1、长 T_2 信号。

一例患者影像表现十分特殊：病灶在 CT 平扫上为高密度，这和常见的皮样囊肿在 CT 上为低密度不同；在 MRI 上呈等、稍短 T_1、短 T_2 信号，这也与常见皮样囊肿为短 T_1、长 T_2 信号不同；在 DWI 上亦为低信号，和一般皮样囊肿为高信号不同。

回顾分析该例影像表现之所以特殊，可能还是与囊内大量的蛋白含量及钙盐沉积有关，蛋白含量高、黏稠度高、流动性很差，故在 DWI 上为低信号；CT 上为高密度可能与大量钙盐沉积有关，但囊内的蛋白含量如此高，钙盐沉积如此均匀的较大范围实属少见；增强后病灶基本无强化，仅部分包膜有轻度强化，提示病灶内无血供。

综合 CT 和 MRI 平扫及增强表现应想到囊性病变及高蛋白含量的可能。

第六章　神经上皮囊肿

第一节　中枢神经系统神经上皮囊肿

神经上皮囊肿是一组来源于原始神经上皮的中枢神经系统囊肿,主要包括脉络丛囊肿、室管膜囊肿和脉络膜裂囊肿,是一组非肿瘤性囊性病变,其共同特点是有神经上皮。随着 CT、MRI 等神经影像学技术的应用,临床发现逐渐增多。

1. 病理学　神经上皮囊肿是源于神经内胚层的囊性病变,病理上认为其来源于脑室的脉络丛及异位的室管膜。由于脉络膜裂囊肿内衬的上皮具有原始室管膜及脉络丛的特点,所以典型的神经上皮囊肿包括脉络丛囊肿、室管膜囊肿和脉络膜裂囊肿。脉络丛囊肿多发生在脑室系统,以两侧侧脑室三角区多见;室管膜囊肿多发生在大脑实质内,颞顶区及额叶邻近脑室部位多见;而脉络膜裂囊肿位于海马、中脑及间脑之间;其他亦可发生在椎管内,一组有 15 例患者的研究中,有 3 例位于骶管内。在胚胎早期神经为单层柱状上皮,形成神经管时演变为神经上皮,当内衬于原始脑室系统的神经上皮发生折叠、内卷或外翻,形成一囊腔突向脑室或伸出脑室外,从而形成囊肿。大部分神经上皮囊肿为单发,少数可以多发。

典型的脉络丛囊肿囊壁多由柱状上皮组成,有完整的基底膜。免疫组织化学:前白蛋白和细胞角蛋白呈阳性反应,胶质纤维酸性蛋白(GFAP)呈阴性反应。室管膜囊肿囊壁多由柱状上皮或立方上皮组成,可有或无纤毛。GFAP 和 S-100 以及其他胶质细胞标记物呈阳性反应,和正常的室管膜上皮细胞相似。文献上有提出神经上皮囊肿移行类型 GFAP, S-100 及 Prealbumin 表达阳性, EMA 表达阳性。

2. 临床表现　临床上在胎儿和成人均可发生神经上皮囊中,好发于青年,男性多于女性。脑室内的神经上皮囊肿其上皮具有分泌功能,且由于囊液高渗透压使周围组织中液体进入囊内,致囊肿逐渐增大,而产生症状。临床表现多样,缺乏特异性,以头痛最常见,其次是抽搐、肢体无力、呕吐等。临床诊断主要依据影像学检查,但确诊靠组织学检查。

3. 影像学研究　脑室内神经上皮囊肿有其特征性表现,主要发生在两侧侧脑室三角区及后角内。病灶大小不等,从数厘米到数十厘米;囊内液体在 T_1WI、T_2WI、FLAIR 像上信号强度均和脑脊液一致,极少数病例可表现为稍高于脑脊液的信号,可能为囊液内蛋白质浓度明显增高所致。囊壁菲薄,在 DWI 上囊液有时可和脑脊液信号略有差别,此时囊壁显示较为清晰,为略低信号,且无附壁结节;囊壁是否存在是本病诊断的关键。当病灶较大时,脉络丛可出现移位现象。

增强后囊壁及囊内液体均无强化,此特征是神经上皮囊肿与肿瘤性囊性病变及感染性囊性病变的鉴别关键。

脑实质内神经上皮囊肿罕见。而该组有 2 例发生在脑实质内,占 13%,可能与该组总病例数较少有关。其形态多呈类圆形,但由于囊内液体含蛋白、糖分、出血等成分比例不同,信号强度表现各异,酷似颅内肿瘤,术前往往不易诊断。若在 CT、MRI 上表现为境界清楚的规则肿物,周围水肿不明显,增强后又无异常强化,应想到本病的可能。

4. 鉴别诊断　位于脑室及蛛网膜下隙内的神经上皮囊肿发病部位及信号特点有其特征性表现,诊断较为容易,呈长 T_1、长 T_2 信号, DWI 较为重要,囊液虽呈低信号,但高于脑脊液信号,且囊壁的显示为诊断神经上皮囊肿的关键。

但表现不典型者应与脑室、脑池内的皮样囊肿、胆脂瘤、单发囊虫病、蛛网膜囊肿以及局限性扩大的侧脑室进行鉴别。该组有 2 例因囊壁未显示，术前被误诊为蛛网膜囊肿。

（1）脑室内蛛网膜囊肿：脑室内蛛网膜囊肿与脑室内神经上皮囊肿 MRI 表现相似，呈类圆形，信号强度与脑脊液一致；两者最大区别在于蛛网膜囊肿在 DWI 上呈与脑脊液一致的低信号，囊壁不易显示；而神经上皮囊肿在 DWI 上信号往往稍高于脑脊液，囊壁显示清楚。

（2）脑室内表皮样囊肿：脑室内表皮样囊肿常见于第四脑室，信号不均匀，形态不规则；DWI 上为高信号及“见缝就钻”是其特点。

（3）脑室内单发囊虫病：脑室内单发囊虫病，一般体积小，增强后囊壁有强化，若囊内显示囊虫头节，则可明确诊断；另外，临床症状明显，脑脊液和血清酶联免疫实验阳性。

（4）脑室内皮样囊肿：脑室内皮样囊肿好发于第四脑室，囊壁较厚，壁可有钙化，因有液态类固醇，在 T_1WI 可为高信号，T_2WI、FLAIR 信号混杂，增强后无强化；皮样囊肿破裂后最典型的表现是脑室内的脂肪滴及软脑膜的异常强化。

（5）一侧脑室局限性扩张：一侧脑室局限性扩张在 DWI 上信号强度与脑脊液一致，无囊壁，且脉络丛无受压移位的征象。

位于脑实质内的神经上皮囊肿 MRI 表现无特异性，且常常会出现出血及坏死，此时诊断较为困难。该组有 1 例因伴有含铁血黄素沉着而术前被误诊为动脉瘤伴出血。需与脑内急性期出血、低级别胶质瘤及脑脓肿鉴别。

（1）急性期脑内血肿：急性期脑内血肿可和脑实质内神经上皮囊肿一样无明显水肿，但病程较短，发病突然是其特点且基底节区是好发部位。

（2）低级别胶质瘤：低级别胶质瘤多表现为长 T_1、长 T_2 信号，周围有轻度水肿。

（3）脑脓肿：脑脓肿，增强后脓肿壁会有不同程度的强化，周围脑组织内会有片状水肿区，与脑内的神经上皮囊肿鉴别较为容易。

凡在脑内出现不强化、无水肿的肿物，均要与本病进行鉴别。

综上所述，MRI 是诊断中枢神经系统神经上皮囊肿最好的检查方法。发生在脑室、蛛网膜下隙及椎管内的神经上皮囊肿常有典型表现，呈长 T_1、长 T_2 信号，DWI 虽为低信号，但稍高于脑脊液信号，并可见囊壁薄膜，当薄膜显示不清时，与蛛网膜囊肿等鉴别较困难。发生在脑实质内的神经上皮囊肿因部位及信号特点多变，往往诊断较为困难。

随着影像检查设备的改进，借助 MSCT、多平面重建、MRI 较高的软组织分辨力和三维成像优势，一定会提高本病的检出率。正确地认识并诊断本病，可以为临床诊断提供更有价值的参考意见。

第二节　室管膜囊肿

室管膜囊肿较常见，最多见于侧脑室，也见于近脑室的颞顶叶与额叶，偶见于蛛网膜下隙、脑干及小脑等处。本病被认为起源于胚胎发育时期神经上皮的异常分离，壁薄、内含清亮浆液，囊壁为有或无纤毛的柱状室管膜上皮。

1. 病理学　室管膜囊肿是少见的良性囊肿，表面覆盖室管膜，由胚胎期间神经外胚层发育中止形成。多发生于侧脑室或颞顶部和额叶的近脑室区，偶尔也见于蛛网膜下隙、脑干和小脑。室管膜囊肿壁薄，由柱状室管膜细胞构成，伴或不伴纤毛，胞内有泡状细胞核和嗜酸性胞浆。囊内含清亮的浆液。

2. 临床表现　多数病灶无症状，少数病例表现为头痛、癫性发作和（或）阻塞性脑积水。

3. 影像学研究　典型表现为单侧侧脑室薄壁、无强化、囊性肿物呈脑脊液样密度或信号。MRI 各序列为侧脑室内无强化的薄壁脑脊液信号囊肿，FLAIR 序列及 DWI 为低信号，ADC 图为高信号。病变常超过 2 cm。脉络丛组织受压移位，脑室局部膨大，但周围无水肿信号。

4. 鉴别诊断

（1）脉络丛囊肿：常为双侧，其 MRI 信号与脑脊液不完全一致，且常有强化。

（2）蛛网膜囊肿：发生于蛛网膜下隙。

（3）脑囊虫病：在 FLAIR 序列上可见高信号的囊壁和头节。

（4）先天性脑室不对称：由于发育造成的脑室

不对称,两侧脑室大小不一,但形态常相仿,没有占位效应。肿瘤或炎症也能引起脑室部分或整体扩大,常累及侧脑室颞角、三角区或第四脑室,而肿瘤或炎症本身多有强化。

第三节　侧脑室脉络丛囊肿

脉络丛囊肿很常见,是颅内神经上皮囊肿中最常见的,尸解发现率为50%以上,但一般较小,也无临床症状。多为双侧性、且多位于侧脑室三角区,第三脑室罕见。

1. 病理学　脉络丛囊肿是脉络丛的上皮性囊肿。多数脉络丛囊肿实为黄色肉芽肿退变,也可能为脉络丛退变或脱落后脂质聚集所致。侧脑室脉络丛囊肿,又称侧脑室内蛛网膜囊肿、脉络膜上皮囊肿,其起源及发病机制尚无定论。目前多认为其为神经上皮起源,与室管膜囊肿统称为神经上皮样囊肿。脉络丛上皮由脑室顶部神经上皮分化而来,和其他间充质一起突入脑室形成脉络丛,在胚胎发育过程中,内衬于原始脑室内的神经上皮发生折叠、内卷或外翻,形成一袋状囊肿凸向脑室内,从而形成囊肿,囊袋颈可离断而使囊肿与脑室分离,囊肿可在脑室内任何部位发展,但以三角区最多见。

脉络丛囊肿的囊壁由厚薄不一的疏松结缔组织构成,内衬立方或扁平上皮细胞,具有分泌功能。由于囊液高渗透压使周围组织中液体进入囊肿而逐渐增大。脉络丛囊肿是由于脉络丛内上皮退化、脱落,脂质聚集形成的。脉络丛囊肿可分为完全囊性、结节性(实质性)或部分囊性。大体病理学表现为脉络丛内结节状、微黄灰色肿物,多数直径在2~8 mm,超过20 mm者较少。脉络丛囊肿镜下可见神经上皮样微囊肿,内有巢状富含脂质的泡沫样组织细胞,伴有淋巴细胞和浆细胞浸润,胆固醇裂隙、含铁血黄素和沙砾状钙化并存。

2. 临床表现　新生儿和老人好发。多数脉络丛囊肿无症状,常为偶然发现。有的病例表现为头痛、头晕、呕吐、视物模糊等颅内压增高征象,个别病例有癫痫发作史。

3. 影像学研究　侧脑室脉络丛囊肿多见于侧脑室三角区,其次为侧脑室体部。CT示脑室局限性变形增大,呈圆形或卵圆形,边缘清楚,与脑脊液密度相同或较之稍高,囊壁常见钙化,增强扫描从无强化到明显环状或结节状强化。

多数侧脑室脉络丛囊肿MRI上呈等于或接近脑脊液信号,T_1WI为均匀低信号,T_2WI为均匀高信号,FLAIR T_2WI囊液与脑脊液一样被抑制呈低信号。增强后有环状或结节状强化。2/3的病例在DWI显示为高信号。个别囊肿其T_1、T_2值略长于脑脊液,可能与脑脊液流动有关,有时由于囊液的蛋白含量不同,也可能导致囊肿信号增高。

Kjos等(1985)将囊肿依MRI信号表现分为3类。低信号型:囊液与脑脊液信号相似;等信号型:囊液含较多量蛋白;高信号型:囊液为胶质或囊内出血。

MRI比CT能更容易显示囊肿的边界和包膜,由于囊壁很薄,囊肿贴近脑室壁处包膜不能显示,而与脑脊液交界处显示概率较高,尤以T_2WI效果最佳,成为诊断的重要依据之一。

由于囊肿的占位效应,脉络丛受压移位,也是本病的重要征象之一,由于CT对钙化的显示较好,因此观察脉络丛钙化、移位优于MRI,对未钙化的脉络丛观察与MRI一样比较困难,需仔细调整窗宽和窗位。囊肿较大时可使中线结构受压、移位,但周围无脑水肿表现,由于囊肿无血管结构,故囊壁、囊液均无强化。

4. 鉴别诊断

(1)脑室局部增大:原发性少见,常见于脑外伤、脑血管病等引起的局限性脑萎缩,除脑室局部增大外,还伴有周围脑组织密度减低或信号异常,局部脑沟增宽,MRI无囊壁显示,脉络丛无受压、移位;脑室内脑囊虫病:脑室内较大囊虫大小也可达2~3 cm,呈薄壁囊肿样改变,常引起室管膜炎,出现脑积水及脑室壁增厚、变形等改变。

(2)脑室内皮样囊肿和表皮样囊肿:密度或信号不同于脑脊液,CT值为负值,并可见钙化,MRI信号不均,边界可不规则。

(3)胶样囊肿:常见于室间孔部位,引起脑积水,MRI呈短T_1、长T_2特征表现,不难鉴别。此外,还需与室管膜囊肿和脉络丛绒毛增生鉴别。室管膜囊肿无强化;脉络丛绒毛增生罕见,可有显著的、相对均匀的强化。

综上所述，CT、MRI 检查依本病的好发部位，脑脊液样密度或信号，脉络丛受压、移位，囊肿边界清楚无强化，能够对本病做出明确的诊断，尤其是 MRI 检查能够比 CT 更加清楚地显示囊壁，是诊断本病的重要手段。

第七章　颅内其他囊性病变

第一节　肠源性囊肿

肠源性囊肿,或称神经肠源性囊肿,是一种少见的,由胚胎期发育异常所致的先天性疾病。WHO(1999)中枢神经系统肿瘤组织学分类定义为:囊肿内壁有类似胃肠道上皮及能分泌黏液的上皮组织。中枢神经系统肠源性囊肿大部分发生在椎管内,颅内少见,发生于椎管内的概率是发生于颅内的3倍。

1. 发病机制　肠源性囊肿的发病机制目前仍不甚清楚,一般认为它是椎管内一种少见的内胚层发育障碍所致的先天性疾病。它主要由神经肠管的残余组织发育形成。神经肠管是胚胎发生3周时羊膜与卵黄囊之间的临时连接,如果此时发生内、外胚层之间或内胚层与脊索之间的持久粘连,脊索发育过程中未能与前肠分离,产生脊索的发育不全,其中合并有原始消化细胞,这些易位细胞最终形成囊肿和脊髓纵裂。

2. 病理学　囊肿表面光滑、壁薄而透明,囊肿大小不等,一般比较小,大多直径不足2 cm。囊壁为2层,内覆立方状或柱状内皮;外为假复层上皮,并伴纤毛和杯状细胞,典型者有纤毛及杯状细胞,其仅含内胚层结构,与消化道黏膜相似。外观光滑、薄壁、半透明状,内容物从清亮到黏液样或黄色黏稠,类似胃肠道黏液。本病多见于男性儿童。

3. 影像学研究　典型表现为脊髓或脑干前方圆形或分叶状、稍高信号、无强化的囊性肿物。在颅内,最常位于后颅窝中线脑干前方,也可见于桥小脑角区或斜坡,幕上者罕有报道。MRI特征性表现为延髓前方或桥小脑角区圆形或分叶状、不强化、略高信号肿物,蛋白含量较高时FLAIR上一般不被抑制,DWI扩散受限。

囊肿信号高低取决于囊内蛋白含量。病灶占位明显,呈长椭圆形,与脊髓长轴一致,脊髓明显受压变扁,移位、变窄呈弧形。轴位像见病灶嵌入脊髓内,但与脊髓之间界限清晰,与脑脊液相比,多数囊肿T_1WI呈等信号或稍高于脑脊液信号,T_2WI呈明显高信号或等信号或稍低于脑脊液信号,较为复杂。在FLAIR序列上也为高信号;DWI上呈稍高信号。极少数病灶有环状强化。有作者认为界面征(病灶不同程度嵌入脊髓中央呈“脊髓嵌入征”)是诊断肠源性囊肿的重要的MRI征象。本病好发于下颈段上胸段髓外硬膜下脊髓腹侧,腰骶段少见。也有发生于腹膜后的。

4. 鉴别诊断　椎管内肠源性囊肿应与下列疾病鉴别。蛛网膜囊肿、囊性神经源性肿瘤、胚胎性肿瘤(表皮样囊肿、皮样囊肿和畸胎瘤),脊膜囊肿等。

(1)蛛网膜囊肿:病灶与脑脊液信号一致,信号均匀,增强无强化,无脊髓嵌入征,一般位于脊髓背侧可资鉴别。

(2)囊性神经源性肿瘤:以胸段多见,一般沿神经根走行分布,病灶一般可见囊壁和实性部分,增强扫描囊壁和实性部分可强化。

(3)胚胎性肿瘤(表皮样囊肿、皮样囊肿和畸胎瘤):为先天性肿瘤,发病缓慢,由于含有胆固醇结晶在MRI上可出现短T_1、长T_2或其他类型的特征性表现,可发生于椎管内任何部位,以胸腰段、圆锥和马尾部常见。极少数为高信号的表皮样囊肿,若位于中线则与神经肠源性囊肿难以区分,但前者在DWI上水分子运动明显受限,呈显著高信号。

(4)脊膜囊肿:与肠源性囊肿表现相似,较难鉴别,但脊膜囊肿多位于脊髓背侧,信号与脑脊液相同,可与蛛网膜下隙相通,无脊髓嵌入征。

(5)鞍区肠源性囊肿鉴别诊断:鞍区的肠源性囊肿应与拉克囊肿、垂体脓肿、胚胎性肿瘤(表皮样囊肿、皮样囊肿和畸胎瘤)及蛛网膜囊肿鉴别。①拉克囊肿:起源于胚胎期颅咽管与神经管的漏斗部连接时残留的小腔隙,当腔隙内的分泌物增多时而形成拉克囊肿。分为黏液型和脑脊液型,囊肿多位于鞍内,大者可伸至鞍上。脑脊液型 MRI 特点与脑脊液信号一致, FLAIR 序列呈低信号。而肠源性囊肿多位于鞍上, FLAIR 序列大部分呈高信号,这两点可供鉴别,而黏液型 T_1WI 为均匀高信号,与肠源性囊肿很好鉴别。②垂体脓肿:典型的垂体脓肿 T_1WI 信号明显高于脑脊液,增强呈均匀一致的环形强化,与肠源性囊肿很好鉴别。不典型的垂体脓肿与肠源性囊肿很难鉴别,偶尔,鞍区的肠源性囊肿术前临床被误认为垂体脓肿。③胚胎性肿瘤:表皮样囊肿,T_1WI MRI 信号高于肠源性囊肿,DWI 呈混杂信号,这两点可与肠源性囊肿鉴别。④皮样囊肿和畸胎瘤, T_1WI MRI 信号混杂,其内可见高信号,T_1WI 抑脂序列可发现其内含有脂肪成分可资鉴别。⑤蛛网膜囊肿:与拉克囊肿脑脊液型鉴别基本一样。

总之,尽管肠源性囊肿的 MRI 表现不具有特异性,但当出现下列 MRI 表现及临床特征应高度怀疑肠源性囊肿的可能:发生在椎管的内囊性病变,位于脊髓腹侧,具有病灶不同程度嵌入脊髓等 MRI 征象; MR 平扫表现为圆形、类圆形或椭圆形,一般边界清楚,脊髓局部受压变扁,主要表现为较脑脊液等稍短 T_1 信号、等或稍短 T_2 信号;以脊髓压迫或神经根性疼痛为主要症状,其次可出现肢体运动障碍、感觉障碍以及括约肌功能障碍;发生于青少年者,尤其是男性。

第二节　蛛网膜囊肿

蛛网膜囊肿为十分常见的颅内囊肿性病变,约占颅内肿物的 1%,多数位于幕上,最常位于中颅窝颞极前方,其他位置包括鞍上池及后颅窝(10%),而后者又以桥小脑角池居多,少数见于大脑纵裂、大脑凸面、脉络膜裂、枕大池、四叠体池及蚓部脑裂、鞍内。

1. 病理学:蛛网膜囊肿是先天性、良性、膨胀性生长的占位病变,位于蛛网膜腔内,边界清晰,单房,充满脑脊液,与脑室不相通。男性发病居多。

蛛网膜囊肿的准确成因尚不清楚,可能是继发于蛛网膜在发育过程中的“裂开”或憩室的形成,或外侧裂形成时局部脑膜与蛛网膜融合失败。理论认为,中颅窝蛛网膜囊肿的形成与胚胎期外侧裂形成过程中颞部脑膜未能融合有关, 2 层脑膜分离,构成 2 个蛛网膜腔。其他成因包括囊壁主动分泌液体、脑脊液搏动引起的囊腔缓慢膨胀及脑脊液单向活瓣流动。外伤、乳突炎、脑膜炎、蛛网膜下隙出血时蛛网膜粘连是后天性蛛网膜囊肿致病因素。

多数蛛网膜囊肿内含清亮、无色液体。囊壁为半透明状,由血管胶原组织和扁平蛛网膜细胞构成,无胶质膜或上皮层。囊肿大小不一,大者可引起明显占位效应。

2. 影像学研究　蛛网膜囊肿是边缘锐利的脑外的囊性肿物,能引起邻近脑组织移位或变形,也可导致邻近颅骨变薄。典型的蛛网膜囊肿为单房,内无分隔,内部无结构,信号均匀同脑脊液一致,但在合并出血、高蛋白内容物或流动变缓时, MR 信号将变复杂。囊肿在增强后无强化。各序列信号与脑脊液一致,在 FLAIR 上完全被抑制, DWI 上扩散不受限、呈低信号。偶见出血或含有高蛋白成分而信号复杂。

3. 鉴别诊断　最难鉴别的是表皮样囊肿。表皮样囊肿也往往表现为脑脊液样密度或信号。蛛网膜囊肿的信号在 FLAIR 序列能完全被抑制。由于水分子运动不受限, DWI 上呈低信号。而表皮样囊肿在 FLAIR 序列和 DWI 上表现为高信号。蛛网膜囊肿可引起邻近动脉和颅神经移位,而表皮样囊肿将其卷入。

慢性硬膜下血肿和脑穿通畸形囊肿有时也可与蛛网膜囊肿混淆。慢性硬膜下血肿的信号与脑脊液不同,而且囊壁常有强化。脑穿通性囊肿常有创伤或卒中病史,囊肿与侧脑室相通,周围组织有胶质增生。

第三节　松果体囊肿

松果体囊肿,也称囊性松果体,为松果体的囊性退变,甚为常见,常规影像学检查发现率为10%,尸解则高达20%~40%。

(1)病理学　松果体囊肿的形成与缺血性神经胶质退变(伴或不伴出血扩张)、激素引起的原有囊肿扩大和胚胎期松果体腔隙扩大有关。

囊肿光滑,无分房。由于出血,囊内液体多为黄色。镜下囊壁为胶原纤维、松果体实质及胶质细胞,常有含铁血黄素沉积。囊液从清亮到黄色或血性液体。囊壁软,呈褐色或黄色,由3层构成:外层为薄层纤维结缔组织;中间由松果体实质构成,伴或不伴有钙化;内层为薄层纤维胶质组织,其内有含铁血黄素沉积。80%的囊肿比较小,直径在1 cm以内,直径大于1.5 cm的可压迫中脑顶盖和导水管造成脑积水。

(2)临床表现:一般无症状。

(3)影像学研究:松果体内单房的囊性肿物是典型表现,其密度或信号变化取决于囊内容物成分。CT平扫多呈低密度;MRI上为松果体区单囊液性肿物,边缘光滑,信号随内容物不同而有差异,T_1WI上信号常略高于脑脊液,T_2WI为高信号,多数在FLAIR序列上不被抑制,60%可见环状或结节状强化。梯度回波序列易于显示囊肿壁的钙化或囊内出血的低信号。

多数病例(55%~60%)于T_1WI上的信号均比脑脊液稍高;尽管其在FLAIR序列上的信号可被抑制,但仍稍高于脑脊液。部分病例(25%)囊壁有环状或结节状钙化。多数病例增强后有环形或结节状强化,且延迟增强后(60~90 min)可呈均匀强化。

(4)鉴别诊断:主要与发生于松果体区的病变鉴别。①松果体细胞瘤:松果体细胞瘤是实性肿瘤,呈均匀实质密度或信号。②松果体区囊性星形细胞瘤:壁厚而不规则,易侵犯邻近组织,且信号不被FLAIR序列抑制,强化不均匀。其他发生于四叠体池的囊性病变,如蛛网膜囊肿(无钙化)、表皮样囊肿也需要鉴别。

第四节　胶样囊肿

(1)病理学:本病十分少见。胶样囊肿是内含黏液的罕见良性囊性肿物,由胚胎期异位内胚层迁移所致,内容物由上皮分泌和裂解产物慢慢聚集形成。好发于第三脑室嘴侧,绝大多数(99%以上)发生在孟氏孔处。由于发生部位的特殊性,可阻塞孟氏孔,即使小的病灶也能导致急性脑积水,甚至可能发生脑疝,乃至猝死。偶位于侧脑室、小脑实质及其他脑外部位。囊肿呈球形,表面光滑,大小不等,平均直径1.5 cm。囊内充满黏性胶冻样物质,包含黏液、血液退化产物、泡沫细胞和胆固醇结晶。囊壁内为单层或假复层上皮,伴有散在的黏液杯状细胞和纤毛;外层为薄层胶原组织和成纤维细胞。

(2)影像学研究:发生部位(孟氏孔)是胶样囊肿确诊的重要依据。CT平扫为界限清晰的高密度肿物;MRI特点为位于孟氏孔附近的第三脑室内,因其成分复杂,T_1WI上多为高信号,T_2WI上主要为等或低信号,FLAIR序列上信号不被抑制。增强扫描有时可见周边环状强化。

(3)鉴别诊断:MRI上常将脑脊液流动伪影误认为胶样囊肿的"病灶",是孟氏孔处脑脊液搏动湍流所致。发生在孟氏孔处的肿瘤不常见,如室管膜瘤、脉络膜乳头状瘤,一般强化明显。偶有脑囊虫病会发生在孟氏孔处,但其信号强度与胶样囊肿的不同,且可有"囊+结节"的典型表现。

第五节　颅内硬膜下巨大支气管源性囊肿

支气管源性囊肿是先天发育异常疾病,近年来相关报道较多,多位于纵隔、颈、胸、肩背部及腹部,在神经系统多发生于胸段椎管内硬膜下脊髓外，但发生于颅内硬膜下且体积巨大者较罕见。

1. 发病机制　支气管源性囊肿为先天性疾病，也被称为先天性支气管源性囊肿。在胚胎发育第4周时，原始咽尾端底壁正中出现喉气管沟，随其发育逐渐变深，且从尾端向头端逐渐愈合成喉气管憩室，即形成喉、气管、支气管及肺的原基。憩室上端发育为喉，中段发育为气管，末端膨大并分成左右两支称肺芽，是形成主支气管和肺的原基。位于憩室的间充质形成气管食管隔，将原始咽分隔成腹侧的喉、气管和背侧的食管。

而支气管源性囊肿的发生机制，多认为是支气管树在发育过程中会偶尔产生异常发芽，其在发育过程中会与支气管树脱离，而离断的萌芽则最终形成支气管源性囊肿。异常发育离断的萌芽出现时间的早晚及其随着生长发育的迁移决定着支气管源性囊肿的发生位置，通常好发于肺、颈和邻近支气管树的胸廓部，亦可位于皮下、腹部、椎管内。

一例患者病变位于颅内硬膜下，而非脑组织内，较为罕见，究其原因可推测为脑膜形成时间较晚，而支气管树异常发芽已迁移至早期形成的组织内，故位于脑膜内较少。

2. 病理学　病理学检查可见支气管源性囊肿的囊壁主要由厚薄不均的单层或假复层纤毛上皮组成，间有杯状细胞，其外包以纤维血管，内可有透明软骨、平滑肌束、浆液腺、神经纤维、节细胞、成熟脂肪组织及黏蛋白腺体等。

3. 临床表现　支气管源性囊肿位于颅内者多有头痛、癫痫样抽搐或颅神经受损表现，可发生于任何年龄，以婴儿及青少年多见，男女比例2:1。而该例患者仅入院近期出现癫痫发作，主要是由于病变位于脑外硬膜下，体积较小时可无明显症状，当其体积较大时对脑组织及颅骨产生压迫，从而产生症状。

4. 影像学研究　CT表现为单个或多个薄壁水样、软组织密度囊性肿块影，大小不一，从几毫米至几厘米，病灶与周围结构分界清楚，呈膨胀性生长，囊壁均匀菲薄，一般分辨不清，囊壁及囊内少见钙化，当发生感染时可增厚，囊内密度均匀，CT值8~22 HU，可合并感染或出血，CT值增加。MRI表现为T_1WI呈等信号或略高于脑脊液信号，T_2WI呈等信号或略低于脑脊液信号，压水像呈低信号。增强后病灶无强化，有时可见囊壁轻微强化。此病可经影像学检查发现，但确诊需靠病理学检查，因具有并发感染及恶变的可能，故一经发现无论有无临床症状均应早期手术完整切除，避免囊壁组织残留造成复发。

5. 鉴别诊断　颅内硬膜下支气管源性囊肿应注意与以下疾病相鉴别。

（1）蛛网膜囊肿：分为先天性及继发性两类，可发生于各种年龄，多见于婴幼儿。常见部位依次为中颅窝、大脑半球凸面、后颅窝中线、四叠体池，其次为鞍上、鞍内、桥小脑角、大脑纵裂、脑室内或斜坡。位于硬膜下者典型表现为CT、MRI密度及信号特点与脑脊液相同，DWI呈低信号。增强扫描无强化。囊肿形态规则，边界清楚，邻近颅骨可有膨起、吸收变薄等改变。而支气管源性囊肿多无颅骨的改变。

（2）囊性脑膜瘤：占颅内脑膜瘤的1.7%~7.3%，其中成年人少见，仅2%~4%，多位于大脑凸面，以宽基底与硬脑膜相连，通常体积巨大，占位效应明显。主要表现为实质性的肿块伴有大小不等的囊样区，实质部分CT扫描呈等密度或稍高密度，较均匀，部分因肿瘤内钙化、坏死及血管等因素存在而呈不均匀密度，MRI呈等及稍长T_1、稍长T_2异常信号。增强后明显强化。囊样区可表现为位于瘤内的类圆形区、瘤周的弧形区，也可表现为包含肿瘤实质结节的巨大类圆形区。

（3）表皮样囊肿：表皮样囊肿又称胆脂瘤，分为先天性和获得性两种。先天性者为神经管闭合时来源于神经嵴的外胚层细胞异位残留于神经管内，残留的上皮成分发展成表皮样囊肿，位于颅内硬膜下，表现为沿邻近蛛网膜下隙匍匐样生长，呈良性发展趋势。特征性CT表现为边界清楚的低密度病灶，少数病灶因囊内容物中蛋白质、角化碎屑、脂质、多形性白细胞增多及自发性囊内出血等因素使病灶呈高密度。MRI因囊内容物构成不同而呈不同的信号特点，多表现为T_1WI低信号，T_2WI高信号，信号高于脑脊液信号；部分病例T_1WI、T_2WI均呈等或高信号；极少数病例T_1WI、T_2WI呈低等高混杂信号。增强扫描多数无强化。DWI呈明显高信号，较具特异性，可作为鉴别诊断。

（4）皮样囊肿：颅内皮样囊肿是胚胎残余组织形成的先天性肿瘤，囊内含有毛发、毛囊、汗腺及皮脂腺等。好发于中线及中线旁，颅内最常见于后、前颅窝及鞍旁，位于硬膜下者极少。皮样囊肿呈类圆形或不规则形，边界清楚，合并感染时边界模糊。

CT 扫描多表现为欠均匀低密度影；MRI 典型表现为 T_1WI 呈欠均匀稍低信号,介于脑脊液和脑实质信号之间，T_2WI 呈不均匀高信号。不典型表现为 T_1WI、T_2WI 均呈高信号,主要与肿瘤内高浓度的蛋白成分或合并出血有关。皮样囊肿可发生破裂,此时病灶与周围脑组织及其蛛网膜下隙或脑室内可见脂肪信号影,此点具有特异性。

第九篇　颅脑与脊髓血管性疾病

第一章　脑血管病

第一节　头颅血管病变的MRA与DSA的对比分析

颅内血管病变在临床上常见，多发，在高场强磁共振与DSA应用之前都是靠X线脑血管造影诊断，该检查损伤大，风险大，随着MRI与DSA的应用此检查已被逐步取消。

颅内血管病变的检查在MRI与DSA应用之前均是采取损伤大，病人痛苦且风险大的脑血管造影检查确诊。3D-时间飞跃MRA是一种新的非侵入性血管成像术，结合MRI检查对脑血管病变的诊断敏感性和特异性均较高，在临床应用中已取得良好效果。

而DSA对脑血管疾病的诊断，尤其是检测颈内动脉病变的金标准，在无组织病理学检查结果的情况下，绝大多数研究都将DSA作为评价其检测方法的敏感性和特异性的参照标准，因DSA属创伤性检查，对人身体有辐射性、有危险性及费用昂贵的检查，而不能被临床普及应用。

一组病例中，MRA动脉瘤的检出率（93.8%，23/25）稍低于DSA检出率（95.2%，20/21）；动-静脉畸形两者检出率均为100%（23/23，18/18）；海绵状血管瘤MRI检出率为100%（17/17），而MRA与DSA均不能检出；动脉的闭塞，如脑底动脉环自发性阻塞性疾病（烟雾病）两者检出率均为100%（22/22，22/22）；而动脉硬化、狭窄的检出率，3D-时间飞跃MRA的检出率（90.1%，73/81）低于DSA（100%，60/60）。

脑血管病变中的动脉瘤、动-静脉畸形在MRI/MRA与DSA的两种检查中的敏感性和特异性近似。但MRA具有无创伤、费用低的优点，利于临床普及应用。而对海绵状血管瘤

MRI检查的敏感性高、特异性强，而MRA与DSA几乎不能检出。对于动脉硬化、狭窄、闭塞的检查，MRA检出与DSA近似。

综上所述，3D-时间飞跃MRA的临床应用价值已经得到广泛的肯定，是脑血管疾病的主要检查方法，而DSA虽对动脉瘤、动脉硬化狭窄的检出率高于MRA，但DSA的有创伤、有风险以及费用高等缺点，而不能被临床普及应用，故MRA检查是目前头颅血管病变无创、有效的检查方法。

第二节　脑血管病医学影像人工智能研究

迄今为止，人工智能（AI）是信息领域最重要的技术革命之一。在医学领域，人工智能的应用几乎覆盖了全身各个系统。医学影像数据是医院数据中最重要的组成部分，也是人工智能的主要应用对象。

在我国，脑血管病的致死率居所有疾病的第一位，防控任务艰巨。如何进行脑血管病患者个体化治疗是降低病死率的关键，而治疗路径的抉择很大程度上依赖于多模态影像信息，这为脑血管病的人工智能 应用提供了大数据基础。

一、脑血管病人工智能医学影像应用

脑血管病人工智能医学影像应用现状主要体现在辅助诊断和预测预后两个方面。

1. 辅助诊断　脑血管病临床表现复杂，受治疗时间窗的约束，需要在最短时间提供大量信息（如梗死区域、梗死容积、血管阻塞部位和程度、侧支循

环是否开放等)。在既往的临床实际工作中,往往是通过手动分析大量影像数据,耗时长,定量测量可重复性差。目前,人工智能 取得了一些令人鼓舞的进展。

在梗死区域识别方面,Pustina 等(2016)研发了一种新的监督学习算法(LINDA 算法),可自动识别 MRI T_1WI 上的脑梗死区域;Chen 等(2017)通过采用两种卷积神经网络方法构建模型可在扩散加权图像(DWI)上自动分割脑梗死区域。

动态磁敏感增强(dynamic susceptibility contrast,DSC)技术对于探测缺血半暗带和量化脑血流值具有重要价值,但其数据后处理算法易受图像伪影的影响,造成结果偏倚,McKinley 等(2018)采用机器学习算法对原始数据进行处理,结果显示该方法获取的定量指标较传统算法更稳定,定量更精准,有利于治疗前患者的筛选。

CT 图像大脑中动脉高密度征代表血栓形成,常作为急性缺血性脑血管病的提示征象,人为判读易漏诊。Takahashi 等(2014)使用机器学习算法可将识别敏感度提高到 97% 以上。

识别动脉粥样硬化斑块成分有助于评估斑块的稳定性,从而实现早期预测脑血管病的发生和指导临床干预。Lekadir 等(2017)开发出一套卷积神经网络算法,可以从颈动脉超声影像中自动识别出斑块的脂质核心、纤维帽和钙化组织等成分,其临床符合度达到 90%。

同时,人工智能在进行自动阿尔伯塔脑卒中计划早期诊断评分(alberta stroke program early CT score,ASPECT)、测量颅内出血容积、量化脑水肿、识别脑血管病危急值方面也有很好的表现。该应用将有助于在急诊流程中减少影像医师的工作量,避免危急值内容漏报、迟报,让患者得到及时准确的分诊救治。

相比于上述的科研结果,成熟产品的问世更能振奋人心。近期通过美国食品药品监督局批准可应用于临床的脑血管病预警人工智能系统 Viz.ai(http://www.viz.ai/),可以对 CT 图像进行分类检出,在 6 min 内将有大血管梗死可能的病例图像发至相应医学专家,极大缩短了诊断时间窗。

2. 预测预后 精准预测脑血管病预后有利于治疗方法的选择,远期神经功能的结局预测可指导临床对脑血管病患者的管理。尽早静脉溶栓对急性缺血性脑血管病患者的神经功能恢复具有决定性作用,但部分溶栓患者会产生症状性颅内出血这一严重并发症,因此早期精准预测至关重要。

针对这一临床需求,Bentley 等(2014)基于 CT 图像采用机器学习的支持向量机(support vector machine,SVM)算法、Yu 等(2018)基于 DWI 及 MRI 灌注图像采用机器学习的 SR - KDA 算法、Scalzo 等(2013)基于 MRI 渗透成像采用非线性回归模型预测该并发症均获得了不亚于临床专家的表现,将有利于急性缺血性脑血管病溶栓患者的选择和早期干预。

精准预测梗死容积变化对于选择治疗方案及评估治疗效果具有重大指导意义。人工智能在基于 CT 灌注图像或 MRI,采用深度卷积神经网络预测溶栓治疗后的最终梗死容积方面均有不俗表现。

颅内小动脉瘤是否需要干预以及何时进行干预一直是争论的热点,原因在于不干预可能出现动脉瘤破裂这一致死性疾病,而干预又可能存在潜在过度医疗,准确预测小动脉瘤破裂风险是解决该问题的关键。Liu 等(2018)基于 594 例前交通动脉瘤患者 CT 数据训练出一套双层前反馈人工神经网络算法进行预测,其总体预测准确率达 94.8%。

在预测脑血管病患者远期神经功能状况方面,人工智能也有较大进展。一项关于大脑动静脉畸形的研究显示 SVM 及随机森林等机器学习方法可准确预测介入治疗后 5 年的致死性结局,准确率达 97.5%。另一项研究总结了 59 个颅内出血的结局预测模型,其中 9 项研究采用了机器学习的算法,其预测准确率均十分可观。

二、脑血管病人工智能研究现状

目前人工智能在脑血管病领域的研究主要集中在缺血性脑血管病,且多为小样本的回顾性研究,本质上还是在验证其可行性与有效性,这与脑血管病这一重大疾病的战略地位和人工智能的广泛社会关注度并不相称,同时也预示着人工智能真正转换为临床生产力还有很大的上升空间,究其原因主要有以下 3 点。

1. 研究内容缺乏系统性 脑血管病的病因和发病机制复杂,诊疗方案多样,临床诊疗指南更新速度快。目前的研究缺乏系统性,大多数仅仅针对整个诊疗过程中的一个环节,且部分研究并未切中临床需求的要害,很难实现脑血管病患者病情的全面快速精准评估、进而抉择治疗方案。

2. 研究数据的低质性　高质量的大数据是人工智能赖以实现的基础，而这一点恰恰制约着人工智能的成长。目前大部分的脑血管病人工智能研究为小样本的单中心研究，归根结底在于难以获得大样本的多中心数据，我国医学领域数据普遍存在“小样本、高维度、不均衡”问题。而对于脑血管病，尤其是缺血性脑血管病，虽然患病率高，但是各中心影像扫描方案不统一，直接导致了影像数据结构不统一，无法合并使用，间接导致了“患病率”的下降。

另外，缺血性脑血管病对于数据维度要求高，包含血管、灌注等多维度、多模态影像学信息，也增加了数据获取的难度。因此，以缺血性脑血管病为代表的脑血管病影像数据小样本、高维度问题尤为突出。

3. 人工智能技术的局限性　人工智能技术之所以未能较好应用于脑血管病等医学领域，除了上述两点以外，人工智能技术本身的缺陷即技术的不透明性仍有待解决和完善。目前关于人工智能各种算法得出结果的“黑匣子”部分并未解密，由此对于其结果是否可信也一直备受争议，而在医学领域，如果冒然使用不透明性结果，其潜在风险将无法估量。

三、脑血管病人工智能研究建议

为面对上述挑战，突破人工智能瓶颈和抢占制高点，我国于 2017 年正式印发了《新一代人工智能发展规划》和《促进新一代人工智能产业发展三年行动计划》。从国家战略层面上讲，我国与发达国家并无太大差异。另外，我国作为全球人工智能的主要研究者之一，相比于发达国家具有人口基数大、脑血管病患病率高的独特优势。如何利用这些优势解决我国脑血管病的高患病率、高致死率就显得至关重要和迫在眉睫，建议如下。

1. 整合临床路径，确定主流研究方向　众所周知，脑血管病，尤其是缺血性脑血管病，快速精准诊疗是决定患者预后的关键，而受时间窗的限制，患者影像资料模态多，维度高，因此在临床诊疗路径中，应紧密联系脑血管病诊疗指南，实现适用于多模态、多维度影像资料的人工智能技术突破，从而真正意义上实现脑血管病患者个性化“诊断-评估-治疗决策”的快速、高效、智能一体化临床路径。

2. 夯实大数据基础　基于我国人口优势，推动医疗信息化建设，使得全国医疗数据能安全快速共享，同时出台疾病的诊断和治疗规范指南，以此推动多中心、多学科以及不同设备数据的规范化、标准化与统一化。2019 年《脑血管病影像规范化应用中国指南》的发布将大大推动我国脑血管病数据的统一化和标准化，为脑血管病的人工智能研究打下坚实的基础。

3. 加强医工结合和推动人工智能理论创新　人工智能在医疗领域的应用是典型的跨学科合作，而目前我国人才结构单一，深度融合困难。因此，应加强构建医师、人工智能及大数据分析技术人员共同组成的多学科团队，培养贯通人工智能理论、方法、技术的纵向人才，寻求人工智能理论创新与突破。

4. 重视患者隐私，创建良好的人工智能研究环境　大数据和互联网的发展一方面促进了人工智能的发展，但其潜在风险必须重视和防范。应全面落实国家信息安全等级保护制度，对人工智能应用的安全性进行评估和监管。同时保持科研严谨与诚信，不造假，不浮夸，在人工智能医疗产品正式应用之前必须通过大数据进行反复交叉验证。

当前，采用人工智能进行脑血管病的辅助诊断和预测预后已取得一定成果，但也暴露出研究内容缺乏系统性、研究数据的低质性、人工智能技术的局限性等问题，需进一步加强交叉学科合作，以解决临床问题为导向，实现核心技术突破，将该项技术服务于临床，最终降低脑血管病的患病率和病死率。

第二章 脑动脉病

第一节 常染色体显性遗传性脑动脉病伴皮层下梗死和白质脑病

1. 发病机制 常染色体显性遗传性脑动脉病伴皮层下梗死和白质脑病(CADASIL)是 Notch3 基因突变导致的常染色体显性遗传性脑动脉病,诊断的金标准是小动脉平滑肌细胞表面发现嗜锇性颗粒状致密沉积物(GOM)及 Notch3 基因检查发现突变。有学者认为,虽然常染色体显性遗传性脑动脉病伴皮层下梗死和白质脑病缺乏确切的流行病学资料,但其发病率要比通常所认识的要高。

常染色体显性遗传性脑动脉病伴皮层下梗死和白质脑病是一种非动脉硬化非淀粉样变的脑动脉病。多在中年发病,具有家系遗传性。通过对先证者家系调查,发现该患者家系中缺血性脑卒中发作呈常染色体显性遗传规律。常染色体显性遗传性脑动脉病伴皮层下梗死和白质脑病由瑞典学者 Sourander(1977)首先报道,1990 年以后报道逐渐增多。

Tournier-Lasserve 等(1993)对患有本病的 2 个法国家系进行详细检查和分析,应用遗传连锁分析方法将此病的基因定位在第 19 号染色体短臂,其发生基因与 Notch3 基因突变有关,这一基因编码多个器官中的跨膜受体,但这一受体的功能和致病原因目前未明。

随后,该病受到了越来越多的神经病学工作者的重视。该病的重要特点之一是 80% 以上的患者无高血压、糖尿病、高血脂等脑血管病危险因素。

2. 病理学 常染色体显性遗传性脑动脉病伴皮层下梗死和白质脑病脑组织在光镜下观察可见脑及软脑膜小动脉的向心性管壁增厚,管腔狭窄;电镜下可见血管平滑肌细胞肿胀、变性,或由多核或弹力纤维取代。不仅可见小动脉壁有广泛嗜锇性颗粒状致密沉积物沉积于血管平滑肌细胞的基底层,而且小静脉及毛细血管均可见电子密度颗粒状物质沉积。嗜锇性颗粒状致密沉积物不仅在脑血管中存在,外周组织如皮肤血管、肌肉、神经也有发现。因此进行简便的皮肤、肌肉或外周神经活检就可获得病理诊断。

小血管的改变导致微循环改变,特别是脑穿支动脉的病理改变最明显,造成脑白质的缺血、萎缩及脱髓鞘等病理变化也主要发生于穿支动脉分布区。深部环脑室周围脑白质及额叶白质的供血小动脉则非常细小,常染色体显性遗传性脑动脉病伴皮层下梗死和白质脑病及高血压性小动脉病变均可累及。常染色体显性遗传性脑动脉病伴皮层下梗死和白质脑病累及较大范围的各级小动脉,如颞叶和外囊部位、胼胝体为相对管径宽大的小动脉供血区(该区的小动脉在高血压型脑血管病中较少受累),可造成该区域的白质脱髓鞘和梗死。

3. 临床表现 常染色体显性遗传性脑动脉病伴皮层下梗死和白质脑病患者中年起病,临床表现以先兆性偏头痛发作、精神异常、缺血性卒中发作、皮层下痴呆等主要特征,其发病有一定的时间规律性。有先兆症状的偏头痛发作是常染色体显性遗传性脑动脉病伴皮层下梗死和白质脑病患者的早期临床表现,发生率约为 30%,偏头痛一般发作时间为 30 岁左右。但是先兆性偏头痛是否是缺血性发作的一种表现,目前尚不清楚。缺血性卒中的发生率约为 85%,首次发病年龄从 27~65 岁不等,平均为 45 岁,无性别差异。

大多数患者表现为典型的腔隙综合征,并多次反复发作。皮层下痴呆的发生率约为 60%,大体样本调查表明,2/3 的常染色体显性遗传性脑动脉病伴皮层下梗死和白质脑病患者在 50 岁以后出现,平均死亡年龄 60~70 岁,病程持续 20~30 年。

一例患者24岁左右出现头顶部间断性剧烈疼痛，每次持续时间长短不定，以药物镇痛，其儿子18岁始出现头顶部间断性疼痛，发病年龄较文献报道略提前，其家族其他成员未见该症状者。该例患者44岁以后出现反复发作的腔隙性综合征。45岁以后出现记忆力减退，并逐渐加重，伴随着精神异常，敏感易怒。其家族中死亡者中均为脑血管病死亡，否认有高血压、高血脂、糖尿病病史，为中年发病。

4. 影像学研究　常染色体显性遗传性脑动脉病伴皮层下梗死和白质脑病患者MRI异常与高血压所引起的皮层下缺血性改变有相似性。MRI通常表现为大脑半球白质广泛长T_1、长T_2异常信号，多位于皮层下、脑室周围，弓状纤维不累及，早期可散在、斑片状、大小不一，以后逐渐进展融合成大片状并左右大脑半球近似对称。基底节区可出现多发散在边界清晰的腔隙性脑梗死灶。脑干可出现腔隙性梗死灶或边界欠清的白质病变，小脑一般不受累及。

值得注意的是，外囊和胼胝体很少出现动脉病变导致的缺血性损害，而该病累及上述部位的发生率较高，该部位病变对于常染色体显性遗传性脑动脉病伴皮层下梗死和白质脑病的诊断具有较高的敏感性和特异性。

多数常染色体显性遗传性脑动脉病伴皮层下梗死和白质脑病患者颞叶下极与外囊白质T_2WI有特征的异常高信号，并通常发生于颞叶下极前部，是常染色体显性遗传性脑动脉病伴皮层下梗死和白质脑病的特征表现，有助于与其他累及脑白质的血管病变相鉴别，颞极受累对诊断常染色体显性遗传性脑动脉病伴皮层下梗死和白质脑病的敏感性和特异性亦可分别达到89%和86%。

该例患者除于基底节区、桥脑发现多发性腔隙性脑梗死外，在胼胝体膝部、体部偏前可见散在的小囊状病灶，压部显示脱髓鞘改变。脑室周围脑白质区显示近似对称性白质脑病变。在外囊区显示条状、斑片状白质病变，在双侧颞叶前部白质也显示斑片状白质损害。

5. 鉴别诊断

（1）皮层下动脉硬化性脑病：本病主要与皮层下动脉硬化性脑病鉴别，皮层下动脉硬化性脑病主要为老年人，有明确的高血压、脑卒中、进行性痴呆及行动障碍等病史。由于脑小动脉的粥样硬化及管壁的胶样变性，造成显著的脑室周围白质脱髓鞘及多数不等的小囊性白质梗死和坏死，主要见于位于基底节区、丘脑、脑干、内外囊腔隙性梗死灶及侧脑室周围脑白质的脱髓鞘改变，一般不累及胼胝体、岛叶及颞极白质。随着病程发展病人有明显的髓质型脑萎缩，脑室圆钝、扩大等征象。

（2）多发性硬化：多发性硬化是一种与遗传有关的自体免疫性疾病，病理检查可见特征性的斑块。多发性硬化的MRI表现主要为脑室室管膜下、胼胝体及侧脑室的外上角白质内散在分布长轴与侧脑室垂直的斑块，称为直角脱髓鞘现象，活动期可有强化，而常染色体显性遗传性脑动脉病伴皮层下梗死和白质脑病很少出现异常强化征象。

综上所述，常染色体显性遗传性脑动脉病伴皮层下梗死和白质脑病可归纳出诊断标准：①有明确家族史，没有或少有动脉硬化的危险因素（高血压、高血脂和糖尿病等）；②中年发病，主要临床表现为进行性加重的脑卒中症状，不同程度的智能减退（包括记忆力减退、易急躁及控制力差），部分患者有偏头痛史或家族性偏头痛史；③CT和（或）MRI显示广泛多发性白质脑病变及脑梗死灶，特别是在胼胝体、外囊区出现梗死及脱髓鞘改变，颞极白质区异常信号有较高的特异性；④皮肤或脑组织活检证实在没有淀粉样变性或动脉硬化改变的情况下，小动脉管壁增厚，管腔变窄，超微结构找到嗜锇颗粒可确诊；有条件时进行基因检查，Notch3基因外显子有突变，支持此病的诊断。

第二节　常染色体隐性遗传性脑动脉病伴皮质下梗死和白质脑病

常染色体隐性遗传性脑动脉病伴皮质下梗死和白质脑病（CARASIL），是一种临床上伴有多种中枢神经系统以外症状（脱发、脊椎病、骨关节病、皮肤角化症等）的以进行性认知障碍、运动障碍为特征的遗传性脑动脉病。目前世界上共报道该病约50例，绝大多数来自日本，2例来自中国，其平均临床过程为7.6年。Hara等（2009）发现了其致病基因为丝氨酸蛋白酶1（HTRA1）基因纯合子突变。

1. 临床表现　该病临床特点如下：父母近亲结婚史，且符合常染色体隐性遗传模式；该病多于

25~30 岁发病,通常以步态异常为首发症状,呈脑卒中样发病或持续进展的运动、认知和精神障碍,且无脑血管病的常见危险因素。

患者多伴有秃发(局限于头部且为弥漫性)和椎间盘病变(一般为下段胸椎以及上段腰椎,高于常见腰间盘脱出部位,且这种退变与患者年龄极不相符),一些患者还会伴有不同类型的皮肤病症状,包括角化症、溃疡、皮肤干燥症、色素痣、硬化症引起的皮肤干燥。

MR 检查可以发现脑白质多灶性或融合性病灶。

有作者报告一例患者,结合患者的症状、影像学表现和家族史,完全符合常染色体隐性遗传性脑动脉病伴皮质下梗死和白质脑病临床特点,鉴别其他疾病后,临床诊断为常染色体隐性遗传性脑动脉病伴皮质下梗死和白质脑病。

2. 影像学研究　该病常规 MRI 一般表现为弥漫性脑白质病变,对比常染色体显性遗传性脑动脉病伴皮质下梗死和白质脑病(CADASIL),该病的白质病灶要更为均匀和弥漫。约 50% 的患者会合并有基底节、丘脑以及脑干的腔隙性梗死,弥漫性白质病变要早于深部梗死的出现,即在出现临床卒中症状以前就已经存在弥漫的白质病变。此患者除此典型表现外还出现了脑干"十字征",说明患者同时存在橄榄脑桥小脑萎缩。

磁敏感加权成像是利用不同组织间磁敏感性差异而产生对比增强的成像技术。脑微出血泛指磁敏感加权成像中小于 5 mm 的小的出血灶,病灶体积小,周围无水肿,因此在常规序列中呈阴性,磁敏感加权成像利用脑微出血内顺磁性物质(含铁血黄素沉积或吞噬有含铁血黄素的单核细胞沉积)与周围组织的磁敏感性差异来显示小病灶。

小动脉尤其是白质穿支动脉的硬化性改变被认为是常染色体隐性遗传性脑动脉病伴皮质下梗死和白质脑病的主要组织病理学改变,具体表现为脑内 100~400 μm 小动脉内膜纤维性增生,内弹力层增厚及断裂,中层透明变性。而 Oide 等(2008)对该病患者的尸检结果发现其脑动脉硬化性改变较轻微,但动脉内层平滑肌细胞出现广泛丢失,动脉外膜显著变薄,胶原蛋白以及纤维连接蛋白显著减少,管壁细胞外基质成分减少,血管离心性扩张、破裂。

一例患者除在常规 MRI 序列中发现弥漫性皮质下缺血灶及白质脑病病灶外,在磁敏感加权成像序列中发现多发弥漫微出血灶,说明其小血管管壁的纤维增生、透明变性导致血管狭窄闭塞,还使管壁脆性增高,再加上血管平滑肌细胞的丢失,中层纤维胶原的减少导致血管完整性丧失,于是发生血液外渗,从而出现含铁血黄素沉积。这也说明常染色体隐性遗传性脑动脉病伴皮质下梗死和白质脑病患者小血管病变除表现为缺血梗死,还表现为易出血状态。还有研究认为脑微出血与认知功能存在一定联系,因其病灶阻断了皮层 - 皮层下联络神经纤维传导,从而导致执行功能下降,注意力、计算力最易受影响,其相关程度及影响范围尚待进一步研究明确。该例患者的常规 MRI 及磁敏感加权成像表现为解释其临床症状及进一步探究其病理变化提供了新的依据。

第三章　脑血管炎(MRI 诊断原发性中枢神经系统血管炎)

原发性中枢神经系统血管炎由 Cravioto & Feigin(1959)首先报道,是累及软脑膜、皮质和皮质下中小动脉的肉芽肿性血管炎。本病影像学表现多样,易误诊为颅内转移瘤、多发性硬化及中枢神经系统感染等。原发性中枢神经系统血管炎多为个案报道。

1. 临床表现　原发性中枢神经系统血管炎可发生于任何年龄,无明显性别差异。其临床表现多样,主要表现为头痛,缓解与复发交替发生,部分患者还表现为意识障碍、认知能力下降、精神症状以及全身关节疼痛等症状,实验室检查大多正常。

2. 影像学研究　原发性中枢神经系统血管炎通过 MR 平扫、增强及 MRA 检查可发现形态学改变,特别是 T_2WI 及 FLAIR 序列,T_2WI 表现为皮层及皮层下大小不等斑片状高信号,边界清楚或模糊,可累及单侧或双侧,而 FLAIR 的优势在于发现靠近脑脊液的半球外围和脑室周围区域的细小病灶。

增强扫描表现为皮层下不规则条纹样强化、软脑膜强化并波及部分脑实质,一例患者除上述表现外还显示脑实质内结节状强化,周围水肿明显,考虑为炎性肉芽肿,类似脑转移瘤 MRI 表现,易造成误诊。

原发性中枢神经系统血管炎血管造影的经典改变为局部血管不规则狭窄、血管节段性扩张或呈“腊肠”样改变、小动脉瘤等,病变血管和 MRI 病灶范围常不相符,但近 40% 被证实的原发性中枢神经系统血管炎的血管造影是正常的,一例 MRA 亦显示正常,易误诊。

脑活检是诊断原发性中枢神经系统血管炎的金标准,但该方法属于有创性检查,不易被患者接受。该例虽无直接病理学证据证实,但通过大剂量激素治疗并影像学观察,诊疗结果符合 Siva 等(2001)提出的原发性中枢神经系统血管炎诊断标准。

回顾性分析该例诊疗经过,并复习相关文献,该组作者认为在诊断原发性中枢神经系统血管炎过程中, MRI 检查是重要的一环。CT 及实验室检查诊断原发性中枢神经系统血管炎缺少有价值的依据,血管造影亦存在 40% 的阴性表现,而 MR 平扫及增强扫描具有一些特征性的改变,可指导临床治疗,避免过度创伤性的诊疗。

第四章　脑小血管病

第一节　脑小血管病概述

2008 年的国际卒中会议和欧洲卒中会议上都提出了“小血管病引起大问题”的论点，脑小血管病越来越受到神经科、影像诊断学工作者的注意和重视。

脑小血管病，顾名思义是指脑内小血管病变导致的疾病，包括发生于小动脉、微动脉、毛细血管和小静脉的疾病。在西方国家脑小血管病占所有缺血性卒中病因的 25% 左右，国内高达 46 %。

过去 10 年临床上在颅内大血管卒中的治疗和预防方面取得了很大的成就，但脑小血管病却被忽视。脑小血管卒中造成的后果并不“小”，例如脑血管淀粉样变性所导致的脑出血非常凶险，而且脑小血管病是“静息性脑卒中”的主要原因，而后者又是导致认知功能障碍的重要因素，因此脑小血管病的严重性不亚于动脉粥样硬化性血栓栓塞，早期发现和处理血管危险因素特别是脑小血管病具有重要意义。

一、脑小血管病的常见病因和病理改变

关于“小血管”的标准目前尚未达成共识：许多研究者将小血管特指为小动脉（腔内径 100~400 μm，具有内弹力板和 3~4 层平滑肌细胞构成的中层）和微动脉（腔内径 <100 μm，具有连续的弹力板和 1~2 层平滑肌细胞构成的中层）。

病理学上，累及小血管的疾病包括血管内容物异常和血管壁异常，前者包括血细胞疾病、凝血障碍性疾病，后者包括动脉硬化、血管炎、非炎性小血管病及血管内皮细胞病。脑小血管病的病理学表现包括纤维素样变性、淀粉样变性、出血、闭塞等改变，而不是粥样硬化。

小动脉不存在动脉粥样硬化现象，但腔隙性梗死并非总是脑小血管病所致，相当一部分腔隙性梗死的病因是大动脉粥样硬化性狭窄造成的远端低灌注或斑块破裂引起的远端微栓子栓塞。有作者通过比较脑小血管病及其亚型与颈动脉粥样硬化危险因素，提出颈动脉粥样硬化并非脑小血管病的独立危险因素。

临床上将脑小血管病分为急性脑小血管病和慢性脑小血管病，后者更常见。慢性脑小血管病包括缺血性脑卒中（通常为脑深部小梗死灶）、脑出血和痴呆。

脑小血管病的常见病理学改变包括：腔隙性脑梗死、脑白质疏松症、脑微出血、血管周围间隙扩大及血 - 脑屏障破坏。这些表现可同时存在亦可单独出现，它们虽然不是脑小血管病的特有表现，但高度提示脑小血管病。

二、腔隙性脑梗死

系指大脑半球深部结构（基底节、丘脑、内囊、放射冠）、脑干等中线部位，由于血管直径 100~400 μm 的穿支动脉闭塞引起的一种脑梗死临床亚型，影像学表现为直径小于 1.5 cm 的腔隙灶，临床表现为各种腔隙综合征。腔隙性脑梗死是一组由不同病因导致的小血管动脉病，其病因有血栓性动脉病、栓塞性阻塞和其他原因导致的小动脉闭塞。

根据牛津郡社区卒中项目（OSCP）分类统计，腔隙性脑卒中占整个脑卒中的 1/4 以上。很多腔隙性脑卒中无临床综合征的表现，仅在行头颅 MRI 检查时偶然发现，或因认知障碍而行神经影像学检查时才予以诊断。这种梗死灶从急性期到慢性期其直径会缩小 50% 左右，而至后期大部分直径均小于 5 mm。

三、脑白质疏松症

是由 Hachinski 等（1986）提出的，指在双侧脑室旁和半卵圆中心白质内对称性 CT 低密度影或 T_2WI/FLAIR 高信号表现。大量研究提示这种脑白质病变的发生与卒中危险因素如高血压、糖尿病以及年龄等因素相关。在大样本随访研究中发现脑白质病变可增加认知障碍的发生率，脑白质病变的严重程度与痴呆的严重程度相关。

研究显示脑白质疏松症在脑出血及腔隙性脑梗死病人中多见，也证明脑白质疏松症与高血压所致的小动脉变性及慢性缺血有关。Schmidt 等（2004）通过病理学研究发现，融合性脑白质改变代表脑小血管病相关的脑损害，脑白质病变进展为研究脑小血管病提供了一种替代方法。有作者对 323 例急性缺血性卒中连续病例进行前瞻性研究，发现脑白质疏松症是急性缺血性卒中病人不良转归和肺炎发生的独立预测因素，但腔隙性脑梗死和急性卒中病人预后无显著相关性。尽管脑白质疏松症和腔隙性脑梗死均为脑小血管病的主要影像学表现，其对卒中预后的不同影响提示两者的异质性。

四、脑微出血

一般定义为在梯度回波序列（GRE-T_2*WI）或磁敏感加权成像序列上表现为直径 2~5 mm 的均匀一致的圆形低信号灶，周围无水肿；当排除了血管周围间隙、软脑膜含铁血黄素沉积或不伴有出血的皮质下钙化灶时，即可确认为脑微出血。磁敏感加权成像显示微出血的敏感度是 GRE-T_2*WI 的 4 倍。

组织病理学证实信号缺失主要是因纤维透明样变性的微动脉血液微量外渗、含铁血黄素沉积所致。与腔隙性脑梗死、脑白质病变和脑出血一样，脑微出血一般被认为是由于年龄增长、高血压和血管淀粉样变性等所致的血管壁病变的结果。脑微出血的数目越多，说明脑小血管病病变越严重。在健康老年人中，脑微出血的发病率随年龄增长而增多。脑微出血的存在提示脑内微小血管病变，反映血管出血倾向；急性脑卒中病人 MRI 发现脑微出血时，溶栓治疗的出血并发症风险升高。脑微出血作为有出血倾向的脑小血管病主要标志，对预测老年人发生脑出血有重要价值。

脑微出血在常规 MRI 上常被诊断为腔隙性脑梗死，而在磁敏感加权成像上则呈明显低信号，而且发现的病灶更多。早期研究发现同一类型的高血压性小动脉病可以导致出血性或缺血性病灶，脑微出血与腔隙性脑梗死具有相似的微血管异常改变；Kato 等（2002）研究发现，脑微出血的数目与腔隙性脑梗死的数目具有相关性（r=0.514，P<0.000 1），Lee 等（2004）研究发现脑微出血在皮质 - 皮质下区域较深部灰质更常见，而且脑微出血的严重程度与腔隙性脑梗死的严重程度呈正相关（r=0.408，P<0.001）。

因此，正确区分腔隙性脑梗死与脑微出血对指导临床治疗、评价预后具有重要意义。脑白质疏松症与脑微出血也有显著相关性，且脑白质疏松症的程度对脑微出血发生及其出血危险性有较大影响。

五、血管周围间隙扩大

血管周围间隙，又称 Virchow-Robin 间隙，是指围绕脑穿通动脉和小动脉的周边间隙。血管周围间隙扩大直径通常为 3 mm 左右，偶尔达到 15 mm。肉眼观察血管周围间隙在 MRI 的各种成像序列上与脑脊液信号一致。

血管周围间隙扩大有 3 个特征性发生部位：Ⅰ型见于豆纹动脉经前穿质进入基底节处；Ⅱ型分布于脑的穿髓动脉进入大脑凸面并延伸至皮质下白质处；Ⅲ型见于脑干。根据血管周围间隙扩大的发生部位和 MRI 信号特征容易与多种病变相鉴别。

Rouhl 等（2008）研究表明，基底节区血管周围间隙扩大与脑小血管病相关，血管周围间隙扩大是脑小血管病的潜在标志。Zhu 等（2010）在一项法国三城市协作研究中对 1 818 名无卒中、痴呆的老年人群行三维高分辨 MRI 检查，发现血管周围间隙扩大的程度与其年龄、高血压、脑白质病变容积及腔隙性脑梗死均独立相关，因此血管周围间隙扩大应作为老年脑小血管病的 MRI 标志；同时发现血管周围间隙扩大与痴呆的危险性增加有关。

六、血 - 脑屏障通透性改变

血 - 脑屏障是指脑组织与血液之间的屏障结构，由血管单层内皮细胞、基底膜、周细胞和星形胶质细胞终足等结构构成，具有阻止血液中离子和溶质进入脑细胞，维持神经功能最佳化学环境的作用。

血管内皮及相关结构功能障碍导致血 - 脑屏障通透性增加，造成血液成分漏出到血管周围组织和脑实质内，继发相应的病理生理改变，导致脑小血管病相关的病理学、影像学变化。

脑小血管病存在血 - 脑屏障通透性的增加：Starr 等（2003）发现糖尿病导致脑小血管病病人在脑白质病变区域有对比剂渗出到脑组织的情况，尤其在穿支动脉分布区域，这证实血 - 脑屏障通透性改变是造成脑小血管病病人发生脑白质病变的原因。近期研究发现脑小血管病导致腔隙性脑梗死病人皮质下白质普遍存在着血 - 脑屏障功能障碍、通透性增加的情况。

血 - 脑屏障通透性改变导致脑小血管病病理变化：Wardlaw 等（2003）研究发现，脑微血管内皮活性改变是脑小血管病变导致腔隙性脑梗死的主要发病机制，血管内皮功能障碍导致血 - 脑屏障通透性增加，致使血液成分到达血管周围间隙，造成胶质细胞和神经细胞坏死。研究证实内皮功能障碍、血 - 脑屏障通透性改变是脑小血管病的早期病理生理表现。

七、脑小血管病的常见临床表现类型及其影像学研究

（一）血管性认知障碍

血管性认知障碍是指各种脑血管疾病导致的认知功能下降综合征，脑小血管病是其主要病理机制，即包括一处或多处皮质或皮质下梗死或出血、腔隙性脑梗死及白质缺血性改变。脑小血管病的临床症状以认知障碍为主，脑小血管病是血管性认知障碍的独立预测因素。脑白质疏松症与认知功能关系已得到共识，尤其是与脑白质疏松症的进展关系密切。但目前尚不清楚脑小血管病引起的认知障碍是否与白质损害程度相关，脑小血管病所致的腔隙性脑梗死对认知功能的影响也尚未得到证实。

研究证明脑微出血数目与病人认知功能障碍存在一定的相关性，可能与脑微出血破坏了额叶皮质下的联络纤维有关。Seo 等（2007）认为脑微出血可以作为认知功能障碍及痴呆严重性的预测因素，但国内外多数研究者的研究表明认知功能和脑微出血具有相关性的依据尚不充分，可能有不同的病因和病理生理学基础，而不是由脑微出血决定认知功能。

单纯脑白质疏松症或单纯脑微出血或两者均对病人认知功能是否有差异尚不明确。研究血管性认知障碍的脑小血管病方面的改变尤其是脑微出血对其早期诊断具有重要临床意义。

由于病理学上血管改变和变性改变通常共存，且血管性认知障碍无特异性影像学特征，因此，迄今在血管性认知障碍研究中神经影像学的作用主要在于描述脑的改变而不用于诊断血管性认知障碍。

美国国立神经疾病和卒中研究所与加拿大卒中网关于血管性认知功能障碍统一标准建议中，推荐在所有临床研究中使用标准化术语构成的通用最基本研究数据集，并不排除研究人员增加自己的影像学描述。这样不仅可使各研究之间具有可比性，更有助于不同研究资料的汇总分析。

对于认知功能障碍，MRI 是最理想的影像学检查手段，必须包括 3D T_1WI、T_2WI、FLAIR 和 GRE-T_2*WI 序列，前 3 种序列提供解剖学、是否存在梗死和其他病变等信息，而 GRE-T_2*WI 用于检测病变的急性和慢性、大量和小量出血。鼓励应用扩散加权成像（DWI）和表观扩散系数（ADC）来获得急性卒中和白质纤维完整性的信息。

磁共振波谱（MRS）能无创性检测活体脑组织的代谢产物浓度，直接反映脑代谢；扩散张量成像（DTI）是特异性观察脑白质的无创性技术，通过平均扩散、各向异性等不同参数来定量评价脑白质的细微结构异常。两者联合应用能更敏感地显示白质损害程度，为脑小血管病引起的认知障碍提供研究工具。

（二）脑淀粉样血管病

脑淀粉样血管病是指一组大脑皮质和软脑膜小血管壁出现淀粉样沉积物的疾病，一般不累及皮质下区域和脑外的血管。受累血管多发生于脑膜、额叶、枕叶和顶叶皮质的小血管及小脑的小血管，血管壁淀粉样蛋白（主要是 β- 淀粉样蛋白，即 Aβ）沉积导致血管发生纤维素样坏死而易致脑实质损害。

脑淀粉样血管病主要临床表现为反复性、多灶性、自发性颅内出血及认知功能障碍。脑淀粉样血管病约占原发性脑出血的 10%，以脑叶出血多见，其发病率随年龄的增长而增高。影像学检查主要集中在对脑淀粉样血管病所致脑出血的诊断，GRE-T_2*WI 或磁敏感加权成像出现多个脑叶的微出血且无深部微出血及明显病因时，应考虑到脑淀粉样血管病的可能。利用分子成像手段，寻找能与 β- 淀粉样蛋白特异性结合的生物标志物，同时又结合能在影像学上成像的物质是影像学未来发展方向。

（三）常染色体显性遗传性脑动脉病伴皮质下梗死和白质脑病

是一种在成人时发病且以显性方式遗传的小动脉血管病变。临床主要表现为反复的脑皮质下梗死

和痴呆症，少数病人同时有先兆性偏头痛、精神症状，偶尔合并脑出血、癫痫发作。当病人出现相应临床症状及家族史，结合颅脑 MRI、皮肤活检及基因检测可诊断本病。颅脑 MRI 表现为腔隙性脑梗死和不同程度的脑白质病变，颞叶脑白质病变诊断常染色体显性遗传性脑动脉病伴皮质下梗死和白质脑病的敏感度和准确度分别为 89% 和 86%，外囊脑白质病变的敏感度和准确度分别为 93% 和 45%。

（四）脑、视网膜、耳蜗微血管病

脑、视网膜、耳蜗微血管病，又称 Susac 综合征，临床主要表现为脑病、视网膜小动脉分支闭塞和感音性耳聋三联征。脑病表现为头痛、意识模糊、记忆力丧失、行为改变和构音障碍，如视网膜后部同时受累，可出现视力模糊；视网膜动脉分支闭塞一般为双侧分布，可见于起病初期或晚期；听力受损也呈类似双侧分布。

脑组织活检证实其发病基础是微小血管炎（<100 μm 的毛细血管前动脉受累）引起的脑部、视网膜和耳蜗的微动脉阻塞和微小梗死，病理研究显示毛细血管前小动脉内皮细胞的损害。FLAIR 是检出脑、视网膜、耳蜗微血管病病灶最敏感的序列，典型 MRI 表现为白质、灰质区广泛多发性小灶状 T_2WI 高信号影，白质最易受累，而皮质、深部灰质受累占 70%，幕上、幕下均可受累；软脑膜强化占 1/3，若累及胼胝体，仅有中央纤维受累称为“胼胝体中央孔”，为本病重要特征。

（五）可逆性后部脑病综合征

可逆性后部脑病综合征是一种发展迅速的急性脑小血管病。临床上以头痛、意识障碍、癫痫发作及视力改变为主要表现。MRI 显示大脑半球后部可逆性血管源性脑水肿，经正确、及时对症治疗后可完全恢复正常。

目前报道的可逆性后部脑病综合征病人多存在严重高血压，尤其是子痫、高血压病人。脑血管自动调节功能是有限的，一旦血压增高突破其自动调节上限，收缩的小动脉被动扩张导致脑过度灌注，水分子、大分子物质甚至红细胞通过受损的毛细血管内皮外渗至脑细胞间质，造成血管源性脑水肿，组织学改变为纤维素样坏死。

影像学上显示双侧大脑半球后部特别是双侧顶枕叶、侧脑室旁、小脑、脑干的可逆性脑水肿，T_1WI 呈等或稍低信号，T_2WI 或 FLAIR 像呈高信号，DWI、ADC 图显示为血管源性水肿。临床症状是诊断可逆性后部脑病综合征的前提，影像学表现是诊断可逆性后部脑病综合征的必备条件；不同病因引起的可逆性后部脑病综合征，其影像学上所表现出的病变分布范围可能有差异。

第二节　中青年缺血性脑卒中

脑血管病为当今威胁人类健康的三大疾病之一，致死率较高，致残率居首位，其中缺血性脑卒中（CI）低龄化趋势明显，中青年缺血性脑血管病（CI-MY）约占全部卒中的 14%。

中青年缺血性脑卒中是指在 18~60 岁之间发生的急性脑血管病，近年来国内外关于中青年缺血性脑卒中的报道逐渐增多，其发病率有逐年增高趋势，严重影响中青年人的健康及生活质量，给家庭及社会带来极大负担。

研究表明发病在 12 h 以内的 MRI 指导下的脑梗死患者重组组织型纤溶酶原激活物（rt-PA）静脉溶栓治疗安全有效，可降低本病的致残率和致死率。

缺血性脑卒中是一种发病率、致残率均较高的疾病，严重威胁着人类的健康，溶栓治疗脑梗死已被公认为唯一行之有效的方法。1995 年美国国立神经病和卒中研究所（NINDS）首次证实在发病 3 h 之内使用重组组织型纤溶酶原激活物治疗急性期脑梗死能获得较好的疗效。

2008 年欧洲急性中风合作研究（ECASS）Ⅲ 研究将急性期溶栓的时间窗扩大至 4.5 h，我国将发病在 4.5 h 以内定为静脉溶栓治疗时间窗。

由于不同患者的血管基础病变、侧支循环、血流储备以及缺血耐受性不同，在相同的时间窗内，其缺血半暗带不尽相同，因此单纯依靠时间窗无法判断患者病理生理状况，组织窗才更具客观性、科学性。

利用各种影像学检查方法对急性脑梗死梗死区和缺血半暗带进行区分是近年研究的热点，近期的热点集中在多模式 MRI 指导下进行扩时间窗的脑梗死患者的重组组织型纤溶酶原激活物静脉溶栓治疗方面。

国内外关于中青年卒中的报道逐渐增多,其发病率有逐渐增高的趋势,该问题已日益受到人们的关注。一组研究中发病率为20.71%,且呈逐年上升趋势。中青年作为主要的社会劳动力,其患缺血性脑卒中造成致残或致死将给家庭及社会带来极大的伤害,因此研究中青年缺血性脑卒中有着重要意义。

一项研究是在前期研究的基础上,从影像与临床上综合评估患者重组组织型纤溶酶原激活物静脉溶栓治疗前后各项指标,从而更客观地评估患者恢复情况。

该项研究结果表明,静脉溶栓治疗后颅内动脉分级较溶栓治疗前好转的同时,神经功能缺损评分亦较溶栓治疗前好转;发病在12 h内不同时间段(≤4.5 h与>4.5 h)的脑梗死患者行重组组织型纤溶酶原激活物静脉溶栓前(基线)及溶栓后(7 d及90 d)的神经功能缺损评分差异无统计学意义,提示影像学指导中青年脑梗死溶栓治疗安全有效,≤4.5 h及4.5~12.0 h的脑梗死患者在MRI界定下具有相同的组织窗时疗效差异无统计学意义,因此准确而及时的影像学评估在缺血性脑卒中的治疗中起着重要的指导作用。

第五章　脑血管病的部分影像学检查

第一节　头颅 CT 灌注成像

患者，女性，42 岁。左侧基底节区脑出血保守治疗后 2 个月，为明确病因行头颅灌注成像扫描。

CT 表现：左侧基底节区见大片状混杂密度影，周围见大片状水肿带，病灶灌注扫描 TTP、Delay 灌注信号较右侧正常区升高，rCBF、rCBV、MTT 信号较右侧减低，病灶区 TTP 灌注值 15.5~16.5、Delay 灌注值 0.6~0.7、rCBF 灌注值 3.7~6、rCBV 灌注值 0.2~0.4、MTT 灌注值 2~3，余双侧大小脑无明显异常灌注区域（图 9-5-1）。

CT 诊断：左侧基底节区混杂密度占位，左顶部见粗大引流静脉，周围血管受压移位，病灶灌注扫描 TTP、Delay 灌注信号较右侧正常区升高，rCBF、rCBV、MTT 信号较右侧减低，考虑肿瘤伴卒中，病灶周围大片状脑水肿，建议 MRI 检查。

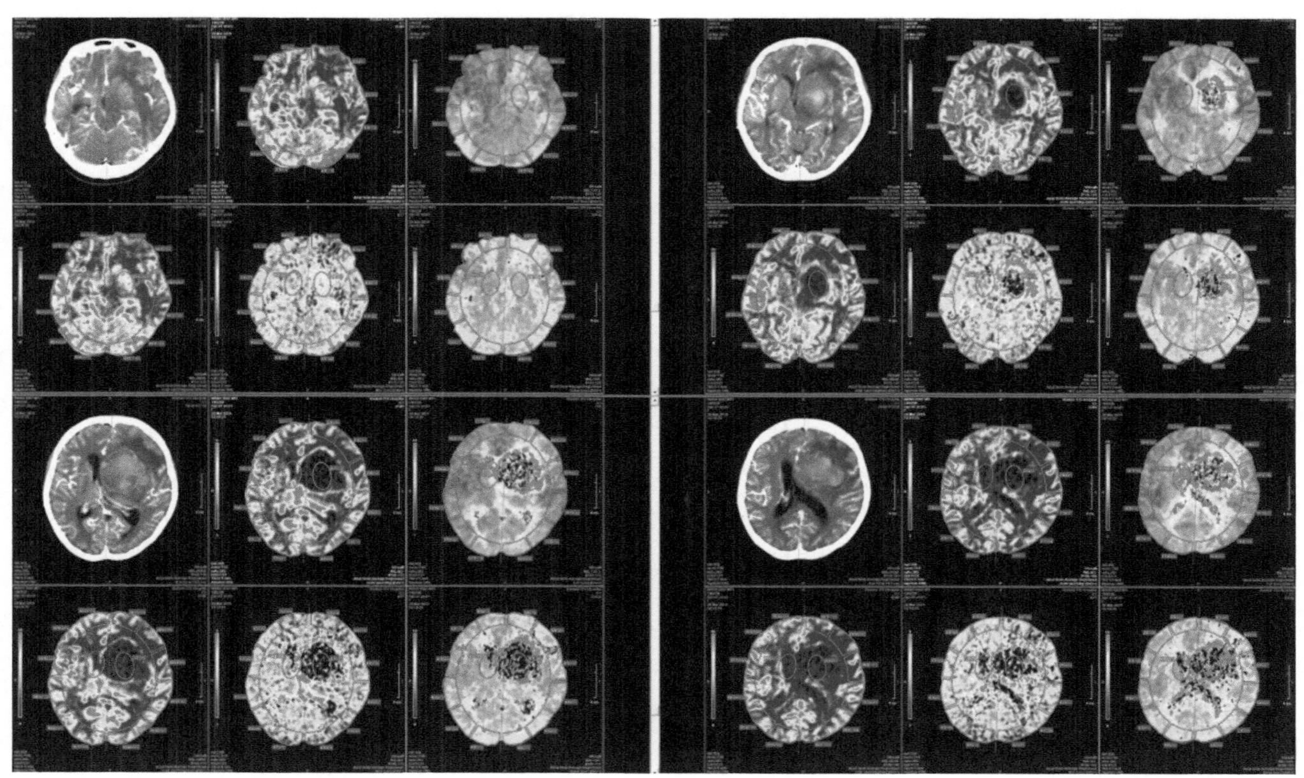

图 9-5-1　脑血管病头颅 CT 灌注成像

第二节 乙酰唑胺负荷MR灌注成像评估脑血管储备功能

脑血管储备功能是指根据脑灌注压的变化，脑血管通过自动调节功能维持局部脑血流量（rCBF）正常稳定的能力，它是脑循环重要的保护机制之一。

乙酰唑胺（ACZ）是一种舒血管药物，脑血管对于舒血管药物的正常反应是脑组织的局部脑血流量增加，但是在血流动力学受损区，由于血管舒张程度很低或无血管舒张，导致局部的脑血流量增加很少或没有增加，甚至是“负性反应”。因此，在乙酰唑胺作用前后分别测定脑组织的血流动力学参数便可以计算出脑血管的储备功能。

以往用来评估脑血管储备功能的方法主要为SPECT，但是由于SPECT的空间分辨率较差，提供的参数图单一，并且使用放射性物质，使得MR PWI用于脑血管储备功能的研究日益增多。已有乙酰唑胺负荷MR PWI对于短暂性脑缺血发作（TIA）以及脑白质病等的报道。

文献报道的乙酰唑胺脑血管储备功能试验一般用来评估脑血管狭窄或脑白质高信号患者的血管舒张能力，通常经静脉注射乙酰唑胺25~30 min后进行MRI或SPECT等检查。

乙酰唑胺是碳酸酐酶抑制剂，它可以缓慢地透过血-脑屏障，促进CO_2与组织中的水分子结合成$H_2CO_3^+$，再解离产生H^+，从而引起正常的脑阻力血管扩张，血流量增加。

由于病变血管远端的脑灌注压力降低，脑血管自动调节机制引起血管舒张来维持脑组织的血流量，此类血管无法再对乙酰唑胺的舒血管作用产生反应，脑血流量不会增加；反之，由于其他血管的舒张作用而导致该区的脑血流量比乙酰唑胺作用前降低，称之为乙酰唑胺的负性反应，即所谓的“盗血作用”。因此，通过乙酰唑胺负荷试验既可以发现潜在的缺血状态，也可以对已经发生脑梗死等缺血性病变区的血管储备能力进行评估而估计其预后。

一组研究中，3例为慢性脑白质缺血患者，4例为脑梗死患者。脑梗死患者于乙酰唑胺负荷试验前的局部血流平均通过时间（rMTT）图和局部脑血容量（rCBV）图上显示：梗死灶内局部血流平均通过时间延长，局部脑血容量减低，说明梗死灶血流量降低，但是梗死灶周围存在大片局部血流平均通过时间延长区，该区出现局部脑血容量轻度增加，表明梗死灶周围已经形成了侧枝循环。

乙酰唑胺负荷试验后，局部血流平均通过时间延长区范围缩小，其内出现斑片状的局部血流平均通过时间增快改变，同时局部脑血容量增加，说明侧支循环开放良好，脑组织血流量得以增加，患者的预后良好。

慢性脑白质缺血患者的一侧大脑半球出现局部血流平均通过时间延长，口服乙酰唑胺后发现原局部血流平均通过时间延长区范围减小，但是局部脑血容量图在乙酰唑胺前后均未发现异常，说明乙酰唑胺负荷后一侧大脑半球脑血容量未发生变化，仅仅是血流速度加快，可能为静息状态下一侧大脑半球部分阻力血管处于痉挛状态，运用乙酰唑胺后产生了舒张导致局部血流平均通过时间缩短，而非脑的大供血动脉舒张导致的局部脑血容量增加、局部血流平均通过时间缩短。MRA或DSA检查证实该3例患者同侧的颈动脉或大脑中动脉存在不同程度的狭窄。

迄今为止，有关脑缺血的MR灌注成像研究中，多数文献认为局部血流平均通过时间图对观察梗死灶的演变帮助不大。如在一项预测急性脑梗死最终梗死体积的研究中发现，局部血流平均通过时间延长区在随访过程中并没有发展为梗死，尽管该区的局部脑血流量是降低了，据此，研究人员认为局部血流平均通过时间图与梗死灶的体积相关性比局部脑血容量图与梗死灶的体积相关性小。

但是局部血流平均通过时间图反映的是脑血流速度的快慢，局部血流平均通过时间延长的区域包括了梗死灶、低血供区、侧支循环形成的区域等，在该组研究中均可以发现。一般认为局部血流平均通过时间延长是由于脑血管自动调节机制发挥舒血管作用来维持正常的脑血流量所造成，这时候脑血流量处于开始下降阶段（脑血流动力学受损第二期），在这种情况下，脑组织的摄氧率增加。

然而PET的研究表明，在局部血流平均通过时间延长的时候，脑组织的摄氧率也可以不变，说明局部血流平均通过时间早在脑血流动力学受损的第一期就已经发生变化，此时因为脑灌注压力的降低，阻力血管舒张，局部脑血容量可以保持不变。

因此，局部血流平均通过时间由脑血流动力学受损而发生的变化要早于局部脑血容量，该组病例中的慢性脑白质缺血患者的 PWI 结果也体现了这个观点。

如今，文献对于局部血流平均通过时间的研究正逐渐增多，有报道颈动脉狭窄患者的脑内分水岭的局部血流平均通过时间延长，但是局部脑血容量与正常人没有差别；脑底动脉环自发性阻塞性疾病（Moyamoya 病）的患者额叶、枕叶和基底节的平均通过时间分别与颈内动脉、大脑后动脉的狭窄度呈正相关。

由于以往的研究多是非负荷灌注成像，不能显示负荷状态下脑血流灌注情况，无法比较负荷前后脑血流参数图的变化，使得有一部分处于脑血流代偿期的潜在缺血状态的患者不能及时得到发现或是无法评估已经发生缺血的患者脑血流的代偿情况。如一项 SPECT 的研究发现，乙酰唑胺负荷试验检出的 23 例有脑血管储备异常的患者，其中 14 例在非负荷状态下的脑血流灌注成像检查未发现异常。

此外，有学者对脑血流动力学参数与脑血管储备功能的相关性做了进一步研究，Kin 等（2000）对一组单侧颈内动脉闭塞的病例进行了 MR 灌注成像与乙酰唑胺负荷试验前后的 SPECT 比较后表明，局部血流平均通过时间最能反映受损的脑血管储备功能，相关性最好，局部脑血流量和局部脑血容量则与其没有相关性。此组研究也表明，在乙酰唑胺负荷前后，局部血流平均通过时间图的视觉异常区及其变化比局部脑血容量图明显，易于观察；但是结合局部脑血容量图还可以观察到脑血流的代偿情况，如侧枝循环形成及其开放情况等。

总之，乙酰唑胺负荷 MR PWI 所得到的局部血流平均通过时间图对血流动力学异常区的显示及其发生的变化明显优于局部脑血容量图，但是结合局部脑血容量图可以提供脑血管侧支循环开放的详细信息，在缺血性脑疾病的早期诊断及判断脑梗死患者的预后上有其独特的优势。

第六章 脑底动脉环

第一节 脑底动脉环的发育变异

位于脑底的脑底动脉环具有潜在的侧支循环途径的作用。一旦附近的血管血流量减少,它可以保证足够的血液重新分布。脑底动脉环血流重新分布的能力取决于其形态学表现:即构成脑底动脉环各组成血管的大小及其形态学表现。健康的人群中,脑底动脉环可存在多种变异。文献报道完整型的脑底动脉环发生率为 21%~52%。许多学者研究已表明,在有颈动脉疾患的病人,虽然他们的病情不同,但是其脑底动脉环的发育变异在此起着重要的作用。因此更好地了解正常人群中脑底动脉环的形态学变异是很重要的。

以往研究脑底动脉环血管的方法是采用尸检脑解剖标本,在解剖镜、显微镜下进行观察。通常标本在福尔马林液中固定后,血管铸形较难。

目前,随着影像医学的发展,除采用传统的脑血管造影外,无创性的滑环 CT 血管造影(SCTA)及磁共振血管成像(MRA)已广泛应用于临床,研究脑血管多种病理变化。滑环 CT 血管造影是一种应用滑环技术显示血管解剖结构的方法。静脉内团注对比剂后很短时间内快速收集图像显示动脉血管解剖。

磁共振血管成像是一种敏感的,采用快速梯度自旋回波序列新技术的血管成像方法。和常规血管造影相比,滑环 CT 血管造影和磁共振血管成像是非创性的影像学方法,且三维重建提供的图像能从多角度进行观察,两者获得的图像相似。

脑底动脉环的发育变异甚为常见。

关于脑底动脉环前部和后部的各种发育变异等内容,请详见科学出版社 2006 年出版,巫北海总主编《活体形态学》颅脑卷第十六章 脑底动脉环 第二节至第八节相关内容。

大脑后动脉在胚胎发育较迟,变异亦较多。

Berland & Haughton(1979)报告 1 例血管造影,发现脉络膜后动脉的异常起源。在成人,大约 40% 的脉络膜后内动脉起于大脑后动脉,且在后交通动脉的近侧。该作者所见之脉络膜后动脉异常起源于基底动脉者的发生率少于 0.25%。

对于来源于颈内动脉的血管干,其直径等于或小于同侧大脑后动脉的交通前段直径,被认为是后交通动脉,而非胎儿型大脑后动脉。一侧或双侧具有胎儿型大脑后动脉,如果具有动脉环后部的所有组成血管,包括两侧的交通前段(P1)则被认为是完整型动脉环。约 20% 的人大脑后动脉直接来自颈内动脉。

此外,永存胎儿型颈 - 椎基底动脉间的吻合,亦可致脑底动脉环后部不完整,而三联动脉约占永存胎儿型颈 - 基底动脉间吻合的 85%,它来自颈内动脉的海绵窦段,其中 Saltzman 1 型永存胎儿型三联动脉,在小脑上动脉和小脑下前动脉之间连接颈内动脉和基底动脉,它的存在常伴邻近基底动脉发育不良及后交通动脉阙如或不显示,此时永存胎儿型三联动脉既供给大脑后动脉血液又供应小脑上动脉血液。

David 等采用滑环 CT 血管造影,磁共振血管成像(相位对比)和常规血管造影影像学方法进行脑底动脉环血管的对比研究。以常规血管造影显示的血管数为基准,对滑环 CT 血管造影和磁共振血管成像显示血管情况进行统计分析。在显示脑底动脉环血管方面,CT 血管造影敏感性为 88.5%,阳性率 95.1%,常规血管造影和 CT 血管造影间无统计学意义。磁共振血管成像敏感性 85.5%,阳性率 97.4%,常规血管造影和磁共振血管成像间有统计学意义。在显示大脑前动脉、大脑中动脉和大脑后动脉滑环

CT血管造影和磁共振血管成像均有较高的敏感性，为89.8%~100%。显示前交通动脉CT血管造影的敏感性为85.9%，磁共振血管成像为71.4%。在显示大脑前动脉、大脑中动脉、后交通动脉和前交通动脉时，滑环CT血管造影、磁共振血管成像、常规血管造影之间差异无统计学意义。

许多因素可影响脑底动脉环的显示，且可导致CT血管造影、磁共振血管成像、常规血管造影之间结果的不一致。常规血管造影的空间分辨率较CT血管造影和磁共振血管成像均高，尤其是当滑环CT血管造影，磁共振血管成像切面较厚时。因此，CT血管造影和磁共振血管成像检查时，与切面水平走行的血管可能会由于部分容积效应致其信号强度丢失，此时该血管难以显示甚至不能显示。

此外，CT血管造影和磁共振血管成像均须应用最大密度投影技术，在一些情况下，使用最大密度投影会使血管的直径减小，导致血流较慢或管径较小的血管不能显示。但显示后交通动脉滑环CT血管造影和磁共振血管成像敏感性均较低，为58.6%，三者之间有明显的统计学意义。

后交通动脉直径可能小于滑环CT血管造影和磁共振血管成像扫描的层厚，或血管走行平行于轴位获得的层面，体积平均效应也是影响因素之一。探查后交通动脉在临床上是很重要的。如应用阻塞基底动脉或椎动脉的方法成功地用于治疗椎基底动脉瘤，此时，后交通动脉的大小是预测预后的一个很重要的指标。当动脉的直径小于或等于1 mm，基底动脉的阻塞将难以代偿。研究表明，具有颈动脉阻塞疾患的病人，其后交通动脉直径小于或等于1 mm时，其发生分水岭区脑梗死的机会相应增高。因此，当滑环CT血管造影或磁共振血管成像图像上显示某一血管阙如时，很可能是因为该血管的直径小于或等于1 mm，意味该病人是发生脑梗死的高危人群。

尽管三维时间飞跃磁共振血管成像，在脑底动脉动脉环的检测方面具有较高的敏感性，但这一技术的确有它的限度，如它难以显示血流缓慢或涡流的小血管。可见，脑底动脉环的完整性已被低估。

此外，由于脑底动脉环血管直径的下限值没有一个统一的标准，它可影响被分为发育不全的血管数量，也可影响完整动脉环的数量。

脑底动脉环后部完整及整个环完整的发生率在女性略高，这种和性别有关的现像目前仍然不很清楚。

颈动脉阻塞病人的临床影像研究已在进行，是否在缺血梗死发展过程中脑底动脉环的形态起着重要作用，如果这样，前和后交通动脉又起何作用。已有报道，在颈动脉阻塞的病人，同侧后交通动脉阙如是和分水岭区梗死的发生有关的唯一征象。而有的作者却认为，这种梗死则是一种功能性的前交通动脉的阙如。

就目前所知，是否脑底动脉环的发育变异在不同程度的颈内动脉狭窄的病人提示一种危险性，至今研究甚少，期待将来在脑底动脉环作用方面的研究更加深入。

第二节　右侧颈内动脉海绵窦段动脉瘤

病例，男，26岁。反复头痛、头晕4年，视物模糊2 d。患者于4年前无明显诱因出现右侧头痛、头晕，程度轻，每次持续数分钟，昨日患者上述症状较前加重，并出现视物模糊，有时可出现视物重影，伴恶心、呕吐，再次就诊行头颅CT检查可见右侧蝶鞍旁类圆形高密度影。

头颅CT-DSA：右侧颈内动脉海绵窦段见一类圆形混杂密度影，大小约2.1 cm×2.1 cm×2.0 cm，其内见充盈缺损，右侧后床突、部分鞍区及右侧颈动脉孔骨质受压变形，右侧视神经孔变窄，右侧眼动脉近段狭窄，左侧颈内动脉颅内段管壁规则，管腔通畅，未见明显狭窄或扩张。CT诊断：右侧颈内动脉海绵窦段动脉瘤，其内附壁血栓形成，右侧后床突、部分鞍区及右侧颈动脉孔骨质受压变形，右侧视神经孔变窄，右侧眼动脉近段狭窄（图9-6-1）。

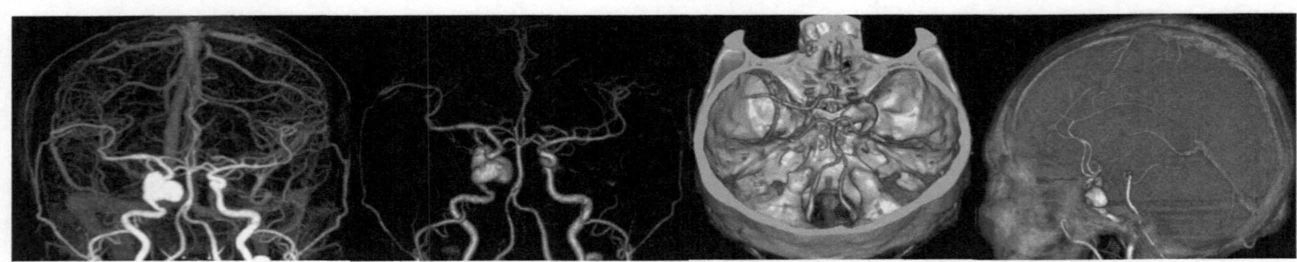

图 9-6-1　右侧颈内动脉海绵窦段动脉瘤

第七章　脑底动脉环自发性阻塞性疾病

脑底动脉环自发性阻塞性疾病，即烟雾病，又称Moyamoya病，是一种少见的脑血管疾病。其特征是颈内动脉床突上段和大脑前动脉、大脑中动脉近段进行性狭窄和闭塞，伴有颅内外广泛的侧支循环形成，出现颅底异常血管网，主要临床表现为脑缺血和脑出血。

本病最早在20世纪50年代由日本学者Moyamoya报道。Suzuki（1967）首次使用了烟雾病的概念并将之分为6期。正式名称是脑底动脉环的自发性阻塞性疾病。

1. 病因　脑底动脉环自发性阻塞性疾病病因至今不明。近年来遗传因素受到重视，因为该病有一定的家族倾向性，且在东方国家，尤其在日本高发，白种人罕见。有学者认为该病与EB病毒感染等因素有关，亦有作者认为该病是全身系统性疾病的一部分。国内有作者认为与钩端螺旋体感染有关。

2. 病理学　发病机制主要是免疫反应性血管炎导致正常的脑动脉血管管腔狭窄、闭塞，代偿性小血管增生，形成颅底异常血管网，在X线血管造影片上表现如同烟雾状。解剖证实这些异常血管是基底节区穿动脉及毛细血管扩张所引起，尽管对脑深部的供血有积极作用，但这些脆弱的血管在血流的冲击下易破裂出血。镜下见颈内动脉末端中层平滑肌细胞萎缩，内弹力层破坏，甚至在侧支血管内也能看到内弹力层的严重破坏，导致管壁变薄、管腔增大或形成粟粒状、囊状小动脉瘤。

3. 血管狭窄程度分期　脑底动脉环自发性阻塞性疾病的血管狭窄程度，按Suzuki & Kodama（1983）的方法分为6期。①Ⅰ期，仅见颈内动脉末端和大脑前、中动脉起始部狭窄；②Ⅱ期，颅底部大血管狭窄进一步发展，烟雾血管开始出现；③Ⅲ期，颅底部烟雾血管发展，管腔增粗，大脑前、中动脉充盈不良；大多数病例在此期得到诊断；④Ⅳ期，烟雾血管变细、减少，同时发现大脑后动脉充盈不良；⑤Ⅴ期，烟雾血管进一步减少，主要脑动脉均不显影；⑥Ⅵ期，烟雾血管消失，脑供血仅来自颈外或椎动脉系统。

4. 临床表现　本病在不同时期临床表现不同，但主要为脑缺血和脑出血引起的症状。早期因脑血管供应减少出现头痛、头昏，一侧肢体乏力等，血管狭窄闭塞严重时出现偏瘫等脑梗死症状。当病变进展，增生代偿的小血管破裂时，临床表现为脑出血的症状。

该组1例Ⅱ期患者CT表现无异常，临床表现为头昏、一过性黑蒙、左侧肢体乏力。临床诊断短暂性脑缺血发作。DSA示：右大脑中动脉起始段闭塞，代之以少量网状血管，左大脑中动脉起始段狭窄，但M2段以远血管显示正常，DSA诊断脑底动脉环自发性阻塞性疾病。在成年人中，出血类型占68%，缺血类型占28%。一组25例患者的研究中，CT显示20岁以上组中脑出血11例，脑实质出血9例，蛛网膜下隙出血2例，脑梗死3例。由此可见，本病在血管病变的不同时期有不同临床表现，症状、体征多样，无特异性。所有脑室出血的病例都在20~40岁年龄组。因此，青壮年突发脑室出血者，在排除其他疾病后，应该考虑到脑底动脉环自发性阻塞性疾病的可能，应及时行CTA、MRA或（和）DSA检查。

5. 影像学研究

（1）诊断标准：脑底动脉环自发性阻塞性疾病需经影像学检查确诊。血管成像或（和）造影（包括CTA、MRA、DSA）是诊断该病的金标准，而MRA因具有无创性，应用越来越广泛，对该病的诊断安全、可靠，尤其对于儿童患者。

日本自发性脑底动脉环闭塞健康委员会提出的诊断标准是：双侧颈内动脉分叉以上狭窄或闭塞改变，Moyamoya血管（扩张的穿支动脉，血管造影表现为闭塞血管周围的“烟雾”状异常血管网，又称做Moyamoya血管，或烟雾血管）的形成以及通过颈外动脉系统建立的吻合支。但若为单侧病变，排除其他病因后，有典型临床表现和造影表现者可诊断为“单侧”脑底动脉环自发性阻塞性疾病。根据以上标准，一组病例中25例为典型脑底动脉环自发性阻塞性疾病（双侧），12例为“单侧”脑底动脉环自发性阻塞性疾病。

（2）DSA表现：本病单靠临床表现难以诊断，CT平扫缺乏特异性。CTA、MRA或（和）DSA为诊断脑底动脉环自发性阻塞性疾病的金标准，其表现为：①以颈内动脉分支为中心，双侧颈内动脉床突上段、大脑前、中、后动脉近段不同程度的狭窄或闭塞，此为本病的主要表现；该组双侧颈内动脉 $C_{1\sim3}$ 段不同程度狭窄或闭塞14例，双侧大脑前、中动脉A1、M1段闭塞10例；②颅底异常血管网，这是本病最具特征性的改变；该组所有病例均见颅底异常血管网，增生的血管网中4例纤细、清晰，11例增粗、扭曲，3例可见粟粒状、囊状小动脉瘤；③侧支循环的表现。主要有：脑底动脉环，一侧颈内动脉狭窄或闭塞后，脑底动脉环的前交通动脉和后交通动脉是主要的侧支途径。而双侧颈内动脉狭窄或闭塞后，后交通动脉为主要的侧支循环途径。该组后交通及大脑后动脉增粗8例，在颞、顶、枕部与大脑前、中动脉形成侧支，使其逆行显影。颈外动脉分支穿过硬脑膜与脑表面的分支吻合，这是疾病慢性发展的结果。该组中眼动脉增粗9例，脑膜中动脉增粗6例，颞浅动脉增粗3例。软脑膜吻合支，它是大脑前、中、后动脉皮质支之间的交通。该组15例患者均见程度不同的增粗的软脑膜吻合支。

6. 分型　缺血型和出血型。脑底动脉环自发性阻塞性疾病临床上可分为缺血型和出血型两大类。儿童患者一般表现为反复发作的脑缺血症状，如一侧肢体偏瘫或癫痫、感觉障碍和言语障碍等。成年患者多为颅内出血，主要表现为突发剧烈头痛、呕吐、意识障碍、失语、肢体瘫痪等。文献报道在成年患者中脑出血者可超过60%，而儿童仅10%。一组37例均为脑出血型脑底动脉环自发性阻塞性疾病，其中儿童患者2例（5.4%），成年患者35例（94.6%）。

慢性缺血性改变：有作者报告，实验研究显示颈内动脉狭窄或闭塞后，致脑组织发生慢性缺血性改变，使脑内大量小血管再生形成侧支循环，以大脑皮层、海马区、基底节区、大脑外侧裂和小脑沟裂等部位显著。

脑底动脉环自发性阻塞性疾病的主要侧支循环有脑底动脉环的前交通动脉和后交通动脉、眼动脉、软脑膜吻合支和脑底部的异常血管网，少见途径有脉络膜前动脉和硬脑膜穿支。经仔细分析血管造影片没有发现血管造影可以显示的动脉瘤，前交通动脉、增粗的后交通动脉和眼动脉均未见动脉瘤形成。

基底区烟雾血管：基底区烟雾血管多由脑底部异常扭曲扩张的穿通支动脉构成。一般可分为2组，前组烟雾血管位于基底节区的前部，多由Heubner返动脉、豆纹动脉及脉络膜前动脉供血；后组烟雾血管位于天幕裂孔上方，多由脉络膜后动脉、丘脑膝状体动脉及其他丘脑穿动脉组成。这些血管破裂可引起基底节区、脑室系统、丘脑出血及蛛网膜下隙出血。

Houkin等（1996）研究显示对成年脑底动脉环自发性阻塞性疾病患者行直接血管重建旁路手术，可以改善脑循环，并能减少部分基底节区烟雾血管，从而降低脑出血的发生率。

软脑膜吻合支：软脑膜吻合支是大脑前、中、后动脉皮质支末梢间的交通。解剖研究显示，大脑血管皮层支末梢在软脑膜内形成彼此沟通的血管网。有动物模型显示，大脑中动脉阻塞后软脑膜血管直径扩大，通过这些血管的血流增多。

软脑膜吻合支异常扩张后，血管壁薄弱，容易破裂引起脑出血，因为其为皮层支的吻合，故破裂后易在近皮层的脑叶内形成血肿，通过分析研究，一组7例脑叶内出血者的血管造影片上出血部位可见扭曲、扩张的软脑膜吻合支。脑表面的血管破裂，亦可能是引起蛛网膜下隙出血的原因之一。

侧支循环的好坏与临床表现的关系：脑底动脉环自发性阻塞性疾病侧支循环建立的好坏与临床表现有很大关系，侧支循环丰富可以对缺血的脑组织起保护作用，侧支循环差可能出现严重的脑缺血，如大面积脑梗死，但是丰富的侧支循环亦可能是导致脑出血的原因。一组病例出血部位依次为基底节区和脑室系统，其次为脑叶内出血、蛛网膜下隙出血和丘脑出血。

经过分析和研究，有作者认为脑底动脉环自发性阻塞性疾病脑出血与侧支循环途径中的软脑膜吻合支和基底节区异常血管网关系密切。基底节、丘脑和脑室系统出血可能与基底烟雾血管破裂有关，脑叶内出血可能与软脑膜吻合支破裂有一定关系，这2种侧支血管破裂均可引起蛛网膜下隙出血。该组病例血管造影片上均未见血管造影能显示的动脉瘤，但不能排除血管造影不能显示的微小动脉瘤可能，尚需进一步研究。

7. 严重并发症　脑出血为脑底动脉环自发性阻塞性疾病的严重并发症，严重者可导致死亡。目前认为该病脑出血的原因有两种可能：一种是由于侧支血管上及其附近的动脉瘤（主要是脑底动脉环，尤其是与后循环相连的动脉瘤）破裂所致，常在短期内再次出血；另一种是由于异常扩张的烟雾血管上的微小动脉瘤破裂所致，再次出血的间隔期较长。脑底动脉环自发性阻塞性疾病脑出血最常见的部位，为基底节区和脑室系统，其次为蛛网膜下隙和丘脑。

总之，脑底动脉环自发性阻塞性疾病的临床表现多样，当儿童或中青年患者出现头痛、一侧肢体乏力或反复发生脑血管意外，CT 表现为脑底部、基底节区出血或梗死、特别是原发性脑室出血者，应考虑本病可能并及时行 CTA、MRA 或（和）DSA 检查。DSA 能准确诊断本病，特别是对侧支循环的评价具有独特的优势。

第八章　大脑前动脉与大脑前交通动脉

第一节　大脑前交通动脉复合体变异

一、大脑前交通动脉复合体

大脑前交通动脉复合体是前交通动脉瘤（ACoA）的频发部位，构成脑底动脉环的前部分，主要包括前交通动脉、双侧大脑前动脉 A_1 段（A_1）、A_2 段（A_2）等。一组 48 例前交通动脉瘤的研究中，前交通动脉复合体发育变异多见，远远高于一般人群。

正常脑底动脉环有 10 个组成部分，即由前交通动脉，左、右大脑前动脉水平段（A_1），左、右颈内动脉末端，左、右后交通动脉，左、右大脑后动脉大脑脚段及基底动脉组成。

脑底动脉环前部以前交通动脉为中心，包括大脑前动脉 A_1 段、A_2 段，Heubner 回返动脉统称为前交通动脉复合体，此区域血管变异较多，以一侧 A_1 段发育不良、阙如最常见。

一组 169 例 MSCT 血管成像（MSCTA）发现，一侧发育不良或阙如总体发生率为 36.7%，与脑血管 DSA 大致相当，但阙如发生率较 DSA 检出率要低，推测是将前交通动脉 A_1 段优势血流征定义成 A_1 段阙如，而在 CTA 或术中仍可见细小 A_1 段。

A_1 段大多以锐角发出，呈弧形走行于额叶底部，在直回终板池与前交通动脉吻合，远段为 A_2 段。A_1 段形态可分为直线型 97%（164/169），表现为 A_1 起始部、中间部、终末端，形态单一，顺应额叶、丘脑、视交叉及视神经结构，类似弧形与前交通动脉连接；成窗型 3%（5/169），主要分为两种形态：卵圆形，血管腔分隔成不同腔隙，类似“鹅卵”形窗口；三角形，血管腔分隔成不同两个动脉腔隙，类似三角形，未见动脉分支。

前交通动脉可分为常见型 63.3%（107/169），前交通动脉为单支动脉连接两侧 A_1；少见型 36.7%（62/169），两支或两支以上孤立动脉以不同形态类似平行连接或（和）交叉连接或平行两侧大脑前动脉。

二、一侧优势

Kwak（1980）基于血流动力学研究发现，A_1 段优势发生率左侧是右侧的 4 倍，明确指出 A_1 段优势的侧别优势倾向。该研究结果与之相符，而且 A_1 段变异发生与性别和年龄因素无相关性。在前交通动脉瘤中，一侧发育不良或阙如术前评估与术中所见符合率 99%，1 例术前评估为阙如者术中证实有细小 A_1 段，表面附有血凝块，MSCTA 显影不清的原因可能是血凝块致局部血管痉挛而血管未充盈对比剂。

一侧 A_1 发育不良 MSCTA 上可以表现为一侧优势和一侧完全阙如，以一侧优势较常见。统计学结果表明，前交通动脉瘤发生与前交通动脉 A_1 段变异高度相关；A_1 段成窗畸形少见，仅占 3% 左右，前交通动脉瘤发生与 A_1 段成窗畸形无明显相关性。

三、一侧 A_1 段发育不良

有学者根据 DSA 特点将脑底动脉环前部的循环分为 4 型，但仍未能细分一侧 A_1 段发育不良。依据阙如与否，在显微动脉瘤夹闭术中可以调整供血管阻断时间。前交通动脉变异在整个前交通动脉复合体变异中仅占少数，前交通动脉瘤的发生与前交通动脉变异未发现明显的相关性。

蛛网膜下隙出血是前交通动脉瘤破裂的主要并发症，出血后 Hunt-Hess 分级评分与 A_1 段变异也存在相关性。由于前交通动脉瘤位于脑底动脉环前部，与第三脑室、丘脑下部、视交叉、回返动脉相邻，

破裂出血的危害较大，而一侧 A_1 段发育不良，大脑血供不能有效通过脑底动脉环代偿，加之出血易诱发血管痉挛，因而伴有 A_1 段发育不良的前交通动脉瘤破裂后蛛网膜下隙出血症状可能更加严重。

颅内动脉瘤的病因学上，一般认为血液动力学是动脉瘤的发生及进展过程的关键因素。前交通动脉是平衡两侧颈内动脉之间压力的主要通路，当一侧颈内动脉血流量突然增减时，血液压力失衡，前交通动脉血流量明显增大，血液压力升高，容易导致前交通动脉瘤发生。Hendrikse 等（2005）的研究发现，一侧 A_1 段阙如时，变异侧和优势侧血流量分别为（214 ± 94）ml/min 和（303 ± 56）ml/min，而脑底动脉环完整时，两侧流量大致相当。

动脉瘤发生绝大多数位于优势侧血管分叉顶端，同时佐证了血液动力学改变是动脉瘤发生与进展的直接原因这一观点。因此，前交通动脉 A_1 段变异对前交通动脉瘤起着重要作用，当发现前交通动脉复合体变异时，尽管无蛛网膜下隙出血，也需随访观察以尽早发现前交通动脉瘤。MSCTA 具有无创、简便、费用低等特点，应成为首选检查方法。

虽然 DSA 颅内动脉造影被认为是动脉瘤的“金标准”，但其操作复杂，有创且可能出现并发症、后遗症而受到一定的限制，特别是不具备 3D 技术的 DSA 对有些小而隐匿的动脉瘤仍显示不佳，不利于指导后续临床治疗的选择；而亚毫米采集 MSCTA 操作简便、无创，费用低廉，易于急诊进行，亚毫米 MSCTA 诊断颅内动脉瘤的敏感性和特异性分别达 98% 和 100%，不仅能清晰显示动脉瘤位置、大小、形状、数目、瘤颈，还能更好地显示蛛网膜下隙出血情况，有助于判定责任动脉瘤和了解周围组织结构。该研究采用 0.5 mm 薄层容积扫描，扫描速度快，无静脉污染，前交通动脉瘤患者术前诊断准确率达 100%，对于前交通动脉复合体变异判断准确率达 99.5%。

大脑前循环发育变异与前交通动脉瘤的发病及诊疗有着不可忽视的作用，临床上应高度重视。

第二节　前交通动脉瘤与大脑前动脉 A_1 段阙如

前交通动脉瘤发病占颅内动脉瘤的 30%，死亡率和病残率较高，其发病与脑底动脉环不完整有关；而大脑前动脉 A_1 段阙如是脑底动脉环前部最常见的发育变异，与前交通动脉瘤发病有密切关系。

虽然 CTA 及 MRA 对颅内动脉瘤的诊断准确性已有提高，但 DSA 仍是检测动脉瘤的“金标准”。无论在急性期或慢性期，DSA 血管造影可以查明动脉瘤病变部位、大小、形状、数目，瘤颈宽窄、瘤颈伸展方向、侧支循环、有无动脉粥样硬化、瘤腔内有无附壁血栓等。

因此，有作者采用 DSA 造影进行回顾性病例对照，分析前交通动脉瘤发病与大脑前动脉 A_1 段阙如相关性，以理解脑血管先天性变异与前交通动脉瘤发病的相关意义。

通常以前交通动脉为中心，包括大脑前动脉 A_1 段、A_2 段和 Heubner 回返动脉，统称为前交通动脉复合体。此区域血管变异较多，以大脑前动脉 A_1 段阙如最常见，已占到脑血管造影总数的 10%，DSA 表现为颈内动脉前部三分叉征，即大脑前动脉 A_1 段优势血供征，是一种易形成前交通动脉瘤的血管模式。

研究组患者一侧大脑前动脉 A_1 段阙如容易判断，而对侧大脑前动脉 A_1 优势血供征或前交通动脉瘤也明显，大脑前动脉 A_1 段阙如以右侧较多。统计学结果表明前交通动脉瘤发病与大脑前动脉 A_1 段缺如高度相关，且前交通动脉瘤瘤体大小也与大脑前动脉 A_1 段阙如相关。

前交通动脉瘤伴大脑前动脉 A_1 段阙如的性别比较中，男性略多于女性，提示性别差异对前交通动脉瘤发病与大脑前动脉 A_1 段阙如相关性有影响，而前交通动脉瘤发病年龄与大脑前动脉 A_1 段阙如无相关性。前交通动脉瘤伴蛛网膜下隙出血 HUNT-HESS 分级评分与大脑的动脉 A_1 段阙如也存在相关性。

由于前交通动脉瘤位于脑底动脉环前部，与第三脑室前部、丘脑下部、视交叉、Heubner 回返动脉相邻近，破裂出血后危害较大，而大脑前动脉 A_1 段缺如导致脑底动脉环不完整，大脑血供不能有效通过脑底动脉环代偿，因而伴大脑前动脉 A_1 段缺如的前交通动脉瘤破裂后蛛网膜下隙出血症状更加严重。

脑底动脉环变异普遍存在，其导致的血流动力学改变在脑血管病发生及进展过程中起着重要作用。脑底动脉环由前交通动脉，左、右大脑前动脉水平段，左、右颈内动脉，左、右后交通动脉及左、右大脑后动脉大脑脚段组成。正常情况下大约 1 000 ml/min 血液通过脑底动脉环，双侧脑半球血液压力相近。

前交通动脉是平衡两侧颈内动脉之间压力的主要渠道，后交通动脉则是颈内动脉与基底动脉系之间平衡压力的主要渠道。当一侧颈内动脉血流量骤然增减时，血液压力不平衡，前交通动脉血流量明显增加，血液压力升高，容易导致前交通动脉瘤发生。

有学者 MRI 研究发现脑底动脉环完整情况下双侧脑半球血液压力相近，单侧颈内动脉血流量是（245 ± 65）ml/min；当出现大脑前动脉 A_1 段阙如时，变异侧颈内动脉血流仅供应同侧大脑中动脉，其血流量下降为（214 ± 94）ml/min，而对侧颈内动脉血流供应同侧大脑中动脉加双侧大脑前动脉，出现大脑前动脉 A_1 段优势血流征，其血流量上升为（303 ± 56）ml/min。因此，大脑前动脉 A_1 段阙如对前交通动脉瘤发病起着重要作用，该研究结果证实这一点；若造影发现患者伴有大脑前动脉 A_1 段缺如，即使无蛛网膜下隙出血，也需随访观察以早期发现前交通动脉瘤。

该组以 DSA 血管造影作为金标准，探讨了前交通动脉瘤发病与大脑前动脉 A_1 段阙如存在高度相关性，同时也证明前交通动脉瘤伴蛛网膜下隙出血与大脑前动脉 A_1 段阙如也存在相关性，因而证实大脑前动脉发育变异是前交通动脉瘤发病的重要因素。大脑前动脉发育变异与前交通动脉瘤发病及诊治有着不可忽视的作用，临床上应高度重视。

第九章　颅内后循环及椎基动脉

第一节　左侧椎动脉颅内段动脉瘤

颅内椎动脉瘤罕见，其发病率仅为颈动脉系统动脉瘤的2%~3%。颅内椎动脉瘤的形成多由于动脉壁的先天性缺陷以及高血压动脉粥样硬化，血管壁中层及外层较薄，且弹力纤维少，在通过蛛网膜下隙时没有周围组织的支持，当血流加大冲击时，就形成椎动脉瘤。一例患者16岁，年龄较小，考虑椎动脉瘤的形成为动脉壁的先天性缺陷所致。

颅内段椎动脉瘤压迫上段颈髓或延髓致颈髓外侧综合征（Wallenberg综合征）表现而就诊，其症状为头痛、眩晕、声音嘶哑等，体检可见霍纳征、咽反射迟钝、偏身感觉迟钝、闭目难立征阳性等。

该例患者CT诊断为后颅窝小脑蚓部肿瘤合并瘤内出血，首先考虑髓母细胞瘤；其次，不除外海绵状血管瘤合并内出血。MRI显示瘤体位于蛛网膜下隙，不在小脑蚓部，不能诊断为髓母细胞瘤；再者显示血管流空效应，MRA显示左侧椎动脉出入瘤体，因此诊断为椎动脉瘤合并瘤内出血。椎动脉DSA更进一步证实瘤体为左侧椎动脉瘤。

通过该病例的诊断与鉴别诊断可以看出，CT定位为小脑蚓部，MRI定位为脑干周围池，辅以其他征象，定性诊断为椎动脉瘤；MRI定位诊断准确，使得定性诊断更加明确；DSA证实为左侧椎动脉颅内段动脉瘤。因此，联合运用CT、MRI、MRA、DSA多种影像技术，仔细观察各种影像征象，综合分析，可避免一种影像手段对疾病认识的片面性。同时应将颅内椎动脉瘤列入后颅窝肿瘤的鉴别诊断之中。

第二节　MSCT与椎动脉变异

1. 椎动脉分段　正常椎动脉分为4段，自锁骨下动脉起始至颈椎横突孔为第一段（V_1），走行在C_6~C_1横突孔为第二段（V_2），自C_1横突孔至寰枕后膜为第三段（V_3），自寰枕后膜经枕骨大孔入颅后至基底动脉为第四段（V_4）。双侧椎动脉在脑桥、延髓交界处汇合为基底动脉后，与颈内动脉形成大脑基底动脉环，为脑后部包括枕部皮质、脑干及内耳迷路等结构供血，占全脑供血量的11%。

2. 椎动脉变异　椎动脉变异主要包括椎动脉发育不良、椎动脉颈段入横突孔位置异常、椎动脉起始位置异常、单侧双支椎动脉和窗式椎动脉等。椎动脉变异的胚胎学基础和发生机制尚不清楚，其与椎-基底动脉供血不足等关系的重要性尚未引起重视。

3. 椎动脉发育不良　椎动脉发育不良在临床上较多见。多数情况下，两侧椎动脉粗细不一致，左侧常较右侧为粗。椎动脉先天发育不良为椎动脉全程普遍细小、狭窄，其内径为对侧椎动脉的1/3~1/4。该组右侧椎动脉发育不良多见（75%）。一侧椎动脉发育不良，对侧椎动脉常代偿性增粗、迂曲，一般不导致显著的椎-基底动脉供血不足，当对侧椎动脉因多种因素不能代偿时，会出现大脑后循环缺血症状。

Chaturvedi等（1999）认为，发育不良的椎动脉较对侧更早发生粥样硬化，由于血管壁僵硬钙化、弹性减弱而致狭窄，进一步诱发或加重椎-基底动脉供血不足。对于一侧椎动脉发育不良合并单干椎动脉形成基底动脉或左、右椎动脉均发育不良而依靠颈内动脉供血者,这种情况更易发生。该组 2 例合并单干椎动脉形成基底动脉,1 例为左、右椎动脉均发育不良。

4. 椎动脉行径异常 椎动脉行径异常,常见为椎动脉 V_2 段起始入 C_5 或 C_4 横突孔或 C_3 横突孔,极少数者穿入 C_7 横突孔。该组椎动脉 V_2 段起始入 C_5 横突孔最多见,其次为入 C_4 横突孔,未见入 C_3 和 C_7 横突孔。

椎动脉行径异常单独存在较少,常与其他变异并存,该组 13 例椎动脉起源异常,11 例(84.6%)合并行径异常;6 例单侧双椎动脉和窗式椎动脉,4 例(66.7%)合并行径异常;24 例椎动脉发育不良,3 例(12.5%)合并行径异常。

行径异常的椎动脉常位于皮下,位置较表浅,容易受到刺激或损伤而导致大脑后循环障碍;其次椎动脉颈段位于由前斜角肌、颈长肌及锁骨下动脉构成的三角区内,入横突孔前的行程延长、迂曲,且没有横突孔的保护,若颈部运动不当,两侧前斜角肌、颈长肌容易产生应力不均,可使 C_3~C_6 颈椎之间的应矩力不等而发生旋转移位,对椎动脉产生刺激或压迫。尤其直接刺激椎动脉壁上的交感神经,使椎动脉痉挛并导致椎 - 基底动脉供血不足。

5. 椎动脉起源异常 椎动脉起源异常临床不少见,包括 3 种类型:椎动脉起源于主动脉弓、椎动脉与锁骨下动脉共干起始于主动脉弓或椎动脉起始于颈总动脉。在我国,约占正常人的 3.84%。其中左椎动脉起源于主动脉弓多见。该组左椎动脉起源于主动脉弓 11 例(84.6%)。大多数研究认为,这是由于胚胎发育过程中,发育成椎动脉的背外侧支和参与合成主动脉弓的背主动脉主干之间未发生萎缩或中断而成。椎动脉起源于主动脉弓时,其内压必然高于锁骨下动脉,在理论上可得到更多血供,但若椎动脉发育不良或粥样硬化伴狭窄或阻塞时,主动脉弓的高压力就成为导致椎动脉破裂或椎动脉夹层的重要原因。该组 6 例(46.2%)合并发育不良,11 例(84.6%)合并行径异常,为具有潜在危险的椎动脉变异类型。

6. 单侧双支椎动脉 单侧双支椎动脉和窗式椎动脉在临床少见,均因胚胎期血管未能完全退化所致,但二者的发生机制不同,双支椎动脉的成因是由一侧或两侧 C_5 间动脉未能退化,与 C_6 间动脉逐渐发展成双支椎动脉。窗式变异的成因可能是丛状吻合未发育成单腔血管通道,从而致多条旁路血管的存在。

单侧双支椎动脉近段由两支组成,一支有病变,另一支可有一定的代偿作用,具有保护意义。但因一支或两支椎动脉近段位于椎体横突孔外,对于在该区域操作的血管或脊柱外科手术而言,若术前对此变异缺乏估计,术中极易损伤旁路血管,进而影响脊髓和和神经根的血供。在为神经介入治疗制订计划时,必须对该区域血管解剖结构进行评价,因为对于一些治疗方法尤其肿瘤栓塞而言,旁路血管的存在很大程度上决定了疗效及风险。该组 2 例右侧双支椎动脉,旁路血管均未穿行 C_6 和 C_5 横突孔,且旁路血管较粗,为主要功能血管。临床和影像科医师均应予以重视。

7. 窗式椎动脉变异 窗式椎动脉变异按所在部位可分为颅内型、颅外型和颅内外型。该组 4 例均为颅内型。由于椎动脉窗式改变,使血管行程延长、迂曲,血流速度不均,易发生血管粥样硬化,且在损伤局部形成血栓并导致狭窄或栓塞。另外,颅外型和颅内外型窗式椎动脉变异的旁路血管常处于颈椎骨性结构以外。这类变异的明确诊断有助于神经外科和介入科医师在该区域的手术操作。

总之,相对于传统血管造影,MSCT 能无创伤和多角度显示椎动脉发育变异,有助于临床解释部分椎 - 基底动脉供血不足的病因;有助于外科医师在术前了解椎动脉变异情况和制订手术方案,避免损伤异常的椎动脉;椎动脉介入治疗时,锁骨下动脉造影若未发现椎动脉,应考虑椎动脉起源于主动脉弓或颈总动脉的变异情况。

第三节 一些诊断陷阱

1. 基底动脉扩张 在 CT 增强扫描时,有的桥脑层面在基底池内可见一增强的结构,稍高层面则见该结构为基底动脉向中线扩张所致。基底动脉扩张在临床上常可见到,老年人尤其如此,不应误为异常。

2. 扩大的椎动脉和大脑前动脉 经枕骨大孔层

面的 CT 横断图像,偶尔可以看到一高密度小圆球影邻近延髓一侧的外侧,常位于小脑扁桃体前方,这是扩大的一侧椎动脉的影像。

有作者统计,在 42% 的病例中,左侧椎动脉大于右侧椎动脉。一侧椎动脉,最常见为右侧椎动脉,可以发育不全。两侧椎动脉不对称可为正常的发育变异,也可为病理性改变,应密切结合临床情况做出判断。当后颅窝有动静脉畸形或其他高血流状态时,常可出现椎动脉病理性不对称。偶尔,经侧脑室额角层面 CT 横断扫描,可见两侧大脑前动脉粗细不对称,一侧略粗,亦多为正常表现。

第四节　后循环缺血性卒中

详见于本书 本卷 本篇 第十九章 第三节　后循环缺血性卒中。

第十章　大脑中动脉

第一节　大脑中动脉的发育变异:重复和副大脑中动脉

(1)重复大脑中动脉:重复大脑中动脉起源于脉络膜动脉与颈内动脉末梢之间。重复大脑中动脉的相对大小为 0.29~0.50 mm,主大脑中动脉干段为 0.71~0.92 mm。在 1 组 8 例脑血管造影研究中,有 3 例病人的重复大脑中动脉在颞叶呈前锐角走行于大脑外侧裂。1 例病人与大脑中动脉的水平段平行走行。所有重复大脑中动脉到达颞顶和前颞或中颞动脉区域。

重复大脑中动脉在 3/4 情况下有穿动脉,主大脑中动脉在所有 4 例中均有穿动脉,3/4 病例观察到一个同侧的 Hewbner 返动脉,在所有病例中均发现了破裂的脑动脉瘤。动脉瘤位于重复大脑中动脉和主大脑中动脉之间(病例 1 和 2),主大脑中动脉的水平部分(病例 3)和主大脑中动脉的分叉处(病例 4)。第 4 例病人还发现一个位于前交通动脉的末破裂的动脉瘤。在病例 5 和 6,副大脑中动脉起源于大脑前动脉 A_1 段的近端,例 7、例 8 病人起源于前交通动脉的末梢部分。在所有 4 例中,副大脑中动脉直径比大脑前动脉和主大脑中动脉小,绝对值是 0.26~0.60 mm,主大脑中动脉为 0.69~0.87 mm。

全部病例几乎都与大脑中动脉主干平行,1 例终止在眶额区域,全部 4 例副大脑中动脉都有穿动脉,主大脑中动脉在 1/4 病例有穿动脉,3/4 有 Hewbner 返动脉,在第 7、8 例病人主大脑中动脉和颈内动脉末梢被心源性栓子闭塞。

(2)副大脑中动脉:副大脑中动脉在尸解的发现率为 3%,但在脑血管造影片上却十分罕见,Handa 等(1970)曾报告 2 例副大脑中动脉可能发自于大脑前动脉穿支的外侧,且较粗大。

第二节　大脑中动脉高密度征的动态 CT 表现

(1)大脑中动脉高密度征:大脑中动脉高密度征(HMCAS)是大脑中动脉主干闭塞的影像学征象,是大脑中动脉供血区大范围脑梗死的超早期 CT 表现。大脑中动脉供血区脑梗死的致残率和致死率高,早期往往缺乏明显 CT 表现,常在发病 6~24 h 后才能显示典型脑梗死的 CT 表现,因而延误了动脉或静脉性溶栓等治疗时机。虽然 MRI 在急性脑梗死的早期诊断中起着越来越重要的作用,但 CT 仍是临床广泛应用且快捷经济的方法。

(2)大脑中动脉高密度征典型表现:有大脑中动脉高密度征典型表现者,临床上常为完全前循环梗死,它多为大脑中动脉近段主干,少数为颈内动脉虹吸段闭塞引起的大片脑梗死;部分前循环梗死为大脑中动脉远段主干各级分支或大脑前动脉及分支闭塞引起的小梗死。

大脑中动脉高密度征指一侧大脑中动脉走行血管内的凝血块,由血栓或栓塞引起,一般好发于大脑中动脉起始部,血栓形成后可顺行性或逆行性发展形成数厘米长的质地较硬的固态血块,导致血管腔完全闭塞、血流阻断。如适时行 CT 检查,可见大脑中动脉密度明显增高,被认为是几乎与脑梗死发病同时出现的征象,一般在发病 30 min 内可显示此征,被认为是大脑中动脉供血区大范围脑梗死的超急性期 CT 征象。

1 例大脑中动脉供血区大范围脑梗死患者发病前 2 周行头颅 CT 扫描未见高密度征；梗死发病后 1 h 示一侧大脑中动脉近端点状高密度征，可能为钙化的栓子或血栓形成的早期 CT 表现；发病后 6 h 后复查示典型高密度征，且出现灰白质界限模糊；发病 24 h 后 CT 示典型大脑中动脉供血区梗死，此时高密度征扩大，并出现点状征；经静脉溶栓治疗后病情恢复时高密度征逐渐减轻，但大脑中动脉近端点状高密度影残留。说明大脑中动脉高密度征是由血栓或栓塞引起的，呈动态变化的过程，早期随着病情进展高密度征明显，考虑沿大脑中动脉有一个血栓延伸过程，随着病情恢复而逐渐消失，但遗留大脑中动脉近端点状高密度影可能为未溶解的钙化血栓或栓子。

最早显示高密度征时大脑中动脉血供区脑组织尚未出现低密度改变，而临床症状已十分典型，表现为对侧偏瘫及偏身感觉障碍、意识障碍及失语等，结合临床即可做出大脑中动脉供血区超急性期梗死的 CT 诊断。

（3）除外假阳性和假阴性：大脑中动脉高密度征的大脑中动脉主干急性闭塞的诊断特异性 100%，敏感性 71.1%，与文献报道相近。而早期 CT 诊断一侧大脑中动脉高密度征，要除外假阳性和假阴性。如果两侧大脑中动脉密度都增高或一侧稍高于另一侧，而临床无脑血管意外表现，应视为脑动脉硬化，其 CT 值一般在 55 HU 以下，呈条形“细眉状”影，一般基底动脉密度亦同时增高，而大脑中动脉高密度征 CT 值多在 60~90 HU 之间，呈僵硬的“杵状”影。假阴性可出现在层厚 10 mm 病例中，考虑为部分容积效应而降低了梗死血管的密度，若改用 3~5 mm 薄层扫描常可消除。

大脑中动脉高密度征该组均为完全前循环梗死的影像表现，其预后差，死亡率高，特别是合并点状征者提示血栓范围向远端扩大，病情凶险，较早出现相应缺血区脑组织的密度减低及局限性脑肿胀改变。大脑中动脉闭塞时，局部脑肿胀征出现越早，预后越差，文献报道发病 6 h 内出现此征时 60%~70% 的病人可能死亡。

（4）大脑中动脉高密度征消失：大脑中动脉高密度征消失的原因一般是认为血栓溶解或逐渐变成等密度变化，如复查 CT 示大脑中动脉高密度征消失，提示血管可能部分再通，此时易转变为出血性脑梗死，如出血量少则预后良好，而出血量多则预后不良甚至死亡。

而大脑中动脉高密度征变明显多提示梗死进行性加重，而未见大脑中动脉高密度征者梗死范围多较小，多为部分前循环梗死，病人经积极内科治疗后大多数预后良好。该组 1 例病人在溶栓后复查 CT 显示大脑中动脉高密度征未完全消失，随后出现大脑中动脉供血区大范围梗死，但大脑中动脉高密度征能否作为溶栓治疗后疗效判断的标准有待进一步研究证实。

第三节　颞浅 - 大脑中动脉侧路的假性闭塞

颞浅 - 大脑中动脉侧路移植片的主要价值是预防性的，防止已有的神经性缺陷进一步恶化和发生新的情况，故采用多普勒超声和（或）血管造影评估此类移植术后开放情况是必要的。在血管造影片上可见到此吻合的术后狭窄或痉挛，痉挛通常在术后 1~2 周消退，但有时此侧路表现类似阻塞或闭塞，就应区分清楚为真性闭塞或假性闭塞。

后者的出现与下述因素有关：来于健侧的对受累大脑半球的极好灌注；颈外动脉痉挛，以来自健侧的无对比剂的血迅速冲淡病侧吻合处的对比剂，而此类稀释又可由于颈外动脉导管引起的痉挛降低对比剂的流动而增强（撤回导管到颈总动脉，改善对比剂的流动，即可克服无对比剂血流所致的稀释）。

第十一章　颈内动脉

第一节　破入蝶窦的颈内动脉创伤性假性动脉瘤

破入蝶窦的海绵窦段颈内动脉创伤性假性动脉瘤少见，病程进展迅速，诊断、治疗是否及时、有效直接关系到患者的生活质量和生命安全。

1. 创伤性假性动脉瘤的形成机制　颅底有众多神经、血管孔道，颅底骨折极易导致神经、血管损伤，随时威胁患者生命。动脉管壁局部撕裂，血液流出后被周围组织局部包裹、机化形成充满血液的囊腔，即创伤性假性动脉瘤。

破入蝶窦的创伤性假性动脉瘤发病初期往往有大量鼻出血史，经压迫、填塞使出血暂停，局部形成血肿，破口附近不凝血与血管腔沟通，经过 1 周左右血肿发生液化可再次引发出血，如此反复发作血肿周围组织发生炎性反应并形成纤维包裹，表面被覆上皮组织，即形成创伤性假性动脉瘤。随着动脉血的搏动，病变不断增大，周边纤维组织逐渐薄弱，最终纤维壁破裂可导致大出血，危及生命。

2. 破入蝶窦的可能原因　蝶窦壁骨折，断端直接损伤动脉壁，致蝶窦内血肿，骨折间隙的蝶窦内膜和血肿阻止正常骨修复，随着动脉血流持续冲击而形成；动脉壁损伤在颅内形成血肿，动脉血流持续冲击形成创伤性假性动脉瘤，经过未正常修复的窦壁骨折间隙挤入蝶窦。

有学者认为，创伤性假性动脉瘤的形成需要一段时间，早期检查有可能漏诊。一组 7 例患者的研究中，有 1 例患者外伤后 7 d，CTA 仅发现海绵窦床突段颈内动脉局部管壁不光整，经蝶窦视神经管减压术中发生大出血，填塞压迫后急行 DSA 诊治抢救成功。由此推测外伤后早期动脉管壁不光整为血管壁损伤的直接征象，是创伤性假性动脉瘤初期所见。具体形成时间可能与破口的位置、大小及干预时间直接相关，有待今后大宗病例进一步总结。

该组患者破入蝶窦的海绵窦段颈内动脉创伤性假性动脉瘤主要发生于床突段，这与解剖结构密切相关。Kachhara 等(2003)认为创伤性假性动脉瘤发生在海绵窦床突段明显多于游离段。该组 7 例中有 6 例发生于床突段的前内侧壁，1 例发生于游离段内侧壁，与解剖学符合。

经蝶窦垂体瘤手术致海绵窦段颈内动脉损伤约占该术式血管损伤患者的 80%，引发创伤性假性动脉瘤的危险因素包括：垂体瘤较大，累及海绵窦，术中想完全切除；术前有经蝶窦手术或放疗史；长期应用溴隐亭治疗史；解剖结构变异，如颈内动脉突入蝶窦或蝶鞍、蝶窦中隔偏曲、蝶窦气化不良等。

3. 临床表现　破入蝶窦的创伤性假性动脉瘤临床多表现为三联征。①明确外伤或手术史；②反复、大量鼻出血；③单眼盲，病变巨大时与邻近视神经受压缺血有关。此外，外伤患者往往合并视神经管骨折，视神经直接损伤或眼动脉损伤导致视神经缺血是导致视力丧失的常见原因。该组 1 例垂体瘤术后反复鼻出血 5 个月，术中出血不多；其余 6 例外伤患者中 5 例有外伤后急性鼻出血、鼻腔填塞史，之后均表现为反复鼻出血，就诊距外伤时间从 7 d 到 7 个月不等；5 例患侧单眼偏盲。

4. 影像学研究　外伤后急性期 CTA 检查发现窦壁骨折并发邻近颈内动脉管壁不规则，而未见明确瘤体时应考虑到该病的可能，须密切随诊。

CTA 检查对患者要求低，无创，一次成像可以采用多种后处理技术，不仅能明确病变血管的位置、形态、范围及其与邻近结构的关系，而且可观察多支血管。对于海绵窦段颈内动脉创伤性假性动脉瘤的显示更有其独特优势：①应用对比剂后适时监测扫描在颅底血管、骨组织及蝶窦腔、窦壁骨质间，甚至在颈内动脉和海绵窦之间均形成了鲜明的密度差，为更好地显示病变和破口的位置、大小及其与窦腔、窦壁的关系奠定了坚实基础；②颅底骨折常为多部位复杂骨折，易伴发多支血管和脑组织损伤，CTA一次检查不仅能观察多支血管及其与周围结构的关系，还能明确骨质及颅内病变，为临床诊断提供更多信息；③对经蝶窦垂体瘤手术出现反复大量鼻出血，CTA不仅能显示颈内动脉损伤，还有助于排查其他血管，如蝶腭动脉损伤等；④一次扫描后可联合应用容积再现、最大密度投影、多平面重建及曲面重建等多种后处理技术，多次、多角度、反复观察，对于病变的早期、准确定位、定量诊断帮助较大。DSA被认为是血管性病变的诊断金标准。但针对外伤后血管损伤有其局限性：瘤体内有血栓形成时，对病变大小、形态的显示不够准确；对病变与邻近组织结构的关系观察受限；有创、价格昂贵、过程繁杂；急性外伤检查有可能漏诊；检查范围局限，因为颅底骨折易合并多支血管损伤。一般认为DSA更适用于CTA不能明确诊断和需要介入治疗者。

5. 鉴别诊断　颈内动脉海绵窦段创伤性假性动脉瘤与外伤前真性动脉瘤鉴别要点：创伤性假性动脉瘤壁不规则，周围机化的组织动脉期不强化；没有真正的瘤颈；多时相扫描可见显影、排空延迟；病变多突入蝶窦内。

第二节　颈内动脉表现为中耳肿瘤

中耳的血管异常十分少见，但临床上极为重要，值得我们重视。

在20世纪80年代，有作者统计文献已报告过的有：镫骨动脉（Davies，1967）；异常高位的颈静脉球，有或无骨质覆盖（Steffen，1968）；颈内动脉少见的分支；颈内动脉的动脉瘤；正常位置的颈动脉，但只为黏膜覆盖（Kelemen，1963）。Lapayowker等（1971）报告颈内动脉表现为中耳肿瘤。

胚胎学上，颈内动脉的颅段是背侧主动脉延续而成。舌骨动脉来自颈内动脉，且分支成为镫骨动脉与颈-鼓室动脉。正常情况下，镫骨动脉萎缩而颈-鼓室动脉支保留为胚胎舌骨动脉的残余。在正常颞骨，颈动脉位于耳蜗囊与鼓室腔的前面，它与它们分开是借助于一薄骨板，在儿童此薄板的内侧弯曲处可为筛孔状，此骨板在老人稍有吸收。

正常动脉造影前后位观察，颈动脉走行直接向上，位于颞骨的颈动脉管中，然后有一大约90º的向内侧弯曲。此动脉也可向前成角，为35º~40º。为了给此血管走行寻找一正常标准，有作者发现在颈动脉管最外侧部分与中耳的关系，可利用X线透光的圆形前庭作一境界，这通常见于正位动脉造影片上。从前庭伸延向下画一垂直线，一般认为系中耳的最内侧部分，下鼓室区能延伸向内，在耳蜗囊岬下一定距离，但与鼓膜相距数毫米。

该作者进行100例正常成人摄片检查，见颈动脉管的最外侧延伸范围即相当于此前庭线。正常动脉无一例在此线外侧，从此线到内侧（颈动脉管内侧）距离变化为0~12 mm，平均5.35 mm ± 2.4 mm。而Lapayowker等报告5例颈内动脉向外侧伸延均超过前庭线，故而伪似中耳肿瘤。中耳所有包块，特别是有搏动者，在活体组织检查前务必进行动脉造影，了解颈内动脉及颈内动脉骨性管道与中耳的关系。上述前庭线的使用有助于确定此关系，当颈内动脉超过此线向外侧延伸时，应高度怀疑中耳可能出现包块。

第三节　误诊病例简介：颈内动脉成窗合并大脑前动脉和眼动脉变异误诊为动脉瘤

颅内动脉成窗变异是一种少见的脑血管发育异常，指血管起始于一处而在其走行过程中分为2支，而后再汇合为1支而形成的桥样结构，易合并颅内其他血管变异。临床上多见于椎-基底动脉系统，其次为大脑中、前动脉。

颈内动脉颅内段成窗变异的具体形成原因尚不明确。Gailloud等（2002）认为原始颈内动脉远端发出1支大分支和许多小分支，大分支形成后来的脉络膜前动脉，而小分支则融合成原始大脑前动脉和大脑中动脉。

推测颈内动脉C_1段成窗原因可能就是本应融合为大脑前动脉的小分支存留，同时影响同侧大脑

前动脉 A_1 段发育异常。

眼动脉起源于颈内动脉刚出海绵窦处，且多数起源于颈内动脉床突上段内上壁，少数起源于上壁，极少数眼动脉可起源于颈内动脉海绵窦段及脑膜中动脉。

颈内动脉血管成窗及其他血管变异影像学表现：颈内动脉颅内段成窗变异可以通过多种影像学方法诊断，其中包括彩色超声、CTA、MRA、DSA。彩色超声可实时观察大血管血流走向，对于较小的变异血管显示不佳。CTA、MRA、DSA 根据成窗窗径大小可表现为“OK 手势”征和“孔”形。

有作者报告一些病例在 CTA 上表现为颈动脉 C_1 段局部突出，未见典型“OK 手势”征或“孔”形，误诊为动脉瘤。该组作者认为误诊原因主要是动脉成窗窗口不明显，造成窗口不明显的原因可能与血管内对比剂浓度及容积效应有关。右侧大脑前动脉 A_1 段狭窄合并右眼动脉起始异常显示清晰，并清晰显示右侧大脑前动脉 A_1 段以远部分主要由左侧大脑前动脉供血。

MRA 诊断颅内动脉成窗相关报道极少，MRA 空间分辨率较高，理论上显示血管有优势，但大部分成窗分支血管都较细，血流速度慢，造成成窗分支血管不能清晰显示，有些血流可能在成窗血管内形成涡流，造成血管显示形态异常，导致不能准确诊断病变性质。

该例成窗血管分支形态不规则，边缘欠光滑，不能与动脉瘤（或夹层动脉瘤）区分；同时狭细的大脑前动脉显示中断，右眼动脉显示不清，反映了 MRA 在显示细小血管及变异血管时存在缺憾。

DSA 被认为是诊断的金标准，最能真实反映脑血管形态及管腔情况；成窗血管在 DSA 上表现为典型的桥形血管或“OK”手势征，容易区分动脉瘤。DSA 也可以清晰显示颅内合并其他血管变异，判断其是否影响脑组织供血有独特的优势。

但对于水平走行或较细的成窗分支血管及其他变异血管，由于重叠关系，单纯 DSA 造影可能漏诊；如果结合 DSA 三维成像后处理功能，可以选择最佳角度显示成窗血管和其他变异血管，可以弥补这一缺憾。该作者以为，DSA 结合三维成像功能最能明确诊断；CTA 及 MRA 能发现问题血管，但不一定能明确诊断；彩超对发现变异血管作用有限。

动脉成窗的临床意义目前不明，多数观点认为这种血管变异易合并其他血管畸形。一些学者报道 14 例成窗患者中，5 例合并单侧或双侧大脑后动脉起源异常，1 例伴基底动脉成窗，1 例伴大脑后动脉成窗，1 例伴左侧永存三叉动脉，3 例伴颅内其他动脉的动脉瘤。一些病例合并同侧大脑前动脉狭窄及眼动脉起始异常，似乎与这一观点一致。

动脉成窗的近端易合并动脉瘤，有报道称基底动脉成窗发生动脉瘤的比例高达 7%。Morita 等（2012）报道 1 例椎动脉成窗合并成窗血管近端动脉瘤破裂出血，并复习文献有 7 例类似报道，这可能与成窗血管内膜缺陷、平滑肌和胶原成分减少及成窗两端血液动力学发生改变有关。

第四节　左侧颈内动脉海绵窦瘘

病例，女，34 岁。主诉：外伤后左侧突眼、充血伴颅内杂音 3 个月余；患者缘于 3 个月前因“车祸致多处外伤”入住医院 ICU，入院诊断：创伤性重型颅脑损伤；多发骨折。颅脑及肺部损伤给予保守治疗，骨折采取分期手术切开复位内固定。伤后即发现患者左侧搏动性突眼，球结膜充血、水肿，病程中出现“甲状腺危象”，给予处理后上述症状无缓解，并有逐渐加重趋势，于 2 个月前患者出现左侧持续耳鸣，表现为“轰鸣声”，安静时明显，严重影响生活，无明显头晕、头痛、恶心、呕吐、肢体抽搐，无视物重影、眼球活动障碍。于近日就诊外院，行眼球 CT 提示：左侧眼球突出，眼上静脉增粗，视力、视野及眼底未见明显异常，左侧颈动脉海绵窦瘘待排。此次门诊拟“左侧颈动脉海绵窦瘘”收住入院。

头颅 CT-DSA：左侧颈内动脉虹吸段见破口与左侧海绵窦相通，海绵窦早显，静脉广泛扩张、迂曲，左侧眼静脉明显扩张，右侧颈内动脉颅内段管壁规则，管腔通畅，未见明显狭窄或扩张。影像诊断：左侧颈内动脉海绵窦瘘（图 9-11-1）。

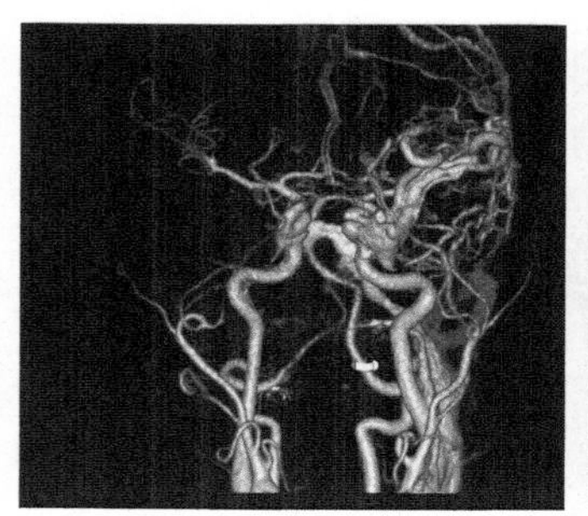
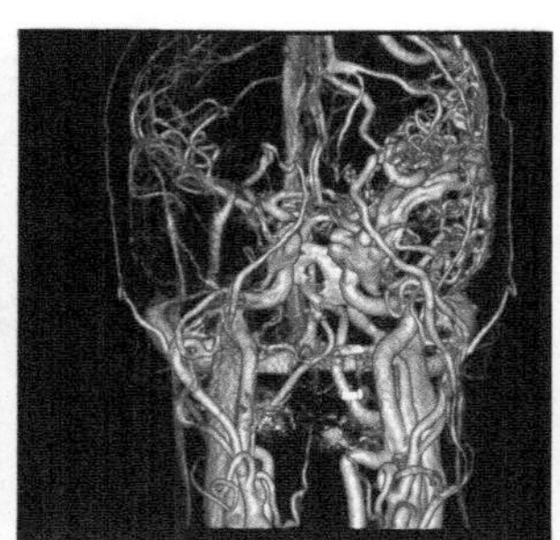
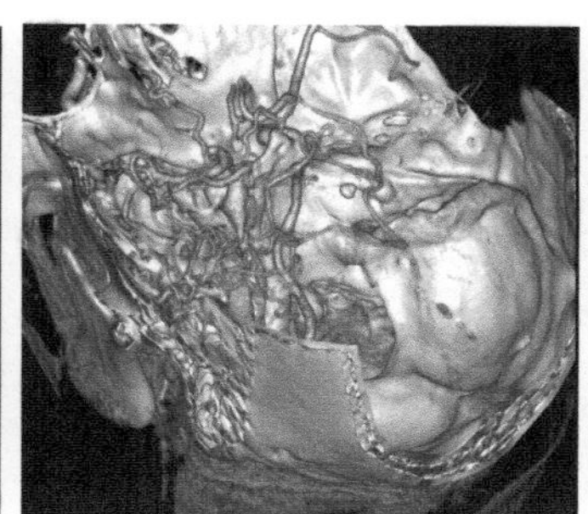
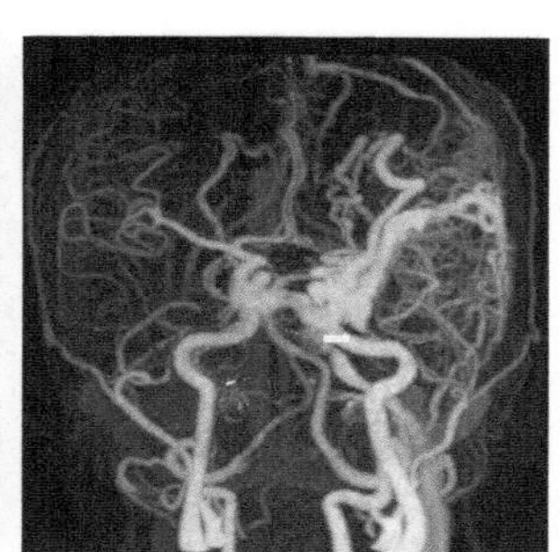

图 9-11-1　左侧颈内动脉海绵窦瘘

第十二章　部分脑动脉发育变异

第一节　3.0 T MRI 的 3D-TOF-MRA 与头颈部血管变异

随着高场磁共振新技术的发展,场强及梯度切换率的提高,图像的信噪比大大提高。3.0 T 高场磁共振 3D-TOF-MRA,采用 16 通道头颈相控表面线圈,可在较短的时间内完成大范围扫描,清晰显示从主动脉弓到颅内的血管。在工作站可以进行最大密度投影、容积重建,可以从不同角度旋转观察头颈部血管的空间解剖细节,结合薄层源图像,可以全面分析血管的形态学特点。头颈部血管变异对脑血流可产生影响,特别是头颈部可同时发生两种或两种以上变异,高场磁共振新技术可为临床提供重要的形态学信息。

1. 颅内血管变异　该组中脑底动脉环前循环完整 761 例,后循环完整 664 例。Krabbe-Hartkamp 等(1998)分析正常人群中 50% 有脑底动脉环的变异,其中前循环完整占 74%,后循环完整占 52%,脑底动脉环完整占 42%。

该研究统计结果较文献报道较低。该组大脑前动脉 A_1 段阙如 75 例,发育不良 28 例,常合并其他变异,如椎动脉变异。研究显示, A_1 段阙如可更多合并同侧后交通动脉增粗。

大脑中动脉变异,主要为大脑中动脉 M_1 段为两支,共 6 例。

大脑后动脉变异,主要为胚胎型大脑后动脉。该组共发现胚胎型大脑后动脉 72 例,其中右侧 41 例,左侧 27 例,双侧 4 例。其中 3 例合并椎动脉发育不良,3 例合并椎动脉起于主动脉弓,3 例椎动脉为汇入基底动脉,2 例合并同侧大脑前动脉 A_1 段纤细,3 例合并窗式变异。脑底动脉环的不完整是患者发生脑缺血事件的重要原因。大脑前动脉 A_1 段发育不良、阙如和前后交通动脉阙如和发育不良等变异可影响其血流代偿潜能。对脑底动脉环变异的显示,可以评价其代偿潜能,为脑血管疾病的临床治疗提供重要依据。

胚胎型大脑后动脉是沟通颈内动脉和椎 - 基底动脉的重要通路,其发育变异是缺血性脑梗死的一个危险因素。

2. 椎 - 基底动脉变异　椎 - 基底动脉变异并不能导致椎 - 基底动脉供血不足,但是它是椎 - 基底动脉供血不足的诱因,因此,了解椎 - 基底动脉变异,可以为椎 - 基底动脉供血不足提供重要信息,也可为介入治疗提供重要指导。

(1)椎动脉口径、起始部及形态变异:左右椎动脉管径常不对称, 70% 的左侧椎动脉大于右侧椎动脉, 10% 左右的椎动脉管径均衡, 20% 的右侧椎动脉粗。

椎动脉发育不良是指一侧椎动脉全程均匀弥漫较对侧管腔细,直径为对侧的 1/2,在该组中,共 133 例,其中同时有 4 例合并椎动脉起始部变异。单侧椎动脉发育不良,可导致血流阻力高、流速低,椎 - 基底动脉更易早发生粥样硬化,从而引起椎动脉系血供不足,诱发脑血管病的发生。

椎动脉起于主动脉弓凸侧 58 例。椎动脉直接起源于主动脉弓,如发生椎动脉粥样硬化、狭窄或阻塞时,主动脉弓内的压力就成为导致椎动脉破裂或形成椎动脉夹层动脉瘤的重要原因之一。椎动脉迂曲可造成血流动力学改变,为动脉粥样硬化斑块的形成、动脉瘤的形成和血管闭塞创造了条件,椎动脉末端游离,远端直接延续为小脑后下动脉,未汇入基底动脉 59 例,其中左侧 20 例,右侧 39 例。

(2)基底动脉变异:基底动脉增粗 2 例,其中 1 例合并右侧椎动脉发育不良。

(3)窗式变异:最常发生在椎 - 基底动脉系统,

也可发生于大脑前、中动脉,主要分为裂缝状和凸透镜状窗式变异两型。该组中,共检出67例,其中基底动脉32例,椎动脉16例,大脑前动脉15例,大脑中动脉2例,大脑后动脉2例;裂缝状开窗畸形11例,凸透镜状开窗畸形56例,头颈部动脉窗式变异检出率达5.0%,基底动脉窗式变异检出率为2.4%,高于Sander等(1993)的报道。椎-基底动脉窗式变异常合并单发或多发动脉瘤,且开窗处发生动脉瘤的危险性较高,该组中6例合并颅内动脉瘤。头颈部窗式变异多不产生明显的临床症状,但其常合并其他的血管异常;另外,在神经科介入和头颈部外科治疗中,发现血管窗式变异具有重要的指导价值。

(4)原始三叉动脉 原始三叉动脉,又名持续性三叉动脉或永存三叉动脉,是成人最常见的一种永久性颈内动脉和椎-基底动脉异常吻合血管,属比较罕见的一种脑血管变异,发病率为0.1%~1.5%。文献报道25%伴发其他脑血管病变。

原始三叉动脉是颈内动脉海绵窦段与基底动脉之间的交通动脉,主要分型如下:Ⅰ型直接吻合,基底动脉形态无改变或吻合下方基底动脉发育不良;Ⅱ型是吻合以上基底动脉动脉系统全由原始三叉动脉供血,吻合下方椎-基底动脉发育不良或阙如;Ⅲ型是原始三叉动脉供给两侧小脑上动脉和一侧大脑后动脉,另一侧大脑后动脉与后交通动脉相连;Ⅳ型是原始三叉动脉与小脑上动脉交通,大脑后动脉与后交通动脉相续,基底动脉远端充盈不良。

该组6例中,2例位于左侧颈内动脉和基底动脉之间,4例位于右侧颈内动脉和基底动脉之间,Ⅰ型5例,Ⅱ型1例,其中5例合并椎动脉发育不良;5例同时合并其他变异,4例合并脑梗死。该组显示原始三叉动脉常合并其他头颈部血管变异,常伴发脑血管病变。

总之,头颈部血管变异率高,3.0 T高场磁共振3D-TOF-MRA能清晰显示血管变异,为安全、无辐射、可重复的检查,无须任何对比剂,对患者无创伤性、无痛苦,无对比剂反应和并发症显著减少等优点,临床应用日益广泛;可用于整体无创性评价颈动脉、椎-基底动脉和颅内血管的解剖与变异,为脑血管病提供更多信息,有助于脑血管病的预防、诊断与治疗;可为神经内外科神经介入治疗前的首要辅助检查手段。

第二节 其他少见的血管及诊断陷阱

Scotti(1975)报告小脑前下动脉起源于颈内动脉海绵窦段的病例,也甚为少见。

基底动脉扩张在CT增强扫描时,有的桥脑层面在基底池内可见一增强的结构,稍高层面则见该结构为基底动脉向中线扩张所致。基底动脉扩张在临床上常可见到,老人尤其如此,不应误诊为异常。

扩大的椎动脉和大脑前动脉:经枕骨大孔层面的CT横断图像,偶尔可以看到一高密度小圆球影邻近延髓一侧的外侧,常位于小脑扁桃体前方,这是扩大的一侧椎动脉的影像。有作者统计,在42%的病例中,左侧椎动脉大于右侧椎动脉。一侧椎动脉者,最常见为右侧椎动脉,可以发育不全。

两侧椎动脉不对称可为正常的发育变异,也可为病理性改变,应密切结合临床情况做出判断。当后颅窝有动静脉畸形或其他高血流状态时,常可出现椎动脉病理性不对称。偶尔经侧室额角层面CT横断扫描,可见两侧大脑前动脉粗细不对称,一侧略粗,亦多为正常表现。

第三节 颅内动脉开窗

颅内动脉开窗,也称有孔型脑动脉,是一种少见的先天性血管发育变异或异常,以往多于尸检和血管造影中发现。此类血管变异,一般认为是由于原始胚胎血管融合不全所致,开窗与动脉瘤和其他血管病变有关。开窗的常规血管造影检出率为0.03%~1.0%,而尸体解剖报道其发生率介于1.3%~5.3%之间。随着影像学技术的进步,CTA和MRA可清晰、直观、多角度地显示颅内动脉开窗及其并发症,但颅内动脉开窗多为单发,有关多发颅内动脉开窗的病例却鲜有报道。

1. 胚胎发育与发生机制　颅内动脉开窗与原始胚胎血管的发育异常相关。研究表明,在胚胎时期,基底动脉是在妊娠第5周时由双侧纵行神经动脉融合而成,随着融合的进程,暂时连接纵行神经动脉的桥血管逐步退化,如果桥血管没有退化,就会导致基底动脉开窗。而椎动脉颅内段的开窗则可能与舌下神经等实性结构的穿行相关。

关于前循环开窗的发生机制尚不明确,在大脑前、中动脉,可能是由于胚胎时期大脑前、中动脉之间的原始血管网吻合支残留所致。大脑中动脉开窗多数位于 M_1 近段,机制尚不清楚,据推测是由于大脑中动脉的颞极动脉过早分支所致。一组1例大脑中动脉开窗,位于 M_1 近段,原始图像可见纤细分支分出。

根据显微外科研究,颅内动脉开窗常见于前交通动脉区,前交通动脉区开窗的发生率约为40%。

2. 病理学　颅内动脉开窗的结构特点是血管腔部分重复变成两个分开的内皮衬里的通道,而外皮层共有或者分开,并且在开窗近远端分叉处伴有部分中膜缺损,其与原始胚胎血管发育异常有关。一组多发颅内动脉开窗是指颅内动脉同时存在两处或两处以上该类血管变异。

根据开窗形态和大小不同分为两型。①裂隙型,开窗血管短小,血管间隔不明显;②凸透镜型,开窗血管稍大,血管间隔明显。

3. 临床表现　文献报道单发颅内动脉开窗的发生无明显性别差异,一组多发颅内动脉开窗中,男性多于女性,与单发明显不同;而10例患者平均年龄为54岁,与以往报道单发颅内动脉开窗的好发年龄一致。

4. 影像学研究

(1)发生率与检查技术:根据显微外科研究,颅内动脉开窗常见于前交通动脉区,前交通动脉区开窗的发生率约为40%。

van Rooij 等(2009)采用3D旋转式血管造影技术对208例拟诊动脉瘤的患者行单支脑血管造影,发现最常见的部位是前交通动脉区,发生率达70%,其次为大脑中动脉,发生率为20%,而基底动脉的发生率仅为2%。该研究发现颅内动脉开窗的发生率为28%(59/208例),208例患者同时采用2D脑血管造影技术,开窗的检出率仅为7%(16例)。

Aditya 等(2008)采用4层、64层MSCTA发现前交通动脉区的开窗检出率为6.9%,基底动脉的发生率为2.4%,大脑中动脉的发生率为0.4%。

一组研究的前交通动脉区的开窗发病率最高,约5.6%,基底动脉的发生率为4.4%,大脑中动脉的发生率为0.2%,而且前后循环开窗的发生率差异无统计学意义。

CTA检出率显著低于3D旋转血管造影的原因可能是3D旋转血管造影的分辨率显著高于CTA,可以分辨纤细的开窗血管;另一原因是不同的患者群体,van Rooij 等(2009)的研究中均为拟诊动脉瘤者,而该研究病例只是随机选取。

在检出开窗的影像学方法中,CTA仅次于3D旋转血管造影,优于2D血管造影和MRA。2D血管造影的检出率较低的原因可能是由于血管重叠影响对开窗的观察,MRA发现率低则可能是由于时间飞跃法对于小的开窗的敏感性低所致。

(2)好发部位:多数文献报道开窗好发于基底动脉,而前交通动脉区的发生率较低。有作者研究了371例颅颈部磁共振血管成像(MRA),发现18例开窗,位于基底动脉者占3.0%,前交通动脉区仅占0.5%,该作者考虑可能是由于基底动脉开窗血管一般较前交通动脉区的粗大,易于诊断。

而前交通动脉区的开窗的诊断必须仔细观察薄层原始图像,并在工作站上借助3D后处理技术,旋转到特定的角度才能显示其全貌。

(3)开窗与动脉瘤的关系:多数文献报道开窗与动脉瘤相关,并认为开窗的中膜缺损与正常脑血管分叉处一样,与开窗相关的动脉瘤通常起自开窗的近端,是由于中膜缺损和血流动力学的冲击,这与脑底动脉环的动脉瘤形成机制相似。也有文献报道开窗与远处动脉瘤相关。一些作者指出,开窗与动脉瘤之间并不存在明确关系。

一组开窗病例中,共有3例动脉瘤,均远离开窗,CTA均能清楚显示,但是该研究发现动脉瘤的发生率与不存在动脉开窗的动脉瘤的发生率并无差异,这与近两年来的研究结果一致。该研究中,颅内动脉开窗的发生率为10.7%(44/412),与 Aditya 等(2008)采用4层、64层MSCTA的研究结果(10.5%)相近。

颅内动脉开窗多为单发,多发罕见。van Rooij 等(2009)报道208例采用3D旋转式血管造影(3DRA)技术诊断颅内动脉开窗检出率为28%(59例),其中仅2例伴有2处颅内动脉开窗;一组3 868例连续性头颅CTA检查的患者,多发颅内动脉开窗为 10 例（0.26%）。

值得一提的是，以往文献报道单发颅内动脉开窗最常见部位是前交通动脉区，van Rooij 等（2009）发现的 59 例颅内动脉开窗中，70%（43 例）位于前交通动脉区，Bharatha 等（2008）报道 504 例患者发现 53 例颅内动脉开窗，前交通动脉区 35 例（66%），椎基底动脉 14 例（26%）。

而该组 10 例多发颅内动脉开窗（20 处），椎基底动脉颅内动脉开窗检出率为 60%（12 处），前交通动脉仅为 20%（4 处），分析原因可能为 3D 旋转式血管造影的分辨率高，易于识别纤细血管的颅内动脉开窗，以及不同种族人群之间可能存在差异；另一个原因可能是多发与单发颅内动脉开窗的好发部位本身存在一定差异，但由于该组样本较少，仍需大宗病例进一步观察。Sanders 等（1993）根据血管窗的位置不同将基底开窗分为近段、中段和远段，其中近段最常见。该组 7 处基底动脉均位于近段，其原因可能与其胚胎时期原始双侧纵行神经动脉以头尾方向纵向融合不全有关。

Uchino 等（2012）报道基底动脉开窗多数呈裂隙型，形似动脉瘤样扩张，而颅内椎动脉开窗则多数较大，呈凸透镜型。该组 7 处基底动脉开窗中，5 处呈裂隙型；5 处椎动脉开窗中，3 处呈凸透镜型。一般认为可能是椎动脉较长，易于形成凸透镜型，而基底动脉相对较短多形成裂隙型。另外，大脑前动脉和前交通动脉的开窗均呈裂隙型，可能与大脑前动脉细长、前交通动脉短小有关。

目前，多数文献报道单发颅内动脉开窗常合并动脉瘤，但对于单发颅内动脉开窗与动脉瘤形成之间是否具有相关性仍存在争议。Finlay & Canham（1994）认为颅内动脉开窗血管近端的动脉瘤形成与脑底动脉环的动脉瘤形成机制相似，均由于中膜缺损和血流动力学的冲击所致；Peluso 等（2007）报道基底动脉开窗常发生在基底动脉近段靠近椎 - 基底动脉交界处，且基底动脉近段开窗和该处动脉瘤形成之间具有明显相关性，其发生率为 70%（7/10）。

然而 Bharatha 等（2008）采用 CTA 检查发现，合并与不合并动脉瘤的单发颅内动脉开窗患者的发生率（12% 和 10%）之间没有明显的不同。该组 10 例多发颅内动脉开窗患者中，5 例合并动脉瘤，且 1 例合并两侧大脑前动脉动脉瘤，推测多发颅内动脉开窗与动脉瘤形成可能存在一定的相关性。

目前临床上多采用容积重建及薄层最大密度投影对动脉瘤进行图像后处理，并取得了良好的效果，一组动脉开窗也主要以上述 2 种方法进行观察。容积重建可对原始图像进行三维旋转、随意切割和多角度、多方位观察颅内动脉开窗的三维解剖关系；最大密度投影有利于显示血管内外情况，同时对血管壁及管腔连续性方面的观察具有优势，但最大密度投影所获得的图像三维空间感相对较差，使得多处颅内动脉开窗不易同时显示。所以该组对所有患者的观察分析主要采用容积重建法，对发现开窗处进行局部处理，通过调高阈值减少静脉或邻近血管干扰，以提高 CTA 对检出颅内动脉开窗的敏感度。同时辅以最大密度投影进行浏览，以免造成遗漏或误诊。

以往文献报道开窗以 DSA 诊断为主，该方法是显示血管系统的金标准，但其为创伤性检查，辐射性较大，检查时间长，费用昂贵，脑出血的患者往往不能耐受。CTA 优于 DSA 在于其检查时间短、费用低、无创伤，尤其适用于急诊患者，可以作为诊断多发颅内动脉开窗的首选方法，但对于存在疑问的病例，尚需 DSA 确诊。

该研究发现，CTA 对于颅内动脉开窗的检出率约为 10.7%，开窗在不同性别中的发生率差异无统计学意义，常见于前交通动脉区和基底动脉区。开窗与动脉瘤之间并不存在明确关系。CTA 可一次性无创显示全脑血管，并同时显示开窗的部位、形态和毗邻结构以及伴发的动脉瘤等血管异常。因开窗合并的动脉瘤等血管异常而行介入或神经外科治疗前，CTA 对于治疗方案的制定具有一定的指导意义。

第十三章 颅内动脉瘤

第一节 脑血管类型与脑动脉瘤形成的关系

脑动脉瘤是人类常见的脑血管病之一,是造成自发性蛛网膜下隙出血的首位原因,探讨颅内动脉瘤的发病机制,预测动脉瘤的发生,检出动脉瘤的高危人群,具有重要的临床和医疗保障意义。

受心脏因冠状动脉供血范围不同而类型不同的启发,一些作者按颈内动脉供血范围进行脑血管供血类型分型,将一侧颈内动脉只供应同侧大脑前动脉和大脑中动脉定义为标准均衡型(表 9-13-1)。

表 9-13-1 脑血管供血类型与前交通动脉瘤的关系(例)

	一侧优势型	标准均衡型
前交通动脉瘤	45	4
一般国人脑血管类型	164	762

将一侧颈内动脉不仅供应同侧大脑前动脉和大脑中动脉,还供应对侧全部或部分大脑前动脉,而对侧大脑前动脉 A_1 段明显变细(管径小于该侧对称部位的 1/2)、发育不良或未发育,定义为一侧优势型(表 9-13-2)。

表 9-13-2 侧别优势型(例)

	左侧优势型	右侧优势型
前交通动脉瘤	33	12
一般国人脑血管类型	121	43

将一侧大脑后动脉主要由同侧颈内动脉通过胚胎大脑后动脉供血,定义为前循环优势型(表 9-13-3)。

英国学者 Thomas Willis(1664)首先提出脑底动脉环,即 Willis 动脉环。此环在脑的血液循环中具有重要的生理作用,是脑血管的调节装置之一。正常情况下,脑两侧血液压力相近,血液相互无混合,当脑底动脉环发生变异时,一侧或一系统血液经发育良好的交通动脉流到另一侧或另一系统,此时,交通动脉血流量明显增加,血液压力升高,发生血流动力学改变。

表 9-13-3 前循环优势型与标准均衡型(例)

	前循环优势型	标准均衡型
颈内动脉 - 后交通动脉瘤	21	27
一般国人脑血管类型	224	762

血流动力学变化在颅内动脉瘤形成机制中的作用已经引起人们的广泛重视,并通过大量的基础与临床研究得到证实。一些作者提出血流动力学所产生的剪力、搏动力和压力引起脑动脉分叉处顶端内弹力层损害和中层缺损的扩大,此部位受到血流的冲击而发生动脉壁局部膨出,最后形成动脉瘤。Keyembe 等(1984)研究发现,脑底动脉环变异致血液动力学改变在某种程度上促进脑动脉瘤的发展,动脉瘤的发生率显著增高。

Kirgis 等(1996)对易形成前交通动脉瘤的血管模式进行探讨,指出一侧大脑前动脉第一段阙如、闭塞或纤细,另一侧颈内动脉通过开放的前交通动脉供应双侧大脑前动脉,导致前交通动脉开放,血流量增加,又因前交通动脉本不是正常的供血动脉,其结构发育大多不良,故此种情况易形成动脉瘤。

后又有学者论证,指出大脑前动脉 A_1 优势征(即该组所指一侧优势型类型)与前交通动脉瘤形成相关。

但前人研究均没有设正常对照组,一些作者考虑到搜集大量随机正常人样本的困难,同时考虑到一般疾病不会对脑底动脉环的变异产生影响，而脑底动脉环不开放或发育太细又不会对血液动力学产生太大影响，因此在分型时着重考虑脑底动脉环的变异，以一组分类方法大样本的正常 MRA 图像即能够代替一般国人脑血管形态学类型。

而以脑动脉瘤患者脑血管形态学类型与一般国人脑血管形态学类型进行比较更有说服力。而且该研究分类方法更能直接体现血液动力学变化在脑动脉瘤形成中的作用。

该研究中，49 例前交通动脉瘤中一侧优势型占 87.76%，而一般人群一侧优势发生率仅为 15.17%，存在明显差异，说明一侧优势型与前交通动脉瘤形成相关。部分学者同时指出前交通动脉瘤有明显侧别差异，左侧明显多于右侧，但未能够很好地解释其中原因。该研究中也显示左侧前交通动脉瘤数目显著多于右侧，前交通动脉瘤中左侧优势型约为右侧优势型的 3 倍，但均与一般人群左侧优势型与右侧优势型比无显著性差异。这说明造成前交通动脉瘤侧别差异的原因是一般人群一侧优势型左右侧存在差异造成的，进一步说明了一侧优势型与前交通动脉瘤的形成相关。

除前交通动脉瘤与脑底动脉环变异引起的一侧优势供血有关外，该组还发现在后交通动脉瘤的患者中、多发动脉瘤中脑底动脉环变异比例同样高于一般人群，而大脑中动脉远端 M_1 分叉处动脉瘤脑底动脉环变异比例与一般人群不存在明显差异，这进一步说明了脑底动脉环的变异导致的脑血管形态学类型的改变促使了动脉瘤的发生，同样说明了血液动力学的改变是动脉瘤形成的一个十分重要的因素。

脑底动脉环变异后，交通动脉血流量增加，交通动脉起始部血流动力学发生改变，血流压力增高，血管壁易过度磨损、损伤和退行性改变，管腔壁萎缩；同时，脑动脉的分叉处血管结构特殊，中膜（肌肉层）缺乏，血管壁明显变薄，此血流改变方向处血液流势湍急、压力高，血管壁易损伤、拉长，两因素共同起作用使动脉瘤发生率增加。

综上所述，大脑脑底动脉环变异所导致的脑血管形态学类型的改变是脑底动脉环上发生动脉瘤的一个重要因素。对于一侧优势型和前循环优势型的脑血管类型特别是合并其他动脉瘤易患因素的患者应加强随访，争取早发现、早治疗，提高动脉瘤患者治愈率及生存率。但动脉瘤的形成是一个多因素共同作用的结果，许多原因有待进一步研究。

第二节　颅内巨大动脉瘤

颅内巨大动脉瘤是指直径在 25 mm 以上的动脉瘤，占颅内动脉瘤的 2.5%~5.0%。临床上主要表现为占位性及神经功能缺损表现，因此容易误诊为肿瘤。术前准确诊断对颅内巨大动脉瘤选择正确的治疗方法至关重要。

有症状巨大动脉瘤如果不进行治疗，约 80% 在 5 年内死亡或完全丧失生活自理能力。由于其信号的多样性及症状不典型，容易误诊为脑膜瘤、垂体瘤、颅咽管瘤等。术前正确诊断对动脉瘤的手术治疗非常重要，误诊将导致难以控制的出血，造成手术失败，甚至死亡。

1. 发病机制　一般认为巨大动脉瘤起自小的袋状动脉瘤。小袋状动脉瘤壁内破裂出血，引起胶原修复和新生毛细血管增生，动脉瘤变大。这些新生毛细血管再次破裂造成壁内出血，如此反复进行，小袋状动脉瘤逐步成为巨大动脉瘤；另一种可能是小动脉瘤受血流冲击瘤壁变薄，瘤腔扩大所致。

2. 影像学研究

（1）DSA：DSA 被认为是诊断颅内动脉瘤的金标准。但对于大部分血栓形成或完全血栓形成的瘤体，单纯 DSA 往往不能显示瘤体的全貌，通常显示的瘤体要比实际瘤体小，甚至造影未见瘤体。一组有 1 例因载瘤动脉闭塞且瘤体完全血栓形成，DSA 未见明显异常。

（2）MRA：同样，TOF 法 MRA 不仅因血栓导致瘤体显示小，而且还因瘤体的血流缓慢致部分瘤体不显示。因血流缓慢导致在 TOF 法 MRA 上显示的瘤体较实际小，特别是血流动力学复杂而常常伴有血栓的巨大动脉瘤更容易被低估。该组 MRA 显示的瘤体比 DSA 小的有 12 例，其原因之一就是瘤体有血栓形成和缓慢血流信号低不足以在 MRA 上显示。因此在观察 MRA 时应同时结合 TOF 的原始图像，以明确实际瘤体的大小。有作者报道应使用增强 MRA 来更好地显示瘤体。但增强 MRA 仍不能完全显示伴有血栓的瘤体。

(3)CT 和 CTA：CTA 也是显示动脉瘤的良好方法，但位于颅底部的动脉瘤由于有颅骨的影响而显示欠佳。巨大动脉瘤大部分发生在颈内动脉近颅底处，行 CTA 检查容易被颅骨掩盖。该组所有病例均未行 CTA 检查。

文献报道被误诊的巨大动脉瘤中，有部分仅进行 CT 扫描。动脉瘤在 CT 扫描中大部分呈圆形高密度影而被误诊为脑膜瘤，特别是位于鞍旁的病灶。该组 7 例 CT 扫描为圆形或椭圆形高密度，边界清晰，有两例怀疑脑膜瘤，均经 MRI 证实为动脉瘤。主要鉴别点是动脉瘤往往在不同体位都呈圆形，与脑膜的关系不密切，而脑膜瘤往往有一个基底与脑膜相连；动脉瘤大部分有流空效应，完全血栓形成者增强时强化不明显。

总之，MRI 在颅内巨大动脉瘤的诊断中有其他检查不可替代的价值。对瘤体的大小显示、瘤体内部有无血栓形成及瘤体周围的改变明显优于 MRA 和 DSA。因此，临床疑似颅内巨大动脉瘤时不应只进行 MRA、CTA 或 DSA 检查。

3. 巨大动脉瘤被误诊的原因　在临床上，常见因动脉瘤的占位效应而引起相应的占位表现，而不是一般动脉瘤常见的蛛网膜下隙出血的临床表现。一组 21 例患者的研究中，仅 2 例表现为蛛网膜下隙出血，而有 10 例表现为因视神经或动眼神经压迫所致的相应临床表现，2 例表现肢体乏力。

巨大动脉瘤内血栓和血流缓慢所致信号不均。巨大动脉瘤伴有血栓形成的占 55%。该组 11 例伴不同程度的血栓，占 52.4%。不同时期的血栓信号也不一样，从低信号到高信号，从均一信号到混杂信号。比较新鲜的血栓表现为高信号，而陈旧性血栓则表现为低信号。层状血栓表现为高低相间的层状或涡状信号，该组有 5 例在 T_1WI 表现为层状异常信号。但当瘤腔内血流较为缓慢时，可在 T_1WI 上表现为等信号，而 T_2WI 上呈高信号，从而易误认为血栓，可以通过增强扫描或流动补偿技术来鉴别是否是血栓。该组有 10 例在 T_2WI 显示位于瘤体的中心不均匀高信号，通过增强扫描均证实是因血流缓慢所致信号增高。

部分血栓形成的动脉瘤残腔内常常存在快速不规则流动的血液涡流，这些涡流在残腔水平、图像的相位编码方向上造成不同程度的血管搏动伪影。动脉瘤残腔引起的流动伪影在诊断动脉瘤中非常有帮助。该组在 T_1WI 上有 15 例可见流空现象，但范围均比在 T_2WI 显示要小，图像相位编码方向上出现血管搏动伪影 9 例，占有流空现象 15 例的 60.0%，有 6 例有流空但无搏动伪影，主要是形成涡流血流缓慢的缘故。

第三节　颅内微小动脉瘤

一些作者报告一组 826 例可疑动脉瘤患者中，有 788 例经 DSA 或三维旋转数字减影血管造影证实为动脉瘤患者。一项研究 MSCTA 检出颅内微小动脉瘤(IMA)214 例中，除 4 例(共 8 个动脉瘤，7 个颅内微小动脉瘤)因临床症状紧急进行手术外，其余 210 例经 DSA 证实共有 271 个动脉瘤，其中颅内微小动脉瘤 232 个。

1. 观察和分析步骤

(1)MSCTA 图像的分析按照以下要求进行：①脑底动脉环区，分别观察显示两侧后交通区、眼动脉段、海绵窦段、颈内动脉三分叉、大脑前动脉 A_1 段及前交通段；②两侧大脑中动脉区，着重观察两侧大脑中动脉 L 角段；③两侧大脑前动脉区，着重观察大脑前动脉的胼缘 - 胼周分叉段；④后循环区，观察椎 - 基底动脉、两侧大脑后动脉、小脑前上和前下动脉、小脑后下动脉，并特别注意小脑后下动脉的延伸末端；⑤对发现的颅内微小动脉瘤显示进行特殊处理，观察瘤体形态、瘤颈长度及其宽度、瘤体与载瘤动脉的角度关系、主供血动脉来源以及动脉瘤与邻近血管、颅骨的解剖关系。

在工作站上通过旋转最大限度暴露动脉瘤上述观察指标。容积重建是主要观察方法，最大密度投影用来辅助容积重建，主要观察颅内微小动脉瘤颈部有无钙化及供血动脉管腔内有无血栓形成。

(2)MSCTA 对颅内微小动脉瘤的显示：MSCT 临床应用已十多年，随着 CT 机及其相关应用软件的更新进步，就目前已普及应用的 16 层 MSCT 为例，其技术已经相当成熟，已被临床上广泛应用于各个部位的血管成像，对颅内动脉瘤的显示与常规 DSA 无差异，有研究者认为对直径≤ 5 mm 的颅内动脉瘤的敏感性高于常规 DSA，在大多数情况下已经可以取代 DSA 用于颅内动脉瘤的诊断，但对≤ 3 mm 的小动脉瘤，以往文献报道 MSCTA 诊断的准确性仅为 74.1%~84.0%，甚至有报道对小于 3 mm 的动脉瘤敏感性仅为 61%。

在理论上，16 层 MSCT 显示小于 2 mm 的组织结构是成立的，以 GE Light speed pro 16 为例，探测器通道阵列为 1.25 mm × 16，甚至可达 0.625 mm × 16，探测器通道值均小于 2 mm，而且头部 MSCTA 相对于胸、腹扫描，受呼吸移动伪影影响较小。

因而，1.25 mm 甚至 0.625 mm 的组织均可被 16 层 MSCT 显示，Matsumoto 等（2001）曾报道 MSCTA 检出了 0.8 mm 的颅内微小动脉瘤，因此 MSCT 诊断≤ 3 mm 颅内动脉瘤除受客观原因限制外，而更主要的可能是人为因素，从以往文献上报道检出结果的差异性也证明了这点。在一组 212 例颅内微小动脉瘤患者中，MSCTA 共发现 232 个中的 228 个最大径为 0.6~3.0 mm 的颅内微小动脉瘤，其中 78 个最大径≤ 2 mm，7 个最大径≤ 1 mm。

（3）MSCTA 上颅内微小动脉瘤的观察、分析：颅内微小动脉瘤能否被 MSCTA 检出，非常重要的一环是工作站上观察是否规范，各相关点观察是否到位。该组 MSCTA 诊断颅内微小动脉瘤的敏感性、特异性、准确度分别为 98.3%、97.4%、98.2%，均高于以往文献结果，其原因除了 MSCTA 技术不断成熟、样本量大和经验积累外，更多的可能与该组工作站上观察严格采用规定程序进行有关。

该组对所有患者的观察分析主要采用容积重建法，按规定程序依次进行，特别是对发现颅内微小动脉瘤后的局部处理，通过调高阈值减少静脉或邻近血管干扰，必要时采用切割技术显示靶血管，明显提高了 MSCTA 检出颅内微小动脉瘤的敏感性，对以往容易漏诊的部位，如两侧颈内动脉眼动脉段及海绵窦段有重要价值。此外，用最大密度投影来辅助观察颅内微小动脉瘤颈部有无钙化及供血动脉管腔内有无血栓形成。

对颅内微小动脉瘤的观察指标包括瘤体形态、瘤颈长度及其宽度、瘤体与载瘤动脉的角度关系、主供血动脉来源、瘤体血栓和钙化情况，及动脉瘤与邻近血管、颅骨的解剖关系。所有容积重建法步骤完成后，常规将数据转入最大密度投影法，再将图像按容积重建观察部位浏览，以免遗漏脑内其他病变。

（4）颅内微小动脉瘤与颅内动脉瘤多发的相关性：该组全部 788 例颅内动脉瘤患者中，单发 706 例，多发 82 例，剔除含颅内微小动脉瘤患者 212 例和其中多发动脉瘤 45 例，非颅内微小动脉瘤患者多发率为 6.4%（37/576），颅内微小动脉瘤患者多发率却高达 21.2%（45/212），两组患者的多发动脉瘤发病率差异有统计学意义。

为何颅内微小动脉瘤患者中多发率高，原因尚不清楚，以往文献上也未见相关研究资料，可能与颅内微小动脉瘤患者的血管壁存在结构缺陷，容易发生动脉瘤有关。

另据此在日常工作中应引以注意，在发现 1 个颅内微小动脉瘤后，需要特别仔细地查找多发动脉瘤存在的可能，以免遗漏。

2. 漏诊原因与假阳性分析　该研究 MSCTA 漏诊 4 个颅内微小动脉瘤中，1 个位于右侧大脑前动脉 A_1 段，遗漏原因是瘤体甚小，在常规图像上未能显露，同时也忽略了各好发部位的局部放大仔细观察，后经三维旋转数字减影血管造影发现右侧大脑前动脉 A_1 段颅内微小动脉瘤，再回顾 MSCTA 分析，发现右侧大脑前动脉 A_1 段 1.1 mm × 1.5 mm × 1.6 mm 的瘤体。

1 个为多发动脉瘤（3 个）的其中之一，位于右侧海绵窦段；1 个位于左小脑后下动脉远端的颅内微小动脉瘤，因为扫描范围未包括而漏诊；另 1 个眼动脉颅内微小动脉瘤遗漏与 McKinney 等（2008）报道的 1 个 2 mm 颅内微小动脉瘤漏诊的原因相似，其位于右眼动脉内前侧，因未能将其转出而遗漏，经三维旋转数字减影血管造影发现右侧眼动脉内前侧段颅内微小动脉瘤，回顾 MSCTA 显示右侧眼动脉内前侧段 2.5 mm × 2.7 mm 颅内微小动脉瘤，经手术栓塞证实。

回顾性分析颅内微小动脉瘤遗漏的原因，除了文献上报道的如颅底区骨组织、强化的海绵窦组织及供血动脉粥样硬化等影响动脉瘤的显示外，因急性期出血与对比剂密度也可能存在相似性，在动脉瘤破裂早期出血会影响 MSCTA 对颅内动脉瘤的诊断，但主要是扫描不规范、后处理观察程序不仔细，回顾通过旋转角度、调整阈值技术，漏诊的颅内微小动脉瘤均可以被发现。

MSCTA 假阳性 1 个，误将左侧后交通起始的锥形膨大认为颅内微小动脉瘤，经 DSA 证实为阴性，该例属早期经验不足所致，如采用最大密度投影观察，有利于找出顶端伸出细血管而被确认是漏斗。

3. 关于颅内微小动脉瘤大小界定值　目前临床上对颅内微小动脉瘤大小的概念较含糊，尚无明确的界定值，文献上也无统一的认识，如 Villablanca 等（2002）将小于 5 mm 的颅内动脉瘤称为微动脉瘤（VIA）；McKinney 等（2008）及 Teksam 等（2004）将 <4 mm 的颅内动脉瘤称为小动脉瘤（SIA）；Yoon 等（2007）将小于 3 mm 的颅内动脉瘤也称小动脉瘤，近年来更多趋向于将小于 3 mm 的动脉瘤称为颅内微小动脉瘤。

根据目前的 16 层 MSCT 扫描技术参数，已经能达到显示毫米甚至亚毫米血管，接近 DSA 上肉眼能见血管的水准，3 mm 大小的颅内动脉瘤在 MSCTA 完全可清晰显示。该组资料显示，MSCTA 发现的 228 个颅内微小动脉瘤，与 DSA 或三维旋转数字减影血管造影比较有较强的吻合度（Kappa 值为 0.927）。

鉴于 MSCTA 已经成为临床上诊断颅内动脉瘤的首选手段，16 层以上机型的扫描参数可满足≤ 3 mm 颅内微小动脉瘤的显示，而日常工作中检出颅内微小动脉瘤的比率也日趋升高，例如 Yoon 等（2007）报道的 93 个颅内动脉瘤中，小于 3 mm 的占 27 个（29%）；该组 788 例颅内动脉瘤中，含有≤ 3 mm 的颅内微小动脉瘤就有 212 例（27%），在 788 例全部 889 个颅内动脉瘤中，≤ 3mm 的颅内微小动脉瘤 232 个，占颅内动脉瘤的 26%，如再将 3~5 mm 大小的颅内动脉瘤纳入，颅内微小动脉瘤的比率将更高。

因此，有必要对颅内微小动脉瘤的大小值进一步细化，统一将最大径≤ 3 mm 的颅内动脉瘤命名为颅内微小动脉瘤较为合适。

第四节　颈内动脉海绵窦段动脉瘤

患者，男性，26 岁。患者于 4 年前无明显诱因出现右侧头痛、头晕，程度轻，每次持续数分钟，近日患者上述症状较前加重，并出现视物模糊，有时可出现视物重影，伴恶心、呕吐，再次就诊于当地医院行头颅 CT 检查，可见右侧蝶鞍旁类圆形高密度影。以明确病因来医院行头颅 CTA 检查。

CT 表现：右侧颈内动脉海绵窦段见一类圆形混杂密度影，大小约 2.1 cm × 2.1 cm × 2.0 cm，其内见充盈缺损，右侧后床突、部分鞍区及右侧颈动脉孔骨质受压变形，右侧视神经孔变窄，右侧眼动脉近段狭窄，左侧颈内动脉颅内段管壁规则，管腔通畅，未见明显狭窄或扩张。CT 诊断：右侧颈内动脉海绵窦段动脉瘤，其内附壁血栓形成，右侧后床突、部分鞍区及右侧颈动脉孔骨质受压变形，右侧视神经孔变窄，右侧眼动脉近段狭窄（图 9-13-1）。

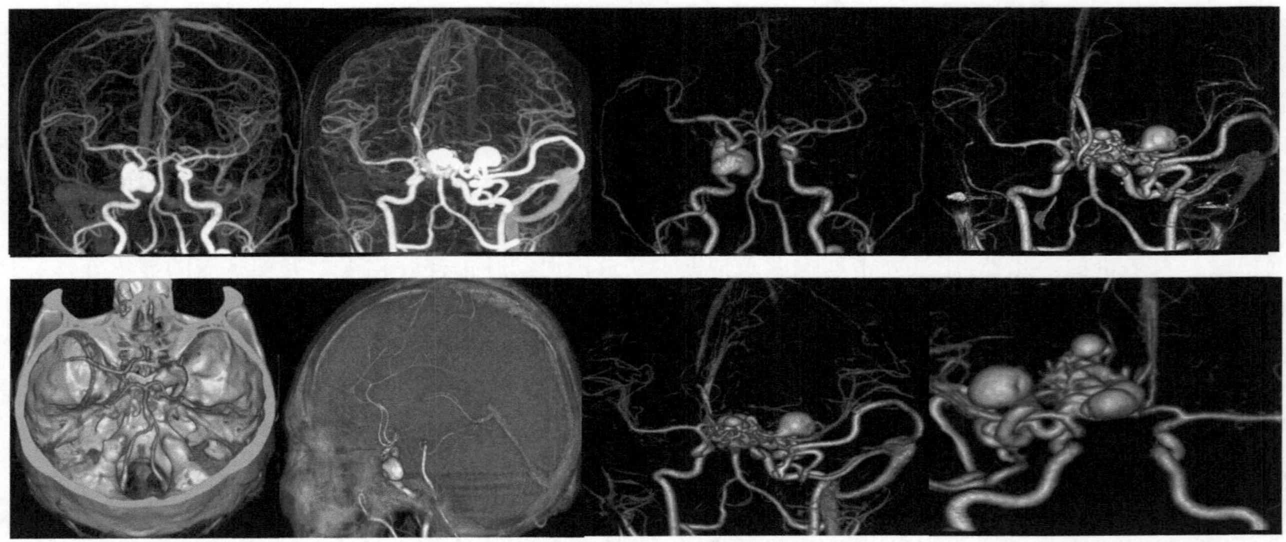

图 9-13-1　颈内动脉海绵窦段动脉瘤

第五节　个案报告：脑动脉瘤患者血管造影时并发大面积脑梗死

详见本书 本卷 本篇 第十六章 第二 节 脑动脉瘤患者血管造影时并发大面积脑梗死。

第六节　颅内动脉瘤与流动伪影

典型颅内动脉瘤发生在大动脉分叉处，80%~90% 发生于颈内动脉分叉，大脑前、后交通动脉以及大脑中动脉的分叉处。动脉瘤主要有囊状和梭形两种类型。

颅内动脉瘤发生的常见病因包括血流动力学异常引起的血管变性损伤、动脉粥样硬化、某些血管病或高血流状态。颅内动脉瘤发生的少见病因有创伤、感染、吸毒和肿瘤。

一、颅内动脉瘤的 MRA 和 MRI 诊断

MRA 有助于动脉瘤的诊断，但由于动脉瘤腔内血流缓慢会存在已饱和质子和（或）血栓形成，动脉瘤在 MRA 上可能漏诊，尤其是在 3D TOF MRA 图像上。MRA 的另一缺陷是可能把高信号的血栓误认为流动血液，若没有 MRI 平扫，仅依据 MRA 难以对动脉瘤做出诊断。因而 MRI 平扫是筛选部分性或完全性血栓性动脉瘤的最有效手段。动脉瘤的大小、位置、占位效应在 MRI 平扫上均可确定。

动脉瘤的 MRI 特征是肿块边界清晰，内有呈层状混杂信号的血栓（反映血液降解的不同阶段）。未闭塞的血管腔呈流空信号，其周围常有反映慢血流和（或）正铁血红蛋白的高信号环绕。周围脑实质少见出血和脑水肿。混杂信号肿块内的流空信号对诊断动脉瘤具有特征性，且在相位编码方向上的搏动伪影是确定动脉瘤的重要征象。

二、流动伪影产生的机制及其在动脉瘤诊断中的应用

伪影是 MRI 图像上除噪声外的非样体结构影像及样体结构的影像异位。在 MRI 数据采集过程中，被成像的组织结构沿某一梯度方向的任何移动，如呼吸所致的器官移动、心脏大血管的搏动、吞咽动作或眼球运动等，均可引起不同程度的伪影，从而导致图像欠清晰和图像模糊。流动伪影是由于流动血液中的自旋质子在梯度磁场中移动而获得了相位。由于流动不稳定，故相位增长的量也就不同。二维傅立叶图像重建将这些相位的变化转换成沿相位编码方向的信号强度分布即形成流动伪影，实际上这也属于信号空间编码错位。由于相位编码方向的采集时间（TR × 相位编码步级的数目）比频率编码方向的采集时间（10 ms 左右）要长很多，所以运动对相位编码方向的影响要严重得多。

流动伪影通常表现为相位编码方向上的条带状影。伪影的数目、位置和亮度取决于每个基本正弦运动的相对强度，其强度越大，伪影就越明显；伪影的亮度尚取决于运动结构的亮度，越亮的组织，伪影也就越大。一些作者研究 15 例颅内动脉瘤证实：流动伪影在所有 MRI 序列上共显示 29 次，且以 T_2WI 显示最多（13/29 次），且较 T_1WI 上所显示的伪影更为粗大、明显。

伪影的出现可使 MRI 图像模糊、图像质量下降，通常情况下在 MRI 扫描时，应尽量避免出现伪影，但对于某些特定的疾病，如颅内动脉瘤，合理应用流动伪影有助于病变的诊断和鉴别诊断。

颅内动脉瘤合并血栓形成时，其在 MRI 上的信号表现多样，其鉴别诊断包括其他多血管性脑血管病，如烟雾病所致脑深部异常血管网或原发性脑出血，鉴别诊断的要点除颅内动脉瘤在 MRI 上多呈流空信号外，另一个非常重要的鉴别点为颅内动脉瘤通常合并有相位编码方向上的流动伪影，后者在 T_2WI 上最容易显示。

发生在某些特殊部位的颅内动脉瘤需同其他颅内肿瘤进行鉴别，如鞍上动脉瘤需与脑膜瘤的鉴别、突入桥小脑角池的较大基底动脉瘤与听神经瘤的鉴别、颈动脉及大脑后动脉动脉瘤与三叉神经瘤的鉴别等，此时除依据颅内动脉瘤的信号特点以及增强方式来鉴别外，如在 MRI 平扫上发现动脉瘤合并的

流动伪影，则应首先诊断颅内动脉瘤，并基本上可排除颅内其他肿瘤的诊断。该组 15 例同时合并有流动伪影的颅内动脉瘤无 1 例误诊为颅内其他肿瘤，该作者认为依据流动伪影的出现诊断颅内动脉瘤的特异性甚高。

对于较小的动脉瘤在 MRI 上不易显示时，如不仔细观察图像，就极易在 MRI 平扫上漏诊。该作者认为，流动伪影在诊断颅内动脉瘤的另一价值在于，即使较小的动脉瘤在 MRI 图像上不易显示，只要出现流动伪影，即可提示动脉瘤的存在，此时应在相应的 MRI 层面上仔细观察或行 MRA 检查。

三、流动伪影与其他伪影的鉴别

对于无规律的生理运动（如眼球运动等），由于相位编码与采样存在一定的时间间距，因此，眼球运动可导致相位编码方向空间频率编码错位，形成误登陆所致的连续性模糊伪影，此时需同颅内动脉瘤所致的流动伪影进行鉴别。

一般眼球运动所致的伪影常为双侧出现，强度通常小于流动伪影；而颅内动脉瘤的流动伪影通常表现为瘤腔水平的不规则条带状影，且均位于其相位编码方向上。

第十四章　颅内动脉狭窄与痉挛

第一节　症状性颅内动脉狭窄

1. 关于颅内动脉狭窄　影像检查是评价缺血性卒中的最重要手段，采用 MRI 头颅扫描可以明确脑梗死的部位；DSA 可以准确判断颅内动脉狭窄部位、程度、侧支循环代偿等情况，迄今仍是脑供血动脉狭窄评价的金标准；CT 灌注加权成像或 MR 灌注加权成像可以对脑血流灌注状况进行准确评价。这些方法对确定卒中的责任血管病变、卒中的发生机制有重要的价值，并被神经介入医师广泛采用。

但是对颅内动脉狭窄性质、动脉粥样硬化斑块易损性研究的报道不多。既往对斑块性质的判断主要靠 DSA 检查，如 DSA 检查显示单一部位、长节段、偏心狭窄、表面粗糙、合并溃疡的斑块多被判断为粥样硬化不稳定斑块；对称部位、向心狭窄、表面光滑的多被判断为炎性斑块。但这多为间接信息，准确性不高。

近年来高分辨 MRI 对颈动脉斑块成像的研究取得了很大进展，为此，有作者对一组 26 例患者结合 DSA 和 MRI 颅内动脉管壁成像结果判断动脉狭窄的原因和引起动脉狭窄的粥样硬化性斑块的稳定性，重点与年轻患者因动脉炎引起的狭窄相鉴别。这两方面评估对制订治疗方案有决定意义。

2. 鉴别动脉炎性狭窄　颅内动脉炎患病率较高，常常以多支血管受累为特征，临床上诊断多较容易，但对于单发局限性炎性狭窄则鉴别非常困难。

由于炎症性颅内动脉狭窄不能进行支架成形治疗，所以鉴别动脉炎引起的动脉狭窄是术前评估的首要内容，尤其是中青年并且 DSA 证明颅内动脉有中重度狭窄的患者。该组在既往临床实践中即有过症状性脑动脉严重狭窄的中青年患者，支架成形治疗后在短期内出现支架内闭塞的教训，事后总结怀疑狭窄为动脉炎引起的。

该研究中，8 例狭窄诊断为炎性狭窄，诊断标准为：DSA 表现为 Mori A 型，斑块表现为环形增厚、环形强化明显。诊断的病理生理依据为：①斑块强化明显，表明存在供应斑块的血流及内膜通透性增高使对比剂更易进入斑块；因为生长进入斑块的新生血管系统和内膜通透性的增高与斑块炎症有关，因此可以认为斑块强化与炎症有关；②在多期增强扫描时，炎性斑块因含有较多新生血管、炎性细胞、内膜通透性增高等原因多表现为高强化、早期强化；③粥样稳定斑块因纤维组织、脂肪组织较多，常表现为弱强化或不强化、晚期强化；④斑块 MRI 与病理切片对照研究的结果显示，斑块内不同成分强化程度不同，炎症相关的巨噬细胞、新生血管、疏松组织强化明显；而脂质坏死物质、钙化灶、纤维组织强化弱；⑤炎性病变常侵犯整个血管壁，而粥样硬化的病理过程多从管壁的一点破损处波及周边，因此前者多表现为环形狭窄，而后者多为偏心性改变。

该 8 例患者采用溶栓及激素药物治疗后，神经功能缺失症状均未再次发生。有关炎症性颅内动脉狭窄在非活动期能否对灌注失代偿患者行支架治疗术，尚缺乏临床研究及相关实验结果证实。

3. 鉴别动脉粥样硬化斑块的稳定性　动脉粥样硬化性斑块导致缺血性卒中的机制不仅在于斑块占位效应导致的管腔狭窄，还有随着粥样斑块的发展，斑块形态由简单到复杂，性质由稳定性变为不稳定性，最后斑块破裂产生栓子并诱发血栓形成，造成血管相应供血区的梗死。因此，斑块稳定性不仅是评价其危险性的重要因素，也是制订治疗方案的重要依据。

同时，症状性颅内动脉狭窄研究的最新重要结论之一是末次事件发生于入组治疗前 30 d 以内的患者，1 年卒中复发率高达 23%；但 30 d 以上患者的卒中复发率仅有 10%，说明"近期缺血事件频发"患者是再发卒中的高危人群，其机制可能就是粥样斑块处于不稳定期。所以，在制订治疗方案时，"粥样斑块的不稳定性"是除了狭窄程度严重（≥ 70%）以外的另一个重要考虑因素。

该组研究中，18 例动脉粥样硬化性狭窄患者中 14 例狭窄≥ 70%，13 例倾向于不稳定斑块，1 例为稳定斑块但有灌注失代偿，进行了支架成形治疗。其余 4 例为稳定斑块，但狭窄程度均小于 70%，给予降脂、抗血小板聚集治疗，未再次发生肢体无力。

不稳定斑块的判断除了参考近期症状频发的主观指标外，重点参考 DSA 结果的客观指标；而其影像诊断标准仍然是基于斑块的病理生理学表现，鉴别要点是斑块纤维帽是否发生破裂，影像上的表现就是管壁内膜是否光滑、变薄和连续性中断。该组中 1 例 26 岁患者，双联抗血小板及抗凝治疗后仍有缺血事件发生。DSA 检查表现为偏心性重度狭窄、表面不光滑，斑块成像显示纤维帽变薄，考虑为不稳定斑块，采用支架治疗后随访 14 个月，无一过性脑缺血再次发作。

关于支架治疗不稳定斑块的机制，该组认为首先可能是支架对斑块的压迫固定作用；其次是支架改变了斑块局部的结构，将脂质斑块切割为脂质微小颗粒，避免严重栓塞事件的发生；以后随着支架引起的内膜修复的完成，粗糙内膜表面变得光滑，而光滑表面形成局部血栓的机会大大降低。

综上所述，该研究结合多种影像方法对颅内动脉支架植入术的术前评估作了初步探讨，特别是联合 DSA 和 3.0T MR 斑块成像技术对颅内动脉斑块性质作了初步研究，重点讨论了斑块的不稳定性和炎症表现，使颅内动脉支架成形术的术前评估更加合理、科学、全面。

第二节　可逆性脑血管收缩综合征

可逆性脑血管收缩综合征是一组罕见的临床综合征，其病理生理学机制目前并不完全清楚，约 60% 病例有可能的诱因，部分病例为特发性。脑脊液检查、血清学检查以及脑组织活检无异常。

1. 发病机制　有证据表明，动脉瘤破裂后蛛网膜下隙出血引起血管痉挛的因素在可逆性脑血管收缩综合征血管收缩病理生理过程中起着同样作用，女性激素水平波动与可逆性脑血管收缩综合征发病强烈相关，而脑血管收缩能力短暂失调造成颅内动脉多发节段收缩与扩张可能是各种因素共同的、最终的病理过程。本病通常有自限性，且复发率较低，但严重时可导致不可逆的神经功能缺损。

2. 临床表现

可逆性脑血管收缩综合征特征性的表现为：1~3 周内反复出现的雷击样头痛，超急性起病，主要并发症包括局灶性大脑凸面非动脉瘤性蛛网膜下隙出血、缺血性脑卒中或脑出血、可逆性大脑后部脑白质病等。

3. 影像学研究　由于对该病认识不足，常被误诊为蛛网膜下隙出血、静脉窦血栓形成及动脉夹层等。CTA、MRA 或 DSA 可显示脑动脉异常，不过在发病时可能为阴性，发病 1~2 周后一般可显示异常，常常累及颅内大、中动脉，表现为多发节段颅内动脉狭窄，1~3 个月内随访血管狭窄可逆。一例主要表现为雷击样头痛，发病 1 周后 CTA 显示颅内动脉多发节段性狭窄，1 个月后复查 CTA 显示狭窄缓解，临床症状消失，符合可逆性脑血管收缩综合征诊断。由于目前对可逆性脑血管收缩综合征认识不足，容易误诊，对短期内反复急骤发作剧烈头痛的患者，应详细询问病史并进行影像学检查，从而早期诊断、早期治疗，防止不可逆神经系统损害发生。

4. 鉴别诊断　原发性中枢神经系统血管炎：可逆性脑血管收缩综合征临床与影像表现需与原发性中枢神经系统血管炎（PCNSA）鉴别，可逆性脑血管收缩综合征女性发病率是男性的 3 倍，而原发性中枢神经系统血管炎没有性别倾向；可逆性脑血管收缩综合征起病急，原发性中枢神经系统血管炎症状进展缓慢，且除头痛外还可有意识障碍、局灶性神经功能缺损及癫痫，而可逆性脑血管收缩综合征这些症状出现率较低；可逆性脑血管收缩综合征脑脊液检查一般无异常或仅有轻度异常，原发性中枢神经系统血管炎 90% 均有脑脊液异常；脑血管异常在 1~3 个月后缓解是可逆性脑血管收缩综合征的特征，原发性中枢神经系统血管炎一般不会出现。

第十五章　脑　缺　血

第一节　脑缺血影像学诊断须考虑的问题及个性化诊断

脑缺血指由于低血压、心脏骤停、失血、低血糖、窒息等原因引起的脑血流量减低，是一个复杂的动态过程。

大脑各类细胞对缺血缺氧的敏感性依次为：神经元、星形胶质细胞、少突胶质细胞和内皮细胞。

血流一旦被完全阻断，6 s 内局部神经元代谢即受影响；2 min 脑电活动停止；5 min 能量代谢和离子平衡被破坏；持续 5~10 min 神经元就发生不可逆损害。在不可逆损害之前恢复脑组织的血流供应对挽救脑组织非常重要，因此脑缺血的影像诊断首先要解决的问题是：出血与缺血的诊断。

对于急性脑出血，CT 诊断非常有效。MRI 对于脑出血的信号改变亦有特征性：随着血肿内血红蛋白的演变以及血肿的液化、吸收，MRI 信号发生相应变化。

磁共振扩散加权（DWI）和灌注成像（PWI）对超急性和急性脑出血的诊断有意义：DWI 表现为低信号或高低混杂信号，一般认为是由于 DWI 采用的梯度回波技术对去氧血红蛋白敏感所致；PWI 则显示血肿中心区明显低灌注或无灌注，血肿周围区由于血肿压迫呈低灌注。对于已经判定为脑缺血的影像诊断，存在着下面的问题。

一、急性与慢性诊断

DWI 能对超急性脑梗死进行诊断。扩散是指水分子的自由随机运动（即布朗运动）扩散的大小可以用扩散系数来表示：室温下水分子的扩散系数为 $2.2\times10^{-5}cm^2/s$。但是活体中脑组织的水分子运动受各种屏障的影响，如细胞膜、细胞器、轴突髓鞘以及水分子与蛋白质大分了的相互作用、基底膜的缺失或增生等，总是小于自由水分予扩散度，故用表观扩散系数（ADC）来表示。

DWI 的原理是对组织施加扩散敏感梯度场，水分子中的氧质子因部位不同产生不同的共振频率，在相位重聚时，质子间失去相位的一致性，在 T_2 上信号降低，水分子扩散运动受限的区域（如脑缺血区）常无信号的衰减呈高信号。

表观扩散系数图的信号高低代表水分子的扩散受限程度：信号越低，扩散受限程度越大，测得的 ADC 值越低。在脑梗死的发展过程中，ADC 图能量化脑组织的缺血程度并且反映缺血灶的演变：在初发梗死时，ADC 值明显降低，至亚急性和慢性期 ADC 逐渐回升。DWI 是张量的各向同性成像。扩散张量可以表示水分子的扩散特征：各向同性或各向异性。

二、DWI 和常规 MRI 结合，可以鉴别急、慢性梗死灶

超急性和急性梗死时，DWI 表现为高信号，称为灯泡征，在梗死发生数分钟即可有此表现；常规 MRI 的 T_2WI 只能反映组织总含水量，在脑梗死的早期，主要病理变化被认为是细胞毒性水肿，细胞外水分子进入细胞内，细胞肿胀，水分子扩散受限，但是组织总的含水量增加不明显，故 T_2WI 上未见异常信号。亚急性和慢性脑梗死，DWI 则表现为等或低信号，T_2WI 和 FLAIR 表现为高信号。还可以结合 ADC 值的变化来判断急慢性脑梗死。DWI 还可以鉴别急性脑梗死和脱髓鞘病变：急性脑梗死在 DWI 上显示高信号，脱髓鞘病变在 DWI 则无高信号显示，常规 MRI 的 T_2WI 和 FLAIR 序列鉴别两者非常困难。

三、缺血半暗带诊断

人脑局部脑缺血模型实验中,当血流量在大约20 ml(100 mg·min)时,氧摄取分数(OEF)最大,氧代谢率($CMRO_2$)开始下降,脑皮质的正常神经元功能受影响,皮质细胞电活动停止。从局部缺血区得到诱发电位波幅减少。该程度的缺血表示为丧失神经电功能的阈值,即电衰竭。当血流进一步下降,约10ml(100mg·min)为细胞不可逆损害的血流临界值。缺血组织由于细胞泵衰竭,水和离子浓度改变:钾离子流至细胞外,钠离子和水进入细胞内(细胞毒性水肿),钙离子也进入胞内,这种程度的缺血意味着细胞离子平衡能力的丧失——膜衰竭。

这两个阈值构成缺血半暗带血流的上下限。一般梗死灶中心区血流处于膜衰竭阈值以下,不可逆损害已经发生,中心区周围还存在一个缺血边缘区,血流量处于两阈值之间:如血流马上恢复,功能可恢复正常;如血流降至膜衰竭阈值下或持续超过一定时间,则可能成为梗死灶扩大部分。因此半暗带可定义为:已发展为功能性障碍,但仍具有潜在可救活脑细胞的低灌注的缺血边缘区。但半暗带并不完全是一个解剖学区域,更主要是一个血流动力学过程。在一个急性脑梗死的病人,其缺血半暗带有多宽?会维持多久?这些问题对指导临床采取溶栓治疗非常重要。ADC图能量化缺血灶中心至边缘的缺血程度,判断缺血组织是否能可逆性转归。但仅凭ADC图判断缺血程度,往往会低估缺血程度。因此DWI中,正常或接近正常的扩散数据不能除外大的缺血半影。必须结合磁共振灌注成像(PWI)来判定缺血半暗带的存在:PWI异常区大于DWI异常区,或PWI异常,DWI无异常,也就是PWI与DWI的不匹配说明缺血半暗带的存在,如不及时治疗,梗死中心有逐渐扩大的可能。

四、低灌注状态诊断

脑缺血的低灌注状态是另一临床缺血状态,可表现为可恢复性的脑缺血发作:指脑缺血发作的临床症状和体征可以在24 h以内或24 h以上3周以内消失的一组急性缺血性脑血管疾病。前者称短暂性脑缺血发作(TIA),后者为可逆性缺血性脑损害。

低灌注状态引起血流动力学异常,可以导致脑血管反应储备能力和自动调节功能损害,局部脑血流量(CBF)减少,氧摄取分数增加不足以维持正常的氧代谢率,最终表现为不同程度的神经元功能障碍。这个时期也被称为脑梗死前期。脑血容量(CBV)、平均通过时间(MTT)和CBF是常用的评价脑灌注的参数。

脑灌注成像的基本方法有:自由扩散标记——PET、SPECT、CT以组织器官对标记物的摄取反映血流的灌注;非扩散标记——MRI、CT以血管床内标记物的浓度反映血流灌注;动脉自旋标记——MRI以血管床血管血流自身标记反映血流灌注。

MR PWI的方法为后两者:外源性示踪法。示踪剂为顺磁性对比剂,设想其只在血管内而不向细胞外间隙扩散;内源性示踪法,是利用磁性标记流动血液中的水质子,设想所标记的水质子可自由从血管内向组织间隙扩散。

外源性示踪法的动态成像是在注射对比剂的同时用快速成像序列扫描,以监测团注对比剂首次通过脑组织时的信号强度改变,一般采用T_2WI。顺磁性对比剂进入毛细血管床时,组织血管腔内的磁敏感性增加,引起局部磁场的不均匀度增加,邻近氢质子的共振频率发生变化,后者引起自旋失相位,导致T_2或T_2*值减小,信号强度降低。

然后将获得的信号-时间曲线转化成相对组织示踪剂浓度-时间曲线,通过分析此浓度曲线可测定组织的血液动力学参数,来了解梗死区的血液动力学的变化:灌注不足,平均通过时间明显延长,相对脑血流量(rCBF)减少;侧支循环形成,平均通过时间延长,相对脑血容量增加或不变;血液再灌注,平均通过时间延长或正常,相对脑血容量增加;过度灌注,相对脑血容量、相对脑血流量显著增加。

还可以通过工作站制成各种血液动力学指标的图像。这些指标中最常用的就是三种:相对脑血容量(rCBV)、相对脑血流量(rCBF)和平均通过时间。

低灌注的区域在上述血流灌注图像上表现为负性增强。相对脑血容量相当于对信号-时间曲线所含区域面积积分,平均通过时间=相对脑血容量/相对脑血流量。但是我们得到的平均通过时间均包含了对比剂在动脉中的通过时间。

五、亚临床缺血诊断

亚临床缺血指尚无临床表现的潜在缺血因素。脑血流储备的大小决定了缺血潜在因素是否存在。脑血管根据脑灌注压的变化,通过自动调节功能维持脑血流灌注量正常稳定的机制。当脑血管发生病变时，其正常收缩、扩张的能力失平衡，脑血管储备功能降低。

乙酰唑胺商品名为 Diamox，是一种碳酸氨酶强效、可逆性抑制剂，促进二氧化碳与水形成碳酸碳，造成短暂性高碳酸血症，引起正常部位脑血管扩张。因此，乙酰唑胺（ACZ）是一种脑血管扩张剂，可用于脑血流灌注 MRI，SPECT 显像以评价脑血管储备功能：做基态显像和乙酰唑胺脑负荷显像，对图像半定量分析，用血流时间 - 放射性曲线计算感兴趣区的血流量、放射性摄取比值等。

六、功能性定位诊断

脑的功能性定位包括脑灰质神经核团和脑白质传导束。

对灰质核团定位可用血氧水平依赖成像（BOLD）的方法。当人脑功能区被信号激活时，神经元的活动增强，激活的功能区皮质局部血流量增加，但局部耗氧量增加不明显。由于氧的传输与利用之间不匹配，导致激活区的脱氧血红蛋白减少、氧合血红蛋白增加。脱氧血红蛋白是顺磁性物质，其铁离子有 4 个不成对电子，明显缩短 T_2* 时间，引起 T_2* 信号减低。因此脱氧血红蛋白的减少导致 T_2* 弛豫时间延长，信号增强。这就是血氧水平依赖成像技术。

血氧水平依赖成像扫描过程伴随着刺激的“开”和“关”，血氧水平依赖成像加权像分为刺激和静息，两者各对应像素相减所得图像为差值图像。由 SE 序列 T_1WI 像作为背景、统计参考图作为前景的叠加图像形成脑功能活化图。

对传导束定位可用扩散张量成像（DTI）的方法。DTI 用有效扩散张量（D）表示水分子的扩散特征。理论上，决定扩散张量的所有要素至少需要 6 个非共线性方向上施加扩散梯度，每个梯度方向得到一个扩散加权像。

扩散张量的本质是 3 个主要的扩散率，即本征值：$\lambda1$、$\lambda2$、$\lambda3$，为沿三个坐标方向得到的主要扩散率。每个本征值与一个主要方向相对应，即本征向量。这些本征向量组成了体素中的纤维构架，故用以表达局部纤维的走行方向信息。

最常用于评价组织扩散特征的参数有：张量的迹（trace），表示张量的各向同性部分，可以计算平均扩散度：$trace(D) = \lambda1+\lambda2+\lambda3 = 3\langle D\rangle$；各向异性分量（FA），表示组织纤维的各向异性：张量的各向异性值与张量值之比；相对各向异性值（RA），与 D 的各向异性及各向同性部分均相关，表示张量偏离各向同性的程度。

另外，还有容积比（VR），主要轴线为 $\lambda1$、$\lambda2$、$\lambda3$ 的椭面体与半径的球体容积之比。

上述衡量各向异性的参数均在 0 与 1 之间变化。

正常脑白质为高度有序具一定排列方向的结构，在某些病理状态下，白质的结构受到影响而发生改变，扩散的各向异性也随之变化，DTI 能从两个方面显示这些病理变化：髓鞘或轴突的完整性被破坏；扩散的各种各向异性值降低。

利用 DTI 技术比较扩散各向异性参数的变化，可以观察脑梗死的发展状况。

扩散成像的局限性有：*b* 值的准确性——*b* 值是扫描序列的扩散加权系数，为梯度场强度和扩散加权梯度的函数，随梯度场强度而变化；涡流的影响——由较强的扩散敏感梯度脉冲引起，造成图像变形；EPI 序列对磁场不均匀性的敏感度高，容易造成磁敏感伪影。

DTI 的新技术：彩色扩散张量成像。首先计算最大本征向量和 FA 值，然后将 FA 值沿着最大本征值的方向投射到 *X*、*Y*、*Z* 轴。用红（R）、绿（G）、蓝（B）分别代表 *X*、*Y*、*Z* 轴方向，并以颜色的深浅表示 FA 值的大小。用这种方法，脑组织的各向异性由颜色的深浅来描述，纤维束的方向被颜色本身不同区分开来。

七、缺血个性化诊断及临床意义

缺血个性化诊断是个性化治疗的基础。上述的缺血半暗带、脑血容量、平均通过时间和脑血流量是决定缺血个性化的特点因素。脑功能成像，包括 DWI、PWI、DTI 和血氧水平依赖成像是实现个性化诊断的方法。当时间飞跃 MRA 显示动脉阻塞：PWI 异常区大于 DWI 异常区，提示可能存在缺血半影——动脉内溶栓，可继以静脉内溶栓；PWI 异常区与 DWI 异常区相似，提示可能为不可逆性脑梗死——不宜溶栓，否则转为出血性梗死。当时间飞跃 MRA 未显示动脉阻塞：PWI 异常区大于 DWI 异常区，提示远端分支阻塞——静脉内溶栓；PWI 异常区小于 DWI 异常区——自发血管再通，不需溶栓；PWI 有异常而 DWI 无异常发现——短暂性脑缺血发作,不需溶栓。总之,借助 fMRI,对脑缺血的病理解剖学、病理生理学、功能解剖的认识加深,使脑缺血的影像诊断时间逐步提前:急性脑梗死 - 超急性脑梗死 - 脑低灌注 - 脑储备,为指导临床治疗提供了依据。

第二节 脑脂肪栓塞综合征

1. 脂肪栓塞综合征概念 脂肪栓塞综合征是指当长骨骨折或脂肪组织严重挫伤时,脂肪细胞破裂释放出的脂肪滴经损伤的血管进入血液,较大的栓子引起肺栓塞,有少量直径小于 20 μm 的栓子进入体循环,从而引起多器官栓塞。脂肪栓塞综合征占骨折发生率的 1%~5%,通常发生在创伤后 12~72 h。其主要临床表现有呼吸窘迫、非颅脑损伤的脑部症状、皮肤出血点。次要临床表现有血小板减少、动脉氧分压降低(<8.0 kPa)、发热、尿脂肪滴等,并能在肺部灌洗液中发现脂肪滴。

2. 脑脂肪栓塞综合征 脑脂肪栓塞综合征并非是一个独立疾病,它是脂肪栓塞综合征的并发症之一,较为少见。脑脂肪栓塞综合征在脂肪栓塞综合征中占 86%,可表现为昏迷、抽搐、烦躁等全脑症状,也可表现为偏瘫、失语等局灶性症状。有作者报告一组 3 例长骨骨折固定或复位术前均无神经系统的阳性体征,分别在术后 5~24 h 出现全脑或局灶性神经系统受累的症状和体征,结合皮肤有出血点,故可明确诊断为脂肪栓塞综合征。

3. 发病机制 关于发病机制,现有多种说法:①由于长骨骨折所释放的脂肪滴形成的脂肪栓子引起肺栓塞和其他多器官栓塞,产生呼吸窘迫导致低氧血症和(或)颅内高压,引起脑组织损伤;②脑血管被脂肪栓子栓塞形成梗死;③脂肪栓子的主要成分游离脂肪栓的毒性作用导致毛细血管内皮损伤,引起血管通透性增高。

4. 病理学 脑内的病理改变可能是上述一个原因或多个原因共同所导致的。由于栓子较小,通常小于 20 μm,所以阻塞部位通常为颅内小血管供血区,表现为腔隙性梗死,同时由于血管源性和细胞毒性水肿的共同作用,导致脑组织肿胀,皮髓质分界不清,脑压增高。Kim 等(2001)用猫作 MRI 与电镜对照研究,发现脑脂肪栓塞后 30 min 就能出现血管源性水肿,在表观扩散系数(ADC)图上呈低信号。脑脂肪栓塞的病理表现有毛细血管内皮连接中断、血管周围及间质水肿、胶质细胞及神经元肿胀。MRI 病灶呈片状长 T_1、长 T_2 信号,且边界模糊。

5. 临床表现 脑脂肪栓塞发病凶险,有严重的意识障碍。一组研究中 3 例患者均有醒状昏迷,可能与病灶累及中脑上行网状激活系统有关。该系统能将各种感觉的特异冲动转变为非特异冲动,并上传达大脑皮质的广泛区域,以维持醒觉状态。醒状昏迷是否是该病的临床特征,还需更多的病例证实。3 例患者的预后均较好,说明脑组织的修复能力强,可能通过血流的改善、其他神经细胞的功能代偿、坏死组织的清除等方式修复损伤,逐渐恢复意识。

6. 影像学研究 脑脂肪栓塞的病理表现有毛细血管内皮连接中断、血管周围及间质水肿、胶质细胞及神经元肿胀。基于上述病理基础,影像学研究在脑脂肪栓塞综合征诊断中起着重要作用,而 CT 在诊断脑脂肪栓塞综合征中所起的作用非常有限。多数文献报道 CT 未检出脑内病灶。而一组 1 例 CT 发现脑内稍低密度灶,可能与在病理改变较明显时检查有关。

MRI 上病灶呈片状长 T_1、长 T_2 信号,且边界模糊。T_2WI 能非常清晰地显示出脑内的病变,Takahashi 等(1999)报道,发病 4 h 就发现了脑内长 T_2 信号灶。

本病影像特征为病灶两侧对称性分布,主要位于两侧半卵圆中心、两侧放射冠区、基底节区、分水岭区脑白质、脑干深部和胼胝体区,弥漫分布,大小不一,部分病灶有融合趋势。T_2WI 显示为点片状高信号,境界欠清,与周围脑白质组织的低信号对比鲜明,T_1WI 相对不敏感,显示为低信号或等信号,显示清晰程度远不及 T_2WI。

特征性表现为在中脑病灶部分融合,横断位显示为倒“八”字形状。病灶还可累及脑皮质,严重时可形成脑组织肿胀,脑压增高的表现,脑肿胀时脑室系统和脑沟受压变浅。

另一组 2 例有呼吸困难,但 X 线胸部平片未发现典型的“暴风雪”影像,可能与未在呼吸困难高峰期摄片,或病灶较少、平片分辨率受限有关。该组脑

MRI、CT 表现较有特征性，病灶散在，基本对称，且主要位于基底节、脑干深部、分水岭区白质，与 Suzuki 等（1996）的报道相近。可能是这些区域主要由细小的深穿支或终末支血管供血，细小脂肪栓子容易停留；再者侧支供血较少，栓塞后易引起局部脑组织的缺血、缺氧性损伤。

扩散加权成像（DWI）能增加敏感性和特异性，能超早期诊断本病，建议作为怀疑脑脂肪栓塞综合征的 MRI 首选检查法。Kim 等（2001）用猫作 MRI 与电镜对照研究，发现脑脂肪栓塞后 30 min 就能出现血管源性水肿，在表观扩散系数（ADC）图上呈低信号。

7. 鉴别诊断　脑脂肪栓塞综合征在 MRI 影像表现上虽然有其自身特点，但诊断中应密切结合病史、体征和实验室指标，否则与部分病变不易区分。非颅脑损伤的外伤患者急性精神状态的改变，诊断上应考虑脑动脉供血不足、脑脂肪栓塞、钝性颈动脉损伤、椎 - 基底动脉血栓形成。Cheatham 等（1998）提出及时做 MRI 并行脑血管造影，MR 血管成像更为简单易行。

（1）弥漫性轴索损伤：脑脂肪栓塞患者的脑内多灶性长 T_1、长 T_2 信号改变，并累及基底节、脑干、胼胝体压部，MRI 不易与弥漫性轴索损伤鉴别。弥漫性轴索损伤有颅脑外伤史，为颅脑在高速运动中受力所致，伤后有昏迷 - 清醒 - 再次深昏迷的过程，与脑脂肪栓塞不同；弥漫性轴索损伤以脑白质损伤为主，CT 能在灰白质交界区、基底节、脑干、胼胝体压部见小灶性出血，T_2WI 显示为小斑片状高信号，但病灶很少累及皮质。而脑脂肪栓塞的 CT 表现可正常，或呈低密度病灶。脑脂肪栓塞综合征可以没有明确颅脑外伤病史。

（2）皮层下动脉硬化性脑病：皮层下动脉硬化性脑病、多发性梗死性痴呆等病，脑内均可见多灶性小病灶，但皮层下动脉硬化性脑病发病年龄较大，常有动脉硬化、高血压、痴呆，且呈慢性过程等特点与脑脂肪栓塞不同。皮层下动脉硬化性脑病影像学虽可见到多发性脑梗死和脑白质变性表现，但无脑肿胀和脑压增高征象，可以见到脑萎缩改变。同时可以见到梗死灶的不同病程混杂，从新发梗死到软化灶。且常有脑萎缩和脑白质变性，皮质及白质病灶散在，病灶长轴不与白质纤维一致等特点，均较易与脑脂肪栓塞鉴别。

（3）脑动脉供血不足：脑动脉供血不足的病人临床上有大量失血，血压下降，而脑脂肪栓塞患者的血压正常。前者颅脑病变为低血压性脑梗死，即分水岭区多发楔形脑梗死，病灶较大，同时累及皮质和白质。钝性颈动脉损伤、椎 - 基底动脉血栓形成通过血管成像能明确诊断，其脑内改变继发于血管病变，而无脑脂肪栓塞的颅内特征性改变。

（4）多发性硬化：脑脂肪栓塞病灶长轴与侧脑室体部垂直的影像学表现与多发性硬化相似，但两者临床差异较大。多发性硬化有发作与缓解相交替的发病过程，并且病灶不如脑脂肪栓塞对称，也不集中于分水岭区灰、白质。多发性硬化无颅脑外伤史，多发于女性，病史较长，可以见到脑脊液样软化灶，发作期增强可见部分病灶强化。无脑肿胀和脑压增高表现，可有局部脑萎缩改变。病变以脑白质为主，不累及皮质。

脑脂肪栓塞综合征诊断要点：①无明显颅脑外伤而有长骨骨折的病人，在外伤或骨折固定、复位数小时后突发精神状态改变，可呈醒状昏迷；②临床上常伴有呼吸困难及胸腹皮下出血；③早期颅脑 CT 可为阴性。MRI 和 CT 检查见散在模糊的点片状病灶，基本对称分布在分水岭区白质、基底节区、胼胝体压部、脑干。DWI 在本病的超早期诊断上有应用价值。

第十六章 脑 梗 死

第一节 后循环局限性脑梗死

后循环动脉的脑梗死,是指椎-基底动脉供血区域血流中断所致的神经核与白质束破坏,临床上常出现特征性的定位症状和体征, MRI 检查可清楚显示梗死涉及的范围,MRA 可观察后循环动脉狭窄及闭塞。熟悉后循环血管分布的解剖特点及不同部位脑梗死的临床表现有助于理解发病机制和确定责任病灶。此处讨论较常见的小脑及脑干梗死的 MRI 特点,并结合血管、神经结构解剖学基础及典型的临床表现,以提高对后循环局限性脑梗死的认识。

1. 延髓背外侧梗死

(1)MRI 表现与解剖学基础:延髓背外侧由小脑后下动脉内侧支供血,有时由小脑前下动脉代替供血(同侧小脑后下动脉未发育)。典型 MRI 表现为延髓背外侧即小脑下脚片状长 T_1、长 T_2 信号,DWI 扩散受限,有时可同时累及一侧小脑半球内侧下份,病灶边缘清楚。MRA 显示同侧小脑后下动脉狭窄或闭塞,若由替代性小脑前下动脉供血时,则表现为该动脉狭窄及信号减弱,可同时合并基底动脉轮廓不光整及信号减弱。

(2)神经病学定位表现:该区域重要的神经结构包括前庭神经下核、蜗神经核、迷走神经核、孤束核、疑核、三叉神经脊束核、交感神经束、脊髓小脑束、脊髓丘脑束及网状结构等,因此出现典型的颈髓外侧综合征(Wallenberg 综合征),症状包括眩晕、共济失调、恶心呕吐、言语困难、呃逆、眼震、心动过速、呼吸困难、味觉及听力减退、面部痛温觉及角膜反射消失、霍纳综合征、对侧痛温觉消失等。

2. 小脑半球底部小脑下蚓部梗死

(1)MRI 表现与解剖学基础:该区域为小脑后下动脉供血,小脑后下动脉一般起源于椎动脉颅内段,包括内侧与外侧两个分支,供应延髓背外侧、一侧小脑半球下部内侧及下蚓部口,小脑后下动脉闭塞可发生于主干,也可仅累及其背外侧小分支。小脑后下动脉闭塞发生于主干者 MRI 表现为小脑下脚、小脑半球下部及下蚓部异常信号,急性期 DWI 扩散受限,ADC 图信号减低,MRA 有时可显示同侧小脑后下动脉闭塞;仅累及背外侧小分支者仅见小脑下脚异常信号,MRA 难以显示小脑后下动脉远端异常,但有时也可见小脑后下动脉主干闭塞。

(2)神经病学定位表现:小脑后下动脉供血区包括前庭神经核、三叉神经脊束核、脊髓丘脑束、三叉丘系、绳状体、脑干网状结构、疑核等重要结构,临床可出现眩晕、呕吐、眼球震颤、交叉性浅感觉障碍、小脑性共济失调、不完全性 Homner 征、软腭麻痹、构音障碍、吞咽困难、咽反射减弱或消失等,也称 Wallenberg 综合征。但因小脑后下动脉变异甚多,因此根据供血范围的差异及侧支循环代偿能力的不同,临床表现各异。一些患者以眩晕、呕吐、左面部麻木、左侧肢体力弱就诊,主要是小脑梗死症状。

3. 延髓旁正中梗死

(1)MRI 表现与解剖学基础:延髓旁正中区为延髓旁正中动脉供血,两侧各一,而延髓后外侧为小脑后下动脉供血,因此延髓旁正中动脉闭塞后 MRI 表现为延髓中线旁内缘平直的长 T_1、长 T_2 信号,DWI 扩散受限。MRA 不能显示延髓旁正中动脉,但可见动脉硬化及椎-基底动脉狭窄或闭塞等间接征象。

(2)神经病学定位表现:该区重要结构包括锥体束、内侧丘系、舌下神经核、疑核及迷走神经背核,因此梗死后出现对侧中枢性偏瘫、深感觉障碍及舌下神经麻痹等。

4. 桥臂梗死

（1）MRI 表现与解剖学基础：桥臂，又称小脑中脚，由基底动脉的长周动脉分支供血，该动脉自桥臂前外侧垂直进入脑实质。MRI 表现为脑桥与小脑连接处白质区长 T_1、长 T_2 信号，其内后缘可接近齿状核。MRA 难以显示病变动脉，但可见动脉硬化表现。

（2）神经病学定位表现：基底动脉的长周动脉分支供血区主要为白质结构，即小脑中脚与三叉神经出脑处，小脑中脚，又称桥脑小脑脚，是对侧桥脑核神经元的轴突，这些神经细胞接受皮质桥脑束的下行纤维，然后交叉投射到小脑皮质，同时接受锥体束的传入，因此该区域梗死可出现同侧偏身共济失调，若同时累及被盖腹侧的上橄榄核还可出现听觉障碍。

5. 中脑 - 脑桥旁正中梗死

（1）MRI 表现与解剖学基础：该区域为脑桥旁正中动脉供血，因此梗死时 MRI 表现为脑桥旁正中异常信号，内缘平直、清楚，外缘较模糊，由于受累动脉细小，MRA 常不能显示异常，或仅见后循环动脉轮廓不光整、信号不均匀、基底动脉不均匀狭窄等动脉硬化征象。

（2）神经病学定位表现：该区域包括外展神经核、内侧纵束及锥体束等重要结构，因此梗死后可出现 Foville 综合征，表现为病侧周围型面瘫、双眼向病侧偏视及对侧中枢性面瘫。

6. 中脑腹外侧梗死

（1）MRI 表现与解剖学基础：该区域为后交通动脉大脑后动脉穿支血管及脉络膜后动脉供血，MRI 表现为中脑腹外侧长 T_1、长 T_2 信号，急性期 DWI 呈典型的高信号，ADC 图呈低信号。MRA 可显示同侧后交通动脉 - 大脑后动脉狭窄或闭塞，脉络膜后动脉病变则需行 DSA 检查才能检出。

（2）神经病学定位表现：中脑腹外侧主要为下行的白质束，自前内向后外包括额桥束、锥体束及顶枕颞桥束，因此这些结构梗死的临床表现主要包括偏侧性肢体无力或瘫痪。

7. 大脑脚内侧梗死

（1）MRI 表现与解剖学基础：大脑脚为大脑后动脉脚间支及脉络膜后动脉分支供血，其中前者偏内侧，梗死病灶呈结节状长 T_1、长 T_2 信号，边缘清楚；后者梗死位置较前者稍偏外，常为片状。由于这两支血管均为细小的穿支动脉，因此 MRA 不能显示，但可显示同时存在的大脑后动脉与基底动脉硬化征象。

（2）神经病学定位表现：本区域的重要解剖结构包括红核、黑质、动眼神经核、锥体束、额桥束及被盖交叉，因此梗死后可出现典型的 Weber 综合征，包括动眼神经麻痹、对侧痉挛性瘫痪、对侧 Parkinson 样强直、对侧随意运动异常以及面神经、舌咽神经、迷走神经、舌下神经症状。

8. 颞叶内侧面及底面 - 胼胝体压部 - 枕叶梗死

（1）MRI 表现与解剖学基础：颞叶内侧面及底部、枕叶内侧面为大脑后动脉供血，大脑后动脉分为顶枕支与颞枕支两大分支，大脑后动脉主干围绕两侧大脑脚后行，沿途供应颞叶内侧及底面、枕叶、背侧丘脑、下丘脑、丘脑底及内外侧膝状体，因此大脑后动脉主干闭塞后 MRI 可见同侧颞叶内侧及底部、颞枕回、枕叶、部分丘脑异常信号，有时还可见胼胝体大钳异常信号，MRA 显示一侧大脑后动脉闭塞，急性闭塞时无侧支血管扩张。

（2）神经病学定位表现：由于大脑后动脉供血区包括视觉通路及其中枢、部分丘脑、中脑等重要结构，因此闭塞后可出现病变对侧偏盲、轻度偏身感觉、运动障碍及丘脑综合征等。单纯皮质支受累 MRI 上可出现枕叶部分区域异常信号，临床表现为部分象限偏盲、颜色失认、失读等。深穿支闭塞 MRI 表现为丘脑或中脑局限性异常信号，临床表现为红核 - 丘脑综合征、丘脑综合征（主要是锥体外系症状及深感觉障碍）或动眼神经瘫等。

总之，后循环动脉粥样硬化性脑梗死范围多小于前循环脑梗死，但由于涉及结构复杂的传导束、颅神经核、网状结构及生命中枢，常引起严重的临床症状与特殊体征，且由于动脉粥样硬化往往合并前循环动脉供血范围的脑梗死，病灶可多发及新旧混杂，因此 MRI 检查对这些病变的诊断和确定责任病灶具有重要价值。

第二节　脑动脉瘤患者血管造影时并发大面积脑梗死

有作者报告一例患者，女性，73 岁，既往有高血压病史。术前 MRI 示颅内动脉未见狭窄，未见脑梗死征象，在进行脑血管造影检查术中并发右颈内动脉长时间痉挛，造成右侧大脑半球大面积脑梗死。

脑血管痉挛可能的原因有以下几点。

（1）蛛网膜下隙出血：据文献报道，颅内动脉瘤性蛛网膜下隙出血通常伴有弥漫性或局部血管痉挛，脑血管造影显示约 70% 的颅内动脉瘤性蛛网膜下隙出血的患者存在脑血管痉挛，是动脉瘤性蛛网膜下隙出血患者死亡和致残的主要原因。这种并发症的发病机制尚不清楚，可能与蛛网膜下隙的血液及随后产生的多种活性物质有关。该例患者在进行脑血管 DSA 检查前并不存在脑血管痉挛造成中枢神经系统方面的症状；造影过程中导管对血管壁的机械性刺激也可导致痉挛，但此发生率较小，而且当终止操作时，血管痉挛一般会得到缓解。

（2）脑血管造影过程中对比剂的影响，当对比剂通过高压注射器从导管内到达血管内时，由于压力、浓度较高，对血管壁造成刺激，引起血管痉挛；对比剂的高渗性及化学毒性容易破坏血 - 脑脊液屏障，文献报道在动物实验中，观察到使用对比剂后血管内皮细胞皱缩及动脉内膜损伤，这些改变可能与血管痉挛相关。

该例患者由于在注入对比剂时发现血管痉挛表现且持续长时间，而且终止操作后，血管痉挛没有得到缓解，在术后第二天 MRI 及 MRA 发现血管仍然痉挛，因此，考虑血管痉挛可能为对比剂刺激及破坏血 - 脑脊液屏障所造成。所以对于动脉瘤伴有蛛网膜下隙出血的患者，在介入手术前应做好全面的评估，选择时机进行造影，尽量减少术中血管痉挛的发生，减少大面积脑梗死的发生。

第三节　静脉性脑梗死与磁敏感加权成像

静脉性脑梗死是一种较少见的脑血管性疾病特殊类型，以往的研究几乎都集中于脑卒中及梗死这类脑动脉闭塞性疾病，而忽视了静脉性脑梗死的研究。静脉性脑梗死的 MRI 表现具有一定的特征性，对静脉性脑梗死的诊断和治疗非常重要，同时，其脑梗死又是评估静脉栓塞的脑实质病变严重程度和观察临床治疗效果的一项重要指标。

1. 静脉性脑梗死形成机制　静脉性脑梗死为脑内静脉回流障碍所致，见于脑静脉及静脉窦血栓形成或其他原因所致的脑内引流静脉闭塞。脑静脉血回流障碍致相应部位脑组织肿胀，脑组织压力增高，继之并发小动脉供血障碍，并最终导致脑组织缺血坏死。

一组研究 25 例全部为脑内静脉或静脉窦血栓形成所致的静脉性脑梗死。临床体征中所有病例均有颅内高压症状。20 例（20/25）为出血性静脉脑梗死。可见颅内高压为静脉性脑梗死的一个很重要的体征，而且，在静脉性脑梗死中常合并出血。

感染、外伤、肿瘤或各种引发血液高凝状态的因素均可引起静脉窦血栓形成或脑静脉梗阻。该组中妊娠和产后占静脉窦血栓形成占病因的 52%（13/25），因此，该病应引起妇产科医生的重视。脑静脉窦包括浅、深两组。浅组包括横窦、乙状窦和上矢状窦，主要引流同侧或双侧大脑皮质及皮层下静脉血；深组主要为大脑大静脉 - 直窦和下矢状窦，主要引流双侧大脑深部白质、灰质核团、丘脑及脑干静脉血。故静脉性脑梗死部位及形态与其引流的静脉窦血栓形成部位一致，而与该部位动脉供血部位和形态完全不同。

2. 静脉性脑梗死 MRI 表现　静脉性脑梗死因静脉窦血栓形成部位不同而有不同的形态和信号特点。静脉性脑梗死与动脉性脑梗死相比有其 MRI 特点：病变部位与其引流静脉闭塞部位一致，梗死多发生于大脑外围皮层、皮层下脑组织或脑深部灰质核团，而大脑白质区发病较少；梗死区呈不同程度长 T_1、长 T_2 信号，常伴有明显脑肿胀；病变可单发或多发，范围大小不一，形态不规则，边界不清，与动脉性脑梗死多呈三角形或扇面形及病变边界锐利明显不同；上矢状窦血栓形成所致脑梗死多见于额叶、顶叶、枕叶，可为双侧多发病变，横窦 - 乙状窦闭塞所致脑梗死多见于同侧颞叶或小脑；大脑大静脉 - 直窦血栓所致脑梗死更具特征性，常表现为双侧基底节区、丘脑及脑干对称性病变，边界清楚；这种对称性改变在动脉性脑梗死中罕见；MR 平扫可同时显示正常静脉窦流空信号消失，代之以异常等信号、高信号。

3. 磁敏感加权成像的应用　磁敏感加权成像是一种高分辨的三维梯度回波序列，对血液代谢产物的磁敏感性较传统的 T_2*WI 更高。因此，磁敏感加权成像和常规 MRI 相比能发现静脉性梗死中更多的出血灶，尤其对微小出血灶的显示更具优势。利用去氧血红蛋白作为内源性对比剂，脑内小静脉在磁敏感加权成像上显示为清晰的低信号。

脑静脉及静脉窦血栓形成的病理机制是，血栓形成后静脉回流受阻，引流静脉内压力及容量增加，血流缓慢，小静脉内去氧血红蛋白数量随之增加，这可能是磁敏感加权成像中引流小静脉增粗、信号减低的原因。一些作者报道，一般情况下，多数小静脉处于塌陷状态。当静脉压力上升时，这些小静脉扩张，起到相互吻合引流作用。有作者认为，脑静脉及静脉窦血栓形成中引流小静脉异常增多，可能是因为静脉内压力增高导致一些小静脉由塌陷状态变为开放状态的结果。

磁敏感加权成像可以显示管径为数百微米的小静脉。不少学者报告脑静脉及静脉窦血栓形成病例的磁敏感加权成像最小强度投影图像引流区可见增多、扩张的小静脉，信号减低。而常规 T_1WI、T_2WI、及 T_2*WI 均未能显示。

可见，磁敏感加权成像对脑静脉及静脉窦血栓形成继发的小静脉的变化非常敏感。而且，由于磁敏感加权成像对血液代谢产物的敏感性比 T_2*WI 更高，所以，磁敏感加权成像发现脑静脉及静脉窦血栓形成继发的更多微小出血灶。

有作者曾报道静脉栓塞时增强后的 T_1WI 可见脑穿通髓静脉扩张的征象，但至今对这一征象认识尚不成熟。一些作者认为静脉窦血栓形成后，静脉内压力增高及脱氧血红蛋白的浓聚是磁敏感加权成像上小静脉变化的原因。这种征象为静脉窦血栓形成引起的静脉性脑梗死的诊断提供了更多信息。对静脉性脑梗死患者病情的评估可能会有很大帮助。

但是，磁敏感加权成像对脑静脉及静脉窦血栓形成本身的显示较困难，可能是因为静脉窦受邻近颅骨及一些小静脉磁敏感伪影的干扰较大的原因，尤其对横窦和乙状窦血栓显示更差。可见磁敏感加权成像能够更精细地显示脑静脉及静脉窦血栓形成的病理变化，提供更多有价值的征象，可作为常规序列的重要补充。在脑静脉及静脉窦血栓形成的诊断及病情评估方面具有重要价值。

静脉性脑梗死 MRI 表现有一定特征性。磁敏感加权成像不但能发现静脉性脑梗死中更多的微小出血灶，还能敏感地显示脑内异常引流静脉的变化。对诊断静脉性脑梗死和准确判断静脉性脑梗死患者的病情会有更大帮助。磁敏感加权成像在诊断脑静脉及静脉窦血栓形成中有着独特的优势。可以发现更多征象，是 MRI 诊断脑静脉及静脉窦血栓形成的重要补充。

第四节　心脏黏液瘤神经系统并发症

心脏黏液瘤是最常见的原发性良性心脏肿瘤，占心脏肿瘤的 30%~50%，60%~88% 的黏液瘤发生在左心房。多数学者认为其肿瘤细胞是上皮细胞源性，发病可能与心内膜下多功能性间叶细胞的异质性表现及贮备细胞异常增生有关。因黏液瘤表面的血栓或者黏液瘤组织碎片常常脱落，并随着血液循环流动，导致全身多个器官栓塞形成。

临床表现除了心脏症状，还可能出现全身症状和器官栓塞相关症状，因而临床表现复杂，易漏诊、误诊。当栓塞脑部血管可引起神经系统并发症，而且有约 10% 的患者以神经症状为首发症状，并无任何心脏表现的病史，更易误诊而延误治疗。

因此有必要重视和了解左房黏液瘤神经系统并发症，以利于临床诊断和治疗，而且因发病机制各异，继发于左心房黏液瘤的神经系统并发症类型多样。

一些作者通过回顾性分析连续 6 年 2 个月手术病理确诊为左心房黏液瘤且并发神经系统症状 119 例患者的影像学资料，旨在总结左心房黏液瘤神经系统并发症的影像学特点，并期望发现一些还未报道的较为特有的影像表现，最终目的是探讨这些影像学特征对临床的指导价值，提高对左心房黏液瘤神经系统并发症的重视，尤其是以神经系统并发症为首发症状的左房黏液瘤的认识，有助于避免漏诊、误诊而延误治疗。

左心房黏液瘤任何年龄均可发病，以成年女性多见，男：女发病率的比例为1:2，平均发病年龄在30~60岁，虽然左心房黏液瘤在病理角度上为一种良性肿瘤，但易复发和转移。左心房黏液瘤的临床表现与瘤体所在的位置、大小、形态、生长速度、瘤蒂长短、是否分叶、有无碎片脱落、瘤体内有无出血、变性或坏死及全身反应情况有关。

临床表现复杂，主要包括血流受阻、全身症状和栓塞三联征。①血流受阻，气短、疲劳、乏力、晕厥、心衰；②栓塞，栓塞是黏液瘤最主要的并发症，黏液瘤碎片或瘤体表面血栓脱落可发生体、肺循环的栓塞；③全身症状，如发热、体重减轻、疲劳、肌肉无力、肌痛、关节痛等。左心房黏液瘤神经系统并发症多由栓子栓塞脑血管所致。大约有20%的左房黏液瘤患者无症状，往往在神经系统并发症发生后相当一段时间才被诊断，回顾性分析发现8例神经系统并发症的左房黏液瘤患者中有7例是以神经系统为首发症状，以神经系统为首发症状的左房黏液瘤患者的比例是相当高的。因此提高对左房黏液瘤神经系统并发症的重视，尤其是以神经系统并发症为首发症状的左房黏液瘤的认识，有助于避免漏诊、误诊而延误治疗。

（1）脑梗死：脑梗死是其一个常见的并发症，可在没有心脏体征或全身症状的情况下出现，文献报道35％的左心房的黏液瘤会发生栓塞，可致大脑、肾脏以及四肢栓塞，最多见是脑动脉栓塞。脑动脉栓塞的临床表现，因栓塞部位不同而有差异，一般为骤然起病，栓塞常为多发且具有典型心源性脑梗死的特点。

栓子的来源可以为黏液组织或黏附在肿瘤表面的血栓性物质，与黏液瘤的质地及形状有关，黏液瘤质地固实且为圆形者，栓子多数为其表面的血栓；而质地柔软及呈不规则分叶状者，其表面血栓及黏液瘤的组织碎片均有可能成为血管栓塞的栓子。

该项研究中，8例神经系统并发症有5例为脑梗死，均为多发，且累及多支血管区域多见，急性、亚急性或慢性病变并存，往往提示反复多次的栓塞事件发生，均具有典型的心源性脑梗死的影像学特点。

Maroon & Campbell（1969）提出脑梗死患者如有以下情况应警惕为左心房黏液瘤的并发症：①年龄小于30岁，无细菌性心内膜炎；②正常心律，无心脏病史；③心律失常或心脏杂音随着时间和体位改变而变化；④全身症状，如血沉增高，贫血或白细胞增多；⑤从血管或组织中切除的栓子发现黏液瘤样组织；⑥脑血管造影显示单一或多处充盈缺损或假性动脉瘤。以脑梗死为首发症状的左心房黏液瘤患者往往难以在卒中前诊断患有心房黏液瘤，对不明原因的脑梗死患者，如出现上述表现而且神经影像学表现提示心源性脑梗死，应及时行心脏超声检查或心脏CT检查，以免延误诊治。

（2）颅内动脉瘤：颅内动脉瘤是左心房黏液瘤另一个重要的并发症，该项研究中3例患者并发颅内动脉瘤，均为多发，梭形多见，均位于脑底动脉环（Willis环）组成血管的远端，其中有2例动脉瘤合并陈旧性脑梗死，提示黏液瘤导致的栓塞发生于动脉瘤形成之前，栓塞与动脉瘤间可能存在一定的相关性。关于动脉瘤的形成机制仍然存有争议，多数学者认为有活性的心房黏液瘤栓子通过血行移动并侵入血管内皮和血管中层，导致肿瘤细胞种植增生以及炎性反应，损伤动脉壁使其变薄扩张。

继发于左房黏液瘤的脑动脉瘤有3大特点：①多发；②多为梭形动脉瘤；③多位于前循环动脉分支的远端。由于继发于心房黏液瘤的脑动脉瘤与脓毒性栓子所致的脑动脉瘤的脑血管造影表现相似，有作者认为这些影像学特点是否为黏液瘤性动脉瘤特征性表现还难肯定。

然而，该项研究发现，继发于黏液瘤的脑动脉瘤周围CT平扫呈持续高密度影，T_2WI呈低信号，这一特异性的表现有助于鉴别诊断。其组织病理学基础为动脉瘤周黏液状的基质和含铁血黄素的沉积，并非钙化。含铁血黄素的沉积由动脉瘤周围出血所致，高密度影持续存在提示动脉瘤周围反复多次的微出血（类似渗血）。

此外，该项研究示增强扫描后动脉瘤周围呈明显强化，该影像特征在以往文献未见报道。其机制可能与肿瘤细胞在动脉瘤周围增殖、积聚、肉芽组织和新生血管形成以及与血肿机化有关。动脉瘤瘤周反复出血或者是肿瘤细胞逐渐侵蚀到动脉瘤壁外所致的脑动脉瘤瘤周影像学表现是黏液瘤所致颅内动脉瘤的典型影像学特征。这些影像学改变有助于黏液瘤性脑动脉瘤与其他原因导致的颅内动脉瘤相鉴别，如感染性动脉瘤和创伤性动脉瘤。

该组作者认为对于多发颅内动脉瘤的患者，尤其位于脑动脉远端的动脉瘤，应注意动脉瘤周围的影像学特征（平扫及增强特点），如出现典型的影像学表现，应建议行心脏超声检查以确定是否有左心房黏液瘤。

此外，左心房黏液瘤因栓塞的血管部位不同会出现不同的血流动力学改变，可引起出血或缺血，可表现为蛛网膜下隙出血、脑实质出血。文献报道可种植转移，栓子内的黏液瘤细胞在脑内分裂增殖，体积增大，产生脑瘤样占位效应。

由于脑血管栓塞可危及性命，对左心房黏液瘤患者术前、术中、术后应及时采取措施预防脑血管栓塞事件的发生，影像学检查应该作为主要依据。

该项研究还发现1例颅内多发动脉瘤出现在左心房黏液瘤切除1年后，文献也报导多发性颅内动脉瘤可出现在心房黏液瘤摘除4~5个月后至11年内，该组作者建议神经影像学检查应该作为左心房黏液瘤摘除术后长期随访的影像检查方法之一。该项研究示6.72%的左房黏液瘤患者出现神经系统并发症，低于文献报道，可能由于部分患者因无神经系统症状而未行神经影像学方面的检查导致漏诊，同时也说明临床对左心房黏液瘤神经系统并发症还不够重视，应该进一步提高对左心房黏液瘤神经系统影像学表现及神经影像学作为监测手段的重要性认识。

综上所述，左心房黏液瘤神经系统并发症，包括急性并发症（脑梗死、脑实质出血、蛛网膜下隙出血）和迟发并发症（动脉瘤、脑内转移灶），各种并发症的神经影像学具有一定的特点。脑梗死具有典型的心源性脑梗死影像学的特点。动脉瘤除了多发、梭型、累及脑血管远端外，动脉瘤CT周围持续高密度影，T_2WI呈低信号，增强扫描时动脉瘤周围明显强化为特异性性影像学表现；脑内转移，形成脑瘤样的影像学特点。神经影像学对以神经系统为首发症状的左心房黏液瘤患者的诊断起到非常重要作用。提高对左房黏液瘤神经系统并发症影像学表现的认识，将有助于降低左房黏液瘤的漏诊、误诊率。

第五节　容易误诊为腔隙性脑梗死的三种情况

（1）将血管周围间隙误认为腔隙性脑梗死：血管周围间隙，即Virchow-Robin腔（VRS），是神经系统内的正常解剖结构，具有一定的生理和免疫功能。在正常人，大脑白质也可出现许多细针孔样改变，常常含有开放的血管，称为筛网状态。在老年人或一些病理状态如动脉硬化或其他某些疾病时，可能使血管周围间隙增多、增大。也有少数年轻病人存在较大的血管周围间隙，可能为先天性发育变异。由于血管周围间隙也发生在脑深部，因此会误认为腔隙性脑梗死。两者在MRI上的表现不同，容易鉴别。血管周围间隙无须治疗且不会消失。

（2）将脑白质点状的脱髓鞘病灶误认为腔隙性脑梗死：大脑的皮质深层，即脑白质，为神经纤维组织，有很多原因，例如，感染、中毒、缺血、代谢等原因可使神经纤维的髓鞘脱失，称脱髓鞘病灶（轻者也称脑白质退变，见于老年人），当这类病变呈点状时，容易将其当成腔隙性脑梗死。

（3）将外伤造成的轴突损伤灶误认为腔隙性脑梗死：当这种损伤灶呈点状时，不容易和腔隙性脑梗死区分，当然，病人的外伤病史，对确诊很重要。不过脑外伤时可以发生外伤性脑梗死，这类梗死灶发生在脑深部且较小时，即称为外伤性腔隙性脑梗死，这种外伤造成的腔隙性脑梗死虽然影像表现和上述的腔隙性脑梗死一样，但致病的病因不同。

第十七章　脑梗死与MRI

第一节　多 b 值扩散加权成像诊断急性期脑梗死

一、MR DWI 的原理

MR DWI 的原理基础是布朗运动:是指分子在温度驱使下无规则随机的、相互碰撞、相互超越的运动过程。

MR DWI 是目前在活体上测量水分子扩散运动与成像的唯一方法。DWI 是在常规 MRI 基础上,在 X、Y、Z 轴 3 个互相垂直的方向上施加扩散敏感梯度,从而获得反映体内水分子扩散运动状况的 MR 图像。具有较大 b 值的序列是较强扩散加权,因而引起较大的信号衰减。将每一像素的 ADC 值进行自然对数运算后即可得到 DWI 图,因此同一像素在 ADC 图和 DWI 上中的信号强度通常相反,即扩散运动快的像素,其 ADC 值高,在 DWI 上呈低信号;反之,扩散运动慢的像素,其 ADC 值低,在 DWI 上呈高信号,急性脑梗死的患者,梗死灶区域扩散运动减慢,故急性梗死灶在 DWI 上呈高信号。

二、高 b 值 DWI 诊断急性脑梗死的特点

随着影像学技术的发展,高场强 MRI 硬件技术不断改善,使得高 b 值 DWI 成为可能。但过高的 b 值易导致信噪比下降,影响图像质量。使得需要更多的激励次数(NEX)来提高信噪比。急性脑梗死患者多有烦躁不安等伴随症状,检查时往往不能配合,这就要求检查时间不宜过长。所以,高 b 值也有一定限度,不能无限制增高。对于同一台 MR 扫描仪,过高的 b 值将使信噪比明显下降,并延长扫描时间。

随着 b 值的增加,脑内白质灰质信号强度虽然降低,但灰白质对比度增加,更易识别病灶,有利于提高诊断的准确性。在选择具体的 b 值时,应该根据 MRI 设备的实际梯度场情况、扫描时间,并结合患者的病情而定。一项研究,高 b 值设定为 2 000 s/mm^2,就是使图像信噪比与扫描时间达到一个最佳平衡点。

三、不同 b 值 DWI 诊断急性脑梗死灶的特点

该组数据说明较低 b 值 DWI 阴性预测值较低。究其原因主要是存在较多的漏诊病例,尤其以小梗死灶漏诊较多。如 b= 800 s/mm^2 时漏诊 41 处病灶,b= 1 000 s/mm^2 时漏诊 39 处病灶,所有漏诊病灶均为直径 <3 mm 的小梗死灶。而高 b 值 DWI 对于小病灶的检出则更加敏感,但高 b 值 DWI 的局限性主要在于保持较高的信噪比时扫描时间较长。

该项研究中高 b 值 DWI 时间需 90 s,烦躁的患者难以耐受,而较低 b 值 DWI 时间较短,对难以配合的患者能够取得较好的图像质量。所以,临床工作中,应该根据患者的具体情况,灵活采用不同 b 值 DWI 扫描,互为补充,取长补短,使得 DWI 对病灶的检出率及图像质量达到最佳的效果。

四、ADC 值在急性脑梗死中的应用

ADC 能够客观、量化反映 DWI 发现的梗死灶。由于其为 DWI 的量化指标,在反映信号强度方面更加细化与准确。该项研究数据表明病变区 ADC 值较对侧正常脑组织有显著降低(t=37.124,P=0.001)。但发现病灶能力方面较高 b 值(b=2 000 s/mm^2)则更具优势。

总之,DWI 诊断急性脑梗死病变中具有较高的价值,高 b 值能提高 DWI 对小梗死灶的检出率,具有临床推广价值。

第二节　扩散张量成像与脑梗死

一、扩散张量成像（DTI）技术

随着MRI软硬件以及后处理技术的不断发展，目前已能用连续示踪纤维分配技术来三维显示白质纤维束，通过示踪每一体素的局部向量信息，从第一个体素主本征向量的方向寻找下一个与其最接近的体素，以前后2个方向呈线性延伸，以重建神经纤维通路，并在相应范围内的部分性各向异性值、主要本征向量间的取值，将这些体素连接起来即为纤维束成像。

二、皮质脊髓束与梗死灶之间相互关系及其对临床症状的影响

皮质脊髓束是脑内较大的白质纤维束，由于皮质脊髓束主要支配肢体运动功能，脑梗死后大多数患者出现肢体症状，即为皮质脊髓束不同程度受累所致。

以前不能在活体上观察到皮质脊髓束的详细信息，现在扩散张量成像白质纤维示踪成像技术的出现，使得能清楚显示皮质脊髓束的走行，从而较容易地对脑梗死灶累及皮质脊髓束的程度及其预后进行评价。

三、皮质脊髓束与脑梗死灶相邻的功能预后评估

一项25例研究中，有8例患者扩散张量成像显示皮质脊髓束从梗死灶边缘通过（Ⅰ型），根据纤维束成像图显示的皮质脊髓束与梗死灶的相互关系推测此型的预后好；此型患者在急性期及慢性期的神经运动功能评分分别为6.75和1.87，不同时间MESSS分值比较，差异均有显著性意义（$P<0.05$），显示该组患者神经功能恢复很好，大多数患者在亚急性期内运动功能障碍即有明显改善，慢性期症状基本恢复。

表明皮质脊髓束仅从梗死灶边缘经过的脑梗死患者，神经运动功能预后良好，也说明梗死灶邻近神经束并未发生梗死，纤维束结构完整性和方向性仍维持正常；而部分患者发病早期出现的较严重的肢体运动功能障碍，可能是由于梗死灶充血、水肿产生的占位效应推挤、压迫神经纤维束所致，当梗死灶充血、水肿消退后病灶缩小，对神经纤维束的压迫随即解除，这时患者的运动功能障碍即得到明显改善甚至痊愈。

Gillard等（2001）也认为扩散张量成像图像能显示皮质脊髓束的破坏、推移或扭曲等征象，当白质束没有破坏时可能意味着患者将有良好的预后。

四、皮质脊髓束部分穿过梗死灶的功能预后评估

该项研究显示，有10例患者扩散张量成像显示皮质脊髓束部分从梗死灶穿过（Ⅱ型），推测此型的预后相对较好；患者在急性期和慢性期的神经功能评分均值分别为20.50和7.00，经统计分析显示急性期与慢性期比较差异有显著性意义（$P<0.05$），表明该组患者在发病后的运动功能障碍较大，但远期恢复较好，多数患者大部分运动功能得到较明显改善；也说明早期皮质脊髓束穿过梗死区纤维束并不会发生中断。

复习有关神经解剖学基础，小的病灶有时可造成3种不同皮层运动区输出纤维分支中的一支中断，而此类梗死灶患者，其临床运动症状常恢复很好，可能是由于2个未被累及的运动纤维功能代偿所致。也有学者认为运动纤维系统分布为平行的而不是严格按等份方式排列；此外，由于神经纤维束的重构和功能再生机制太复杂，如小腔隙性脑梗死灶后的运动障碍恢复较好的原因，也可用脑内小病灶短暂的灶周水肿所致的占位效应来解释。

五、皮质脊髓束完全穿过梗死灶的功能预后评估

该项研究中共有7例患者皮质脊髓束大部或全部从梗死灶穿过（Ⅲ型），表现为皮质脊髓束大部中断、破坏，纤维束数量明显减少，推测此类患者的临床症状恢复应该很不理想。该组中此类患者在急性期和慢性期的神经功能评分均值分别为38.00和20.86，与前2型患者比较，Ⅲ型患者早期运动功能损伤重（$P<0.05$），远期恢复差（$P<0.05$），运动功能障碍恢复的效果差。该组研究结果显示，根据扩散

张量成像表现，推测的患者功能受损情况与临床上对患者的 MESSS 评分结果相符。Lie 等（2004）在研究小腔隙性皮质脊髓束脑卒中的局部解剖模式时发现，功能障碍明显且恢复缓慢的脑梗死患者，扩散张量成像显示该类患者缺血灶范围较广，并包绕着皮质脊髓束，提示梗死灶内神经纤维束部分破坏。

多数学者也认为梗死灶内皮质脊髓束的缺血最终可能导致神经纤维束变性坏死，或神经轴索发生脱髓鞘改变，使组织结构完整性被破坏，导致神经束传导减慢或阻滞等传导异常，这可以解释患者运动功能延迟或不能完全恢复。

Fiehler 等（2002）对慢性脑梗死患者脑功能进行研究后，认为梗死灶内脑皮质或白质发生了不可逆性损伤，但对侧大脑会产生新的类似功能区来代偿其缺损的功能。

六、MR 扩散张量成像在脑梗死中的诊断价值

扩散张量纤维束追踪图能较精确定位和显示脑梗死灶中白质纤维的变化和影响，将平均扩散系数、部分性各向异性等图与方向彩色编码、纤维束成像图相结合，使用不同颜色标记脑内病灶，以观察病变与纤维束之间的关系，能更精确地对脑梗死分期，对脑梗死的治疗效果以及预后判断等情况进行评价，从而更准确地监测脑梗死的进展和转归，为临床提供一种新的较为精确的影像学诊断方法。该组的初步研究也证实了扩散张量成像对评价脑梗死的治疗效果及判断预后能提供较多的有用信息。

该研究的不足是病例数较少，还需要进一步大宗病例观察；技术方面还需解决如扩散梯度的涡流问题，以及当一个像素内存在多个白质纤维交错或分支成角时，示踪结果并不一定能代表纤维束真实的走行方向；已有学者对这些问题进行了初步的改进尝试，相信在不久的将来这些技术问题有望得到解决。

第十八章　急性脑梗死与脑 CT 灌注成像

急性缺血性脑血管病是严重危害人类健康的常见病和多发病，具有发病率高、致残率高和复发率高等特点。在欧洲、亚洲及北美，急性缺血性脑血管病是第三大致死原因，是成年人致残的首位原因。由于常规 CT 平扫的局限性，当发现病灶时，缺血性脑组织已处于不可逆性损害阶段，从而使临床医生错失了早期治疗的时间窗而导致致残率较高。为此，一些作者提出了脑梗死前期的概念，将脑血流量下降未超过脑代谢储备力，神经元尚未发生不可逆转的形态学改变这段时间称为脑梗死前期，从而将影像学检查重点提前到脑梗死前期的影像学研究上，指导早期临床干预性溶栓治疗，尽快恢复缺血性脑组织的血液灌注。

一、脑梗死前期的病理生理学变化

脑梗死前期理论将急性缺血性脑血管病的影像学研究推向了一个新的阶段。机体通过毛细血管的代偿性扩张和收缩（Bayliss 效应）来维持脑血流的相对动态稳定，脑血流量的减少首先出现脑电功能障碍（电衰竭）。

动物试验发现，脑血流量下降到正常水平的 30% 以后，神经元传导功能完全停止。所以正常脑血流量的 30% 就被定为神经细胞的电衰竭阈值，应用 $^{15}O\text{-}H_2O$ PET（公认的灌注绝对值测量的金标准）测量，公认此阈值为 15~25 ml · 100 g^{-1} · min^{-1}，当脑血流量阈值从电衰竭水平进一步下降达正常值 15%~20% 或以下后，则出现代谢改变及膜结构改变（膜衰竭）。

神经细胞的细胞膜离子泵转运障碍，血管周围星形胶质细胞的足板开始肿胀，出现“细胞毒性水肿”，开始启动神经细胞死亡，此时即使脑血流量恢复正常，梗死的细胞也不能恢复。多数学者认为，脑局部短暂性脑缺血发作发病的主要机制是微栓塞或血栓栓塞导致相应脑组织低灌注。在血管本身动脉粥样硬化或严重的血管狭窄病变的基础上，病变血管支配区域的血流就会显著下降，同时微栓子不断脱落随血流到达微血管引起栓塞，从而出现短暂性脑缺血发作症状。

短暂性脑缺血发作是即将发生脑梗死的预警信号，随着短暂性脑缺血发作持续时间的延长，发作频率的增加，发生缺血性损伤的可能性亦随之增加。Bogousslavsky 等（1990）认为，短暂性脑缺血发作后局部脑组织持续的低灌注将增加脑梗死发生的危险性。一些作者认为发生短暂性脑缺血发作的缺血脑组织，在病理上并没有出现组织形态学的不可逆改变，同时通过恢复血流灌注可以恢复神经元原有的功能，因此从病理上可以认为发生短暂性脑缺血发作的缺血脑组织就处于脑梗死前期。

据此，脑 CT 灌注检查的敏感参数可以发现局部脑血流异常改变，同时结合脑梗死前期的多层螺旋 CT 脑灌注成像（MSCT-PI）影像学分期有助于临床医师了解患者的实际脑组织微循环状况，同时，根据 CTA 所示头颈部血管的狭窄部位及程度，制定有针对性的个体治疗方案。

二、脑灌注各参数及 CTA 对脑梗死前期的评价

一组 45 例患者的研究中，42 例显示达峰值时间延长，占 93.3%，患侧与对侧的配对资料，检验显示达峰值时间、平均通过时间具有统计学意义，提示达峰值时间、平均通过时间是反映脑血流动力学异常较为敏感的指标。在血流灌注异常方面，达峰值时间先于局部相对脑血流量和局部相对脑血容量显示异常。考虑主要是由于在短暂性脑缺血发作缓解期，由于继发性小动脉反射性痉挛解除或病变血管再通，病变区的局部相对脑血流量已基本恢复正常水平，同时局部脑血管无代偿扩张，局部相对脑血容量也处于正常水平，而造成微栓子的近端大动脉管壁病灶依旧，因而所支配区域血流速度减慢，使达峰值时间延长。Koenig 等（2001）也认为达峰值时间

延长是慢血流和侧支循环的结果。

在Ⅰ$_2$期，随着脑灌注压的逐步下降，平均通过时间也逐渐出现延长。根据中心容积定理（脑血流量＝脑血容量／平均通过时间），为了维持脑血流量的稳定，低灌注区的血管相应扩张，脑血容量逐渐增高，提示脑循环储备力（CCR）发挥作用。

Grandin 等（2001）认为达峰值时间、平均通过时间对区分正常脑组织和缺血脑组织非常敏感，但对缺血损害的程度以及发生脑梗死危险性的评价不及局部相对脑血流量和局部相对脑血容量。通过观察处于各期的病例脑灌注参数的平均比值，发现随着低灌注的逐步加重，达峰值时间、平均通过时间的延长反而不明显。

当进入脑梗死前期的Ⅱ$_1$期时，由于脑循环储备力的失代偿，局部相对脑血流量下降程度加重，脑组织由于缺血出现局部星形细胞足板肿胀，并开始压迫局部微血管，此时，局部相对脑血容量开始降低，进入Ⅱ$_2$期，星形细胞足板明显肿胀并造成局部微血管狭窄、闭塞，局部相对脑血流量和局部相对脑血容量均下降明显。此时，局部相对脑血容量的下降与局部相对脑血流量的下降基本同步。

根据中心容积定理，平均通过时间延长相对不明显。可以认为，脑灌注参数中达峰值时间、平均通过时间可以较敏感地区分出异常低灌注区，特别是在Ⅰ$_1$期，当平均通过时间、局部相对脑血流量和局部相对脑血容量尚未明显改变时，达峰值时间已明确提示低灌注区的存在，而对于低灌注区微循环障碍的判断，局部相对脑血流量和局部相对脑血容量较为准确，特别是在脑梗死前期的第Ⅱ期，局部相对脑血流量比值出现明显下降提示脑循环储备力失代偿，而当局部相对脑血容量比值随之明显下降时，提示脑局部微循环发生障碍。

该项研究中 42 例灌注异常的患者均显示不同程度的颅内、颈部动脉狭窄，该组发现当患者仅有颈部动脉狭窄而无颅内动脉异常时，相应的脑内低灌注区主要分布在脑梗死前期的Ⅰ$_1$期和Ⅰ$_2$期；颈部动脉狭窄主要由于动脉内粥样硬化斑块所致。考虑这部分患者脑内的低灌注区主要是由于颈部供血动脉不同程度狭窄导致血流减慢，同时部分微栓子脱落导致其远端小动脉痉挛阻塞所致。

而当颅内动脉发生狭窄，无论伴或不伴颈部动脉异常，相应脑内低灌注区主要以脑梗死前期的第Ⅱ期为主。该组对各期患者分布情况与相应供血动脉狭窄程度关系做了 spearman 等级相关检验（$P<0.0001$），提示两者呈明显正相关，即供血动脉狭窄率越高，患者脑内相应低灌注区缺血程度越重。

总之，急性缺血性脑血管病最终的病因机制都是由于低灌注，因而要早期明确诊断，发现低灌注区，同时根据患者脑组织缺血的不同程度及颈部和颅内血管狭窄的不同情况，指导早期临床干预性治疗。而 CT 脑灌注成像结合头颈部血管成像能够清楚地显示脑梗死前期的血流动力学异常及相对应血管的狭窄程度，并可根据各灌注参数了解处于脑梗死前期的脑组织的病理生理学状态，有助于临床医生了解患者的实际情况，从而制订出有针对性的个体治疗方案。

第十九章　脑　卒　中

第一节　急性缺血性脑卒中患者与磁敏感加权成像

脑微出血在梯度回波 T_2* 加权成像（GRE-T_2*-WI）上为直径 2~5 mm 的圆形低信号，周围无水肿。超过 50% 或复发的颅内出血患者伴脑微出血，少量脑微出血的缺血性卒中患者仍可安全接受溶栓治疗，而多发脑微出血则可能是弥漫性出血倾向的表现，脑微出血可作为脑内有出血倾向的象征，在急性缺血性卒中的治疗中具有指导价值。

磁敏感加权成像（SWI）是一项新的可以反映组织磁敏感差异的对比增强技术，对小静脉、出血、铁沉积和钙化的显示尤为敏感。Nandigam 等（2009）用 GRE 和 SWI 两种技术比较观察脑脑微出血，结果发现 GRE 仅显示 33% 脑微出血（103/310）。说明 SWI 图像明显优于传统 GRE。研究发现近 20%~40% 的脑卒中患者发作 1 周内可发生出血转化。尽管脑出血不经治疗而独立发生，卒中患者在溶栓、抗凝治疗中仍需注意出血转化。了解脑出血的高危因素可帮助指导脑卒中抗凝治疗。脑微出血被认为是微血管病标志，伴有薄弱微血管系统的缺血性卒中患者有增加早期脑出血机会。

Fazekas 等（1987）对 11 例脑组织标本进行 MRI 及相关组织病理学研究，确定 GRE- T_2*WI 上出现的小信号缺失为陈旧性血液外渗并与具有出血倾向的小血管病有关。

Tanaka 等（1999）研究发现，MRI 信号缺失是由动脉硬化性微血管和小的梗死灶周围含铁血黄素沉积所致。这些研究表明信号缺失区也许是急性缺血性卒中后发生脑内出血或出血转化。Nighoghossian 等（2002）研究发现，伴有脑微出血的患者增加了出血转化的危险性。

Roob 等（1999）用 GRE-MRI 观察 280 例小的含铁血黄素沉积，6% 脑微出血被发现，并与高龄、高血压、脑白质疏松相关。Hah 等（2009）对 247 例脑卒中脑微出血研究发现，脑微出血常位于基底节区，其次位于皮层下和皮层、丘脑、脑干，小脑半球。一些研究结果与 Han 等观点一致。该研究按照 Boston 诊断标准排除了脑淀粉样血管病。

该研究尚存在局限性，病例按是否伴有脑微出血分为两组，两组之间采用 χ^2 检验，没有评估血管高危各因素与脑微出血之间关系。总之，SWI 能清晰显示脑微出血，脑微出血能间接反映脑内微血管损伤的程度且与出血转化有关，因此急性缺血性脑卒中患者治疗前有必要行 SWI 了解脑内脑微出血情况，从而指导临床治疗。

附：具体研究资料：T_2 FLAIR 图像白质高信号程度，参考 Fazekas 等（1987）标准，分为点状、早期融合、大片融合。脑微出血，参照 Lee 等（2002）标准，分为轻度（1~5 枚）、中度（5~10 枚）、重度（>10 枚）。

血管病危险因素，参照 Orken 等（2009）标准：高血压标准为接受高血压治疗或住院期间血压 ≥21.3/12.0 kPa(160/90 mmHg)；糖尿病标准为有糖尿病病史治疗或无治疗禁食血糖水平≥ 7.0 mmol/L（126mg/dL）；高血脂标准为有服药降血脂史或空腹血清胆固醇水平 >5.72 mmol/L（220 mg/dL）；吸烟标准为近期吸烟或放弃 5 年后再吸烟；饮酒标准为饮酒≥ 300g/ 周。

第二节 重视急性缺血性脑卒中的影像观察和解读

影像学在急性缺血性脑卒中的诊疗中不可或缺,其主要作用是评估脑损伤的范围及指导治疗。一般以快速的平扫 CT 作为卒中早期初筛手段,运用 Alberta 卒中项目早期 CT 评分判断缺血范围。影像学中的缺血半暗带提示存在可挽救的脑组织,灌注加权成像 / 扩散加权成像、CT 灌注成像等多种影像方法均可观察到缺血半暗带,指导积极的血管再通治疗。同时,对急性脑血管病病人侧支循环状况的影像评估也是非常重要的,除金标准数字减影血管造影外,多期相 CT 血管成像、动脉自旋标记等方法均有一定的诊断价值。血管再通治疗后也需要注重影像学监测,警惕再灌注损伤。

我国脑血管病所致的死亡人数已经超过了恶性肿瘤所致的死亡人数,成为国民死亡的病因之首。其中,缺血性脑卒中约占 70%,尤其是急性大血管性脑梗死预后最差,严重威胁病人的生命。如果不能早期积极治疗改善缺血,那么即使存活,病人的生活质量也会很差,而且家庭及社会的精神及经济负担都将受到严重的挑战。

近年来,国家卫生管理部门非常重视急性脑血管病的救治工作,成立了专门的"国家卫生健康委员会脑卒中防治工程委员会",组织专家综合国际和国内的相关研究结果并出台了相应的诊治指导规范,以提高全国范围内对急性脑血管病的诊疗水平。

在急性缺血性脑卒中(AIS)的救治中,及早明确诊断是治疗的前提,而影像诊断是不可或缺的环节,其主要目的是评估脑受损的范围及指导治疗。

目前全球范围内的共识是快速平扫 CT 检查可以作为诊断初筛手段,其主要作用是除外出血和其他非缺血的原因,判断卒中是否为缺血所致。过去,脑缺血梗死早期在 CT 上常常看不到明显的异常征象,随着成像设备分辨力的提高和经验的积累,根据 CT 不仅能够做出一个简单的"不是出血"的判断,还能够在非出血性卒中的早期判断缺血脑组织的范围,从而协助治疗方案的制订。

国外教科书及国内规范中都建议用非标准窄窗(8 HU/32 HU)观察卒中平扫的 CT 影像,Arsava 等(2014)报道应用缩窄窗宽调节窗位的"卒中窗"观察可增加对比有利于病变的显示,以判断有否灰白质界限不清、脑沟变浅、脑组织肿胀、豆状核边缘不清、岛叶条带征消失、颈内动脉或大脑中动脉高密度征(患侧 CT 值是对侧动脉的 1.2 倍)等提示早期脑梗死的 CT 征象,以判断缺血梗死的范围。因此,比较窄的窗位观察到的影像可以增加结构之间的对比,有利于发现异常。

如果 CT 上出现了片状的低密度影同时结合临床表现,诊断起来相对容易,而此时的脑梗死就不是很早期的改变了。国家卫生健康委员会脑卒中防治工程委员会颁发的《中国脑卒中血管影像检查指导规范》中指出"异常低密度区大于大脑中动脉(MCA)分布区 1/3 是静脉溶栓预后较差的表现"。因此,卒中早期运用影像学方法协助治疗方案的决策和预后的评估是非常重要的步骤。

在头部平扫 CT 影像上判断急性脑缺血性改变的范围,国际上通常用 Alberta 卒中项目早期 CT 评分(ASPECTS)的方法(相应的综述发表在《国际医学放射学杂志》2015 年第 38 卷第 5 期),即选择基底节层面和侧脑室体层面,将 MCA 的供血区的皮质从前往后在上述两个层面上分成 7 个区(M1-M6)及岛叶皮质(I);皮质下结构区域分成 3 个区:尾状核(C)、豆状核(L)、内囊(IC)。以上 10 个区域的权重相同,都为 1 分。当出现局部肿胀、脑沟变浅消失、灰白质界限不清、密度降低等征象时,该区域减 1 分。

正常头部的 ASPECTS 为 10 分,整个大脑中动脉供血区弥漫缺血时 ASPECTS 为 0 分。基线的 ASPECTS 评分能够很好地预测病人的功能恢复结果及静脉溶栓后出现症状性出血的概率。ASPECTS>7 分时,预后较好;而 ASPECTS ≤ 7 分,提示病人不能独立生活或死亡的可能性大。如果溶栓治疗后仍 ASPECTS ≤ 7 分,则发生出血转化的概率是 ASPECTS>7 分的 14 倍。

值得注意的是,ASPECTS 的可靠性有一定的时间依赖性,卒中发作早期(<90 min)ASPECTS 很可能低估缺血的程度,发作超过 3 h 后应用 ASPECTS 较为准确。ASPECTS ≤ 7 分与"大脑中动脉分布区 1/3 以上范围的缺血梗死表现"的标准是等同的,ASPECTS 可以更好地量化缺血的范围。

急性缺血性脑卒中病人如果在发病早期能够进行积极有效的血管再通治疗，可以明显改善其预后，提高病人的生活质量。目前，早期血管再通治疗包括静脉溶栓治疗和血管内介入治疗（主要是动脉内机械取栓）。但是能否进行这样的治疗，从卒中发作到治疗开始的时间窗是非常关键的指标之一。具体的每一种治疗方式都有其相应的适应证和禁忌证。

目前国际上多中心研究的证据表明，对于前循环的缺血性脑梗死，如果时间窗在 3 h 之内，应考虑选择应用重建型组织纤溶酶原激活剂（rtPA）静脉溶栓治疗，此时禁忌证相对比较少，主要就是需要明确没有下列情况的存在：①活动性出血和急性出血倾向；② 3 个月内的头颅外伤史或卒中史；③脑内肿瘤、动静脉畸形和动脉瘤；④凝血障碍。

此外，血压应该控制在 24.0/13.3 kPa（180/100 mmHg）以下，脑梗死范围（CT 低密度影）小于 1/3 的大脑半球。如果时间窗在 4.5 h 以内，原则上仍可进行 rtPA 静脉溶栓治疗，但是对其治疗适应证的评价应该更加仔细，主要看是否存在可挽救的脑组织。

运用尿激酶进行静脉溶栓时，时间窗可以延长至 6 h。对于后循环（椎 - 基底动脉所致的）脑梗死溶栓治疗的时间窗、安全性与有效性研究不多，遵循现行指南的基础上，根据病人具体情况个体化处理。

而对于起病 6 h 之内颈内动脉或 MCA M1 段闭塞，如果血栓长度≥ 8 mm（在 CT 上测量高密度血管影的长度）时，很难经溶栓治疗使血管再通，建议进行动脉内取栓等血管内介入治疗，也可以在静脉溶栓治疗后再进行动脉取栓治疗。

进行静脉溶栓治疗的前提和价值就在于还存在可挽救的脑组织，即功能性损伤的缺血脑组织，早期再灌注后可能恢复正常，但如果没有早期再灌注则高度可能进展为不可逆的脑损伤（梗死）。这种功能性损伤的缺血脑组织也被称为缺血半暗带。

目前没有准确判定缺血半暗带大小的方法。临床上主要通过影像学的方法来识别，如果存在灌注下降的脑区明显大于缺血的核心，则考虑存在缺血半暗带。CT 灌注成像（CTP）和 MR 灌注加权成像（PWI）都可用于缺血半暗带的评估，但是这两种方法显示的灌注减低的范围常常是包括了良性低灌注的脑区（不增加再灌注也不会梗死的脑组织），因此有可能高估缺血半暗带的范围。

另外，缺血的核心在生理学研究上显示是脑血流量（CBF）低于 10~12 ml/（100 g · min）的区域，通常发生不可逆的脑缺氧损伤。

CT 上有多种指标可以判断缺血核心的大小，如平扫 CT 低密度的区域，或者 CTP 静脉期原始图像上低密度的区域，或者脑血容量（CBV）图密度减低的区域等。指标不甚一致，有些也不太敏感。研究的证据显示 MR 扩散加权成像（DWI）上扩散明显受限的区域反映缺血核心较为敏感和准确。

国际多中心研究（DEFUSE）（Kakuda & Lansberg，2008）以 MRI 上 PWI/DWI 的不匹配反映的缺血半暗带作为观察指标，判断急性缺血卒中静脉溶栓治疗的结局，选择参数 T_{max}>6 s 所显示的异常灌注范围作为灌注降低的区域，以 DWI（b=1 000 s/mm² 时）上的高信号区域作为缺血核心，结果显示 PWI/DWI 容积不匹配的比值至少要大于 1.2（或绝对容积差 >10 ml）才有治疗的意义。而进一步的血管内介入治疗恢复再灌注的多中心临床试验研究（DEFUSE 2）中，PWI/DWI 容积不匹配选择大于 1.8（或绝对容积差大于 15 ml）进行治疗，才会有较好的治疗结果。

对于缺血核心的确定，Lansberg 等（2012）报道 ADC 值低于 600 mm²/s 的区域作为缺血核心，通常不会再逆转，比较可靠，且核心小于 70 ml 不易出现出血转化。注意，如果缺血核心的容积大于 85ml 则静脉溶栓很容易出现出血转化，造成不良后果。Lansberg 等（2015）报道以缺血半暗带的范围来指导血管内再灌注治疗会优于单纯依赖对发作治疗时间窗的判断而进行的治疗。

急性脑血管病早期的另一项重要的影像评估就是病人侧支循环状况的评估。临床观察显示没有侧支循环的大脑中动脉 M1 段或颈内动脉阻塞的预后很差。基线的侧支循环评分与其卒中后 90 d 的结局（mRS 评分）明显相关，而与采取什么治疗方法并不相关，说明卒中基线侧支循环状态是其结局很重要的预测指标，是决定最终脑梗死体积的主要因素。

脑动脉的侧支循环分为 3 级，其中第 1 级脑底动脉环（Willis 环）、第 2 级的颈外动脉分支及软脑膜动脉吻合支是最重要的基线侧支循环，治疗前应该予以评价。

目前，评价侧支循环公认的金标准仍然是有创的介入血管造影（DSA），应用的是美国介入治疗神经放射学会 / 介入放射学会（ASITN/SIR）的侧支循环分级系统：0 级，缺血的区域没有侧支血流；1 级，缺血的区域有缓慢的侧支血流但持续灌注缺损：2级，缺血的区域有快速的侧支血流但持续灌注缺损；3级，静脉晚期出现缓慢但是完全的血流灌注到缺血的区域；4级，逆行灌注血流快速完全地灌注缺血区域。

随着急性缺血性脑卒中临床研究的不断开展，在多期相的横断面CTA影像上仿照ASPECTS的评分方式评估侧支循环的方法受到了广泛的采用，但是在不同研究中具体的评分标准并不统一。

通常是选择动脉达峰、静脉达峰和静脉晚期3个期相的断面CTA影像，两侧对比评价梗阻动脉远端血管的显示情况，从0~5分，反映闭塞动脉供血区内从没有血管影到远端血管显影正常的不同侧支循环状态，有助于判断急性缺血性脑卒中病人的结局。同样观察CTP的原始图像也可以通过不同时间点分析缺血区域周围的侧支循环状况。

近年来，动脉自旋标记（ASL）技术应用于急性缺血性脑卒中的检查，得出的CBF影像可根据是否出现动脉通过伪影（ATA）评价是否存在二级侧支循环。

急性缺血性脑卒中血管再通治疗后也需要及时通过影像学检查（通常选择在治疗后的24 h）明确病变的进展情况，是否有血管再梗阻，或者再通、再灌注的情况，以及出血转化的情况。血管再通治疗后出现缺血区域内或周边的高灌注虽然较为少见，其机制也不甚清楚，但是需要引起高度的重视。文献报道血管再通治疗后如果缺血区域出现明显的高灌注常常导致出血转化或病情恶化，称为再灌注损伤。而ASL-CBF图比注射对比剂的MR灌注成像（DSC）对于治疗后高灌注的显示更为清晰。

总之，多模态CT/MRI可以综合评价脑实质、脑血管状态以及脑血流灌注，有效地改变了病人急性缺血性脑卒中病程中的管理。急性缺血性脑卒中的早期影像学检查非常重要，准确全面地评价影像学征象，包括缺血改变的范围、是否存在缺血半暗带及其大小、病人大血管的状态、基线的侧支循环状态等，对于治疗方案的制订、治疗效果的评价和预后的判断都有非常重要的作用，因此影像学医生要更积极地参与临床治疗决策才能更有价值。

第三节　后循环缺血性卒中

在英国，平均每年有150 000个人患缺血性卒中，其中有20%~25%（具体范围为17%~40%）为后循环缺血性卒中，即累及椎-基底动脉系统供应的脑组织，包括脑干、小脑、中脑、丘脑、部分颞叶和枕叶皮质。后循环缺血性卒中的早期诊断可以预防残疾和挽救生命，但与其他类型的缺血性卒中相比，后循环缺血性卒中相对较难诊断，且治疗效果往往不佳。

迟诊或误诊均可能导致严重后果，当急性期治疗或二级预防措施没能及时实施，则可能导致不必要的死亡或严重残疾。有资料显示，澳大利亚后循环脑梗死的发病率为每年18/100 000人（95%置信区间为10/100 000~26/100 000）。

患者有后循环短暂性脑缺血发作发作史或其他短暂的脑干缺血症状，尤其反复发生，提示即将发生缺血性脑卒中时，应尽快寻求合理的治疗方法。针对后循环缺血性脑卒中，寻求新的急性治疗方案和预防策略是当前最热门也是最重要的研究方向。

此处讨论正确诊断并治疗后循环缺血性卒中（包括鉴别后循环与前循环缺血性卒中）的重要意义和面临的重大挑战。

后循环缺血性脑卒中通常占缺血性脑卒中的20%~25%。后循环短暂性脑缺血发作常表现为短暂或轻微的脑干缺血症状，较前循环缺血难诊断。与前循环缺血性卒中相比，后循环缺血性卒中难以在溶栓治疗时间窗内对患者及时进行评估并实施溶栓治疗。后循环缺血性脑卒中的复发率高于前循环脑卒中，尤其是伴椎-基底动脉狭窄的患者，其复发率增加3倍。伴脑积水或颅内压增高的患者需尽快行神经外科手术治疗。

基底动脉闭塞患者常伴较高的死亡率或严重致残率，当血供不能恢复时尤甚；如果患者出现急性昏迷、构音障碍、吞咽困难、四肢瘫痪、瞳孔和眼球运动异常等症状时，应立即向卒中专家寻求治疗。

一、后循环缺血性卒中的定义

后循环缺血性卒中是因椎管狭窄、原位血栓形成或血栓性闭塞后引起后循环动脉局部缺血的一种临床综合征。后循环动脉系统包括颈部椎动脉、颅内椎动脉、基底动脉、大脑后动脉等及其分支。闭塞部位不同，引起的临床表现不同。

前、后循环缺血性卒中有着显著差异：检查仪器的诊断价值不同，最佳诊断方式不同及临床特征不同（表 9-19-1）。面 - 手臂 - 语言测试（FAST）是一种广泛应用于院前卒中诊断的测试工具，它对前循环（颈动脉系统：大脑前动脉、大脑中动脉及其分支）缺血性卒中的诊断敏感性明显高于后循环。

虽然很难确定急性缺血性卒中具体累及的部位，但对治疗方案和防治措施的正确选择具有重要的指导意义。头颅 CT 是急性脑卒中影像学诊断的金标准，然而对后循环缺血性卒中的检测敏感性欠佳。以往认为后循环缺血性卒中的复发率低于前循环，但近年来调查数据显示，后循环缺血性卒中的复发率不比前循环低。

二、后循环缺血性卒中的原因

后循环缺血性卒中最常见的原因是椎 - 基底动脉粥样斑块形成或动脉壁剥离引起动脉闭塞，和心源性栓子脱落引起动脉栓塞。

在美国一所大型医院的研究，入组 407 例后循环缺血性卒中患者，发现栓塞引起的占 40%，闭塞引起的占 32%，其余原因有原位小血管闭塞，某些已知原因及未知原因。其中 40% 的栓塞病例中，有 24% 为心源性栓塞，14% 为动脉到动脉的栓塞，而剩余的 2% 为多源性混合来源。一项基于人群和医院的观察研究显示，在有后循环短暂性脑缺血发作史或青少年卒中史的人群中，伴椎 - 基底动脉狭窄者患卒中的风险是不伴椎 - 基底动脉狭窄者的 3 倍。颅外椎动脉壁剥离也是引起卒中的一个重要原因，尤其在年轻患者中。它通常不引起疼痛，也没有明确的症状。

在一项对椎动脉壁剥离患者的系统回顾研究中发现，最常见症状为头昏或眩晕（58%），其次为头痛（51%），颈部疼痛（46%）。有报道显示，椎动脉壁剥离的年发病率为（1~1.5）/100 000。不常见的原因有动脉炎、椎 - 基底动脉延长或扭曲。

在年轻患者中，动脉延长或扭曲常见于 Fabry 病（一种罕见的 X 染色体连锁遗传的多系统溶酶体储存障碍疾病）。

与其他类型的脑血管、心血管疾病相似，后循环缺血性卒中的危险因素有高血压、吸烟、高胆固醇血症、心房纤颤和冠状动脉疾病。

三、后循环缺血性卒中的临床症状和体征

后循环缺血性卒中在临床上诊断起来较困难，尤其与短暂性脑缺血发作鉴别时，当然通过症状持续时间长短还是可以确定的。

表 9-19-1　后循环缺血性卒中的常见症状

运动缺失症状（乏力，笨拙，或不同组合的肢体瘫痪）
交叉症状，同侧颅神经功能受损伴对侧肢体瘫痪和感觉障碍，这是后循环缺血性卒中的特征性表现
感觉缺失症状（感觉麻木，包括不同肢体组合的感觉缺失或异常，有时，四肢甚至头面部均出现感觉障碍）
同向偏盲——两眼同侧半（左侧或右侧）视野同向性视野缺失
共济失调，姿势、步态不稳
眩晕，伴或不伴恶心呕吐
眼肌麻痹引起的复视
吞咽困难或构音障碍
单纯的意识障碍并非典型的卒中症状，但双侧丘脑或脑干受损时可出现

由于后循环负责供应脑干、小脑和枕叶皮质，所以后循环缺血性卒中通常会引起头晕、复视、构音障碍、吞咽困难、姿势步态不稳，共济失调和视野缺损等症状。

急性交叉症状一旦发生——同侧颅神经功能受损伴对侧肢体瘫痪和感觉障碍，则通常诊断为后循环缺血性卒中。

在之前的 407 例后循环缺血性卒中患者中，常见的后循环症状分别依次如下：头晕 47%，单侧肢体乏力 41%，构音障碍 31%，头痛 28%，恶心和（或）呕吐 27%。而常见的体征为单侧肢体肌力下降 38%，步态共济失调 31%，单肢共济失调 30%，构音障碍 28%，眼球震颤 24%。

在中国进行的一项大型观察性研究试验中，纳入大量经头颅磁共振诊断的前循环和后循环缺血性卒中病人。研究发现，对后循环缺血性卒中具有较高诊断价值的体征有：交叉性感觉障碍 [93.0%、0%；P<0.001；阳性预测值（PPV）100%；优势比 3.98]，交叉性运动障碍（4.0%、0.1%；P<0.001；PPV 92.3%；优势比 36.04），动眼神经麻痹（4.0%、0%；P<0.001；PPV 100%；优势比 4.00），象限盲（1.3%、0%；P<0.001；PPV 100%；优势比 3.93）。

然而这些体征具有较低的敏感度，一般为 1.3%~4.0%。在临床实践中，当卒中患者仅表现为

无特征性的共同体征时,前、后循环缺血性卒中则难以鉴别。

眩晕和头昏是相似而难以区别的症状,因此给急诊科医生带来了一个特殊的挑战,当病人主诉头晕时,医生很难判断是哪个系统的疾病。当患者出现急性眩晕伴其他局灶性神经功能症状时,应立刻请专家会诊。

当患者有局灶性神经功能症状,伴新发的颈痛或头痛时,应紧急转诊。短暂性脑缺血发作常伴有构音障碍或复视等轻微症状,往往是严重后循环缺血性卒中发生的征兆,此时应立刻认识到病情的严峻性,并赶紧请专家会诊评估。这的确是一个巨大的挑战,因为这些症状十分轻微、短暂,往往没达到典型短暂性脑缺血发作的诊断标准。

短暂的脑干症状(如单纯的眩晕)通常不能满足典型短暂性脑缺血发作的诊断标准,近年来已被认为是后循环缺血性卒中发生的征兆,当然,并非每次出现之后都会有后循环缺血性卒中的发生。

四、容易与后循环缺血性卒中混淆的疾病

全科医生或急诊科医生往往难以鉴别急性周围前庭功能障碍与后循环缺血性卒中。

急性周围前庭功能障碍通常表现为单纯的眩晕,而不伴有其他脑干症状或体征,这比后循环缺血性卒中引起单纯眩晕多见。头位改变或 Dix-Hallpike 手法试验有助于急性周围前庭功能障碍的诊断。

急性脑出血、蛛网膜下隙出血和脑肿瘤也可能与缺血性卒中有相似的表现,这时影像学检查显得更加重要。偏头痛,伴头晕和复视等先兆,伴枕部疼痛时,与后循环缺血性卒中症状相似,这种情况我们应该立刻排除,尤其在病人第一次就诊描述时。

中毒或代谢紊乱疾病的最初表现也与脑血管疾病症状相似,包括药物滥用、低血糖、脑桥中央髓鞘溶解症和感染后疾病,如抗体相关疾病(如 Miller Fisher 综合征,它引起眼肌麻痹、共济失调和发射消失)。

可逆性后部脑病综合征可导致后循环缺血性卒中,可表现为视物模糊,癫痫发作及其他局灶症状。该疾病往往累及后循环,且常伴有高血压。

神经炎症或慢性感染疾病,如肉状瘤病、贝赛特症和惠普尔病,可能会累积脑干,通常还伴有一系列临床特征。髓质、脑桥和小脑的病毒感染(如 EB 病毒或西尼罗河病毒),细菌感染(如李斯特菌),或真菌感染后的直接效应和导致的感染性脉管炎症状也与卒中表现相似。

五、卒中变色龙

卒中变色龙看上去像其他疾病,但实际上是一种卒中综合征。双侧丘脑缺血损伤引起意识水平下降或全面遗忘综合征;双侧枕叶卒中可能表现为混乱或精神错乱;小脑下后动脉梗死引起的小脑蚓部缺血损伤通常导致眩晕症状,与周围性前庭功能障碍表现相似。罕见的急性脑干缺血可导致双腿节律性运动,与肌束颤动和癫痫抽搐较难区别。

六、后循环缺血性卒中可导致的临床综合征

尽管缺血可发生在椎-基底动脉系统的任何部位,然而来自美国的一项大型病例研究显示,梗死往往发生在血管末梢(脑干前部、小脑上部、枕叶和颞叶)。后循环缺血性卒中引起的临床综合征分别累及不同的部位,掌握这些综合征对临床医生尤为重要(表 9-19-2)。

表 9-19-2 后循环缺血性卒中不同部位损伤引起的不同临床特征

延髓外侧(颅内椎动脉梗死,也称延髓背外侧综合征):眼球震颤、眩晕、同侧霍纳综合征、同侧面部感觉缺失、构音障碍、声音嘶哑、吞咽困难、对侧肢体痛温觉缺失。
延髓内侧:同侧舌肌瘫痪,后期舌肌逐渐萎缩;对侧上肢和(或)下肢轻瘫;单侧触觉、本体感觉缺失。
脑桥:偏瘫或偏身感觉障碍,混合性轻瘫,构音障碍,水平方向眼球凝视麻痹;闭锁综合征,四肢瘫,失语,意识及认知功能保留,眼球垂直运动保留。
基底动脉尖:嗜睡,混乱(丘脑梗死);双侧视野缺损,未察觉或否认视野缺损(双侧枕叶梗死)。
小脑下后动脉:躯干共济失调,眩晕(累及小脑下脚时可伴肢体共济失调)。
大脑后动脉:对侧同向偏盲(枕叶梗死);偏侧感觉缺失(丘脑梗死);丘脑梗死引起的偏身疼痛(丘脑痛);如累及双侧,可能伴视物变形,视觉失认。

瑞士的一项调查研究,收集了 1 000 位后循环缺血性卒中患者,发现椎-基底动脉梗死的患者中有 48% 为脑干梗死(其中脑桥 27%,延髓 14%,中脑 7%),7% 为小脑梗死,36% 为小脑下后动脉梗死,剩余 9% 为多部位梗死。

延髓背外侧综合征是颅内椎动脉梗死中最常见

的临床综合征，是由于供应延髓背外侧的血管分支梗塞所致，经常被漏诊或误诊。临床体征为对侧头面部及肢体的触痛觉、温度觉减退，还有其他临床特征。

小脑下后动脉梗死常导致共济失调，其供应部位受损引起的各项局灶性神经功能障碍后继发引起同侧后枕部、颈部疼痛。

同侧同向偏盲、感觉缺失，而无肢体瘫痪，是大脑后动脉梗死的临床特征。

基底动脉尖闭塞可导致中脑、丘脑和部分颞叶、枕叶（大脑后动脉分支供应的部分）的梗死。

脑干被盖区梗死主要会影响警觉、行为、记忆、动眼和瞳孔等功能。

完整的脑桥梗死则导致“闭锁综合征”——四肢瘫痪，构音障碍，但意识保留，患者可通过眼球或面部的部分运动与外界交流。还有许多与之齐名的后循环梗死综合征，但大多都是不完整的神经功能损伤症状。

此外，这些临床综合征的临床症状常常会发生变化，尤其是感觉症状，例如小脑下后动脉综合征，初始症状可能表现为面部疼痛，后来则为单侧面部感觉减退。

后循环缺血性卒中的首发症状很少为昏迷（一项调查研究的结果为 2%），但确定其是否因基底动脉血栓形成引起尤为重要。首先通过询问是否有短暂性脑缺血发作发作史和急性昏迷史，立刻检查眼球运动、神经反射和瞳孔大小等判断昏迷程度，再行头颅 CT、CTA 或 MRA 等影像学检查以明确诊断。

七、后循环缺血性卒中的诊断

后循环缺血性卒中的诊断主要基于大脑局灶性功能受损引起的临床体征的快速发展，并排除其他非血管源性病因。

首发症状和症状发展速度对卒中初步诊断或评估特别重要，当患者出现急性复视，视野缺损后吞咽困难时，应立刻考虑后循环缺血性卒中。还可以借助诊断工具，如急诊室卒中识别指南，可以帮助急诊室工作人员快速识别急性卒中。

后循环缺血性卒中的诊断主要依靠病史询问、神经系统体格检查及影像学等检查。众所周知，由卒中专家团队对卒中状况进行评估，决定卒中患者是否转入卒中单元进行治疗为最佳策略。急诊室评估可以通过检查视野缺损、眼球运动，观察是否有霍纳综合征、偏侧无汗、双侧瞳孔大小、共济失调等来帮助早期诊断。

当病人被怀疑脑卒中时，应立刻行头颅 CT 或 MRI 影像学检查以排除脑出血。如果患者具备溶栓治疗的指征时，必须行 CTA 以明确基底动脉闭塞。这些检查应尽快完成，因为一般来说，在溶栓治疗时间窗内，越早溶栓，治疗效果越好。

在脑梗死急性期，头颅 CT 可看清大血管闭塞或管壁剥离。除后颅窝部位，CT 或 CTA 的敏感性明显高于 MRI。尤其当某些医院没有磁共振检查设备时，头颅 CT 检查的诊断价值显得尤为重要。对于动态观察颅内血管并识别血管闭塞方面，与数字减影 CT 血管成像（DSA）相比，CTA 与 MRA 具有更高的敏感性（分别为 100% 和 87%）。

怀疑后循环缺血性卒中时，尤其在卒中超早期，MRI 扩散成像（DWI）检查为最佳选择。对于急性缺血性卒中的诊断，MRI DWI 比 CT 的敏感性高得多。研究显示，在卒中后 24 h 内，MRI DWI 的敏感性为 80%~95%，而 CT 的敏感性为 16%。

对于后循环缺血性卒中早期，MRI 的敏感性较低，即假阴性率较高——一项纳入 31 例后循环缺血性卒中患者的病例研究结果显示，假阴性率为 19%。MRI 或 MRA T_1 像有助于识别椎动脉管壁剥离，但相对于识别颈动脉管壁剥离，是具有一定挑战性的。

国际指南推荐使用 MRI 检测短暂性脑缺血发作，包括后循环短暂性脑缺血发作。这有助于鉴别缺血性卒中与短暂性脑缺血发作，明确损伤部位，DWI 像还可独立预测短暂性脑缺血发作后发生卒中的风险。在卒中发生后几天内，尤其是较轻微的卒中或短暂性脑缺血发作，头颅 MRI 成像具有最重要的诊断价值。为了鉴别卒中与其他表现相似的疾病（如脑炎），当影像学检查无特异性时，有必要行其他检测手段（如腰椎穿刺取脑脊液化验）进一步明确。

八、后循环缺血性卒中的管理

与其他类型的卒中和大多数急性神经系统疾病一样，在后循环卒中急性期，稳定病情、防止加重和恢复症状至关重要。在运送病人至医院的途中，要保证呼吸通畅，维持正常的血液循环，必要时配置专门的麻醉小组。

后循环轻微脑梗死和短暂性脑缺血发作患者中

哪些人最容易加重或复发基底动脉闭塞患者最初可能伴有口吃，症状波动类似短暂性脑缺血发作，但当基底动脉闭塞后，则进展为毁灭性的脑干卒中。55%~63% 的基底动脉闭塞患者有前驱症状，如短暂性脑缺血发作、轻微卒中或其他症状。有研究显示，急性基底动脉闭塞患者的死亡率为 41%~95%，一些研究也提到，基底动脉闭塞不能再通时，死亡率很高。未再通的幸存者，大多也是严重残疾，如闭锁综合征。

一项中心病例研究中，50 例通过血管造影确诊的基底动脉闭塞患者，静脉溶栓后均血管再通，3 个月后，这些患者均能独立生活。对于有症状的椎 - 基底动脉狭窄患者，90 d 内卒中复发的风险约为 25%。

因此，明确哪些卒中病人有早期复发的高风险至关重要，既有利于针对性治疗，也有利于分配最佳管理方式。如果不断研究椎 - 基底动脉狭窄以证明血管内治疗的疗效，高风险病人的识别将越来越有必要。

应用于短暂性脑缺血发作的 ABCD2 临床预测评分（年龄、血压、临床症状、症状持续时间和糖尿病）是否适用于椎 - 基底动脉系统短暂性脑缺血发作尚不确定。然而，有一项基于医院的观察性病例研究显示，后循环卒中或短暂性脑缺血发作患者 90 d 内的复发率为 30%，与 ABCD2 临床预测评估结果不符。为了改进后循环短暂性脑缺血发作复发风险的预测能力，正不断完善相关评分体系。《新英格兰杂志》有报道在美国，后循环缺血性卒中 30 d 内的死亡率为 3.6%，栓子机制引起，末梢梗死的卒中和基底动脉闭塞疾病预后很差。

九、展望

卒中急性期治疗，二级预防和风险预测仍是最为关注的问题。急性基底动脉闭塞的治疗时间窗问题和不同的治疗策略应进一步采用随机试验反复检测。目前有学者采用 BASICS 试验研究基底动脉闭塞患者静脉内溶栓后行动脉内溶栓的疗效和安全性。

伴椎 - 基底动脉狭窄的后循环大动脉疾病的管理治疗，尤其是同时伴短暂性脑缺血发作和轻微卒中的患者，这是当前的研究热点。

第二十章　颅脑静脉

第一节　基底静脉发育变异

颅内占位病变推挤基底静脉移位常有诊断价值。颞叶病变，使基底静脉前部抬高，在侧位片上见该静脉前部的正常弯曲凹向顶侧更为加重，前后位片见该静脉内移。额叶病变，基底静脉前部移向下后，前后位片见其稍向内移。顶叶病变，深部或中心部位病变对基底静脉推移少，但位于前侧的包块可引起该静脉后部轻度下移。

Signargout 等(1972)统计 150 例脑血管造影片后指出，发现基底静脉正常发育变异占 13%，这是分析基底静脉移位时应加以注意的问题。

第二节　先天异常静脉引流伪似颈静脉球瘤

Tjellstrom & Svendsen(1983)报告 1 例异常静脉引流伪似颈静脉球瘤，该患者 20 年来右耳一直有脉动性耳鸣，鼓室下可见一浅蓝色包块，逆行颈静脉造影证实右侧乙状窦处有梗阻，血管造影未显示颈静脉球瘤。以后再做后颅窝的 DSA，显示右侧横窦从窦汇处向右走行不断下移，在乙状窦向颈静脉紧邻枕骨大孔处转向上，在变宽的颈静脉窝处形成角度后转向上形成颈静脉。

第三节　显眼的大脑大静脉

颅脑 CT 增强扫描，在第三脑室平面的横断图像上，间或可看到一软组织密度的团块，位于四叠体板池的上部分，为血管性结构，是扩大的大脑大静脉的正常表现。

经侧脑室前庭与第三脑室后部横断增强扫描，偶尔见到一条管状的中线增强结构，正位于松果体钙化的后方，且居小脑上池内。这是大脑大静脉在其连接直窦之前的正常解剖位置，此静脉比一般所见显著和扩大，一些作者指出，它仍属正常范围内。

大脑大静脉的病理性扩张，常见于动静脉畸形、大脑大静脉血管瘤以及伴存引流中央部位或来自硬脑膜窦基底的血流增加的多血管性肿瘤。

第四节　大脑静脉和静脉窦

大脑静脉和静脉窦的发育变异及病变种类较多，且临床表现缺乏特异性，诊断较为困难。由于小部分病变在急性期病情恶化及不可预见的演化，因此必须尽早对脑静脉血栓做出正确诊断，以便早期干预。CT 和 MRI 等影像学检查提供了良好的成像技术，能够提供解剖和血流的功能信息，是诊断大脑静脉和静脉塞病变的重要方法。

大脑静脉和静脉窦发育变异较多，大多数病人无临床症状。脑内存在多种与静脉异常相关的病变，静脉性疾病临床表现缺乏特异性，容易误诊和漏诊。

大脑静脉和静脉窦的静脉性脑卒中占脑血管事件的 0.5%，其栓塞性疾病具有潜在的可恢复性，及时诊断和治疗尤为重要。CT 和 MRI 是无创性影像检查方法，能够提供形态及功能方面的信息，有助于静脉性疾病的早期准确诊断。

一、CT 和 MRI 静脉成像方法及优缺点

（一）CT

CT 平扫通常是急诊病人的一线检查方法，能够检出与静脉病变相关的梗死，有时可以显示高密度的血栓，但诊断大脑静脉和静脉窦变异和异常的敏感性和特异性较低。常规 CT 增强扫描在一定程度上能显示脑静脉结构，但由于扫描速度的原因，在静脉血管内对比剂达峰值所获得清晰薄层 CT 影像的数量有限，不能包括整个脑范围。

CT 静脉成像（CTV）是指经静脉注射对比剂，快速容积扫描后，应用三维血管重建技术显示脑静脉系统，能清晰显示颅内静脉的全貌，直观准确显示静脉与周围结构的关系，但解剖细节方面显示欠佳。

（二）MRI

（1）三维时间飞跃 MR 静脉成像（3D-TOF MRV）利用流动相关增强机制，采用射频脉冲快速、连续多次激发，使静态组织被饱和，血管内的血液由于流动未被饱和，产生较高的 MRI 信号，对血流速度快且与激发平面垂直的血管显示较好。

（2）三维相位对比 MR 静脉成像（3D-PC MRV）的原理是血流在梯度场中有相位的改变，相位改变程度表示血管内的信号强度，流动血流有显著相位差，显示高信号，该成像方法空间分辨力高，受湍流影响小，但抑制背景组织信号差，扫描时间长，不利于慢血流显示。

（3）三维增强 MR 血管成像（3D CE-MRA）利用静脉内注射顺磁性对比剂显著缩短血液的 T_1 值，同时采用快速梯度回波序列进行扫描，有效抑制血管周围组织的信号，使血管内信号显著增强，对血液流动敏感性较小，影像空间分辨力高，对血流速度相对较慢的血管显示较好，且不受血管走行方向的影响。

（4）T_2* 加权梯度回波（T_2*W-GRE）成像对血液成分脱氧血红蛋白、正铁血红蛋白敏感，表现为低信号。磁敏感加权成像（SWI）对出血及血液产物较 T_2*W-GRE 更为敏感。不同的影像检查方法各有其优缺点，联合应用能够提高诊断的准确度。

二、 大脑静脉和静脉窦的发育变异

1. 未发育和发育不全

（1）上矢状窦：上矢状窦前 1/3 未发育和发育不全是常见的变异，表现为上矢状窦前部缺如，由几条表浅皮质引流静脉在靠近冠状缝处汇合成上矢状窦。上矢状窦起源于原始边缘窦，通过矢状血管丛融合或其中一支优势发育形成。

San 等（2012）报道，上矢状窦前部形态分为 4 种类型。Ⅰ型：一条上矢状窦，引流双侧额叶皮质静脉；Ⅱ型：若矢状血管丛在中线未融合，则表现为上矢状窦前段未融合，一分为二，引流双侧额叶皮质静脉；Ⅲ型：若矢状血管丛前端未发育或发育延迟，由连接前上额区的软膜 - 蛛网膜静脉和背侧上矢状窦属支间的纵向吻合代偿，则表现为上矢状窦前段阙如，双侧额叶皮质静脉代偿性增粗汇入上矢状窦中部；Ⅳ型：一侧上矢状窦前段缺如，额叶皮质静脉代偿性增粗，对侧正常，这种变异是由于一侧矢状血管丛发生了上述Ⅲ型变异，而对侧发育正常。该项研究中 100 例非硬膜窦血栓病人 CTV 显示 7 例存在单侧上矢状窦发育不全，3 例存在双侧发育不全。CTV 能够直观显示上矢状窦的形态改变。

（2）窦汇：一些作者将窦汇分如 4 型。Ⅰ型：有窦汇形成，上矢状窦和直窦汇合成一个真正的总池，从总池发出左右横窦；Ⅱ型：无窦汇形成，双侧横窦之间无交通；Ⅲ型：无窦汇形成，双侧横窦之间有交通；Ⅳ型：复杂型。右侧优势横窦占 63.3%，非优势侧横窦 TOF-MRV 流动间隔伪影容易被误诊为血栓，但没有扩张的侧支血管和相关脑实质异常，一般说来，与静脉窦病理性栓塞区分不困难。

2. 乙状窦憩室　乙状窦走行于乙状窦沟内，在颈静脉孔区移行为颈内静脉，与颞骨乳突毗邻，当乳突局部骨质缺损，可发生乙状窦憩室，导致临床搏动性耳鸣。

CT 平扫及 CTV 表现为乙状窦管腔突起经缺损骨质疝入乳突气房。PC-MRV、TOF-MRV、CE-MRV 表现为乙状窦局部呈囊状、棘样、指状向外膨隆，边缘光整。

3. 蛛网膜颗粒　蛛网膜突入到硬脑膜静脉窦内形成的绒毛状或颗粒状突起称为蛛网膜颗粒，常位于表浅静脉汇入静脉窦处，直窦、上矢状窦及横窦的外侧多见。蛛网膜颗粒 CT 平扫呈等密度或低密度，接近脑脊液密度，邻近硬膜边缘缺损或裂隙，颗粒较大或较多时，邻近骨质受压变薄。T_1WI 呈低信号或等信号，T_2WI 呈高信号，蛛网膜下隙直接延续至颗粒内；扩散加权成像（DWI）表现为扩散不受限，边缘光滑。MRV 表现为边界清楚的充盈缺损，推压、扭曲或致静脉窦管腔变窄，可以合并静脉窦的分隔或重复。CT 及 MRI 增强扫描时，蛛网膜颗粒本身无强化，见皮质静脉进入为其特征性表现，蛛网膜颗粒近段和远段静脉窦内血流正常。

4. 永存枕窦　为胎儿期未退化的遗留静脉窦。指除横窦、乙状窦外，直接连接窦汇区与乙状窦末端或颈内静脉起始部的静脉窦，为后颅窝颅内静脉回流的重要代偿通道。PC-MRV 表现为直接连接窦汇区（包括直窦下端、横窦近端、上矢状窦后端）和乙状窦远端或颈内静脉起始部的高信号血管，通常较粗大。

5. 永存镰状窦　为大脑大静脉与上矢状窦后部之间的硬脑膜静脉通道。出生后镰状窦即关闭，如果持续存在，称为永存镰状窦或胚胎性直窦。直窦闭锁或发育不良时，镰状窦可替代性持续开放，将血液由大脑深部静脉系统引流至表面静脉系统。

CT 平扫多不能显示，CTA 显示大脑大静脉或直窦前部与上矢状窦中后 1/3 处相连的条带状强化血管样结构。永存镰状窦管腔较粗时，MRI 平扫矢状面 T_1WI 及 T_2WI 显示大脑镰后部条状血管流空影自大脑大静脉向上引流至上矢状窦；若管腔细小，MRV 可以在不行增强扫描的情况下较好地显示永存镰状窦。矢状面增强 T_1WI 可以很好地显示永存镰状窦的形态、走行及并发的血管畸形。

三、大脑静脉和静脉窦病变

1. 动静脉畸形　动静脉畸形是由一团发育异常的血管瘤巢、供血动脉和引流静脉构成，其间无毛细血管连接，是年轻人非创伤性颅内出血的重要原因之一。CT 平扫表现为边界不清的混杂密度病灶，呈等密度或高密度的点状、线状血管影，可伴钙化，血管间为等密度的脑组织或低密度软化灶；周围无水肿和占位效应，常有脑萎缩改变；破裂出血则表现为脑内血肿，也可破入脑室或蛛网膜下隙。CT 增强扫描病变区呈点状、线状明显强化血管影，可见血管团及引流血管。

MRI 平扫时，异常血管团呈葡萄状或蜂窝状流空信号，引流静脉因血流缓慢在 T_1WI 上呈低信号，T_2WI 呈高信号，供血动脉呈低信号或无信号，病灶周围见局限性脑萎缩和软化灶形成，增强扫描畸形血管团呈高信号。CTA、PC-MRV 及 CE-MRA 能够显示供血动脉、畸形血管团及引流静脉。

2. 发育性静脉异常　发育性静脉异常是一种先天性静脉回流异常，通常无症状。组织学表现为单支或多支扩张的髓质静脉汇集到一支中心静脉，而后流入静脉窦或深部室管膜静脉。CT 增强扫描呈线样强化高密度影、MRI 增强扫描髓静脉呈轮辐状强化，逐渐增粗，向小心静脉聚集，呈“水母头”样，是其特征性表现。

3. 海绵状血管瘤　脑内海绵状血管瘤由缺乏肌层和弹力层的薄壁血管窦样结构组成，紧密排列，切面呈海绵状，其间没有或极少有脑组织。CT 平扫表现为类圆形高密度影。

Zabramski 等（1994）根据 MRI 表现将海绵状血管瘤分为 4 种类型。Ⅰ型：表现为亚急性出血，T_1WI 呈高信号，T_2WI 呈高信号或低信号；Ⅱ型：T_1WI 病灶呈混杂信号，T_2WI 上病灶中心呈混杂信号，周围见低信号环，呈“爆米花”样；Ⅲ型：表现为慢性出血，T_1WI、T_2WI 上病灶均呈低信号，T_2WI 上病灶周围见低信号环，T_2*WI-GRE 病灶呈低信号，较 T_2WI 显示病变范围更大；Ⅳ型：T_2*WI-GRE 病灶表现为点状低信号，T_1WI 及 T_2WI 呈等信号，难以显示。Sparacia 等（2016）研究表明，SWI 显示海绵状血管瘤较 T_2*WI-GRE 更清晰，范围更大，对于微小海绵状血管瘤，仅 SWI 能够显示，表现为点状低信号，由此提出第Ⅴ型海绵状血管瘤。

4. 硬脑膜动静脉瘘　硬脑膜动静脉瘘是指发生在硬脑膜及其附属物大脑镰和小脑幕的异常动静脉交通，常继发于静脉窦阻塞。海绵窦最易受累，其次是横窦和乙状窦。主要由颈外动脉供血，颈内动脉及椎动脉的脑膜支也可参与供血，颅脑 CT 平扫可无异常发现，破裂时可表现为蛛网膜下隙出血。CT 增强扫描表现为脑内或脑表面迂曲的供血动脉及皮质引流静脉。T_1WI 及 T_2WI 上表现为迂曲流空血管影，同时能较好地显示静脉窦血栓、脑水肿及颅内出血等并发症，TOF-MRA 能够显示增粗的供血动脉及引流静脉，PC-MRV 能够显示闭塞的静脉窦及皮质引流静脉。目前 DSA 仍是确诊硬脑膜动静脉瘘的“金标准”。

5. 大脑大静脉动脉瘤样畸形　大脑大静脉动脉瘤样畸形是先天性脑血管发育畸形，多见于胎儿（第 6~11 周）和出生后婴幼儿，占儿科脑内血管畸形的 30%，是指位于中间帆池的胚胎残余前脑内侧静脉与动脉发生直接交通所形成的动脉瘤样畸形。可以分为 4 型。Ⅰ型：前脑中央静脉与胼胝体周围动脉形成动静脉瘘；Ⅱ型：前脑中央静脉与丘脑穿支动脉形成多发瘘；Ⅲ型：上述两型兼而有之的混合型；Ⅳ型：中脑动静脉畸形。

CT 平扫显示第三脑室后部、四叠体池区类圆形等密度或高密度影，通过扩张的直窦与窦汇相连，增强扫描瘤体均匀强化。MRI 表现为大脑中线处、大脑大静脉池、四叠体池区瘤样扩张的静脉，邻近部位见迂曲、纤细或异常增粗的流空血管影，邻近静脉窦有不同程度增宽或血栓形成，颅内远隔部位静脉异常增粗，构成脑底动脉环的部分动脉增粗扩张。其他表现有邻近间质性脑水肿、脑缺血表现及梗阻性脑积水，CE-MRA 和 PC-MRV 可以显示大脑大静脉动脉瘤样畸形的瘤体及伴发的动静脉畸形。

6. 脑静脉血栓　依据受累静脉不同，分为大脑静脉窦血栓、皮质静脉血栓及大脑深静脉血栓。

（1）大脑静脉窦血栓：CT 平扫是首选检查方法，直接征象为硬脑膜窦三角形或条样高密度影，即致密三角征或索带征；间接征象为静脉窦引流区脑水肿、缺血梗死灶、出血性梗死及梗阻性脑积水。CT 增强扫描表现为空三角征。CTV 显示静脉窦血栓无强化，呈低密度。

CT 灌注（CTP）成像表现为病变静脉引流压低灌注，相对脑血流量（rCBF）、相对脑血容积（rCBV）减低，相对平均通过时间（rMTT）延长，研究表明灌注参数可用于判断预后，当低灌注区 rCBF>60.5%、rCBV>75.5%，rMTT<148.5% 时预后较好。其中，各相对值的计算是将 100 mm^2 的兴趣区放在脑实质异常区域的中央和外围区，与对侧镜像位置的正常脑实质相应参数进行比较得出。

T_2WI 表现为静脉窦流空信号消失。急性期（0~5 d）：T_1WI 呈等信号，T_2WI 呈低信号，SWI 为低信号。亚急性期（6~30 d）：T_1WI 及 T_2WI 呈高信号，SWI 为高信号或高信号为主的混杂信号。DWI 部分血栓和受累脑实质扩散受限，表明为细胞毒性水肿，若为血管源性水肿，DWI 呈低信号。慢性期 MRI 诊断存在一定困难，T_1WI 及 T_2WI 呈低信号，与正常流空不易鉴别，SWI 为低信号。MRI 增强扫描表现为空三角征。TOF MRV 直接征象为静脉窦高信号消失，慢性血栓见侧支循环形成，即大脑的浅静脉和深静脉扩张。

PC MRV 有助于鉴别慢血流和血栓。CE MRA 表现为腔内充盈缺损；在灌注加权成像（PWI）上，如果 MTT 延长，CBV 或 ADC 正常，提示病变可恢复；如果 MTT 延长，CBV 或 ADC 增加，提示病变不可逆。3D-PCMRI（4D 血流 MRI）能够对活体大脑静脉血流进行可视化和定量化分析，使用血流可视化和量化分析专用软件在上矢状窦、直窦和横窦层面观察血流的速度及容量，静脉窦栓塞后血流信号消失，栓塞静脉再通后，血流速度及容量增加。

（2）孤立性皮质静脉血栓：孤立性皮质静脉血栓是一支或多支大脑皮质静脉栓塞而没有大脑静脉窦或深静脉阻塞，CT 平扫直接征象为高密度血管征，间接征象为脑水肿、局限性蛛网膜下隙出血及出血性脑梗死。

MRI 直接征象与静脉窦血栓表现类似，即与皮质静脉血栓形成时间有关，间接征象与 CT 表现的间接征象类似，DWI 示皮质静脉血栓局部或紧邻部位扩散受限。由于静脉窦没有受累，加之皮质静脉位置、数目和直径变异较大，常规 CT 和 MRI 检查不易发现病变。

SWI 检出病变较为敏感，血栓表现为低信号，不仅可以显示血栓本身，还可以显示引流静脉的改变，有助于提高皮质静脉血栓的诊断率。

（3）大脑深静脉血栓：大脑深静脉，包括双侧的大脑内静脉、Rosenthal 基底静脉及 Galen 静脉。是由于大脑深静脉系统出现部分阻塞或血流淤滞所引发的静脉闭塞性脑血管病，约占大脑静脉及静脉窦栓塞性疾病的 10.9%。双侧丘脑及基底节区对称性病灶是其特征性的影像表现。CT 表现为双侧丘脑及基底节区脑实质肿胀及密度减低，合并出血时表现为低密度水肿区内斑片状高密度影。MRI 表现为双侧丘脑及基底节区对称性略低 T_1 略高 T_2 信号为主的病变。

7. 肿瘤浸润或硬膜外血肿压迫致静脉窦狭窄或闭塞　脑膜瘤是常见的颅内肿瘤，好发于上矢状窦旁及后颅窝，脑膜瘤压迫或浸润静脉窦时常导致静脉窦的移位、狭窄或闭塞。硬膜外血肿压迫硬脑膜静脉窦可产生类似的影像表现。静脉窦 PC-MRV

和 CTV 可以明确静脉窦阻塞程度及引流静脉代偿情况。

综上所述,大脑静脉和静脉窦的发育变异及病变种类较多,影像检查可以为这些变异及病变的诊断提供重要信息。①能够显示变异及病变的解剖及形态改变:动静脉畸形可见供血动脉、畸形血管团及引流静脉。硬脑膜动静脉瘘表现为脑内异常迂曲扩张的血管影及继发性改变。大脑大静脉动脉瘤样畸形表现为大脑大静脉瘤样扩张,周围引流小静脉增多。脑静脉血栓表现为静脉窦充盈缺损和相关脑实质改变。②提供静脉血管的功能信息:3D-PC MRV 能够对活体大脑静脉血流进行可视化和定量化分析。③灌注成像中不同参数组合应用可以判断静脉血栓性疾病的分期和病变是否可逆,并可预测预后。

随着影像技术的不断进展,微小静脉疾病的显示与诊断、静脉疾病对脑功能及代谢的影响、脑肿瘤与静脉的关系等将逐渐受到重视,并为临床诊治提供更为精准的信息。

第二十一章 脑静脉窦

第一节 窦汇区分型之一

一、窦汇区解剖构成和引流分布

硬脑膜窦是颅内、外静脉交通的重要“桥梁”。颅内静脉血注入邻近静脉窦,在窦汇区汇总后主要通过双侧横窦和乙状窦注入颈内静脉,其中以上矢状窦、直窦和双侧横窦最为重要。传统观点认为上矢状窦、直窦和枕窦汇入一个“总池”,由此池向两侧发出横窦,在一组123例中真正的“总池”只有22例,多数情况是上矢状窦和直窦以不同的方式与横窦相延续,发育变异比较大。

上矢状窦起自盲孔,接受额部、中央沟前、中央沟后和枕部的静脉,向后延伸至窦汇。直窦位于大脑镰和小脑幕结合处的硬脑膜内,接受下矢状窦、小脑上静脉和大脑大静脉的血液向窦汇方向引流。

脑静脉不与动脉伴行,可分为浅、深2组。大脑镰和小脑幕将双侧大脑半球和小脑分开,所以双侧大脑半球和小脑之间缺乏广泛的静脉交通,同侧浅、深静脉之间直接吻合较少,在脑白质内存在广泛的“分水岭”。这些特点与其他部位静脉系统不同,各静脉引流区域的相对独立性较强。因此,窦汇区各静脉窦的相互吻合形态对脑静脉血液循环代偿能力起到重要作用。同样,对决定横窦引流优势也起到重要影响。

横窦引流优势是指血液只从或主要从一侧横窦向颈内静脉引流,引流优势是在扩大颅骨切除范围、某些颅底和颈根部肿瘤切除等手术中非常重要和需要优先考虑的问题。由于上矢状窦管径粗大,通常上矢状窦血流分配较多的一侧横窦优势较强。

另外,静脉窦本身发育的优劣也是不容忽视的因素。该组病例横窦引流优势存在明显差异,右侧占优势者较多,为84例,左侧占优势者23例,等优势者16例。

二、窦汇区MRI分型的临床意义

窦汇区是一个复杂的吻合系统,由于窦汇区解剖形态临床意义重大,已有学者利用非活体解剖和血管造影方法对此进行了深入研究。

一组病例依据静脉窦相互吻合形态和横窦引流优势把窦汇区解剖形态分为4型,主要有以下优点。①能够比较明确地反映上矢状窦、直窦和双侧横窦之间的关系;上矢状窦、直窦与横窦的汇合方式是分型的重要依据之一;②能够比较明确地反映双侧横窦的引流优势;第1型,双侧横窦引流优势以等优势和右侧略占优势者居多,第2型,通常上矢状窦向一侧引流优势较大,第3型和第4型引流优势的差别非常明显;③有利于判断现存的和潜在的血流代偿通道;代偿能力是手术过程中能否切断一侧横窦或乙状窦的重要依据。第1型代偿能力较强。当切断一侧静脉窦以后,血液可经过窦汇直接代偿,或者经直窦和上矢状窦分叉的另一端向对侧引流,这样引起并发症的概率较小。第2型代偿能力较差,由于直窦和上矢状窦在窦汇区无交通支或交通支极为细小,血液需经开放的颅内静脉吻合支或者其他通道引流,切断任何一侧横窦都可能造成静脉回流障碍,故引起并发症的概率较大。第3型和第4型引流优势差别非常明显,如果切断优势侧横窦则势必引起颅内症状。

三、比较影像学

以往,临床观察窦汇区活体形态学和判断引流优势的传统方法主要靠脑血管造影,血管造影具有一定的创伤性和风险性,很多原因可以导致造影失败或显影不清，从而造成判断上的困难或失误。

更重要的是，脑静脉引流分布具有相对独立性，前交通动脉和后交通动脉存在等压点，正常情况下双侧颈内动脉和椎动脉血互不混合。因此，单侧血管造影常无法达到观察的目的，需要双侧颈内动脉和(或)联合椎动脉造影才能获得总体印象。对细微结构观察欠清，如纤维分隔等，这些结构是能否通过手术方法再通的解剖学基础。由此可见，利用血管造影评价窦汇区解剖存在局限性。

MRV已获得广泛的临床应用，具有良好的安全性和可重复性。利用MRV能够获得形态与功能多种信息，因此是一种比较实用的方法。一些作者采用了连续二维时间飞跃(2D TOF)和三维相位对比(3D PC)两种成像技术对窦汇区观察，结果显示，两者都能清晰勾画出窦汇区主要解剖结构，如大脑大静脉、上矢状窦、直窦和优势侧横窦。

在a组磁共振静脉成像受检者中，24例在非优势侧横窦上出现血流间隙。在b组三维相位对比法受检者中出现3例，表现为横窦正常血流信号中断消失。值得注意的是，c组同时接受2种检查方法的志愿者中，3例在磁共振静脉成像图像中出现流动间隙，而在相应的相位对比图像上有2例显示细小的血流信号，这种现象也被血管造影结果证实。这说明，横窦发育不良是造成流动间隙的主要原因，在多数情况下横窦可能是开放的，没有完全闭锁。

此外，血流间隙起因还可能与以下4个因素有关：横窦起源于小脑幕静脉；血流过于缓慢，超过信号采集域值；冠状面扫描时，窦汇和横窦几乎与扫描层面共面，质子易受到饱和效应的影响；复杂的血流状态和最大信号投影法重建过程也可以造成信号丢失。

血流间隙易与血栓形成和肿瘤侵蚀相混淆，是一个误区，应当引起重视。

与时间飞跃法相比，三维相位对比法体素小，可以多方向采集信号，背景抑制效果较好，提高了对复杂血流的显示率。3D容积数据有利于迂曲血管和血管交叉重叠部分的观察，通过调整速度编码可以加强对慢血流的显示。

不足之处是扫描时间过长，对于小静脉显示较差。有报道，3D增强MRA对颅脑静脉的显示要优于磁共振静脉成像，是一种有可能替代DSA的检查方法。该组作者认为，扫描时间长、需要对比剂、对机化血栓和再通血栓鉴别困难和掩盖静脉窦正常结构等是该项技术的主要缺陷。所以，如果成像的目的主要是为了观察窦汇区解剖结构和血流情况，那么缩小兴趣区范围，采用局部三维相位对比磁共振血管成像(3D PC MRA)可能是比较适当的方法。

第二节　窦汇区分型之二

颅内静脉系统是一个具有复杂的先天变异和不对称解剖特点的三维立体架构，临床上评价颅内血管畸形、静脉血栓以及颅内肿瘤累及静脉窦病变时，通常需要完整显示颅内静脉系统。窦汇区是颅内、外静脉的交通枢纽，它的发育变异可以对某些疾病的诊断和手术过程产生重要影响，因此日益受到人们的重视。关于窦汇区的活体形态分型，国内外已有很多研究。

一、静脉窦的发育

大脑静脉系统出现在胚胎第3个月左右，在此静脉形成期的限局性、大叶性或半球性静脉发育障碍都可引起各种发育性静脉异常。人体静脉系统窦汇区发育变异最大，这与人脑在胚胎发育时和出生后一段时间窦汇区保持一些丛状结构有关。

二、比较影像学

数字减影血管造影(DSA)一直是评价颅内静脉系统病变的金标准，它具有良好的空间分辨力、比较高的敏感性和特异性，但DSA为有创性检查、应用对比剂过敏和对比剂肾毒性等缺点。继DSA后，MR静脉成像已成为评价颅内静脉系统病变的无创性检查方法。

三维时间飞跃法MRV(3D-TOF-MRV)只对快血流敏感，只能显示一些大的静脉窦及粗大的引流静脉，不能作为MR静脉成像的方法；二维时间飞跃MRV(2D-TOF-MRV)由于层面内血流饱和效应会造成信号丢失。

相位对比MRV(PC-MRV)背影抑制极佳，对体素内失相位或饱和效应不敏感，但需要适宜的速度编码，有作者研究认为脑静脉系成像时的流速编码值以 15 cm/s 为宜。

2D-PC-MRV 扫描速度快，但是单层块扫描范围非常有限，不能全面评价颅内静脉系统；三维相位对比 MRV（3D-PC-MRV）在 3 个方向施加流速编码梯度，成像时间太长，而在临床应用中受到限制，有作者在扫描时使用了 6 通道的 SENCE 头线圈，大大缩短了扫描时间，进行一次颅脑静脉系统的扫描内 2~3 min，因而可以使 3D-PC-MRV 在颅脑静脉系的疾病中作为常规序列使用。

三、窦汇区活体形态学分型

有作者将窦汇区解剖形态分为 3 型：Ⅰ型为上矢状窦直窦汇总型，特点是上矢状窦和直窦均向双侧横窦引流；Ⅱ型为上矢状窦直窦分流型，特点是上矢状窦引流入一侧横窦，直窦引流入对侧横窦，构成 2 条独立的通道；Ⅲ型为上矢状窦直窦偏侧型，其特点是上矢状窦和直窦主要向一侧横窦引流，另一侧横窦细小，一侧引流优势非常明显。

另有作者依据静脉窦相互吻合形态和横窦引流势把窦汇区活体形态分为 4 型，此类分型有以下优点：①能够比较明确反映上矢状窦、直窦和双侧横窦之间的关系，上矢状窦、直窦和双侧横窦的汇合方式是窦汇区活体形态分型的重要依据；②能够较明确反映出窦汇的真正形态，Ⅰ型有窦汇形成，Ⅱ、Ⅲ型无窦汇形成；③能够较明确反映出双侧横窦的引流优势，Ⅰa、Ⅱa、Ⅱb、Ⅲa、Ⅲc 型均以右侧横窦为引流优势，Ⅰc、Ⅱc、Ⅱd、Ⅲb、Ⅲd 型均以左侧横窦为引流优势；④有利于判断两侧横窦间的交通情况，Ⅱ型两侧横窦间无交通，Ⅲ型两侧横窦间有交通；⑤有利于判断侧支循环的代偿能力，Ⅰ型 > Ⅳ型 > Ⅲ型 > Ⅱ型。

四、窦汇区活体形态学分型的临床意义

近年来，神经外科已日益重视脑循环静脉回流，窦汇区分流类型和侧支循环是结扎或切断一侧静脉窦必不可少的依据，横窦向颈内静脉的引流优势也是外科医师在扩大颅骨切除范围、某些颅底和颈根部肿瘤切除等手术中非常重要和优先考虑的问题。

Ⅰ型由于有真正的窦汇形成，是以等或者左、右侧横窦引流为主，因此切断任意一侧横窦或乙状窦后，血液可经窦汇直接代偿，或者经横窦和上矢状窦向对侧引流，这样引起并发症的概率很小。

Ⅱ型因无窦汇形成，且左右横窦之间无交通，切断任何一侧横窦，会引起上矢状窦或直窦回流受阻，这样引起并发症的概率大，尤其是优势横窦的切除，甚至可能会危及生命。

Ⅲ型因无窦汇形成，但上矢状窦或直窦末端有分叉，从而使左右横窦之间有交通，这样切断任意一侧横窦或乙状窦后，血液可经横窦、上矢状窦或者邻近的静脉向对侧引流，这样引起并发症的概率相对很小。

Ⅳ型因为上矢状窦及直窦末端均呈分叉状，相比较来说代偿能力较Ⅲ型强，从而引起并发症的概率也相对较小。

第三节　静脉窦的诊断陷阱

（1）上矢状窦钙化：有时 CT 平扫可在上矢状窦下行部分见到三角形的高密度区，恰位于它进入窦汇区以前处，与它处生理性硬脑膜钙化一样，窦的钙化趋向于线形，通常较短小。

如果不留心，将此 CT 平扫图像误为增强扫描，则可把上述征象错误解释为上矢状窦栓塞伴中心性低密度血凝块，实应加以注意。有时通过颅顶的顶部 CT 扫描，可见广泛钙化沿着骨缝，在中线旁部分邻近上矢状窦，呈绳索状纵行钙化；而冠状面 CT 图像则见该钙化为上矢状窦硬脑膜钙化。

（2）广泛的大脑镰钙化：偶尔 CT 图像上见到大脑镰前部浓密钙化，钙化轮廓可两侧不对称，一侧光滑规则而另侧不甚规则，这是正常表现。正常大脑镰钙化多为线状，且多见于镰的前 1/3。有时钙化也可呈丛状。大脑镰钙化的病理性原因包括：钙化性脑膜瘤，慢性钙化性镰状硬膜下血肿，以及基底细胞斑痣综合征（Gorlin 综合征）的所有硬脑膜表面的广泛钙化。

（3）幕的钙化：与其他硬脑膜表面一样，幕亦可钙化，但不如大脑镰、岩床韧带钙化多见。它可位于小脑上池的后方，可一侧或两侧钙化，在 CT 横断扫描时它多表现为梭形，尖指向外前方。

（4）显著的横窦：经后颅窝 CT 横断增强扫描有时可见管状增强的横窦，在个别人此窦特别显著。正常此窦紧贴枕骨，位于颅骨内板横窦沟内，两侧不一定对称，有作者统计，横窦直接连续于上矢状窦者大约在 20% 的人中见到。偶尔，在小脑萎缩的病人，横窦更是粗大和引人注目。

（5）显影突出的窦汇与直窦：经鞍旁区、中脑、小脑上蚓部及枕叶层面的 CT 横断增强扫描，在中线后份可发现明显增强的团状结构，尤如平扫所见的显著的枕内隆突，即为增大的窦汇，其前方为扩张的直窦，一般认为，这是正常结构的发育变异，并非为病理表现。

（6）硬脑膜窦的良性肿瘤：Browder 等（1972）解剖研究 295 例大脑硬脑膜窦标本，在上矢状窦仅发现 2 例有息肉状结节，在另外 23 例标本中，却皆见有类似但更小的结节位于横窦。

上矢状窦息肉有足够的大小引起该处窦腔扩张，组织学指出它起源于颗粒体。一例为 57 岁男性，死于车祸，上矢状窦内可见 2.4 cm × 1.0 cm × 0.7 cm 大小结节，其基底直径 0.9 cm，该处窦腔略扩张，脑室为正常大小；另一例为 18 岁青年，死于过量麻醉品，息肉为 1.0 cm × 0.8 cm × 0.6 cm 大小。横窦的 23 例结节出现于各年龄组，最小年龄为 14 个月婴儿。17 例位于左横窦，2 例在右侧，2 例双侧各一。所有这些结节坚硬一致，显示不同于常常发现于硬脑膜窦的那种软而不规则的颗粒体。这些肿瘤的生活史不明，病人均无症状，主要考虑为它们出现于大脑的硬脑膜窦的内壁结构，在血管造影时，可能认为是病变。

第二十二章　静脉窦血栓形成

颅内静脉和静脉窦血栓形成是一种特殊类型的脑血管疾病，约占全部脑血管疾病的 10%，虽然发病率较低，但临床表现复杂，不易早期诊断，而且死亡率高，因此早期诊断及时治疗显得尤其重要。脑静脉系统血栓形成，可分为脑静脉和静脉窦血栓形成两种，通常是指脑静脉窦血栓形成，Ribes（1825）首先报道，脑静脉血栓大多是脑静脉窦血栓形成的进展。

1. 病因　引起脑静脉闭塞的原因分为感染性和非感染性两类。

（1）感染性因素：多由于感染直接侵犯脑静脉和静脉窦引起，一组 11 例患者的资料显示，感染诱因有 5 例，3 例为脑膜炎，1 例乳突炎、1 例海绵窦及鼻窦和颜面广泛软组织感染，可见感染诱因在该组病例中占 45%。

（2）非感染因素中包括妊娠及围产期、口服避孕药、高凝血状态、血液病、心脏病、重度脱水、创伤及肿瘤等，该组 1 例为生产后 1 个月发病，头部外伤史 1 例，1 例有下肢深静脉血栓史，头部血管畸形 1 例。颅内静脉窦血栓形成的发病机制认为主要与以下原因有关：①血管内皮的损伤；②血流缓慢；③血液成分的改变及高凝状态；④纤溶活性降低。

2. 影像学研究　脑静脉窦血栓形成的影像学表现分为直接征象与间接征象，直接征象即血栓本身的征象，间接征象即血栓继发的脑实质损害，包括脑水肿、静脉性脑梗死和脑内出血。

（1）直接征象：血栓本身的表现，颅内静脉窦血栓形成的 MRI 直接征象为静脉窦内异常信号。正常的静脉窦自旋回波 T_1WI 及 T_2WI 由于流空效应呈均匀的低信号，如果血栓形成将导致流空效应消失，代之以不同时期的血栓信号。

研究表明颅内静脉窦血栓形成信号改变与血栓形成时间及病理生理演变过程关系密切，急性期（1~5 d）血栓 T_1WI 为等信号，T_2WI 为等或低信号，以去氧血红蛋白及细胞内正铁血红蛋白为主。亚急性期（5~15 d）血栓 T_1WI 及 T_2WI 均为高信号，以细胞外正铁血红蛋白为主。慢性期（>15 d）血栓 T_1WI 及 T_2WI 信号减低，不均匀性增加，为血栓机化和再通的表现。

当静脉窦内血栓 T_1WI 及 T_2WI 均为高信号时容易诊断，当急性期血栓 T_2WI 呈低信号时容易误认为正常的具有流空效应的静脉窦，导致血栓漏诊。此时增强扫描和 MR 静脉成像显得尤为重要。Hinman & Provenzale（2002）报道了 7 例 T_2WI 呈低信号的急性期血栓，认为在没有增强扫描的情况下，需结合 T_1WI、MR 静脉成像或梯度回波序列方可做出正确诊断，否则极易漏诊。

该组资料中 3 例急性或亚急性早期静脉窦内血栓 T_2WI 呈低信号，仔细观察其周围可见稍高信号的环，比较有特异性，推测可能为增厚的硬脑膜。此 3 例血栓 T_1WI 呈等信号或稍高信号，增强扫描呈空“三角”征或“充盈缺损”征，即血管壁强化而管腔内不强化，并可见周围硬膜增厚强化，证实了 T_2WI 呈低信号的血栓其周围稍高信号的环形改变为增厚的硬脑膜；此 3 例二维时间飞跃法 MR 静脉成像的原始图像见受累静脉窦内血栓呈低信号的“充盈缺损”，而正常血流呈高信号。研究结果表明，增强扫描结合 MR 静脉成像的原始图像可对急性期静脉窦血栓做出准确诊断。

一侧发育不良的横窦或乙状窦，由于血流缓慢或湍流的存在，在 SE 序列可呈现高信号，需与静脉窦血栓形成相鉴别，结合增强扫描及 MR 静脉成像表现不难鉴别。此外，静脉窦内的慢血流亦可在 SE 序列可呈现高信号，增强扫描及 MR 静脉成像表现可与静脉窦血栓形成鉴别。二维时间飞跃序列对慢血流敏感，无饱和效应，常用于颅内静脉血管成像。在该组病例中可显示大部分受累静脉窦的相应部位不显影或者充盈缺损，但 2 例在原始图像显示更为清楚肯定，因此 MR 静脉成像不宜单独诊断静脉窦血栓形成，需与其原始图像及增强扫描相结合。磁共振检查对颅内静脉窦血栓形成的早期诊断具有重要价值。对疑有急性期血栓形成时应仔细观察 T_2WI 低信号的周围是否有较高信号的环形改变，进一步行增强扫描结合 MR 静脉成像检查可做出早期准确的诊断。

脑静脉窦血栓形成的累及部位及其分布：既往有文献认为脑静脉窦血栓形成常为多发性或累及多个静脉窦，有学者报道 85 例多发性脑静脉和静脉窦血栓，涉及静脉窦的血栓均累及两个静脉窦以上而且范围广泛，因而主张如将该病称为多发性脑静脉窦血栓形成更能代表其影像学和病理特点。另有学者报道 10 例脑静脉窦血栓形成患者亦均为多发性。

然而血栓的多发性以及血栓累及多个静脉窦的概念显然并未得到明确的区分，一组资料显示，静脉窦血栓多为连续性分布（33/34），累及多个静脉窦（32/34）或在一个静脉窦内呈空间连续性分布（1/34），尤其是全程上矢状窦经窦汇与至少一侧侧窦同时受累（伴或不伴其他静脉窦或大脑深静脉受累）的比例较大（19/34），提示若发现上矢状窦血栓应积极寻找侧窦受累的证据以免漏诊。该组仅有 1 例为 2 处血栓先后发生不连续性分布（2.9%）。就脑静脉窦血栓形成累及的发生率而言，脑静脉窦血栓形成累及上矢状窦最常见（72%），其次为侧窦（70%）。

脑静脉窦血栓形成的起源和延伸方向：对于累及多个静脉窦的连续性血栓，究竟血栓是先起源于何处并向他处延伸还是多源性共同发展的结果？根据早期 T_1WI 血栓信号的演变规律，有可能发现不同静脉窦的血栓形成先后顺序。

一组 34 例患者的研究中，18 例有 MRI 平扫的脑静脉窦血栓形成患者，血栓同时累及上矢状窦、窦汇和单或双侧侧窦，上矢状窦和窦汇的血栓信号与侧窦比较，有 7 例存在明显的差别（6 例上矢状窦首先出现高信号，1 例一侧侧窦先出现高信号），其余 11 例时间窗和信号特征落在超急性期或亚急性期上而未见差别。

这表明不同静脉窦血栓的信号演变时间可稍有先后，以上矢状窦最早出现高信号最常见，这可能是因为上矢状窦首先出现血栓然后向下延伸经窦汇累及一侧或双侧侧窦。

脑静脉窦血栓形成的 MRI 信号随时间变化主要取决于其红细胞血红蛋白的化学演变，与脑实质内血肿的演变相似，演变的顺序依次是氧合血红蛋白、脱氧血红蛋白、细胞内正铁血红蛋白、细胞外正铁血红蛋白，只是不形成含铁血黄素环。

完整红细胞内的脱氧血红蛋白 T_1WI 上表现为等信号、T_2WI 上明显低信号；细胞内正铁血红蛋白时 T_1WI 变为高信号，T_2WI 仍呈低信号，随着红细胞溶解后血红蛋白释放出细胞外，T_1WI 及 T_2WI 上均显示为高信号；2~3 周时逐渐变为 T_1WI 上等信号、T_2WI 上高信号，其后信号逐渐降低为血栓机化和再通的表现，血管再通表现为不同程度流空信号。由于临床资料的局限性，血栓本身准确的分期期限难以精确规定，这有赖于参考动物实验按严格时间段要求的严谨观察。

有文献报道 1 例经细针穿刺活检证实的颈部鳞癌转移性肿块患者，在联合放疗和化疗的病程中，由于肿瘤导致的高凝体质和肿块本身对颈内静脉的侵蚀和压迫，出现了脑静脉窦血栓形成的颅内高压和脑实质损害症状，CT 和 MRI 证实了同侧颈内静脉血栓形成并向同侧侧窦和上矢状窦延伸发展。该组资料中有 1 例因颈项部不适行颈部按摩、理疗、针灸、小针刀、液体刀治疗后发病，第 14 天时影像学检查发现颈静脉球和颈内静脉上段、一侧乙状窦、横窦血栓形成，也提示了颈部病变（损伤等）可导致脑静脉窦血栓形成血栓的发生，其发病过程很可能是血栓先起源于颈内静脉然后逆血流方向向颅内静脉窦延伸，与通常起源于颅内的脑静脉窦血栓形成有所不同。

（2）间接征象：颅内静脉窦血栓形成继发脑实质及脑室的异常，颅内静脉窦血栓形成可继发脑实质及脑室的异常改变，Yuh 等（1994）将其 MRI 表现划分为三种：①脑肿胀不伴 T_2WI 异常信号；②脑肿胀伴 T_2WI 异常信号；③ T_2WI 异常信号伴血肿和脑水肿。有作者又将第二种改变再分为脑室大小正常和脑室扩大两种状况。上述 MRI 表现与颅内静脉窦血栓形成的血液动力学改变密切相关，颅内压的调节主要通过脑容量血管静脉和静脉窦以及脑室和脑脊液系统完成。

第一种改变体现了颅内静脉窦血栓形成初期的改变，脑静脉闭塞后，静脉系统内血容量聚积，脑静脉系统扩张而静脉内压力无明显上升，颅内压稳定，无血脑屏障破坏。因此，T_2WI 无异常信号，仅可见脑回增大，脑沟变浅、减少等脑肿胀表现，有时需仔细辨认。

第二种情况表现为脑肿胀伴 T_2WI 异常信号，

可伴脑室大小正常或扩大,随着病情的进展,静脉系统扩张已不足以维持静脉压的稳定时,静脉压升高,游离水分经毛细血管床进入脑室系统,当脑室内压足够高,迫使水分透过室管膜进入脑间质时,出现脑室旁水肿。

当脑室和脑脊液缓冲作用已不足以维持颅内压稳定时,则颅内压升高,静脉回流严重受阻,引起脑水肿,动脉血流减慢,脑缺血缺氧,酸性物质增加,脑组织缺血梗死,血-脑屏障破坏,在上述综合作用下,小血管破裂,出现脑出血或脑内血肿形成。

一组 11 例颅内静脉窦血栓形成中 6 例可见脑实质出血、水肿及肿胀,为第三种改变;3 例可见局部或较大范围脑肿胀,并且 T_2WI 呈稍高信号,为第二种改变;1 例见脑肿胀,脑沟变浅减少,但 T_2WI 未见异常信号,为第一种改变;另 1 例未见脑肿胀征象及异常信号,分析其原因可能为静脉窦闭塞的较早阶段,MRI 平扫对轻微脑肿胀改变不敏感。

血栓累及上矢状窦和侧窦时与单纯侧窦血栓时继发性脑损害发生率的比较:脑静脉窦血栓形成后脑实质损害的主要病理生理学改变是静脉压力增高、血脑屏障破坏所致的细胞毒性水肿和血管源性水肿以及相继出现的静脉性脑梗死、出血。侧支引流静脉的形成和代偿是继发性脑损害是否出现和脑静脉窦血栓形成预后的关键。

脑静脉窦血栓形成继发脑损害的发生率高,一组占 76.5%,首次检查即存在脑实质损害者占 52.9%。该组资料显示,血栓累及上矢状窦、窦汇区及一侧侧窦时,脑实质损害主要发生于额、顶叶;而血栓单纯累及一侧侧窦时,脑实质损害都发生于同侧颞叶或枕叶;经统计学检验两种情况颞枕叶脑损害的发生率存在着明显的差别。提示首先发生血栓的部位容易造成脑实质损害,而延伸累及的部位不易造成脑实质损害。

形成这一现象的原因可能是:血栓可以首先起源于脑静脉或脑静脉汇入静脉窦处附近的静脉窦内,一方面造成脑实质损害,另一方面顺血流进入静脉窦并在静脉窦内延伸,这与上述研究发现的多数上矢状窦和侧窦同时受累时两者血栓信号的演变存在先后关系一致,与一些文献报道的脑静脉血栓大多是脑静脉窦血栓形成的进展的观点不同;血栓延伸累及的部位不易引起脑实质损害,原因可能是延伸累及的部位不易累及脑表面静脉或当血栓顺血流方向延伸至一侧侧窦时,静脉的侧支代偿循环逐渐得到了良好的建立,作为侧窦的静脉引流属区的颞枕叶比毗邻上矢状窦的额顶叶有更充分的时间获得更好地适应,故而血栓同时累及上矢状窦、窦汇、一侧侧窦时颞枕叶脑损害不多见;首先累及侧窦的血栓容易造成颞枕叶脑损害,其机制与上矢状窦血栓容易造成额顶叶损害的机制相同。

连续性分布:脑静脉窦血栓形成多为连续性分布累及多个静脉窦或在一个静脉窦内呈空间连续性分布,尤其是全程上矢状窦经窦汇与至少一侧侧窦同时受累(伴或不伴其他静脉窦或大脑深静脉受累)的比例较大,提示若发现上矢状窦血栓应积极寻找侧窦受累的证据以免漏诊。根据早期 T_1WI 血栓信号的演变规律,能发现不同静脉窦的血栓形成先后顺序。该研究表明不同静脉窦血栓的信号演变时间可稍有先后,全程上矢状窦经窦汇与至少一侧侧窦同时受累时,常见上矢状窦最早出现高信号,提示血栓常顺血流方向延伸。血栓累及上矢状窦和侧窦时与单纯侧窦血栓时颞枕叶继发性脑损害的发生率存在着明显的差异,提示首先发生血栓的部位容易造成脑实质损害,而延伸累及的部位不易造成脑实质损害。

第二十三章　中枢神经系统血管畸形

第一节　中枢神经系统血管畸形

一、毛细血管畸形或毛细血管扩张症

毛细血管畸形是一种较少见的脑血管畸形。大体解剖见多个薄壁血管穿插于正常脑实质内。虽然传统上认为它属于低血流量的血管畸形，实际上有些局部血流量有增大。组织学为扩张的毛细血管，由单层内皮及纤细的内皮下胶原基质组成，缺乏血管平滑肌和弹力纤维。常见于脑干、大脑半球和脊髓。多无临床症状而难以被发现。但尸体解剖并不少见，占 16%~20%。可与海绵状血管畸形并存，有学者认为二者是同一病理源的不同表型。尚有学者报道放射性毛细血管扩张症在 MRI 上很难与海绵状血管畸形区分。提示毛细血管畸形可能是正常毛细血管和海绵状血管畸形的混合型或过渡型。这需要组织学和细胞生物学进一步证实。毛细血管畸形的临床表现如出血，可能由与之共存的其他血管畸形引起。偶有报道 MRI 可发现毛细血管畸形，但缺乏相应的组织病理学证据。其增强 MRI 扫描特征示不规则的或毛刷样、条状强化。梯度回波扫描乃呈低信号。

二、静脉畸形

以往静脉畸形被认为是静脉瘤。实际上，静脉畸形是静脉发育过程中的形态异常。其大体形态为孤立的静脉异常扩张，在其周围有放射状 / 辐射状静脉与脑实质静脉沟通。组织学示为正常的静脉，偶见静脉壁缺少弹力纤维并局部淀粉样变。担负正常脑组织的静脉回流。常伴有周围软膜静脉麻痹。静脉畸形可发生于中枢神经系统的任何部位，常见于脑皮层表面及脑室周围。尸体解剖约占所有血管畸形的 60%。多无明显临床症状，偶有癫痫发作和出血。有学者报道位于小脑的静脉畸形易出血。静脉畸形常与海绵状血管畸形和 Sturge-Weber 综合征并发。MRI 平扫可见血管流空。脑血管造影也可偶然发现之。静脉引流的方向可以向正常的表浅软膜静脉引流，也可以向深部静脉引流。值得注意的是，动静脉瘘并非静脉畸形的特征之一，相反，若出现动静脉瘘，则意味着静脉畸形或合并有动静脉畸形，或合并有混合型血管畸形。

三、海绵状血管畸形

海绵状血管畸形以往称海绵状血管瘤。Rothfus(1984)报告 MRI 发现人群中的发病率为 0.45%~0.9%。最常见于后颅窝(占 10%~20%)，特别是脑干。大体形态为充满血液的多分叶团块状，周围为环形的厚薄不等的胶质化的及含铁血黄素沉积的脑组织。组织学示异常的、薄壁的血管通道及海绵腔。组织学结构和毛细血管畸形类似，都是单层内皮及多少不等的内皮下纤维基质，缺乏平滑肌和弹性纤维。有病理学家认为二者的唯一区别是毛细血管畸形内有正常的脑组织。因此，有学者认为二者是同一病变的不同表型。海绵状血管畸形常有家族史，同一患者往往多发(占 1/3~1/2)，有家族史者占 70%。常与静脉畸形同时发生(10%~30%)。当外伤、手术、或与静脉畸形并发时，常发生异常病理性增生。这种异常病理性增生，可能是由于血液动力学的变化引起血管的反应性增生或血管源性增生，进而导致血管生长、融合。免疫生化研究发现海绵状血管畸形的血管壁相对脆弱和不成熟，并发现血管壁上有活动性血管增生性受体存在。CT 和 MRI 平扫加增强可以诊断。在 MRI 上应予以鉴别

的疾病有隐匿性动静脉畸形、微小的动静脉畸形、出血性肿瘤及胶质瘤病等。其治疗仍以手术切除为主。

四、脑（软脑膜）动静脉畸形和软脑膜动静脉瘘

脑动静脉畸形在人群中的发病率为0.2%~0.8%。软脑膜动静脉瘘只占分流性脑动静脉畸形的2%~3%。二者均为进行性发展的病灶。脑动静脉畸形最重要和最常见的表现是病灶邻近的脑实质内出血，而蛛网膜下隙出血和脑室出血则很罕见。未经治疗的病灶，其年出血率为2%~4%，其致病率和致死率之和为10%~50%。致死性出血的年发生率约为1%，而首次出血的死亡率则高达10%左右。关于二者特别是脑动静脉畸形的临床表现、血管构筑学、出血因素的研究、脑动静脉畸形的分级、治疗方案的制定、栓塞治疗的原则和方法都已经较为成熟。值得一提的是，脑动脉畸形的NBCA栓塞技术仍欠成熟，且在栓塞较大的动静脉畸形（直径>6 mm）时临床效果欠佳（单靠栓塞几乎不能治愈），出血并发症机会较多，故临床上往往以能缓解癫痫等症状为栓塞目的，或栓塞到一定程度后行立体定向治疗。

五、硬脑膜动静脉瘘（硬脑膜动静脉畸形）

硬脑膜动静脉瘘与脑动静脉畸形和软脑膜动静脉瘘最大不同之处在于它是一种好发于中年及中年以后的获得性疾病，而不是像后两者一样是先天性疾病。其最根本的病理解剖是发生于硬脑膜壁的微小的动静脉交通（常常多发），占颅内动静脉分流性畸形的10%~15%。最好发于横窦和乙状窦。约95%为脑膜动脉供血。该病发生常与外伤、外科手术、感染、某些疾病（如Osler-Weber-Rendu病/遗传性出血性毛细血管扩张症/HHT）有关。确切病因尚不清楚。以前有学者认为该病系因静脉窦血栓形成改变了局部的血液动力学，以致原有的生理学动静脉分流转变成病理性动静脉分流，但一直缺乏有说服力的证据。Chalopka等（1995）提出各种诱因刺激硬膜内血管增生，进而形成硬脑膜动静脉瘘的学说，亦有待于证实。

分型：分型不甚统一，主要有解剖部位分型（横窦/海绵窦/乙状窦硬脑膜动静脉瘘）。

（1）Djingdian分型（Djingdian，1997）：Ⅰ型，引流到静脉窦或脑膜静脉。Ⅱ型，引流到静脉窦，伴有相邻静脉窦或皮层静脉返流。Ⅲ型，直接引流到皮层静脉进而返流到脑静脉。Ⅳ型，直接引流到静脉湖/静脉扩张）、Cognard分型（Djingdian分型的修改版）：Ⅰ型，引流到静脉窦或脑膜静脉。为良性进展型。Ⅱ型，引流到静脉窦，伴有异常返流。Ⅱa，伴有静脉窦返流；Ⅱb，伴有皮层静脉返流，20%有颅内压增高；Ⅱa+b，伴有静脉窦及皮层静脉返流，有10%的颅内出血。Ⅲ型，直接引流到皮层静脉但不伴有静脉扩张，40%有颅内出血。Ⅳ型，直接引流到皮层静脉伴有静脉扩张，其直径大于5 mm且三倍于引流静脉，65%有颅内出血。Ⅴ型，伴有脊髓静脉引流，其中50%有脊髓变性。

（2）Mironov分型（Mironov，1995），根据其进展机制分五型：Ⅰ型，硬脑膜窦型。Ⅱ型，海绵窦型。Ⅲ型，Galen静脉型。Ⅳ型，累及到颅骨静脉丛型。Ⅴ型，窦旁皮层静脉型）。

以前两种分型方法最为常用。其诊断仍以DSA为主。其他方法如CT、MRI、MRA等其敏感度和特异度均较低。有关硬脑膜动静脉瘘的治疗，仍是个较为棘手的问题。特别是多供血、多瘘口者。目前较为有效的方法为在避开危险吻合栓塞主供血动脉减缓瘘口血流量的情况下，经静脉多材料（多先填塞弹簧圈再打胶）填塞静脉窦治疗。对于有脊髓静脉引流者，往往需急症栓塞瘘口，以免由于脊髓静脉高压造成脊髓不可逆的损伤。

第二节　中枢神经系统血管畸形的分类

中枢神经系统血管畸形的分类一直是有争议的论题。自19世纪以来，有很多知名学者对全身和中枢神经系统的血管畸形进行过不同的分类，到最近为止，尚缺乏一种被公认的有说服力的分类方法。其原因主要是医学的发展使人们对某些血管畸形性疾病的整体认识（包括病理生理、自然史、组织病理及细胞生物学等方面）日臻成熟和深入。对某一疾病的定义，从简单的描述，发展到病理解剖和胚胎发

生，直至生物学定义。

一、血管畸形的形态描述性分类——血管畸形最原始的分类方法

最早系统描述人体血管畸形的学者当推 Hunter（1757）和 Petit（1774）。19 世纪也出现了很多关于人体血管畸形分类的文献。由于当时医学的落后，人们尚未认识到血管可以分为动脉、毛细血管和静脉，这些学者都是基于血管畸形的形态，对其进行类比性或描述性分类，如：樱桃样血管瘤、核桃样血管瘤。

二、胚胎发生学分类——血管畸形分类质的飞跃

血管畸形胚胎发生学分类的鼻祖是 Reinhoff（1924）和 Malan（1974）。Reinhoff 首先提出血管畸形的发生很可能是由于机体在胚胎发生阶段的某种差错而造成的观点。他结合血管的胚胎发生，将血管畸形分为毛细血管性血管瘤、海绵状血管瘤和动静脉瘘等亚型。同 Reinhoff 一样，Malan 提出，所有的血管畸形都是由于胚胎发生出现差错的结果，尽管这些差错所造成的结果的表型不同。他亦基于血管的胚胎发生学将血管畸形分为毛细血管性、静脉性、动静脉性血管畸形。

尽管胚胎发生学分类是血管畸形分类的一大飞跃，但由于其着重于对血管畸形的描述而忽略其生物学行为，故其临床应用价值不大。如海绵状血管瘤，当时即被认为是良性肿瘤，又被认为是血管畸形，这给临床治疗方法的选择和预后的评估带来一定的困难和混乱。这就迫使人们从组织细胞生物学的角度对血管畸形进行新的分类。

三、组织细胞生物学分类——对血管畸形概念更加清晰的认识

由于人们对血管畸形和血管瘤这两个概念的混淆和混用给临床带来的混乱，Mulliken & Glowacki（1982）从血管内皮细胞生长特性的角度，将血管瘤和血管畸形严格区分开来。即：血管畸形为血管内皮细跑非肿瘤性生长的血管异常；若血管内皮细胞呈肿瘤性增生则定义为血管瘤（hemangiomas/angiomas）。

将血管瘤与血管畸形区分开后，Mulliken & Glowacki（1982）又根据不同血管畸形的形态、组织学、病理生理及临床特征将其分为 4 个亚型和 1 个混和型，即：静脉型（包括海绵状血管畸形和静脉畸形）、淋巴型（以前被称为囊性水瘤或淋巴血管瘤）、毛细血管型（包括毛细血管扩张症和葡萄酒色皮肤痣）、动静脉型（包括动静脉畸形和动静脉瘘）及混合型（同时有以上 4 种中的 2 种或 2 种以上类型的血管畸形）。

尽管 Mulliken & Glowacki（1982）的这一分类是基于血管畸形的生物学行为和临床，由于历史的原因，它难免有不足之处。如 Mulliken & Glowacki（1982）将海绵状血管畸形划归为静脉畸形。

众所周知，无论从组织病理方面，还是从生物学行为方面，海绵状血管畸形与静脉畸形都有本质的区别：①组织病理上，前者由结构稀疏的、薄壁的、内膜呈线样的海绵腔组成；后者则近似于正常的软脑膜静脉；②生物学行为方面，前者由于病灶内反复出血，有进行性演变和扩大的倾向，而且现代免疫组化也证实海绵状血管畸形为不成熟的或新生的血管；后者一般没有临床症状，仅仅是静脉的变形，而且发挥正常的静脉回流的功能。

其次，Mulliken & Glowacki（1982）也没有将动脉畸形（如主动脉骑跨、动脉导管未闭、动脉发育不全及各种动脉瘤）划归为血管畸形的范畴。

由于中枢神经系统无淋巴管和淋巴畸形，这一分类方法不能套用在中枢神经系统，但可以成为中枢神经系统血管畸形分类的基石。

四、中枢神经系统血管畸形较经典的病理解剖分类

随着病理解剖学和胚胎学的发展，原来纯描述性的命名方法被彻底地弃用。在此，特别值得提出的是 McCormic 等（1966）、Russell & Rubinstein（1971）这三位伟大的先驱。他们对中枢神经系统血管畸形的经典的病理解剖学分类得到大家的公认，被应用了 20 余年。

他们同样认为中枢神经系统血管畸形是先天性或进展性错构瘤，而不是起源于血管的真性肿瘤。血管畸形就其细胞增生来讲是相当稳定的。作为进展性的错构瘤，所有的中枢神经系统血管畸形在出生前便已发生。他们根据大量的镜下的和大体的组织病理学证据，将中枢神经系统血管畸形分为以下 4 类：动静脉畸形、毛细血管畸形 / 毛细血管扩张症、静脉畸形和海绵状畸形。

但是，近两个世纪以来，人们对中枢神经系统血管畸形的自然史、病理生理和细胞生物学的认识有了较大的飞跃。McCormic 等（1966）的病理解剖分类的局限性也就渐渐暴露出来了。

首先，越来越多的证据显示，对于某些血管畸形来说（如海绵状血管畸形、硬脑膜动静脉瘘及脑动静脉畸形），传统上认为的稳定的错构瘤性的病理发生，与现在人们认识到的这些病灶的生物学行为的某种程度的增生性和临床上的不断进展性之间有明显的矛盾。

其次，混合型和过渡型的血管畸形没有被包括在内。而现代血管生物学已证明他们有共同的病理来源。还有，一些临床上十分常见的动静脉分流性畸形，如硬脑膜动静脉瘘、Galen 畸形、颈内动脉海绵窦瘘及脑动静脉瘘也没有被包括在内。而这些动静脉性分流性畸形均有各自特征性的临床表现及病理解剖、病理生理和病理放射学特征。因此，一种更加完善的综合性的中枢神经系统血管畸形的分类应运而生。

五、中枢神经系统血管畸形的现代综合分类

在充分认识到以往分类方法的局限性后，美国耶鲁大学医学院的 Chaloupka & Huddle（1998）在前人分类的基础上，以 Mulliken & Glowacki（1982）的分类为基本框架，结合 McCormic 等（1966）、Russell & Rubinstein（1971）的分类模式，以较为合理的方式对中枢神经系统血管畸形进行了现代综合分类（表 9-23-1）。

可以看出，这一分类有以下特点：它将增生性血管肿瘤从中枢神经系统血管畸形中分离出来。由于脑和脊髓无淋巴管，故将淋巴管畸形排除在外。将动脉畸形包括在内。这是这一分类的最大特点。无论从临床表规，还是从自然史、病理解剖学及生物学生长特点来讲，动脉畸形都应属于血管畸形的范畴。特别是颅内动脉瘤，其临床表现与治疗方法与其他颅内血管畸形（如动静脉畸形，动静脉瘘）都类似（皆可采用栓塞治疗）。将其划归为颅内血管畸形顺理成章。这一分类相对比较全面，并创造性应用了动静脉分流性畸形这一概念。这就把除经典脑（或软脑膜）动静脉畸形以外的脑（或软脑膜）动静脉瘘、颈内动脉海绵窦瘘、硬脑膜动静脉瘘或硬脑膜动静脉畸形、Galen 动静脉畸形（或 Galen 动静脉瘘）都包括在内。因为动静脉分流性畸形都可以通过消除分流（如栓塞治疗或外科手术）达到治愈。从这一角度上讲，这一分类有着重要的临床意义。

表 9-23-1 中枢神经系统血管异常分类

（1）增生性血管肿瘤
血管瘤
（2）非增生性血管畸形（或异常）
毛细血管畸形（或毛细血管扩张症）
静脉畸形（或静脉生长异常）
海绵状血管畸形（即原来的海绵状血管瘤）
动脉畸形（无动静脉分流）
先天性血管发育异常（节段性或弥漫性血管扩张症；
闭塞性发育异常，如肌纤维发育异常、Ehlers-Danlos 综合征和神经纤维瘤病）
颅内动脉瘤（囊状 / 樱桃状，巨大的，梭形的）
（3）动静脉分流性畸形
经典脑 / 软脑膜动静脉畸形
软脑膜动静脉瘘
颈内动脉海绵窦瘘
硬脑膜动静脉瘘或硬脑膜动静脉畸形
Galen 动静脉畸形（或 Galen 动静脉瘘）
（4）混合型畸形
静脉 - 海绵状型
动静脉畸形 - 静脉型
海绵状 - 动静脉畸形
（5）综合征型中枢神经系统血管畸形

这一分类的最大缺陷是将血管畸形前冠以“非增生性”。虽然作者用意是将其与增生性血管肿瘤区分开来。但由于越来越多的证据表明，对于某些血管畸形来说（如海绵状血管畸形、硬脑膜动静脉瘘及脑动静脉畸形），传统上认为的稳定的错构瘤性的病理发生，与现在人们认识到的这些病灶的生物学行为的某种程度的增生性，和临床上的不断进展性之间有明显的矛盾。因此，“非增生性”对于某些血管畸形来说（如海绵状血管畸形、硬脑膜动静脉瘘及脑动静脉畸形）是不合适的。

其次，该分类方法未将脊髓血管畸形明确分类。因为某些常见的脊髓血管畸形，如髓内动静脉畸形、髓周动静脉瘘及硬脊膜动静脉瘘在诊断及治疗上有其独特之处，与脑血管畸形在某些方面有本质的区划，应单独分类。

第三节　左侧大脑动静脉畸形伴多发静脉瘤形成

病例，女，16岁。突发神志不清3 h。患者缘于早晨8时于家中突发昏倒在地，伴言语含糊，当时意识尚清楚，可简单对答，后意识障碍进行性加重，出现意识模糊，急送医院，急诊查头颅CT示“左额脑出血破入脑室；脑室内积血”，今急诊拟“脑出血”收住入院。

头颅CT-DSA：左侧海绵窦区、左侧前颅窝及左侧额、颞叶见多发串珠样及瘤样异常血管影，局部动脉受压，左侧大脑前动脉A1段及前交通动脉见迂曲供血动脉，左侧大脑中浅静脉及大脑下静脉见引流静脉，左侧大脑静脉窦早显（图9-23-1）。CT诊断：左侧大脑动静脉畸形伴多发静脉瘤形成，并发脑出血，破入脑室系统，脑室积血。

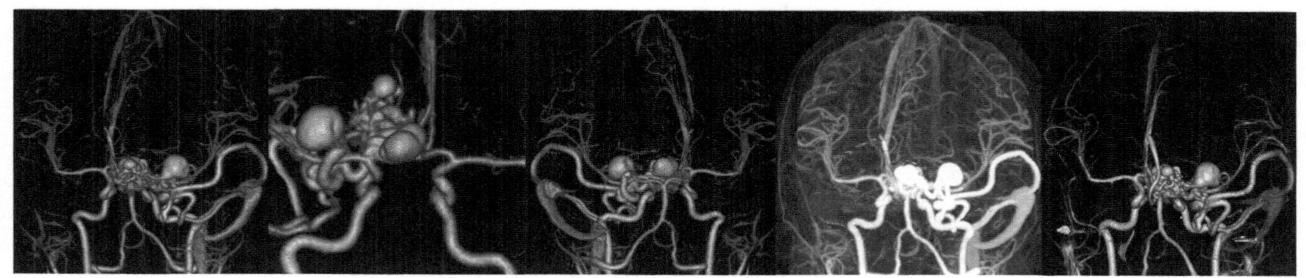

图9-23-1　左侧大脑动静脉畸形伴多发静脉瘤形成

第四节　间变型星形细胞瘤误诊为脑血管畸形

患者，男，28岁，四肢抽搐伴意识不清，发现右侧前颞叶占位3个月入院。MRI见右侧颞上回一斑片状异常信号影，其直径约0.9 cm，T_1WI、T_2WI均呈不均匀稍低信号，其内似可见流空血管影，周围可见轻度水肿带；增强扫描明显强化呈结节状、索条状高信号影，边界清楚；考虑动静脉畸形可能，建议MRA检查。病理检查：右颞叶灰质区见一直径0.8 cm圆形病灶，与周围界清。病理诊断：右颞叶间变型星形细胞瘤（WHO Ⅲ级）。

回顾误诊分析发现，病灶较小，占位效应不明显；胶质瘤位置一般较深，以白质为多，此病灶位于灰质，属于不典型表现；因此，对于不典型表现的病灶务必要认真分析研究，才能避免误诊的发现。

第五节　右耳后动静脉畸形

病例，女，62岁。发现右耳后搏动性包块一年，可触及明显震颤感，闻及明显血管杂音。患者缘于一年前无明显诱因发现右耳后搏动性包块，无红肿疼痛，无听力减退、无耳鸣，后肿块渐进性肿大；查体：右耳后可见一大小约3 cm×2 cm大小的肿块，无红肿破溃，质软，可触及明显震颤感，局部皮温明显高于周围皮肤；可闻及明显血管杂音。

头颅CT-DSA：右耳后可见一大小约1.6 cm×2.3 cm瘤样等密度影，CT值42 HU，边界清楚，增强程度与动脉相仿；病灶由右侧颈外动脉分支供血，见引流静脉与右侧颈外静脉相连，周围见多发迂曲血管影；CT诊断：右耳后动静脉畸形。

影像资料见图9-23-2。

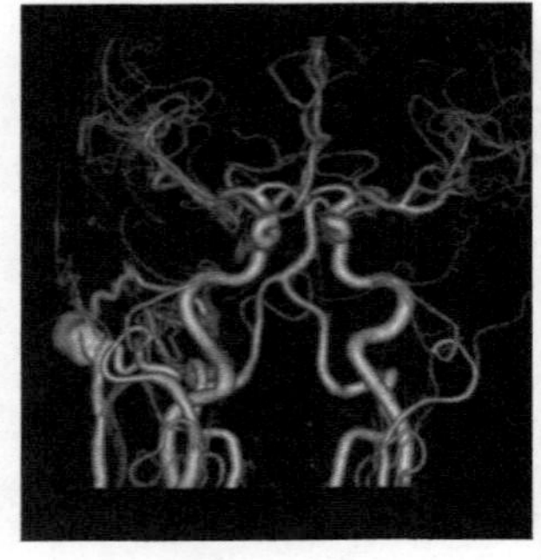
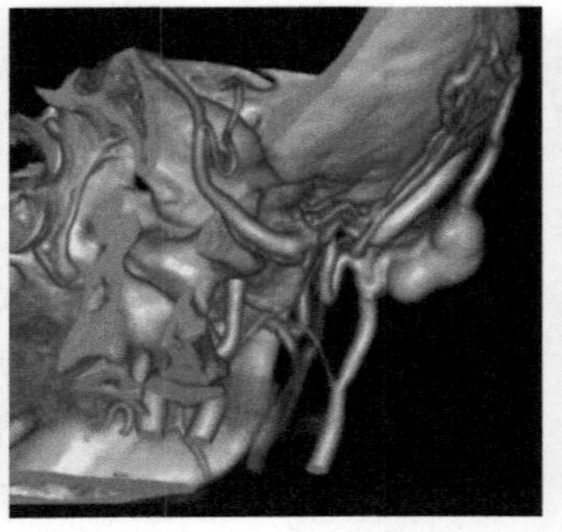
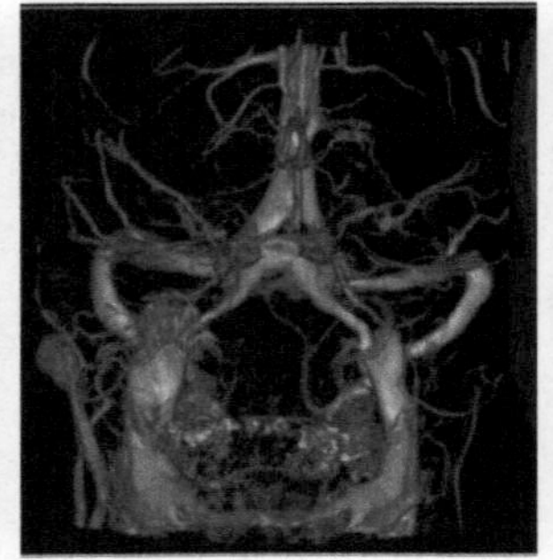
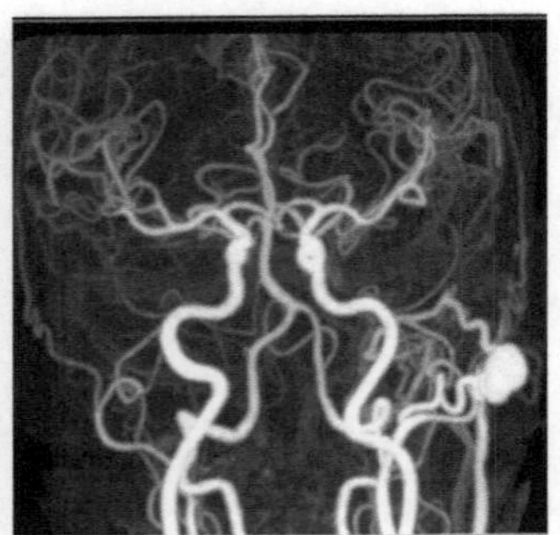

图 9-23-2　右耳动静脉畸形

第六节　隐匿性脑血管畸形

隐匿性脑血管畸形是指脑血管造影不显影，通过组织病理学或手术证实的颅内血管畸形。病理分型包括：发育性静脉异常、海绵状血管瘤、颅内毛细血管扩张症。

磁敏感加权成像是以梯度回波 T_2*WI 序列作为基础，利用不同组织间的磁敏感性差异提供对比增强的一种技术。大多数隐匿性脑血管畸形在磁敏感加权成像有特征性表现，其检出率越来越高。

1. 病理学　隐匿性脑血管畸形是指脑血管造影不显影，通过组织病理学或手术证实的颅内血管畸形，其发生率为 1.9%~2.5%。McCormick（1966）将颅内血管畸形分为动静脉畸形、海绵状血管瘤、颅内毛细血管扩张症、静脉血管瘤或静脉发育异常等 4 种病理类型。影像学检查和尸检可发现合并 2 种或 2 种以上血管畸形的病理改变。

海绵状血管瘤是血管畸形的一个病理亚型，表现为具体、紧密、“峰窝”状、血管内皮的窦状腔隙，其内含有血栓，显微镜下为多发“峰窝”状改变，可见管径不等的胶原和线性内皮构成的窦状血管间隙，管壁菲薄，可有不规则增厚、透明样变性或部分钙化，增厚的管壁并无肌组织或弹力纤维。

病灶内的组织紧密相连，其内不含有神经组织且分界清晰而容易与其他血管畸形相鉴别。血管腔内可见不同时期的血栓形成，表明活体情况下病灶内部的血流极其缓慢或停滞。病灶和邻近脑实质的巨噬细胞和星形细胞的含铁血黄素和贮存铁染色提示有少量血液渗出，邻近可有脑实质萎缩、胶质增生。

颅内毛细血管扩张症目前病因不明确，病理上表现为一团扩张的毛细血管，扩张的血管壁缺乏弹力纤维和平滑肌，异常的血管间可存在正常的脑组织，病变周围无胶质细胞增生和含铁血黄素沉着。

发育性静脉异常为脑内静脉引流的一种先天性畸形，发生机制不明，目前认为动脉系统发育结束后静脉发育过程受阻，致使胚胎性髓静脉引流入单支粗大的引流静脉。组织学检查可见大量扩张的薄壁静脉以及一支横贯脑实质的粗大静脉，这些薄壁静脉弥漫性分布于脑实质。粗大静脉管壁较厚，主要由纤维及胶原成分构成，缺乏弹力层且平滑肌层排列疏松。

2. 影像学研究　海绵状血管瘤的 MRI 信号特点与病灶反复出血导致的不同时期出血成分沉积和血栓形成及钙化等继发病理改变相关。MRI 扫描病灶中心信号不均匀，为亚急性期 - 慢性出血，其表现具有特征性，T_1WI 呈不均匀高信号，病灶边缘为铁沉积形成的环形略低信号，T_2WI 呈低信号环，无占位效应或水肿，表现为典型的“铁环征”。磁敏感加权成像序列上海绵状血管瘤表现为具有特征性的“铁环征”或不规则形极低信号区。

颅内毛细血管扩张症由于扩张的毛细血管血流缓慢，大都分病灶在常规 MRI 上呈等信号而无异常影像表现，仅部分病灶于 T_2WI 表现为低信号或轻微高信号，T_1WI 为低信号，FLAIR 为小点状低信号。颅内毛细血管扩张症的磁敏感加权成像特征性表现为脑实质内多发的小点状和 / 或小圆形明显低信号区，无占位效应，边界清楚，直径在 2~10 mm 之间。

发育性静脉异常的畸形静脉血流缓慢，常不能显示血管流空现象，大部分发育性静脉异常病变常

规 T_1WI、T_2WI 常不能清晰显示。发育性静脉异常的磁敏感加权成像特征性表现为脑实质内放射状髓静脉及引流静脉，呈“水母头”样显著低信号影，无占位效应，边界清楚。

一组 119 例隐匿性脑血管畸形患者均未经病理证实，但以下几点支持隐匿性脑血管畸形的诊断：所有隐匿性脑血管畸形（海绵状血管瘤、颅内毛细血管扩张症及发育性静脉异常）患者的 MRI 表现，尤其是磁敏感加权成像序列表现均与文献报道的影像表现相同；所有同类隐匿性脑血管畸形病例的 MRI 表现基本相同，提示应为同一类疾病；所有隐匿性脑血管畸形患者均于首次检查后 5~6 个月复查，病变均无明显变化。

3. 鉴别诊断

（1）海绵状血管瘤需与以下疾病鉴别。①高血压性脑出血：高血压性脑出血有原发性高血压病史，好发于老年人，急性发病，血肿在基底节多见。②颅内毛细血管扩张症：海绵状血管瘤易反复出血，病灶内有钙化和周边含铁血黄素沉积。在磁敏感加权成像图像上表现为中央不均匀斑点状高低混杂信号及“铁环”样改变。颅内毛细血管扩张症在磁敏感加权成像表现为均匀的类圆形低信号。

（2）颅内毛细血管扩张症需与脑内小静脉及以下疾病鉴别。①脑内小静脉：脑内小静脉与颅内毛细血管扩张症的小出血灶在磁敏感加权成像上信号特点相似，鉴别较难，但对比剂的进入会造成小静脉血管信号的改变，而稳定的出血灶的信号不会发生变化，因此行增强前、后对比或者分析相位图像可以对二者进行鉴别。此外，小静脉可在连续多个层面观察到其影像，而小出血灶由于范围局限，仅显示于 1~2 个层面。②脑部淀粉样血管病：脑部淀粉样血管病多见于老年人，常发生于脑皮质和柔脑膜的较小和中等血管，而皮质下和深部白质、基底节和小脑血管很少受累，其典型影像学表现是大脑叶表面出血，多位于顶枕叶交界区，呈外周分布，表现为多发性和不同时期的出血。③高血压性微出血：高血压性微出血临床有高血压病史，病灶位于深部灰质和脑干，与颅内毛细血管扩张症的好发部位不同。

（3）发育性静脉异常需与以下疾病鉴别。①脑内正常小静脉：小静脉与发育性静脉异常在磁敏感加权成像上信号特点相似，但小静脉走行正常，并有正常静脉引流。采取连续层面追踪观察以及使用最小强度投影技术重组脑内整体小静脉的方法同样可以区分脑内小静脉和发育性静脉异常。②颅内脑动静脉畸形：因为两者在磁敏感加权成像序列的表现截然不同，鉴别较为容易。

4. 磁敏感加权成像的原理及诊断隐匿性脑血管畸形的优势　磁敏感加权成像是一项可以反映组织磁化属性的新的对比增强技术，提供了 T_1、T_2、质子密度以及扩散程度之外的另一种对比度。目前采用对局部或内部磁化效应敏感的梯度回波序列。该序列的特点为：三维采集、高分辨率、完全流动补偿、薄层重组，对静脉结构、铁质沉积、血液产物等的显示均非常敏感，该技术在小灶性脑出血、弥漫性轴索损伤、神经变性疾病、脑血管畸形及脑肿瘤等疾病的诊断中均有独到的优势。

磁敏感加权成像分别采集强度数据和相位数据，磁敏感加权成像的相位图对不同组织间磁敏感率的差异最敏感。在相位图中，顺磁性物质表现为中心层面相位增加，上方和下方的相位减少，反磁性物质表现为中心层面相位减少，上方或下方的相位增加。将采集到并经处理后的相位信息加权到强度信息上，突出强调了组织间的磁敏感性差异，使之最终成为磁敏感加权成像图像。

5. 磁敏感加权成像对海绵状血管瘤的诊断优势　海绵状血管瘤的 MRI 病理基础是反复多次出血所存留的高铁血红蛋白、含铁血黄素沉积、血栓、钙化及反应性胶质增生，一般不显示流空信号。瘤巢中心的血栓及反复出血，内含游离稀释的正铁血红蛋白，后者在 T_1WI 和 T_2WI 上表现为高信号，在 T_2WI 上最明显。当病变体积较小，出血较少时，在常规 MRI 序列上不易显示海绵状血管瘤的特征性征象，容易遗漏。

而磁敏感加权成像序列对磁场的不均匀性非常敏感，磁场的微小变化在磁敏感加权成像就可以得到反映，尤其是病变外周的含铁血黄素环具有较强的顺磁性，在磁敏感加权成像中的“铁环征”尤为明显，从而更容易识别病变，极大地提高了病变的检出率。

6. 磁敏感加权成像对颅内毛细血管扩张症及发育性静脉异常的诊断优势　颅内毛细血管扩张症和发育性静脉异常均属于低流速血管畸形，病灶内含有静脉血，静脉血所含脱氧血红蛋白引起磁场的不均匀性，导致静脉血管与周围组织的相位差加大及 T_2* 时间缩短两种效应。由于常规 MRI 序列及 MRA 对血液流动效应受到空间分辨率的限制，很难显示低流速的隐匿性脑血管畸形，虽然 CE-MRA 和 CE-

MRV 可以提高对小血管的分辨力，但受体素块较大所致部分容积效应的影响，也难以显示细小血管。

磁敏感加权成像对小静脉的成像依赖血氧饱和度形成的磁敏感差异，不受小静脉流速的影响，对小血管的显示具有显著的优势，尤其对显示含静脉血的小血管畸形极其敏感。磁敏感加权成像序列能够提供更多的关于脑血管畸形性疾病的信息，无须使用对比剂就能对静脉结构进行很好的显示。在磁敏感加权成像，即使是血流速度缓慢的血管仍然被清晰成像。正是由于磁敏感加权成像对血液代谢产物、铁质沉积非常敏感，尤其是善于显示小静脉结构的特点，使其在诊断海绵状血管瘤、颅内毛细血管扩张症、发育性静脉异常等血管畸形方面有着十分显著的优势，是检出隐匿性脑血管畸形最为敏感的 MR 序列，为目前唯一能精确显示隐匿性脑血管畸形的技术。

7. 3.0 T 超高场 MR 在磁敏感加权成像的优势　人体组织的感应磁场主要依赖于外磁场强度和组织分子敏感性两方面因素，磁敏感加权成像所形成的对比也是场强依赖性的。外磁场强度是决定人体组织磁化率的关键因素之一，随着磁场强度从 1.5 T 提高到 3.0 T，磁敏感效应也成倍提高。在 3.0 T 上，由于其信噪比和磁敏感效应的增强，可以缩短采集时间，同时图像的信噪比也会提高，因此 3.0 T 上所获得的磁敏感加权成像图像对比明显优于 1.5 T。

综上所述，磁敏感加权成像序列在显示隐匿性脑血管畸形方面有极高的敏感性和特异性，较常规 MRI 序列能更加敏感的发现病灶，并且具有显著的影像特征，从而避免漏诊、误诊，应作为诊断隐匿性脑血管畸形的最佳序列应用于临床工作中。

第七节　海马旁沟海绵状血管瘤

患者，女，36 岁。

病理检查：右侧脑室内海马旁占位切除标本，灰褐色组织一块，大小 1.5 cm × 2.0 cm × 0.2 cm。病理诊断：右侧脑室内海马旁占位切除标本，海绵状血管瘤，另见有脉络丛组织。

颅内海绵状血管瘤为颅内脑血管畸形的一种，多单发。CT 为等或高密度类圆形病灶，边界清楚，强化明显，常伴钙化。MRI 表现无特异性，T_2 为不均匀高信号，夹杂低信号，称玉米花样改变。DSA 下可见线团样血管影（图 9-23-3）。

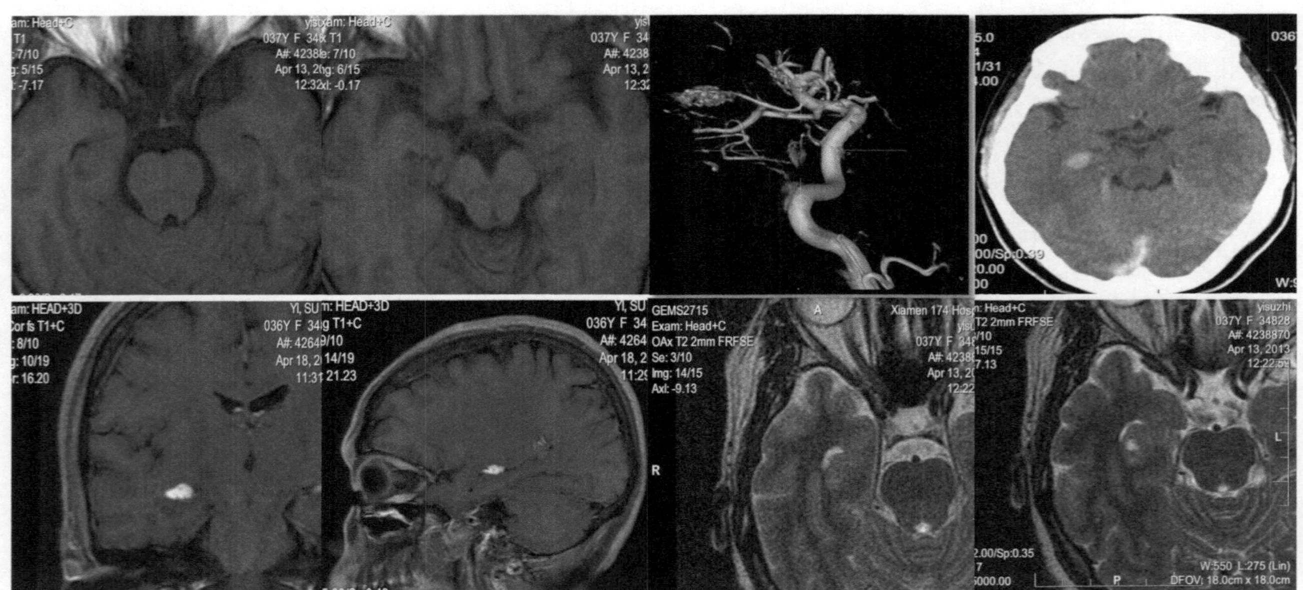

图 9-23-3　海马旁沟海绵状血管瘤

第八节　脊髓血管病误诊原因分析

脊髓血管病常导致病人脊髓运动、感觉、自主神经功能及性功能障碍。延误诊治会给病人、家庭及社会带来沉重的负担。本病虽较少见，但延误诊治的情况屡见不鲜，而且此类病人多是转诊多家医院，常被误诊误治。

1. 将髓周围动静脉瘘　脊髓周围动静脉瘘是发生在软脊膜上的动静脉瘘，将脊髓动脉和冠状静脉丛直接沟通；其特征是动静脉间没有细小分支或畸形血管团参与；供血动脉来自脊髓前动脉；在动静脉移行处静脉扩张。

有作者据不完全统计，20 年间某院共收治其他院转来经 1~3 次选择性脊髓动脉造影疑似脊髓血管病病人 17 例。经再次全面检查分析，全部再次行规范完整的选择性脊髓动脉造影，部分病例行经股静脉穿刺插管选择性奇静脉、半奇静脉、副半奇静脉、腰横静脉及髂总（内）静脉与左肾动（静）脉造影。结果是 4 例硬脊膜动静脉瘘、3 例诊断为第三腰横静脉狭窄、3 例左肾静脉狭窄、2 例髂内动静脉瘘，髂内动静脉畸形、胸 6 椎间盘脱出、胸腰段椎管狭窄、骶管囊肿、诊断不清（可疑多发神经根炎？）各 1 例。

2. 脊髓血管病误诊的原因　脊髓血管病易误诊为脊髓炎、椎间盘脱出或椎管狭窄症。据了解，脊髓炎的诊断至今没有金标准，常常都是临床分析排除其他疾病后得出的临床诊断。

临床虽高度怀疑脊髓血管病，也做了选择性脊髓动脉造影，但有如下缺陷：遗漏了供应脊髓动脉病的供血动脉，一个完整全面的选择性脊髓动脉造影，要完成近 40 条血管的超选择插管造影；遗漏了超选择性髂内动脉造影；造影时间不够长，只完成了动脉期，而未到静脉期显影，因为有的微小血管病变或供血动脉细小，或供血动脉长的病变，长达 40 s 才能显影。对少见的椎旁静脉狭窄或闭塞引起的脊髓静脉高压综合征所致的脊髓损害，未进行经股静脉穿刺入路选择性奇静脉、半奇静脉、副半奇静脉、腰横（升）及髂内静脉造影。对微小脊髓血管病变没有行放大造影。对脊髓复杂血管病变未行多模态三维影像融合。

有作者指出，对动脉造影不能明确诊断而又不能排除脊髓静脉高压综合征者，应做选择性左肾动脉造影，了解左肾静脉向下腔静脉回流有无障碍。经股静脉穿刺插管行奇静脉、半奇静脉、副半奇静脉与腰横静脉造影，了解这些静脉有无向下腔静脉回流障碍，导致脊髓静脉高压综合征。

3. 如何避免脊髓血管疾病的误诊　选择性脊髓动脉造影是诊断脊髓血管病的金标准，经股静脉选择性静脉造影是选择性动脉造影的重要补充；影像融合为脊髓血管病提供了更精确的毗邻解剖关系。认真细致地询问病史、全面体格检查和神经系统检查，分析脊髓病变的纵、横定位诊断及定性诊断。对怀疑脊髓周围血管病的病人一定要实施全面、完整、规范的选择性脊髓动脉造影。选择性脊髓动脉造影要酌情延长造影时间，采用放大造影，不用手推而应用高压注射器注入对比剂，要进行三维成像与三维融合成像。

对高度怀疑脊髓血管病者，完整规范的选择性脊髓动脉造影未发现病变者，尤其对 MRI 检查有血管流空影者，建议一定经股静脉插管行选择性奇静脉、半奇静脉、副半奇静脉、腰横静脉、髂内静脉造影与左肾动（静）脉造影，了解这些静脉有无因狭窄或闭塞向下腔静脉回流障碍，导致脊髓静脉高压综合征。

虽脊髓选择性 DSA 是脊髓血管病诊断的金标准，但与脊髓 CTA 及 MRA 检查互补应用也可减少脊髓血管病的误诊率。不要满足于脊髓炎、椎间盘脱出与椎管狭窄症的临床诊断，而应尽力深入分析研究病人的症状和体征，设计和应用进一步检查明确诊断。

为什么脊髓动脉病造影阴性的病人要做与脊髓供血无关的血管造影？

选择性脊髓血管造影是诊断脊髓血管病的金标准。但在临床上，经常遇到少数病人，选择性脊髓动脉造影阴性，而 MRI 或 MRA 显示有异常血管信号，如 T_1 点状或虫蚀样流空影，T_2 高信号点有关方面或虫蚀样影。对此类疑诊脊髓血管病的病人，如放弃进一步检查，则真有可能遗漏脊髓血管病，如脊髓静脉高压综合征所导致的脊髓功能障碍。

一些作者在 40 多年的脊髓血管造影工作中，发现 3 例左肾静脉狭窄、3 例腰静脉狭窄、2 例髂内动静脉瘘及 1 例髂内动脉动静脉畸形，其供血动脉及引流静脉并非脊髓常见供血动脉及引流静脉。

髂内动脉供血的动静脉畸形、动静脉瘘向脊髓静脉回流导致脊髓静脉高压综合征，引起脊髓运动、感觉及自主神经功能障碍。

正常脊髓供血动脉不包括髂内动脉，但髂内动脉分支（髂腰动脉）沿腰大肌背侧上升并发现脊支经第 5 腰椎与第 1 骶椎的椎间孔进入椎管内，至马尾及脊髓硬脊膜，与其他脊支吻合。从解剖上讲，如髂内动脉分支发生动静脉畸形或动静脉瘘，有形成向脊髓静脉引流的形态学基础而导致脊髓静脉高压综合征。

腰静脉狭窄致脊髓静脉高压综合征。该组 3 例均因第 3 腰静脉闭塞或高度狭窄，使其不能向下腔静脉回流，血液经侧支逆行经椎管内脊髓表面正常引流静脉回流，引起脊髓静脉高压综合征而产生脊髓功能障碍。

少数脊髓静脉高压综合征由于奇静脉、半奇静脉、副半奇静脉及腰升静脉狭窄或闭塞致其不能向上腔静脉、下腔静脉回流，而逆流入椎管内脊髓表面正常引流静脉所致，引起脊髓静脉高压综合征，而产生脊髓功能障碍。

从解剖学看，腰升静脉是下腔静脉的腹壁属支——腰静脉，各腰静脉的纵支连接形成腰升静脉，上连半奇静脉、奇静脉，下与髂总静脉、髂腰静脉交通，回流入下腔静脉。左腰升静脉起源于髂总静脉，上行与左肾静脉衔接；右腰升静脉在肾静脉水平以下汇入下腔静脉，亦通过节段静脉汇入奇静脉。有时，腰升静脉扩张，导丝容易进入腰升静脉。

肋间静脉的血，向前经胸廓内静脉回流，向后经奇静脉、半奇静脉或副半奇静脉回流，均有静脉瓣，二者不能相互沟通，皆回流入上腔静脉。

左肾静脉狭窄或闭塞，致脊髓静脉高压综合征：左肾静脉回流入下腔静脉，当其狭窄或闭塞，不能向下腔静脉回流时，血管则逆流经肾静脉干进入椎管内，经脊髓表面正常引流静脉引流，而导致脊髓静脉高压综合征，该组收治 3 例。

第二十四章 脑静脉先天异常

第一节 脑发育性静脉异常

脑发育性静脉异常，又名脑静脉性血管瘤，或脑静脉性血管畸形，是一种组织学上完全由静脉成分构成的脑血管畸形。Cushing 和 Bailey（1928）将其视为一个独立的病种并命名为脑静脉性血管瘤。由于其没有细胞增生，不是真性肿瘤，Huang（1984）将其更名为脑静脉性血管畸形。Lasjaunias（1986）认为本质上该病是一种正常引流静脉的非病理性变异，故称其为脑发育性静脉异常。目前脑发育性静脉异常这一称谓正逐渐被许多作者所接受。

脑发育性静脉异常是四种脑血管畸形中最常见的一种类型，约占 60%，尸检估计其发生率最高可达 2.5%，并非是一种罕见的血管畸形。由于脑发育性静脉异常患者多无明显症状，在 CT 和 MRI 广泛应用于临床之前，常难以发现病变，被认为是一种罕见疾病。随着 CT、MRI 及 DSA 的发展，脑静脉畸形的检出率越来越高。

脑发育性静脉异常属于隐匿性血管畸形，常规 MRI 常难以显示其特异性征象，因而诊断困难。磁敏感加权成像（SWI）显示小静脉结构、血液代谢产物、铁质沉积十分敏感，在脑肿瘤、脑血管病、脑外伤、神经变性病等中枢神经系统病变中有较高的临床应用前景。

脑发育性静脉异常是脑内静脉引流的一种先天性畸形，由多支扩张的异常髓静脉呈放射状或树根状排列构成，并共同汇流至粗大的中央静脉干，最后引流入脑深部静脉或脑表面静脉系统，病灶周围脑组织表现正常，但其正常静脉引流缺如。

一、病因

脑发育性静脉异常的病因尚不清楚，多数作者认为系胚胎发育时宫内意外因素导致静脉阻塞，由侧支代偿增生所致。其形成时间在脑动脉形成之后，故仅含静脉成分。

确切病因不清，多认为是在人胚脑静脉发生的 Padget 第 4~7 期，即深 / 浅静脉和（或）髓质静脉形成期，髓质静脉和（或）分支形成时发生某种意外，如闭塞或发育不良，脑发育性静脉异常作为代偿形成。

组织学上由许多细小扩张的髓静脉和一条或多条引流静脉两部分组成。镜下仅见静脉成分，畸形血管之间有正常脑组织。它可发生在脑静脉系统的任何部位，但以额叶和小脑最常见。

二、发病机制

脑发育性静脉异常的发生机制尚不十分清楚，但一般认为是动脉系统发育结束后静脉发育过程受阻，导致胚胎性髓静脉引流入单根粗大的引流静脉。

三、发病率

脑发育性静脉异常的发病率为 0.48%~2.56%。有作者报道脑发育性静脉异常占同期脑血管畸形的 3.3%~10.1%。本病临床上很难诊断，既往主要在尸检中发现。

四、病理学

脑发育性静脉异常由许多扩张的髓静脉和 1 至数条引流静脉所组成，Duret（1874）首先描述了髓静脉。根据其位置和血流方向可分为两组，即表浅和深部髓静脉。表浅髓静脉血管较小，位于灰质下 1~2 cm 的白质内，向皮层走行汇入软膜静脉。深部髓静脉较大，起源于表浅髓静脉的深面，并与其走行方向相反，直接汇入侧脑室室管膜下静脉系统。在其行程中管腔轻度增大。此外,亦存在脑贯穿静脉,又称脑内吻合静脉或联络静脉,联系表浅和深部髓静脉,有作者称其为第三组髓静脉。深部髓静脉排列呈楔形,其尖端可聚在侧脑室前角的前外侧、尾状核头部和体部、侧脑室体部的中央、侧脑室颞角。侧脑室室管膜下静脉的主要功能是通过深部髓静脉引流脑白质的血液。

幕下髓静脉亦分为表浅和深部两组。幕下深部髓静脉可聚在桥臂和齿状核水平的第四脑室汇入第四脑室的室管膜下静脉,最后进入第四脑室侧隐窝静脉或向前进入桥横静脉。

组织学上由许多细小扩张的髓静脉和1条或多条横贯脑实质的粗大引流静脉两部分组成,粗大的中央引流静脉向皮质静脉、室管膜下静脉或直接向邻近的硬膜窦引流,无明显的供血动脉。

这些薄壁静脉弥漫性分布于脑白质,粗大静脉管壁较厚,主要由纤维及胶原成分构成,缺乏弹力层且平滑肌层排列疏松。镜下仅见静脉成分,管壁由一层纤维组织衬托,一层扁平内皮细胞构成,缺乏平滑肌及弹力纤维,扩张的静脉管腔内有时可见血栓,静脉壁可增厚、玻璃样变及钙化,周围是正常的神经组织。这些特点有别于其他血管畸形。畸形血管之间有正常脑组织。它可发生在脑静脉系统的任何部位,但以额叶和小脑最常见。

五、分型

脑发育性静脉异常的分型有多种, Moritake等(1980)根据脑发育性静脉异常直径大小分为小型(<2 cm)、中型(2~4 cm)和大型(>4 cm)。Valavains等(1983)根据脑发育性静脉异常在白质的位置分为皮质表浅型、皮质下型和脑室旁型。Guolao等(1990)根据引流静脉的不同将其分成浅、深两型。

脑发育性静脉异常属于低阻、低流量脑血管畸形,其循环时间基本正常。静脉早期出现并占据静脉期的全时程,此时较小的髓静脉在静脉中期显示最佳,而在动脉期和毛细血管期不能显影。通常脑发育性静脉异常无血管移位,除非出现出血。

许多学者根据引流静脉的类型将脑静脉畸形分为表浅(浅型)和深部(深型)两型。病理上可见脑静脉异常扩张,血管壁含内弹力纤维,其间有正常脑组织相隔。它可发生于全脑任何部位,但常起源于小脑前下动脉、大脑中动脉分布区及大脑大静脉系统。

有作者报告8例,他们认为,可根据DSA清晰显示脑发育性静脉异常的数目(单发、多发)、引流静脉数目(单支、多支)和引流方向(表浅、深部、双向)的优越性,将其分为:单发单支表浅引流(5例)、单发单支深部引流(1例)、单发多支表浅引流、单发多支深部引流(1例)、单发多支双向引流、多发多支表浅引流、多发多支深部引流、多发多支双向引流(1例)8型,以便更进一步研究脑脑发育性静脉异常。

六、部位

脑发育性静脉异常好发于额叶、小脑,往往单侧单发。脑发育性静脉异常可发生于大脑和小脑,也可累及脊髓。一项研究纳入的51例患者中,额叶27例,顶叶9例,小脑半球15例;一项研究24例脑发育性静脉异常中,额叶白质11例,顶叶白质6例,颞叶2例,小脑半球5例,与以往文献认为其好发于额叶及后颅窝基本一致。

一组19例患者的研究中有9例位于小脑半球(左侧4例,右侧5例),额叶4例,枕叶1例,基底节区2例,颞叶2例,同时累及额叶、顶叶的1例。所有病例均为单发。

七、临床表现

本病临床上很难诊断,既往主要在尸检中发现。

脑发育性静脉异常可见于任何年龄,发病年龄多为35~40岁,平均40岁以下,男女发病概率接近。

Garner等(1991)报道100例,发现脑发育性静脉异常平均年龄42.9岁,男女比例大致相等。脑发育性静脉异常可发生于脑静脉系统的任何部位,但以幕上多见,最常发生于额叶。

患者一般无症状,多系CT或MRI检查中偶然发现。少数可产生症状,与病变部位有关。幕上脑发育性静脉异常最常见症状为癫痫、头痛和感觉、运动障碍,幕下者以共济失调为主。有1%的脑发育性静脉异常表现为出血,尤以幕下者出血多见。

近年来许多作者认为,脑发育性静脉异常往往合并海绵状血管瘤,而后者易出血,可能是脑发育性静脉异常出血的真正原因。治疗以保守对症处理为主,对反复出血或形成较大血肿者可考虑手术。

脑发育性静脉异常属良性病变,癫痫、眩晕、耳鸣、头痛等症状与病变本身无关,但与发生部位有关。幕上者主要症状是癫痫、头痛，幕下常见症状是头痛、眩晕、头晕、耳鸣、眼球震颤、共济失调。

八、影像学研究

脑发育性静脉异常的影像学特征性表现是出现“海蛇头”或“蜈蚣”样的深部髓静脉汇集到其中一根粗大的引流静脉，然后汇入表浅皮层静脉、硬膜窦或深部静脉征象。幕上者通常汇入皮层静脉、硬膜窦、深部静脉、室管膜下静脉；幕下多汇入表浅皮层静脉或硬膜窦。

有作者认为脑发育性静脉异常具有如下特点：无供血动脉和直接的动静脉短路，静脉期出现许多细小扩张的髓静脉，通过浅表型脑发育性静脉异常的脑贯穿静脉和（或）深部型脑发育性静脉异常的室管膜下引流静脉。

髓静脉根据其位置和血流方向分为表浅和深部髓静脉。表浅髓静脉血管较小，位于灰质下 1~2 cm 的白质内，向皮层走行汇入软膜静脉；深部髓静脉较大，起源于表浅髓静脉的深面，与其走行相反，直接汇入侧脑室室管膜下静脉系统，引流深部脑白质的血液。

幕下深部髓静脉可聚在桥臂和齿状核水平的第四脑室，汇入第四脑室的室管膜下静脉，最后进入第四脑室侧隐窝静脉或桥静脉。幕下表浅髓静脉向小脑蚓静脉或小脑表面静脉引流。

正常髓静脉和脑贯穿静脉的直径分别为小于 0.02 mm 和 0.05~0.3 mm，造影时不显示，在脑发育性静脉异常时，髓静脉的直径可扩大 10~100 倍而被显示出来。

DSA 虽然是诊断脑发育性静脉异常的金标准，但有创伤性，有文献报道 MR 静脉成像、CT 静脉成像可以显示所有病变，基本上可以取代 DSA 检查。还有学者认为 CT 增强扫描及 MR 平扫是诊断和随访脑发育性静脉异常的有效方法，对于无症状病例的筛选，MR 平扫是首选检查方法。

九、CT 表现

Michels（1977）首次报道脑发育性静脉异常的 CT 表现。Valavains 等（1983）分析 58 例脑发育性静脉异常的 CT 表现，发现平扫时阳性率为 47.3%，最常见的为圆形高密度影（34%），系扩张的髓静脉网。此外，亦可见高密度的含铁血黄素沉着或钙化。

增强 CT 阳性率为 87%，可见三种表现：一为白质中圆形增强影（32.5%），周围无水肿或占位，系髓静脉网或引流静脉；二为穿越脑的线形增强影（32.5%），为引流静脉；三为两者同时出现（18.6%）。

Olson 认为 CT 表现取决于引流静脉与扫描平面的关系，当其平行于扫描平面，则呈线形；当其垂直于扫描平面，则呈圆形。采用薄层扫描以及矢状面或冠状面重建，有助于显示引流静脉。三维 CT 血管造影（CTA）可获脑血管的三维影像，Pebbles（1997）首次报道 4 例，CTA 清晰显示了脑发育性静脉异常的组成及其三维影像。

对于脑发育性静脉异常，CT 平扫不易检出病灶，且特异性低，最常见为圆形或条索状略高密度影，为扩张的髓静脉网的影像，形态取决于引流静脉与扫描层面的关系，周围无水肿，无占位效应。在合并超早期出血的诊断中优于 MRI，并可显示海绵状血管瘤等其他颅内并发症。

但随着近年来 CTA 技术的迅猛发展和广泛应用，使得 CTA 在显示脑发育性静脉异常上有其独特的优势。采用适当的扫描技术，包括智能团注对比剂跟踪法，设置适当的阈值及根据病人年龄及血管情况适当地延迟扫描时间等，再加上诊断医师熟练地运用影像后处理技术，在 CTA 三维重建图像上可清晰地显示畸形静脉的组成及引流静脉的数目和方向，并可获得任意角度的旋转图像，在一定程度上替代了 DSA 检查。

其中容积再现技术图像立体三维效果最好，可同时显示病变与颅骨、血管的三维空间关系，最大密度投影不存在阈值的限制，对末梢血管细节的显示较好，影像不失真，最重要的是可以随时结合原始图像分析。CTA 作为无创性检查，扫描时间短，辐射剂量小，操作简单，便于病人随访观察，可重复性强，已经越来越受到患者和医生的认可。

十、MRI 表现

详见本章　第二节　脑发育性静脉异常与 MRI。

十一、脑血管造影表现

Wolf（1967）用脑血管造影诊断脑发育性静脉异常。在脑血管造影上，脑发育性静脉异常的典型表现是在静脉期中可见到许多细小扩张的髓静脉呈放射状汇入一条或多条粗大的引流静脉。后者通常经表浅的皮层静脉进入静脉窦，有时向深部进入室管膜下深静脉系统。Welding 最早把这种表现称为“水母头”征，亦有作者描写为“伞状”“轮辐状”或“星簇状”改变。

Yasargil 总结了脑发育性静脉异常的脑血管造影诊断标准：①缺乏供血动脉；②病灶出现在静脉期；③许多细小扩张的髓静脉；④经扩张的脑贯穿静脉（表浅型）或室管膜下静脉（深部型）引流。

一组 8 例患者的研究中，动脉期，除 1 例前交通动脉右侧见一囊状动脉瘤外，其余 7 例动脉期各动脉主干及分支血管管径大小、数目未见异常。静脉期，4 例在整个静脉期正、侧位均可见典型“水母头”表现，即许多细小扩张的髓静脉呈束状、放射状集中汇入粗大的引流静脉。在静脉早期出现，持续到静脉晚期，并随表浅静脉内对比剂的消失而显得更加清楚。2 例仅静脉早期“水母头”征明显，晚期髓静脉消失，仅引流静脉显示。另外 2 例侧位静脉早期只显示细小扩张的髓静脉，引流静脉显示不清，晚期“水母头”征显示；正位，整个静脉期髓静脉均显示不清。

脑发育性静脉异常在脑血管造影中由髓静脉网和引流静脉所组成。髓静脉细小且数量多，呈放射状聚集到一起汇入引流静脉。引流静脉多为 1 条，少数为 2 条。多数引流静脉进入浅静脉系统，少数入深静脉系统，亦有同时进入浅、深静脉系统者。Valavains 等（1983）报道 58 例脑发育性静脉异常中，三者的比例分别为 68.9%、22.4% 和 8.6%，并认为引流方式取决于其在白质中的位置以及受累的髓静脉类型。

根据髓静脉的部位可将脑发育性静脉异常分为皮层表浅型、皮层下型和脑室旁型。皮层表浅型引流入浅静脉系统或浅、深静脉同时引流。皮层下型引流入深静脉系统或深、浅静脉同时引流。脑室旁型仅引流入室管膜下深静脉系统。

而更多的学者则根据引流静脉的类型分为表浅和深部两型。幕上浅型经皮层静脉进入静脉窦，幕上深型注入侧脑室上外侧角的室管膜下静脉，例如尾核纵静脉或 Schlesinger 静脉。幕下浅型向小脑蚓静脉或小脑表面静脉引流。幕下深型向第四脑室侧隐窝静脉、前中央静脉或桥横静脉引流。

脑发育性静脉异常系低流低阻的脑血管畸形，其循环时间正常，它在静脉早期出现，并持续到静脉晚期，小的髓静脉在静脉中期显示最清楚。在动脉期和毛细血管期一般无异常，但部分文献报道，在动脉期或毛细血管期的放大图像中，偶可见一些刷状血管影，称为“毛细血管刷”，通常位于额叶。Valavains 等（1983）认为，额叶静脉通常较其他部位的静脉更早显影，故本质上仍是脑发育性静脉异常。

脑发育性静脉异常无供血动脉，但有不少作者在一些脑发育性静脉异常中发现存在扩张的动脉。Valavains 等（1983）认为上述报道缺乏病理证实，未必是脑发育性静脉异常，可能是静脉占优势的动静脉畸形。但 Yasargil 和 Hirata 等（1991）认为，其可能是一种脑发育性静脉异常和动静脉畸形并存的混合性血管瘤，属一种过渡型脑血管畸形。

Mullan（1996）报道一种脑发育性静脉异常 - 动静脉畸形的过渡类型，他认为脑发育性静脉异常可能是动静脉畸形的前体，动静脉畸形是瘘化的脑发育性静脉异常。通常情况下，除非出现出血，脑发育性静脉异常无血管移位。

DSA 上典型表现为许多细小扩张的髓静脉呈放射状汇入 1 条或多条粗大的引流静脉，后者经表浅的皮层静脉进入静脉窦，有时向深部进入室管膜下深静脉系统。

DSA 特异性最强，可确诊并了解引流静脉的类型，并可同时检出伴随的动脉瘤和其他血管病变，排除 MRI 不能确诊的血管畸形，为临床治疗提供依据。有时静脉早、晚期，正、侧位像显示不一致，提示应多体位，较长静脉期内连续采集，以免漏诊。但 DSA 属有创检查，辐射量大，检查耗时长，且无法显示血管以外的脑实质情况。

DSA 仍是诊断脑发育性静脉异常的金标准，CT 平扫特异性较差，可提示血管畸形，但不能确诊，CTA 在图像质量上可部分取代 DSA，是诊断和随访观察脑发育性静脉异常的有效检查手段。MR 增强扫描是发现脑发育性静脉异常最敏感的方法，但针对血管的显示较差。它需与小动静脉畸形、脑底动脉环自发性阻塞性疾病等鉴别。

DSA 虽然是诊断脑发育性静脉异常的金标准，但具有创伤性，而且可重复性差，临床上并不作为首选。借助磁敏感加权成像的静脉血管的磁敏感效应，能够发现更多的脑发育性静脉异常，尤其是隐匿的常规检查未能发现的病灶，能直观的观察到引流静脉的形态特征、引流去向，清晰得显示静脉血管畸形的“海蛇头”或“蜈蚣”样改变及更多更细小的髓静脉血管。

与 DSA 比较,磁敏感加权成像能更准确定位,并能显示其并发的出血、梗死及其他发育畸形的优势,因而在诊断和随访发育性静脉异常方面具有重要的价值。

一组病例中, MRI 平扫后 11 例未能显示髓静脉,但行磁敏感加权成像扫描后,则均可清楚显示典型“海蛇头”或“蜈蚣”样髓静脉,有 16 例中央静脉主要汇入表浅皮层静脉及静脉窦, 2 例汇入深部静脉,1 例同时向浅、深部静脉引流。

十二、脑血管造影、CT 和 MRI 在诊断脑发育性静脉异常的价值

脑发育性静脉异常在脑血管造影中有典型的表现,即静脉期见“水母头”征,其特异性最强,可明确诊断并且可以了解引流静脉的类型,发现伴随的脑血管畸形,但属有创检查,且无法显示血管以外的脑实质的情况。

CT 诊断脑发育性静脉异常无特异性,价值较小,但可用于定位及筛选检查,在脑发育性静脉异常合并超早期出血的诊断中优于 MRI。

MRI 组织分辨率高,可三维成像,清晰度高于 CT,并可显示幕下脑发育性静脉异常和伴随的脑血管造影阴性的血管性疾病。对脑发育性静脉异常合并亚急性和慢性出血的灵敏度优于 CT。

脑发育性静脉异常在 MRI 和 MRA 上有特异性表现,两者合并应用可以直接诊断大多数脑发育性静脉异常而无须行脑血管造影。一些作者认为,对于无症状的脑发育性静脉异常,如 MRI 或 MRA 上有典型表现,则无须行脑血管造影。但其分辨率较脑血管造影略差,尤其是在显示小型脑发育性静脉异常上更是如此。

一些文献认为,部分脑发育性静脉异常往往合并海绵状血管瘤(2%~29%),而后者易出血,可能是引起症状的真正原因。而海绵状血管瘤在脑血管造影上无法诊断,但在 MRI 中有特异性表现。因此对于有出血的脑发育性静脉异常,即使脑血管造影明确诊断,仍须行 MRI 检查以排除合并的海绵状血管瘤,这对于治疗极有意义,目前主张切除海绵状血管瘤而保留脑发育性静脉异常。

此外,亦有报道认为, MRI 可作为了解脑发育性静脉异常是否出血的标准,当注射 Gd-DTPA 后,如脑发育性静脉异常附近脑组织有增强,此种脑发育性静脉异常则易出血。但尚未被证实。

DSA 除可见脑发育性静脉异常典型表现外,还可检出颅内动脉瘤、排除 MRI 不能确诊的 AVM,为临床诊治提供依据。该组部分病例(4 例)静脉早期或晚期、正位或侧位脑发育性静脉异常显示不一致,提示应多体位、较长静脉期内细致观察 DSA 影像。

脑发育性静脉异常的影像学诊断标准及特征是:病灶缺乏供血动脉,出现在静脉期,有许多细小扩张的髓静脉呈“水母头”状汇集到单根或多根粗大的引流静脉,然后汇入表浅皮层静脉、硬膜窦、深部静脉或室管膜下静脉。但发生于脑室壁上者“水母头”征象不明显。

总之,脑发育性静脉异常的 MRI 具有显著的特征性,磁敏感加权成像较常规 MRI 序列可以更好的显示脑发育性静脉异常,而磁敏感加权成像又能避免增强扫描注射对比剂后不良反应的发生以及降低医疗费用,可作为脑发育性静脉异常及其他血管畸形诊断常规序列的重要补充。

第二节　脑发育性静脉异常与 MRI

脑发育性静脉异常的 MRI 典型表现为自皮层或脑室旁伸入髓质的粗大引流静脉,其周围可见细小放射状髓静脉汇集于引流静脉,整个形态似“海蛇头”或“蜈蚣”状。

一、MR 平扫

MRI 检查具有较高的组织分辨率,能清晰显示病变与周围组织的差别,故较 CT 更能清晰显示脑发育性静脉异常,尤其是引流静脉。脑发育性静脉异常在 MRI 图像上的典型表现为许多细小髓静脉放射状汇入一条引流静脉。部分表现为髓静脉网散在分布于引流静脉旁,可能系部分容积效应。少部分仅显示引流静脉而不见髓静脉网。

MRI 图像可矢、冠、轴位结合起来分析,可见到许多细小扩张的髓静脉呈典型的“水母头”状汇入粗大的引流静脉干, MRI 组织分辨力高于 CT,尤其是对引流静脉的显示优于 CT,对合并亚急性和慢性出血的灵敏度优于 CT,对小型病变显示略差。

脑发育性静脉异常有 2%~29% 的病例合并海绵状血管瘤而易致出血,在 DSA 上无法诊断,因此对于有出血的脑发育性静脉异常病人,即使 DSA 已明确诊断,仍需做 MRI 检查,因为 MRI 对海绵状血管瘤有其特异性的表现,从而对临床治疗有指导意义。

由于流动血液的流空效应,大部分引流静脉在 T_1WI 上均呈低信号影,在 T_2WI 上多呈低信号影。仅少部分引流静脉在 T_2WI 上呈高信号影, Truwit(1992)认为,这是由于空间错录伪影所致,当引流静脉走行平行或垂直于相位编码方向时,伪影消失。但也有作者认为系偶回波相位重聚现象,当引流静脉平行于扫描平面时,为高信号,其他方向的血管多呈低信号。亦有作者认为高信号与血流较慢有关。

引流静脉较粗大, MRI 显示率高,是诊断脑发育性静脉异常的必要条件,一组研究中的 7 例患者均清晰显示引流静脉,髓质静脉较细且方向多变,它与引流静脉的汇入点是诊断脑发育性静脉异常的重要征象,因此应做多方向薄层扫描。

髓静脉网较细且血流较慢,较引流静脉的发现率低。其在 T_1Wl 上呈低信号影(40%), T_2WI 上呈高信号影(57%), Augustyn 认为系血池量增加,导致 T_1、T_2 弛豫时间延长,表现为 T_1Wl 低信号、T_2WI 高信号。部分髓静脉网由于部分容积效应而显示不清,多数作者认为,T_2WI 较 T_1Wl 更能清晰显示脑发育性静脉异常。

由于脑发育性静脉异常畸形静脉血流缓慢,常不能显示血管的流空现象,大部分脑发育性静脉异常病变在常规平扫 MRI T_1WI、T_2WI 序列图像常不能清晰显示。因此一般认为常规 MR 平扫容易漏诊较小的脑静脉畸形,MR 增强扫描能弥补这一缺陷。

二、MR 增强扫描

静脉注射 Gd-DTPA 后,引流静脉和髓静脉网均明显增强,并可以清晰显示脑发育性静脉异常“水母头”征的髓静脉。增强扫描是诊断脑发育性静脉异常准确、可靠的检查方法。一组 7 例脑发育性静脉异常增强扫描均见引流静脉及扩张的髓质静脉明显强化。连续层面观察可见引流静脉与邻近硬膜窦和(或)室管膜静脉相连,相应的静脉窦或室管膜静脉扩大并呈明显强化。

脑发育性静脉异常强化的机制是由于引流静脉和髓静脉血流速度较慢,髓静脉扩张致血池量增加所致。由于髓静脉的明显强化使得平扫时因部分容积效应而未显影的病变得以显示。大剂量对比剂、缓慢注射、多方位薄层或无间隔 3D SPGR 序列扫描是提高脑发育性静脉异常检出率的有效方法。

研究发现 MR 增强检查能显示所有病灶,表现为“海蛇头”样强化特征,相对于扫描技术条件要求高、时间窗控制严格的 MR 静脉成像及 CT 静脉成像检查,简单实用,而且能准确定位及显示病灶周围脑实质情况。

扩张的髓静脉呈丛状、轮辐状线样强化影并向引流静脉聚集呈“水母头”征是其特征性表现。一组 7 例资料显示 Gd-DTPA 增强后 3D SPGR 序列显示异常扩张髓静脉和引流静脉影像优于 SE 序列。

脑发育性静脉异常属低流低阻的脑血管畸形,循环时间正常,在静脉早期即可出现,并持续到静脉晚期,在动脉期和毛细血管期一般无异常,通常脑发育性静脉异常无血管移位,除非出现出血。

DSA 虽然是诊断脑静脉血管瘤的金标准,但具有创伤性,重复性差,临床上并不作为首选。MRI 检查因其无创、对血流敏感,可作为诊断脑发育性静脉异常的首选检查,由于常规 MRI 对部分细小的髓静脉无法显示,可能造成对该病的诊断困难或漏诊,但如果同时进行增强扫描或行磁敏感加权成像扫描,则能清晰显示所有细小的髓静脉与引流静脉,即可做出明确诊断。

三、MRA

有作者认为 MRA 较普通 MRI 更能清晰显示引流静脉和髓静脉,极类似于脑血管造影表现。该组 7 例静脉注射 Gd-DTPA 后行 3D TOF MRA 检查,在原始图像上均清晰显示扩张的髓静脉和引流静脉影像,在最大信号投影图像上由于脑表面血管的干扰而观察不清。

静脉注射 Gd-DTPA 后,引流静脉和髓静脉网均明显增强,并可以清晰显示脑发育性静脉异常水母头状的髓静脉。MRA 较普通 MRI 更能清晰显示引流静脉和髓静脉,极类似于脑血管造影影像。

四、磁敏感加权成像

磁敏感加权成像是一组利用组织磁敏感性不同而成像的技术,是一个三维采集,完全流动补偿、高分辨力、薄层重建的梯度回波序列。磁敏感加权成像分别采集强度数据和相位数据,将数据进行后处理，处理后的相位信息叠加到强度信息上，更加强调组织间的磁敏感性差异，成为最终的磁敏感加权成像图像。

磁敏感加权成像是一种利用不同组织之间磁敏感差异而产生对比的一种成像方式，能使那些与周围组织存在磁敏感差异的组织形成显著对比，比如含铁组织、静脉血等。脑静脉畸形属于静脉畸形，其内为主要含去氧血红蛋白的静脉血，其可能与脑内其他静脉系统同样在磁敏感加权成像上显影。

虽然磁敏感加权成像存在扫描时间较长、对运动伪影敏感等缺点，但随着 Gd 对比剂的不良反应肾源性纤维化逐渐受到放射学界的重视，在满足诊断要求条件下少用或不用对比剂已经成为一种必然的趋势。故在脑发育性静脉异常的诊断和随访中，磁敏感加权成像将会替代 MR 增强检查。

磁敏感加权成像显示静脉结构、血液代谢产物、铁质沉积等十分敏感，特别是对于常规 MR 扫描所不能很好显示的细小静脉，磁敏感加权成像也可清晰显示。

其原理在于含脱氧血红蛋白的静脉血引起磁场的不均匀，这主要由两方面效应所引起：一是脱氧血红蛋白的红细胞与血浆之间的容积磁化率差别，使动、静脉的 T_2* 时间差异加大，应用适当时间的 TE 脉冲序列就可以将动、静脉区分开来，此时，脱氧血红蛋白便成为一种内源性对比剂使静脉显影；二是静脉内容积磁化率引起血管内质子的频移，使静脉血与周围组织之间产生相位差，选择适当的回波时间可以使体素内静脉与周围组织的信号差达到最大。

因而磁敏感加权成像不会因低流速静脉血流降低敏感性，对发现静脉畸形非常敏感，并且小体素的磁敏感加权成像可以最大化减小部分容积效应，结合相位信息磁敏感加权成像能更好地显示细小的髓静脉。

磁敏感加权成像的最大优势在于对大脑深部静脉血管的成像，使用 1.5 T 场强的系统，可以对几百个微米大小的静脉成像，若采用 3.0 T 或更高场强的系统，可以降低扫描时间或明显提高分辨率。磁敏感加权成像对静脉的成像依靠血氧饱和度形成的磁敏感差异，不受流速的干扰，对小血管成像具有特别的优势，尤其是显示含静脉血的小血管畸形非常敏感。

在磁敏感加权成像中，即使是血流速度缓慢的血管仍然被磁敏感加权成像清晰成像，这是时间飞跃和相位对比血管成像法所不具备的特点。除此之外，磁敏感加权成像采用高分辨率的扫描方法，结合相位蒙片，能发现常规 MR 成像无法显示的血管结构和忽略的病变。

正是由于磁敏感加权成像具有善于显示小静脉结构、对血液代谢产物非常敏感的特点，使其诊断脑发育性静脉异常的优势十分显著，是检出脑发育性静脉异常较为敏感的序列，为目前一种可以精确显示脑发育性静脉异常的方法。

脑发育性静脉异常的磁敏感加权成像特征表现为脑实质内放射状髓静脉及引流静脉，表现为“海蛇头”样显著低信号影，无占位效应，边界清楚。

磁敏感加权成像的不足在于难以鉴别小静脉结构、小出血灶、栓子，因为它们信号相似，但是注射对比剂增强前后的连续观察或分析相位图像可以部分弥补其不足。

脑发育性静脉异常的 MR 影像具有显著的特征性，MR 增强扫描及磁敏感加权成像较常规 MR 序列可以更好地显示脑发育性静脉异常，而磁敏感加权成像又能避免增强扫描注射对比剂后不良反应的发生，可作为脑发育性静脉异常及其他血管畸形诊断的常规序列应用于临床。

生物组织的感应磁场依赖于外磁场强度和组织分子的磁敏感性，磁敏感加权成像所形成的对比也是场强依赖性的。外磁场强度是决定生物组织磁化率的关键因素之一。因此 3.0T 上所获得的磁敏感加权成像的对比明显好于 1.5T。

五、关于并发症

迄今为止对于脑发育性静脉异常的临床意义仍然存在较大争议。虽然目前绝大多数学者认为脑发育性静脉异常是一种常见的血管变异，极少引起临床症状，也有脑发育性静脉异常发生出血机会非常高的观点。文献也报道过脑发育性静脉异常并发脑出血或蛛网膜下隙出血的病例，不过均因病例较少或仅为个案而缺乏统计学意义。

需要注意的是，一些研究为回顾性研究，前提是 MRI 能显示脑发育性静脉异常病灶，这可能导致那些因出血而掩盖较小脑发育性静脉异常的病例未能纳入研究，所以还不能由此下脑发育性静脉异常发生出血并发症的机会较低的定论。除出血并发症之外，也有报道脑发育性静脉异常中央引流静脉血栓形成及非出血性脑梗死的病例。

脑发育性静脉异常常并发其他血管畸形，如海绵状血管瘤、毛细血管扩张症及动静脉瘘，其中并发海绵状血管瘤最为常见，也有同一患者并发脑静脉畸形、海绵状血管瘤及毛细血管扩张症 3 种畸形的报道。海绵状血管瘤的形成机制尚不十分清楚，按照分类脑发育性静脉异常与海绵状血管瘤都属血管畸形的一种，认为海绵状血管瘤与脑发育性静脉异常同是先天发育异常比较容易令人接受。

然而近来有研究发现，脑发育性静脉异常患者可以在短时期内新出现一个海绵状血管瘤，而且海绵状血管瘤可以不断增大，因此认为海绵状血管瘤的发生与增大是由脑内及海绵状血管瘤内反复自限性出血造成的，在处于血肿与海绵状血管瘤中间阶段的慢性血肿内发现血管再生及内皮增殖则支持上述理论。

六、鉴别诊断

脑发育性静脉异常需与脑内正常小静脉鉴别，小静脉与脑发育性静脉异常在磁敏感加权成像上信号特点相似，鉴别困难，但小静脉走行正常，并有正常静脉引流。磁敏感加权成像为三维信息采集，使用最小强度投影（MinIP）可获得静脉成像。利用这一特点，在实际工作中采取连续层面追踪观察和最小强度投影重建显示脑部整体小静脉的方法来区分小静脉和脑发育性静脉异常。

需要与脑发育性静脉异常鉴别的还有颅内脑动静脉畸形、Sturge-Weber 综合征等，但这些病变在常规 MR 及磁敏感加权成像序列与脑发育性静脉异常的表现截然不同，鉴别诊断较为容易。

总之，脑发育性静脉异常是一种常见的血管畸形，可并发其他血管畸形，有可能出现多种并发症。MRI 对检出脑发育性静脉异常非常敏感，可作为首选检查，磁敏感加权成像可取代 MR 增强检查用于脑发育性静脉异常的诊断和随访。

第二十五章　与血管有关的部分脑损伤

第一节　轴索损伤与增强 T_2*WI 血管成像

成人及儿童弥漫性轴索损伤的研究结果均显示，合并有出血灶的弥漫性轴索损伤预后较单纯白质受损而无出血灶的弥漫性轴索损伤预后差。大部分的血液成分均是顺磁性物质，利用磁敏感效应可以使出血灶显影，从而根据撕裂出血的部位判断轴索损伤的范围。

在常用的序列中，T_2*WI 梯度回波序列（GRE T_2*WI）对磁场的不均匀性比较敏感，是用于导致局部磁场不均匀病变检出的常规序列。多回波采集的 T_2*WI 三维梯度回波序列（ESWAN）使得一次扫描即可获得多个回波的幅度图及相位图，再经多回波幅度平均后处理使得磁敏感效应有差别的物质以及因走行方向不同而导致容积磁化率不同的静脉血管得以在同次扫描显影。出血灶是血管外的顺磁性物质，由于不受血氧饱和度的影响，这些血管外的顺磁性物质导致局部磁场的不均匀性较静脉血更高，与周围组织的相位差更大。因此，在增强 T_2*WI 血管成像序列图像上信号衰减程度更高而更容易被检出。

一、出血性剪切灶的诊断价值

近年来越来越多的研究证据表明，与弥漫性轴索损伤形成机制有关的剪切力造成的脑实质内出血与非出血性小病灶与患者外伤后的症状、体征及预后密切相关。

脑组织内各种细胞的易损度各不相同，最脆弱的细胞是轴索，而最具有抵抗力的结构就是血管。这也就意味着有出血的部位必然已有轴索的损伤，所以即使影像学无法观察到轴索损伤特征性的病理改变——轴索球，也可以根据撕裂出血的部位判断轴索损伤的范围。这也能解释有出血灶的弥漫性轴索损伤患者病情较重，预后较差的原因。因此影像学对小出血灶的检出可以帮助临床医师很好地评估病情，给予合理的治疗方案并及早了解预后的情况，及时向家属交代病情。

二、影响小出血灶显示的 MRI 参数

包括脉冲序列、序列参数、空间分辨率、磁场强度和后处理技术等。在常用的序列中，GRE T_2*WI 序列对出血灶的敏感性较 FSE 和 SE 序列高得多。EPI 序列的成像速度相当快，对出血灶的显示能力与 GRE T_2*WI 具有可比性，但同时颅底的空气和骨骼也会产生严重伪影，另外图像变形很严重，脂肪信号也抑制不掉，这些都不利于颅内病变的观察。

TE 是对 GRE T_2*WI 序列的磁敏感效应影响最大的一个参数，TE 越长去相位程度越高，磁敏感效应被放大的程度越高。但随着 TE 延长，横向弛豫衰减越重，图像的信噪比也会越低。三维扰相 GRE T_2*WI 序列是磁敏感加权成像（SWI）和增强 T_2*WI 血管成像采用的序列，该序列的优势在于允许高分辨率的薄层扫描，而且它所具有的三维傅立叶变化技术可以获得各向同性空间分辨率的图像，只需要进行一个方位的扫描，其他方位的图像可以通过 MPR 的方式获得。

薄层扫描可以明显减少部分容积效应的影响而提高病灶的检出率，此外，分辨率越高能显影的最小出血灶越小。另外，空间分辨率、层厚以及场强都对病灶的检查率有明显影响。

最后，图像后处理技术能进一步增加脑组织与出血灶的对比度，如磁敏感加权成像序列用校正相位图作为加权因子，亦称为相位蒙片叠加在强度图

上,形成最终的磁敏感加权成像图像,而该组用到的增强 T_2*WI 血管成像序列则是采用多回波幅度平均的后处理技术,在提高图像信噪比的同时增加出血灶的对比度。

由上述可知,增强 T_2*WI 血管成像序列与常规的 GRE T_2*WI 序列相比具有 3D 采集、薄层、高分辨率、多回波技术保障足够的 TE 时间,以及多回波幅度平均的后处理等诸多优势。该研究将 17 例弥漫性轴索损伤患者的增强 T_2*WI 血管成像和 GRE T_2*WI 序列对出血灶的检出结果进行了统计学检验,结果显示增强 T_2*WI 血管成像序列对总体及分区出血灶的检出率均显著高于 GRE T_2*WI 序列,尤其对于后颅窝区小出血灶的检出增强 T_2*WI 血管成像序列具有最明显的优势。神经病理学研究显示,弥漫性轴索损伤越重,损伤越趋于脑深部和中线结构。轻度组的病灶,大多仅分布在皮层下白质,而中、重度组病灶好分布于胼胝体及脑干等中线区,而且脑干的受累对于长期预后的评估至关重要。因此,增强 T_2*WI 血管成像序列对于显示脑干及胼胝体等脑深部区出血灶的明显优势更有助于弥漫性轴索损伤病情的判断及预后的评估。

增强 T_2*WI 血管成像序列与磁敏感加权成像序列的异同点如下。

目前应用较普及的磁敏感加权序列主要有磁敏感加权成像序列和增强 T_2*WI 血管成像序列。这两种序列常常被误认为同一种序列,因不同厂家的 MRI 设备而取的不同名称,实际上增强 T_2*WI 血管成像序列并不是磁敏感加权成像序列的别名,它是一个单独的新序列。

磁敏感加权成像序列是利用不同组织间磁敏感性差异而产生对比增强机制的新成像技术,它采用完全流动补偿(3 个方向均有流动补偿)的 3D 梯度回波序列,获得相位图像和幅度图像,磁敏感加权成像的含义就在于充分应用幅度及相位信息而不仅仅是 T_2*WI。

增强 T_2*WI 血管成像序列与磁敏感加权成像序列的相同点:①适用于 1.5 T 以上场强的 MRI 仪;②采用梯度回波成像序列;③包括层面选择梯度在内的 3 个垂直方向的完全流动补偿;④均采用 3D 薄层高分辨率采集方式;⑤同时得到幅度及相位信息;在 MinIP 重组图像上观察感兴趣区。

增强 T_2*WI 血管成像序列与磁敏感加权成像序列的不同点如下。

磁敏感加权成像序列为单回波序列,而增强 T_2*WI 血管成像为多回波序列,磁敏感加权成像序列的 TE 时间通常设为 40 ms,而增强 T_2*WI 血管成像序列的首个 TE 时间设定后,其最长 TE 与最短 TE 的变化幅度达到 60 ms。

磁敏感加权成像序列 1 次扫描获得对应 1 个 TE 时间的相位及幅度图,而增强 T_2*WI 血管成像序列 1 次扫描得到的是对应 11 个回波的幅度及相位图,随着回波时间的延长,图像的磁敏感权重越重。

在后处理技术方面,磁敏感加权成像采用幅度图与相位蒙片加权处理以突出肯定存在的磁敏感效应而获得磁敏感加权成像图像,增强 T_2*WI 血管成像序列尽管也同时获得相位图,但在后处理技术中并未采用相位加权的方式,而是将多个回波的幅度图像行幅度平均,将长 TE 的磁敏感效应与短 TE 高信噪比相结合,相当于增加了激励次数而没有增加扫描时间。

尽管该组从理论参数方面对增强 T_2*WI 血管成像及磁敏感加权成像序列进行了对比分析,但受条件的限制仍无法从小出血灶的实际成像效果上对两者进行比较。

总之,增强 T_2*WI 血管成像的磁敏感加权序列涉及了丰富的原理及参数,较常规的 GRE T_2*WI 序列对弥漫性轴索损伤的小出血灶更敏感。尤其对脑干及胼胝体等脑深部区的病灶检出显著增多,为弥漫性轴索损伤的诊断、病情及预后的评估提供了更多有价值的影像学信息。

第二节　急性脑外伤血管造影诊断中的假象

以往,X 线脑血管造影有时用于诊断颅内血肿,但需注意,颅内血管的形态及其在颅内的位置皆易随病人头颅位置的变化而变化。

头颅无旋转时,大脑前动脉位置居中,正好与松果体一致;头颅旋转 5°,大脑前动脉向旋转侧偏离中线 9 mm,松果体移动 1 mm;头颅旋转 10°,大脑前动脉偏离 11 mm，松果体偏离 2 mm；头颅旋转 15°，大脑前动脉偏离 16 mm，松果体偏离 2.7 mm。头颅旋转 0°~15°，使脑膜中动脉移位而更靠近颅骨内板。

在急性脑外伤时，病人多烦燥不安，加之鲜血淋漓，摆正投照位置常有困难，但是，位置不正又常引起误诊，因此技术熟练、沉着镇静地处理病人十分重要。

对外伤时血管造影诊断可能出现的假象和陷阱，Savolaine 等（1980）曾著文详加讨论。

第二十六章 脑 出 血

第一节 MSCTA与急性自发性颅内出血

急性自发性颅内出血(蛛网膜下隙出血、脑内血肿)病人行MSCTA检查,主要目的是明确出血原因。颅内动脉瘤破裂是自发性蛛网膜下隙出血最常见的原因。当怀疑动脉瘤破裂出血时应先行MSCTA检查,因为MSCTA方便快捷,有较好的三维显示能力,能够全面地从各个角度观察动脉瘤瘤体、瘤颈、载瘤动脉的情况以及与周围血管和颅底骨质之间的空间关系,尤其是对瘤颈的显示更有助于指导进行动脉瘤夹闭术或栓塞介入治疗,而DSA和MRA对瘤颈的显示因体位选择关系常显示不佳。

不少研究显示直接利用3D-CTA就可以进行手术治疗动脉瘤的破裂和出血,而不必在术前行DSA检查。一组7例颅内动脉瘤行钛夹夹闭术和2例脑动静脉畸形、1例脑动静脉畸形伴巢内动脉瘤行手术切除,在术前均未做传统的DSA检查,直接根据术前MSCTA所见进行治疗,手术结果与术前MSCTA表现一致。

颅内血管畸形是自发性蛛网膜下隙出血的第2位原因,也是脑实质出血的重要原因。颅内血管畸形是一种颅内血管的先天性异常,以脑动静脉畸形为多。脑动静脉畸形分为脑实质或软脑膜的动静脉畸形及硬脑膜的动静脉畸形(或硬脑膜动静脉脉瘘)。

脑实质动静脉畸形80%~90%发生在大脑半球,10%~15%在小脑半球,大部分病例(80%~90%)在50岁之前出现症状,50%因脑出血被检查。MSCTA不仅可提供有关动静脉畸形的供血动脉、畸形血管团和引流静脉,而且可以确定动静脉畸形引起的出血,较MRA更容易发现畸形血管团内部的结构。在后处理技术中,容积再现重建技术的显示率高于最大密度投影重建。

对于动脉瘤术后的评价及随访,DSA仍然是金标准。但是对于大多数病例术后常规血管造影是不必要的,而更多使用CTA或MRA作为术后评估。颅内动脉瘤夹闭术后,MSCTA可较好地评价动脉瘤瘤体、瘤颈夹闭程度和载瘤动脉、颅内大血管通畅程度以及瘤夹位置。钛夹引起的金属伪影,在重建图像中基本不影响对邻近血管的观察。

MSCTA无创伤、准确性较高,部分病例可替代DSA用于随访动静脉畸形疗效,评价畸形血管团的切除情况。

第二节 诊断陷阱:假大脑镰征

CT能检查小的颅内出血。然而,有的作者却把CT平扫图像所见的大脑镰、直窦和上矢状窦的影像视为异常,认为是大脑半球裂内的蛛网膜下出血的征象,称作为"大脑镰征"。

Osborn等(1980)专门针对这个问题讨论了假大脑镰征,该作者指出,在单一的CT平扫图像上,难以鉴别正常大脑镰和薄层半球间蛛网膜下隙出血,除非积血延伸到旁中央沟。

半球纵裂内厚的带状CT值稍高区在最顶部层面是正常的,因为横断CT图像可以包括很宽的上矢状窦。与血液等密度的厚的楔状区也是正常的,在纵裂前极或后极,三角形的上矢状窦正好为斜行断面,故成楔状影。

纵裂内薄的线形密度增加影实际上是代表大脑

镰，并非出血。在顶部层面以下，厚的半球间密度增高区并伸延至纵裂全长，才可能提示脑外出血。

第三节　误诊病例简介：脑出血与脑转移瘤

患者，男，38岁。头痛4 d，加重1 d入院。CT平扫：左侧枕叶大片状高密度影，CT值为52~83HU，大小约4.3 cm×3.0 cm×3.5 cm，周围见低密度水肿带，左侧大脑脑沟、脑回分界不清，左侧侧脑室后角受压变窄，中线结构轻度向对侧移位。CT诊断：左侧枕叶脑出血，量约22.5 ml，左侧侧脑室后角受压变窄；左侧大脑水肿，中线结构轻度向对侧移位。CTA诊断：双侧大脑后动脉胎儿型；右侧椎动脉远段较左侧细小，双侧椎动脉远端未汇合。

次日MRI：左侧枕叶可见类圆形异常信号影，大小约2.8 cm×4.0 cm×3.5 cm，T_1WI、T_2WI均呈高低混杂信号，边界清楚，外周可见指状水肿区，邻近未见明显异常流空血管团影，局部脑沟回结构不清，左侧侧脑室后角及胼胝体压部受压并向前推移，中线结构无明显移位。MRI诊断：左侧枕叶急性脑出血。

6 d后CT平扫：左侧枕叶脑出血，较6 d前出血有吸收，水肿加重。

9 d后发现患者再次并发急性脑内血肿，出血量增多，达30 ml，出现颅内高压症状，继续保守治疗存在脑疝风险，需急诊开颅手术清除血肿＋切除病灶，行内减压。

10 d后凌晨急诊手术所见：于枕极处切开皮层进入，见皮层下暗红色新生物，质地中等偏硬，血供中等，与脑组织之间存在着含铁血黄素沉积带，病灶内及其周边存在着黑色凝血块，病灶性质不能确定。病灶直径约2 cm。

病理检查：左枕叶肿物切除标本，暗褐色组织一块，大小4 cm×3 cm×3 cm，切面灰白暗褐夹杂，质软。常规病理诊断：左枕叶肿物切除标本，初步诊断高级别神经系统肿瘤，待做免疫组化检测进一步明确肿瘤类型。

免疫组化检测：阳性，AFP，CK（P）（点状＋），CK（L）（点状＋），Villin，CD34（血管内皮＋），Nestin（血管＋），Ki-67（约90%）；阴性，EMA，CK7，CK20，CK（H），Vim，HPL，PLAP，GFAP，Actin，Desmin，HMB45，HCG-b，CD99，NF，NeuN，NSE，SyN，CgA，S-100，Tubulin，MAP-2，Oling-2。

免疫组化诊断：左枕叶肿物切除标本，低分化恶性肿瘤。首先请临床结合影像学排除肝细胞癌转移（罕见），其次考虑（中枢性）原始神经外胚叶肿瘤。

22 d后肝胆脾直接增强CT扫描：左膈顶升高，左肝外侧叶占位，考虑恶性肿瘤可能性大，与脾及胃粘连；肝硬化，肝内多发小囊肿；胆囊结石，慢性胆囊炎；双下肺多发结节影，怀疑转移性肿瘤；左侧肾上腺小结节性质待定。

第二十七章 脑微出血

脑微出血是脑内微小血管病变所致、以微量出血为主要特点的一种脑实质亚临床损害。由于临床症状和体征不明显，常规 MRI 扫描不敏感，因此以往很少在人脑中检出。

随着神经影像学技术的发展，梯度回波以及后来在梯度回波序列基础上发展起来的磁敏感加权成像或 3D-T_2*WI 技术在临床上的应用大大提高了微出血的检出率。

脑微出血在梯度回波或磁敏感加权成像上表现为直径 2~5 mm、小圆形、斑点状低信号或信号缺失，近年来国内外学者对脑内微出血进行了广泛的成像技术和临床意义的研究，但涉及脑微出血的 MRI 表现和其相关病理对照的研究较少。

一、脑微出血的发病机制及相关因素

脑微出血的发病机制被认为以脑内微小血管病变所致的微量出血、脑微小血管周围含铁血黄素沉积或吞噬含铁血黄素的单核细胞为病理基础的一种脑实质亚临床损害。

临床研究显示，脑微出血与高血压、脑白质病变、腔隙性脑梗死、脑出血明显相关，而高血压可能是脑微出血发生的危险因素，且与高血压的程度和持续时间呈正相关，在健康老年人中随着年龄增长而增多，因此，高龄也是脑微出血的危险因素。

随着对脑微出血的进一步研究，发现脑微出血与缺血性卒中、溶栓、抗凝及抗血小板治疗、脑血管淀粉样变性、遗传性多发梗死痴呆病、皮层下动脉硬化性脑病和烟雾病都存在一定的相关性，脑微出血的发生率和数目在这些疾病的临床诊断、治疗及监测上有一定的参考价值和指导意义。另外，研究表明，脑微出血并不是完全无症状的，在认知缺陷和机能障碍的患者中发现脑微出血破坏了额叶皮层下的联络纤维；在相对健康人群中，脑微出血的存在及数量与认知功能亦存在显著相关性，尤其是注意力和计算力受到影响；也有学者认为脑微出血作为阿尔茨海默病的临床表现和生物标记，可能参与了阿尔茨海默病的发病机制。

二、脑微出血的影像及其病理基础

有关脑微出血的病理学研究资料不多，但结果一般认为，造成梯度回波序列上信号缺失的主要病变基础是微小血管周围的含铁血黄素沉积或吞噬有含铁血黄素的单核细胞，少数可能有微动脉瘤、细小动脉透明变性或淀粉样物质沉积。

Fazekas 等（1999）对 11 例死于自发性脑出血的患者采用梯度回波序列和病理学检查进行对比研究，对 7 例尸检标本中对应的 34 个梯度回波低信号区进行病理检查，发现其中 21 个有含铁血黄素沉积，这说明微血管病相关的血管周围含铁血黄素沉积是梯度回波序列成像信号缺失的主要病理学基础；同时也说明梯度回波上低信号区并非均为微出血后含铁血黄素沉着，可能为其他病理所致。而另 2 例尸检病理学检查发现含铁血黄素沉积，而梯度回波未见明显异常，也表明梯度回波序列并不能全部检出镜下所见的微出血灶。

Dichgans 等（2002）对 7 例生前发现有脑微出血的遗传性多发梗死痴呆病患者进行尸解，发现其中 6 例在脑微出血的相应部位发现含铁血黄素沉积，大小 2~10 mm，多分布于直径 100~300 μm 的微小血管附近。

Tanaka 等（1999）对生前 MRI 检查发现脑微出血的 3 例患者进行尸检，发现脑微出血是含铁血黄素在血管周围间隙沉积所致，且多数位于直径小于 200 μm 的血管周围，认为脑微出血可能是微血管破裂所致，同时发现脑微出血周围存在明显的胶质增生和不完全缺血性坏死，有时还存在假性动脉瘤。

Kikuta 等（2007）对 1 例烟雾病患者的两处脑微出血灶行外科手术切除，术后病理显示被包绕的血肿内含有血管，部分血管很脆弱，由于其内膜弹力层受到破坏，他们推断烟雾病患者的脑微出血灶可能是这些破裂的小血管造成的。

Tatsumi 等（2008）对一例 97 岁的女性生前有 9 处梯度回波序列诊断为脑微出血的病灶进行病理学检查：8 处脑微出血内有含铁血黄素沉积或吞噬有含铁血黄素的单核细胞，1 处脑微出血为动脉壁钙化；脑微出血的 MRI 检查结果与含铁血黄素沉积病灶的大小大致相等。

三、梯度回波成像原理及诊断基础

脑微出血最开始是通过梯度回波序列检出，梯度回波的成像原理是通过极性相反的成对梯度产生回波，由于没有 180º 重聚脉冲，不能补偿由于磁场不均匀造成的信号丢失，对顺磁性出血产物由于磁敏感效应形成的微小磁场梯度非常敏感，从而能清晰显示脑微出血，表现为明显的信号衰减或低信号区。

血液产物的磁敏感效应与血液中铁原子的不同形式有关。动脉血为氧合血红蛋白，二价铁离子与氧结合时，无不成对电子为反磁性。当氧与铁离子分离时，形成脱氧血红蛋白，有 4 个不成对电子为顺磁性。当脱氧血红蛋白的铁被氧化成三价铁为正铁血红蛋白，有 5 个不成对电子顺磁性较高。

慢性期，巨噬细胞吞噬正铁血红蛋白后形成含铁血黄素，为高顺磁性物质。这些顺磁性出血产物产生的磁化强度和磁化率均较高，造成局部磁场不均匀，在梯度回波序列上表现为信号丢失。梯度回波序列与自旋回波成像相比，梯度回波成像存在放大效应，同时也体现出它的优越性。

这是常规自旋回波序列为什么对脑微出血不敏感的关键原因，因为从理论上来说，含铁血黄素在 T_2WI 也表现为低信号，2~5 mm 的脑微出血灶应该是可以发现的。但有学者对 66 例高血压患者进行自旋回波序列和磁敏感加权成像检查，磁敏感加权成像检测出脑微出血（直径为 2~5 mm）的患者 24 例，而常规自旋回波序列未能检出。说明梯度回波序列上看到的 2~5 mm 的脑微出血灶可能有所放大。

四、梯度回波序列与磁敏感加权成像对脑微出血检出的比较

梯度回波序列对磁场的不均一性非常敏感，主要是因为其信号仅由读出梯度的反转产生，而无须 180º 的相位重聚脉冲，因而不能校正局部磁场不均匀引起的失相位，容易造成信号的缺失。

如前所述，脑微出血主要是由含铁血黄素在微小血管周围间隙沉积所致，含铁血黄素为一种顺磁性物质，能造成局部磁场不均匀，从而在梯度回波序列上表现为圆形、质地均一、边缘清楚、直径 2~5 mm 的局灶性信号缺失区。Fazekas 等（1999）发现 2 例患者有含铁血黄素沉积但梯度回波序列未见异常，提示该序列检测含铁血黄素的敏感度不足。

磁敏感加权成像序列是在梯度回波的基础上发展而来的，以读出方向连续施加梯度场的方法来产生多个梯度回波；它利用组织间磁敏感性的差异成像作为一种新的三维技术，是基于血氧水平依赖效应和不同组织间磁敏感性的细微差异，辅以相位加权及最小强度投影法三维重建，能更好地显示微量出血和细小血管，对于诊断微出血更敏感。

Meike 等（2008）的研究显示：200 例老年志愿者中，不少于 1 个脑微出血灶的，梯度回波序列检出的患者数为 42 例，磁敏感加权成像检出的患者数为 71 例；2 个或 2 个以上脑微出血灶的，梯度回波序列检出患者数为 19 例，磁敏感加权成像检出患者数为 43 例；磁敏感加权成像检出的患者数均明显高于梯度回波序列。

其次，有研究显示磁敏感加权成像序列采用薄层扫描、高场强的设备可以明显增加脑微出血显示的对比度和更高的检出率。但在临床实际应用中，由于它的扫描范围比较局限，检查时间更长，并不能完全取代梯度回波序列。

目前磁敏感加权成像的数据采集和处理仍在不断发展中，如提高场强、优化脉冲序列、提高扫描速度、信噪比和空间分辨力等。相信磁敏感加权成像将为临床疾病的诊断提供更多、更确切、更有价值的信息，在临床应用中发挥更重要的作用。

五、鉴别诊断

（1）小血管的横切面：在梯度回波序列中，不仅只是含铁血黄素可导致梯度回波的信号丢失，小血管的横切面在梯度回波序列中也表现为低信号，但可以通过连续切面显示其血管走行与脑微出血鉴别。

（2）弥漫性轴索损伤：在脑外伤所致的弥漫性轴索损伤的患者中，可见微出血信号，但是结合外伤和其他序列尤其是 T_2 液体抑制反转恢复序列可以

进行很好地鉴别。

(3)静脉血管瘤:在磁敏感加权成像序列上显示病变呈蜘蛛样改变,并能显示丛状细如发丝的髓静脉向粗大的引流静脉集中,而脑微出血在磁敏感加权成像上表现为小圆形或斑点状低信号,从形态上可与静脉血管瘤进行鉴别。

(4)基底节区钙化或铁质沉积:亦呈低信号,但是一般呈对称分布的三角形,结合 CT 表现为高密度易于鉴别。

(5)脑海绵状血管瘤:病灶较大,其一般有癫痫、头痛、恶心、呕吐等临床症状和其在常规 T_1WI、T_2WI 上特征性的爆米花征象也不难与脑微出血鉴别。

六、尚待解决的问题

神经影像学技术的发展使脑微出血逐渐进入人们的视野,研究者的关注和大量相关研究使人们对脑微出血的认识不断深入。

目前研究认为脑微出血作为一种脑微小血管病变的标志,其危险因素包括高龄、高血压、卒中病史、抗凝和抗血小板药的使用等,与陈旧性腔隙性梗死数量和脑白质疏松程度有着密切的相关性。是临床制订溶栓、抗凝、抗血小板等治疗方案重要的参考指标。

但同时也存在不少关键问题,如脑微出血的定义不完全一致,影像学诊断方法缺乏统一标准,研究对象混杂,样本数量偏小,设计不够严谨,前瞻性研究相对较少等。

造成上述研究混乱,甚至结论相悖的根本原因是脑微出血的确切发病机制至今尚不明确和病理上证据的缺乏,由于临床上很难获得单纯脑微出血灶的病理,其相关的影像与病理对照研究较少,过去所报道的病理基本上都是陈旧性的脑微出血灶,大多是根据尸检病理微小血管周围含铁血黄色沉积做出的一种推测,缺乏疾病的一个动态演变过程。

如前所述,血液的代谢产物是一个活体的动态变化的过程,根据各个阶段血液代谢产物顺磁性的变化,从理论上来说,其相应的梯度回波或磁敏感加权成像信号也应该有一个动态变化过程。另外,病理检查显示脑微出血对应的病灶有微血管周围含铁血黄素沉积(70%)、小血管破裂、动脉钙化和假性动脉瘤等。

下一步研究是如何制作动物模型,获得梯度回波或磁敏感加权成像序列上脑微出血的阳性病灶,通过病理证实,进一步揭示异常信号的本质。

第二十八章　关于脑内血肿

慢性脑内血肿虽较少见，但因患者症状不明显，影像表现类似囊性胶质瘤、转移瘤、脑脓肿等，容易误诊。有作者报告一组 21 例患者，起初误诊 10 例（包括囊性胶质瘤 5 例、转移瘤卒中 4 例及慢性脑脓肿 1 例），后经积累经验正确诊断 11 例。

慢性脑内血肿常由动脉粥样硬化、隐匿性血管畸形、微小动脉瘤、外伤等引起，凝血功能减退亦与之有关，外伤为其诱因，一般认为以前述系列病因为多，而由凝血功能减退所致者报道很少，该组有高血压史者 10 例，1 例有特发性血小板减少性紫癜，1 例发现有微小血管畸形，另有 1 例有海绵样血管瘤。此外，老年患者脑血管淀粉样变性亦会引起脑内血肿。

一、脑内血肿分期

根据脑内血肿的病理及血红蛋白变化规律，普遍将脑内血肿大致分为 5 个阶段：超急性期（<24 h）、急性期（1~3 d）、亚急性早期（4~7 d）、亚急性晚期（8~14 d）和慢性期（>2 周）。而慢性期又分为慢性血肿早期和晚期。

（1）慢性血肿早期：血块周围水肿开始消退，血管增生，血肿缩小。灶周反应性星形细胞增生，还有细胞外铁血红蛋白和巨噬细胞，巨噬细胞内含有 2 种储铁物质，铁蛋白和含铁血黄素等。

（2）慢性血肿晚期：血肿囊变明显，边缘有致密的胶原包膜，包括新生毛细血管、血管纤维基质、铁蛋白、含铁血黄素等。

急性期血肿影像易于诊断，若急性期出血量少或出血极其缓慢，而被患者或临床医师忽视时，早期常未行 CT 或 MRI 检查而漏诊，随着时间延长，血肿增大液化，周围结缔组织增生，形成包膜，且包膜上新鲜脆弱的毛细血管内皮相互连接不完全或反复受炎症刺激而不断出血和渗出，进而使血肿进一步扩大，此时行 CT 或 MRI 检查因其缓慢的临床病程和不典型的影像表现而常被误诊为胶质瘤、转移瘤卒中或脑脓肿等。

慢性血肿 CT 常表现为类圆形或椭圆形、等密度或低密度影，并由于血肿周围有含丰富毛细血管的肉芽组织，增强可有强化效应，同时由于脑水肿尚未完全消退，出现不同程度的占位效应，故难与脑肿瘤或脑脓肿等鉴别。

在慢性血肿的早期，正铁血红蛋白游离于流体中，此时 MRI T_1WI、T_2WI 上均呈高信号，而病灶周边富含铁蛋白及含铁血黄素，并有较多新生血管增生，其中铁质成分不溶于水，在 T_1WI 中呈等信号，T_2WI 呈低信号环，增强扫描时因灶周反应性星形细胞增生，并含丰富毛细血管，故血肿边壁呈环形强化。

在慢性血肿晚期，血肿可直接形成典型的类似于脑脊液的囊腔，MRI 呈长 T_1、长 T_2 信号的囊腔，血肿周围含有铁的巨噬细胞可在血肿边缘存在几年，尤其是成人，巨噬细胞不断吞噬、分解和清除血肿内的血红蛋白，产生大量含铁血黄素，此时在 T_1WI 和 T_2WI 上均可见囊腔周围低信号铁环，而此时病灶呈长 T_1 长 T_2 信号，占位效应比较明显时，若不注意观察铁环情况亦容易误诊为胶质瘤或转移瘤等。

二、误诊分析

该组误诊 10 例，分别误诊囊性胶质瘤 5 例，转移瘤卒中 4 例，慢性脑脓肿 1 例，CT 表现均为类圆形或椭圆形，等密度或高密度、低混杂密度，周围可见水肿，占位效应可见，增强见环形强化；MRI 呈长 T_1、长 T_2 或短 T_1 长 T_2 信号，占位效应亦可见，部分病例 MRI 增强见环形强化。其影像特点较易导致误诊，但回顾性分析仍可总结出如下几点与胶质瘤、转移瘤及脑脓肿的不同。

（1）灶周水肿及占位效应较轻，未见大范围指压样低密度水肿区。该组所有病例灶周水肿均较局限，占位效应均较轻。

(2)CT 或 MRI 增强环形强化壁较均匀一致，壁内外缘较平滑，未见厚薄不均、毛糙及结节样突起表现。而胶质瘤或转移瘤的环形强化常不规则，壁厚薄不均，有时可见壁结节。该组均匀环状强化 15 例，不均匀少量环形强化 6 例，以均匀环状强化较常见，且所有病例均未见明显壁厚薄不均、壁结节表现。

(3)MRI 检查 T_2WI 可见较均匀、完整低信号铁环，此征象在慢性脑内血肿的诊断中较具特征性。依慢性早期和慢性晚期的不同 T_1WI 和 T_2WI 对铁环的显示不同，慢性晚期 T_1WI 可以显示铁环，慢性早期 T_1WI 铁环不易显示，T_2WI 在慢性早期和慢性晚期均能显示铁环，与肿瘤卒中不同，其铁环较完整，肿瘤卒中的铁环常部分或完全缺失、厚度不均，概因肿瘤浸润破坏血 - 脑屏障，使得吞噬有含铁血黄素的吞噬细胞从破坏的血 - 脑屏障游走。

(4)将 CT 与 MRI 图像对照观察，慢性血肿 MRI 显示的病灶范围与 CT 相同，而脑肿瘤 MRI 显示的范围常较 CT 大。

(5)如果血肿周围或血肿内伴点片状、条索状异常强化或流空血管影像，此征象为极具特征性的血管畸形所致的慢性血肿。

(6)动态观察血肿未见明显扩大或有所缩小，而胶质瘤或转移瘤可见进行性增大。

上述 6 点鉴别，一般认为前 3 点更为重要，对脑内慢性血肿与胶质瘤、转移瘤及脑脓肿等疾病的鉴别较为有帮助，其中，第 5 点是诊断微小血管畸形慢性出血的重要依据。

此外，尚须注意与海绵状血管瘤进行区别，后者 CT 常表现为高密度及部分钙化，可轻度均匀强化，MRI T_1WI 及 T_2WI 中依类型不同信号较复杂，可见铁环，但灶周水肿可不明显。

MRI 对慢性脑内血肿的诊断明显优于 CT，单靠 CT 检查术前多误诊，当 CT 表现为低密度且增强扫描呈环状或不规则环状强化时，均应行 MRI 检查，因为 MRI 短 T_1、长 T_2 信号与特征性 T_2WI 含铁血黄素沉积环共存等征象具有直接鉴别诊断的意义，可基本排除脑脓肿、脑梗死及不伴慢性出血的脑肿瘤，但须同时注意排除肿瘤卒中，此时上述(3)(4)两点非常重要，必要时可动态观察，慢性血肿可以逐渐吸收，而肿瘤卒中则有扩大趋势，该组有 11 例根据上述鉴别要点诊断慢性脑内血肿，经临床动态观察吸收后证实。

此外，熟悉脑出血的 CT 及 MR 动态影像特征，了解脑内血肿的特殊病理过程是避免误诊的关键。在临床工作中，应细致分析患者的每一项临床资料，仔细询问病史，避免遗漏可能的外伤史、凝血机能障碍等病史。将临床症状、体征和 CT、MRI 表现结合起来，必要时行 CT 动态观察，并且在诊断之前注意排除脑内血肿的可能。

第十篇　脑白质疾病

第一章　小灶性脑白质病变

有多种疾病累及中枢神经系统的脑白质，而脑白质病灶又分为原发性和继发性两类。继发于中枢神经系统感染、中毒、变性和外伤等疾病的白质病灶，属继发性脑白质病；原发于脑白质的疾病称原发性脑白质病，简称脑白质病。

1. 分类　脑白质病按发病时髓鞘是否发育成熟再进一步分为两类。

（1）先天性和遗传性脑白质病：此类脑白质病，通常又称之为脑白质营养不良或遗传性脑白质营养不良，髓磷脂的产生、维持和分解异常是脑白质髓鞘形成障碍的病因。这类疾病通常包括：肾上腺脑白质营养不良、异染性脑白质营养不良、类球状细胞型脑白质营养不良、海绵状脑病、亚历山大病、皮质外轴突发育不良等。

（2）获得性脑白质病：获得性脑白质病主要指已经发育成熟的正常髓磷脂被破坏，即脑白质脱髓鞘疾病。它主要包括：多发性硬化、进行性多灶性脑白质病、急性散发性脑脊髓炎、亚急性硬化性全脑炎、桥脑中央髓鞘溶解症、胼胝体变性、皮层下动脉硬化性脑病和同心圆硬化等。

2. 正常脑白质的结构　脑白质主要由神经纤维构成，而神经纤维分有髓和无髓两种。有髓神经纤维的外周有髓样结构包裹，称之为髓鞘。在电子显微镜下，髓鞘由少突胶质细胞突起末端的扁薄膜包卷轴突而形成。一个少突胶质细胞有多个突起，分别包卷多个轴突，其胞体位于神经纤维之间。一个轴突可被邻近几个少突胶质细胞的突起包绕，这些突起相互融合，形成轴突外层“绝缘”的髓鞘。髓鞘伴轴突一起生长，并反复包卷轴突多次，形成多层同心圆的螺旋“板层”样结构，其主要化学成分是类脂质和蛋白质，习惯上称之为髓磷脂。由于类脂质约占髓鞘的 80%，呈嫌水性，带离子的水不容易通过，而起“绝缘”作用。当其受损时，较多水进入髓磷脂内，引起脑白质的水含量增加。

3. 脑白质的发育　鞘形成是脑白质发育的最后阶段。胎儿在宫内第 3~6 个月期间，自脊神经根和脊索、从尾侧向头侧发展开始形成髓鞘。出生时，已经有相当数量的髓磷脂位于脑干、桥脑臂、内囊后肢和半卵圆中心的放射冠等部位。其成熟过程主要发生于出生后，并持续到 20 岁以前，脑白质的髓鞘终生都在改建。后天性脑白质疾病的病灶在脑内呈弥散分布，通常病灶较小，不引起脑形态结构的显著改变，但是各种脑白质病的晚期均导致脑萎缩。少数先天性脑白质疾病可引起脑体积增大，多数亦不引起脑的形态改变。

4. 影像学研究　MRI 是显示脑发育过程中脑内各种解剖结构形态变化的最佳影像学手段，显示脑白质髓鞘发育成熟过程也以 MRI 为首选。在 T_1WI 上，无髓鞘的脑白质呈低信号，随髓磷脂出现并成熟，脑白质逐渐变为高信号。相反，在 T_2WI 上，无髓鞘脑白质呈高信号，随髓磷脂成熟，脑白质信号强度逐渐下降。通常，在出生后头 6~8 个月，监测髓磷脂发育，以 T_1WI 为佳；而出生 6 个月后，则以 T_2WI 更为敏感。

脑白质各部位髓鞘形成和成熟并非同步进行，而有先后顺序。足月健康新生儿，在丘脑、小脑臂有髓磷脂沉积；1 个月后，内囊后肢也可见到髓磷脂沉积；6 个月时，在视放射区、内囊前肢、放射冠及中央前回均显示有髓磷脂沉积；8 个月时，额顶叶脑白质出现髓磷脂沉积；1 岁时，颞叶亦见髓磷脂沉积。1 岁以后，髓鞘形成向周围逐渐扩大，至 10 岁时髓鞘形成才趋于完全。

其发生顺序有一定的规律，一般从下向上、从后向前、从中心向周边。10 岁以后，虽然髓鞘有轻微变化，在 MRI 图像上脑白质的信号变化已经不明显。

2 岁以内正常发育的小儿，根据 MRI 图像上脑灰白质信号强度对比形式，MRI 表现可分为 3 种类型：①婴儿型（生后 8 个月内），MRI T_2WI 显示脑白质信号强度高于灰质，与正常成人所见相反；②等信号型（生后 8~12 个月），T_2WI 显示脑白质与脑灰质呈等信号，灰白质的信号强度差异不显著；③早成人型（生后 12 个月至 2 岁），T_2WI 显示脑白质信号强度稍低于脑灰质，至 2 岁时，脑白质信号强度接近成人呈低信号。

（1）CT：新生儿至 2 岁，CT 显示脑白质的密度较高，与灰质的对比度较差，2 岁以后，逐渐接近成年人，脑白质小密度减低，与灰质的对比度加大。

（2）影像学表现：X 线平片检查能显示海绵状脑病所致的进行性头颅增大，对其他类型的脑白质疾病均无阳性发现。脑室及气脑造影可显示脑白质疾病晚期脑萎缩的改变。当多发硬化斑块较大时，脑血管造影可显示有血管移位，但多数脑白质疾病病灶的血管造影像呈阴性改变。总之，传统 X 线检查对脑白质疾病的诊断价值非常有限。CT 具有高密度分辨率和空间分辨率，平扫即可较清晰区分大脑半球和小脑半球的白质和灰质，增强 CT 扫描则可增加脑白质病灶的显示能力。但是 CT 的软组织对比分辨率较低，显示脑干和小脑不佳。所以，CT 不能完全显示某些脑白质病灶、其定位和定性诊断能力均受限。

（3）MRI 是显示脑白质及白质病灶最敏感的方法，以 T_2WI 更为敏感。除横断位外，还应包括冠状断扫描，有些病理变化仅在冠状断 T_2WI 上才能充分显示。T_2WI 显示的髓磷脂沉积过程与尸检切片髓磷脂染色所见，相关良好。在矢状断面图像上，MRI 可显示脑干脑白质的发育情况。若常规扫描发现脑白质信号异常，可行增强扫描，以确定病灶的严重程度、活动性和进行鉴别诊断。

第二章　多发性硬化

一、磁共振检查与多发性硬化

多发性硬化（MS）是一种中枢神经系统的脱髓鞘性病变。临床上以中枢神经系统病灶的多发性及病程上的缓解 - 复发为特点。

目前，常见有两种分类方法，第一种是按照与治疗决策有关的病程进行分类，分为 5 种类型：复发 - 缓解型（RRMS）、继发进展型（SPMS）、原发进展型、进展复发型和良性型。第二种是通过尸检的相关研究成果将多发性硬化分为 3 种类型：急性活动型、慢性活动型和慢性非活动型。

MRI 检查被认为是多发性硬化最好的影像学检查方法，检测到的病灶数量大大超过了临床定位的病灶数。

MRI 中的 T_2WI 被普遍认为能够较敏感地显示多发性硬化宏观方面的病变，但常规 T_2WI 不能充分显示多发性硬化病变的特点，因为一方面它不能显示"看似正常白质"（NAWM）区域所存在的弥散的组织病变；另外对多发性硬化中的多种组织病理学的异常（如脑水肿、脱髓鞘、胶质增生及髓鞘再生）均显示为高信号，缺少特异性。

其他 MR 影像检查能较好地显示出多发性硬化的组织学特点，如 T_1WI 显示病灶为低信号时，提示轴突的缺失或短暂的急性水肿；如病灶在 T_1WI 上出现强化，则提示为活动性病变，是由于急性炎性反应造成血 - 脑屏障透过性的增高所致，并借此与非活动性病变相区别。但上述技术均不能既敏感又特异地揭示多发性硬化病变的特点。

最近，有研究利用 MRI 新技术从微观水平来研究多发性硬化病变，特别是发现看似正常白质区域的磁化传递率（MTR）较正常对照组有明显的降低，并与病理学中的研究结果相一致，近 72% 的白质区病变在宏观水平上显示为正常，而在微观水平上显示为异常（或仅为镜下异常）。

研究结果显示，这些看似正常白质从微观水平上看，预示着将发展为新的宏观水平上的病变，可被视为病变前期的白质改变。而在其发展至全面的急性脱髓鞘病变并在常规 MR 检查出现异常之前，有一个过渡阶段，在此阶段中，仅在 T_2WI 上出现轻微异常。这些没有被正确定义的多发性硬化病变主要发生在深部脑白质及脑室周围白质，在 T_2WI 可被描述为"看似异常白质"。

二、关于多发性硬化诊断中看似异常白质的磁化传递率特点的研究

Ge 等（2003）对 22 例缓解 - 复发型多发性硬化病人进行双回波快速 SE 序列及磁共振传递成像（MTI）检查，计算看似异常白质脑区病变的体积及磁化传递率，并与看似正常白质脑区及 T_2WI 病斑的体积及磁化传递率相比较，结果显示，大多数的看似异常白质位于脑室周围及半卵圆中心区域，可有 1 个或多个病斑镶嵌其中，或有病斑与之相连，或者没有见到病变斑块。看似异常白质脑区的平均体积 [（18.3 ± 11.4）ml] 较 T_2WI 病斑的体积 [（11.0 ± 10.8）ml] 大（$P<0.05$），提示看似异常白质具有广泛、弥散的分布特性。

在对看似异常白质、看似正常白质及 T_2WI 病斑三者的比较中，T_2WI 病斑中的磁化传递率值（包括标准化峰值、均值及磁化传递率直方图中的所有指数）较其他 2 个区域（看似异常白质、看似正常白质）明显降低。如果看似异常白质与看似正常白质比较，前者的每个磁化传递率参数（除磁化传递率峰值以外）均比后者的脑区明显降低，这一结果与 T_2WI 的信号变化相一致。在 T_2WI 上看似异常白质的信号高于看似正常白质，但低于病变斑块，而看似异常白质的平均磁化传递率位于看似正常白质与 T_2WI 病斑之间。这些结果也表明，可通过测定磁化传递率值将看似异常白质与看似正常白质、T_2WI 病斑进行区别。

仅就磁化传递率的标准化峰值而言，看似正常

白质脑区最高,其次为看似异常白质脑区,病斑中的磁化传递率峰值最低。在看似异常白质、看似正常白质及病变斑块三者之间体积及磁化传递率相关性的比较中,看似异常白质脑区的磁化传递率(均值及峰值)与 T_2WI 病斑的体积之间呈负相关,表明可通过看似异常白质脑区的磁化传递率异常的程度来推断 T_2WI 病斑的大小。

上述研究表明,看似异常白质脑区在 T_2WI 上显示为轻度异常,而且具有不同的异常磁化传递率值,可能代表 1 种不同于 T_2WI 病变斑块及看似正常白质的病理异常,其确切机制不详。在看似异常白质区域有 1 个或几个病灶嵌在其中,提示这些区域与多发性硬化病灶的进展过程相关联。

以往的 MRI 研究发现, T_1WI 上多发性硬化病变出现强化则提示为新的活动性病灶,强化原因是炎症变化造成血 - 脑屏障的异常;在 T_2WI 上病灶显示为高信号被认为是由于炎症的发展造成组织中水含量增高的结果。数周到数月后,由于炎症活动的减退,血 - 脑屏障的完整性得到一定程度的恢复,病灶在 T_1WI 上不再出现强化;同时在 T_2WI 上病灶的信号强度减低,或伴有 T_2WI 病灶的缩小,最后留下一个比较小的残存病灶(永久性病斑)及一个相对较大的炎症反应区域。

在相对较大区域的看似异常白质内有一个或多个病灶嵌入或与之相连,与上述病变发展过程的最后结果一致,提示病变处于由急性活动期向慢性活动期过渡的一种炎症后期变化。这种看似异常白质区域通常为圆形,中间的信号比较高,周围信号强度逐渐减低。

研究还显示,看似异常白质与看似正常白质的磁化传递率均值具有显著性差别,看似异常白质的磁化传递率均值低于看似正常白质,表明其组织破坏的程度不同;而磁化传递率峰值在两者间没有显著性差异,表明两种类型受影响的组织量相似。

炎性水肿所导致的磁化传递率的异常要低于脱髓鞘改变,从而磁化传递率较明显的降低可能提示着更为严重的组织破坏。看似异常白质区域组织异常的程度要明显于看似正常白质区域,而前者可能包括了炎性水肿及髓鞘脱失两种改变,典型的 T_2WI 上的病变斑块边界清晰锐利,脱髓鞘改变远多于炎性变化。

此外,看似异常白质区域还可能代表一种急性病灶形成前期改变,尤其是那些中心区域没有病灶嵌入的看似异常白质脑区,其磁化传递率值(包括均值及峰值)与 T_2WI 病变的体积具有相关性,证明多发性硬化的一种可能的病程为:在看似正常白质区域中磁化传递率异常降低的局部区域首先进展到纯粹的看似异常白质(即没有病斑嵌入或与之相连),而后在其中形成新的病斑。研究发现,多发性硬化病变的另一种病理学改变为髓鞘再生,显示为影斑,但相对较大范围的看似异常白质区域为髓鞘再生的可能性较小,因后者常显示为一条窄带。

根据磁化传递率值,在看似异常白质与看似正常白质之间以及看似异常白质与 T_2WI 病斑之间具有显著性差异,表明看似异常白质代表着一种不同的病理机制,可能是多发性硬化病变发展的特定阶段,并且能够与已经确定的病变斑块及看似正常白质相区别。

以往利用 T_2WI 所进行的多发性硬化临床相关性及疗效方面的研究并未包括看似异常白质脑区,由于其改变轻微,导致计算机辅助分区系统忽略了看似异常白质脑区。而研究中显示看似异常白质为多发性硬化的常见表现,其分布较为分散,一般比病斑区域大。

总之,看似异常白质区域属于多发性硬化病变的一部分,在对多发性硬化病变的分析研究中是否包括看似异常白质脑区可能会导致不同的结果。对看似异常白质区所做的定性及定量分析为研究多发性硬化的病变进展过程提供了新的信息,并且加深了对多发性硬化的理解。

三、多发性硬化不同病程中“看似正常脑组织”的代谢特点

多发性硬化是一种进展性、变性疾病,其相关症状随时间而恶化,但其功能下降的过程因病人而不同。80% 以上多发性硬化病人开始时表现为复发 - 缓解型,在 5~20 年后,大多数病人进入疾病的进展阶段,成为继发进展型,这一阶段伴随肢体运动功能及认知的下降,提示有神经元的损害。目前尚无可靠的方法预测哪些复发 - 缓解型病人会发展到继发进展型及什么时间发生。同样,确定从复发 - 缓解型到继发进展型过渡阶段的发生也只能依靠回顾性研究。所以,如果有一种定量性的检查能准确地对多发性硬化的临床类型进行分类及预测,将对多发性硬化病人的临床治疗具有重大的意义。

磁共振波谱(MRS)可在生化水平上检测脑组

织的完整性，并可显示其细微变化。对于研究神经变性状况特别重要的指标是N-乙酰天冬氨酸（NAA）的水平。NAA仅存在于活体成熟的神经细胞中，胶质中不含有NAA。MRS对特定脑区NAA的定量分析是一种有效的判断神经元变性的方法。

对多发性硬化病人进行MRS分析时，NAA可出现异常降低，甚至在高分辨力MRI检查中显示为正常的脑组织中亦可显示NAA的降低。单体素、单区域研究显示，在看似正常脑组织中（大多数为灰质），小范围的取样区域可在MRS中显示为异常。单一波谱、全脑MRS研究表明，多发性硬化在发展至能被常规的MRI检出之前，MRS可检测到NAA的明显下降。NAA的下降可解释为神经细胞的变性，可能源自于脱髓鞘或华勒变性。

有研究应用MRS及新型MRI设备来检测复发-缓解型及继发进展型的看似正常脑组织区域内代谢的特点。有3组受试者，5例为复发-缓解型病人，5例为继发进展型病人，9例为对照组。应用磁共振波谱影像（MRSI）及高分辨MRI分别对3组受试者的幕上看似正常脑组织区域进行代谢物的检测，结果显示复发-缓解型与继发进展型病人的白质区域与对照组相比均出现NAA浓度的明显下降，而仅在继发进展型病人的“看似正常灰质”（NAGM）区域较对照组显著降低。

应用扩展的残疾状况评分（EDSS）对病人进行评定，在评定分数与灰质中NAA浓度之间无相关关系。此项研究有一定的局限性，其中包括每一受试群体的样本例数较少，另外在复发-缓解型、继发进展型病人的灰质区域所测定的NAA浓度之间有一定的重叠。因此，目前此项技术还不能用于临床多发性硬化的个案分型。

以往的研究已成功地运用MRSI分析脑组织生化方面的异常，但大多数只是集中在病变的白质区域或看似正常白质。活体组织学检查显示，在多发性硬化病人中，NAA的峰值反映了神经细胞及其轴突的完整性。一项基于FDG的正电子发射体层摄影术（PET）的研究强调了大脑灰质在多发性硬化致残方面的关联性。因为通过PET显示多发性硬化病人脑灰质区域葡萄糖代谢率较对照组明显降低。这与以往的MRSI方面的研究结果是一致的，并进一步证明了在多发性硬化的病变进展过程中，除白质发生变性外还会发生灰质的变性，出现NAA的下降。

总之，在复发-缓解型与继发进展型病人之间看似正常白质及看似正常灰质的NAA代谢模式存在着区别。通过MRSI对脑灰质区域的NAA进行定量分析，可能会成为一种有效的区分复发-缓解型与早期的继发进展型（包括治疗前及治疗后）的方法，且安全而无创。

事实上，除上述技术外，尚有其他MRI新技术应用于多发性硬化的诊断分析中，例如扩散张量成像（DTI）。DTI可被应用于创伤性轴突损伤的研究，可检测出创伤诱导的神经纤维的错位，还可用于揭示看似正常白质中微观结构的各向异性的变化，因此可成为另一种有效的评估多发性硬化病变的技术。

第三章　复发缓解型多发性硬化

临床孤立综合征是指在排除其他疾病的情况下,中枢神经系统脱髓鞘病变的急性或亚急性首次发作,持续时间在 24 h 以上。多发性硬化是临床孤立综合征最常见的转归,其中 85% 以上由临床孤立综合征发展而来。

一、临床孤立综合征与多发性硬化的微观病理基础

针对多发性硬化患者的尸检研究表明,T_2WI 上病灶周围看似正常的白质发生了星形细胞异常增生、水肿、血管周围炎性浸润、髓鞘变薄、轴索丢失等一系列病理改变,而灰质也受累且发生了病理改变。一项研究中复发 - 缓解型多发性硬化患者较正常对照组看似正常白质、看似正常灰质的配准平均扩散率(MD)均明显增高,而平均各向异性指数明显下降,这与以往文献报道一致,证明复发 - 缓解型多发性硬化患者看似正常白质及看似正常灰质的确发生了一系列常规 MRI 无法发现的微观病理病变,而 DTI 对此十分敏感。

但 85% 以上多发性硬化的最早期阶段表现为临床孤立综合征,其看似正常白质及看似正常灰质是否存在异常尚有争议,原因可能包括所应用的技术不同 [如磁共振波谱(MRS)、DTI 等],应用的方法如感兴趣区法、直方图法等不同,临床孤立综合征患者入组标准、样本量不尽相同等。

其中对临床孤立综合征进行 MR 扩散研究的报道很少, Caramia 等(2002)应用了 DWI 感兴趣区法对 19 例临床孤立综合征患者进行 1 年随访,发现其中已经发展为多发性硬化的 16 例患者看似正常白质的表观扩散系数(ADC)值增高,与正常对照组之间差异有统计学意义,而在临床孤立综合征患者入组时(距首次发作时间平均 12.3 个月)的 DWI 指标与正常对照组差异无统计学意义。

Gallo 等(2005)应用 DTI 直方图法对 29 例临床孤立综合征患者的看似正常白质、看似正常灰质的研究显示较正常对照组其看似正常白质的平均扩散率升高,各向异性指数(FA)降低,而看似正常灰质的 DTI 指标与正常对照组间差异无统计学意义,并显示临床孤立综合征患者的 MRI 各项指标对 1 年后的疾病进程无预测作用。

有作者收集了 19 例均在发病 6 个月内进行 MRI 扫描及临床检查的临床孤立综合征患者,应用 DTI 对其进行研究,看似正常白质 DTI 直方图数据显示虽然临床孤立综合征组与正常对照组间平均扩散率、各向异性指数差异无统计学意义,提示临床孤立综合征患者发生的微观病理改变并不显著。

但临床孤立综合征患者平均扩散率有增加趋势,而各向异性指数有降低趋势,并且平均扩散率峰高较正常对照组显著降低,峰高是残余健康脑组织的一个指标,临床孤立综合征患者峰高的降低反映了更多的神经元受到病变累及,而峰位置反映了最多像素的平均值,临床孤立综合征患者各向异性指数峰位置的明显左移,提示白质纤维束的细胞排列完整性的破坏较为严重,可能的机制包括感染、水肿等。

该研究结果显示看似正常灰质的平均扩散率较正常对照组明显增高,这与 Gallo 等(2005)的研究结果不一致,这可能与灰白质分割的方法不同、临床孤立综合征患者入组标准不同有关。看似正常灰质异常的可能原因包括:把肉眼看不到的灰质病灶或灰质下的白质病灶当作看似正常灰质,T_2WI 上的病灶引起的逆行性神经元变性等。

二、临床孤立综合征与多发性硬化的关系

许多多发性硬化的首次发作表现为临床孤立综合征,多发性硬化是否在临床孤立综合征阶段即已经发生了同等严重程度的病变仍不清楚。该研究看似正常白质、看似正常灰质的 DTI 直方图均显示复发 - 缓解型多发性硬化组与临床孤立综合征组间部

分 DTI 指标差异有统计学意义，主要为平均扩散率升高，各向异性指数下降。

其中各向异性指数与平均扩散率反映病理变化有所不同，各向异性指数下降主要由于纤维束完整性的破坏和轴索损伤，而平均扩散率的增加主要由于感染及水肿等因素使水分子运动的屏障破坏，这表明平均病程为 6.2 年的复发缓解型多发性硬化较临床孤立综合征（平均距首次发病 1.6 个月）看似正常白质及看似正常灰质均发生了更严重的病理改变。

总之，复发缓解型多发性硬化组、临床孤立综合征组与对照组比较看似正常白质及看似正常灰质均有异常，但临床孤立综合征患者较复发缓解型多发性硬化患者异常程度轻。

三、DTI 指标与扩展的残疾状况评分的关系

临床孤立综合征患者看似正常白质及看似正常灰质的各项 DTI 指标与扩展的残疾状况评分均无显著相关关系，这可能是由于扩展的残疾状况评分本身的限度有关（如特异性较差等），也可能临床孤立综合征患者中部分有脊髓病灶，其对扩展的残疾状况评分有很大的影响。

临床孤立综合征及多发性硬化患者看似正常白质的各向异性指数及平均扩散率间显著相关提示可能同时升高平均扩散率、降低各向异性指数的病理改变如轴索损伤等占主导，而胶质增生等既降低各向异性指数又降低平均扩散率的病理改变不明显。而看似正常白质的各向异性指数与看似正常灰质的平均扩散率的中度相关提示看似正常灰质的病变与看似正常灰质中纤维束完整性的破坏如脱髓鞘、轴索损伤、炎症等相关，其可能的机制包括逆行性退变等。该研究的不足是对脑组织灰白质的分割，由于部分容积效应、噪声等，尚无一种技术能完全将其完全区分开，这样会对看似正常白质、看似正常灰质的各项参数有所影响。该实验尚需增大临床孤立综合征患者的样本量，并进行长期随访，获得其转归及残疾程度发展等资料。综上所述，该研究结果表明 DTI 直方图可以敏感地发现并量化临床孤立综合征及复发缓解型多发性硬化 看似正常白质、看似正常灰质中的异常。作为多发性硬化最早期表现的临床孤立综合征，看似正常白质、看似正常灰质均已发生了微观病理改变，但其严重程度较多发性硬化尚轻微，这有助于在早期对多发性硬化患者作出更全面的评价，为早期诊断治疗、预测转归、判断预后提供重要依据。

第四章　磁共振功能成像与多发性硬化

第一节　多发性硬化与动态磁敏感性对比 MRI

20 世纪 80 年代至今，MRI 已成为诊断亚临床多发性硬化(MS)病灶最敏感和特异性的检查手段,也是评价多发性硬化临床孤立综合征临床事件的基础。磁化传递对比(MTC)和扩散张量成像(DWI)可以明确显示 MR 常规影像中看似正常的白质和灰质中未显示的病变。20 世纪 90 年代后期,对多发性硬化的研究更注重于轴索早期的损伤,用轴索的损伤和断裂导致传导的丧失来解释运动障碍,而不仅仅是脱髓鞘。MR 波谱(MRS)证实体内轴索损伤是基于 N- 乙酰天门冬氨酸(NAA)的减少。早期 MRI 只是提供了观察破坏和不可逆损伤形态的相对简单可行的方法,而基于动脉流入性增强(AIF)法的动态磁敏感对比 -MR 灌注成像可以通过脑血流灌注参数的异常对不同病理改变的多发性硬化病灶进行分析判断,有更好的临床应用价值。

一、多发性硬化神经组织病理学表现

多发性硬化的神经病理学研究显示,多发性硬化是相对于个体同源性的异源性疾病。基于生化物质基础的神经病理研究将其分为 4 型:Ⅰ型,持续慢性 T 淋巴细胞介导的炎性反应,伴有活跃的巨噬细胞和小胶质细胞及其毒性产物,根据放大因子形成Ⅱ～Ⅳ型;Ⅱ型,伴有免疫球蛋白和类似于抗体介导的活性成分组成的复合物的沉积;Ⅲ型,伴有少突胶质细胞凋亡的少突神经胶质的沉积(DDBO);Ⅳ型,伴有外周白质内少突胶质细胞的变性和死亡,此型相对稀少。

但不同类型的多发性硬化是由同源性物质的侵犯或不同源性物质的侵犯,抑或是由多种因素形成的不同宿主反应形成的,该机制尚未得到阐明。目前备受关注的是具有少突神经胶质的沉积特征的Ⅲ型多发性硬化病变与乏氧有关,有广泛表达的被称作低氧诱导因子 2α 的乏氧诱导因子,被视为乏氧组织损害的一个标识性抗原。

类似于乏氧代谢状态的机制继发微循环破坏和(或)毒性代谢发生。急性炎症期,水肿和局部组织收缩是微循环破坏的基础,而更重要的是伴有活动的纤维凝块层叠或内皮损害的血管壁的炎性损伤,游离的细胞外毒素、活性氧化物、氮氧化合物的毒性损伤介导可以致少突神经胶质的沉积代谢损伤或缺血。

二、MR 灌注成像方法

MRI 上多发性硬化可显示为多发小的局灶性病灶或大的斑块状病灶,或有明确境界的病灶。动态磁敏感性对比 MRI(DSC-MRI)提供了常规 MRI 不能反映的多发性硬化脑血流和灌注异常的病理生理学信息,反映了微循环和血脑屏障改变两方面情况。

动态磁敏感性对比 -MRI 采用横断面梯度平面回波成像序列，TR/TE/FA　1 000/54/30º，FOV 230 mm × 230 mm,层厚 5 mm，matrix 128 × 128,层面像素大小 1.8 mm × l.8 mm,信号带宽 1 470 Hz/Pixel,扫描时间 60 s,时间分辨率 1 s，Gd-DTPA 注药流率 5 ml/s(0.1 mmol/kg),然后行横断面 T_1WI(TR/TE 600/14 ms),首过期间对比剂无外漏和再循环,不受 T_1 效应影响,通过 γ 变量的非线性拟合曲线测量△ AR* 曲线面积更准确,通过标准函数计算得到脑血容量(CBV)、脑血流量(CBF)及平均通过时间(MTT),血管内对比剂浓度变化弛豫率(△ AR_2*)通过信号强度计算,即:

$\triangle AR_2{}^*{}_{(t)}=\{-\ln[S_{(t)}/S_0]\}/TE$

$S_{(t)}$是时间 t 时的信号强度，S_0 是增强前信号强度。通过脑内血管腔的合理持续的对比剂团引起的增强时间曲线，首先要通过编码的动脉流入性增强（AIF，可通过自动动脉流入性增强函数得到）测量曲线来评价，同时也避免了人为评价中操作者选择的倾向。

利用所有像素计算平均信号下降和平均团注到达时间，团注到达早的像素信号下降程度大于平均值时，则被认为在动脉内。

CBV=∫Cdt/∫C_{AIFdt}，MTT=∫Cdt/C_{max}，CBF=CBV/MTT。C 是合理的组织强化，C_{max} 是最大值，动脉流入性增强是所有这种像素信号的平均计算值。

三、MR 灌注成像和病理学相关分析

研究发现，多发性硬化中的看似正常白质（NAWM）的平均通过时间明显延长，存在病理异常，说明其也是多发性硬化的靶组织。最近采用相对性灌注方法和对侧正常白质的比值作为计算病灶灌注值的方法，相对脑血容量值有误，对侧白质和正常对照白质灌注不是同源变化，不适合作病灶的内部相对性参考。

多发性硬化影响微血管系统，从大的动脉得到的动脉流入性增强不受疾病的病理改变的影响。采用动脉流入性增强法测量多发性硬化病灶的脑血流量、脑血容量、平均通过时间及看似正常白质更具有可重复性，血流中的对比剂浓度变化为看似正常白质提供了稳定的信号参考。基于动脉流入性增强基础的动态磁敏感对比 -MRI 灌注测量显示了不同类型病灶的脑血流动力学损害，可以检测到非增强检查中无血 - 脑屏障破坏的情况。

多发性硬化的血管炎症，可导致典型的脱髓鞘硬化斑块沿髓质静脉管腔发展形成 Dawson's 指状表现，急性早期病变与小静脉血管内皮细胞增生以及纤维沉积致血管闭塞有关，由于纤维蛋白原沉积和血栓形成，小静脉血管壁洋葱皮样半透明样和透明样化，可以在急性炎性渗出阶段出现灌注减少，而不是小动脉血管的闭塞。

缺血情况下局部炎症可导致灌注量增加或血管扩张，是由于在缺血或梗死影响下，脑的自动血流调节能力保持灌注水平，血管壁血管炎症介导的损伤刺激血管前细胞，后者分泌一定数量的血管活性因子可以调节血流，这些物质包括：NO 化合物、白细胞介素 1 和 6、多发性硬化中 T 淋巴细胞和外周多形核细胞分泌的肿瘤坏死因子。

研究显示，增强病灶灌注增加（脑血流量、脑血容量值升高），说明动态磁敏感对比 -MRI 能敏感地探测到多发性硬化急性阶段引起血管代偿性扩张病灶的炎性活动，伴有血 - 脑屏障破坏的 Gd-DTPA 增强。

非增强病灶有高灌注（脑血流量、脑血容量值升高）和低灌注（脑血流量、脑血容量值降低），说明没有血 - 脑屏障的破坏，但血管外周炎症导致的血管扩张或血管内皮细胞增生和纤维沉积形成的血管壁的透明样变而致大血管闭塞。

在非增强病灶内及周围组织灌注增强的同时也说明病变再活动或有新的炎症活动的病灶形成，故局部灌注增加改变的炎性血管扩张的机制比血 - 脑屏障破坏的病灶形成要早。

Ge 等（2005）的研究中，36.2% 非增强病变（脑血流量、脑血容量值增高）的灌注参数与增强病变不能区别，63.8% 非增强病变的脑血流量、、脑血容量值降低，平均通过时间值增加，不表现为增强病变。

相对于正常对照组白质，所有病灶类型和其看似正常白质的平均通过时间均延长，脑血流量有不同程度降低的趋势，部分增强组和部分非增强组脑血容量值轻度增高，部分非增强病变脑血容量脑血流量值显著减低，平均通过时间值增加。

和自身看似正常白质对比，增强组脑血流量、脑血容量有显著的增加，平均通过时间变化不明显，部分非增强组（63.8%）脑血流量、脑血容量显著降低，平均通过时间增加；部分非增强组（36.2%）脑血容量显著增高（均可在脑血流量、脑血容量、平均通过时间彩图中看到），这些灌注参数改变提示慢性非增强病变有不同类型的灌注情况。

总之，根据动态磁敏感对比 -MRI 灌注可以确认多发性硬化病灶的不同成分，可区分多发性硬化病灶，动态磁敏感对比 -MRI 灌注有能力证实血 - 脑屏障破坏前新的多发性硬化病变的活动和病变再活动。

所以通过脑血流灌注能提供与多发性硬化病灶发展和活动以及与病灶再活动有关的微血管异常的信息，这对多发性硬化病变的临床治疗及对治疗效

果的监测非常有价值。

第二节 扩散张量的三维纤维束成像与多发性硬化

三维纤维束成像利用成像体素内最大本征向量方向与纤维束走行方向一致的原理，将相邻体素沿最大本征向量方向进行连接，从而追踪显示出脑内白质纤维束。它为临床提供了一种直观描述纤维束方向、形态、完整性等特征的无创性技术，可以应用于中枢神经系统的多种疾病。多发性硬化是中枢神经系统内炎性脱髓鞘性疾病，主要累及脑内白质纤维束。

三维纤维束成像可以清楚显示脑内白质纤维束的方向、形态，以及结构是否完整。在多发性硬化斑块处可见纤维束中断，即“斑块回避”现象，病灶远端的纤维束缺失。在病灶区和对侧相应的看似正常白质区选取大小、形态相同的兴趣区作为种子点，重组出双侧的纤维束，发现与病灶相连的纤维束较对侧减少。病灶周围的纤维束可见受压推移。与相同年龄段的正常人对照，多发性硬化患者的看似正常胼胝体纤维束稀少。纤维束的示踪受各向异性比值阈值的影响，会产生假阴性结果。

纤维束成像作为在磁共振扩散张量成像（DTI）基础之上迅速发展起来的新技术，立体展现了脑内白质纤维的轨迹、形态和结构。以往只有在尸检解剖上才能观察到的结构，现在通过这种无创性的技术在活体即可显示出来。短短几年，该研究已从基础试验、动物实验逐步开展至人类脑和脊髓的进化发育，以及多种疾病的研究。

多发性硬化的脱髓鞘斑块通常位于白质纤维通路上，导致通过病灶的纤维束离断，这在纤维束成像图上能够清晰、直观地显示出来。与病灶相连的远端的纤维束与看似正常白质比较则相对稀少，进一步证实了多发性硬化内出现轴索离断性损伤和远端继发的华勒氏变性这一病理说法。

Ge 等（2005）研究发现，在脑干水平的双侧皮质脊髓束是不对称的，纤维束的疏密与该水平上方的纤维通路的病灶有关。病灶负荷高者，纤维束更稀疏。该研究也得到同样的结果。该组在病灶区和在对侧相应的看似正常白质区选取大小、形态相同的 ROI 作为种子点，重组出双侧的纤维束，发现与病灶相连的纤维束较对侧减少。由于多发性硬化的正常表现脑白质区存在着隐匿性损伤，与正常人比较 ADC 值升高，各向异性比值降低。看似正常白质内的纤维束与相同年龄段的正常人相比较稀疏、减少。

胼胝体是人脑内最大的联合纤维，也是多发性硬化较常累及的部位，该组选取部分多发性硬化患者的胼胝体，在矢状面 FLAIR 加权像上未发现病灶者，即所谓的看似正常胼胝体与正常人的胼胝体比较。结果发现三维纤维束成像直观地显示出多发性硬化患者胼胝体的纤维束稀疏。

纤维束成像的另一个优势是可以结合 DTI 的量化分析，计算出某条特定纤维束的 ADC 值和各向异性比值。多发性硬化患者出现的临床症状与脑内的功能区和纤维传导通路的损伤有关，通过纤维束成像进行量化分析，能够与患者表现的神经功能障碍建立起良好的关联，这成为最近几年多发性硬化研究中的热点之一。

有研究显示，在疑似多发性硬化的临床孤立综合征的患者中，锥体束的平均扩散率和病灶容积在有运动功能障碍者中明显高于其在无运动障碍者。Lin 等（2005）发现在多发性硬化患者中，锥体束的 ADC 值和锥体束的功能系统评分相关（r=0.5, P=0.008），胼胝体的 ADC 值和同步听觉连续加法测验相关（r=−0.58, P=0.001），该试验主要用于评估持续性注意力和信息处理速度。

以前大多数研究发现 T_2WI 上的全脑病灶容积与扩展的残疾状态量表（EDSS）评分之间没有显著相关性。现在通过纤维束成像技术可以提取出特定的纤维束，构建了影像与临床之间的联系桥梁。

此外，纤维束成像技术和功能 MRI（fMRI）相结合，可以同时显示脑的皮层激活图以及与之相关的解剖上的传导通路，与 MRS 相结合可以同时发现结构变化与代谢变化的规律，在神经科学的研究领域具有广阔的前景。

纤维束成像在科研和临床上具有很高的价值和广泛的应用前景，但目前该技术仍然有一定的局限性。DTI 的体素一般为几立方毫米，在一个体素内可以存在成千上万的轴索。纤维束成像是假定在单个体素内的纤维走行方向完全一致，而如果纤维束有交叉、分支、转弯和扭曲等情况则纤维束成像不能正确追踪其轨迹。重组的纤维束成像图像受各向异性比阈值和扩展矢量的角度等因素的影响，会造成假阴性和假阳性的结果。

该研究中所示的病灶，在各向异性比值图上可见到左侧内囊纤维已经不连续，但重组的各向异性比值图上仍显示纤维束通过该病灶，未见破坏、中断迹象，可能与病灶的各向异性比值（0.384>0.18）有关。因此在分析和应用纤维束成像时，要认清它的不完善之处，结合原始图像，仔细观察。

纤维束成像技术也在多个方面不断提高，如降低噪声、各向异性的平滑处理、改善内插方法和自动识别纤维束等。今后将在多发性硬化及其他中枢神经系统疾病的应用中发挥更大的作用。

第五章　多发性硬化与认知功能障碍

多发性硬化是一种最常见的由炎性脱髓鞘病变引起的中枢神经系统慢性疾病，以病灶多发、病程缓解与复发交替为特征。是中青年致残的主要原因。国内外普遍采用 McDonald（2010）标准进行诊断。

一、临床表现

临床上，多发性硬化可分为 3 个亚型：缓解 - 复发型多发性硬化（RRMS）、原发进展型多发性硬化（PPMS）和继发进展型多发性硬化（SPMS）。

按照与治疗决策有关的病程进行分类，分为 5 型，即复发缓解型（RR）、继发进展型（SP）、原发进展型（PP）、进展复发型（PR）和良性型。

通过尸检的相关研究成果又可将多发性硬化分为 3 种类型：急性活动型、慢性活动型和慢性非活动型。

多发性硬化的临床表现多样，以多发性脱髓鞘斑块、脑萎缩、认知功能损害为其主要特征。主要累及脑和脊髓，髓鞘破坏是主要病理改变。

二、多发性硬化与认知功能障碍

多发性硬化病人通常伴随不同程度的认知功能损害，表现为注意力降低、记忆力减退、信息处理速度减慢、执行功能受阻、视觉空间决策受损、感觉和运动缺失，而且认知功能损害与病程长短、复发次数无明显相关。

Kurtzke（1983）提出的扩展残疾状况评分（EDSS）用来评价神经功能缺损程度。有研究表明，多发性硬化的病灶数目和体积常与病人的临床表现不相符，且与身体的残疾程度无相关性。

由此，美国国家多发性硬化协会临床症状评价组提出了一个新的标准——多发性硬化功能评价（MSFC），对多发性硬化 3 种主要临床表现（下肢功能 / 步行、上肢 / 手的功能、认知功能）进行定量评价，其在评价认知功能方面更为敏感。

三、影像学研究

MRI 检查被认为是多发性硬化最好的影像学检查方法，检测到的病灶数量大大超过了临床定位的病灶数。近些年来，MRI 已成为评估多发性硬化病人的临床诊断、病程监测和治疗效果的重要辅助工具。常规 MRI 显示多发性硬化病灶敏感，但缺乏特异性。MRI 技术已经向具有更高特异性和敏感性的定量技术发展，以观察脑白质的特殊病理改变及其完整性。

四、MRI 技术

多发性硬化病灶在常规 MRI 上表现为 T_2WI 呈高信号，T_1WI 呈低信号，多数多发性硬化急性期病灶出现均匀一致的结节状强化，发病数天至数周后呈环形强化，8 周左右病灶无强化。扩散加权成像（DWI）、扩散张量成像（DTI）、磁化传递成像（MTI）、磁共振波谱（MRS）、磁敏感加权成像（SWI）、功能磁共振成像（fMRI）不仅能测量脑白质的病灶，而且还能定量测量看似正常白质（NAWM）和看似正常灰质（NAGM）的损伤。

五、DWI 和 DTI

DWI 和 DTI 都是在常规 MRI 序列的基础上施加不同方向的扩散敏感梯度，从而获得反映体内水分子扩散运动状况的 MRI 影像，区别在于 DWI 是在 *X*、*Y*、*Z* 轴 3 个互相垂直的方向上施加扩散梯度，而 DTI 是在多个方向上施加扩散梯度。DTI 常用参数有表观扩散系数（ADC）、平均扩散率（MD）、各向异性比值（FA）等。

利用 DTI 技术可以反映不同时期多发性硬化病灶的病理变化。在多发性硬化的超急性期，平均扩散率值降低，各向异性比值升高；急性期平均扩散率值明显增加，各向异性比值明显降低；慢性期平均扩散率值升高，各向异性比值下降，但不如急性期明显。DTI 还用于研究病灶周围表现正常脑白质和表现正常脑灰质。

Testaverde 等（2012）研究发现，病灶各向异性比值 < 病灶周围表现正常脑白质各向异性比值 < 远离病灶的表现正常脑白质各向异性比值；病灶平均扩散率值 > 病灶周围表现正常脑白质 平均扩散率值 > 远离病灶的表现正常脑白质平均扩散率值。DTI 也有助于区分多发性硬化亚型。继发进展型多发性硬化病灶均为陈旧性、慢性病灶，组织损害更明显，所以平均扩散率值和各向异性比值变化程度更大。在多发性硬化病人表现正常脑灰质的病理改变中，原发进展型多发性硬化和继发进展型多发性硬化比缓解 - 复发型多发性硬化更加显著，灰质的平均扩散率值前两者明显比缓解 - 复发型多发性硬化的增高。

扩散张量纤维束成像（DTT）是利用 DTI 技术采集到的数据，直观地描述白质纤维束分布情况的成像技术。DTT 能够显示活体内的脑白质目标纤维束走行方向，并可以定量计算这些描述目标纤维束的扩散特性指标（如各向异性比值）。

这些重要指标有可能为定量研究多发性硬化脑白质的空间结构开辟了崭新的途径。近年来，对于多发性硬化病人白质的研究逐渐受到重视。Fink 等（2010）对缓解 - 复发型多发性硬化病人胼胝体和上纵束进行 DTT 研究发现胼胝体各向异性比值下降，胼胝体后部和上纵束放射扩散（RD）增加。

六、MTI

MTI 在距水的中心频率 1.5 kHz 附近施加一个饱和脉冲，可以选择性饱和与大分子结合的水质子，这种饱和效应可以在大分子间互相传递，从而降低周围组织的 MR 信号。磁化传递率（MTR）能反映髓鞘完整性，磁化传递率降低反映了髓鞘的丢失或轴索密度减少。

多发性硬化病灶磁化传递率的演变具有规律性，新鲜病灶磁化传递率明显下降，其原因在于急性期轴索保存较好，脱髓鞘和水肿使新鲜病灶磁化传递率下降，随后的 1~6 个月逐渐部分或完全恢复正常。其病理基础是髓鞘再生和水肿消退。磁化传递率有助于区分不同多发性硬化亚型，继发进展型多发性硬化新病灶的磁化传递率值低于缓解 - 复发型多发性硬化。表现正常脑灰质也存在明显的磁化传递率异常。

磁化传递率值可以预测多发性硬化临床病程的进展，有文献报道看似正常白质的磁化传递率值在 T_2WI 或 T_1WI 增强检查出现病灶前即有降低，以后随病程进展逐渐下降。

磁化传递率值降低的原因是局部组织水肿、星形细胞增生、血管周围炎症和脱髓鞘引起的看似正常白质中自由水增加。磁化传递率值越低，病人的临床预后越差。

七、MRS

MRS 是借助活体内的原子磁共振频率的细微变化，检测其脑内某些化学物质，并提供这些物质相关信息的成像技术。

目前研究最多的是 ^{1}H-MRS，主要测量代谢产物包括 N- 乙酰天门冬氨酸（NAA）、肌酸（Cr）、胆碱（Cho）、肌醇（ml）和谷氨酸钠。

研究发现，多发性硬化的脑内病灶和表现正常脑白质均表现为 NAA 峰降低，Cho 峰、ml、谷氨酸钠升高，NAA/Cr、NAA/Cho 降低，Cho/Cr 升高。急性期 Cho 峰值明显升高，而慢性期不同程度恢复。

NAA/Cr 值与多发性硬化的身体残疾程度和认知功能损害相关联，通过 NAA/Cr 值的变化可以反映病情改善情况及治疗效果。多发性硬化病灶 NAA/Cr 值均低于表现正常脑白质组和正常对照组，活动性病灶 NAA 下降与慢性缓解期静止病灶相比更明显，表示了轴突的病变与炎症有关，炎症越重，轴突损伤越明显。

多发性硬化病灶 Cr 值明显高于表现正常脑白质组及正常对照组，各组间 NAA/Cho 值差异亦具有统计学意义。Suhy 等（2000）研究缓解 - 复发型多发性硬化和原发进展型多发性硬化的表现正常脑白质，结果表明，与缓解 - 复发型多发性硬化相比，原发进展型多发性硬化的表现正常脑白质 Cr 值降低、NAA 值相近，NAA/Cr 值明显降低。

八、SWI

SWI 是一种长回波时间 3 个方向上均有流动补偿的梯度回波序列，与传统 T_2* 加权序列比较，具有三维、高分辨力、高信噪比的特点。

多发性硬化病灶内、病灶周围基底节和丘脑区铁含量增加。Eissa 等（2009）对 7 例缓解 - 复发型多发性硬化病人 T_2 FSE 和 SWI 的影像进行分析，与正常对照组比较，有 18% 的病灶仅在 SWI 上显示，提示 SWI 可以发现常规 MRI 不能发现的病灶。Habib 等（2012）对 52 例多发性硬化病人包括基底节、丘脑及中脑在内的深部灰质进行 SWI 研究，发现约 2/3 的病人 SWI 存在异常。

Haacke 等（2009）对 27 例临床确诊的多发性硬化病人进行研究，发现 75 个病灶仅在常规 MRI 上看到，143 个仅在 SWI 上看到，204 个在常规 MRI 和 SWI 上均能看到。信号强度和铁容量呈中等度相关。

SWI 能检测出很多常规 MRI 不能显示的病灶，提示铁沉积量可以用于观察多发性硬化病灶，以提高病灶检出率。

鉴于 SWI 对铁沉积的高度敏感性，SWI 具有其他检查技术不能比拟的优势，然而，SWI 影像需与其他技术相结合，才能提高病灶检出率。

目前，利用 SWI 研究多发性硬化尚属于起步阶段，铁沉积与多发性硬化病理有关还是偶发现象目前尚不明确，还需要更多的研究证实其对多发性硬化临床诊断及预后的作用。

九、fMRI

fMRI 是一种以脱氧血红蛋白为对比度源的非侵入式的成像技术，通过观察局部脑皮质血管中的脱氧血红蛋白与氧合血红蛋白的比率，即血氧水平依赖（BOLD）来监测脑血流变化。

皮质兴奋区血流量增加比局部脑耗氧量增加明显，使局部静脉血含脱氧血红蛋白相对减少，氧合血红蛋白相对增加，因氧合血红蛋白的 T_2* 值比脱氧血红蛋白的长，所以 T_2*WI 皮质兴奋区的信号强度增高，表现为高信号。该技术具有无创性、可重复性、较高的时间和空间分辨力，并可准确定位脑功能区等特点，逐步被应用于认知神经科学的研究。

任务态 fMRI 研究显示，前额叶皮质在多种工作记忆的各个阶段都有较强的激活，这就提示前额叶皮质起到了重要的作用。Colorado 等（2012）在执行工作记忆任务时，右背前额叶外侧皮质和前扣带皮质激活增强。不同亚型多发性硬化病人的皮质适应性重组，可减轻脑组织损害所致的不良后果。

静息态 fMRI（rs-fMRI）研究的是大脑在静息状态时的自发活动，在数据扫描时参与者只需保持全身放松，头脑清醒的状态。一些作者的研究表明，与对照组相比，继发进展型多发性硬化病人内侧前额叶皮质、中央前回默认网络（DMN）活动减弱；原发进展型多发性硬化病人中央前回、前扣带皮质默认网络活动减弱。与原发进展型多发性硬化病人相比，继发进展型多发性硬化病人前扣带皮质默认网络活动增强。

Schoonheim 等（2012）对多发性硬化性别差异进行功能连接，发现男性病人认知表现较差，可能与视觉空间记忆受损有关。

认知功能损害会不同程度影响多发性硬化病人的日常生活功能。临床常用神经心理学量表及神经电生理检查对其进行评价。常规 MRI 检查可以清楚显示病变的部位、大小及数量。但病人的认知功能障碍与常规 MRI 检查发现的病灶数无明显相关性。所以，DTI、MRS、fMRI 等一系列新 MRI 技术能更有效地显示多发性硬化病理改变，显示白质束损害及其与皮质激活脑区的相关性，而且能够检测出表现正常脑白质及表现正常脑灰质中的病变，这也为多发性硬化病人的认知功能障碍检测提供了一条新途径。

联合应用常规 MRI、定量 MRI 和 fMRI 等多种 MRI 技术，有助于更好地理解多发性硬化的病情进展、残疾程度与影像学表现的不一致，以及揭示其发病机制。目前，多种 MRI 技术联合应用的研究尚属于起步阶段，尤其静息态 fMRI 处于新兴阶段，需要今后更进一步的研究和探索。

第六章　多发性硬化与视神经脊髓炎

详见:本书 本卷 第十二篇 第六章　多发性硬化与视神经脊髓炎及本书 本卷 本篇 第十三章　视神经脊髓炎。

第七章　合并皮层下梗死和白质脑病的常染色体显性遗传性脑动脉病

合并皮层下梗死和白质脑病的常染色体显性遗传性脑动脉病（CADASIL）实质上是一种全身性的微小动脉病，尽管可累及全身各系统与器官的血管，但其临床表现仅限于神经系统。

本病是人类19p13上的Notch 3基因突变所致的常染色体显性遗传的、非动脉硬化或淀粉样变性的缺血性脑小动脉病。临床主要表现为脑缺血性发作、认知障碍、先兆型偏头痛和精神障碍，多于中年前期发病，病程晚期可出现痴呆。

一组8例患者，平均年龄44.8岁，4例出现不同程度的上述神经症状。由于该组病例病期较早，4例尚未出现神经症状，也未见痴呆等晚期表现。该组患者中40岁前患者出现额叶前部及颞极白质疏松，表明这两个部位是该病的最早受累部位。40岁后白质疏松范围显著扩大，腔隙性梗死灶增多。表明CT平扫与患者年龄关系密切。

O' Sullivan等（2001）采用MRI研究发现，89%的本病患者有中到重度颞叶前部受累，T_2WI上呈高信号，并认为颞极白质受累是本病的特征性的影像学标志。该组病例前期采用MRI研究也发现本病患者颞极白质均表现为T_2WI高信号。CT平扫该组7例患者可清晰显示颞极白质低密度灶，1例患者未发现病灶。可能是由于MRI软组织分辨力优于CT，且颞极CT扫描存在一定的伪影干扰所致。

Fattapposta等（2004）研究认为该病侧脑室旁白质特征性分布变化可诊断该病。该组病例40岁前CT平扫仅表现为额叶前部散在白质疏松病变，40岁后额叶前部散在白质疏松病变融合成链状并向顶枕叶延伸。由于侧脑室白质变化CT平扫不存在伪影干扰等影响，脑白质疏松均显示良好，故该组认为CT平扫诊断该病仍以选择侧脑室白质或半卵圆中心为主，同时结合颞极白质变化进行判断以避免误诊。

Chabriat等（1999）采用MRI研究发现本病患者脑干损害主要发生在脑桥（100%），其次为中脑（69%）及延髓（35%）。该组病例脑桥病灶仅占37.5%，中脑及延髓均未见病灶。另外，该组豆状核（37.5%）、丘脑（50%）、内囊（75%）、外囊（75%）与胼胝体（50%）受累均低于文献报道，可能与该组患者均为60岁前的早期病例有关，同时也与CT扫描分辨力较低有一定关系。总之，本病患者CT平扫特征是额叶前部及颞极白质疏松伴多发性腔隙性梗死，不仅见于40岁以上有症状的患者，而且也见于40岁以下的无症状患者，CT平扫常早于临床症状发生，故一般认为CT平扫对病例的筛选有重要作用。

第八章　髓鞘化障碍

髓鞘的形成是自脑干开始(约孕 29 周),由下至上到基底节(约孕 31 周),然后伸展至大脑的各叶,但大脑各叶的髓鞘在出生前尚未形成。脑组织的髓鞘形成是自胚胎的中期开始至出生后一年,其生成时间因部位不同而不同。故可认为 MRI 是唯一在活体就能显示胎儿脑组织的髓鞘形成的生理过程的技术,对于显示髓鞘的形成部位和过程有重要的临床生理意义。

中枢神经系统髓鞘化障碍可分为以下几种:一是发育性障碍;二是合成障碍;三是脱髓鞘改变,包括先天性髓鞘形成不良与胶原性髓鞘代谢障碍。

脱髓鞘病变包括以下几种: Alexander 病、Canavan 病、Krabbe 病。Pelizaeus-Merzbacher 病及异染性白质脑病。

在脑白质海绵样变性或 Canavan 病中可见髓鞘缺陷、空泡变性,病人肌张力低,挛缩,癫痫发作,头大,智力障碍。

胎内病变与产后病变均可影响正常的髓鞘化过程。围产期缺氧会延迟髓鞘化过程。胎内感染如弓形体病、巨细胞病毒,均可延迟或干扰髓鞘化过程。

第九章 脱髓鞘假瘤

第一节 脑与脊髓内脱髓鞘性假瘤

详见本书 本卷 第十二篇 第一章 第三节 脑与脊髓脱髓鞘性假瘤。

第二节 脱髓鞘假瘤

脱髓鞘假瘤,又称脑瘤块样脱髓鞘病变,是一种少见的中枢神经系统脱髓鞘病变,其发病机制尚不清楚。

病理学上与多发性硬化、急性播散性脑脊髓炎有相似之处,但又不完全等同于上述疾病。患者多无前驱感染史和免疫接种史,大部分激素治疗有效。病灶常单发,直径多大于 2.0 cm,女性多见,平均发病年龄 37 岁。

该病常发生在视神经、室旁白质、脑干等之外的部位,累及皮层下白质最常见;其次为下丘脑、脑室旁灰质,也可发生在脊髓。

(1)病理学特点:病变区域内有不同程度的脱髓鞘变性,但轴索大量保存伴星形细胞增生,同时可见大量的单核巨噬细胞、淋巴细胞在血管周围呈"袖套"状浸润。

(2)脱髓鞘假瘤的 MRI 特点:①大范围病灶伴较轻占位效应,表现为占位效应和水肿程度都较轻的局灶性肿块,T_1WI 呈低信号,T_2WI 呈略高信号,病变中心多在白质,也可累及灰质;②环形或非闭合环形强化,通常的强化方式为非闭合环形强化,环的缺口在灰质侧,即所谓的"半月征";强化部分被认为是脱髓鞘病变的前缘,多位于病灶的白质侧,中心未强化的部分代表慢性炎症。MRS 中氮-乙酰天门冬氨酸(NAA)峰无明显降低、胆碱(Cho)峰和乳酸(Lac)峰降低是脱髓鞘假瘤的重要特征。

本病主要应与高级别脑胶质瘤鉴别,"半月征"对脱髓鞘假瘤的诊断有高度的特异性,可以作为与高级别胶质瘤鉴别的重要依据,但确诊仍需依靠病理检查。

第三节 诊断陷阱:原发性脱髓鞘病变类似神经胶质瘤

脱髓鞘病变中,呈现局部脑占位性病变者甚少,现发现进行性多灶性脑白质病及多发性硬化可形成占位病变。此病形成肿块时,则难与肿瘤鉴别。

Rieth 等(1981)报告 3 例累及胼胝体和脑室周围白质的原发性脱髓鞘病变患者,CT 检查可见肿块效应和对比剂强化,很难与浸润性蝶形神经胶质瘤区别。

3 例患者分别为:① 42 岁女性患者,多发性硬化,CT 示胼胝体白质深部双侧病变,激素治疗后病灶缩小,2 个月以后肿块消失;② 22 岁女性病人,有额叶症状,CT 示一大的不对称的室周肿块,累及胼胝体伴周围强化,激素治疗后脑活检证实为脱髓鞘病;③ 38 岁男性,腿无力、大便失禁、癫痫发作及嗜睡,CT 示胼胝体部一大的双侧额叶病灶,针吸活检证实脱髓鞘病变。这些病例皆与神经胶质瘤类似,值得留心。

第十章　缺血性脑白质疾病与认知功能损害的 MRI

血管性痴呆是由一系列脑血管因素(包括缺血、出血或急慢性缺氧性脑血管病等)导致脑组织损害引起的、以认知功能障碍为特征的痴呆综合征,是老年期痴呆的主要类型之一。

随着人口平均寿命的逐年增加和社会人口的老龄化,老年性痴呆发病率呈上升趋势。目前世界各地的流行病学调查研究发现, 65 岁及以上人群老年性痴呆的患病率为 6.6%~15.8%。其中含有 2 个主要类型:阿尔茨海默病和血管性痴呆。

阿尔茨海默病发病率为 0.8%~7.5%,占老年性痴呆的 24%~84%;而血管性痴呆的发病率为 0.36%~6.00%,占老年性痴呆的 20%~60%,是老年人致残的三大疾病之一。

尸检结果显示, 78% 的老年病人患有脑血管疾病,其中超过 80% 患有痴呆。85 岁以上的人群中每年进展为血管性痴呆的约有 9/1 000 人。

血管性痴呆具有一定的可治性、可逆性,若能早期治疗,可不同程度地改善记忆功能,减轻痴呆程度,延缓或阻止痴呆的加重。为此,防治血管性痴呆是当今医学界面临的重大课题之一。由于血管性痴呆的概念受既往知识的限制而带有许多认识上的不足,不利于早期病例的诊断和治疗,研究者目前倾向于用"血管性认知功能损害"称谓来代替之,也即血管性认知功能损害可以包括所有脑血管源性认知损害而不必有痴呆和显著的记忆缺失。

血管性痴呆分类:①皮质性血管性痴呆,是由多发性的较大的脑血管闭塞引起的脑内较大面积的梗死而导致的痴呆;②关键性梗死引起的血管性痴呆,是指发生于角回、丘脑、额叶或大脑后动脉供血区较小的局限性梗死所造成的痴呆;③皮质下缺血性血管性痴呆或小血管性痴呆,指继发于大脑中动脉的豆纹支、后交通动脉和大脑后动脉的丘脑支以及丘脑穿支动脉硬化,由此产生多发性的直径 0.5~15 mm 动脉支的梗死,典型时为皮质下动脉硬化性脑病;④低血氧 - 低灌注性痴呆,包括弥漫性缺氧 - 缺血性大脑病变或因选择性易感性所致的局灶性病变,呈现不完全性白质梗死和分水岭梗死;⑤出血性痴呆;⑥混合性痴呆(与阿尔茨海默病并存的血管性痴呆)。

在各型中皮质下缺血性痴呆占 60% 左右,多为白质病变比灰质改变更明显。

1. 发病机制　目前对于缺血性脑白质病变是如何导致认知功能损害的认识尚不充分,白质病变和痴呆之间的关系尚未完全明了。

有研究者提出,脑白质病变导致认知功能不全的可能机制之一是皮层和皮层连接纤维或额叶 - 皮层下连接的破坏;另一个可能是白质内神经递质传导通路的影响(如胆碱能系统),以前一直认为与阿尔茨海默病有关。但研究表明,血管性痴呆病人也有此方面的改变。

血管性痴呆确切的发病机制有待进一步阐明,因而利用脑影像和神经精神评估等现代研究技术与方法,更好地研究脑血管病与认知功能损害之间的关系是当前研究的重点。

2. 影像学研究

(1)常规 MRI :以往的研究重点在于对常规 MRI 所显示的白质病变的部位、体积、白质疏松的严重程度和脑萎缩的评价,而且大多是与阿尔茨海默病的对照研究。

Barber 等(1999)和 Schmidt(1999)的研究发现,血管性痴呆深部和脑室周围的白质信号异常均较阿尔茨海默病明显。

Hanyu 等(1999)比较了阿尔茨海默病与血管性痴呆白质信号异常的分布特点后发现,无认知功能障碍的老年人群中存在同样的局限性白质信号异常。

目前一致认为下列部位对认知缺失有重要作用,即左侧大脑半球、丘脑和额叶前部。

丘脑作为特定的解剖部位对痴呆有特殊的意义。比较伴和不伴痴呆的多发性梗死病人后发现,皮质病变同时伴发丘脑病变与痴呆密切相关。额叶、颞叶、内囊前肢、半卵圆中心前部、侧脑室体旁前部白质、尾状核及丘脑梗死的发生率在痴呆组中显著高于对照组，提示丘脑前辐射的多发梗死较其他部位的梗死更易导致痴呆。

额叶皮层下多发梗死是导致痴呆的一个重要因素，可能前额区与语言、抽象思维及高级智力活动有关，这些功能有赖于额叶皮层与丘脑及其他部位间纤维联系的完整性，而多发梗死使这一完整性遭到了破坏。

丘脑梗死可能与丘脑前核与乳头体、丘脑背核与间脑间密切的联系破坏有关，乳头体丘脑束对于记忆有重要的作用，丘脑背侧核与间脑的密切联系与中枢整体功能有关。但也有文献提出，额叶的功能与白质病变的部位无关，痴呆与额叶局部血流供应关系更为密切。

早期的研究结果表明，白质稀疏与认知功能的相关性相对较弱，但影响是微妙的。近年的研究清楚地表明，即使在血管性认知功能损害早期，白质稀疏就与认知功能缺失有关；大样本研究也证明白质稀疏与认知功能缺损有关。目前尚不能确定导致认知功能损害的白质稀疏范围的最低阈值。Price 等（2005）提出诊断血管性痴呆的白质病变阈值为白质总面积的 1/4，但尚未得到公认。侧脑室扩大（提示中央性萎缩）与认知缺损有关，脑萎缩与血管性疾病和变性性痴呆均有关系，而不只是变性性痴呆的标志。

磁共振波谱（MRS）：MRS 是研究在体脑代谢定量分析的影像学方法，能无创性地检测脑组织的能量和生化代谢改变。其中，^{1}H-MRS 在脑部的应用最为广泛，能检测脑内代谢物，包括 N- 乙酰天门冬氨酸（NAA）、胆碱复合物（Cho）、肌酸（Cr）和磷酸肌酸（PCr）、乳酸（Lac）、肌醇（mI）、谷氨酸和谷氨酰胺以及丙氨酸等。

单独对血管性痴呆进行 ^{1}H-MRS 研究的文献不多，大多与阿尔茨海默病一起进行对比研究。Brooks 等（1997）对伴和不伴 MRI 白质内高信号灶的老年人进行枕叶 ^{1}H-MRS 对比研究后发现，与正常组和无症状组相比，皮质下动脉硬化性脑病病人的白质异常高信号区 NAA/Cr 和 NAA/Cho 比值降低、NAA 降低、Cho 升高。

Kattapong 等（1996）的研究结果显示，阿尔茨海默病的皮质下白质区波谱变化与血管性痴呆不同，血管性痴呆组 NAA/Cr 和 NAA/Cho 比值显著低于阿尔茨海默病组。

Capizzano 等（2000）对皮质下缺血性血管性痴呆进行了 MRI 定量检测和 ^{1}H-MRS 综合评价后认为，合并腔隙性梗死的痴呆病人额叶皮质 NAA 水平降低与组织结构萎缩无关，但与腔隙的数量和白质异常高信号灶的体积显著相关，表明额叶皮质下环路中断是丘脑和基底节的腔隙性梗死所致。合并腔隙性梗死的痴呆组额叶白质区 NAA 的下降较正常组和不合并腔隙性梗死的痴呆组明显。痴呆组海马区的 NAA/Cr 比值较正常组明显降低。

Herminghaus 等（2003）研究显示，阿尔茨海默病和血管性痴呆均可出现 NAA/Cr 比值降低，mI/Cr 比值增高，但存在区域性差异，阿尔茨海默病呈颞顶叶方式，血管性痴呆为全脑方式且以皮质下最为明显。

Rossn 等（2005）则发现脑梗死后有认知功能损伤的病人与无认知功能障碍者相比枕顶部灰质 NAA/H_2O 下降，而两者额叶的白质代谢改变没有明显差异。

Douraied 等（2003）研究了 2 例血管性痴呆病人灰质的波谱改变后发现，基底节区和丘脑灰质的 NAA 下降，伴有同侧半卵圆区的 Cho 升高，推测其原因可能是：①血栓形成引起的灌注减少导致神经元代谢异常；②“神经机能联系不能”效应，由皮层输入到皮层下灰质的神经递质减少所引起。

Aristides 等（2000）发现，与正常对照组相比痴呆伴腔隙性脑梗死组脑皮质 NAA/Cr 下降 11.74%，NAA 下降 10.25%；白质中 NAA/Cr 下降 10.56%，NAA 下降 12.64%；认知功能不全伴腔隙性脑梗死组额叶 NAA 水平与白质内高信号灶的体积成反比；痴呆不伴腔隙性脑梗死组与对照组比较海马区 NAA/Cr 下降 10.33%。从而提出痴呆病人灰质和白质均有 NAA/Cr 下降和 NAA 下降，皮质的改变可能与皮质的缺血 / 梗死、继发于皮层下神经元丢失、退变或跨突触损伤，以及合并有阿尔茨海默病的病理改变有关。

伴腔隙性脑梗死的病人其额叶 NAA 与白质病变的数目和体积成负相关；腔隙性脑梗死与额叶功能有关；痴呆伴腔隙性脑梗死组 NAA 下降最为明显；痴呆伴腔隙性脑梗死较痴呆不伴腔隙性脑梗死组的灰质体积下降。

Weiss 等（2003）比较了阿尔茨海默病、血管性痴呆和血管性认知功能损害病人的 MRS 改变后发现，阿尔茨海默病、血管性痴呆组 NAA 下降；NAA/Cr、NAA/mI 与脑萎缩有关，但临床表现与 MRS 改变无关。

Jones & Waldman（2004）则提出阿尔茨海默病病人颞叶、顶枕叶皮质 NAA 下降、mI 上升；同样的表现在血管性痴呆病人中也能发现，但以白质为主。阿尔茨海默病病人早期认知功能损伤病人中 mI 上升，可作为早期诊断的标志。

Martinez-Bisbal 等（2004）发现阿尔茨海默病病人不同部位 NAA 下降、mI 上升，Cho 无明显改变，在扣带回后部痴呆组（阿尔茨海默病 + 血管性痴呆）与非痴呆组（血管性认知功能损害 + 抑郁组）的改变有统计学意义；Cho/Cr、mI/cr、NAA/Cr 变化在不同程度的认知功能损害中改变不同，而 NAA/mI 对于诊断阿尔茨海默病的敏感度（82.5%）和特异度（72.7%）都最高。

（3）磁共振扩散加权成像（DWI）和扩散张量成像（DTI）：DTI 技术是扩散加权技术的延伸，它不仅能反映水分子的布朗运动，而且能够提供运动的方向和强度的信息，这就间接反映了白质纤维束的完整性，为研究白质病变提供了新的思路。

有作者提出，认知功能受损与慢性缺血引起脑白质损伤、轴突运输受损以及局部炎性反应导致的信息传递发生障碍有关；但也有观点认为与局部血流量减少关系更为密切。

Choi 等（2000）应用 DWI 发现，血管性痴呆病人尽管无临床症状恶化，但存在新近出现的呈高信号的早期缺血灶。DWI 显示血管性痴呆病人出现的白质异常大多与高血压、糖尿病引起的小血管病变导致白质脱髓鞘和腔隙性脑梗死有关，病理学表现为组织疏松和白质脱髓鞘，反应性胶质细胞增生，小血管透明变性、管壁增厚、管腔狭窄或闭塞。

白质异常参与了卒中后痴呆的形成，白质疏松促进了认知功能减退，两者可以作为预测预后的可靠指标。血管性痴呆病人的白质异常高信号位于额叶，且存在垂直于神经纤维走行方向的白质扩散受限现象；而阿尔茨海默病病人的白质异常高信号更多为顶枕叶白质的扩散受限。白质疏松病人较无白质疏松病人的 ADC 值升高。

Tullberg 等（2004）发现，血管性痴呆病人白质内高信号灶主要集中在额叶；白质病变不管其分布如何都将影响额叶的代谢功能；执行功能与额叶代谢情况、白质内是否存在高信号灶以及脑萎缩均无关；记忆功能则与白质内高信号灶和萎缩有关。额叶背外侧回路与执行、记忆有关，额眶部回路与行为、情绪有关。无痴呆病人额部白质内高信号灶与记忆有关。

Price 等（2005）研究了白质病变的严重程度与特殊认知功能损害之间的关系后发现，轻度白质病变的病人记忆 / 语言功能受损较执行控制 / 视觉构成功能受损更重；中度白质病变的病人记忆 / 语言功能受损较执行控制 / 视觉构成功能受损程度相当；重度的病人执行控制 / 视觉构成功能受损较记忆 / 语言功能受损更重。执行 / 视觉构成功能与白质病变程度相关，记忆 / 语言功能则相反，提示白质病变并不导致记忆 / 语言功能损伤，而是由其他如类似于阿尔茨海默病的颞叶和顶下小叶神经元退变等病理改变引起。

Sullivan 等（2004）运用 DTI 比较了 36 例脑白质病变导致的血管性痴呆病人和 19 例正常人后发现，虽然常规 MRI 能够发现白质的病变和脑容积改变，但是这两者均与临床认知功能的评分缺乏相关性，而 DTI 技术所提供的各向异性分数（FA）和平均扩散系数（MD）则与临床病人认知功能（特别是执行功能）的损伤具有很好的相关性，MD 较 FA 与认知功能的损害特别是执行功能损害的相关性更好，因而验证了 DTI 技术对于血管性痴呆诊断和疗效评价的价值。

（4）DTI 的运用——不同的投射纤维与痴呆的关系：近年来，有研究者提出特殊连接通路的损伤可能和认知功能障碍有关。额叶皮层下的回路主要有 5 个，它们分别是运动回路、眼球运动回路、前额背外侧回路、额眶外侧回路以及前扣带回路，其中后三者与执行功能、社会行为和运动主动性有关；额叶皮层下回路大都自额叶发出纤维经纹状体、苍白球、黑质和丘脑，再返回额叶，它们各自形成功能相对独立的完整回路。

其中与痴呆关系较为密切的是前额背外侧回路，它起自前额外表面的 Broadmann 9 和 10 区，投射至尾状核头部背外侧，至苍白球背中部和黑质的头外侧，通过基底节的纤维投射至丘脑腹前和背中部分，再由丘脑背中部分发出纤维返回额叶背外侧形成回路，这个回路主要与人类执行功能和记忆功能有关。血管性痴呆病人所表现的思维缓慢、记忆功能减退和人格改变可能与此回路受损有一定的关系。

前扣带回路起自 Broadmann24 区,神经纤维投射至腹侧的纹状体(包括尾状核腹中部、腹侧壳核、横核和橄榄核)、苍白球背中部、腹侧以及黑质头侧背部,通过丘脑形成环路,参与调节自主功能、心跳、血压、认知及感情。除了这些还有不形成环路的额叶 - 皮层连接,较为重要的为从额叶 Broadmann 46 区至颞叶 Broadmann 7 区的钩束纤维,与人类记忆、认知及运动协调有关。

目前对于脑白质病变和痴呆的关系仍没有令人信服的解释,血管性痴呆的发生机制尚待进一步探索。

皮质下缺血性痴呆的影像学上病变程度和形式与认知功能损害的关系不明,而且对于疗效的评估缺乏影像学上的客观依据。

根据以往的经验,脑白质病变的部位和数目比病变的体积与认知功能的关系更为密切,累及额叶丘脑前辐射的病变更易导致痴呆;白质病变与执行功能的受损共同参与了痴呆的发生和发展。相信随着影像学多种成像技术的成熟和完善,一定能为血管性痴呆的诊断和治疗提供更为有力的帮助。

第十一章　胼胝体疾病

第一节　胼胝体肿瘤

胼胝体是大脑最大的连合纤维，位于大脑纵裂底，由联合左右半球新皮质的纤维构成。由前向后依次为嘴、膝、干及压部。胼胝体纤维向两侧放射到半卵圆中心，分布于新皮质各部。胼胝体的前部和后部分别进入双侧额叶和枕叶，形成前钳和后钳。多种肿瘤性病变可累及胼胝体，不同肿瘤的组织学来源及病理学分级不同，其治疗方法及预后也不同，但这些肿瘤的影像学表现常常有所交叉，术前需要注意鉴别诊断。

一、临床表现

胼胝体连接双侧大脑半球，其临床意义尚不明确。部分胼胝体阙如的病人可以没有临床症状。胼胝体的急性损害可有情绪改变和意识障碍，随着病情的进展逐渐由激动转为淡漠，并出现人格改变、偏瘫，最终发展为木僵或昏迷。这些症状可能是源于胼胝体本身，也可能是由放射冠和扣带回等相邻结构受损所致。

有研究显示，胼胝体前部的病变可引起失用症及失语症；胼胝体干的病变，可引起失用症或部分精细运动不能。一组研究 4 例患者肿瘤位于胼胝体膝，病人除头痛外，有记忆力、计算力下降，可能与肿瘤累及额叶后部有关。鉴于胼胝体肿瘤临床表现的不确定性，从影像学角度提高对肿瘤的认识可能对临床医师诊断和治疗该病十分必要。

累及胼胝体的肿瘤较少见，其位置深在，临床缺乏特征性，主要为头痛、意识障碍及精神症状，也可出现与其连接纤维有关的症状，多为失联合综合征，因此这类肿瘤的术前评估有赖于影像学检查，一组资料证明，MRI 检查因其直接多方位及多参数成像、软组织分辨力高而成为胼胝体病变的首选检查，在鉴别诊断中具有重要作用。

二、影像学研究

（1）星形细胞起源肿瘤：胼胝体具有抵抗侵袭的能力，因此，除胶质母细胞瘤外，其他类型的肿瘤较少累及胼胝体，而发生于胼胝体本身的肿瘤更为少见。一组 25 例患者的研究中，占该院同期中枢神经系统肿瘤的 0.01%。星形细胞瘤是发生于胼胝体最常见的肿瘤，占该组 52.0%（13/25），其中胶质母细胞瘤占 53.9%（7/13）。

在累及胼胝体的肿瘤中，星形细胞起源肿瘤最常见。另一组为 79.10%（53/67）。以恶性程度较高的星形细胞瘤多见，包括多形性胶质母细胞瘤（17/67）与间变性星形细胞瘤（15/67），浸润能力强，生长迅速，血供丰富，坏死明显，MRI 上可见沿白质纤维束经胼胝体向对侧生长，瘤周水肿显著，典型者肿瘤如蝶翼或半蝶翼状，增强表现为不规则花环状，额叶最常见，顶枕叶也可累及。不同分化程度肿瘤表现不同。

（2）胶质母细胞瘤：MRI 对显示肿瘤的部位和形态非常重要。在正中矢状位可以准确判断肿瘤的位置和胼胝体正常形态的改变，强化后的横断位像可以观察肿瘤的特征性表现。

发生于胼胝体不同部位的胶质母细胞由于囊变、坏死或出血而表现明显的不均质性，在 T_1WI 上呈极低信号、等信号或较低三重信号强度区，肿瘤细胞最密集的地方在 ADC 图上表现为低信号，与脑脊液信号形成明显对比。

位于胼胝体膝的胶质母细胞瘤主要向额叶扩散，周围水肿明显，增强后为花环状强化；位于体部者，增强后与其他部位胶质母细胞瘤所表现的花环状强化不同，而呈现横断面上的“蝶翼状”和双半球肿瘤的特征，是典型的通过胼胝体、前联合、后联合沿白质纤维向双侧大脑半球播散的肿瘤；位于压部者以向枕叶浸润为主。肿瘤播散快速、弥漫，最终会发展为卫星病灶，均伴有不同程度的水肿，以位于胼胝体膝者明显。

该组所见 1 例少突 - 星形细胞瘤仅局限于胼胝体压部，未见向周围脑质扩散，但邻近脑质有压迫性水肿。该组其他神经上皮组织起源的肿瘤与发生在大脑半球者的影像学表现相似，如少突胶质细胞瘤表现为长 T_1、短 T_2 信号的钙化和大囊变，低级别的星形细胞瘤表现为轻微强化，间变性星形细胞瘤为环形强化。

（3）大脑胶质瘤病：大脑胶质瘤病是该组较常侵犯胼胝体的肿瘤，在另一组居第 3 位（12/67），这在以往有关胼胝体肿瘤的文献中未曾重视。若不结合影像学表现，术后病理可误诊为Ⅰ～Ⅲ级星形细胞瘤。该病 MRI 特征为弥漫分布，超过 3 个脑叶，常经胼胝体部分或全部累及双侧大脑半球，肿瘤境界不清，呈 T_1 及 T_2 稍低及稍高信号，部分区域可见不规则显著 T_2 高信号，增强检查无强化或呈斑片状或环状强化，具有一定的特征。

恶性程度较低的弥漫性星形细胞瘤仅占所有累及胼胝体星形细胞瘤的 16.36%（9/53），可能与恶性程度较低的星形细胞瘤分化较好、不易沿神经纤维浸润有关。该组未见 WHO Ⅰ级星形细胞肿瘤，包括毛细胞性星形细胞瘤、室管膜下巨细胞性星形细胞瘤及多形性黄色星形细胞瘤。少突胶质细胞瘤多位于额叶，侵犯胼胝体少见，该组 6 例肿瘤主要部分也位于一侧额叶，影像学特征为肿瘤不均质，内见粗大条状或斑片状钙化，诊断不难。

（4）恶性淋巴瘤：原发性中枢神经系统恶性淋巴瘤是指仅发生于中枢神经系统而中枢神经系统以外未见的淋巴瘤，可发生于免疫功能正常和免疫功能不全的病人，前者好发年龄为 60~70 岁，后者为 30~40 岁，其好发部位为靠近中线的脑实质深部或起自脑膜贴近脑表面，位于胼胝体者较少见，在一项研究中发生于胼胝体者 10 例，占 40.0%（10/25），仅次于星形细胞瘤。肿瘤以血管周围间隙为中心向周围浸润生长，CT 呈均匀高密度或等密度，由于血 - 脑屏障破坏，增强后显示均匀强化。在 MRI 平扫 T_1WI 上病灶呈略低信号或等信号，T_2WI 上为低信号、等信号，病理基础可能与肿瘤细胞丰富且排列紧密、细胞核较大有关，囊变坏死区则显示为高信号。由于肿瘤组织水分子扩散受限，肿瘤实体在 DWI 上为高信号，在 ADC 图上为低信号，肿瘤周围水肿明显。增强后有两种表现形式，即肿瘤实体均匀单发或多发团块样强化和环状强化。不同的强化形式可能与免疫系统是否正常有关。

尽管恶性淋巴瘤可发生坏死，但与胶质母细胞瘤相比，前者的不均质性不如后者，虽然也可横穿胼胝体向双半球侵及，但不会出现类似胶质母细胞瘤的花环状或“蝶翼状”的强化，周围不增强的低信号带可能有肿瘤组织浸润。

恶性淋巴瘤无肿瘤血管生成，血运不丰富，MRI 灌注脑血容量明显不如胶质母细胞瘤高，在脑血容量彩图上表现为蓝色，而胶质母细胞瘤呈现边缘不均匀的红色和橘黄色。有研究报道高级别星形细胞瘤由于微血管密度大，并存在动静脉短路使局部血容量明显增加，脑血容量值平均为 3.9 ± 0.9，而恶性淋巴瘤脑血容量的平均值为 1.8 ± 0.5，两者之间的差异有统计学意义。

另外，恶性淋巴瘤的 MRS 可出现 Lac 峰，需要注意的是，MRS 中 Lac 峰同样常见于胶质母细胞瘤，这是由于肿瘤生长过快造成缺氧所致，此点不能作为恶性淋巴瘤与胶质母细胞瘤相鉴别的特征性表现。

环状强化的恶性淋巴瘤少见，多发生于免疫缺陷病人，需与单发环状强化的转移瘤相鉴别，转移瘤的环状强化虽然不规则，但强化环通常较均匀完整，环的外壁连续。该组 1 例恶性淋巴瘤的强化环显示不均匀，表现大小不一多环状强化相连的征象，可能是由于多发病灶同时囊变所致。

强化环因肿瘤细胞密集在 DWI 上表现高信号，在 ADC 图上表现低信号。该组所见 1 例胼胝体转移瘤为多发转移瘤，肿瘤强化不均匀，可见“靶征”。但位于胼胝体的转移瘤是否常见于多发转移瘤的病人，由于病例较少，还有待进一步观察。

在治疗手段方面，恶性淋巴瘤对放射线高度敏感。在放疗后大部分病人中肿瘤几乎完全消退，但这种缓解短暂，1 年之内可能复发，总体预后不良。

胼胝体部位的淋巴瘤，临床上有或无免疫功能异常，但在另一组 67 例中未见此类病例。淋巴瘤向两侧侵犯时可形似恶性程度较高的星形细胞瘤，但其范围较局限，为团块状，CT 平扫为等密度至稍高密度，MR T_1WI 为低信号至中等信号，T_2WI 为高信号，可见轻度瘤周水肿，增强扫描肿瘤均匀及明显强化。

（5）胼胝体转移瘤：胼胝体转移瘤少见，原因可能是胼胝体为深部白质结构，血供不丰富，另一组仅6例。可为颅外肿瘤的血行转移，也可以是颅内肿瘤的脑脊液途径播散。其MRI特点是合并颅内其他部位转移灶，包括脑实质转移与室管膜种植，瘤周可见水肿，以T_2WI或T_2-FLAIR序列显示清楚，强化特点同颅内其他部位转移瘤。

（6）室管膜瘤：室管膜瘤很少侵犯胼胝体，可能与脑实质室管膜瘤较少有关。另一组仅见2例，分别位于侧脑室前角与额叶。位于脑实质内者常为囊实性，额叶居多，可侵犯胼胝体膝部与体部。侧脑室内室管膜瘤可直接侵犯胼胝体，如该组1例，周围水肿明显，提示其恶性特征。

（7）脂肪瘤：胼胝体的脂肪瘤与其他肿瘤不同，常位于体部，一般不引起临床症状而偶然被发现。CT显示大脑正中裂处脂肪密度，在T_1WI和T_2WI上均呈高信号，病人可伴有胼胝体发育不全。一些作者也将脂肪瘤列为胼胝体肿瘤，实际上胼胝体脂肪瘤位于胼胝体周围，最常见于胼胝体体部上方及压部周围，多合并胼胝体发育异常，MR各序列图像上信号与皮下脂肪一致，脂肪抑制图像上信号减低，诊断不难。

（8）其他：还有文献报道结核瘤、海绵状血管瘤等发生于胼胝体。发生于胼胝体的肿瘤可通过多种影像的综合分析对其进行诊断和鉴别诊断，以便临床医师制订不同的治疗方案。

总之，累及胼胝体的肿瘤性病变类型较多，常为其邻近肿瘤的直接蔓延，仅少数肿瘤主体位于胼胝体，根据MRI影像学特点可做出较准确的鉴别诊断。随着扩散张量成像，尤其是纤维束示踪技术的成熟，MRI检查对本病的评估将会达到更高的水平。

第二节　胼胝体部分发育不全类似占位病变

Banerjee & Sayers（1972）报告1例14岁男孩左眼失明，眼球水平振颤伴外侧凝视，表现为完全性原发性左侧视神经萎缩，气脑造影发现胼胝体压迫，诊断为颅内占位病变，开颅手术发现却是胼胝体的部分性发育不全。

第十二章　Balo 同心圆硬化

Balo 同心圆硬化是一种罕见的中枢神经系统脱髓鞘疾病，可与多发性硬化并发，好发于青年人，该病以病灶处髓鞘脱失区与髓鞘保存区呈“同心圆”或“洋葱皮”样相间排列为特征。

（1）病理学：Balo 同心圆硬化的病理特点为病变位于脑白质区，肉眼观察病灶为明暗相间的条纹状，呈“同心圆”样排列；镜下示严重的脱髓鞘区与髓鞘保留区相间存在，呈“洋葱头”状或“树干年轮”样表现。

（2）临床表现：临床表现与多发性硬化相似，其临床症状、体征多样，实验室检查及心电图、胸片无明显异常，多有轻度认知障碍或伴有行为改变及局部中枢神经系统障碍。皮质醇激素治疗能有效地控制该病。既往对本病的诊断主要依靠尸检，MRI 的应用使得对本病的诊断成为可能。

（3）影像学研究：CT 扫描仅见斑片状低密度灶，无特异性表现。

MRI 表现具有特征性，可见脑白质内“洋葱头”样或“树年轮”状类圆形病灶，呈黑白相间的同心圆状排列，一般认为 T_1WI 病灶低信号环是脱髓鞘带，等信号环是相对正常髓鞘带，也有作者认为是急性脱髓鞘过程中不断再形成的髓鞘带。增强扫描病灶无明显强化。

一例患者 CT 仅见斑片状低密度灶，而 MRI 可见典型的同心圆样征象，可确诊，经临床治疗有明显好转。

另例 T_1WI 上呈低信号、等信号带相间的“同心圆”形改变，T_2WI 上呈高信号、等信号带相间的“同心圆”形改变，增强扫描呈周围强化或花环状强化，符合 Balo 同心圆硬化的典型 MRI 表现。在 T_2WI 上呈高信号的区域即伴有胶质增生和血管周围淋巴细胞浸润的“同心圆”形脱髓鞘带，在 T_2WI 上呈等信号的区域代表髓鞘相对保留区。

脑内组织强化表明血 - 脑屏障破坏或急性病变活动期，因而病变强化不均匀表明病变脱髓鞘的时期不同，周围强化反映了周围病变为急性脱髓鞘，而小心未见明显强化说明其为陈旧性病变，这与 Moore 等（1985）认为“越靠近周边的病灶越新鲜”的观点相符。

该例提示 T_1WI 明显低信号病灶的表观扩散系数（ADC）值相对较高，这与病理学上髓鞘脱失和细胞外间隙扩大的观察结果一致。而外环呈等信号 ADC 值相对较低，增强扫描可见该区域强化，表明该区域细胞浸润和水肿等炎性反应，这与 Chen 等（1999）的推测是一致的。由于中心病灶最早形成，随着时间的推移，病灶中的胶质增生限制了水分子的扩散。这些结果均提示同心圆病灶的新鲜程度并不一致，排除了同时发生的可能。

MRS NAA/Cr 比值下降，Cho/Cr 比值升高，与多发性硬化的急性期脱髓鞘斑块的 ^{1}H-MRS 所见非常相似，但该变化并无特异性，NAA 作为神经元标记物，其降低提示神经元、轴索丧失或胶质增生，Cho 的升高意味着髓鞘鞘磷脂的分解，在病灶中心髓鞘脱失更早、轴索丢失严重，因此 NAA 降低和 Cho 升高较外环更显著。

目前，DWI 及 MRS 用于 Balo 同心圆硬化的诊断报道较少，相信随着影像学新技术的推广，对 Balo 同心圆硬化早期诊断及预后分析、疗效评价均有较大的应用价值及发展前景。

第十三章　视神经脊髓炎

第一节　视神经脊髓炎

视神经脊髓炎（NMO），也称 Devic 病或 Devic 综合征，是一种严重的、以体液免疫介导的选择性侵犯视神经和脊髓为主的特发性炎性脱髓鞘和坏死性疾病。视神经脊髓炎好发于非白人人种，我国是视神经脊髓炎的高发地区。过去，视神经脊髓炎被认为是多发性硬化的变异型，但最近研究表明，视神经脊髓炎是不同于多发性硬化的一个疾病实体。

（1）诊断标准：视神经脊髓炎的诊断目前主要依据 Wingerchuk（2006）修订标准。①两个必要条件：视神经炎和急性脊髓炎。②辅助条件：脊髓显示 T_2 信号病灶大于 3 个或 3 个以上椎体节段；脑部 MRI 不符合多发性硬化诊断标准；血清 NMO-IgG 阳性。此标准长期以来作为视神经脊髓炎临床诊断的推荐标准，在此标准的辅助诊断条件中提到了脊髓和脑部 MRI 的应用，但是没有进一步的详细描述脊髓及脑部 MRI 的影像特点。因此，重视 MRI 在诊断视神经脊髓炎中的价值是非常必要的。

（2）影像学研究：在常规 MRI 影像上，视神经脊髓炎患者脊髓病变主要累及脊髓中央灰质区域，脑部病变主要分布在下丘脑、第三脑室、第四脑室周围富含水通道蛋白 4（AQP-4）的区域。上述相对特异性的 MRI 表现为视神经脊髓炎的影像诊断提供了证据，但仍需大宗病例的观察。

MR 功能成像为研究视神经脊髓炎脑部变化的模式、发生机制等方面的问题提供了契机。DTI 可以早期发现视神经脊髓炎患者看似正常脑实质的隐匿性改变，磁化传递成像技术研究发现视神经脊髓炎患者脑部看似正常脑灰质磁化传递率降低，基于体素的形态测量学技术可以敏感地探测到视神经脊髓炎患者脑部体积的变化，静息态脑功能成像可以评估视神经脊髓炎患者静息状态下异常的脑部活动。

常规 MRI 及其他 MRI 相关新技术的应用可以全面评价视神经脊髓炎的中枢神经系统受累特点，对其早期诊断、治疗及病情监测具有重要意义。

MRI 征象观察对于视神经脊髓炎的鉴别诊断具有重要意义。在日本，复发型视神经脊髓炎被称为视神经脊髓型多发性硬化，也可以表现为视神经炎及脊髓炎，但目前研究认为视神经脊髓炎和视神经脊髓型多发性硬化是两个不同的疾病实体。因此，MRI 表现对于两者的鉴别就显得尤为重要，这对于患者治疗方法的选择有较大意义。

尽管视神经脊髓炎的 MRI 研究逐渐增多，但目前关于视神经脊髓炎特征性的 MRI 表现认识还不够，尚需要大样本的纵向追踪研究，以及对病变预测、转归及病情监测方面的研究。相信随着对本病 MRI 诊断及研究的不断深入，视神经脊髓炎规范化的诊断、鉴别诊断、疗效评估及预后判断能力将会得到逐步提高。

第二节　视神经脊髓炎脑部异常

视神经脊髓炎（NMO），也称为 Devic 病或 Devic 综合征，是一种严重的以侵犯视神经和脊髓为主的特发性炎性脱髓鞘和坏死性疾病，曾一度被认为是多发性硬化的变异型。

长期以来,视神经脊髓炎被认为是多发性硬化的一个亚型,在日本被称为视神经脊髓型多发性硬化。近年来,免疫病理学研究发现视神经脊髓炎为体液免疫介导的中枢神经系统炎性坏死性脱髓鞘病,靶抗原为星形细胞足突上的水通道蛋白 4,与细胞免疫介导为主的多发性硬化有着明显的不同。细致的临床观察也发现视神经脊髓炎和多发性硬化的发病人种、性别比例、疾病预后均存在不同。因此现在认为视神经脊髓炎是一种不同于多发性硬化的独立疾病。我国是视神经脊髓炎的高发地区,但至今还缺乏系统的流行病学资料。

以往认为视神经脊髓炎患者的脑部不受累,随着 MRI 的广泛应用,越来越多的研究发现视神经脊髓炎患者脑内可以出现病灶。Wingerchuk 等(2006)在免疫病理学和影像学研究的基础上更新了 1999 年的诊断标准,将原来的脑部 MRI 阴性改为脑部 MRI 不足以诊断多发性硬化作为视神经脊髓炎诊断的重要支持条件。

由于视神经脊髓炎和多发性硬化的临床表现和疾病经过存在较大重叠,影像上二者视神经和脊髓均可受累,因此,认识二者的脑部 MRI 表现对于临床鉴别诊断、治疗方案的选择和预后评估均有较大意义。

视神经脊髓炎的脑部 MRI 异常表现如下。

(1)病变发生部位:一组 30 例脑部 MRI 异常患者中,病灶位于皮层下、皮髓交界区的 13 例(43.3%), T_2WI 和 FLAIR-T_2WI 表现为小斑点、斑片状高信号,均不符合多发性硬化的诊断。视神经脊髓炎的发病年龄较晚,因此这些病灶可能为年龄相关的缺血灶,与文献相对应可以称为非特异性病灶。尽管这种非特异性病灶在视神经脊髓炎中所占比例很高,但目前看来,其与视神经脊髓炎的关系存在着较大的不确定性。

脑室室管膜下异常信号被认为是视神经脊髓炎的特异性 MRI 表现。该组中 10 例(33.3%)患者表现为侧脑室、第三脑室、导水管周围或第四脑室旁异常信号。这些区域是水通道蛋白 4 分布最丰富的部位,提示水通道蛋白 4 可能参与了视神经脊髓炎脑内病灶的形成,也进一步说明了水通道蛋白 4 抗体(NMO-IgG)在发病机制中的作用。

胼胝体受累在多发性硬化中比较常见,并且在多发性硬化诊断中敏感性和特异性均较高。多发性硬化典型的胼胝体病灶均较小、散在、孤立,多位于胼胝体 - 室间隔交界区的中后 2/3。相比较而言,视神经脊髓炎的胼胝体病灶报道较少。Nakamura 等(2009)报道了 22 例视神经脊髓炎患者中 4 例有胼胝体病灶,这些病灶多为急性期,表现为多发融合病灶,明显水肿且信号不均匀, T_2WI 边缘高信号中间低信号呈"条纹形"。该研究中 7 例(23.3%)患者有胼胝体受累,均未见 Nakamura 等(2009)描述的类似表现, 5 例于胼胝体下缘可见线样高信号, 4 例表现为胼胝体不规则萎缩,推测胼胝体下缘这种线样高信号可能为视神经脊髓炎的特征性表现。

该组中, 4 例(13.3%)患者下丘脑受累,与先前报道下丘脑为水通道蛋白 4 表达丰富区域相一致。Poppe 等(2005)也报道了 3 例视神经脊髓炎侵犯下丘脑的病例,提示下丘脑受累对诊断视神经脊髓炎可能具有特异性。

激素水平异常合并视神经脊髓炎,如桥本甲状腺炎,被定义为共存的自体免疫病。与之相对应,下丘脑 - 垂体轴的功能异常可能直接反映了与水通道蛋白 4 有关的自体免疫性中枢神经系统损伤,表现为下丘脑区域异常信号,而下丘脑受累在多发性硬化罕见。有关视神经脊髓炎下丘脑病变的病理组织学研究还未见报道。Poppe 等(2005)推测下丘脑区域和视神经脊髓炎易累及的前视路可能存在相似性,但还有待进一步研究。

(2)病灶强化特点:该组视神经脊髓炎患者中, 16 例进行了增强扫描,其中 12 例存在脑内病灶。增强扫描显示所有脑内病灶均未见明显异常强化。视神经脊髓炎病灶水通道蛋白 4 免疫活性降低和通过水通道蛋白 4 通道的水运输不足相一致,可能解释了不强化病灶的特定病因。这种机制可以导致广泛的不损伤血脑屏障的病变(或者为血管源性水肿),因此无伴发强化。一般来说,有强化说明血脑屏障遭到破坏,针对水通道蛋白 4 的自体免疫炎性反应可能为直接原因。

有研究显示,在水通道蛋白 4 缺乏大鼠中存在星形胶质移行的失常和星形胶质分子层的创伤愈合延迟。因此持续的炎性反应可能破坏邻近脑组织的血 -1 脑屏障,引起强化。该组视神经脊髓炎由于增强比例较低,因此对于脑内病灶的强化方式体现还很欠缺,有待增大样本量进一步研究。

脑部 MRI 异常与临床指标的相关性:Logistic 回归分析显示,视神经脊髓炎在合并自身免疫病或有前驱感染史的情况下,脑部 MRI 异常的 *OR* 值为

3.519，说明合并自身免疫病或有前驱感染史与脑部MRI异常有较大程度关联。Wingerchuk等（2007）将视神经脊髓炎与系统性自身免疫病共存的情况称为视神经脊髓炎谱病，其必要条件是NMO-IgG阳性。Min等（2009）的研究表明，NMO-IgG阳性的干燥综合征脑部病灶与视神经脊髓炎的所谓特异性病灶分布区相一致。因此，视神经脊髓炎与其他自体免疫病共存情况下，脑内病灶到底是由其他自体免疫病还是视神经脊髓炎本身所致，还是二者兼而有之，还有待进一步研究。*Logistic*回归分析同时显示病程的*OR*值为1.203，虽无统计学意义，但也说明患病时间越长，脑内发生病灶的概率越高。该研究结果显示视神经脊髓炎的脑部MRI表现与多发性硬化存在明显不同。虽然大部分病例的病灶分布无特异性，但是，脑室室管膜下、胼胝体、下丘脑、脑干等区域应该是视神经脊髓炎的特异性发生部位。对于这些存在脑内异常的病例，由于同时存在视神经和脊髓的炎性脱髓鞘病变，因此认为可以将其称为视神经脑脊髓炎。

迄今为止，视神经脊髓炎优先累及视神经和脊髓的原因仍然不明。现有的基础研究为我们重新认识视神经脊髓炎、细致观察视神经脊髓炎的脑部MRI特点及与多发性硬化的异同提供了理论依据。对视神经脊髓炎脑部改变的纵向观察对于理解疾病的发生、发展、疗效评价和预后评估将有重要意义。

第十四章　白质纤维束示踪成像

第一节　视辐射扩散张量纤维束示踪成像

由于生物体组织的复杂性，人体内水分子的扩散运动受神经纤维排列方式、白质纤维髓鞘化程度、细胞膜结构及组织内大分子的相互作用等因素影响，在各个方向上扩散强度不一致，呈各向异性扩散。

扩散张量成像（DTI）可通过测量水分子扩散各向异性特征的改变来反映脑组织的病理生理过程，扩散张量纤维束示踪成像（DTT）基于像素 - 像素的基础，利用局部张量数值的信息进行纤维束跟踪。

作为非侵入性地分析大脑内部白质纤维束结构的重要工具，人脑 DTI 研究及应用日益广泛，可以定量评价组织结构的完整性、病理改变及组织结构和功能的关系，是功能磁共振成像的一个重要组成部分。

视辐射，即视放射，又称膝距束，是视束经外侧膝状体交换神经元后发出的新纤维组成，走行于侧脑室三角区旁的外侧矢状层，投射到枕叶的视觉皮质中枢。

视辐射主要分为两束，即腹侧束和背侧束。腹侧束先行至颞叶前外侧，形成一个襻状弯曲，称为颞襻或 Meyer 环。颞襻跨过侧脑室颞角的上方和外侧，然后平行走行到达侧脑室后角，投射到枕叶距状裂下唇，即舌回。背侧束直接向后外延伸，投射到枕叶距状裂上唇，即楔回。

在侧脑室三角区旁，视辐射被胼胝体压部的一条窄带状纤维分开，即内侧矢状层，也就是胼胝体的毯部。在 DTI 彩色编码张量各向异性指数图上可清晰显示视辐射和毯部的走行及分布，毯部呈上下走行为蓝色，与视辐射容易区分。视辐射属于有髓鞘纤维，走行规律，方向性强，因此其各向异性程度较高。

有研究认为，颞叶深部肿瘤或颞叶顽固性癫痫手术切除后可破坏颞襻导致视辐射继发性华勒变性。亦有报道脑肿瘤侵犯视辐射后，可引起视辐射的各向异性降低，各向异性指数值下降。有作者对 34 例枕叶病变进行 DTI 研究，发现枕叶陈旧性梗死后，患侧视辐射的各向异性程度明显降低，各向异性指数值明显下降。符合神经元坏死后接受其投射的纤维束将发生逆行性华勒变性的理论。因此 DTI 对枕叶陈旧性梗死后视辐射纤维的华勒变性有较好的敏感性。

脑膜瘤是最常见的颅内脑外良性肿瘤，它对脑组织呈推移挤压改变，并不侵犯或破坏脑内白质纤维束，DTI 可以清晰显示邻近白质纤维束的完整性以及脑膜瘤与邻近白质纤维束的关系。其各向异性指数值轻度降低，平均扩散率值轻度增高的原因为肿瘤导致邻近脑组织水肿，水分子增多所致。

而胶质瘤、淋巴瘤、转移瘤以及脑脓肿等均为脑内破坏性病变，病变区内的白质纤维束可见明显破坏、中断或消失，周围的白质纤维亦可见浸润或破坏，其各向异性指数值明显降低。DTI/DTT 技术对视辐射的研究结果表明，随着 MRI 硬件和软件技术的提高，可望在 1.5T MRI 仪上进行较好的颅脑 DTI 扫描，并获得良好的扩散张量各向异性图，重组出清晰的白质纤维束图像。DTI/DTT 技术对认识视辐射纤维的病理生理学变化、术前判断肿瘤性病变与周围白质纤维束的关系及制订手术治疗计划等都有重要临床意义。

第二节　皮质脊髓束与扩散张量纤维束成像

近年来，随着扩散张量成像（DTI）技术的日益成熟，其在脑白质病变的临床应用和研究中受到了越来越多的重视，对脑卒中后白质损伤的研究也成为人们关注的热点之一。

脑卒中累及皮质脊髓束常导致病人运动功能障碍、生活质量下降。应用DTI以及在此基础上的扩散张量纤维束成像（DTT）可观察脑卒中病人皮质脊髓束受累情况，评估皮质脊髓束受损与肌力的关系，从而能够对病人的肢体运动恢复情况做出预测。

皮质脊髓束的正常解剖与DTT如下。

皮质脊髓束是联系运动皮质和脊髓核团的主要功能纤维，在肢体肌肉随意运动中起着决定性作用。大多数皮质脊髓束始于中央前回运动皮质（4区）的上2/3及运动前区（6区）的细胞；少部分起源于中央后回的细胞以及邻近的顶叶皮质，这些锥体细胞的轴突组成皮质脊髓束，并会聚入放射冠，通过内囊后肢，再经中脑脚底与脑桥基底部，在延髓上部形成分立的纤维束-锥体，下行至延髓与脊髓交接的稍上方，大多数皮质脊髓束越过中线形成锥体交叉，继续下行为皮质脊髓侧束，余下未交叉的纤维下行为皮质脊髓前束。

Lacroix等（2004）利用解剖方法对4只猕猴的皮质脊髓束解剖及运动神经元的投射进行了定量研究，结果表明约10%皮质脊髓束终止于同侧的脊髓侧索，约90%皮质脊髓束终止于对侧的脊髓侧索，且皮质脊髓束的腹侧束（约占同侧皮质脊髓束的1%）也是双侧下行的。因此来源于同一大脑半球运动皮质皮质脊髓束的双侧支配可达到对脊髓运动神经元的双侧控制，这可能是脑卒中后肢体功能部分恢复的机制之一。

研究还发现，猕猴同侧皮质脊髓束背外侧索的轴突在终末投射区表现出了广泛的分支、出芽，这些轴突结节样的隆起终止于同侧板层Ⅸ，非常接近运动神经元区，增强了同侧运动神经元在运动功能恢复中的作用。

有不少研究利用DTT模拟并显示了大脑内皮质脊髓束的走行与起止，所得结果与解剖学基本一致。Wakana等（2007）对10名健康志愿者行颅脑DTT检查，获得正常人双侧皮质脊髓束体积、T_2值以及各向异性指数值的范围，并发现上述参数值在双侧皮质脊髓束之间没有显著性差别，基本对称。但不同研究者利用DTI研究双侧皮质脊髓束体积是否对称，其结果不尽相同。

此外，有关皮质脊髓束在内囊后肢（PLIC）和放射冠区的精确定位、内部构成也可由DTT来证实。皮质脊髓束位于内囊后肢的后部这一观点较为成熟，且皮质脊髓束在内囊后肢的躯体皮质定位观点——与上肢有关的纤维在前部，与躯干有关的纤维在中部，与下肢有关的纤维在后部已被接受。

Lee等（2005）对有内囊后肢或内囊后肢周围急性腔隙性梗死的病人行皮质脊髓束纤维追踪分析，得出了梗死灶位置与白质纤维束之间的直接对应关系，解释了病人所出现的相应临床症状，并且证实符合上述经典定位。

但也有作者对此提出异议，Holodny等（2005）发现内囊后肢支配上肢的纤维位于支配下肢纤维的前外侧，而不是传统所认为的前内侧，并有小部分上肢及下肢的纤维是混杂的，研究同时还明确了皮质脊髓束在内囊后肢的精确定位，即在横断面上将内囊后肢由前向后分为4等份，皮质脊髓束位于第3等份。

尽管皮质脊髓束在放射冠区的躯体皮质定位被认为是存在的，但是在人类的证据不够充分，Song等（2007）通过对放射冠区腔隙性梗死灶的不同位置及其相应的临床症状行统计分析，表明放射冠区也是存在躯体皮质定位的：运动纤维由前向后分别支配头面部、上肢及下肢。

第十五章　透明隔及其疾病

第一节　透明隔和透明隔腔

1. 透明隔腔　透明隔腔是脑内的一个重要结构，它随脑的发育而不断变化，且与很多疾病有关。透明隔是一个厚 1.5~3.0 mm 双层半透明膜结构，位于 2 个大脑半球之间，上起胼胝体的体、膝、嘴部，向下延伸至穹隆表面，前后延伸从胼胝体的终板至胼胝体的压部，其将胼胝体和穹隆连接起来，将侧脑室一分为二。

胚胎学上透明隔源于原始终板，始于妊娠 10~12 周，随着胼胝体的纵向生长，位于胼胝体与前联合之间的联合板进行性伸展变薄，而在 2 个侧脑室间形成的膜状物。在 2 层透明隔之间存在 1.0 mm 或更宽的腔隙，称为透明隔腔，内含有一些液体。出生后的液体逐渐吸收，囊腔随之闭合。

有作者认为，由于胼胝体发育异常或两侧大脑半球发育不同步等不明原因，使得少数人的两层透明隔至成年时仍未完全融合，因而留下永久性透明隔腔。

2. 透明隔腔发育特点　根据文献尸检报告，透明隔腔在胎儿和早产儿存在率为 100%，足月儿逐渐减少，出生后 1 个月为 85%，2 个月为 45%，3~6 个月为 15%，6 个月至 16 岁为 12%，在成人为 12%~20%。

但在 CT 和 MRI 可确定的透明隔腔存在率少得多，在新生儿为 83.3%，1 岁以内为 3.9%，1~5 岁为 2.2%，6~9 岁为 1.1%，10~14 岁为 1%。

一组研究 MRI 观察早产儿存在率 100%，足月儿 97.17%，婴幼儿 2.26%，成人 0.82%，说明影像学检查对于微小的透明隔腔不能全部显示。

3. 透明隔腔形态学特点　因透明隔腔上界为胼胝体体部，前下方为胼胝体的膝部和嘴部，前联合为其底部，穹隆为其后部，根据这样的解剖特点，有作者将透明隔腔分为 3 型：Ⅰ型位于穹隆前：Ⅱ型达到穹隆后；Ⅲ型则进入第六脑室（cavum、vergae）。

另有作者分为 4 型：Ⅰ型位于侧脑室额角和（或）体部间，宽度 3~10 mm；Ⅱ型部位与Ⅰ型相同，宽度大于 10 mm，其中包括透明隔囊肿；Ⅲ型为 vergae 腔；Ⅳ型则为合并出现的混合型。

根据透明隔腔的分型及发育情况，文献采用了裂隙型（接近融合）、三角型（穹隆前型）及圆柱型（达穹隆后）。透明隔腔宽度大于 10 mm，向侧脑室突隆则为透明隔囊肿，而单纯位于 vergae 腔则为第六脑室存在。

关于透明隔腔的径线测量横径平均长度 3 mm，前后径 7.5 mm，垂直径 6 mm，有报告 24 个月内新生儿和婴幼儿宽度（2.01 ± 0.45）mm，也有报告足月儿透明隔腔横径宽（4.6 ± 1.8）mm。一组透明隔腔的横径在早产儿为（5.7 ± 0.3）mm，足月儿为（4.1 ± 0.2）mm，婴幼儿为（13.3 ± 0.2）mm，成人为（14.3 ± 0.3）mm。

4. 透明隔腔临床意义　透明隔腔为人脑发育中一个过程表现，在早产儿和足月儿做颅脑 MRI 检查时应注意观察透明隔腔的存在与否，文献报告孕 36 周后有一小部分胎儿透明隔腔已消失，约占 2.7%。此时应观察透明隔的存在与否，如透明隔缺失，常见于全前脑畸形、胼胝体发育不全、严重脑积水、Dandy-Walker 畸形、视隔发育不良、脑裂畸形、空洞脑、无脑畸形、脑膨出、Arnold-Chiari 畸形、导水管狭窄、变异型全脑畸形（HPE）等。

透明隔的骨架组织中含有一定数量的胶质细胞，一些散在的神经元和神经纤维。这些神经纤维构成了海马和下丘脑之间的重要联系，是中继下丘脑到海马、杏仁核、缰核和脑干网状结构内脏信息中心及边缘系统到脑干网状结构的主要环路。

透明隔参与意识、睡眠及环境作用所表现出来的情绪反应，如饮食、性活动等，且有助于精神活动的自我平衡。

透明隔腔的存在是透明隔发育不良或其内液体吸收不良所致，故透明隔腔存在的临床症状包括精神紊乱、语言不清、癫痫发作、神经官能症、痴呆、儿童性脑瘫疾病。

因其有一系列临床表现，国内外进行了一系列的研究，如透明隔腔存在患者伴有头痛、眩晕、精神分裂症、精神症状、智力低下、共济失调、生长缓慢、肢瘫等；发现拳击运动员的发现率高于正常人。

有作者认为透明隔腔并无固定症状，不能视为异常，在儿童的 CT、MRI 检查时出现透明隔腔是正常现象。

鉴于上述两种意见存在，一些作者发现透明隔腔的宽度有重要的临床意义，以横径大于 10 mm 为标准时可以视为脑功能不良，且伴有精神呆滞、智力迟钝、神经精神紊乱等风险明显增高。

有研究难治性精神分裂症者与抑郁症及对照组的透明隔腔的长度发现，难治性精神分裂症者透明隔腔的发生率及长度大于后两者，其间有显著性差异。

另有研究发现，儿童缺氧缺血性脑病（HIE）患者透明隔腔的纵径及横径大于无缺氧缺血性脑病对照组（$P<0.01$）。另有作者发现患有 3 体 21、3 体 18、3 体 13 者其透明隔腔宽度大于整倍体胎儿。

5. 影像学研究　透明隔腔的影像检查包括超声和 CT、MRI 等。

超声诊断是无创简易的检查方法，有作者发现胎儿脑超声显示透明隔腔的径线在 19~27 周时逐渐增大，28~40 周时变化不大，36 周后有变小趋势。

有作者报告透明隔腔的评估是多个专业学会指南中胎儿形态标准检查所规定的要素一部分，超声医师要熟悉有关诊断。

有作者认为透明隔腔通过室间孔与脑室相通，可称为第五脑室；而有作者认为透明隔腔表面不存在室管膜细胞，故称之为第五脑室不恰当；如透明隔腔与脑室不交通，其内所含有的脑脊液则通过透明隔板滤出，并由透明隔毛细血管和静脉吸收，不与侧脑室相通称为透明隔囊肿。

一些作者认为透明隔腔是人类脑发育过程中一个阶段表现，诊断报告使用透明隔腔较合适。因透明隔腔的透明隔板有一定神经组织存在，透明隔腔存在可影响这些神经组织结构，故应引起影像诊断医生、临床诊断医生的重视，尤其是对透明隔腔增大者或透明隔囊肿存在者，故应进一步加强透明隔腔存在与临床表现关系的研究。

第二节　透明隔的一些病变

（1）透明隔囊肿：透明隔囊肿与透明隔间腔并无严格界限。囊肿是两侧脑室间的含液结构，囊壁向两侧突出而不是平行；且宽达 10 mm 以上。直径大于 10 mm 的透明隔囊肿可引起室间孔狭窄，导致脑积水，邻近神经组织受压引起神经功能障碍；直径小于 5 mm 者，一般不引起症状。

（2）透明隔肿瘤：透明隔的原发肿瘤相当罕见，多是由邻近组织（主要是胼胝体）直接浸润所致。这些肿瘤可有各种组织学类型，如星形细胞瘤、少突胶质细胞瘤、室管膜瘤和成星形细胞瘤，也有亚室管膜瘤和透明隔局限性脂肪瘤的报道。

浸润性肿瘤不易在轴状面 CT 图像上发现，但如果看到透明隔形态不规则、边缘有毛刺和绝对厚度大于 3 mm，就有可能是透明隔浸润性肿瘤；如果胼胝体的膝部和压部的厚度大于 3 mm，也有透明隔浸润性肿瘤的可能；如果胼胝体的膝部和压部的厚度超过 10 mm，则更能证明这种推测。透明隔增厚的对比增强可作为脑内实质性病变可靠的、但并非特异性的一个指征。

（3）透明隔血管瘤：局限于透明隔的血管瘤报道极少，Sarwar（1989）报道 1 例主要累及透明隔的静脉瘤。如果进入大脑内的中隔静脉参与了血管瘤形成，则透明隔显得较厚，对比增强。

（4）透明隔钙化：胼胝体脂肪瘤的钙化可以累及透明隔。Wesenberg 等（1966）曾报道 2 例无脑回畸形患者透明隔顶部脑旁体钙化。脑旁体是透明隔上的一种结构，在胚胎第 2 个月时退化消失，该作者认为钙化是脑生长发育抑制的表现。

（5）透明隔移位：透明隔的轻微移位并非罕见。Shapiro 等（1986）观察了无神经缺陷的 300 例患者,发现左右两脑室前角不对称共有 10.3%。但当透明隔移位,而移位对侧的侧脑室前角局限性扩大,且其密度与脑脊液相同时,应注意脑室内低密度病变的存在,最常见的有脑囊虫病和神经上皮样囊肿。在叶出血坏死时也可出现透明隔移位。

(6)透明隔萎缩:透明隔一般不参与全脑萎缩过程。尽管透明隔的体积小,但确实含有与边缘系统大脑髓质和皮质联系的纤维;所以仔细观察,作为广泛萎缩过程之一的透明隔萎缩可由神经影像学检查和尸体解剖检查出来。

(7)其他:透明隔与胼胝体和边缘系统有着共同的胚胎起源,这些结构在先天性和后天性的疾病中不同程度地受累,所以透明隔的发育缺陷常常暗示更加广泛的发育不全,包括胼胝体和边缘系统。因而透明隔的解剖检查异常往往伴随着一系列的临床症状。

透明隔的体积小,后天性疾病很少发生,但几乎所有类型的后天疾病都可继发地累及透明隔。因此在比较精细的 CT 和 MRI 图像中,必须审慎地评价透明隔与胼胝体和边缘系统,以便更深入地准确分析其临床意义。

第三节 误诊病例简介:透明隔淋巴瘤

原发性中枢神经系统淋巴瘤是一种少见恶性肿瘤,约占颅内肿瘤的 1%,但其确诊病例数无论是在免疫功能正常还是低下的人群中均呈逐年上升的趋势。

由于无内源性淋巴组织,故中枢神经系统淋巴瘤的起源不十分清楚。在免疫功能正常者淋巴瘤好发年龄为 60~70 岁,免疫功能低下者发病年龄 30~40 岁。病理上,该肿瘤呈局限性和浸润性边界不清的肿块,可沿血管周围间隙浸润,肿瘤细胞排列较致密。

1. 影像学研究 中枢神经系统淋巴瘤的典型影像学表现为较大的类圆形肿块影,75%~85% 位于幕上,多位于脑深部中线结构如基底节和胼胝体等,约 75% 与室管膜和(或)脑膜相连,多为单发,约 30% 可为多发病灶。

由于肿瘤细胞排列密集,CT 平扫可呈等密度或较高密度,增强后瘤体均匀强化。MRI 是诊断本病的重要方法,肿瘤在 T_1WI 上多呈与脑灰质近似的等信号, T_2WI 上呈等信号或稍低信号,增强扫描时 90% 以上可出现明显强化;与肿瘤本身大小相比,其周围水肿较轻;免疫功能低下者肿瘤组织多发生坏死、出血,可出现环形强化。本病对放射治疗高度敏感,多数病例放疗后病灶完全消失,但通常 1 年内复发。典型的中枢神经系统淋巴瘤根据肿瘤的部位、增强形态以及占位程度一般不难诊断。

一例发生于透明隔实属少见,从其影像表现考虑为淋巴瘤难度很大,主要是定位和确定性质,最后诊断须依赖病理组织学。

2. 鉴别诊断

(1)中枢神经细胞瘤:中枢神经细胞瘤好发于青年人,多位于透明隔向一侧生长为主,可钙化、囊变,增强呈中度强化。

(2)胶质瘤:胶质瘤常伴明显边缘强化或不规则强化,周围浸润水肿区和占位效应明显。

第十六章　脑白质活体形态学研究

第一节　磁共振扩散张量成像对正常人脑结构的显示

扩散张量成像（DTI）是在扩散加权成像（DWI）基础上发展起来的一种功能磁共振成像方法。它反映水分子的扩散运动即布朗运动，在活体内可以反映水分子在组织内的扩散特征。

水分子的扩散，可以是各向同性，也可以是各向异性。均匀流体中，分子的扩散运动是完全随机的，即各向同性。而在体内，水分子的扩散受到组织细胞本身特征的影响和细胞内部结构的影响，在各个方向上的扩散运动是不同的，总是沿着某些方向扩散强，某些方向扩散弱。这种具有方向依赖性的扩散运动就是扩散的各向异性。

DTI通过对每一个体素构造一个扩散张量，通过扩散张量的本征值与本征向量来反映水分子在该体素的扩散特征。

一、DTI基本原理

DTI是反映水分子扩散运动的一种脑功能成像，它要求至少在6个方向上施加扩散敏感梯度，是DWI的高级形式。它与DWI不同，是通过有效的扩散张量D来反映水分子在组织中的扩散信息，既有大小又有方向。在扩散梯度方向施加的数量上，学者们的认识不一致。有作者认为扩散敏感梯度方向的优化和方向数目的增加，可以减少噪音，提高纤维束跟踪的准确性；而有的学者却认为，只要梯度方向达到最优化，施加6个以上梯度方向并无明显益处。一项研究的作者同意前者的观点，研究采用在25个方向上施加扩散梯度。扩散张量可以看作椭球，三维张量椭球的最长轴代表最大扩散值及扩散方向，相反最短轴代表最小扩散值及扩散方向。它由MRI体素中的3个本征向量（υ_1、υ_2、υ_3）与本征值（λ_1、λ_2、λ_3）所决定。如果3个轴的大小相同，即为各向同性，此时扩散张量可看作一个球体，如大脑的脑脊液。如果不同则为各向异性。人体组织内水分子的扩散往往是各向异性的。

目前DTI定量的参数主要有ADC、各向异性指数、容积比、相对各向异性。后三者用于评价组织的各向异性。ADC反映的是单位时间内水分子扩散的面积，随施加扩散梯度的强弱及持续时间的变化而变化。各向异性指数代表扩散张量的各向异性成分与整个扩散张量之比，其值范围是0~1，0表示最大各向同性扩散，1表示假象状态下的各向异性扩散。

在各向异性指数图上，脑白质各向异性高则各向异性指数值大，呈高信号。而脑脊液各向异性低则各向异性指数值小，呈低信号。另外，相对各向异性反映了本征值的变量与其平均值之比。而容积比反映的是扩散椭球的容积与半径为平均扩散球的容积之比。上述参数中以ADC及各向异性指数值最为重要。

二、各种组织在ADC及各向异性指数图上的特点及各向异性分析

不同脑组织在ADC图和各向异性指数图上的信号不甚一致，呈不同灰度的图像。在ADC图上，脑脊液信号最高，灰质及白质为较低信号且二者界限不明确。这与所测得的各部位的ADC值相一致。除了侧脑室体部内的脑脊液的值最大且与其他各组测量值之间存在显著性差异（$P>0.05$）外，其余各组的ADC值之间比较，并无显著差异（$P>0.05$），而且均值之间变化不是很大（0.64×10^{-3}~0.75×10^{-3} mm^2/s）。

各向异性指数图上可以见到所观测的各种脑组

织的信号不一致,而且以白质的显示尤为清晰。大脑的脑白质可以分为 3 种:一种为连接左右大脑半球皮质的连合纤维,如胼胝体、穹隆连合、前联合;另一种为联系大脑皮质和皮质下中枢的上下行纤维,称之为投射纤维,如内囊内走行的纤维束;还有一种是联系同一半球的叶与叶,脑回与脑回之间的纤维,称之为联络纤维,如弓形纤维、长纤维束。

DTI 的各向异性指数图,可以清晰显示内囊、外囊、半卵圆中心、胼胝体、弓状纤维、视辐射,上纵束等白质纤维。白质纤维在各向异性指数图上呈明显的高信号,与 T_1WI、T_2WI、FLAIR 所显示的白质纤维相比,各向异性指数图所显示的更为清晰明确。

不同白质纤维的各向异性不甚一致,这表现在各向异性指数值大小的差异上。最大的为胼胝体压部(各向异性指数值为 0.77),其信号也最高。随后,各向异性指数值大小按以下顺序降低:胼胝体膝部(0.75)、内囊后肢(右侧 0.63,左侧 0.62)、内囊膝部(右侧 0.61,左侧 0.62)、内囊前肢(右侧 0.59,左侧 0.60)、半卵圆中心(右侧 0.46,左侧 0.47)、外囊(右侧 0.45,左侧 0.44)。其中,胼胝体压部的各向异性指数值与所观测的各种脑组织结构的各向异性指数值相比,差异均有统计学意义(P<0.05),但与胼胝体膝部的各向异性指数值之间差异无统计学意义(P>0.05)。

对于其他的几个观察结构的各向异性指数值而言,丘脑 > 尾状核头部 > 侧脑室体部的脑脊液。但它们之间的各向异性指数值比较差异并无统计学意义(P>0.05)。这与多位学者观察到的各向异性指数值大小变化的趋势一致。

至于导致胼胝体压部各向异性最高的原因,有学者认为可能与以下导致增加各向异性的因素有关:轴索更加紧密聚集,斜行方向走行的轴索比较少,胼胝体内限制水分子扩散的某种结构的存在,单个轴索半径的改变,髓鞘渗透性的降低或髓鞘的增厚。

DTI 测量的是水分子的扩散运动,它受到细胞本身特征和阻碍水分子运动的细胞结构的影响。脑白质、脑灰质、脑脊液由于细胞本身特征和阻碍水分子运动的细胞结构的不同,其各向异性就有所不同。对于脑白质本身存在不同各向异性,有学者认为它主要与神经纤维的方向及结构有关。DTI 作为一种新的功能 MR 成像手段,对于脑白质的显示及各向异性的定量分析有着其他成像方式无法比拟的优越性。相信 DTI 在临床上会有更加广阔的应用前景。

第二节 扩散张量成像在正常老年脑中的应用

Pfefferbaum 等(2000)首次报道了有关用扩散张量成像研究正常老年人不同区域的各向异性扩散程度,对体素内分段各向异性值与体素间连通性采用同样的测量方法,提出了与年龄相关的白质微结构定量测量方法,特别强调了扩散程度的不同与纤维结构的均一性有关。

该项研究通过 5 个兴趣区,对比分段各向异性和体素间连通性,即胼胝体膝部、压部,半卵圆中心,左、右额胼胝体周围,左、右顶胼胝体周围。测量分段各向异性值发现有明显的区域性变化。从最大到最小的分段各向异性值是胼胝体膝部、压部、胼胝体周围顶叶白质、半卵圆中心及胼胝体周围额叶白质。

对于所有 5 个兴趣区,分段各向异性平均值与年龄呈负相关。这种相关性在膝部、半卵圆中心、左右额、顶较显著,但在压部不明显;另外,无证据表明胼胝体周围分段各向异性不对称。与分段各向异性(体素内连通性)相对照,体素间连通性与年龄无明显相关性(除了膝部随年龄而变化),且分段各向异性与体素间连通性无明显相关。

最高分段各向异性值出现在最均质的纤维,如胼胝体膝、压部。与此相比,半卵圆中心、胼胝体周围为穿过纤维,其穿过 3 个轴位,所以分段各向异性值较低,体素间连通性也低。

在正常人,体素内、体素间连通性的不同,表明纤维连通性指数低,不代表异常或变性,但它能表示正常白质微结构的基本特征。

一项研究测得的分段各向异性,即体素内连通性测量,反映了微结构的完整性,诸如髓鞘、微管和微纤维结构的完整性。分段各向异性随年龄增加而减低,可能表示轻度脱髓鞘和髓鞘轴索缺失,此与组织病理学检查结果一致。

体素内随年龄连通性指数减低,反映了组织的一种状态,可导致与年龄相关的功能改变,与纤维失联系比较可反映体素间连通性紊乱,并导致更严重的功能异常。

Nusbaum 等（2001）探讨正常老年人白质微结构改变，测量正常老年人脑白质相对各向异性（RA）及表观扩散系数（ADC）。对 20 例志愿者（年龄 20~91 岁）应用与 Pfefferbaum 等（2000）同样的检查方法，相对各向异性在额叶白质、胼胝体膝部、压部和脑室周围顶、枕白质随年龄增加而明显减低。但是相对各向异性在内囊双侧、脑周围末梢（有明显脑脊液干扰）明显增加，但预计这种增加需进一步研究。

表观扩散系数与年龄增加明显相关，所研究的正常老年人不包括 T_2WI 上呈高信号的正常老年脑。该研究指出，尸检和 MRI 所见的脑白质容积选择性减少是与年龄相关的皮质神经改变，而不是与年龄相关的白质容积减少，白质的萎缩可能是神经纤维数量减少。

Nusbaum 等（2001）指出，常规 MRI 所见的异常信号区域，白质扩散比较明显。在胼胝体膝、压部扩散减低，组织学研究可以证实，随着年龄增加，整个神经纤维细胞外间隙增加。Tang 等（1997）有相似的报道，指出与年龄相关的白质容积减少是髓鞘纤维整个容积减少，是髓鞘纤维整个长度缩短。

第十七章 其他脑白质疾病

第一节 伴有皮层下囊肿的巨脑性脑白质病

伴有皮层下囊肿的巨脑性脑白质病(MLC),又称 van der Knaap 病,是一种罕见的、近年才被认识的脑白质病,主要见于婴幼儿和儿童。由 van der Knaap 等(1995)首次报道,以脑肿胀和相对较轻的临床症状为特点。国内已有对本病的相关介绍,但侧重于基因学研究,本病为常染色体隐性遗传,致病基因为 22qtel 上的伴有皮层下囊肿的巨脑性脑白质病 1 基因。生化检查未见明确异常。van der Knaap 等(1996)对 1 例 13 岁伴有皮层下囊肿的巨脑性脑白质病患儿的病理研究显示:皮层下白质中存在大量海绵空泡样结构,这种结构均出现在神经元树突髓鞘的最外层。伴有皮层下囊肿的巨脑性脑白质病尚缺乏统一的确诊标准。

Hari Krishnan 等(2005)认为,本病诊断主要依赖于典型临床症状和特征性颅脑 MRI 表现。

一、临床表现

临床主要表现为头围大(大于正常值 2~4 个标准差不等)和缓慢进展的运动功能障碍。几乎所有患儿均表现为头围增大,常见于出生时或生后 1 年内,但以后者多见。运动障碍程度可不同,从单纯运动发育延迟到步态不稳、共济失调,甚至出现肢体痉挛等;大部分患儿在十几岁时只能依赖轮椅生活。部分患儿可于疾病晚期出现锥体外系运动障碍。本病患儿智力减退出现晚且较运动功能损伤程度轻。多数患儿可见癫痫发作。目前尚无明确有效的治疗方法。

二、影像学研究

本病患儿颅脑 MRI 特征性表现为:双侧大脑半球脑白质弥漫性水肿,但中央白质结构(内囊、胼胝体、脑干)多不受累;同时,伴有双侧额顶区、颞叶前部皮层下囊样病灶。灰质结构正常。该组 2 例患儿具有特征性 MRI 表现。有文献报道,脑白质水肿程度与患儿年龄相关,年龄越小水肿越明显。但该组两患儿年龄相差 3 岁,其水肿程度未见明显差异。

颅脑损伤的 MRI 表现与临床症状不平行为本病的另一个重要特点。病变早期 MRI 已表现为脑白质明显水肿和囊肿形成,临床症状却可很轻微。随着病情进展,临床出现严重运动、智力障碍,而 MRI 中脑白质水肿反而相对减轻,囊肿大小和数量均有增长趋势。

三、鉴别诊断

除本病外,以巨颅合并脑白质病变为特点的疾病还有中枢神经系统海绵样变性、纤维蛋白样脑白质营养不良脑病、婴儿型 GM-1 和 GM-2 神经节苷脂沉积症、L-2 型羟基戊二酸尿症和先天分区蛋白缺乏性肌肉萎缩症。

(1)中枢神经系统海绵样变性:中枢神经系统海绵样变性 MRI 表现除弥漫性脑白质水肿外,丘脑和苍白球亦常受累。

(2)纤维蛋白样脑白质营养不良脑病:纤维蛋白样脑白质营养不良脑病与本病的鉴别要点为,前者大脑前部受累为著,增强扫描时可见脑室周围、尾状核和丘脑强化,囊样改变出现在脑室前方深部白质区,有别于本病特征性的皮质下区。病程发展也有助于本病与中枢神经系统海绵样变性、纤维蛋白样脑白质营养不良脑病的鉴别,本病病程进展缓慢,而后两者病程急进,尤以儿童型纤维蛋白样脑白质营养不良脑病为著,患儿多早期死亡。

(3)婴儿型 GM-1 和 GM-2 神经节苷脂沉积

症：婴儿型 GM-1 和 GM-2 神经节苷脂沉积症的 MRI 表现与本病相似，但脑白质水肿同时伴基底节和丘脑受累，与本病不同。

（4）先天分区蛋白缺乏性肌肉萎缩症：先天分区蛋白缺乏性肌肉萎缩症的脑白质改变和本病相似，多无典型的皮层下囊肿，临床表现为重度肌无力和肌张力降低。

第二节　病毒性脑炎皮层下白质低信号

皮层下白质在 T_2WI 上出现低信号临床上比较少见，一些作者曾报道可出现在早期的皮层缺血或脑梗死、脑膜血管瘤、脑膜炎、病毒性脑炎、脑膜转移瘤、多发性硬化等患者中。

Lee 等（2002）报道了 38 例脑炎患者（其中 31 例为病毒性脑炎），有 9 例（23.7%）在 T_2WI 上出现皮层下白质低信号，同时均伴有同侧脑膜强化。

有作者报告一例患者有发热、精神症状、癫痫、左侧偏瘫，左侧巴彬斯基征阳性，颅内压增高，脑脊液细胞数增高，以淋巴细胞为主，脑脊液聚合酶链反应（PCR）检出巨细胞病毒。故巨细胞病毒性脑炎可确诊。

其 T_2WI 上见右侧半球皮层下广泛的低信号，T_1WI 上未见明显异常，FLAIR 上见病灶侧皮层肿胀，呈略高信号，皮层下为低信号，增强扫描可见病灶侧脑膜明显强化，这种 MRI 表现在以往的病毒性脑炎非常少见，与 Lee 等（2002）报道的病例基本相似。

第十一篇　颅脑神经

第一章 颅 神 经

磁化准备快速梯度回波（3D-T_1 MP RAGE）序列，稳态自由进动（SSFP）序列，扰相梯度回波（SPGR）序列，三维结构相干稳态（3D-CISS）序列，快速平衡稳态进动（FIESTA）序列，3D-FASE，3D-FRFSE等。

一、嗅神经（Ⅰ）

嗅神经由鼻腔上部黏膜内的嗅细胞轴突聚集而成，以嗅丝的形式穿过筛板进入颅内，与嗅球形成突触，嗅球发出嗅束向后延伸，其末端扩大为嗅三角。嗅神经分为嗅黏膜段、穿筛窦段、颅内段（包括嗅球、嗅束及嗅纹）。前颅窝底是颅脑外伤的常见部位，嗅神经损伤的部位主要位于嗅球、嗅束及额叶下部。

嗅球是嗅觉通路重要的中继站，Buschhüter等（2008）运用MRI容积扫描冠状面重建测量嗅球的体积，证实嗅球的体积与嗅觉功能存在明显相关性，并且随着年龄增长嗅球体积缩小。

Held等（2000）使用2 mm层厚2D-TSE以及1 mm重建层厚3D-CISS及T_1 MP RAGE序列对嗅神经进行观察，结果表明，3个序列均可显示嗅球、嗅束及嗅沟，3D序列的显示效果明显优于2D-TSE序列，3D-CISS及T_1 MP RAGE对于嗅球及嗅束的显示情况基本相同，而对于嗅沟的显示CISS明显优于T_1 MP RAGE。3D-T_1 MP RAGE序列是三者中唯一可以显示嗅三角区域嗅纹分叉的序列，增强T_1 MP RAGE有助于分辨嗅神经与周围脂肪、黏膜和气体的关系。

二、视神经（Ⅱ）

视神经为突出的脑质而非真正的颅神经，其髓鞘为少突胶质细胞构成，由3层脑膜包绕，颅内蛛网膜下隙与伴行视神经的蛛网膜下隙相通。视神经由视网膜节细胞轴突聚集而成，穿视神经管延伸至鞍上池形成视交叉，双侧视交叉向后分别终止于外侧膝状体及上丘顶盖核；从外侧膝状体发出的神经轴突组成视辐射，投射至枕叶视觉皮质。视神经分为眼内段、眶内段、视神经管段和颅内段。

由于视神经较粗大，常规MRI即可显示视神经、视交叉、视束以及外侧膝状体等结构，3D-CISS与T_1 MP RAGE序列显示上述结构没有差异。利用扩散张量成像（DTI）和扩散张量白质纤维示踪成像（DTT）即可以显示视辐射的结构和位置。

三、眼运动神经

眼运动神经包括动眼神经（Ⅲ）、滑车神经（Ⅳ）和展神经（Ⅵ），三者均通过眶上裂进入眼眶协同支配眼外肌运动。

动眼神经自中脑脚间窝出脑进入脚间池和桥前池，走行于大脑后动脉和小脑上动脉之间，入海绵窦顶壁，经眶上裂出颅，支配除外直肌和上斜肌外的眼外肌。动眼神经分为脑质内段、脑池段、海绵窦段和颅外段。

Sun等（2008）运用3D-CISS技术结合多平面重建从不同的角度显示动眼神经脑池段，神经和血管呈低信号，脑脊液呈高信号，神经和血管同脑脊液对比明显，可以判断神经-血管是否接触；利用该技术扫描17例存在动眼神经麻痹症状的病人，9例为小脑后动脉压迫动眼神经，4例为基底动脉压迫动眼神经，2例为后交通动脉压迫动眼神经，另外2例为肿瘤压迫动眼神经，其结果与手术符合率为100%。

此外，由于血管在3D-TOF-MRA原始图像上呈高信号，而神经呈等信号，因此3D-CISS结合TOF-MRA多平面重组有助于辨别神经和血管之间的位置关系。

Liang等（2009）研究表明，正常人大脑后动脉和小脑后上动脉与动眼神经存在神经血管接触的比率分别为55.1%和58.9%。Held等（2000）认为3D-CISS同3D-T_1 MP RAGE序列比较，两者均能清晰显示动眼神经脑池段,差异无统计学意义。

成对的核位于中央管的腹侧(导水管或第四脑室)恰离开中线的部分。一对第Ⅲ颅神经核位于中脑导水管的前部,支配眼球的部分运动(内直肌、下直肌、上直肌、下斜肌)。当动眼神经损伤时,眼睛向下外视。另外还支配上睑提肌,可使上眼睑上提,损伤时造成眼睑下垂。来自E-W核的内脏运动神经参与动眼神经某些纤维,支配瞳孔收缩和睫状肌的副交感运动功能,当动眼神经受到损伤时可引起瞳孔散大,而且调节运动失能。动眼神经从中脑腹侧面脚间池发出,途中穿过大脑后动脉和小脑上动脉之间,也通过后交通动脉。这些部位的动脉瘤可导致动眼神经麻痹。

由于控制瞳孔收缩的神经纤维沿着动眼神经的表面行进,依次到后交通动脉,因此,动脉瘤可导致瞳孔收缩不能,并且使眼外肌功能丧失。这些可由MR血管成像或常规X线血管造影发现。动眼神经损伤时,瞳孔收缩受到影响,并不伴有其他脑干损伤的症状时,要高度考虑动眼神经本身的微血管梗死,这时,它不引起更浅表的瞳孔收缩纤维的改变。常见于多年高血压或糖尿病病人。

滑车神经核位于动眼神经核的下部,在中脑导水管的正前方,但其走行不同于动眼神经核。滑车神经的纤维向后,在前髓帆处围绕中脑导水管。滑车神经在中脑的背侧面恰位于下丘的下面发出,向前绕过桥脑上部的侧面,在小脑上动脉和大脑后动脉之间通过,和动眼神经一样亦易受到动脉瘤的压迫。

滑车神经经海绵窦进入眶上裂支配上斜肌。单纯滑车神经麻痹少见,最常见的原因是外伤,无论在前髓帆交叉的部位(第四脑室顶),或在进入海绵窦之前通过邻近的小脑幕游离缘处。如果无创伤史,最常见的原因则是微血管的梗死,特别是老年或糖尿病病人。滑车神经或其核的损伤可引起眼外旋障碍。由于滑车神经在颅内的行程最长,因此,最易被中脑区的手术或创伤损伤。

滑车神经是唯一由脑干背侧发出的颅神经,自下丘脑下方中脑背侧出脑入环池,从动眼神经下外侧穿大脑后动脉与小脑上动脉的间隙进入海绵窦的侧壁,经眶上裂入眶支配上斜肌。同动眼神经一样,分为脑质内段、脑池段、海绵窦段和颅外段。

滑车神经是最细、颅内段最长的颅神经。Yousry等(2002)运用3D-CISS序列进行扫描,滑车神经脑池段横断面的显示率最高(95%),结合3D-TOF MRA序列可以精确显示脑池段滑车神经与周围血管的关系,但是尚无法显示小脑幕游离缘下的滑车神经,也无法确定滑车神经远端进入硬脑膜的部位。滑车神经支配眼球的下斜肌,病损后使眼球不能向内下方转动。

展神经自脑桥腹侧延髓沟近中线处发出入桥前池,在小脑前下动脉前方或后方上行穿硬脑膜进入Dorello管,而后入海绵窦后壁,伴行于颈内动脉外下方,经眶上裂支配眼外直肌。展神经分为脑质内段、脑池段、硬脑膜段、海绵窦段和颅外段。

位于桥脑的外展神经核发出纤维,立即向前至第四脑室,其纤维通过桥脑被盖,由桥脑腹侧面发出,途经桥池到达海绵窦,然后经眶上裂终止于眼的外直肌。单纯的外直肌麻痹是眼外肌中最常见的损伤。假如病人不满14岁,不合并脑干的异常,较常见的原因是病毒感染。青年人最常见的原因是多发性硬化,40岁以上者最常见的原因是脑干梗死。

Lemmerling等(1999)运用3D-CISS序列观察脑池段展神经,显示率为74%。Yousry等(1999)用3D-CISS结合3D-TOF MRA序列观察,脑池段展神经的显示率为94%,并提出面丘是展神经发出的解剖标志,确认Dorello管有助于发现展神经穿过鞍背侧面硬脑膜的位置。

Kenichiro等(2004)运用3D-FASE重T_2自旋回波序列观察展神经,认为Dorello管可以作为定位展神经的解剖标志,由于蛛网膜下隙伴行展神经突入Dorello管内,因此部分岩斜段展神经在3D-FASE序列呈现为较高的脑脊液信号。

另外,展神经是唯一在海绵窦内走行的颅神经,Ⅲ、Ⅳ、V_1和V_2均包埋于海绵窦侧壁。Akiko等(2005)用增强3D-CISS序列显示Ⅲ、Ⅳ、V_1、V_2和Ⅵ海绵窦段,其显示率分别为100%、61%、92%、88%和96%,除动眼神经的显示率与增强T_1WI相同外,其余神经海绵窦段增强3D-CISS序列的显示率均高于增强T_1WI。

四、三叉神经(Ⅴ)

三叉神经从桥脑腹侧与小脑中脚移行处入桥前池,向内前上方走行,于小脑幕下方入Meckel腔,节前段终止于位于Meckel腔底部的三叉神经节,三叉神经节后段分出眼神经(V_1)、上颌神经(V_2)、下颌神经(V_3)三大分支。

眼神经和上颌神经由海绵窦侧壁下部，分别从眶上裂和圆孔出颅；下颌神经不经过海绵窦，出Meckel腔后由卵圆孔出颅。三叉神经分为脑质内段、脑池段、硬膜内段（节前段、三叉神经节、节后段）和颅外段。

三叉神经的运动支，起源于桥脑中部外侧面的运动神经核，在三叉神经感觉主核内侧，三叉神经第三支（运动神经）主要支配咀嚼肌，这些纤维通过三叉神经半月节，经卵圆孔出颅底，下颌神经的运动纤维支配咀嚼肌、二腹肌前腹和下颌舌骨肌，三叉神经的运动支也支配气鼓的张力。在大声发音时保持一定的张力和腭部的张力。

Held 等（2001）认为对于脑脊液包绕的三叉神经及三叉神经节3D-CISS序列显示较佳，而对于眼神经、上颌神经、下颌神经进出三叉神经节部分，3D-T_1 MP RAGE优于3D-CISS及2D-TSE序列。

Yousry 等（2005）的研究表明，增强3D-CISS序列对于三叉神经节的显示较平扫清晰，由于在Meckel腔内三叉神经节周围有脑脊液存在，增强3D-CISS的效果优于3D-TOF MRA序列。而三叉神经节后分支由于有静脉丛围绕，3D-TOF MRA有较高的显示率（97.6%~100%）。因此，对于三叉神经节及节后分支的显示，3D-CISS结合3D-TOF MRA序列平扫和增强检查是一个较好的选择。

五、面神经（Ⅶ）与前庭蜗神经（Ⅷ）

面神经分别以运动根及感觉根自桥脑延髓交界处进入桥小脑角池，而后运动根与感觉根合并同前庭蜗神经一起进入内听道，在颞骨内细分为内听道段、迷路段、鼓室段和乳突段，而后经茎乳孔出颅穿腮腺达面部。面神经是在颅骨内行程最长的颅神经，分为脑质内段、脑池段、颞骨内段和颅外段。前庭神经和蜗神经周围突分别分布于内耳膜迷路，中枢突在伴行于面神经后方穿过桥小脑角池进入脑干。

面神经核（Ⅶ）位于脑桥被盖部外展神经核前外侧。发出的纤维向内后绕过外展神经核，在第四脑室底部突起形成所谓"面神经丘"，面神经的纤维横穿桥脑，在桥延沟进入内听道，途中与听神经并行于其外侧。面神经的躯体运动纤维支配面部表情肌。病变可导致面瘫，可以是周围性或中枢性。周围性面瘫最常见的原因是良性面瘫，通常认为是病毒感染后自身免疫所致。Bell麻痹或面神经瘤的面神经膨大的部位或膝状神经节，在MRI检查时，可被钆强化。

中枢性面瘫与周围性面瘫的区别是病人有无皱额纹能力。丧失这一功能是周围性面瘫，保持者为中枢性面瘫，面瘫的内脏运动成分来源于上延核，这些纤维支配泪腺、颌下腺和舌下腺的内脏运动。

Lane 等（2004）用3.0T MRI将3D-FRFSE与3D-CISS序列进行对比，发现两者均能可靠提供面神经与前庭蜗神经的高分辨图像。由于自旋回波序列固有特性，FRFSE序列的神经边缘有较明显的模糊效应，而CISS序列的信噪比（SNRs）更高，但由于CISS序列固有的梯度回波特性，3.0T磁场强度的磁敏感伪影较1.5T的更明显；虽然两个序列对于显示面神经与位听神经各有优劣，但是研究者认为3D-CISS略优于FRFSE序列。

而 Shinji 等（2001）和 Jun 等（2008）与上述意见相反，认为虽然CISS序列通过两个相反相位图像的叠加部分克服了因磁场不均匀造成的伪影，但仍可见一定程度的磁敏感伪影和带状伪影，而且随着磁场强度的增加，在3.0T MRI上伪影更加明显。自旋回波技术虽然存在神经边缘的模糊效应，但是不受磁场均匀度影响，并且射频吸收率（SAR）更低。

六、后组颅神经

舌咽神经（Ⅸ）、迷走神经（Ⅹ）、副神经（Ⅺ）及舌下神经（Ⅻ）的起核和终核大多位于延髓，由于神经纤维离开脑干的位置彼此接近，一般合称为后组颅神经。Ⅸ、Ⅹ、Ⅺ由上至下从后橄榄沟离开脑干，在基底池内向前外侧走行，Ⅸ进入颈静脉孔神经部；Ⅹ与Ⅺ相伴进入颈静脉孔血管部后形成Ⅹ/Ⅺ复合体，均由颈静脉孔出颅。Ⅻ以若干根丝的形式从前橄榄沟离开脑干进入基底池，根丝聚集为舌下神经后由舌下神经管出颅。后组颅神经分为脑质内段、脑池段、颅底段和颅外段。

由于后组颅神经比较纤细，常联合应用多个序列显示。Yousry 等（2002）研究表明，3D-CISS对舌下神经三角和神经根丝的显示率为100%，对神经袖壳的显示率为88.2%；平扫3D-CISS对管内段舌下神经显示率为74%，强化3D-CISS及3D-T_1 MP RAGE显示率为100%，44%的正常人存在神经血管接触。3D-CE-CISS序列可以同时显示Ⅻ脑池段及舌下神经管内段，因此CISS对于显示Ⅻ颅内段

优于 T_1 MP RAGE 序列。

Linn 等（2009）联合应用 3D-CISS 与 3D-TOF-MRA 序列观察Ⅸ、Ⅹ、Ⅺ，舌咽神经及迷走神经的显示率为 100%，副神经脑池段显示率为 88%，副神经脊髓段显示率为 93%，19% 的病人在神经根发出的区域存在神经血管接触。迷走和舌下神经三角、侧隐窝、岩下窦、延髓前外侧沟及周围血管等解剖标志有助于后组颅神经的定位。

Davagnanam & Chavda（2008）运用增强 3D-FIESTA 序列显示后组颅神经，使脑池段神经与脑脊液的对比更加明显，其显示效果优于平扫 FIESTA 序列。Linn 等（2009）联合应用 3D-CE-FIESTA 与 3D-CE-MRA 序列，颈静脉孔内Ⅸ及Ⅹ / Ⅺ复合体均可得到清晰显示，但由于 3D-CE-MRA 序列对于静脉丛有较强的强化效果，故对于颈静脉孔内的后组颅神经的显示优于 3D-CE-FIESTA。另一方面，3D-CE-FIESTA 可以显示脑池段及颈静脉孔段全部后组颅神经，并且可以借助脑干发出神经的部位定位颅神经。

七、脑池段颅神经

脑池段颅神经由于脑脊液与颅神经信号对比明显，三维重 T_2 效果稳态梯度回波序列（CISS/FIESTA 等）信噪比高、扫描时间较短，是颅神经成像最主要的检查技术。但也有研究者提出，重 T_2 效果稳态梯度回波序列易受磁场均匀度影响而产生磁敏感伪影和带状伪影，并且随着磁场强度的增强伪影更容易出现。

三维重 T_2 自旋回波序列，受磁场均匀度影响小，射频吸收率相对较低，目前见报道用于面神经和前庭蜗神经成像，但是由于回波时间长，易于在神经边缘产生模糊伪影。对于周围有静脉丛围绕的颅神经，增强 3D-TOF/CE-MRA 序列由于对静脉丛有更明显的强化效果，对颅神经的成像效果优于三维重 T_2 效果稳态梯度序列。平扫 3D-TOF-MRA 序列与三维重 T_2 效果稳态梯度回波序列联合应用，有利于辨别神经和血管，有助于确定两者是否存在接触。对于周围缺乏脑脊液对比的颅神经，3D- T_1 MP RAGE 序列有一定价值。

八、颅外段脑神经

颅外段脑神经周围常有软组织包绕，而抑脂序列会使神经和周围脂肪的对比模糊，因此传统认为高分辨 T_2WI 和 T_1WI 是较好的选择。Zhang 等（2008）报道其自行设计的镜像稳态自由进动三维扩散加权序列（3D-DW-PSIF），在梯度回波序列的基础上采集自旋回波信号，并且沿读出方向加入扩散梯度，不容易产生磁敏感伪影，抑制了重 T_2 序列强烈的脑脊液信号，可显示部分颅神经的全长，尤其对于颅神经颅外段的显示有一定优势。

总之，随着 MR 检查技术的发展，通过 3D MRI 能够清晰显示脑池段颅神经，对于确定脑池内起源于颅神经的肿瘤及颅神经和血管的关系有重要的意义。但是，部分在 3D MRI 显示为血管压迫神经的病例并无相关临床症状，说明 3D MRI 检查技术目前对于该类疾病的诊断尚缺乏特异性。

另外，对于周围由固体结构围绕的脑内段及颅外段颅神经的显示尚需进一步研究。

第二章　关于血管压迫颅神经

一、颅神经的显示

颅神经功能障碍原因为多方面的，血管压迫神经是其中最常见的原因之一，其中以血管压迫性三叉神经痛（TN）、偏侧面肌痉挛（HFS）报道较多，血管压迫其他颅神经引起神经麻痹、眩晕、耳鸣和听力丧失也时有报道，微血管减压术（MVD）对于该类疾病的治疗有良好的效果。

X线血管造影及CT增强扫描可用于上述疾病的诊断，但两者均不能明确血管和神经的关系，应用上有较大的局限性。MRI作为一种无创伤性的影像学检查方法，对大多数病例能够直接显示颅神经、周围血管及其相互关系，并能同时对其他病变做出鉴别诊断，故对指导血管压迫性神经功能障碍的微血管减压手术治疗有一定意义。

脑断层解剖学研究一般采用冰冻切片技术，切片层面较厚，连续性较差，较小的动脉血管分支显示困难，遗漏范围较大。采用生物塑化技术，聚化合物可以在进入标本后，充填到较小的动脉分支水平，使小动脉扩张而类似于生理状态。因此，可以对颅神经及小血管在不发生塌陷和移位的情况下进行断层解剖学研究，且由于标本层厚较薄，连续性较好，能够对神经及动脉血管做到连续断层显示和准确分辨。

同时，神经、血管的三维重建也能够得到足够的原始数据，图像失真度明显减小，而得到良好的重建效果，较好地显示了神经与血管的空间解剖关系。

颅神经在断面标本上为节段性显示，显示的层面数与MRI类似。在标本断面上能够清晰显示颅神经、基底动脉、大脑后动脉、小脑上动脉、后交通动脉、神经周围的其他血管断面及神经与血管的相互关系，与MRI断面影像基本一致，进一步证实了MRI显示颅神经与相关动脉血管的可靠性，但是由于标本数量少，MRI所显示的血管变异、发育不良以及神经受压情况在标本断面上无显示或显示例数较少，MRI更利于进行正常人体颅神经与血管相互关系的研究。

在塑化薄层三方位断面上，滑车神经、三叉神经、外展神经、面神经-前庭蜗神经、低组颅神经均可显示其形态、行程，上述神经与椎动脉或基底动脉分支血管在解剖位置上接近，有时形成紧密接触，或见较为粗大的血管紧贴神经，在个别标本切片中外展神经根部即有一较为粗大的动脉血管紧贴，但外展神经的形态及行程并未发生改变。

MRI具有较高的软组织分辨力和无创伤显示血管的能力，对颅神经脑池段与基底动脉、椎动脉及其分支的解剖关系能够做到完整显示，一组报告140例动眼神经及60例三叉神经、外展神经、面神经-前庭蜗神经、低组颅神经和相关血管的关系均能够准确显示。

二、颅神经与血管的毗邻

（一）动眼神经

动眼神经起始于中脑大脑脚腹内侧的动眼神经沟，在离开中脑前神经纤维汇成单一的神经干，少数情况下可见动眼神经起始部为双根，离开中脑后，动眼神经在脑池内向前下外侧走行，到达鞍背突上方、垂体窝外侧，在蝶骨小翼突和鞍背突之间穿过硬脑膜至海绵窦外侧壁上方。

动眼神经与大脑后动脉第1段、小脑上动脉和后交通动脉毗邻关系密切，其脑池段在脚间池内走行于大脑后动脉与小脑上动脉之间，腹侧面为小脑上动脉，大多数接近或接触动眼神经，Hardy等报道了50侧小脑上动脉的大体解剖学研究结果，其中32侧与动眼神经接触，但未发现明显的神经受压征象。

大脑后动脉与后交通动脉交汇之间的血管段称之为大脑后动脉P1段，位于动眼神经的背侧面，Marinkovic等报道17例研究结果显示，100%的标本显示大脑后动脉接近或接触动眼神经脑池段，而后交通动脉与神经接触较少,其中仅 7.14% 与动眼神经脑池段接触。Bisaria 等报道 126 例后交通动脉的研究结果显示,大多数(100 例)位于动眼神经的内侧, 26 例部分叠加在动眼神经的上表面,个别标本可见后交通压迫形成明显的切迹。

(二)滑车神经

滑车神经与血管的关系在冠状面上显示较好,它与大脑后动脉及小脑上动脉关系密切,行于两者环池段之间,向前走行逐渐靠近小脑上动脉,进入海绵窦前,小脑上动脉位于滑车神经内侧。在塑化薄层切片冠状面上此毗邻关系能够准确显示,滑车神经有时为双根,与小脑上动脉形成紧密接触。

(三)三叉神经

三叉神经两侧对称,出入脑干的位置在桥脑的侧面、背侧和腹侧分界区的中央,其节前段略呈弧形在桥前池内向前上走行,沿小脑幕下方前行,经岩尖穿过硬脑膜,进入海绵窦后部的 Meckel 腔及半月神经节,此后,分为独立的 3 支,支配面部的运动及感觉。

小脑上动脉在脑池内始终位于三叉神经的上方,是与三叉神经距离最近的动脉血管,在神经脑池段中部与神经相距 3~4 mm,在起始部相距 5 mm。

在解剖学上,三叉神经和邻近血管的关系可分为 3 种类型:血管与神经远离(无接触),血管与三叉神经间的距离超过血管直径;血管与神经接触,表现为血管与三叉神经贴近,但和三叉神经之间有一定的距离(血管与三叉神经相距在血管直径的一半以内),不引起神经变形或移位;血管压迫神经,主要表现为血管出入于三叉神经窝(由桥脑和三叉神经出入桥脑的颅内段围成的潜在间隙),或者是因为血管直接与三叉神经交叉而使神经移位或变形,另一种表现形式为血管叠加在神经表面,使神经表面出现浅沟或压迹。

对新鲜尸体进行解剖学研究的结果表明, 70% 的标本未发现血管与神经接触, 20% 血管与神经接触, 10% 的标本有较为明确的血管压迫神经征象,性别及左右侧无差别。血管灌注会增大血管与神经接触的可能性,但确切的受压征象不会因血管灌注而增多或变得更加明显。在血管与神经接触和压迫的标本中, 90% 的血管为动脉, 10% 左右为小静脉,动脉血管主要为小脑上动脉、小脑前下动脉或基底动脉远支。桥脑横静脉和桥静脉是常见的致病静脉血管,桥脑横静脉常使三叉神经的出入脑干区受压,而回流入岩上窦的桥静脉多接近或压迫三叉神经的外侧部。

(四)外展神经

外展神经从桥延沟内发出,少数(20%)起自桥延沟上方平面,脑池段在桥前池内向前上方外侧走行,穿过硬膜进入 Dorello 管,在脑池内神经干可为双根,文献报道其发生率为 28.6%~40%,三根的发生率为 10.7%,多数标本仅一个硬膜开口,少数可见两个开口,每一个开口内包含一个神经根。外展神经与小脑前下动脉关系密切, 85% 与外展神经接触,其中 60%~80% 位于外展神经的下方, 16%~36% 位于神经的上方,或从多根神经干之间穿过,有时还可见椎动脉、小脑后下动脉与神经形成紧密接触,均位于神经的下方,但正常情况下,未见有神经受压变形的报道。

外展神经脑池段下方,血管在矢状面上为断面显示,与神经相距 2 mm,个别紧贴神经的下表面,在横断面上,偶尔可见外展神经近段上方有一粗大血管与神经交叉,紧贴神经的上表面,神经形态正常,该血管向后外侧走行,近同侧内听道内口处,位于面神经的前下方,其余面神经 - 前庭蜗神经周围未见粗大的动脉血管。

其他一些动脉血管分支,如前外侧动脉、内听动脉、桥脑延髓动脉、桥脑下外侧动脉等均可从外展神经的上下方经过。与外展神经有关的静脉结构主要为桥脑延髓横静脉、前中央静脉、前外侧桥脑静脉、前下桥脑横静脉等,有时上述血管也可从神经干内穿过。

(五)面神经 - 前庭蜗神经

面神经 - 前庭蜗神经起点在桥脑与延髓交界区的后外侧,两组颅神经沿小脑前缘前后排列经桥小脑角(CPA)进入内听道,桥小脑角区血管解剖变化较大。

小脑前下动脉及其分支是桥小脑角区的主要分布血管,在接近面神经 - 前庭蜗神经前即分为两个主支,于内听道口处形成向外侧突起的血管袢,大部分与面神经 - 前庭蜗神经处于同一水平面或位于其上下,少数(24%)与神经垂直或倾斜。

Carpentier 等对 108 例病人的研究结果表明,眩晕、耳鸣和听力丧失与桥小脑角区血管出现与否、是否接触神经及进入内听道与否均无明显关联。

尽管如此,如果小脑前下动脉形成的血管襻过大,仍然可以引起相关的临床症状,而成为致病血管。除小脑前下动脉外，小脑后下动脉、椎动脉和静脉血管也与面神经关系密切，可成为半侧面肌痉挛的致病血管。尽管面神经 - 前庭蜗神经周围血管毗邻关系变化较大，但与血管接触的发生率较低，约为25%。

三、MRI 检查技术

动眼神经、三叉神经、外展神经、面神经 - 前庭蜗神经脑池段在倾斜矢状面和横断面上可全程显示，部分颅神经显示率可达 100%，并且在同一层面上可区分神经、周围血管及其相互关系，以及神经的受压情况，冠状面也能显示神经和血管的关系，但需通过多个层面连续观察。颅神经和周围血管结构均较小，对图像的分辨率和层厚要求较高，需要同时显示神经和血管才能达到诊断要求。

在血管神经压迫性病变中，SE T_1 和 SE T_2WI 上可见流空的血管影紧贴或压迫颅神经，T_1WI 可较为清楚地显示神经结构及其走行，但对于血管的显示不如 T_2WI 和梯度回波成像确切，快速 SE T_2WI 对血管神经压迫（NVC）也能做出准确的诊断。由于梯度回波序列能够同时显示神经和血管，并可使两者间产生明显的对比，因此对血管神经压迫的诊断仍以梯度回波序列效果最好。

目前用于血管神经压迫病变检查的梯度回波序列主要是“稳态”梯度回波技术，如稳态进动快速三维成像（FISP-3D）及梯度破坏稳态再聚焦采集（SPGR）技术，能够达到同时显示神经和周围血管的目的，上述技术的共同特点为三维数据采集，有效层厚较薄，可达 1.0 mm，动脉血管均为高信号，与神经和脑组织对比良好，梯度回波序列的参数因机型和场强不同而有所改变。

上述梯度回波技术均能够采用最大强度投影而获得 MRA 图像，达到完整显示脑血管的目的，但是，由于部分容积效应和血管信号强度的影响，MRA 图像上很难显示颅神经和较小的动脉血管，因此往往采用 MRA 的源图像即 FISP-3D 及 SPGR 对血管神经压迫做出诊断。Gd-DTPA 可提高小动脉和静脉血管的显示率，增加 MRI 检查的敏感性，Gd-DTPA 使用剂量为 0.1mmol/kg，可采用 FISP-3D、SPGR 及磁化预备快速梯度回波（MP-RAGE）序列，增强 FISP-3D 能使动脉血管压迫神经的显示率增加 15%，增强 MP-RAGE 序列可达到 FISP-3D 的检查效果，并能够增加静脉血管的显示率。MR 脑池成像采用快速 SE T_2WI 序列完成，主要用于脑池内的微小结构的显示，能够提高颅神经显示效果，对血管神经压迫的诊断也有一定的帮助。

四、血管神经压迫的 MRI 表现

（一）神经与血管关系的 MRI 显示

脑血管造影能够明确显示小脑上动脉、小脑前下动脉、基底动脉、小脑后下动脉等动脉血管的行程、细小分支及异常改变，采用体外定位也可以对血管压迫性病变做出诊断，但不能显示颅神经，无法直接明确神经与血管的解剖关系，因此对于血管神经压迫的诊断有一定的限制。MRI 可显示动脉血管的全程、致病血管的起源及颅神经的形态特征，小脑上动脉及基底动脉的显示率为 100%，小脑前下动脉为 66%，小脑后下动脉为 52%。

在正常情况下，三叉神经、外展神经、面神经 - 前庭蜗神经、低组颅神经与周围动脉血管形成紧密接触，且有相当大的比例，详见表 11-2-1，其中外展神经与血管接触的发生率最高，达 59%，以 31~50 岁年龄段较高，其中绝大部分与神经的下方接触（65 侧）。低组颅神经（舌咽、迷走和副神经）与周围血管接触的发生率较低，为 21%，且以右侧发生率较高（15 例），因血管压迫致脑干变形的例数较少，仅见 2 侧显示。

表 11-2-1　MRI 显示 60 例（120 侧）正常人颅神经与血管断面接触的侧数

年龄（岁）	三叉神经	外展神经	面神经 - 前庭蜗神经	低组颅神经
<30	13（10.83%）	28（23.33%）	11（9.17%）	14（11.67%）
31~50	18（15.00%）	33（27.50%）	12（10.00%）	7（5.83%）
>51	14（11.67%）	20（16.67%）	7（5.83%）	5（4.17%）
合计	45（37.50%）	71（59.17%）	30（25.00%）	26（21.67%）

（二）三叉神经

在 MRI 图像上，三叉神经与脑白质等信号，在桥小脑角池内位于岩骨嵴的上方，小脑上动脉、小脑前下动脉和基底动脉与神经关系密切，是血管压迫性三叉神经痛的主要致病血管。一组 MRI 研究结果显示，37% 的正常人可出现三叉神经与周围血管的紧密接触，比文献报道的比例略大。

SE 序列，血管一般为无信号的流空区，表现为圆形或断续的条状低信号，在 T_2WI 上，由于有脑脊液的衬托,血管信号显示更为明确,但是SE成像由于部分容积效应的影响,在无症状的对照组中,血管神经接触的发生率较高,可达27%~30%。梯度回波成像由于层厚较薄,较好地解决了部分容积效应问题,在FISP-3D图像上仅有14%~21%的无症状者见血管接触三叉神经,且神经周围血管为明显的高信号,神经形态正常,无变形、偏移,也无明确的压迹。三叉神经出入桥脑处(REZ)是三叉神经最常见的受压部位,但神经根出入处并无明确的解剖界限,在MRI图像上也不能明确区分,因此血管压迫的位置一般认为是血管在三叉神经窝(外侧为三叉神经,内侧为桥脑围成的间隙,三叉神经长度约1 cm以内的范围)内压迫神经。在FISP和SPGR源图像上,可见致病血管为圆形点状或断续的条状高信号影,深入到三叉神经窝内不同深度,形成不同程度的血管神经压迫或接触,与脑组织等信号的神经结构可发生偏移、变形或出现压迹,神经受压的范围为1~3 mm。

动脉压迫神经最常见的部位在神经窝的中央和中央上方,其次为下方,而静脉血管压迫,与神经的接触范围一般较大,多超过神经周径的1/4,在增强FISP-3D和MP-RAGE图像上可明确显示。三叉神经受压的部位也可以在神经根出入处以远的节前段,但在三叉神经痛的病例中,此类压迫较为少见。

临床研究结果显示,正常对照组中约10%的病例见血管与三叉神经接触或压迫,血管也多为动脉血管,小脑上动脉和小脑前下动脉多见,压迫部位位于三叉神经窝,这些表现与血管压迫性三叉神经疼痛的MRI征象一致,而且,在病变组和对照组中均存在一定比例的假阴性和假阳性,因此MRI诊断血管压迫性三叉神经痛的特异性只能达到50%~70%,甚至更低,对于半侧面肌痉挛、神经源性高血压等血管神经压迫性病变,正常对照组中也可见相当比例的血管压迫的个体出现。

(三)面神经

面神经受压的部位也以神经根出入处居多,少数病例受压部位可位于内听道开口处或内听道内,Girard等研究结果显示,100例半侧面肌痉挛的病例中96例可见血管压迫,其中63例神经形态发生改变,多数病例为桥脑侧方和神经同时受压,少数为神经单独受压,异常血管的信号变化与三叉神经受压显示情况类似。

面神经受压时多数血管从腹侧向尾侧压迫神经,少数病例可见致病血管与受压神经之间呈三层"夹心"样改变。前庭蜗神经与面神经解剖关系密切,面神经受压有时可并有前庭蜗神经受压的临床表现,但是发生率远低于半侧面肌痉挛。

(四)动眼神经

动眼神经周围血管迂曲、增粗是动眼神经麻痹的原因之一,增粗的大脑后动脉和基底动脉可从侧方和上方压迫神经,引起神经麻痹。血管压迫性外展神经麻痹文献报道较少,神经受压位置位于外展神经出脑干的区域。

动眼神经由于大脑后动脉、小脑上动脉或后交通动脉的压迫,神经出现明显的弧度,在一组140例MRI观察中,18侧由于大脑后动脉和后交通动脉的压迫而使神经向下呈明显的弧度,1侧小脑上动脉向上使神经受压也形成明显的弧度。

多根血管压迫、神经根变形、扭曲、移位和压迹形成等征象是血管神经压迫性病变的特异性征象,但仅有部分临床病例出现一种或几种典型征象,因此,仅以上述征象判定是否有神经受压有一定的限制。而且在一组研究中,正常人动眼神经也出现了神经明显受压、变形的征象,这也说明,即使是特异性征象的出现也不能很好地解决该类疾病诊断的特异性问题。

(五)外展神经

一组报告60例(120侧)正常人的研究显示,在正常人群中外展神经与血管接触的发生率极高,可达59%,其中绝大部分与神经根的下方接触(65侧)。

五、致病血管的观察

正常情况下神经脑池段附近有动脉和静脉存在,若发生动脉冗长、迂曲或位置偏移或静脉增粗则可引起神经压迫,并出现相应的临床表现。

(1)小脑上动脉:50%~70%病例中,使三叉神经受压的血管是小脑上动脉,多在第一个分支分出以后的节段,常见的压迫位置在三叉神经出入脑桥处的上方、中央部或中央部上方,动脉伸入神经窝的不同深度。

(2)小脑前下动脉:小脑前下动脉是三叉神经痛的另一支常见的压迫血管,常见的压迫位置在神经窝下方或中央部。椎动脉冗长引起神经压迫较为少见,文献报道仅占2%。另外,桥脑附近的其他动脉如小脑后下动脉、椎动脉或基底动脉的桥脑支都可引起三叉神经受压，但临床上少见。临床上70%的三叉神经痛病例为单支血管压迫，压迫血管多为小脑上动脉，小脑前下动脉常和小脑上动脉共同引起神经压迫。

（3）静脉血管：静脉血管（如岩上静脉及其属支桥脑横静脉、三叉桥脑静脉）也可压迫三叉神经，可单独存在，也可和动脉一起引起神经压迫，静脉对神经的压迫常需作Gd-DTPA增强检查才能做出诊断。另外，还需根据不同的层面进行观察，动脉血管可追踪到其基底动脉的起始部，而静脉血管则和基底动脉无明确的关系，找不到起始部位。

（4）面肌痉挛的致病血管：小脑后下动脉是半侧面肌痉挛的最常见的致病血管，占50%以上，其次为椎动脉和小脑前下动脉，占20%左右，多根血管压迫也是面肌痉挛的常见原因，椎动脉与小脑后下动脉、小脑前下动脉及小脑后下动脉与小脑前下动脉可同时对神经形成压迫，在面肌痉挛的病例中也占一定的比例。

（5）基底动脉：基底动脉过度偏移及因动脉粥样硬化所致的大脑后动脉增粗、迂曲可引起动眼神经或外展神经受压，而致神经麻痹，但目前为止仅见个别报道。

六、MRI的敏感性和特异性

在三叉神经痛和半侧面肌痉挛的病例中，血管因素占很高的比例，大多数是由血管的压迫所致。研究表明，病变组中血管与神经接触或压迫和对照组之间有显著差异。

微血管减压术有良好的治疗效果和预后，98%的三叉神经痛的病例在手术后症状完全消失或缓解，一年后的治疗效果也能够达到84%。88%的半侧面肌痉挛和80%的前庭蜗神经压迫性病变，微血管减压术后均得到治愈。早期由于MRI技术上的限制，神经和血管的显示率较低，敏感性较低，为50%左右。目前，MRI已能够达到同时显示神经和血管的目的，使MRI对神经血管压迫的诊断敏感性明显提高，近期文献报道三叉神经痛和半侧面肌痉挛的病例中，70%~90%的病例在MRI上可见神经血管压迫，个别报道MRI显示血管神经压迫的敏感性达100%。

但是，血管神经压迫性病变的MRI诊断特异性并不很高，多根血管压迫、神经根变形、扭曲、移位和压迹形成等征象是血管压迫神经的特异性征象，但仅有部分病例出现一种或几种典型征象，因此，仅以上述征象判定是否有神经受压有一定的限制。

临床研究结果显示对照组中约10%的病例见血管与三叉神经接触或压迫，血管也多为动脉血管，小脑上动脉和小脑前下动脉多见，压迫部位位于三叉神经窝，这些表现与血管压迫性三叉神经疼痛的MRI征象一致，而且，在病变组和对照组中均存在一定比例的假阴性和假阳性，因此MRI诊断血管压迫性三叉神经痛的特异性只能达到50%~70%，甚至更低。对于半侧面肌痉挛，正常对照组中也可见血管压迫神经的病例出现，文献报道为1%~7%。

尽管MRI诊断血管神经压迫性病变存在着特异性问题，但与CT扫描、常规X线血管造影或DSA比较，MRI仍具有明显的优势，不仅能够直接显示颅神经和致病血管，还能够对器质性病变做出明确的鉴别诊断，可作为血管神经压迫性病变的首选影像学检查方法。

第三章　三叉神经疾病

第一节　三叉神经瘤

三叉神经根从桥脑发出,穿过桥小脑角上部,跨岩骨进入Meckel腔以前,三叉神经位于硬脑膜下的蛛网膜下隙,为三叉神经脑池段,按行程分为3个部分,即从脑桥与桥臂交界发出的根进入区,走行于桥池内的节前段和进入三叉神经节处的门进入区。

1. 发病率　三叉神经瘤发病率占颅内脑肿瘤的0.2%~0.45%,占颅神经鞘瘤的5%~6%,仅次于听神经瘤。

2. 分型　依其发生的位置分为4型:Ⅰ型最常见,起源于加塞氏节,位于中颅窝;Ⅱ型局限在后颅窝,位于三叉神经脑池段;Ⅲ型常见,呈哑铃形,跨越中颅窝和后颅窝;Ⅳ型为沿三叉神经周围支的所有颅外肿瘤,伴或不伴颅内的蔓延。

3. 发病部位　三叉神经鞘瘤可起源于神经的任何一段,主要好发于加塞氏节。肿瘤主要位于鞍旁区或向后生长,穿过三叉神经孔至颅后窝。10%的病例可向翼腭窝或鼻旁窦延伸。肿瘤可侵蚀卵圆孔、圆孔或眶上裂并使上述孔道扩大。

典型的三叉神经鞘瘤沿神经走行呈哑铃形,边缘光滑,在T_1WI上与灰质呈等信号,在T_2WI上呈高信号,小的肿瘤信号均匀,较大肿瘤常有囊变或脂肪变性而信号不均。

肿瘤可侵犯小脑角的三叉神经根、半月节和海绵窦,可单颅窝或多颅窝受侵,影像学的准确定性及定位对临床治疗方案设计及手术入路选择至关重要。

发生于脑池段肿瘤,位于后颅窝、桥小脑角区上部,小于2 cm的病灶使包围池增宽,T_1WI呈比脑脊液高的信号,T_2WI呈较脑脊液信号低,在脑脊液信号背景中能清晰显示。肿瘤大于2 cm时可向前长到Meckel腔伴其扩大,向后下易累及面神经和前庭窝神经。脑干受压及第四脑室受压移位,幕上脑室有时扩大积水。

Meckel腔位于颞骨岩尖部,海绵窦后部的外下方,颈内动脉外后方,是后颅窝向中颅窝内侧部分突入的硬脑膜陷凹,其内容纳半月形的三叉神经节和三叉池。后发出三叉神经3个周围支(V_1、V_2、V_3),它们均位于中颅窝底硬脑膜夹层内,其中V_1(眼神经)和V_2(上颌神经)穿行于海绵窦内,V_1经眶上裂入眶,V_2由圆孔出颅,V_3(下颌神经)位于三叉神经节的深面经卵圆孔入颞下窝。

三叉神经节肿瘤位于Meckel腔,肿瘤大时可向后长入桥小脑角,向前上到中颅窝、海绵窦等,形成以海绵窦为中心或呈跨中后颅窝生长的哑铃状。源于V_1和V_2的肿瘤初在硬膜夹层内,增大以后长入海绵窦,可引起眶上裂及圆孔的扩大。V_3来源的肿瘤位于海绵窦外的硬膜夹层内,后突入卵圆孔使其扩大。

巨大的三叉神经瘤可由上述各部位的肿瘤发展而来。由于肿瘤在岩骨尖处受硬膜和骨质的限制,形成肿瘤在中、后颅窝瘤体较大,而中间较小的"哑铃状"。

4. 肿瘤分型同外科手术关系　有作者根据病灶位置及病变范围将其分为中颅窝型、后颅窝型和骑跨型。中颅窝型多起于三叉神经节向硬膜外生长呈类椭圆形,肿瘤沿分支蔓延,导致相应神经分支增粗或形成分叶状,常累及海绵窦、眶上裂等部位,出现眼球运动、视力障碍及复视等。后颅窝型肿瘤多发源于三叉神经根,位于岩骨尖前方及桥脑小脑角,呈椭圆形或不规则形伴乳头样突起突入Meckel腔,脑干受压及第四脑室受压移位,幕上脑室扩大积水。骑跨型位于岩骨尖前方,以哑铃状或葫芦状为特点,肿瘤边缘较清楚，邻近鞍上池受压充盈缺损及脑干受压，第四脑室变形。

外科治疗根据三叉神经瘤位置特点有各种硬脑膜内手术入路，主要有颞下或额颞入路（适用于中颅窝型肿瘤），枕下入路（用于后颅窝型），联合入路（用于骑跨型）。

另外，根据三叉神经解剖特点同肿瘤的三维关系主张采用经额、颞开颅伴或不伴眶颧弓切除，再经硬脑膜外（适用于中颅窝型肿瘤）或硬膜外经硬膜内，天幕入路（适用于骑跨型肿瘤）。对肿瘤手术切除困难或不全切除者应用立体定向放射外科治疗。

5. 影像学研究　三叉神经瘤的 CT 及 MRI 表现有以下 5 个特征：①肿瘤 CT 检查实性部分呈略高密度或略低密度，常伴囊性低密度区；② T_1WI 呈均匀或不均匀等低信号，T_2WI 多呈不均匀高信号；③ CT 及 MRI 增强后多呈不均匀明显强化，但也可完全均匀强化。

出现上述 3 种特点与神经鞘瘤组织结构有关，镜下一般可见两种组织结构：一为束状型（Antoni A 型），细胞呈梭形，细胞间界限不清，相互紧密平行排列呈栅栏状或不完全的漩涡状；另一型为网状型（Antoni B 型），细胞稀少，排列呈稀疏的网状结构，细胞间有较多的液体，常有小囊腔形成。以上两种结构往往同时存在于一种肿瘤中，其间有过渡形式，但多数以其中一型为主。密度与信号的不均以及增强后不均匀明显强化还同三叉神经瘤为颅内脑外肿瘤，含有丰富的血管，部分肿瘤内微小出血灶，含铁血黄素沉着、囊变、陈旧性出血及坏死有关。

肿瘤沿着三叉神经径路生长，跨颅窝哑铃状为特征性表现。三叉神经根部增粗与瘤体相连续是诊断三叉神经瘤的可靠征象。三叉神经瘤的诊断关键在于定位的准确，对于中青年岩骨尖部病变应首先考虑此病，然后寻找三叉神经行程中的有价值的征象，以及 Meckel 腔是否扩大。

常伴有岩骨的骨质吸收，肿瘤边界清，周围脑组织多无水肿及钙化。但瘤体较大时可压迫邻近脑组织引起静脉回流障碍性水肿。对骨结构的观察 CT 优于 MRI，另外在 CT 扫描应以薄层为主，层厚应 ≤ 5 mm。当 CT 怀疑三叉神经瘤时，应做 MRI 检查，可在轴位、矢状位及冠状位清晰显示三叉神经的解剖结构下将病变显示出来，判断此病有很强的优势。

6. 鉴别诊断　三叉神经瘤主要与脑膜瘤、听神经瘤、颞叶和桥脑胶质瘤相鉴别。

（1）脑膜瘤：CT 上多呈略高密度，内常见钙化，病灶邻近骨板局部骨质增生，T_1WI 及 T_2WI 呈等长 T_1、等长 T_2 信号，T_2WI 脑膜瘤信号强度相对较低，且随着回波时间延长衰减迅速，常小于三叉神经瘤。增强多见均匀强化伴脑膜尾征。

（2）听神经瘤：影像表现同三叉神经瘤无法鉴别。听神经增粗与肿瘤连续，内听道的扩大是鉴别的关键。

（3）颞叶及桥脑胶质瘤：T_2WI 信号强度小于三叉神经瘤，增强轻度强化或不强化常伴周围脑组织水肿，结合 CT 和 MRI 的综合表现容易鉴别。

颅内三叉神经瘤的诊断要点常因生长部位特殊而形成特定形态，因此形态特征对三叉神经瘤的诊断最有价值。骑跨型以哑铃状改变为特征。

然后根据 CT 和 MRI 的特征性表现，全面分析其影像特点可确诊此病。术前分型与范围的描述对临床手术方式的选择具有指导意义。

第二节　Meckel 腔病变 MRI

Meckel 腔为颅中窝中后部的硬脑膜陷窝，空间狭小、位置深在、结构复杂。Meckel 腔内包括硬膜下腔、蛛网膜、蛛网膜下隙、三叉神经节及神经纤维等结构，蛛网膜下隙向后通过三叉神经孔与同侧桥前池相交通。Meckel 腔空间狭小、结构复杂，为影像学检查的难点区域。MRI 软组织分辨力高、无骨性伪影、可多角度成像等优点对显示病变信号特点、Meckel 腔及毗邻结构的改变具有明显优势，可为病变的定位、诊断和鉴别诊断提供依据，为 Meckel 腔病变首选的检查方法。

Meckel 腔原发病变的影像学研究：Meckel 腔原发病变发病率较低，种类较少。病变位于中颅窝或同时侵犯后颅窝，前者引起硬膜壁膨隆，并推压 Meckel 腔毗邻结构，后者呈哑铃型，矢状面影像可显示病变的狭细部位于岩锥嵴部，其两部分大小相同或不同。

(1)Meckel 腔神经鞘瘤：Meckel 腔原发病变以神经鞘瘤多见，肿瘤起源于许旺细胞，可起源于三叉神经节前、神经节或神经节后的分支，其中以起源于神经节者多见。神经鞘瘤 T_1WI 上信号强度略低于脑实质，T_2WI 和质子密度像上信号强度高于脑实质，肿瘤体积较大时有局限性或囊性坏死，而 Benedittis 等(1977)和 Castro 等(2005)认为三叉神经鞘瘤不易坏死。

一组 6 例神经鞘瘤资料显示，三叉神经鞘瘤和神经纤维瘤均可发生坏死，坏死区平扫 T_1WI 呈低信号、T_2WI 呈高信号，增强扫描无强化，实性部分或肿瘤壁平扫 T_1WI 和 T_2WI 等信号，增强扫描明显强化。有时病变内可有分隔。由于神经鞘瘤和神经纤维瘤 MRI 表现相似，因此两者鉴别诊断困难。

(2)Meckel 腔脑膜瘤：与颅内其他部位的脑膜瘤 MRI 表现相似，但其病变体积相对较小，平扫 T_1WI 和 T_2WI 上多表现为等信号，DWI 上多为高信号表现，增强扫描可见明显均匀强化。Meckel 腔脑膜瘤的钙化部分于 T_1WI 和 T_2WI 上均呈低信号团。一组 3 例脑膜瘤，Meckel 腔前下部见新月形液性信号区，增强扫描无强化，为 Meckel 腔残留的三叉神经池，其内充盈脑脊液，未被肿瘤充填，称之为“三叉神经池残存征”，为 Meckel 腔脑膜瘤的特异性表现，但其发生机制尚不明确。

(3)胆脂瘤：胆脂瘤质地较软。颅内胆脂瘤多沿潜在腔隙生长，对周围组织推压程度较轻，该例胆脂瘤体积较大，跨越中、后颅窝，占位效应明显，颅中窝部分呈类圆形，Meckel 腔硬膜壁明显膨隆，颅后窝部分占据桥前池，并推压桥脑、小脑及第四脑室移位，病变在 T_1WI 及 DWI 上呈斑片状高信号，为病变内高浓度蛋白质所致，其信号特点与颅内其他部位胆脂瘤相同，但 Meckel 腔胆脂瘤少见，且与 Meckel 腔其他肿瘤信号不同，故诊断不难。

(4)Meckel 腔结构改变：Meckel 腔硬膜壁为结构致密的纤维膜，Meckel 腔病变不易破坏其完整性，并形成病变的“假包膜”，因此，Meckel 腔病变边界清楚。但硬膜壁对肿瘤的膨胀性生长的限制作用有限。该组部分病变平扫能显示膨隆的硬膜壁，而增强扫描 Meckel 腔硬膜壁与其下方相邻的肿瘤实质强化，硬膜壁均不能单独分辨。

Meckel 腔蛛网膜下隙，又称为三叉神经池，呈卵圆形或类三角形，活体充盈脑脊液。Meckel 腔病变可导致脑脊液信号区的减小或消失，为确定 Meckel 腔病变的重要间接征象之一，双侧 Meckel 腔对比，更易观察和显示其异常改变。该组 3 例 Meckel 腔脑膜瘤仅占据部分三叉神经池，其前下部残存的三叉神经池在横断面及矢状面影像上均呈新月形，为 Meckel 腔脑膜瘤的特异性征象。神经纤维纤细，MRI 扫描时仅在 T_2WI 序列显示，也为确定 Meckel 腔病变的间接征象之一。该组所有 Meckel 腔病变均不能显示神经纤维。

(5)毗邻结构改变：部分病变跨越中后颅窝，后颅窝部分病变可导致患侧桥前池变窄、闭塞，桥脑变形并向对侧移位，基底动脉也可向对侧移位，但基底动脉管径多无改变，病变向后推压同侧小脑半球，第四脑室变窄、变形。病变可压迫岩锥尖部导致压迫性骨质吸收，MRI 表现为局部正常骨髓信号消失，为异常软组织肿块所替代。

总之，尽管 Meckel 腔空间狭小、周围与颅底骨性结构相毗邻，但由于 MRI 软组织分辨力高、无骨性伪影等特点可直接显示其病变及信号改变，同时 Meckel 腔及毗邻结构的改变也为病变的显示提供间接征象，在冠状面影像上对比观察双侧 Meckel 腔更易确定病变的起源和位置。Meckel 腔原发病变的 MRI 信号多具有特征性，如脑膜瘤和胆脂瘤，但对于神经鞘瘤和神经纤维瘤的鉴别诊断困难，需经手术病理证实。

第四章　三叉神经痛

三叉神经痛是一种常见疾病，由于发作时疼痛剧烈，难以忍受，严重影响病人的生活和工作，如不控制，会严重降低病人的生活质量，最终可导致病人心理异常，甚至自杀。针对这一顽疾，人们一直没有停止过研究，但迄今为止其病因与发病机制仍无定论。

随着现代微创神经外科的发展和医学影像学的运用，神经微血管压迫学说逐渐被很多研究者接受，认为在排除其他可造成神经损伤的因素后血管压迫为原发性三叉神经痛的主要病因。然而由于该学说本身的不完善性及很多无法解释的现象使其颇受争议，也有很多研究者不认同该理论。

一、神经微血管压迫学说提出的背景

三叉神经痛的药物治疗复发率高，毒副作用大，最终病人因不能忍受而寻求手术治疗。早期手术治疗多是针对三叉神经的破坏性治疗，许多神经外科医生在行颅后窝入路三叉神经根部分切断术时发现，部分三叉神经痛病人的三叉神经根与血管存在接触，当把血管与神经分离时，病人的阵发性疼痛瞬间消失。此后逐渐有研究者提出血管压迫可能为三叉神经痛的病因，分离血管与三叉神经根有治疗三叉神经痛的可能性。其中 Jannetta 在这方面做了大量研究和报道，并促进了神经微血管减压术的开展。

二、神经微血管压迫学说的主要观点

硬化、迂曲或走行异常的小血管压迫三叉神经根部，主要受压部位为神经根进、出部。该部分为三叉神经的中枢与周围髓鞘移行区，长度 0.5~1.0 cm（也有作者将其定义为 0.7 cm 以内），由于此区无雪旺细胞所形成的髓鞘的包裹，对搏动及跨过性压迫较敏感。

神经根进、出部以外的神经根长期受压也可引起神经的脱髓鞘病变，最终导致神经的电位活动异常（损伤性或异位放电）。神经冲动传导异常的可能机制包括：双向传导；传导速度减慢；中枢产生“总和”现象；相邻神经纤维之间形成伪突触，出现“短路”现象，导致其他非伤害性感觉刺激（如温、压、触觉等）形成一系列的神经冲动，传至中枢引起痛觉增长，脑组织萎缩、下移，使其表面的血管相对延长、迂曲，从而与神经根接触；动脉硬化退变、扩张加重压迫的程度（可用于解释三叉神经痛多见于中、老年人）。

三叉神经痛常见的责任血管为：①小脑上动脉，于脑桥上缘由基底动脉末端发出，距离大脑后动脉根部 1~2 mm，有时与之共干；小脑上动脉与大脑后动脉伴行，绕大脑脚后行至小脑的上表面，两者之间有动眼神经穿过；小脑上动脉可形成一向尾侧延伸的血管襻，与三叉神经根部接触，主要压迫神经根的上方或上内方；②小脑前下动脉，自基底动脉下部发出，也可来源于椎动脉上部，位于三叉神经的下方，向后外方走行，越过Ⅵ、Ⅶ、Ⅷ颅神经的腹侧面，在绒球外上方形成血管襻，并于襻上发出迷路动脉；一般小脑前下动脉从下方压迫三叉神经，也可与小脑上动脉一起对三叉神经形成夹持压迫；③基底动脉，随年龄增长及血流动力学的影响，基底动脉可向两侧弯曲而压迫三叉神经根，一般多弯向较细小的椎动脉一侧。

较为少见的责任血管有：小脑后下动脉、变异血管（如永存性三叉动脉）、脑桥横静脉、外侧静脉及基底静脉丛等。

关于压迫部位，早期有研究者认为只有动脉压迫了三叉神经根的神经根进、出部才引起三叉神经痛，其后又有许多研究者指出，血管压迫三叉神经根进、出部以外也可引起疼痛；多支血管不同部位压迫三叉神经可能是微血管减压术后复发的原因之一；不仅是动脉的搏动性压迫，静脉压迫及其他机械性压迫，如蛛网膜增厚粘连、硬脑膜及岩尖等的压迫均可促使三叉神经痛的发作。这些观点丰富并发展了血管压迫学说。

关于压迫程度，根据手术中所见可将三叉神经受血管压迫分为3级：Ⅰ级，血管密切接触神经根，但没有在神经根上形成明显可见的压痕；Ⅱ级，神经根被血管推移和（或）神经根扭曲；Ⅲ级，血管在神经根上形成明显的凹痕。

三、支持神经微血管压迫学说的依据

血管压迫可能为三叉神经痛的发病机制是由Dandy首次提出的。随着微创神经外科的发展，微血管减压术已成为治疗三叉神经痛的有效方法，同时也成为支持血管压迫学说最有力的证据。治疗三叉神经痛无疑有多种有效的手术方法，从外周阻滞到各种经皮穿刺技术，为什么神经外科医师青睐微血管减压术？这是因为其具有止痛效果明显、复发率较低、非破坏性等优点。95%三叉神经痛病人在行微血管减压术后疼痛立刻得到缓解，其中71%~94%的病人可保持2~6.7年的缓解期（随访最长者达20年无疼痛发作）。手术后2年未复发者，复发的可能性减小。目前越来越多的研究提示，微血管减压术可能成为治疗三叉神经痛的最佳手术方法。当然，一种有效的治疗方法还必须考虑到其可能的不良反应，最常见的微血管减压术的并发症包括听力减退、复视、面部感觉减退、脑干或小脑发生梗死或出血、运动失调、脑脊液漏、脑膜炎及脑积水等，除听力减退（发生率约3.2%）较难恢复外，大多数颅神经损伤的症状轻微，多可逐渐恢复。

微血管减压术为开颅手术，此项手术枕骨需切开，暴露三叉神经，使用人工材料将邻近的血管与三叉神经分开，具有一定的手术风险。目前，多数医生认为对于三叉神经痛涉及V_1支而其他手术方法有导致角膜感觉减退危险的病人、较年轻的病人、顽固难治的病例及手术后复发者均可考虑行微血管减压术治疗。也有人认为身体状况良好的老年病人也可施行微血管减压术，以尽量保持三叉神经的正常功能。

有研究者进行了术中观察，对神经根血管压迫的方位与三叉神经痛的面部疼痛的分布区域进行相关分析，发现两者有一定的相关性，即血管压迫在神经根的上内侧引起以V_1支配区为主的面部疼痛，压迫在上外侧引起以V_2分布区为主的疼痛，压迫外侧及下方引起以V_3支配区为主的疼痛。这些发现与三叉神经根脑池段的皮层定位相吻合，也支持血管神经压迫为三叉神经痛的病因学说。一些研究显示，在三叉神经痛、半面痉挛、舌咽神经痛、位置性眩晕及原发性高血压病人中均可见到脑干附近颅神经根部有血管的压迫，微血管减压术对此均可进行有效的治疗，但有效率各家报道结果不一，一般在60%~80%范围内。表明低位脑干受血管搏动性压迫可能是原发性高血压和颅神经病变的发病原因之一，有研究者使用球囊扩张的方法诱导制作了狒狒高血压模型。尸体解剖的研究也表明，除小脑前下动脉及椎动脉压迫脑干可能为人类原发高血压的病因外，动静脉畸形、动脉瘤、动静脉瘘、永存三叉神经动脉及椎基动脉扩张迂曲等血管异常均可引起三叉神经痛。有研究者推测血管压迫引起了受累神经的脱髓鞘改变，而神经的脱髓鞘导致了不正常的神经信号传导。

随着MRI的三维序列快速发展，如三维时间飞跃（3D-TOF）、三维结构相干稳态（3D-CISS）、稳态采集快速成像（FIESTA）等技术明显提高了术前神经血管压迫的发现率。

Yousry等（2004）使用FIESTA或3D-CISS序列对三叉神经进行MR成像，三叉神经的显示率为100%，并可显示其神经根进、出部及三叉神经节。

Yoshino等（2003）使用这些序列显示神经与动脉的关系，同时可显示静脉与之关系。

故有研究者建议对三叉神经痛病人行MRI检查时，在常规序列基础上加上FIESTA及3D-CISS序列，对术前评价或γ刀的定位及寻找可能的病因提供有用的信息。

MRI可客观、清晰地显示三叉神经根周围是否存在血管影像，但血管对神经根是否造成压迫则因缺乏客观标准而难以判断。随着MR成像技术的进展和图像后处理软件的开发运用，能够更细致直观地显示神经血管关系。

定量MRI及功能MRI对三叉神经痛病因及发病机制的研究也有很大潜力，如近期在对三叉神经痛病人进行神经根的直径和截面积测量的研究中发现，患侧神经根变细，提示有神经萎缩现象；MR波谱分析发现部分三叉神经痛病人的额叶前外侧区N-乙酰天门冬氨酸（NAA）的含量下降。

MRI显示（特别是T_2WI、FLAIR或DWI上）三叉神经痛病人的微血管减压术后脑干出现异常信号约占 23.8%，呈楔形者被认为是血管损伤而致的缺血或梗死灶，而呈曲线形者则被认为是微血管减压术后三叉神经对手术操作的反应性改变，主要依据有：①信号改变在解剖上与三叉神经的脑干分布一致；②表观扩散系数（ADC）图显示扩散受限；③术后 1 个月 MRI 复查异常信号吸收或消失。

据此，有研究者提出微血管减压术治疗三叉神经痛的有效性来自于手术对三叉神经根的创伤，而非减压本身。然而临床观察发现，微血管减压术后的面部感觉异常或麻木与止痛效果无相关性，甚至出现了止痛效果不好的面部麻木，提示微血管减压术不一定是通过对三叉神经的损伤而产生治疗效果的。

四、不支持神经微血管压迫学说的论据

尽管支持神经微血管压迫理论的研究和报道很多，但临床上仍有一些不能用该理论来合理解释的表现：①女性病人多于男性（1.5:1）；②出现扳机点（即面部出现某个区域，微弱的非伤害性刺激，如风吹、刷牙、剃须、咀嚼或说话等，可引发三叉神经痛的典型发作）；③阵发性疼痛（通常持续 2~3 s，一般不超过 20~30 s），续断性或丛集性发作，中间通常有数秒至数小时的无痛间歇期或自发缓解期，神经血管压迫应该是持续存在，为什么疼痛为周期性发作？④为什么普通止痛剂治疗无效，而对抗癫痫药物（如卡马西平）有反应；⑤为什么有的病例术中发现神经根萎缩，而并没有血管的直接压迫？

很多问题尚不能仅用血管压迫来合理解释。

微血管减压术作为三叉神经痛的一种手术治疗方法已在世界范围内得到广泛运用，然而在不同的个体上取得的效果差别较大，可为完全止痛、部分止痛及无效。对三叉神经痛行手术探查时，可发现三叉神经根的多种异常改变而非仅仅血管压迫表现，如神经根明显萎缩（直径减少 1/3 或更多），呈条带状，颜色灰暗，局部与蛛网膜粘连明显，或有神经根成角等，对由于其他原因行颅后窝手术的病人进行观察，发现部分病例有三叉神经血管压迫的表现，但术前无三叉神经痛症状，故有研究者认为发现神经血管压迫并不能证明其为三叉神经痛的病因。

尸检报告和健康志愿者的影像学检查结果也表明三叉神经根部与邻近的血管关系密切，神经血管接触率（包括血管压迫）达 50%~70%，但人群中三叉神经痛的发病率较低，这意味着神经血管压迫并非导致三叉神经痛的必要条件。

针对微血管减压术治疗三叉神经痛的有效性，有人提出，由于手术对三叉神经的创伤阻扰了神经传入，从而减弱了造成三叉神经痛的脑干的异常活动，使疼痛缓解。另外临床观察发现，轻度神经血管压迫的三叉神经痛病人微血管减压术后随访结果与重度压迫者无明显差别，这也是不支持神经血管压迫理论的理由之一。

桥小脑角区无症状的血管襻在 MRI 影像上很常见，且根据许多病例的术中所见，MRI 的结果仍不十分可靠。有研究者认为，过分依赖影像学资料容易产生误导，仅靠现有的成像技术并不能提供神经血管压迫的确切证据。其他信息，如临床资料、电生理学及用药情况等对手术的选择会更有帮助。

不接受三叉神经痛的神经血管压迫“外周机制”的研究者认为，“中枢机制”在三叉神经痛的发病上起主要作用。内源性 5-HT 激活孤束核及三叉神经束核内的 5-HT_3 受体被认为是引起三叉神经痛的中枢机制之一，另外，多发性硬化病人发生三叉神经痛时的微血管减压术术后效果远不及“原发性三叉神经痛”，提示此类病人“中枢机制”可能为疼痛的主要病因。使用微电极对大脑运动皮层进行刺激可明显减轻颅神经痛，受刺激的同侧丘脑、额叶眶回、扣带回及脑干上部的血流量有改变。其机制还不清楚，可能为从运动区及运动前区投射到丘脑的神经活动受到了大脑运动皮层刺激的抑制，限制了疼痛相关结构（如丘脑内侧部、扣带回前区等）内的突触传递活动；大脑运动皮层刺激的同时所观察到的病人运动及感觉功能的改善，提示电刺激促进了皮层的重塑，抑制丘脑的机能亢进，故有作者利用大脑运动皮层刺激相关的方法对三叉神经痛、面肌痉挛等病人进行治疗也取得了一定的疗效，表明中枢机制在三叉神经痛发病上可能发挥了作用。

五、小结

有关三叉神经痛的临床研究的报道较多，但研究方法与结论很不一致，可比性不好。如疼痛和止痛效果的评价方法不一，很少有研究使用多维定量评价方法。用随机对照试验的标准来衡量许多研究所得的观察资料，其缺陷是明显的，包括对三叉神经痛病人的入选标准不一致，止痛效果测量不一致，完全止痛与部分缓解的区分，治疗失败与复发的定义

未考虑或未能严格控制,多使用电话或信件询问方式,而很少使用疼痛量表等,使得很多研究在方法学上不符合循证医学的要求。

治疗后随访的时间不一,从数月至数年不等,降低了研究的可比性,且按照 Kaplan-Meier 生存分析设计,治疗效果评价的可靠性要求足够长的随访时间,按此标准,很多有关三叉神经痛的临床研究方面结论不一定可靠。故今后的研究应强调标准设计,尽量采用疼痛量表及疼痛问卷法(如 McGill 疼痛问卷)等。

由于三叉神经痛的病因未明,导致其治疗方法有很多种,效果评价不一。血管压迫可能是三叉神经痛的重要病因,但其他因素,包括脑干及丘脑的功能与结构异常也与三叉神经痛的发病有关。传统上将三叉神经痛的发病机制人为地分为“周围机制”与“中枢机制”,这种互相对立的做法不利于问题的解决,而应将两者统一起来更为合理。

三叉神经的外周和(或)中枢病变导致异常神经冲动传入,引起中枢疼痛相关核团的活动异常,长期的异常刺激进而导致其结构和功能的变化,形成恶性循环。

随着微血管减压术手术的广泛开展及现代医学影像学的发展,以往所谓的原发性三叉神经痛在中枢或周围神经多能找到轻重不等、性质不同的病变部位,故有研究者建议将三叉神经痛视为一种症状,而不将其作为一种单独疾病看待。这样可能更有利于扩大视野,最终阐明三叉神经痛的发病机制。

第五章　位听神经

第一节　罕见巨大听神经瘤误诊

听神经瘤为小脑桥脑角常见的良性肿瘤，多见于30~50岁的中年人，性别无明显差异。听神经瘤多源于第Ⅷ脑神经内耳道段，亦可发自内耳道口神经鞘膜起始处或内耳道底。

一般为单侧，双侧听神经瘤属多发性神经纤维瘤病2型，发病率为1/50 000~1/100 000。早期症状有耳鸣、听力减退、眩晕；晚期则引起周围性面瘫、共济失调及颅内压增高症状。

听神经瘤CT表现为瘤体呈等密度或低密度，少数呈高密度。肿瘤多为圆形或不规则形，位于内听道口区，骨窗见内耳道扩大、骨侵蚀或骨质吸收，增强效应明显。

MR T_1WI上呈略低信号或等信号，T_2WI上呈高信号，注射对比剂后瘤实质部分明显均一强化，囊变区不强化。

听神经瘤按大小分为：① 1期，内听道型，局限于内听道内；② 2期，小型，1~14 mm；③ 3期，中型，15~29 mm；④ 4期，大型，30~40 mm；⑤ 5期，巨大型，大于40 mm。

大型肿瘤可占据整个一侧颅后窝，并向上经天幕裂孔至幕上，下达枕骨大孔的边缘，内侧可跨越脑桥的前面而达对侧。一例肿块直径 >4 cm，属巨大听神经瘤。

听神经瘤需与三叉神经瘤鉴别，后者好发于中、后颅窝，鞍旁麦克尔腔，三叉神经半月结处，岩骨尖部，肿瘤成分在CT密度与MRI信号上与听神经瘤并无明显差异，多为囊实性肿块。骑跨颅中后窝的“哑铃”状外观及岩骨尖破坏是其重要鉴别征象。

该例肿块位于后颅窝部分位置靠后，位于岩骨后部，不符合三叉神经瘤位置靠前位于岩骨尖的表现。“瘤蒂征”为听神经瘤特异征象，表现为肿瘤呈“锥”状移行进入扩大内耳道。听神经瘤按起源部位分有前庭神经内耳道段即非神经胶质段，和桥小脑隐窝段即神经胶质段，起源于前庭神经内耳道段为瘤蒂病理解剖学来源基础。

听神经瘤来源于桥小脑隐窝可能是其未见瘤蒂的主要原因。该例未见瘤蒂术中发现肿块从桥小脑隐窝向前方生长，破坏岩骨尖并侵入中颅窝，内听道并未累及，因生长方式与典型听神经瘤不同而造成误诊。

听神经瘤还需与相应部位脑膜瘤、胆脂瘤相鉴别。

（1）脑膜瘤：脑膜瘤一般呈圆形或卵圆形，CT及MRI增强扫描强化明显，密度信号均匀，多无坏死及囊变区，向幕上生长时可见“逗号征”。

（2）胆脂瘤：胆脂瘤沿脑池匍匐生长，增强后无强化，无内听道扩大。

巨大听神经瘤的相关影像报道甚少，该例罕见。追问既往史，患者耳鸣症状十余年前即出现，估计肿瘤已缓慢生长多年。其首发症状符合听神经瘤的表现，与三叉神经瘤早期引起一侧面部麻木疼痛的症状截然不同。当肿瘤巨大时，依据肿瘤好发部位及形态进行鉴别易造成误诊，诊断时要充分结合临床，考虑其他肿瘤的可能性。

第二节 小的小管内听神经瘤的假阳性诊断

Lin & Silver（1973）报告 2 例假阳性造影检查，一为前庭神经炎致内听道不全充盈，一为蛛网膜炎及硬膜与第Ⅶ、Ⅷ颅神经之间的粘连，均误诊为听神经瘤。造影技术为碘苯酯 1ml 加多轴位断层，内耳液体分流（诊断性内耳迷路切开术）对于发现小的小管内的听神经瘤是一可靠的手段，当造影结果模棱两可或不满意时，或造影不能确定有否小管内肿瘤，疑有充盈缺损时，更应采用此术。位听神经病变常引起神经性耳聋与耳鸣，如听神经纤维瘤。

第三节 内听道的单侧扩大

两侧内听道的明显不对称通常见于小脑桥脑角肿瘤，最常见为听神经瘤，一般统计，10% 以下的健康人在内听道的垂直高度和（或）后壁的长度，两侧比较，分别可有 1 mm 或 2 mm 的差异。Weinberg 等（1981）报告 3 例病人，年龄为 20 岁、36 岁和 44 岁，两侧内听道显著的不对称，在高度上相差最大者为 13 mm，在长度上为 5 mm，他们均没有与小脑桥脑角区相关的临床症状，X 线平片，多轴位断层片均见扩大的内听道皮质边缘完整，2 例碘水脑池造影与 CT 均未发现异常，第 3 例作进一步神经放射学研究，无听力障碍，追踪 7 年仍未发现小脑桥脑角病变的表现。该作者认为，两侧内听道不对称且无症状，后壁长度差大于 3 mm，高度差大于 2 mm，可能都属于发育上的变异。

第六章　面　神　经

面神经瘤相对罕见，约占周围性面神经麻痹病因的5%，以往术前诊断较为困难，CT、MRI问世后使面神经瘤术前确诊成为可能。面神经瘤可发生于桥脑小脑角到耳下腺面神经走行的任何部位，偶尔双侧发病，也可发生在神经纤维瘤病时。

Kiroglu等（1996）曾报道1例神经纤维瘤病Ⅱ型，同时伴有双侧多中心的面神经瘤。该肿瘤一旦发生，常沿神经蔓延生长，从而累及面神经多个节段，一组6例患者的研究中5例肿瘤累及面神经2个或2个以上的节段，说明这一点。

一、临床表现

面神经瘤多数为面神经鞘瘤，神经纤维瘤少见。面神经瘤可发生于面神经的任何一段，前膝为好发部位；但也有文献报道，58%发生于面神经管垂直段，发生率最高。极少数面神经瘤是神经纤维瘤病的一种表现。

面神经瘤的主要临床表现为面神经功能障碍，典型表现是缓慢渐进性面神经麻痹，其他表现为突然发作的面神经麻痹、反复发生的间歇性面神经麻痹和半面痉挛。

进行性面神经麻痹是该病较为特征的临床表现，一般起病缓慢，早期常为面神经刺激症状，如面肌痉挛、面肌无力、面部感觉迟钝等，一般在2~5年后逐渐发展成面瘫，但偶而面瘫也可突发或呈波动性。一组6例患者的研究中，在临床上有5例表现为传导性耳聋，1例为混合性耳聋，1例面瘫发生在听力障碍后1年，其余面神经刺激症状和面瘫均于听力下降先后不久出现，病程在2~12年之间。

面神经瘤的第2个常见表现是听力下降，包括传导性听力下降、感音神经性听力下降和混合性听力下降，此外，还可表现为耳鸣、耳痛和眩晕等症状。

每个患者的临床表现根据面神经瘤的发生部位和大小而不同。发生于脑池段者在桥小脑角形成肿块，发生于内耳道者表现为内耳道肿块，发生于脑池段和内耳道段者主要症状是感音神经性耳聋，常易误诊为听神经瘤；发生于内耳道段和迷路段的较大面神经瘤可累及耳蜗器官，也可产生感音神经性耳聋；前膝发生的面神经瘤常可破坏膝神经节窝骨质，突入中颅窝，表现为中颅窝肿块；鼓室段面神经瘤表现为鼓室内肿块，常破坏听小骨或使听小骨移位，而表现为传导性听力下降或耳聋；发生于垂直段者表现为乳突内肿块并可破坏颈静脉窝骨质，形成颈静脉窝软组织肿块，可产生耳鸣等症状；腮腺段面神经瘤表现为腮腺内肿块；面神经瘤常同时累及多段面神经而产生多种临床表现。

由于面神经瘤的临床表现多种多样，因此，面神经瘤常被误诊或漏诊。

二、影像学研究

面神经迷路段、膝部、鼓室段和垂直段面神经瘤的CT表现为面神经管扩大和（或）骨质破坏，以及强化的软组织肿块。鼓室内软组织肿块可压迫听小骨使之移位或破坏听小骨；内耳道段面神经瘤表现为内耳道软组织肿块，可破坏内耳道前上方骨质，软组织肿块可向前破坏面神经管迷路段和膝神经节窝骨质突入中颅窝，向内通过内耳门突入桥小脑角而形成桥小脑角肿块。这在CT上形成典型的由内耳道和面神经管沟通的桥小脑角和中颅窝面神经瘤，此征象为鉴别面神经瘤与听神经瘤的特征性征象。

由于颅底CT层面骨伪影较多，CT有明显的局限性：桥小脑角和中颅窝肿块及腮腺内面神经瘤在CT上显示较差，发生于这些部位的面神经瘤容易漏诊；CT显示颞骨内软组织影的真实密度和软组织影有无强化效果较差，对显示发生于鼓室内或乳突的面神经瘤与发生于鼓室内或乳突内的其他肿块较困难；CT诊断内耳道内小面神经瘤较困难；而且由于面神经管鼓室段和垂直段有骨质缺损，因此CT较难诊断发生于这些部位的小面神经瘤。

面神经瘤在MR T_1WI呈略低信号或等信号，

T_2WI 呈略高信号或等信号，较大的面神经瘤信号不均匀，内有囊变，T_1WI 呈很低信号，T_2WI 呈很高信号，极少数面神经瘤为囊性病变。增强后面神经瘤呈轻度至明显强化，强化可呈均匀强化，较大的面神经瘤呈不均匀强化，增强扫描能直接、准确地显示面神经瘤累及哪几段面神经，有助于面神经瘤的定位、定量和定性诊断，而且，MR 内耳水成像或脑池造影能清楚分辨肿瘤是否来源于面神经，但是，MRI 有时不能准确判断内耳道或（和）脑池的大肿瘤是来源于面神经还是听神经，同时，MRI 也不能鉴别神经鞘瘤与神经纤维瘤。

总之，CT 能准确显示面神经瘤产生的中耳和内耳的骨质改变，而 MRI 能直接显示肿瘤本身，二者结合能较准确地显示面神经瘤累及的部位、范围，并进行定性诊断，对确定手术入路（经乳突、中颅窝或后颅窝入路）和切除肿瘤有重要意义。

影像学表现多种多样　面神经瘤的 CT、MRI 表现与肿瘤部位及受累范围密切相关，尽管其影像学表现多种多样，但只要了解该肿瘤的发生、生长特点及面神经各段受累时的影像学特点，术前诊断并不困难。

（1）颅内脑池段和（或）内耳道段：表现为桥脑小脑角区肿块和（或）内耳道的增宽，平扫、增强 CT 及 MRI 表现均类似听神经瘤，但该部肿瘤可沿面神经扩展到膝状神经窝及水平段面神经管等处，因此常有别于听神经瘤。一组 1 例起源于桥脑小脑角、内耳道的面神经瘤经迷路段扩展到膝状神经窝区，CT 及 MRI 从不同侧面完整地显示了肿瘤的全貌。类似此生长方式的面神经瘤文献上也有报道，而且被认为是面神经瘤的特征性表现之一。

（2）迷路段：正常面神经管迷路段长 3~5 mm，宽约 1 mm，当面神经瘤发生在迷路段时，以 CT 显示为佳，表现为面神经管迷路段的扩大（>1 mm）。

（3）膝状神经节：面神经瘤可源于或蔓延至膝状神经节，此时常出现岩骨前缘中部膝状神经窝区骨质破坏，可分别表现为局部骨质变薄、不连续、膨胀性骨破坏，骨破坏的残端可特征性外翘或呈抱球状改变，也可呈半月形局限光滑的骨缺损，由于病变很靠近中颅窝的硬脑膜，因此可向中颅窝内扩展。CT 平扫肿瘤多为等密度，增强后扫描仅有轻至中度增强，因此一般与正常脑组织对比不甚明显。轴面增强 T_1WI 图像上，肿瘤多表现为明显均一强化，因此，即使是微小面神经瘤也可被清晰显示。

（4）水平段：典型时可见病变沿面神经管水平段分布，影像学上表现为面神经管膨大，由于面神经管常被破坏，肿瘤可生长到鼓室中耳腔内，因肿瘤源于面神经，而面神经水平段位于上鼓室内壁，因此锤骨、砧骨可受压外移，另外生长在该部的肿瘤还易向前蔓延达膝状神经节，也可经第 2 膝部向下沿面神经乳突段生长，偶尔可向上引起鼓室天盖破坏，个别严重者还能破坏内耳等结构。

（5）乳突段：表现为面神经管垂直段扩大，乳突气房内相应的面神经走行区软组织肿块，病变边缘清楚，常向鼓室段及腮腺区蔓延，一组 1 例起自乳突段的面神经瘤累及膝状神经节和水平段、垂直段面神经管及腮腺区多个部位。

（6）颅外腮腺段：少数情况下，肿瘤可局限于腮腺段内，也可蔓延至或源于面神经垂直段，当肿瘤仅局限在腮腺段内时，常无法与其他腮腺肿瘤鉴别。

总之，沿面神经走行的肿瘤应高度怀疑为面神经瘤，其特征性的影像学表现包括：①肿瘤常沿面神经蔓延生长，累及 2 个或 2 个以上的节段；②膝状神经窝处骨质呈膨胀性破坏，残端外翘，呈抱球状；③因面神经受累段肿大、膨胀，CT 图像上可见典型的面神经管扩张，MRI 图像上可见面神经增粗；④桥脑小脑角与膝状神经窝区出现穿跨岩骨生长的哑铃形肿物。CT、MRI 各自的优势：CT 在显示骨细节方面占据优势，如内耳道扩大，膝状神经窝区骨质破坏，各段面神经管的扩张、膨大及破坏等，因此，迷路段、鼓室段内病变最好用 CT 检查；MRI 较 CT 有更好的软组织对比度，且具有直接多平面成像和成像参数多等特点，因此，最好用于显示脑池段、内耳道段面神经瘤，对同时涉及乳突段、腮腺段的面神经瘤也以 MRI 显示为佳。

三、鉴别诊断

发生于不同部位的面神经瘤需与各部位的肿瘤鉴别。

（1）听神经瘤：桥小脑角区和内耳道的面神经瘤容易误诊为常见的听神经瘤，但由于面神经在内耳道内占据其前上 1/4 象限，因此采用多方位高分辨率薄层 CT 扫描，如发现内耳道骨质侵蚀位于内耳道前上缘则高度提示面神经瘤的诊断，若同时合并有面神经管迷路段扩大和膝状神经窝区病变，或于岩骨中部已发现有突入颅中窝的肿块时可确诊为本病。

（2）内耳道内面神经瘤与听神经瘤的鉴别要点：面神经瘤位于内耳道前上象限，内耳道前上方骨质破坏；面神经瘤表现为通过内耳道和面神经管迷路段沟通的中颅窝和桥小脑角肿块，而听神经瘤通过内耳门形成桥小脑角和内耳道肿块，而不累及面神经管迷路段；薄层MRI或MR水成像可显示肿瘤源于内耳道内的哪一条神经，从而得到确诊。内耳道内面神经瘤还要与血管瘤鉴别，血管瘤T_2WI呈较高信号和肿瘤明显强化有助于鉴别。另外，采用较先进的MRI设备、成像序列及重建手段，也有可能直接显示肿瘤源于面神经。

（3）胆脂瘤或胆固醇肉芽肿：当肿瘤发生于鼓室段时需与胆脂瘤鉴别，后者有慢性中耳炎病史，病变常位于上鼓室或鼓窦区。典型的CT表现是上鼓室外壁与听小骨之间有软组织团块，外耳道骨棘、鼓室盾板常有破坏，锤、砧骨向内移位并受侵蚀；而面神经瘤则表现为进行性面神经麻痹，软组织包块沿面神经走行分布，位于锤、砧骨的内侧，常导致锤、砧骨受压外移，不伴有上鼓室外壁，如鼓室盾板的骨质破坏，另外肿瘤常向前侵及膝状神经节，引起膝状神经窝的破坏及扩大，因此一般鉴别诊断不难。

发生于鼓室内或岩尖的面神经瘤要与胆脂瘤或胆固醇肉芽肿鉴别，CT表现均为骨质破坏和软组织肿块，有时鉴别较难。而胆脂瘤的MRI表现为长T_1、长T_2或短T_1、长T_2信号，增强后无强化；胆固醇肉芽肿T_1WI和T_2WI均表现为高信号。发生于鼓室段和垂直段的面神经瘤常累及颈静脉窝，需与颈静脉球瘤鉴别，颈静脉球瘤的MRI表现为特征的“胡椒盐征”，DSA显示肿瘤有染色。

（4）中耳癌：本病临床表现与面神经瘤不同，尽管肿瘤侵及面神经管后可引起面神经瘫痪，但中耳癌多继发于慢性化脓性中耳炎的病例，占75%~85%。早期可表现为血性或脓血性耳漏，多带臭味，可有深部胀痛，疼痛可反射性引起下颌关节僵直、张口障碍。局部检查时新生物触之疼痛，质脆易出血，切除后常又迅速生长。CT图像上可见中耳腔内软组织肿块并有较广泛的骨质破坏区，破坏部位的中心不定，破坏区边缘多呈虫蚀状、不规则，听小骨破坏也较完全。而在面神经瘤，尽管肿物也可填塞中耳腔，但仔细观察可见肿物是沿面神经走行区分布，另外所见骨质破坏系肿物压迫所致，因此骨破坏边缘较锐利。

（5）Bell麻痹：面神经强化也见于Bell麻痹，与面神经瘤鉴别的要点是：Bell麻痹引起的面神经麻痹常为急性发作，随访检查显示面神经强化程度逐渐减低，甚至无强化；Bell麻痹的特征性表现为颞骨内面神经整个强化，而面神经一般不增粗。

（6）其他鉴别诊断：还有桥小脑角区脑膜瘤、三叉神经纤维瘤等，一般根据各自的影像学表现和临床特征多可鉴别。腮腺内面神经瘤术前诊断困难，如同时有垂直段面神经管受累，提示有本病的可能，但腮腺癌也可沿面神经管向上侵犯、诊断时应加以注意。

总之，面神经瘤有较特征的CT及MRI表现，熟悉面神经的走行、了解面神经瘤的生长特点及相应的CT、MRI表现，绝大多数病例是可以在术前做出正确诊断的。

第七章　眼运动神经

眼运动神经包括动眼神经（Ⅲ）、滑车神经（Ⅳ）和展神经（Ⅵ），三者均通过眶上裂进入眼眶协同支配眼外肌运动。

动眼神经自中脑脚间窝出脑进入脚间池和桥前池，走行于大脑后动脉和小脑上动脉之间，入海绵窦顶壁，经眶上裂出颅，支配除外直肌和上斜肌外的眼外肌。动眼神经分为脑质内段、脑池段、海绵窦段和颅外段。Sun 等（2008）运用 3D-CISS 技术结合多平面重建从不同的角度显示动眼神经脑池段，神经和血管呈低信号，脑脊液呈高信号，神经和血管同脑脊液对比明显，可以判断神经 - 血管是否接触；利用该技术扫描 17 例存在动眼神经麻痹症状的病人，9 例为小脑后动脉压迫动眼神经，4 例为基底动脉压迫动眼神经，2 例为后交通动脉压迫动眼神经，另外 2 例为肿瘤压迫动眼神经，其结果与手术符合率为 100%。另外，由于血管在 3D-TOF-MRA 原始图像上呈高信号，而神经呈等信号，因此 3D-CISS 结合 TOF-MRA 多平面重建有助于辨别神经和血管之间的位置关系。

Liang 等（2009）研究表明，正常人大脑后动脉和小脑后上动脉与动眼神经存在神经血管接触的比率分别为 55.1% 和 58.9%。Held 等（2000）认为 3D-CISS 同 3D-1T MP RAGE 序列比较，两者均能清晰显示动眼神经脑池段，差异无统计学意义。

第八章　舌下神经

舌下神经管是颅底的固有骨性结构。舌下神经位于该管内，穿过舌下神经管走行于颈动脉间隙内。头颈部肿瘤沿脑神经侵犯是一种较隐蔽的转移方式，直接关系到患者临床治疗方案的选择、疗效及预后评估。而舌下神经及舌下神经管邻近鼻咽，是鼻咽癌较易侵犯的一个部位，该部位的侵犯是鼻咽癌晚期的一个重要表现，亦是影响预后的重要因素之一。

颅底区域解剖结构复杂，变异大，原发病变少，易误诊，故该部位病变的影像诊断常需要行多平面成像研究。目前，关于舌下神经管及舌下神经的常规 CT、MRI 的显示情况和影像表现的研究尚不多见，故该部位的病变较易被忽视。

早期发现和准确评价肿瘤的沿脑神经侵犯，熟悉颅神经的正常解剖和颅神经间的相互交通是非常重要的。颅神经之间的交通途径构成了肿瘤的沿脑神经侵犯解剖学基础。头颈部肿瘤的侵犯是引起舌下神经管及舌下神经病变的重要原因之一。King 等（1999）报道鼻咽癌的舌下神经侵犯占 1.3%（21/387）。CT、MRI 对该区域结构的清晰显示对鼻咽癌患者的治疗前精确诊断、治疗计划的制订以及随访和预后评估均有很大的价值。

三维适形放疗（3D CRT）及调强放疗（IMRT）计划的制订需要精确勾画靶区，而舌下神经管及舌下神经区域亦是需要引起重视的部位，尤其是该区域受到侵犯时更应予以特别关注，如靶区勾画不足则可能因肿瘤受量减低而导致局部未控。鼻咽癌患者治疗后随访中出现舌下神经麻痹表现时亦需仔细评估舌下神经管及舌下神经区域影像表现以明确复发抑或放疗后并发症。

解剖研究发现，舌下神经管外形与颅腔大小有关且舌下神经管经常分成两部分，比例高达 43%。影像学研究表明舌下神经管内段 74% 可在 3D CISS 序列显示，而增强快速梯度回波序列可以 100% 显示舌下神经管内段。

解剖研究发现，舌下神经进入舌下神经管上内部前分为两束，在管内合并成一束斜行走向下外部，周围被静脉丛包裹。

一组研究显示，在 MRI T_1WI 上舌下神经管壁为低信号，其内为中、低信号影。T_2WI 管壁为低信号，其内为中、高信号。脂肪抑制增强 T_1WI 上管壁为低信号，其内为高信号，中间混有低信号，其内高信号与周围血管相连。MRI 上低信号为舌下神经部分，高信号为周围静脉丛。该组结果表明，MRI 可显示舌下神经池内段、管内段部分及周围静脉丛，但舌下神经管外段则未能显示；而 CT 无法显示舌下神经。解剖研究发现，76.56% 舌下神经池内段分成两部分在管内段合成一支，但该组的影像对照研究中 MRI 未能显示出舌下神经池内段分成两部分。但是 MRI 可以很好地显示舌下神经管、舌下神经管内段及周围血管，较 CT 有明显优势。

鼻咽癌是一种具有沿着最小阻力和潜在孔道如黏膜和黏膜下、筋膜、肌肉、血管和神经束侵犯的恶性肿瘤。鼻咽癌可以沿舌下神经侵入颅内。MRI 具有同时显示舌下神经管及舌下神经的优势，可以很好地判断仅有神经侵犯而无明显管壁改变的病灶。

一些作者认为对于舌下神经管区的结构，MRI 凭借其良好的组织分辨力不但可以清晰显示神经结构，还可以早期发现管壁的骨质改变，甚至可以在 CT 诊断骨形态改变之前，通过信号的变化，判断骨髓质和骨皮质的异常，为疾病的早期诊断提供帮助。对于 CT 与 MRI 之间的差异性，特别是在肿瘤的分期上尚需要相关的临床试验来进一步证实。

解剖研究报道舌下神经管形状、分型与种族、性别无关。一些作者解剖研究发现左、右舌下神经管内口至外口的长度，分别为（8.41 ± 0.02）mm，（8.42 ± 0.03）mm，经 t 检验，两侧无显著性差异（t=0.834 9，P>0.05）。舌下神经管纵径与矢状线夹角平均左侧为 44.5°，右侧为 43.6°，舌下神经管长平均为 8.5 mm。测量舌下神经管的纵径与矢状线的夹角(左 44.5°,右 43.6°)有助于术者在经枕下远外侧入路研磨时注意研磨的角度、方向和长度的选择,避免在实际手术中损伤舌下神经。

有作者解剖研究发现舌下神经管位于枕骨髁的前上方,为一对卵圆形或圆形孔道,内口至外口的长度为(8.51 ± 0.91)mm,舌下神经管长轴与正中矢状面夹角为(44.86° ± 3.08°)。Berlis 等(1992)通过颅骨 CT 研究发现舌下神经管长度平均为 7.8 mm,宽度为 5.0 mm。

一些作者通过 CT 与 MRI 测量 5 例头颈部标本双侧舌下神经管结构,结果显示舌下神经管中部内径为(4.85 ± 1.17)mm,范围在(4.50~6.50)mm之间。

该组测量的管长是 CT、MRI 轴面上的长度,而舌下神经管为斜向外下走行,故略小于舌下神经管解剖测量之长度。

尽管舌下神经管斜向外下走行,颅骨 CT 研究发现,舌下神经管在横断面上显示良好。CT 能较好地显示舌下神经管及其管壁骨质,MRI 可同时显示舌下神经管和舌下神经,增强 MRI 可以明确病变范围与周围血管的界限,以避免因扩大手术或放疗范围引起更大的损伤。

在 CT、MRI 首先确定枕骨大孔层面,再根据这个层面来确定舌下神经管则较为容易、快捷。对有舌下神经侵犯症状的患者推荐 MRI 检查,以利于更确切地评价病变,制定治疗计划以及正确评估疗效和预后。而对于 MRI 与 CT 之间对该区域病变的诊断差异及限度,尤其是在肿瘤的分期应用上尚需做进一步的临床试验研究。

第九章 其他颅神经

第一节 关于展神经

位于桥脑的外展神经核发出纤维，立即向前至第四脑室，其纤维通过桥脑被盖，由桥脑腹侧面发出，途经桥池到达海绵窦，然后经眶上裂终止于眼的外直肌。

磁共振水成像是迄今为止显示体内静态或缓慢流动液体的最佳检查方法。其信号强度高，对比度强，且无辐射和创伤，故目前已成为显示桥小脑角池及其内血管、神经位置关系的理想检查方法。而磁共振水成像中 3D- 快速平衡稳态进动（FIESTA）序列使用较大的翻转角，横向磁化矢量在连续激发中仍被利用形成信号，因此即使 TR 缩短，但由于相位重聚的原因依然可获得较好的图像质量。

3D-FIESTA 序列具有以下优点：①扫描时间短，图像质量高；②搏动和磁敏感伪影减少；③后处理图像立体、逼真，任意角度三维旋转可使各部分完整显示。

一、展神经和小脑前下动脉

展神经的颅内行程可以分为 5 段：①以神经核为起点的脑桥内段；②脑池段；③ Dorello 管段；④海绵窦段；⑤眶内段。

展神经脑池段在桥前池内向上、外、前穿行，然后穿过硬膜内层。此段与血管接触频繁，小脑前下动脉、小脑后下动脉、椎动脉及基底动脉均可与其接触。而面神经丘是显示展神经的重要解剖标志，可以通过它的位置和形状加以识别，这对于侵及展神经核的病灶的定位具有帮助。

一项研究中，面神经丘在第四脑室底部的横轴面图像上全部显示，其中 44 个在显示面神经丘层面的同时显示 Dorrelo 管和展神经的脑池段。

展神经具有以下特点：①颅底行程最长；②神经被紧束于岩尖和岩 - 蝶韧带间的骨纤维管道（Dorello 管）中；③神经穿过静脉窦；④在海绵窦内与交感神经链和颈内动脉相邻；⑤颅内全程有 3 处弯曲，分别位于脑膜入口处、岩尖及颈内动脉的外侧面。上述特点使展神经在外伤、肿瘤、动脉瘤和炎症疾病中易受累及。

由于展神经的走行特殊，与标准的横轴、冠状面及矢状面均不在一个平面而呈一定角度，因此，常规扫描无法显示展神经的长轴。横轴面图像上要满意显示其行径需向头尾侧倾斜，略呈斜冠状面。而矢状面方向则需沿神经走行方向行斜矢状面扫描。

由于在水成像上横轴面像可达亚毫米，且为连续成像，因此在原始数据基础上的图像重建（如多平面重建）可达各向同性的效果。利用此项图像后处理技术不仅可以缩短检查时间，而且可以根据患者实际情况灵活方便地调整显示方向以达到展神经和邻近血管关系的最佳显示效果，其图像质量与直接扫描图像质量基本相同。该组中将斜矢状面直接扫描与多平面重建图像比较，在视觉上两者无明显差异。

在展神经长径的斜矢状面上，展神经的脑池段可以全程显示。与展神经关系密切的主要为小脑前下动脉，展神经可位于此血管背侧或是腹侧，或是为该动脉穿通成为复式展神经。当小脑前下动脉越过展神经背侧并将其向斜坡方向推压是导致展神经麻痹的常见原因。据报道，在显微外科研究中，小脑前下动脉位于展神经腹侧者为 59%~79%，位于展神经背侧者为 16%~35.7%，穿通展神经根成为复式展神经者为 5%~25%。

该组研究结果显示，双侧展神经在横轴面图像上呈条状低信号，大部分走行较直，少部分出现弯曲。斜矢状面图像上可以将展神经脑池段全程显示,而小脑前下动脉呈点状低信号影,位于其背侧或腹侧,两者之间的关系显示清晰。

二、展神经与血管的关系

一项研究中统计了在3D-FIESTA序列图像上展神经周围常见的血管,包括小脑前下动脉(AICA)、椎动脉(VA)和小脑后下动脉(PICA)等。其中小脑前下动脉显示率最高,共见51条,其中58.8%(30/51)与展神经接触,41.2%(21/51)与展神经无接触;62.7%(32/51)行经展神经下方,37.3%(19/51)行经展神经上方,另外4条小脑前下动脉与展神经密切接触而难以区分其位置关系。8条椎动脉与展神经相接近,这些血管均位于展神经下面。

磁共振水成像序列借助桥小脑角高信号脑脊液的对比,较常规T_2WI序列更清晰地显示展神经以及与之相邻的脑血管的复杂解剖关系,为此区域内神经、血管性微小病变的发现以及因血管因素所致展神经症状的病因显示,提供了优良的检查技术,成为临床制订治疗计划的有力依据。

三、外直肌麻痹

外展神经支配眼球的外直肌,受损后由于内直肌牵拉,使眼球处于内收位,不能外展,病人有复视症状。

单纯的外直肌麻痹是眼外肌中最常见的损伤。假如病人不满14岁,不合并脑干的异常,较常见的原因是病毒感染。青年人最常见的原因是多发性硬化,40岁以上者最常见的原因是脑干梗死。

第二节 舌咽神经、迷走神经与副神经

第Ⅸ和Ⅹ颅神经的运动功能发自位于延髓橄榄体后方的疑核。此核发出舌咽神经(Ⅸ),支配茎突咽肌,可以上提软腭,经第Ⅹ颅神经(迷走神经)减少咽部肌肉向上收缩。疑核也发出运动纤维,为迷走神经,以减少舌咽肌和舌腭肌的张力。

舌咽神经的内脏运动成分支配腮腺,起源于下延核。迷走神经的内脏运动神经纤维起源于迷走神经背该,这些纤维支配咽和喉部的平滑肌和腺体以及胸腹腔内脏。脊髓的副神经支配胸锁乳突肌和斜方肌的运动功能。由颈1至颈5前角细胞发出的运动纤维通过枕大孔入颅,再通过颈静脉孔出颅。

舌咽神经、迷走神经与副神经有许多共同的功能,其神经核位于延髓。

舌咽、迷走神经纤维包含脊髓的感觉纤维、舌后1/3的味觉纤维、舌咽上声门内脏感觉纤维以及颈静脉窦、颈静脉、咽部、腹腔脏器的一般感觉纤维,还包括舌后、咽部、耳部皮肤的痛温觉与触觉纤维。延髓背外侧病灶可累及脊髓丘脑侧束、三叉脊髓束及前庭核,可引起典型的Wallenberg综合征,即延髓外侧综合征。

第三节 嗅神经及嗅神经母细胞瘤

一、概述

嗅神经由鼻腔上部黏膜内的嗅细胞轴突聚集而成,以嗅丝的形式穿过筛板进入颅内,与嗅球形成突触,嗅球发出嗅束向后延伸,其末端扩大为嗅三角。嗅神经分为嗅黏膜段、穿筛窦段、颅内段(包括嗅球、嗅束及嗅纹)。前颅窝底是颅脑外伤的常见部位,嗅神经损伤的部位主要位于嗅球、嗅束及额叶下部。

嗅球是嗅觉通路重要的中继站,Buschhüter等(2008)运用MRI容积扫描冠状面重建测量嗅球的体积,证实嗅球的体积与嗅觉功能存在明显相关性,并且随着年龄增长嗅球体积缩小。

Held等(2000)使用2 mm层厚2D-TSE及1 mm重建层厚3D-CISS及T_1 MP-RAGE序列对嗅神经进行观察,结果表明,3个序列均可显示嗅球、嗅束及嗅沟,3D序列的显示效果明显优于2D-TSE序列,3D-CISS及T_1 MP-RAGE对于嗅球及嗅束的显示情况基本相同,而对于嗅沟的显示CISS明显优于T_1 MP-RAGE。

3D-T_1 MP-RAGE 序列是三者中唯一可以显示嗅三角区域嗅纹分叉的序列，增强 T_1 MP-RAGE 有助于分辨嗅神经与周围脂肪、黏膜和气体的关系。

二、嗅神经母细胞瘤

嗅神经母细胞瘤是一种少见的恶性肿瘤，占所有鼻腔肿瘤的 3%~5%。Berger & Luc（1924）首次以感觉性嗅神经上皮瘤报道此病。

鼻腔嗅神经母细胞瘤是由嗅神经基板、嗅神经膜或神经外胚层的神经上皮发生而来。

1. 病理学　鼻腔嗅神经母细胞瘤镜下瘤细胞常呈不规则团块状，偶有弥漫分布。部分区域可见到 Homer-Wright 或 Flexner 菊形团结构，肿瘤细胞间有神经纤维，有助于本病的诊断及与淋巴瘤、未分化癌、胚胎性横纹肌肉瘤的鉴别诊断。

2. 临床表现　嗅神经母细胞瘤可发生于任何年龄，最小 1 岁，最大 83 岁，2 个发病高峰分别在 10~20 岁和 50~60 岁。一组 13 例发病年龄分别为 0~10 岁 1 例（7.69%），40~50 岁 3 例（23.08%），50~60 岁 6 例（46.15%），60 岁以上 3 例（23.08%），以 50~60 岁发病率（46.15%）最高。该组病例发病男女比率为 8:5，男女发病率较文献报道的男女发病率相对要高，可能与病例数偏少有关。

最常见的临床表现为鼻塞和鼻出血、头痛等，侵及周围器官结构可产生相应的临床症状，累及颅内可有视力障碍、呕吐等颅内高压症状，颈部淋巴结转移局部可触及肿块等。临床检查肿瘤位于鼻腔顶部、中上鼻甲或鼻中隔后上方的息肉样肿物。部分肿物呈结节状，质地偏脆。触之易出血。该组 13 例中，直接侵犯周围结构或颅内者 9 例（69.23%）。

3. 影像学研究　该组病例病灶 CT 显示多较均匀，但 MRI 却多显示不均，这是由于 MRI 的软组织分辨力较 CT 高的缘故，另外 MRI 可多轴成像，还可清楚显示对颅底骨质髓腔的破坏情况，但 CT 显示肿瘤周围的骨皮质破坏情况较 MRI 直观，而对骨质早期的影像显示不如 MRI 敏感。故病灶侵犯范围的观察总的来说 MRI 还是优于 CT。

CT 和 MRI 能清楚显示鼻腔肿物的侵犯范围，尤其对周围骨质破坏及病灶颅内侵犯范围，对嗅神经母细胞瘤的诊断及分期具有重要的临床意义，但对于局限于鼻腔内而没有局部骨质破坏的嗅神经母细胞瘤，临床症状不明显，CT 或 MRI 表现缺乏特征性，影像学诊断困难。MRI 冠状面及矢状面扫描可包括中上颈部，对显示颈部淋巴结转移优于 CT 扫描，该组 13 例患者 MRI 发现 1 例右颈部淋巴结转移。

4. 鉴别诊断　嗅神经母细胞瘤主要与鼻腔息肉、内翻性乳头状瘤、鼻咽癌、前颅窝侵袭性脑膜瘤、淋巴瘤等鉴别。

（1）鼻腔息肉：鼻腔息肉不引起骨质破坏，但位于上鼻腔的息肉与嗅神经母细胞瘤未破坏骨质时影像学难以鉴别。

（2）内翻性乳头状瘤：内翻性乳头状瘤常起源于上颌窦，较大时引起周围骨质的压迫、吸收，常有钙化，呈非侵袭性。

（3）鼻咽癌：鼻咽癌常累及颅底，但一般位置偏后，常引起斜坡骨质破坏，且可见鼻咽后顶壁黏膜线不连续，以 MRI 显示较为清楚，而嗅神经母细胞瘤沿嗅神经走行生长，引起前颅窝底骨质破坏，位置偏前，且鼻咽后顶壁黏膜完整。

（4）前颅窝侵袭性脑膜瘤：前颅窝侵袭性脑膜瘤通常强化均匀而且明显，但累及鼻腔少见，而嗅神经母细胞瘤 MRI 大都显示瘤体信号不均匀，强化也不均匀，且鼻腔内肿物累及前颅窝者瘤体呈“蘑菇”状。

（5）鼻腔淋巴瘤：鼻腔淋巴瘤可见瘤体明显均匀强化，但一般位于鼻腔前部，骨质破坏轻且局限。

总之，鼻腔中上顶部的肿瘤，MRI 信号显示不均，但 CT 显示肿物密度可较均匀，且增强后肿物实质部分明显强化，并向鼻旁窦及前颅窝或眼眶侵犯，骨质破坏呈侵袭性，应考虑到嗅神经母细胞瘤的可能，但需结合临床及实验室检查（免疫组织化学）以明确诊断。

第十二篇　脊髓与椎管

第一章　脊髓肿瘤

第一节　误诊病例简介：脊髓中枢神经细胞瘤

中枢神经细胞瘤发病率较低，仅占中枢神经系统肿瘤的0.25%~0.50%。好发于青壮年，平均年龄30岁左右，无性别差异。中枢神经细胞瘤多发生于侧脑室，脊髓的中枢神经细胞瘤极为罕见。

脊髓的中枢神经细胞瘤仍保存了脑室内中枢神经细胞瘤的一些特点：易坏死、囊变及钙化。因此，在MR图像上信号不均匀，强化不规则。由于肿瘤生长缓慢，故患者往往病史较长，就诊时瘤体往往较大。该例患者病史长达7年，肿瘤跨越脊椎3个节段。在术前误诊为脊髓的室管膜瘤。

脊髓的室管膜瘤是最常见的脊髓内肿瘤，男性患者稍多于女性。MRI上常见坏死、囊变，范围较广。但病变往往有包膜而边界清晰，上下两端常见明显的脊髓空洞表现。

另一个需要鉴别的疾病是脊髓内星形细胞瘤。脊髓内星形细胞瘤发病率仅次于室管膜瘤，患者年龄偏小，以儿童多见。病变往往边界不清，强化不明显，继发性脊髓空洞征象较轻。

第二节　胸段神经鞘瘤

患者，女，60岁。

病理检查：灰红色组织一块，大小5 cm×1.7 cm×1 cm，切面灰红暗红，质软。病理诊断："椎管内肿物切除标本"，初步诊断神经鞘瘤，待免疫组化进一步明确诊断。免疫组化诊断："椎管内肿物切除标本"诊断神经鞘瘤。

影像资料见图12-1-1。

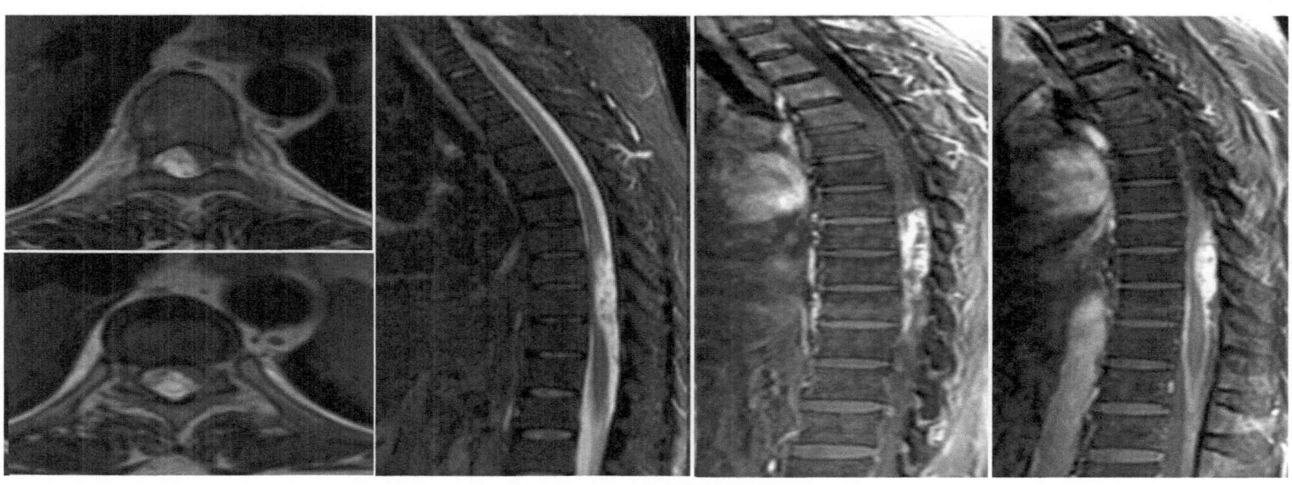

图12-1-1　胸段神经鞘瘤

第三节　脑脊髓脱髓鞘性假瘤

脑脊髓内脱髓鞘假瘤是一类少见的中枢神经系统炎性脱髓鞘病变，MRI 表现类似肿瘤，临床对激素治疗敏感。Van Dor Velden(1979)首次对该病报告。脑脊髓脱髓鞘病变虽然在日常磁共振诊断工作中较为常见，如多发性硬化、急性播散性脑脊髓炎、一氧化碳中毒性脑白质病变、药物中毒等，但表现为肿瘤样脱髓鞘性病变的病例则很少见。

一、病理学

病变区域内有不同程度的脱髓鞘变性，但轴索大量保存，并有星形细胞增生，同时可见大量的单核巨噬细胞、淋巴细胞在血管周围呈套袖状浸润。

肿瘤样脱髓鞘性病变在病理学上与多发性硬化和急性播散性脑脊髓炎虽然有相似之处，但又不完全等同于一种疾病，有作者称之为中枢神经系统脱髓鞘性假瘤。

二、影像学研究

脱髓鞘性假瘤 MRI 主要表现为局灶性占位性病变，多伴有占位效应以及周围水肿，其信号可均匀或混杂，由于病灶实性部分血-脑屏障破坏，注入 Gd-DTPA 后病灶内可呈现条形或均匀的明显强化，强化方式多为斑片状。

病灶多为单发，偶尔可以多发。病变多位于白质内，也可以累及灰白质交界区、基底节区、脑干甚至下丘脑。发生在脊髓时表现为髓内占位性病变，呈长 T_1、长 T_2 异常信号，其边界常较清楚。一组脑实质病例病灶为单发，病变多位于白质内，并累及灰白质交界区，呈不均匀长 T_1、长 T_2 异常信号，矢状位 Gd-DTPA 增强扫描，病灶强化后显示有垂直于侧脑室分布的倾向。这一特点，与其他肿瘤性病变有一定鉴别价值。

发生在颈段脊髓的 1 例病例表现为脊髓后部髓内占位性病变，呈长 T_1、长 T_2 异常信号，其边界较清楚，可见环状增强。

三、鉴别诊断

(一)脑胶质瘤

脱髓鞘假瘤因其酷似肿瘤性病变，首先要与肿瘤相鉴别。尽管脑胶质瘤等脑肿瘤在很多方面与脱髓鞘性假瘤都很相似，但仍可从以下方面进行鉴别。

1. 临床表现　脑肿瘤起病缓慢，病情进展相对缓慢，症状相对较轻或较少，而脱髓鞘性假瘤临床表现明显，特别是以精神及认知功能受累的表现更多。

2. 脑脊液中髓鞘碱性蛋白(MBP)水平　脱髓鞘性假瘤患者明显高于脑胶质瘤患者。

3. 影像学表现

(1)MRI 平扫对于脱髓鞘假瘤与胶质瘤的鉴别价值较小，但 MRI 增强扫描有一定的鉴别价值。脱髓鞘假瘤更易见到“开环样”强化，早期的强化可呈团状或片状，但随病程延长可逐渐呈现为周边形强化。胶质瘤位于幕上时，Ⅱ级以下星形细胞瘤无强化或仅有轻微强化，而脱髓鞘性假瘤通常明显强化。因此可根据强化程度进行鉴别，但Ⅲ～Ⅳ级星形细胞瘤强化明显，与脱髓鞘性假瘤鉴别困难。

(2)脑内脱髓鞘病灶强化后会出现垂直于侧脑室的分布征象，可以此进行鉴别。

(3)脊髓胶质瘤通常明显强化且边界较清楚，与脱髓鞘性假瘤较难区分，但是脊髓胶质瘤多位于脊髓中央区域且易合并脊髓空洞，而脱髓鞘假瘤倾向位于脊髓周边的白质区，邻近常无继发空洞。

(4)扩散加权成像(DWI)脱髓鞘病变随时间变化可呈现从高信号至低信号改变，但胶质瘤的 DWI 表现却相反，呈等信号至高信号变化。

(5)氢质子磁共振波谱(^{1}H-MRS)检查，通过对如 N-乙酰天门冬氨酸(NAA)、肌酸(Cr)、胆碱复合物(Cho)等代谢产物浓度的检测对区分肿瘤与脱髓鞘病有一定帮助，一般脑胶质瘤 MRS 表现为 NAA/Cho、NAA/Cr 比值下降，而 Cho/Cr 比值升高。

(6)病理组织学：由于脑活检技术的应用，脱髓鞘性假瘤的病理学特征随着病理学的发展，对中枢神经系统脱髓鞘性假瘤的认识得到提高。本病急性期在光学显微镜下可见大量密集的淋巴细胞在血管周围呈套袖状浸润，而白质的髓鞘破坏区内有大量单核及巨噬细胞弥漫浸润，其胞质内为被吞噬的髓鞘组织，同时伴有较多的肥胖型星形细胞增生，病变区髓鞘脱失而轴索相对保留。

随着病程延长，巨噬细胞和肥胖型星形细胞逐渐减少，纤维型星形细胞明显增生，巨噬细胞内的髓鞘残屑多已降解为中性脂肪而呈泡沫状，病变边缘通常较为清楚。特殊染色不仅可以特异性地显示单核及巨噬细胞（常与肥胖型形细胞相似），从而使巨噬细胞与星形细胞易于区别，避免误诊为星形细胞瘤，还能较好地显示髓鞘脱失情况及轴索保留程度，从而确立脱髓鞘病变的诊断。

（7）药物治疗：药物治疗是一种试验性诊断方法，一般胶质瘤对激素治疗不会有明显效果，且病灶很少缩小，但脱髓鞘假瘤会有明显好转，病变缩小。一组2例患者的研究就是因为在病变早期提出了脱髓鞘假瘤的诊断，临床给予有效的激素及相关方面的治疗，最后，经临床治疗结果验证了脱髓鞘假瘤诊断的正确性。

（二）其他需要鉴别的疾病

除胶质瘤外，脱髓鞘性假瘤还需与以下疾病相鉴别。

（1）急性播散性脑脊髓炎：MRI表现 T_1WI 呈大片、不对称的低信号区域，主要位于皮质下，50%累及深部的核团。T_2WI 呈多个大片高信号区域，典型病例可累及白质和灰质。

（2）脑脓肿：蜂窝织炎阶段 T_1WI 呈不均匀低信号，T_2WI 呈不均匀的高信号，强化后病变呈不均匀增强，环的外观不规则。脓肿成熟期MRI强化前 T_1WI 呈中央低信号，脓肿壁信号与中央相同或稍高。T_2WI 高信号的中央区与低信号的脓肿壁。强化后脓肿环形增强。

（3）淋巴瘤：肿瘤区 T_1WI 呈稍低信号，肿瘤区 T_2WI 呈等信号到稍高信号，强化后病变显著弥漫增强。

（4）结核：粟粒状结核 T_1WI 呈中央等信号，周围环高信号，环外围绕低信号的水肿区，肉芽肿区 T_2WI 呈低信号，均匀或不均匀，大的结核性脓肿可见高信号的血管性水肿。

（5）囊虫病：小的（<1 cm）脑实质内的囊虫病CT呈实性或囊性，晚期实性病变常呈斑点状钙化，囊性病变强化后表现为增强的环，在头节死亡时周围出现血管源性水肿。MRI显示脑实质内囊虫病变，根据囊虫处于不同阶段有不同的表现。需要鉴别的是囊虫蜕变或是死亡后阶段的囊虫病。病变中央 T_1WI 呈低信号，周围呈增强的高信号，外围低信号水肿区。囊性病变中央 T_2WI 呈高信号，周围是低信号的薄环，外围高信号的血管源性水肿区。

病变具有以下几点时可提示脱髓鞘性假瘤的诊断：临床起病急，症状明显；发病前有疫苗接种史或病毒感染病史；儿童及青少年MRI表现为幕上病灶呈明显强化；脑内强化病灶有与侧脑室垂直的分布征象；脊髓内病灶强化后呈白质分布为主且病灶邻近无明显继发空洞；激素治疗明显好转；活组织病理检查特异性地显示单核及巨噬细胞，并能较好地显示髓鞘脱失情况及轴索保留程度。

总之，在临床表现不典型的脱髓鞘假瘤诊断中，应密切结合临床病史、实验室检查、影像学特点综合分析，避免误诊。当MRI倾向脱髓鞘性假瘤的诊断时，可提示临床行激素等药物试验性治疗，经治疗后复查，以确定该病变的诊断。如经上述诊治还不能明确诊断，可行组织病理学检查以明确诊断。

第四节　$L_{2\sim3}$ 椎管内表皮样囊肿

患者，男，27岁。

病理检查：灰褐色碎组织一堆，总体积 3 cm × 2.8 cm × 0.8 cm。切面灰白，质软。病理诊断为 $L_{2\sim3}$ 椎管内肿瘤切除标本，表皮样囊肿，伴局灶钙化及胆固醇结晶形成。

影像资料见图12-1-2。

第五节　破裂的脊髓室管膜瘤酷似细菌性脑膜炎

脊髓内肿瘤偶尔破裂，引起蛛网膜下隙出血或不伴存大的血管性损坏，而脑脊液内的细胞检查，可见肿瘤细胞多于红细胞。

它们最初的症状均为肿瘤破裂的脊髓平面突然发作的严重背痛，常具有放射性质，严重的脑脊膜刺激征与发热随之而来。当脑脊液细胞学检查发现白细胞数明显增加时，可引起混淆，误诊为细菌性脑膜炎。

Okawara（1983）报告一例 29 岁男性病人，患马尾神经室管膜瘤，出现明显脑膜刺激征、发热及白细胞增多，初疑脑膜炎，予以充分抗生素治疗后无改善，随后脊髓造影排除脊髓脓肿而显露马尾神经肿瘤，肿瘤切除后，脑膜刺激征与发热迅速消退，病人痊愈。

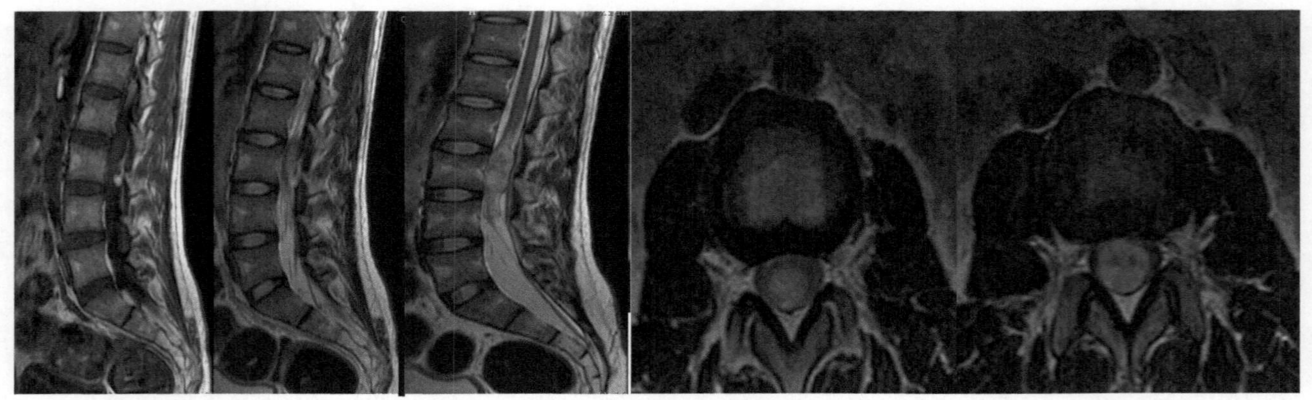

图 12-1-2　L2~3 椎管内表皮样囊肿

第六节　诊断陷阱简介：先天性神经母细胞瘤伪似脊髓发育不全

神经母细胞瘤是新生儿先天性实质性肿瘤最常见的一种，但极少见到它压迫脊髓引起截瘫，而伪似脊髓发育不全。截至 1982 年，世界儿科文献中，因椎管内神经母细胞瘤引起新生儿截瘫的报告仅只 17 例。

婴儿出生时截瘫首先考虑为先天性异常、生产时创伤、原发性椎管内肿瘤，病史可以揭示是否有脊髓创伤，X 线片通常可观察是否为先天异常，常见为脑脊髓膜膨出或脊髓脊膜突出。

椎管内肿瘤在婴儿极为少见，最重要的是畸胎瘤与神经母细胞瘤。

大多数先天性神经母细胞瘤出现于肾上腺，其他则起于颈、胸和腹的交感神经节，当肿瘤位于脊髓旁区，局部可呈哑铃形进入椎管。肿瘤也可出现于整个椎管中。

第七节　脊髓增宽的一个少见原因

Kirks & Newton（1972）报告 1 例颈脊髓弥漫增宽患者出现四肢软弱，面神经麻痹及知觉阙如，经类固醇治疗 6 周后，颈髓增宽消逝，知觉恢复，考虑其病因为结节病。

结节病有 3%~7% 的病人神经系统受累，常侵及颅神经与周围神经，而神经麻痹最常见，侵犯中枢神经系统较少，病理上为慢性肉芽肿性脑膜炎，颅底尤多受侵。偶尔，实质病变由淋巴细胞、上皮样细胞与巨细胞组成，此类非干酪性肉芽肿可发现于下视丘、大脑皮质、小脑、脑室上皮下、脑干与脊髓。

颈段脊髓内病变最常见原因是神经胶质瘤（特别是成熟室管膜瘤）、脊髓空洞症、动静脉畸形；少见原因包括神经瘤、纤维瘤、脂肪瘤、畸胎瘤与转移性病变。

在已知结节病的患者，脊髓实质性类肉瘤病变引起颈髓增宽的可能性应予以考虑，同时存在的颅神经麻痹及脑脊液检查都支持结节病的诊断。

第八节　误诊病例简介:胸椎椎管内髓内血管母细胞瘤

血管母细胞瘤,又称血管网织细胞瘤、成血管细胞瘤,是一种良性真性血管性肿瘤,一般认为是胚胎早期来自中胚层的细胞在形成原始血管过程中发育障碍,残余的胚胎细胞形成肿瘤。

脊髓血管母细胞瘤常单发,多发常伴有中枢神经系统外疾患(von Hippel-Lindau,VHL),如视网膜的血管母细胞瘤,肾脏透明细胞癌,嗜铬细胞瘤以及胰腺和内耳肿瘤。好发于后颅窝,发生在椎管内者很少见,占所有脊髓髓内肿瘤1%~5%。Deng等(2014)报道了92例脊髓血管母细胞瘤,男性与女性比为1.8:1。也有学者报道,男性多见。该例为青年男性,符合以上特点。

Serban & Exergian(2013)报道脊髓血管母细胞瘤以实性肿瘤多见,病变最常见于胸髓(约占60%),其次为颈髓(约占40%)。该例即为实性多发髓内血管母细胞瘤,发生于胸$_{6\sim7}$脊髓。

由于髓内血管母细胞瘤发病率较低,从影像学上术前诊断较困难,既往CT和血管造影是诊断的重要方法,但CT对椎管内病变的显示欠佳,而血管造影有创且易引起严重的并发症,MRI则完全可以对髓内血管母细胞瘤做出术前诊断。

髓内血管母细胞瘤多数呈圆形或类圆形,边界清楚,MRI平扫T_1WI上多数为低信号或混杂信号,T_2WI以高信号为主:实质成分内可发生坏死、液化并形成囊变区,有时伴有出血,是造成信号混杂的主要原因;病灶内或周围可见点状、条状或蛇形流空血管;增强后肿瘤信号强度明显增高,边界更清楚,实质部分均匀显著强化,这主要是因为肿瘤由不规则的毛细血管及血窦组成,血供丰富;易继发瘤周脊髓空洞或水肿,50%~70%的脊髓血管母细胞瘤都伴有空洞,且空洞的大小与肿瘤大小无关。

对于空洞形成的原因,有学者认为是由于肿瘤细胞分泌物或肿瘤血管渗出所致,也有学者认为与肿瘤压迫动脉、脊髓供血不足导致脊髓节段性缺血梗死以及肿瘤生长造成软脊膜内压力不断升高,造成血液循环障碍等因素有关。

根据MRI表现可分为囊腔结节型和实质型。该例属于实质型血管母细胞瘤,在T_1WI上呈等信号,T_2WI上呈稍高信号,边界清楚,增强明显强化;在T_2WI上可见瘤内线条样低信号,增强后呈低强化,即为血管流空影:该例空洞范围广泛,蔓延整个脊髓。肿瘤明显强化、血管流空影和脊髓空洞形成是该例最主要的影像学特征。

椎管内占位的诊断原则与颅内占位类似,定位诊断最主要的是判断病变位于髓内、髓外硬膜下还是髓外硬膜外,定性诊断则要根据病变本身的影像学表现、伴随特征以及与周围结构的关系。髓内肿瘤通常引起脊髓的肿胀、变性、空洞形成以及蛛网膜下隙受压变窄等表现。肿瘤本身的表现则包括肿瘤的形态,瘤内是否有出血、囊变、坏死或钙化等,以及强化的形式。

髓内肿瘤中星形细胞瘤发病年龄较小,亦以颈胸髓多见,脊髓明显肿胀,肿瘤通常边界不清,可继发囊变、出血和空洞,增强扫描呈散在斑片状不均匀强化。该例以明显的脊髓空洞症和明显结节样强化为特征,与星形细胞瘤可资鉴别。

室管膜瘤通常好发于成人,以马尾、终丝最常见,病灶常位于脊髓中央,多数因出血后含铁血黄素的沉着而在肿瘤边缘出现低信号的“帽征”,增强后肿瘤均匀强化或环状强化;通常不伴有空洞。该例于T_2WI上可见到肿瘤两边低信号影,误以为“帽征”而诊断为室管膜瘤。

该例MRI上肿瘤为实性,但T_2WI信号偏高,表明肿瘤比较疏松;肿瘤明显强化,表明血供非常丰富;同时,瘤内可见T_2WI低信号线条样影,增强后呈相对低信号,符合血管流空的表现;肿瘤两边的所谓“帽征”在T_2WI上的信号不够低,不似含铁血黄素沉着时的信号;此外,该例脊髓空洞症的范围非常广,而室管膜瘤少有脊髓空洞症的表现,即便出现脊髓空洞症,其范围也较小。

综合来看,该例为青年患者,发生于胸髓,病灶呈实性但比较疏松,血供丰富且存在流空血管,伴发明显脊髓空洞症,这些表现与髓内血管母细胞瘤完全符合。

该例属于髓内实质性血管母细胞瘤,属于少见病变的典型表现,与髓内常见胶质瘤的典型表现不相符。

髓内海绵状血管瘤常有钙化、出血和含铁血黄素沉着的表现，且强化不及血管母细胞瘤，较少伴有脊髓空洞症。

髓内淋巴瘤少见，可表现为明显强化的实质性结节，但淋巴瘤为实性肿瘤且更为密实，T_2WI 信号更低，可伴有脊髓中央管的扩张但较少形成空洞。

髓内转移瘤也不多见，而沿着脑脊液播散的髓母细胞瘤或室管膜瘤可出现髓内明显强化的病灶，往往有脑内病灶的存在，此时需要与多发血管母细胞瘤鉴别。

总之，实质性血管母细胞瘤虽然发病率低，但其 MRI 表现具有特征性，根据其发病部位、强化方式、血管流空、脊髓空洞等方面的特点，并结合相关临床体征，多数病例术前可明确诊断。

第九节　恶性色素性神经鞘瘤

病例，女，30 岁。

病理检查：（骶管内肿物活检）纤维样间质中可见成片状及巢状分布的上皮样及梭形异型细胞巢，可见核仁。周围伴大量坏死样物及黑色素样颗粒团块，脊膜黑色素细胞瘤可能，待做免疫组化检测进一步明确肿瘤类型。

免疫组化诊断：（骶管内肿物活检）恶性色素性神经鞘瘤。

影像资料见图 12-1-3。

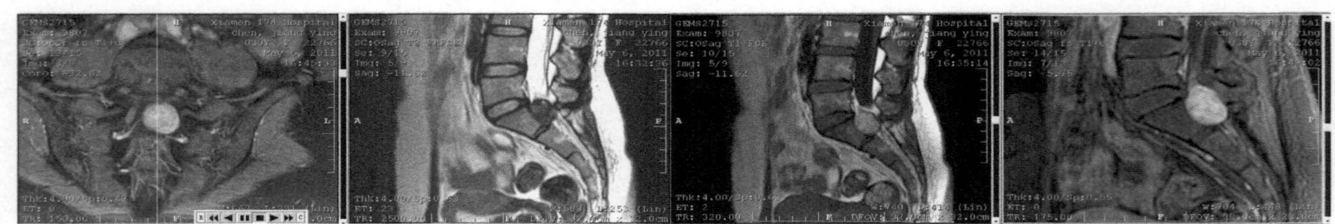

图 12-1-3　恶性色素性神经鞘瘤

第二章　脊髓炎症

第一节　误诊病例简介：脊髓内结核球

脊髓内结核球少见，多由于其他部位病灶的结核杆菌经血液、淋巴液等途径播散到脊髓内所致，多见于青壮年及儿童。文献报道多发生于胸段，颈胸及胸腰交界处次之。

有作者报告一例发病及诊治经过，考虑为手术后患者抵抗力降低，体内潜在结核杆菌经血行侵入脊髓引起局灶性炎性反应，经纤维包裹后形成肉芽肿性髓内占位，导致截瘫出现和加重。像其他部位一样，结核球从非成熟期到成熟期的发展过程中伴随着多种变化，MRI 表现为相应复杂多变的信号。Parmar 等（2000）发现典型髓内结核球 MRI 表现为 T_1WI 呈等信号或略高信号，T_2WI 呈等信号或略低信号；周围水肿呈 T_1WI 低信号，T_2WI 高信号；中心液化坏死为不均匀 T_1WI 低信号，T_2WI 高信号；增强后呈单环或多环状强化。

该作者报告的病例观察到了结核球形成初期至中心出现液化坏死的 MRI 演变过程。T_1WI 呈略高信号、T_2WI 呈不均匀等信号、略高信号，与 Parmar 等（2000）报道有一定的差异。

该例术前曾误诊为胶质瘤，主要因为没能详细了解病史，同时对炎性肉芽肿性病变的影像学表现认识不足。根据临床为急性起病过程，MRI 上病灶从无到有，提示肿瘤的可能性很小。在治疗过程中，常规应用抗生素病变并没得到控制，提示不是一般的炎症，结合患者胸部 CT 所示的结核病灶，应考虑到结核球的可能。

本病主要与胶质细胞瘤、转移瘤等进行鉴别。髓内胶质瘤在临床上是慢性发病过程，在出现症状时 MRI 已显示沿脊髓长轴发展的病变，范围很广，信号更不均匀，呈不均匀强化；而水肿的范围要比炎性病灶小。转移瘤多有原发肿瘤的病史或其他部位转移的证据。与其他更为少见的肉芽肿性病变的鉴别还需依赖病理。

本病诊断明确后，应迅速施行手术治疗。早期切除病灶，及早解除脊髓受压有利于脊髓神经功能恢复，术后应辅以抗结核治疗，以防复发。

第二节　脊髓内脓肿

1. 流行病学　脊髓内脓肿是指脊髓内的急性化脓性感染，80% 继发于全身其他部位的感染，20% 是原发性的，感染源不能确定。脊髓内脓肿大部分发生于儿童，25% 发生于 5 岁以下的幼儿，男女比例为 3:2，发病年龄最小 7 个月。

脊髓内脓肿最易累及的是胸段脊髓，占 80%，常见为单发脓肿，仅 20% 是多发脓肿，偶尔可波及脊髓的大部分或几乎全长。

细菌感染通过 3 种途径侵入：①胸、腰穿造成细菌直接种植；②血源性或淋巴系传播；③局部感染直接蔓延。在局部感染扩散的患儿中，先天性皮毛窦并感染扩散者占 13%。有作者报告一例即为先天性皮毛窦感染并向内蔓延至脊髓所致。

2. 临床表现　脊髓内脓肿的临床可表现为发热、神经根疼痛、神经功能的异常，这取决于脓肿的位置。早期可表现为脊髓受累节段分布区的疼痛，也可在短时间内出现脊髓压迫症状，表现为病变平面以下的运动、感觉和括约肌功能障碍。

临床表现可分为：急性，症状出现在1周内；亚急性，症状出现在1~6周；慢性，症状出现在6周以上。急性临床表现类似急性横断性脊髓炎，亚急性及慢性脊髓内脓肿表现为渐进性的过程，临床表现类似脊髓肿瘤。

3. 影像学研究　脊髓内脓肿病理过程与脑脓肿相似，早期表现为脊髓充血、渗出、肿胀，其后逐渐形成边界清楚的脓肿，MRI是诊断的首选。MRI能确认脓肿的具体位置，为手术治疗提供依据。脊髓内脓肿在MRI上表现随病变的演变而不同。

（1）急性脑炎阶段：表现为长T_1、长T_2信号，增强早期病变区一般无强化，当有坏死、软化，血-脑屏障破坏时出现斑点或斑片状不规则强化或脑回状强化。

（2）化脓和包膜形成阶段：MRI脓液T_1低信号，T_2高信号，初期信号不均匀。脓壁早期T_1稍高信号，T_2低信号；亚急性期T_1和T_2都为稍高信号；慢性期T_1等信号，T_2低信号。周围水肿T_1低信号，T_2高信号。

增强时，脓肿壁显著环型强化，壁薄而均匀，没有附壁结节，脓肿腔及水肿无强化。但有些情况值得注意，即如果脓肿是多房的，在某一个扫描层面上，增强的脓肿壁可能出现有壁结节的假象。

此外，特殊致病因子造成的脓肿增强表现可不遵循上述规律，可以形态多样，甚至呈花环状；可以有壁结节，也可见到脓肿壁厚薄不一，内外缘不规则，易误认为恶性胶质瘤。遇到这种情况，最为重要的是密切结合病史以及临床表现、实验室检查结果。

该例患者MRI表现与后者颇为相似，病灶呈花环样强化，壁不光滑，但因当时只注重髓内的病变而忽略了其先天性皮毛窦的存在，曾误诊为胶质瘤；另外颈，部皮下脂肪的高信号在很大程度上掩盖了皮下软组织感染的存在（复查时经CT证实），如果当时仔细观察病人、详细询问病史并加做T_2权重的脂肪抑制序列，则完全可避免误诊的发生。

4. 鉴别诊断　对于急性的脊髓内脓肿，结合其典型的临床表现容易做出诊断。对于亚急性及慢性髓内脓肿，其临床表现不甚典型，还需与以下髓内常见病变相鉴别。

（1）脊髓炎：多见于身体其他部位的病毒感染后及多发性硬化，MRI显示脊髓肿胀、增粗，T_2WI在增粗的脊髓中见边缘不清楚的多发性、斑片状高信号。

（2）室管膜瘤：为最常见的髓内肿瘤，常由实性部分与囊性部分组成，实性部分有明显异常对比增强，信号强度不均匀，常发生种植转移及脊髓空洞，被发现时往往已累及多个阶段。

（3）胶质瘤：脊髓梭形增粗，肿瘤可囊变（MRI表现同室管膜瘤），其上下常继发空洞，多数呈不均匀、明显异常对比增强，并有延迟增强现象，一般无先天性皮毛窦及感染史。

总之，脊髓内脓肿是一种少见疾病，临床误诊率较高，MRI以其独特的优势应作为诊断首选，对于不典型病例，还需要密切结合相关病史及临床资料，以减少误诊的发生。

第三章　脊髓血管及其疾病

第一节　脊髓血管畸形的发生机制及分类

脊髓血管畸形是发生在椎管内动静脉之间的异常沟通，如动静脉短路或瘘，形成动静脉直接分流，导致正常脊髓供血量减少，即产生“盗血”作用。长期、较严重的盗血使脊髓相应节段产生缺血性损伤；同时，动脉血直接流入静脉，引起静脉高压，可导致脊髓进行性软化；为了适应长期静脉高压，引流静脉呈代偿性扩张、管壁增厚、血管增长和扭曲，从而导致脊髓受压和出血。脊髓血管畸形的分类较多，MRI 对脊髓血管畸形的分类一般分为：髓内、髓外型和髓内外型，这种分类对临床意义不大。1987 年以来，Doppman、Oldfidld 和 Merland 等根据发病部位及影像学特征提出以下分类：硬脊膜动静脉畸形；硬脊膜内动静脉畸形，包括髓周动静脉畸形、髓内动静脉畸形和幼稚型动静脉畸形。

1. 临床表现　脊髓血管畸形是脊髓疾病的重要病因，发病率男性高于女性，一般在 40 岁左右发病，一组病例平均 44.5 岁，男女之比为 5:1。有作者研究表明脊髓血管畸形在胚胎发育的第 3 周就存在，而在 40 岁以后出现临床症状可能与高血压、动脉硬化以及脊髓长期处于缺血状态而失代偿有关。

2. 影像学研究　MRI 是显示脊髓血管畸形最敏感的检查方法。畸形血管在 T_1WI 和 T_2WI 为匍匐状、条状、串珠状等流空影像；粗大的引流静脉在 T_2WI 上由于脊髓周围脑脊液高信号的衬托呈长管状、蚯蚓状流空影更加清晰。

一组 24 例患者的研究中 23 例可清晰显示畸形血管，同时相应节段脊髓呈长 T_1、长 T_2 信号，且病变范围较畸形血管的范围大，这主要有以下 3 点原因：其一是供血动脉未经毛细血管直接流入引流静脉导致动静脉压差明显低于邻近的动静脉压差，从而产生“唧筒”效应，邻近正常的动脉血流将流向压力低的病变血管，即所谓的“盗血”现象；其二，畸形血管对脊髓及其血管的压迫导致其远端的脊髓发生缺血性改变；其三，畸形血管发生破裂出血亦压迫脊髓。上述 3 种因素可单独也可协同产生作用，最终导致脊髓病变的范围超出畸形血管的范围，故在临床诊断中病变准确定位较困难。

该组有 12 例颈胸段脊髓血管畸形，而临床申请作腰骶段 MRI 检查。另外 1 例 T_1WI 和 T_2WI 主要表现为硬膜下出血，畸形血管被血肿掩盖，在术中清除血肿后才发现硬脊膜表面迂曲的畸形血管。因此，临床无明显的外伤或手术史而出现椎管内血肿，即使 MRI 没有发现畸形血管，也要高度怀疑脊髓血管畸形。

部分患者 T_2WI 上可见偶数回波重聚焦或流入相关增强效应，有时还受到脑脊液搏动伪影的干扰，采用流动补偿技术如稳态进动快速成像（TRUE FISP）序列或加心电门控可抑制脑脊液的搏动伪影，但在工作中笔者认为前者消除伪影的效果较好，而且操作简单。

脊髓血管畸形脊髓实质的损伤主要表现为脊髓缺血或出血改变：早期脊髓水肿增粗，晚期主要表现脊髓软化和萎缩。正常脊髓 MRI 增强不会强化，当脊髓发生缺血或出血时，血脊髓屏障破坏，对比剂漏出而表现为脊髓实质强化，这对脊髓血管畸形的诊断意义不大。国外有人提出 MR 动态增强有助于诊断脊髓血管畸形。

MRA 与脊髓血管畸形：MRA 包括时间飞跃（TOF）法、相位对比（PC）法、CE-MRA 及稳态进动快速成像等。该组病例先前曾选用 3D-TOF-MRA 和 PC-MRA，但效果不理想，3D-TOF-MRA 对小血管显示较差、扫描范围小及背景噪声干扰明显等难以满足诊断需要；而且 3D-TOF-MRA 扫描时间长，患者难以配合。

PC-MRA 对血液流速要求高，许多畸形血管由于流速差异较大而不被显示。稳态进动快速成像序列由于空间分辨率的限制未被采用，故在该组病例中均采用 3D-CE-MRA。

3D-CE-MRA 是经静脉团注对比剂 Gd-DTPA 20 ml 后快速扫描，利用对比剂的首过效应对畸形血管行程、数目及邻近吻合支的显示更加直观，并通过 MR 数字减影和最大信号强度投影处理后获得三维立体的血管影像，可作选择性脊髓血管造影的参考，以减少患者和医生接受的射线量。该组 23 例行 3D-CE-MRA 检查的患者，引流静脉或畸形血管团显示清晰，但对供血动脉的显示较差，仅 1 例可了解供血动脉的起源。

分析原因可能与技术因素和畸形血管的管径、流量以及供血动脉解剖关系复杂等有关。另外，3D-CE-MRA 原始图像经减影和最大信号强度投影后可丢失信息，对细小血管分辨率不及原始图像；有时为了进一步明确供血动脉的起源情况，增强后的原始图像也十分重要。脊髓血管畸形诊断的重点是清晰地显示供血动脉的起始及行程，因为供血动脉不同，治疗原则相差极大，如脊髓后动脉供血的畸形血管，首选外科手术治疗；而脊髓前动脉供血者，手术难度大，则必须行血管内介入治疗，同时还要明确供血动脉与邻近血管有无吻合。

目前 3D-CE-MRA 还不能完全达到上述要求。因此，对脊髓血管畸形的进一步诊断或治疗应首选选择性脊髓血管造影，MRI 及 3D-CE-MRA 可作为定位、定性诊断和术前评估的手段。但对隐匿型脊髓血管畸形，脊髓血管造影不及 MRI，对此 MRI 具有较大的优势。

总之，脊髓血管畸形的诊断须借助于脊髓 MR 成像和选择性脊髓血管造影。MR 平扫可显示畸形血管特征性的低信号流空现象及其所导致的脊髓实质的病理性改变，特别是对隐匿性血管畸形的显示具有无可比拟的优越性；TOF-MRA、PC-MRA 和 CE-MRA 的广泛临床应用，提高了对畸形血管团的三维显示能力，有利于临床治疗方案的制订，但现仍不能明确病变的类型，对供血动脉的显示较差。

选择性脊髓血管造影能明确显示病灶的确切部位、范围、供血动脉、引流静脉及血液动力学的改变，并可对病变进行栓塞治疗。但脊髓血管造影操作复杂，有一定的创伤和风险，而难以被患者所接受。此外，MRI 是脊髓血管畸形治疗后最佳的疗效评估和随访方法。因此，可以认为诊断脊髓血管畸形应首选 MRI，增强扫描对病变的显示帮助不大；3D-CE-MRA 显示畸形血管较平扫更具体、直观，虽然对病变的分类和治疗意义不及血管造影，但随着 MR 软件的发展和技术的成熟，3D-CE-MRA 将可成为脊髓血管畸形的首选检查方法之一。

第二节　椎管内血管性病变

1. 分类　文献及临床工作中对脊髓血管性病变的分类及命名一直存在分歧，现有的分类方法过于复杂，有时不能反映病变的特点。Spetzler 等（2002）对脊髓血管性病变的分类提出新的修订方案，共分为 3 大类，即肿瘤性病变、脊髓动脉瘤、动 - 静脉病变。肿瘤性病变包括血管母细胞瘤和海绵状血管瘤；动 - 静脉病变包括脊髓动 - 静脉瘘和脊髓动 - 静脉畸形，两类病变根据病变部位又可细分为硬膜外、硬膜内、髓内等。

2. 临床表现　一组 33 例患者的资料中，椎管内血管性病变的发病年龄多为中青年，临床表现为急性或慢性进展性的脊髓缺血变性导致的相应症状，如双下肢麻木无力、括约肌功能障碍等；如为肿瘤性血管性病变，还可引起脊髓或神经受压症状，表现为颈或腰背部疼痛，因病变发生部位不同，症状可有差别。如果合并急性较多量出血，可出现四肢瘫痪或大小便失禁等急性症状。

3. 影像学研究

（1）海绵状血管瘤：全身各处均可发生，椎管内的发病率约为 5%，其组织学表现无特异性，但髓内海绵状血管瘤因其所处的危险部位，往往引起显著的神经症状。海绵状血管瘤是局限性的病变，由填充的毛细血管团构成，常因反复微量出血，MRI 多显示亚急性或慢性出血征象，即病变在 T_2WI 呈混杂信号，周围常可见因含铁血黄素沉积形成的低信号环，T_1WI 可见病变内的斑片状高信号，增强扫描多不强化。

（2）髓外硬脊膜外海绵状血管瘤，较髓内发病率更低。一般认为，硬脊膜外海绵状血管瘤多是椎体血管瘤侵入到硬脊膜外腔隙形成的，但是从严格定义来讲，单纯硬脊膜外海绵状血管瘤是指那些原发于硬脊膜外腔隙，对周围骨结构没有侵袭的血管瘤。这类血管瘤多有明确边界，有假包膜，多引起压迫症状，而少表现为血管综合征。颈部和腰骶区的硬膜外海绵状血管瘤非常罕见，一组3例患者的研究均发生在上胸部或胸腰段。MRI多表现为脊髓背侧硬脊膜外梭形肿物，T_1呈等信号或略高信号，T_2呈高信号，但低于脑脊液信号，注入对比剂后明显均匀强化。

硬脊膜外海绵状血管瘤常需同其他硬膜外肿块鉴别，如淋巴瘤、转移瘤以及少数硬脊膜外脊膜瘤等。淋巴瘤多呈浸润性生长，常引起邻近椎体及软组织受累，在T_2WI多呈等信号或略高信号，不及海绵状血管瘤信号高；转移瘤好发于硬脊膜囊腹侧，多伴有椎体或附件的破坏；脊膜瘤往往可见肿瘤与脊膜宽基底接触，增强可见“硬脊膜尾征”。

（3）血管母细胞瘤：脊髓血管母细胞瘤较少见，占脊髓肿瘤的1%~5%，多为单发，约有20%可以多发。同颅内血管母细胞瘤相似，多与Von Hippel-Lindau综合征有关联，该组1例有小脑胶质瘤病史。脊髓血管母细胞瘤50%发生在胸段，40%发生在颈段，髓内外均可发生，但75%发生在髓内，通常位于软脊膜下。髓外病变可以沿着神经根生长，类似于神经鞘瘤和脊膜瘤，偶可发生硬脊膜外血管母细胞瘤。该组4例均位于髓内，且均位于脊髓背侧软脊膜下。相对于脑内血管母细胞瘤，脊髓血管母细胞瘤的肿瘤边界较难确定，多伴有较大范围的囊变区，与空洞有时不易区别。有作者分析小结节却伴有一个贯穿脊髓的空洞，其主要原因可能是肿瘤血管渗出和肿瘤细胞分泌物所致，而非肿瘤压迫所致的脑脊液循环受阻，也非脊髓受损伤所致的脊髓软化。往往在空洞或囊变的背侧可见肿瘤的实性结节部分，T_1WI呈等信号或略低信号，T_2WI高信号，注入对比剂后明显强化。一些作者报道29例患者，一半以上可见肿瘤内或附近增粗的血管流空信号，且多见于结节直径大于1.8 cm的肿瘤，另一组1例直径约2.3 cm的结节内可见增粗的血管流空信号。此时要注意同血管畸形鉴别，血管畸形合并脊髓囊变或空洞的概率较小，且少有明显强化的壁结节。

（4）动-静脉病变：椎管内动-静脉病变较常见的有动-静脉畸形和动-静脉瘘，在临床中又常将动-静脉瘘分为硬脊膜动-静脉瘘和髓周动-静脉瘘。MRI检查对畸形血管的显示较为敏感，表现为匍匐状、蚯蚓状或串珠状流空信号，在T_2WI由于脑脊液的衬托显示更为清晰，一组有17例患者可见异常的流空信号。MRI可以明确血管畸形为髓内、硬膜内还是硬膜外型，有助于术前准确定位；能显示畸形血管的范围和扩张程度，但对于动-静脉瘘，MRI尚不能确定具体瘘口位置，3D CE MRA技术对发现畸形血管和显示瘘口位置有明显帮助。

脊髓血管畸形易出现“盗血”作用，常导致脊髓变性，一组18例患者MRI均发现不同程度的脊髓信号异常。仅有1例MRI未发现明显异常血管流空征象，但依据临床症状及脊髓信号异常，怀疑该患者可能患有隐匿性血管畸形，后经手术证实。所以如果临床排除炎症等其他导致脊髓变性的疾病，要考虑隐匿性血管畸形的可能性。

总之，MRI具有良好的软组织分辨能力，可以大范围、多方位、多参数成像，对椎管内血管性病变的诊断有重要的应用价值。

第三节　椎管内血管畸形

病例，男，46岁。右侧肢体乏力进行性加重半年余，外院提示颈$_{2\sim5}$见血管流空，考虑血管畸形。患者缘于半年前无明显诱因开始出现右侧肢体乏力感，以右下肢为著，以劳累及运动时更为明显，无颈枕部疼痛、颈部活动受限，无呼吸困难，无肢体及躯干偏身感觉障碍，无大、小便障碍等，未在意，未行诊治；症状呈缓慢加重趋势，有间歇性发作，间歇性可部分缓解；颈椎MRI示椎管内占位性病变。门诊拟“椎管内血管瘤”收住入院。

颈部CT-DSA：$C_{2\sim5}$水平椎管内见异常迂曲血管团，内未见明显钙化影，上下极可见左侧C_2及C_5脊髓前段汇入，未见明显引流静脉影，脊髓明显受压变窄，双侧颈段颈总动脉、颈内动脉及椎动脉走行正常，管腔通畅，未见明显狭窄。T_1

椎体骨密度略减低,内见囊性磨玻璃状改变,增强后显示更清楚,骨皮质未见中断。影像诊断:$C_{2\sim5}$水平椎管内异常血管团,考虑血管畸形,伴脊髓明显受压(图 12-3-1)。

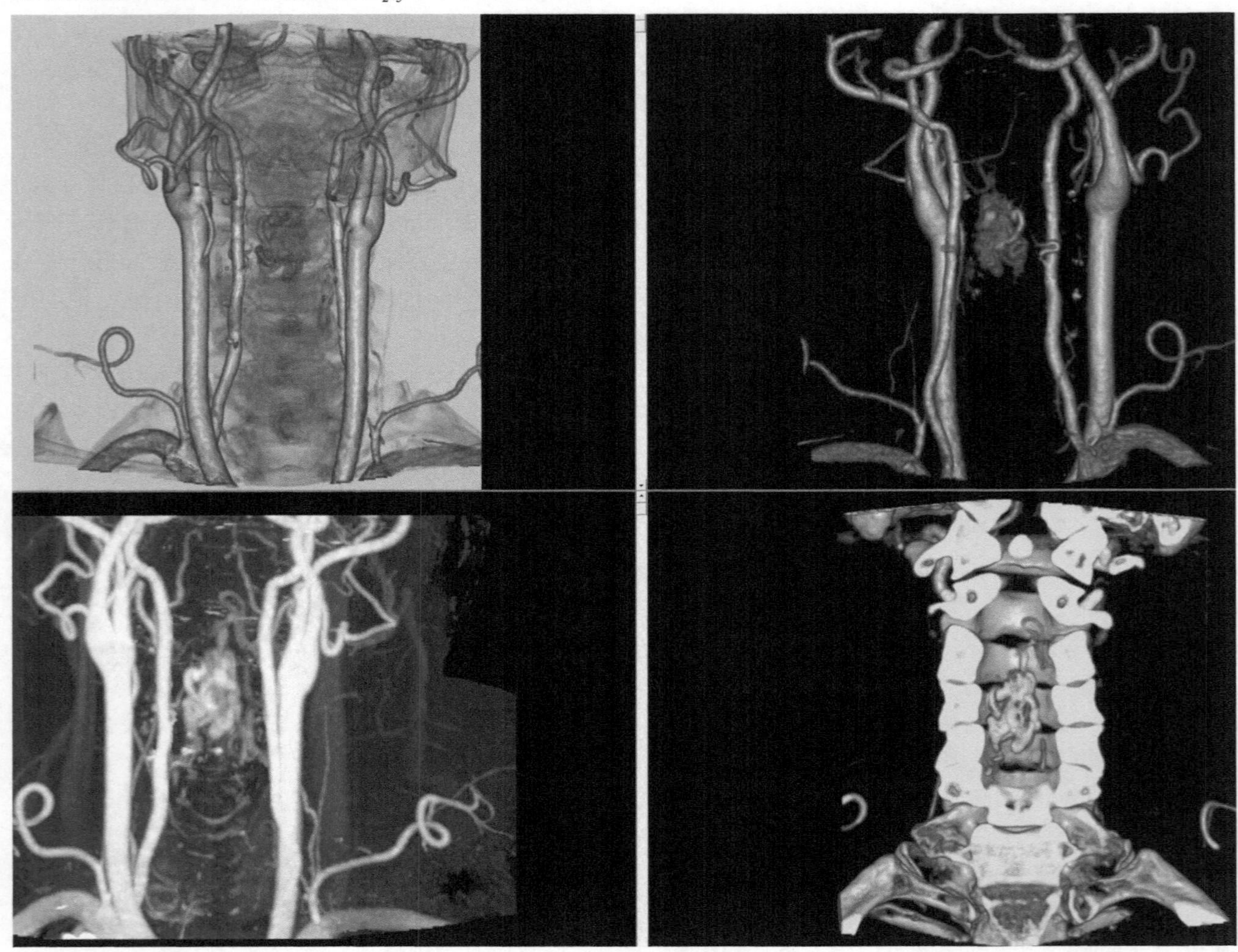

图 12-3-1 椎管内血管畸形

第四节 类似脊髓纵裂症的脊髓先天性血管畸形

Ouaknine 等(1979)报告 1 例 2 岁女孩,明显脊柱后侧弯伴进行性下肢瘫痪,常规 X 线断层照片见第 9 胸椎至第 1 腰椎椎体增宽,脊髓造影发现该区有一大的圆形充盈缺损,怀疑为肿胀的蛛网膜囊肿。手术发现与平常的脊髓纵裂症(脊髓被骨性、软骨性或纤维性刺状物分裂)不同,而是一较大的动静脉畸形将下段胸脊髓分裂开。手术切除后临床症状改善。

此血管畸形内含大量迂曲的静脉,它进入并完全分裂包在单层硬膜鞘内的脊髓。

第四章　脊髓其他疾病

第一节　脊髓急性非肿瘤非外伤性病变 MRI 鉴别诊断

脊髓非肿瘤非外伤性急性病变包括脱髓鞘疾病、炎症与感染性疾病、血管性疾病及代谢性疾病，均可在 MRI 检查时显示异常信息，具有一定特点，MRI 结合临床与实验室检查有助于准确诊断与鉴别诊断。脊髓急性病变 MRI 检查主要包括矢状面 T_1WI 与 T_2WI、矢状面和横轴面增强 T_1WI，特殊检查技术如扩散成像（DWI 与 DTI）、MRA、磁化传递成像也对其有一定作用。

1. 脱髓鞘疾病　多发性硬化为 T 细胞介导的中枢神经自身免疫性脱髓鞘疾病，尸检发现脊髓累及率几乎达 100%，但仅 5%~24% 有脊髓症状。脊髓多发性硬化主要累及白质，也可侵犯灰质结构，临床表现取决于受累脊髓节段。

MRI 特点为多发性硬化最常见于颈段脊髓（60%），可孤立性侵犯颈段脊髓（10%~20%），但多合并颅内病变。易侵犯脊髓背侧与外侧部分，偏心性分布，灰白质均受累，常为脊髓一侧、病灶大小不超过脊髓断面一半，但较大病灶也可越过中线。急性期局部脊髓增粗（复发缓解型，6~8 周消退）或形态正常，慢性期脊髓萎缩。

横轴面图像上病灶呈楔形，尖端指向脊髓中心，而脊髓中央病灶常为椭圆形，也可为结节状、环形或弓状，呈 T_1 等信号或低信号、T_2 高信号。矢状面图像上病灶常为椭圆形、长轴与脊髓纵轴一致，纵向范围可达 1 个椎体高度，少数达 2 个椎体节段。急性期后病灶呈偏心性分布的卵圆形，沿脊髓小静脉的纵轴周围分布。原发进展型多发性硬化则为脊髓内弥漫性病灶。有时病变内见 T_2 低信号，可能与铁沉积有关。

增强扫描常为不全性、斑片状或边缘性强化，也可为结节状与环形强化，与原发性横断性脊髓炎类似，皮质激素不影响活动期病变的强化。强化持续 2~8 周，急性期过后可无强化，若有，则为中心性分布。

DWI 显示病灶扩散受限，MRS 可见 NAA 峰降低。磁化传递成像显示磁化传递率（MTR）下降，病理学上与髓鞘丧失及轴索减少有关。DTI 显示多发性硬化病灶 FA 值明显下降。鉴别诊断包括脊髓肿瘤（脊髓增粗、灶周水肿，可见囊变与出血）、急性播散性脑脊髓炎（前驱感染，病情进展快，病变范围广）、横断性脊髓炎（累及脊髓中央、累及 3~4 个脊髓节段、无颅内病变）、脊髓梗死（脊髓前部为主，急性发病）、结节病（脊髓脊膜、胸部同时受累）。

2. 视神经脊髓炎　也称 Devic 病。特征为反复发作的重度视神经炎与横断性脊髓病变。视神经脊髓炎临床表现较多发性硬化严重。视神经炎与脊髓病变之间的时间间隔为数天至数周，偶可长达数年。可为单向病程及治疗后复发。视神经脊髓炎发病高峰年龄为儿童（5 岁左右）与 30~50 岁成人。视神经脊髓炎预后较多发性硬化差。

MRI 特点为病变纵径较大，呈融合性，常累及 4 或 5 个以上脊髓节段，约 1/4 病例脊髓肿胀，晚期可有萎缩；急性期后病变内可见坏死空洞；增强扫描病变有强化；同时显示视神经增粗及 T_2 高信号改变，以冠状面脂肪抑制 T_2WI 及 STIR 序列显示最佳。

视神经脊髓炎主要需与多发性硬化鉴别，视神经脊髓炎的病灶较大，累及范围更大，强化更明显，且无脑实质病灶。

3. 炎性及感染性疾病

（1）急性横断性脊髓炎：病因不明，但最有可能为病毒感染，其他可能原因包括疫苗接种、细菌感染、系统性红斑狼疮等结缔组织病、多发性硬化以及副肿瘤综合征。诊断标准包括：①感觉、运动及自主神经功能障碍；②症状及体征为双侧性；③有明确的感觉平面；④影像学检查排除了脊髓外病变所致的压迫；⑤具有炎症证据，如脑脊液中细胞增多、IgG升高、MRI显示异常强化，首次检查阴性时可在2~7 d内复查；⑥发病后4 h至12 d症状进展最明显。

MRI特点为好发于胸段脊髓，其次为颈段，累及脊髓中央，纵行范围超过2个（3~4个）脊髓节段；病变呈边缘清楚的T_1等信号或低信号、T_2高信号，轴位上占据脊髓断面1/2~2/3以上，相应脊髓节段形态正常或轻度肿胀（约各占一半）；增强扫描从无强化到结节状、斑片状或边缘强化，可合并脊膜强化；皮质激素治疗效果良好，MRI显示异常信号吸收、肿胀消退及强化减弱。但值得注意的是，本病40%~50% MRI无阳性表现。

鉴别诊断包括多发性硬化、急性播散性脑脊髓炎、脊髓梗死（累及脊髓腹侧、运动障碍较感觉异常明显，起病急）、髓内肿瘤、脊髓空洞积水症（所有序列上为脑脊液信号，无强化，脊髓外形正常）。

（2）急性播散性脑脊髓炎：各年龄段均可发病，但好发于青少年，是一种免疫介导的炎性疾病，呈单向病程。进展快，病情重，70%左右儿童病例有病前3周内前驱病毒感染或免疫接种史。以累及白质为主，表现为小静脉周围T细胞、偶有浆细胞浸润、脱髓鞘、灶性出血、坏死，脑脊膜也可见炎性改变。急性播散性脑脊髓炎侵犯脊髓者11%~28%。

MRI特点为脊髓内多灶性、火焰状T_2高信号与T_1低信号病变，累及白质，背侧较多，范围较急性横断性脊髓炎及多发性硬化广泛；急性期病变段脊髓肿胀，晚期脊髓萎缩；增强扫描脑内与脊髓病变均可呈不同程度强化，可为斑片状、点状、环状或绒毛状强化，可同时见神经根强化；并存脑实质病变。

鉴别诊断包括多发性硬化、血管炎（有系统性红斑狼疮等疾病）、横断性脊髓炎（横断面累及脊髓大半，可为多节段）、脊髓梗死、动静脉瘘（可见异常流空信号、无周围神经侵犯）。

其他多种病毒，如肠病毒所致的手-足-口病也可引起急性脊髓病变。

（3）血管性疾病：系统性红斑狼疮相关性脊髓病变：脊髓炎是系统性红斑狼疮不常见的并发症。临床上女性发病明显多于男性，男女发病性别比1:8，表现为背痛、四肢轻瘫或麻痹、感觉丧失，实验室检查抗磷脂抗体阳性。本病MRI表现类似于横断性脊髓炎，可为脊髓中央分布、占据脊髓断面2/3以上，累及脊髓超过2个椎体节段，一般可达3~4个，增强扫描可能有强化。本病可合并脊髓炎，并可同时合并颅内病变。

鉴别诊断：① Lyme病，病原体为包柔螺旋体，脊髓Lyme病临床表现类似于横断性脊髓炎，还可类似脊膜炎与多发神经根炎，其MRI征象似结节病；②其他多种细菌、寄生虫、真菌等病原体侵犯脊髓造成的急性脊髓病变，但均较少见；③ Behcet病，属血管炎，罕见累及脊髓，MRI表现为脊髓萎缩及散在T_2高信号病变，增强扫描无强化，结合其他部位病变可做出诊断；④脊髓脓肿，罕见，增强扫描可见环形强化。

3. 动脉性脊髓梗死　常为脊髓前动脉分支闭塞所致，累及皮质脊髓束与脊髓丘脑束，脊髓后柱内侧受侵导致本体感觉障碍。原因包括动脉瘤、主动脉夹层、手术、脊髓动脉夹层、低血压、栓塞、血管炎、凝血功能障碍、脊膜炎等。

MRI特点为脊髓前部弥漫性长节段信号异常，以胸下段与胸腰段脊髓常见，灰质或灰白质均受累，原因是该处供血血管迂曲明显；横轴面T_2WI上可见病变累及双侧前角，呈猫头鹰眼征或蛇眼征，也可累及整个灰质或脊髓断面或脊髓中央为主；病变中央可见出血性改变，梯度回波显示为低信号；DWI有助于显示T_2WI上信号改变不明显的病变，呈DWI高信号与ADC值降低；增强扫描可从无强化到斑片状强化。同时可见主动脉瘤或夹层征象、椎体梗死。鉴别诊断主要包括脊髓肿瘤、脱髓鞘疾病、横断性脊髓炎。

4. 静脉性脊髓梗死　脊膜动静脉瘘（SAVDF）合并脊髓静脉血栓与梗死称之为Foix-Alajouanine综合征，也称坏死性脊髓病。临床表现包括突发性瘫痪、感觉丧失及括约肌功能障碍。MRI特点：脊髓轮廓不规则，T_2序列可见脊髓表面多发流空信号；横轴面上脊髓呈弥漫性T_2高信号，类似于急性横断性脊髓炎或动脉性脊髓梗死，但也可为T_2WI信号无异常；增强扫描可见迂曲走行的异常血管及梗死脊髓延迟强化；增强MRA有时可显示瘘口的位置。

5. 脊髓出血　可为自发性，但更常见的是有基础疾病如动静脉畸形、海绵状血管畸形、髓内肿瘤等。MRI上根据期龄不同而有不同的表现，一般为T_2WI上中央高信号与边缘低信号，亚急性期可见

T_1WI 高信号，梯度回波序列显示低信号，局部脊髓增粗。

6. 其他疾病　维生素 B_{12} 缺乏，即亚急性脊髓联合变性。病因包括恶性贫血、胃切除术后、克隆病、绦虫病、严格素食者及母亲为素食者的婴儿等，引起维生素 B_{12} 缺乏导致脱髓鞘，选择性累及脊髓后柱与外侧柱，治疗后脊髓病变的异常 MRI 信号可逆转。实验室检查为大细胞性贫血、血浆维生素 B_{12} 下降。MRI 特征：受累脊髓轻度增粗，后柱与外侧柱异常信号；矢状面 T_2WI 上病变呈纵行高信号，横轴面上形似倒置的"V"形或倒置的兔耳状，T_1WI 为低信号；增强扫描无强化或轻度强化；补充维生素 B_{12} 后上述病变可消退。鉴别诊断包括脊髓梗死、脊髓挫裂伤（有外伤史，伴随脊柱骨折，病变内可有出血）、急性播散性脑脊髓炎或多发性硬化、感染性脊髓炎（实验室检查有助于诊断）、急性横断性脊髓炎。

综上所述，多种急性脊髓疾病可出现脊髓异常信号，准确诊断需结合临床表现、实验室检查及影像学表现。

第二节　自发性颅内低压脊髓脑脊液漏

自发性颅内低压是无特殊诱因颅脑损伤、脊椎穿刺等的脑脊液压力减低，患者表现为与体位相关的头痛。研究表明，自发性颅内低压由自发性脊髓脑脊液漏引起。CT 脊髓造影（CTM）能够非常准确地显示自发性颅内低压患者的漏点，对于靶向血贴治疗及外科手术修补有重要的意义。

自发性脊髓脑脊液漏与自发性颅内低压：目前普遍认为自发性脊髓脑脊液漏是自发性颅内低压的根本病因，多数自发性颅内低压患者中，通过各种影像学手段均发现了脑脊液漏的存在，包括脊髓核素造影、脊椎 MRI 和 CT 脊髓造影。

Chiapparini 等（2004）总结了自发性颅内低压患者典型的脊椎 MRI 表现，可见硬脊膜囊萎陷、硬膜外静脉丛扩张、硬膜外脑脊液蓄积和神经根袖形态异常，MRI 检查可检出漏点，但存在假阳性，需要 CT 脊髓造影进一步确定。脊髓造影后薄层全脊柱 CT 扫描是目前脑脊液外漏定位诊断一种常用、有效和精确的影像手段。Schievink 等（1996）及 Stone 等（1999）使用 CT 脊髓造影检查自发性颅内低压患者，全部病例均可找到漏点。

一组研究中的 6 例患者，CT 脊髓造影检查都能确定漏点位置，漏点分布与文献报道相似，即主要分布在颈胸椎交界处和颈椎。文献报道中，多数病例显示单一漏点，仅少部分患者有多个漏点。该组多漏点患者明显高于文献报道，与该组既往在 16 层 CT 上的结果相似，可能与该组选择的均为症状严重、经临床保守治疗无效的患者有关。这些患者可能由于存在多个漏点，漏口无法自闭，脑脊液流失较明显，症状无法缓解，才进行 CT 脊髓造影检查。Schievink 等（2004）也发现一些脑脊液漏出流量较大的患者 CT 脊髓造影检查存在多个漏点。

此外，由于该组是注射对比剂后延迟 30 min 进行 CT 脊髓造影扫描，对于流量较大的漏口，可能造成对比剂扩散到相邻节段的神经根，造成定位困难，有时需要行动态 CT 脊髓造影检查才能明确真正的漏口。

在 CT 脊髓造影发现脑脊液漏点的基础上，自体血直接注射至脑脊液硬脊膜漏点处的硬膜外间隙，称靶向硬膜外血贴治疗。由于治疗直接作用于漏点本身，提高了一次性血贴注射治疗的成功率。Yousry 等（2001）最早详细描述了 MRI 检查腰穿及自发性颅内低压患者出现高位颈椎后方对比剂积聚，Schievink 等（2004）通过手术探查及病例回顾证实 $C_{1\sim2}$ 水平椎体后方脑脊液积聚并非为高位颈椎脊膜脑脊液漏所致，而是位于下颈部较大流量的脊膜脑脊液漏通过某种途径扩散到 $C_{1\sim2}$ 水平椎体后方的软组织内，这对脑脊液漏靶向血贴治疗十分重要，避免不必要的高位颈段血贴治疗。

双能量 CT 脊髓造影的原理及特点：双源 CT（DSCT）双能量成像是利用双源 CT 相互垂直的 2 个 X 线管发出的两种不同能量的射线进行同步扫描，通过探测器接收后对不同能量下所采集的各种密度物质的衰减信息进行分析的一种新的 CT 成像方法。

双能量 CT 脊髓造影就是通过腰穿，将碘对比剂注入蛛网膜下隙，与脑脊液混合，行 CT 双能量扫描，利用碘对比剂具有独特的在低光子能量时有高 X 线衰减特性，与钙化或椎体骨性成分在不同能量

X 线衰减率存在差异，直接分离出组织中的碘对比剂，加上伪彩色，形成碘图，或除去碘对比剂成分，形成虚拟平扫（VNC）图像，达到检出脑脊液外漏的作用。

常规的 CT 脊髓造影没有注入碘对比剂前平扫的图像，有时不容易区分椎旁高密度影是软组织钙化或是碘对比剂扩散，可能造成诊断困惑，双能量 CT 脊髓造影可以直接显示碘对比剂（碘图）或除去碘对比剂（VNC），可以增加诊断的信心。

对比前一代双源 CT 常规选用 80 kVp、140 kVp 双能量扫描不同，该研究选用了 100 kVp、140 kVp（加锡过滤）双能量扫描，可更有效区分物质成分，减少射线剂量。

与合成的 120 kVp AW-CTM 对比，双能量 CT 脊髓造影有两处漏点未检出，为 $T_{1\sim2}$ 椎间孔水平，可能与该患者较肥胖，受双肩关节影响，双能量后处理图像出现较明显高低密度相间伪影，影响图像判读，增加扫描时的毫安量或可减少类似伪影，提高病变检查。Leschka 等（2010）报道，射线剂量降低时，将影响碘对比剂的检出，尤其是较低浓度的碘对比剂检出。

该研究的局限性：该研究尚存在很多不足，有待进一步研究探讨。样本数小；出于辐射剂量安全及伦理考虑，没有对患者进行常规 CT 脊髓造影检查及血贴治疗后 CT 脊髓造影复查，而是参照 Leschka 等（2010）的实验模型数据，采用 100 kVp 与 140 kVp 图像合成的 120kVp AW-CTM 代替常规 CT 脊髓造影检查，作为“金标准”评价双能量 CT 脊髓造影的价值；未进行双盲法影像评估等。

总之，根据该组 6 例自发性颅内低压患者的初步研究结果，认为双能量 CT 脊髓造影可用于自发性颅内低压脊髓脑脊液漏诊断，与常规 CT 脊髓造影比较，双能量扫描由于可以区分碘对比剂和其他高密度物质（如骨质，钙化等），诊断对比剂外漏更加明确、直观，容易被临床医师理解，但对较低浓度的碘剂漏出及肩关节伪影影响存在漏诊可能。这一技术还有待进一步临床应用检验效果。

第五章　颈　髓

第一节　脊髓型“颈椎病”与扩散张量成像

脊髓型“颈椎病”是常见病和多发病，多见于中老年人，但近年来表现出年轻化的趋势。根据脊髓型“颈椎病”的发病过程与自然史的研究，70%~80%的患者具有进行性加重的特点。因此，早期准确诊断颈髓损伤及损伤程度，对于脊髓型“颈椎病”患者的治疗和预后具有重要意义。常规MRI检查主要依据颈髓形态及信号改变做出诊断，对轻度颈髓变性及细微结构、功能的改变无法评价，且不能进行定量分析，常常低估颈髓损伤的程度。

扩散张量成像（DTI）作为一种定量分析技术，目前主要用于脑部疾病的研究。由于颈髓体积小，加之周围脑脊液波动、血管搏动、呼吸及吞咽动作等造成的运动伪影、周围骨质的磁敏感伪影，限制了DTI在颈髓的研究及临床应用。

DTI是依赖水分子的布朗运动来反映生物体的细微结构信息，定量评价细微结构的内源性特征。DTT是目前唯一能显示活体纤维束结构的成像技术。

DTI的参数较多，其中应用最多的是ADC、FA、λ_1、λ_2、λ_3值。ADC值反映水分子在各个方向上的平均扩散能力，不受各向异性的影响，反映分子的整体扩散能力和扩散阻力的整体情况；ADC值越大，说明水分子的整体扩散能力越强；反之，则越弱。

FA值是扩散张量的各向异性成分与整个扩散张量的比值，反映白质纤维束对水分子扩散的限制以及髓鞘化程度。FA值无量纲，取值范围在0~1之间。当FA值趋近于1时，各向异性最大，趋近于0时，各向同性最大；FA值可以较好的反映水分子扩散的各向异性。

一项研究结果显示，正常成人同一层面颈髓的扩散及各向异性特点无显著性别差异。$C_{2/3}$~$C_{5/6}$椎间盘层面颈髓各参数值差异无统计学意义，说明所研究颈髓内分子的扩散能力及扩散各向异性基本相同。3个年龄组间颈髓各参数值差异无统计学意义，说明颈髓的扩散及各向异性特点无显著年龄差异。λ_1值与λ_2、λ_3值有统计学差异，λ_2、λ_3值无统计学差异，$\lambda_1>\lambda_2+\lambda_3$，说明分子沿颈髓长轴（$\lambda_1$方向）的扩散强度明显大于沿前后径和左右径（$\lambda_2$、$\lambda_3$方向）的扩散强度，而后两者的扩散强度基本相同，表明颈髓的各向异性很强，呈沿长轴方向的圆柱状扩散。DTT显示颈髓呈上下方向均匀一致的红色。

文献报道ADC值为（0.87~2.26）$\times 10^{-3}$ mm^2/s，FA值为0.61~0.83，而关于λ_1、λ_2、λ_3值鲜有报道。该项研究测得正常颈髓ADC、FA值介于文献报道的正常值范围内。

正常对照组（E组）与A组间各参数值差异无统计学意义，提示单纯硬膜囊受压时相应层面颈髓神经细胞膜和髓鞘结构保持完整，微结构没有破坏，水分子扩散强度和各向异性无显著改变。

正常对照组（E组）与B组间各参数值差异有统计学意义，B组的ADC、λ_2、λ_3值大于E组，FA、λ_1值小于E组；各参数图示受压颈髓内均可见异常信号，而B组颈髓T_2WI信号无异常，表明DTI能发现常规MRI所发现不了的颈髓早期轻度的损伤改变。

正常对照组（E组）与C组间各参数值差异有统计学意义，C组的ADC、λ_2、λ_3值大于E组，FA、λ_1值小于E组，C组颈髓内均可见T_2WI高信号，各参数图示颈髓内均可见明显异常信号，说明C组受压部位颈髓内水分子的扩散强度和各向异性均较对照组发生了显著改变。

任意两实验组间各参数值差异有统计学意义，且从A组到C组，ADC、λ_2、λ_3值呈升高趋势，FA、λ_1

值呈降低趋势,提示随着颈髓损伤程度的加重,髓鞘崩解增多、轴浆外流加重、细胞外间隙增加明显,水分子的整体扩散能力增强,局部各向异性降低,各向同性增加,从而导致 ADC、λ_2、λ_3 值升高,FA、λ_1 值降低。因此认为 ADC、FA、λ_1、λ_2、λ_3 值改变的程度可以反映脊髓损伤的程度。

纤维束成像清晰、直观地显示了各实验组颈髓纤维束受压损伤情况,表现为不同程度的弧形压迹、变形、移位、纤维稀疏,部分可见纤维束中断征象。总之,DTI 作为一种定量分析技术,也是目前唯一可以无创性清晰、直观显示白质纤维束的方法,是一种可对白质纤维组织进行定量评价的独特方法,有助于进一步了解神经系统纤维构成、连接情况。相信随着 MRI 软硬件的不断发展,颈髓 DTI 技术将会得到广泛应用。

第二节 诊断陷阱:颈脊髓增宽的一个少见原因

Kirks & Newton(1972)报告 1 例颈脊髓弥漫增宽患者出现四肢软弱,面神经麻痹及知觉缺如,经类固醇治疗 6 周后,颈髓增宽消逝,知觉恢复,考虑结节病为其病因。

结节病有 3%~7% 病人的神经系统受累,常犯及颅神经与周围神经,而神经麻痹最常见,侵犯中枢神经系统较少,病理上为慢性肉芽肿性脑膜炎,颅底尤多受犯。

偶尔,实质病变由淋巴细胞、上皮样细胞与巨细胞组成,此类非干酪性肉芽肿可发现于下视丘、大脑皮质、小脑、脑室上皮下、脑干与脊髓。

颈段脊髓内病变最常见原因是神经胶质瘤(特别是成熟室管膜瘤)、脊髓空洞症、动静脉畸形;少见原因包括神经瘤、纤维瘤、脂肪瘤、畸胎瘤与转移性病变。在已知结节病的患者,脊髓实质性类肉瘤病变引起颈髓增宽的可能性应予考虑,同存的颅神经麻痹及脑脊液检查都 支持结节病的诊断。

第三节 颈髓血管母细胞瘤(毛细血管亚型)

患者,女,36 岁。因 CT 与 MRI 发现颈 $_{2\text{-}4}$ 椎管肿物入院。

术后病理检查:免疫组化诊断,颈髓占位病变切除标本,血管母细胞瘤(毛细血管亚型)。S-100,CD57 和 Nestin 均提示间质细胞具有神经内分泌能力。

影像资料见图 12-5-1。

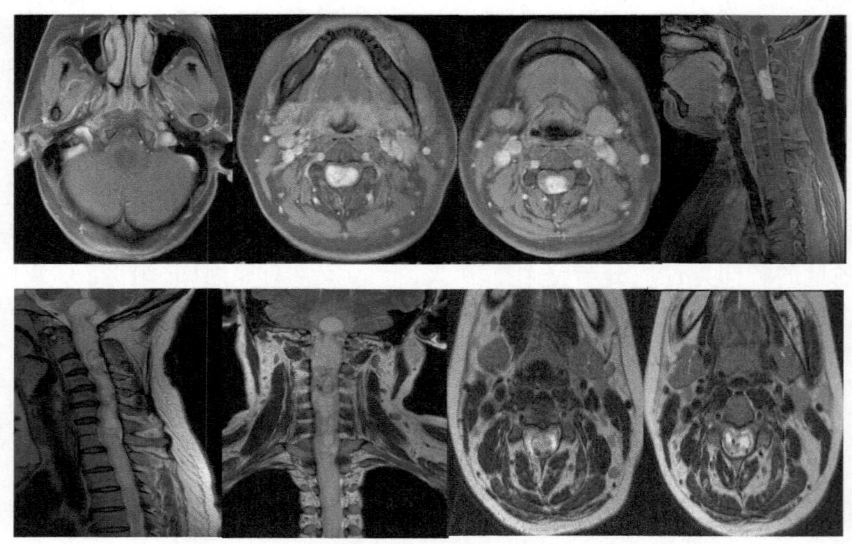

图 12-5-1 颈髓血管母细胞瘤(毛细血管亚型)

第六章　多发性硬化和视神经脊髓炎

(1)临床诊断容易混淆：视神经脊髓炎与多发性硬化为中枢神经系统较为多见的炎性脱髓鞘疾病，中青年多见，临床上较为相似，因视神经和脊髓受累症候在两种疾病均较为常见，故二者临床诊断容易混淆。

尽管抗水通道蛋白4抗体在视神经脊髓炎与多发性硬化的鉴别诊断中具有较高的特异度，但由于各实验室采用的方法不同，灵敏度差别较大，多数仅为50%左右，且尚难以在国内广泛推广应用。因此，进一步探索两者影像特点差异对于鉴别视神经脊髓炎与多发性硬化具有明显的临床价值。

Wingerchuk等(1999)提出了视神经脊髓炎的诊断标准，标志着视神经脊髓炎已作为新的疾病单元从多发性硬化中独立出来，但实际临床诊断中存在一些误区，认为头颅MRI发现脑内病灶则可排除视神经脊髓炎诊断，常常致使一些视神经脊髓炎病例因合并脑内病灶而误诊为多发性硬化。

(2)脑内发现病灶：近年来，国内外研究表明，50%~71%的视神经脊髓炎患者脑内发现病灶，多分布于皮层下白质及水通道蛋白4表达较多的区域，如导水管、脑室周围、脑干与下丘脑等处。该研究结果显示，约59.4%的视神经脊髓炎患者头颅MRI有阳性病灶发现，但不符合多发性硬化空间多发的诊断标准，如皮层下白质的孤立病灶，特别是第三脑室周围与脑干被盖导水管周围更具有特征性。

另外，侧脑室后角处非典型病灶也是多发性硬化不常见的受累部位，这些病灶往往在FLAIR像上显示较为清楚。该研究中尽管仅8例(25.0%)出现脑干被盖靠脑室管膜处异常信号，但多发性硬化组中未见类似影像学特点，故这些病灶可能对于视神经脊髓炎的提示意义更大，国外一些文献也有类似报道。

分析其原因，可能是水通道蛋白4在脑室管膜等处表达较多，而在视神经脊髓炎的发病机制中，抗水通道蛋白4特异性增高，对局部造成损伤。由此，视神经脊髓炎脑内病灶可能仅与发病机制有关，而对于疾病的严重程度并无提示意义。

(3)颅内病灶形态差异：多发性硬化颅内病灶的形态也有显著差异，多发性硬化颅内病灶主要位于侧脑室旁、半卵圆中心及脑干等结构，形态以卵圆形、斑片状为主，侧脑室旁的“垂直征”最具特征性；视神经脊髓炎颅内病灶主要为脑干、皮层下白质、侧脑室周围白质及中脑导水管周围等。

再有，从脑内病灶增强的角度来讲，该项研究结果显示，除多发性硬化可出现特征性较强的环状强化外，并未发现有显著差别，仅发现视神经脊髓炎脑内病灶强化信号较为浅淡。

近来，一些文献报道，脑内病灶云片状强化对于诊断视神经脊髓炎具有一定的特异性，该项研究尚未发现具备类似影像特征的视神经脊髓炎病例，可能与行头颅MR增强扫描的视神经脊髓炎例数较少有关。

(4)关于大脑皮层病灶：另外，尽管多发性硬化为中枢神经系统炎性脱髓鞘疾病，以白质损害为主，但对于大脑皮层等灰质受累临床并不少见，Lucchinetti等(2011)研究发现，多发性硬化早期即可出现皮层损害，该研究中15.0%的多发性硬化患者头颅MRI出现有大脑皮层病灶，而视神经脊髓炎组则未见皮层受累影像表现。

尽管Rocca等(2004)曾报道过利用功能MRI磁化传递技术发现视神经脊髓炎的皮层损害，但尚未见利用FLAIR像检出视神经脊髓炎皮层受累的报道。因此，大脑皮层病灶可能也是多发性硬化有别于视神经脊髓炎的影像特点之一。

(5)脊髓MRI影像差异：该项研究结果表明，视神经脊髓炎与多发性硬化的脊髓MRI影像特点差别更为显著：首先，视神经脊髓炎脊髓受累节段均超过3个以上，除10例病灶欠连续外，其他均表现为纵向融合，最长达15个节段，而多发性硬化中进行脊髓MR检查的患者仅15. 6%受累节段可超过

3 个,且最长累及 4 个节段,明显少于视神经脊髓炎的受累节段。其次,多发性硬化脊髓病灶数目常为多个,而视神经脊髓炎则很少超过 1 个,其病灶数目显著少于多发性硬化,差异有统计学意义。同时,近半数的视神经脊髓炎患者脊髓肿胀明显,发生率也显著高于多发性硬化。

从病灶位置来讲, Nakamura 等(2008)研究认为,约 80% 的多发性硬化病灶居脊髓后部及两侧白质,而视神经脊髓炎则 60%~70% 脊髓病灶主要累及中央灰质,该项研究中, 71.9% 的多发性硬化脊髓病灶为偏心性,而 85.4% 的视神经脊髓炎脊髓病灶呈居中性分布,特别是个别病例脊髓病灶呈“H”形型,为典型的中央灰质损害影像。

该项研究发现,视神经脊髓炎与多发性硬化脊髓病灶增强扫描的形态也略有差别,多发性硬化以卵圆形为主,而视神经脊髓炎则以不均匀条索状更为多见,可能与视神经脊髓炎脊髓受累节段较多发性硬化长而与多发性硬化脊髓病灶形态学的差异所致。

难以完全鉴别:综上所述,视神经脊髓炎与多发性硬化无论是脑内病灶,还是脊髓病灶,其影像表现均有显著差别,尽管如此,有时二者影像学还是难以鉴别,如:有的视神经脊髓炎患者,其头颅 MRI 表现为类多发性硬化样表现,双侧大脑半球皮层下白质及侧脑室旁多发病灶,与多发性硬化影像学较为相似,但患者脊髓病灶纵向融合病灶显示 12 节段受累,病程中反复出现视力下降,同时,抗水通道蛋白 4 抗体阳性,符合视神经脊髓炎诊断标准。

目前,对于类多发性硬化样影像学表现的视神经脊髓炎,国内外报道较少,临床容易误诊,有必要结合抗水通道蛋白 4 抗体进行诊断。

虽然视神经脊髓炎与多发性硬化临床症候较为相似,但二者是独立的疾病单元,预后不同,前者病情较重,预后较差,治疗也有差异。因此,早期正确诊治是改善预后与生活质量的关键,在关注二者脊髓 MRI 特点差异的同时,应重视视神经脊髓炎与多发性硬化的脑内病灶的影像学差异,以减少漏诊和误诊。

第七章　脊　神　经

（1）联合神经根：联合神经根相当常见。在CT横断扫描时，表现为一无症状的软组织密度影见于一侧隐凹中，与鞘囊基本等密度。联合神经根容易与游离的椎间盘碎片混淆。侧隐凹形状的不对称有助于区别诊断。因为神经根鞘内脑脊液量减少，联合神经根可表现为比鞘囊的密度稍有增加，但很难达到椎间盘碎片那样高的密度。联合神经根导致侧隐凹不对称，也可误为突出的椎间盘碎片，此时，侧隐凹的骨质对称与否则成了关键性征象，联合神经根只导致软组织不对称。通过阿米培克脊髓造影加CT扫描，可清楚地观察此联合神经根的实质，或是双根神经根，或是神经根联合。

（2）神经根鞘大小的变异：CT扫描时偶尔可见双侧神经根鞘大小不对称，这可为正常的变异，病人无症状；也可为一病理性变化。在脊柱裂的病人，可见双侧整个神经根鞘的肿大，伴存侧隐凹的糜烂与破坏。神经根鞘的囊状扩张称Tarlov囊肿，它与鞘囊密度相等，而与游离的椎间盘碎片不同。Tarlov囊肿可与联合神经根混淆，它们都无症状。

（3）脊神经和脊神经节：脊神经根以及与之相连的脊神经节可有许多变异，背侧脊神经根上的脊神经节粗于相应的腹侧神经根。在腰椎及上部骶椎平面，背侧脊神经节可以有两个。L_5~S_4脊神经节位于椎管内而不是在椎间孔内。一些脊神经节，一般是骶尾部脊神经节位于硬膜囊内。终丝脂肪瘤可在平行于终丝的多个平面中见到。

（4）横突孔变异：扩大的横突孔。有作者报告用阿米培克CT扫描，在第7颈椎平面可见大的左侧横突孔，几乎为对侧两倍大。第7颈椎横突孔的大小和数目可有相当的变异，此孔可以单个、双个或三个。当一侧出现一个以上的孔时，通常椎动脉通过较大的孔，而椎旁静脉通过另一个。此孔扩大也可能为病理性的，此刻，椎动脉引起的脊柱动静脉畸形的可能性则应予以考虑。

（5）腰升静脉与神经节：腰升静脉常有不同的走行，在有的病人，此静脉可邻近于脊神经背根神经节走行，CT横断扫描解释图像时不应将之误为神经节，认真观察更尾侧层面，常可见到静脉分支，从而容易作出区别。Dorwart等（1982）曾作详细讨论。

第八章 椎管内肿瘤和肉芽肿

第一节 误诊病例简介:椎管内囊性神经鞘瘤破裂出血

神经鞘瘤是最常见的髓外硬膜下肿瘤,占25%~30%,较神经纤维瘤常见,好发于20~60岁,男性稍多于女性,可见于脊髓各节段,肿瘤多单发,呈孤立结节状,有完整包膜,生长缓慢。组织学上神经鞘瘤有Antoni A和Antoni B两种类型组织,有丰富的毛细血管和血窦,易出血、囊变、坏死、液化。根据MRI表现把神经鞘瘤分为实体型、囊肿型、混合型3种类型。①实体型,肿瘤呈实质性肿块,信号均匀,增强检查表现为均匀强化肿块;②囊肿型,信号强度与脑脊液相仿,增强检查囊壁呈环状强化,更易发生出血及囊变,机制被认为是肿瘤出血、缺血、黄色瘤变等因素单独或综合作用引起;③混合型,肿瘤呈囊实性肿块,囊变区较局限。

该例囊性神经鞘瘤呈单发结节状,但破裂出血后凝血块呈不规则、长条状堆积于硬膜下,强化后边缘呈广泛弧线样强化,与瘤体分界不清,表现特殊,极易与其他病变混淆。

1. 分析该例误诊原因 ①整个病变范围长,信号表现复杂多样,强化形式表现不一,有环形强化,有边缘弧线样强化,是造成误诊的主要原因;该例神经鞘瘤瘤体小,破裂出血后,凝血块呈长条状堆积在髓外硬膜下,其下端在L_2水平从马尾神经背外侧呈“马蹄状”绕至前方,形态不规则,此征象易误诊成其他病变;②没有典型的神经源性肿瘤沿椎间孔向外生长的征象。但该例符合囊性神经鞘瘤之处在于,单发结节状小瘤体,囊壁呈环状均匀强化,囊液与脑脊液信号相仿。肿物下方较长范围的凝血块形成机制可能与肿瘤有丰富的毛细血管和血窦,从而容易导致肿瘤破裂出血。增强检查凝血块周边有轻度强化,可能与周围组织的反应性改变有关。

2. 鉴别诊断

(1)椎管内畸胎类肿瘤:这类肿瘤多发生于髓外硬膜下,信号表现复杂多样,但它们常伴有其他方面的发育异常,如皮下脂肪瘤、脊椎裂、骶尾部皮毛窦以及脊髓低位等表现。

(2)血管畸形:血管畸形表现为病变与脊髓关系更密切,强化后有十分明显的异常对比增强,可发现异常血管流空效应。

(3)Tarlov囊肿:Tarlov囊肿起自脊神经后根与背侧神经节连接处的神经内衣与束膜之间,包绕、侵袭神经纤维或被神经纤维包绕。曾被称为神经根鞘囊肿、神经根疝、骶管囊肿等,单一骶管为多,较囊性神经鞘瘤壁更菲薄。

综上所述,囊性神经鞘瘤易发生破裂出血,因此对出血后复杂的影响表现,要多加认识,提高经验,与椎管内其他占位病变鉴别。

第二节 胸$_{12}$水平椎管内神经鞘瘤

患者,男,30岁。

病理检查:后椎管内肿瘤,暗红色肿物一块,大小3 cm×2.5 cm×1.7 cm,包膜完整,切面灰白灰褐、质中。蛛网膜钙化:灰白色组织一块,大小1.5 cm×0.8 cm×0.1 cm,切面灰白、质中。病理诊断:胸$_{12}$水平椎管内肿瘤切除标本,初步诊断神经鞘瘤,退变性,伴出血。待做免疫组化检测进一步证实。免疫组化诊断:胸$_{12}$水平椎管内肿瘤切除标本,神经鞘瘤,退变性,伴出血。

影像资料见图 12-8-1。本病鉴别诊断见表 12-8-1。

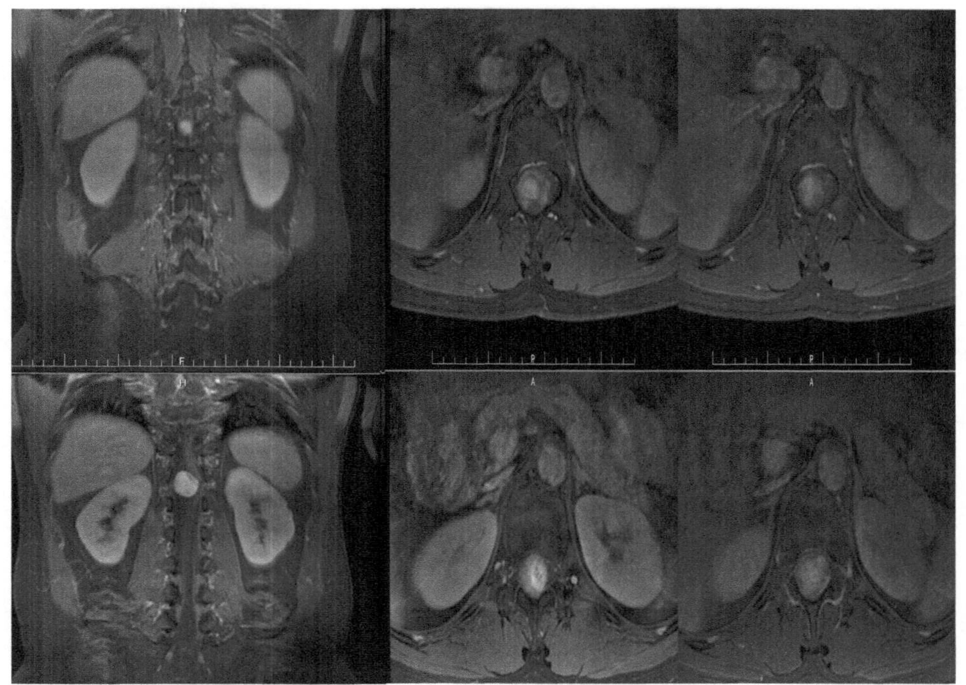

图 12-8-1　胸$_{12}$水平椎管内神经鞘瘤

表 12-8-1　椎管内病变影像学鉴别诊断简表

病名	T_1	T_2	形态	脊髓表现	增强扫描表现
神经鞘瘤	低信号	高信号	多为椭圆形	受压向侧方移位	均匀强化，边缘强化明显
脊膜瘤	低或等信号	低或稍高信号	半圆形	受压向侧方移位	均匀强化，边缘强化明显
表皮囊肿	低信号	高信号	多为圆形	受压移位	环形强化
星形胶质细胞瘤	低信号	高信号	—	不规则增粗	环形强化，边缘不规则
室管膜瘤	低信号	高信号	—	不规则增粗	中度强化，边界清楚
转移瘤	低信号	高信号	不规则形	椎体异常信号	重度强化，边界不清
畸胎瘤	等信号	高信号	—	脊髓空洞样变	轻度强化

第三节　误诊病例简介：腰椎椎管内间叶型软骨肉瘤

1. 病理学　间叶型软骨肉瘤是一种罕见的恶性肿瘤，由 Lightenstein & Bemstein（1959）首先报道，肿瘤由分化良好的软骨细胞和未分化的小圆细胞组成，侵袭性强，肿瘤易于原位复发和远处转移。肿瘤可发生于骨和骨外软组织，骨骼中以股骨、颌骨、肋骨、骨盆等为好发部位；有 33%~50% 的病例发生于骨外软组织，以脑膜、脊柱周围和四肢软组织较为多见。原发于中枢神经系统的间叶性软骨肉瘤较多见于颅内脑膜起源的肿瘤，而发生于椎管内的间叶性软骨肉瘤就较为罕见。

2. 临床表现　椎管内原发的间叶性软骨肉瘤发病年龄较轻，多见于 10~20 岁的青少年患者；全脊柱椎管内均可发生，但是以胸段椎管内较为多见；女性相对多见。

3. 影像学研究　影像表现上与骨内软骨肉瘤无明显差异，MRI 缺乏特异征象，鉴别诊断较难。肿瘤一般在 T_1WI 相对于正常脊髓呈等信号，在 T_2WI 呈稍高信号或等信号，肿瘤内部信号均匀，钙化常可见，出现钙化时由于钙化程度不同，因而内部信号各异，增强扫描瘤体一般明显均匀强化。

有作者回顾分析一例 MRI，T_1WI 病变呈等信号，T_2WI 亦呈等信号，符合文献中 MRI 平扫病变信号改变；增强后内部点状低信号无强化区考虑是肿瘤内钙化灶所致，当出现上述征象时，结合到该例患者年龄小及性别等因素，应想到椎管内软骨肉瘤发生的可能。

第四节 误诊病例简介:骶管内恶性色素性神经鞘瘤

病例，女，30 岁，因左下肢麻木一年入院。查体：脊柱未见明显侧弯或畸形，生理曲度正常。MRI：神经鞘瘤伴出血囊变(图 12-8-2)。

手术所见：骶部正中切口，见神经根周围鞘膜有一囊肿，大小约 3 cm × 3 cm，稍有捻粘，切开囊壁，可见巧克力色组织，质地较软。病理学检查：(骶管内肿物)纤维样间质中可见成片状及巢状分布的上皮样及梭形异型细胞巢，可见核仁。周围伴大量坏死样物及黑色素样颗粒团块，脊膜黑色素细胞瘤可能，待做免疫组化检测进一步明确肿瘤类型。免疫组化：阳性，S-100、VIM、NSE、CD34、Ki-67(40%)。阴性，CK(P)、EMA、NF、CD57、CK7、CK20、Villin、NeuN、GFAP、HMB45、MelanA。免疫组化诊断：(骶管内肿物)恶性色素性神经鞘瘤。

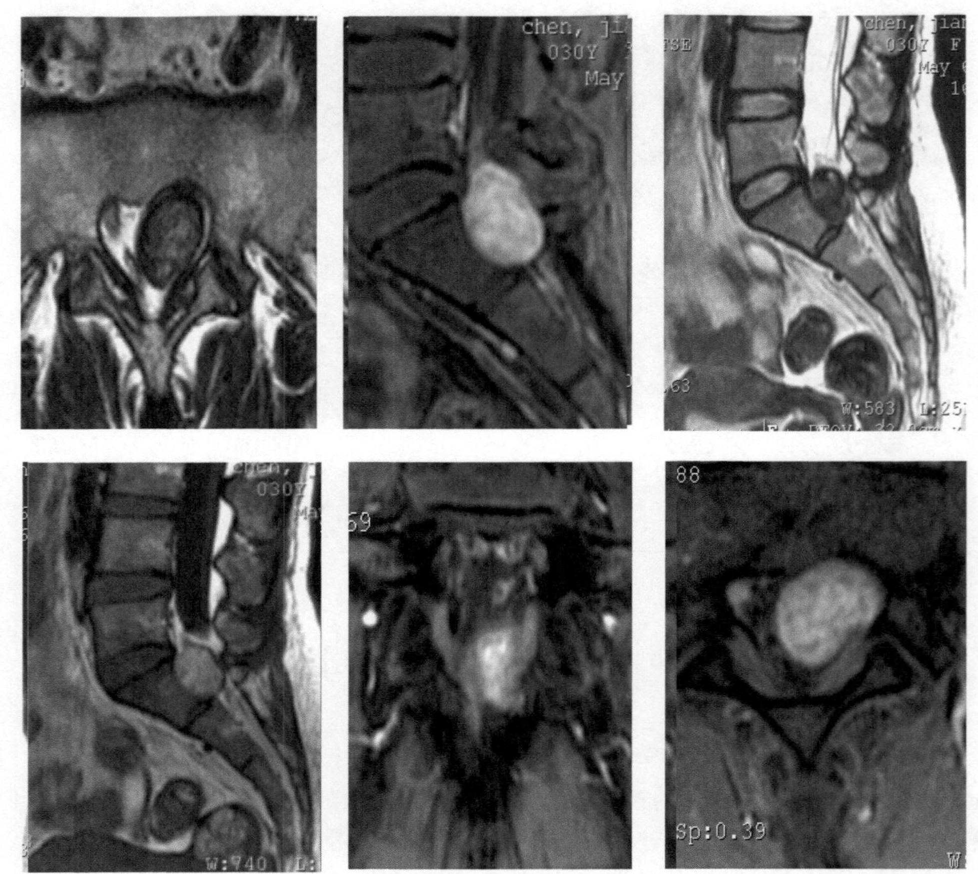

图 12-8-2 骶管内恶性色素性神经鞘瘤

第五节 误诊病例简介:椎管内转移性腺癌与神经纤维瘤

一些作者报告一例术前诊断为椎管内肿物，考虑神经源性肿瘤，神经纤维瘤可能性大。术后病理为转移性腺癌。随后进一步体检并行肺部CT发现左肺下叶占位性病变,伴纵隔多发肿大淋巴结。最终诊断为肺癌伴纵隔淋巴结转移、椎管内转移瘤。

肺癌远处转移最常见的部位是脑、肾上腺、骨等。肺癌脊椎转移和硬脊膜外转移较常见,但椎管内马尾神经根的转移非常少见,偶有报道。

肺癌的血行转移途径是肺肿瘤的瘤细胞可直接侵入肺静脉或通过肺毛细血管进入肺静脉,经左心随主动脉血流到达全身各器官,常转移到脑、骨、肾及肾上腺等部位。进入血管内的恶性肿瘤细胞由于受到自然杀伤细胞的消灭,并非都能迁徙至其他器官形成转移灶。

但是,与血小板凝集成团的肿瘤细胞形成不易消灭的肿瘤细胞栓,可与血管内皮细胞黏附,然后穿过血管内皮和基底膜,形成新的转移灶。虽然肿瘤血行转移的部位受原发肿瘤部位和血液循环途径的影响,但是,某些肿瘤往往表现出对某些器官的亲和性,例如肺癌易转移到肾上腺和脑。

马尾神经的血供,近端来自脊髓动脉,远端来自椎间孔处的根动脉。该例转移灶位于L_3椎体平面,马尾神经根的血供为腰段根动脉,来自腰动脉。腰动脉通常有4对,呈直角由腹主动脉后壁的两侧发出,横行向外,分别经L_{1-4}中部的前面发出分支,进入椎管。

术前误诊为神经纤维瘤,一方面是因为原发癌未表现出明显的临床症状;另一方面是过多的从病变的形态特点上判断性质,如病变与马尾神经根相连,而忽略了MRI信号的细微异常(T_2WI及T_2抑脂像病变呈稍高信号,而神经纤维瘤是较致密的肿瘤,T_2WI上多呈等低信号)。另外,患者夜间疼痛加重亦提示恶性病变。

因此,MRI的诊断一定要细致观察病变在每个成像序列的信号特点,并应时时刻刻注意密切结合临床症状分析研究,综合考虑方可做出准确的诊断。

第六节 原始神经外胚层肿瘤

病例,男,27岁。

术后病理诊断:原始神经外胚层肿瘤(PNET)伴骨小梁反应性增生。

影像资料见图12-8-3。

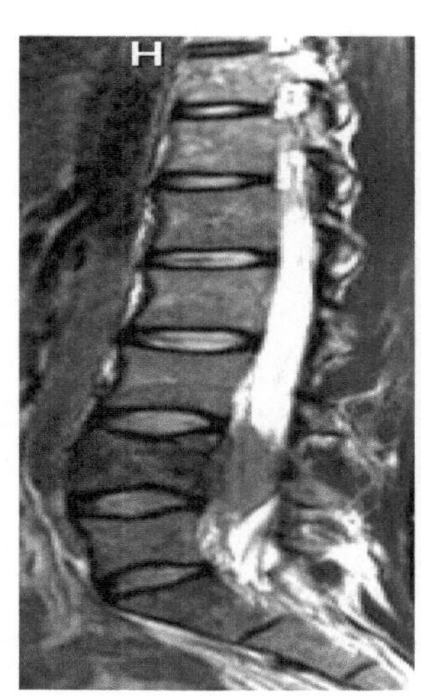

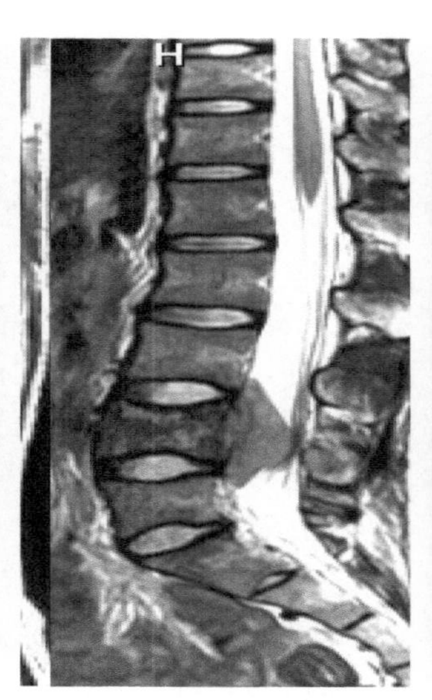

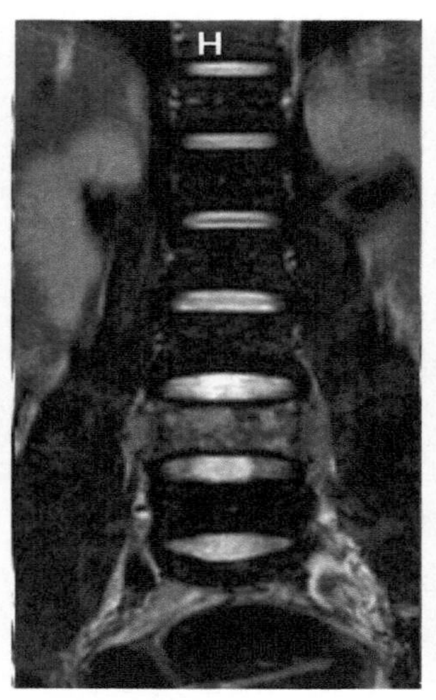

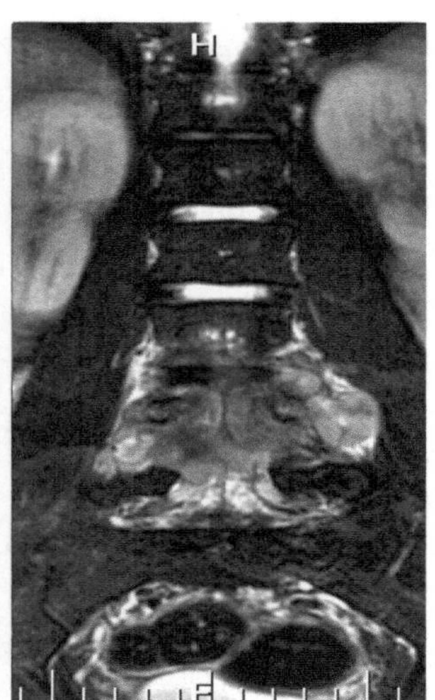

图12-8-3 原始神经外胚层肿瘤

第七节　误诊病例分析：椎管内孤立性纤维瘤与脊膜瘤

孤立性纤维瘤是一种少见的良性肿瘤。WHO（2016）分类归于非脑膜上皮来源的间质肿瘤，与血管外皮细胞瘤同类。近年来国内外文献多认为孤立性纤维瘤可发生于任何年龄，较多发生于青壮年及老年，无性别差异，多发生于胸膜，可发生在身体的多处部位，如上呼吸道、乳腺、躯干、纵隔、头颈部及中枢神经系统等，只有 30% 的中枢神经系统病例发生于椎管内，于 1996 年首次被报道。

椎管内的孤立性纤维瘤表现 3 种类型：髓内来源、髓外硬膜下来源和髓外硬膜外来源的肿瘤，其中 56.3% 位于髓内，而发生于髓外硬膜下的孤立性纤维瘤最少见（12%）。孤立性纤维瘤最多发生于胸椎内，其次是颈椎和腰椎，几乎所有患者均存在脊髓或神经根受压的继发临床表现。

影像学上，CT 表现为等密度或高密度，取决于瘤内胶原的含量，胶原含量高则呈高密度；钙化少见，增强后均表现为不均匀强化。MRI 信号特点可直接反映肿瘤的组织特征。孤立性纤维瘤在 T_1WI 上多呈等信号或略低信号；T_2WI 上呈混杂等低信号或略高信号，一般认为低信号区是由于病灶内富含胶原纤维基质、细胞结构稀疏以及质子运动较少所致，略高信号区是由富细胞区所致，而高信号区则由黏液变性或坏死囊变区所致。由于肿瘤内的病理组成成分的不同，孤立性纤维瘤强化表现多样，呈轻中度或明显的均匀或不均匀的强化。

孤立性纤维瘤的影像学表现具有一定的特征性，可资与脑膜瘤或脊膜瘤鉴别。一例病变位于髓外硬膜下，T_1WI 以等信号为主，T_2WI 呈等高信号，内见斑点低信号及高信号，STIR 呈等高信号伴少许高信号；增强后明显强化，稍欠均匀，具有孤立性纤维瘤的表现。虽然与硬脊膜和软脊膜关系密切，但未见到肿瘤附着处的脊膜增厚强化，即所谓的“脑膜尾征”。已报道的孤立性纤维瘤病例均未显示此征象，可作为与脊膜瘤鉴别的征象之一。

免疫组化显示肿瘤细胞波形蛋白（vimentin）和 CD34 阳性，具有特征性；上皮标志物（EMA）、S-100 蛋白、a- 平滑肌肌动蛋白和肌间线蛋白均阴性。脑膜瘤具有旋涡状改变，细胞核内包涵体，EMA 阳性。神经鞘瘤包含 S-100 蛋白束。该例组织学和免疫组化检测符合孤立性纤维瘤，不支持脑膜瘤或神经鞘瘤诊断。

大多数孤立性纤维瘤趋于良性临床过程，但有恶变的机会，约 6% 为恶性。此外，所有部位孤立性纤维瘤往往与周围分界清楚，可以全切除，但中枢神经系统孤立性纤维瘤全切后可发生复发和转移，即便是良性的孤立性纤维瘤。由于孤立性纤维瘤复发率高达 20%，因此临床上要作为低度恶性肿瘤来对待，注意定期随访。

对于椎管内病变，尤其是肿瘤性病变而言，定位诊断最主要的原则是判断病变是位于髓内、髓外硬膜下还是髓外硬膜外，而定性诊断的关键则是判断肿瘤的特征，包括肿瘤本身所具有的特征，如形态、密度 / 信号、囊变、坏死、出血、钙化以及强化等，还包括肿瘤与周围结构的关系，尤其是肿瘤的起源对定性诊断帮助很大。

从该例来看，定位诊断基本上不存在问题，肿瘤与硬脊膜宽基底相连，而脊髓受压推移，与肿瘤分界尚清，因此定位于髓外硬膜下；该例最大的难度是定性。一般而言，髓外硬膜下最常见的肿瘤是神经源性肿瘤，包括神经鞘瘤、神经纤维瘤以及脊膜瘤。

神经源性肿瘤往往与神经根关系密切。神经鞘瘤具有从椎间孔向外生长的特点，且容易出现囊变，该例显然不具备这样的特征：神经纤维瘤相对少见，可以呈现为实质性肿块，常为多发，或是神经纤维瘤病，其囊变少见，密度 / 信号相对均匀且具有明显强化，与孤立性纤维瘤鉴别存在一定困难，但孤立性纤维瘤瘤内有胶原纤维，信号往往欠均匀，强化由边缘逐渐向中央进展且整体呈现相对均匀强化；而神经源性肿瘤如果信号不均匀的话，强化也往往不均匀。

髓外硬膜下的孤立性纤维瘤最易误诊为脊膜瘤，正如该例术前诊断为脊膜瘤一样。一般而言，脊膜瘤质地坚硬，T_1WI 信号不低，而 T_2WI 信号不高甚至呈现为低信号，瘤内常有钙化，而囊变、坏死和出血均少见，与硬脊膜宽基底相连且附着处的硬脊膜增厚强化；孤立性纤维瘤具有类似的特点，但由于瘤内含有胶原，导致肿瘤信号不均匀，T_1WI 高信号而 T_2WI 低信号提示为胶原成分，具有鉴别价值；此外，孤立性纤维瘤的血供不如脊膜瘤，不会出现附着处的硬脊膜增厚强化，且瘤周没有脑脊液间隙，都是与脊膜瘤鉴别的要点。

对肿瘤的诊断而言，如何抓住特征性的征象具有非常重要的价值。该例胸椎管内孤立性纤维瘤之所以在术前误诊，在于忽略了瘤内信号不均匀、T_2WI 信号偏高的特点，也忽略了肿瘤的强化特点（先扫描的矢状面周边强化更为明显，而最后扫描的冠状面则呈现均匀强化），同时认为肿瘤附着处的硬脊膜有强化，籍此判断肿瘤起源于硬脊膜，再加上肿瘤明显强化，想当然诊断为脊膜瘤。孤立性纤维瘤的信号变化与其内的成分密切相关，其 T_2WI 可以表现为等、高或低信号，尤其是 T_2WI 低信号区在增强后表现为明显均匀强化，是重要的影像学特点。

该例瘤内虽然信号不均匀，但增强后表现为明显均匀强化，与常见的神经源性肿瘤和脊膜瘤都不一样。此外，对"脑膜尾征"的误读也是导致误诊的重要原因，孤立性纤维瘤并不表现出"脑膜尾征"，该例在术中也发现肿瘤与硬脊膜分界清晰，没有看到硬脊膜增厚的表现，可见对影像学征象的解读在诊断中具有重要的价值，同样的表现因为解读的不同导致最终对肿瘤性质判断的不同。

总之，椎管内的孤立性纤维瘤属于少见病，好发于中老年人，以胸椎多见，可位于髓内、硬膜外或髓外硬膜下，而以髓内多见，边界清晰，其特征性的影像学表现为平扫信号不均匀，明显均匀强化，与硬脊膜或软脊膜无关等，掌握这些特点并正确解读有助于得出正确的定性诊断，但在临床上诊断依然存在困难，主要依赖术后病理。

第八节 $L_{2\sim4}$ 水平椎管内畸胎瘤

患者，女，39 岁。左下肢疼痛 1 年余，加重伴麻木 4 个月入院。

病理检查：$L_{2\sim4}$ 水平椎管内占位病变切除标本，不规则囊壁样组织两块，大小分别为 2 cm × 1.8 cm × 1.1 cm 和 1.4 cm × 1.1 cm × 0.7 cm，囊内壁粗糙呈棕褐色，壁厚 0.2~0.4 cm。病理诊断：$L_{2\sim4}$ 水平椎管内占位病变切除标本，送检组织全取，镜下为囊壁组织，囊壁内纤维组织增生、多核巨细胞反应及胆固醇结晶形成，符合良性囊肿。

出院诊断：$L_{2\sim4}$ 水平椎管内占位病变，畸胎瘤。

影像资料见图 12-8-4。

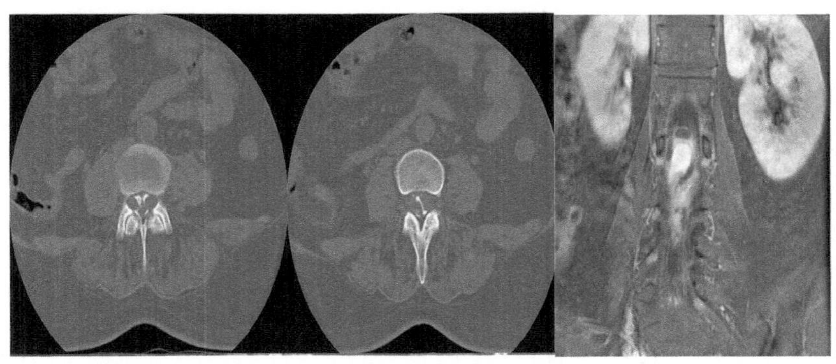

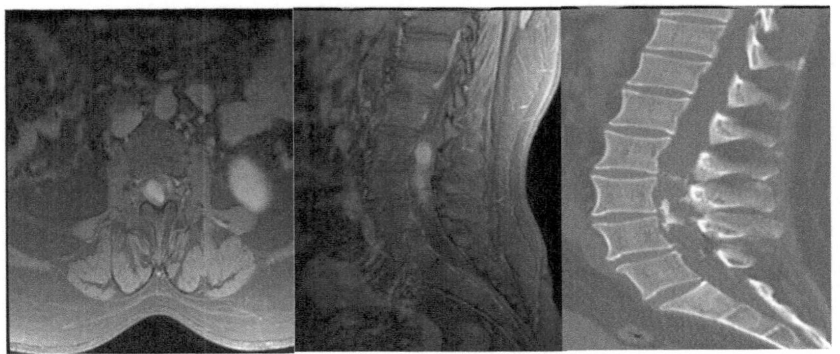

图 12-8-4 $L_{2\sim4}$ 水平椎管内畸胎瘤

第九章　椎管内硬膜外病变

第一节　误诊病例简介:椎管内硬膜外血肿与淋巴瘤或脊膜瘤

椎管内硬膜外血肿一般认为是静脉血管破裂出血所致,由于硬膜外静脉血管丛没有瓣膜,当腹腔或胸腔压力增加时,容易造成硬膜外静脉血管破裂出血。但也有研究认为硬膜外血肿为动脉出血所致,因为硬脊膜有着丰富的动脉网,动脉破裂形成血肿似乎更能解释硬膜外血肿临床进展迅速的特点。脊柱硬膜外血肿的基本影像表现为硬膜外脂肪间隙消失,被血肿替代,血肿与邻近的椎体骨结构直接相连,导致硬膜囊受压变形。

该例血肿位于椎管后侧,呈纵向双凸形,这可能是硬膜外后外侧间隙较为宽敞,有利于血肿纵向蔓延。脊髓腹侧硬脊膜与椎体粘连紧密,活动空间少,不易形成血肿,且前外侧两边有神经根出入椎间孔更不利于血肿蔓延。硬膜下血肿与邻近的椎体骨结构不直接相连,而是隔着受压的硬膜外脂肪间隙,两者鉴别的关键在于硬膜囊、硬膜外脂肪间隙的观察。

该例椎管内硬膜外血肿还应与椎管内淋巴瘤、脊膜瘤相鉴别,两者 T_1WI 均可呈等信号,T_2 呈等信号、稍高信号,但淋巴瘤临床大多逐渐出现运动和感觉障碍,肿瘤常呈环状包绕硬膜囊,病灶轻到中度强化,邻近椎体骨质有时可见侵蚀。

脊膜瘤最常见于胸段和枕大孔附近,当肿瘤内伴有钙化时两者信号不均质,增强扫描病灶呈显著强化,与血肿不难鉴别。

该例椎管内硬膜外血肿临床突发下身瘫痪,MRI 检查 T_1 等信号、T_2 等夹杂少量稍低信号,增强扫描无强化符合急性血肿的信号特点。硬膜外血肿形成后,硬膜外间隙有限,脊髓在短时间内难以适应血肿压迫较早就会出现脊髓功能损害,处理不及时,往往导致脊髓功能不可逆损伤。该例硬膜外血肿术后给予 1 个月支持治疗后,复查 MRI 仍可见脊髓圆锥有肿胀改变。

第二节　硬脊膜外脓肿与海绵状淋巴管瘤

病例,男,40 岁。腰痛一周,双下肢无力 3 d 加重半天入院。影像诊断意见:海绵状淋巴管瘤。

手术所见:见 $L_{2\sim5}$ 右侧椎旁肌肉大量黄色脓性分泌物流出,伴大量炎性肉芽组织。见硬脊膜外大量脓液,部分炎性肉芽组织形成,硬膜外脂肪组织基本消失,主要位于硬膜外囊右侧。

病理检查:送检右腰 $_{2\sim5}$ 椎旁脓性组织,见大量淋巴、浆细胞和中性粒细胞浸润至骨骼肌和脂肪组织中,骨骼肌变性解离,有炎性肉芽组织和纤维组织增生。病理诊断:慢性脓肿。

本病例影像学误诊为海绵状淋巴管瘤,其诊断思路是病变发生于胸腰椎大范围的椎管内外,影像表现为较均匀的囊性病变,壁及分隔厚薄较均匀,与海绵状淋巴管瘤较为相似。分析此次误诊,发现以下几个问题:只依据影像来诊断疾病,影像诊断脱离临床,未收集临床资料及实验室检查,对其提供的感染证据完全未采用;未能动态分析影像资料,从最早的 MRI 平扫到 2 d 后的 MRI 增强扫描,再到 1 周后的 CT 平扫,右侧腰大肌的病灶显著增大,明显提示非肿瘤性病变,工作中却未注意前后检查认真对照复查;脊柱及椎间盘密度、信号均匀、病变周围软组织未见明显水肿、病灶囊壁均匀且较菲薄,对本病例感染性病变的诊断提供了负面依据。

影像资料见图 12-9-1。

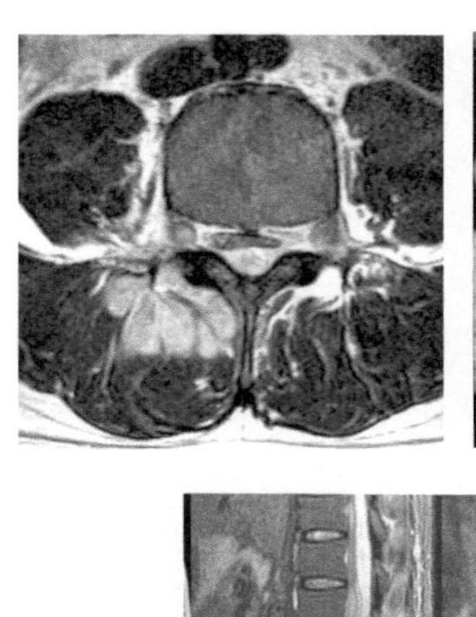
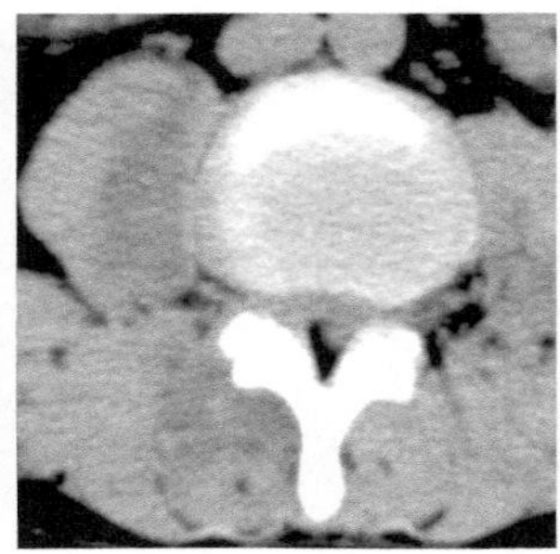
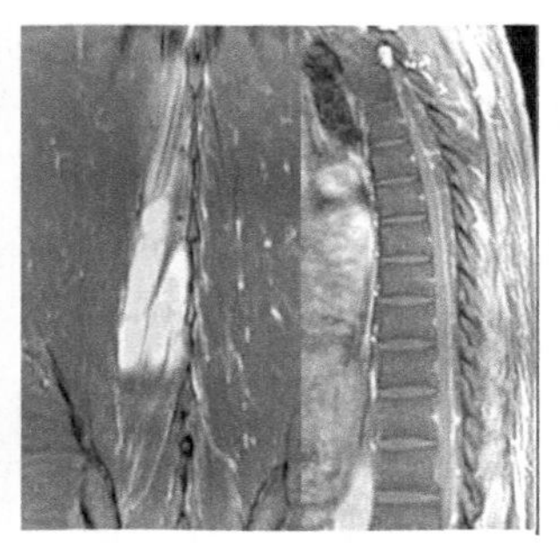
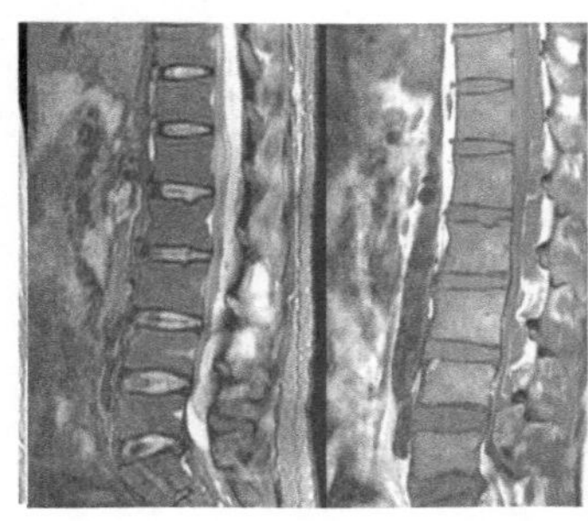
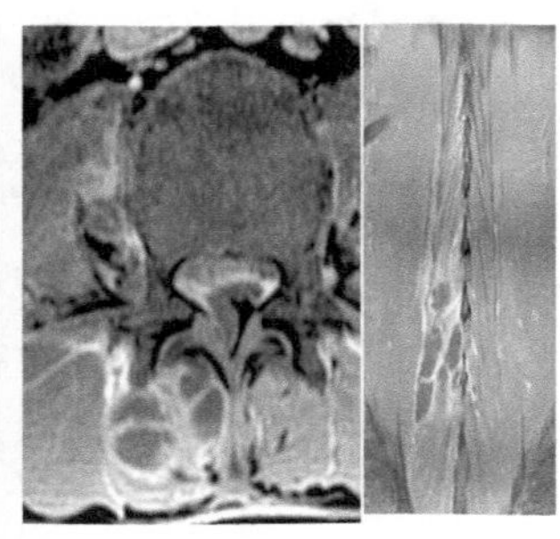

图 12-9-1　硬脊膜外脓肿与海绵状淋巴管瘤

第三节　误诊病例简介:椎管内硬膜外血管母细胞瘤与髓外硬膜外血肿

血管母细胞瘤,又称毛细血管性血管母细胞瘤、血管网状细胞瘤或毛细胞血管内皮细胞瘤。是中枢神经系统较少见的良性肿瘤,起源于中胚叶细胞的胚胎残余组织,为真性血管性良性肿瘤,在 WHO(2007)分类中归于脑膜肿瘤类中与脑膜有关的其他肿瘤,由间质细胞和丰富的毛细血管所组成。

血管母细胞瘤多为单发(约占 2/3),多发者则常见于 von Hippel Lindau(VHL)综合征患者。可分为大囊小结节型及实质型,好发于后颅窝,在椎管肿瘤中血管母细胞瘤较少见,多发生于脊髓内,占脊髓原发肿瘤的 1.6%~5.8%。

该例发生于椎管内硬脊膜外是极罕见的,属于大囊小结节型,瘤周可见流空血管影,增强后壁结节明显强化,囊变区未见强化。

该例患者为急性起病,考虑为肿瘤合并出血,压迫颈段脊髓,致患者双下肢感觉、运动突然消失,影像和术中都证实为肿瘤伴出血。首选治疗方案是早期积极的椎板切除减压,清除血肿,同时行病变切除。但因其病变血供极丰富,直接手术切除有一定困难。术前血管内介入治疗可有效将供血动脉栓塞,使瘤体缩小,减少术中出血。术中采用显微手术可达到全切的目的。

血管母细胞瘤需与其他椎管内硬膜外肿瘤鉴别,如转移瘤、淋巴瘤、恶性纤维组织细胞瘤、黑色素瘤等恶性肿瘤,其次为海绵状血管瘤、胆脂瘤、脊膜瘤、神经源性肿瘤、结核性肉芽肿等。

第四节　脊髓血管母细胞瘤

患者,女,36 岁。

手术所见:以 $C_{2\sim5}$ 棘突为中心的纵行切口,起自枕骨粗隆下 4 cm,止于第 6 颈椎棘突,纵行切开,术区可见椎管内硬脊膜囊肿胀明显,椎板受压变薄,硬脊膜外脂肪组织消失,见 $C_{2\sim4}$ 椎体水平背侧硬脊膜下髓外占位性病变,黄白色偏红,质中等偏软,包膜完整,与软脊膜粘连紧密,血供丰富,可见由脊髓背侧正中动脉延续而来的供血动脉迂曲增粗后供应于病灶头端,而在病灶尾端形成粗大的引流静脉汇流入脊髓背侧正中引流静脉,先于中部将病灶部分切除,并送术中冰冻检查,提示神经源性肿瘤。结合冰冻病理及术中所见,考虑为神经鞘瘤。沿肿瘤与脊髓周边进行分离,将肿瘤与软脊膜的粘连剥离,在切除期间,未见明显肿瘤起源神经。

病理学检查:灰褐色碎组织一堆,总体积 3 cm × 3 cm × 0.5 cm。冰冻病理诊断:"颈 $_{2\sim4}$ 水平椎管内肿物切除标本",神经源性肿瘤。免疫组化诊断:"颈 $_{2\sim4}$ 水平椎管内肿物切除标本",血管母细胞瘤(毛细血管亚型)。S-100、CD57 和 Nestin 均阳性,提示间质细胞具有神经内分泌能力。

影像资料见图 12-9-2。

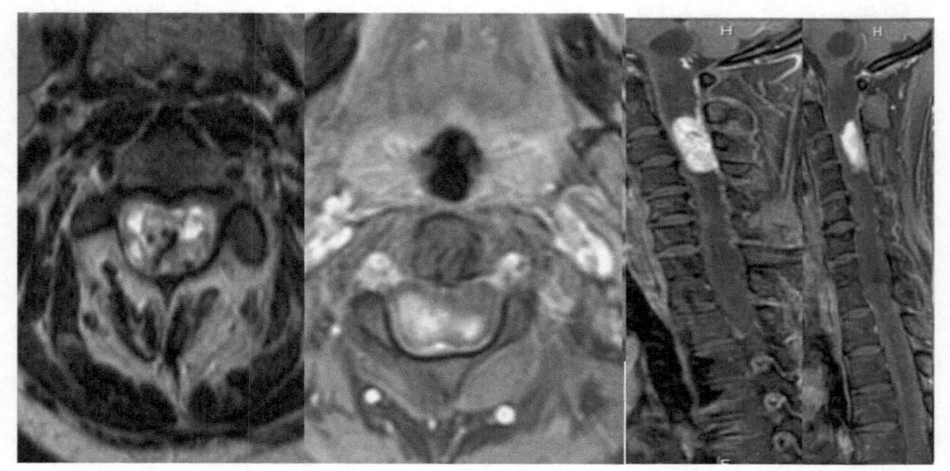

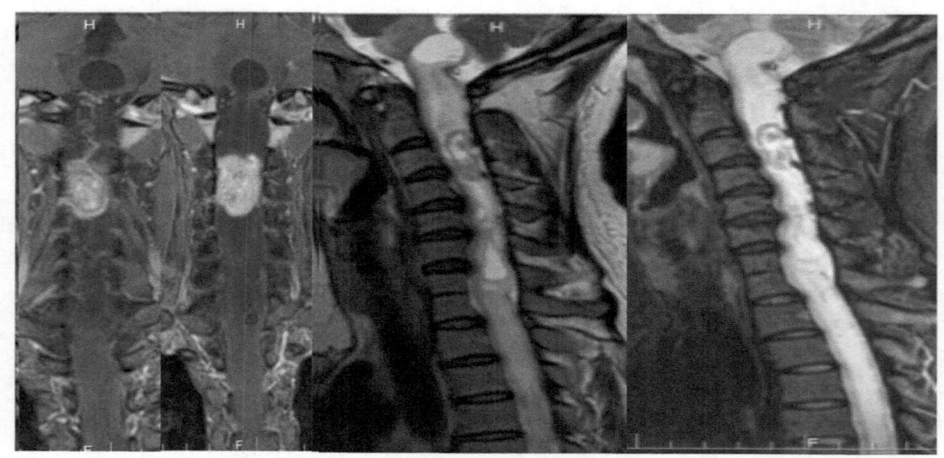

图 12-9-2 脊髓血管母细胞瘤

第五节 误诊病例简介:椎管内硬膜外脉管瘤与恶性肿瘤

脉管瘤是起源于血管和淋巴管的肿瘤,又称血管淋巴管瘤,是一种少见的先天性畸形,多见于皮肤和黏膜,发生于椎管内极其罕见。

脉管瘤多在出生时就存在,随年龄增长逐渐增大,很少突然增大。淋巴管瘤一般有自然消退的趋势,但脉管不会自行消退。本病因缺乏特征性的临床及影像学表现,术前影像检查难以做出定性诊断,但可准确定位,病理检查是最可靠的确诊方法,手术切除为首选的治疗方法,以根治性切除为宜。

第六节　诊断陷阱:硬膜外间隙

在椎体后缘中部的椎基底静脉在 T_1WI 上表现为低信号,在 T_2WI 上为高信号,呈现为条状信号带由后向前伸出,典型者为后大前小的楔形。在矢状面或轴面 MRI 图像上,硬膜外局限性突起的椎基底静脉易与小的椎间盘突出混淆。利用钆对比剂行 MRI 增强时,硬膜外静脉丛强化,可与肿块混淆。

在脊柱外围部的腰静脉不应与椎基底静脉混淆,椎基底静脉仅在正中的矢状面上显示,而腰静脉则位于椎体的周围。

硬膜外扩张的静脉丛易与突出的椎间盘或动静脉畸形混淆。由于这些静脉内为血流较慢,以及偶数回波的重聚作用,其在 T_1WI 和 T_2WI 呈相对高信号。

在 CT 检查时,脊椎的椎基底静脉不应误以为溶骨性病变。椎基底静脉丛边缘清楚,偶尔,在这些静脉丛中可见少量钙化。在少数情况下,可以看到静脉丛的钙化呈骨刺样向后方伸出,如不注意,可将其误为椎间盘向后凸出伴存钙化。

椎体中的静脉通路可被误认为骨折,同样骨折也可被误认为是静脉通路。静脉通路表现为线状透亮影,位于椎体中部,并且延伸到椎基底静脉丛。

神经根联合可与椎间盘突出混淆,但在连续切面图像上可以见到这些神经根分开。

第七节　诊断陷阱:硬膜外软组织

在 T_1WI 上黄韧带比其他韧带的信号要高,这是因为黄韧带内丰富的弹性硬蛋白所致。韧带的骨化通常在所有 MRI 序列上信号均降低,且与韧带的肥厚不易区别,需提到的是,骨化韧带内的脂肪髓可导致其在 T_1WI 上信号增高。当脊柱在轴面上受力时,黄韧带可以肿胀。黄韧带局灶性的球形钙化可类似肿块改变,并与滑液囊肿类似。

有时,CT、MRI 图像上显示的含有空气的钙化滑液囊肿,气体来源于退变的相邻的椎间盘或椎小关节真空现象内的空气,这些空气可以弥散到硬膜外间隙,并可导致诊断错误。

后纵韧带肥厚或隆突可类似于椎体的骨赘,当韧带钙化时在梯度回波序列 MRI 图像上最易显示,CT 检查时,在椎体和钙化的后纵韧带之间可见一透亮裂隙影,从而与发自椎体终板的骨刺鉴别。

硬膜外肿块易与脊椎后部结构的肥大混淆,或与起源于椎小关节并突向椎管内的滑液囊肿混淆。

第十章　椎管内髓外硬膜内疾病

第一节　误诊病例简介:髓外硬膜下海绵状血管瘤

海绵状血管瘤,亦称为海绵状血管畸形,是血管的先天性、非肿瘤性发育异常。起因不明,目前把它归属于血管畸形(隐匿性)的一种。

1. 病理学　椎管内海绵状血管瘤占脊髓血管性疾病的 5%~12%,可发生于椎管内的不同部位。根据其发生部位分为髓内型、硬脊膜内髓外型、硬脊膜外型,其中以髓内型最多见。

海绵状血管瘤由一些薄壁的血管样组织构成,无明显供血动脉和引流静脉,其间无神经组织,血流速度缓慢,易破裂出血, MRI 可清楚显示不同时期出血成分的信号变化。

2. 影像学研究　瘤巢内的反复出血和新鲜血栓内含稀释的正铁血红蛋白使其在所有成像序列中均呈高信号。病灶内胶质间隔和沉积的含铁血黄素表现为网格状长 T_1、短 T_2 信号带。如出血范围较广则表现为较为弥散的混杂信号。如出血较少或时间较长,则随着血肿的吸收表现为局灶性混杂密度,由于出血后含铁血黄素的沉积,在病灶周围常有环形的短 T_2 表现。

陈旧的血栓以及反应性胶质增生呈长 T_1、长 T_2 信号,由此形成的病灶呈团块状混杂的"爆米花"样信号。MRI 诊断隐性血管畸形敏感性强,尤其是高场强 MRI,主要优势是 MRI 善于分辨血管瘤灶内的各期出血。

一例胸腰椎 X 线平片示无明显骨质破坏; MRI 上病灶表现为椭圆形结节状影,呈稍长 T_1、稍长 T_2 信号,其周围也未见低信号环绕带,且看似较呈实性,无明显出血征象,增强扫描中度强化。由于该病少见,对其影像表现认识不足,术前未能做出正确诊断。但经回顾分析,该例病灶平扫和强化信号稍不均匀,并且应注意的是该例病灶 T_2WI 横断位上呈网格状表现,其病理基础为胶质间隔和沉积的含铁血黄素相混杂而形成,提示海绵状血管瘤征象。

3. 鉴别诊断　但髓外硬膜下海绵状血管瘤 MRI 无明显特征性,诊断时应与脊膜瘤、神经鞘瘤、转移瘤、淋巴瘤等疾病相鉴别。

(1)脊膜瘤:脊膜瘤绝大多数位于硬膜下腔,比较局限, T_1WI 和 T_2WI 均为等信号,增强明显,邻近硬脊膜可见"尾巴状"线样强化,颇具特征性。

(2)神经源性肿瘤:神经源性肿瘤也多位于髓外硬膜下,实性的神经鞘瘤肿块在重 T_2WI 上出现靶征,即周边区为高信号而中心区信号减低;神经纤维瘤无明显强化或中等强化。一般来说,海绵状血管瘤累及范围较长,"钳"状包绕脊髓,增强明显而均匀(神经鞘瘤有囊变),有助于两者的鉴别。转移瘤:转移瘤多伴骨质的破坏和周围软组织肿块,并且呈长 T_1、长 T_2 信号,与海绵状血管瘤鉴别较容易。淋巴瘤:淋巴瘤多位于硬膜外,常无椎体骨破坏,肿瘤多为等 T_1、等 T_2 信号,增强明显。

第二节　硬膜下神经鞘瘤

患者,女, 60 岁。腰背部疼痛 8 年,进行性加重 1 年余。患者缘于 8 年前开始出现腰背部疼痛,在当地医院行 X 线检查提示腰椎骨质增生,口服止痛药能缓解,之后仍反复疼痛,2~3 个月发作 1 次;于 1 年前上述症状加重,近 1 周来疼痛进一步加重。

病理检查：灰红色组织一块，大小 5 cm × 1.7 cm × 1 cm，切面灰红暗红，质软。病理诊断："椎管内肿物切除标本"神经鞘瘤。

影像资料见图 12-10-1。

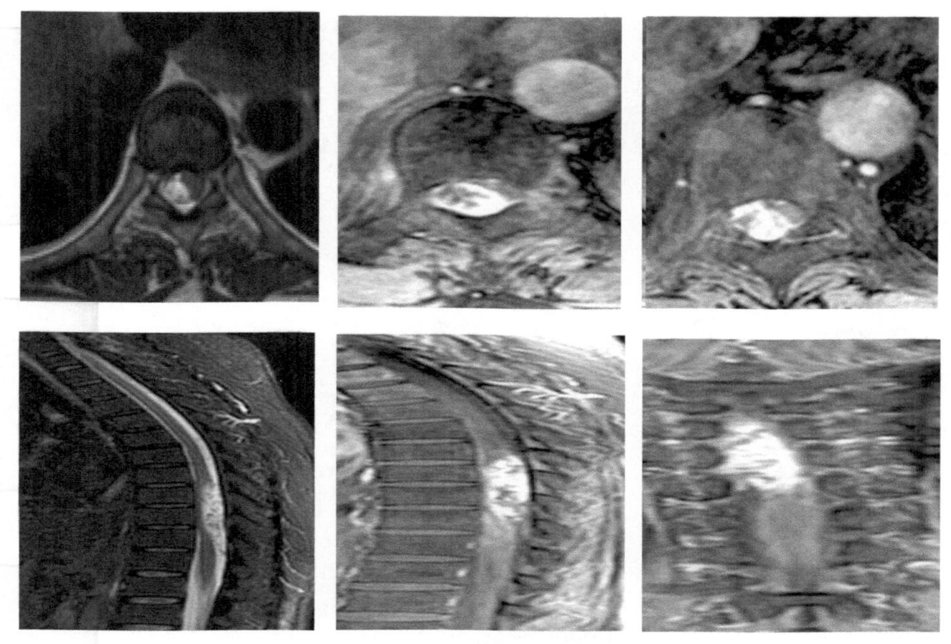

图 12-10-1　硬膜下神经鞘瘤

第三节　误诊病例简介：椎管内硬膜下髓外纤维型脑膜瘤（脊髓脑膜瘤，WHO Ⅰ级）与神经鞘瘤

病例，女，30 岁。双下肢僵硬、乏力 2 个月余入院。MRI：$T_{4\sim5}$ 水平椎管内见大小约 2.1 cm × 1.4 cm 类圆形异常信号影，T_1WI 等低信号，T_2WI 不均匀稍高信号，与脊髓分界不清，邻近脊髓受压明显，增强扫描病灶明显强化呈高信号，局部脊髓变性，局部蛛网膜下隙变窄。MRI 诊断：$T_{4\sim5}$ 水平椎管内硬膜外占位，考虑神经鞘瘤可能，请结合临床。

手术所见：T_4 椎体水平右前方椎管内硬脊膜下髓外占位性病变，黄白色偏红，纵椭圆形，质中等偏硬，包膜完整，血供丰富，起源于右侧前外侧壁硬脊膜，将脊髓组织推挤至左后外侧，受压的脊髓明显变薄，局部变性呈黄色，脊膜瘤诊断明确。

病理检查：$T_{4\sim5}$ 水平椎管内肿瘤切除标本，灰白色灰褐色碎组织一堆，总体积 4.0 cm × 3.0 cm × 0.5 cm。常规病理诊断：$T_{4\sim5}$ 水平椎管内肿瘤切除标本：初步诊断脑膜瘤（脊髓脑膜瘤），待做免疫组化检测进一步证实并进行 WHO 分级。

免疫组化检测：阳性，Vimentin，EMA（灶弱 +），PR（+，约 30%），S-100，ER（+，约 5%），CD34（血管内皮 +），Ki-67（+，<5%）；阴性，GFAP，Oling-2，NF，NSE，NeuN，CK（P），Actin，H-caldesmon，SMA。免疫组化诊断：$T_{4\text{-}5}$ 水平椎管内肿瘤切除标本，免疫组化检测结果支持纤维型脑膜瘤（脊髓脑膜瘤，WHO Ⅰ级）。

第四节　黏液乳头型室管膜瘤

患者：女性，25 岁，反复骶尾部压痛明显，伴双臀部酸痛。

手术所见：$L_{2\sim3}$ 水平肿块，硬膜下见灰褐色肿瘤组织与神经根粘连，质地较软，切开肿瘤，内部部分呈红色。S_2 水平肿块，于硬膜下，外观与质地腰段肿瘤相似，病理诊断：黏液乳头型室管膜瘤。黏液乳头型室管膜瘤是一种生长缓慢的胶质肿瘤，为室管膜瘤亚型之一，好发于年轻人（平均年龄 36.4 岁），男女比例 2.2:1。

影像资料见图 12-10-2。

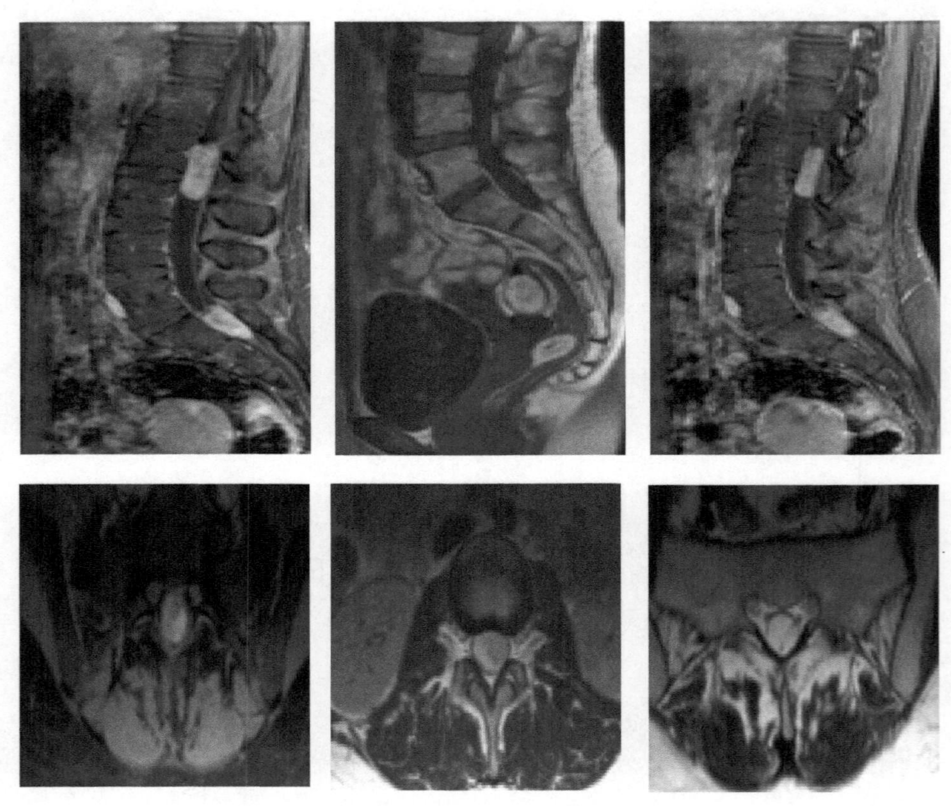

图 12-10-2　黏液乳头型室管膜瘤

第五节　椎管内髓外硬膜下毛细血管瘤

毛细血管瘤是血管性肿瘤的一种常见类型，多见于头颈部体表与软组织，可单发或多发。而原发于椎管内者罕见。椎管内毛细血管瘤多见于髓外硬膜下，也可同时累及髓内。Shin 等（2000）认为肿瘤跨髓内外生长的原因是肿瘤起源于脊髓后动脉的软脊膜穿支血管。其发病高峰一般为中年，男性多于女性，多位于脊髓背侧。多数毛细血管瘤在 T_1WI 上呈等信号或稍低信号，T_2WI 呈稍高信号，增强后明显均匀强化；有时肿瘤可见粗大供应动脉和引流静脉，呈条状流空效应。一例毛细血管瘤，病变位于髓外硬膜下，需与神经源性肿瘤和脊膜瘤鉴别。

（1）神经源性肿瘤：神经源性肿瘤 T_1WI 常为低信号，T_2WI 呈高信号，增强扫描明显强化，坏死和囊变是其特征之一。

（2）脊膜瘤：脊膜瘤 T_1WI 上为等信号或稍高信号，T_2WI 为低信号或等信号，常呈宽基底与脊膜相连，增强后强化明显，典型者可见“脊膜尾征”。

有作者认为，如果在胸段椎管内发现 T_1WI、T_2WI 均为高信号肿物时，应首先考虑椎管内血管瘤可能，如果 T_2WI 中病变或周围呈条索状低信号，并有部分流空现象，增强扫描明显强化，基本可以明确诊断。

第六节　$L_{2\sim3}$ 椎管内表皮样囊肿

患者，男，27 岁。因反复腰背部酸痛伴双下肢放射痛半个月入院。

病理检查：灰褐色碎组织一堆，总体积 3 cm × 2.8 cm × 0.8 cm。切面灰白，质软。病理诊断：$L_{2\sim3}$ 椎管内肿瘤切除标本，表皮样囊肿，伴局灶钙化及胆固醇结晶形成。

影像资料见图 12-10-3。

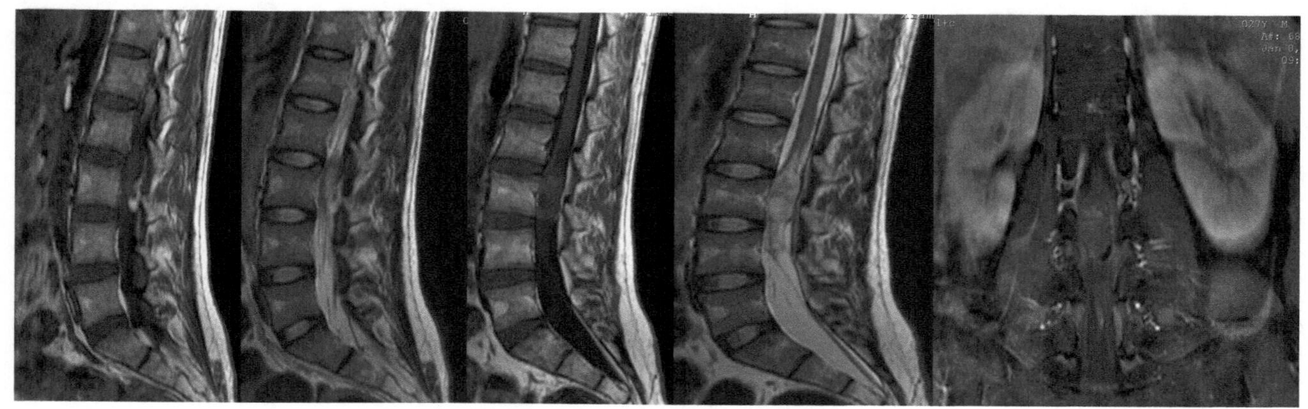

图 12-10-3　$L_{2\sim3}$ 椎管内表皮样囊肿

第七节　误诊病例简介：胸椎管内髓外硬膜下骨肉瘤与脊膜瘤

骨肉瘤是一种较为常见的发生于间叶组织，具有形成骨或骨样组织的恶性肿瘤。骨肉瘤在组织学上可分为骨母细胞型、软骨母细胞型、成纤维细胞型、混合型和一些特殊类型。骨肉瘤多见于四肢长骨，发生于椎管内者十分少见。

一例患者 MRI 表现除肿瘤占位效应外未见其他异常，术后全身骨扫描仅显示 $T_{10\sim11}$ 椎体放射性分布稀疏，未见远处其他部位病灶，故认为该例肿瘤原发于椎管内。

椎管内骨肉瘤与其他部位骨肉瘤影像表现有所不同，该例在 MRI 上可见肿瘤信号较均匀，椎体无破坏，增强肿瘤呈明显较均匀强化，邻近脊膜增厚强化，极易与脊膜瘤相混淆，但是脊膜瘤临床好发年龄为 30~60 岁，该例患者年龄与之不符。

椎管内的骨肉瘤与发生于骨的骨肉瘤组织学类型类似，瘤组织中可见肿瘤性成骨细胞和（或）软骨细胞具有重要价值，但是不具特异性，当滑膜肉瘤的肿瘤细胞呈多形性时，有时可与骨肉瘤相混淆，但是滑膜肉瘤的骨质及软骨成分分化较好，而骨肉瘤的骨样基质周围有恶性的骨母细胞包绕，分化较差，属肿瘤性质。

此外，免疫组织化学指标间叶性标记物（Vim）与上皮性标记物（CK、EMA）联合表达阳性有助于对滑膜肉瘤的诊断。最后诊断有赖于病理组织学检查及影像、临床的结合。

椎管内髓外硬膜下骨肉瘤应首选手术治疗，旨在切除肿瘤，解除肿瘤对脊髓的压迫，术后应辅助放疗。该例 MRI 虽然未能做出正确诊断，但是对早期检测出肿瘤、术中定位以及术后随访有重要价值。

第八节 腰$_1$水平髓外硬膜下神经鞘瘤伴囊性变

患者,女,58 岁。

影像资料见图 12-10-4。

病理检查:免疫组化诊断:神经鞘瘤伴囊性变。

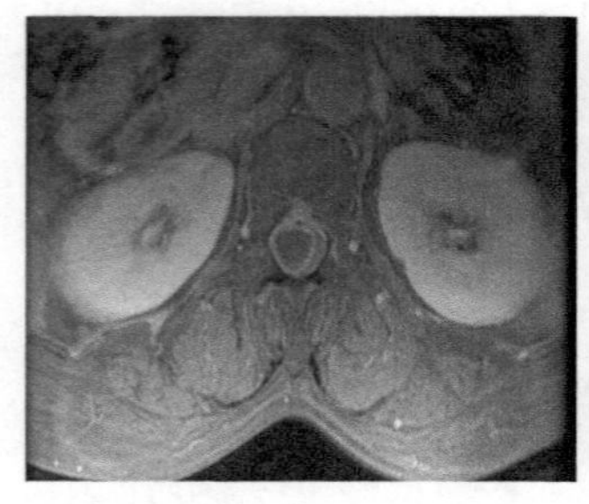
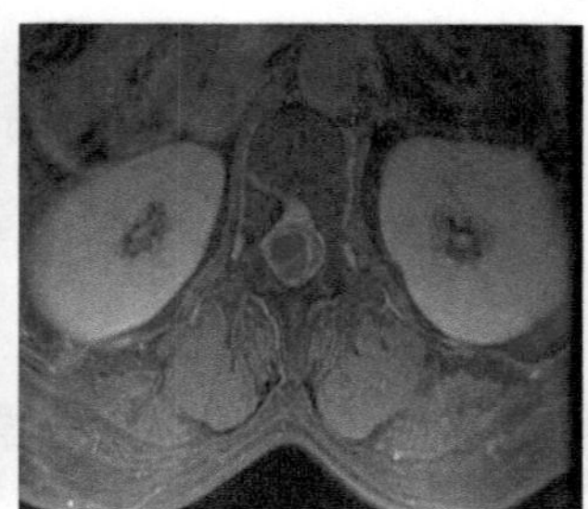
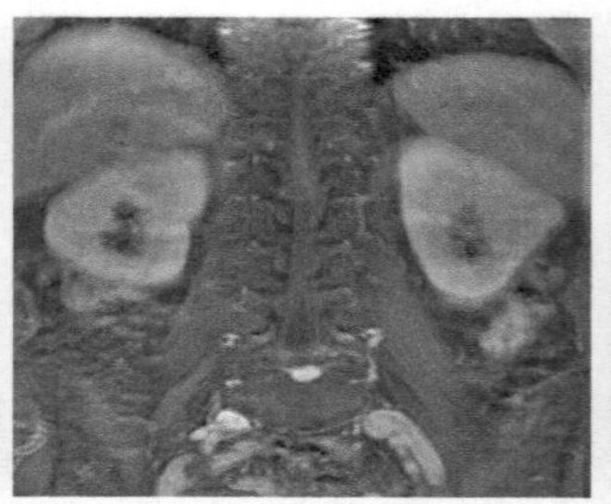
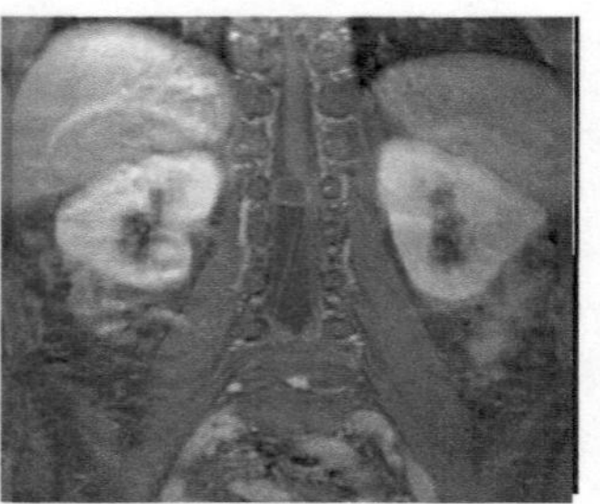

图 12-10-4 腰$_1$水平髓外硬膜下神经鞘瘤伴囊性变

第九节 误诊病例简介:椎管内髓外硬膜下副神经节瘤

副神经节瘤是神经内分泌肿瘤的一种,最常见于肾上腺髓质,即嗜铬细胞瘤。发生于肾上腺外的副神经节瘤少见,发生于椎管内者更为罕见。MRI 是椎管内肿瘤的最佳影像学检查方法,但椎管内副神经节瘤的 MRI 误诊率高,术前多诊断为神经鞘瘤和室管膜瘤等。

一、椎管内副神经节瘤的临床特点

大部分副神经节瘤发生于肾上腺髓质,称为嗜铬细胞瘤。发生于肾上腺外的副神经节瘤约占 6%,其中约 90% 发生于头颈部的颈动脉体和颈静脉球,也被称为“化学感受器瘤”。除此之外,副神经节瘤还可以发生在咽喉部、胸腔、腹腔、椎管内等众多部位,均相对罕见。

副神经节瘤是一种神经内分泌肿瘤,按照肿瘤分泌的物质是否引起临床症状,可以分为功能性和无功能性 2 大类。根据肿瘤起源可分为交感性或副交感性副神经节瘤。肾上腺外副神经节瘤通常为良性,恶性少见,约占 6.5%。局部复发率约为 12 %。组织学上难以判断良恶性,需根据是否发生淋巴结转移和远处转移来判断。发生在椎管内的副神经节瘤非常少见。椎管内副神经节细胞可能起源于胸腰段脊髓侧角的交感神经元,这些神经元通过交通支与交感干相互交通,也可能是交感干附近的异位神经元。

Miller 等(1970)以“分泌性室管膜瘤”为名首次报道了椎管内副神经节瘤。Lerman 等(1972)首次以“副神经节瘤”为名称报道该病。椎管内副神经节瘤多位于髓外硬膜下,组织学行为是良性,属于 WHO Ⅰ级。硬膜外的病变也有报道。这些病变累及椎管内外,形成软组织肿块并伴有椎体骨质破坏,组织学行为是恶性或侵袭性。一组研究中, 6 例患者均为椎管内髓外硬膜下肿瘤。

椎管内副神经节瘤的好发部位是腰部椎管内,颈段及胸段椎管偶有报道。该组 6 例患者均发生在腰骶部椎管内,上述病变可能来源于马尾神经或终丝,其中发生在终丝的更为少见,约有 30 余例报道。

椎管内功能性副神经节瘤少见,至今只有 6 例报道,无功能性的多见。该组 6 例主要症状表现为腰痛、腿痛和腿麻,均无高血压、心悸、头晕等儿茶酚胺分泌增多的症状。

二、影像学研究

该组 6 例椎管内副神经节瘤,多为边界清楚的类圆形或长条形肿块,沿着椎管上下方向生长,较大的肿瘤可以引起椎管骨质膨胀性改变。

文献认为，迂曲血管和肿瘤边缘含铁血黄素沉积是有助于鉴别副神经节瘤的2个征象。该组6例中，5例肿瘤周边可见迂曲的血管流空信号影，且迂曲血管均位于肿瘤上方的椎管内，增强扫描显示迂曲血管可见异常强化。这一特点也被众多文献所提及，该血管结构可能是供血动脉或者淤血的静脉血管。2例肿瘤边缘可见含铁血黄素沉积，2例肿瘤内囊变和液平面，可能代表囊内出血。

在该组6例患者中，肿瘤内信号是否均匀、是否有出血、强化是否均匀与肿瘤大小相关，2例较小的肿瘤表现为T_1WI等信号、T_2WI稍高信号，增强扫描可见均匀强化。4例较大的肿瘤出现肿瘤边缘含铁血黄素沉积、瘤内液-液平面征象，增强扫描可见不均匀强化。

发生于腰部椎管内髓外硬膜下的副神经节瘤需要和神经鞘瘤、室管膜瘤、脊膜瘤、胚胎类肿瘤进行鉴别诊断。根据"肿瘤周围存在迂曲血管"这一MRI征象，主要需与室管膜瘤、血管母细胞瘤进行鉴别。

（1）神经鞘瘤：神经鞘瘤是最常见的髓外硬膜下占位病变，肿瘤边界清楚，T_1WI稍低信号，T_2WI 75%为高信号，40%合并囊变，10%出血，增强扫描明显强化。

（2）脊膜瘤：脊膜瘤是第2位常见的髓外硬膜下占位，最常见于胸段椎管，其次是颈段椎管。肿瘤边界清楚，T_1WI、T_2WI为等信号，增强扫描明显均匀强化，伴硬膜尾征。

在该组病例中，当椎管内副神经节瘤较小时（1~2个椎体节段），多表现为信号均匀的实性肿物，易误诊为神经鞘瘤和脊膜瘤。此时，如果肿瘤周围存在迂曲血管，则有助于做出副神经节瘤的诊断。

在该组病例中，当肿瘤较大时（长于2个椎体节段），肿瘤内信号不均匀，可合并出血、含铁血黄素沉积和液平面，多误诊为室管膜瘤。

（3）室管膜瘤：黏液乳头型室管膜瘤是一种特殊类型、生长缓慢的室管膜瘤，是圆锥、马尾、终丝最常见的肿瘤，男性多见，好发于30~40岁患者，肿瘤可以生长得很大，一般占据2~4个椎体节段：T_1WI为等信号，T_2WI为高信号，增强后明显强化。这种肿瘤的出血很常见，常合并蛛网膜下隙出血，囊变和血管流空信号也很常见，此时在MRI影像表现上和副神经节瘤很难鉴别。根据该组作者的经验，副神经节瘤的位置较黏液乳头型室管膜瘤更为靠下，以腰骶段椎管为主。

（4）血管母细胞瘤：肿瘤周边存在迂曲血管时，还需要和血管母细胞瘤相互鉴别。血管母细胞瘤好发于颈、胸段椎管，该肿瘤占椎管内肿瘤的1%~5%，75%为散发病例，25%发生于Von Hippel-Lindau综合征患者，平均发病年龄30岁。肿瘤血供极度丰富，通常由脊髓前动脉供血。MRI检查可见到肿瘤内部及周围的大量迂曲血管，增强扫描可见明显强化。超过50%的病例合并脊髓空洞。

此外，腰部椎管内常可发生胚胎类肿瘤，如畸胎瘤、表皮样囊肿、皮样囊肿等，如果肿瘤内含有脂肪或钙化成分，或者增强扫描后肿瘤不强化，则支持胚胎类肿瘤的诊断，一般不会与副神经节瘤混淆。

总之，椎管内副神经节瘤是一种罕见肿瘤，主要发生于腰骶部椎管内，位于髓外硬膜下，其MRI特点如下：①大部分肿瘤上方的椎管内可见迂曲血管；②较小的肿瘤一般表现为信号均匀的实性肿块，增强扫描可见较均匀强化；③较大的肿瘤信号不均匀，瘤内可见囊变出血或肿瘤周边可见含铁血黄素沉积，增强扫描呈不均匀强化。主要需与神经鞘瘤、脊膜瘤和室管膜瘤进行鉴别诊断。

第十节　髓外硬膜下皮样囊肿

患者，女，56岁。

病理检查：①腰$_{1\sim2}$水平髓外硬膜下肿瘤囊内容物，淡黄色组织一堆，总体积1.5 cm×1.5 cm×0.2 cm；②腰$_{1\sim2}$水平髓外硬膜下肿瘤瘤壁；囊壁样组织一块，大小0.8 cm×0.8 cm×0.3 cm，囊内容物已流失，囊壁光滑，壁厚0.1~0.2 cm。病理诊断：腰$_{1\sim2}$水平髓外硬膜下肿物切除标本：皮样囊肿。

影像资料见图12-10-5。

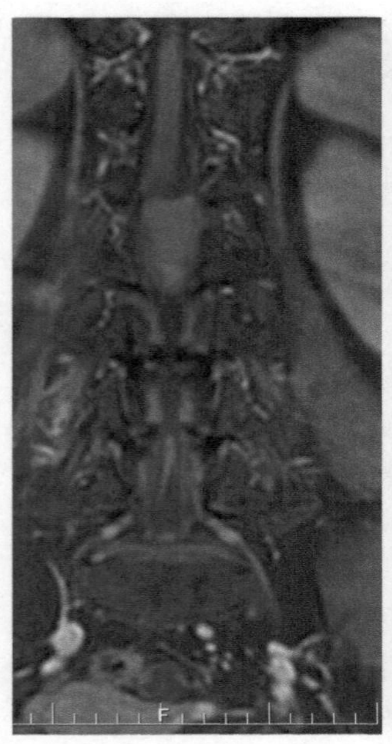

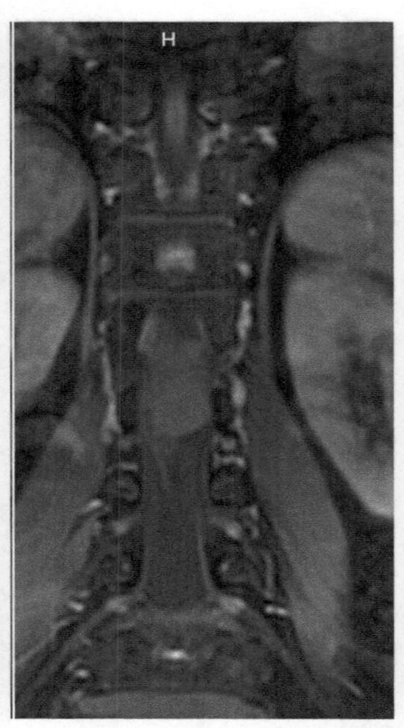

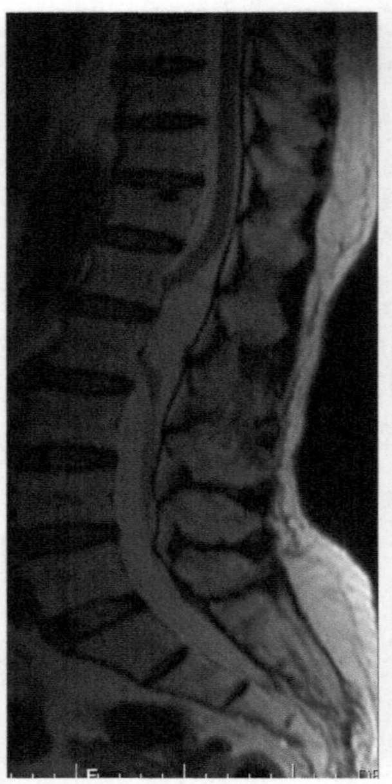

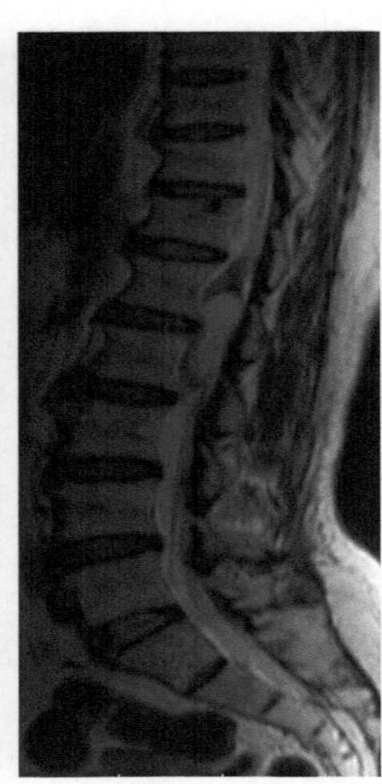

图 12-10-5 髓外硬膜下皮样囊肿

第十一章　椎管及椎管狭窄

第一节　关于腰椎椎管狭窄的测量腰椎椎管正中矢状径在椎间隙层面与椎体层面测量研究

CT测量评价腰椎管狭窄的方法很多，其中最简单和常用的是正中矢状径（MSD）测量法，但临床应用表明，它在退行性腰椎管狭窄中价值很低。

一些作者研究后发现，传统的椎管正中矢状径在应用中存在很大的误区，需予以纠正，纠正后可以显著提高诊断符合率。

1. 病理学　腰椎管内容纳马尾和神经根，各种原因引起的腰椎管狭窄均会压迫马尾和神经根从而出现一系列临床症状。临床上可以出现腰腿痛、坐骨神经痛、间歇性跛行、直立或行走疼痛加剧等典型症状。腰椎管狭窄可分为先天性和继发性2类，早期比较注重先天性椎管狭窄，其典型影像表现为下2~3个腰椎的椎弓根粗短、椎弓根间距减小和椎板肥厚。后经临床观察和手术证实，先天性腰椎管狭窄很少见，继发性腰椎管狭窄则占大多数，其中又以退变性或称非骨性腰椎管狭窄为最多。

2. 临床表现　继发性椎管狭窄表现为腰椎间盘、关节突、黄韧带及后纵韧带退变占据椎管的有效容积，引起狭窄。退变多开始于椎间盘。退变椎间盘向后膨突并进入椎管，减小了椎管有效容积；同时椎间高度下降，间隙变窄，使相应的小关节对合异常，并发生骨性关节炎、关节突增生肥大和两侧内聚，从侧方减小了椎管的有效容积。

退变导致腰椎不稳，维持脊柱稳定的黄韧带与后纵韧带增生肥厚，甚至钙化，从侧后方及前方进一步使椎管有效容积减小，马尾及神经根受压。

退变主要发生在椎间隙层面，椎管内纤维结缔组织增生，椎体骨性连接水平纤维性软椎管狭窄，当硬脊膜囊顺应狭窄而发生的形变达一定程度时，即可挤压马尾神经而出现腰腿痛等典型的临床症状。

3. 影像学研究

（1）软椎管内径：了解椎间隙层面软椎管内径的大小对本病的诊断十分重要。通过CT图像与手术对照研究，发现引起椎管狭窄的原因主要是椎管内脊髓周围的软组织异常增生增厚，包括向后膨突的退变椎间盘以及位于后方的肥厚小关节囊和黄韧带，所以，椎管狭窄必须将软组织成分考虑在内。

（2）两个层面：一些研究发现，正中矢状径在椎间隙层面与椎体层面不一致，应分开分别使用，可提高临床表现的符合率。CT测量评价腰椎管狭窄的方法很多，其中最简单和常用的是正中矢状径法。但正中矢状径法在以往使用中比较混乱，存在误区，即同时用于椎体层面和椎间隙层面椎管狭窄的评价，导致符合率降低。而实际上椎板向后下倾斜，正常人下腰部椎间隙层面上硬脊膜囊后方均填充较多的脂肪，正中矢状径在椎间隙层面明显大于椎体层面。一项研究对200例正常成人及183例腰椎管狭窄患者行$L_{2\sim5}$椎管CT检查。每个椎间隙层面扫描5层，每个椎体弓根上1/3处扫描1层。均垂直于椎管，层厚层距均为3 mm。在软组织窗下测量：椎间隙层面正中矢状径及上方相应椎体弓根上1/3处椎体层面正中矢状径。

该组200例正常人椎弓根上1/3处正中矢状径为（15.40±2.30）mm，正常下限为11.6 mm，这同以往文献报道相近；而椎间隙层面正中矢状径为（18.38±2.29）mm，正常下限为14.6 mm，椎间隙层面者明显大于椎体层面者，两者正常值相差约3 mm。

这说明以往广泛使用的椎管正中矢状径实际上是椎体层面正中矢状径，它的正常值应该仅适用于骨性椎管层面。如果用它来评价主要由退行性变引起的椎间隙层面椎管狭窄则意义将是非常小的。

(3)关于正中矢状径:一般说来,不根据椎管的径线测量来诊断疾病。以往一些作者测量 58 例正常人椎管前后径(中线部位椎管前后缘最大距离)、横径(两侧椎弓根内缘之间最大距离)、小关节间距(两侧小关节面前内缘之间距离)和椎弓根高(椎管前后缘和小关节面前内缘之间距离),发现变异颇大,例如:腰推横径,在第 1 腰椎、第 3 腰椎、和第 5 腰椎分别为 15~33 mm、18~36 mm 和 21~42 mm。

以往造成正中矢状径符合率过低的原因:一是在以往使用中,正中矢状径只用一个值,并未被分成椎体层面者和椎间隙层面者 2 个值,以致椎管狭窄最多见的椎间隙层面测量时照搬椎体层面者所致;二是导致腰椎管狭窄的退变性因素往往发生于偏离椎管中线之处,这就是说当椎管容积变小时,并不一定伴有椎管正中矢状径的明显减小;三是既往正中矢状径往往只是对骨性椎管的测量,并且是静态的测量,但腰椎管狭窄是动态的,在直立伸直位时狭窄加重,因此,这些静态的单纯的骨性椎管测量对腰椎管狭窄诊断意义不大(先天性腰椎管狭窄除外)。

Bolender 等测量了 24 例临床诊为椎管狭窄的患者椎管正中矢状径,结果发现,用腰椎管正中矢状径诊断椎管狭窄的符合率只有 20%。用该组椎体层面正中矢状径的正常下限 11.6 mm 作为标准来衡量,结果符合率仅为 28.3%。

有作者曾提出了测量退变性腰椎管狭窄需测量椎间隙层面,但他未提出不同层面正中矢状径径值不统一的问题。该组用分成 2 个径值的正中矢状径来判断椎管狭窄,诊断符合率高达 83.8%,明显高于以往所用。所以椎管正中矢状径必须要有两个值:即椎体层面者和椎间隙层面者,正常下限分别为 11.6 mm 和 14.6 mm,前者主要用于诊断先天性骨性椎管狭窄,后者主要用于诊断退变性椎管狭窄,只有这样,才能提高诊断符合率。

在腰椎间隙层面上,椎管内硬脊膜囊之后方或多或少地都有不同数量的脂肪存在,个体差异较大,所以用正中矢状径来评价腰椎管狭窄时,如能再结合椎管内脂肪减少等非量化指标,可以提高诊断准确率;在诊断中,影像诊断还要密切结合临床症状与体征。常规 CT 是在非负重体位下进行扫描的,由于髋膝屈曲并伴有轻度脊柱前突,此时的椎管矢状径是最大的,有可能把腰椎管狭窄忽略掉。

腰椎管狭窄动态观察:腰椎管狭窄是一种动态现象,对处于仰卧位的患者行 CT 检查有时会遗漏神经根压迫的部位,在影像显示为临界椎管狭窄时,对有典型临床症状而又考虑手术的患者,有条件时可进一步行直立屈曲位 / 伸直位 CTM 检查。椎管内的软组织在椎管狭窄中充当着重要的角色,特别在椎间隙层面上。所以建议椎管狭窄的测量应在软组织窗下进行,尤其在椎间隙层面上。总之,正中矢状径在椎间隙层面与椎体层面不一致,应分开分别使用,可以提高诊断符合率。

第二节 腰椎轴向负荷 MSCT 检查对椎管的影响

在临床工作中经常会遇到这种情况,腰椎退行性病变引起的下腰痛、坐骨神经痛及神经性跛行等症状随患者的体位和负荷状态不同而发生变化,例如在行走、站立(即直立位)时症状表现明显,而在向前弯腰、下蹲或仰卧位时症状、体征减轻,特别是对于腰椎椎管狭窄患者这一现象更为明显。

目前常规 CT、MRI 检查多利用仰卧位,不能真实反映人体站立时脊柱和椎间盘等结构的病理生理状况。有作者报告研究采用自行研制的腰椎轴向负荷装置来模拟人体在直立时腰椎所承受的负荷状态,探讨腰椎轴向负荷检查对椎管的影响。

一、诊断和治疗的困惑

在临床实际工作中,有部分患者有明显的椎管狭窄症状,但在常规仰卧位 MRI 或 CT 检查中未能发现有临床意义的影像学改变,因而给临床医生带来诊断和治疗方面的困惑。

常规 CT、MRI 检查常用仰卧位,不能真实反映脊柱和椎间盘等结构在站立负荷状态下的病理生理变化。针对这一问题有作者自行研制了一种腰椎轴向负荷装置来模拟人体在直立时腰椎所承受的负荷状态。轴向负荷压力通过负荷背心 - 牵引带 - 弹簧 - 脚踏板系统向检查者轴向施压。该项研究自制的负荷装置与国外产品(Dynawell L-spine)设计原理一致，具有无磁性、无创伤性、操作简便的特点，可与 CT 和 MRI 设备兼容。

直立时，躯干、头和手臂的重量会对腰椎施加一定的垂直作用力，Nachemson（1981）对椎间盘内的压力进行了测量研究，发现在直立时腰椎所承受的负荷接近于 50% 人体体重。因而对腰椎进行轴向负荷检查研究时，采用负荷压力为人体体重的 40%~50% 可模拟人体站立位时腰椎所承受的生理负荷状态。

二、轴向负荷检查对椎管大小的影响

椎管的大小随着人体体位的不同，可发生变化。Schmid 等（1999）采用开放式的 MRI 系统，研究不同体位对椎管的影响，发现硬膜囊横断面积随着体位的不同发生明显的变化，在腰椎后伸位硬膜囊横断面积最小，而在腰椎前屈位时硬膜囊横断面积最大。有研究发现轴向负荷也可导致硬膜囊横断面积以及矢状径不同程度的缩小，面积缩小程度为 8.2~19.7 mm^2，与 Lohman 等（2006）的研究结果相似。

Willen & Danielson（2001）及 Danielson 等（1998）采用腰椎轴向负荷装置对 84 例临床可疑椎管狭窄的患者进行了轴向负荷 CT、MRI 研究，发现硬膜囊横断面积测量的标准误为 6.5 mm^2，因而与常规 CT、MRI 检查比较，轴向负荷检查硬膜囊横断面积变化要超过 15 mm^2 才具有统计学意义（P>0.05）。根据这一标准，发现 79% 的患者轴向负荷检查硬膜囊横断面积缩小 15 mm^2 以上，其中 $L_{3/4}$ 水平平均缩小 27 mm^2，$L_{4/5}$ 水平为 30 mm^2，L_5/S_1 水平为 30 mm^2。

一项研究也发现与 Willen & Danielson（2001）及 Danielson 等（1998）类似的研究结果，45 例患者 222 个腰椎节段中共 36 例（80%）109 个节段（49.1%）轴向负荷 CT 检查硬膜囊横断面积缩小 15 mm^2 以上。

三、硬膜囊缩小

轴向负荷检查不仅对有腰腿痛症状患者的椎管造成影响，同样也可引起无症状人群的硬膜囊横断面积不同程度的缩小。Danielson & Willen（2001）对 43 例无症状人群进行了研究，与常规 MRI 检查比较，轴向负荷 MRI 检查发现 24 例（56%）共 35 个（27%）椎间盘水平硬膜囊面积缩小 15 mm^2 以上，这一比例仅仅稍低于有症状的人群。这可能与无症状的人群中存在较高比例的腰椎退行性变有关，例如椎间盘退行性变、膨出、突出。

在 Boden 等（1990）的研究中发现 20~39 岁的无症状人群中有 35% 出现椎间盘退行性变、突出，60~80 岁的无症状人群几乎均出现椎间盘退变或突出，60 岁以上的无症状人群有 21% 发现椎管狭窄。

四、硬膜囊明显缩小与硬膜囊毗邻结构改变的关系

在椎间盘水平，硬膜囊前方间隔硬膜外间隙与椎间盘后缘毗邻，外侧与黄韧带相邻，后方为脂肪垫。轴向负荷检查导致硬膜囊大小（面积、矢状径）明显缩小与硬膜囊毗邻结构的改变有关。

①在轴向负荷的作用下，椎间盘突出或膨出加重，由于椎间盘与硬膜囊的接触面较大，即使轻微的椎间盘膨出或突出加重即可导致硬膜囊横断面积明显缩小，这是导致硬膜囊横断面积缩小的主要原因；②黄韧带是连接相邻两椎板之间的弹性结缔组织膜，轴向负荷检查可使腰椎间盘高度下降，导致相邻椎板间距离缩短，引起黄韧带增厚，向内侧挤压硬膜囊，导致其面积缩小；③椎管内背侧脂肪垫的增厚、前移，也可导致硬膜囊受压变形。

五、轴向负荷检查诊断中央性椎管狭窄的价值

中央性椎管狭窄是导致患者腰背痛、特别是神经性跛行的原因之一。术前详细了解椎管狭窄的部位、程度以及狭窄的性质对选择手术方式、入路非常重要。CT、MRI 检查能清晰辨别硬膜囊及其周围结构，能够显示引起椎管狭窄的原因，是目前诊断中央性椎管狭窄的主要影像检查方法。

Bolenderr 等（1985）对中央性椎管狭窄患者进行了研究，发现与硬膜囊矢状径、骨性椎管矢状径的测量比较，硬膜囊横断面积的测量对椎管狭窄的诊断更敏感，只有硬膜囊横断面积≤ 100 mm^2 才能完全诊断腰椎椎管狭窄。

Hamanishi 等（1994）研究进一步发现多个水平硬膜囊横断面积 <100 mm^2 与患者间歇性跛行的症状具有显著的相关性。因而腰椎硬膜囊横断面积小于 75 mm^2。为椎管绝对狭窄，75~100 mm^2 为相对狭窄的标准逐渐被认同。

六、可检出常规 CT 检查所不能发现的椎管狭窄平面

该项研究采用腰椎轴向负荷装置模拟人体在直立时的状态,发现轴向负荷检查可检出常规 CT 检查所不能发现的椎管狭窄平面,而且椎管狭窄的严重程度加重,该组常规 CT 发现 23 例(51.1%)共 44 个节段(19.8%)椎管狭窄,其中椎管相对狭窄、绝对狭窄的节段数分别为 19 个、25 个。轴向负荷检查发现 32 例(71.1%)共 69 个节段(31.1%)椎管狭窄,其中椎管相对狭窄、绝对狭窄的节段数分别为 30 个、39 个。

Lohman 等(2006)采用相同的椎管狭窄的诊断标准对 117 例临床可疑椎管狭窄患者进行了轴向负荷检查,其研究结果与该研究类似。Willen & Danielson(2001)对 84 例坐骨神经痛、间歇性跛行患者进行了轴向负荷 CT、MRI 检查,也发现有 29 例共 40 个节段(23%)椎管狭窄的部位、程度发生了改变。因而轴向负荷检查能更准确显示椎管狭窄的程度,增加诊断的准确性,减少椎管狭窄的漏诊率,对诊断中央性椎管狭窄具有重要的临床意义。

椎管狭窄患者在直立、行走时症状常常加重,而卧位减轻,这可能与直立位时下腰椎承受轴向负荷,在负荷压力作用下椎管狭窄的严重程度发生改变有关。

七、病理生理机制

椎管狭窄患者的典型症状为间歇性跛行,其病理生理机制尚未完全明确,存在多种因素,其中多节段狭窄是较为重要的因素之一。其机制为:多节段狭窄时神经血运减少,马尾神经血管扩张、淤血,造成神经的供养氧份、营养减少,代谢产物堆积;多个节段马尾神经受压对神经冲动的传导具有负面作用的影响,使神经传导功能减弱。

该项研究中 10 例神经性跛行患者常规 CT 检查 7 例表现为多节段椎管狭窄, 3 例为单节段椎管狭窄;而在轴向负荷检查 9 例表现为多节段椎管狭窄,仅 1 例为单节段椎管狭窄。因而可以认为轴向负荷检查将有助于揭示椎管狭窄患者间歇性跛行的真正病因,其中多节段椎管狭窄可能是引起患者间歇性跛行症状的主要原因,但该研究间歇性跛行患者较少需要进一步积累资料证实。

第三节　诊断陷阱:超声检查椎管类似腹膜后包块

经椎间盘平面超声横断检查,常显示椎管在后方,其前方为主动脉和下腔静脉,多可帮助鉴定椎管的存在,不熟悉这些正常的毗邻关系,偶尔可将椎管误认为腹膜后间隙后部包块。也有作者报告将之误为囊性包块的。

第四节　诊断陷阱:椎管内滑液囊肿

偶尔在 CT 横断图像上,邻近变质性的小关节,可见边缘清楚的软组织密度球形块影,这是椎管内滑液囊肿的特征性表现。多数作者认为,它是无症状的,常是自发性减压的象征。它们总是靠近小关节,在某种程度上类似于其他关节的滑液性腱鞘囊肿,如用骨窗观察图像,此囊肿显示更清楚,伴存的小关节变质性改变亦可显而易见。如再作小关节造影加 CT 扫描,可见小关节内充盈对比剂,滑液囊肿内亦充满对比剂,提示此囊肿与关节内相通。

第十二章 硬 脊 膜

第一节 误诊病例简介:脊膜瘤

脊膜瘤是椎管内肿瘤性病变的一种常见类型，发病率仅次于神经源性肿瘤。多发生于30~50岁女性，常见发病部位为胸段蛛网膜下隙背外侧，其次为颈段，腰骶段少见。

脊膜瘤主要起源于蛛网膜颗粒，也可起源于硬脊膜间质。多数脊膜瘤通过MRI检查可以明确诊断，少数病例较难诊断。

误诊分析:肿瘤形态特殊及生长方式。典型的脊膜瘤存在宽基底，与硬脊膜关系密切，纵径大于横径，呈“D”形，极少累及椎间孔，而该例瘤体深入左侧椎间孔，匍匐状生长呈“哑铃”形。“钻孔习性”为神经源性肿瘤的特点之一，故该例的形态特殊性成为误诊的原因之一。肿瘤的信号特殊。脊膜瘤的MRI信号特点与其成分有关，钙化不明显时，平扫T_1WI呈等信号，T_2WI呈等信号或略高信号，增强扫描呈明显均匀强化;钙化时，T_1WI及T_2WI均为低信号，增强扫描可见轻度强化。神经源性肿瘤信号通常不均匀，T_1WI为等信号或低信号，T_2WI为稍高信号。该例信号不均匀，T_1WI呈稍低信号，T_2WI呈等信号，增强扫描呈不均匀明显强化。

生长方式及邻近骨质信号的改变。典型脊膜瘤以硬脊膜为基底，边界清晰，常引起邻近骨质增生性改变，一般不呈侵袭性生长。该例跨越4个椎体水平，边界不清，包绕并侵及硬脊膜;同时造成左侧椎间孔的扩大，邻近椎体骨质吸收，亦是误诊的主要原因。

肿瘤的发病部位。椎管内硬膜外病变多是其他部位病变侵及脊膜囊，如椎体肿瘤压迫硬膜囊;椎管内单纯硬膜外病变少见，主要有非创伤性硬膜外血肿、血管瘤、血管脂肪瘤等;且脊膜瘤多发生于髓外硬膜下，发生于硬膜外者少见，该例脊膜瘤即发生在硬膜外。

回顾性分析该例MRI特点，虽然有诸多不典型表现，但仍有脊膜瘤的部分特征:矢状位及冠状位均可见其宽基底，与硬脊膜关系密切，呈“D”形，可见“脊膜尾征”。“钻孔性生长”虽然是神经源性肿瘤的常见特征，但并不是特异性影像学表现，2%~3.6%脊膜瘤也可出现该特征。该例硬膜外脊膜瘤发生于女性颈段水平，累及多个椎体范围并伴有硬脊膜及浸润，与Mariniello等(2012)的研究相吻合。

通过上述分析，我们认为在临床实际工作中，脊膜瘤明确诊断应注重综合分析病变的影像学特征，同时，结合病理学及免疫组织化学检查亦至关重要。

第二节 脑膜皮细胞型脑膜瘤

患者，男，28岁。左下肢异常感2年余，疼痛乏力2个月。

病理检查:灰白色组织一块，大小3 cm×1.8 cm×1 cm，切面灰白灰褐，质中。免疫组化:阳性，Vim，EMA(局灶+)，NSE(局灶+)，MAP-2，P53(约5%)，PR(约5%)，Ki-67(约5%);阴性，GFAP，S-100，NF，CD34，Nestin，Oling-2，NeuN，ER。病理诊断:“腰$_{4\sim5}$椎管硬膜囊内”脑膜瘤(脑膜皮型)。免疫组化诊断:“腰$_{4\sim5}$椎管硬膜囊内肿瘤切除标本”脑膜皮细胞型脑膜瘤(WHO Ⅰ级)。

脑膜皮细胞型脑膜瘤在MRI T_1、T_2均表现为高信号，内部均匀，坏死、囊变少见，与肿瘤由合体细胞组成、间质含水量多、质地稀软有关。多发于鞍区，鞍区脑膜瘤 80% 以上是此种病理类型（图 12-12-1）。

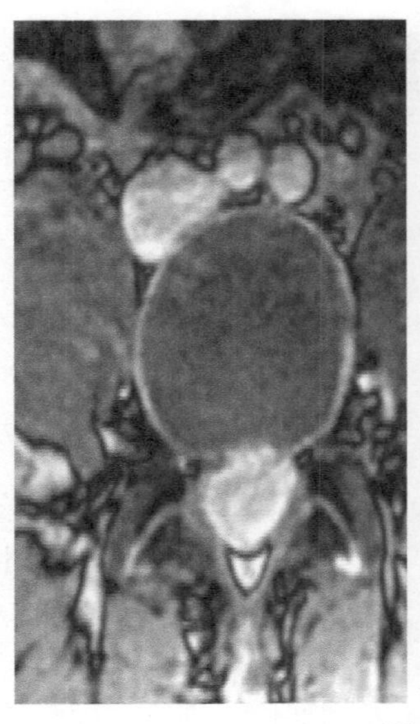
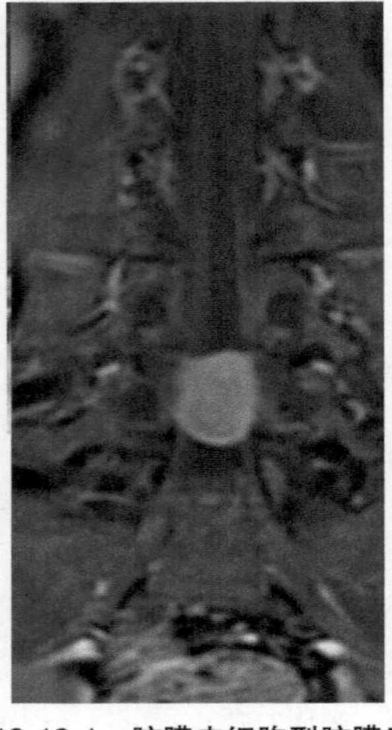
 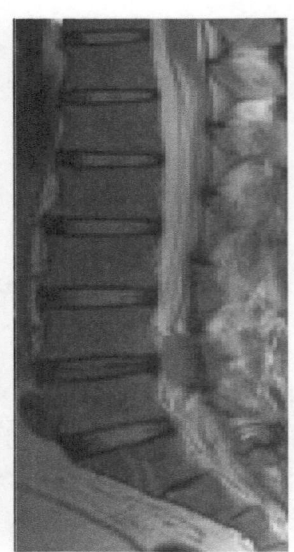

图 12-12-1 脑膜皮细胞型脑膜瘤

第三节 误诊病例简介：硬脊膜低度恶性黏液型软骨肉瘤与神经纤维瘤

骨外软骨肉瘤是软组织发生的软骨肉瘤，较少见。可分为黏液型、间叶型及分化型。黏液型多数发生在中年，平均年龄 50 岁左右，男性多发，多在深部软组织中，主要是下肢为主。典型影像表现为肿块内圆形、半环形或不规则钙化。

一例 15 岁发病，为非好发年龄，加上 MRI 表现为椎管内多发小结节状病灶，增强后明显强化，与神经纤维瘤相似，但因未行 CT 检查，未发现钙化，造成术前误诊，应吸取教训。

第四节 脊膜黑色素细胞瘤

患者，女，39 岁。于 4 个月前，无明显原因感左下肢放射痛至踝部，卧床休息时症状明显缓解。当时未在意，症状明显时予以口服药物治疗，无明显缓解，症状逐步加重且反复发作。患者曾就诊于外院，腰椎 CT 检查示：$L_{4\sim5}$ 间盘突出，骶 $_1$ 神经根粗大。予以口服药物，理疗治疗等处理，门诊拟“骶管占位性病变”收住入院（图 12-12-2）。

手术所见：病变位于左侧骶 $_1$ 椎管内，左侧骶 $_1$ 神经根局部增粗，大小约 1.5 cm × 2.5 cm，包膜完整，切开包膜见块状、黑褐色、质地脆的瘤体组织，与神经根粘连紧密。

病理检查：暗红色碎组织一堆，总体积 2 cm × 1.8 cm × 0.8 cm。病理诊断：左侧骶 $_1$ 神经根包块切除标本，初步考虑软组织肿瘤，伴大量黑色素沉着，不排除恶性黑色素瘤的可能，待做免疫组化检测进一步分类及确诊。免疫组化检测：阳性，S-100，HMB45，MelanA，Vimentin，NSE，PAS，Syn，CD56，网染，Ki-67（+，约 5%）；阴性，CD57，GFAP，SMA，actin，CK（P），EMA，CD68，ER，PR，铁染，CgA，Collagen Ⅳ。免疫组化诊断：左侧骶 $_1$ 神经根包块切除标本，结合免疫组织及组织学图像，符合脊膜黑色素细胞瘤。

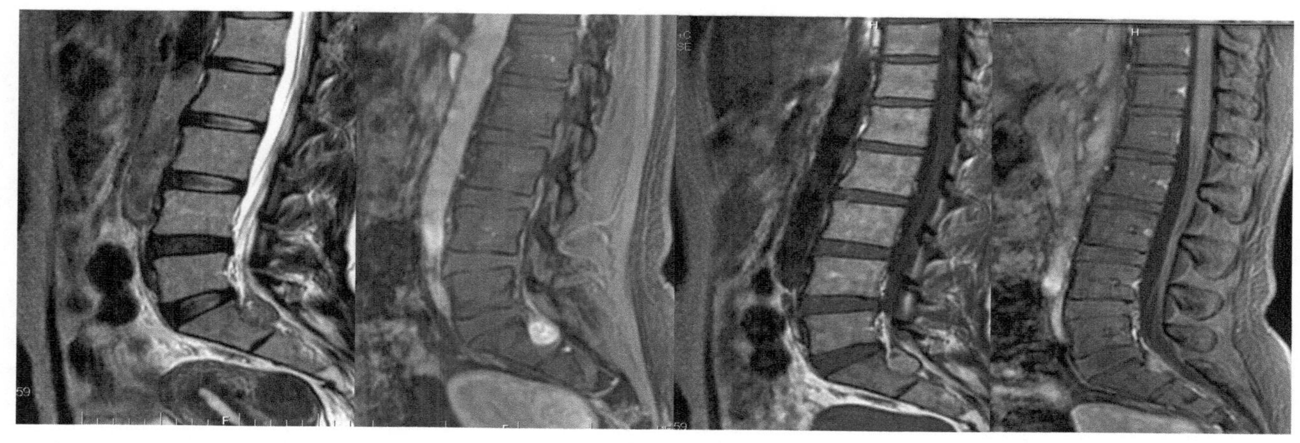

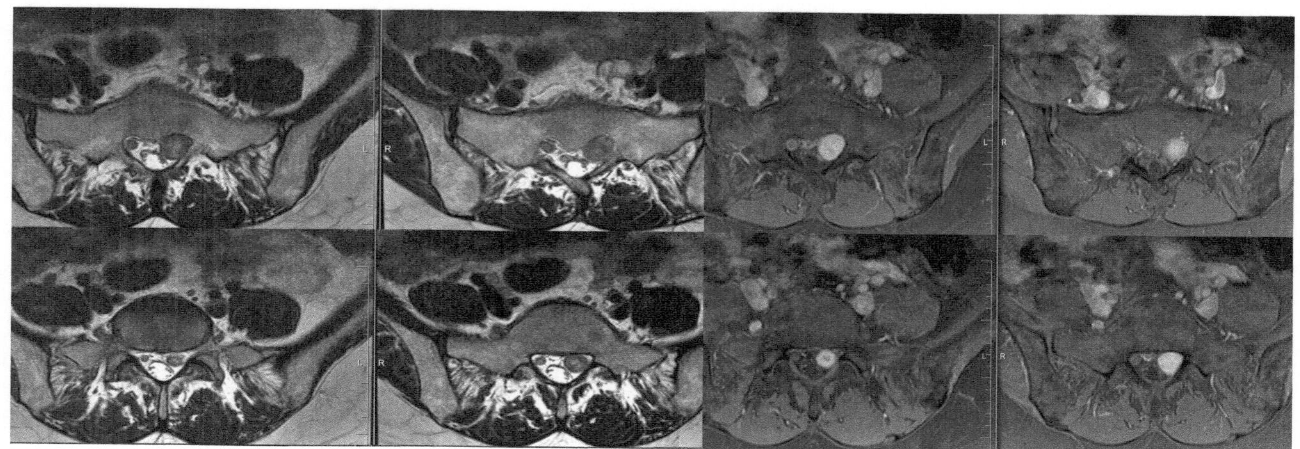

图 12-12-2 脊膜黑色素细胞瘤

第五节 脊 膜 瘤

患者，女，47 岁。

病理检查：灰白色软组织两块，总体积 1.5 cm × 1.4 cm × 0.5 cm，切面灰白，质中，另见灰白色质硬组织一块，大小 1 cm × 0.7 cm × 0.5 cm。脱钙。免疫组化结果：阳性，Vimentin，S-100，EMA，Ki-67（+，<10%）；阴性，CK（P），GFAP。病理诊断：“胸 $_{9\sim10}$ 椎管内”梭形细胞肿瘤，伴沙粒体形成，倾向脊髓膜瘤。局部紧贴骨组织。免疫组化诊断：“胸 $_{9\sim10}$ 椎管内”脊髓膜瘤，混合型，WHO Ⅰ级，伴沙粒体形成，局部紧贴骨组织。

影像资料见图 12-12-3。

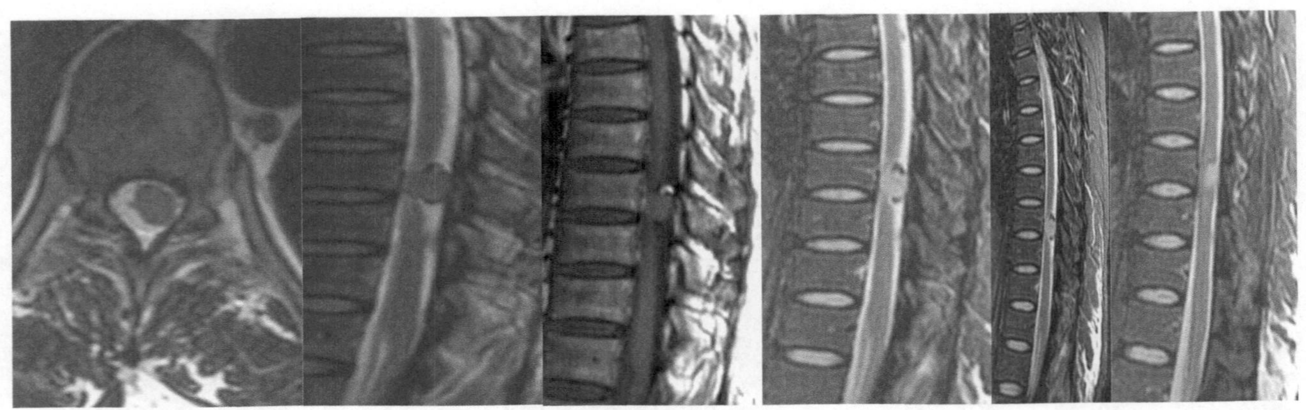

图 12-12-3　脊膜瘤

第六节　纤维型脑膜瘤(脊髓脑膜瘤,WHO Ⅰ级)

患者,女,30 岁。

病理检查:灰白灰褐色碎组织一堆,总体积 4 cm × 3 cm × 0.5 cm。病理诊断:$T_{4\sim5}$ 水平椎管内肿瘤切除标本,初步诊断脑膜瘤(脊髓脑膜瘤),待做免疫组化检测进一步证实并进行 WHO 分级。

免疫组化检测:阳性, Vimentin, EMA(灶弱 +), PR(+,约 30%), S-100, ER(+,约 5%), CD34(血管内皮 +), Ki-67(+, <5%);阴性, GFAP, Oling-2, NF, NSE, NeuN, CK(P), Actin, H-caldesmon, SMA。免疫组化诊断:$T_{4\sim5}$ 水平椎管内肿瘤切除标本,免疫组化检测结果支持纤维型脑膜瘤(脊髓脑膜瘤,WHO Ⅰ级)。

影像资料见图 12-12-4。

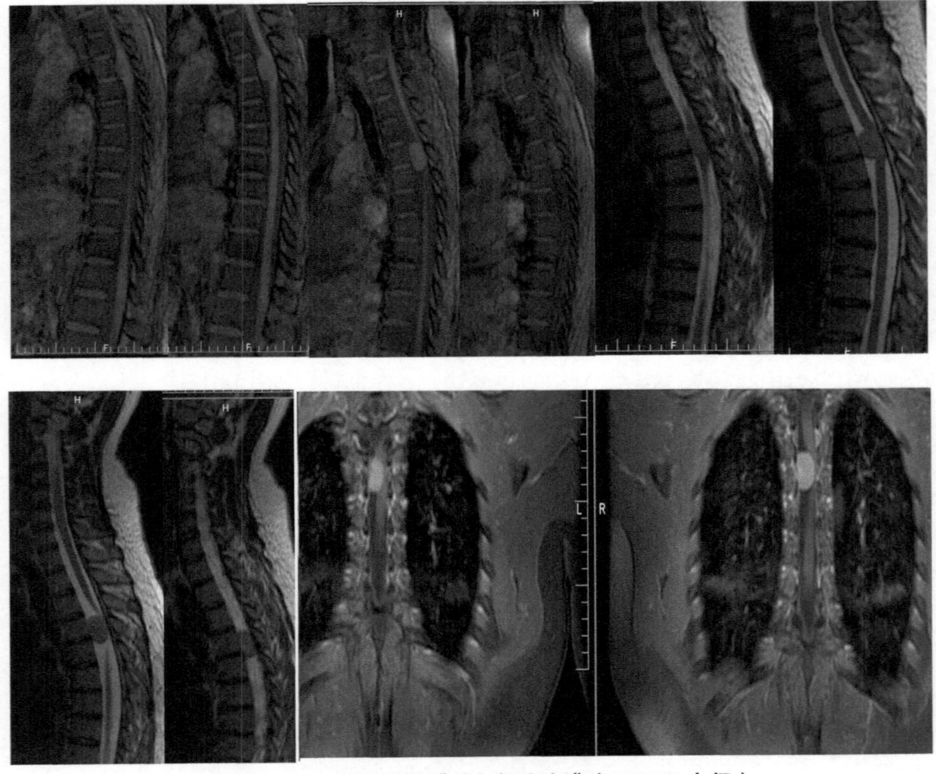

图 12-12-4　纤维型脑膜瘤(脊髓脑膜瘤,WHO Ⅰ级)

第十三章　脊髓先天异常

第一节　脊髓分裂畸形

脊髓分裂畸形是一种少见的闭合型神经管闭合不全畸形，以脊髓或终丝内出现矢状裂隙为特征，裂隙内可有完整或不完整的骨性、软骨性或纤维性间隔。脊髓分裂畸形可以单独存在或合并其他脊髓或脊椎的畸形，患者往往有下肢或会阴部的神经受损症状，出现步态异常、括约肌障碍、肌肉萎缩、脊柱侧弯等。随着现代影像技术的广泛应用，脊髓分裂畸形的发现率明显增加。

一、病理学

脊髓分裂畸形约占闭合型神经管闭合不全的3.8%，包括脊髓纵裂和双脊髓。Pang 等（1992）认为脊髓纵裂和双脊髓具有相同的胚胎学基础，因此建议用脊髓分裂畸形统一命名。

脊髓分裂畸形发生原因尚不清楚，一般认为可能与遗传、营养、环境因素有关。关于脊髓分裂畸形的胚胎学基础近来多数学者同意 Pang 等（1992）的“胚胎统一理论”。该理论认为在胚胎第 3~4 周时，也即原肠胚形成和神经胚形成期间，上胚层的细胞向下迁移形成三胚层胚盘，在此过程中上下胚层之间出现脊索突，并逐渐中空化成为原始神经原肠管，连接羊膜囊和卵黄囊，沟通内胚层和外胚层。该管只存在 2~8 d，随后内胚层细胞增生将其封闭形成原始脊索。如果该管不能闭合则成为“副神经原肠管”，周围有间充质细胞聚集，形成内胚层间充质束。这一异常的通道导致脊索和它上面的神经板的“分裂”，由这种分裂的神经板发育而成的神经管也将由此产生闭合不全畸形。其最终表现将取决于 3 个因素：胚胎对内胚层间充质束的修复能力；内胚层间充质束的存在范围；这些异位的间充质和内胚层细胞的最终发育情况。如果内胚层间充质束最终发育成为骨和软骨组织，两条分裂的脊髓就会分别位于两条独立的硬膜囊内，中间被骨或软骨隔开；如果内胚层间充质束最后退化，只留下一条纤细的纤维间隔，则两条脊髓就会位于同一个硬膜囊内。

二、分型

脊髓分裂畸形分类方法众多。Pang 等（1992）按照硬膜囊和间隔的性质将其分为两型。这种分类方法不会重叠，易于在术前确诊，而且对手术方案指导价值较大，因此已为大多数人所接受。

Ⅰ型：椎管内出现矢状位的骨性或软骨性间隔，将脊髓分为对称或不对称的两部分，每半侧脊髓分别有各自的硬膜囊；Ⅱ型：两半侧脊髓位于同一硬膜囊内，中间为长 T_1、长 T_2 脑脊液样信号，可有完整或不完整的纤维性间隔。Ⅰ、Ⅱ两型在脊髓分裂畸形中所占的比例各家报道不一，文献中Ⅰ型所占比例为 25.0%~62.5%，Ⅱ型所占比例为 75.0%~37.5%。

脊髓圆锥低于 L_2 椎体下缘判断为圆锥低位。

三、临床表现

脊髓分裂畸形多见于儿童和青少年，成人少见。好发于胸腰段，85% 发生于 T_9~S_1 椎体水平。Ⅰ型中以女性多见，Ⅱ型则无明显性别差异。患者出生时多伴有腰骶部皮肤异常，例如血管瘤、毛发丛、皮毛窦等。这些皮肤异常代表了胚胎发育过程中内胚层间充质束对皮肤外胚层的影响。另外患者常伴有脊柱侧弯和脊髓栓系综合征，出现腰痛、肢体无力、大小便失禁等症状。部分患儿可出现某种矫形畸形，如弓形足、外翻足等。

四、影像学研究

影像学上脊髓分裂畸形表现为椎管内骨性、软骨性或纤维性间隔,将脊髓分为两部分。病变范围长短不一。椎管内矢状位的骨性间隔可以完整或不完整,甚至可以倾斜出现,两侧的硬膜囊也可不对称。有的间隔在儿童期可以是软骨成分,随年龄增长可逐渐硬化成为骨性成分。有些患者脊髓内可以见到两个相邻的纵行裂隙,形成"三分脊髓",这种畸形提示可能存在两条内胚层间充质束。

不论椎管内是否存在骨性间隔,脊柱异常的发生率可高达85%,脊柱侧弯的发生率为30%~60%。在一组病例中合并脊柱异常(脊柱裂、移行椎、蝴蝶椎、楔形椎)的比率为76.5%(13/17),脊柱侧弯为29.4%(5/17),两型之间脊柱异常的发生率无明显差异。

大多数Ⅰ型脊髓分裂畸形骨性或软骨性间隔位于脊髓分裂畸形的尾侧,呈长T_1、短T_2信号。在脊髓分裂畸形的上、下方,一侧或两侧的半脊髓中常可见到脊髓积水,如果两个半脊髓中均有积水,横轴位上会形成"猫头鹰眼征"。绝大多数的脊髓分裂畸形会在裂隙下方再次融合,少数也可不融合,形成两条脊髓和终丝。

Ⅱ型脊髓分裂畸形影像学表现为单个硬膜囊内出现两条脊髓。尽管手术发现所有的Ⅱ型脊髓分裂畸形分裂的脊髓间均有纤维性间隔或纤维神经血管带,但MRI对纤维间隔的显示率只有27.8%。在该组资料中,所有的Ⅱ型脊髓分裂畸形均未发现纤维间隔,只有1例在骨性间隔的上方,硬膜囊内可见短线样的纤维间隔,说明现有的MRI技术对Ⅱ型脊髓分裂畸形纤维间隔的显示存在一定限度。

传统观点认为,脊髓纵裂和双脊髓主要的区别在于是否存在两套神经根,也即是否在脊髓中线旁发现神经根,理由是只有两条真正的神经板(双脊髓)才会形成两套前后神经根,而脊髓分裂畸形则只有一套神经根。但在该组病例中,Ⅰ型和Ⅱ型患者中均有1例发现有中线旁的神经根,这一现象与Pang等(1992)的发现相同,证明它们的出现只与内胚层间充质束内是否含有神经嵴细胞有关,不能作为辨别两种类型脊髓分裂畸形的标准。

MRI对于发现脊髓分裂畸形及伴发的异常具有很高的敏感性。横轴位和冠状位显示脊髓分裂畸形最佳,矢状位则较难辨认。骨、软骨性间隔在所有MRI序列上均可显示,而纤维性间隔只有在横轴位T_2WI上才可清晰显示。CT易于显示骨性成分,矢状位和冠状位重建图像对椎体的异常显示较好,但CT对脊髓本身及周围软组织的显示效果不及MRI。相比而言,MRI对脊髓分裂畸形本身以及伴发的脊髓、周围软组织和骨骼畸形多可明确显示,而且在评价手术效果方面具有较大优势。

第二节　圆锥位置正常型脊髓栓系综合征

脊髓栓系综合征是指脊髓下端因各种原因受制于椎管末端不能正常上升,使其位置低于正常,临床上低位的脊髓受压迫而缺血缺氧,导致一系列临床症状与体征。

脊髓栓系综合征属于神经管畸形,多种先天性发育异常导致神经症状是主要病理机制之一,一般具有较明显的影像学特征、临床表现和体征,如双下肢畸形、大小便功能障碍、腰骶部皮肤异常等,影像学表现多为脊髓低位、栓系、终丝增粗。MRI检查对脊髓圆锥末端低于L_2椎体下缘的脊髓栓系综合征往往可以明确诊断。

然而,临床上仍有一些脊髓栓系综合征患儿MRI显示脊髓末端位置正常,也无其他显著畸形,但具有明显的临床症状,文献报道其可能是一种特殊的脊髓栓系综合征亚型。近年来随着MRI等检查手段的不断更新,以及对脊髓栓系等神经畸形疾病的重视和治疗的积极化,对此种圆锥位置正常型脊髓栓系综合征在影像学特征及诊断标准方面的研究引起广泛讨论。

一、脊髓圆锥与终丝的发育

脊髓起源于胚胎时期神经管的尾部,末端即脊髓圆锥。正常情况下,在胚胎发育初期,脊髓占据整个椎管,其终点止于骶管末端。以后脊柱的生长速度要快于脊髓,圆锥开始向头侧移动。对新生儿脊髓圆锥位置及其生后的变化各家说法略有不同。Hawass等(1987)在对340名流产胎儿进行腰脊髓造影的研究中发现,25~33周胎儿的脊髓圆锥位置

约在 $L_{1\sim3}$ 水平；Beek 等（1996）对 99 名婴儿（部分早产儿）进行超声检查发现，大多 27~29 周的早产儿其脊髓圆锥位置约在 $L_{2/3}$ 椎间盘水平，而 40 周左右足月新生儿的脊髓圆锥位置大多在 $L_{1/2}$ 之间；Wolfe 等（1992）对 55 名足月儿进行超声检查时也发现其脊髓圆锥约在 L_2 水平；此外，Tame & Burstal（2003）通过对 45 名儿童进行 MRI 检查时总结其脊髓圆锥位置在 $T_{11/12}$~$L_{2/3}$ 之间，并以 L_1 为主。

大多文献认为，大约第 4 个月末胎儿圆锥位置在骶管上端，第 5 个月在腰椎下端，第 6 个月上升到 $L_{4\sim5}$ 水平，当到妊娠第 40 周，圆锥位置上升至 L_3 水平，至出生后 2~3 个月时脊髓圆锥末端上升至 $L_{1\sim2}$，基本达到成人水平。

综上所述，正常脊髓圆锥到达其最终位置应该在出生至 5 个月之间，之后就不再继续上移。在这个过程中，脊髓末端始终保持与椎管末端的连接，形成终丝。终丝由脊髓圆锥尾部细胞团聚集退化形成，直径约为 0.5 mm，分为内终丝和外终丝，外终丝大多止于 S_2 背侧面的骨膜上，脊髓中央管深入终丝 5~6 mm。

正常终丝纤细、柔软，MRI 检查很难观察到，在生长发育过程中随圆锥位置的缓慢上升而逐渐拉长，并可限制脊髓末端在椎管内脑脊液中的摆动。当终丝发育异常，变短、增粗（>2 mm）、紧张的终丝可使脊髓圆锥受牵拉，当圆锥位置上移的力度与牵拉之间微妙的平衡被打破，圆锥位置上移受阻，就导致了脊髓低位。

二、影像学研究

一组 13 例圆锥位置正常型脊髓栓系综合征患儿多数伴有隐性脊柱裂。有学者认为，隐性脊柱裂与遗尿等症状有密切关系，即当裂隙处的纤维、脂肪等软组织可突向椎管内，引起对终丝及周围神经的牵拉引起临床症状。但隐性脊柱裂具有年龄变化特点，有报道称 14 岁之前 CT 显示骶椎板的未闭合率可达 50%。因此，隐性脊柱裂可作为终丝紧张综合征的高危因素，在临床诊断上加以关注。

椎板未融合或隐性脊柱裂多伴发儿童特发性骶管内脂肪过度沉积，该项研究收集病例中有 11 例出现骶管内脂肪沉积。分析其原因可能由于椎管内脂肪过度沉积导致椎管内压力过高而影响椎板的融合。一些作者认为如骶管内脂肪沉积过多，硬膜囊末端位于 S_1 水平或 L_5 水平可提示硬膜囊及脊神经受压。又或者终丝远端被粘连，但由于骶管内脂肪丰富，MRI 无法明确诊断。这可以解释部分脊髓栓系综合征患儿终丝及马尾神经形态正常而仍有临床症状。此外，该组病例中终丝病理显示均存在异常，这些组织学特征可能反映了终丝内部纤维组织弹性的下降，这可导致那些生理功能上正常的脊髓低位现象。

虽然肉眼上一个外观正常但纤维弹性丧失的终丝与正常终丝外观上没有什么差别，但显微镜下可能具有惊人的差异。然而，MRI 对骨性及软骨性间隔显示稍差，当棘突裂很小、窦道太细时，受背侧脂肪的挤压后更不易在 MRI 中鉴别，因此应结合 CT 三维重建及其他功能学检查排除神经发育及其他原因引起的遗尿、感觉障碍等临床症状的发生。

三、圆锥位置正常型脊髓栓系综合征的诊断

圆锥位置正常型脊髓栓系综合征可被认为是一种隐匿型脊髓栓系综合征。该型脊髓圆锥末端位于 L_2 椎体下缘以上，由终丝病变所致，失去弹性或发生脂肪变的终丝受牵扯，虽然圆锥位置没有下移，脊髓内已经发生电生理及代谢改变，因此引起相应临床症状。

Fabiano 等（2009）描述过 22 例此种终丝直径小于 2 mm 且圆锥位置正常的脊髓栓系综合征患儿。有作者通过运用光镜和电镜在对脊髓栓系综合征患儿终丝的研究发现：电镜下观察终丝中有迷行的神经纤维存在，有髓神经及无髓神经散在或集结成群分布于胶原纤维组织中。

此外，一些作者通过对脊髓栓系综合征患儿终丝进行电镜扫描发现，即使终丝外观正常，其超微结构也可能发生了改变，终丝正常三维结构遭到破坏，引起其弹性下降，可固定牵拉脊髓圆锥，最终导致脊髓栓系综合征。

Selçuki 等（2000）曾经报道了影像学显示圆锥位置正常但有逼尿肌反射亢进、大小便失禁并施行终丝切断术的患者小宗病例报告，大约有 1/2 的患者术后恢复了排便功能。

因此，脊髓低位不再是脊髓栓系的唯一诊断标准，一个外观正常的终丝并不意味着其真正的正常，其内部结构及组成成分可能已发生变化。目前，临床上通过 MRI 检查对脂肪变的终丝容易诊断，并可及时给予积极的手术治疗；而非脂肪变的终丝如纤

维化、玻璃样变致使终丝广泛浸润的患儿MRI则难以诊断，容易造成漏诊，临床上可称为终丝紧张综合征，目前对其诊断多是依赖于患儿的临床表现及体征、临床各种辅助检查而得出的临床诊断，影像学上并没有确切的诊断标准。

是否可以将观察终丝的紧张程度或病理结果作为解释并衡量脊髓栓系综合征更好的方法而不是均必须具备终丝的拉长来诊断脊髓栓系综合征有待进一步探索。

四、MRI在圆锥位置正常型脊髓栓系综合征诊断中的新思考

目前，圆锥位置正常型脊髓栓系综合征患儿的诊断多通过综合考虑其临床表现、放射影像学、各种功能学检查而得出的临床诊断，影像学上并没有确切的诊断标准。

有作者通过观察此类患儿腰骶椎MRI表现发现：其终丝及马尾神经MRI矢状位及轴位上部分有靠近或紧贴于硬膜囊后缘的趋势，并可见椎管内终丝排列不规则，粗细不等等征象。

但有一点需要考虑，当患儿接受MRI检查时，常规采用仰卧位进行，此时脑脊液中的终丝及马尾神经可由于自身重力原因而“落”至椎管背侧，这和黏附于椎管背侧脂肪或其他组织而导致紧张的终丝或马尾神经难以鉴别。试想，如果对怀疑有此类疾病的患儿加做俯卧位MRI检查，若终丝存在紧张，紧张的终丝可克服重力黏附于椎管背侧或悬浮于脑脊液中而不“落”至椎管腹侧，两者对比具有诊断意义，可对此种圆锥位置正常型脊髓栓系综合征进行进一步筛查。

圆锥位置正常型脊髓栓系综合征可被认为是脊髓栓系综合征的一种特殊亚型，虽然圆锥位置没有下移，脊髓末端内可能已经发生电生理及代谢改变，并引起临床症状，因此，脊髓低位不再是脊髓栓系的唯一诊断标准。该项研究通过观察13例此种类型脊髓栓系综合征患儿影像学资料，总结其终丝及马尾神经MRI特殊表现，并结合俯卧位扫描，提出从影像学角度对圆锥位置正常型脊髓栓系综合征可以进行诊断。

第十四章 马 尾

第一节 脊髓圆锥下端

一、脊髓圆锥下端的位置

正常胎儿和婴幼儿脊髓圆锥下端位置变化较大，关于脊髓圆锥下端位置的正常范围，国内外学者意见不一致。Scott（2002）认为脊髓在胚胎早期与椎管等大，脊神经呈水平方向经相应的椎间孔离开椎管。每一脊髓节段与其对应的椎骨高度一致。

从胚胎第4个月开始，脊髓生长慢于脊椎，而脊髓上端与脑相连，位置固定，因此脊髓下端逐渐上移。出生后2个月至成年，脊髓圆锥下端位于L_1椎体下缘或L_2椎体上缘。

Barson（1970）观察了大宗婴儿和成人脊柱标本，发现脊髓圆锥下端在不同月龄的胎儿上升速度不一样，脊髓圆锥下端在19周快速上升到L_4水平，此后至出生后2个月，脊髓下端以较慢的速度上升到成人水平。Wolf等（1992）利用高分辨率超声检查正常新生儿，所得结果一致。但Robbin等（1994）利用超声检查的结果则不同，认为胎儿在19周时脊髓圆锥下端已经上升至成人位置。另一项超声检测的研究发现，92.1%的足月婴儿的脊髓圆锥下端的位置在L_2椎体以上水平，约6.3%的脊髓圆锥下端的位置在$L_{2\sim3}$椎间盘水平。

一组研究结果显示，20例正常人脊髓圆锥下端位置最高位于T_{12}~L_1椎间盘层面，最低者位于L_2椎体上1/3层面，以位于L_1椎体范围居多，占75%。脊髓圆锥下端最低位置未超过L_2椎体下缘水平。脊髓圆锥下端位置男女之间差异无统计学意义。

该组结果与文献报道略有差异，考虑与下列因素有关：样本的数量和采集。移行椎的变化，如常见的骶椎腰化和腰椎骶化。腰骶部移行椎的出现率，各家报道不一，为10%~23%，Driscou等（1996）报道骶椎腰化的发生率为4.0%~7.5%。脊髓圆锥的位置随体位改变而有所变化。与人种起源和种族差异有关。此外，Turgut等（1995）研究脊髓圆锥的位置与脊柱长度之间的相关性，认为脊柱长度越长，则脊髓圆锥位置越高。由此可见，脊髓圆锥的位置不是恒定的，而是有一正常的分布范围。

由于目前还无法断定脊髓圆锥下端位于L_3椎体上1/3水平或更低是否正常，大多数学者还是把脊髓圆锥下端低于L_2椎体下缘水平作为重要的影像学依据，如果MRI同时提示有终丝增粗、椎管内脂肪沉积等征象，并结合患者临床上一系列中枢神经系统、骨骼系统、泌尿系统功能障碍和畸形的症候群，则诊断脊髓栓系综合征，以利于早期发现和治疗。

二、马尾神经MR成像

稳态干扰构成（CISS）技术的成像特点是真实稳态快速梯度回波（true-FISP）序列与镜像稳态快速成像序列（PSIF）的结合。T_2WI三维稳态干扰构成序列（3D CISS）优化了真实稳态快速梯度回波和镜像稳态快速成像序列，采集刺激回波产生重T_2对比，并加用流动补偿技术，使脑脊液和低流速的流体呈高信号，消除了镜像稳态快速成像序列的流动干扰伪影，主要用于水成像技术。3D CISS技术已成功地用于内耳膜迷路成像。

Gammal等（1995）在MR脊髓造影中，认为在脑脊液高信号映衬下，与低信号的神经根形成很强的对比，神经根得到很好的显示。Ramli & Jaspan（2001）认为CISS在神经根的显示和脊髓肿瘤、血管畸形、囊肿等疾病的诊断中具有重要的价值。

3D CISS对马尾神经的显示：脊髓圆锥下端下

行的脊神经形成马尾神经,在椎管内沿脑脊液向下漂浮走行。穿出硬膜囊外段,蛛网膜下隙与神经根之间亦有一定的空隙,其内充满脑脊液。

有作者利用上述特点,结合 3D CISS 序列的重 T_2 加权水成像特性,探讨 3D CISS 对腰骶段脊神经的显示。3D CISS 序列是三维容积采集,可沿不同倾斜角度的骶孔进行不同层面重组,显示不同节段的脊神经。该组马尾神经 MRI 表现与 Wall 等(1990)通过尸体解剖所得出的结论相似。

三、变异

脊髓圆锥通常在 L_1 水平,但也可在 T_{12} 或 L_5 水平。脊髓发育早期脊髓圆锥位置较低,随着胎儿发育成熟而逐渐上升。在 MRI 矢位面图像上,由于脊髓圆锥远端马尾神经束的存在,使得脊髓圆锥难以准确定位。在轴面图像上,脊髓圆锥可被误认为硬膜内肿块。椎管狭窄或蛛网膜炎时马尾神经可聚集成束状。$T_{11\sim12}$ 胸椎平面,圆锥形态变异较大,为卵圆形或不常见的圆形,偶尔向后呈一圆的隆起。

脊膜囊尾侧末端可有多种变异,通常终止于 S_2 平面,但许多人其末端终止于像 L_5 这样的较高平面。脊髓的蛛网膜下隙可有诸多变异。可以见到脊膜囊的囊性扩张,特别是在下腰段及骶段,骶部硬膜囊肿很少会引起神经症状。蛛网膜下隙的膨大可在脊髓萎缩的病人中见到,表现为蛛网膜囊肿。在脊髓栓系时也可出现蛛网膜下隙的膨大。Tarlov 囊肿可误认为是膨胀性病变,甚至可误认为是转移瘤。

综上所述,MR 可以准确显示脊髓圆锥的位置;3D CISS 多平面重建可以明确马尾神经的走行以及前、后根出硬脊膜的情况,初步解剖定位,为手术方案的选择提供影像学依据。

第二节　椎管内皮样囊肿

患者,女,56 岁,

病理学检查:腰 $_{1\sim2}$ 水平髓外硬膜下肿瘤囊内容物:淡黄色组织一堆,总体积 1.5 cm × 1.5 cm × 0.2 cm。腰 $_{1\sim2}$ 水平髓外硬膜下肿瘤瘤壁组织一块,大小 0.8 cm × 0.8 cm × 0.3 cm,囊内容物已流失,囊壁光滑,壁厚 0.1~0.2 cm。病理诊断:腰 $_{1\sim2}$ 水平髓外硬膜下肿物切除标本:皮样囊肿(图 12-14-1)。

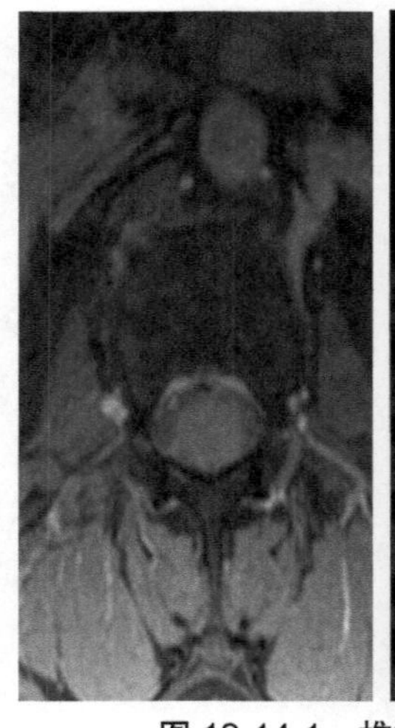

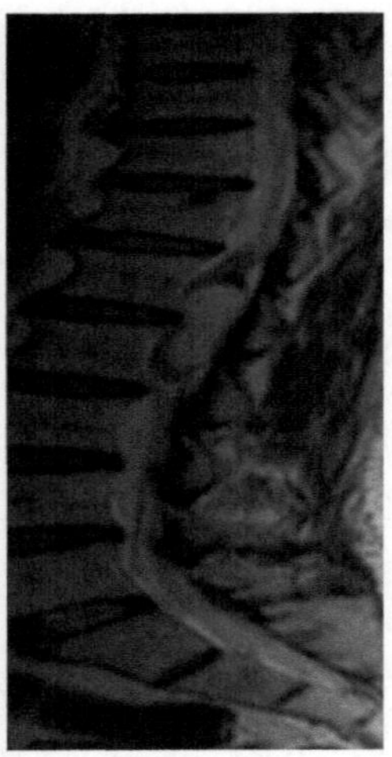

图 12-14-1　椎管内皮样囊肿

第三节　马尾及终丝部黏液乳头状室管膜瘤

1. 病理学　室管膜瘤是脊髓常见肿瘤,占脊髓髓内肿瘤的 60% 左右,可以在脊髓的颈、胸、腰、骶和马尾、终丝任何部位发生。大多数脊髓室管膜瘤和大脑室管膜瘤的组织学相同，但根据多年来文献记载，马尾、终丝部发生的室管膜瘤在形态上独具特征，即肿瘤细胞往往形成乳头状结构并分泌大量黏液，故称为黏液乳头型室管膜瘤。

（1）脊髓内室管膜瘤的病理分型：WHO（2007）肿瘤组织学分类将室管膜肿瘤分为4种类型：①室管膜瘤，亚型包括细胞型、乳头型、透明细胞型和伸长细胞型；②间变型室管膜瘤；③黏液乳头状瘤；④室管膜下瘤。

（2）WHO（2007）肿瘤组织学分级：黏液乳头状室管膜瘤和室管膜下瘤为WHO Ⅰ级；室管膜瘤为WHO Ⅱ级；间变性（恶性）室管膜瘤为WHO Ⅲ级。

脊髓室管膜瘤起源于脊髓中央管表面或终丝的室管膜细胞，黏液乳头状室管膜瘤是室管膜瘤的一种亚型，主要见于中年人，而且大多数发生在脊髓的马尾和终丝部，占这一区域原发性肿瘤的90%。

2. 影像学研究　肿瘤长度：肿瘤一般有多个椎体单位，一组12例平均长4.5个椎体单位。

（1）肿瘤生长方式：按是否有邻近椎体骨质受侵，将该组马尾、终丝部黏液乳头状室管膜瘤分为椎体受累型（3/12）和椎体无受累型（9/12）。前者由于肿瘤可沿终丝进入神经孔向髓外和硬膜外生长，故而通常伴有椎间孔扩大，侵犯椎体并伴有椎间孔扩大是该类型室管膜瘤的一种特征性生长方式；后者同脊髓其他部位发生的室管膜瘤一样，表现为中心性纵行生长，其生长方式无明显特异性。

（2）肿瘤MRI信号特点：一些作者回顾性对比分析了58例不同起源（颅内、髓内）的室管膜瘤的MRI特征，在T_1WI上肿瘤与灰质相比呈低信号或等信号，在T_2WI上呈等信号或高信号，认为不同部位起源的室管膜瘤在MRI平扫上信号无明显差异。

该组发生于马尾、终丝部黏液乳头状室管膜瘤MRI平扫信号特点与上述报道不同的是：所有瘤体T_1WI呈等信号或稍低信号，但均稍高于脑脊液的信号强度，66.7%（8/12）的病例瘤体出现了斑片状高信号。

有作者认为T_1WI上高信号的出现与室管膜瘤组织学分型和瘤内出血有关，一方面由于黏液乳头状室管膜瘤在细胞内和血管周围聚积了大量黏液素，其成分主要是蛋白质，在T_1WI和T_2WI上可表现为高信号；另一方面亚急性出血也可在T_1WI上表现为高信号。

有报道马尾、终丝部黏液乳头状室管膜瘤同时出现瘤内及蛛网膜下隙出血的病例，该组病例未见合并蛛网膜下隙出血。

关于肿瘤的囊变，有文献报道，与髓内室管膜瘤相关的囊变有3种：瘤内囊变、肿瘤头端或尾端的囊变和中央管反应性扩张。瘤内囊变常见于行放射治疗后的室管膜瘤，头端和尾端的反应性囊变及中央管扩张可见于任何组织学类型的髓内肿瘤，并非室管膜瘤所特有，对室管膜瘤的鉴别诊断无特异性价值。

3. 鉴别诊断　椎体受累型需与神经鞘瘤、脊索瘤相鉴别。

（1）神经鞘瘤：这种类型的室管膜瘤与神经鞘瘤较难鉴别，临床诊断时应高度重视，两者均可发生瘤内囊变、出血、坏死，且均可椎间孔扩大。

（2）脊索瘤：脊索瘤通常发生在骶尾中线部，合并骶尾部骨质破坏的同时，可见到巨大软组织肿块（通常位于骶尾骨前方），瘤内钙化出现率约为50%。

椎体无受累型需与其他组织类型的室管膜瘤、星形细胞瘤、血管母细胞瘤相鉴别。

（3）其他组织学类型的室管膜瘤：黏液乳头状室管膜较其他组织学类型的室管膜瘤更易发生出血，T_1WI信号较高可能是与其他组织类型室管膜瘤不同的一个地方。

（4）星形细胞瘤：星形细胞瘤常见于儿童和青少年，常位于脊髓偏侧、后部，在马尾部位少见，可以与之相鉴别。

（5）血管母细胞瘤：血管母细胞瘤大部分表现为强化的单个大囊小结节或多囊小结节，瘤内出现流空的血管信号，为其重要特征，可与本病相鉴别。

第四节　黏液乳头型室管膜瘤

患者，女性，25岁，反复骶尾部压痛明显，伴双臀部酸痛。

病理诊断：黏液乳头型室管膜瘤。

黏液乳头型室管膜瘤是一种生长缓慢的胶质肿瘤，为室管膜瘤亚型之一，好发于年轻人（平均年龄 36.4 岁），男女比例 2.2:1。

影像资料见图 12-14-2。

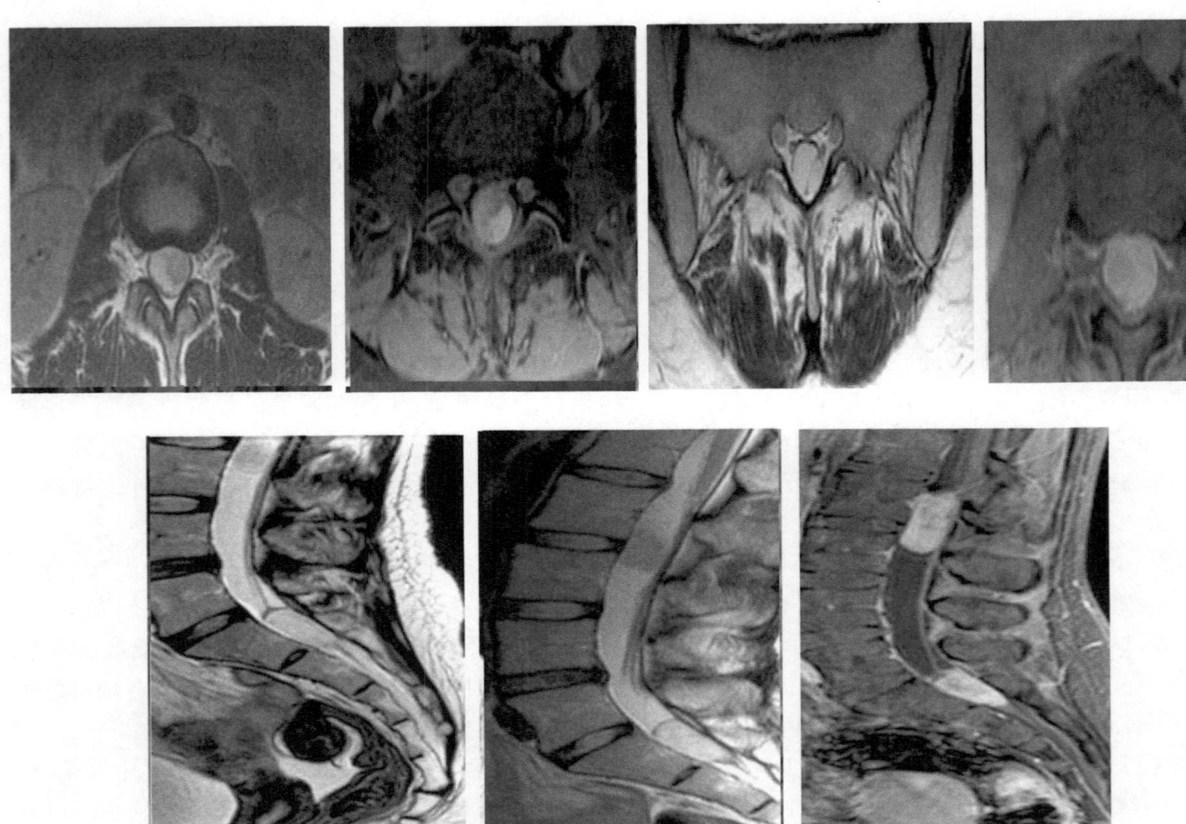

图 12-14-2 黏液乳头型试管瘤膜

第十五章　青少年上肢远端肌萎缩症

青少年上肢远端肌萎缩症，即平山病，男性多见，是一种原因不明的自限性的发生于青少年时期的神经系统疾病，主要特征是前臂尺侧肌萎缩，病变侧上肢呈斜坡样改变，日本学者平山惠造等（Keizo Hirayama，1959）首先报道。

国内有作者综合国内192例青少年上肢远端肌萎缩症患者资料，发现国内男性发病率为女性的6.7倍，发病年龄13~28岁，平均18.6岁，发病高峰年龄在15~17岁。

目前所报告的大部分病例来自日本、印度、斯里兰卡、马来群岛、新加坡，以及欧美国家丹麦、荷兰、法国、美国和意大利等。

1. 发病机制　青少年上肢远端肌萎缩症的病因还不是很清楚，可能与下列因素有关：屈颈所导致的脊髓缺血、自身免疫性疾病、过敏性疾病、遗传因素等。

青少年上肢远端肌萎缩症的发病机制目前尚有争论：Hirayama等（1999）提出动力学学说，认为屈颈时，硬膜囊后壁被拉紧、移位前移，从后方推压低段颈髓，造成血液循环障碍，最终使对缺血缺氧最敏感的脊髓前角发生变性，从而引起所支配的肌肉的神经源性损害。

Toma等（1995）提出生长发育失衡学说，认为身高快速增长的青少年，颈髓后根的生长速度，不能赶上手臂的生长，致C_5~T_4的后根相对缩短，屈颈时，缩短的后根将下位颈髓拉向前方，使脊髓受到前方椎体的压迫；目前还有运动神经元病学说、生长发育因素学说、遗传机制学说、血管因素学说、免疫机制学说等。

本症发病机制学说较多，目前大多数人支持动力学学说，他们认为屈颈时，硬膜囊后壁被拉紧、移位前移，从后方推压低位颈髓，造成血液循环障碍，最终使对缺血缺氧最敏感的脊髓前角发生变性，从而引起支配肌肉的神经源性损害。一些作者研究支持动力学学说，并且认为可能是源于硬脊膜囊的解剖结构异常基础上动力学机制。

2. 临床表现　青少年上肢远端肌萎缩症的主要临床特征是一侧上肢远端的肌肉萎缩、无力，伴有寒冷麻痹，桡侧的肌肉一般不受影响，手的骨间肌、大小鱼际肌、前臂尺侧肌肉萎缩较重，使上肢呈斜坡样。血常规、血清学及脑脊液检查一般正常。肌电图检查提示神经源性损害。肌肉活检的典型的改变为神经源性改变，与运动神经源性病的不同点为受累的肌肉节段局限。

平山惠造的临床诊断标准如下。

（1）临床表现：①青春早期隐袭起病，男性多见；②局限于前臂远端的肌无力伴肌萎缩；③寒冷麻痹和手指伸展时出现震颤；④症状为单侧或以一侧明显；⑤无感觉异常，颅神经损害及括约肌功能障碍；⑥病后数年内病情进行性加重；但绝大多数患者病情在5年内停止发展。

（2）辅助检查：①肌电图检测显示萎缩肌肉呈神经性损害，对侧无萎缩的同名肌肉也可见神经源性损害，但周围神经传导速度正常；②临床影像学，颈椎X线平片正常，但脊髓造影有时可见下颈髓轻度萎缩。

（3）判定标准：①肯定诊断为具备“临床表现”及“辅助检查”各项；②可能诊断为缺少“临床表现”中除第⑥项以外的1项，但具备“辅助检查”各项；③可疑诊断为缺少“临床表现”中除第⑥项以外的2项以上，但具备“辅助检查”各项，并除外其他可能相关疾病。

3. 影像学研究

（1）X线检查：颈椎的普通X线检查，可见生理曲度变直，无其他异常发现。过屈位X线脊髓造影显示低位颈部后硬脊膜前移，屈颈时脊髓受压，由于颈部后硬脊膜前移导致颈部中下椎管前后径变窄。

一些作者对40名正常志愿者及35例临床疑诊青少年上肢远端肌萎缩症的患者行颈椎仰卧被动过屈位MRI扫描及颈椎主动屈曲位X线平片检查，

测量确诊患者和正常对照组平片以及 MRI 上的 C_3~C_7 相邻两两椎体后缘的成角，作为颈椎屈曲度的评价指标，结果发现青少年上肢远端肌萎缩症患者颈椎屈曲度较对照组增大，将颈椎屈曲度异常作为青少年上肢远端肌萎缩症的征象之一，对青少年上肢远端肌萎缩症诊断的敏感性为 96.0%，特异性为 87.5%，因此结合临床症状与体征，颈椎主动屈曲位平片的屈曲度可作为青少年上肢远端肌萎缩症的辅助诊断方法。

（2）CT：普通 CT 检查，一般亦无异常发现。在自然位时，X 线脊髓造影发现 65% 的患者存在下段颈髓轻至中度萎缩；CT 脊髓造影发现可达 88%。但脊髓造影由于存在创伤和较多的并发症，并不能被医生和患者接受和采纳。Yoshiyama 等（1994）对 1 例 18 岁青少年上肢远端肌萎缩症患者行 CT 血管造影发现，屈颈时该患者出现特征性的背侧硬脊膜折叠并向前突起压迫脊髓。Hirayama 等（2000）通过对 73 例青少年上肢远端肌萎缩症患者和 20 例正常对照组行 CT 脊髓造影发现屈颈时颈部硬膜囊向前移位，下颈髓紧张变平。

（3）MRI：脊髓造影是有创性检查，而且并发症较多，并不能被医生和广大患者接受和采纳，MRI 无辐射，且组织对比度高，能多参数成像，直接显示病损组织范围及其毗邻关系，比 CT 扫描更加清晰，在临床上得到了广泛的应用。

1）颈髓异常的判断标准如下。①低位颈髓萎缩的标准：低位颈髓 $C_{4\sim7}$ 与上节段颈髓相比，受损水平前后径变小，矢状面提示萎缩需要在横断面进一步证实；②受累颈髓变扁平的判断标准：显示序列选择横轴面 T_2WI，脊髓的形状为椭圆形被认为正常，形状为梨形和（或）蛋形、三角形为脊髓变扁；③脊髓的曲线：从 $C_{2\sim7}$ 椎体后缘画一直线，判定 $C_{3\sim6}$ 椎体背侧与直线的关系，椎体后缘与直线相交为异常。

2）MRI 表现：下颈部 MRI 检查能发现 95% 的青少年上肢远端肌萎缩症患者下颈部硬膜囊后壁前移，大部分患者呈不对称性 $C_{5\sim7}$ 椎体水平脊髓萎缩，临床症状严重一侧萎缩较为明显，相应节段脊髓前角细胞呈现长 T_2 异常信号。

3）自然体位的 MRI 表现：青少年上肢远端肌萎缩症的自然体位的 MRI 表现，主要是颈椎生理曲度变直，低位颈髓的萎缩（萎缩节段分布范围在 C_5~T_1，最明显在 C_6 水平），形态变扁平，部分病例脊髓前角可见异常信号；在临床怀疑青少年上肢远端肌萎缩症的病例中，尽管自然体位的 MRI 表现缺乏特异性，但能为临床青少年上肢远端肌萎缩症的诊断提供有用的信息。Chen 等（2004）对 46 例青少年上肢远端肌萎缩症患者和 51 例正常人行下颈部自然位 MRI 检查，观察以下指标：低位颈髓局限性萎缩，不对称性变扁平，颈曲异常，后硬膜囊与邻近椎板失连接，髓内 T_2WI 异常高信号。结果发现低位颈髓局限性萎缩，不对称性变扁平，失连接，诊断青少年上肢远端肌萎缩症的准确度大于 80%，其中失连接是评估疾病预后的唯一一个非常有意义的指标，比值比（odd ratio，OR）=716.7（95%CI：71.9~7145.2），其灵敏度、特异度、阳性预测值、阴性预测值及准确度分别为：93.5%，98.0%，97.7%，94.3% 及 95.9%。

Fu 等（2006）亦发现低位颈髓自然位 MRI 检查所观察到的各种影像学改变，包括低位颈髓萎缩、变扁平，失连接具有重要意义，其中失连接与青少年上肢远端肌萎缩症有显著相关性，OR=49.38（95%CI：3.97~614.73，P=0.002），灵敏度和特异度分别为 88.0% 和 90.6%，低位颈髓萎缩的灵敏度和特异度分别为 84.6% 和 80.6%，变扁平的灵敏度和特异度 87.5% 和 73.2%。Sonwalkar 等（2008）研究发现，除不对称性脊髓变扁平、颈曲异常、硬膜囊后壁向前移位外，尚可见硬膜外结构强化，部分病例硬膜外强化成分向胸部延伸。Gallo 等（2006）利用磁共振多参数成像发现颈髓损伤延伸至 T_2 椎体水平。

4）过屈位的 MRI 表现：除了自然体位的 MRI 表现外，屈颈为促使受累颈髓硬脊膜囊后壁拉紧，硬脊膜向前移位并压迫脊髓，颈髓前移、变平、硬脊膜外腔增宽且可见的异常流空信号，并与血管的搏动一致，增强扫描硬膜外异常信号明显强化的静脉丛。下颈部过屈位 MRI 是诊断青少年上肢远端肌萎缩症最常用的检查方法，但在日常工作中，许多病人只进行自然位 MRI 检查，没有进行过屈位 MRI 检查。过屈位 MRI 检查可以客观地显示椎管内硬脊膜改变及硬膜后腔扩张静脉丛的结构，结合临床资料有助于青少年上肢远端肌萎缩症的准确定性诊断。Baba 等（2004）运用相位对比磁共振血管造影发现过屈位时硬膜外静脉丛异常扩张、充血，压迫低位颈髓促使脊髓前角细胞损伤。Fu 等（2007）对 27 例青少年上肢远端肌萎缩症患者进行自然位和过屈位 MRI 矢状位和轴位扫描，观察低位颈髓的变化。自然位时，16 例曲线异常，14 例下颈髓萎缩，2 例髓内异常信号；过屈位时，所有患者均出现颈髓前移、变扁，脊膜后有月牙形异常信号影，其中1例患者过屈位强化MRI扫描见脊膜后月牙形异常信号影伴有强化，恢复自然位后脊髓恢复原状，异常强化消失。

下颈部过屈位时存在特殊的动力变化，过屈位MRI可协助青少年上肢远端肌萎缩症的早期诊断。Oguro等（2008）亦发现过屈位MRI检查 $C_{3\sim7}$ 椎体水平颈髓硬膜囊后壁前移，导致低位脊髓受压，脊膜后硬膜外隙呈新月形，且 T_2 呈高信号。

Misra等（2006）通过8例青少年上肢远端肌萎缩症患者和7例正常人行自然位和过屈位F波，感觉诱发电位及MRI检查，观察低位脊髓萎缩，脊髓受压、信号改变，硬膜囊后壁组织以及硬脊膜失连接等，发现过屈位时F波及感觉诱发电位与动力MRI改变不一致。

而Ammendola等（2008）也对青少年上肢远端肌萎缩症病人行自然位和过屈位的F波、感觉诱发电位、运动诱发电位及MRI检查发现自然位和过屈位F波、感觉诱发电位、运动诱发电位之间无明显统计学意义，自然位及过屈位MRI检查除1例患者脊髓萎缩合并前角细胞异常信号外，其余未见明显异常改变。

直立位时硬脊膜囊的解剖结构的异常和过屈位时动力学的改变是青少年上肢远端肌萎缩症异常改变的主要原因。脊髓的硬脊膜在机构上是一层松弛的外衣包在骨间隙里，通过脊神经根与骨膜附着在枕大孔及尾骨上，过伸位时颈髓的硬膜松弛，在颈部前曲时，硬脊膜变的很紧，寰椎到 T_1 椎体从过伸位到过屈位时前壁的长度发生变化是1.5 cm，后壁的长度变化为5 cm。

正常情况下，过屈位时硬脊膜可以代偿这种体位变化，虽然硬脊膜后壁可能与脊髓后壁靠近，不会因前移造成对脊髓的压迫。当颈髓硬脊膜结构存在异常时，当颈部直立位时，患者的颈髓后根就会牵扯脊髓向同侧移位，严重者导致脊髓扭转及脊膜变形，不断地曲颈动作引起脊髓的微损伤及脊髓前角的细胞缺血最终导致脊髓萎缩。

有研究表明受累节段扩张的硬膜外异常信号为静脉血管丛，这种特征性的静脉丛形成的原因：①硬膜囊后壁前移导致的后侧硬膜腔内负压可以提高后内侧静脉丛的灌注；②硬膜囊前置导致前内侧的静脉丛受压，故提高后内侧静脉丛的负荷；③颈部前屈时可以减少颈静脉的充盈，导致静脉回流入内侧静脉丛的增多。

过屈位最大的优点是能特征性地清楚显示普通X线，CT及自然体位MR检查不能显示的 T_2WI硬膜外腔的异常高信号和增强的异常静脉血管丛。

一组报告的5例中，4例患者可见异常流空血管影，1例扩张的硬膜外腔血管流空影像不明显，但增强5例患者增强扫描均可见异常血管强化，该作者认为扩张的硬膜外腔是否出现流空血管影，取决于血管的扩张程度和局部的血流速度。

与自然体位相比，过屈位能特征性显示自然体位不能显示的 T_2WI硬膜外腔的异常高信号和增强的异常静脉血管丛，因此，屈颈MR平扫＋增强是青少年上肢远端肌萎缩症诊断中不可缺少的检查手段，不仅在青少年上肢远端肌萎缩症的诊断和鉴别诊断中具有重要作用，而且在探讨和理解青少年上肢远端肌萎缩症的病因和病理生理机制中具有重要价值。

总之，普通X线及CT在青少年上肢远端肌萎缩症的诊断中价值有限，脊髓造影虽有重要的价值，但由于是有创性检查，因而在临床上应用受限，过屈位MR平扫及增强是青少年上肢远端肌萎缩症诊断中不可缺少的检查手段，不仅在青少年上肢远端肌萎缩症的诊断和鉴别诊断中具有重要作用，在探讨和理解青少年上肢远端肌萎缩症的病因和病理生理机制中也具有重要价值。

另请参见本书 肌骨与脊柱卷 第十三篇 第十七章　青年上肢远端肌萎缩症。

第十六章　脊髓疾病部分检查技术

第一节　脊髓扩散加权成像的临床应用

一、脊髓 DWI 的特殊性

（1）脊髓生理特点对 DWI 的影响：由于脊髓形态细长、体积较小，磁共振相关成像时要求足够合理的时间、足够高的成像矩阵，矢状位成像时须薄层扫描。由于脑脊液的 ADC 值很高，轻度的容积效应将可能大大影响到脊髓边缘的 ADC 值测量结果，而脑脊液搏动很容易产生容积效应，因此如何抑制脑脊液搏动效应非常重要。此外，基于 EPI 技术容易产生化学位移伪影，因而要求仔细的匀场。

（2）目前常用的临床型脊髓 DWI 方法和特点：运动敏感性问题是需要首先解决的问题。最简单的方法是采用低 b 值，但这样必然会降低病灶的信噪比，因此 b 值一般只降至 500 s/mm² 左右。更常用的方法是采用导航校正回波技术，既大大降低了脑脊液搏动带来的运动伪影，又由于 MSH-EPI 明显缩短了 TE 时间，提高了信噪比，降低了对磁场不均匀性和化学位移影响的敏感性，从而明显提高了影像质量。第 3 种方法是采用非常快的单次激励技术，如 EPI 或 FSE，从而达到“凝固”生理活动的效果。但是由于单次激励 EPI 容易产生骨磁敏感性伪影，大大降低了影像质量，在脊髓扩散成像中应用价值有限。应当指出，脑 ADC 值随着选择不同扩散敏感度的 b 值而变化，这是因为扩散信号衰减是非单指数的，b 值越高衰减越缓慢。例如，最大 b 值 500~1 500 s 时，通过 $b = 0$ 和最大 b 值计算脑 ADC 值会导致降低 15%。这样，在不同的脊髓 DWI 研究中应当考虑 b 值的选择。

（3）脊髓 DWI 常用的评价指标：目前对脊髓 DWI 的评价尚无统一的意见，因此亦无法统一解释数据值。一些研究注意单个独立的扩散系数，而另一些关注各向异性的测量。现在有几种方法测量各向异性。Nevo 等（2001）定义了描述各向异性的比率。另外也可以用简单的纵向扩散值（1ADC）/ 横向扩散值（tADC）（anisotropy index，AI）表示。一些作者喜欢更定量化的方法并彩色化的示踪代表各向异性数据。

但是，采用各向异性测量的一个难点是它们来自扩散系数值。由于扩散系数在每个方向都可能变化，只评论值并不能完全代表扩散值。因此，关注每个方向的扩散系数可能会更有利，因为不同的组织因素可能对各个方向的 ADC 重要性不同。

此外，DTI 的影像可以计算各向异性分数（FA），产生 0（球形等扩散）~1（完全的各向异性）之间的数值，代表全部扩散张量等级中各向异性等级所占的百分数。

另外，利用计算机模拟脊髓扩散的方法可分析扩散系数组织学基础，从而判断影像学参数和可能的组织学参数，如类圆柱体、椭圆体以及多中心双脂层等模型。

（4）脊髓 DWI 成像价值：由于 DWI 可以测量水分子的自由扩散运动，因此能够提供常规 MRI 有关解剖和空间分辨之外的一些信息，DWI 正在成为评价脊髓白质束完整性的功能学检测方法。中枢神经系统水扩散受细胞膜和髓鞘以及其所处位置（细胞内或细胞外）的影响。因此，DWI 在检测（神经细胞）轴索髓磷脂分解和轴突肿胀方面具有潜力。同时，部分实验表明，常规 MRI 技术可能低估脊髓损伤程度，一项采用大鼠脊髓损伤模型的研究表明，脊髓损伤后神经恢复的程度与 T_2WI 显示的异常水肿信号或出血低信号的病灶大小并无相关性。另一个大鼠损伤模型研究表明急性损伤区域的平均 T_2 值并无明显的变化。

二、脊髓 DWI 临床应用

1. 脊髓 DWI 的正常脊髓表现和临床应用优势　磁共振技术的发展，包括半傅里叶获得单次激励快速自旋回波（HASTE）DWI 技术、线扫成像技术、EPI 技术以及导航回波校正技术等使得脊髓 DWI 不断完善并于 20 世纪末开始应用于临床。

Bammer 等（2000）比较了 EPI 和 TSE 技术，认为尽管 EPI 存在液体抑制的问题，但总体而言，在采集时间和信噪比方面较 TSE 具有优势。Clark 等（1999）较早报道了健康人脊髓 DWI 的研究，DWI 使用常规 SE 序列作为基础序列，同时使用导航校正技术减少运动伪影，扩散方向限制在 2 个方向，即上下方向（SI）b 值为 720 s/mm²，前后方向（AP）b 值为 320 s/mm²。使用心电门控，设计层厚 5 mm，层数 4~6 层，扫描时间 15　min，影像分辨力 0.94 mm × 0.94 mm。正常对照组的 ADC 值为 SI 方向 2.0×10^{-3} mm²/s，AP 方向 0.6×10^{-3} mm²/s。

现有临床研究表明，DWI 在脊髓应用方面至少具有以下优势：①与大脑相比，脊髓形态细长、具有髓鞘包绕，走行方向一致，因而其扩散具有更加明显的各向异性特点，DWI 通过测量脊髓束水分子扩散各向异性的改变可以判断脊髓传导功能的完整性；由于 T_2WI 只能检测出水分子聚集导致水含量增多到一定程度时才显示的高信号，而无法探测之前发生的水分子扩散异常，因此，DWI 对脊髓损伤检测具有更高的灵敏度；现有研究表明，脊髓损伤时可以导致水分子 lADC 减低和 tADC 增加，从而引起各向异性的变化，但此时 T_2 信号可能表现为正常；②已有研究表明，DWI 可较常规更明显示早期出血，其机制可能与水扩散受抑、T_2 透过效应和出血过程中磁敏感变化有关，具体病理过程尚需进一步研究；③ DWI 可区分细胞毒性水肿和血管源性水肿以及坏死液化区域，因此可以更加精确地确定损伤中心和程度；④ DWI 动态信号变化可以反映脊髓功能变化，即在判断脊髓功能恢复和预后方面具有一定价值。

2. 临床应用　随着脊髓 DWI 技术进展，临床相关研究正在脊髓缺血性病变、炎症、多发性硬化（MS）、肌萎缩性侧索硬化（ALS）、颈椎病、脊髓空洞以及脊髓占位性病变等逐步展开，但是由于研究病例相对较少，很多研究尚处于初步阶段。

（1）脊髓梗死及缺血性病变：虽然常规 MRI 对脊髓梗死的诊断具有较高价值，但是对于发病在 6 h 以内的病例一般仍无法显示。而且，由于该病例较少见，与炎症、变性及肿瘤等病变有时表现为类似信号，因此常常造成漏诊或误诊。近年来，DWI 作为一种功能成像手段，可以反映活体水分子的扩散过程，已广泛应用于脑梗死的早期诊断和鉴别诊断中。随着相关技术的不断进步，DWI 亦开始逐步应用于脊髓梗死的诊断。

Stepper & Lovblad（2001）采用单次激励 EPI 技术进行了脊髓梗死的 DWI，发现病灶局部的 ADC 值减低 25%。Weidauer 等（2002）报道 2 例病人分别在发病后 4 h 和 28 h 行 T_2WI 和 DWI 检查，T_2WI 仅显示隐约、不确定的略高信号，而 DWI 表现为明显高信号，表明 DWI 对早期梗死病变（<6 h）具有较高的敏感性和特异性。

Loher 等（2003）进行了类似研究，报道了发病后 9~46 h 的 5 例脊髓梗死病人，均表现为病灶部明显 DWI 高信号。Fujikawa 等（2003）报道 3 例分别在 20 h、3 d、18 d、3 个月行单次激励 FSE 序列扩散成像的病例均表现为 ADC 值减低。

Sagiuchi 等（2003）采用单次激励 EPI-DWI 序列显示 1 例发病 26 h 的病例呈明显高信号，28 d 后仍呈高信号，但 ADC 值较前增高。

Kuker 等（2004）在对 3 例急性脊髓梗死病人行高分辨 DWI 检查时，发现虽然脊髓梗死早期数小时内即扩散受限，但 1 周后信号减低至正常水平，此时 T_2WI 异常信号更加明显。但是，由于单次激励 EPI 技术会产生强烈的伪影，影像分辨力极差，甚至分辨不出椎体骨质的信号，因此其临床价值受到了明显的限制。

近来，导航校正、多次激励 EPI 技术的应用使得脊髓 DWI 质量明显提高，由于其成像过程中 TE 时间明显缩短，从而降低了磁敏感效应的影响并明显提高了信噪比，另外，PPU 门控的应用亦最大限度地减低了脑脊液搏动效应的影响，使整个影像分辨力大大提高。

到目前为止，脊髓缺血损伤的 DWI 研究存在的不足，主要表现在：①技术方面仍主要采用 SSH-DWI 序列，影像质量水平总体较低，限制了其临床的应用；②从脊髓缺血损伤的 DWI 报道看，由于病例较少，较难形成系统、全面的研究，因此需要动物实验进行进一步的影像 - 病理对照研究。

（2）脊髓占位性病变：DWI 在鉴别脑肿瘤类型方面具有一定的价值，同样在脊髓的应用中亦可能有类似的效果。一项脊髓胶质瘤模型的研究表明，DWI 可将肿瘤和周围健康的灰白质区分开来。已有的脑 DWI 研究可鉴别囊性肿瘤和脑脓肿（而常规 T_2WI 无法区别）。因此，可以预测脊髓 DWI 亦会在囊性肿瘤与脓肿或血肿的鉴别中发挥作用。

（3）多发性硬化：Clark 等（2000）较早比较了颈髓多发性硬化与正常颈髓的区别，发现多发性硬化病灶的平均扩散性明显增加，这表明在急性炎性病灶中存在脱髓鞘、轴突丢失及血管源性水肿。

（4）脊髓外伤性病变：人急性弥漫性轴索损伤后白质扩散张量成像（DTI）显示纵向扩散降低，而横向扩散增加，结果各向异性降低，这些发现与脊髓实验研究相似。在损伤 24 h 内各向异性降低是由于细胞骨架网络和轴突膜结构紊乱，从而增加了垂直方向的扩散、降低了平行方向的扩散，进而各向异性降低。研究指出，轴突肿胀和轴浆运输损伤可能降低轴突长轴方向的扩散，而轴突膜变性可引起垂直方向扩散增加。在损伤后 1 个月，扩散张量值部分修正，在某些个例几乎完全恢复到正常值。

同脊髓研究中所见一样，在损伤后 1 个月时白质束长轴方向扩散并没有明显的增加，尽管 Wallerian 变性可能会去除水扩散的障碍。

Vorisek 等（2002）提供了一个可能的解释，他们采用 DWI 和实时四甲铵方法测量大脑创伤性损伤后细胞外间隙的变化，开始时细胞外体积分数有明显增加；但 1 个月后细胞外体积分数恢复到对照组水平，他们认为这些改变是由于星形胶质细胞的增生。对于不伴有细胞外体积变化的水扩散减低，他们认为是细胞外基质发生改变，诸如硫酸软骨素和蛋白多糖表达增加，可能增大扩散障碍。这些发现可以解释为什么实验性脊髓损伤时不管轴突是否减少 1ADC 仍然减低。此外，Karibe 等（2000）用 DWI 评估颅内深部血肿对皮质脊髓束的损伤影响及相应预后取得较好效果。目前应用于脊髓外伤的临床研究很少。Sagiuchi 等（2002）曾报道 1 例颈髓损伤后 2 h 的 DWI 表现为髓内高信号，表明 DWI 对超急性期脊髓外伤诊断具有意义。

（5）脊髓炎症：有关中枢神经系统炎症的 DWI 研究相对较少。Jan 等（2003）在 13 例小儿细菌性脑膜炎病例中发现 DWI 可以探测由于脓毒性脉管炎引起的多发梗死灶（12/13）以及硬膜下积脓（1/13）。Tsuchiya 等（2003）观察了 8 例硬膜下和 4 例硬膜外积脓病例，发现多数硬膜下积脓表现为 DWI 高信号（7/8），ADC 图显示扩散受到抑制，而 4 例硬膜外积脓则全部表现为低信号，结果表明 DWI 有助于鉴别硬膜内或外脓肿。因此，可以预测 DWI 可在脊髓脓肿鉴别诊断方面有一定价值。Bernaring 等（2002）用扩散和灌注成像方法研究脱髓鞘性脑炎时发现，在炎性组织内的 ADC 值表现为升高、正常或降低，说明在炎症的不同发展阶段其扩散能力不同，部分重叠阶段的区域表现会更加不同。Bammer 等（2000）在脊髓炎症的初步应用中发现病灶多显示为 DWI 略高信号。但是，由于脊髓炎症病因较多而病理改变各不相同，因此其 DWI 信号变化可能较多，尚需对更多的病例进行观察和研究。

（6）脊髓压迫性病变：Demir 等（2003）对 36 例有颈椎病症状者采用 MSH-EPI 序列测量 ADC 值，DWI 和 T_2WI 进行了比较，并与临床状态进行分析，经电生理证实的 20 例病人的 MRI 表现亦进行了分析，之后将 T_2WI 和 DWI 的敏感度、特异度、阳性预测率和阴性预测率进行了测量和比较，结果显示，病人 ADC 值（17/21）和 ADT 值（15/19）增加，各向异性降低。在探测脊髓型颈椎病上，DWI 敏感度为 80%（17/21），T_2WI 为 61%（13/21）；特异度 DWI（53%，7/13），T_2WI（92%，12/13），遂认为 DWI 对检测脊髓型颈椎病更加敏感。

Tsuchiya 等（2003）在 1 2 例慢性颈髓受压导致脊髓软化病人使用单次激励 DWI 检测病灶呈低信号，ADC 值（3.30 ± 0.38）$\times 10^{-3}$ mm²/s 明显高于正常值（2.26 ± 0.08）$\times 10^{-3}$ mm²/s。

第二节 胸 $_{10}$ 脊膜瘤，过渡型

患者，女，70 岁。

术后病理检查：免疫组化诊断：胸 $_{10}$ 脊膜瘤，过渡型。

影像资料见图 12-16-1。

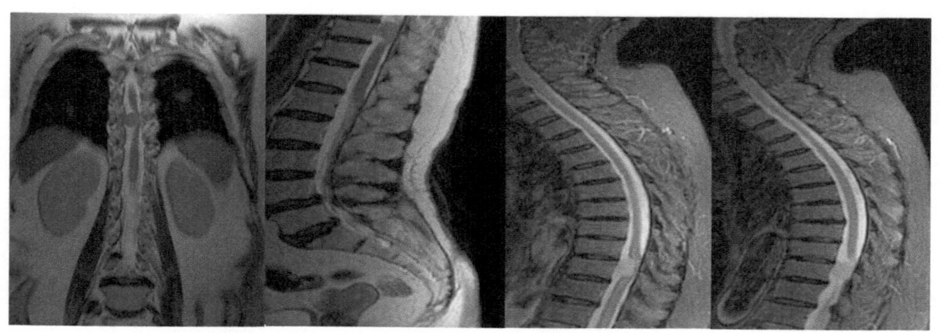

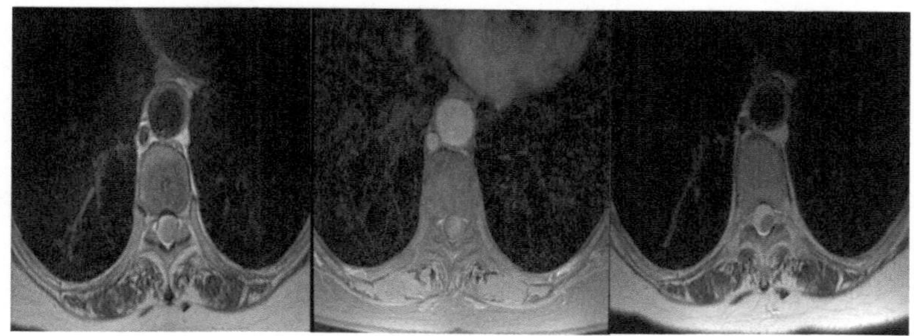

图 12-16-1　胸$_{10}$脊膜瘤，过渡型

第十七章　部分伪影与诊断陷阱

第一节　脊髓 MRI 的部分伪影和诊断陷阱

1.X 线脊髓造影术后表现　以往曾做过脊髓造影检查在体内仍有碘苯酯残留的病人，可表现为 T_1WI 上高信号，这是因为碘苯酯含有脂质成分所致，这易与一些硬膜内病变，如脂肪瘤、出血和皮样囊肿混淆。因其内的脂质成分，残存碘苯酯的周围可以出现化学位移伪影，在梯度回波图像上，残留的碘苯酯相对于脑脊液呈低信号，这种表现可与硬膜内外病变混淆，也可与磁敏感性伪影或流动伪影混淆。

2. 成像伪影　磁场不均所致的 MRI 伪影：当读出梯度在磁场中不能产生有秩序的变化时，就会出现伪影。

(1)组织界面：骨与软组织间的界面可导致局部磁场的变化以及组织共振频率和信号的变化。脊椎骨小梁处可出现磁场敏感性差异，这可引起信号的相位离散，还可以在梯度回波扫描中出现斑点状的低信号。SE 序列 T_1WI 图像中，骨骼的信号比 GRE 序列图像中信号更高，这是因为 SE 序列对磁场的不均匀性更不敏感所致。

(2)不完全性脂肪饱和：空气 - 脂肪界面可导致磁场的变化，这可引起脂类中的质子有一个共振频率，但这种共振频率与饱和脉冲序列时的共振频率并不一致，因而脂质表现为高信号。

(3)铁磁性伪影：铁磁性伪影由大的铁磁性物质引起，磁敏感性即一个物质产生的磁场强度与施加的外在磁场产生的磁场强度的比率。大的敏感性物质可引起外磁场中局部静磁场不均匀。这种伪影导致沿着频率编码方向出现空间及信号扭曲，通常表现为周边信号增高的信号缺失区。不锈钢产生的伪影要比钛产生的伪影大得多。

在 GRE 图像上铁磁性伪影要比常规 SE 及快速 SE 序列明显，小带宽、大像素、长回波时间、高场强 MRI 时铁磁性伪影更大。

在 MRI 检查中，铁磁性物质除了引起伪影外，还会出现危险，如可能的话，MRI 检查时应把它们去除。但是，不少难以去除的金属物有时也会遇到，脊柱固定棒就是常见的问题，其他金属物可以是弹片或下腔静脉滤器。通过 Eddy 电流产生，非铁磁性物体也可引起相似的伪影。在 CT 检查中，金属伪影呈硬线束状。

(4)化学位移：化学位移是结合在不同化合物上的氢原子核的共振频率存在显著差异所致。化学位移错误登录伪影是由脂肪和水中质子不同的共振频率而引起，导致频率编码方向上水 - 脂肪界面信号强度的假性移位。这将引起 MRI 上脂肪或水的空间采集错误。

因为 MRI 系统与水中质子的共振频率一致，脂肪被错误采集。应用小带宽和和高场强磁场 MRI 时错误登录伪影更明显，而脂肪抑制技术和小带宽技术联合应用则可减少化学位移伪影。椎间联结处有一个脂肪 - 水交界面，因此，化学位移错误登录可在脊柱矢状面上见到，引起椎体终板到相对椎体终板的信号强度的假性位移。后纵韧带可由于化学位移错误登录伪影而显示模糊，类似于撕裂。改变相位及频率编码轴可避免化学位移伪影。

(5)脂肪诱导的化学位移伪影：在磁场中，当读出梯度不能产生一个有顺序的变化时就会出现此伪影，这是因为不是所有组织的磁化都均匀一致地以一种方式对比产生反应。由于计算机仅能对射频频率的允许变化进行评估，一些组织将发生空间上的位移。

脂肪的常见伪影称之为化学位移或是错误登录

伪影。脂质中的质子比水中的质子共振频率低，运动较慢的脂肪中的质子在频率编码方向上被错误采集，而与之相关的水中质子仍在频率编码方向，脂质被水中质子置换形成一个信号缺乏区，而脂质和水质子部分重叠区呈高信号，在高场强 MRI 上这种伪影更为明显。

脊柱 MRI 成像时，椎体中的脂肪能引起化学位移伪影。当频率编码为前后方向时，椎间盘的边缘显示正常；但当频率编码为下上方向时，即脊柱化学位移脂肪成像，将可出现下位椎体终板较厚的低信号带，上位椎体终板几乎完全不能显示。

（6）运动伪影：运动伪影的信号可高可低，运动伪影发生在相位编码方向，并且可导致结构模糊。结构模糊可以发生在任何方向，引起空间信号分散。当一组织结构在相位编码间变化位置时，就会导致模糊。组织结构信号在它运动范围的上方显示，引起边缘清晰度降低。

伪影是一种结构噪声，由周期性信号强度或相位移动变化引起，若用一个不断变化的周期性频率，将重复出现这种伪影。伪影可在整幅图像上见到，即在穿过相位编码方向上出现伪影。使用周期性运动的可变脉冲，沿着相位编码轴方向会出现信号错误标记，表现为条纹状伪影。颈椎的运动伪影通常由吞咽运动引起；胸椎的运动伪影来源于呼吸运动及心脏和主动脉的搏动。运动伪影沿着相位编码轴方向排列，在脊柱部位通常呈前后方向。运动伪影可导致 CT 重建图像的严重扭曲。在轴面 CT 图像上，运动伪影也可以产生难以解释的图像。

（7）血管伪影：正常主动脉内为快速搏动的动脉层流血，这种血流的多种鬼影将导致水平方向上的多层面带状伪影，一般认为这与成像中的相位移动有关。使用对比剂后，这种伪影更加明显，但应用上下方向的饱和脉冲可把这种伪影减低到最小程度，因为这种序列可以防止对比剂进一步放大来自血流的血管搏动伪影。

（8）脑脊液搏动伪影：椎管上下方向脑脊液的搏动可以引起平行于相位编码方向上的伪影，类似于血管畸形 MRI 表现。

使用呼吸门控可减少运动伪影，也可使用假门控、屏气以及呼吸抑制方法来减少伪影。此外，尚可在运动着的结构和器官上方叠加预饱和带。近来认为，利用与头尾方向一致的相位编码梯度所获得的 MRI 矢状面图像可阻止来自于椎管的运动伪影。因脑脊液在椎管中的位置不同，可引起脑脊液信号强度的不同。在椎管狭窄病人，狭窄平面上方自由流动的脑脊液会出现轻度的信号丢失，而狭窄平面下方淤滞的脑脊液会出现脑脊液信号增高。

当对腰椎间盘进行成角成像时，可能出现饱和伪影。当有严重腰椎前凸时，倾斜切面可在腰椎后部部分重叠。这种饱和的结果可引起脊柱旁软组织处的线样低信号，这种伪影甚至可以使椎管内病变漏诊。可使用小倾斜角成像或横断面成像解决这一问题。

流动相关增强效应使流动的液体产生反常增强。由于常规脉冲序列在一个时间间隔内使用多个重复脉冲，组织的纵向磁化不能得到完全恢复，故来自静止自旋质子的最终信号小于纵向磁化能够完全恢复的状况。

在成像范围外，流动的自旋质子并未受到射频脉冲的激励，这些充分磁化的质子较静止自旋质子产生更强的信号。运动的质子被饱和，然后由静止充分磁化的自旋质子快速置换。这样流动液体信号较静止组织信号更高。

流动相关增强效应引起血流及脑脊液信号增高。流动相关增强效应在短 TR、短 TE 扫描序列上最明显，在这种序列上静止的脑脊液呈低信号。此时，流动相关增强可与脊髓外的病变相似，并可导致脑脊液与脊髓之间的对比减小。为避免反常增强，应在其上方叠加一个预饱和脉冲。

（9）部分容积效应：当两种结构或者不同信号的解剖界面被包括在同一体素中时，就会出现部分容积效应，导致这一体素内的信号强度平均化。这种假性信号强度的增加或减少可使病变漏诊或误诊。部分容积效应可出现假肿瘤的表现或导致低对比度的结构或病变的遗漏。

在层厚和层间距增加时部分容积效应更明显，因此，选择薄层扫描或减小体素扫描均可减少部分容积效应的影响。

部分容积效应若出现在椎体或椎间盘处，可与骨髓置换相混淆，反之亦然。脊柱侧弯也会增加部分容积效应。在 CT 检查时，部分容积效应可获得相邻的两种不同密度组织的平均密度图像。

（10）继发于记录错误的伪影：①黏合伪影，见饱和伪影；②射频界面伪影，为电子板的静电导致的伪影；③遮蔽伪影，离开线圈的射频磁场快速降低，可引起图像亮度的逐渐下降；④射频波的遗漏。从发射装置到接收装置的射频波遗漏(拉链伪影),此种伪影通过图像的中心并平行于相位编码方向;⑤折叠伪影,即包绕伪影。扫描野外的组织受激励,其组织信号重叠在扫描野内的组织上;包绕伪影在扫描野小于被成像部位大小时才出现,这将引起 MRI 信号模 - 数转换过程中出现错误;这种伪影常出现在图像的对侧;当在扫描野外采样时,高频信号将被数字化成相反相位极性的低频信号;在目前的 MRI 设备上选择小扫描野,并使用上方采集技术能减少这种伪影的发生;折叠伪影出现在选择层面和相位编码方向(二维成像上)以及层面分割方向上(三维成像);折叠伪影出现在脊柱扫描时,上部脊柱的影像会出现在下部脊柱的图像中;这可能导致脊柱及其邻近组织病变漏诊;增加扫描野和增加相位编码步级可避免折叠伪影。⑥截断伪影,截断伪影出现在高组织对比的界面处,如在椎间连结处以及脑脊液与脊髓界面处。这种伪影表现为中心性高低信号强度不同的条形阴影,自高对比界面两侧的相位编码方向上延伸。增加高对比界面的距离可减小截断伪影。

截断伪影可由于二维傅立叶转换的失败而引起,此时可以在高对比界面处引起信号强度的改变,常常发生真实信号强度的高估与低估。

在颈椎,截断伪影可形成类似脊髓空洞的表现,该伪影是由于高对比脊髓脑脊液界面正负脉冲信号强度总和的结果。T_1WI 上对脊髓中心信号强度的低估和 T_2WI 信号强度的高估导致矢状面上头、尾侧方向脊髓的高信号和低信号。这种假空洞伪影在 T_1WI、T_2WI 上非常像真正的脊髓空洞。

截断伪影可以通过减少像素大小(通过增加相位编码步级的数目或缩小扫描野的方法)来减小,或转换相位和频率编码方向。图像重建前对原始数据滤波或者应用图像重建的交替方法均可减小截断伪影。

(11)其他伪影:MRI 检查时有时可见到难以用技术原因解释的少见的高信号伪影。

大扫描野边缘的不完全性脂肪饱和:利用大扫描野扫描脊柱时,扫描野上端脊椎内的脂肪可不被抑制。在这个区域,被饱和的水取代了脂肪,引起脊髓信号丢失。

为正确认识脊柱影像,需要全面了解正常脊柱的相关知识。正常脊柱的限定及成像方式与每个病人的特殊性有关,比如正常发育变异在 CT 和 MRI 图像上有各自的特殊表现。

此外,这种表现除与所用的 MRI 序列有关外,还与观察的切面位置(如横轴面、重建的矢状面、冠状面或三维重建 CT)有关。另外,尚必须熟悉各种脊柱或成像技术上的特殊伪影。

偶尔,影像学上也可能将一良性、静止的结构误认为病变。

Mirowitz(1996)提出了以几个脊柱 MRI 正确确定脊椎平面的建议,如果有一包括齿状突的大范围的定位像,就十分明确了。

每个椎体的位置可以通过观察相邻解剖结构如肺动脉来确定。但若使用前部预饱和带以减少搏动伪影时,这些结构就可能模糊。用一大观察野 MRI 体线圈或用表面线圈成像时,在特定椎体体表处放置一标记物(如维生素 D 胶囊),再用电子游标标示,便可准确地定出椎体的位置。

旁矢状面 MRI 图像上,位于膈脚和下腔静脉间的右肾动脉相当于 $L_{1\sim2}$ 椎间盘水平(仅 86% 的正确率),但有人认为此方法不可靠。在诊断报告中将脊柱准确定位十分重要。

第二节　诊断陷阱之一:使人左右为难的硬膜下碘苯酯

在椎管造影时,碘苯酯充盈整个硬膜下间隙一般认识不困难,但如果是部分在硬膜下和部分在蛛网膜下,或在硬膜下部分对比剂未被认识,在上颈区的充盈缺损可被误为包块性病变;在下颈区和后侧,硬膜下间隙碘苯酯囊袋状积聚可误认为蛛网膜炎或蛛网膜囊肿。

硬膜下腔是一潜在腔隙,介于硬膜与蛛网膜之间,内含少量液体,润湿相对表面。大脑硬膜由两层组成:内层或髓膜层覆盖大脑,外层或骨膜层牢固附着于颅骨穹隆。在头颅内面,除一定区域为硬膜窦分开外,这两层皆紧密附着在一起。在枕骨大孔下方的椎管,两层硬膜分离,包围硬膜外(上)腔,内含蜂窝组织和静脉丛,硬膜牢固附着于枕骨大孔周围、寰枢椎弓部和椎间孔壁上。

蛛网膜是一娇弱的膜，围绕大脑和脊髓，蛛网膜下隙将它与软脑膜分离，内含脑脊液。颅部与椎管的蛛网膜下隙和硬膜下腔是直接连续的。

齿状韧带是狭小的三角形纤维束，位于脊髓的每侧，它们延伸向上，在汇集神经根之间的间隔处穿过蛛网膜，附着于硬膜。第一齿状韧带附着于枕骨大孔平面，第二齿状韧带恰在第 2 颈神经根之上方附着，最下齿状韧带附着于最下胸神经的下方，那样，蛛网膜两侧皆以齿状韧带和汇集的神经根固定于硬膜，而蛛网膜的前后侧均为游离状态，且易分离。

碘苯酯可以进入硬膜下腔，乃因：①它可直接注入硬膜下腔，而不是注入蛛网膜下隙；②如用长斜面腰穿针，针尖部分在蛛网膜下隙，部分在硬膜下腔，碘苯醋则可进入二腔，而用短斜面针则可避免；③对比剂可漏入蛛网膜外腔，或经过脊髓造影时反复腰穿，或通过诊断性腹部切口，为允许蛛网膜外液体吸收起见，脊髓造影不直在腰穿后 7 d 之内进行，在此类病例，可形成含有脑脊液的硬膜下囊水瘤，由于脑脊液外溢进入硬膜下间隙，可导致蛛网膜下隙萎陷，在腰穿时，脑脊液可通过针逸出，使术者错误地认为针尖在蛛网膜下隙，而碘苯酯即注入硬膜下腔；对比剂从蛛网膜下隙漏出进入蛛网膜外腔，在仰卧位脊髓造影时更为经常，脊髓造影一般在俯卧位完成，碘苯酯位于蛛网膜下隙最低下处，即前方，而且远离针道，如果脊髓造影时碘苯酯不移动，当病人转到仰卧位时，它能从针道漏出，沿脊神经走行出现于硬膜外腔；④蛛网膜先天性缺损可导致气体或碘苯酯在进入蛛网膜下隙之后逸出，进入硬膜下腔。

透视下观察碘苯酯在硬膜下腔流动通常较慢，故检查台需倾斜以保持其流动，偶尔，碘苯酯流动可相当自由，伪似它进入蛛网膜下隙。改变患者位置，重量作用将使碘苯酯剖开硬膜和蛛网膜，流向椎管中最下垂的地方。碘苯酯通常呈不规则分布，比较散在，它不保留通常见于蛛网膜下隙的均匀柱状。对比剂柱的头部锐利成角，它沿椎管走行，当病人直立时，一些对比剂保留于椎管的不同部分，不能完全移除。

大多数硬膜下碘苯酯出现于椎管后部，前面只一薄层。有时，对比剂可完全保存于椎管后部，这是背侧与颈段硬膜下碘苯酯积聚常见的情况，不论病人是仰卧或是俯卧。在腰段，更多碘苯酯可见于前面。上述表现能以硬膜下腔的活体形态学排列作出解释：在背侧和颈段，蛛网膜外侧以汇集的神经根与齿状韧带固定，前后壁游离，硬膜下腔只能在蛛网膜下隙扩大处增宽，为脑脊液充盈，在覆盖脊髓处蛛网膜下隙能萎陷，由于神经根与齿状韧带附着只能在前后方，而不能在外侧，此种倾向划分脊髓硬膜下腔为较小的前部与较 大的后部。

脊髓的位置常随体位改变而变化，俯卧时前移，仰卧时后移，范围 2.5~5.5 mm，最明显者可达 8~9 mm。俯卧位脊髓前移挤压前方的硬膜下腔，故碘苯酯大部分位于后方，仅少量可经齿状韧带与神经根之间抵达前方，对比剂柱凹陷的前面在脊髓后方，而前方的后面是神经根和齿状韧带的影像。

在腰段，无脊髓可见，硬膜下腔的碘苯酯抵达椎管前部甚多，显示出硬膜囊的轮廓以及神经根的结构细节。硬膜下腔碘苯酯通常在上下缘产生锐角。在腰区和胸区，它可有特征性的半月形表现出现于正位投照时。当病人直立时，通常看不见腰骶盲囊的形状。

在上颈区，硬膜下腔碘苯酯有其特殊表现。在侧位片上显示特征性后部充盈缺损，介于寰枢椎之间，乃因萎陷的蛛网膜下隙覆盖第 2 颈神经大的后根及神经节和第 2 齿状韧带所致。另外的充盈缺损可见于寰椎弓上，为此平面硬膜下腔椎动脉挤压造成。椎动脉与基底动脉常见于颈髓造影时，但当碘苯酯完全位于硬膜下腔时则可能观察不到。

硬膜下腔碘苯酯到枕骨大孔边缘时为一半月形，在头低足高几乎倒立位，头仰伸，碘苯酯可沿着斜坡抵达鞍背尖，因蝶鞍内面无硬膜下腔，碘苯酯遂停于鞍隔上方，不进入垂体凹，将头固定，碘苯酯沿枕骨内板向后移抵天幕。Azar-Kia 等（1974）对上述表现进行详细解剖学回顾和分析讨论，着重指出硬膜下腔的碘苯酯显影，常给影像科大夫带来不少诊断的混淆。

第三节 误诊病例简介：神经鞘瘤与动静脉畸形

患者，女，60 岁。腰背部疼痛 8 年，进行性加重 1 年余入院。MRI：$T_{8\sim11}$ 水平椎管硬膜囊内可见一个梭形混杂异常信号影,大小约0.7 cm × 1.1 cm × 8.5 cm,T_1WI等低信号,T_2WI压脂不均匀高信号,内散在条状或结节状低信号影;增强扫描病灶内条状和网格状异常强化影局部成团,内散在无强化的低信号区,边界不清,邻近见多条增粗迂曲的血管影与病灶相连,局部脊髓受压变扁并向左前移位,髓内未见明显异常强化影。患侧蛛网膜下隙增宽,健侧变窄,邻近骨质未见明显破坏。MRI诊断:$T_{8\sim11}$水平椎管内髓外硬膜下占位,考虑动静脉畸形,淋巴管瘤?

手术所见:$T_{8\sim11}$右侧椎管内硬脊膜下髓外占位,呈肉红色,纵椭圆形,质中等偏软,包膜完整,血供中等,起源于神经根,神经鞘瘤诊断明确。

病理检查:椎管内肿物切除标本,灰红色组织一块,大小5.0 cm × 1.7 cm × 1.0 cm,切面灰红暗红,质软。病理诊断:椎管内肿物切除标本,初步诊断神经鞘瘤,待免疫组化进一步明确诊断。

第四节 误诊病例简介:表皮样囊肿与神经鞘瘤

患者,男,28岁。反复腰背部酸痛伴双下肢放射痛半个月入院。外院MRI提示:L_3椎管内占位性病变,考虑神经源性肿瘤可能性大。本院MRI:L_3水平椎管内可见一椭圆形异常信号结节影,大小约3.8 cm × 1.5 cm × 1.3 cm,T_1WI等信号,T_2WI高低混杂信号;增强扫描结节轻中度不均匀强化呈高信号,边界清楚,局部马尾终丝受推压,圆锥形态尚正常,髓内未见明显异常信号影。MRI诊断:L_3水平椎管内占位,考虑神经鞘瘤。

手术所见:$L_{2\sim3}$椎管内硬脊膜下髓外占位,纵椭圆形,质中等,充满硬脊膜下腔,马尾神经被推挤到两侧及腹侧,病灶包膜为蛛网膜组织,与周围神经根粘连紧密,部分钙化。病灶血供中等,张力较高。病灶囊内容物呈乳白色黏稠的液体,其中混有奶酪样块状实质性物质,并有部分白色钙化组织,从性状上看,符合表皮样囊肿的表现。病灶近端及远端均与增粗的终丝组织相融合,说明病灶起源于终丝。

病理检查:$L_{2\sim3}$椎管内肿瘤切除标本,灰褐色碎组织一堆,总体积3.0 cm × 2.8 cm × 0.8 cm,切面灰白、质软。病理诊断:$L_{2\sim3}$椎管内肿瘤切除标本,表皮样囊肿,伴局灶钙化及胆固醇结晶形成。

第十三篇　鞍区及其毗邻疾病

第一章　垂体肿瘤

第一节　诊断陷阱:未成年人假性垂体瘤

一项研究报告6例患者均系未成年人,都以身材矮小就诊, MRI示垂体前叶增大,酷似肿瘤,上缘隆突其信号表现为等信号,后叶高信号受推压,增强扫描显著强化,有一例误诊为脑垂体肿瘤,手术后病理HE染色切片中见大量嗜碱性细胞及嫌色细胞。

电镜下,在细胞的胞质中可见不同大小的分泌颗粒,用免疫细胞化学方法检测,有大量促甲状腺素细胞。

6例患儿临床检验T_3、T_4均降低,促甲状腺激素显著增高。经抗甲状腺功能低下治疗2~4个月后临床表现均明显好转。MRI复查:垂体体积明显缩小至正常范围。

假性垂体瘤并非真正肿瘤,它有较典型临床表现,神经影像MRI显示垂体异常增大时,应密切结合临床表现及生化检查,特别是T_3、T_4、促甲状腺激素检测,要高度警惕甲状腺功能低下存在,以便早期诊断及时治疗,避免误诊。

第二节　拉克囊肿与垂体腺瘤囊变和卒中

患者,女,64岁,患者于5年前开始出现反复发作性头痛,顶部为主,呈闷痛、胀痛,每次持续数分钟,程度为轻至中度,每3~6个月发作1次不等,经休息后可好转。近期头痛再发,性质同前。

病理检查:“鞍区肿瘤包膜组织”透明变的纤维组织囊壁,表面被覆立方上皮,结合部位可符合颅咽管囊肿(即Rathke囊肿),待免疫组化进一步证实。

影像资料见图13-1-1。

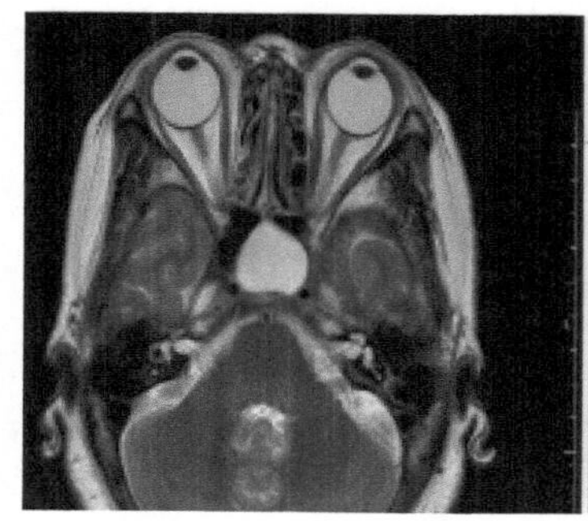
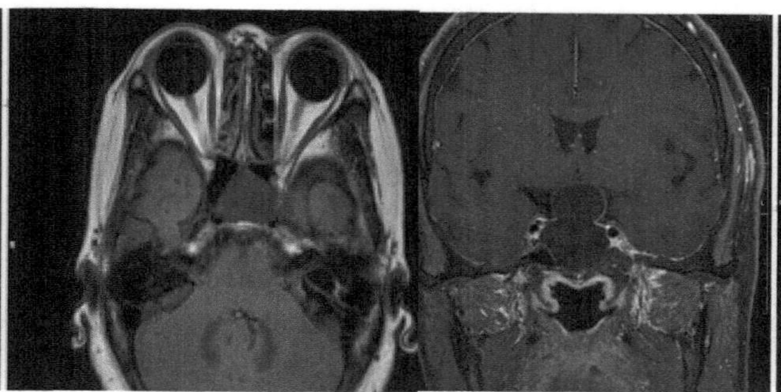
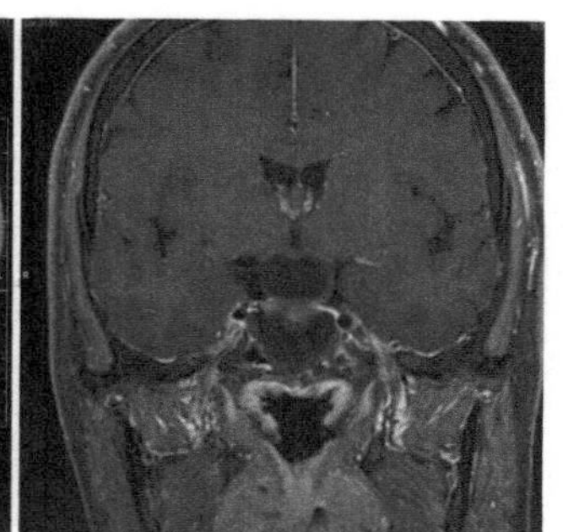

图13-1-1　拉克囊肿与垂体腺瘤囊变和卒中

第三节　侵袭性垂体腺瘤的误诊

垂体瘤是常见的颅内肿瘤，约占全部颅内肿瘤的 15%。侵袭性垂体腺瘤一词最早由 Jefferson(1940)提出，指垂体腺瘤呈结节样生长且易侵犯周围结构。侵袭性垂体腺瘤(IPA)在组织学上表现为良性，但生物学行为类似恶性，是介于非侵袭性垂体腺瘤与垂体腺癌之间的交界性肿瘤。非典型侵袭性垂体腺瘤与脑膜瘤及脊索瘤的表现相似，但治疗和预后又有很大的不同。

1. 病理学　在病理学上，侵袭性垂体腺瘤表现为肿瘤细胞具有一定的异型性及核分裂象，但不属于恶性肿瘤的组织学特点。部分学者认为根据肿瘤表现出的生物学行为，侵袭性垂体腺瘤应属低度恶性肿瘤范畴。

2. 临床表现　大多数侵袭性垂体腺瘤有巨大的占位效应，可向两侧侵犯双侧海绵窦；向上压迫视交叉导致视野缺损、视力下降；向前下突入蝶窦；向后下侵犯枕骨斜坡。侵袭性垂体腺瘤因生长速度较快，比一般垂体瘤更易发生出血、坏死等，手术难以彻底切除且术后易复发。侵袭性垂体腺瘤常用的判断标准有 3 种：①术中观察有无肿瘤组织侵犯硬脑膜、骨质、海绵窦、视神经等；②术中硬脑膜取检有无瘤细胞侵犯硬脑膜；③影像学检查有无肿瘤破坏骨质，侵犯海绵窦、蝶窦等。

3. 影像学研究　典型的侵袭性垂体腺瘤的 MRI 表现为 MRI 可以行横轴位、矢状位及冠状位成像，并具有较高的软组织分辨率，因此在诊断侵袭性垂体腺瘤方面有较大的优势。一项研究通过 MRI 轴、矢、冠 3 方位成像发现，大多数侵袭性垂体腺瘤体积较大，与以前文献研究一致，并且形态不规则，呈分叶状，提示肿瘤生长速度较快，内部分化不均一，易推挤及侵犯周围结构。

其中最常见的是向鞍上扩展(一组发生率达 60%)，压迫视交叉、第三脑室及侧脑室。其次是向鞍内扩展(一组发生率达 50%)，突破鞍底进入蝶窦。再次为向两侧扩展侵及双侧海绵窦并包绕颈内动脉(一组发生率为 45%)。最后可向后下侵犯枕骨斜坡(一组发生率达 40%)。根据该组病例的随访观察，海绵窦的侵犯是侵袭性垂体腺瘤的显著特征。

侵袭性垂体腺瘤侵犯海绵窦、挤压或包裹颈内动脉，增加了外科手术的死亡率及病残率，降低了手术的全切率及手术效果，增加了肿瘤的复发率，这种患者术后往往需要辅助性的放射治疗及药物治疗。

侵袭性垂体腺瘤的 MRI T_1WI 及 T_2WI 信号一般较混杂，主要原因是侵袭性垂体腺瘤生长分裂速度不均匀，容易发生垂体瘤卒中、囊性变。

一组研究中，20 例患者均有不同程度的出血及囊性变，这与肿瘤生长速度快，体积较大，肿瘤血供不足，囊内压力较高，鞍隔孔影响肿瘤的血供等因素有关。随着肿瘤体积增大，肿瘤内血供或压力的变化均可使出血或囊变坏死的趋势增加。

3. 误诊分析

(1)被误诊为脊索瘤：一组 8 例误诊为脊索瘤的病例均发生于中颅窝底、鞍区、蝶窦及枕骨斜坡，侵及范围较大，形态不规则，边缘呈分叶状，病变平均大小约为 44 mm × 33 mm × 29 mm(前后径 × 上下径 × 左右径)。

侵袭性垂体腺瘤被误诊为脊索瘤是因为侵袭性垂体腺瘤的典型表现一般为突破鞍隔向上生长，呈现“雪人”征或“8”字征。但是该项研究中的 8 例病变更倾向于向下生长，侵袭范围较大，蝶窦及枕骨斜坡完全受侵，特别是向下生长造成斜坡的形态及信号的改变较为明显，而且垂体及垂体柄未见明确显示，因此被误认为斜坡来源的肿瘤可能性较大。

该组病例肿瘤的信号较不均匀，因此平扫与增强的信号与脊索瘤相似。但是脊索瘤多表现为蝶枕联合区骨质破坏及不规则软组织肿块，部分肿瘤内可见散在钙化，增强后多呈中等程度网格状强化是其特征。肿瘤较大者可累及蝶鞍，但发现受压推移的正常垂体是与侵袭性垂体腺瘤鉴别的主要依据。

时间 - 信号强度曲线的分型：根据增强的强度，将时间信号强度曲线分为 3 大类型。Ⅰ型为速升型：90 s 内达峰值；Ⅱ型为相对快升型：90~180 s 内达峰值；Ⅲ型为缓升型：180 s 后达峰值或无峰值。

该组研究发现，两者的动态增强曲线也有一定的差异，侵袭性垂体腺瘤表现为快速强化和快速消退的特征；而脊索瘤表现为平台型，肿瘤信号持续上升，提示肿瘤的不断强化，是肿瘤的黏液蛋白和黏液吸附 Gd-DTPA 的结果。

（2）被误诊为脑膜瘤：12 例误诊为脑膜瘤的病例均位于鞍内及鞍上，突破鞍隔向上生长，边缘呈分叶状改变，平均大小约为 41 mm × 42 mm × 52 mm（前后径 × 上下径 × 左右径）。

向鞍上生长的病变被误诊为脑膜瘤，因为垂体瘤与脑膜瘤均属颅内脑实质外的肿瘤，由鞍内向鞍上生长时较难分辨。且该组 12 例病变均呈分叶状改变，与恶性程度较高的脑膜瘤形态相似；但是 MRI 平扫及增强病变信号尚较均匀，囊变坏死不明显，与典型的侵袭性垂体腺瘤表现不相符。而脑膜瘤出血及囊变坏死较少见，因此易误认为脑膜瘤。

但是，该组 12 例病变缺乏"宽基底"附着、"脑膜尾"征及邻近骨质增生硬化等，这些是脑膜瘤的典型特征，因此误诊为脑膜瘤实属不该。脑膜瘤的动态增强曲线表现为快速或相对快速强化，提示脑膜瘤的血供丰富；侵袭性垂体腺瘤也表现为早期的快速强化。因此，仅依据动态增强曲线不易将两者分辨。

鞍区肿瘤类型较多，如胶质瘤、生殖细胞瘤、颅咽管瘤等，表现也多种多样，仅通过影像学检查有时较难分辨。通过该组病例观察，垂体瘤突破鞍底，侵入蝶窦、斜坡骨质广泛破坏时易误诊为脊索瘤；当垂体瘤突破鞍隔向上生长，但囊变坏死不明显时易误诊为脑膜瘤。

因此，目前侵袭性垂体腺瘤的诊断需要综合影像学检查、术中观察及病理表现。术前仅靠影像学检查，有时会对非典型侵袭性垂体腺瘤造成误诊。

第四节　垂体腺瘤病例

病例，女，58 岁。头痛 1 个月余，伴呕吐、视物模糊、乏力。入院后，尿量较多，甲状腺激素水平紊乱、泌乳素增高。

手术病理诊断：垂体腺瘤。

影像资料见图 13-1-2。

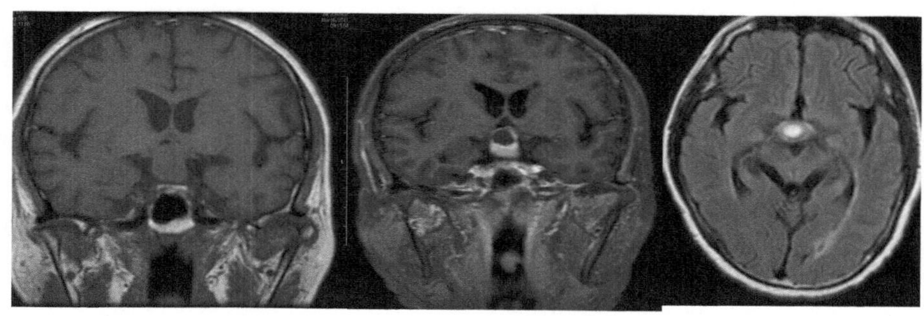

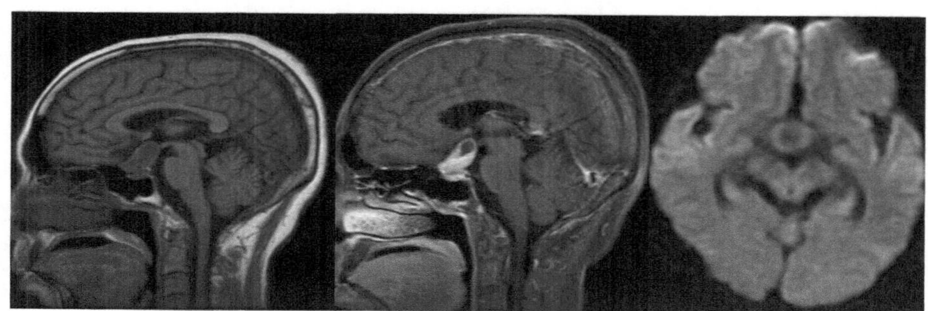

图 13-1-2　垂体腺瘤

第五节 蝶窦内异位垂体腺瘤

1. 发病机制 异位垂体腺瘤单独发病，起源于胚胎发育过程中残留于鞍外的垂体组织，与鞍内正常垂体不相连。这种病变鞍上和鞍下均可发生，其中蝶骨和蝶窦是最常见的部位，其他位置尚包括鼻腔、鼻咽、斜坡、颞骨等。蝶窦异位垂体腺瘤起源于拉克囊向头侧迁移过程中残留于蝶窦内的垂体组织。有关蝶窦内垂体是否受下丘脑控制，目前仍有争议，但多数研究已证明咽部垂体作为下丘脑－垂体前叶的构成部分，由经蝶骨的血管连接，其内存在与垂体前叶相同的激素，有内分泌的反馈作用，蝶窦内垂体也应有同样的功能，也可发生腺瘤。

2. 临床表现 本病多见于40~70岁的中老年人，就诊时平均年龄54岁，男、女无明显性别差异。本病的临床表现由病变的占位效应、侵袭性行为及激素水平的异常而决定，主要有头痛、鼻塞，少数患者可有鼻出血、嗅觉减退、视力下降、脑脊液鼻漏；文献报道58%的患者在就诊时有内分泌异常，包括柯兴综合征、肢端肥大症和甲状旁腺功能亢进等；该组8例患者中有4例为功能性垂体腺瘤，其中2例男性患者均有性功能减退，但就诊时他们并未直接主诉这些症状。因此，当遇到蝶窦内软组织肿块时，应仔细询问患者的病史，必要时进行相关的实验室检查，有助于鉴别诊断。

3. 影像学研究 异位垂体腺瘤CT平扫表现为稍高密度或等密度（与脑灰质比较，以下相同），一般没有钙化，增强扫描呈中度强化，邻近窦壁骨质受压吸收、变薄，局部常伴有破坏，一组5例患者窦壁可见侵蚀性破坏，鞍底骨质显示不完整；MR T_1WI 呈稍低信号或等信号，T_2WI 呈等信号或稍高信号，内部信号通常不均匀，部分可发生囊变、坏死、出血等继发改变。该组仅发现2例伴有囊变、坏死，增强后呈不均匀轻中度强化。

组织学上，异位垂体腺瘤的实质由大量的腺上皮细胞构成，其内可见数量不一并有扩大的腺泡，腺泡腔内充满腺上皮分泌的黏液。腺泡在MR T_1WI 上表现为低信号或等信号，T_2WI 为明显高信号，呈小泡或细条状，边界较清楚，以 T_2WI 更为敏感，增强后强化不明显；肿瘤间质内由纤维和血管构成，强化较明显；因此，增强后病变信号不均匀，局部或整个肿瘤外观类似筛网状。

文献仅报道6例蝶窦异位垂体瘤伴有空蝶鞍，而该组8例中5例为蝶窦异位垂体瘤伴有空蝶鞍，该征象是诊断本病的1个比较重要的旁证，仅靠CT有时较难判定，以MRI显示最准确、可靠。该征象的形成机制，多数学者认为可能由于垂体前叶形成过程中多数鼻咽起源的垂体前体仍残留于蝶窦，仅剩少量细胞构成垂体前叶，长期脑脊液冲击易导致空蝶鞍；Esteban等（1997）提出空蝶鞍的形成可能与放疗有关，该组1例患者10年前为治疗柯兴综合征曾行垂体放疗。而此组患者均未有这样的病史，不支持该理论。

MR动态增强扫描能够动态观察病变的强化程度和方式，在一定程度上反映相应病变组织的灌注、血管通透性、细胞外间隙容积等情况，对良、恶性病变的鉴别有一定帮助。

眼眶、涎腺等部位病变的时间－信号强度曲线（TIC）分3型：①稳定增强型，呈线形，在动态观察时间内信号强度持续增加；②速升缓降型，早期信号强度逐渐增加，随后信号强度的增加突然中断而形成中晚期的平台；③速升速降型，早期信号强度逐渐增加，随后信号强度逐渐减小。按照以上方法对该组2例进行分析，2例时间－信号强度曲线均为速升缓降型，可提示为良性病变，有助于本病的定性诊断，但由于此组病例较少，有待以后进一步观察。

本病缺乏特征性的CT表现，CT检查的主要目的在于清晰显示鼻窦、鼻腔骨性结构及其变异，以指导鼻内镜手术，辅以观察骨性鞍底的完整性，以进一步印证MRI的定位诊断。与CT比较，MRI软组织分辨率明显提高，能够较准确地反映病变的组织学特性，是本病定性诊断最重要的影像方法；MRI能更清楚显示病变与垂体的关系，也能较准确判断鞍底硬脑膜的完整性，从而有利于本病的定位诊断；MRI也能清晰显示病变与颈内动脉等周围重要结构的关系，为治疗方案的选择和病变的预后提供参考依据。因此，CT和MRI两种影像检查方法的有机结合，能够为本病的诊断和治疗提供更可靠的信息。

4. 鉴别诊断

（1）鞍内垂体腺瘤侵及蝶窦：本病首先要与鞍内垂体腺瘤侵及蝶窦相鉴别，侵袭性垂体腺瘤侵及蝶窦时，失去正常的垂体形态，鞍底硬脑膜破坏；术前影像检查显示完整的鞍底硬脑膜及正常的垂体是鉴别要点。

此外，还需与脊索瘤、软骨类肿瘤、颅咽管瘤、乳头状瘤、蝶窦癌、转移瘤等病变鉴别。

（2）脊索瘤：常造成明显的骨质破坏，肿瘤内部可见残留碎骨片或钙化，密度、信号往往不均匀，MRI 增强后病变内部见多囊状强化。

（3）软骨类肿瘤：软骨类肿瘤常见到点、结节、环形等软骨钙化，MRI 增强后病变多呈斑驳或蜂窝状强化。

（4）颅咽管瘤：颅咽管瘤多表现为囊性或囊实性病变；乳头状瘤多源于蝶筛隐窝处，在 T_2WI 或增强 T_1WI 上，其外观多呈卷曲脑回状。

（5）蝶窦癌：蝶窦癌易造成窦壁骨质破坏，在 T_1WI 和 T_2WI 呈中等信号，增强后中度强化。

（6）转移瘤：转移瘤多有原发肿瘤的病史，病变生长较快，亦造成窦壁浸润性骨质破坏，相应处伴有软组织肿块。

附具体病例资料：一组 8 例影像表现如下。①部位：8 例病变均位于蝶窦，手术证实鞍底硬脑膜完整，鞍内垂体清晰可见，病变与其并不相连。②形态：3 例呈卵圆形，5 例为不规则形。③大小：最大径 20~46 mm，平均（28 ± 8）mm。④边界：8 例病灶均较清楚。⑤ CT 表现：与脑灰质比较，7 例平扫呈等密度，1 例稍低密度，密度较均匀，其中 2 例增强呈较均匀中度强化；病变周围骨质受压、变形、硬化，其中 5 例并可见局部侵蚀状破坏；鞍底骨质完整 3 例，5 例显示骨质破坏。⑥ MRI 表现：与邻近脑灰质比较，在 T_1WI 呈稍低信号 2 例，等信号 6 例，在 T_2WI 呈稍高信号 2 例，等信号 6 例，病变内部信号不均匀，呈散在小泡状、细条状长 T_1、长 T_2 信号影，对应组织学上扩大的腺泡，2 例伴有较规整的囊变坏死区；增强后病变呈不均匀轻中度强化，外观近似筛网状。⑦时间 - 信号强度曲线：2 例均为速升缓降型。⑧伴发改变：5 例伴有空蝶鞍，以矢状面 MRI 显示最佳；2 例伴残留蝶窦腔阻塞性炎症，T_1WI 为低信号，T_2WI 为高信号，增强后其内部不强化，边缘可见线状强化。⑨累及邻近结构：5 例包绕邻近海绵窦，与邻近颈内动脉分界不清，侵及斜坡 4 例，MRI 显示病变的范围更准确、可靠。

病理及免疫组织化学所见：8 例腺瘤细胞形态基本一致，7 例可见嫌色细胞，1 例为嗜碱细胞。瘤细胞似正常垂体前叶细胞或稍大，呈圆形或多角形，大小均匀，核分裂象罕见，排列成片状、条索状、假腺样或乳头状。间质纤细，血管丰富。免疫组织化学标记瘤细胞 PRL 阳性 3 例，ACTH 阳性 1 例，其余 4 例各项标记物均为阴性。

第六节　垂体前叶炎酷似垂体腺瘤

Baskin 等（1982）介绍 2 例女性患者，皆有垂体功能减退，并发现一个沿鞍上蔓延的鞍内包块，肿块压迫视神经交叉。两例垂体病变都出现于妊娠期，CT 皆诊断为垂体腺瘤。

一例为 33 岁女性，孕 8 个月时发现在 4 周时间内左眼颞上侧视力进行性丧失，CT 见一增强的鞍内和鞍上肿块；另一例 28 岁妇女产后 3 周发生进行性双颞侧偏盲，伴严重枕部头痛，CT 亦示对比剂增强的鞍内和鞍上肿块，蝶鞍多轨迹断层也显示蝶鞍扩大。

此 2 例手术标本详细组织学检查都见整个垂体有显著的淋巴细胞、浆细胞、散在的嗜酸性粒细胞浸润，伴存弥散性纤维化，提示为妊娠时的淋巴细胞性垂体前叶炎。

第七节　诊断陷阱：颈动脉鞍内吻合类似垂体微腺瘤

单侧颈内动脉发育不全伴两侧颈内动脉海绵窦段之间交通，是极为少见的异常情况。

Kishore 等（1979）报告 2 例此类异常交通的病例，其异常交通与该作者以前文献上仅报告的 4 例蝶鞍外交通不同，为蝶鞍内交通，且引起蝶鞍骨质改变，而类似于垂体微腺瘤的骨质变化。

胚胎学研究提示在蝶鞍内可通过膝动脉和垂体下动脉在两侧颈内动脉之间吻合。两侧垂体下动脉（脑膜垂体动脉干的分支）之间的吻合起于垂体后叶后表面的两侧。膝动脉在脑膜垂体动脉干起始部前方 2~3 mm 处离开颈动脉向中下方走行,并在蝶鞍内与其对应的动脉构成硬膜外吻合,该作者病例则可能系两侧膝动脉吻合形成鞍底的血管沟。

随着经蝶骨切除垂体瘤的术式的推广,如术前不认识此种异常动脉交通可造成鞍底异常,则可能导致灾难性的后果。

第八节 误诊病例简介:垂体瘤误为颅咽管瘤

病例,女性,58 岁。

影像诊断:鞍上区囊实性占位,考虑为颅咽管瘤?错构瘤?

病理检查:免疫组化检测,阳性,CGA、MAP-2、NSE、CD56、EMA(分灶)、VIM、Ki-67(1%);阴性,NeuN、Oling-2、S-100、PR、ER、NF、CD34、CD31。病理诊断:垂体腺瘤。

该病例影像特点:鞍上区囊实性占位,实性部分 T_1WI 等信号,T_2WI 稍高信号,囊性部分 T_1WI 低信号,T_2WI 明显高信号,增强扫描实质部分明显强化呈高信号,边界尚清楚,向下突入蝶鞍,蝶鞍轻度扩大,垂体结构受压变扁,垂体柄结构不清,鞍底骨质无明显吸收、变扁,双侧海绵窦结构清楚,诸影像特点均符合颅咽管瘤影像学表现特点,垂体本身结构受压变薄,所以术前未考虑垂体瘤(图 13-1-3)。

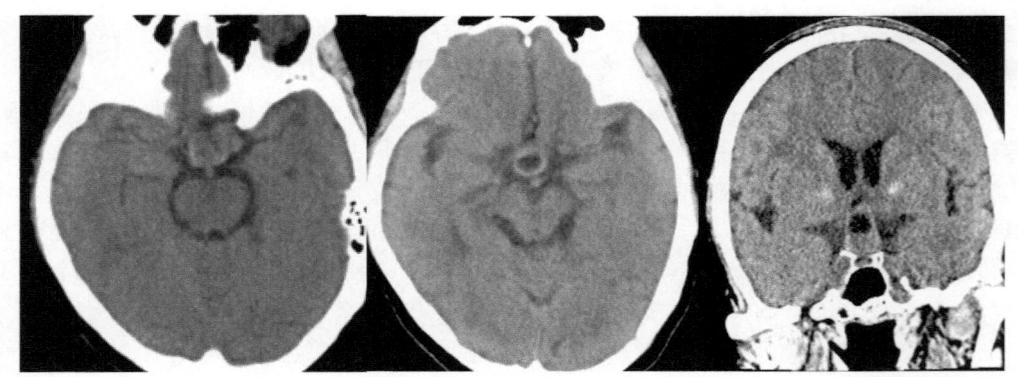

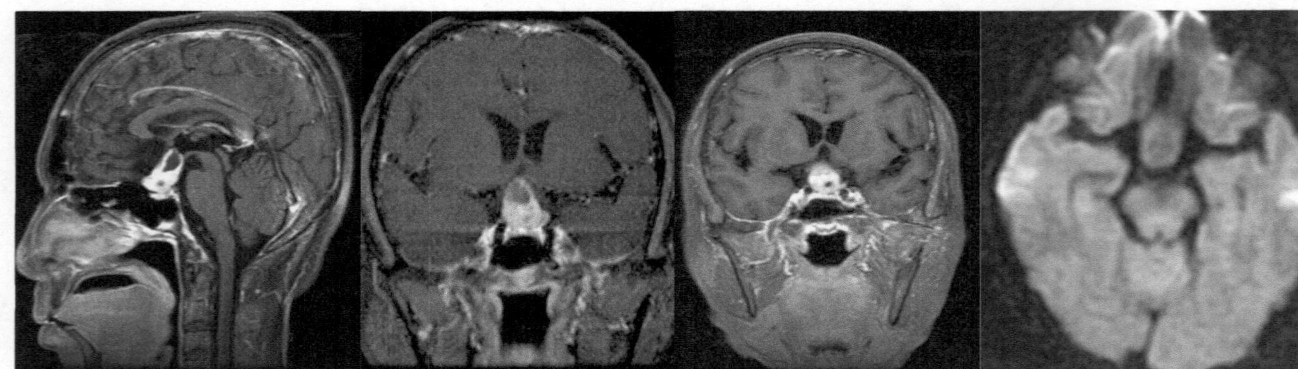

图 13-1-3 垂体腺瘤误认为颅咽管瘤

第九节 垂体肿瘤诊断的一些陷阱

垂体窝普遍性扩大、不对称、多边的底部、鞍背和床突的侵蚀,硬膜层局部侵蚀,垂体窝骨密度普遍降低等一系列 X 线征象,均可由鞍内、鞍上或鞍旁肿瘤引起。空蝶鞍综合征、蛛网膜囊肿或颅内压升高也可成为一个原因。

可是,Khangure & Apsimon(1982)报告 4 例,每

例都有提示垂体腺瘤的异常蝶鞍，而垂体窝的主要异常表现却皆由颈内动脉变异或改变引起。

一例颈动脉造影发现并证实为颈内动脉发育不良，主要经过蝶鞍的交通动脉横跨于鞍底之上；一例肢端肥大症患者表现蝶鞍不对称性扩大，双侧颈动脉造影证实扭曲的颈内动脉导致蝶鞍的不对称和扩大；一例蝶鞍扩大伴双鞍底，颈动脉造影显示扭曲的颈内动脉虹吸部在鞍底两侧形成沟并侵蚀床突；一例蝶鞍扩大，双侧颈动脉造影显现颈内动脉虹吸部被移向垂体窝中间。上述例证说明，在检查和分析垂体窝及邻近结构表现异常时，思路应开阔，要想到血管改变的可能性，必要时应再行双侧颈动脉造影，以便更好地确诊。

第十节　诊断陷阱：海绵窦段颈动脉扭曲引起蝶鞍扩大而类似垂体腺瘤

头颅X线片显示蝶鞍扩大，常诊断垂体腺瘤可能性大，以往有的病人未做脑血管造影即行手术或放射治疗。

事实上，引起蝶鞍扩大的原因，除垂体腺瘤外，还有其他一些疾病，颈内动脉血管移位、血管变形就是一个病因，如不进一步检查就采取治疗措施，常可造成不幸后果。

Anderson（1976）报告3例海绵窦区附近颈动脉扭曲及内移，其X线平片蝶鞍表现与垂体腺瘤无异，然断层摄影示颈动脉沟加深，血管造影发现颈动脉扭曲与内移。其中2例无高血压病史，动脉造影无动脉硬化的表现，故考虑其两侧颈动脉内移及颈动脉沟加深可能为先天性异常。1例有长期高血压史，颈动脉的表现盖因高血压所致。

此外，中颅窝的脑外肿瘤或脑实质内肿瘤也可造成颈动脉内移。在蝶鞍扩大疑存垂体肿瘤时，治疗之前作一CT增强扫描、CTA或MRA，甚至脑血管造影，常有益处。

第十一节　泌乳型垂体腺瘤（PRL腺瘤）累及鼻咽部

患者，男，31岁。

2017年4月21日鼻内窥镜下鼻咽部肿物活检术。手术所见：左侧鼻腔后端见一淡红色肿物下坠入鼻咽部，表面血管扩张，质软，似豆腐样。先给予电凝鼻咽部肿物表面血管，再钳取3块肿物送检，并充分止血。检查见肿物无出血，术毕。

4月28日病理检查：鼻咽部肿物活检标本：灰白色组织两块，大小分别为2.5 cm×1.0 cm×0.5 cm和1.2 cm×0.7 cm×0.2 cm，切面灰褐，质中。常规病理诊断：鼻咽部肿物活检标本，镜下可见瘤细胞呈巢片状，胞核空壳，核仁明显，初步考虑鼻咽癌，待做免疫组化检测进一步明确诊断。

免疫组化检测：阳性，CgA，Syn，CD56，CK（P）（+），CK（L）（+），Ki-67（+，5%），PRL；阴性：CK5/6，p63，CK7，CK20，Vimentin，NSE，ACTH，LH，PLAP，PTH，HPL，S-100，CR，GFAP，CD34，PAS，EBV。免疫组化诊断：鼻咽部肿物活检标本，结合免疫组化检测结果及临床病史，符合垂体泌乳素瘤。

5月31日经鼻蝶入路侵袭性垂体巨腺瘤切除术+鼻腔内肿瘤切除+左大腿外侧取脂肪阔筋膜鞍底重建术。6月1日病理检查：鞍区、蝶窦及鼻咽部肿瘤切除标本：灰褐色组织一块，大小1.2 cm×1.0 cm×0.8 cm，切面灰褐，质软，另见灰褐色碎组织一堆，总体积0.7 cm×0.4 cm×0.2 cm。病理诊断：鞍区、蝶窦及鼻咽部肿瘤切除标本，结合前次病理检测结果，符合泌乳型垂体腺瘤（PRL腺瘤）。

影像资料见图 13-1-4。

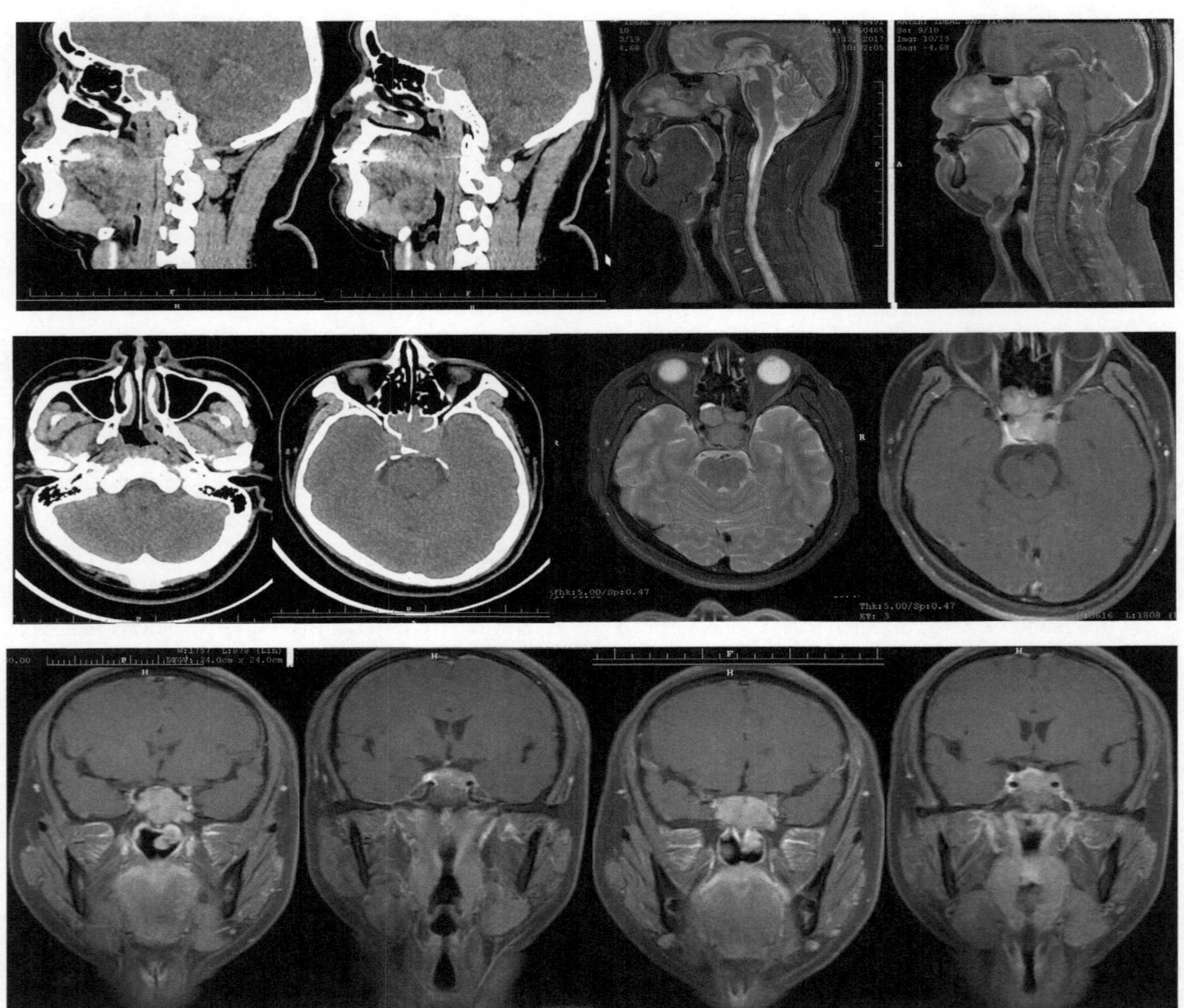

图 13-1-4 泌乳垂体腺瘤

第十二节　鞍区动脉瘤

患者,男,25 岁。

反复头痛、头晕 4 年,视物模糊 2 d。手术病理证实:鞍区动脉瘤。

影像资料见图 13-1-5。

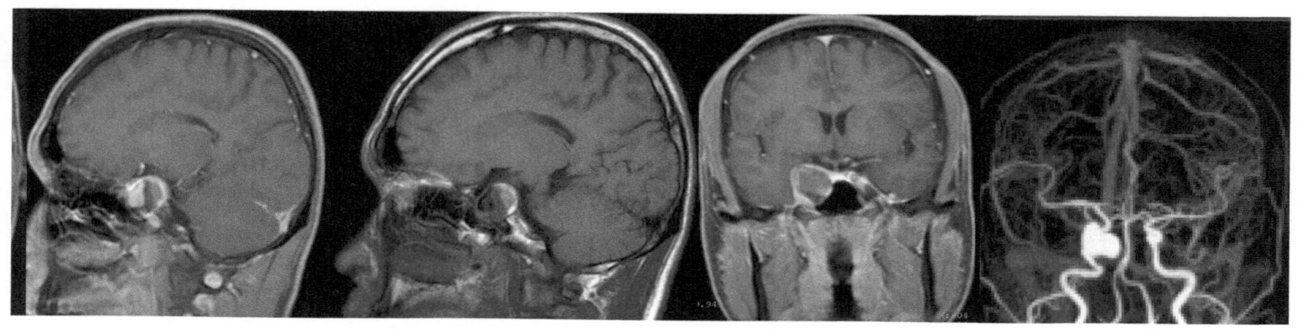

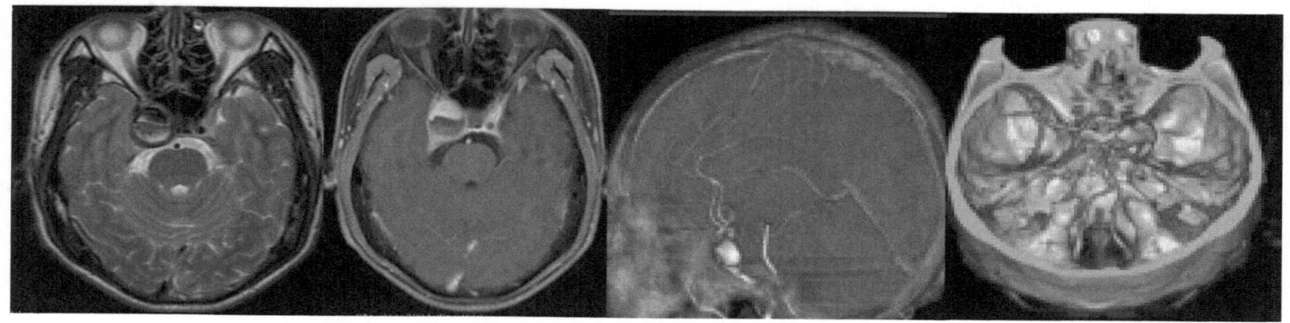

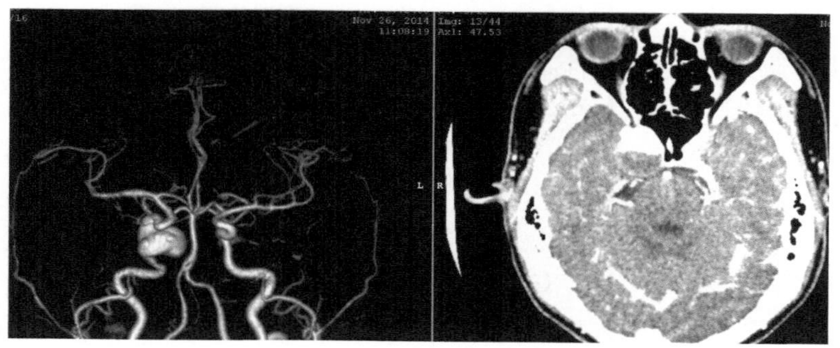

图 13-1-5　鞍区动脉瘤

第二章 垂体其他疾病与正常垂体

第一节 垂体病灶临床定位简况

垂体病灶定位的临床表现如下。

(1)腺垂体(前叶)病灶:病灶主要损害嫌色细胞,致下列异常,如垂体功能减退,垂体性侏儒,性功能减退,营养不良性肥胖,生殖无能症,促性腺激素减少,尿中17酮固醇减少;瘤灶为嗜碱性粒细胞则引起柯兴综合征,表现为多毛、闭径、中心性肥胖,血压升高,皮肤紫纹;瘤灶为嗜酸性粒细胞组成,在幼童期引起巨人症,在成人期引起肢端肥大症。

(2)中间叶病灶:由于促黑色素激素减少,致色素沉着。

(3)神经垂体(后叶)病灶:由于抗利尿激素分泌减少,引起尿崩症。

(4)垂体邻近结构受累:视交叉受累,致双颞侧偏盲;视神经受累致视神经萎缩;动眼、滑车、外展神经受累,致眼球活动受限;三叉神经受累,致角膜反射减退及面部感觉障碍;蝶鞍受累致扩大、变深及骨质破坏。

上述症状与垂体症状并存。

第二节 垂体单纯出血

垂体出血多发生于垂体腺瘤患者,单纯性垂体出血非常少见,垂体单纯出血原因尚不清,也可继发于急性脑膜炎、鼻窦炎患者。

一组5例患者的研究中有2例为外伤引起,1例患者不慎从楼梯上滚下,1例为车祸撞击,病人表现为头痛、复视或视力下降,MRI示垂体显示不清,垂体区呈短T_1、长T_2信号影,3个月后病人症状恢复,复查MRI垂体显示清晰,1例垂体内未见明确异常信号影,1例垂体内遗留点状高信号影。另3例无明确病因,病人出现头痛,视力下降,泌乳素升高并泌乳等症状。

MRI表现垂体腺增大,可见T_1WI和T_2WI像上呈高信号,但数月后复查,高信号影消失而垂体形态、信号未见明确异常,需与垂体瘤卒中相鉴别。

垂体微腺瘤并出血T_1WI呈高信号,T_2WI呈高信号,发生机制与鞍隔压迫血管造成血供中断有关外,还可能与肿瘤血管的基膜不连续或肿瘤快速生长导致其血供不足有关,亚急性期在T_1WI和T_2WI像上呈高信号。

但垂体微腺瘤并出血病人常有内分泌症状,复查出血吸收后做MRI动态增强扫描可显示微腺瘤的延迟强化特点。

第三节 垂体结石

Dichiro等(1975)报告2例蝶鞍内钙化(垂体结石),1例随访2年,1例随访18年,2例皆女性,32岁及37岁,蝶鞍均不增大。

1例钙化先变大,数年以后逐渐缩小。1例垂体内分泌检查完全正常,1例仅轻微改变。如无断层照片,常难确定钙化是否真正位于蝶鞍内。

该作者 2 例钙化的性质只是推测。尽管蝶鞍不增大，内分泌改变不明显，鉴别诊断时，仍须考虑垂体腺瘤。灰色细胞腺瘤的钙化通常呈曲线形，为肿瘤包膜所局限，偶而也可见球形钙化。不管垂体腺瘤中钙化形态如何，蝶鞍通常均有扩大。分泌催乳素的垂体腺瘤，蝶鞍虽可不大，但常有鞍底向下局限性下凹。

鞍内钙化还可出现于颅咽管瘤、颈动脉血管瘤、胆脂瘤、脊索瘤、错构瘤等，在这些病变中，蝶鞍通常扩大或受侵蚀。

第四节　诊断陷阱：垂体窝膨胀性改变的解释

有作者指出，垂体窝膨胀性改变的原因，除鞍内膨胀性肿瘤外，还有几种少见而又容易忽略的因素，诸如：蝶窦的气化、蝶窦中隔附着、蝶窦黏膜增厚、蝶鞍骨皮质广泛变薄、鞍底呈斜面等。了解上述诸因素后，对蝶鞍膨胀性改变的解释就会更为确切、全面，从而减少误诊。

对垂体窝膨胀性病变的 X 线诊断主要是依据 X 线平片和薄层断层摄影所见，补充性检查是 X 线气脑造影、血管造影和 CT 扫描。蝶鞍的轻微侵蚀性改变，虽然在标准轴位照片上不容易识别，但常可在薄层断层片上发现。断层片可更准确地测量容积，可评价鞍结节，视交叉沟，蝶鞍的边缘及蝶骨平台的细微变化。

蝶骨体的发育（软骨化骨）主要由前蝶骨和后蝶骨一对骨化中心融合而成，它们的融合带形成鞍结节。蝶窦气化开始于前蝶骨，它向后扩展的范围变异甚大，一直发育到青春期。蝶窦分前窦与后窦，后窦变化较多，占总数的 53%~85%。气化受阻多发生在四个骨化中心的融合线处，该处形成隔，从而把蝶窦又分为小的窦腔。

蝶窦上方的鞍底密度增大，骨质增厚的表现可以解释为两层骨皮质（一为鞍底，一为窦顶）的结合，当窦气化抵鞍底时，鞍底与窦顶融二为一；相反，由于窦顶缺乏，鞍底在下方无窦腔充气时则显得菲薄，并可能下凹。

在冠状断层片上，有作者发现鞍底扁平或向下凸者占检查人群的 95%，正常人中 3% 的鞍底中央下降 3~3.5 mm。当蝶窦中隔偏向一侧附着时可使鞍底向一侧倾斜，倾斜角度一般小于 8°，这样就造成双鞍底的表现（侧位片上）。

蝶窦中隔也是窦内主要的隔，一般靠近中线，它附着在一对骨化中心的软骨结合处，然而，中隔附着处在发育中是完全可变的，为准确了解中隔的位置，可行冠面断层摄影或冠面 CT 或 MRI。

第五节　正常成人垂体高分辨 MRI 测量

1. 垂体体积　一项研究结果提示，性别、年龄、分型、正中高径、前后径和宽径与垂体体积相关。女性垂体体积大于同年龄组男性，差别最大出现于 30 岁之前；18~30 岁女性组垂体体积最大，61~70 岁男性体积最小；随着年龄增加，体积减小，在女性 40 岁以上垂体体积明显减小，在男性则为 30 岁；女性 51~60 岁时垂体体积缩小趋缓，这与此年龄段女性内分泌活性有关。

2. 垂体正中矢状高径　随着年龄增大，垂体正中矢状高径减小，女性尤为明显。在男性 40 岁以上垂体正中矢状高径呈下降趋缓，在女性则逐步降低，直至 60 岁以上降至最低。男女的最大峰值均出现在 18~30 岁组。而在相同年龄组间 18~30 岁组女性垂体正中矢状高径明显高于同龄男性。

Tsunoda 等（1997）利用 MRI 测量了 1 020 例垂体高度，发现女性垂体高径明显较男性大，而且 10~19、20~29 及 50~59 岁组差别明显，垂体从出生至 29 岁一直在长高，然后减低，在女性 50~59 岁垂体高度增加，与这一时期女性促性腺激素释放激素反射改变有关。

Ikram 等（2008）测量 220 名不大于 30 岁志愿者发现，从出生后第 2 个月至 20 岁左右女性达到峰值 [（6.3 ± 1.4）mm]，男性至 30 岁左右达到峰值 [（5.9 ± 1.0）mm]，然后垂体高度逐渐降低。20 岁左右的女性垂体明显高于同龄男性，并且垂体上缘凸起也明显多于同龄男性。

3. 垂体宽径　性别、体重、年龄与垂体宽径相关，不同性别及年龄组间垂体宽径存在差异，最大峰值男性出现于18~30岁组，女性出现于31~40岁组，且女性大于男性，而后60岁以上垂体宽径减小。体重越大，宽径越大。在女性30岁以下及60岁以上者垂体宽径小于其他年龄组者，垂体宽径在年龄段上呈现中间大、两头小的趋势，但在男性并未发现这样的趋势。

4. 垂体正中矢状前后径　随年龄增加，垂体前后径有增大的趋势；60岁之前，同年龄组比较女性明显大于男性。垂体前后径同性别及年龄呈正相关。垂体前后径随年龄的变化不如高径明显，但也存在随年龄增加，前后径增大的趋势，这与垂体随年龄增加，高径变小，垂体向两侧及前后方向发展有关。

5. 垂体柄的角度　有作者采用3组不同角度测量垂体柄的偏移情况，即垂体柄与垂体表面、视交叉及脑中线夹角。统计分析显示，垂体柄与三者之间并无明显偏移，并且男、女之间差异无统计学意义。由此可知，垂体柄相对于三者来说，正常情况无明显偏移，对于在诊断垂体微腺瘤所致垂体柄偏移时，首先要考虑垂体自身的位置，垂体柄先天的偏移情况，也就是其相对于中线、视交叉和鞍底的平行关系，然后再分析垂体微腺瘤等对垂体柄偏移的影响。

6. 垂体的分型　一组研究中随年龄增加，隆起型逐渐减少，凹陷型逐渐增加。垂体上缘的形态逐渐趋向于凹陷，这点在女性尤为明显。通过冠状面研究发现，正常隆起型垂体上缘隆起均匀，形态大致对称，相应垂体柄与垂体表面关系呈垂直插入，不存在明显偏移。与垂体微腺瘤使垂体柄移位及垂体上缘不对称隆起不同。另外，垂体微腺瘤如主要向鞍底方向隆起，则垂体上缘形态不足以提供诊断，还需结合动态增强垂体内低信号帮助诊断。

第六节　肉芽肿性垂体炎

肉芽肿性垂体炎极其少见，病因尚不明确，Hunn等（2014）认为肉芽肿性垂体炎是一种自身免疫性疾病。

1. 临床表现　肉芽肿性垂体炎患者临床表现一般为4类临床症状：鞍区占位压迫症状、垂体功能减退、尿崩症及高催乳素血症。一例患者内分泌改变明显，表现为垂体功能减退及高催乳素血症。

2. 影像学研究　MRI在诊断肉芽肿性垂体炎中起着重要的作用。总结肉芽肿性垂体炎特征性MRI表现主要为：垂体弥漫性对称性增大，呈舌样突向鞍上，T_1WI呈等信号及稍低信号信号，T_2WI呈等及稍高信号，信号均匀或不均匀，可以侵犯周围组织（如海绵窦、颈内动脉等），垂体柄增粗是其特征性表现，一般无移位或显示不清，增强后大部分患者呈明显均匀强化，部分患者有脑膜尾征。该例患者MRI表现为垂体柄增粗，且呈上细下粗（与垂体柄正常形态上粗下细不同），较正常垂体柄横径增粗约4倍，增粗的垂体柄外缘与垂体上缘的夹角呈钝角，双侧角度较为接近。该例患者MRI信号均匀，且呈稍长T_1WI、稍长T_2WI信号，增强后明显强化。

3. 鉴别诊断　肉芽肿性垂体炎与淋巴细胞性垂体炎在影像表现上极其相似，通过影像诊断极难鉴别两者。通过MRI主要鉴别肉芽肿性垂体炎和垂体瘤，肉芽肿性垂体炎增大常为对称性，垂体柄居中且增粗，增强后明显强化。而垂体瘤常为不对称性增大，伴垂体柄显示不清或移位，增强后强化程度低于正常垂体组织。

附具体病例资料：患者，女，39岁，因停经2个月就诊。体检：双侧瞳孔直径3.0 mm，双眼视野配合差，右眼臂侧暗点，左眼颞下及上方暗点，余各项眼科检查均正常。全身其他部位未发现神经系统阳性体征。激素检查：促甲状腺激素（TSH）0.03 mU/L（正常参考值0.27~4.20 mU/L），血清催乳素（PRL）910.95 mU/L（正常参考值70.81~566.50 mU/L），游离甲状腺素（FT_4）13.8 nmol/L（正常参考值15.6~28.6 nmol/L），24 h尿游离皮质醇为28.74 nmol/24 h（正常参考值108.00~961.00 nmol/24 h）。

4.MRI检查　平扫可见蝶鞍增大，鞍内病变呈舌样突向鞍上，垂体弥漫性增大，上下径约0.8cm，信号均匀。T_1WI呈低信号及稍低信号，T_2WI呈高信号及稍高信号，垂体柄尚居中，垂体柄增粗，上细下粗，冠状面最宽处约0.8 cm。静脉团注Gd-DTPA增强扫描：病变以及垂体柄呈明显均匀强化，大小约0.9 cm × 1.4 cm × 1.5 cm，视交叉受压、上抬，增粗的垂体柄外缘与垂体上缘的夹角呈钝角，左侧为159°，右侧为153°，双侧颈内动脉显示良好。MRI诊断：垂体瘤可能性大，不除外垂体炎。

手术所见：术中见病变组织质韧，呈灰黄色，边界清晰，血供中等，刮匙难以刮除，取瘤勺留取部分病变送检病理，用刮匙及吸引器反复刮吸鞍内残余病变，将病变大部分切除，共切除病变大小约0.8 cm×1.0 cm×1.2 cm。病理诊断：肉芽肿性垂体炎。

第七节　PET/CT垂体成像

有研究者指出，PET/CT（^{18}-FDG）成像中垂体代谢异常可以鉴别退伍军人创伤后应激障碍（PTSD）和轻度外伤性脑损伤（mTBI）。

因经历爆炸而造成创伤后应激障碍伴轻度外伤性脑损伤的退伍军人垂体摄取放射示踪剂的浓度明显高于单纯轻度外伤性脑损伤患者。

研究者指出许多退伍军人被诊断为创伤后应激障碍，而实际上，可能是与爆炸性创伤后垂体损伤导致激素水平无规律有关。该研究结果证实了这一假说。

来自圣路易斯大学医学院的Thomas M. Malone指出"这一研究结果很可能影响创伤后应激障碍退伍军人的治疗方式，即在当前治疗方式基础上再加上激素替代治疗"。

"大多数时这类退伍军人只是单纯接受抗抑郁及抗焦虑药物来治疗抑郁和焦虑症状，我们认为，通过治疗机体潜在异常的激素水平很可能会带来一些好处"。

该项研究主持人Dr. Osama A. Raslan指出，"许多病例中，创伤后应激障碍与外伤性脑损伤症状存在重叠，同时神经影像检查结果均显示解剖结构正常，因此二者鉴别起来比较困难"，他同时解释说，"一些研究显示创伤后应激障碍及外伤性脑损伤患者内分泌功能障碍，这与下丘脑及垂体功能异常有关，这也是我们选择观察该区域的原因"。

该团队回顾性分析了159位患者的颅脑PET/CT（^{18}FDG）图像，包括单纯轻度外伤性脑损伤组、创伤后应激障碍伴轻度外伤性脑损伤组、性别与年龄匹配的健康志愿者对照组。结果发现单纯轻度外伤性脑损伤组下丘脑FDG异常浓聚明显低于创伤后应激障碍伴轻度外伤性脑损伤组。除此之外，后者垂体FDG异常浓聚明显高于前者。

Malone称FDG在创伤后应激障碍患者中异常浓聚更高这一结果"增加了垂体机能减退症引起创伤后应激障碍理论的可能性。如果是那样的话，我们可以通过筛查激素水平、制订个体化治疗方案来帮助那些退伍军人"。

总之，垂体PET/CT成像是鉴别退伍军人单纯轻度外伤性脑损伤、创伤后应激障碍伴轻度外伤性脑损伤"很有前景的客观工具"。

第三章 鞍区常见其他肿瘤

第一节 颅咽管瘤

颅咽管瘤是一种缓慢生长的良性肿瘤,根据WHO中枢神经系统肿瘤的分级属Ⅰ级,占颅内肿瘤的2%~4%。颅咽管瘤生长缓慢,一般认为起源于拉克(Rathke)囊的鳞状上皮细胞残余。本病虽属常见,但因鞍区结构复杂,病变种类繁多,肿瘤易发生误诊。

1. 病因学 目前病因学尚有争议,主要有两种理论:胚胎起源理论,认为颅咽管瘤起源于最初连接拉克囊与口腔颅咽管的胚胎釉质原基。拉克囊残余部分能形成肿瘤的起点,因而颅咽管瘤能发生在拉克囊移行的任何部位,范围从犁骨、中线蝶骨至蝶鞍底部,少见部位如颞侧硬膜外、脑桥向第四脑室生长、桥小脑角区、颅外鼻咽部等可发生异位的颅咽管瘤,被认为是闭塞的拉克囊异常移动所致,但是目前尚没有证据显示拉克囊衍生上皮细胞长入脑室内,因此仍不能解释异位于脑室内的颅咽管瘤。

组织化生理论,认为颅咽管瘤是腺垂体结节部垂体细胞鳞状上皮化生的结果。Shah等(2007)总结釉质细胞型颅咽管瘤、乳头状细胞型颅咽管瘤、拉克囊肿、表皮样囊肿具有重叠的表现,认为是上皮连续体派生的肿瘤及肿瘤样病变。Prabhu等(2005)认为,颅咽管瘤可能是残余上皮细胞巢化生改变的结果,此细胞巢来源于口腔囊的外胚层沿原垂体-咽囊形成垂体柄的垂体前叶和腺垂体部分。

目前对颅咽管瘤的起源尚存在争议,仍有待于进一步研究。

2. 病理学 颅咽管瘤大体病理表现可分为囊性、实性和囊实性3类,其中实性最为少见。颅咽管瘤在组织学上分为釉质上皮型、鳞状乳头型及过渡细胞型(混合型),釉质上皮型的肿瘤几乎都发生于儿童,成人罕见,而鳞状乳头型则多见于成人。由于其组织病理学的复杂性,颅咽管瘤的MRI表现多种多样。

3. 临床表现 颅咽管瘤患者常因肿瘤压迫邻近器官,产生相应的临床症状后就诊发现,临床症状依其原发部位、发展方向而定,常表现为颅内压增高、视觉障碍及内分泌症状。颅内压增高常引起头痛、恶心、呕吐,当肿瘤向下压迫垂体时产生内分泌症状,如停经、泌乳、肥胖、尿崩症等,向鞍上生长压迫视交叉时引起视觉障碍,压迫第三脑室、室间孔时造成脑积水,压迫海马引起癫痫。颅咽管瘤有两个发病高峰,一个大峰在5~10岁,另一个小峰在40~70岁之间。2/3的病例发生在20岁之前。

4. 影像学研究 有作者将颅咽管瘤按其与鞍隔的关系分为鞍内型、鞍上型、鞍内鞍上型和脑室内型,以鞍上型多见。50%的病例累及蝶鞍,4%~10%完全位于鞍内。极个别情况下,肿瘤可位于于视交叉、第三脑室或侧脑室,甚至侵入脑实质内。

颅咽管瘤能发生在拉克囊移行的任何部位,较为特殊的是一组有2/56例颅咽管瘤发生于鞍旁,推测这些瘤体可能是鞍区或鞍上的拉克囊上皮细胞在鞍旁残余的多点起源。还有1例发生于右侧颞顶叶,推测可能为右侧侧脑室三角区的颅咽管瘤向周围脑实质内侵犯,目前仍无法解释其起源。颅咽管瘤可为囊实性、完全囊性或实性。囊肿形成和钙化常见。儿童颅咽管瘤较大,钙化更多,成分更复杂,而成人颅咽管瘤则完全实体性更常见。

CT是检查肿瘤钙化的首选方法。结节状、点状和蛋壳状钙化可见于CT。钙化在儿童颅咽管瘤更常见,占90%,而成人只有50%。

85%的颅咽管瘤可发生囊变。在CT图像上,囊肿内容物为低密度,但常高于脑脊液。实体成分密度一般较灰质为低；然而，小部分为高密度。

囊性颅咽管瘤及囊实性颅咽管瘤的囊性部分根据其囊液成分的不同导致其 T_1WI 的信号多变。一组研究中，颅咽管瘤囊性部分在 T_1WI 上呈高信号者镜下均可见液态胆固醇或角蛋白，所有囊性成分在 T_2WI 上均呈高信号。

实性颅咽管瘤及囊实性颅咽管瘤的实性部分在 T_1WI 上多呈等信号，T_2WI 上多表现为等信号或高信号，少数含钙化或角质蛋白或散在骨小梁的病灶在 T_1WI 及 T_2WI 均呈低信号。

实体成分常均匀强化而囊壁呈边缘强化。在 MRI 图像上，其特征多变，反映其成分不均。实体成分在 T_1WI 上可为低到高信号，在 T_2WI 上为高信号。

囊性肿瘤成分在 T_1WI 上一般为高信号（反映其高蛋白成分），在 T_2WI 上为高信号。在囊性成分中可见与脑脊液相等的信号强度，但较少见。实体成分和囊壁可有强化。如果钙化足够大，可在所有脉冲序列上显示低信号。

增强扫描表现：囊性颅咽管瘤及囊实性颅咽管瘤的囊性部分常见边缘强化，囊内不强化。分析原因：釉质型颅咽管瘤，肿瘤细胞周围间质微血管最多，许多微血管分布在沿肿瘤边缘的柱状基底细胞，而在中间网状星形细胞层微血管少见，钙化和小囊集中区域无微血管；鳞状细胞型颅咽管瘤，间质特别是邻近正常脑组织的区域较鳞状细胞层有更多的微血管。颅咽管瘤的微血管分布与较高的增殖活性细胞分布吻合。由此似可分析虽然颅咽管瘤的增殖变化性较大，但总的来说肿瘤边缘即外周（基质）的增殖活性比较突出，这可能是囊性颅咽管瘤及囊实性颅咽管瘤的囊性部分边缘强化的重要原因。

5. 鉴别诊断　鞍区疾病分类繁多，颅咽管瘤应与以下病变相鉴别。

（1）垂体瘤：好发于成年人，多位于鞍内，以鞍内生长为主，蝶鞍扩大，鞍底下陷，常向双侧生长，侵犯海绵窦，钙化少见，增强多均匀一致；颅咽管瘤多位于鞍上，鞍底正常、蝶鞍扩大少见，有时可见正常垂体位于肿瘤的下方，肿瘤实质部分及囊壁可见蛋壳样钙化，可见弧形或环形、分房状强化。

（2）鞍区脑膜瘤：呈等 T_1、等 T_2 信号，少数可有钙化，可向前生长至前颅窝底，呈宽基底与硬脑膜相连，增强后多为明显均匀强化，可有脑膜尾征，脑膜瘤长轴极少向后倾斜，而颅咽管瘤的长轴常向后倾斜。

（3）拉克囊肿：拉克囊肿位于垂体前叶和中间部之间，通常直径不超过 10 mm，一般不强化，术后无复发；颅咽管瘤的囊壁较厚且多有强化，呈侵袭性生长，术后有复发倾向。若拉克囊肿囊壁上皮鳞状上皮化生或合并感染时囊壁增厚强化，则难以与颅咽管瘤鉴别。

（4）皮样囊肿 / 表皮样囊肿：皮样囊肿多为短 T_1、长 T_2 信号，边缘光滑锐利，囊壁极少有强化表现；表皮样囊肿多为长或等 T_1、长 T_2 信号，形态可不规则，见缝就钻。

（5）鞍区动脉瘤：球形，典型者呈流空现象，边缘锐利，如伴血栓，则其信号稍高于流空的血液信号，增强后扫描动脉瘤强化程度与血管一致。

6. 误诊病例简介　颅咽管瘤 MRI 诊断准确率高，一些作者报告一组 56 例中有 4 例误诊。

1 例发生于鞍内及鞍上的颅咽管瘤被误诊为垂体瘤，因其形态呈“雪人征”，且信号特点与垂体瘤相符，增强后见边缘弧形强化，似残留受压的垂体。

1 例鞍旁颅咽管瘤误诊为神经源性肿瘤，分析其原因主要为颅咽管瘤发生于鞍旁少见，且颅咽管瘤的信号特点多变，易误诊，但仔细分析其信号特点均与颅咽管瘤相符。

另 1 例鞍旁颅咽管瘤误诊为表皮样囊肿，分析其误诊原因主要为病灶呈囊性长 T_1、长 T_2 信号且未强化，符合表皮样囊肿的信号特征；位于鞍旁，为颅咽管瘤的少见发生部位。

还有 1 例发生于右侧颞顶叶脑实质内的囊实性颅咽管瘤误诊为胶质瘤或者室管膜瘤，因其发生于罕见部位，如当时仔细分析其信号特征，其中一个囊腔呈均匀等 T_1 信号，可以鉴别。

第二节　小儿颅咽管瘤病例

患儿，女，5 岁。双眼失明 1 年半。

病理检查：鞍区肿瘤切除标本为红褐，淡黄囊性肿物一块，体积 1.5 cm × 1.4 cm × 0.7 cm，囊内充满淡黄色颗粒样物，质中偏硬，囊壁厚 0.1 cm。免疫组织化学：阳性，CK（P）、

CK(H)、EMA、NSE(灶区)、Ki-67(约5%);阴性,CK(L)、Vim、CgA、Syn、CD56、CD34。免疫组化诊断:颅咽管瘤(WHO Ⅰ级)。

影像资料见图13-3-1。

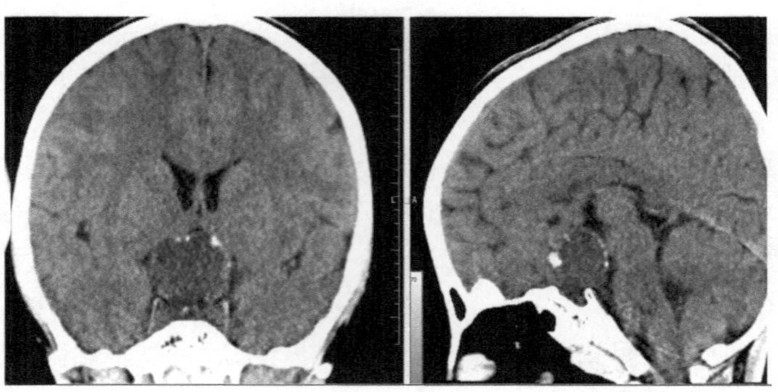

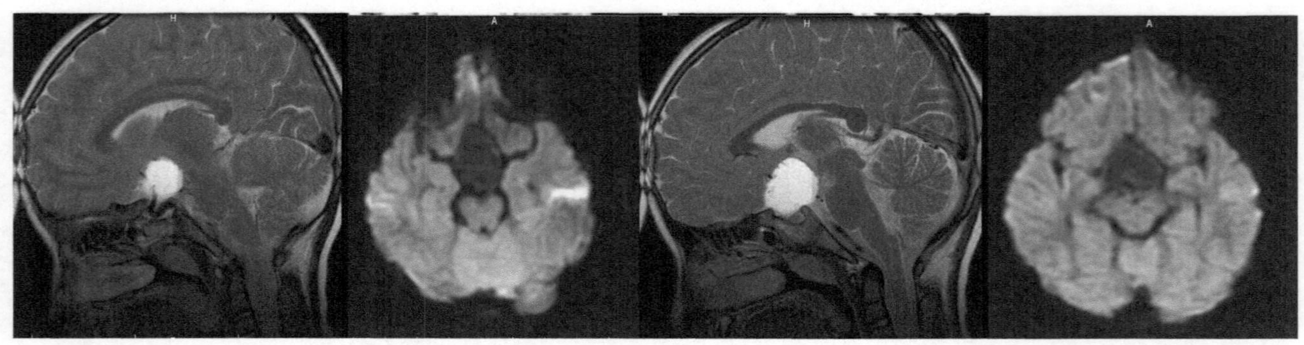

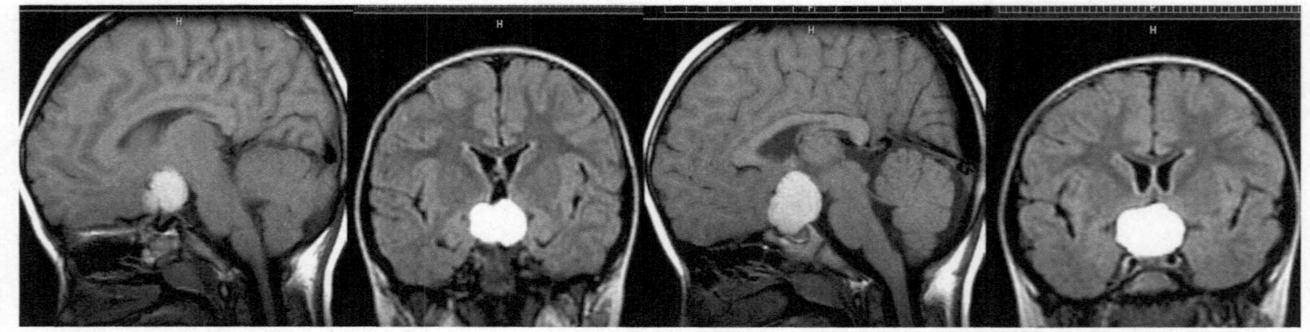

图13-3-1　小儿颅咽管瘤病例

第三节　鞍区颅咽管瘤合并胼周脂肪瘤

颅咽管瘤占颅内原发性肿瘤的1.2%~4.6%,好发于20岁以下的人群,40~50岁为第2发病高峰;最好发于鞍上,少数位于鞍内,鞍上肿瘤也可向周围延伸到颅前窝、颅中窝、颅后窝。颅内脂肪瘤是一种较少见的良性肿瘤,多见于30岁以下青少年,脂肪瘤好发于脑中线附近及胼胝体周围,少数位于第三脑室、四叠体区、小脑等部位。一例鞍区颅咽管瘤合并胼周脂肪瘤,二者均为常见发病部位,但同时发生,较为罕见。

颅咽管瘤来源于胚胎时期拉克囊的残余组织,胚胎拉克囊的残留常常出现在垂体结节部、咽后壁和蝶骨,因而颅咽管瘤多起源于鞍上、蝶窦和咽部等中线位置上。

颅内脂肪瘤是中枢神经组织胚胎发育异常所致的脂肪组织肿瘤，对于其发病机制众说不一，有学者认为是胚胎期中胚层脂肪组织异位于正在闭合过程的神经管中所致，这也从颅内脂肪瘤常伴有神经管发育不全的畸形中得到印证；也有学者认为是脂肪瘤并非真性肿瘤，而是原脑膜长期异常存在，分化不良形成的先天性畸形。

该病例中鞍区颅咽管瘤合并胼周脂肪瘤，二者从组织学上并无联系，但二者发生机制都与胚胎组织残留或异位有一定关系，因而该病例中二者的发生是否存在一定的关联，还有待进行深入的研究。

由于患者症状主要为鞍区病变所引起的内分泌症状，故手术切除鞍区的颅咽管瘤后患者临床症状改善。该病例中大脑中线结构部位的颅咽管瘤和脂肪瘤合并发生，诊断上有一定困难，但仔细分析并回顾 MRI 图像，鞍区囊性病灶，典型长 T_1、长 T_2 信号，环壁强化，胼周短 T_1、稍长 T_2 信号病灶，应考虑到鞍区颅咽管瘤合并胼周脂肪瘤的可能。

第四节　常见鞍区占位性病变

病例 1（视交叉毛细胞型星形细胞瘤）。男：3 岁，智力、记忆力进行性下降，大小便失禁十余天。影像资料见图 13-3-2。

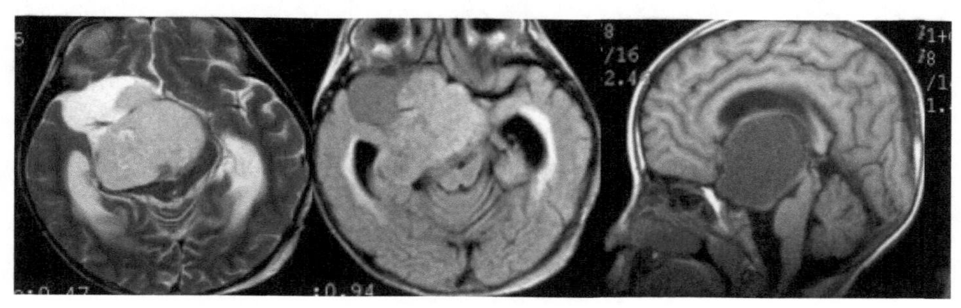

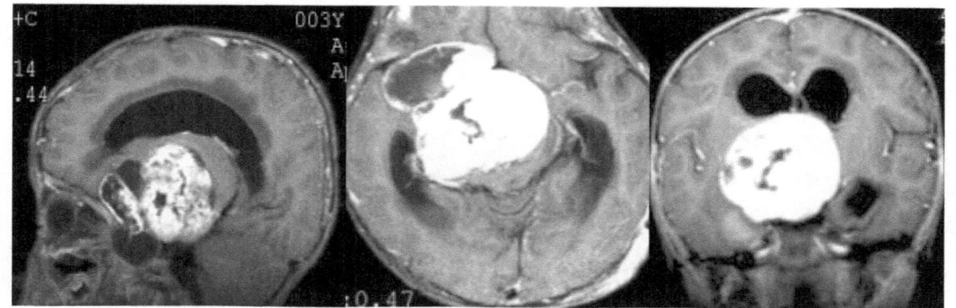

图 13-3-2　常见鞍区占位病变

病例 2（生殖细胞瘤）。女：7 岁，反复发热 1 个月余，意识障碍进行性加重 1 周。内分泌检查：甲胎蛋白 188.5 mg /ml，促卵泡生成素 0.2 mU/ml，促黄体生成 0.26 mU/ml，人绒毛膜性腺素 13 643.00 mU/ml，催乳素 12.54 ng/ml。

影像资料见图 13-3-3。

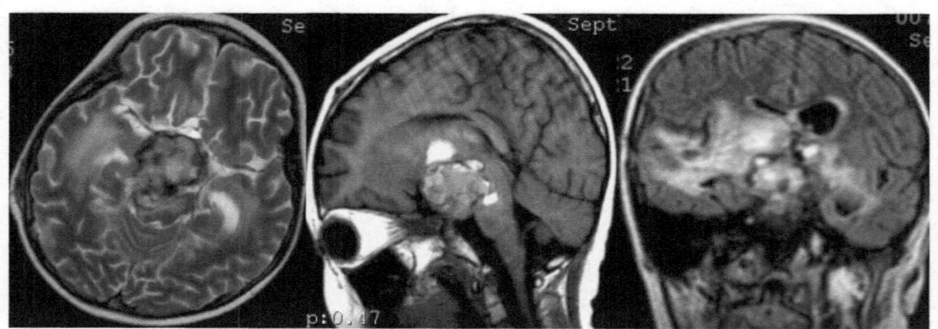

图 13-3-3　生殖细胞瘤

病例 3（颅咽管瘤）。男：52 岁，8 年前无明显诱因出现乏力、睡眠增多，后随病情发展逐渐出现多饮、多尿、怕冷、皮肤干燥、食欲下降，现上述症状较前明显加重。

影像资料见图 13-3-4。

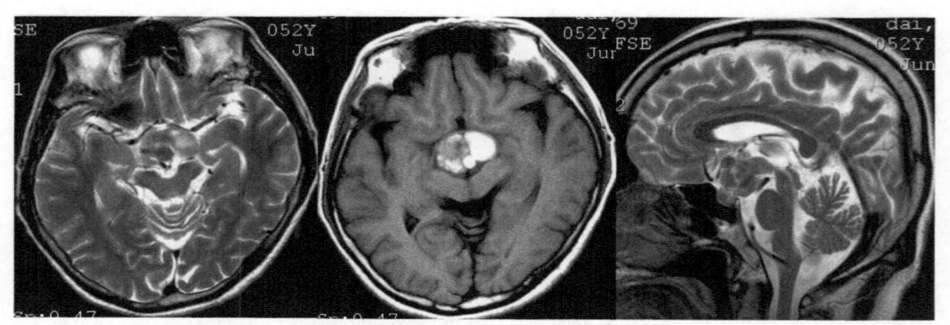

图 13-3-4　颅咽管瘤

病例 4（侵袭性垂体腺瘤）。女：50 岁，左眼视力下降 1 年，失明 1 周。影像资料见图 13-4-5。

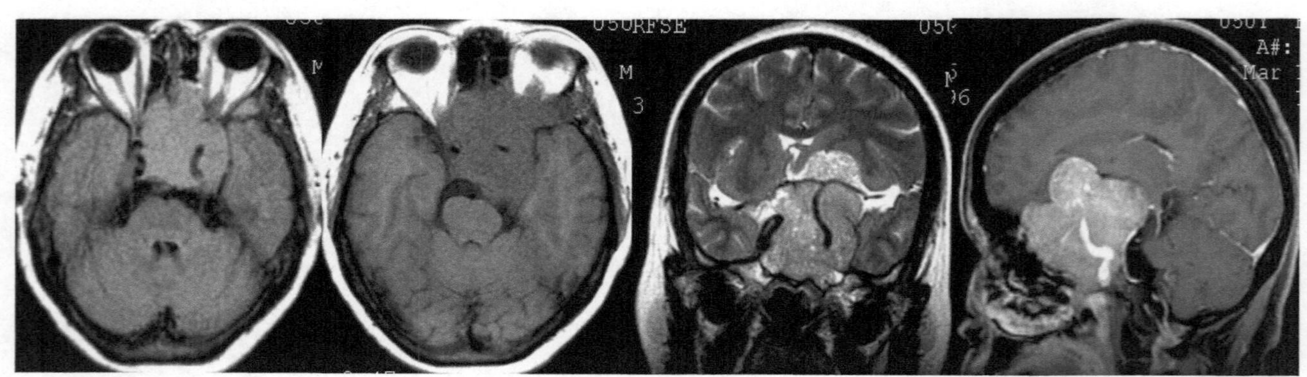

图 13-3-5　侵袭性垂体腺瘤

病例 5（鞍结节脑膜瘤）。男，33 岁。影像资料见图 13-3-6。

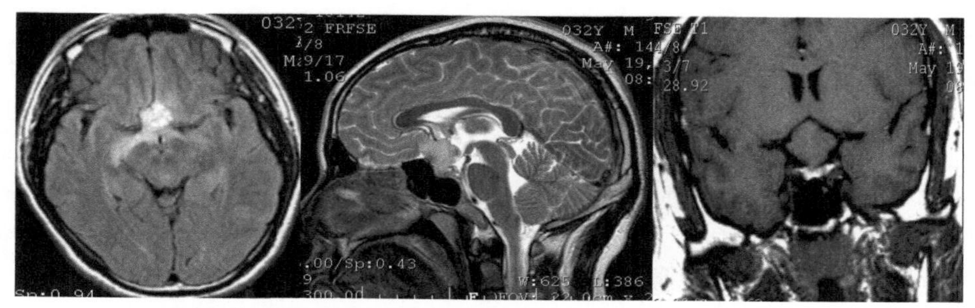

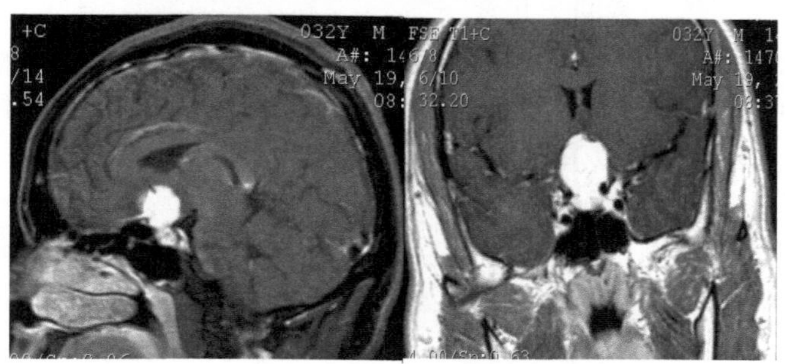

图 13-3-6　鞍结节脑膜瘤

第五节　鞍区毛细胞型星形细胞瘤及误诊病例分析

毛细胞型星形细胞瘤最多见于小脑，发生于鞍区的毛细胞型星形细胞瘤相对少见，其复杂的影像学表现常给诊断带来困难。

1. 临床表现　多数学者认为手术完全切除是治疗毛细胞型星形细胞瘤最根本的方法，因此手术切除程度对预后有很大影响。鞍区解剖结构复杂，此处占位性病变种类较多，影像学检查能否正确诊断对采取正确治疗措施及预后起着至关重要的作用。

2. 影像学研究　囊实性或实性。囊实性是以实性为主伴有不同程度的囊变，这与一些文献所描述毛细胞型星形细胞瘤通常为以囊性为主伴有壁结节是不一致的。一组 12 例中 7 例囊实性，5 例实性。CT 平扫示病灶为稍低密度、等密度，边缘光滑的不规则肿块，其中 60% 呈稍低密度，40% 呈等密度，内密度不均匀，考虑和肿瘤的囊变相关。

MRI 的典型表现为边界清楚的分叶状肿块，这与肿瘤的良性相关；体积常较大，这与病变恶性程度低、生长缓慢有关。本病 2/3 以上的病例形成大囊肿。T_2WI 像病变实体部分为等信号或明显高信号，大多数病例呈等高混杂信号，这和肿瘤有明显的囊性变相关。

部分肿瘤边界不清。良性肿瘤通常表现为分界清楚，而该组有 8/12 例表现为分界不清，且术中所见肿瘤多与周围组织有不同程度粘连。这种表现可能与毛细胞型星形细胞瘤可浸润到周围脑组织数毫米的病理特征有关，并且这一特征在起源于视神经或视交叉的毛细胞型星形细胞瘤中更为常见。

肿瘤实性部分呈明显不均匀强化，可有囊壁强化。多呈明显不均匀强化，少数病例囊壁有强化，认为与肿瘤富含血管有关，而不是血 - 脑屏障的破坏，囊壁强化则认为是反应性的胶质增生造成。总之，毛细胞型星形细胞瘤这些类似Ⅲ ~ Ⅳ级胶质瘤的影像学表现在其他Ⅰ ~ Ⅱ级星形细胞瘤中很难见到，而在起源于视交叉、下丘脑的毛细胞型星形细胞瘤中更为常见。

瘤体出血、钙化少见。该组 12 例中仅 1 例可见出血，2 例病理报告钙化。

视交叉显示不清。该组 7/12 例视交叉结构显示不清，术中所见证实与肿瘤起源于视交叉或视神经有关。

3. 误诊病例分析　鞍区毛细胞型星形细胞瘤影像学表现较为复杂，且鞍区占位性病变种类繁多，给正确诊断带来一定困难。一组 32 例中，18 例术前诊断正确，8 例误诊为颅咽管瘤，3 例误为生殖细胞瘤，3 例误诊为垂体瘤。另组 12 例中有 8 例误诊，其中 6 例误诊为颅咽管瘤，4 例为囊实性，2 例为实性。

鞍区毛细胞型星形细胞瘤除与容易误诊的颅咽管瘤、脑膜瘤、垂体瘤和生殖细胞瘤鉴别外，尚需与垂体大腺瘤、脊索瘤相鉴别。

（1）颅咽管瘤：颅咽管瘤是鞍区最常见的肿瘤。造成误诊的原因多为两者发病年龄均多见于儿童，影像学表现都可为囊实性或实性，且增强扫描均为明显不均匀强化。但鞍区毛细胞型星形细胞瘤多以实性成分为主伴有囊变，而颅咽管瘤则以囊性成分居多；鞍区毛细胞型星形细胞瘤钙化少见，颅咽管瘤却以钙化为其特征，有 2/3 病例可见钙化；鞍区毛细胞型星形细胞瘤可表现为与周围组织分界不清，颅咽管瘤多分界清楚。借以上 3 点可对两者进行鉴别。CT 对显示钙化敏感，因此 MRI 结合 CT 检查对于两者的鉴别诊断是十分必要的。

囊性和囊实性的颅咽管瘤多易鉴别，实性颅咽管瘤少见，体积不大，多为等 T_1、不均匀长 T_2 信号，这是因为肿瘤内含钙化、小囊变、出血所致。CT 平扫多为鞍上囊性或囊实性肿块，囊壁多可见弧形或蛋壳状外钙化。另外，颅咽管瘤临床上常有垂体或下丘脑内分泌异常的临床症状。CT 对显示钙化敏感，因此 MRI 结合 CT 检查对于两者的鉴别诊断是十分必要的。

（2）生殖细胞瘤：鞍区生殖细胞瘤临床多有内分泌紊乱，以中枢性尿崩症多见。其影像学表现多为垂体柄增粗，神经垂体的 T_1WI 高信号消失，边界清楚，坏死囊变多见，易随脑脊液播散，所以肿瘤范围较大并可表现为多中心起源。MRI 信号及强化方式与鞍区毛细胞型星形细胞瘤相似，CT 多表现为高密度。实验室检查可有甲胎蛋白（AFP）和（或）β- 人绒毛膜促性腺激素（β-HCG）升高。

一般鞍区生殖细胞瘤体积多较小，呈圆形或小分叶状肿块，增强后强化非常明显，临床上女性多见，多有尿崩症等下丘脑内分泌异常症状。如鉴别困难，可辅助以实验性治疗予以鉴别。

一组 1 例误诊为生殖细胞瘤，除其信号及强化方式与生殖细胞瘤相似外，并于右侧颞叶可见另一病灶，表现为多中心起源，是造成误诊的主要原因。但与生殖细胞瘤相比，此例与周围组织分界不清且可见受压移位的垂体柄及垂体。两者的影像学表现相似，鉴别具有一定困难，需结合临床表现及实验室检查。

（3）垂体大腺瘤：鞍区毛细胞型星形细胞瘤与垂体大腺瘤的鉴别主要在于能否看到垂体结构，较易于诊断。一组病例均可见垂体，但有 3 例垂体柄结构显示不清，需要与位于鞍上的异位垂体腺瘤相鉴别。鞍上异位垂体腺瘤少见，影像学表现多样，可与垂体柄相连。

鞍区毛细胞型星形细胞瘤有类似Ⅲ～Ⅳ级胶质瘤影像表现的特点，即多表现为囊实性或实性，可与周围组织分界不清，增强扫描呈明显不均匀强化，且视交叉结构常显示不清，垂体及垂体柄多呈受压移位改变。

侵袭性垂体瘤肿瘤较大时，中心常可见出血、坏死、囊变信号，常累及垂体周围的蝶窦、海绵窦、颈内动脉等结构，临床上成人多见，常有垂体激素分泌异常所致的肢端肥大、停经泌乳、性欲减退等症状。结合临床及影像表现多可鉴别。

（4）鞍区脑膜瘤：该组 1 例误诊为脑膜瘤，此例瘤体内可见出血及囊变，T_1WI 呈混杂等信号、低信号，T_2WI 呈混杂高信号，明显不均匀强化。误诊原因多由于其 MRI 信号特点与脑膜瘤相似，但脑膜瘤多见于成人，囊变少见，且多为明显均匀强化。因此结合患者年龄、肿瘤生长特点及强化方式可与鞍区毛细胞型星形细胞瘤鉴别，若见“脑膜尾征”则更利于鉴别诊断。

鞍区毛细胞型星形细胞瘤是一种生长缓慢的低级别的星形细胞瘤，发病率低，术前易误诊。以下特征有助于该病的诊断：临床表现，临床上以男性多见，单眼视力下降、头痛、呕吐等视神经受损及颅内压增高症状而就诊，多没有垂体、下丘脑内分泌异常症状。CT 平扫病灶为稍低密度、等密度，密度不均，边缘光滑的不规则肿块，边缘清楚。MRI 表现，肿瘤主要位于鞍上，呈实性或囊实性为主的分叶状肿块，体积较大，边界清楚，无瘤周水肿，增强扫描实性部分显著强化，有视交叉或视神经受累，多累及第三脑室引起侧脑室扩张积水。

鞍区毛细胞型星形细胞瘤有类似Ⅲ～Ⅳ级胶质瘤影像表现的特点，即多表现为囊实性或实性，可与周围组织分界不清，增强扫描呈明显不均匀强化，且视交叉结构常显示不清，垂体及垂体柄多呈受压移位改变。掌握鞍区毛细胞型星形细胞瘤的影像学特点，注意观察与周围结构关系，结合临床病史与实验室检查，有助于提高诊断正确率，减少误诊。

第六节　误诊病例简介：鞍区骨巨细胞瘤与侵袭性垂体瘤

骨巨细胞瘤为较为常见的骨肿瘤，好发于四肢骨长骨的骨端，位于颅骨者罕见，仅占不足1%。颅骨骨巨细胞瘤多见于蝶骨和颞骨。Rock等(1994)统计87例颅骨骨巨细胞瘤，发生于蝶骨者占43.5%、颞骨者占23.0%。一些文献统计蝶骨骨巨细胞瘤位于其中心者为15.3%、偏侧生长者84.7%。蝶骨骨巨细胞瘤好发于20~30岁，女性多见。颅骨骨巨细胞瘤与其他部位者一致，包括单核细胞和散在其中的多核巨细胞，多为Ⅰ～Ⅱ级。

1. 临床表现　根据肿瘤位于蝶骨具体部位而临床表现各不相同：偏侧性者以听力下降、耳鸣为主要表现，原因是累及第Ⅶ、Ⅷ、Ⅻ颅神经；而中心型者以头痛及眼运动障碍为主要表现，累及第Ⅱ、Ⅲ、Ⅳ、Ⅴ、Ⅵ颅神经。

一例为中心型骨巨细胞瘤，与其他鞍区肿瘤不同的是无垂体及下丘脑功能障碍，以头痛为主，伴视物模糊、双颞视野偏盲。

2. 影像学研究

(1)中心性骨巨细胞瘤：头颅X线片示蝶鞍明显骨质破坏，鞍底下陷，蝶窦内软组织肿块影或鼻咽部肿块。CT上肿瘤为膨胀性生长，密度欠均匀，可有囊变，肿块周围可见点状钙化或残留骨，蝶骨以溶骨性破坏为主。CT评估肿块对周围结构骨质破坏的侵袭范围及钙化有重要意义，但不能明确周围血管、神经及软组织的侵袭程度。

MRI是目前骨巨细胞瘤的最佳影像学检查方法，表现为T_1WI为等信号或低信号，T_2WI为低信号，囊变时T_2WI为高信号；出血时T_1WI为高信号，T_2WI为低信号。其中T_2WI明显低信号有助于骨巨细胞瘤的诊断，病理基础为瘤内出血导致含铁血黄素沉积。

CT和MRI增强扫描病灶呈不均匀明显强化。文献报道肿瘤推移局部血管、但不包绕，而该例肿块包绕右侧颈内动脉，考虑可能与肿块体积较大有关。骨巨细胞瘤血管丰富，血管造影可见肿瘤染色。

(2)偏侧性骨巨细胞瘤：主要表现为明显溶骨破坏。CT和MRI密度及信号与中心型骨巨细胞瘤相似，但对周围组织侵袭范围及程度不同。

3. 鉴别诊断　蝶骨中心型骨巨细胞瘤罕见，需与鞍区常见肿瘤鉴别。

(1)垂体大腺瘤：垂体大腺瘤冠状位及矢状位呈“8”字征，垂体结构消失，有相应内分泌症状。

(2)颅咽管瘤：颅咽管瘤多为儿童，钙化常见，囊变多且明显，一般不侵犯周围结构。

(3)脑膜瘤：脑膜瘤在鞍区者好发于鞍结节，位于鞍区前中部，较大者可侵犯鞍内，仍可分辨垂体结构，增强扫描显示脑膜尾征。

(4)脊索瘤：两者鉴别困难，但脊索瘤常见钙化，MRI增强扫描可出现特征性的蜂窝状表现。总之，蝶鞍区骨巨细胞瘤罕见，术前不易做出诊断。影像上显示鞍区溶骨性及膨胀性骨质破坏、临床无明显颅内压增高和内分泌改变时，鉴别时应考虑鞍区骨巨细胞瘤。

第四章　鞍区其他疾病

第一节　鞍区有关动脉瘤

1. 床突旁动脉瘤　床突旁动脉瘤这一术语在文献上定义并不统一,说法纷纭,并有多种名称：Heros等(1983)把所有起于前床突附近的动脉瘤统称为床突旁动脉瘤；Batjer等(1994)建议把所有起于海绵窦顶至后交通动脉起点之间的动脉均称为床突旁动脉瘤；Kim等(2000)认为当精确定位动脉瘤有困难时,可把床突段和眼段的动脉瘤笼统地称为床突旁动脉瘤。

2. 眼段动脉瘤

(1)眼动脉动脉瘤：动脉瘤同眼动脉起点关系密切,一般起于颈内动脉背侧壁,动脉瘤位于硬膜内,有的学者称之为颈-眼动脉瘤。随着动脉瘤膨胀,动脉瘤从下向上压迫视神经的下面和外侧面,侧位血管造影片上,往往可看到动脉瘤的上前方有一切迹或变平坦,此为视神经压迫所致。

(2)垂体上动脉瘤：动脉瘤起于眼段颈内动脉近1/2段的内侧面,在解剖学和血液动力学上同垂体上动脉有关系。动脉瘤居于眼段内侧,向内侧或向内下方突出,位于硬膜内。

也有学者把起于眼动脉起点以远至后交通动脉起点以近的这段颈内动脉的动脉瘤统称为垂体上动脉瘤或腹侧床突旁动脉瘤。

(3)颈内动脉后壁动脉瘤：这一术语是Batjer等(1994)提出的,动脉瘤起于眼段颈内动脉的后壁(腹侧壁),正好同眼动脉起点相对侧,向后方突出。动脉瘤的颈在硬膜内,而瘤顶常常突到硬膜外。如动脉瘤顶伸至硬膜外,必定骑跨远侧硬膜环,血管造影的图像上有可能显示出压迹。此型动脉瘤,曾有多种命名,如腹侧床突旁动脉瘤、眼下动脉瘤、床突旁型垂体上动脉瘤、腹侧近段颈内动脉瘤等。

(4)颈内动脉腔动脉瘤：这一术语是Koboyashi等(1989)首先提出的。动脉瘤起于眼动脉起点的近侧,即颈内动脉出远侧硬膜环的内侧,占据颈内动脉腔内。动脉瘤颈在硬膜内,瘤顶可伸入海绵窦内,外科手术时必须切除前床突、视神经管顶部及远侧硬膜环才有可能暴露动脉瘤。

在血管造影时,动脉瘤多位于前床突水平之下,正位突向内侧,侧位突向后方。有学者提出,此型动脉瘤的发生可能同垂体上动脉有关,他们在7例中发现3例动脉瘤紧靠着一支小的向内侧行走的动脉起点。

3. 床突段动脉瘤　动脉瘤起于床突段颈内动脉外侧壁,位于硬膜外。有时用为颈内动脉腔动脉瘤的同义语。如眼动脉起于床突段,其动脉瘤也位于床突段、硬膜外,但此型少见。

4. 过渡型动脉瘤　这是Al-Rodham等(1993)提出的,是一种少见的大型海绵窦动脉瘤。动脉瘤起于远侧硬膜环以下的颈内动脉,故可通过远侧硬膜环进入蛛网膜下隙,临床上约50%病例出现蛛网膜下隙出血。当动脉瘤向上延伸,骑跨远侧硬膜环时,动脉瘤壁可受硬膜环压迫而出现压迹或成"腰形"。

第二节　鞍区动脉瘤病例

详见本书 本卷 本篇 第一章 第十二节　鞍区动脉瘤。

第三节　拉克囊肿与垂体腺瘤囊变和卒中

详见本书 本卷 本篇 第一章 第二节　拉克囊肿　　与垂体腺瘤囊变和卒中。

第四节　拉克囊肿病例

女，33 岁，反复头痛半月余，加重 1 周。

手术所见：可见黄色脑外占位性病变，沿斜坡向上蔓延，延髓被推向后方。病灶被蛛网膜所包裹，沿蛛网膜间隙扩展，与周围血管及后组颅神经轻度粘连。切开病灶包膜，可见内部黄色黏稠液性物，抽取部分囊内容物行化验检查。

病理检查："囊壁"样组织一块，大小 2.5 cm × 0.3 cm × 0.1 cm，壁厚 0.1 cm。病理诊断：拉克裂囊肿。

影像资料见图 13-4-1。

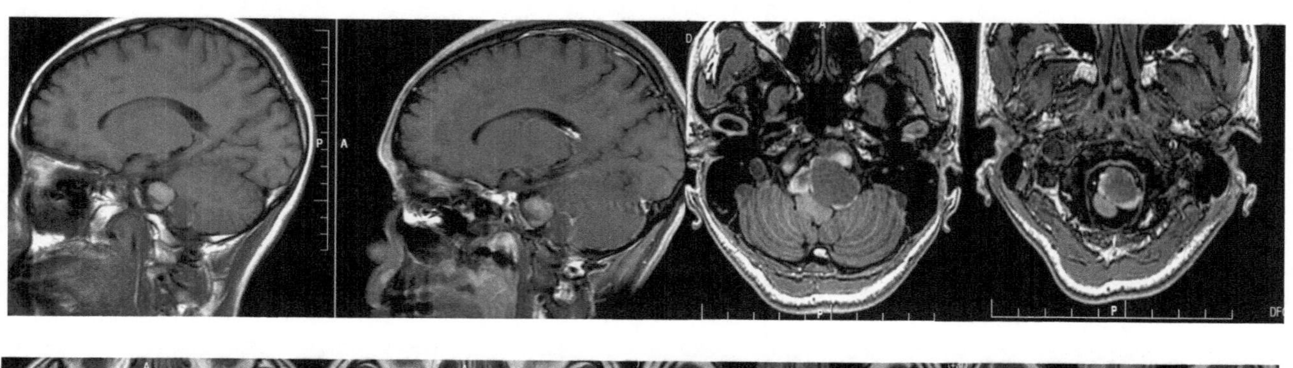

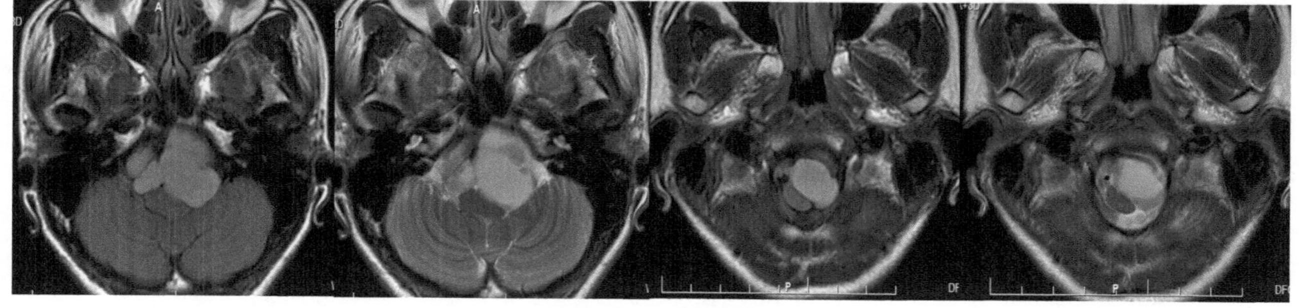

图 13-4-1　拉克囊肿

第五节　鞍区肠源性囊肿鉴别诊断

鞍区的肠源性囊肿应与拉克囊肿、垂体脓肿、胚胎性肿瘤（表皮样囊肿、皮样囊肿和畸胎瘤）及蛛网膜囊肿鉴别。

（1）拉克囊肿：它起源于胚胎期颅咽管与神经管的漏斗部连接时残留的小腔隙，当腔隙内的分泌物增多时而形成拉克囊肿。分为黏液型和脑脊液型，囊肿多位于鞍内，大者可伸至鞍上。脑脊液型MR 特点与脑脊液信号一致，FLAIR 序列呈低信号。而肠源性囊肿多位于鞍上，FLAIR 序列大部分呈高信号，这两点可供鉴别，而黏液型 T_1WI 为均匀高信号与肠源性囊肿很好鉴别。

（2）垂体脓肿：典型的垂体脓肿 T_1WI 信号明显高于脑脊液，增强呈均匀一致的环形强化，与肠源性囊肿很好鉴别。不典型的垂体脓肿与肠源性囊肿很难鉴别，偶尔，鞍区的肠源性囊肿术前临床被误认为垂体脓肿。

（3）胚胎性肿瘤：表皮样囊肿，T_1WI MRI 信号高于肠源性囊肿，DWI 呈混杂信号，这两点可与肠源性囊肿鉴别。皮样囊肿和畸胎瘤，T_1WI MRI 信号混杂，其内可见高信号，T_1WI 抑脂序列可发现其内含有脂肪成分可资鉴别。

（4）蛛网膜囊肿：与拉克囊肿脑脊液型鉴别方法基本一样。

第六节　垂体瘤囊变 MRI 误为拉克囊肿

患者，男，46 岁。鞍区囊性占位性病变。

手术病理证实为垂体瘤囊变。术前 MRI 误为拉克囊肿。MRI 图像上可见部分肿瘤的实质部分，上下径较横径长，临床上有肢端肥大症表现都支持垂体瘤。

影像资料见图 13-4-2。

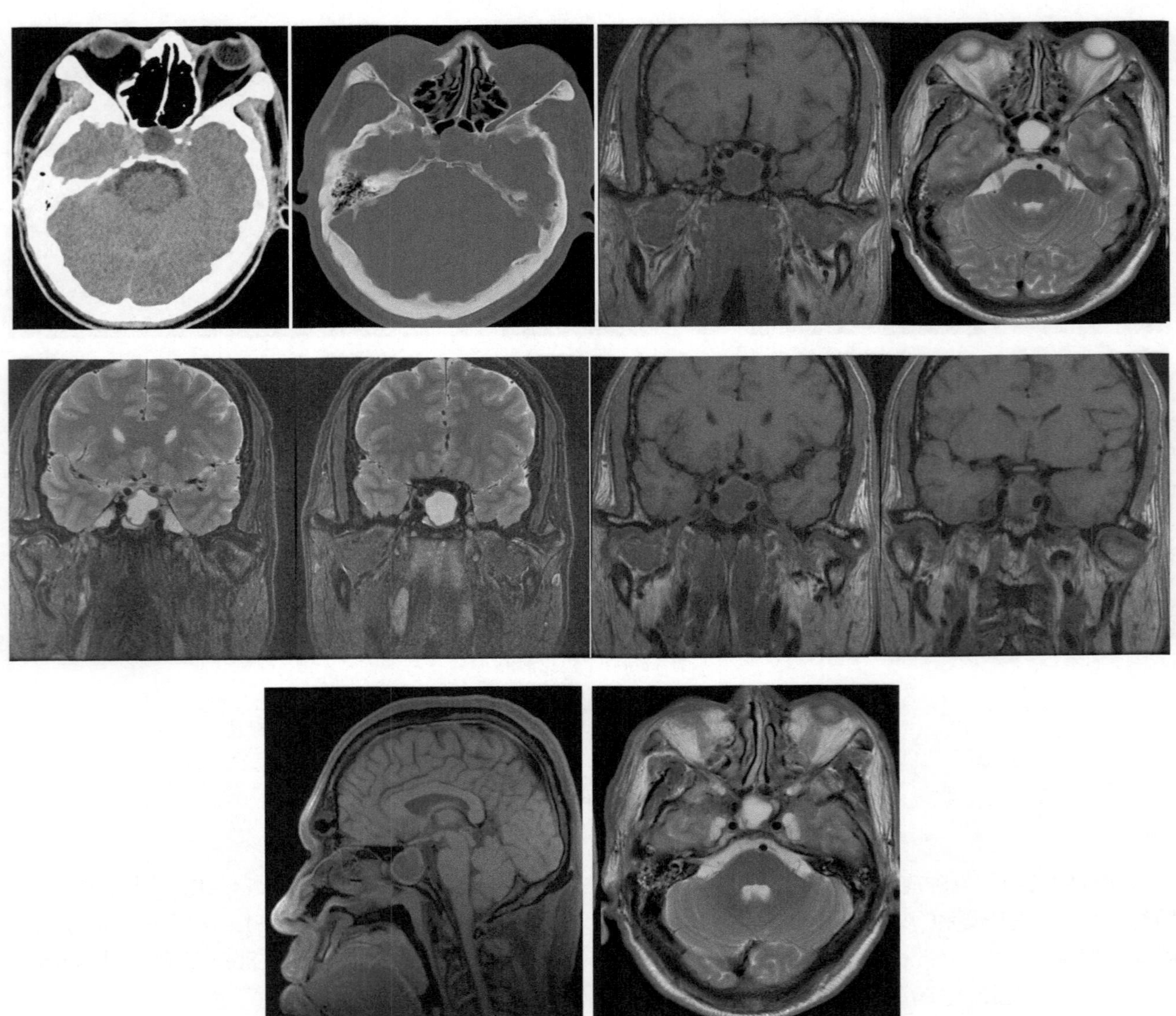

图 13-4-2　垂体腺瘤囊变 MRI 误诊为拉克囊肿

第七节　鞍区副神经节瘤

副神经节瘤是起源于副神经节细胞的肿瘤，分布与副神经节相当，可以位于除皮肤以外的全身任何部位。

（1）临床表现：有作者检索国外文献报道蝶鞍及其周围副神经节瘤 14 例，国内 3 例，综合这 17 例资料，其中女性 10 例，男性 7 例，年龄 7~76 岁。

主要临床症状有头痛，视力障碍、垂体功能低下，嗅觉、听力丧失及脑脊液鼻漏等；尽管几乎所有副神经节瘤都含有神经内分泌颗粒，但仅少部分副神经节瘤（1%~3%）具有生理活性。正常成人垂体腺及邻近部位组织都不含副神经节细胞，故位于此区的副神经节瘤极为罕见。有学者认为舌咽神经鼓室支的副神经节细胞可能在胎儿和新生儿期异常移位到达鞍区或源于垂体腺发育过程中蝶鞍内的残留副神经节组织。在免疫组织化学上，NSE 是副神经节瘤主细胞最敏感的标记，Ch-A 次之，两者联合应用的诊断敏感性可达 100%。

（2）影像学研究：有作者报告一例患者年龄 49 岁，有涕血的症状，没有高血压以及相应的神经内分泌症状；MRI 表现为肿瘤与周围正常组织分界不清并包绕右侧颈内静脉，蝶鞍区骨质有破坏；增强扫描强化明显提示血供丰富，另颈动脉鞘未见肿大淋巴结，以上征象提示该肿块为具有一定的侵袭性的偏良性肿瘤。

（3）鉴别诊断：鞍区副神经节瘤确诊依赖病理，与垂体瘤、颅咽管瘤、鞍区脑膜瘤等相鉴别难度很大。以下几点有助于影像诊断：①病灶多位于中轴线；②肿块信号在 T_1WI 和 T_2WI 均呈等信号或稍低信号，病灶大于 5 cm 时常发生中央坏死，无钙化；③肿块外形不规则，表现出一定的侵袭性；④血供丰富，增强扫描时强化显著，或见肿块包绕大血管。如果肿块具有以上特征合并高血压或典型的神经内分泌症状，要考虑到此病的可能。

第八节　误诊病例简介：斜坡及枕骨大孔区拉克囊肿与表皮样囊肿

患者，男，39 岁。

MRI 术前诊断：后颅窝囊性占位，考虑表皮样囊肿（图 13-4-3）。

手术见黄色脑外占位性病变，沿斜坡向上蔓延，延髓被推向后方。病灶被蛛网膜所包裹，沿蛛网膜间隙扩展，与周围血管及后组颅神经轻度粘连。切开病灶包膜，可见内部黄色黏稠液性物，抽取部分囊内容物行化验检查。

病理检查：斜坡及枕骨大孔区囊肿切除标本，囊壁样组织一块，大小 2.5 cm × 0.3 cm × 0.1 cm，壁厚 0.1 cm。常规病理诊断：斜坡及枕骨大孔区囊肿切除标本，镜下见囊壁菲薄，外层为薄层纤维组织，内腔面被覆分化良好的单层立方上皮细胞和纤毛柱状上皮细胞，局部区化生为复层鳞状上皮细胞，符合拉克裂囊肿。免疫组化诊断：斜坡及枕骨大孔区囊肿切除标本，拉克囊肿。

误诊分析：拉克囊肿起源于残余的拉克囊。拉克囊是原始口腔向外突出形成的，和神经管结合在一起形成垂体，囊壁多为单层纤毛立方上皮或柱状上皮组成，少部分为鳞状上皮组成。拉克囊前壁形成垂体前叶和结节部，后壁形成中间部。正常情况下拉克囊在成年后会闭合，否则囊内充填的液体、破碎细胞和结晶就会在垂体前、后叶之间形成拉克囊肿，拉克囊肿在 CT 为低密度影，在 T_1WI 上可表现为与脑实质相比的低信号、等信号或高信号，而在 T_2WI 上表现为等信号或高信号。其信号多样性归结于其囊液内容的不同。

拉克囊液内含胆固醇、糖胺聚糖、坏死的细胞碎片和含铁血黄素。有多项研究对囊液内容和 MRI 信号进行了分析，结果大多数认为糖胺聚糖含量高是 T_1WI 上高信号的主要原因，凝血的存在也可造成高信号；而胆固醇含量则被认为与 T_1 WI 信号变化无关，拉克囊肿好发部位为鞍底至视盘区，此病例，影像征象符合拉克囊肿影像表现，但发病部位为拉克囊肿罕见部位，因为该区域不为拉克裂移行区，可能为发育变异。

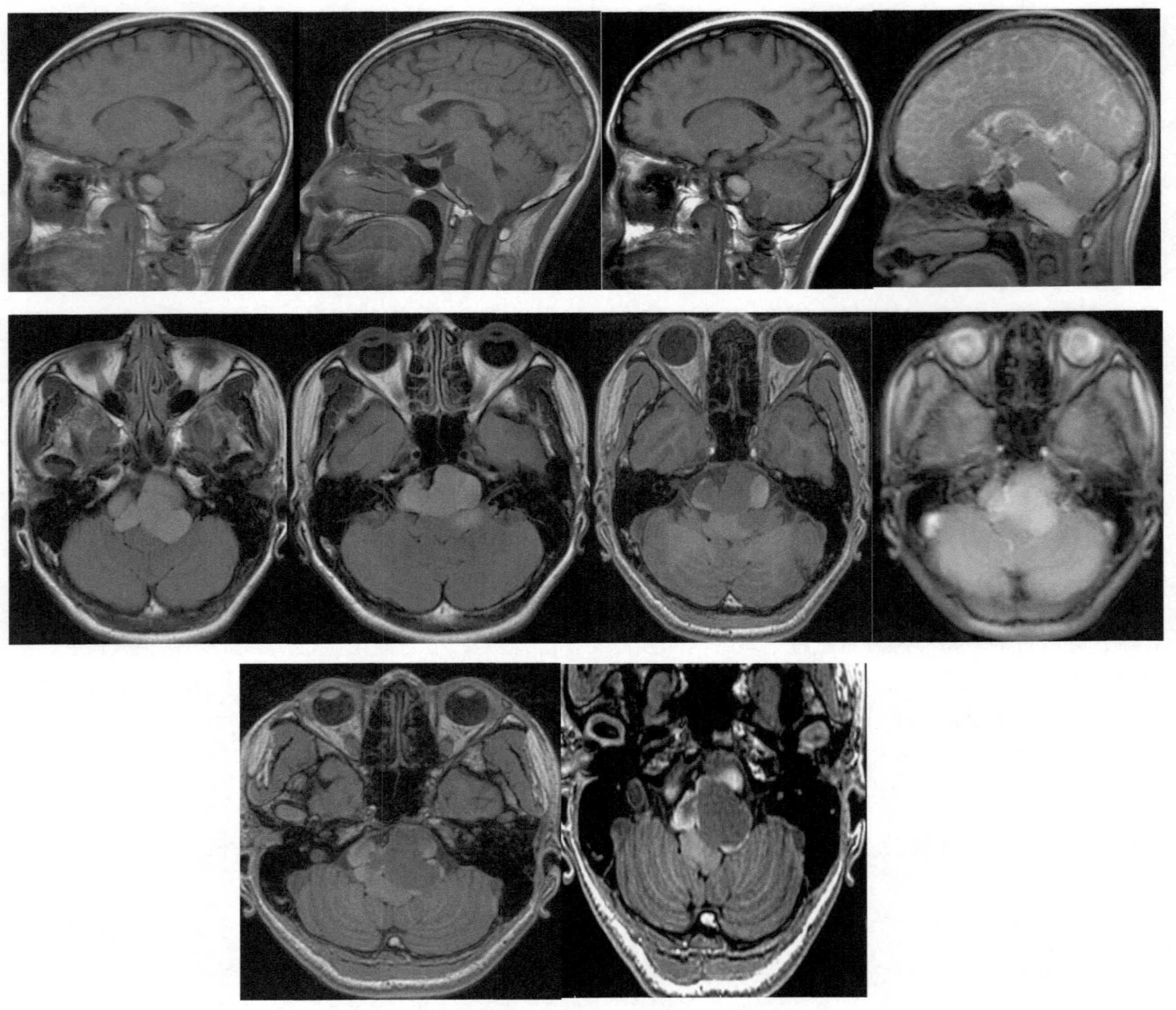

图 13-4-3 斜坡及枕骨大孔区拉克囊肿与表皮样囊肿

第九节 鞍区软骨瘤

软骨瘤是起源于透明软骨的良性肿瘤，常见于四肢短骨，发生于颅内者甚少，仅占原发于颅内肿瘤的 0. 06%~1%。多为中青年，女性稍多，病因不明，多认为系胚胎组织错构或由成纤维细胞转化而来，起源于胚胎软骨残余。

1. 病理学 一例肿瘤位于鞍内、鞍上及鞍后，大小约 3.0 cm × 3.0 cm × 2.2 cm，呈灰白色，血运不丰富，呈透明层状，质脆，内含软骨样组织和纤维条索及斑块且混杂有明显黏液成分，有包膜。镜下见肿瘤由黏液样、软骨及纤维组织构成。瘤细胞核大而深染，多为星形或梭形，可见分化较好的软骨样细胞，细胞胞质呈嗜酸性颗粒状或空泡状，染色深；软骨基质呈蓝色。

2. 临床表现 鞍区软骨瘤临床表现与肿瘤压迫及血管、脑膜、神经粘连密切相关。该例肿块压迫垂体，引起腺垂体功能障碍，出现垂体功能异常，催乳素明显升高导致闭经、泌乳等。肿瘤压迫视交叉神经，导致视力障碍及视野缺损。若压迫及侵蚀硬脑膜与血管外膜神经纤维并阻塞室间孔则可产生颅内高压症状。

3. 影像学研究　鞍区软骨瘤影像学表现缺乏特异性。CT对软骨瘤骨化和钙化的显示优于MRI，因此对软骨瘤定性诊断非常重要；而MRI对于鞍区软骨瘤定位及显示肿瘤与邻近组织的解剖关系优于CT。文献报道本病CT表现为肿瘤多呈分叶状，边界清楚，大多数软骨瘤可见钙化，表现为内部散在分布的斑点状钙化或肿瘤边缘条状钙化影，钙化有聚合倾向，局部颅骨可呈慢性压迫性吸收改变。

MRI上多呈混杂信号，其钙化部分为低信号，而无钙化部分常信号不均，T_1WI上多呈等信号、低信号，T_2WI上呈不均匀高信号。肿瘤可见囊变。增强扫描病灶不强化或仅在增强延迟期出现部分轻度强化。本病多生长缓慢，因此瘤周无水肿表现。该例大致符合上述特征，但增强MRI上病变早期即出现明显不均匀强化，与以往报道有所不同。

4. 鉴别诊断

（1）脑膜瘤：密度及信号较均匀、显著强化。

（2）脊索瘤：易见钙化，常累及斜坡骨质。MRI上T_1WI呈低-等信号，T_2WI呈不均匀高信号。增强扫描呈中等至显著不均匀“蜂房”样、“颗粒”样强化。

（3）颅咽管瘤：儿童多见，呈囊性或囊实性，常见钙化，T_1WI上可为高信号，增强扫描囊壁及实性成分呈中等及显著不均匀强化。

（4）软骨肉瘤：与软骨瘤难以区分，易侵犯周围结构，进展迅速，增强扫描早期即呈弥漫性强化。

第十节　蝶鞍内钙化

Dichiro等（1975）报告2例蝶鞍内钙化（垂体结石），1例随访2年，1例随访18年，2例皆女性，32岁及37岁，蝶鞍均不增大。1例钙化先变大，数年以后逐渐缩小。1例垂体内分泌检查完全正常，1例仅轻微改变。当时，如无X线断层照片，常难确定钙化是否真正位于蝶鞍内。该作者2例钙化的性质只是推测。

尽管蝶鞍不增大，内分泌改变不明显，鉴别诊断时，仍须考虑垂体腺瘤。

厌色细胞腺瘤的钙化通常呈曲线形，为肿瘤包膜所局限，偶而也可见球形钙化。

不管垂体腺瘤中钙化形态如何，蝶鞍通常均扩大。分泌催乳素的垂体腺瘤蝶鞍虽可不大，但常有鞍底向下局限性下凹。

鞍内钙化还可出现于下列疾病：颅咽管瘤、颈动脉血管瘤、胆脂瘤、脊索瘤、错构瘤等，在这些病变中，蝶鞍通常扩大或受侵蚀。

第十一节　误诊病例简介：鞍区室管膜瘤

室管膜瘤起源于室管膜或有室管膜残余部位。主要发生于脑室系统，以第四脑室多见，其次为侧脑室，第三脑室较少见。也可发生于大脑半球脑实质内或部分位于脑实质，脑实质以颞顶枕交界处多见。另据统计，室管膜瘤约40%发生于幕上，而60%发生于幕下。有作者报告一例发生于幕上鞍区的室管膜瘤，较为罕见，出现误诊。

幕上室管膜瘤的一个显著特点是以发生在脑实质居多，多位于侧脑室旁三角区附近。当病灶表现大囊为主型，或实质为主型时，肿瘤内出现单发偏心性液化囊变区，增强扫描实质部分明显强化而水肿相对较轻，CT扫描肿瘤实质与脑灰质比较呈等或略高密度时，应高度怀疑本病可能。当病灶内出现小斑点状钙化时，诊断具有较高可靠性。

鞍区病变种类较多，定性诊断和鉴别诊断有时比较困难。该例发生于鞍区的室管膜瘤影像表现缺乏特异性，应与颅咽管瘤、侵袭性垂体瘤、生殖细胞瘤、脑膜瘤和胶质瘤相鉴别，最终确诊仍需病理检查。

第十二节 诊断陷阱:关于蝶鞍扩大

蝶鞍扩大与多次妊娠有无关系?这是一个有争议的问题。

许多神经放射学者指出,由于多次妊娠的结果,可引起脑垂体腺体增生,从而导致蝶鞍增大;而一项研究50例多胎生产病人的报告,足月孕2~14次,却显示妊娠次数与蝶鞍大小之间无重要关系。

Sones & Heinz(1972)指出,大脑假肿瘤的蝶鞍扩大在女性出现甚多,这应引起注意。

第十三节 关于鞍区病灶 T_1 高信号

1. 鞍区病灶 T_1 高信号的定义

腺垂体正常,如病灶信号高于正常腺垂体的信号,则定为高信号。腺垂体异常,如病灶的信号高于桥脑或颞叶白质信号,则定为高信号。

2. 鞍区 T_1 高信号疾病的分类

(1)生理性:①垂体后叶;垂体前叶;黄骨髓;②伪影:磁敏感性伪影;血液流动相关伪影。

(2)病理性:①出血:垂体卒中、垂体瘤卒中、其他肿瘤内的出血、动脉瘤血栓形成。②高蛋白含量:拉克囊肿、垂体脓肿、颅咽管瘤、鼻窦黏液囊肿、胶样囊肿。③脂肪:脂肪瘤、皮样囊肿、脂肪瘤样脑膜瘤、畸胎瘤。④钙化:颅咽管瘤、脊索瘤、软骨瘤、软骨肉瘤。⑤顺磁性物质:锰沉积、黑色素瘤。⑥医源性:金属植入物、明胶海绵、脂肪、残存垂体前叶过度分泌(注意某些病变 T_1WI 高信号的组织学基础复杂,可能由出血、高蛋白含量或钙化等多种因素所致)。

T_1WI 高信号的垂体后方为线状低信号鞍背皮质骨,鞍背内同时可见高信号的黄骨髓组织;异位的垂体后叶 T_1 高信号;垂体前叶激素分泌过多。

3. 黄骨髓 原因:黄骨髓内含有较多的脂肪组织。黄骨髓分布与鼻窦气化发育、正常的骨髓黄骨髓化有关,正常黄骨髓多位于鞍背及蝶骨体后部;蝶骨体前部通常无黄骨髓分布。异常黄骨髓分布:常见于生长缓慢的肿瘤刺激,以脑膜瘤、鼻窦囊肿、鼻咽血管纤维瘤常见,垂体瘤罕见。异常黄骨髓分布也可见于垂体瘤经口鼻蝶术后、放疗后。黄骨髓也可分布于鞍棘内。

4. 伪影 流动相关伪影:流动伪影与流体的相位变化有关,该高信号伪影出现于相位编码方向上。

改变相位编码方向,伪影位置随之改变;注射对比剂后,上述流动伪影更明显。

5. 疾病

(1)垂体卒中:出血的 T_1 高信号与正铁血红蛋白有关。垂体卒中为正常或含肿瘤垂体的急性出血或缺血,临床症状多急性发作。无基础病变的垂体出血罕见,常见于围产期、休克,可导致Simond-Sheehan综合征;垂体瘤出血常见(占垂体瘤的20%),但其中仅25%出现临床症状。出血后蝶窦可出现反应性表现,早期的出血 T_1 信号增高不明显,稍后出现特征性出血表现,即 T_1 高、T_2 不均匀性低信号;慢性期可出现液-液平面;伴有蝶鞍扩大者多合并垂体瘤。

(2)早期垂体卒中:垂体大腺瘤慢性出血,可见液体-碎片面,该征象一般不见于拉克囊肿及颅咽管瘤,具有鉴别诊断的价值。

(3)动脉瘤:动脉瘤血栓形成,血栓内的正铁血红蛋白呈 T_1 高信号。脑底动脉环是颅内动脉瘤最好发的部位。同心圆形异常信号为动脉瘤的特征性表现。动脉瘤的信号表现复杂,MRA 或 DSA 检查很有必要。

(4)拉克囊肿:拉克囊肿起源于拉克囊,为鞍区良性囊性占位,通常无症状。囊腔衬以上皮细胞,囊液含蛋白质、胆固醇、糖胺聚糖、坏死组织、含铁血黄素。T_1 多变(低、等、高信号均可出现)、但均匀,无分层,信号与蛋白含量相关;T_2 信号常较低。通常无强化或周围线状强化。常位于前后叶之间,偶累及鞍上。对于小的囊肿,轴位图像观察很关键,可显示囊肿的特征性位置及肾形外观。囊内结节样物为蛋白团块,呈 T_2 更低信号,T_1 更高信号,这种表现具有一定的特征性。

(5)颅咽管瘤:好发于儿童期(儿童型),40~59岁(成人型),常见症状为视力异常、尿崩等。特征性表现为鞍内或鞍上不均匀强化病灶：含实性、钙化、囊变区。T_1高信号主要与囊内蛋白含量高有关。显示正常或受压的垂体结构，有助于本病与垂体瘤的鉴别。

（6）蝶窦黏液囊肿：发病机制为蝶窦口慢性阻塞→窦腔内含蛋白分泌物聚积、脱水→蛋白含量高→T_1高信号。黏液囊肿边界清楚，信号均匀。

（7）胆固醇肉芽肿：因为黏膜的慢性炎症导致微血管出血，血细胞降解产生胆固醇结晶——异物反应。胆固醇肉芽肿的表现除周边可见薄的低信号环（骨皮质或含铁血黄素沉着）外，其他表现类似于黏液囊肿。

（8）垂体脓肿：垂体脓肿罕见，可合并颅内、蝶窦、全身感染。脓肿边缘强化及周围（蝶窦、脑膜）炎性反应。病灶边缘T_1高信号与顺磁性物质沉积（巨噬细胞产生的自由基）有关，病灶中央T_1高信号与出血、高蛋白含量有关。

（9）胶样囊肿：通常位于第三脑室前部，较大者可累及鞍上区。内容物：蛋白质、胆固醇为主。T_1多为高信号（主要与蛋白含量高有关），如T_1低、T_2高者可迅速增大，危险性高。

（10）表皮样囊肿：表皮样囊肿的包膜外层为结缔组织，内层为鳞状上皮。肿瘤内容物有细胞碎屑、蛋白、脂肪酸、胆固醇结晶等。T_1WI高信号为肿瘤内高浓度蛋白所致。Flair序列，尤其是扩散加权像对表皮样囊肿的诊断帮助很大，有助于与蛛网膜囊肿及肿瘤囊变进行鉴别。表皮样囊肿T_2WI呈高信号，但其ADC值与脑组织类似，扩散引起的信号衰减不明显，因T_2穿通效应，表皮样在DWI上通常表现为高信号。

蛛网膜囊肿虽然T_2WI也呈高信号，但其ADC值很高（自由扩散），由于质子群在强梯度场中的扩散引起的信号衰减相当明显，故高*b*值的DWI图像信号很低。

（11）颅内脂肪瘤：颅内脂肪瘤与原始脑膜发育有关，好发于胼胝体周围且常合并胼胝体发育不全。鞍区脂肪瘤罕见，常连于第三脑室底、下丘脑或邻近的颅神经。

（12）皮样囊肿：皮样囊肿为先天性囊肿，与表皮样囊肿不同，不仅含有表皮结构，而且含有真皮结构（如皮脂腺、汗腺）；本病与畸胎瘤不同的是，不含有外胚层以外的其他胚层组织。鞍区及鞍旁为本病的好发部位。边界清楚，信号不均匀（脂肪、钙化、牙齿、液体），囊壁较厚。皮样囊肿可破裂，进入蛛网膜下隙，导致无菌性脑膜炎。

（13）脂肪瘤样脑膜瘤：本病为特殊类型的脑膜瘤，罕见，瘤细胞内可含大量脂肪组织。除信号特殊外，出现脑膜尾征，骨质增生、半球样外观等脑膜瘤的其他征象可提示诊断。

（14）钙化：通常表现为CT高密度，MR无信号区。钙化的MR信号依矿化的程度而异，少数表现为T_1略高信号，须CT证实。钙化灶常见于：颅咽管瘤、脊索瘤、动脉瘤、起源于软骨的肿瘤等。

（15）脊索瘤：起源于脊索残余。颅内脊索瘤好发于斜坡及鞍旁。侵袭性及破坏性为其生物学特征。T_1高信号与黄骨髓残片、肿瘤钙化、高蛋白质含量灶、出血等有关，多数情况下并非单纯由钙化引起。动态增强对本病诊断有一定的价值，脊索瘤的动态增强曲线常表现为缓慢上升型。

（16）软骨肉瘤：软骨肉瘤的MRI表现类似于脊索瘤，但往往偏离中线区。CT可见特征性曲线状钙化。

（17）锰沉积：肝病及胃肠外营养导致血锰增加。有顺磁性效应的锰沉积于垂体前叶及苍白球——导致垂体前叶及双侧苍白球均匀对称性信号升高。肝性脑病者MRS表现为：脑白质Glx上升，mI降低，Cho降低，NAA正常。锰沉积造成的垂体前叶T_1高信号应与生理性前叶高信号鉴别（发病人群不同、累及部位不同）。

（18）黑色素瘤：鞍区原发性或转移性黑色素瘤罕见。T_1高信号主要与黑色素有关，也可能为出血所致。

手术时填塞的皮下脂肪，可表现为T_1高信号。脂肪组织在频率编码方向上可见化学位移伪影，填塞的脂肪可在数年内逐渐吸收。明胶海绵，内可含有气泡，周边T_1高信号为正铁血红蛋白，明胶海绵吸收较快（1年内）。

手术过程中使用金属器械，如钻孔过程可产生金属碎片。金属伪影的特征为中央信号缺失，周边高信号。磁敏感序列，如GRE T_2*WI、SWI等伪影更明显。

药物治疗后（或手术后）残存垂体可过度分泌，以维持正常激素水平，表现为类似于生理性激素分泌过多的腺垂体高信号样表现。

综上所述，造成鞍区T_1WI高信号的疾病种类繁多，分析造成T_1高信号的原因有助于鉴别诊断，确切的诊断尚需全面观察病灶的形态学表现，并需密切结合临床资料。脂肪抑制技术、动态增强扫描、MRA等以及CT可辅助MRI平扫更多的信息。

第五章 鞍旁病变

鞍旁结构指中颅窝蝶鞍两侧海绵窦内层硬膜反折与颞叶内侧缘之间的所有结构。

鞍旁肿块种类繁多,生物学行为各异,术前诊断和鉴别诊断非常重要。MRI 可清晰显示鞍旁解剖及病变特征,明确病变确切位置及范围,对某些病变可定性,有助于肿瘤治疗方案的选择。

1. 鞍旁区肿瘤

(1)神经源性肿瘤:最常见,多见于中年,无明显性别差异。主要来自三叉神经,包括神经鞘瘤、神经纤维瘤和恶性周围神经鞘膜肿瘤,以来自三叉神经者最多见,在一组 106 例病理证实的鞍旁肿块中,它们分别是 20 例、6 例和 2 例。

MRI 多呈长 T_1、长 T_2 信号,强化不均匀,常见坏死、囊变或出血,可出现"靶征",有时可见低信号硬膜包绕强化肿块。病变可呈等信号、均匀强化并出现硬膜尾征,类似脑膜瘤。动态增强 MRI 有助于鉴别,脑膜瘤早期强化明显高于神经鞘瘤。

形态特点对诊断帮助更大,中颅窝型多呈类圆形伴分叶或沿神经孔道形成乳头状突起;骑跨型则呈哑铃形,常见神经孔道扩大及神经增粗,单纯神经根受压推移而无增粗者可排除三叉神经肿瘤。多数神经源性肿瘤可见病变填充 Meckel 腔,虽然脑膜瘤、海绵状血管瘤、血管外皮瘤、转移瘤等也可累及 Meckel 腔,但常为部分受累或压迫变形,很少充满 Meckel 腔。邻近血管可被包绕或推移,但一般无狭窄。部分神经源性肿瘤可发生去神经纤维支配,表现为咀嚼肌萎缩而被脂肪信号替代。神经源性各类肿瘤之间鉴别困难。发病率以神经鞘瘤最高:并发眶内丛状神经纤维瘤可提示 I 型神经纤维瘤病;恶性者形态不规则,强化明显,但缺乏特异性。

(2)脑膜瘤:发病率与神经源性肿瘤相近,一组 106 例中有 26 例。多见于中老年女性,高峰年龄在 41~50 岁。男女发病比约为 1:2。MRI 表现为圆形或卵圆形肿块,较少出现分叶,呈等或稍长 T_1、等信号或稍长 T_2,钙化,骨质破坏或增生较常见,强化均匀、显著并常伴硬膜尾征,邻近血管常被包绕变窄。由于海绵窦硬膜的特殊解剖特点,该区脑膜瘤跨越海绵窦内外,增强 MRI 可见硬膜被肿瘤包绕呈低信号影。虽然鞍旁脑膜瘤具有脑膜瘤的一般特点,多数易于诊断,但该区为脑膜瘤误诊的好发部位,而且其他肿瘤也常有类似脑膜瘤的表现,需引起注意。动态增强有助于显示脑膜瘤的早期强化特点,并可提示其硬度,有助于手术方案制订。

(3)转移瘤:多见于老年。一组 106 例中有 18 例。多有原发肿瘤病史和颅内其他转移灶,鼻咽癌直接侵犯者易于诊断。无原发肿瘤病史和其他转移灶时诊断困难。

(4)硬膜海绵状血管瘤:多见于中老年女性。MRI 多呈类圆形,常伴分叶,呈均匀长 T_1、长 T_2 信号,尤其 T_2 信号可极高,类似"灯泡征"。部分病例信号及强化特征类似脑膜瘤,形态则类似三叉神经肿瘤(如突入蝶鞍、Meckel 腔等),但动态增强延迟强化"填充"为海绵状血管瘤所特有。

(5)血管外皮瘤:好发于中年男性。与脑膜瘤相比,血管外皮瘤常有分叶、坏死、囊变,无钙化。瘤内及瘤周流空血管影也常较脑膜瘤明显。

(6)骨源性肿瘤:多见于年轻人。包含骨软骨瘤、软骨瘤、软骨母细胞瘤等。病变内多可见骨性或钙化成分,CT 较 MRI 更敏感,但软骨母细胞瘤具有特定的不均匀蜂窝状强化特点,MRI 显示更清楚。

(7)淋巴瘤:少见,表现为均匀强化肿瘤,边界不清,无特异性。

(8)脂肪母细胞瘤:非常少见,病变内可见脂肪信号并可见边缘钙化,很难与皮样囊肿鉴别。

2. 鞍旁肿瘤样病变

(1)表皮样囊肿:鞍旁表皮样囊肿多为先天性,系神经管闭合时外胚层上皮成分卷入颅内所致,鞍旁发病率仅次于桥小脑角区,占第二位,在一组 106 例病理证实的鞍旁肿块中,有 15 例。病变多位于蛛网膜下隙。形态不规则。呈长 T_1、长 T_2 信号,其内常可见等信号影，DWI 呈高信号，无强化。病变易包绕神经、血管，但不会导致血管狭窄。此病一般诊断不难，但部分病变起自硬膜外，信号复杂并可出现强化，需引起注意。

（2）皮样囊肿：发病机制与表皮样囊肿相似，只是还含有皮附器、毛发、皮脂腺、汗腺等成分。病变信号不均，可见短 T_1 脂肪信号。并可见脂液界面，脂肪抑制序列可确定其脂肪性质，钙化 CT 显示更佳。需与畸胎瘤鉴别，囊肿常破裂导致蛛网膜下隙内脂肪信号影。

（3）蛛网膜囊肿：单纯鞍旁蛛网膜囊肿少见，呈半月形脑脊液样信号，DWI 呈均匀低信号可与表皮样囊肿鉴别。

3. 鞍旁非肿瘤性病变　非肿瘤性病变主要为血管性和炎性病变。

动脉瘤 MRI 可显示特征性的各种血管流空信号，易于诊断。海绵窦动静脉瘘增强检查可见海绵窦与血管同步显影，并可见眼上静脉扩张强化。结节病和结核性脑膜炎可累及鞍旁，但多为周围病变蔓延所致。

Tolosa-Hunt 综合征是一种罕见的由海绵窦、眶上裂或眶尖非特异性肉芽肿性炎症引起的痛性眼肌麻痹；临床典型表现为眼眶疼痛伴Ⅲ～Ⅵ颅神经中一支以上麻痹。影像学除外其他病变是诊断标准之一。MRI 表现为海绵窦内强化软组织结节使其外壁膨隆，结合典型临床表现不难诊断，病变较小时动态增强 MRI 有助于诊断，表现为早期海绵窦内神经周围充盈缺损，后期逐渐强化。

第六章　鞍区及其毗邻

第一节　鞍上区不典型生殖细胞瘤 MRI

颅内生殖细胞瘤是一种少见的恶性肿瘤,占所有原发颅内肿瘤的 0.5%~2.0%。

生殖细胞肿瘤病理学分类为生殖细胞瘤、畸胎瘤、胚胎癌、内胚窦瘤及绒毛膜癌,其中生殖细胞瘤占所有生殖细胞肿瘤的 61%。

1. 病理学　目前国内外对伴有囊性变的颅内生殖细胞瘤均有报道,但位于鞍上区呈多房囊状生殖细胞瘤的病例报道较少。一些作者报道颅内生殖细胞瘤囊变有时呈多囊分隔状或蜂房状,很有特征性,并认为除生殖细胞瘤和恶性畸胎瘤外,其他鞍区肿瘤极少有此征象。

颅内生殖细胞瘤偶有明显的肉芽肿性改变和丰富的纤维成分,分为 A、B 型, A 型主要由大量肿瘤细胞和小淋巴细胞组成, B 型主要由炎性纤维组织和少量肿瘤细胞组成。术中 A 型具有软组织肿瘤特性, B 型具有硬肿瘤特性。该组病例的病理改变均为大量的肿瘤细胞和小淋巴细胞 2 种细胞成分组成,属于 A 型具有软组织肿瘤特性,故推测存在发生囊性变和多房囊性改变的病理基础。

2. 临床表现　鞍区的生殖细胞瘤以青少年女性多见,而鞍上区以多房囊状改变为表现的不典型生殖细胞瘤临床少见,一组 3 例鞍上区不典型生殖细胞瘤均为女性患者,且年龄在 12~23 岁之间,符合该病发病的一般规律。

3. 影像学研究　该组 3 例鞍上区生殖细胞瘤 MR 影像改变均为多房囊状结构,不具备典型颅内生殖细胞瘤的影像特征。

典型的鞍区型生殖细胞瘤多位于鞍上,侵占整个鞍上池或其前方大部分,呈实性肿块状,囊变较松果体区型多见,且无钙化,不均匀强化是相对较大的鞍区生殖细胞瘤的共同表现,这可能与肿瘤血供不均匀、囊性变和坏死有关。

该组病例肿瘤病灶多房囊壁及分隔厚薄不均,1 例可见多处壁结节实质,该例壁结节实质强化明显,囊壁及分隔强化轻微,其余 2 例多房囊壁及分隔强化分别为轻微及明显,提示肿瘤的实质成分、血供程度的强弱有不同,此类情况未见相同的文献报道。

3 例肿瘤病灶中多数分房囊内呈长 T_1、长 T_2 液性信号,其中 1 例病灶中 1 个分房囊内的液体呈稍短 T_1、稍长 T_2 信号,T_1WI 信号明显高于、T_2WI 信号明显低于其他分房囊内信号,推测该分房囊内有出血或呈高蛋白成分液体。

颅内原发性生殖细胞瘤的囊性变的囊腔内可有出血、高蛋白液体、脂肪,T_1WI 均呈高信号。故该病例分房囊内 MR 信号改变与既往文献报道该类肿瘤囊变病灶内出现的特殊 MR 信号情况相吻合。

位于鞍区的生殖细胞瘤可同时有位于松果体区的病灶,该区域肿瘤主要位于鞍上池的蛛网膜下隙内,常经脑脊液发生室管膜下种植转移,该组病例 MR 增强影像未见明确的室管膜下种植转移病灶。但该组病例由于多房囊状瘤体较大,占据整个鞍上区,使周围脑结构不同程度受压,垂体柄均受累及显示不清楚,但鞍内垂体结构尚存在,1 例垂体后叶仍呈 T_1WI 高信号,2 例垂体后叶 T_1WI 高信号消失,2 例垂体后叶信号异常的患者均表现有尿崩症状。

有研究结果显示:鞍区微小生殖细胞瘤的唯一 MR 影像表现是垂体柄增粗,鞍区生殖细胞瘤患者中垂体柄增粗出现的概率高表明病变主要位于下丘脑 - 神经垂体轴区域,而垂体后叶短 T_1 信号消失为其特征性影像学表现。

相对较大的鞍区生殖细胞瘤侵占整个鞍上池,垂体柄、视交叉显著受累及,故对垂体柄的侵及和破坏是造成垂体后叶内 T_1WI 高信号消失的原因，由于破坏抗利尿激素（ADH）的运输而导致垂体后叶内抗利尿激素的缺失可出现中枢性尿崩。该组 2 例垂体后叶信号异常患者出现尿崩的原因即为此。据此，该组认为该组肿瘤病灶最初可能发生于垂体柄，逐渐增大形成鞍上区的显著占位性改变，但由于瘤体生长不同方向的张力差异，并非均能较早破坏下丘脑神经垂体束的抗利尿激素运输过程，该组与既往文献报道分析有一定差异。

4. 鉴别诊断　鞍区生殖细胞瘤表现为多房囊状改变的并不多见，鞍上区多房囊状生殖细胞瘤主要需与多房囊状颅咽管瘤、多房囊状血管外皮细胞瘤、胆脂瘤等类似病变相鉴别。

（1）鞍区囊性颅咽管瘤：多房囊性常见，呈不规则分叶状结构，囊壁分隔通常厚薄不均，囊内残留肿瘤组织，囊液多呈短 T_1 信号，增强时囊壁及肿瘤实质呈明显强化，CT 平扫常可见囊壁的钙化。

（2）多房囊状血管外皮细胞瘤：罕见，多呈不规则分叶状结构，囊壁分隔通常厚薄不均，可见壁结节实质，囊壁分隔及结节实质明显强化，瘤体窄基底位于硬膜面。

（3）胆脂瘤：形态可不规则，沿脑池生长，但多发囊状罕有，且瘤体内信号均匀，MR 扩散成像信号较高具有特征性。

以多房囊状表现的鞍上区肿瘤，多房囊壁及分隔厚薄不均并有不同程度强化，伴有壁结节，垂体后叶 T_1WI 高信号消失等征象，对诊断不典型生殖细胞瘤具有价值。

对于高度怀疑以实性为主的生殖细胞瘤，可通过诊断性放射治疗证实，而肿瘤的囊性部分对放疗不敏感，故以多房囊状改变为主的生殖细胞瘤，如不具备上述特征性影像表现，尚需病理学诊断证实。

第二节　鞍上黄色肉芽肿

黄色肉芽肿，又称胆固醇肉芽肿，由胆固醇结晶、含铁血黄素、多核异物巨细胞、泡沫巨噬细胞及纤维组织构成的肉芽肿性病变。颅内黄色肉芽肿绝大多数位于侧脑室三角区的脉络丛，鞍区的病变较少见且多位于鞍内，位于鞍上者更为罕见。

Shirataki 等（1988）报道了首例鞍区黄色肉芽肿。鞍区黄色肉芽肿多发生于青少年、青年，多位于垂体窝内，病变体积较小且多合并内分泌障碍，完全切除术后恢复较好且不易复发。

鞍区黄色肉芽肿影像学表现可以是囊性、囊实性或实性，增强时可为环形、不均匀或均匀强化，由于影像学表现不典型，所以鞍区的黄色肉芽肿术前多误诊为颅咽管瘤、垂体腺瘤及 Rathke 裂囊肿等。

综合文献报道鞍区黄色肉芽肿具有以下影像学特征：T_1WI 多表现为高信号，少数为混杂信号，极少数为等信号；T_2WI 多表现为高信号或混杂信号，少数为等信号、低信号，所查文献中 CT 检查无一例发现钙化；超半数患者出现垂体功能障碍，约 20% 的患者出现尿崩症。

一例病变为鞍上池、下丘脑部位的实性肿块，内未见钙化及囊变，MRI 呈以等 T_1、长 T_2 信号为主的肿物，增强扫描病灶不均匀明显强化，病变累及下丘、垂体柄，临床上也出现多尿的症状，最初由于对本病认识不够所以造成误诊。

综上所述，少年或青年鞍区无钙化肿块，MRI 呈短 T_1、长 T_2 或混杂 T_2 信号的占位性病变并伴有内分泌障碍时，应考虑到黄色肉芽肿的可能。

第三节　未融合的蝶骨平台与骨折的鉴别

蝶骨体来自于间胚叶组织，蝶软骨的前部分，称前蝶骨，含多个骨化中心。外侧有一对骨化中心位于小翼（眶蝶）。在蝶鞍的前部分，前蝶与后蝶融合。当前蝶骨化时，它构成前部蝶鞍，向前延伸抵达筛板。

蝶骨平台是蝶骨的主要部分，位于两个蝶骨小翼之间，平台的最后缘是蝶骨缘。视束交叉沟为前蝶软骨的后部分形成，在成人它总是融合，常稍重叠蝶骨平台，在儿童，平台与视交叉沟的骨化联接有时看见融合。

如果在发育时，视交叉沟未与平台重叠，成人时视交叉沟能够较长。蝶骨平台常甚平坦或较浅，可能继发于进行性气化与成人前蝶骨的发育。上述这些发育变异的因素能够解释某些见于前鞍区的变异。

在评价蝶骨平台的颅骨照片上，在较多的病人均可见一骨性不连接，但却缺乏任何颅骨骨折的临床征象。

Smith & Kier(1971)对此专门研究 700 例成人头颅 X 线照片，考虑蝶骨平台在照片上显示的骨性分离是由一骨缝所致，此缝使蝶骨平台后份不连续，它为前下方向成角的冠面的斜行锐利分离，缝的前方骨质高于后方 0.5~1.0 mm，在 700 例中发现 5 例，发生率为 0.7%。

此骨质分离与蝶骨平台骨折不同。额骨内板及中颅窝骨折皆可延伸进入前颅窝底，因这些骨折侵犯气窦的壁，且常伴脑膜撕裂，经鼻的脑脊液漏出现率甚高，有时还伴存脑膜感染。气颅提示骨折引起窦 - 脑膜的交通。

因为只有少数颅底骨折显示于 X 线片上，临床征象诸如鼻漏，眶周围淤血，Battle 征，嗅觉缺乏等均提示骨折，伴存两颞的半盲，外展神经麻痹也有报告。核素显像、MSCT 的冠状面重建等对脑脊液鼻漏的发现有助。

通过前部蝶鞍或平台的骨折，可为线状，不移位或为粉碎性。前颅窝的线形骨折通过蝶骨平台者，可用常规颅部照片、特殊位置投照、及断层摄影检查。Jefferson & Lewtas(1963)使用冠状面与矢状面断层，在确定前颅窝骨折帮助甚大，他们认为，鼻漏的阙如不能除外骨折及交通于脑膜与脑的漏，因为硬脑膜粘连可以阻挡液体的流动。

第四节　鞍上区海绵状血管瘤伴出血病例

患者，女，47 岁。

术后病理检查：免疫组化诊断：鞍上区海绵状血管瘤伴出血。

影像资料见图 13-6-1。

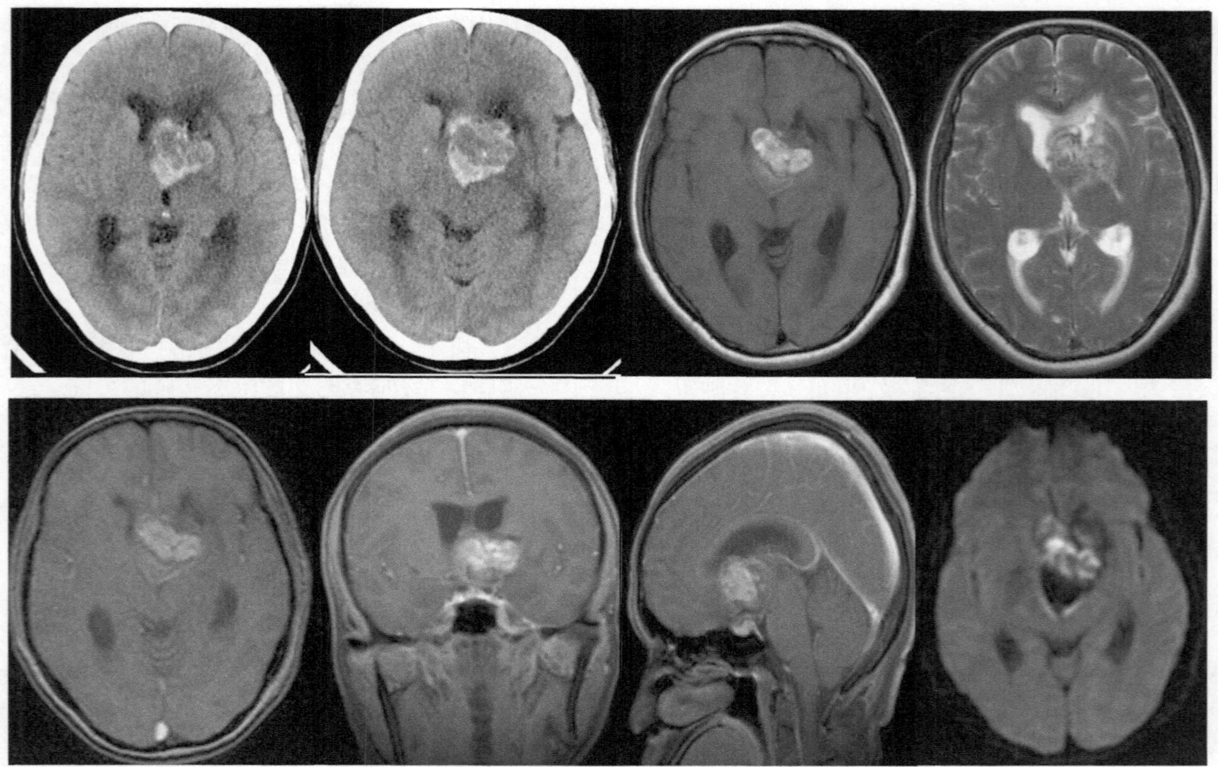

图 13-6-1　鞍上区海绵状血管瘤伴出血病例

第五节　前蝶骨未融合的骨化中心与假性脑膜瘤

Ratner & Quencer(1983)报告三例骨化中心未融合者,其中2例曾误诊为前床突的脑膜瘤,使用多轨迹断层发现一分离的,骨皮质完好的骨性结构位于前床突的后上方,认为是前蝶骨后面的副骨化中心未能与眶蝶骨融合所致。颅底的异常骨性致密影常常是脑膜瘤或骨肿瘤的X线征象。

要区别颅底骨质的正常变异与病理过程,了解蝶骨的发育是重要的。胚胎第一个3个月中,整个蝶骨软骨形成,此过程开始于垂体腺的后面,伸延向前,环绕拉克囊肿的茎,然后形成软骨性前蝶骨前面。出现5个骨化中心,逐渐融合成为:眶蝶骨、前蝶骨、蝶骨基底、大翼和翼板。

与前床突发育有关的是3个骨化中心:眶蝶骨中心骨化在先(12~16周),随后为蝶骨基底中心(16~22周)与前蝶骨中心(28~40周)。前蝶骨又有5个骨化中心,三对(主要的、前副和后副)和两个不成对的(中央体中心之前部和后部)。

它们开始骨化于第三个3个月,主要中心首先骨化形成将来的鞍结节,中央体中心的前、后部和前副中心骨化较迟,前者融合于眶蝶骨的中脚形成蝶骨体,而后者融合形成交叉沟。

在第6个月,眶蝶骨与前蝶骨中心的不同部分之间的融合已经开始。该作者考虑这些病例中双侧的完好骨皮质结构者为后副中心,未能与眶蝶骨的后脚的后内缘(即将来的前床突)融合。

第六节　显著的蝶骨平台

在0ºCT横断扫描时,由于部分容积效应,蝶骨平台可显示为孤立的骨性结构,有时一侧前床突也与蝶骨小翼出现分离,而造成诊断疑难。

在此疑问区层面的上或下层面的边界连续观察或重扫以了解邻近结构的情况,或在有问题层面再照数字式X线平片,常可减少误诊或避免不必要的进一步检查。

一个斑片状额下区脑膜瘤引起的骨质增生,可类似于显著的蝶骨平台,但在前者在增强扫描时常可见对比剂强化。

蝶筛黏液囊肿和化脓性黏液囊肿可向上扩展犯及蝶骨平台,此时较低层面的CT图像必显示扩大的鼻窦伴存薄的皮质残迹。

第七节　岩床韧带钙化

经蝶鞍脑干层面CT横断图像上,有时可见二钙化线状影,从后床突伸向后外,这是岩床韧带,在成人常见钙化。

在连续CT层面上,它表现为从鞍背向下走行抵达岩骨尖。两侧对称的韧带钙化易于认识,单侧岩床韧带钙化就可能混淆于小脑上动脉或大脑后动脉之动脉硬化性血管钙化,后者以其围绕脑干的环状走行而与岩床韧带钙化有所区别。

第八节　鞍　　棘

经蝶鞍平面横断CT扫描,可见一骨性隆突从鞍背伸向前方进入垂体窝。通过鞍底冠状面扫描可见颈内动脉分成大脑前动脉和大脑中动脉,同时中线可见钙化高密度灶,为骨质密度的鞍棘,属正常的发育变异。它可能是骨形成的先天性缺损及随后的大多数头脊索段不完全退化所致。

第九节 蝶鞍的广泛气化

在CT横断图像上,经眶顶、鞍旁区及岩骨层面,可观察到前床突及整个鞍背广泛的膨胀气化,这在CT扫描中相当常见。这些气体的积聚不应混淆于颅内的游离气体。

第十节 误诊病例简介:斜坡及枕骨大孔区拉克囊肿与表皮样囊肿

详见本书 本卷 本篇 第四章 第八节 误诊病例简介:斜坡及枕骨大孔区拉克囊肿与表皮样囊肿。

第七章　海　绵　窦

第一节　海绵窦海绵状血管瘤

颅内脑外海绵状血管瘤比较少见，其中绝大多数位于海绵窦。如果术前诊断错误，术中经验不足造成损伤极易导致大出血而危及生命。

1. 病理学　海绵窦海绵状血管瘤起源于海绵窦壁的硬脑膜，向海绵窦内及其周围生长。向内侧生长可逐渐包绕颈内动脉，进一步向鞍上、鞍内甚至对侧海绵窦生长；向外侧则沿海绵窦壁的 2 层硬脑膜之间向中颅窝底方向生长，最终可完全占据中颅窝底。

海绵窦海绵状血管瘤是一种良性病变，它的组织病理学表现与身体其他部位海绵状血管瘤相同，肉眼呈紫红色或深红色血管性团块，类圆形或哑铃状，边界清楚、无包膜，切面呈海绵状或蜂窝状。显微镜下见病灶由密集而扩大的血管构成，管壁由菲薄的内皮细胞和成纤维细胞组成，缺乏弹力纤维和肌层，管腔内充满血液，异常血管间为疏松纤维结缔组织，其间无脑组织。病灶相对较大，一组病例最大直径平均为 5.1 cm。

2. 影像诊断　海绵窦海绵状血管瘤主要表现为海绵窦肿块，单发病灶，体积较大，最大径常达 5 cm 以上。因病变常同时累及海绵窦和鞍内，肿块形态呈哑铃状或类圆形，海绵窦部分大，鞍内部分小。肿块边缘清晰，与正常组织界限清楚。颈内动脉部分或全部被病变组织包绕，可受压移位并可变窄。病灶周围无水肿。

T_1WI 上病变呈等信号或稍低于脑灰质信号，信号大多较均匀，病灶内无血管流空效应；T_2WI 表现为类似于脑脊液的均匀极高信号，具有特征性；增强扫描多呈均匀显著强化。

目前多数学者认为这些特征性的 MRI 表现是诊断颅内脑外海绵状血管瘤的关键。这是因为血窦内血液流动相对缓慢，因此病灶未见血管流空现象；密集排列的血窦之间无正常脑组织，而血液主要是由水与血红蛋白等组成；所以病变在 T_1WI 图像上呈较均匀的稍低信号或等信号，在 T_2WI 图像上表现为高信号；注射 Gd-DTPA 后，由于缩短了血液的 T_1 弛豫时间，在 T_1WI 图像上病灶明显强化；一组病例 9 例中有 8 例表现出上述特征。

有报道动态增强扫描可显示海绵窦海绵状血管瘤从周边逐步向中央强化的特点，同其他部位的海绵状血管瘤相似。该组病例增强扫描 1 例呈不均匀强化，周边显著强化，中央轻、中度强化，但未做延迟扫描。

与脑内海绵状血管瘤不同，海绵窦海绵状血管瘤钙化、出血少见，病灶周围少有含铁血黄素沉积，所以病灶周围不出现典型脑内海绵状血管瘤含铁血黄素沉积形成的长 T_1、短 T_2 低信号环。一组 9 例均无出血、钙化。

3. 鉴别诊断

（1）脑膜瘤：脑膜瘤是鞍旁最常见的占位性病变，信号多为等 T_1、等 T_2 信号，增强扫描明显强化，部分病灶边缘可见“脑膜尾征”，邻近骨质多表现为反应性增生。而海绵窦海绵状血管瘤 T_2WI 呈类似于脑脊液的均匀极高信号，信号明显高于脑膜瘤，增强扫描非常显著强化，高于脑膜瘤的强化，邻近骨质为受压、吸收变薄而非增生改变。

（2）神经鞘瘤：鞍旁神经鞘瘤信号特点多为 T_1WI 略低信号，且信号不均匀（病灶易出现囊变、钙化），T_2WI 信号较低。增强扫描出现环形强化。常有相应颅神经症状。

（3）垂体大腺瘤：以鞍底向上生长突破鞍隔出现“束腰征”，信号多为等 T_1，等或稍长 T_2 信号，且易产生囊变、坏死。常伴鞍底下陷,局部骨质吸收变薄。包绕或推移一侧或双侧颈内动脉,颈内动脉管径可缩小,此征象易与海绵窦海绵状血管瘤混淆。但海绵窦海绵状血管瘤 T_2 呈类似于脑脊液的均匀极高信号,增强扫描非常显著强化可与其鉴别。

综上所述,MRI T_2WI 呈类似于脑脊液的均匀极高信号,增强扫描非常显著强化,是海绵窦海绵状血管瘤诊断和鉴别诊断的重要依据。

第二节 海绵窦综合征

海绵窦综合征,又称 FLTX 综合征Ⅱ,或 Foix 综合征,是由多种病变累及海绵窦的动眼神经、滑车神经、外展神经及三叉神经眼支引起以痛性眼肌麻痹为特征的一组临床综合征。

海绵窦虽小,但结构较复杂,位于蝶窦、蝶鞍及垂体两侧,为硬膜外静脉丛,引流眼静脉、蝶顶窦及前、后海绵间窦的静脉血,流入岩上窦及颈内静脉。海绵窦内有颈内动脉海绵窦段及其分支和穿行其中第Ⅵ对颅神经;Ⅲ、Ⅳ、V_1 对颅神经走行在海绵窦外壁两层硬膜间,而颅神经 V_2 位于海绵窦外下壁。正常海绵窦增强扫描宽约 5 mm,两侧海绵窦宽度差异小于 2 mm;眼上静脉位于眶内视神经上方,正常两侧眼上静脉宽度对称,约 1 mm。

1. 临床表现　各种疾病累及海绵窦均可导致海绵窦综合征,包括细菌或真菌性感染、肉芽肿性疾病、血管性疾病以及肿瘤等。

有作者报道 151 例海绵窦综合征患者,其中肿瘤所占比例最大(45 例),其次为外伤(36 例),而 Tolosa Hunt 综合征占 19 例。

另有作者报告 19 例海绵窦综合征,Tolosa Hunt 综合征 11 例,肿瘤仅占 3 例。

其他作者报告 28 例中,颈内动脉海绵窦瘘 11 例,鼻咽癌转移 15 例,感染性海绵窦血栓 2 例。

一组 43 例资料中,有原发肿瘤 29 例,鼻咽癌转移 11 例,颈内动脉海绵窦瘘 3 例。

国内外各地文献报道引起海绵窦综合征的病因不一致,可能与患者来源不同、医院特色不同等因素有关。

2. 影像学研究　该组肿瘤以垂体大腺瘤常见(占 15 例)。垂体腺瘤尽管组织学上属良性肿瘤,但由于海绵窦与垂体间无骨性间隔,病变可向鞍旁侵袭性生长,压迫或侵入海绵窦产生Ⅲ、Ⅳ、Ⅵ及 V_1 颅神经损害,包绕颈内动脉,引起海绵窦综合征,多为慢性病程。有报道以海绵窦综合征为首发症状的垂体瘤卒中。

该组中颈内动脉被包绕 11 例,对于垂体大腺瘤患者,颈内动脉是否被包绕直接关系到治疗方案的选择,如果颈内动脉被包绕,手术只能采取姑息切除的方式,术后辅以放疗或化疗。鼻咽癌颅底转移较常见,病变经破裂孔、卵圆孔或直接破坏颅底骨质侵犯海绵窦,引起海绵窦综合征。有作者报道鼻咽癌经神经血管通路累及海绵窦,不伴有颅底骨质改变,该组病变未见此种表现。随着病变进展向后颅窝侵犯,而影响后组颅神经,出现颅神经侵犯症状和眼球活动受限,部分病例以海绵窦综合征为首发症状而就诊。该组有 2 例以眼胀痛、复视及视力下降就诊。

脊索瘤、颅咽管瘤、脑膜瘤及三叉神经瘤对海绵窦的影响,主要是肿瘤向鞍旁生长,直接压迫海绵窦,引起海绵窦综合征,表现为海绵窦变形, MRI 示颈内动脉血管流空显示不清或消失。脊索瘤以枕骨骨质破坏为主,密度及信号不均匀;颅咽管瘤表现为囊性或囊实性病变伴囊壁蛋壳样钙化为特征;脑膜瘤可伴有局部骨质增生硬化;三叉神经瘤表现为跨中后颅窝哑铃状肿瘤伴岩骨尖骨质吸收。

颈内动脉海绵窦瘘可分为外伤性或自发性,以外伤性多见,该组 3 例均为外伤引起。由于颈内动脉海绵窦段损伤,动脉血经破口流入海绵窦,使海绵窦增宽,窦内压增高,同侧眼上静脉增粗,大脑前、中动脉压力相对减小,血流减少,血管管径变细,显影变浅。

(1)外伤性颈内动脉海绵窦瘘有以下特点:有明确的头部外伤史,搏动性眼球突出,眼结膜充血、水肿,眼球运动受限及视力下降。CT 及 MRI 表现为眼球突出,海绵窦不同程度增宽,同侧的眼上静脉增粗。Ohtsuka & Hashimoto(1999)认为海绵窦增宽超过 15 mm 或比对侧宽 5 mm,同侧眼上静脉超过 3 mm,考虑为外伤性海绵窦瘘。动脉造影或血管成像显示颈内动脉海绵窦段显影同时,海绵窦及增粗眼上静脉显影,大脑前中、动脉显示浅淡,管径较细。

（2）比较影像学：海绵窦综合征可由不同的病因引起，影像学检查对于海绵窦区病变的诊断具有重要意义。常规 CT 扫描不能清楚显示海绵窦，薄层 CT 增强扫描能显示海绵窦宽度，了解局部骨质有无骨质破坏、骨质增生及骨折。

MRI 检查因无颅底骨质伪影干扰，不仅能显示海绵窦区病变，还能对病变进行诊断与鉴别诊断，了解病变累及海绵窦情况及有无颈内动脉包绕。临床疑诊颈内动脉海绵窦病变时应行 CTA、MRA，必要时行 DSA 检查，以全面了解颈内动脉海绵窦瘘病理生理和血流动力学改变。因此，正确认识海绵窦综合征的影像诊断价值，为临床治疗方案的选择提供重要的参考价值。

第三节　诊断陷阱：海绵窦脂肪

鞍旁区 CT 扫描有时可见海绵窦内低密度影 CT 值约 -60 HU，为脂肪组织。

此脂肪来源于眼眶，因为动眼神经与上眼静脉均经眶上裂直接交通于海绵窦，这也是眼眶和颅内额区静脉引流的途径。

海绵窦内的颅神经可以看见，它们密度一致，但密度并不低。

第十四篇　颅底疾病

第一章　颈静脉孔区

第一节　颈静脉孔区常见病变简介

颈静脉孔区肿瘤种类繁多，术前诊断困难。

1. 颈静脉孔解剖及肿瘤种类　颈静脉孔是枕骨和颞骨岩部之间的骨性孔道，中间由嵴和纤维隔（颈静脉孔棘）分成前内侧的神经部及后外侧的血管部。神经部包含有舌咽神经、Jacobsen 神经和岩下窦；血管部包含有迷走神经、Arnold 神经、副神经和颈内静脉、脑膜后动脉。舌咽神经、迷走神经和副神经出颅后由同一结缔组织鞘包绕，上与硬脑膜相连。

颈静脉孔区肿瘤可以原发于颈静脉孔内神经根、副神经节和脑膜；也可起源于周围的骨质、内淋巴囊和胚胎残留组织。神经鞘瘤和副神经节瘤最为常见，起源于脑膜、颈静脉孔骨质和胚胎残留组织的肿瘤相对少见，但种类繁多，术前诊断相对困难。

2. 肿瘤位置、形态及生长方式　准确定位是肿瘤影像分析及诊断的第一步，而肿瘤的形态、生长方式在一定程度上反映了肿瘤的生物学特性，对肿瘤定性有一定帮助。综合分析该组资料，不同种类的肿瘤位于颈静脉孔区不同的部位，生长方式不同而呈现不同的形态特点。

神经鞘瘤起源于第Ⅸ～Ⅺ对颅神经神纤鞘膜的许旺细胞，肿瘤中心常位于颈静脉孔前内侧部，颈静脉球部受压后移；肿瘤沿着神经根向颅内、外生长，颅外部分位于颈动脉鞘内，颈内动、静脉向前外侧推移。

副神经节瘤起源于颈内静脉顶端血管膜，中心位于颈静脉孔的血管部；由于肿瘤没有包膜，边界不清，较大者边缘分叶。肿瘤可沿 Jacobson 神经或 Arnold 神经侵犯下鼓室及乳突部，或直接破坏鼓室壁，同时合并鼓室球瘤。少数为恶性，可向远处转移。

脑膜瘤常紧贴颅骨、硬脑膜，宽基底与其相贴，颅外部分可以环绕颈动脉鞘生长。这与神经鞘瘤及颈静脉球瘤不同。

脊索瘤、软骨肉瘤、转移瘤肿瘤中心常位于颈静脉孔旁的骨质，脊索瘤更趋向于中线和中线旁的岩尖、岩枕联合区。

内淋巴囊肿瘤常位于颞骨后内侧岩骨表面，相当于中耳裂处。

3. 骨质破坏特点　该组资料显示，神经鞘瘤、较小副神经节瘤、脑膜瘤、颅咽管瘤和内淋巴囊乳头状腺瘤均表现为颈静脉孔膨胀性扩大的良性征象。

而较大的副神经节瘤、脊索瘤、软骨肉瘤、转移瘤均表现为浸润性、溶骨性骨质破坏，边缘不规则、虫蚀状，为侵袭性、恶性肿瘤表现。其中脑膜瘤可见结节样骨质增生，与颅内脑膜瘤一样，为其特征性表现。

脊索瘤内出现点条状残存骨，而软骨肉瘤内的小环形钙化具有定性价值。该组的软骨肉瘤蒂部为骨块突起，推测可能为骨软骨瘤恶变所致。

内淋巴囊腺瘤或癌如显示前庭导水管喇叭样扩大，对本瘤的诊断具有决定性价值，肿瘤中心位于中耳裂也可提示诊断。

肿瘤信号特点和强化形式：MRI 信号可以一定程度上反映肿瘤的组织学成分，对肿瘤的定性有帮助。该组中神经鞘瘤大部分为囊实性混杂信号，这是由病理上瘤细胞排列密集的 Antoni A 区及瘤细胞排列稀疏的 Antoni B 区 2 种结构混杂而成。这 2 种成分比例决定了肿瘤囊实性比例和信号，AntoniA 比例大，实性成分多，T_2WI 呈等信号；Antoni B 比例高，则囊性成分多，T_2WI 呈高信号。

副神经节瘤实性肿瘤内富含血管，T_1WI 及

T_2WI 上均可见粗大的点状、条状流空血管影，呈胡椒盐征，增强扫描肿瘤明显强化，具有一定的特点。但较小的肿瘤（直径 <1 cm）一般不出现典型的胡椒盐征，要注意与其他肿瘤鉴别。

脑膜瘤 T_1WI 及 T_2WI 呈等信号，增强扫描明确强化，可见脑膜尾征。

脊索瘤和软骨肉瘤均可有钙化。软骨肉瘤一般钙化更多，可出现典型的小环形钙化，强化较脊索瘤更明显，有时两者鉴别较困难，需依赖病理免疫组织化学确定诊断。

颈静脉孔区颅咽管瘤极少见，因肿物内含有胆固醇结晶，在 T_1WI 及 T_2WI 均呈高信号，有一定的特点，但与表皮样囊肿、皮样囊肿难鉴别。肿瘤可因出血、钙化等，信号混杂，如合并出血还可以出现液 - 液平面。

内淋巴囊腺瘤或癌由于肿瘤内的胶样物质、胆固醇结晶或出血后含铁血黄素沉着，MRI 信号混杂。肿瘤血供也丰富，增强扫描呈明显不均匀强化。

转移性肿瘤的 MRI 信号多样，没有特异性，但可从患者年龄、原发肿瘤情况等进行综合分析、排除其他肿瘤而确定诊断。

第二节　少见的累及颈静脉孔区肿瘤

颈静脉孔位于颞骨岩部下内侧，通常由颞骨和枕骨共同构成。原发于颅底的肿瘤累及此区域较常见的有颈静脉球瘤，但还有部分原发于颅底的肿瘤也可累及此区域。

1. 面神经肿瘤　原发性面神经肿瘤几乎均为良性肿瘤，发病率较低，可发生于任何年龄，但发病高峰年龄通常为青壮年。肿瘤可发生于面神经的任何部位。病理上主要分为来源于神经束膜雪旺细胞的神经鞘瘤（较常见）和来源于神经束膜结缔组织的神经纤维瘤，但从临床和影像学表现上两者很难鉴别。

（1）临床表现：面神经肿瘤的临床表现因其生长部位的不同而异，早期症状隐匿，易漏诊、误诊。面神经瘫痪是面神经肿瘤的主要临床表现，其典型表现为缓慢渐进性面神经麻痹，反复发生的间歇性面神经麻痹和半面麻痹。部分患者还伴有听力下降、耳鸣、耳聋、眩晕等症状。

（2）影像学研究：面神经走行可以分为 5 段。腮腺段、乳突段、鼓室段、迷路段、内听道段以及颅内段。累及颈静脉孔区的面神经肿瘤主要来源于鼓室段和乳突段。

CT 主要是通过显示骨质内部的面神经管而间接反映面神经情况。HRCT 薄层扫描可以清楚地显示面神经管。HRCT 像上可见面神经径路上出现软组织肿块和面神经管扩大、破坏吸收；鼓室段面神经肿瘤主要表现为鼓室与中耳腔内软组织充填，可形成膨胀性骨质缺损，听骨链受压移位或破坏，乳突段面神经肿瘤主要表现为面神经管垂直段扩大或破坏吸收，肿块可突入颈静脉孔内，乳突气房面神经走行区内可见软组织肿块，常向鼓室段和腮腺段蔓延。增强扫描可见扩大或破坏的面神经管内软组织肿块明显强化。

MRI 表现为大部分肿块呈圆形或类圆形，肿块较大时呈分叶状，边界清晰；其信号既可均匀也可不均匀，典型的肿块在 T_1WI 上呈等信号或略低信号，与肌肉类似；T_2WI 上呈等信号或略高信号，与周边脑皮质信号类似。MRI 具有很高的软组织分辨率，使用钆对比剂增强扫描，可使未引起周围骨质改变的微小病灶的显示成为可能。增强扫描肿块呈轻度至明显强化；较小肿块呈均匀强化，较大肿块呈不均匀强化。其中有少部分病灶发生囊变，于 T_1WI 上呈低信号，T_2WI 上呈高信号，增强扫描呈不强化的囊状信号。

2. 中耳癌　耳部肿瘤种类较复杂，简单的可以分为良性和恶性两类。发生于中耳的恶性肿瘤非常少见，但恶性程度很高，其最常见的病理类型为鳞形细胞癌。

（1）临床表现：中耳癌的发病率很低，约为百万分之一，其男女比率相当，常见于年长者。中耳癌的临床表现不具有特征性，通常和慢性中耳炎表现极为相似，且常合并慢性中耳炎，因此易被误诊。但是一旦患者表现有反复的慢性中耳炎症状时，必须警惕恶性变的可能。

早期中耳癌的症状不典型，其临床表现包括传导性、神经性或混合性耳聋、耳痛、眩晕、耳鸣等。随着病情的发展，耳部症状会进一步加剧，同时出现周围组织受侵犯的相关表现(头痛、张口困难等)。耳部局部临床检查可发现耳道、鼓室内有息肉样肿物或肉芽及分泌物(通常为血性)。

(2)影像学研究:中耳癌的影像学表现是其临床分期的重要依据,有关中耳癌的临床分期并不统一,但大致相似。常用的有 T-staging system 分期法(表 14-1-1)。

表 14-1-1　中耳癌 T-staging system 分期

T_1 肿瘤局限于原发部位,无面神经麻痹,影像学检查无骨质破坏
T_2 肿瘤扩散到原发部位以外,其指征是面神经麻痹或影像学检查发现骨质破坏的证据。但未超出原发灶所在器官的范围
T_3 临床或影像学检查均发现有向周围结构扩散,如硬脑膜、颅底、腮腺、颞颌关节等
T_4 没有足够的资料进行分期,包括患者已在他处就诊并接受过治疗

从上述分期中可以看出,T_3 期及以后的肿瘤会累及颈静脉孔区,此时需与颈静脉球瘤等鉴别。CT 对骨组织的显示具有明显优势。其 CT 表现为中耳部位密度均匀的软组织肿块,增强扫描可见中度强化;肿块周围骨质呈溶骨性破坏,形态极不规则,其边缘较清楚,无骨硬化表现。肿瘤破坏范围广泛,较常累及周围骨质,如听小骨、颞骨、枕骨、蝶骨等,同时累及外耳道前、后壁(前壁比后壁严重),肿瘤向下累及鼻咽部、咽旁间隙,但破裂孔多无破坏,咽隐窝变浅无僵硬;颞下窝和颞下颌关节受累。向上可见大脑颞叶受累,形成边界清晰、密度均匀的软组织肿块,周围无明显水肿。中耳癌可侵犯颈静脉球窝,骨质破坏类似颈静脉球瘤,但罕见报道。

与 CT 相比,由于不受颅底骨质部分容积效应的影响,MRI 能更加清晰地显示肿瘤的大小和范围。其典型表现为鼓室内软组织增多,T_1WI 上呈中等信号,T_2WI 上呈不均质高信号,当病变侵及脑白质时,可见病灶边缘有高信号的水肿带;增强扫描病灶较明显强化。虽然 MRI 对病灶周围骨质破坏情况显示不敏感,但对肿瘤累及周围软组织的情况显示非常清晰,尤其是在与神经源性肿瘤的鉴别诊断方面显示出明显优势。

3. 颈静脉孔内的神经源性肿瘤　颈静脉孔区的神经鞘瘤非常罕见,通常起源于第Ⅸ、Ⅹ、Ⅺ对颅神经。一般为生长缓慢的良性肿瘤。颈静脉孔区神经鞘瘤占颅内所有神经鞘瘤的 2.9%~4.0%。尽管目前对此部位肿瘤的认识有所提高,但是这些肿瘤究竟是起源于哪对颅神经尚不完全清楚。相对而言,该区域神经纤维瘤更罕见。

(1)临床表现:颈静脉孔区神经鞘瘤的临床表现比较复杂,与肿瘤的起源有着密切关系,而且肿瘤的大小和累及的部位不同都会有不同的临床表现。最典型的临床表现是颈静脉孔综合征(第Ⅸ、Ⅹ、Ⅺ颅神经麻痹),但并不是所有的患者都有此表现。随着肿瘤增大,部分患者会出现脑干受压及脑水肿表现,部分文献也有面瘫和听力减退的报道,但并不常见。

(2)影像学研究:HRCT 骨算法重组像上可见颈静脉孔扩大,周围骨质受压、硬化,密度增高,边界清晰,边缘整齐。软组织窗上可见部分病灶平扫呈均匀的等密度或略低密度,增强扫描有中度至明显强化;部分病灶由于发生坏死或囊变平扫呈不均匀的低密度、等混杂密度,增强扫描周围实质部分有强化,其内的囊变或坏死灶不强化。随着肿块增大,可有周围结构受压的征象,当肿块延伸到桥小脑角处时可见明显的脑干受压,第四脑室受压的征象。

MRI 可见颈静脉孔扩大,其内病灶在 T_2WI 上呈高信号,T_1WI 上呈低信号,增强扫描可见病灶明显强化。部分病灶内部信号不均匀,有囊变或坏死。位于桥小脑角处的神经鞘瘤通常不会引起内听道的扩大。

4. 颅底软骨肉瘤　颅底软骨肉瘤通常起源于颅底骨质连接处,形成软骨成分的恶性肿瘤,其恶性程度较低,生长缓慢,早期临床上通常无任何不适的表现,直到肿瘤增大后,患者才会出现临床症状。确切地说,颅底软骨肉瘤是一组生物学行为不同的肿瘤,该肿瘤约有 90% 以上组织学分型为低至中级(1~2 级),其恶性程度低,具有很差的侵袭性和很低的转移能力;有 3%~5% 的肿块可以归为 3 级,呈现出很强的侵袭性和很强的转移能力。

(1)临床表现:颅底软骨肉瘤无论级别高低,其临床表现不具有特征性。由于肿瘤的大小和生长部位不同,其临床表现各异。临床上累及颈静脉孔区的较大颅底软骨肉瘤通常表现为颅神经受侵(如累及面神经,出现面瘫等)和脑干受压。

(2)影像学研究:累及颈静脉孔区颅底软骨肉瘤的 CT 图像显示,颈静脉孔区内可见等或略低的软组织肿块,增强扫描可见不同程度的强化,在高分化的软骨肉瘤内可见多处点、片状钙化;病灶周围骨质可见不同程度的破坏,低度恶性肿瘤周围骨质呈膨胀受压性破坏,无骨膜反应,边界较清晰;高度恶性肿瘤周围骨质呈溶骨性破坏，有骨膜反应，无明显边界。

MRI 平扫，可见病灶在 T_1WI 上呈低信号、等信号，在 T_2WI 上呈不均匀高信号；部分肿瘤，特别是高分化的黏液样软骨肉瘤，其内可见无信号的钙化灶。增强扫描可见不均匀强化。

5. 朗格汉斯细胞组织增生症　朗格罕细胞组织增生症通常包括：嗜酸性肉芽肿、韩 - 薛 - 柯病、勒 - 雪病。嗜酸性肉芽肿是其中一种最常见且预后最好的良性疾病，其好发于颅骨、长骨、肋骨、椎骨等，临床上常表现为单中心或多中心的溶骨性破坏性疾病。

（1）临床表现：嗜酸性肉芽肿好发于儿童和青少年，发病率很低，很少侵及全身各系统。颅部嗜酸性肉芽肿累及单侧颞骨较常见，而双侧颞骨同时受累很少见。其与慢性中耳乳突炎的临床表现极为相似。耳漏、传导性耳聋、软组织肿胀常见，部分病例也可见神经性耳聋。

（2）影像学研究：发生于颞骨的嗜酸性肉芽肿较有特征性。平片上可见乳突区局部骨质呈溶骨性破坏缺损，典型者呈“纽扣”样死骨（颅骨破坏及破坏的区域内残留小骨），边界清晰，不规则，其周围可见不同程度的骨质硬化，未见骨膜反应；CT 像上还可以发现骨质缺损区内有等密度或略高密度软组织肿块，增强扫描可见明显强化。病灶较大时可累及同侧颈静脉孔、外耳道、鼓室等病灶周围的结构，表现出周围结构受侵的征象。MRI 上可见病灶在 T_1WI 上呈低等信号，T_2WI 上呈不均匀高信号，增强扫描可见明显强化，边界清晰。

6. 内淋巴囊乳头状囊腺癌　内淋巴囊乳头状囊腺癌起源于内耳内淋巴囊壁上皮，是一种罕见的内耳肿瘤。尽管其血供丰富，但是恶性程度很低。

（1）临床表现：常见于成年人，女性多于男性。大部分患者最常见的症状为单侧听力损失、面神经瘫痪、搏动性耳鸣，眩晕等。症状可持续几个月至数年。病灶增大时，可侵犯邻近组织，表现出后组颅神经瘫痪的症状，颈静脉球窝综合征或桥小脑角综合征（听力丧失、面瘫、平衡障碍）。部分病例常伴发有希佩尔 - 林道病。

影像学研究：HRCT 软组织窗上可见颞骨内侵袭性软组织肿块，密度不均匀，肿块实质部分呈中等密度，又可见其内网状、毛刺状、点状的骨样结构高密度和囊状低密度。骨窗上可见病灶周边的颞骨岩部骨质呈“蜂窝状”溶骨性破坏，骨破坏边缘呈“虫蚀”样。增强扫描肿瘤实质部分明显不均匀强化，有囊变者，其囊壁呈环形强化。当肿块增大（>3 cm）时，常侵犯周围结构，可见邻近结构破坏。

MR T_1WI 上肿瘤信号不均匀，其内可见局部的高信号（由于肿瘤内部有“血管湖”或亚急性出血）、局部的低信号（由于肿瘤内部有骨组织或含铁血黄素）以及剩余部分的等信号；T_2WI 像上肿瘤不具有特征性，仅表现为中等信号或高信号。增强扫描肿瘤明显强化。随着肿瘤的增大，病变可向后颅窝扩展，此时可见肿瘤和脑组织之间有低信号（T_1WI 和 T_2W1）的脑膜相隔，增强有强化，如部分边缘显示欠清晰，则提示脑膜受侵。此外肿瘤可以向下侵犯颈静脉球窝。

7. 脑膜瘤　原发于颈静脉孔的脑膜瘤非常少见，其来源不详。大部分学者认为主要起源于颈静脉球区的蛛网膜绒毛细胞。此肿瘤好发于女性，男女比例约为 2:1。

（1）临床表现：临床表现不具有典型性。肿瘤主要以颈静脉孔为中心，呈离心性向各个方向浸润性生长，侵及不同的结构会有不同的临床表现。最常见的有：颈部肿块、听力丧失、声音嘶哑以及后组颅神经损害的症状等。

（2）影像学研究：由于肿瘤呈离心性浸润的生长模式，因此在 HRCT 骨窗像上其典型表现为颈静脉孔扩大，边缘骨质不规则破坏，但是残存骨质的密度和结构还相对完好。部分病例可引起周围骨质增生、硬化。软组织窗像上可见扩大的颈静脉孔区内有呈球形或分叶状的软组织影，可向周围结构浸润生长，部分病例软组织肿块中可见斑片状钙化影。增强扫描可见肿块呈明显均一的强化。

MRI 上可见以颈静脉孔为中心生长的软组织肿块，其信号较均匀，T_1WI 上呈等信号或略低信号，T_2WI 上呈略高信号。增强扫描，T_1WI 可见病灶呈明显均匀强化，典型病例还可见“脑膜尾征”。当肿块生长较大时，可侵及颅外，形成颅外软组织病灶。Shimono 等（2005）的研究表明，颅内、外病灶信号有明显不同，颅内病灶信号无论在 T_1WI 上还是在 T_2WI 上均较颅外病灶高。这主要是由于颅内和颅外病灶中肿瘤细胞和间质胶原纤维束的比例不同（颅内软组织病灶的肿瘤细胞较丰富，间质胶原纤维较稀疏；颅外软组织病灶则相反）。

原发于颅底的肿瘤病种较复杂，当累及颈静脉孔区时，其临床和影像学表现有很多重叠之处，因此结合临床特点和影像学表现对其鉴别诊断较难，最终确诊还需依靠病理学检查。

第二章　颅　　底

第一节　颅底软骨瘤

Ollier病是伴有软骨发育障碍和肢体畸形的多发性软骨瘤，可发生于骨髓腔、骨皮质和骨膜，以髓腔多见，多发生于男性青少年，肿瘤累及软骨内化骨的骨骼，以掌指骨多见，四肢长骨中以股骨、胫骨多见，其次为椎体、骨盆和肋骨端。

本病多累及两侧，以一侧为主。主要症状是多发性肿块及局部膨胀变形，呈骨性硬度。常合并各种畸形，尤以前臂与小腿多见。典型X线表现为骨囊状破坏、边缘硬化及破坏区内砂粒样钙化，其中囊状透光区内的钙化影被认为是诊断内生软骨瘤的主要依据。

颅底软骨瘤罕见，占全部颅内肿瘤的0.2%~0.3%，常见位于中颅窝底鞍旁硬膜外。CT表现为高而不均匀密度的肿块，呈分叶状，如菜花或类圆形，界限清楚，瘤内有点片状钙化，或"C"形、螺纹状钙化。

有这种钙化常表明肿瘤为软骨源性，可以是软骨瘤或软骨肉瘤。但是瘤基底部无骨质破坏是软骨瘤的典型表现。增强后肿瘤内无钙化和无黏液变性部分可轻度强化，密度不均匀。

MRI显示肿瘤内软骨基质在T_1WI为低信号或中等信号，在T_2WI上为中等信号或高信号，钙化或骨碎片为低信号。肿瘤呈不均匀增强。瘤周无脑实质水肿。

一例病变影像表现典型，并具以下特点：双侧发病，以左侧为主伴左上肢畸形；多发，包括四肢、颅底。因此可明确诊断Ollier病。

在多发性内生性软骨瘤或Maffucci综合征中，如出现颅底的钙化病灶，则软骨瘤为第一诊断。在以往的文献中，未发现颅底软骨瘤周围出现水肿的报道，而该例瘤周水肿显著，系巨大瘤体压迫脑实质所致。

第二节　舌下神经管与舌下神经

详见本书 本卷 第十一篇　第八章 舌下神经。

第三节　颈动脉管外口和鼓小管下口

关于人类颅骨的孔、窦、管、沟、裂的形状、大小及其周围的某些结构的变异是影像工作者时刻都应注意的问题。

有作者报告133例完整的成人颅骨（未分性别），均无病态或变形，可分为以下15项。

1. 颈动脉管外口的形状　颈动脉管外口位于颞骨锥体底面的后外侧部。根据133例成人颅骨的266个颈动脉管外口的形状可区分为3种：圆形、卵圆形及南瓜仁形。其左、右侧的出现率及百分率均不相同。在右侧它们分别占50.3%，29.3%，20.3%；在左侧分别为45.8%，38.3%，15.7%。可以看出：颈动脉管外口的形状以圆形为最多、卵圆形次之，它并非像某些教科书中所记载的那样全是圆孔。同时，颈动脉管外口的形状和大小与一般颅形之间的关系不甚明显。

2. 颈动脉管外口的长径与宽径(长径为从外口的前缘中点至后缘中点之距离，宽径为测取外口两侧缘间最宽处的距离)

(1)长径：最大值左、右侧为 8.00 mm；最小值为 4.00 mm；平均值右侧为 6.03 mm，左侧为 6.05 mm；标准差右侧为 0.797 mm，左侧为 0.815 mm；标准误右侧为 0.067 mm，左侧为 0.071 mm。

(2)宽径：最大值左、右侧为 11mm；最小值右侧为 5 mm，左侧为 4 mm；平均值右侧为 7.99 mm，左侧为 8.06 mm；标准差右侧为 1.131 mm，左侧为 1.153 mm；标准误右侧为 0.098 mm，左侧为 0.100 mm。

3. 颈动脉管外口距颈静脉窝(为从外口后缘中点至静脉窝前缘中点)与锥体尖端之间的距离(为从外口内侧缘至锥体前内侧部粗糙面中点)

(1)距离颈静脉窝：最大值右侧为 7 mm，左侧为 5 mm；最小值左、右侧相等，为 0.5 mm；平均值右侧为 1.31 mm，左侧为 1.66 mm；标准差右侧为 0.895 mm，左侧为 0.984 mm；标准误右侧为 0.078 mm，左侧为 0.085 mm。其原因是由于颈动脉管外口与颈静脉窝之间的嵴厚薄或岩小窝大小有关。

(2)距离锥体尖端：最大值右侧为 19 mm，左侧为 18 mm；最小值右侧为 8 mm，左侧为 7 mm；平均值右侧为 13.53 mm，左侧为 14.05 mm；标准差右侧为 2.050 mm，左侧为 2.172 mm；标准误右侧为 0.178 mm，左侧为 0.188 mm。这与颞骨锥体尖端长短有关，同时也说明人颅骨的两侧是不完全对称的。

4. 国人不同地区颈动脉管外口长、宽径与颈静脉窝及锥体尖端间距离比较　根据对湖北武汉地区收集 49 例和吉林长春地区收集 84 例左、右侧颈动脉管外口长、宽径与颈静脉窝及锥体尖端之间的距离测量结果，经 t 值检验，发现存有地区性差异，如长春组左侧颈动脉管外口长径大于武汉组，$t=2.16>1.98$，$P<0.05$；长春组左侧颈动脉管外口宽径大于武汉组，$t=2.02>1.98$，$P<0.05$；颈动脉管外口距离颈静脉窝武汉组右侧大于长春组，t 值 $3.39>2.62$，$p<0.01$。综上所述，可以看出，颈动脉管外口长、宽径长春组左侧要大于武汉组；同时也说明颈内动脉口径要略大于武汉组。此外，颈动脉管外口与颈静脉窝之间的嵴或岩小窝形态一般武汉组右侧大于长春组。

5. 对鼓小管下口的出现率与颈静脉窝的形态观察　鼓小管下口是位于颈动脉管外口与颈静脉窝之间的岩小窝底部的一小孔，有舌咽神经鼓室支及咽升动脉的鼓室支通过。有作者认为，颈静脉窝与颈动脉管外口之间的嵴上，有时有一刚可辨认的岩小窝，其底有鼓小管下口。有作者对 133 例颅骨的鼓小管下口进行观察，结果发现左、右侧出现率为 122 例，占 91.7%；右侧不存在者为 4 例，占 0.3%；左侧不存在者为 7 例，占 0.5%。以上说明鼓小管下口绝大部分存在，但在个别颅骨缺如。

颈静脉窝位于颈动脉管外口的后侧，为一深窝(其内容纳颈静脉上球)，是构成颈静脉孔的前界及外侧界。关于颈静脉窝之大小、深浅，观察结果是：右侧较大而深者为 115 例，占 86.5%，较小者为 18 例，占 13.5%；左侧较大而深者为 24 例，占 18%，较小者为 109 例，占 82%。左、右侧大小相等者为 15 例，占 11.3%；不等者为 118 例，占 88.7%。由此可见，颅骨颈静脉窝大小，左、右侧绝大部分是不相等的，且右侧大于左侧居多。究其原因，认为可能与颈内静脉起始处，颈静脉上球位于右侧颈静脉窝内比左侧较为膨大有关，致使右侧颈静脉窝也随之宽广，但与此相反的左侧也可见到。

第三章　颅底常见病变 CT 与 MRI 评价

第一节　前颅底病变

颅底由筛骨、蝶骨、枕骨、额骨及颞骨组成，形态复杂，毗邻许多重要结构，病变种类繁多，涉及多个临床学科。现代 CT 与 MRI 已能清楚展示肿瘤的部位，对局部颅底骨质，尤其是颅底孔道的侵犯及脑实质改变等，对手术治疗具有重大的指导价值，术前 CT、MRI 检查已成为颅底外科必不可少的“线路图”。

CT 检查须采用螺旋扫描及薄层图像重建，有助于显示骨骼改变，以多层螺旋扫描为佳，层厚一般取 1.0~2.5 mm，算法包括标准算法与骨算法，分别显示软组织与骨骼改变。常规行 1.25~0.5 mm 层厚重建以及多平面重建，肿瘤性病变常规包括平扫与增强扫描。

MRI 检查对脑实质及脑膜受累或病变的显示明显优于 CT，常规包括轴位与矢状位或冠状位 T_1WI、T_2WI 及 FLAIR 序列，加脂肪抑制技术，视野 20~25 cm，层厚 3~5 mm，肿瘤患者或疑为脑膜受侵者常规行增强扫描。并行采集技术有助于缩短扫描时间及减少运动伪影。

前颅底常见病变 CT 及 MRI 表现如下。

1. 嗅沟脑膜瘤 本病是前颅底最常见的肿瘤之一，也是脑膜瘤的好发部位之一，起源于蛛网膜帽细胞，位于前颅底中线及其两侧，瘤体主要位于颅内，但也可穿透筛板侵犯筛窦与鼻腔，以矢状位及冠状位图像显示最佳。CT 与 MRI 上肿瘤表现为宽基底肿块，信号及密度近似脑皮质，瘤 - 脑界面清楚，周围脑实质受压移位，有时可见明显的血管源性水肿，增强扫描肿瘤明显强化。CT 骨窗可显示肿瘤邻近骨质增生或侵蚀。

2. 鼻腔与鼻窦癌　以鳞癌最为多见，其中好发于上颌窦，鼻腔与筛窦次之，肿瘤较大时可穿破前颅底侵入颅内，CT 显示局部骨质破坏，以冠状位及矢状位重组图显示最佳，CT 与 MRI 显示鼻窦 - 前颅底肿块，呈等密度或混杂密度，等或稍长 T_1 信号、T_2WI 中等信号，原因为肿瘤细胞较密集，增强扫描肿块实性部分明显及均匀强化，出血及坏死成分无增强。

3. 嗅神经母细胞瘤　起源于嗅神经感觉双极细胞，来自神经嵴，因此属于原始神经外胚层肿瘤。临床上男性稍多，见于 10~50 岁。可完全位于鼻腔，也可进入颅内，侵犯颅底时典型表现为鼻腔 - 前颅窝哑铃形肿块，肿瘤穿行于颅底的部分细缩。CT 扫描肿块为实性软组织密度，可略高于脑皮质；MRI 为 T_1WI 及 T_2WI 中等信号或混杂信号，增强扫描明显强化。有时颅内肿瘤周边可见附着脑脊液密度及信号的囊肿。晚期病例可见嗅束及额叶底部受侵，增强扫描异常强化。

4. 淋巴瘤与黑色素瘤　淋巴瘤是鼻腔、鼻窦好发的中线部恶性肿瘤，常为 T 细胞非何杰金淋巴瘤，与 EB 病毒感染有关，CT 表现为面部中线区骨质破坏与软组织肿块。CT 与 MRI 早期仅见鼻窦、鼻腔黏膜增厚，随着病变进展，可出现鼻中隔及鼻窦、前颅底骨质破坏，软组织肿块侵入前颅底，增强扫描明显强化。

黑色素瘤来自于胚胎时期从神经嵴向鼻腔、鼻窦黏膜移行的黑色素细胞，好发于鼻中隔与鼻甲，较大时可破坏前颅底，其特征是 T_1WI 上肿瘤呈高信号（约占 70%）及 CT 与 MRI 增强扫描显著强化、肿瘤可见出血密度及信号。

另外，鼻腔 - 鼻窦内翻乳头状瘤、鼻息肉恶变偶可侵犯前颅底。

5. 骨瘤与纤维结构不良　涉及前颅底的骨瘤常

来自额窦和筛窦,为成熟骨构成的局限性肿块。CT检查表现为骨质密度,边缘清楚, MRI表现为不均匀低至中等信号肿块。纤维结构不良,为正常骨髓被结构紊乱的纤维 - 骨性组织代替所致,可为单骨、多骨发病,或见于Albright综合征,本病骨髓膨大,累及颅骨时可导致颅底孔道的狭窄。CT表现为骨髓呈不均匀的磨玻璃状改变、骨皮质变薄但仍完整。MRI表现为各序列上骨髓中低信号改变,注射对比剂可见明显增强。其他颅骨病变,如畸形性骨炎、石骨症等也可侵犯前颅底。

6. 筛窦与额窦黏液囊肿　额窦与筛窦是鼻窦黏液囊肿的好发部位,黏液囊肿的成因是炎症导致鼻窦口堵塞,囊内为黏液样分泌物,周围衬以呼吸道上皮,其影像学特征为囊肿呈膨胀性、窦壁变形,可向前颅窝突入,CT一般即可确诊,MRI上其信号因囊内容物不同而异,典型表现为短T_1、短T_2或长T_2信号,增强扫描感染性囊肿(脓性黏液囊肿)可见囊壁强化。

7. 脑膜膨出　属先天性畸形,位于额部者包括前顶部与基底部两种,前顶部包括鼻额部、鼻筛部及鼻眶部脑膜膨出,基底部膨出包括经筛窦、经蝶 - 筛窦及蝶 - 上颌窦脑膜膨出。也可因为外伤导致骨质缺损后膨出。影像学能清楚显示膨出结构与颅内的关系。薄层CT及多方位重组能很好地评价前颅底骨质改变,并根据膨出物的CT值确定是否有脑组织疝出,CT检查的不足之处是对于1岁内的婴幼儿难以判断,因为其部分额骨、筛骨及鼻骨尚未骨化。MRI上膨出物呈脑脊液及脑实质信号,并与颅内相应结构相连,易于诊断,若合并感染,增强扫描则有强化表现。

8. 前颅底骨折与脑脊液鼻漏　二者可合并发生。前颅底骨折常同时见到颌面部多发骨折,为严重暴力伤所致,这些骨折包括筛板及垂直板、眶底及眶顶、泪骨、额窦后壁,前颅底脑膜与骨质附着紧密,因此其骨折易于引起多种并发症,包括脑膜撕裂、脑脊液漏、颅内气囊肿及脑疝,最常出现此种并发症的前颅底骨折部位是额窦后壁、筛板及嗅神经通过处。

CT脑池造影与同位素扫描是以往诊断脑脊液鼻漏的金标准,但由于脑脊液鼻漏可为间歇性,因此这些检查也可能出现假阴性结果。目前HRCT及多方位重组已可很好地显示造成脑脊液漏的颅骨缺损,即使检查时无脑脊液漏也能发现导致症状的骨折。如合并颅内结构疝出, MRI检查可显示脑膜或脑膜脑膨出的部位与大小。

第二节　中颅底病变

1. 检查技术　CT与MRI相互补充。CT应以高分辨成像为主、辅以标准算法,对骨质及钙化结构显示优于MRI,扫描层厚为1.25~0.5 mm,多层螺旋技术最佳,有利于多方位重组与三维成像。MRI则擅长于显示软组织及脑实质、脑膜、骨髓病变,常规以轴位、矢状位、冠状位T_1WI及T_2WI为主,必要时加脂肪抑制技术,增强扫描采用T_1WI序列,若评价钙化、出血、黑色素成分,则需增加梯度回波T_2*WI或磁敏感成像,薄层厚(2.5~3 mm)及高场强对中颅底结构的显示更佳。CT与MR血管成像均可用于评价该区血管性病变。

2. 中颅底中线区病变

(1)垂体瘤:垂体瘤是中颅底最常见肿瘤,其影像学特点是主要充填于蝶鞍生长,使蝶鞍扩大,肿瘤较大时易向上突破鞍隔侵犯鞍上池并压迫下丘脑结构,向一侧生长可压迫同侧颞叶。侵袭性垂体瘤倾向于侵犯周围结构,如向下破坏鞍底,进入蝶窦,少数病例进一步可侵入鼻咽顶部,肿瘤向后可破坏鞍背与斜坡,向两侧常包绕海绵窦与颈内动脉。垂体瘤巨大时广泛侵犯周围结构,有时甚至偏离垂体生长,或仅自垂体一侧生长,常造成诊断困难。

CT平扫及其多方位重组对垂体瘤造成的骨质破坏显示良好, MRI矢状位及冠状位对肿瘤的累及范围显示最佳。MR T_2WI上垂体瘤较特征的表现包括可见多发结节状腺泡样高信号。若垂体瘤内出血、囊变,则需与颅咽管瘤鉴别, SWI序列确定出血有助于诊断。

(2)颅咽管瘤:来自颅咽管胚胎残余,可位于鼻咽至下丘脑之间的任何部位,最常见于鞍上。分为囊实性和囊性两种,特征性表现是可见钙化。囊实性者最常见,囊性部分CT呈等密度或稍低密度,囊壁为等密度或稍高密度,增强扫描囊壁明显强化。MRI上囊液可为T_1WI高信号。完全实性者诊断较困难,CT与MR增强扫描可见均匀及明显强化。

（3）脑膜瘤：中央颅底中线区脑膜瘤是颅内脑膜瘤的好发部位之一，起源于蝶骨平台、鞍结节、前后床突、鞍隔、斜坡、海绵窦脑膜。CT 与 MRI 特点是肿瘤为宽基底贴附于脑膜，与脑实质等密度 / 等信号，增强扫描明显强化，并显示脑膜尾征。鞍结节与蝶骨平台脑膜瘤可侵入鞍内，需与垂体瘤鉴别，其特点是可见较粗大的脑膜尾征，垂体柄后移，肿瘤与垂体之间仍有分界、肿瘤主体位于蝶鞍外，CT 可见骨质增生或侵蚀。

（4）蝶窦病变：蝶窦黏液囊肿少见，其密度及信号特点与前述的额、筛窦黏液囊肿一致。蝶窦原发恶性肿瘤也不常见，明显少于上颌窦与筛窦癌，CT 与 MRI 表现为蝶窦肿块，因蝶窦骨壁较薄，肿瘤易于破坏鞍底，侵犯海绵窦及蝶 - 枕联合。另外，蝶窦炎性病变也可侵犯中颅底，见于糖尿病、其他免疫抑制患者、外伤等，可为细菌或真菌感染，侵袭性真菌病易出现颅骨异常，临床上常有感染症状，影像学表现为蝶窦含气减少、黏膜增厚，CT 显示骨质破坏，CT 及 MRI 增强扫描可见蝶窦及其中周围异常增强。

（5）斜坡肿瘤：包括转移瘤、骨髓瘤、脊索瘤及软骨肉瘤。脊索瘤是起源于胚胎脊索残余的局部侵袭性肿瘤，主要位于斜坡区域，也可见于鼻咽部、颅内。

CT 检查典型表现为斜坡区域中心膨胀性生长的软组织肿块伴局部骨质破坏，MRI 检查显示软组织肿块替代斜坡脂肪，T_1WI 为低信号，T_2WI 为高或稍高信号。肿瘤内常见出血、囊变、黏液样变、坏死及钙化、残留骨，因此密度及信号常不均匀，增强扫描肿块呈分叶状强化。斜坡是颅骨转移瘤的好发部位，原发瘤包括肺癌、乳腺癌、肝癌、肾癌等，CT 与 MRI 表现为骨质破坏及局部软组织肿块，增强扫描明显强化。

（6）鼻咽部肿瘤：鼻咽部肿瘤包括鼻咽癌及淋巴瘤，可经颊咽筋膜与咽颅底筋膜侵犯中央颅底，累及结构包括斜坡、破裂孔及海绵窦，CT 与 MRI 表现为鼻咽 - 颅底软组织肿块及颅底骨质破坏，增强扫描中度至明显强化、可清楚显示其界限。须注意的是鼻咽癌有时完全位于鼻咽黏膜下，但也可出现广泛颅底骨质破坏。另外，鼻咽纤维血管瘤及鼻咽部感染性病变也可通过相同途径侵犯中颅底，前者的特点是患者为青年男性多见，临床有鼻出血，增强扫描肿瘤显著强化，后者临床上有感染症状与体征。

（7）中颅底中线旁病变：主要是侵犯海绵窦或位于海绵窦旁病变。

中颅底外侧病变，该区包括蝶骨大翼、颞骨及颞颌关节，其中蝶骨大翼在轴位图像上大致呈三角形（蝶骨三角），该结构是眼眶、中颅窝及颞窝的交界处，因此这三个区域病变均可累及蝶骨三角。

（8）脑膜瘤：脑膜瘤是中颅窝底外侧最常见的原发肿瘤，可跨越区域生长，同时侵犯中颅窝、颧弓上颞窝及眼眶。CT 上肿瘤为等密度或稍高密度，境界欠清，骨窗可清楚显示局部骨质增生及受侵，多方位重组可见肿瘤跨区域生长的特点，增强扫描明显强化。MRI T_1WI 肿瘤呈等信号或稍低信号，T_2WI 呈中高信号，增强扫描也见明显强化及脑膜尾征。

中颅底其他病变，主要是颅骨本身的病变。

（9）转移瘤：转移瘤是成人最常见的颅底肿瘤，易见于斜坡、岩骨尖、蝶骨三角及穹隆骨板障等骨髓丰富的部位，也分为成骨性、溶骨性与混合性，原发肿瘤以乳腺癌、肺癌、前列腺癌及肾癌常见，其他包括甲状腺癌、黑色素瘤、类癌、绒癌、消化道恶性肿瘤等。

CT 表现为骨质破坏或骨质密度增高，局部可见软组织肿块。MRI 检查对斜坡、岩骨尖等部位富含骨髓的转移瘤显示优于 CT，可见骨髓消失、代之以软组织肿物，增强扫描可见强化，结合原发瘤病史，诊断不难。

（10）骨髓瘤与浆细胞瘤：影像学上表现为溶骨性膨胀性病变，CT 呈等密度至高密度，MR T_1WI 及 T_2WI 为中等信号，增强扫描可见强化。

（11）骨肉瘤与软骨肉瘤、横纹肌肉瘤：骨肉瘤是颅底最常见的原发恶性骨肿瘤，常继发于放疗后与畸形性骨炎。CT 检查可见局部骨质破坏及特征性的针状或日光放射状骨膜增生。软骨肉瘤常见于颅底骨缝处，CT 表现为局部骨质破坏及肿瘤性软骨钙化，MRI 显示软组织肿块。横纹肌肉瘤见于儿童，头颈部者可发生于颞窝或咀嚼肌间隙，向上侵犯中颅底。

（12）良性骨肿瘤：包括骨巨细胞瘤、骨母细胞瘤、动脉瘤样骨囊肿均可发生于颅底骨。因动脉瘤样骨囊肿内有铁与含铁血黄素沉积，因此 CT 上为典型的高密度及 MR 各序列为低信号，T_2*WI 及 SWI 图像显示磁敏感伪影。骨母细胞瘤影像学表现为界限清楚的膨胀性、溶骨性或成骨 - 溶骨混合的肿块，边缘可见硬化，CT 显示优于 MRI。

(13)纤维骨性病变:包括纤维结构不良、骨化性纤维瘤、畸形性骨炎等。纤维结构不良主要累及颅底骨髓腔, CT 典型表现为磨玻璃状改变、骨骼膨胀及颅底孔道狭窄, MRI 检查表现为颅骨膨胀、呈低信号,增强扫描所见的病变强化提示病变为活动性。Paget 病的特点是见于中老年患者,皮质增厚,影像学也可见骨质破坏及增生,CT 特点是可见粗大骨小梁。另外,本病可累及骨迷路。

(14)骨髓炎:颅底骨髓炎主要是鼻窦或中耳炎症侵犯所致,病原菌包括细菌、真菌, CT 与 MRI 表现为局限性或广泛性骨与软骨破坏,累及血管时还可见脑梗死征象。

(15)嗜酸性肉芽肿:属于朗格罕细胞组织细胞病, CT 特点是局限性骨质破坏、无硬化缘, T_2WI 病变呈低信号。

第三节 颅底皮样囊肿病例

患者,男, 15 岁。于 1 周前因外伤住院,并行头颅 CT 检查,提示“左侧额叶占位”(图 14-3-1)。

1. 手术所见 导航确认占位内侧缘靠额底位置,从该处切开脑组织,见色泽略黄,切开深约 0.5 cm,即见淡黄色囊液流出,予以吸除,用取瘤钳夹取囊内容物,呈黄白色豆腐渣样,并混有黑色毛发,未见其他组织,囊内分块切除占位,至额底筛窦上侧,占位体积缩小后,额叶回缩。改从左额底靠外侧裂侧分离,见占位表面呈微黄色,紧贴颅底,位于侧裂前内上侧,与颅底粘连紧密,与颞叶、额叶界限清楚。切除组织送病理检查。

2. 病理检查 囊壁样及灰黄色组织一堆,总体积 4 cm × 4 cm × 1.5 cm,囊壁样组织大小 4 cm × 2 cm × 1 cm,内容物已流失,仅见少量毛发及豆渣样物,内壁光滑,壁厚 0.1~0.2 cm。病理诊断:“左侧额底部肿物活检标本”,皮样囊肿。

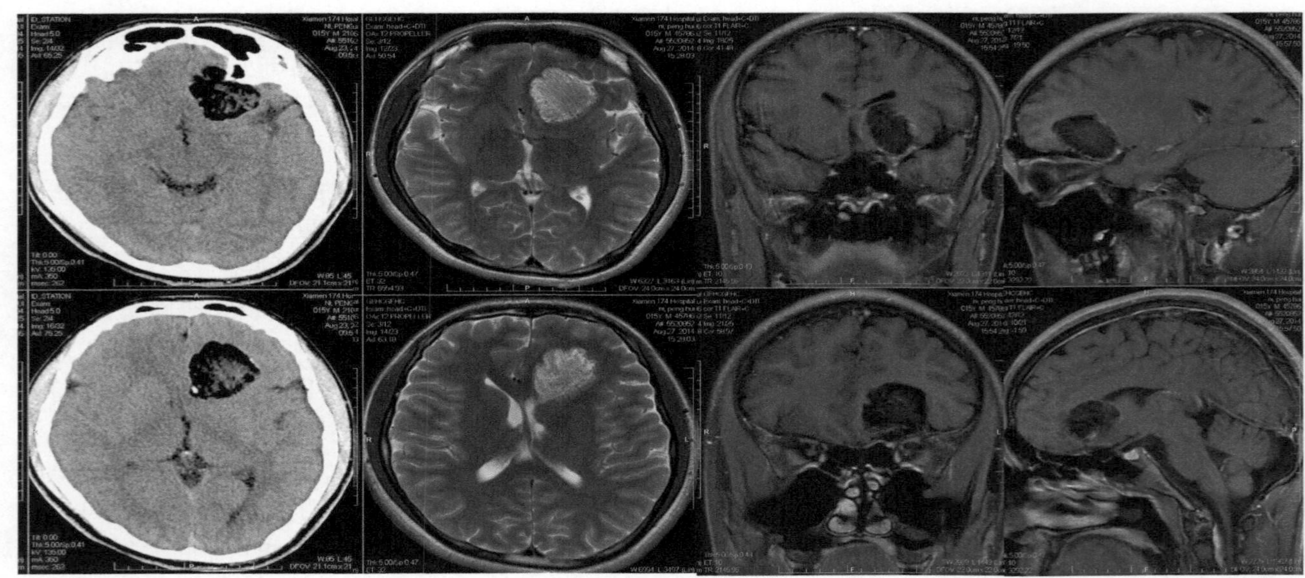

图 14-3-1 颅底皮样囊肿

第四节　颅底其他常见病变

颈静脉孔区病变（详见本篇　第一章　第一节　颈静脉孔区常见病变简介）。

（1）颈静脉孔区原发肿瘤：颈静脉球瘤，颈静脉孔区神经鞘瘤、颈静脉孔区脑膜瘤。

（2）颈静脉孔区其他肿瘤：转移瘤、局部浸润性恶性肿瘤、其他病变侵犯颈静脉孔。

（3）炎性与感染性病变。

（4）桥小脑角区表皮样囊肿：桥小脑角区表皮样囊肿较大时可向枕骨大孔延伸，其影像学特点是脑池内塑形性生长的囊性肿块，脑干受压向左后或右后方移位、变形，CT 上囊肿呈低密度，少数囊壁可见钙化，MRI T_1WI 及 T_2WI 信号均近似脑脊液、但不均匀，FLAIR 序列呈不均匀信号。由于囊肿内含脂质成分，因此 MRS 可见 Lip 峰增高。DWI 上囊肿扩散受限，呈不均匀高信号。

（5）脑干胶质瘤：脑干胶质瘤较少累及延髓（约占 20%），多见于儿童，组织学上弥漫性星形细胞瘤为主。影像学上肿瘤呈膨胀性或浸润性生长，为囊实性，CT 呈低密度，MRI 为 T_1WI 低信号及 T_2WI 不均匀高信号，增强扫描多为明显强化及延迟强化。

（6）脊索瘤：斜坡脊索瘤较大时或颅颈连接区脊索瘤可累及枕骨大孔，影像学表现为大的混杂肿块，矢状位图对病变范围显示最佳。CT 检查可见颅底膨胀性骨质破坏，密度不均匀；MRI T_1WI 为低至高信号，T_2WI 呈高信号，枕骨大孔狭窄，脑干与延髓受压变形。

（7）枕骨大孔及颅 - 颈连接区病变：枕骨大孔区脑膜瘤主要来自斜坡脑膜瘤向下延伸，也可原发于枕骨大孔区脑膜，均以枕骨大孔前缘常见，其 CT 与 MRI 特点与其他部位脑膜瘤一致，呈宽基底贴附于脑膜，CT 扫描肿瘤呈等密度或稍高密度，瘤内有斑点状钙化，MRI T_1WI 为等信号或稍低信号，T_2WI 为等信号或中高信号，CT 与 MRI 增强扫描均见明显及均匀强化，MRI 强化显示更明显，并显示脑膜尾征，CT 扫描可观察局部骨质改变。

（8）枕骨大孔区血管病变：枕骨大孔区血管病变主要是椎 - 基底动脉迂曲及动脉瘤，动静脉瘘偶可侵犯该区。其中梭形动脉瘤好发于椎 - 基底动脉，且由于显著动脉硬化，导致椎 - 基底动脉迂曲明显。影像学可见椎 - 基底动脉拉长、扭曲、管腔扩大，其内附壁血栓呈 CT 高密度及 MR T_1WI 高信号，动脉瘤壁还可见钙化，增强扫描管腔通畅部分明显强化。

（9）Chiari 畸形：涉及枕骨大孔最常见的先天性异常是 Chiari 畸形，是一种后脑发育异常，一般分为三型，MRI 能清楚地显示异常的结构与程度。

Ⅰ型者仅见小脑扁桃体下移至颈椎椎管，成人超过枕骨大孔下缘 5 mm、儿童超过 6 mm，颈 - 延髓后缘受压，可伴随轻中度脑积水，30%~60% 患者合并脊髓空洞 / 积水症，其他伴随畸形包括颅底凹陷、K1ippel-Feil 畸形及寰枕融合畸形。

Ⅱ型 Chiari 畸形除小脑扁桃体下疝外，第四脑室也下移，均有脊髓空洞 / 积水症，还合并延髓及中脑顶盖形态异常、脑回指状突起、胼胝体阙如、神经元移行异常、脑积水、侧脑室形态异常、脊髓纵裂、脊椎分节异常等。

Chiari Ⅲ型除Ⅱ型表现外，还合并枕部或上颈段脑 / 脊髓脑膜或脊膜膨出。有时也将小脑与脑干重度发育不良、后颅窝蛛网膜下隙扩大称为 Chiari Ⅳ型畸形。

其他先天性异常包括颅底凹陷、扁平颅底及寰枕融合畸形等，CT 多方位重组对这些病变的骨质异常显示优于 MRI。

后颅窝外侧常因颞骨病变受累，如颞骨骨肉瘤、中外耳癌、转移瘤、朗格汉斯组织细胞病、骨髓炎等，影像学表现为局部骨质破坏及软组织肿块，增强扫描可见一定程度强化。

第四章 颅底肿瘤

第一节 CT、MRI对颅底肿瘤病变的观察

侵及颅底的肿瘤种类较多,影像学对判断肿瘤的形态、大小、对颅底区的侵犯程度和有无复发具有重要的指导意义。

一、脊索瘤

脊索瘤的动态增强 MRI 研究表明: T_2WI 显著高信号和注射 Gd-DTPA 后延迟持续缓慢强化被认为是颅底脊索瘤的特征性影像学表现,这种强化机制可能与肿瘤组织富含黏液蛋白有关。

二、软骨肉瘤

CT 由于对骨性结构显示较好,在显示颅底软骨肉瘤钙化灶的数量、形态方面优于 MRI,而钙化表现又与肿瘤的生物学行为和分化程度相关联,大量环行、半环行提示肿瘤恶性度低,分化好;散在的钙化提示恶性度高,分化差。

三、颈静脉球瘤

颈静脉球瘤在 T_1WI 呈等信号、低混杂信号,T_2WI 呈高低混杂信号,其内部血管在 T_1WI、T_2WI 呈葡行性条状低信号或血管断面征——“胡椒和盐征”,此为颈静脉球瘤的特征性表现。

四、鼻咽癌

鼻咽癌常直接侵犯颅底,一些作者在对鼻咽癌的分期分析和判断有无复发方面作了较细致的研究。他们认为鼻咽癌的临床和病理分类是两种不同的分类,而影像分类侧偏向于临床分类。因此,影像表现可以补充临床分期,并成为临床分期重要的参考依据,因为影像能显示病变侵蚀的部位,这对治疗方案的选择有重要的影响,但对于仅局限于黏膜的病变显示较差。该作者提出鼻咽癌对颅底的侵犯不是首先侵犯破裂孔,而是通过卵圆孔和棘孔向颅内侵犯的新观点,他们认为破裂孔含有软骨结构,软骨结构对肿瘤的侵犯有一定的阻挡作用。鼻咽癌侵犯颅底后,可进一步侵犯颅底的重要血管和神经,其中以海绵窦侵犯最常见,引起第Ⅲ、Ⅴ、Ⅵ对颅神经功能障碍, MRI 在评价颅神经的侵犯方面有明显的优势。

在判断鼻咽癌对颅底软组织和髓腔的侵犯方面, MRI 优于 CT,尤其是黏膜下的侵犯。对于颅底的骨侵犯, CT 优于 MRI,特别是皮质的侵犯。MRI 和 CT 在判断经过放疗后有新的颅底侵犯的病人时,应考虑有肿瘤的复发。同时,如有髓腔的重塑预示着病变的修复好转。当颅底区结构处于一种不变状态也不能除外有肿瘤复发的可能,文献报道有一半以上的鼻咽癌患者可能伴有颅底的侵犯。

第二节 累及咽旁间隙的颅底软骨肉瘤

原发性软骨肉瘤好发于扁骨,以骨盆多见,是一种常见的恶性肿瘤。而颅底部软骨肉瘤是一种比较少见、生长缓慢及局部浸润性的低度恶性肿瘤,好发于颅骨各组成骨之间的连接处,颅底部软骨肉瘤可

直接起源于软骨样组织或软骨样骨，也可起源于不含软骨的其他组织，也可继发于放疗后或其他良性病变，如骨软骨瘤基础上的恶变。

软骨肉瘤是肿瘤细胞具有软骨细胞特征的恶性肿瘤，多发生于长骨、骨盆及肋骨，发生于颅底者罕见，约占颅底肿瘤的6%，多见于颅底软骨结合处，广泛累及咽旁间隙者少见，临床上容易误诊。

发生于咽旁间隙的肿瘤少见，仅占所有头颈部肿瘤的0.5%，大部分为来源于涎腺的肿瘤，尤其是多形性腺瘤，其次为神经鞘瘤和副神经节瘤。

一、病理学

颅底软骨肉瘤是一种生长缓慢，具有侵袭性的低级别恶性肿瘤，临床上非常罕见，仅占所有颅内肿瘤的0.10%~0.15%。一般认为肿瘤起源于原始的间质细胞或胚胎残存的软骨基质，多见于岩-枕、蝶-枕、蝶-岩等颅骨软骨结合处。Oghalai等(2005)总结了33例软骨肉瘤的病例资料，发现大多数肿瘤(29例)位于岩枕交界区。

一项研究6例均广泛累及咽旁间隙，累及颈静脉孔区5例(岩-枕结合处)、岩尖3例(蝶-岩-枕骨结合处)。咽旁间隙可分为茎突前和茎突后间隙，茎突前间隙内包含脂肪和腮腺深叶，茎突后间隙内包含着颈动脉、颈静脉及后4对颅神经。

本病组织学上可分为3个亚型：高分化、黏液样及间叶性，其中高分化型最常见，该项研究中3例为黏液样软骨肉瘤，其余3例未作具体分型。黏液样软骨肉瘤十分罕见，以黏液成分为主，透明软骨成分很少，其恶性程度较高，生长较快，组织学上易与脊索瘤相混淆，故以往本病有脊索样肉瘤之称，但本病免疫组化S-100蛋白和波形蛋白(+)、角蛋白(-)，与脊索瘤不同而与软骨肉瘤相似。

二、临床表现

广泛累及咽旁间隙的软骨肉瘤罕见，可发生于任何年龄，但成年以后多见，男女发病率相近，5~79岁均可发病，40岁左右多见。

临床表现主要取决于肿瘤所在的部位、大小及生长速度，患者一般有与颅高压相关的长期头痛史及相应的体征，以及局部脑和神经受压的症状和体征。该项研究中3例表现为面瘫，

这可能与肿瘤组织累及颈静脉孔区，而颈静脉孔区与面神经管垂直段的解剖关系密切有关。

三、影像学研究

CT扫描可显示骨质破坏及肿瘤钙化，对诊断软骨肉瘤有重要作用。典型CT表现为软组织肿块内有散在点、结节、环形、斑片状或不定形软骨基质钙化，钙化是本病重要的影像学征象，文献报道钙化率为45%~60%，该项研究中5例(5/6)可见数量不一、形态各异的软骨基质钙化，其中以点状、条状钙化多见(4例)，片絮状钙化及边缘弧形钙化亦较常见(2例)。

也有学者认为肿瘤恶性度越低钙化率越高，该项研究中3例黏液样软骨肉瘤钙化均不显著，其中1例未见明显钙化，1例少许条状钙化，1例中心片絮状钙化，周边弧形钙化，考虑可能与黏液样软骨肉瘤恶性程度较高有关。肿块累及岩尖、颈静脉孔区时可见不规则骨质破坏，这也反映了肿瘤侵袭性生长的特性，对鉴别诊断有一定作用。

与CT比较，MRI能更清晰准确地显示肿瘤大小、形态及侵犯的范围，并可帮助评价神经、血管等结构的侵犯。肿瘤组织通常于T_1WI上呈低信号或中等信号，T_2WI呈高信号，因为肿瘤内的钙化及纤维软骨成分，其信号通常不均匀，增强扫描表现为不均匀强化。

该项研究中T_1WI上除1例呈等低混杂信号，其余均呈较均匀低信号，而T_2WI上黏液样软骨肉瘤呈多房样明显高信号，这可能与黏液样软骨肉瘤主要是黏液成分有关，而软骨肉瘤则可见不同比例的等信号或稍高信号，过去有研究认为这可能与软骨肉瘤含有钙化或骨化成分有关，但该项研究中对照T_2WI上的等信号、稍高信号区，CT上并未见明显钙化，仅见少许条状钙化灶，而1例CT上多发点状、斑片状钙化，MRI T_2WI仅小部分呈等信号、稍高信号，大部分仍为多房明显高信号，因此该组作者认为MRI T_2WI上出现等信号、稍高信号的比例不仅与钙化或骨化有关，尚需进一步深入研究。

典型的软骨肉瘤呈分叶状生长，增强扫描以周边及分隔强化为主，其分隔状强化自周边伸向中心，中心无明显强化或轻中度强化，肿瘤整体呈不规则花环状与蜂窝状，相对应的组织学上显示周边与间隔由纤维血管构成，内部主要由软骨、黏液或坏死组织构成。该项研究中6例均为不均匀强化，并可见周边及间隔强化。一些学者报告一例颅底部软骨肉瘤伴全身骨骼及甲状腺多发转移，实属罕见。CT扫

描常可见肿块邻近骨质破坏，瘤体多为等低密度伴钙化，并有不同程度强化，MRI 平扫 T_1WI 低信号，T_2WI 不均匀高信号，增强扫描明显不均匀强化，这些特征强烈提示软骨肉瘤的可能。

软骨肉瘤的影像学表现与其病理改变密不可分，低度恶性软骨肉瘤多呈囊性、膨胀性改变，边界较清，部分有假包膜，肿瘤内钙化明显，一般无骨膜反应。高度恶性软骨肉瘤多呈溶骨性骨质破坏，病变无明显边界，骨质破坏可使骨皮质变薄、膨胀。软骨肉瘤影像学表现具有一定的特征性，但确诊仍需要病理学检查。

四、鉴别诊断

（1）咽旁间隙常见肿瘤：该项研究中 6 例颅底软骨肉瘤均广泛累及咽旁间隙，因此应与咽旁间隙常见肿瘤，如多形性腺瘤、神经鞘瘤和副神经节瘤相鉴别，多形性腺瘤多位于茎突前间隙，神经鞘瘤多位于茎突后间隙，两者均可表现为圆形或椭圆形光滑肿块，不均质，增强扫描不均匀强化，可有部分囊变。

（2）神经源性肿瘤：该组中 2 例误诊为神经源性肿瘤，考虑和病变密度较低，且钙化不明显（1 例未见钙化，1 例少许钙化）有关，MRI T_2WI 上病灶呈多房明显高信号较具特征性，可作为鉴别诊断要点。

副神经节瘤在 T_1WI 和 T_2WI 上常可见到细条状和细点状很低的信号阴影，为丰富的小血管流空信号，即“盐和胡椒征”，增强扫描明显强化，鉴别诊断比较容易。

（3）皮样囊肿：该项研究中另有 1 例误诊为皮样囊肿，分析原因可能与 MRI 上病灶表现为囊性病变，强化不明显有关，但仔细观察病变 CT 表现，可见颈静脉孔区虫蚀样骨质破坏，因此 CT 与 MRI 联合诊断可以优势互补，减少误诊。

（4）脊索瘤：颅底软骨肉瘤的临床表现及影像学特点与脊索瘤非常相似，需要进一步鉴别，脊索瘤主要位于中线，瘤内钙化的发生率明显较低，常向斜坡后下方生长，伴寰椎等颈椎侵蚀；缓慢、持续强化是其特征；而颅底软骨肉瘤偏中线居一侧多见，呈分叶状肿块，T_2WI 明显高信号，但最终仍需通过病理检查和免疫组化加以鉴别，脊索瘤来源于外胚层，上皮细胞膜抗原和角蛋白往往阳性，而软骨肉瘤来源于中胚层，上述指标为阴性，而 S-100 蛋白阳性。该组研究中 6 例均位于中线一侧，且斜坡均未见明显受累，因此与脊索瘤较易鉴别。

综上所述，颅底软骨肉瘤可广泛累及咽旁间隙，应引起重视。MRI 显示肿块呈多房分叶状，T_2WI 明显高信号，增强扫描轻度强化伴包膜强化较具特征性，CT 显示瘤内钙化及不规则骨质破坏，亦具有一定特征，两者联合，优势互补，可减少误诊。

第三节　颅底颌面部黏液型软骨肉瘤

软骨来源的肿瘤代表了一类实体性肿瘤，包括良性的软骨母细胞瘤、软骨瘤、骨软骨瘤和恶性的软骨肉瘤。它们以高或低分化的软骨组织并好发于长管状骨和骨盆为特征。

颅底颌面部软骨类肿瘤的发生率极低，发生在颅部的大约为 1.3%，其中发生在颅底颌面部区域的低于 10％。

近年来，关于黏液型软骨肉瘤的报道逐渐增加，但近 1/2 发生在股骨，发生在颅底颌面部的很少。迄今为止，英文文献中关于颅底颌面部的黏液型软骨肉瘤的报道还不到 40 例，而中文文献中关于其的报道更少，并且集中在临床、病理特征、或者治疗和预后方面，影像特征和病理特征相关的报道很有限。

一、病理学

黏液型软骨肉瘤是一种少见的肿瘤，具有分化较好的透明软骨并有不同程度黏液基质的浸润，组织病理学上黏液型软骨肉瘤是从普通型软骨肉瘤中分出的一种原发性软骨肉瘤的亚型。颅底颌面部软骨肉瘤可能起源于胚胎时期的软骨内化骨，如岩枕、蝶枕、蝶筛隐窝和下颌骨的髁状突，经常位于中线旁沿岩枕缝生长。多分化潜能的间充质细胞转分化为软骨形成细胞，可用来解释一些发生在特殊部位的软骨肉瘤的起源，如大脑镰、脉络丛或脑膜。

在一组 13 例的研究中，含颅底 7 例，颌面 6 例，起源于中线旁的软骨肉瘤常引起岩骨、翼突、蝶鞍、颞骨、斜坡等处的骨质破坏。颌面部的病变骨质破坏往往涉及颌骨及上颌窦壁。

原发性软骨肉瘤有许多亚型，包括传统的髓内型、透明细胞型、间质型和去分化型。软骨肉瘤一般表现为广泛的“环 - 弧样钙化”或“粒 - 砂样”钙化。

透明细胞型软骨肉瘤大多累及长管状骨骨端，以轻微膨胀的地图样溶骨性改变为主，可能被误诊为良性软骨母细胞瘤，缺乏骨膜反应支持透明细胞软骨肉瘤的诊断，且病灶邻近水肿罕见。

间质型软骨肉瘤可位于骨骼或软组织内，软组织可达 30%~50%，可能误诊为非骨骼类肿瘤；位于管状骨者，病灶多位于骨干，病变的影像学特点与传统软骨肉瘤表现相似，但恶性征象更明显，5 年生存率非常低。

去分化型软骨肉瘤骨骼分布与普通软骨肉瘤相似，以高分化软骨肉瘤与低分化软骨肉瘤并存为特征，典型的影像表现为侵袭性明显的虫蚀状破坏，肿瘤相对成熟的软骨成分多局限于瘤体中央，由于存在大量非软骨结构，去分化型软骨肉瘤常被误诊为非软骨来源肿瘤。

髓内型软骨肉瘤肿瘤间质内出现黏液变性，很少或无透明软骨成分，则为黏液型软骨肉瘤，十分少见，是软骨肉瘤的变异，特征是水分含量高，与肿瘤内存在广泛的黏液基质有关。细胞呈线状排列，与脊索瘤难以鉴别。

二、临床表现

颅面部黏液型软骨肉瘤多发生在 17~68 岁间，以男性居多。发病高峰是在儿童和青少年。肿瘤的分级和预后之间有较好的联系，但最重要的预后因素是外科手术切除。然而，局部复发较远处转移更为常见，复发的肿瘤中约 10% 其恶性程度增加。在该组病例中，所有患者均进行了手术切除。在 6 个月至 5 年的随访中，仅 2 例局部复发，其中 1 例有肺、脾转移。

三、影像学研究

CT 和 MRI 在软骨类肿瘤的鉴别诊断中发挥了关键作用，特别是当肿瘤位于解剖关系复杂的区域，如颅底颌面部，可以准确判断肿瘤的范围及与周围神经、血管和骨骼结构间的关系。在该组 13 例患者中，大多数颅面部黏液型软骨肉瘤 CT 平扫表现为低密度的肿块，T_1WI 上表现为低信号或等信号，T_2WI 上表现为不均匀高信号。这些影像学特征与发生在其他部位的软骨肉瘤表现相似。值得注意的是，大部分的肿瘤表现出典型的软骨小叶结构（9 例 MRI 检查中 6 例出现）、钙化（8 例 CT 检查中 6 例出现）。这些区域在 T_2WI 上表现为高信号，未强化区域与黏液样基质中细胞含量低，水分含量高有关。T_1WI 和 T_2WI 上低信号区域并且未强化的区域确定为病理性钙化。

四、鉴别诊断

颅底颌面部黏液型软骨肉瘤需与脊索瘤、颅咽管瘤鉴别，发生在桥小脑角、颈静脉孔区的软骨肉瘤应与听神经瘤、颈静脉球瘤相鉴别。

（1）脊索瘤：脊索瘤好发于颅底矢状中线，起源于蝶骨基底部脊索的残余组织。其中的一个典型特征是蜂窝状强化及肿瘤细胞呈线状排列。组织学上，脊索瘤细胞角蛋白、平滑肌动蛋白、S-100 和波形蛋白呈阳性反应。软骨肉瘤中央或偏心生长，相对小的病灶有或无薄硬化边且普遍表达 S-100 蛋白和波形蛋白。

（2）颅咽管瘤：颅咽管瘤大多数发生于 5~15 岁之间，常出现性早熟等内分泌症状。病灶多位于鞍上并有小部分病变位于鞍内，可见蝶鞍扩大及骨质吸收，病变可沿斜坡向后发展，侵入后颅窝。MRI 信号多样，为混杂信号，增强后实性部分结节样强化及包膜环状强化。

（3）听神经瘤：听神经瘤常可见坏死囊变，内听道扩大，肿瘤与听神经相连续，可见“鼠尾”征及“瓶塞”征。

（4）颈静脉球瘤：颈静脉球瘤由于血供丰富常表现出“胡椒盐”征。

影像学上小梁结构，环形边界，硬化边，邻近骨膜的完整性及未侵犯周围软组织可区分良、恶性黏液型软骨肉瘤。

总之，颅面部黏液型软骨肉瘤具有独特的影像学特征。MRI 上显示高信号的软骨小叶结构，黏液基质，小叶间钙化。识别这种类型的软骨肉瘤的特征与相关的病理变化，将有利于提高术前诊断的准确性。

第四节 颅底部软骨肉瘤伴甲状腺及多发骨转移

原发性软骨肉瘤好发于扁骨,以骨盆多见,是一种常见的恶性肿瘤。

而颅底部软骨肉瘤是一种比较少见、生长缓慢及局部浸润性的低度恶性肿瘤,好发于颅骨各组成骨之间的连接处,颅底部软骨肉瘤可直接起源于软骨样组织或软骨样骨,也可起源于不含软骨的其他组织,也可继发于放疗后或其他良性病变,如骨软骨瘤基础上的恶变。

一例颅底部软骨肉瘤伴全身骨骼及甲状腺多发转移,实属少见。

CT 扫描常可见肿块邻近骨质破坏,瘤体多为等低密度伴钙化,并有不同程度强化, MRI 平扫 T_1WI 低信号, T_2WI 不均匀高信号,增强扫描明显不均匀强化,这些特征强烈提示软骨肉瘤的可能。

软骨肉瘤的影像学表现与其病理改变密不可分,低度恶性软骨肉瘤多呈囊性、膨胀性改变,边界较清,部分有假包膜,肿瘤内钙化明显,一般无骨膜反应。

高度恶性软骨肉瘤多呈溶骨性骨质破坏,病变无明显边界,骨质破坏可使骨皮质变薄、膨胀。虽然软骨肉瘤影像学表现具有一定的特征性,但确诊仍需要病理学检查。

第五节 颅内软骨瘤常见病出现于少见部位引起误诊的典型案例

软骨瘤是最常见的良性骨肿瘤之一,多发生于长骨干骺端,发生于颅内者少见,占颅内原发肿瘤的0.2%~0.3%。

一、发病机制

颅内软骨瘤多起源于颅底,通常见于颅底骨缝连接的软骨,尤其是蝶鞍,也可以起源于大脑镰、脑实质、软脑膜、脉络丛、小脑幕。

迄今为止颅内软骨瘤病因尚未明确。目前,组织病理学起源认为有几种假说:①颅内软骨瘤是由胚胎异位残留的软骨细胞形成;②颅内软骨瘤由上皮化生的硬脑膜成纤维细胞是多能的,能够产生骨细胞、软骨母细胞和组织细胞,因而可出现软骨样转化,形成凸面硬膜和脑实质内的软骨瘤;③由血管周围的脑实质组织转化形成;④软骨成分由于外伤或炎症迁徙形成,外伤后脑膜连接处的软骨组织的成纤维细胞活跃生长。

但大多数学者认同胚胎异位残留学说,胚胎期颅底骨为软骨内生骨,由软骨膜内的骨祖细胞分化为成骨细胞,如果胚胎期软骨骨祖细胞残留,在一定因素作用下即可发生软骨瘤,这就是颅内软骨瘤好发于颅底的缘故。

二、病理学

肿瘤质地多坚硬,分叶状,呈灰蓝色或灰红色,瘤体较透亮,表面有包膜,覆盖一层薄的纤维组织囊。瘤组织供血丰富,与相邻颅骨粘连不易分离,邻近的颅神经及血管受压移位或受侵犯。切开包膜后可见瘤组织呈“鱼肉”样或“胶冻”状。

光镜下,肿瘤组织由含透明软骨构成,细胞大小不一,形态及排列不规则,可见分叶状结构,小叶之间有疏松的纤维及少量的血管包绕。有些颅内软骨瘤内可见纤维性、骨性或黏液性成分。软骨基质可发生显著钙化,可能与软骨细胞坏死有关。

透明软骨还可以骨化,常被误认为是骨性肿瘤。黏液样变性可误诊为骨外生性黏液性软骨肉瘤。对于细胞核不典型,具有双核软骨细胞,部分核分裂活跃,无明显钙化的软骨瘤应与低度恶性的软骨肉瘤和骨外生性黏液性软骨瘤相鉴别。一组 3 例较典型,病理大体标本肿瘤质地坚硬,呈灰红色,半透明,表面似有包膜;镜下观察均由软骨细胞构成,肿瘤细胞分化好,异型性不明显,未见核分裂象。

三、临床表现

发病年龄多在 20~60 岁之间,高峰年龄为 30 岁左右,其发病率无明显的性别差异,但也有报道女性略高于男性。

Mapstone 等(1983)将颅内软骨瘤分为:①窦型;②凸面及脑实质型;③蝶岩斜坡的颅底型;也可根据病灶数目分为单发性和多发性。其中蝶岩斜坡的颅底型最常见,大多数为单发。

由于颅内软骨瘤为良性肿瘤,生长缓慢,故多年不出现临床症状。当肿瘤引起临床症状时,多与肿瘤的体积和所在部位有关,常表现为肿瘤压迫周围组织导致局部的功能障碍。临床表现多为受压脑组织和神经功能障碍、癫痫发作、头部爆裂性疼痛、轻度偏瘫、人格改变、颅内高压。

由于肿瘤多位于颅底中线,故多出现颅神经受压症状,常累及视神经、经海绵窦的Ⅲ～Ⅵ颅神经以及桥小脑角的Ⅶ、Ⅷ颅神经和后组颅神经。当瘤体直径大于 6 cm,占位效应较明显或脑脊液回流障碍,导致头痛、恶心、呕吐等颅内压增高症状。

此外,患者亦可伴发多发内生软骨瘤综合征(Ollier 病)和软骨发育不良伴发血管瘤(Maffucci 综合征)等综合征。由于颅内软骨瘤临床症状缺乏特异性,故临床诊断较难。

四、影像学研究

X 线检查由于重叠效应及密度分辨率低,仅能显示颅骨骨质改变,对颅内的病变诊断能力有限,故不作常规检查。颅骨平片可见软骨瘤内有一定容积的钙化区和低密度区。

CT 密度分辨率及空间分辨率较高,可较清楚地显示肿瘤的边界及受累范围,CT 平扫多表现为颅底区或大脑凸面颅板下团块状占位,边界清楚,呈分叶状,周围无水肿,密度不均匀,内部可见散在的点状、片状高密度钙化,亦可表现为肿瘤边缘条状钙化,周围骨质明显受累。CT 增强扫描肿瘤内及其边缘轻度强化,且强化多出现于延迟期。在 Fountas 等(2008)报道的 40 例颅内软骨瘤中,明显的局限性钙化占 60%~90%,骨质破坏超 50%。该组 3 例 CT 平扫均可见点状、片状高密度钙化,其中 2 例病灶钙化部分融合呈团块状,发生在颅底的 2 例软骨瘤均出现明显侵蚀性骨质破坏。

MRI 平扫多呈混杂信号,其钙化部分 T_1WI 及 T_2WI 均呈低信号,而未钙化部分常信号不均, T_1WI 呈等信号或低信号, T_2WI 呈不均匀高信号,反映出软骨瘤内软骨基质与间质具有不同的 MRI 信号特点。

肿瘤的钙化部分无血管供应,增强扫描钙化部分无强化。因此,强化程度与肿瘤组织内钙化占整个肿瘤成分比例有关,钙化成分越多,强化越不明显。

注射 Gd-DTPA 增强扫描肿瘤内部及边缘可出现轻度不均匀强化,边缘呈轻度环形强化。Ozgen 等(1984)指出,在注射 Gd-DTPA 增强时,对比剂不是在注射后立刻进入肿瘤内,而要经过 30 min 才进入其中,这可能与肿瘤组织内血管较少、血流缓慢有关。

一组 3 例病灶注射 Gd-DTPA 增强扫描边缘均呈明显环形强化,其内部强化方式具有鲜明的特点,即可见多个强化小环扭曲、套叠,不均匀分布,呈"蜂窝"状强化。Nakayama 等(2001)研究发现肿瘤内软骨间质可发生黏液变性及囊变,进而形成含液囊腔。

MRI 平扫 T_1WI 呈低信号, T_2WI 呈高信号,与水的信号相似,增强扫描多无明显强化或仅在周边出现局部条状强化。该组 1 例病灶长 T_1、短 T_2 钙化边缘见小片状长 T_1、长 T_2 的囊性坏死区,增强扫描长 T_1、短 T_2 钙化部分未见明显强化,囊变区亦未见明显强化,囊变周边可见少许条状强化。

五、鉴别诊断

颅内软骨瘤的诊断需基于临床症状与影像学检查相结合,诊断难度较大,该组 3 例术前均误诊。本病需与以下颅内肿瘤鉴别。

(1)脑膜瘤:鞍区脑膜瘤 CT 和 MRI 表现与颅内软骨瘤相似,但增强扫描早期即可出现均匀强化,出现"脑膜尾征",60% 的瘤体周围出现水肿。脑膜瘤由于不含正常的神经元,氢质子磁共振波谱(^{1}H-MRS)表现为氮 - 乙酰天门冬氨酸(NAA)峰缺乏,胆碱(Cho)峰升高,肌酸(Cr)峰下降,具有明显的特征性。在软骨瘤组织中具有脑膜瘤组织细胞时可诊断为软骨样变异脑瘤(骨软骨型脑膜瘤)。

(2)脊索瘤:好发于枕骨斜坡,骨质破坏广泛。由于脊索瘤生长具有侵袭性,常引起颅底神经和大血管包裹和(或)推移,但很少出现血管腔明显变窄和闭塞。

(3)软骨肉瘤:MRI 表现为 T_1WI 低信号, T_2WI 高信号,信号一般较均匀,可与软骨瘤相鉴别。低度恶性的软骨肉瘤可见纤维血管性间隔。

(4)颅咽管瘤:常见于儿童,好发于鞍上,CT 显示鞍上囊性肿块、钙化及囊壁环状强化是本病较具特征性的表现。

（5）表皮样囊肿：MRI 表现为等或长 T_1、长 T_2 信号，形态不规则，边缘光滑锐利，囊壁极少强化，“见缝就钻”为其典型的特征。

综上所述，颅内软骨瘤好发于中青年，病程较长，70%~80% 位于硬膜外，多起源于颅底，可引起颅神经受累和颅内高压等症状。CT 平扫颅底区或大脑凸面类圆形占位，呈分叶状，密度不均匀，可见点片状钙化，周围骨质侵蚀性破坏；增强扫描呈延迟不均匀轻度强化。MRI 表现为 T_1WI、T_2WI 均呈混杂信号，钙化部分呈长 T_1、短 T_2 信号，未钙化部分信号不均，T_1WI 上呈等或低信号，T_2WI 上呈不均匀高信号，增强扫描边缘明显强化，内部“蜂窝”状不均匀强化。因此，影像上见到上述特征的病灶时应考虑软骨瘤的可能。

第六节　误诊病例简介：枕骨斜坡结核误为脊索瘤

骨关节结核是一种特殊的慢性炎症，是结核杆菌经血液传播到达血供丰富的骨松质所引起的疾病，常见于胸腰椎椎体，短管骨、长骨骨骺端，扁骨等骨少见。临床发病隐匿，早期症状轻微，常有局部疼痛肿胀、功能障碍等，晚期可引起骨骼畸形、病理性骨折等。

X 线表现主要为骨质疏松，骨质破坏，骨形态改变及周围软组织肿胀等。CT 主要可见不规则密度减低区及点状死骨等。MRI 主要为正常局部骨质结构消失骨小梁被等 T_1、长 T_2 信号病灶取代。

脊索瘤是一种起源于原始脊索头端残留组织或迷走脊索组织的肿瘤，属低恶度性肿瘤，好发于青壮年，20~50 岁多见。该病常见于脊柱两端，以骶尾部多见，其次为蝶枕交界部，在蝶枕交界部以斜坡最为常见。该病临床症状不典型，早期症状隐匿，病灶增大可有头痛、进行性颅神经麻痹、锥体束征等。

CT 以骨质破坏为主要表现，一般为溶骨性破坏，其内可见少量钙化影。MRI 主要表现为斜坡骨质局部被等或稍低 T_1WI 信号、高 T_2WI 信号病灶所取代，肿瘤信号常不均匀，增强扫描肿瘤可有不同程度强化，强化多不均匀。

误诊分析如下。

该例结核误诊为脊索瘤的可能原因有：病变发生于枕骨斜坡，脊索瘤常见，结核在该部位发病罕见。可见明显的骨质破坏，此征象在脊索瘤及结核性病灶中均可见，无特异性。

但仔细分析可发现，该病例有其自身特点：①病灶 T_2WI 上信号稍高，与脊索瘤 T_2WI 为高信号的特征不符；②增强扫描病灶早期呈环形强化，而脊索瘤早期强化多不均匀。24 h 延迟扫描病灶逐渐强化，且强化较均匀，考虑为病灶内坏死灶对对比剂的重吸收所致。一般认为，环形强化常常都是结核病灶干酪坏死的特征性表现。

以上征象是本病例同脊索瘤的不同之处，是否确切，有待在今后临床工作中进一步证实。同样，本病还需同斜坡及鞍区占位，如垂体瘤、脑膜瘤、鼻咽癌等相鉴别。

第五章　岩骨尖疾病

第一节　岩　骨　尖

岩骨尖附近有众多重要的神经、血管结构，该处病变既可来自岩骨尖本身，也可为邻近部位疾病侵犯所致，临床表现复杂多样，而体检不能触及，故术前影像检查诊断和评估极为重要。目前影像检查主要手段是高分辨CT（HRCT）与MRI，不但能观察岩骨尖解剖，还可根据影像特点进行鉴别诊断及指出病变与邻近重要结构的关系。

岩骨尖位于蝶骨大翼与枕骨之间，前缘构成中颅窝后缘。岩骨尖上缘见浅平的三叉神经压迹，三叉神经压迹内侧致密纤维组织束称岩-蝶韧带或Gruber韧带，后者向内侧跨越岩骨-斜坡裂，走行至脑膜及脑膜内层，最终到达同侧后床突，构成Dorello管上缘。

Dorello管为岩骨-斜坡交界处至海绵窦后部硬膜缘构成的管道，外展神经、基底神经丛、岩下窦走行其中。高分辨T_2WI可显示外展神经及Dorello管近侧脑膜，外展神经走行于岩骨尖内缘。岩骨尖颅外部位的下缘紧邻鼻咽部。

岩骨尖内侧为破裂孔区致密纤维软骨组织，后者与咽鼓管软骨部分融合。岩骨尖内部结构相对简单，主要是不同程度气化的骨质、含脂肪的骨髓，气化率为9%~30%，其小房经迷路下、前、上、后内、弓下通道与乳突或中耳相通，但气化程度差异很大，可大部气化，或仅有少许气房。

岩骨尖病变可为偶然发现，也可因出现听力丧失、眩晕、头痛、耳鸣等就诊。根据病变来源及性质可将岩骨尖病变分为假性病变、骨发育不良、先天性疾病、炎性及肉芽肿性病变、血管性病变、良性及恶性肿瘤。

第二节　假性病变

（1）岩骨尖不对称：正常人群岩骨尖不对称气化发生率约10%，非气化时为脂肪信号，可误为胆固醇肉芽肿，其特点是无骨质破坏与膨胀，且脂肪抑制序列信号下降。岩骨尖硬化者占7%，不对称时也可形似病变。有时岩骨尖可见巨大气房，最大径超过1.5 cm，无临床意义。

（2）假性骨折：主要是弓下管及颈动脉管裂。弓下管位于上半规管两肢之间，边缘光整。颈动脉管裂出现率约8%，一般无临床意义，但若受外伤有颈动脉管裂发生时，则颈动脉损伤及颈动脉痉挛的发生率增高。4个月以下的婴儿还可见听囊前部的向岩枕裂延伸的低密度影，为骨化未完成所致。

第三节　骨发育不良与外伤性病变

（1）纤维结构不良：在纤维结构不良，颅面骨受累率为10%~25%，颞骨少见，但可导致神经血管孔道狭窄。CT典型表现为磨玻璃样骨质改变，也可呈溶骨性，伴骨质膨胀；MRI可为多种信号，与其内纤维及囊性成分多少有关,但多为各序列低信号,注射对比剂后可见强化。主要与Paget病鉴别。

Paget病常见于50岁以上病人。也可为单骨性或多骨性,累及颅穹隆、颅底及颞骨。影像上包括溶骨性、成骨性与混合性3类,可见骨骼塑形异常。CT表现早期为骨质破坏与脱钙,中期为多灶性溶骨与成骨病变混合,晚期以骨质硬化为主,颅骨增厚及轮廓不规则。MRI呈不均匀T_1WI及T_2WI信号,增强扫描为不均匀强化。

(2)外伤性病变:骨折累及岩骨尖时易出现面瘫、脑脊液漏、感觉神经性耳聋。HRCT可清楚显示骨折线,CT与MRI均可显示岩骨尖气房积液。

第六章　颅底骨折

颅面部外伤的患者临床上往往有颅神经损伤、脑脊液漏、鼻出血、眶周损伤等表现，其中出现2项以上症状者常常有复杂颅底骨折。而且开放性颅底骨折具有颅内感染的长期风险。因此，及时明确有无颅底骨折，对临床硬脑膜修补的筛选、预防颅内感染具有重要的指导意义。并且，颅骨、脑组织的损伤可迅速引起脑水肿、脑血肿、颅内压增高和继发脑疝，这些都将造成严重的后果。因此快速、全面、准确地诊断伤情对于挽救患者生命至关重要。

颅脑外伤并颅底骨折是神经外科的常见病，及时明确有无颅底骨折，是影像学诊断的重要职责。重症病人摄颅底X线片为禁忌证，而CT对颅底骨质结构具有很高的空间和密度分辨率，CT图像没有结构重叠，尤其是采用薄层2~5 mm连续的冠状扫描，使病变遗漏的可能性降到最低，是目前公认的发现骨骼细微改变的首选方法，尤以下列情况时更为重要：①颅脑外伤并脑脊液漏需手术修补者；②颅脑外伤后致颅神经受压需手术减压者；③反复脑膜炎发作，高度怀疑颅底结构损伤需明确诊断者。

1. 扫描技术与颅底骨折的发现　颅底诸骨主要为软骨内化骨或膜内化骨，各骨间多为软骨联合，这就增加了颅底骨折与正常骨缝连接的鉴别难度。而熟悉颅底诸骨正常的骨缝走行，端正扫描位置及了解颅底骨折的易发部位，对诊断很有帮助。

端正扫描位置有助于左、右两侧的对比观察；筛板、眶上板、岩骨鼓室盖部及蝶骨翼等处骨质菲薄、应力集中，是骨折的好发部位，应给予特别注意；当骨折裂隙较小且无移位或缺损时，即使有典型的临床症状，CT亦可无阳性发现。

有研究表明，某些颞骨骨折仅可在全部扫描中的几个层面中发现骨折线，认为与颞骨形态不规则及骨折线走行方向的变化有关，并指出蛛网膜下隙内注入对比剂后行CT冠状面扫描，有助于颅底骨折的诊断。

有作者报告一组26例颅底骨折病人中，有4例病人临床表现典型，CT轴位及冠状面扫描未发现明确的骨折征象，仅显示颅底局部软组织增厚影，考虑与骨折线的走行和扫描平面的相对角度变化及骨折处脑脊液刺激局部组织反应增厚致骨折线模糊有关。

CT冠状位扫描平面与颅底平面呈80º~90º角，使得其在显示颅底诸骨细微结构方面明显优于CT轴位扫描。另外，现代CT机架倾斜角度已增至25º~30º，使病人在不过分后仰的情况下，达到冠状面扫描的要求，使检查安全有效，病人容易接受。该组冠状面扫描骨折显示率明显高于轴位扫描，两者比较有显著性差异（$P<0.001$），与Schubiger等（1982）报道的结果基本一致。如该组1例被铁棍经眼部穿通入颅内，CT轴位扫描仅显示前、中颅窝内有大量气体密度影，未发现骨折，CT冠状面扫描示前颅窝蝶骨平台及筛板区多处骨折并移位，使骨折部位、范围和程度明确具体。

2. 颅底骨折的间接征象　另外2个间接征象有助于颅底骨折的诊断。①颅内积气，CT表现为圆形或类圆形边缘清楚的低密度影，CT值大于−500 HU，多分布于蛛网膜下隙、脑实质或脑室内，该组CT轴位扫描发现颅内积气23例，占88.5%，说明CT对气体有很高的敏感度，冠状面扫描发现颅内积气6例，占23.1%，认为与冠状面扫描多在病人伤后1~2周后进行、气体大部分被吸收有关；②鼻窦或乳突蜂房积液，CT表现为鼻窦腔或乳突蜂房混浊消失呈高密度影，有时可见液平，CT值为40~70 HU。该组CT冠状面扫描发现鼻窦积液26例，达100%。Ogwa等（1976）报道，90%的蝶窦积液与颅底骨折有关。说明该征象具有很重要的辅助诊断意义。

颅底骨折的部位、程度与临床预后的关系密切。该组CT冠状面扫描显示线形骨折的患者，均经保守治疗2~8周后痊愈。而骨折伴缺损或骨移位者，经保守治疗1~2周后仍有脑脊液漏者，宜积极进行手术治疗。可以认为，CT 冠状面扫描是目前显示颅底骨折的最好检查方法，它不仅可以充分显示颅底骨折的部位及范围，并可指导治疗和评估预后。

研究表明，薄层高分辨扫描可以明显提高颅底骨折的检出率，但其薄层高分辨图像均为重新扫描获得，既延误了治疗时间，又增加了患者的曝光量，如果患者伤情较重不能很好地配合检查，还会导致运动伪影，影响对病变的观察。并且薄层高分辨图像对于颅内骨折以外的病变显示具有很大的局限性。

不少作者报告，充分利用了 MSCT 扫描和图像重组的优势，可通过一次扫描，得到显示侧重点不同的多组图像。在单纯轴位图像不能完全满足诊断要求时，结合 MSCT 多平面重组（MPR）和容积再现（VR）图像可以多角度、更直观地显示骨折的形态与走行。充分利用 MSCT 扫描和图像重组的优势可以提高诊断准确性。

3. 颅底的假骨折　在颅底 X 线照片上，几乎所有正常颅缝，在头颅稍现倾斜时投照，均可显现为与骨折混淆的影像，最常见的是冠状缝或后颅窝的颅缝。

在中颅窝沿着颅底有蝶枕软骨联合与蝶骨间软骨联合，可被误认为颅底骨折。

值得记住的是，蝶间软骨联合通常在 2 岁前消失，而蝶枕软骨联合则可保持至 15~20 岁，甚至更久。

第十五篇　颅骨及头皮疾病

第一章　颅骨及头皮恶性肿瘤

第一节　误诊病例简介：颅骨多发性血管肉瘤与嗜酸性肉芽肿

骨血管肉瘤，称骨原发性恶性血管内皮瘤或血管内皮肉瘤，占恶性骨肿瘤的比例不到1%。而发生于颅骨的血管肉瘤极为罕见。CT表现主要为散在分布不规则的斑片状或泡沫状的溶骨性骨质破坏，病灶边缘可整齐或不规则，边缘可有或无硬化缘，可有骨膨胀，侵袭性强者骨质破坏呈虫蚀或渗透样，局部皮质破坏或消失，形成软组织肿块伴有骨膜反应（层状、三角形或针状）。血管造影可出现大量不规则的新生血管。

该例为发生于颅骨的多发血管肉瘤，其特别之处：CT示右侧顶骨多发病灶，骨质破坏严重，明显突破内外板形成软组织肿块，而其余颅骨多发小的病灶均位于板障内，骨质破坏相对较轻，以增生硬化为主，且内外板均为突破，邻近也无明显软组织肿块形成；原因考虑为大的病灶肿瘤分化程度相对较差，小的病灶肿瘤分化程度相对较好。

该例术前CT诊断为嗜酸性肉芽肿，分析原因：①右侧顶骨多发大的病灶表现为溶骨性骨质破坏，并突破颅骨内外板生长形成软组织肿块，这与嗜酸性肉芽肿和其他侵袭性血管类病变影像表现类似；②在颅骨多发性溶骨性骨质破坏中，嗜酸性肉芽肿更常见。

该例骨血管肉瘤影像上肿瘤和受累骨之间出现宽的过渡带边界清晰，其病理基础可能为致密纤维结缔组织，该例颅骨多发小病灶有类似表现，这一特征有助于与嗜酸性肉芽肿和其他侵袭性血管类病变的鉴别，所以在颅骨有此表现时，应考虑到本病的可能。

第二节　颅骨恶性肿瘤简介

1. 成骨肉瘤　颅骨成骨肉瘤较少见，占骨肉瘤的0.5%~2.0%。可原发于颅骨，亦可由纤维结构不良和畸形性骨炎恶变而来，亦有放射治疗后发生本瘤者。临床上男性多于女性。

（1）一般状况：颅骨成骨肉瘤的发病年龄较长骨成骨肉瘤为大，多在20~40岁之间。颅骨成骨肉瘤的发病部位以颅顶部多于颅底部，而软骨肉瘤则多见于颅底部。病理学发现此瘤为高度恶性肿瘤，视含骨质的多少而质地软硬不一。瘤的血供丰富，可发生灶性出血、坏死。临床上，此瘤生长快，病程短，头部有局限性隆起，有剧痛。

（2）影像学表现：影像上可分成骨与溶骨性两型，多数为大片溶骨破坏和巨大软组织肿块；少数为成骨型，显示为较粗大的放射状骨刺。

2. 软骨肉瘤　软骨肉瘤可以原发，但多由软骨瘤恶变而来。颅底软骨肉瘤约占头颈部肿瘤的7%。颅底骨是软骨化生的，所以该区易发生软骨肉瘤。3/4的颅骨软骨肉瘤位于颅底。

（1）一般状况：病理学上，肿瘤细胞以软骨细胞为主，分化较好，有少量黏液组织或间质细胞成分。亦可由间质细胞发展成间质性软骨肉瘤，瘤细胞以间质细胞为主，软骨细胞呈岛状分散各处，分化程度较差。临床上软骨肉瘤多见于颅底部，病程较慢，确诊时肿瘤往往已较大，以局部肿块及疼痛为主要症状。

（2）影像学表现：X线平片可见不规则溶骨性

破坏区，边缘不清，有不规则骨片及钙化。CT扫描示多灶性钙化及不规则高密度区，内夹杂有低密度区，为供血较少的软骨组织。CT在显示特征性的钙化上很有用，70%的病例会出现钙化。

MRI T_1WI显示等信号或稍高信号，在T_2WI呈高信号。内部不均匀的信号减低区代表钙化。钙化基质呈斑点状低信号。典型的软骨肉瘤增强扫描显示轻度外周和间隔强化。这被描述为斑驳状或胡椒加盐征。这种改变符合MRA显示的灌注缺乏，这个特征可以帮助鉴别颅底的富血管肿瘤，如转移瘤和脑膜瘤。

3. 纤维肉瘤　纤维肉瘤起源于硬脑膜、板障、颅骨膜或头皮的结缔组织。本病患者大多为青壮年。病理学显示，肿瘤位于颅顶或颅底部，多先破坏颅骨外板，后侵蚀板障、内板并进入颅内，晚期可有远处转移。临床上，早期为头皮下局限肿块及疼痛。侵入颅内可产生神经症状及颅内压增高征。

X线平片表现为早期颅骨外板变薄，晚期颅骨全层呈大片溶骨性破坏，边缘不规则如鼠啮状，无钙化及新骨形成。本症与颅骨转移癌不同处是后者常为多发。

4. 颅骨骨髓瘤和浆细胞瘤　浆细胞肿瘤包括多发性骨髓瘤、单克隆免疫球蛋白病、浆细胞瘤和浆细胞白血病，多发性骨髓瘤最为多见。浆细胞瘤又分为单发性骨浆细胞瘤（SPB）和骨髓外浆细胞瘤（EMP）。在病理学，骨髓瘤是起源于骨髓造血组织，以浆细胞为主的恶性肿瘤，常显示为多数边缘清楚的圆形骨质缺损。本病多发生在40岁以上，男性与女性之比约2:1。骨髓瘤和浆细胞瘤好发部位依次为脊椎、肋骨、颅骨、胸骨等。易累及软组织，晚期可有广泛性转移，但少有肺转移。临床主要症状是持续疼痛，呈进行性加重。40%以上的病人尿中Bence-Jones蛋白阳性。

影像学表现：在颅顶骨的典型X线征象为分布不规则的多发穿凿形缺损，边缘较清楚，但无硬化边，破坏区可见明显软组织肿块。

5. 颅骨浆细胞瘤　浆细胞瘤是起源于骨髓的一种原发性的和全身性的恶性肿瘤，来源于B淋巴细胞，具有向浆细胞分化的性质。发病率很高，比骨肉瘤的发病率高。好发于男性，男女比例为1.5:1。多见于成年人或老年人，通常在40~50岁以后发病。

孤立性骨浆细胞瘤罕见，占浆细胞骨髓瘤的3%~5%，其中颅骨的单发性浆细胞瘤在临床上更是少见，颅骨浆细胞瘤好发于颅盖骨，其MRI信号表现十分复杂多样，这可能与肿瘤内出血和坏死的程度有关，一般表现为T_1WI等信号或稍低信号，T_2WI等信号或稍高信号。

6. 尤文肉瘤　发生于颅骨的尤文肉瘤甚少见，占颅脑肿瘤的1%以下，多为转移性者。额顶骨为尤文肉瘤好发部位，亦可发生于颅内脑膜。患者多在20岁以下，5~13岁为多。

（1）显微镜检查：瘤细胞丰富，形态一致，胞膜清楚，胞核大与网状细胞肉瘤不易区分，或认为两者为一种病。临床上，病人常诉间歇性头痛，夜间较重，头部可扪及肿块，有波动，病人常伴有贫血，白细胞增多及发热等症状。

（2）影像学表现：早期病灶位于板障，呈小透明区，肿瘤增大有骨质破坏，边缘不清，外板穿破，可有轻度骨膜反应。CT显示硬膜外肿块，肿块平扫多呈等或高密度，增强后不均强化。MRI能进一步显示肿瘤范围和与脑膜和脑实质的关系。

7. 转移瘤　颅骨转移瘤主要来源于癌症，原发癌源常见肺、乳腺、子宫、消化道、肾、肾上腺、肝和前列腺、甲状腺等器官。多为血行转移，少数可为淋巴转移。颅骨是晚期癌常见转移部位之一。临床上，颅骨可见单发或多发小的肿物，早期无症状，有时局部疼痛，随肿瘤增长疼痛逐渐加重。

影像学表现：转移癌多为类圆形骨破坏，边缘整齐，四周无骨增生及骨膜反应。单发灶可见内外板膨胀变薄，但常为多发弥漫性骨质破坏。

8. 颅面部鳞状细胞癌　鳞状细胞癌，即鳞癌，又称表皮样癌，棘细胞癌。本病多继发于烧伤、外伤和慢性瘢痕所引起的溃疡，即Marjolin溃疡。本病多见于50岁以上老年男性，好发于头皮和面部。在临床上，溃疡大者有明显炎症，疼痛，易转移，预后不良。在病理学研究，继发性鳞癌多见，常在原有头皮的慢性溃疡、瘢痕等损害基础上癌变所致。初为浸润型小斑块、小结节或溃疡，之后呈乳头状至菜花样隆起。

影像学表现：癌变区可见大小不等的软组织肿块，其下部的颅骨有不同形态、大小的骨质破坏。

9. 颅骨淋巴瘤　恶性淋巴瘤分为何杰金病和非何杰金淋巴瘤两类，肿瘤通过直接侵犯或经血路、淋巴蔓延到颅骨。本病多见于30~60岁成人，男性多于女性。何杰金病主要侵犯中枢骨骼（77%），四肢骨少见（23%），累及颅骨者罕见。病理学上，病变以多骨弥漫改变为主，而单骨病灶少见。病灶大小不一，溶骨改变为主，可以溶骨和硬化混合存在。在临床，常有肝脾肿大，发烧，消瘦等全身症状。肿瘤破坏外板突出头皮下，常位于硬膜外压迫脑组织，产生局灶症状及颅内压增高。并可侵入颅内产生神经症状。

影像学表现：可见不规则溶骨破坏区，周围边缘有硬化现象。有时可同时出现溶骨及成骨混合改变。CT检查表现为局限性颅骨内外软组织肿块，可见虫蚀样改变。平扫呈等密度，增强后较明显强化；MRI T_1WI 上呈等低信号，T_2WI 呈等信号。少数病例局限于头皮软组织肿块。

10. 神经母细胞瘤　神经母细胞瘤包括恶性程度很高的交感神经原细胞瘤，恶性度不高的神经母细胞瘤和比较良性的神经节瘤。神经母细胞瘤是儿童肾上腺常见的肿瘤，占儿科肿瘤的10%。本病80%发生在3岁以下的小儿。腹部神经母细胞瘤常转移到颅骨顶盖部，以额、枕区多见，并常涉及面部骨、眶部骨。临床上，多表现为腹部无痛性肿块，发现时往往已经很大。易发生远处转移，颅骨是其好发部位。

影像学表现：X线平片示颅骨弥漫结节状溶骨性改变。肿瘤血供丰富，可长入头皮下软组织中，可见颅盖部增厚及显著的放射状骨刺。肿瘤亦可长入骨缝内，显示骨缝分离，易误诊为颅内高压。病人有腹部肿块可提供诊断线索。

11. 白血病侵犯颅骨　白血病是血液系统的原发恶性肿瘤，是造血组织的恶性增生性疾病，有50%~70%的白血病患儿可侵犯骨骼，而侵犯颅骨者较少见。病理学上，本病是由于白血病细胞直接浸润和破骨细胞活性增强，髓腔白血病细胞异常增生，压力增大，骨膜下浸润形成局部骨质溶解。在临床，有颅骨损坏者，往往有四肢长骨受损，常有骨关节疼痛，肝脾肿大等全身症状。

影像学表现：颅骨可出现帽状腱膜下血肿和各种类型的骨质破坏。①砂粒状骨质稀疏：此征相对常见，无特异性，好发部位为顶骨，内外板均可出现。表现为正常致密的颅骨内板上出现细小的沙粒状透亮区。②虫蚀状骨质破坏：多见于急性淋巴细胞白血病（急淋）患者，破坏区为顶骨上部为多，呈小圆形、不规则形的骨质破坏，大小为2~5 mm，分布不均匀。③溶骨性改变：相对较多见，多见于急淋 L_1 型，表现为顶骨、额骨、枕骨失去原有的3层结构，广泛的骨溶解样改变，无明显边缘，破坏程度不同，骨密度浓淡不均。④钻孔样骨破坏：相对较少见，多见于急淋 L_1 型，表现为边界清楚的骨质缺损，以额骨、顶骨多见。

12. 绿色瘤　绿色瘤是髓性白血病，异常白细胞在骨膜下或软组织内所形成的一种局限性浸润包块。因其颜色淡绿，肿块呈圆形隆起形似肿瘤，由此称为绿色瘤。绿色瘤（Chloroma）是以前的名称，准确地讲应该称为原粒细胞瘤或粒细胞性肉瘤（Granulocytic sarcoma）。

由于此类异常白细胞内含丰富的过氧化酶，致瘤块切面呈现绿色而得名。均发病于儿童，常累及颅骨、脊柱及肋骨或其他骨骼。在头颅可侵及颅底和鼻窦，特别引起眼眶骨质破坏和明显的眼球突出，为临床上特征性表现，且伴有失听、脑神经损害或截瘫等症状。

X线检查：局限性边缘清楚的圆形或椭圆形骨质破坏缺损，尤在颅骨眶窝和骨盆常见，破坏区周围常有骨膜新骨形成，呈毛刷状，局部可伴有软组织肿块隆起。

13. 颅内脊索瘤　颅内脊索瘤是起源于胚胎脊索结构的残余组织的先天性低度恶性肿瘤，破坏性较强，发病率低，占脑瘤的0.15%~0.2%。蝶枕部脊索瘤常见于儿童。男性比女性多见。脊索瘤50%在骶尾部，35%位于蝶枕部。头颅脊索瘤，多见于斜坡、蝶鞍附近、蝶枕软骨连合处及岩骨等处。临床上，脊索瘤生长缓慢，在出现症状前，往往已患病5年以上。蝶枕部脊索瘤也可侵及鼻咽部，影响多条颅神经。

影像学表现：脊索瘤发生于斜坡，可向四周伸展，伸入蝶骨，使蝶骨体和大翼发生骨质破坏，并可侵犯筛窦、蝶窦、枕大孔或枕骨。蝶鞍可显著破坏。骨质破坏边界尚清楚，可有碎骨小片残留和斑片状钙质沉积。并可有软组织肿块凸入鼻咽腔，多较大，边缘光滑。

（1）CT：平扫为以斜坡或岩骨尖为中心的圆形或不规则的略高密度块影，其间散在点、片状高密度钙化灶，病灶边界较清楚，伴有明显的骨质破坏。增强后肿瘤呈均匀或不均匀强化。肿瘤较大时，可见相应的脑组织、脑池和脑室系统受压的表现。可见中心囊变及出血。

（2）MRI：在 T_1WI 肿瘤信号不均，常低于脑组织的信号强度。T_2WI 上肿瘤表现为高信号。肿瘤内钙化和血管常表现为不规则的低信号区,两者有时不易鉴别。

14. 先天性广泛性纤维瘤病　先天广泛性纤维瘤病,又称 infantile myofibromatosis。这类病变往往在出生后即发现，80% 在 4 个月内死亡。另外一种年龄较大,而范围局限的先天性青年(侵袭性)骨化性纤维瘤是一种侵袭性,不转移的低度恶性肿瘤,但可局部侵犯颅内组织而致命。同样情况发生于淋巴管者,称为弥漫性囊性淋巴管病。这是一种侵犯骨、软组织和内脏的纤维瘤病。临床上进展较快,预后不良。

影像学表现:颅骨和长骨干骺端多有溶骨性破坏,并有皮质缺损。颅骨有单发或多处囊性破坏区。边缘可有硬化。

第二章　颅骨骨病、良性骨肿瘤和肿瘤样病变

第一节　颅骨弥漫性与大面积病变

颅骨病变的影像学表现多种多样，现仅就各种病因引起的颅骨弥漫性与大面积病变从影像诊断的角度加以讨论。

一、分类

1. 以病因分类

（1）恶性肿瘤：①多发性骨髓瘤；②转移性骨肿瘤；③白血病颅骨浸润。

（2）骨肿瘤样病变：①纤维结构不良；②畸形性骨炎。

（3）网状内皮系统疾患：①嗜酸性肉芽肿；②黄脂瘤病。

（4）其他：①神经纤维瘤病；②血管瘤病；③大块骨溶解病；④头皮病变。

2. 以病变形态分类

（1）弥漫性病变：①多发性骨髓瘤；②白血病颅骨浸润；③转移性骨肿瘤；④血管瘤病。

（2）大面积病变：①纤维结构不良；②畸形性骨炎；③嗜酸性肉芽肿；④黄脂瘤病；⑤神经纤维瘤病；⑥大块骨溶解症；⑦错构瘤；⑧头皮病变。

二、影像学研究

颅骨弥漫性与大面积病变的影像学检查应以平片为主，辅以 CT 或 MRI 检查，同时应强调与临床和病理的结合。

1. 多发性骨髓瘤　是恶性骨肿瘤中最常见的一种，其特点是恶性浆细胞在骨髓中无节制地增殖，并伴有单克隆免疫球蛋白的生成，确诊依赖于骨髓活检。中轴骨最常受侵，颅骨多被累及。多发常见，偶可单发。

典型的 X 线表现是多发的、大小相近的、散在或较密集分布的、圆形或椭圆形的穿凿样骨质破坏，边缘清楚锐利或模糊，以顶骨、额骨、枕骨多见，无硬化和骨膜反应。病变起自板障，早期破坏局限在板障内，随病变进展，侵犯内外板。CT 与 MRI 可显示细小病灶，均可轻度强化，一般不累及脑膜和头皮。

2. 转移性骨肿瘤　骨转移瘤是最常见的恶性骨肿瘤，绝大多数经血运转移至骨，好侵犯红骨髓，多累及中轴骨，颅骨是好发部位。

X 线表现可为成骨或混合型转移，但多数为溶骨性破坏。典型表现是多发的、大小不等的、数量不定的溶骨性骨质破坏缺损区，边缘多较模糊，少数可清楚甚至可有轻度膨胀，但无硬化。CT 与 MRI 对显示病灶的敏感性高但对转移瘤的确定也有困难，肿瘤向颅内侵犯可出现脑膜尾征。转移病灶先侵犯板障（红骨髓），再破坏内外板。核素显像是公认的骨转移瘤的最佳检查方法，但有 5% 可不出现核素浓聚。

3. 白血病骨浸润　白血病在骨骼系统的病理改变是白血病细胞在骨髓内（主要是红骨髓区）的增生和浸润，颅骨因红骨髓丰富，所以改变较明显。可表现为颅骨一致性的骨密度减低或泛发的、大小不等的、边界不清的局限性骨质破坏区。浸润病灶由板障向内外板蔓延，其表现虽具有一定的特征性，但诊断主要依靠病史和实验室检查。

4. 神经纤维瘤病　神经纤维瘤病是一种常染色体显性遗传性疾病，可累及身体几乎每一个器官、系统（三个胚叶受累）。临床表现典型：多发性皮肤咖啡色素斑、纤维瘤、软疣、周围神经纤维瘤和骨骼发育障碍与畸形等。全身骨骼均可受累，但以颅骨变化最有特点：包括眶窝扩大、视神经孔扩大、中颅窝扩大、颅骨变薄、颅骨缺损（主要为蝶骨大、小翼和

颅板大面积缺损、缺损边缘清楚锐利无硬化)和颅缝缺损等。

5. 颅骨血管瘤　骨血管瘤是由新生血管构成的一种良性病变,目前认为实际是一种血管畸形,是错构瘤而不是真正的肿瘤。颅骨血管瘤多为海绵型,少数为毛细血管型。病变好发于颅盖骨,起始于板障,逐渐增大侵犯颅板。肿瘤大小不等、厚薄不一、单发或多发。多发者表现为多发的、散在分布的、大小不一的、边缘清楚锐利有硬化缘的圆形或类圆形的骨质破坏区。病变从板障侵犯破坏外板,切线位表现为放射状骨针,内板可保持完整,部分膨胀性改变者可使内板受累而向内膨入;广泛骨质破坏者向颅外膨出形成巨大肿块;有的可出现蜂窝状骨质破坏;完全溶骨性骨质破坏者见于毛细血管型血管瘤。CT 表现与 X 线相似,但其征象更清楚,增强扫描强化明显。MRI 上 T_1WI、T_2WI 血窦部分均呈高信号,骨针或骨小梁则为低信号。

6. 纤维结构不良　纤维结构不良(骨纤维异常增殖症)是正常的骨组织逐渐被增生的纤维组织所代替的一种疾病。本病可单骨和多骨发病,如多骨发病同时有皮肤色素沉着,性早熟等内分泌紊乱的表现则称奥布赖特(Albright)综合征,主要见于女性。无论单骨或多骨发病均可发生在颅骨,颅骨病变主要侵犯颅底和额骨垂直部,也可见于颞骨、顶骨、枕骨,可跨颅缝侵犯。X 线表现主要是外板和板障的骨质膨大、增厚、硬化和囊变等,根据表现可将其分为磨玻璃型、硬化型、囊状型和混合型,以混合型多见。发生在颅底者可造成眶窝缩小,视神经管狭窄,卵圆孔窄小等,颅面骨不对称性膨大和密度增高多同时存在。CT 和 MRI 检查可全方位精确地显示病变的形态、范围和程度,对于了解病变对颅底结构的侵犯更具优势。

7. 畸形性骨炎(Paget 病)　Paget 病是骨髓被纤维组织代替、破骨与成骨紊乱进行的骨疾患。可单骨或多骨发病,后者多见。发生在颅面骨者出现头颅增大、变形、听力减退及狮面等。病变先累及外板,再侵犯板障或内板。早期病变局限于外板时,X 线表现为病变广泛、形态不定、边界清楚的骨质疏松密度减低区;病变侵及内板时可表现为外板骨质疏松、内板骨质硬化的不协调现象,继而出现整个颅板明显增厚,内外板分界不清,板障内多发的囊状破坏区及大小不等的棉团样钙化,颅缝消失,颅骨进行性增大且不对称变形。

CT 扫描不仅可显示颅骨增大、形态结构异常增大和密度的增高,而且能更清楚地看到内外板不规则增厚,板障区呈蜂窝状结构的“三明治”样改变。

8. 嗜酸性肉芽肿　嗜酸性肉芽肿是一种网状内皮细胞增生症,病理上显示网状细胞增生和嗜酸性白细胞浸润可单骨或多骨发病,最常受侵犯的骨骼是颅骨,额骨多见,顶枕骨次之。病变起自板障,逐渐累及内外板,软组织肿胀明显。

X 线表现为可单发或多发,边缘清楚锐利,可有轻度硬化,圆形、不规则形或地图样的骨质缺损区,可跨越颅缝浸润,破坏区内可见“死骨”,边缘可出现斜坡或“双边”现象。CT 与 MRI 除显示破坏缺损外,还可清楚显示头皮或脑膜的受累,更易定位定性。

9. 黄脂瘤病　黄脂瘤病是另一类型网状内皮细胞增生症,病理上显示网状细胞和泡沫细胞(黄色瘤细胞)增生为主。临床有 3 大特点:突眼、尿崩、地图颅。头颅病变可发生于颅盖、颅底及眶部。骨破坏先累及内板,然后向外发展破坏颅壁全层。肺内亦可有间质性浸润性改变。黄脂瘤病多发生于 5 岁以内小儿,颅骨表现为大小不一的多发骨破坏;由于内外板及板障同时破坏,故多呈穿凿状骨缺损,典型者呈地图样改变;X 线表现为大面积地图样、边缘锐利但无硬化的骨质缺损区,以顶骨为著,有的边缘呈斜坡破坏区内可有高密度的残留骨,病变可跨越颅缝多骨性破坏,并伴有明显的软组织肿块,本病不侵犯颅内。

10. 大块骨溶解症　大块骨溶解症是一种慢性进行性的大量骨溶解病变,临床上虽有大量的骨质溶解,但症状多较细微。骨质溶解可发生于任何骨骼,可单发或多发。发生于颅骨者表现为渐进性、跨越颅缝侵犯的大块状的颅骨溶解吸收,相邻残存的骨质削尖变小,为诊断本病的重要依据。枕骨病变可因颅底软化而引起脑积水。

11. 头皮病变　颅骨病变的形式多种多样,如增生硬化、破坏吸收或混合型,局灶或大片型,单发或多发型。病因亦很复杂,如炎症、肿瘤、肿瘤样变、血管、颅内或头皮病变等。此处仅就各种病因所致的颅骨弥漫与大面积病变从影像学角度进行了简要的讨论。这些病变通过影像学分析并结合临床资料多数可得以确诊,但少数病例必须依靠病理学检查诊断。

第二节　多发性骨化性纤维瘤病例

病例，女，28岁。

病理检查：大体所见，①"右侧岩骨颅内占位性病变"灰褐色碎组织一堆，总体积0.5 cm×0.5 cm×0.2 cm；②"右侧颞骨"骨组织一块，大小1.5 cm×1 cm×0.8 cm；③"右侧枕骨"骨组织一块，大小2 cm×1.7 cm×0.8 cm。镜下见"右侧岩骨、颞骨、枕骨颅内占位性病变"均为成熟的骨小梁、部分围以骨母细胞，大小不规则的骨小梁之间可见富有小管的密集和疏松纤维间质和少许骨样组织及多核巨细胞。送检的3处标本图像相同。病理诊断：多发性骨化性纤维瘤。

影像资料见图15-2-1。

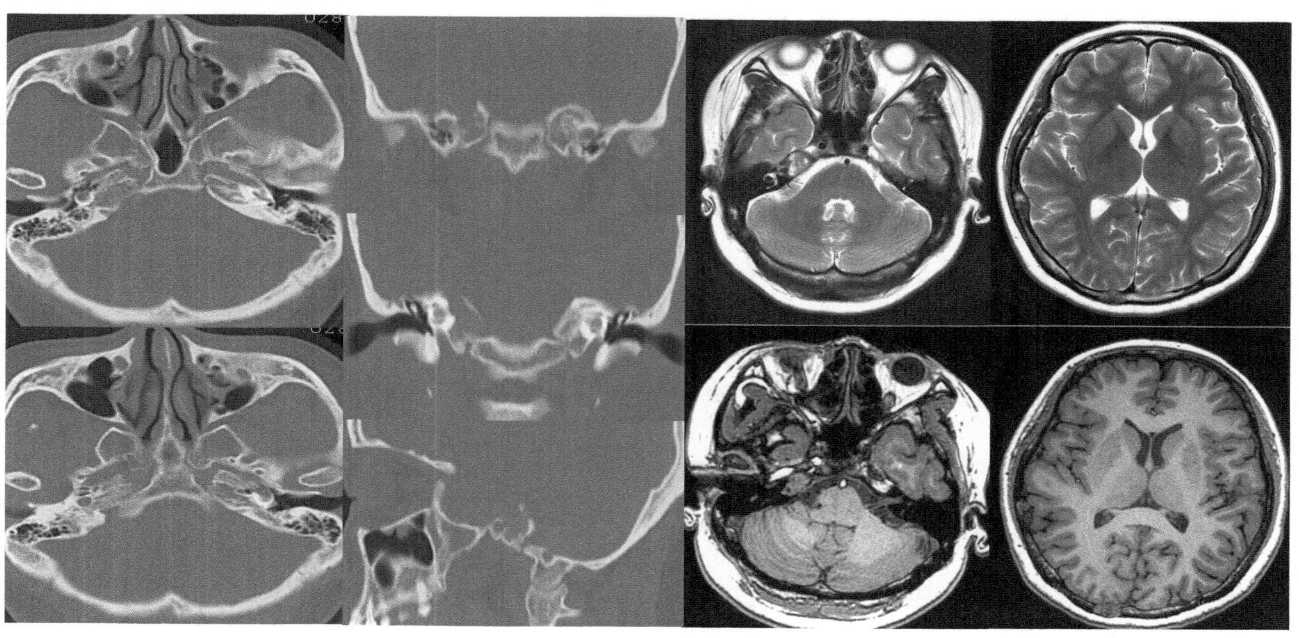

图15-2-1　多发性骨化性纤维瘤

第三节　颅骨增厚

1. 弥漫性颅骨增厚

（1）常见：正常变异（是最常见原因，弥漫性颅骨增厚症、颅骨内板增厚症，双侧对称，常至冠状缝）；苯妥英钠长期应用（癫痫病人，常伴小脑萎缩）；脑积水分流；骨硬化性转移瘤（前列腺癌、乳腺癌常见）；畸形性骨炎（早期骨破坏为主，晚期跨颅缝成骨，板障增厚）。

（2）不常见：脑小畸形（脑小致颅骨代偿性增厚）；纤维结构不良；甲状旁腺功能亢进（颅骨呈胡椒盐状，板层结构消失，棕色瘤，血象有异常）；肢端肥大症（内板增生，下颌骨畸形，蝶鞍扩大，额窦腔扩大，生长激素异常）；慢性硬膜下出血、钙化；慢性贫血；髓外造血；氟中毒；硬化性骨发育不良（骨硬化症、致密性成骨不全症、蜡油样骨病）。

2. 局限性颅骨增厚

（1）常见：正常变异（是最常见原因，中老年女性为多）；脑膜瘤（硬化型、板障内型、眼眶部扁平型）；成骨转移瘤（前列腺癌、乳腺癌常见）。

（2）不常见：纤维结构不良（年轻人常见）；畸形性骨炎（晚期硬化，扩大板障内棉絮状硬化）；头颅血肿钙化（产伤，早期可见包壳，晚期与颅骨融合）；慢性硬膜下血肿钙化（MRI图像上类似双层颅骨）；

慢性硬化性骨髓炎;骨肉瘤;条纹状骨病。

3. 额骨内板增生症(Morgani 综合征或 Morgani-Stewart Morci 综合征) 除额骨内板增生外,还有肥胖和多毛,更年期妇女多见。有自主神经和内分泌功能障碍,临床表现头痛、耳鸣、失眠、精神不安、健忘、注意力不集中、偏执、痉挛等症状;还可有面瘫、嗅觉障碍、昏睡、月经紊乱、尿崩症、糖尿病、高血压、关节痛等。常见额骨增厚、蝶鞍变形、内听道与视神经孔狭窄,后两者是导致视听障碍的原因。

4. 弥漫性转移性病变 颅骨转移瘤主要来源于癌,原发癌常见为肺、乳腺、肾和前列腺。乳腺癌和肺癌可以表现为溶骨性转移(据统计,混合型转移各占 25% 和 15%);前列腺癌是典型的成骨性转移,常见骨膜反应。多为血行转移,少数可为淋巴转移或局部侵犯。

5. 珠蛋白生成障碍性贫血(Thalassemia) 原名地中海贫血,又称海洋性贫血。它是一组遗传性溶血性贫血疾病,是珠蛋白链合成阙如或不足所导致的贫血或病理状态。本病广泛分布于世界许多地区,东南亚即为高发区之一。我国广东、广西、四川多见,长江以南各省区有散发病例,北方则少见。

(1)临床表现:可分如下 3 型。①重型:出生数日即出现贫血、肝脾肿大进行性加重,黄疸,并有发育不良,其表现为头大、眼距增宽、马鞍鼻、前额突出、两颊突出,其典型的表现在头部,长骨可骨折。骨骼改变是骨髓造血功能亢进、骨髓腔变宽,皮质增厚所致。少数患者在肋骨及脊椎之间发生胸腔肿块。亦可见胆系结石,下肢溃疡等。②中间型:轻度至中度贫血,患者大多可存活至成年。③轻型:轻度贫血或无症状,一般在调查家族史时发现。

(2)影像学表现:颅骨弥漫性增厚,其中垂直短发样骨刺为其特有的表现。

6. 畸形性骨炎(佩吉特骨病, Pagat' s disease of bone) 这是一种骨的慢性疾病,表现为病变骨变形、肿胀和变软。该病的特点是骨吸收加速,同时伴有骨形成。最常受累的骨骼包括颅骨、脊柱、骨盆及下肢,尤其是股骨近端。少年儿童不会发生本病,40 岁以下的成年人也比较少见,多见于老年人。

(1)临床表现:颅骨增大,前额明显突起,增大的颅骨可破坏内耳(耳蜗)引起听力丧失;压迫神经引起头痛;增加到颅骨的血液引起头皮静脉曲张。血清碱性磷酸酶显著增高最具有诊断意义。

(2)影像学表现:X 线检查可见病变处皮质增厚、骨增粗,溶骨和骨硬化同时存在的现象、粗糙的骨小梁等,颅骨受累时可出现骨质疏松性局限性钙质沉着和颅底凹陷症。

7. 纤维结构不良 组织学检查可见病灶主要为成熟程度不同的纤维组织和新生的骨组织组成。临床表现根据受犯骨的多少和有无骨骼系统以外的症状,分为 3 型:病变仅侵犯一骨者为单骨型;病变侵犯多骨者为多骨型,最为常见;除了骨骼病变外,还有皮肤棕色色素沉着、性早熟(女性多见)和骨骼发育、成熟加速(Albright 综合征)。血磷、血钙和血碱性磷酸酶一般均正常。影像学表现可分 3 型。①畸形性骨炎型:颅骨增厚,颅骨外板和顶骨呈单侧泡状膨大,骨内板向板障和颅腔膨入,增厚的颅骨中常见局限和弥漫的透光区和致密区并存。②硬化型:多见上颌肥厚,可致牙齿排列不整,鼻腔、鼻窦受压变小。上颌骨受累多于下颌骨,且多为单骨型。③囊型:颅骨呈孤立或多发的环形或玫瑰花形缺损,缺损从非薄的硬化缘开始,其直径可达数厘米。孤立的损害有似嗜酸性肉芽肿,多发的缺损可误认为黄脂瘤病(Hand Schuller Christian 病)。

8. 石骨症(osteopetrosis):石骨症 又称大理石骨、原发性脆性骨硬化、硬化性增生性骨病和粉笔样骨。本病特征为钙化的软骨持久存在,引起广泛的骨质硬化,重者骨髓腔封闭,造成严重贫血。绝大多数病例为隐性遗传。常染色体隐性遗传的中间型石骨症(autosomal resessive osteopetrosis, AROP)通常在 10 岁左右因意外骨折确诊,身材矮小,常有反复骨折史;常染色体显性遗传的石骨症(autosomal dominant osteopetrosis, ADOP)多见于成人,发病较晚,病情稳定,预后较好,又名良性石骨症。此类石骨症病人近一半无自觉症状,1/4 病人可出现腰痛。

9. 甲状旁腺功能亢进症(hyperparathyroidism) 甲状旁腺功能亢进症,可分为原发性、继发性、三发性、假性 4 种。原发性甲状旁腺功能亢进症——为甲状旁腺肿瘤或增生引起,通过对骨和肾的作用,导致高钙血症和低磷血症。继发性甲状旁腺功能亢进症——低血钙,继发引起甲状旁腺增生,分泌过多 PTH。

(1)临床表现有 3 类:骨系统症状、肾脏病变、高钙血症与高钙尿症状。

(2)甲状旁腺功能亢进症骨骼系统影像学检查:全身性骨质疏松(骨小梁稀疏、皮质变薄,髓腔扩大),常兼有大的或小的囊状透亮区,形成纤维囊性骨炎。颅骨改变：约 2/3 的病人可由颅骨改变做出诊断，表现为内外板不清，颅穹隆板障增厚，骨质稀疏，呈磨玻璃样或颗粒状；牙槽骨吸收。可有盐和胡椒征（salt and pepper sign）。指骨骨膜下吸收，是本病常见的特征性改变，以中节指骨最显著（多见桡侧）皮质外缘不清，花边状改变，皮质内缘凹凸不平，其次尺骨远端、桡骨近端也可有骨膜下骨吸收。软骨下骨吸收：锁骨远端、耻骨联合等处骨质吸收密度减低。形成巨细胞瘤样或髓腔囊肿性改变，即棕色瘤变，以长骨、肋骨、骨盆及颌骨多见，常有病理性骨折。

10. 肢端肥大症（acromegaly）　系腺垂体分泌生长激素（GH）过多所致。青少年因骨骺未闭形成巨人症；青春期后骨骺已融合，则形成肢端肥大症。影像学表现：头颅增大，颅骨板增厚；多数蝶鞍扩大，前后床突骨质破坏；鼻窦增大，枕骨粗隆明显突出；四肢长骨末端骨质增生，指骨顶部呈丛毛状增生。

11. 使用抗癫痫药物（antiepileptic drugs，AEDs）毒副作用　长期服用苯妥英钠后发生齿龋增生、口唇变厚、鼻尖肥大、面部粗糙、颜面及头皮下组织增厚、颅骨增厚等。

肾性骨营养不良、颅骨肾性骨病（skull renal osteodystrophy）和弥漫性颅骨增厚。

慢性硬膜下血肿（armored brain）

脑小畸形，脑积水行分流术后（microcephay）

弥漫性颅骨增厚：畸形性骨炎或骨的佩吉特病（Paget's disease of bone）；转移性疾病，尤其是前列腺癌（Metastatic disease, especially prostate carcinoma）；慢性重症贫血（Chronic, severe anaemia）；甲状旁腺功能亢进症（Hyperparathyroidism）；石骨症（Osteopetrosis）；额骨内板增生症（Hyperostosis frontalis interna）；（Long term Dilantin™ administration）；遗传性疾病（罕见）（Genetic disease（rare））；（Camurati-Engelmann disease）；（Frontometaphyseal dysplasia）；（Craniodiaphysial dysplasia）

局灶性颅骨增厚：脑膜瘤（Meningioma）；纤维结构不良或骨纤维异常增殖症（Fibrous dysplasia）；畸形性骨炎或骨的佩吉特病（Paget's disease of bone）；转移性疾病，尤其是前列腺癌（Metastatic disease, especially prostate carcinoma）；嗅神经母细胞瘤 - 只有少数观察到骨质增生（Esthesioneuroblastoma-only rarely demonstrates hyperostosis）。

第三章 先天异常

遗传性颅面骨发育不良,亦称 Crouzon 综合征,由法国神经病学家 Crouzon(1912)首次报道并命名,约占先天性颅缝早闭症的 4.8%,发病率为活产儿的 1/25 000~1/31 000。由于本病的特殊性及偶见性,往往在临床诊治中易被忽视。

1. 病理学 目前认为该病多为常染色体显性遗传病,少数为隐性遗传。现已证实该病的突变基因位于成纤维细胞生长因子受体 2(FGFR-2),其染色体位于 10q 25.3-q26,突变导致其过度表达,在胚胎期即引导干细胞向骨细胞转化,进而导致颅缝早闭。在不同家族研究中,已发现该基因存在 30 多种突变。成纤维细胞生长因子受体 2 作用之一是在胚胎发育时期,引导干细胞向骨细胞转化。该病患者中 30%~60% 为散发,具体原因不详。

2. 临床表现 遗传性颅面骨发育不良临床表现具有特征性,常表现为尖头畸形、突眼、眼距增宽、鹰钩鼻、反咬颌等。此外多伴有并发症,如斜视、弱视、鼻塞、打鼾、嗅觉减退及上气道阻塞等。部分病例由于颅缝早闭引起颅内压增高及脑损伤,可有频繁头痛、呕吐、癫痫发作、智力缺陷、脑积水等。

该病以男性患者居多,男女比例约 3:1,其症状在患儿出生时可能表现阴性,于出生后前几年逐渐表现明显,临床多因眼部症状及睡眠呼吸暂停综合征就诊。一组研究的 8 例患者中,2 例患者出生后正常,近 10 年出现症状并逐渐加重,其余 6 例均为出生后即出现不同部位的并发症。5 例因出生后不明原因眼球突出就诊,其中 3 例伴弱视,2 例伴斜视;2 例因鼻塞、打鼾就诊,其中 1 例伴嗅觉减退。

本病可分为 5 型:上颌型、颜面型、颅型、颅面型及假性遗传性颅面骨发育不良,另组两例均考虑为颅面型。

一些病例可有遗传及家族发病史。另一组 2 例为两父女,存在血缘关系,即家族发病;父亲有头痛、抽搐,女儿有智力低下、运动发育迟缓等一般临床表现。

目前,临床对该病主要采取对症治疗,旨在降低颅内压、纠正颅面骨畸形,如脑脊液分流术、正颌外科术、斜视矫正术、牙面畸形纠正术、骨松解及矫正术等。

3. 影像学研究 现有文献关于该病的报道多侧重于并发症的临床表现,关于影像学检查的描述甚少,且多为头颅 X 线平片表现。

(1)直接征象:头颅畸形表现为短头、舟状头及三角头等畸形,因冠状缝、矢状缝及人字缝早闭所致;面骨发育不全表现为上颌骨发育不良,前额及下颌前突,鼻梁凹陷呈鹦鹉嘴状鼻,合并牙咬合不良。

(2)间接征象:颅内板脑回压迹、蝶鞍宽深、中颅窝凹陷、鼻咽腔狭窄、眼距增宽、眼球突出、脑积水等。上述征象为颅缝早闭,发育扩大的脑组织向尚未闭合的骨缝、骨质薄弱区域膨胀所致;部分病例有足趾骨融合畸形。

该病病理改变的根本原因是由于某些颅骨骨缝融合过早,发育扩大的脑组织向未融合的骨缝和骨质薄弱的部分膨胀,脑组织压迫颅骨内板使之呈弥漫分布的脑回压迹,甚至变薄。

颅底多呈压迫性改变,如前、中颅窝低位,后颅窝凹陷,严重者可能继发脑组织发育不良及颅高压征象,如脑积水、小脑扁桃体下疝、视盘水肿等。视神经管可变扁变窄。

常可见鞍底下陷,蝶鞍开口增大,垂体受压变扁,形成空蝶鞍等。一组研究中,1 例见导静脉孔增宽,这可能反映了颅内压增高,其原因可能为该病患者脑脊液动力学改变;或由于静脉回流受阻,出现静脉侧支循环(如导血管扩张)。

此外,该病多累及颌面部而出现多种异常影像学表现。眼眶受压常导致眶腔变浅,蝶骨大翼狭长菲薄并向前外移位,导致双侧眶外壁夹角增大,眶尖区受压变尖,容积减小,其内容物受压以及眶距增宽、颞窝变小等征象。

眼球常受压突出,视神经走行迂曲,眼外肌形态及位置异常，眶隔、眶下裂脂肪疝等。视神经受压萎缩变细、走行迂曲、视盘水肿均可导致视力下降、弱视甚至变盲，眼外肌常增粗，可能因其引流静脉受压，回流受阻所致，也可能因眶腔变浅，眼外肌舒展受限所致，目前尚未见其相关病理变化过程的文献报道，眼外肌异常改变常导致斜视。一组病例中，1例眼眶 CT 表现为垂直眼外肌呈“V”字形外旋角度增大，临床表现为斜视。

该病患者几乎均可见鼻部不同程度受压征象，鼻中隔偏曲成嵴，鼻腔及鼻咽腔狭窄导致上气道欠通畅，临床多表现为鼻塞、打鼾甚至嗅觉减退以及鼻旁窦炎等，该组病例中，2 例表现为鼻塞、打鼾，其鼻部 CT 均可见以上征象。

遗传性颅面骨发育不良患者常伴有扁桃体及腺样体肥大，其病理过程尚不明确，该组病例中，鼻咽部软组织增生，鼻咽腔变窄 7 例，可能由于该病患者年龄多偏小，为未退化或增大的咽扁桃体。

遗传性颅面骨发育不良患者常伴上颌骨发育不良，下颌骨相对前突，CT 表现为上颌窦发育不良，硬腭高拱，口腔顶壁呈倒“V”字形，临床常可见特征性反咬颌。该组病例中，相关颞骨的表现有壶腹型内耳道 8 例，可能由于颅高压所致；中耳乳突炎 4 例，分析其原因为鼻咽部软组织增厚，咽鼓管欠通畅所致。

相比较而言，CT 有助于对该病颅面骨骨质改变的观察，应该成为该病的首选影像学检查方法。遗传性颅面骨发育不良的 CT 检查可观察颌面部的异常，为该病的确诊提供客观依据，并可评估可能存在的多种并发症，如脑积水、视神经及眼外肌的病变。该病的及早诊断，对于颅面部的矫正有重要意义。如早期发现，3 个月内可行颅骨解离的骨缝再造术，预后较好。故该病影像学征象的认识对于提高诊断水平有重要的意义。MSCT 及三维图像可提供直观、准确、全面的资料信息，同时观察并发症的情况。

4. 鉴别诊断　尖头并指（趾）畸形（Apert 病）：本病多数病例均无并指畸形可予以鉴别。

颅面综合征：该病无颅缝早闭，以对称性和非对称性颅面，下颌骨和脊柱畸形为主，与遗传性颅面骨发育不良不同亦可予以鉴别。

第四章　颅盖骨骨髓 MRI 研究

Okada 等（1989）研究了 25 岁以下正常人颅骨骨髓分型，提出由于组织成分的发育性改变，正常骨髓 MRI 表现可以预测性地显示出年龄的变化。

Ricci 等（1990）在 Okada 等（1989）的基础上，根据骨髓转化模式结合 MRI 所见，提出了颅骨骨髓 3 型 3 分法，即Ⅰ、Ⅱ、Ⅲ型，该分法以 MRI 中信号的高低为分型基础，可以反映颅骨骨髓内平均造血细胞及脂肪细胞含量的变化情况，为 MRI 用于颅骨骨髓转化的研究奠定了基础，同时为颅骨骨髓疾病的诊断提供了参考依据。

但是，Ricci 等（1990）的分型尚存在以下不足：①研究对象分组年龄跨度过大，尤其是将小于 20 岁划分为同一年龄组，不能精确反映儿童及青少年期颅骨骨髓发育特点；② MRI 分型标准仅单一依据信号高低差异，没有全面考虑颅骨形态学发育特征，例如板障厚度等；③研究对象样本数较少，共 7 个年龄组，每组 10 例，加大了其抽样误差对实验结果的影响；④仅以 T_1WI 正中矢状面为研究对象，未考虑矢状缝对该层面图像的影响而易导致实验误差。

有研究应用 3.0T MR 对正常颅盖骨骨髓进行扫描，与上述一些研究具有以下不同。

（1）分组原则，根据儿童及青少年 0~15 岁颅骨发育较快的特点，将小于 15 岁的患者划分为 4 组，以便能够较全面说明儿童及青少年期颅盖骨骨髓发育特点，并随年龄增长，分组跨度逐渐增大。

（2）分型标准，该作者以颅盖骨全面影像特征作为研究内容，如包括颅盖骨板障平均厚度、板障信号分布特点及板障信号高低为标准（以同层面舌肌为参考），结合颅盖骨形态学发育特征及 MRI 信号特点加以分型。

（3）样本量，该组样本量较大，能够减少抽样误差对实验结果的影响。

（4）层面选择，该研究以 T_1WI 正中矢状面及旁矢状面为研究对象，结合两者减少矢状缝对图像分析的影响。

（5）高场强特点，3.0 T 高场强 MRI 具有高分辨软组织对比，能够更好显示脂肪与其他组织，是怀疑颅骨骨髓病变的理想检查手段。

该研究应用高场强 3.0 T MR 扫描 360 例正常颅盖骨，分析其骨髓 MRI 特征，提出了颅盖骨骨髓 MRI 分型方法。该研究结果显示，颅盖骨发育变化的影像特征包括 2 个方面：随着年龄增长，颅盖骨板障厚度逐渐增加；颅盖骨骨髓随年龄变化具有特征性。

小于 6 岁时，正常人颅盖骨骨髓在 3. 0 T MR T_1WI 上仅出现Ⅰ、Ⅱ型，即在儿童期，颅盖骨骨髓在原始红髓的基础上刚刚开始散在骨髓转化。15~49 岁阶段，多出现Ⅲ型，即成人时期，骨髓转化已基本完成。≥ 50 岁时，骨髓逐渐向Ⅳ型转化，即表现为老年性骨髓。如果颅盖骨骨髓转化不具有此特征性，则高度提示为病理状态。

由此可知，Ⅰ型仅见于儿童期，表明儿童颅盖骨刚刚开始发育，颅盖骨板障较薄，并且富含大量红骨髓。Ⅱ型多见于青少年，表明颅盖骨板障厚度已开始增加，板障内亦开始出现脂肪成分，即开始由红骨髓向黄骨髓转化。Ⅲ型见于成人之后，颅盖骨板障厚度已达一定程度，骨髓成分亦已完成转化，富含大量脂肪成分。Ⅳ型则多见于老年期，骨髓成分相对稀少，其原因与老年性黄骨髓脂肪增多有很大关系。

与Ⅰ b 型相比较，Ⅱ型主要差异为厚度增加，从平均（1.55 ± 0.43）mm 增加到（2.78 ± 0.69）mm，反映了板障厚度增加成为儿童期颅盖骨的重要发育变化指标之一。15 岁之后Ⅰ a、Ⅰ b 型均消失，因此，15 岁可作为颅盖骨骨髓转化过程中重要的分界线，若 15 岁之后仍可见Ⅰ a 或Ⅰ b 型则高度提示为病理状态。

第五章　发育变异与诊断陷阱

第一节　颅骨的发育变异与诊断陷阱

1. 重叠阴影　头颅侧位片上，有时，折叠的耳部重迭于蝶鞍处，可伪似蝶鞍钙化。头颅后前位照片上，如果头部轻度旋转，枕外粗隆可重叠于一侧蝶骨翼上，伪似脑膜瘤的表现。

2. 两侧不对称　正常的两侧颅底各孔可以不对称，有时不对称十分显著，务必要结合病人具体情况分析研究。

3. 颅缝　双侧副矢状缝，表现为颅骨正位X线片上，在两侧人字缝上又各出现一条与正中矢状缝平行走行的颅缝，此缝可长可短，如不认识，可被误认为颅骨骨折。颅底位X线照片，颅骨的矢状缝重迭于斜坡，酷似斜坡骨折。颅缝可以硬化。人字缝硬化时，可与额窦边缘重迭，在标准后前位颅骨X线照片上可被误为慢性骨髓炎。

4. 关于缝间骨　颅骨的缝间骨，可以伴存骨质发育不全，或并发锁骨发育不全。

5. 多发性静脉湖　在颅骨X线照片上，有时可见多发性静脉湖，表现为多发性边缘规则光滑的小片状低密度区，若不认识，则容易被误诊为转移性肿瘤或骨囊肿，此刻，密切结合临床，回顾分析以前的检查图像，观察其动态变化，显得十分重要。

6. 板障血管压迹和蛛网膜颗粒压迹　在颅骨X线片上，正常的板障血管压迹，走行是柔和与光滑的，需要与僵硬和锯齿状骨折线进行鉴别。蛛网膜颗粒压迹，颅骨外板隆起，内板消失，易误诊为颅骨内板糜烂或破坏。

7. 部分容积效应　冠状面颅脑CT检查时，有时在眶顶可见一个或数个不连续区，这多为额骨眶板之最薄处CT扫描时部分容积效应所致，切勿误为邻近肿瘤所致侵蚀。

第二节　颅骨蛛网膜粒压迹

一、临床特点

脑蛛网膜在硬脑膜构成的上矢状窦附近形成许多绒毛状突起，突入硬脑膜窦内，称蛛网膜颗粒或蛛网膜粒（arachnoid granulations）。脑脊液通过这些颗粒渗入硬脑膜窦内，回流入静脉。上矢状窦与额顶、枕上区的静脉腔隙相通，腔隙大小各异，以顶区较大，大脑半球表浅静脉引入其内，蛛网膜颗粒伸入其中，并压迫颅内板形成蛛网膜颗粒压迹，偶尔可伸入板障，甚至可累及外板，酷似骨质溶骨性病灶。这种表现随着年龄的增长，变得越明显、越常见。

颅骨蛛网膜粒压迹，也称蛛网膜粒压迹、蛛网膜颗粒或蛛网膜憩室等，为蛛网膜粒颗粒在颅骨内板及板障上形成的局限性压迹，也可突向静脉窦，是脑脊液循环的重要组成结构，脑脊液经蛛网膜粒回流至静脉窦。

蛛网膜粒的解剖构成包括纤维结缔组织、成纤维细胞、蛛网膜、小血管网及内皮细胞间隙。蛛网膜颗粒隐窝临床上是无症状的，常因颅脑X线检查、CT、MRI等影像检查偶尔发现。蛛网膜颗粒压迹通常位于中线结构两侧20~30 mm范围内，呈圆形或卵圆形，脑静脉窦内蛛网膜颗粒对颅骨的压迹一般较轻。蛛网膜颗粒的多少和大小，依以下顺序分布：上矢状窦、横窦、海绵窦、岩上窦和直窦。

颅骨蛛网膜粒压迹随年龄增长而逐渐出现，儿童少见，成年男性较为多见。常为影像学检查时偶然发现，但少数可能引起头痛，且较大蛛网膜粒常易误诊为颅骨病理性缺损，因此需要与颅骨病变鉴别。

二、影像学研究

蛛网膜粒压迹见于颅骨穹隆，额骨最常见，其次为顶骨与枕骨，也可见于直窦、上矢状窦、横窦、窦汇、下矢状窦、海绵窦、岩上窦等静脉窦处，多在中线两侧 20~30 mm 的范围内，较对称，距静脉窦一般不超过 30 mm。

蛛网膜粒压迹常呈圆形、类圆形或颗粒状，边缘清楚，无硬化，大小从数毫米至数厘米不等，最大者可达 30 mm 左右，其中枕骨枕内隆凸两侧者常较大及形态不规则，可相互融合，易误诊为骨质破坏。一般累及内板及板障，外板变薄，但外板仍完整，极少数引起局部外板隆起，甚至形成巨大肿块。局部软组织无异常改变。邻近脑实质、蛛网膜下隙无受压、移位。

X 线表现为边缘锐利而略不规则的密度减低区，多数直径在 5 mm 左右，大多对称分布，但亦可不对称。

CT 平扫为边缘清楚的内板、板障骨质缺损，局部无软组织肿块，邻近可见导静脉或板障静脉与之相连，为其特征性表现。CT 扫描清晰显示枕骨颅内板、板障类圆形或矩形或多囊状骨质缺损、周边无硬化，内部可有间隔。类小囊影簇状聚集的骨质破坏常以枕内粗隆、枕内嵴为中心向周围膨胀性生长，有两侧对称性生长现象，但上缘均以横窦沟上嵴为界，未见超越此嵴向上扩张。

MRI 表现具有如下特点：冠状位和矢状位能准确观察其大小、形态及其与周围组织的关系。横轴位常难以显示。它形态上呈柱状、乳头状、山丘状不等，多位于中线两侧，边缘清楚；缺损区与脑脊液信号相同，呈长 T_1、T_2 信号；边界清楚，边缘光滑，与蛛网膜下隙相通；颅内板常见缺损口，常不穿过板障及外板，周围无软组织肿块影及占位效应；增强扫描无强化。MRI 上各序列与脑脊液信号一致，以 T_2WI 显示最清楚，与蛛网膜下隙相通，FLAIR 序列上信号被抑制、证明其内为脑脊液。位于静脉窦者 T_2WI 显示为流空信号的静脉窦内高信号结节；熟悉蛛网膜颗粒的 MRI 特征表现，能正确区分蛛网膜颗粒与病变，避免不必要的检查，尤其是损伤性诊断检查，如活检和手术探查等。

在 CT 和 MRI 增强扫描延迟扫描，待静脉窦强化时，蛛网膜粒为边缘清楚的局限性充盈缺损；同位素扫描局部无示踪剂浓聚。

三、鉴别诊断

蛛网膜粒压迹需与其他生理与病理性颅骨局限性骨质缺损鉴别。

（1）颅骨表皮样囊肿：表皮样囊肿常位于骨缝或其邻近部位，亦为无痛性囊性病灶及 MRI 信号改变相似，但它常为板障向外板膨胀性生长，运用 DWI 序列检查可以鉴别。骨缺损边缘硬化，FLAIR 序列及 DWI 为高信号。

（2）颅骨嗜酸性肉芽肿：在颅骨嗜酸性肉芽肿，颅骨板障有膨胀性破坏，内外板均可穿破，局部可有软组织肿块，CT 可显示典型的“纽扣征”。

（3）恶性肿瘤性骨质破坏：肿瘤性骨质破坏多种多样，如转移瘤、骨髓瘤等，都常伴存软组织肿块，FLAIR 序列信号不能被抑制，增强扫描时明显强化。同位素扫描见示踪剂浓聚，原发肿瘤病史及实验室检查可确诊。

（4）朗格罕细胞组织细胞增生症：常见于青少年，骨质破坏累及外板，并可呈檐状翘起，局部软组织肿块，增强扫描明显强化。

（5）颅骨海绵状血管瘤：颅骨海绵状血管瘤板障膨胀性破坏可累及内外板，边缘轻度硬化，有自中心向四周放射状或网格状排列的新生骨。

（6）感染性病变：感染性病变的破坏区局部头皮软组织肿胀，临床上为有痛性肿块。在骨结核或脓肿，都有相应的感染症状、窦道或瘘，CT 检查显示死骨及破坏区边缘硬化。

（7）脑膜膨出：脑膜膨出在枕部与额部多见，CT 与 MRI 可见脑膜及脑实质自缺损处外疝。

（8）静脉窦血栓：静脉窦血栓在 CT 呈高密度、MRI 检查时，T_1WI 高信号，T_2WI 显示流空信号消失，增强扫描为充盈缺损，而蛛网膜粒的 MRI 信号与脑脊液一致；静脉窦变异，如分隔等；静脉湖：静脉湖边缘清楚，可见一支或多支板障静脉汇聚，无软组织肿块。

颅骨蛛网膜粒压迹是一种常见的影像学正常表现，以中线两侧的颅骨穹隆及枕骨多见，无软组织肿块，可见静脉与之相连，MRI 各序列与脑脊液信号一致。一般无临床意义，但 CT 与 MRI 检查中应注意与其他骨质缺损鉴别。

关于本节讨论的内容，请读者再结合本书 本篇第十章 第一节　表现为枕骨溶骨样破坏的蛛网膜颗粒隐窝，进行研究。

第三节　误诊病例简介：神经纤维瘤病与蔓状血管瘤、嗜酸性肉芽肿

患者，女，38 岁。反复头痛 3 年余入院。CT：左侧枕骨左后缘见梭形稍低密度影，平均 CT 值 40~45 HU；增强扫描动脉期 CT 值 62~71 HU，其内见明显强化的血管影，病灶边界欠清，邻近骨质吸收破坏，边缘不光整，邻近肌肉略受推压。CT 诊断：左侧枕骨左后缘稍低密度影性质待定，血管瘤？嗜酸性肉芽肿？其他性质疾病？建议进一步检查。

（1）MRI：左侧额颞顶枕部头皮增厚，皮下脂肪间隙内散在条片状和斑片状异常信号影，以枕部显著，累及帽状腱膜、后颈部肌肉及其间隙，T_1WI 低信号，T_2WI 压脂不均匀高信号，增强扫描明显强化呈高信号，边界不清，并且，其内见多条迂曲增粗的流空血管影，邻近枕骨外析局部受压吸收变薄。MRI 诊断：左侧额颞顶枕部弥漫性异常信号影，考虑蔓状血管瘤，累及后颈部。

（2）手术所见：左颞枕部耳后向下，向内侧中线大片皮肤呈咖啡色，皮肤较正常健侧明显松弛，在耳后可触及约 7 cm × 5 cm 纵椭圆形皮肤软组织包块，质软，边界不清，移动度差。切开皮肤，见皮下组织呈浅灰色，血供丰富。沿包块周边进行分离，切断来源于枕动脉的供血动脉，然后将包块与皮肤游离，最后将包块连同骨膜一并剥离，将包块完整切除。

（3）病理检查：左颞枕部皮下肿物切除标本：暗褐色组织一块，大小 7.8 cm × 3.5 cm × 2.0 cm，切面灰白暗褐夹杂，质中。常规病理诊断：左颞枕部皮下肿物切除标本，初步考虑外周神经源性肿瘤，待做免疫组化检测进一步明确肿瘤类型。

免疫组化检测：阳性：S-100，Vimentin，CD34（散在 +），Ki-67（+，<1%）；阴性，H-Caldesmon，GFAP，CD57，Desmin，NSE，SMA，Actin。免疫组化诊断：左颞枕部皮下肿物切除标本，结合免疫组化检测及组织学图像，诊断为神经纤维瘤，建议切除后复查。

第六章　关于颅骨外伤

第一节　颅脑外伤头颅平片观察中的陷阱

颅缝常有一特殊的蛇行表现与硬化边缘,而沿着内板一般不存在缝的指状突起,表现为相当光滑的线状影,熟悉此特点有助于与骨折区别。在X线颅骨侧位片上有几处可能出现混淆:蝶缝、鳞缝、乳缝及顶裂有时难与骨折分辨。

枕骨,用汤氏位与侧位可较满意地进行观察。它由四部分围绕枕骨大孔排列发育而成,即一前基枕,一后鳞部及二侧外枕,但它又被枕上孔与顶骨间骨化中心再行分化,此复杂的发育即导致众多的发育变异,有的还一直持续存在,直到成人,从而引起诊断的混淆。

诸如枕中线裂,枕骨大孔外侧裂,横枕裂,上正中裂,外侧顶间缝以及枕基软骨结合等。在大约10%的成人,额缝永存,在汤氏位片正好重叠于枕骨大孔,而中线的顶骨骨折终端有时亦恰与枕骨大孔后唇重叠。

头颅血管纹可分三组:脑膜血管沟、静脉性板障管道、皮下肌肉与骨膜血管。脑膜血管沟通常不如骨折透光,且有分支和硬化边缘,有助于区别。

有4条特殊的颈外血管沟常被误为骨折:颞浅动脉的颞中支,上颌动脉的后、前深颞支,以及眼动脉的眶上支。

偶尔,板障管可与骨折混淆,但增加其他位置投照多可解除疑难。

第二节　颅骨的假性骨折

颅骨的正常缝、裂及血管沟容易误诊为骨折,因此熟悉这些正常结构的影像与认识骨折一样重要。应熟知此类结构的分布、大小、形状与走行方向。

颅骨缝、裂的走向比血管沟恒定,往往见于不同人的同一部位,因此,如看到与正常颅骨缝、裂不同的透光线影,则应怀疑为骨折。

除见于颅骨的假性骨折外,还应注意伪影导致的骨折。关于伪影或人为污渍佯似骨折的情况,最常见误诊为骨折的此类情况为撕裂伤,头皮撕裂伤可投影于X线照片上形成一透光缺损,此时务须结合临床进行诊断,头颅片上引起误诊的伪影,包括头皮上或(和)头发中的污物,在水中、血中浸泡过的头发、发辫等的投影。

偶尔,耳廓中的空气可被误认为气脑。

第三节　创伤后骨质溶解

详见本书　本卷　第二十篇　第二章　第四节　创伤后骨质溶解。

第七章　额　　骨

第一节　额骨原发性弥漫性大B细胞性淋巴瘤

骨恶性淋巴瘤是一种淋巴结外的恶性淋巴瘤，可发生于任何年龄，男性多于女性。骨恶性淋巴瘤分原发性和继发性，原发于骨的恶性淋巴瘤，是指起源于骨髓淋巴组织而无其他系统病灶；继发者则系骨外淋巴瘤的骨转移或直接侵犯，通常先出现淋巴结和肝脾肿大。

1. 诊断标准　骨原发恶性淋巴瘤诊断标准：①骨标本的病理形态改变应符合淋巴瘤；②原发病灶为单一骨骼；③如出现转移，仅局限为一个淋巴结受累，原发病灶的发生和发现远处转移灶之间的时间在6个月以后。

2. 影像学研究　骨恶性淋巴瘤的病理组织学生长方式决定了其影像学上的表现。早期肿瘤仅在骨髓腔内生长，外形保持正常，此时在X线上可能表现正常，或仅表现为病变骨质内斑点状的溶骨性低密度。

随着肿瘤组织向骨内膜生长，渗透、侵入到骨皮质内，使病变骨呈膨胀性改变，骨皮质呈"筛孔状"或"鼠咬状"溶骨破坏，骨髓腔内和周围软组织肿块逐渐形成。X线片上溶骨性改变明显，呈大片状虫蚀样及筛孔状侵蚀性破坏，破坏区边缘不清楚。

骨膜反应主要见于四肢长骨，常见的骨膜反应类型为单层型、板层型和针刺状，与淋巴瘤在骨内的生长方式有关，这种类型的骨膜反应在其他骨原发恶性肿瘤中很少见到，发生在脊柱、扁平骨等少见或无骨膜反应。

CT尤其是MRI上可发现骨髓腔内的早期病灶较X线片更敏感，主要表现为虫蚀样溶骨性破坏、骨皮质不连续等，骨髓腔内病灶呈软组织肿块样表现。增强扫描骨髓腔内的肿块和周围软组织中的肿块出现同等程度的强化，呈中度至明显强化，与周围正常组织之间界线清楚。骨恶性淋巴瘤的软组织肿块是以病变骨质为中心，呈包绕性生长，为淋巴瘤有别于其他恶性肿瘤的特征性影像表现之一。

3. 鉴别诊断

（1）脑膜瘤：颅内原发淋巴瘤的影像学特征不明显，颅骨及硬膜原发性或继发性恶性淋巴瘤在CT和MRI影像上均表现为颅骨内外侧软组织肿块，CT上呈中等密度，MRI上中等T_1信号和中等T_2信号，同时伴颅骨信号异常，增强后大部分病灶呈明显均匀强化，所有这些影像特征与侵犯颅骨向颅外生长的脑膜瘤极为相似，而且脑膜瘤是颅内脑外最常见的肿瘤，因此，在诊断上很容易误诊为脑膜瘤。

但仔细分析其征象，尚有些不同之处，脑膜瘤瘤体往往增强效应更明显，MRI多方位扫描重组图像可显示瘤体与脑膜瘤关系密切，侵犯颅骨的脑膜瘤引起颅骨破坏的同时，常见颅骨增生硬化改变，一般颅骨外肿块范围与颅内部分肿块部分相对应，肿块内常见钙化灶，而淋巴瘤很少出现颅骨的增生和硬化以及肿块内钙化，颅骨恶性淋巴瘤突出的特征是颅骨内外两侧大的无钙化显著强化的软组织肿块，而颅骨本身无改变或变化轻微。

（2）转移瘤、胶质瘤：当淋巴瘤发生于皮层或皮层下时应与转移瘤、胶质瘤鉴别，转移瘤占位征象和周围水肿较淋巴瘤明显，胶质瘤的占位征象亦较淋巴瘤明显。颅骨转移瘤一般以受累的颅骨为中心向内外形成软组织肿块，颅骨的破坏范围与软组织肿块的范围较为一致，颅骨的破坏程度明显，但少数完全性骨质破坏的淋巴瘤也可有相类似的影像表现，原发癌的存在则支持颅骨转移癌的诊断。

第二节 额骨骨组织韧带样纤维瘤

骨组织韧带样纤维瘤,又称骨韧带样纤维瘤、硬纤维增殖性纤维瘤,为罕见的良性骨肿瘤,因具有很强的局部侵袭性,也称为交界性肿瘤,其特点是不发生远处转移但易复发。

可发生于任何年龄,30岁前发病多见,可侵犯任何骨髓,但长骨发病率最高,主要在干骺端。病程发展较缓慢,临床症状出现晚而轻微,主要表现为局部轻微疼痛或轻度功能障碍。一些作者将骨组织韧带样纤维瘤分型为:小梁型、囊样型、溶骨型、骨旁型。

有作者报告一例骨组织韧带样纤维瘤位于额骨,发生于板障,实属罕见,且其影像表现边界清楚,未侵犯骨皮质,主要广泛侵犯颅骨板障结构,不同于文献报道。

此病影像表现多变,需与多房性骨囊肿、动脉瘤样骨囊肿、软骨黏液样纤维瘤、纤维结构不良及非骨化性纤维瘤等良性疾患进行鉴别。

病理镜下可见肿瘤由分化好的成纤维细胞和胶原纤维构成,成纤维细胞呈梭形,大小一致,无异型性和核分裂象。

骨组织韧带样纤维瘤影像诊断困难,最后确诊需依靠病理。

第三节 额骨内板骨质增生

本症CT检查时常可清楚显示,在女性中、老年患者增生尤为典型,冠状缝处可见明显切迹。但需注意,本症有时与脑膜瘤引起的骨质增生难以分辨,容易出现混淆。双侧对称性增生者多为本症。

鉴别诊断应包括Paget病,纤维性发育不良及一些原发性骨质异常,诸如颅干骺发育不良、von Buchem病、石骨症等。

第四节 关于额中缝

正常人额中缝的变异有以下3种形式:①完全额中缝,由前囟点至鼻根点;②不完全额中缝,存在于额骨的上、中或下3部;③在极个别的标本中,也有以横行裂缝的形式出现的。

第五节 额骨海绵状血管瘤

患者,男,37岁。发现右额肿物一年余入院。术后病理检查:额骨右侧占位性病变切除标本,骨组织一块,大小3 cm×2 cm×0.5 cm,切面可见一暗褐色隆起,大小1.5 cm×1.5 cm×0.7 cm,切面暗褐,质硬。病理诊断:额骨右侧占位性病变切除标本,额骨海绵状血管瘤。

影像资料见图15-7-1。

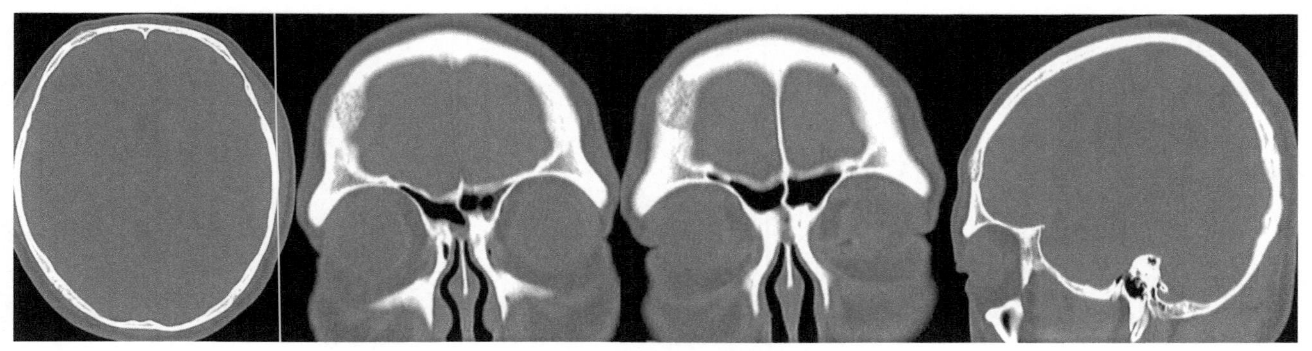

图 15-7-1　额骨海绵状血管瘤

第六节　眶上部的变异

澳大利亚土著的眶上部有着极大的变异范围。成人的眶上部从具有典型的发达的圆枕到完全没有明显的眉嵴；额部从平额到凸颌，额部从一些成年女性的类似幼儿的隆凸到一些成年男性的平扁而后倾的类型。

第七节　额部的假骨折

在额部，最易误诊为骨折的正常结构是眼动脉的眶上支，主要混淆出现在X线侧位片上。

下述几点可资鉴别：大多数此血管沟局限于额骨前1/3范围；血管沟多呈垂直方向而轻微向后弯曲；血管沟倾向于边缘硬化，骨折线边缘锐利且无硬化边缘。

永存额缝也是一假骨折，多见于正位片上。有作者统计永存额缝发生率为人群中的10%，另有作者认为此缝通常见于儿童期，若不注意，可误诊为额骨中线骨折，如此缝部分闭合，则更易混淆。在汤氏位片上，永存额缝还可错认为枕骨骨折。额颧缝位于两眼眶外侧，有时在颅正位片上呈现为清楚的透光线，容易误为骨折。

蝶枕软骨结合，在未骨化或未完全骨化时，侧位片上表现为透光缝隙，酷似骨折。

第八章　顶　骨

第一节　对称性顶骨凹陷症

对称性顶骨凹陷症是一种少见的对称性颅骨病变，好发于中老年人，主要累及双侧顶骨，一般无明显临床症状。

1. 发病机制　顶骨供血动脉主要包括颞浅动脉及脑膜中动脉后支，2%~6% 的颞浅动脉顶支阙如，而脑膜中动脉后支又较前者小，因此顶骨中后部供血相对较少，可能也与本病的发生有关。由于中老年人代谢和内分泌功能减退，细胞和组织器官萎缩，钙的丢失及钙吸收减少导致老年性骨质疏松所致。加之老年患者血管硬化，血管弹性降低，血流速度缓慢，以及由于重力作用导致的供血不足，使得顶骨代谢不良，骨萎缩好发生在中老年人。

2. 临床表现　颅顶骨凹陷症一般发生于双侧顶骨，呈对称性分布，又称为颅顶骨萎缩症、双顶骨营养障碍、颅顶骨退行性变等，本病病因尚不明确，是一种缓慢进行的老年性退行性改变。有报道称人群发病率约 3.0‰，50 岁以上人群发病率约 9.9‰。临床症状均不明显。其病理改变是颅顶骨板障消失，外板变薄、内陷或消失，内板完整。

本病多发于女性，男女比例为 1:（1.8~2.5），可能与女性绝经后雌激素分泌减少，快速骨丢失引起的绝经后骨质疏松症有关。

3. 影像学研究　本病有典型的 X 线及 CT 表现。X 线特征为颅顶骨外板呈碟形对称性凹陷，板障变薄或消失，内板完整。凹陷底部范围均较广，凹陷部位与正常骨组织逐渐移行，对应软组织随之凹陷。邻近颅骨无增生、破坏和骨膜反应。

有作者将凹陷分为扁平型和槽沟型，一组研究中的 4 例患者均属于扁平型。头颅侧位片可见颅穹隆密度减低，边界较清，2 例呈多层状改变。

CT 扫描可更加清楚地显示脑组织情况及颅骨凹陷部位、范围、程度、周围软组织情况。CT 显示两侧颅顶骨变薄，呈“C”形凹陷，两侧凹陷范围及程度略有差异。凹陷边缘呈“堤岸”状改变，底部较为平坦。外板及板障骨质吸收，1 例单侧内板有骨质吸收，1 例枕骨骨质局部变薄、密度减低。病变部位与正常骨质界限清楚，无骨破坏及骨膜反应。2 例患者均表现脑回萎缩，脑表面沟增宽，脑室有扩大。

4. 鉴别诊断　该病需与黄脂瘤病、畸形性骨炎、纤维结构异常、先天性对称性顶骨菲薄症相鉴别。由于本病主要发生于老年患者，尤其是女性患者，顶骨对称性受累，一般无临床症状，因此结合 X 线平片及 CT 的典型表现，不难做出诊断。

第二节　误诊病例简介：小儿顶骨纤维型脑膜瘤与嗜酸性肉芽肿

患者，男，4 岁。

病理检查：冰冻病理，“右顶骨占位性病变”，灰白色组织一堆，总体积 2.3 cm × 1.8 cm × 0.4 cm；常规病理：“右顶骨占位性病变”，灰白色组织一堆，总体积 2.3 cm × 1.8 cm × 0.4 cm。免疫组化结果：阳性，Vimentin，Ki67（2%）；阴性，Desmin，CD163，EMA，Bcl-2，GFAP，H-Caldesmon，NSE，CD56，NF，CK-P，CD57，DOG1，CD68，Actin，ER，PR，S-100，CD34。冰冻病理诊断：“右顶骨占位性病变”间叶组织或脑

膜来源的肿瘤，形态学表现良性，待常规病理和免疫病理进一步确诊。病理诊断："右顶骨占位性病变"间叶组织或脑膜来源的肿瘤，待免疫组化进一步明确诊断。免疫组化诊断："右顶部肿物"符合纤维型脑膜瘤（WHO Ⅰ级）。

影像资料见图 15-8-1。

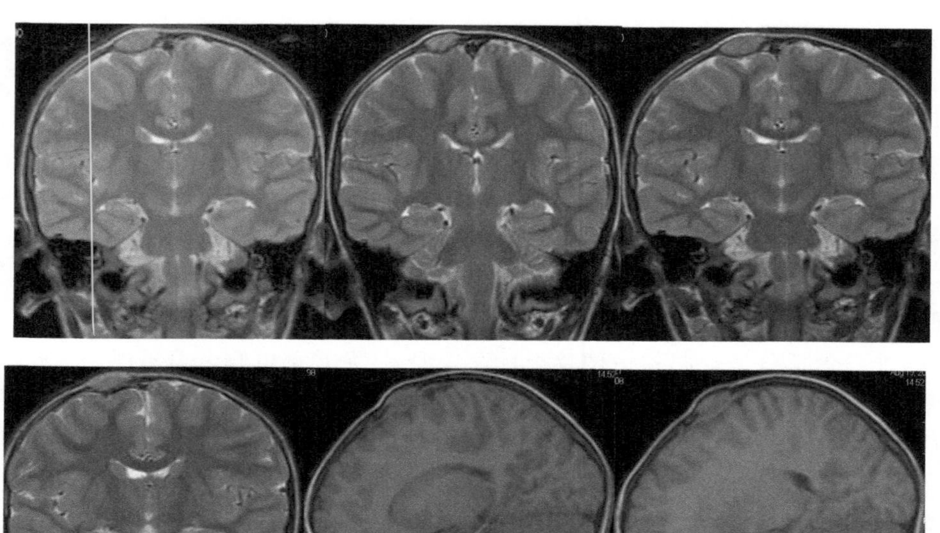

图 15-8-1　小儿顶骨纤维型脑膜瘤与嗜酸性肉芽肿

第三节　颅骨顶部条纹

在头颅 X 线侧位片上，颅骨顶部及邻近区出现条纹的性质一直存在争论，有称之为板障条纹，有称作矢状缝的侧面轮廓像和血管条纹。

Sarwar 等（1983）对此进行研究，发现这此条纹影局限于顶骨，在顶部及邻近区域最为明显，一般在冠状缝后方 1.5~3 cm，涉及颅骨内外板，这些观察提示此条纹可能与矢状缝有密切关系，该作者考虑它可能系矢状缝的侧面轮廓，故称之为缝的指状突起的显像。

鉴于这一假说，研究成人干颅标本，测量颅骨外表面矢状缝 指状突起的横行（冠状）长度为 7~11.5 mm（均值 9 mm）限于颅骨的凸出面高处；颅骨外表的缝的指状突起不延伸向外侧足够于侧位片上看见。

该观察推论，此条纹与缝之指状突起的深度成比例，据此又行断层照片研究，见此条纹确实为不同深度的矢状缝指状突起所致，且在顶部及邻近区域最为突出。

该作者认为，以往将此条纹说成是血管（静脉）的误解应摒弃，成熟的颅骨内正常不存在板障条纹。此条纹不应与"毛发竖立"的轻型混淆，后者多见于不同类型的贫血（Cooley 贫血最为显著），为板障骨髓间隙肥大和海绵骨的放射状排列的结果，"毛发竖立"表现也不只限于顶骨，受犯区域内常伴存板障增宽。

第四节　颞顶部的假骨折

此区的血管沟最易与骨折混淆的是颞浅动脉的一个分支在颅外板上的沟槽,有些病例除稍现边缘硬化外,与骨折极难分辨。脑膜中动脉后支的血管沟有时也与骨折混淆。顶骨板障血管内与脑膜中动脉主干血管沟一般 不与骨折线混淆,偶尔其一小分支纤细的血管沟可与骨折线相混。

此区有许多颅缝,最易混淆的是鳞状缝。侧位投照时,头颅稍有旋转(前后方向或 / 和上下方向的旋转),此颅缝则难与骨折分辨。偶尔正位片上此缝也可误为骨折,幸运的是缝两侧边缘骨质常有硬化, 可资判别。

幼婴颅骨的副缝可误为楔状的线形骨折。通常这些骨缝见于顶骨下 2/3,常为多发。有时还并存顶骨缺损,称为第三囟门。在分析这些缝隙时,如见于顶骨下 2/3,其表面软组织不肿胀,该缝很可能只是正常的副缝;如见于后顶骨的上 1/3,表面软组织肿胀,则很可能系骨折。这一规律当然不是百分之百有保证,因骨折也可发生于顶骨的下 2/3,正常副缝也可见于上 1/3,但对于大部分病例, 这一规律是适用的。

顶骨的另一副缝称作顶骨内缝,此缝易与骨折混淆,尤其是单侧者更易误诊。此缝常为相对水平走行,故若见垂直走行缝隙则多为骨折,如真是骨折,表面软组织则多有肿胀。此外,颅骨副缝一般是两侧性的,如见两侧对称,则有助鉴别。偶尔,多发性副缝还可误为蛋壳状骨折。

第九章　颞骨和颞部

第一节　颞骨横纹肌肉瘤

横纹肌肉瘤是软组织最常见的恶性肿瘤，儿童发病率较高，占儿童恶性软组织肉瘤的60%。头颈部为儿童期病变的好发部位，发生率在30%以上，但发生于颞骨者少见，占头颈部横纹肌肉瘤的8%~10%。该病恶性程度高，进展迅速，早期侵犯邻近组织，局部淋巴结和远处转移。

1. 病理学　横纹肌肉瘤是源于向横纹肌分化的原始间叶细胞，并由不同分化程度的横纹肌母细胞组成的软组织高度恶性肿瘤。颞骨内虽无横纹肌组织，但也可发生胚胎型横纹肌肉瘤。

横纹肌肉瘤分为腺泡型、多形细胞型和胚胎型3种。其中胚胎型是头颈部横纹肌肉瘤最常见的类型，约占60%。不同病理类型与发病年龄、部位之间有一定的关系。

腺泡型横纹肌肉瘤好发年龄稍大一些（10~25岁），且多发生在四肢。

多形细胞型横纹肌肉瘤通常位于四肢，尤其是大腿，此瘤几乎全部发生在成人。

胚胎型横纹肌肉瘤常见于头颈部（尤其是眼眶、鼻咽、中耳和口腔）、腹膜后、胆系和泌尿生殖道，少部分发生在四肢，且伴有高复发率和低生存率。此瘤绝大多数发生于3~12岁的儿童，该病恶性程度高，进展迅速，早期就会侵犯邻近组织，并沿血管、淋巴引起广泛侵犯和转移，且有高复发率和低生存率。

结合肿瘤临床病理特点及生物学行为将颞骨横纹肌肉瘤分为预后好（葡萄状型、梭形细胞型）、中（胚胎型）、差（腺泡型和未分化型）3类。胚胎型是头颈部病变最常见类型，由原始小圆细胞和不同分化程度的横纹肌母细胞以不同比例组成。免疫组织化学Desmin、MyoD1为确定横纹肌肉瘤的典型标记物，具有很高的敏感性和特异性，至少20%的病变最终诊断及鉴别诊断需要靠这种方法进行。

2. 临床表现　耳内流脓、听力下降及耳痛是本病的主要临床表现，以面瘫起病者罕见。源于颞骨者约占全身横纹肌肉瘤的7%，约50%的患者可有中耳炎病史，提示长期炎症刺激可能是导致本病的一个重要因素。

颞骨病变常见临床表现包括耳部肿块（56%）、外耳道息肉（54%）、慢性耳溢液（40%）、出血（30%）、耳痛（22%）和面神经麻痹（14%），早期临床诊断常有困难，50%初诊时被误诊。

颞骨病变属脑膜旁肿瘤，可沿不同路径侵犯脑膜。面神经管通常最易受累，肿瘤经面神经管可向内听道、后颅窝播散；或经乳突、鼓室盖侵入中颅窝；或侵犯迷路后，经前庭水管或耳蜗水管，侵犯后颅窝。另外，肿瘤可直接侵犯颈静脉球、颈动脉管、颞窝、鼻咽腔等结构。

3. 影像学研究　横纹肌肉瘤属软组织恶性肿瘤，具有软组织肿瘤的一般影像学表现，缺乏特异性。在诊断时，肿瘤常常已累及到外耳道、乳突及脑膜。CT及MRI扫描可确定肿瘤部位和侵犯破坏范围。高分辨CT加上“骨窗”重建是目前确定肿瘤范围和发现颅内播散的最好办法，并可以较好地显示骨质破坏，有助于判断预后并选择适当的治疗方法。MRI在鉴别正常软组织和肿瘤上优于CT，能更清楚地显示病变的侵犯范围，两者结合可为该病诊断和临床治疗提供更全面的影像信息。

颞骨高分辨CT是本病首选检查方法，平扫表现为颞骨溶骨性骨破坏伴软组织肿块，肿块表现为等密度、低密度或混杂密度肿块，增强后显著强化，病灶边界欠清晰。

CT 扫描见左侧颞骨(包括听小骨、颈静脉孔、颈动脉管)广泛性骨质破坏，CT 增强后发现病变已向后颅窝侵犯，CTA 和 DSA 见左颈动脉颞骨段受侵、变窄，MRI 增强后病灶呈不均匀强化。经手术和病理证实为横纹肌肉瘤(胚胎型)。

肿块于 MR T_1WI 表现为与软组织呈等信号或接近等信号,在 T_2WI 表现为高信号。合并坏死时于 T_2WI 表现为更高信号区。合并出血时在 T_1WI、T_2WI 上均表现为高信号,增强后有明显强化。MRI 检查,特别是增强扫描能很好的显示脑膜浸润、颞骨外软组织浸润等情况,如该例患儿即表现为颞叶脑膜的病理性强化及沿颈动脉向下生长的肿块。

4. 鉴别诊断 颞骨病变的影像表现缺乏特异性,需与儿童期多种颞骨破坏性疾病相鉴别,如慢性中耳乳突炎、胆脂瘤、郎格汉斯细胞组织细胞增生症等相鉴别,最终确诊需要组织学检查。影像学检查的主要目的是观察病变发生的部位、累及范围,对颞骨的破坏程度,了解周围结构侵犯情况及随访评估疗效。

(1)慢性中耳乳突炎:较常见,多为青少年,有听力下降、耳道流脓等症状,颞骨破坏局限在鼓室、鼓窦区,常见胆脂瘤形成,其境界清晰,有硬化边。

(2)坏死性中耳炎:颞骨破坏范围相对较大,多发生在颞骨岩尖部,绝大多数在急、慢性中耳乳突炎的基础上发生，CT 示鼓室内充以软组织影,岩尖部或整个颞骨岩部可见骨质破坏,炎症可向中、后颅窝浸润。病人常伴有耳痛、外耳道长期流脓、发热等征象。

(3)颞骨朗格汉斯组织细胞增生症:多见于儿童,可单侧或双侧发病,双侧居多,CT 示颞骨大块状溶骨性破坏,轮廓不规则,但边缘尚清楚,无硬化边界,具有特征性地图状改变,若行增强扫描病变可有中至高密度强化。MRI T_2WI 可见颗粒状高信号病灶,境界清晰,手术或活检标本见到细胞为依据。

(4)中、外耳鳞癌:中、外耳鳞癌多见于成年人,常有中、外耳慢性炎症的背景,见颞骨局部不规则软组织肿块,边缘不规则,呈等密度,早期外耳道骨壁无骨质破坏,肿瘤长大后,可破坏外耳道骨壁,CT 见颞骨呈虫蚀状骨质破坏。晚期肿瘤可以通过外耳道的 Santorini 缝隙或骨和软骨部交界处浸润到耳周软组织和腮腺组织,向内破坏鼓膜、中耳乳突,甚至破坏颞骨岩部进入颅内。

颞骨胚胎型横纹肌肉瘤很少见,若儿童有听力下降、耳痛、外耳道血性溢液或有息肉样肿物等病症,必须行 CT 或 MRI 检查,发现颞骨有破坏,要注意将其与中耳乳突炎症、颞骨朗格汉斯组织细胞增生症和中、外耳鳞癌等疾病相鉴别。必要时要在 CT 引导下作活检,以免延误诊断。横纹肌肉瘤的影像学表现缺乏特异性,正确诊断有赖于对患者临床资料进行综合分析,其中年龄及发病部位在诊断中有重要意义。

第二节 颞骨炎性肌成纤维细胞瘤

颞骨炎性肌成纤维细胞瘤是一种少见的间叶性肿瘤,术前常被误诊。

炎性成肌纤维细胞是一种不同于炎性假瘤的真性肿瘤。WHO 将其定义为“由分化的成肌纤维细胞性梭形细胞组成,常伴有大量浆细胞和(或)淋巴细胞的一种肿瘤”。该肿瘤多为良性,但易复发,可以恶变。常见于肺、肝脏,头颈部少见。颞骨炎性肌成纤维细胞瘤国内外文献中仅有数例报道。

1. 发病机制 炎性肌成纤维细胞瘤病因不甚清楚,可能与外伤、手术或病毒感染有关,可能是人体对损伤的一种异常或过度的反应,直至最终发展成肿瘤。随着细胞遗传学的发展,有研究证实部分炎性肌成纤维细胞瘤出现染色体 2p23 基因重排,支持炎性肌成纤维细胞瘤为一种真性肿瘤。炎性肌成纤维细胞瘤组织学亚型有黏液型、梭形细胞密集型和纤维型。

2. 临床表现 炎性肌成纤维细胞瘤好发于青少年,临床上均有不同程度的疼痛。

3. 影像学研究 颞骨炎性肌成纤维细胞瘤骨质破坏特点多样,可表现为膨胀性骨质破坏;也可为大块的溶骨性骨质破坏。还可以破坏骨壁侵犯邻近结构及引起邻近硬膜增厚，Gasparotti 等(2003)和 Coulson 等(2008)都曾报道颞骨炎性肌成纤维细胞瘤或炎性假瘤侵犯脑膜、脑实质,提示肿瘤具有侵袭性,也可能是该瘤易复发、恶变的原因。

有研究认为炎性肌成纤维细胞瘤含成肌纤维细

胞成分越多,就越容易局部浸润及复发。一组研究中,例 1 为梭形细胞密集型,成肌纤维细胞较丰富,以广泛浸润性生长为主,边界不清;例 2 为黏液型,梭形细胞含量较稀少,其生长方式以膨胀性生长为主,具有良性征象。

炎性肌成纤维细胞瘤在 CT 上表现为软组织密度肿块,肿瘤较大时其内可见小点状高密度残存骨嵴。肿瘤在 MR T_2WI 上信号不太高,在 T_1WI、T_2WI 均含多少不同的低信号影。这可能是本瘤的信号特点,有助于与其他肿瘤鉴别。

这些低信号影在病理上对应为短梭形细胞或密集的纤维细胞和含铁血黄素沉积。这些成分的多少直接影响了肿瘤的信号。肿瘤的 MRI 信号强度与梭形细胞的密集程度、胶原纤维的含量、炎性细胞及黏液水肿的程度有关。理论上,梭形细胞越密集、胶原纤维含量越高,则 T_2WI 信号越低,而炎性细胞及黏液水肿的所占比例越高,则 T_2WI 信号越高。该组患者 T_2WI 见肿块边缘呈环形均匀低信号,可能为致密胶原成分所形成的假包膜。炎性肌成纤维细胞瘤肿瘤的强化形式可以多样。

总之,颞骨 CT 和 MRI 上,小的炎性肌成纤维细胞瘤可类似良性骨肿瘤的表现,大的炎性肌成纤维细胞瘤可表现为侵袭性或恶性征象,肿瘤组织学表现多种多样。炎性肌成纤维细胞瘤在 MRI 上信号有一定的特点, T_1WI 及 T_2WI 上含点、条状或大块状低信号影。如具有以上征象时要考虑到炎性肌成纤维细胞瘤的可能,确诊依赖病理和免疫组织化学检查。

第三节 右侧颞部动脉瘤样骨囊肿病例

患者,男,15 岁。发热 2 周,右颞部持续疼痛 6 d。

手术所见:头偏向左侧,右侧颞上线处局部隆起性包块,基底直径近 4 cm,高约 2 cm,局部质地中等,不移动,触诊有囊性感。7 号针穿刺包块,抽出黄褐色及暗红色陈旧性积血。于颞上线下可见颞骨缺损,包块无包膜,内部为机化的血凝块,黑色凝血块及肉芽样组织,突入颞肌内,壁为机化的结缔组织。清除颞肌内机化的血肿组织,并清除机化的结缔组织,将肌皮瓣翻向额颞侧,即可见右颞部局部骨缺损,直径近 3 cm,骨缘壁薄。距骨缘 1 cm 钻孔,铣刀距骨缺损缘 1cm 铣下缺损周缘骨组织,即见正常硬脑膜,沿正常硬脑膜缘向包块中心剥离,硬脑膜与骨组织粘连、机化组织增生明显,该处组织位于脑膜中动脉主干上,考虑为骨沟内脑膜中动脉形成动脉瘤,破裂形成骨囊肿。将机化组织连同硬脑膜一并切除,硬脑膜下未见明显异常,

病理检查:“右颞骨病变颅骨”暗红色组织一堆,大小共 3 cm × 2 cm × 0.5 cm。“右侧颞骨硬膜外”灰白色骨组织四块,总体积共 5 cm × 4 cm × 0.4 cm,其中最大者大小为 4.5 cm × 1 cm × 0.4 cm,最小者大小为 2.8 cm × 1 cm × 0.4 cm。免疫组化结果:阳性,病灶中组织细胞 CD68, CD163, Vimnintin;多核巨细胞 CD68,CD3,Vimnintin;浆细胞 CD38,CD138;淋巴细胞 CD20,CD3,Vimnintin。阴性,CK,S-100,CD1a。

病理诊断:上述表现结合手术所见,符合“右颞骨”动脉瘤样骨囊肿,伴慢性炎症反应。附注:本例病变见于颞骨,为动脉瘤样骨囊肿少见部位,且伴有较多慢性炎细胞浸润,需待免疫组化鉴别骨嗜酸性肉芽肿(多见于颅骨,中晚期嗜酸性粒细胞减少以至消失)。免疫组化诊断:符合“右颞骨”动脉瘤样骨囊肿,伴慢性炎症反应。

影像资料见图 15-9-1。

第四节 颞骨乳头状脑膜瘤

乳头状脑膜瘤较为少见,易误诊。乳头状脑膜瘤的发病率较低, Torres 等(1996)分析 304 例脑膜瘤,其中乳头状脑膜瘤仅 1 例。乳头状脑膜瘤是脑膜瘤的一个恶性型,瘤细胞以纤维血管为中心呈乳头状排列,瘤内核分裂多,增生活跃。常见局部浸润,沿软脑膜播散,并可转移到颅外。

Shuangshotit(1993)报道,乳头状脑膜瘤好发于青年人,平均年龄为 35 岁(20 岁前发病者占 1/4),男女比例为 2:3。乳头状脑膜瘤好发于幕上间隙(特别是大脑凸面及矢状窦旁),很少发生于幕下、椎管内及神经系统以外。Limg 等(1995)描述乳头状脑膜瘤的 MRI 表现, 2 例儿童的乳头状脑膜瘤均可见到囊性成分。

一例乳头状脑膜瘤的主要影像学表现为颞骨骨

质的膨胀性破坏和软组织肿块突入鼓室及颅内，术前定性困难。

本病需与以下疾病鉴别。

（1）骨疡性乳突炎：乳突骨质破坏，边缘模糊，可见游离死骨。骨质破坏可累及面神经管膝部甚至岩骨尖，形成岩尖炎。在 MR T_1WI 呈低信号，T_2WI 呈高信号，无特异性表现；

（2）岩部胆脂瘤：CT 示岩部呈膨胀性骨质破坏，边缘硬化。可累及上半规管、总脚及面神经管迷路段等结构。MRI 示破坏区呈等 T_1、稍长 T_2 异常信号，增强无强化。

（3）中耳癌：CT 示鼓室内充以软组织，耳蜗、面神经管、颈静脉窝及岩尖部可见骨质破坏，软组织肿块可向中、后颅窝浸润。

（4）胆固醇肉芽肿：CT 示鼓室或上鼓室软组织肿块，部分可突入外耳道内上部，可见骨质轻度侵蚀及听小骨破坏。MRI 示肿块呈短 T_1、长 T_2 异常信号，无增强；

（5）嗜酸性肉芽肿：CT 示乳突部呈溶骨性破坏，软组织肿块常压迫骨皮质或穿透皮质向外突出，无骨质硬化。

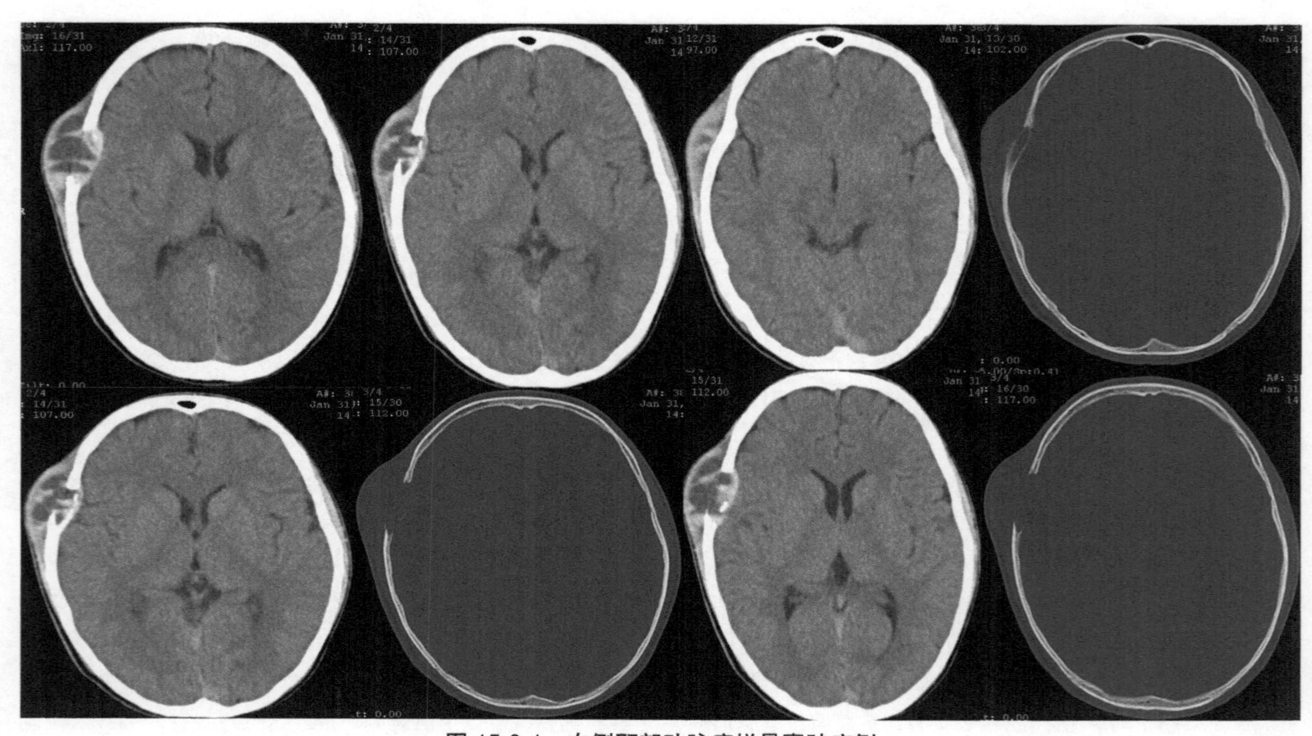

图 15-9-1　右侧颞部动脉瘤样骨囊肿病例

第五节　颞骨巨细胞瘤

骨巨细胞瘤是起源于骨骼非成骨性结缔组织的骨肿瘤，主要细胞成分为单核细胞、巨细胞和其聚合而成的多核巨细胞，多位于长骨骨端，以股骨下端最多见，胫骨近端、桡骨远端次之，分 I~ Ⅲ级，20~40 岁成人多见，良性者早期症状轻微，恶性者生长较快，疼痛剧烈，可形成软组织块影。

在颅面骨中，巨细胞瘤为少见肿瘤，主要表现为骨质破坏和软组织肿块，很少呈多房状，病变一般表现为向前、向颅底附近扩展，少有累及外耳道后方乳突，可复发。影像表现中 X 线片多为地图样溶骨性改变，边界清，无硬化环。CT 为囊状膨胀性骨破坏，边界清或模糊，可见软组织块影，有中度强化。

MRI 较 CT 显示病灶及周围软组织受侵情况更清楚，更具优势，与肌肉相比，T_1 为不均匀低等信号，T_2 为低、等、高混杂信号，边界多清，少数边缘有低信号环围绕。轻或明显不均匀强化，动态增强呈快进快出强化形式，可侵犯周围软组织形成肿块。

一例符合骨巨细胞瘤的影像表现，但因对发生于颞骨的巨细胞瘤认识不足而未能在术前作出准确定性诊断。

该病需与骨肉瘤等肿瘤鉴别，骨肉瘤多为溶骨性破坏生长，破骨和成骨同时存在，可有硬化缘及骨膜反应，藉此可与之鉴别。本病还需与动脉瘤样骨囊肿、转移瘤及巨细胞修复性肉芽肿等鉴别。

第六节　颞骨的发育变异

高分辨 CT 能发现颞骨的发育变异，包括高位的颈静脉窝与下鼓室骨性间隔的不完全缺损，颈静脉孔严重不对称，乙状窦壁前移，鼓室窦变深，内听道扩大以及耳蜗导水管扩大，在一项研究中，其发生率分别为 2.4%、4%、1.6%、5.9%、2.3% 和 3%，其中鼓室窦变深最为常见。

（1）内听道的单侧扩大：两侧内听道的明显不对称通常见于小脑桥脑角肿瘤，最常见为听神经瘤，一般统计，10% 以下的健康人在内听道的垂直高度和（或）后壁的长度，两侧比较，分别可有 1 mm 或 2 mm 的差异。Weinberg 等（1981）报告 3 例病人，年龄为 20 岁、36 岁和 44 岁，两侧内听道显著的不对称，在高度上相差最大者为 13 mm，在长度上为 5 mm，他们均无与小脑桥脑角区相关的临床症状，X 线平片，多轴位断层片均见扩大的内听道皮质边缘完整，2 例碘水脑池造影与 CT 均未发现异常，第 3 例作进一步神经放射学研究，无听力障碍，追踪 7 年仍未发现小脑桥脑角病变的表现。

该作者认为，两侧内听道不对称且无症状，后壁长度差大于 3 mm，高度差大于 2 mm，可能都属于发育上的变异。

（2）岩骨弧状隆突：经脑干、眶及颞叶的 CT 横断扫描，在颞叶外侧部分中央，恰在副海马回钩的内侧，可见一高密度结构，为岩骨弧状隆突的部分容积效应所致。弧状隆突内藏置上半规管。这不应误为脑膜瘤引起的骨质增生，或错认为颞叶包块内部出现钙化。

第七节　误诊病例简介：动脉瘤样骨囊肿与嗜酸性细胞肉芽肿

患者，男，16 岁。发热 2 周，右颞部持续疼痛 6 d 入院。CT：右颞部头皮下见不规则囊实性混杂密度影，大小约 3.0 cm × 4.7 cm，边界清楚，其内密度不均匀，似可见分隔影，实性部分 CT 值 60 HU，囊性部分 CT 值 18 HU，病灶呈膨胀性生长，右颞骨形态不规则，局部骨皮质破坏吸收，肿块向颅内隆起，邻近脑组织略受压。CT 诊断：右颞部占位，右颞骨受累性质待定，骨嗜酸性肉芽肿？建议 MRI 检查。

右侧额颞开颅骨囊肿切除 + 颅骨缺损修补术，手术所见：7 号针穿刺包块，抽出黄褐色及暗红色陈旧性积血。包块无包膜，内部为机化的血凝块，黑色凝血块及肉芽样组织，突入颞肌内，壁为机化的结缔组织。清除颞肌内机化的血肿组织及结缔组织，将肌皮瓣翻向额颞侧，即可见右颞部局部骨缺损，直径近 3 cm，骨缘壁薄。铣刀距骨缺损缘 1 cm 铣下缺损周缘骨组织，即见正常硬脑膜。沿硬脑膜缘向包块中心剥离，硬脑膜与骨组织粘连，机化组织增生明显，该处组织位于脑膜中动脉主干上，考虑为骨沟内脑膜中动脉形成动脉瘤，破裂形成骨囊肿。

病理检查：右颞骨病变颅骨标本，暗红色组织一堆，大小共 3 cm × 2 cm × 0.5 cm；右侧颞骨硬膜外组织标本：灰白色骨组织 4 块，总体积共 5 cm × 4 cm × 0.4 cm，其中最大者大小为 4.5 cm × 1 cm × 0.4 cm，最小者为 2.8 cm × 1 cm × 0.4 cm。

常规病理诊断：右颞骨病变颅骨标本，为破碎骨与软组织，镜下可见大量成熟骨、少量死骨与新生骨组织、少量纤维肌肉组织。部分纤维组织形成囊壁样结构，似多房性囊肿，部分囊壁呈飘带样结构，部分囊壁一侧为骨组织，另一侧附有血凝块，部分囊壁中可见较多慢性炎性细胞浸润，以淋巴细胞浆细胞为主，组织细胞和嗜酸性粒细胞不明显，局部可见少量多核巨细胞。诊断：上述表现结合手术所见，符合右颞骨动脉瘤样骨囊肿，伴慢性炎性反应。

附注:本例病变见于颞骨,为动脉瘤样骨囊肿少见部位,且伴有较多慢性炎细胞浸润,需待免疫组化检测鉴别骨嗜酸性肉芽肿(多见于颅骨,中晚期嗜酸性粒细胞减少以至消失)。

免疫组化检测:阳性,病灶中组织细胞 CD68, CD163, Vimintin 阳性;多核巨细胞 CD68, CD3, Vimnintin 阳性;浆细胞 CD38, CD138 阳性;淋巴细胞 CD20, CD3, Vimnintin 阳性。阴性, CK, S-100, CD1a。免疫组化诊断:符合右颞骨动脉瘤样骨囊肿,伴慢性炎性反应。

第八节 左颞部皮肤表皮样囊肿

患者,女,64 岁。左颞部皮下无痛性肿块 10 余年,近 2 d 肿块进行性增大,如鸡蛋大小,触软,无明显活动度,局部头皮略红。行 CT 平扫。

手术病理诊断:皮肤表皮样囊肿,伴多核巨细胞反应及胆固醇沉淀。

影像资料见图 15-9-2。

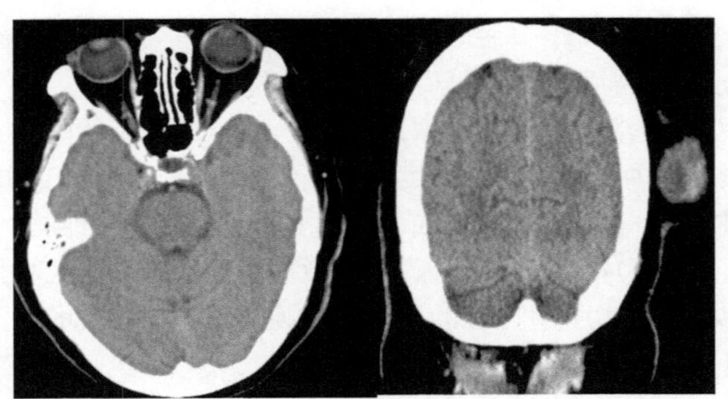

图 15-9-2 左颞部皮肤表皮样囊肿

第十章　枕　骨

第一节　表现为枕骨溶骨样破坏的蛛网膜颗粒隐窝

1. 病理学　早在 1705 年，Pacchioni 就描述蛛网膜颗粒为蛛网膜细胞伸入或突入到硬膜静脉窦内形成的绒毛状或颗粒状突起。前者非常细小，须借助显微镜才能观察，而后者，即蛛网膜颗粒是肉眼可观察到复杂结构。它们具有吸收脑脊液和滤过脑脊液至静脉系统的作用，且可帮助脑脊液从蛛网膜下隙进入静脉窦，并防止血液倒流入蛛网膜下隙的类似球瓣机制。蛛网膜颗粒可在颅骨内板产生光滑的局限性压迹，偶尔可突入板障，甚至累及外板，酷似骨质溶骨性病灶。一组研究中 23 例患者蛛网膜颗粒压迹均非常深邃，酷似骨质溶骨性病灶。发病平均年龄为 65 岁，与有些学者报道发病高峰年龄 60 岁相仿。说明这种表现随着年龄增长变得越来明显、越来常见。

对于大蛛网膜颗粒形成机制，有学者认为是蛛网膜的过度增生或过度变性的结果，其病理、生理基础可能与脑脊液流入静脉局部的类球瓣机制梗阻现象关联。此外，该组有 2 例蛛网膜颗粒较小，但其压迹也非常深邃，该作者推测这可能与蛛网膜绒毛自板障导静脉周围异位致板障发育缺陷有关。

2. 影像学研究　蛛网膜颗粒隐窝临床上是无症状的，常因颅脑 X 线检查、CT、MR 影像检查偶尔发现。该组 23 例均以与枕骨病症无关联原因作影像学检查发现。CT 扫描均清晰显示枕骨颅内板、板障类圆形、矩形或多囊状骨质缺损、周边无硬化，内部可有间隔。类小囊影簇状聚集的骨质破坏常以枕内粗隆、枕内嵴为中心向周围膨胀性生长，有两侧相对称性生长现象，但上缘均以横窦沟上嵴为界，未见超越此嵴向上扩长。

由于横窦沟上嵴、枕内嵴的阻隔，范围大的类囊状骨质破坏影在阻隔缘部常为大弧度分叶，其对缘的小弧分叶明显。对于类囊形病灶，可行扫描层面与枕骨垂直或三维重建，均可清晰显示 1 个从颅骨内板突入板障的穿凿状骨缺损影像，而外板结构完整或有小的缺损，但无弧形隆凸超颅外板表面缘及无软组织肿块。一些作者认为这系蛛网膜颗粒隐窝的特征，有别于其他颅骨破坏病变。

该组影像所见与 Rosenbergs 等（1993）报告的 4 例经病理证实的巨大囊性蛛网膜颗粒影像描述一致。其病理组织学改变为缺损区内系充满液体小囊结节，囊壁薄，由受压的胶原组织组成，其内伴少许成团的蛛网膜细胞在囊壁周缘部散在分布。

同时 MRI 表现亦与其组织学改变相符。该组 8 例行 MRI 检查，在 T_1WI、T_2WI 图像上呈现与脑脊液相似的长 T_1、长 T_2WI 信号，并与蛛网膜下隙相通，3 例增强 MR 扫描缺损区内未见任何强化。

Roche & Warner（1996）研究 14 例 18 个乙状窦和横窦部蛛网膜颗粒的 MR 表现，发现病灶 T_1WI 呈与脑脊液等信号（12/18）或脑灰质等信号（5/18），T_2WI 呈等脑脊液或轻高信号，1 例钙化的蛛网膜颗粒 T_1WI 呈等白质信号，T_2WI 上较脑脊液稍低信号。

Leach 等（1996）在随意选择的 100 例颅脑增强 MR 图像中发现 13 例颗粒，12 例低脑实质信号、1 例等脑实质信号，T_2WI 呈高信号，任何病例均无强化。但 Ikushima 等（1999）报道有些病灶的信号在脑脊液和脑实质信号之间，这可能与其内所含脑脊液和脑实质成分的比例不同有关。

该组 8 例 MRI 各序列上的信号均呈与脑脊液信号相似。其中 5 例运用 FLAIR 序列检查也呈类脑脊液信号，与 Ikushima 等（1999）报道的 FLAIR 序列 90.3% 呈与脑脊液类同的信号、9.7% 呈轻度高信号相似，这种序列的信号表现有助于与表皮样囊肿鉴别，有利于与其他引起类似颅骨破坏的病变进行鉴别。因此，宜将 FLAIR 序列列入本病 MR 常规检查序列。

该组所见骨质缺损均为偶尔颅脑影像检查发现，其中 5 例经过 1 年的随访均无进展，呈静止态，2 例前后 CT 片示图像形态有不同，但三维影像显示相同，这说明 2 次 CT 扫描定位线与枕骨成角不同。

枕骨蛛网膜颗粒具有较典型的部位，位居枕骨内粗隆水平及以下，这相当于横窦水平区域。以往普通 X 线片上因枕骨与颅底影像重叠，限制了对枕骨蛛网膜颗粒压迹的观察，故少见报道。该组左侧与右侧之比 1:2，与 Leach 等（1996）研究横窦部蛛网膜颗粒以左侧多见不一致，可能与本组搜集均为深入板障甚至外板的骨质缺损的病例，而未将单纯的横窦部蛛网膜颗粒列入统计分析有关。

3. 鉴别诊断　蛛网膜颗粒隐窝颇具特征，结合发病年龄、临床表现及随访改变等即可做出诊断。但若缺乏认识则易误诊。该组 8 例有首诊医师误诊史。国外也有误诊而手术的病例报道。因此本病应注意与下列病变鉴别。

（1）颅骨表皮样囊肿：无痛性囊性病灶灶及 MR 信号改变相似，常为板障向外板膨胀性生长，运用 FLAIR 序列检查可以鉴别。

（2）颅骨嗜酸性肉芽肿：颅骨板障膨胀性破坏，内外板均可穿破，局部可有软组织肿块，CT 可显示典型的“纽扣征”。

（3）颅骨海绵状血管瘤：板障膨胀性破坏可累及内外板，边缘轻度硬化，有自中心向四周放射状或网格状排列的新生骨。

（4）感染性病变：破坏区常可见死骨，局部头皮软组织肿胀，临床为有痛性肿块。

总之，只要熟悉蛛网膜颗粒的影像学特征表现，就完全能避免不必要的，尤其是损伤性的诊断检查，如活检和手术探查等，这亦是认识本病的价值所在。

附：具体病例资料

一组研究中的 23 例患者，均表现为枕骨颅内板、板障部有一类圆形或多小囊状簇状骨质类破坏影，境界清晰，边缘无硬化带，呈从颅骨内板伸入板障，部分累及外板的特征。CT 表现：15 例内板缺损缘见浅淡密度的碎裂骨片影。9 例可见外板骨质受累，但无弧形隆凸超颅外板表面缘。类囊状骨质破坏影边缘总有小弧分叶现象。聚集的骨质破坏内 CT 值为 0~15 HU，局部总有内板缺损的层面显示，缺损处无软组织肿块。9 例累及外板者可见外板骨质缺损。类小囊状簇状聚集的骨质破坏以枕内粗隆为中心向周围膨胀性生长者、有两侧相对称性生长现象 5 例，但上缘均以横窦沟上嵴为界，内界不超过枕内嵴。类囊状骨质破坏影范围越大，其边缘的小弧分叶越明显。骨质缺损区横径为 7~30 mm，最大者两侧相对称性生长范围各达 2.5 cm × 3.0 cm。三维重建清晰显示 1 个口小腔大的穿凿状骨缺损影像，两侧相对称性生长，大多呈蝶形外观。MRI 表现：8 例缺损区均显示与脑脊液相同信号，T_1WI 呈低信号，T_2WI 呈高信号，基底部与蛛网膜下隙联系密切，形态呈乳头状、山丘状或多乳头状结节。5 例行液体衰减反转恢复（FLAIR）序列成像，呈类脑脊液信号，3 例行增强 MR 扫描，T_1WI 显示有一沿缺损边界的线形轻度强化外，缺损区内未见任何强化。在矢状面 MR 图像上，板障信号于缺损部上缘呈截断征象。

第二节　枕骨朗格汉斯细胞组织细胞增生症

患者，男，25 岁。

术后病理检查：免疫组化诊断，枕骨肿物切除标本：朗格汉斯细胞组织细胞增生症（图 15-10-1）。

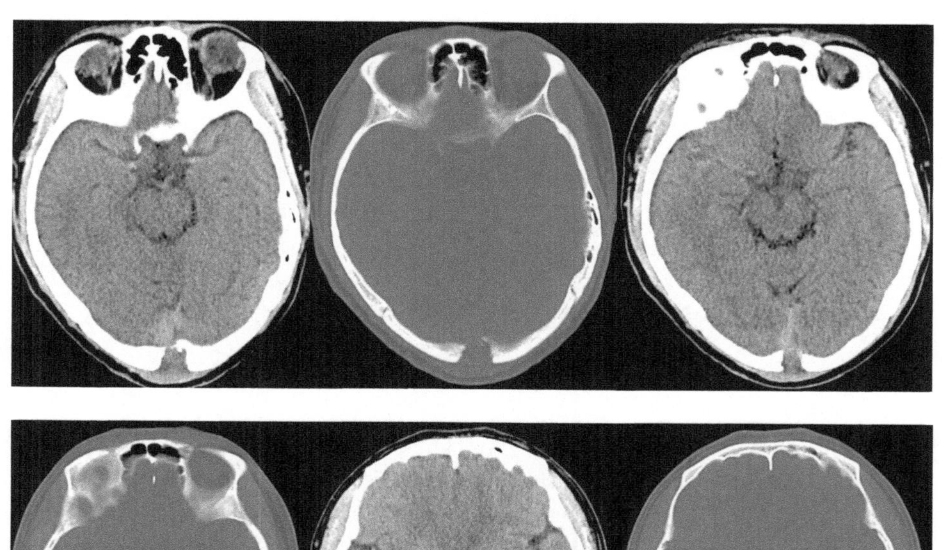

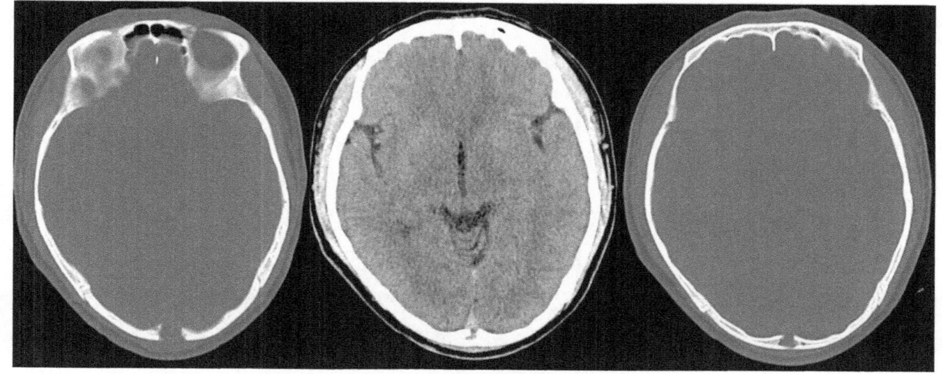

图 15-10-1　枕骨朗格细胞组织细胞增生症

第三节　枕骨内神经束膜瘤

神经束膜瘤是一种来源于神经束膜细胞的肿瘤，并被 WHO（2000）归类为 I 级肿瘤。

Lazarus & Trombetta（1978）以高度特异性的神经束膜细胞超微结构作为诊断标准，报道第 1 例软组织神经束膜瘤。据不完全统计，国外文献报道的神经束膜瘤总数不超过 100 例，国内对此疾病的报道也不超过 10 例。

1. 病理学　病理学上神经束膜瘤是一种相对罕见、生长缓慢的良性肿瘤，其中包含漩涡状神经束膜细胞，呈向心性增殖，这些细胞围绕神经呈簇状生长，并形成假洋葱球样改变。免疫组织化学检查：神经束膜细胞对 S-100 呈阴性，EMA 则呈阳性，是其特征之一；波形蛋白、葡萄糖转运蛋白 1 呈阳性，具有一定的诊断意义。

2. 临床表现　神经束膜瘤通常发生在青年人，且男女发病率相仿。以四肢的神经末梢为好发区，可造成相应区域肌肉萎缩，有时伴有知觉减退。

3. 影像学研究　神经束膜瘤 MRI 通常表现为梭形膨大的软组织团块，T_1WI 呈等信号，T_2WI 呈高信号，增强后可见强化，但缺乏特异性。

4. 鉴别诊断　神经束膜瘤需与颅骨嗜酸性肉芽肿、颅骨血管瘤、单发颅骨转移瘤等疾病相鉴别。

（1）嗜酸性肉芽肿：病因目前尚不明确，通常好发于儿童及青少年，好发部位以颅骨最为常见；CT 表现为颅骨局限性骨质破坏，可穿破颅内外板，并随着疾病的发展，周边骨质可出现硬化征象，破坏区可出现小片状致密骨质，病灶周围常伴有软组织肿块，软组织肿块边界清晰；MR 表现中，病灶 T_1WI 呈低信号或等信号，T_2WI 呈高信号，信号均匀或不均匀，注射 Gd-DTPA 后显著性强化，与该例神经束膜瘤影像学表现类似而难以区别，需通过病理及免疫组织化学检查进行鉴别诊断。

（2）颅骨血管瘤：通常表现为椭圆形、膨胀性生长的肿块，边缘清楚，并可见日光放射状结构，若累及外板时，相应颅板破坏区可见针状骨膜反应，且无明显硬化边。

(3)颅骨转移瘤:好发于中老年人,影像学表现为一广基底软组织肿块,并见溶骨或混合性骨质破坏,边界不清,无明显硬化边形成,结合原发恶性肿瘤病史,易诊断为颅骨转移。

第四节　头部软组织神经纤维瘤病例

患者,女，38 岁。因"反复头痛 3 年余"入院;三年半前开始反复发作头痛,呈左侧颞部阵发性抽痛,伴左眼跳痛,口服止痛药后头痛可缓解。

手术所见:在耳后可触及约 7 cm×5 cm 纵椭圆形皮肤软组织包块,质软,边界不清,移动度差。先沿切口线以1:200 000 肾上腺素液行皮内浸润,而后切开皮肤,可见皮下组织呈浅灰色,血供丰富。沿包块周边进行分离,切断来源于枕动脉的供血动脉,然后将包块与皮肤游离,最后将包块连同骨膜一并剥离,如此将包块完整切除。术区严密止血,置负压吸引球一个,于切口旁引出,手术完毕。将切下包块纵行剖开,可见其内部呈黄白色,质中等,边界欠清,肉眼观符合神经鞘瘤的表现(图 15-10-2)。

病理检查:暗褐色组织一块,大小 7.8 cm×3.5 cm×2 cm,切面灰白暗褐夹杂,质中。免疫组化结果:阳性,S-100，Vimentin，CD34(散在+)，Ki-67(+，<1%);阴性,H-Caldesmon,GFAP,CD57,Desmin,NSE,SMA,Actin。病理诊断:"左侧颞枕部皮下肿物切除标本"初步考虑外周神经源性肿瘤,待做免疫组化检测进一步明确肿瘤类型。免疫组化诊断:"左侧颞枕部皮下肿物切除标本"结合免疫组化检测及组织学图像,诊断为神经纤维瘤,建议切除后复查。

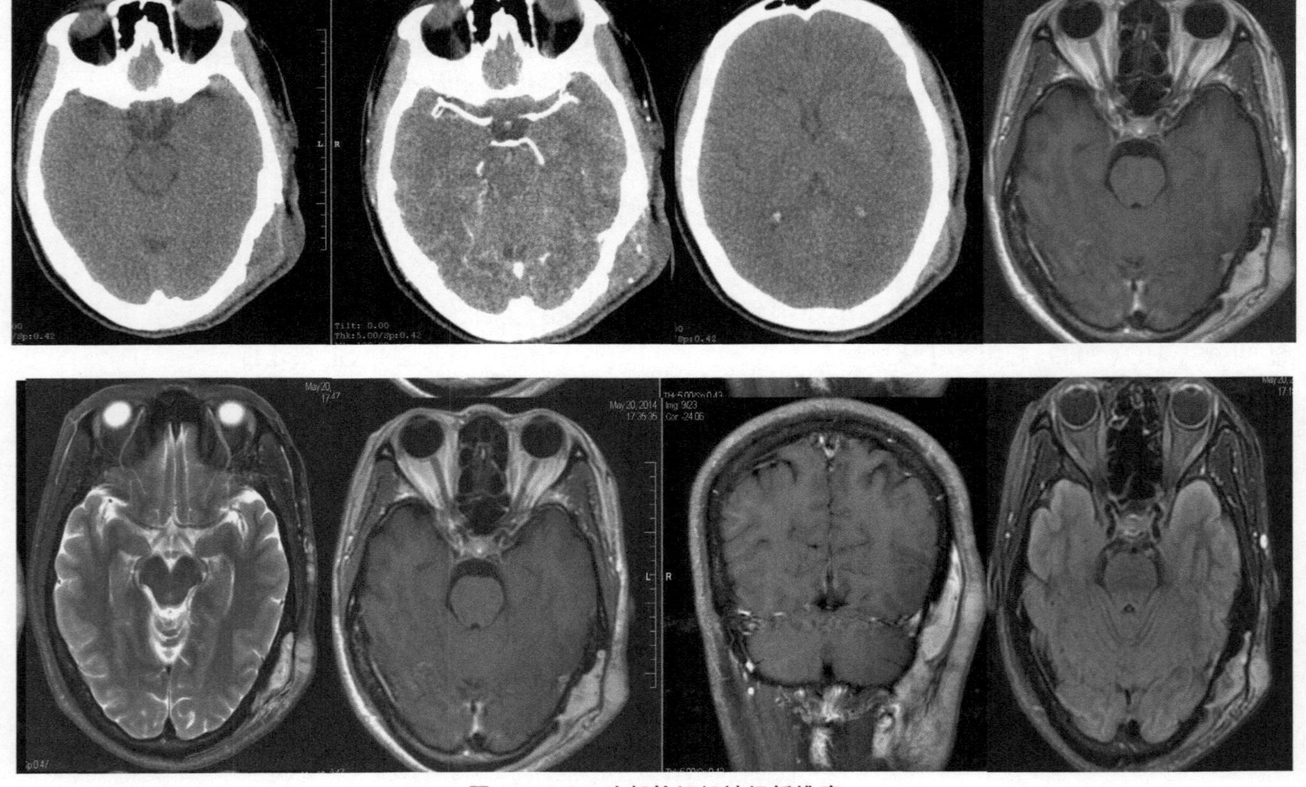

图 15-10-2　头部软组织神经纤维瘤

第五节　枕骨恶性神经鞘瘤

恶性神经鞘瘤少见，枕骨的恶性神经鞘瘤更是罕见，国内外仅个案报道。恶性神经鞘瘤既可以起源于外周神经雪旺细胞，也可继发于神经纤维瘤，以后者多见，部分可伴有神经纤维瘤病。

（1）临床表现：临床表现因其大小与部位而异，病灶较小时一般无症状，长大压迫神经干或恶变侵蚀时，可引起麻痹或疼痛，患者无性别差异，但合并神经纤维瘤病者男性多见。肿瘤常发生在尺骨、肱骨、股骨等处，生长较快，易发生病理性骨折。本病任何年龄均可发生，以 20~50 岁较多见，病程较长。一例枕骨恶性神经鞘瘤患者为中年女性，进展迅速。

（2）影像学研究：X 线表现为溶骨性破坏，其内可见不规则残存的骨块影及坏死区。

CT 图像上示松质骨及相邻皮质骨不规则溶骨性破坏区，边界不清，病灶内残留骨间隔和残存骨壳的轻度膨胀。瘤组织向周围组织蔓延，平扫与肌肉密度较低或相近，增强扫描示明显均匀或不均匀强化。MRI 多表现为等长 T_1、不均匀长 T_2 信号，骨内病变边缘模糊，周围软组织肿块边界多清楚。

（3）鉴别诊断：恶性神经鞘瘤应与发生在后颅窝的软骨肉瘤相鉴别，两者影像学表现相似，鉴别主要靠病理诊断。

第六节　误诊病例简介：多发性骨化性纤维瘤

详见本书 本篇 第二章 第二节 多发性骨化性纤维瘤病例。

第七节　枕部的假骨折

此区唯一易引起混淆的血管沟，是乳突导静脉，通常此导静脉迂曲颇为显著，不致造成误诊。

另一方面，颅缝则是此区的重要问题，因枕部挤满了正常的颅缝、副缝及软骨联合，如不熟悉它们，就会将之误认为骨折。

在侧位片上，此区最常见的颅缝是人字缝、顶乳缝、枕乳缝及假缝，常见的软骨联合为无名软骨联合。四种颅缝从原来的后侧囟向外周放射，假缝仅见于婴儿与幼儿。这些颅缝在一般情况下不难识别，但如果体位稍微旋转，则任何一条颅缝都可伪似骨折。

应注意的是，当考虑一条透光线为一正常颅缝时，必须寻找另一侧相对称的一条。无论相对的一条透光线是否像骨折，如两线直行方向相同，应认为表现像骨折线的一条是正常颅缝。然而，如见到一条额外的透光线（即第三条线）或发现该线走行方向异常，则应考虑该线为骨折线。上述颅缝在正位或汤氏位中也会出现疑惑，因头颅稍有旋转就会使这些颅缝类似骨折。

小儿的枕乳缝常较明显，容易被错看为颅缝分离。

有时在“人”字缝之间可见额外横行颅缝或甚至不仅一条额外颅缝，故形成一块或几块缝间骨，不应误认为骨折及碎骨片。沿颅缝的周围两旁有时可见密度增高或钙化影，并非异常表现。枕骨大孔后唇处也可见不规则钙化。

在后囟下方显示的枕骨中裂常易误诊为骨折，此裂通常仅见于幼婴，长 1.0~1.5 cm。在极为少见的情况下，此裂可较长而更易疑为骨折。此裂如从枕骨大孔后唇向上延伸加长，也易误诊。另外，在枕骨人字缝与矢状缝处可存在顶间副骨，在正位片上，此副骨有特征性的表现与位置，通常不会误诊为骨折，但在侧位片上，此副骨常显著硬化，而可被误为压缩骨折。

第八节　颅骨多处纤维结构不良

患者，男，47 岁。

影像资料见图 15-10-3。

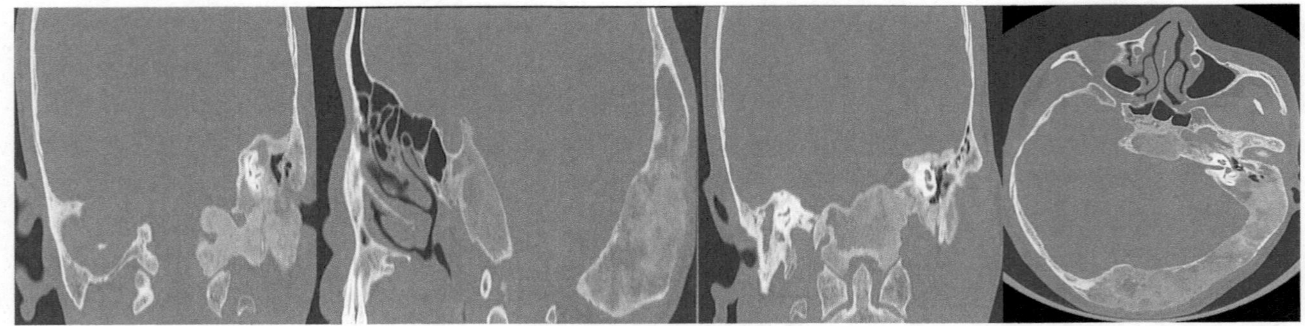

图 15-10-3　颅骨多处纤维结构不良

第九节　枕骨发育变异

（1）枕鳞部骨缝与枕骨中线缝：CT 扫描骨窗可见枕骨中下部，由枕骨内、外隆凸至枕骨大孔处有一线样长约 27 mm 裂隙，宽约 1.0 mm。边缘光滑、硬化，贯穿枕骨内外板。胚胎学研究证实，枕骨发源于脊椎而不是颅骨，在胚胎形成 40~42 体节时，前部 5 个体节形成枕骨。枕骨基底部和鳞部各有一个骨化中心，还有两个枕骨外侧部，分别出现于胚胎的第 7 周及第 8 周。一例枕骨枕鳞部骨缝可能与枕骨各骨化中心发育障碍有关。经枕骨隆凸至枕大孔处骨缝变异罕见，易误诊为骨折，细致观察骨缝边缘是否有硬化和软组织是否肿胀即可与骨折相鉴别。变异的枕骨中线缝，又称为小脑软骨联合，是小儿骨折的常见部位，诊断宜慎重。

（2）第三枕髁与髁旁突：在人体生长发育过程中，有时除一般的左、右枕骨髁外，还另有一髁，称第三枕髁。此髁常位于前方，有时清楚可见它发自枕骨，轮廓光滑，呈类圆形连于枕骨上，其下端游离；有时此髁较小，成不规则形，位于寰椎前弓前方，其上方阴影融于枕骨皮质内，可类似一骨折片。第三枕髁可与髁旁突同存。

枕骨髁旁突为锥形骨质结构，为枕骨髁外侧的骨性突起，自枕骨髁外侧突向寰椎横突，可为单侧或双侧。髁旁突有时较长而可与枢椎横突形成关节，有时较短，仅与寰椎横突发生关系。此突常与寰椎横突上突同存。

（3）枕外隆凸：大而突出的枕外隆凸（粗隆）；有的人枕外隆凸（粗隆）较大而突出，形成钩状，貌似巨大骨刺或骨瘤，有作者指出，如病人无肢端肥大症的其他表现，则应视为正常的发育变异。

（4）孤立的枕外粗隆：偶尔在经后颅窝的普通 CT 横断图像上，在枕骨外软组织内可见一孤立钙化，而在第二个层面上则见该影连接于枕骨，为显著外凸的枕外粗隆。虽然这是正常的发育变异，但在肢端肥大症患者，枕外粗隆的明显扩大也能见于 CT 图像上，后者除此之外还有一些其他征象，诸如软组织增厚，蝶鞍扩大以及额窦突出等。

（5）其他：枕骨中线附近可见对称或不对称的菲薄区，形似内板侵蚀。部分与横窦形状有关。辨认这些变异很重要。

枕骨静脉湖。其数量与形状变异较大，常位于枕骨中线附近的板障间，多见于老年人，无临床意义。枕骨透亮区亦可为异位神经组织所致，也无临床意义。

第十六篇　脑室疾病

第一章　脑室肿瘤

第一节　脑室肿瘤鉴别诊断

脑室肿瘤占中枢神经系统肿瘤的10%左右。根据起源可分为两类：其一起源于脑室向脑实质内生长，其二起源于脑实质长入脑室系统。它们具有一定的共同特征：有一定的发病年龄和好发部位，影像学表现复杂多样，无特征性，瘤周水肿不明显，脑积水常见。

一、侧脑室肿瘤

发生于侧脑室的肿瘤小儿占其脑室肿瘤的25%，成人占其脑室肿瘤的50%。原发于侧脑室额角区肿瘤并不常见。儿童多为毛细胞型星形细胞瘤，成人则为间变性星形细胞瘤和胶质母细胞瘤，多发生于20岁左右。其次为中枢神经细胞瘤（多发生于20~40岁）及室管膜下瘤和室管膜下巨细胞瘤伴结节性硬化，后二者儿童也可发生。另外此区淋巴瘤和生殖细胞瘤成人较小儿常见。大多数额角肿瘤起源于邻近结构如尾状核头部，透明隔或孟氏孔区（表16-1-1，表16-1-2）。

侧脑室体部，5~6岁儿童原发于该区的肿瘤常见有PNET，畸胎瘤和星形细胞瘤以间变性和胶质母细胞瘤多见，较大儿童以星形细胞瘤最常见。成人最常见为间变性星形细胞瘤和胶质母细胞瘤；中枢神经细胞瘤和少突胶质瘤较常见；偶可见室管膜瘤、脑膜瘤、淋巴瘤、转移瘤和室管膜下室管膜瘤。

（1）三角区：较小儿童最常见脉络丛乳头状瘤，较大儿童为室管膜瘤和星形细胞瘤。较大成人则最常见脑膜瘤。转移瘤和淋巴瘤可见，另外脉络丛囊肿和黄色肉芽肿常见于成人，偶尔可见于儿童。

（2）枕角和颞角：很少发生肿瘤，偶可见脑膜瘤，有时可见颞角脉络丛钙化扩大常合并神经纤维瘤病Ⅱ型，有时三角区和邻近脑实质肿瘤可累及颞枕角。此区肿瘤成人与儿童无明显差别。

（3）孟氏孔区：较小儿童很少发生此区肿瘤，较大儿童和青年人可见室管膜下巨细胞瘤多伴结节性硬化，次之为毛细胞性星形细胞瘤；较大成人最常见间变性星形细胞瘤、胶质母细胞瘤，室管膜下室管膜瘤和中枢神经细胞瘤可发生此区。

表16-1-1　儿童侧脑室肿瘤的发生情况

部位	肿瘤
额角区	毛细胞型星形细胞瘤，室管膜下巨细胞星形细胞瘤伴结节性硬化。
体部	原始神经外胚层肿瘤、畸胎瘤、星形细胞瘤
三角区	脉络丛乳头状瘤（常见）、室管膜瘤（罕见）、星形细胞瘤及脑膜瘤（更罕见）
枕角、颞角	脑膜瘤、脉络丛钙化扩大伴神经纤维瘤病Ⅱ型。
孟氏孔区	室管膜下巨细胞星形细胞瘤伴结节性硬化、毛细胞型星形细胞瘤

表16-1-2　成人侧脑室肿瘤的发生情况

部位	肿瘤
额角区	间变性星形细胞瘤、胶质母细胞瘤、室管膜下巨细胞星形细胞瘤、中枢神经细胞瘤、室管膜下室管膜瘤、淋巴瘤
体部	间变细胞瘤、多形性胶质母细胞瘤、中枢神经细胞瘤、少突胶质瘤、室管膜下室管膜瘤、转移瘤、淋巴瘤及室管膜瘤（少见）
三角区	脑膜瘤多见，转移瘤、淋巴瘤少见。
枕角与颞角	脑膜瘤、脉络丛钙化扩大伴神经纤维瘤病Ⅱ型
孟氏孔区	间变性星形细胞瘤、胶质母细胞瘤、室管膜下室管膜瘤，中枢神经细胞瘤、少突胶质细胞瘤、室管膜下巨细胞星形细胞瘤伴结节性硬化

二、第三脑室肿瘤鉴别诊断

原发性第三脑室肿瘤，儿童和成人均少见。绝大多数起源于邻近结构直接侵犯第三脑室所致的继发性肿瘤。儿童最常见为颅咽管瘤、下丘脑来源毛细胞性星形细胞瘤、生殖细胞瘤；原发于第三脑室的肿瘤可见脉络丛乳突状瘤及胶样囊肿，前者5岁以下多见。成人原发于第三脑室肿瘤最常见的为胶样囊肿，少数为脑膜瘤。继发性的肿瘤占大多数，常见的有垂体瘤、脑膜瘤、巨大动脉瘤或颅咽管瘤；其他包括下丘脑来源的间变性星形细胞瘤或胶质母细胞瘤、转移瘤和淋巴瘤可同时累及第三脑室前凹，下丘脑和漏斗柄。发生于第三脑室后部的肿瘤见表16-1-3所列。

表 16-1-3　第三脑室后部肿瘤的发生情况

小儿	成人
生殖细胞瘤	生殖细胞瘤
畸胎瘤	畸胎瘤
脉络膜乳头状瘤	脉络膜乳头状瘤
星形细胞瘤（下丘脑、中脑）	松果体细胞瘤
脂肪瘤	松果体母细胞瘤
皮样囊肿或表皮样囊肿	松果体囊肿
蛛网膜囊肿	星形细胞瘤 （下丘脑、中脑、顶盖、胼胝体）
动脉瘤伴 Galen 静脉扩张	脑膜瘤
	转移瘤
	脂肪瘤、表皮样囊肿、蛛网膜囊肿

生殖细胞瘤是第三脑室后部松果体区最常见的肿瘤，20岁为发病高峰，占颅内生殖细胞瘤肿瘤的5%~10%，畸胎瘤居第二位，占15%的松果体区肿瘤，可以为良性，也可以为恶性，少见的生殖细胞肿瘤有迷行瘤、卵黄囊肿，胚胎性癌，起源于松果体实质细胞的肿瘤松果体细胞瘤和松果体母细胞瘤占松果体区肿瘤的不到15%，20岁以上发病者多见。偶可见转移瘤、星形细胞瘤、节细胞胶质瘤及类肉瘤样病。松果体囊肿、表皮样囊肿、蛛网膜囊肿偶可见到。第三脑室后部尚可见脑膜瘤、脉络膜乳头状瘤和转移瘤。发生于顶盖四叠体板胶质瘤、淋巴瘤可累及第三脑室后部及松果体区。

三、第四脑室肿瘤鉴别诊断

成人第四脑室肿瘤，最常见为转移瘤，其次为血管母细胞瘤，它常起源小脑半球，较大肿瘤可压迫或扭曲第四脑室；脉络丛乳头状瘤、表皮样囊肿或皮样囊肿较为罕见。室管膜下室管膜瘤可发生于第四脑室下部，多见于年长成人。

儿童第四脑室肿瘤最常见为小脑星形细胞瘤，约占第四脑室肿瘤的1/4，多数为毛细胞型，通常起源于蚓部，向前生长突入第四脑室。偶然可全部位于第四脑室内。髓母细胞瘤是儿童第二位后颅窝肿瘤，占儿童脑肿瘤的25%，90%的髓母细胞瘤起源后髓帆并充盈第四脑室，常伴蛛网膜下隙播散（表16-1-4）。

室管膜瘤占儿童后颅窝肿瘤的第三位，占脑肿瘤的10%，起源于第四脑室内衬室管膜可向侧隐窝扩展，通过侧孔扩展入桥小脑角，也可沿正中孔进入枕大池内，所以又有可塑性室管膜瘤之称。

脑干胶质瘤居儿童后颅窝肿瘤的第四位，约25%为延髓背侧偏良性胶质瘤向背侧生长突入第四脑室内。其他，如脉络膜乳头状瘤，节细胞胶质瘤少见。

表 16-1-4　第四脑室肿瘤发生情况

儿童	成人
毛细胞型星形细胞瘤	转移瘤
髓母细胞瘤	血管母细胞瘤
室管膜瘤	外生脑干胶质瘤
	室管膜瘤
外生型脑干胶质瘤（延髓背侧）	室管膜下室管膜瘤
	脉络膜乳头状瘤
	节细胞胶质瘤 表皮样囊肿

第二节　脑室少突胶质细胞瘤病例

患者，男，52岁。右侧肢体乏力1年，加重伴头晕1个月余。患者缘于1年前无明显诱因开始出现右侧肢体无力，以右下肢明显，并伴有麻木感，无头痛、头晕、恶心、呕吐，无肢体抽搐，无视物模糊、视力下降，无大小便失禁等，未在意，未行诊治。上述症状逐渐加重，感右下肢麻木、无力，呈跛行步态。近1个月来感觉头部昏沉不适，无头痛、意识障碍，无恶心、呕吐，无饮水呛咳、声音嘶哑，无胸闷、气促，无咳嗽、咳痰，行头颅 MRI 示：“脑室占位”，（图16-1-1）今门诊拟“颅内占位性病变”收住院。病程中，患者精神、睡眠、饮食、大小便正常，体重未见明显变化。

病理诊断：“左侧脑室内肿瘤切除标本”考虑为胶质细胞肿瘤，待免疫组化进一步确诊。免疫组化诊断：“左侧脑室内肿瘤切除标本”少突胶质细胞瘤，WHO Ⅱ级。

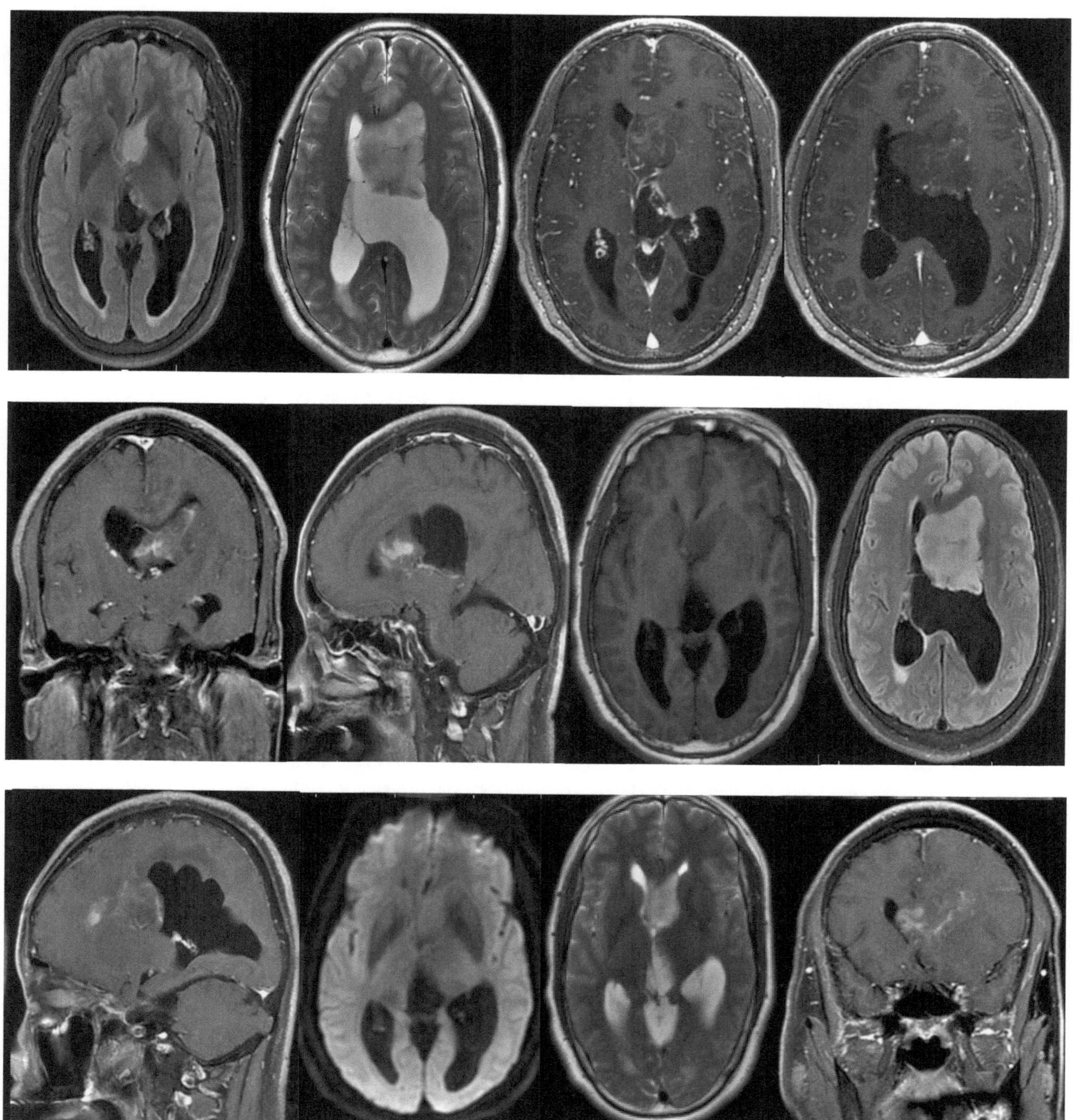

图 16-1-1　脑室少突胶质细胞瘤

第三节　脑室内胶质瘤

胶质瘤为颅内最常见的肿瘤，在脑室系统，胶质瘤的发生率亦位居第一。

1. 病理学　脑室内肿瘤包括原发于脑室本身结构，如室管膜、脉络丛的肿瘤，也包括由脑室周围结构，如胼胝体、透明隔、小脑蚓部等突入的肿瘤。

室管膜瘤来源于原始室管膜上皮，按其发生频率依次为第四脑室、侧脑室、第三脑室，一组有 12/18 例发生于侧脑室，占 66.67%。室管膜瘤多呈实性，也可囊变，肿瘤细胞脱落可种植转移，该组18例均未见种植转移。

室管膜下瘤在WHO神经系统肿瘤分类中属于室管膜瘤，肿瘤分级属于Ⅰ级，对其组织学起源，目前还有很多争论，多数学者认为它是由室管膜上皮层下胶质细胞衍生而来。室管膜下瘤大体上是一种分叶状，边界清楚，非囊性肿瘤，组织学上含有室管膜瘤成分，可以观察到室管膜瘤的假玫瑰状或玫瑰状结构，可有钙化和微小囊变、坏死、出血。

星形细胞瘤则来自脑室周围星形细胞，多呈浸润生长，不具包膜，多见囊变、坏死和出血，该组4例均有多发囊变坏死，1例瘤内可见出血。

室管膜下巨细胞星形细胞瘤是发生在侧脑室的生长缓慢的良性肿瘤，与室管膜瘤不同，它的瘤细胞一般不形成室管膜结构。特点为：与结节性硬化相伴而生；肿瘤常位于室间孔区生长。少枝胶质瘤源于少枝胶质细胞，一般部位表浅，多发生于成人，较显著的特点是瘤内钙化发生率达50%~80%。脉络丛乳头状瘤起源于脉络丛上皮细胞，有报道显示其发生年龄多小于10岁，但本组2例均大于50岁。

髓母细胞瘤是胶质瘤中最幼稚、最原始的胚胎性肿瘤，起源于小脑中线第四脑室顶部神经胚胎性细胞或细胞的残余，恶性度较高，突出的特点是肿瘤细胞密集，大片出血而坏死少见，肿瘤细胞易沿脑脊液播散。

2. 影像学研究

（1）关于脑室内和脑室外：有作者认为，以下几点可以大致区分肿瘤来自于脑室内和脑室外。①来自脑室内者：肿瘤完全位于脑室内；肿瘤周边有脑脊液带环绕；病灶与脑室壁临界处呈锐角；脑室壁呈外凸改变。②来自脑室外者：大部分瘤体突入脑室内生长，脑室壁向心性凹陷；肿瘤与脑实质连接处常有脑水肿；肿瘤与脑室壁的临界接触处成钝角。

（2）脑室内胶质瘤：大多数脑室内胶质瘤，如室管膜瘤、星形细胞瘤、脉络丛乳头状瘤等具有特征性的MRI表现。室管膜瘤特点为：当肿瘤分化较好时，大部分肿瘤实质在T_1WI呈等信号或略低信号，T_2WI为等信号或稍高信号，信号较均匀，增强扫描实质部分呈中等均匀强化，特别是当肿瘤呈类圆形时与脑膜瘤不易区分，该组有1例即误诊为脑膜瘤。当肿瘤分化较差时，呈混杂长T_1、长T_2信号，增强扫描呈不均匀强化，此时囊变、坏死、出血多见，与星形细胞瘤不易区分。

星形细胞瘤特点为混杂长T_1、长T_2信号，增强扫描呈不均匀强化，亦多见囊变、坏死、出血。少枝胶质瘤特点为：混杂长T_1、长T_2信号，瘤内钙化发生率较高，增强扫描呈不均匀强化。室管膜下瘤也可囊变、坏死、出血等，但最大的特点为增强扫描一般无强化。

室管膜下巨细胞星形细胞瘤影像表现缺乏特点，与星形细胞瘤及室管膜瘤不易区分，当临床上提示有结节性硬化，并发生于侧脑室室间孔周围时，应考虑到该肿瘤的可能性。

脉络丛乳头状瘤好发于侧脑室脉络丛，外形不规则及增强扫描一般呈重度强化是其特点。髓母细胞瘤一般仅发生于第四脑室区，其特点是T_1WI一般呈等信号，T_2WI大多呈稍高信号，增强扫描大部分无强化，局部可有片状强化，该组2例均具此表现，同时易发生脑脊液转移。

3. 其他表现　瘤周水肿和脑积水：脑室内胶质瘤由于生长空间较大，一般无瘤周水肿；只有当肿瘤体积相当大时，才会对周围脑组织产生压迫，导致局部脑组织缺血或静脉回流障碍形成水肿，该组29例仅有8例瘤周轻度水肿。

脑积水的产生则与肿瘤部位关系密切，该组2例第三脑室肿瘤均产生脑积水，第四脑室肿瘤7例中5例有脑积水，侧脑室胶质瘤只有当肿瘤压迫堵塞室间孔才出现脑积水；另外，一般认为脉络丛乳头状瘤由于肿瘤刺激脉络丛过多分泌脑脊液，常伴有交通性脑积水，但该组2例脑积水不明显。

肿瘤的发生部位、发生年龄、性别等特点：一般认为脉络丛乳头状瘤好发于侧脑室三角区，髓母细胞瘤好发于第四脑室区，本组病例与之相符；有报道显示巨细胞型星形细胞瘤好发于侧脑室前角，该组1例发生在侧脑室体部；另外，该组星形细胞瘤患者年龄均小于30岁，脉络丛乳头状瘤患者年龄均大于50岁，室管膜瘤女性占66.67%等，对今后脑室内胶质瘤的诊断可能会有一定的参考意义。

第四节　左侧脑室内间变型少突胶质细胞瘤(WHO Ⅲ级)

患者,男,65岁。患者缘于2年前无明显诱因出现头痛,以头顶部为著,无肢体抽搐,无呕吐等,当时程度不重,未在意,未行检查、治疗;近日上述症状加重,伴有头晕,并出现记忆力下降,对某些物品无法说出其名字,无发热、畏寒、咳嗽、咳痰,无意识障碍,无肢体麻木、无力,无饮水呛咳,无听力下降,故就诊神经内科。自发病后睡眠、大小便正常,进食可,体重无明显变化。

手术所见:左颞底灰红色鱼肉样组织,质地较软,血管不丰富,肿瘤上部与室壁紧贴,有明确界限,其余方向与颅底及脑室无界限。

病理检查:灰白色碎组织一堆,总体积4 cm×3 cm×2 cm,切面灰白灰褐质软。常规病理诊断:左侧脑室内占位切除标本,初步考虑胶质瘤,待做免疫组化检测进一步明确肿瘤类型。免疫组化检测:阳性,Oling-2,S-100,GFAP,Vimentin,MAP-2,EGFR,Nestin(灶+),NF(部分+),Sox-10,p53(+,约70%),Ki-67(+,约50%);阴性,NSE,EMA,NeuN,CD34。免疫组化诊断:左侧脑室内占位切除标本,免疫组化检测结果支持间变型少突胶质细胞瘤(WHO Ⅲ级)。

影像资料见图16-1-2。

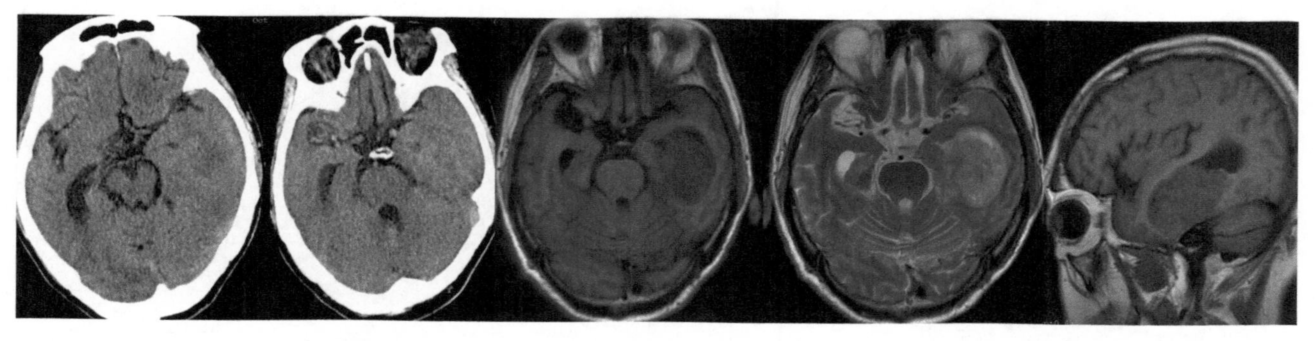

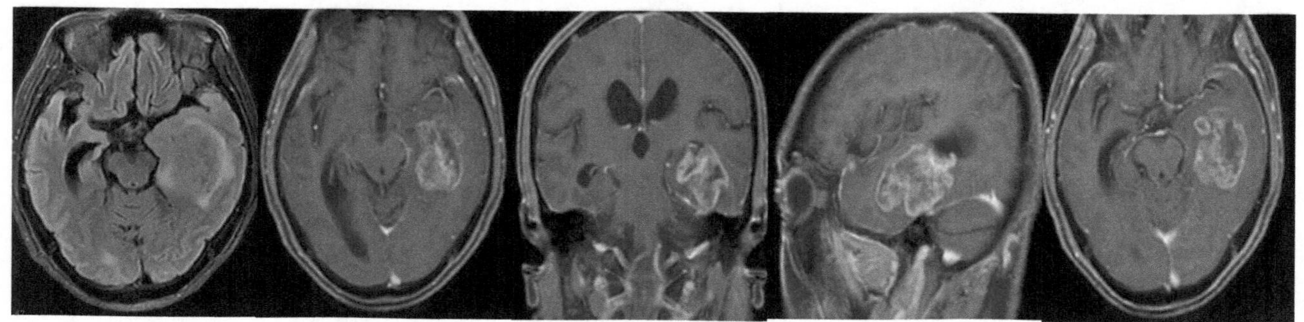

图16-1-2　左侧脑室内间变型少突胶质细胞瘤(WHO Ⅲ级)

第五节　透明细胞型室管膜瘤(WHO Ⅱ级),伴囊性变

患者,女,26岁。反复头晕4个月余,进行性头痛1个月余入院。患者缘于4个月前(孕期9个月左右)开始无明显诱因出现间断性头晕,当时程度不重,未在意,未行检查、治疗;于1个月前出现头痛,呈阵发性,进行性加重,严重时呕吐,呕吐物为胃内物,非喷射性呕吐,时有与人交流时出现断词、不懂的表达,无意识障碍,无肢体抽搐、麻木及乏力,无听力、视力改变,无咳嗽、咳痰,无寒战、高热,无尿频等,行头颅MRI检查发现左侧颞叶占位(图16-1-3),今门诊拟"颅内占位性病变"收住入院,自发病后进食差,大小便正常。专科情况:神志清楚,精神倦怠,对答切题,部分命名性失语。

病理检查:灰褐色囊性组织一块,大小3.5 cm×3 cm×

1.3 cm,表面粗糙,囊内含黑褐色样物,壁厚 0.1~0.2 cm,另见灰白灰褐色不规则组织一块,大小 2 cm × 1 cm × 0.7 cm,切面灰白,质软。常规病理诊断:左侧颞岛叶病灶切除标本,初步诊断脑肿瘤性病变伴囊性变,待做免疫组化检测进一步明确肿瘤类型。

免疫组化检测:阳性, S-100, Oling-2, NSE, GFAP, Nestin, Vim, MAP-2, NF, p53, EMA(灶+), CD68, PAS 染色, ECGR(3+), Ki-67(+,约 35%);阴性, MGMT, CD34, NeuN。免疫组化诊断:左侧颞岛叶病灶切除标本,透明细胞型室管膜瘤(WHO Ⅱ级),伴囊性变。

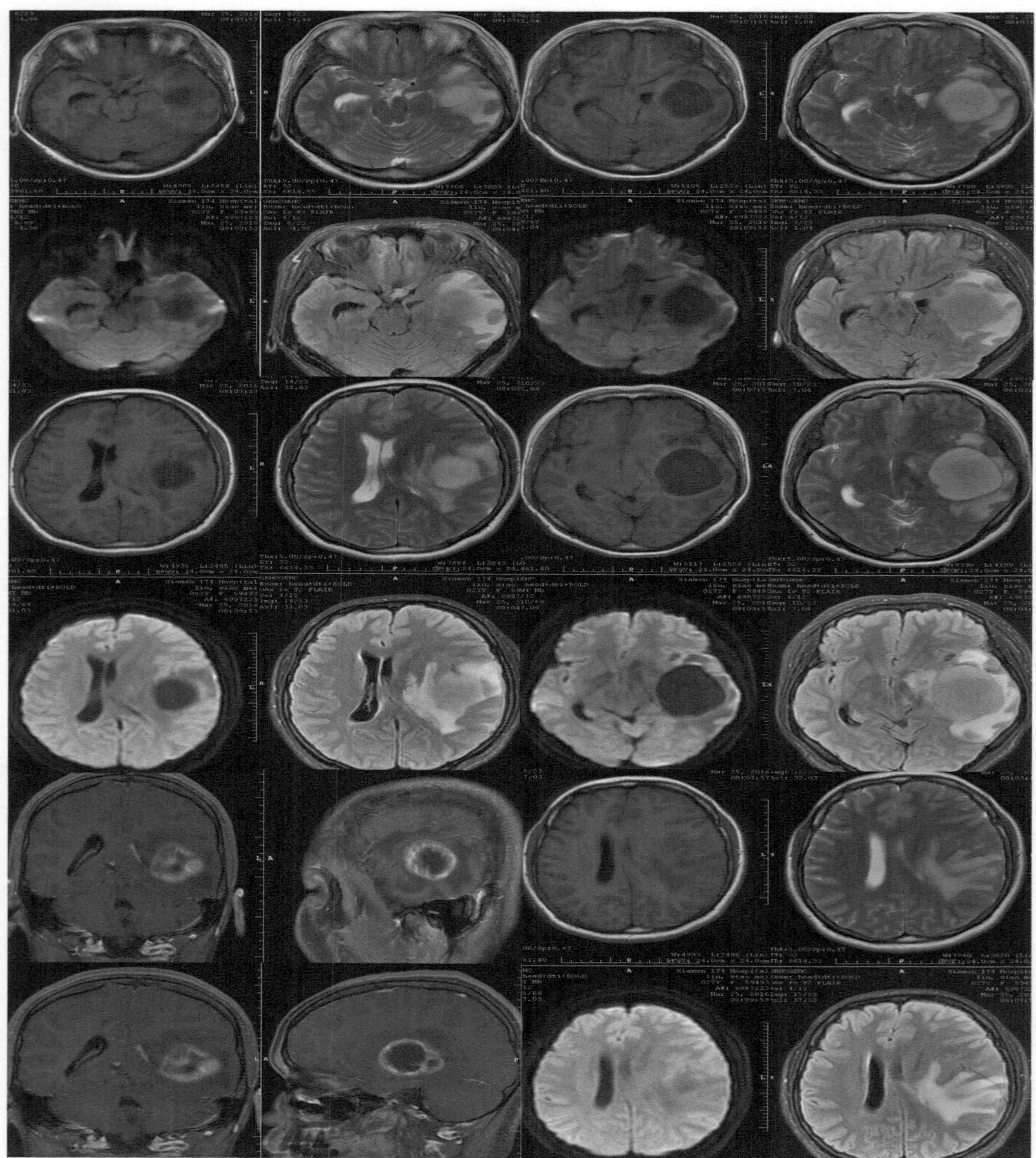

图 16-1-3 透明细胞型室管膜瘤(WHO Ⅱ级),伴囊性变

第六节　误诊病例简介：脑室内、外占位

精原细胞瘤(seminoma)是生殖细胞瘤的一种，是起源于胚胎发育过程中残留生殖细胞的恶性肿瘤，根据发生部位的不同分为性腺内精原细胞瘤和性腺外精原细胞瘤。

生殖腺外精原细胞瘤的发生机制一般认为有两种：①胚胎发育过程中，卵黄囊内胚层化的原始生殖细胞向尿生殖嵴及性腺内移行，途中残留部分细胞；②胚胎发育囊胚期，向生殖细胞转化的全能干细胞移位到其他器官。

上述情况下的原始细胞绝大多数退化消失，少数未退化而保留了分化潜能，在某些因素的刺激下可转变为生殖细胞肿瘤。

颅内生殖细胞肿瘤较罕见，发病率占所有颅内肿瘤的1%~2%，好发于儿童和青少年，90%患者年龄在25岁以下，发病率男性明显高于女性，中线区域最多，其次为鞍区、丘脑和基底区。颅内精原细胞瘤可局部扩散，常沿脑脊液向远处播散转移。

临床表现依据肿瘤所处位置不同而不同，松果体区肿块阻碍脑脊液循环通路，常引起持续性颅高压升高；位于基底节区的肿瘤通常引起肢体功能障碍；位于鞍区的肿瘤则可引起内分泌功能障碍和视力改变。

该例肿瘤位于额叶、透明隔区并向侧脑室和第三脑室内生长，松果体区同时见肿瘤，导致脑脊液循环通路受阻(侧脑室之间的孟氏孔、第三脑室等均受累)，患者出现不同程度的头晕、头痛等神经系统症状。

精原细胞瘤显微镜下正常精小管内精原细胞相似，瘤细胞大，境界清楚，胞浆透明，核大且位于中央，核膜及染色质较粗，有1~2个嗜酸性核仁，核分裂象不多见。间质为纤细的纤维组织或致密的胶原纤维，其中有多少不等的淋巴细胞浸润，有时可有淋巴滤泡形成。肿瘤标志物人绒毛膜促性腺激素(β-HCG)有助于生殖细胞瘤与其他病变的鉴别诊断，β-HCG中等度的升高提示为生殖细胞瘤。

文献报道有关颅内原发性精原细胞瘤的影像学表现较少见，与其所在颅内部位相关。肿瘤大多呈圆形或类圆形，边界较清楚.肿瘤较大可呈分叶状。鞍上和松果体区生殖细胞瘤CT一般表现为均匀高密度；MRI表现为T_1WI低信号，T_2WI高信号。但也有报道生殖细胞瘤的实性部分在T_1WI和T_2WI上均为等信号，瘤周无水肿或轻度水肿，占位效应轻，常伴有不同程度的幕上脑积水；增强扫描实性部分多呈明显强化，据报道44%的生殖细胞瘤可见囊变，该例病灶影像学表现与文献报道基本相符，肿瘤实性部分在各序列上呈中等偏低信号，增强后明显强化；左侧额叶囊性灶边缘强化且囊液在FLAIR上呈高信号，说明是肿瘤囊变：肿瘤周围水肿不明显；其较大者位于透明隔区、第三脑室及额叶，而病灶较小者位于松果体区，到底是原发于松果体区向前蔓延还是多部位起源很难判断，同时累及脑室内外也属少见。

对于脑室内外的占位而言，首先要判断肿瘤的起源，即到底是脑室内肿瘤向脑室外侵犯还是脑室外肿瘤向脑室内生长。位于侧脑室的肿瘤，尤其是恶性肿瘤，通常向脑室外侵犯，影像学上表现为肿瘤与周围脑实质分界不清，且可见脑实质内出现水肿，如中枢神经细胞瘤和脉络丛乳头状瘤，此时肿瘤实体大部分位于脑室内；而脑室外肿瘤，不管是良性肿瘤还是恶性肿瘤都有向脑室内生长的情况出现，但肿瘤主体大部分位于脑室外，如少枝胶质瘤和星形细胞瘤或胶质母细胞瘤，且肿瘤周围脑实质水肿比较明显。

对于肿瘤起源的判断有助于准确的定性诊断。该例病灶肿瘤实体大部位于透明隔区，累及两侧额叶，实性部分信号均匀，增强后明显强化，而左侧额叶可见较大囊变区且囊性部分边缘强化；第三脑室及松果体区病灶信号与前述病灶实性部分表现相仿，增强后强化表现相同，推断松果体区为原发病灶，经脑脊液播散转移至透明隔区、第三脑室及额叶，并出现囊变及脑积水症状。即肿瘤沿脑室系统播散，属于脑室内肿瘤向脑室外侵犯，周围脑实质水肿不明显具有一定的诊断价值。

需要注意的是，对于颅内肿瘤而言，同时发生于鞍区或基底节区与松果体区者，应首先考虑生殖细胞来源肿瘤。术前之所以误诊，在于忽略了松果体区的病灶。

对于脑肿瘤而言，患者的性别、年龄及发病部位

有一定提示作用。儿童和青少年发生于中线部位的脑肿瘤主要考虑胚胎源性肿瘤,包括生殖细胞瘤、畸胎瘤、错构瘤和原始神经外胚层肿瘤等。

良性畸胎瘤和错构瘤通常可见较多的脂肪成分,该例无脂肪成分可资鉴别;恶性畸胎瘤脂肪成分少或无,但畸胎瘤具有多胚层成分,往往有钙化、骨化甚至可见牙齿等,而精原细胞瘤易发生周边囊变,钙化少见,易经脑脊液播散可资鉴别。

原始神经外胚层肿瘤好发于儿童,侵袭性生长且有沿脑脊液播散的可能性,影像学上肿瘤实性成分明显强化,较易出现周边囊变,与精原细胞瘤鉴别困难,这也是术前误诊的原因之一。一般而言,原始神经外胚层肿瘤之肿瘤实体位于脑实质内,周围水肿较明显,侵犯脑室系统形成脑脊液播散,囊变、出血和钙化更为常见,且患者年龄更小以儿童多见。

该例为青少年,肿瘤实体大部分位于脑室内,虽有囊变但无出血及钙化表现,周围水肿不明显且松果体区存在肿瘤等具有一定的鉴别诊断价值。

对于发生于松果体区的生殖细胞肿瘤而言,尚需与松果体细胞瘤相鉴别,一般而言,松果体瘤或松果体母细胞瘤发病年龄较精原细胞瘤略大,多见于女性,常伴有发育迟缓或不发育等症状;病灶很少发生囊变坏死,强化程度常不及精原细胞瘤显著。

总之,颅内原发性精原细胞瘤是一种罕见的生殖细胞来源肿瘤,好发于青少年,主要位于中线部位,肿瘤实体明显强化,囊变通常位于肿瘤周边,通常沿脑脊液播散,具有侵袭性生长的特性,周围水肿不明显,但诊断需要结合临床、影像和病理,且主要靠病理来证实。对生殖细胞肿瘤具有 MRI 对颅内生殖细胞肿瘤的诊断与鉴别诊断具有重要的价值,β-HCG 升高且对放疗敏感、同时出现鞍区、基底节区及松果体区病灶时均具有重要的诊断价值。

第二章　侧脑室

第一节　误诊病例简介：侧脑室三角区海绵状血管瘤与脑膜瘤

颅内海绵状血管瘤可见于各个年龄组，以30~50岁多见，男女比例无明显差异，多发生于脑实质内，而发生于脑室内的海绵状血管瘤罕见。

海绵状血管瘤常没有明显的临床症状，出现临床症状时主要表现为癫痫发作，其次是进展性的神经功能障碍以及出血；而脑室内的海绵状血管瘤的临床表现有所不同，Carrasco等（2009）总结最常见的临床表现是头痛、视盘水肿等颅内压升高的表现（68.9%），其次是出血（18.2%）及癫痫发作（13.1%），这种差异主要是由病灶的特殊部位及大小所决定的。

发生于脑实质内的典型海绵状血管瘤常规MRI即具有特征性表现，诊断较容易。然而脑室内的海绵状血管瘤在常规MRI序列上信号表现常不典型，病灶一般为境界清楚的结节状或团块状肿块；CT表现为稍高密度，内可见钙化影；T_1WI表现为等信号或高信号，T_2WI为高信号，也可呈不均匀信号；增强扫描病灶多呈不均匀强化，部分可为均匀强化。有作者报告一例，此例平扫T_1WI及T_2WI图像上病灶同样缺乏特征性表现，较难确定其性质，术前误诊为脑膜瘤。

1. 误诊分析　回顾分析增强扫描影像，病灶表现为小结节状、斑片状明显不均匀强化，与脑膜瘤均匀强化的方式有较明显差异。此例术前误诊原因主要是脑室内的海绵状血管瘤极为罕见，且对这一部位海绵状血管瘤影像表现认识不足。

此例患者采用SWI能较好地显示病灶特征性的低信号环。因此，一般认为脑室内的海绵状血管瘤同样会有出血及其代谢物的沉着，只是由于常规序列磁敏感性不够，故不能显示。而SWI对血液的代谢物等造成的磁敏感性差异十分敏感，在对脑室内的海绵状血管瘤的诊断中，能够更好地发现常规序列未能显示的含铁血黄素沉着所引起的低信号环，能为影像诊断提供极为有价值的信息。

根据海绵状血管瘤的病理特点，推测增强延迟扫描时病灶可能有向心性强化的特点，强化趋于均匀，但文献报道的患者及此例患者均未实施这种技术，延迟强化是否可提供鉴别诊断价值有待于今后积累更多病例加以验证。

2. 鉴别诊断　在临床工作中，因脑室内的海绵状血管瘤罕见，且常规影像表现多不具有特征性，故应与发生于侧脑室三角区的脑膜瘤、室管膜瘤、脉络膜乳头状瘤以及胶质瘤等相鉴别。

（1）脑膜瘤：脑膜瘤在侧脑室三角区成人肿瘤性病变中最常见，一般呈类圆形或略呈分叶状肿块，边界较清，肿瘤信号多表现均匀，T_1WI表现为等信号或稍低信号，T_2WI多呈等信号，可呈稍低信号或稍高信号，如肿瘤发生出血、坏死及囊变时，信号表现不均匀，增强扫描多数呈明显均匀强化，少数呈不均匀强化和中度强化。

（2）室管膜瘤：可发生于侧脑室三角区，形态多不规则，与侧脑室室壁间常有广基底相连，常表现为“可塑性生长”，肿瘤常浸润邻近脑实质，易发生囊变，MRI信号表现为不均质，增强扫描肿瘤呈明显不均匀强化。

（3）脉络膜乳头状瘤：脉络膜乳头状瘤亦常见于侧脑室三角区，但其发生年龄较小，肿瘤可呈乳头状、小结节状、绒毛颗粒状等，边缘凹凸不平，CT表现为等密度或稍高密度，少数也可表现为低密度，MRI图像中T_1WI呈等信号或稍低信号，T_2WI多呈高信号，其内颗粒状、乳头状混杂信号为其特征性表现。另外，脉络膜乳头状瘤可过多分泌脑脊液，可引起整个脑室系统扩张，与其他肿瘤性病变占位效应引起的脑室局限扩张不同。

胶质瘤：胶质瘤(如星形胶质细胞瘤)也是侧脑室较常见肿瘤之一，多见于青年人，T_1WI 呈混杂低信号，T_2WI 呈混杂高信号，易发生囊变、坏死及出血等。

然而上述几种肿瘤均不会出现海绵状血管瘤所特有的含铁血黄色沉着的“铁环征”。

总之，发生于侧脑室三角区的海绵状血管瘤十分罕见，术前常规的平扫 MRI 表现无特征性，容易造成误诊，故在诊断困难时增强扫描是必要的，延迟扫描可能有帮助，SWI 亦能为本病提供更多有用的诊断信息，对于疾病的鉴别诊断、手术的选择、治疗及预后评估有积极意义。

第二节 左侧侧脑室间变型少突胶质瘤(WHO Ⅲ级)

患者，男，66 岁。

术后病理检查：免疫组化诊断，左侧侧脑室内占位切除标本，免疫组化检测结果支持间变型少突胶质瘤(WHO Ⅲ级)

影像资料见图 16-2-1。

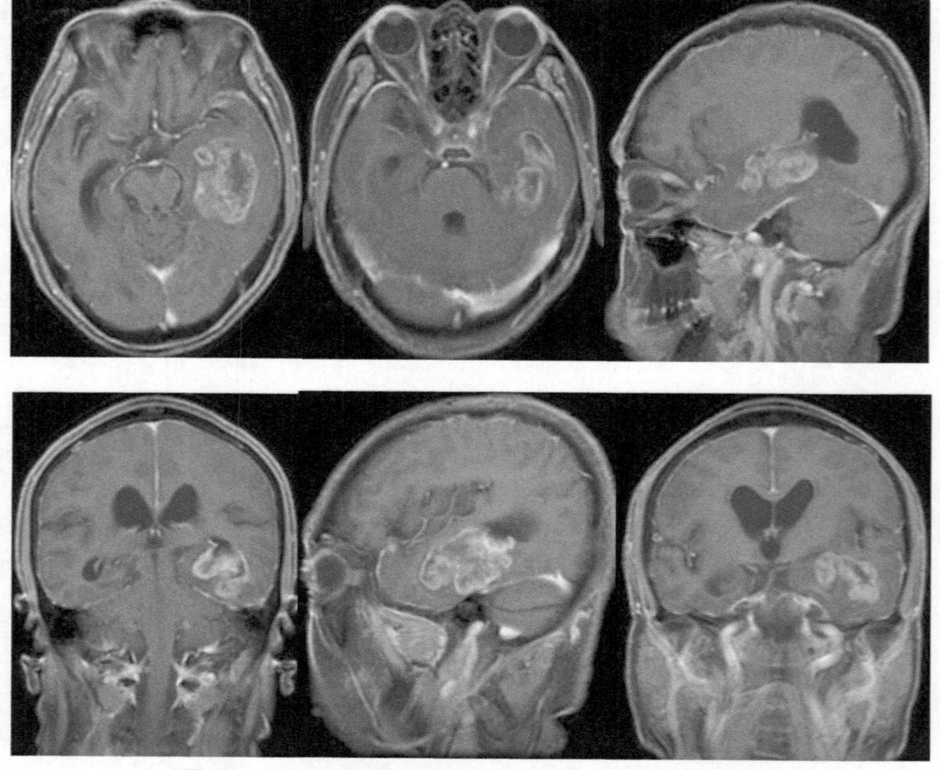

图 16-2-1 左侧侧脑室间变型少突胶质瘤(WHO Ⅲ级)

第三节 非典型脉络丛乳头状瘤

脉络丛是由富含血管的软脑膜与室管膜自接相贴并突入脑室而成的皱襞样结构，而室管膜则成为具有分泌功能的脉络丛上皮。脉络丛上皮细胞有很多微绒毛，上皮下为基膜，基膜的深部是结缔组织，其间含有丰富的血管。

脉络丛肿瘤即起源于脉络丛上皮细胞，所以血供十分丰富，瘤内可有出血，瘤体大者可发生囊变、广泛钙化。根据组织结构和细胞分化程度，WHO

曾将脉络丛肿瘤分为脉络丛乳头状瘤和脉络丛乳头状癌两种。

而在实际工作中，常可遇到一种中间类型，其肿瘤细胞有丝分裂活性强，有一定的异型性，在 WHO（2007）中枢神经系统肿瘤分类时，遂将其增加为脉络丛肿瘤的一类新的亚型，即非典型脉络丛乳头状瘤。

非典型脉络丛乳头状瘤的发生年龄、发病部位及肿瘤形态，与其他两种脉络丛肿瘤相比多无特异性，主要发生在 10 岁以下，多在 2 岁以内，最主要的发病部位为侧脑室和第四脑室，儿童肿瘤多在侧脑室，成人多在第四脑室。位于侧脑室三角区者可向脑室外生长至颞叶皮质下，或向颞角扩展。

瘤体呈分叶状或菜花状，往往位于脑室内或贴紧脑室壁，并超出脑室边缘向脑实质内生长，这与病理上瘤体基底位于脑室壁上、肿瘤蒂部与侧脑室脉络丛连接的表现一致。肿瘤偶可发生于脑室脑池附近的脑实质内，可能由脉络丛组织的胚胎残余异位发展而来。

目前本病的诊断主要依赖于肿瘤的病理组织学特点。非典型脉络丛乳头状瘤的病理诊断标准具有以下 1 项或多项组织学异常：①多灶性细胞学的不典型性（轻至中度，但达不到重度），包括核肥大、不规则，染色质增多；②很少见到核分裂象（1~10 个 /40 hpf），均为正常分裂象；③组织结构基本上仍为乳头状生长，但可出现结构的复杂化，如乳头分支细或互相吻合成腺样。有作者报告一例病理学表现符合非典型脉络丛乳头状瘤，且发病部位、影像学表现也符合脉络丛类肿瘤的特点，但年龄偏大（18 岁）。此肿瘤手术治愈也有可能，但复发的可能性明显增高，且此类肿瘤易扩展和复发。

第四节　多系统朗格汉斯细胞组织细胞增生症累及双侧侧脑室脉络丛

朗格汉斯细胞组织细胞增生症系指单核巨噬细胞系统和树突状细胞系统增生的一组疾病，以局部或全身朗格罕细胞系统的异常组织细胞增生为主要病理特点，该病既可累及单个系统造成局限性损害，也可累及多个系统造成广泛性脏器损害，累及神经系统罕见报道。

朗格汉斯细胞组织细胞增生症，过去称组织细胞增生症 X，包括嗜酸性肉芽肿、勒雪病和韩 - 薛 - 柯病。目前认为该病是局部或全身的朗格汉斯细胞系统的异常组织细胞增生，故统称为朗格汉斯细胞组织细胞增生症。

该病任何年龄均可发病，主要发生于儿童，男性多于女性。朗格汉斯细胞组织细胞增生症能够侵犯几乎所有器官，骨骼最常见，其他依次为皮肤、神经系统、肝胆和脾、肺、淋巴结、唾液腺、胃肠道等。

不管病变位于任何部位，组织病理学特征基本相似：显微镜下可见朗格汉斯细胞增生，以细胞质嗜酸性、伸长的肾形细胞核、核凹陷为主要特征。电镜下可显示朗格汉斯细胞质中的伯贝克颗粒，此颗粒中心呈条纹状或拉链样，一端呈球状膨大而类似网球拍。

朗格汉斯细胞组织细胞增生症累及神经系统的轴外病变大体病理表现为黄色肉芽肿病变，镜下可见朗格罕细胞显著增生。

影像学研究：MRI 是评价中枢神经系统朗格汉斯细胞组织细胞增生症的首选影像检查方法。朗格汉斯细胞组织细胞增生症可发生于中枢神经系统任何部位，最常侵犯中枢神经系统无血 - 脑屏障区域，如垂体、脑膜、脉络丛、松果体等，常为多系统朗格汉斯细胞组织细胞增生症累及中枢神经系统。

下丘脑垂体轴是神经系统朗格汉斯细胞组织细胞增生症最常累及的部位，下丘脑垂体朗格汉斯细胞组织细胞增生症最具特点的临床表现是尿崩症，常见的 MRI 表现为强化的垂体柄增粗（>3 mm），垂体后叶高信号的消失，也可表现为漏斗和下丘脑的肿块或漏斗部呈线状狭窄（最大直径 <1 mm），但上述表现缺乏特异性，需与鞍区生殖细胞瘤、肉芽肿病（结节病、韦格肉芽肿等）、白血病、外伤后改变、自体免疫性多种内分泌腺病、脑畸形和先天性尿崩症等鉴别。脉络丛黄色肉芽肿主要位于侧脑室三角区，常双侧发生， Prayer 等（2004）报道 163 例颅脑朗格汉斯细胞组织细胞增生症患者中有 10 例出现双侧侧脑室脉络丛占位，T_1WI 为等信号，T_2WI 为低信号（提示钙化），增强扫描可呈明显均匀强化；病理学研究发现，脉络丛肉芽肿主要由泡沫状巨噬细胞和增多的淋巴细胞、单核细胞、组织细胞、嗜酸性

粒细胞等多种细胞构成。

就多系统朗格汉斯细胞组织细胞增生症的神经系统病变而言,对病程长、发展慢的轴外病变,积极采取治疗,预后较好,治疗措施主要包括手术切除、化疗和放疗,影像学准确诊断有时可避免不必要的活检或手术治疗。

第五节 侧脑室内毛细胞型星形细胞瘤

详见本书 本卷 第三篇 第十一章 第二节 侧脑室内毛细胞型星形细胞瘤。

第六节 侧脑室异位颅咽管瘤

颅咽管瘤是颅内较常见的肿瘤,好发于鞍上及鞍内。蝶鞍区以外部位原发性颅咽管瘤罕见。颅咽管瘤大多数为囊性或部分囊性,实体部分与囊壁常见钙化,囊内MRI信号随病灶内蛋白、胆固醇、钙质等成分含量多少而呈高信号、等信号、低信号或混杂信号,增强扫描囊壁呈弧形或环形强化。

一例侧脑室异位颅咽管瘤患者CT可见囊壁不规则钙化,MRI表现为长、等、短T_1和长、短T_2混杂信号,增强扫描囊壁呈不规则轻中度环状强化。

第七节 侧脑室中枢神经细胞瘤病例

患者,女,30岁。发现颅内肿物10年,曾行放射治疗。

病灶特点:形态不规则,密度不均匀,边界不清;位于侧脑室及透明隔区,胼胝体受累;多囊状改变,不均匀强化;可见多发钙化灶。

术后病理诊断:中枢神经细胞瘤。

影像资料见图16-2-2。

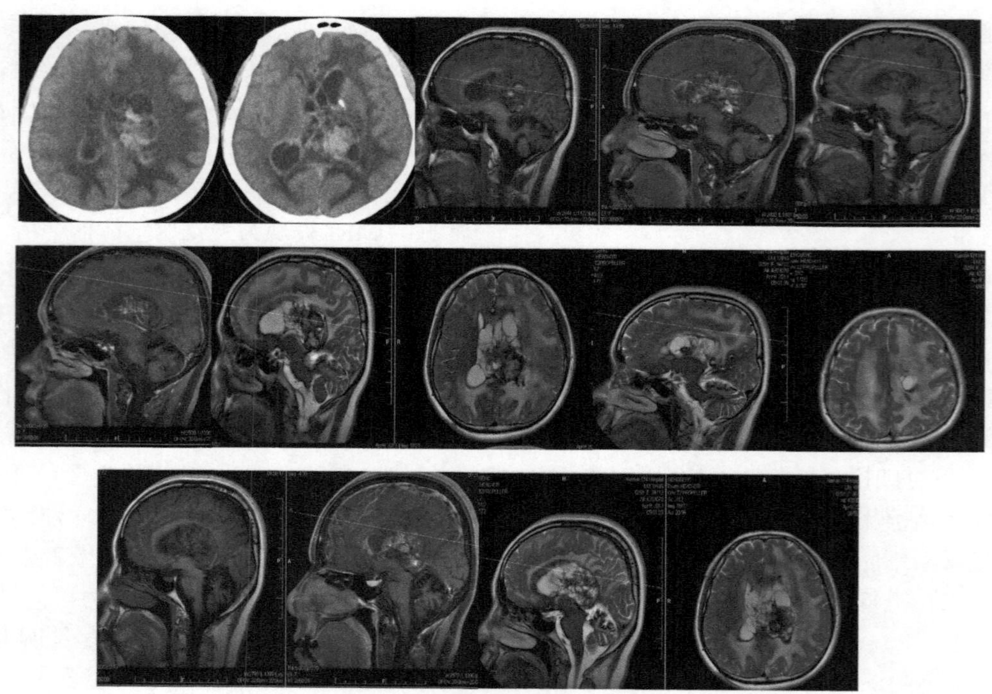

图16-2-2 侧脑室中枢神经细胞瘤

第八节　侧脑室体积的迅速变化

Probst(1972)研究58例脑造影病人，发现在造影期间，侧脑室体积前后照片对照发生迅速变化，占15/58，他对这种急剧改变的原因、机制及重要性进行了讨论。

15例额角充盈后体积均有明显改变，对比脑疾患的临床表现，侧室体积改变者与未改变者均无显著差异。分析其原因，考虑此改变或多或少是由于尾状核和侧室壁的邻近结构的匀称移位所致。因为脑组织不会收缩，核的位移可能系由压力梯度引起，这反应出脑组织的弹性，特别在儿童和年轻病人尤其如此。此种体积的改变，纯属正常生理变化，切勿误为病理表现。

第九节　侧脑室粘合

侧脑室不对称在正常人中常见，部分原因是侧脑室粘合；由于侧脑室粘合可致侧脑室变形、变小和透明间隔移位，需要与诸多病理性改变鉴别。

1. 侧脑室粘合的诊断　①额角不对称，小的一侧是异常，同时伴有额角的两壁呈融合状或粘合状致额角变窄变形；②体部不对称，小的一侧是异常，以大脑镰、第三脑室、钙化的松果体等中线结构为参照，透明隔移向体部小的一侧；③脑室内、脑实质内无异常；④单纯额角腔变窄，无变短、变形，透明间隔居中者不计入其中。

根据观察到的形态表现，将侧脑室粘合分为单侧型和双侧型，单侧型又分为4型。

2. 单侧型

(1)前角变窄+透明间隔移位型：额角变窄，可合并额角变短，透明间隔移向同侧致同侧体部变窄，而对侧体部相对宽大；透明间隔呈直线走行。

(2)前角融合型：额角前部的两壁融合，致额角前部消失，额角变短，可合并额角变窄，两壁成锐角相交；透明隔居中，呈直线走行。

(3)前角粘合型：额角中部的两壁尖角状突起、靠拢，互相粘合和(或)融合，致额角前部存在，中部消失或接近消失；不同层面上可合并上述融合型表现；透明间隔居中，呈直线走行。

(4)透明间隔腔型：在透明间隔腔存在的基础上出现上述前角融合型和粘合型表现。

3. 双侧型　双侧额角同时出现上述前角融合和(或)粘合型表现。

侧脑室粘合的发生：侧脑室粘合是正常的发育变异，是指在生长发育过程中侧脑室内面部分融合，造成侧脑室不对称、变形；其发生于胎儿期4~6周，此时脑白质发育迅速，白质胀大可使邻近的室管膜表面挤压在一起，引起局部粘连，出生后融合在一起；粘合好发生于额角上侧面及体部，单侧或双侧性。

Sturrock等(1979)仔细研究了胚胎鼠和出生后不同天数的鼠脑，发现室管膜细胞的纤毛对侧脑室狭窄的发生相当重要；在侧脑室狭窄之前，侧脑室两室壁之间先有大量的细胞外糖原颗粒被包埋于电子密度、无定形的基质中；随着狭窄部位的靠近，糖原和无定形物质减少，最终室管膜细胞的纤毛和微绒毛也消失，相邻两室壁的细胞以斑点粘着的方式结合。人体脑室系统的室管膜上皮和脉络丛上皮的游离缘有许多微绒毛和纤毛。

4. 侧脑室粘合的影像学研究　侧脑室粘合可以是单侧性或双侧性，或与透明间隔腔同时存在。CT表现：①额角的前部融合，致额角前部消失，额角变短，两壁夹角为锐角，使两壁相交处圆钝状的正常表现消失，透明间隔居中；②额角中部的两壁尖角状突起，中部消失或接近消失，透明间隔居中；③透明间隔移向一侧，偏移程度从轻度到非常明显，致同侧侧脑室体部变小，对侧相对增大；透明间隔的移位必然伴有与体部变小同侧的额角变窄变形，但透明间隔始终呈直线走行；④双侧基底节区形态结构对称，脑室、脑实质内无异常；⑤增强扫描脑实质内无异常强化。

5. 侧脑室粘合与侧脑室不对称的关系　侧脑室粘合是正常人侧脑室不对称的原因之一，一组侧脑室粘合发生率11.9%。Cha等(2002)在正常成年人颅脑 MRI 上发现透明隔居中，但侧脑室额角明显不对称发生率是 39.47%，它包括了所述的前角融合型和前角粘合型在内的所有可能情形。Achiron 等（1997）用高分辨率超声测量、随访 18~24 周胎儿的侧脑室，其不对称发生率为 21/7 200；其中 1 例中断妊娠，肉眼和显微镜下胎儿脑无病理性改变。它是在丘脑水平垂直于侧脑室长轴测量其横径，两侧相差 2.4 mm 时才视为不对称。

6. 侧脑室粘合的鉴别诊断　侧脑室粘合需要与下列病变鉴别：脑实质内占位性病变引起的侧脑室变窄变形，梗死、外伤、出血、感染、放疗后等引起的脑实质局限性萎缩，单侧脑积水，室管膜炎，脑室粘连，脑室内囊肿性病变如脉络膜囊肿等。

侧脑室粘合最重要的特点是：透明间隔移位必然伴有与体部变小同侧的额角变窄变形，透明间隔始终呈直线走行；双侧基底节区形态结构对称，脑室、脑实质内无异常。上述需鉴别的病变常有相应明确典型的病史、症状和体征，是鉴别诊断的另一重要依据。在侧脑室粘合的基础上发生上述病变时，鉴别则需仔细、小心。

第十节　左侧侧脑室三角区脑膜瘤病例

详见本书 本卷 第四篇 第五章 第二节　左侧侧脑室三角区脑膜瘤病例。

第三章　第三脑室

第一节　第三脑室脊索样胶质瘤

脊索样胶质瘤是一种发生于鞍上-下丘脑-第三脑室区的罕见的中枢神经原发肿瘤。脊索样胶质瘤好发于成年人，在国内外已报道的56例中，仅见2例儿童患者，分别为7岁和12岁；在成人患者，年龄25~75岁，平均45岁。女性多见，男女患病率之比约为1:1.7。肿瘤多位于第三脑室，部分位于鞍上-下丘脑区，近年有1例位于侧脑室的报道。

WHO（2000）正式将脊索样胶质瘤命名为第三脑室脊索样胶质瘤，并归类于不明起源胶质肿瘤，2007年归类为其他神经上皮肿瘤。肿瘤起源尚不明确。

一、影像学研究

第三脑室脊索样胶质瘤以鞍上-下丘脑-第三脑室区为其典型的发病部位，并以占据第三脑室为主。该组例3位于鞍内。文献认为这与第三脑室脊索样胶质瘤可能起源于室管膜相符。因而，第三脑室脊索样胶质瘤的起源部位可以位于多个部位，而不同的部位可能具有共同的发病机制或某种共同的起源细胞或组织，这仍需要更进一步的研究。

一组报道3例中，行CT平扫检查的例1与例3均为等密度；在T_1WI上，例1、2呈低信号，例3呈等信号，在T_2WI上均呈高信号。MRI增强后均显著强化，其中例3强化均匀，无囊变坏死，例1和例2由于有较多囊变坏死而强化不均，这主要是由于肿瘤较大血供不足所致，根据该组3例及文献报道，第三脑室脊索样胶质瘤血管增殖少见，血供不丰富，第三脑室脊索样胶质瘤显著强化原因可能是血-脑屏障被破坏以及对比剂的外渗。瘤周水肿报道少见，该组例1、例2均见较明显瘤周水肿，在T_2WI上表现为沿视束分布的对称性高信号，这可能和肿瘤占位效应所致的血管源性水肿有关。

二、鉴别诊断

第三脑室脊索样胶质瘤主要位于鞍上-下丘脑-第三脑室区，因此需与鞍区、第三脑室或侵犯第三脑室的肿瘤，尤其是鞍上肿瘤相鉴别。

1. 需要与第三脑室脊索样胶质瘤鉴别的鞍区病变有

（1）视交叉-下丘脑毛细胞星形细胞瘤　好发于儿童和青少年，也可发生于成人，且其影像表现与第三脑室脊索样胶质瘤相似，无特异征象有助于鉴别，因此两者鉴别困难，但对于成人患者鉴别诊断时需考虑到脊索样胶质瘤的可能性。

（2）脑膜瘤：脑膜瘤好发生于成人，影像学表现与第三脑室脊索样胶质瘤相似，但脑膜尾征、邻近鞍结节骨质硬化、DWI高信号及合并神经纤维瘤病有助于鉴别，当无上述脑膜瘤特异征象时鉴别困难，Grand等（2002）认为MR灌注成像脊索样胶质瘤最大脑血容量（CBV）值远低于脑膜瘤可能有助于鉴别。

（3）动脉瘤：当脊索样胶质瘤较小时，其CT表现与动脉瘤表现相似，行MRI检查见流空信号或MRA、CTA、DSA有助于鉴别。

（4）生殖细胞瘤：影像学表现与第三脑室脊索样胶质瘤相似，但其主要发生于小儿、青少年，且常见脑脊液播散，有时合并松果体区肿瘤，因而与脊索样胶质瘤鉴别相对不难。

（5）垂体大腺瘤、颅咽管瘤、脊索瘤与错构瘤：当脊索样胶质瘤位于鞍内时，需与垂体大腺瘤鉴别，垂体大腺瘤中心常见出血、坏死、囊变信号，并常见海绵窦受侵，颈内动脉被包绕，肿瘤内有血管流空信号影,且增强后强化程度不如脊索样胶质瘤显著。颅咽管瘤常完全囊性或部分囊性,完全实性少见,MRI 信号多样,钙化常见,且好发生于 20 岁之前;脊索瘤以鞍区、斜坡广泛骨质破坏为特点,且常见出血、钙化、囊变;错构瘤常见于儿童,可合并其他颅内发育异常,增强后无强化,因而上述 3 种肿瘤与脊索样胶质瘤容易鉴别。

2. 需与第三脑室脊索样胶质瘤鉴别的第三脑室肿瘤

(1)室管膜瘤:与第三脑室脊索样胶质瘤影像表现相似,难以鉴别,但瘤内钙化及周围脑组织受侵犯征象常提示室管膜瘤可能性较第三脑室脊索样胶质瘤大。

(2)脑膜瘤:与鞍上脑膜瘤鉴别一致,见上述。

(3)脉络丛乳头状瘤:密度或信号常不均,瘤内常见颗粒状混杂 MRI 信号为其特点,瘤周脑脊液较多及脑脊液播散有助于与第三脑室脊索样胶质瘤鉴别。

其他侵犯第三脑室的肿瘤有淋巴瘤、转移瘤、恶性胶质瘤等,淋巴瘤常见于中老年人,常多发,分布于中线区域,DWI 高信号有助于鉴别;转移瘤常有原发肿瘤病史;恶性胶质瘤常具有明显水肿、花环状强化等特点,与第三脑室脊索样胶质瘤鉴别不难。

第二节 海绵状血管瘤伴出血

患者,女,47 岁。突发头痛、嗜睡 20 h 入院。患者无明显诱因突发头痛,精神疲乏、嗜睡,自觉四肢无力,无恶心、呕吐,无肢体抽搐,无偏瘫、失语等,就诊于当地诊所,考虑“感冒”,予以输液治疗后,上述症状无缓解,后行头颅 CT 检查提示鞍上区斑片状高密度影,脑积水(图 16-3-1)。为进一步治疗急诊拟“脑出血”收入院。

手术所见:分离进入右侧脑室,可见第三脑室顶壁前方膨胀,透明隔呈黄色,含铁血黄素沉积明显,右侧室间孔受压几近闭合。切开透明隔即可见暗红色桑葚样病灶,其内有大量黑色不凝血液及少量咖啡色泥沙样沉积物,大体观符合海绵状血管瘤伴出血的表现。病灶起源于第三脑室底及左侧壁,膨胀性生长向两侧脑室扩展,室间孔受压已消失,左侧脉络丛后动脉内侧支参与供血,病灶向前侵及胼胝体嘴,向后达丘脑前部,向上通过穹隆进入透明隔,出血局限在病灶内部,脑室内未见陈旧血肿,受影响的周边脑组织呈黄色,含铁血黄素沉积明显。镜下切除异常血管团组织及周边大部含铁血黄素沉积区,并取相应组织行病理检查。

病理检查:病灶(第三脑室)暗红暗褐色碎组织一堆,总体积 2.0 cm × 1.5 cm × 0.7 cm,较大者切面暗褐,质软。病灶周围组织:灰白色碎组织一堆,总体积 1.0 cm × 0.8 cm × 0.5 cm。

病理诊断:第三脑室占位性病灶切除标本可见大量血凝块,其周围见血管壁样组织呈玻璃样变或无定形物沉着,并见灶性钙化;另见少许脑皮质,内见血管周围淋巴细胞套袖状浸润,待做特殊染色和免疫组化检测进一步协助诊断。病灶周围组织切除标本:送检脑组织少许,内见个别血管扩张充血。免疫组化诊断:海绵状血管瘤伴出血。

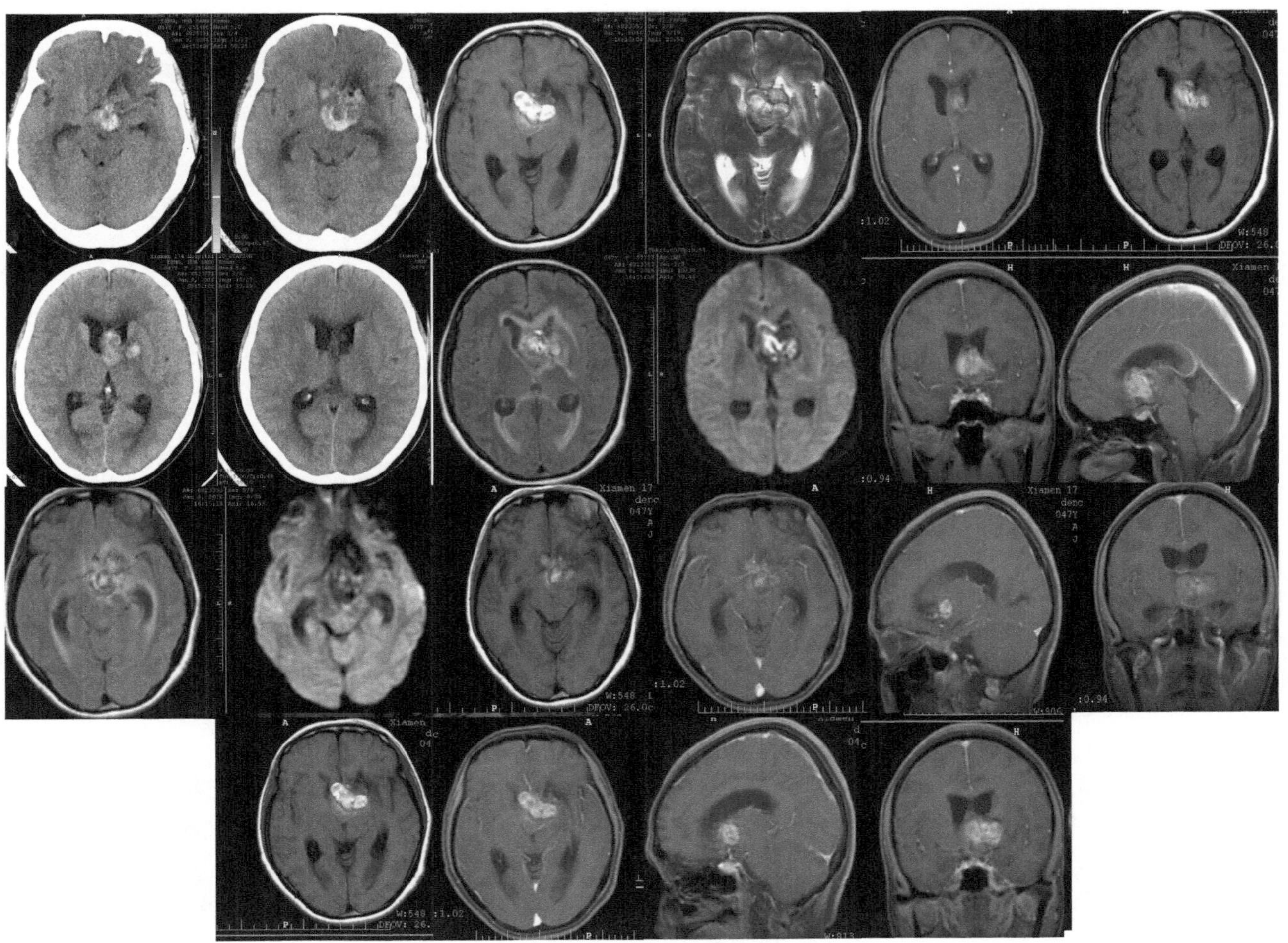

图 16-3-1　海绵状血管瘤伴出血

第四章 第四脑室

第一节 第四脑室室管膜瘤

室管膜瘤起源于室管膜细胞，占颅内肿瘤的1%~4%，主要发生于脑室内，以第四脑室最多见。室管膜瘤较髓母细胞瘤、星形细胞瘤要少见得多，在影像上容易误诊。

在WHO（2007）中枢神经系统肿瘤分类中，室管膜瘤属神经上皮组织肿瘤中的第4类室管膜肿瘤，ICD-O编码9391/3，WHO分级Ⅱ级，室管膜瘤又分为细胞型、乳头状型、透明细胞型和伸长细胞型。室管膜瘤起源于脑室或脊髓中央管室管膜细胞或室管膜残余组织。

1. 病理学　第四脑室室管膜瘤以细胞型室管膜瘤为主，肿瘤细胞形态一致，呈片状分布，局部常可见血管周围假菊形团。肿瘤细胞伸出细长的胞质突起附着在扩张的薄壁血管周围，形成血管周围无细胞核区。在部分病例还可见特征性的室管膜裂隙和室管膜菊形区，瘤细胞呈假复层排列成腺样或裂隙样。

室管膜瘤细胞中等分化，有丝分裂不活跃，除间变型室管膜瘤外，无假栅栏状坏死。室管膜瘤的特征性结构为血管周围假菊形团、室管膜裂隙和室管膜菊形团。

一组研究中有7例病理诊断为间变性室管膜瘤或部分呈间变性室管膜瘤结构，其余均为细胞型室管膜瘤。1例免疫组织化学染色显示GFAP阳性，Oling-2散在阳性细胞，Vimentin血管阳性，EMA阴性。1例间变性室管膜瘤Ki-67散在少许阳性细胞核。

2. 临床表现　第四脑室室管膜瘤的临床表现非常多样，与其生长部位、大小以及是否有软脑膜转移密切相关，主要表现为颅内高压症状和小脑症状。早期因肿瘤随体位变动堵塞中脑导水管可出现发作性的头痛、头晕、恶心、呕吐、行走不稳、眼球震颤、视物模糊等，而后间歇性、反复发作，持续性加重，部分患者可有呼吸、吞咽、构音等功能障碍。

第四脑室室管膜瘤呈良性过程，生长缓慢，病程可达10余年。第四脑室室管膜瘤有两个发病高峰年龄，5岁前和40岁左右，较多见于儿童，无明显性别差异。

3. 影像学研究　第四脑室室管膜瘤常呈分叶状，境界清楚，形态极不规则，常突破脑室前后壁侵犯脑干及小脑，也可经侧孔和（或）中央孔向桥小脑角区、小脑延髓池方向生长，甚至经枕骨大孔突入椎管内口。一些作者认为“浇注”形生长是第四脑室室管膜瘤的特征性改变。

一组CT像上65%（13/20）可观察到“浇注”现象，25例MRI均可发现不同程度的“浇注”现象，可能与该组病例肿块较大有关。第四脑室室管膜瘤CT平扫肿块为混杂密度，以等/略高/略低密度为主，CT值范围21~48 HU。该组CT检查有50%（10/20）肿块内发现钙化，呈散在斑点片状高密度影。肿瘤囊变、坏死多见，囊腔大小不一，壁光滑。CT平扫时不易显示囊腔或囊壁，CT增强扫描实性部分及囊壁呈不均匀强化。

肿瘤T_1WI呈稍低信号，有报道其与脑白质信号相似或略低，T_2WI呈稍高信号，因肿瘤常有囊变、钙化，少数可合并出血，往往使信号不均匀，囊变区T_1WI呈低信号或高信号，T_2WI呈高信号，钙化灶在T_1WI、T_2WI上一般都呈低信号。MRI增强扫描肿瘤常呈不均匀斑片状、环状强化。

由于室管膜瘤起源于脑室壁下的室管膜细胞，加之体积较大，且呈膨胀性生长，所以肿瘤与脑干及小脑的分界常常不清。肿瘤常阻塞第四脑室的外侧孔和正中孔，易造成脑积水，但引起重度脑积水者较少。

MRI 较 CT 具有更高的密度分辨率且能直接多方位、多参数成像，可以较好地显示肿瘤的信号特征、形态及与邻近结构的关系，是目前诊断第四脑室室管膜瘤的最佳方法。

4. 鉴别诊断　第四脑室室管膜瘤主要需与星形细胞瘤、髓母细胞瘤等鉴别。

（1）星形细胞瘤：发生于小脑的星形细胞瘤主要为毛细胞型星形细胞瘤，是儿童后颅窝最常见的良性肿瘤，发病高峰年龄在 10 岁前。肿瘤内常有黏液变性而形成较大的囊腔，典型表现是大囊伴有附壁结节，少数可表现为完全囊性或者完全实质性。囊液内由于含有较多的蛋白，CT 平扫时其密度较脑脊液高，但低于实质部分，T_1WI 信号不等，T_2WI 常呈高信号。增强扫描时，附壁结节呈均匀强化，而囊壁可强化或不强化。

（2）髓母细胞瘤：髓母细胞瘤起源于第四脑室顶部后髓帆生殖中心的残余胚胎细胞，因此肿瘤常与小脑蚓部或第四脑室顶部关系密切，在 MRI 横轴位图像上病灶与脑干之间可见弧形脑脊液信号存在。髓母细胞瘤瘤体边界清楚，无“浇注”现象，瘤内出血、钙化及坏死少见，实质密度或信号均匀，CT 平扫时肿瘤多呈等密度或稍高密度，T_1WI 呈等信号或低信号，T_2WI 呈高信号，CT 和 MR 增强扫描多呈均匀显著强化。由于髓母细胞瘤的核浆比高。一些学者提出 ADC 值的高低可以准确鉴别后颅窝室管膜瘤与髓母细胞瘤。

5. 误诊分析　该组中有 20 例行 CT 检查，仅 3 例术前准确诊断本病，误诊率甚高，该组作者反思其主要原因可能是大部分未行 CT 增强扫描，在 CT 图像上发现“浇注”现象困难，以及肿块较大时在 CT 图像上很难明确肿块与脑干、小脑的关系。

相对于 CT，MRI 诊断本病的误诊率较低，该组病例中 25 例行 MRI 检查仅 2 例误诊，分别误诊为血管母细胞瘤和胶质瘤，误诊的主要原因是肿块的“浇注”现象不明显。

总之，在儿童发生于后颅窝中线的肿瘤，与小脑蚓部或第四脑室顶部关系密切，前方有脑脊液包绕，密度或信号不均匀，常有钙化、囊变、出血，形态不规则，常常可见“浇注”现象，增强扫描呈不均匀强化，应考虑第四脑室室管膜瘤，结合 CT、MRI 影像表现，可提高本病的诊断准确率。

第二节　误诊病例简介：第四脑室毛细胞型星形细胞瘤

第四脑室肿瘤可以起源于第四脑室结构，也可由脑室周围的结构起源向脑室内突出生长。常见的第四脑室肿瘤包括：室管膜瘤、室管膜下巨细胞星形细胞瘤、脉络丛乳头状瘤、脑膜瘤、转移瘤等；从邻近组织生长突入第四脑室内的肿瘤包括：髓母细胞瘤、毛细胞星形细胞瘤、血管母细胞瘤等。

临床上儿童比较常见的第四脑室或累及第四脑室的肿瘤为室管膜瘤、脉络丛乳头状瘤、髓母细胞瘤、毛细胞星形细胞瘤等。

毛细胞型星形细胞瘤是一种有局限性倾向的星形细胞来源肿瘤，WHO（2007）Ⅰ级。多见儿童和青少年（10~20 岁）。小脑的星形细胞瘤多数位于蚓部，其中 1/3 的病变可同时侵犯一侧或两侧小脑半球，10% 的肿瘤可生长到第四脑室内。

CT 呈囊实性，50% 的肿瘤有明显囊变，囊壁内见肿瘤结节，10% 肿瘤有钙化；增强后实性部分强化，囊壁环形强化，附壁结节强化明显。

MRI T_1WI 呈低信号，T_2WI 呈高信号，因肿瘤囊液蛋白质含量高，其信号强度高于一般实质性肿瘤和脑脊液，瘤周水肿不明显；增强后肿瘤附壁结节及实质部分轻中度增强。阻塞性脑积水较晚出现，一般呈轻到中度。

一例患者 10 岁，是毛细胞星形细胞瘤、髓母细胞瘤、脉络膜乳头状瘤的好发年龄，其中髓母细胞瘤的发病率最高，占儿童后颅窝肿瘤的 30%~40%，WHO Ⅳ级（2007），起源于后髓帆，好发于小脑蚓部，发病年龄越大越靠近小脑外侧。

室管膜瘤的好发年龄更小一些，占儿童脑肿瘤的 6%~12%，WHO（2007）Ⅱ级，58% 位于第四脑室，肿瘤的外周或一侧可见第四脑室残腔，经正中孔向枕大池延伸，形如“溶蜡状”。该例中肿块大体位于第四脑室，周围可见脑脊液信号；肿块 T_1WI 呈低信号，边缘及内部有更低信号，可能为囊变成分，与脑干关系密切，术前认为是压迫脑干；脑室系统扩张明显；肿块 T_2WI 呈高信号；FLAIR 水肿不明显；增强后明显不均匀强化。这些表现均提示肿瘤为实质性，大体位于第四脑室内，且不具有典型毛细胞星形细胞瘤大囊小结节、壁结节强化明显的特点，而且重度脑积水也不符合毛细胞星形细胞瘤脑积水较晚出现、一般为轻到中度的特点。增强后强化比典型的毛细胞星形细胞瘤明显，而且可见类似于室管膜瘤的"溶蜡状"。

重度脑积水在脉络膜乳头状瘤中多见。脉络膜乳头状瘤占儿童脑肿瘤的 2%~4%，其中 50% 发生于小于 10 岁的儿童。50% 发生于侧脑室，40% 位于第四脑室，且儿童多见于侧脑室，而成人多见于第四脑室。80% 为良性肿瘤 WHO Ⅰ级（2007）。但该例的肿块没有脉络膜乳头状瘤典型的菜花样表现，且强化不够明显，故术前没有考虑脉络膜乳头状瘤，而是主要考虑髓母细胞瘤和室管膜瘤。

术中发现肿瘤自脑桥及部分延髓背侧长出，基底小部分组织与脑干粘连甚紧，与影像学所见相符。仔细回顾分析 MRI 图像，肿瘤与第四脑室背侧尚可分开，因此可以排除髓母细胞瘤，但是很难在术前排除室管膜瘤的诊断。

该病例没有 CT，若 CT 呈等密度或低密度，可除外髓母细胞瘤，因为髓母细胞瘤一般呈高密度。肿块内部的更低信号因没有 CT 不能确定为小囊变、钙化或者是流空的血管，否则对确定肿瘤性质有帮助，可以协助诊断。

另外 MRS 能反映病灶的代谢变化。星形细胞瘤的 MRS 表现为 Cho 升高和 NAA 减低，通常级别越高，Cho 的含量越高。MR 扩散加权成像和肿瘤的表观扩散系数值（ADC）的计算，在确定肿瘤的边界、显示肿瘤的囊变坏死具有一定的价值。因此 MRS、MR 扩散加权成像和肿瘤的表观扩散系数值（ADC）的计算可能有助于鉴别星形细胞瘤、室管膜瘤和髓母细胞瘤。该例为女性儿童，因无明显诱因下出现反复呕吐，偶有头晕或行走不稳入院。颅脑MRI 发现：第四脑室区可见不规则巨大肿块，T_1WI 呈低信号为主的混杂信号，FLAIR 呈高信号，内有低信号，幕上脑室系统扩张。增强后肿块强化明显但不均匀，结合 FLAIR 的表现，肿块周边有不增强的囊状结构，可能是扩大的第四脑室结构也可能是肿瘤的囊性成分。

医学影像学的诊断原则是先定位再定性。该患者的病灶位于后颅窝中线上的第四脑室区，无论横断面还是矢状面图像上都没有找到移位的第四脑室，说明病灶很可能主要部分在第四脑室内。

第四脑室区肿瘤主要有来自脑室内的和从邻近组织生长突入第四脑室内的肿瘤。该病灶周边的囊状成分对诊断有很重要的提示作用：如果这囊状成分是第四脑室的一部分，那肿瘤应该来源于第四脑室的中心，即可能是室管膜瘤或脉络丛乳头状瘤，但两者的 MRI 表现并不符合。前者边界太清楚后者未见乳头状结构。如果这囊状成分是肿瘤的一部分，说明这是一个囊中带结节的肿瘤。儿童中常见的髓母细胞瘤并不具备这种特征而易发于小脑的毛细胞型星形细胞瘤和血管母细胞瘤有此特征，但血管母细胞瘤在儿童中少见且结节太大。因此毛细胞星形细胞瘤可以提到鉴别诊断的名单中。

该作者的考虑和分析比较全面，但是将髓母细胞瘤做为可能性最大的肿瘤考虑有些欠妥。尤其是对肿瘤的影像特征没有做详细的分析，没有考虑到该肿瘤周边的囊状成分是它的特征性表现，因此在最后的诊断中未将毛细胞星形细胞瘤列为鉴别的肿瘤之一。

第四脑室区的肿瘤并不容易诊断，因为它的来源太复杂，定位也不是非常容易，脑室内、外起源的肿瘤有时表现完全一样。但是如果仔细分析病灶的形态学特征，加上近年来发展很快的功能成像技术，如 DTI，MRS 和灌注成像等，同时密切结合临床表现，充分考虑患者的年龄、性别特征等，这个区域的肿瘤还是可以做出正确诊断的。

第三节　后颅窝脑室造影的陷阱

使用少量（1~3 ml）对比剂与不用透视摆设病人体位的简单的脑室造影术，有时可能发现不了小脑桥脑角较大的病变，而在使用足够量对比剂时，即可观察到此类病变。用此造影术时，若见内听道不充盈，则应考虑使用大量对比剂再检查。

Wilner（1970）指出，对比剂剂量限制在 1~3 ml，可防止管内及管口周围细节观察的丧失，他认为必须在透视下控制对比剂在小脑桥脑角中的位置，以防止混淆于高位脊髓肿瘤、低位脑干或小脑前部包块，它们都可表现为听神经受害。

Long 等（1972）著文详细讨论上述脑室造影的陷井问题。内听道口不充盈，对于肿瘤并不具有特殊诊断意义，它的出现可以由于大的神经充盈内听道，一个短的硬膜囊不延伸入内听道，蛛网膜炎，蛛网膜囊肿，以及动脉瘤等疾病，实应引起临床工作时注意。

第四节　误诊病例简介：第四脑室神经鞘瘤与室管膜瘤

神经鞘瘤是起源于周围神经雪旺细胞的良性肿瘤，颅内神经鞘瘤多数起源于听神经的前庭部分，位于桥小脑角区多见，起源于轴索位于脑内的罕见，而位于脑室内的则更为罕见。

神经鞘瘤是起源于周围神经鞘的良性肿瘤，颅内神经鞘瘤占脑肿瘤的 8%，但位于脑实质内或脑室内的神经鞘瘤却十分罕见，仅见个例报道。从已有的个例报道中来看，脑实质内的神经鞘瘤主要位于幕上，脑室内的神经鞘瘤更为罕见，且主要在侧脑室区，也有位于第四脑室区的报道。

脑实质内神经鞘瘤发病年龄不一，为 6~84 岁，但以成人多见，平均年龄 32.5 岁，女性多见。临床症状与肿瘤所在部位有关。影像学上，肿瘤为囊实性，实质部分表现为 T_1WI 等信号、T_2WI 等高信号且呈现明显强化，而囊性部分 T_1WI 低信号、T_2WI 高信号且无强化。该例表现与此相一致，该例尚有 FLAIR 和 DWI，实质部分表现为等信号、略高信号，信号比较均匀，而囊性部分均表现为低信号。

脑实质内神经鞘瘤的影像学表现与听神经鞘瘤等脑外的神经鞘瘤完全一致，仅仅是部位特殊，如听神经鞘瘤通常出现瘤内囊变，单发或多发，大小不一，这也在脑实质内神经鞘瘤中出现，并且为其特征性表现。

囊变形成的原因可能是由于肿瘤实质的微出血、坏死或蜕变形成小囊，进而融合成大囊。幕上的脑实质内神经鞘瘤通常要比听神经鞘瘤要大，且囊变更多、更大。

弥漫的瘤周水肿曾经被认为是脑实质内神经鞘瘤的特征性表现，但是 Tsuik 等（1997）总结后提出，弥漫瘤周水肿可以认为是幕上脑实质内神经鞘瘤的征象，但不适用于位于幕下者，该例即位于幕下，而瘤周水肿不明显。

对于中枢神经系统实质内神经鞘瘤的起源存在不同的观点。由于脑组织内缺乏雪旺细胞，因此有不同的理论或假设来解释此类肿瘤的来源，包括：①血管周围的雪旺细胞穿入中枢神经系统；②神经根入口区的雪旺细胞瘤样生长，也被称为“临界区”，在此处神经根穿入软脑膜的时候失去了髓鞘；③异位髓内神经纤维的出现；④发育过程中神经嵴细胞的移位；⑤神经外胚层来源的软脑膜细胞转变为雪旺细胞。

该例的肿瘤位于脑干和第四脑室区，Weiner 等（1993）曾报道第四脑室区神经鞘瘤，探讨了可能的形成机制，认为肿瘤起源于神经根入口处的雪旺细胞。

该例影像学上来看，肿瘤大体虽然位于第四脑室区，但是第四脑室是被推向右上方，肿瘤实质主要位于脑干靠近桥小脑角区，也符合来源于神经根入口区的特点。因此，严格来说，该例是源于幕下脑干内的神经鞘瘤，只是肿瘤大部位于第四脑室区域而已。

对于脑实质内的神经鞘瘤，仅仅依靠术前的影像学检查很难得出正确的诊断，常见的术前诊断包括胶质瘤、转移瘤、脑膜瘤、皮样囊肿等，该例以第四脑室肿瘤而诊断为室管膜瘤。

虽然术前诊断困难，但是也有一些征象有助于正确诊断的得出，如幕上脑实质内的神经鞘瘤通常伴有囊变和周围水肿，且囊壁菲薄而均匀，不似胶质瘤那样不均匀且伴有结节；而幕下者常起源于神经根入口处，故而肿瘤实质部分靠近脑干且没有瘤周水肿，囊变与幕上者类似呈现大囊且囊壁菲薄均匀。肿瘤实质部分都有明显均匀强化，而囊变部分的密度 / 信号也较为均匀，类似脑脊液等等。

虽然脑实质内神经鞘瘤罕见，容易造成误诊，但只要掌握了这类肿瘤典型的影像学表现之后，结合临床表现、成年女性多见等特征，还是可以得出正确诊断的。

第五节　CT 上呈高密度表现的第四脑室皮样囊肿

皮样囊肿是胚胎残留组织于妊娠 3~5 周与神经管分离不完全时包埋入神经管内，在胎儿出生后形成胚胎源性肿瘤，主要位于人体中线部位。皮样囊肿常因富含脂类而在 CT 上表现为极低密度影，CT 值为 -150~0 HU，常伴高密度钙化；MRI 表现为短 T_1、等或长 T_2 信号，压脂相呈低信号，扩散受限，增强扫描无强化，合并感染时可强化。高密度皮样囊肿伴附壁结节者极为罕见。

一例皮样囊肿内含高度黏稠蛋白复合物、钙盐、少量毛发及微量脂类，起源于胚胎早期外胚层的皮样囊肿囊内多富含毛发、皮脂腺、汗腺，无法明确囊内蛋白复合物来源何处，是否由囊内壁乳头样软组织分泌尚需要大量的病例资料证实。

胶冻样蛋白复合物或钙盐在 CT 上均呈高密度，单纯蛋白复合物在 MRI 上呈短 T_1、短 T_2 信号，单纯钙盐在 MRI 上呈长 T_1、短 T_2 信号，当两者以某种比例存在皮样囊肿内时呈等 T_1、短 T_2 信号。

第六节　第四脑室区病变 MRI 表现及误诊原因分析

1. 第四脑室区病变位置判定　第四脑室区病变可以起源于第四脑室结构，也可由脑室周围的结构起源向脑室内突出生长。

第四脑室区病变较小时，一些作者按照以下标准来定位。

（1）脑室内肿瘤的判断标准如下：①肿瘤完全位于脑室内；②肿瘤周边由不连续的脑脊液带环绕；③病灶与脑室壁接触处呈锐角；④脑室壁呈外凸改变。

（2）脑室外肿瘤的判断标准如下：①脑室壁向心性凹陷或推移；②病灶与脑实质连接处无脑脊液带环绕；③病灶与脑室壁接触处呈钝角。

一组 52 例资料按照此标准进行定位，定位错误 2 例，占 3.8%（2/52）。

病变体积较大时，第四脑室显示不清；肿瘤多发囊变，无法区分是否是脑脊液环绕；则很难判定肿瘤起源于脑室内或外。该组资料定位错误 7 例，占 13.5%（7/52）。

2. 好发年龄及性别　髓母细胞瘤好发于儿童及青少年，男性多于女性。室管膜瘤有 2 个发病高峰年龄，分别是 5 岁以前和 40 岁左右。毛细胞型星形细胞瘤主要好发于儿童，其他各年龄段也有发生。第四脑室脉络丛乳头状瘤常好发于男性成年人。血管母细胞瘤主要好发于 30~40 岁年轻人。表皮样囊肿由于生长缓慢，常发现于 30~50 岁中青年人。

该组资料显示大致与文献接近，10 岁以下 14 例，其中髓母细胞瘤 10 例（71.4%）、毛细胞型星形细胞瘤 4 例（28.6%）；40 岁以上 12 例，常见于室管膜瘤（50%、6/12）、血管母细胞瘤（16.7%、2/12）、脉络丛乳头状瘤（16.7%、2/12）。19 例髓母细胞瘤中，男性占 78.9%（15/19）。该组资料室管膜瘤成年人病例数多于儿童，考虑与样本数较少有关。

（1）髓母细胞瘤：髓母细胞瘤起源于第四脑室顶部神经胚胎性细胞或胚胎残余细胞。发育过程中，后髓帆细胞向外上移行形成外颗粒，髓母细胞瘤可发生于此移行过程的任何部位。发病年龄越大越靠近小脑外侧。该组病例年龄较小，均位于中线附近包括第四脑室顶及小脑蚓部。诊断要点主要包括 DWI 呈高信号，T_2WI 及 FLAIR 呈均匀信号、稍高信号。DWI 高信号考虑主要与肿瘤细胞密集、核浆比例较大有关；第四脑室常受压前移，病灶周围可见脑脊液信号环。增强扫描病灶明显均匀强化，囊变较少、较小。该组 19 例髓母细胞瘤中 1 例误诊为室管膜瘤。此例为 11 岁女性，头痛 3 个月就诊。误诊原因：病灶平扫及强化信号欠均匀，DWI 信号不高；病灶与第四脑室分界不明显。有作者认为不典型髓母细胞瘤可以发生囊变、坏死等，但肿瘤无论信号是否均匀，实质部分信号仍较均匀。

（2）室管膜瘤：室管膜瘤起源于脑室内室管膜上皮，囊变多见，信号较混杂，增强后中度强化，可沿室管膜向侧孔或正中孔生长，形成脑室“铸型”或称“溶蜡”状。该组有 1 例误诊为星形细胞瘤，误诊病例主要表现为实性不均质肿块，内见点状出血灶、囊变，增强后呈斑片状不均匀强化。回顾性分析，星形细胞瘤主要以囊性为主，实质肿块型较少见，且好发于小脑，沿侧孔向桥小脑角区生长亦比较少见，出血可见，而室管膜瘤出血相对少见。

（3）毛细胞型星形细胞瘤：星形细胞瘤发生在小脑主要为毛细胞型星形细胞瘤，好发于小脑蚓部，可突入第四脑室内生长。主要有 3 种表现类型：单纯囊性、囊伴结节、实质性。囊性部分可以由于肿瘤黏液变性而形成，蛋白含量较高，故 T_1WI 及 FLAIR 信号高于脑脊液信号；也可以由肿瘤出血所致。增强后囊壁强化或不强化，而位于中线结构区病灶以实性成分为主。肿瘤实性部分富含丰富的血管，所以增强扫描强化明显且均匀，与其他低级别星形细胞瘤不同。毛细胞型星形细胞瘤易发生出血，可能与肿瘤内的血管壁的纤维结构不良有关。

该组 8 例均为毛细胞型星形细胞瘤。有 1 例误诊为室管膜瘤，误诊病灶多发囊变，强化不均匀，累及左外侧孔。回顾性分析观察囊变区，发现囊变较大且位于病灶一侧，T_1WI 见斑点状高信号，术中可见病灶内部有出血。White 等（2008）统计 138 例毛细胞型星形细胞瘤的出血率为 8%，较少见。而室管膜瘤出血则更少见，囊变区多位于病灶内部。

（4）血管母细胞瘤：血管母细胞瘤是一种良性真性血管性肿瘤，占后颅窝肿瘤的 7%~10%，占中枢神经系统肿瘤的 3%。好发于小脑半球，散发病例常见于 40~60 岁成年人，20~40 岁更常见于 VHL 综合征患者。典型影像学表现为“大囊小结节”；发生于近中线处；第四脑室区结节通常较大或表现为实质肿块型。主要诊断依据为病变明显强化伴多发流空血管影。血管母细胞瘤出血也较少见，有统计 227 例中枢神经系统血管母细胞瘤，以肿瘤直径大于 3 cm 作为一项风险因素，同时考虑到每例每年出血概率为 0.8%。该组资料未见出血征象。1 例误诊为毛细胞型星形细胞瘤，分析原因主要由于未能仔细观察病灶内部点状流空血管信号。

（5）脉络丛乳头状瘤：脉络膜肿瘤以脉络丛乳头状瘤多见，起源于脑室内壁的原始神经上皮——脉络丛上皮，儿童好发于侧脑室三角区，成人好发于第四脑室。有研究认为脉络丛乳头状瘤 DWI 呈等信号，不同于髓母细胞瘤 DWI 高信号，再结合其边界清晰的“菜花”样形状，有助于术前明确诊断。该组 4 例中，DWI 2 例呈等信号，1 例呈稍高信号，1 例呈稍低信号。该组有 1 例误诊为室管膜瘤，误诊病例为年轻人，第四脑室内病灶信号不均匀，强化不明显并见小囊变。此例患者鉴别诊断较困难。另 1 例误诊为脑膜瘤，误诊原因主要是中年女性、第四脑室内病灶信号均匀，明显均匀强化。回顾性仔细观察发现此病灶 T_1WI 信号低于灰质信号，增强后边缘凹凸不平，而脑膜瘤边缘相对比较光滑。

（6）表皮样囊肿：表皮样囊肿是起源于外胚层组织的先天性病变，内含角质及胆固醇结晶，又称胆脂瘤。第四脑室是表皮样囊肿的第二好发部位，仅次于桥小脑角区。T_1WI 及 T_2WI 信号与脑脊液相仿或稍高，FLAIR 信号不低，DWI 扩散受限呈高信号，增强后无强化，25% 可出现环形强化。DWI 高信号可以与其他囊性病变相鉴别。

（7）菊形团形成性胶质神经元肿瘤：菊形团形成性胶质神经元肿瘤是 WHO（2007）分类的一类原发中枢神经系统肿瘤，归为 WHO Ⅰ级，手术切除后预后良好，复发少见。目前共报道 31 例患者，平均年龄 31.5 岁。主要发生于幕下中线区，主要是第四脑室（24/31），可以延伸至小脑、桥脑、中脑、松果体区、导水管等。影像学上病灶主要为囊实性病变（15/30）；MR T_1WI 呈等信号或低信号，T_2WI 呈高信号，增强后信号表现不一；钙化偶见。由于经验不足，该组 1 例误诊为星形细胞瘤。该例患者 20 岁，一般认为年轻人幕下肿瘤鉴别诊断时应想到此诊断。

综上所述，MRI 可以多方位、多角度显示第四脑室区病变与周围结构关系，具有良好的空间分辨率，可以对其做出准确定位及定性诊断。

首先判断病变起源部位，再结合病变信号特点（如 DWI 高信号）、生长方式，综合判断分析病变性质。若病变较大，无法判断病变起源部位，则需仔细观察其平扫及增强信号特点、与周围结构的细微关系，结合患者年龄综合分析。辅助其他检查方法（如 CT 观察有无钙化）及 MRI 新技术［如磁共振波谱（MRS）观察细胞代谢情况，灌注加权成像（PWI）观察病变灌注情况］可提供更详细的鉴别诊断信息。

第五章 透明隔区

第一节 透明隔

透明隔是位于脑中线前部的垂直薄膜结构,其前方是胼胝体嘴部、膝部,正上方是胼胝体体部,后方是胼胝体压部,下方是穹隆。透明隔功能目前尚未完全明确,或与边缘系统有一定的联系。透明隔区病变发病率虽低,但病变种类繁多,可分为透明隔发育异常、感染性病变、肿瘤样病变及透明隔区肿瘤等(表 16-5-1)。

表 16-5-1 透明隔区各类病变

分类		伴发异常及主要特点
先天异常	透明隔阙如	多伴有其他脑畸形,如胼胝体发育不良、视隔发育不良、脑裂畸形、前脑如无裂畸形、
	部分/完全阙如	慢性严重脑积水、脑穿通畸形、基底部脑膨出、积水性无脑畸形、半球间裂囊肿、巨脑回畸形等
	透明隔区间腔	
	透明隔间腔	又称"第五脑室",是 2 层透明隔小叶间的潜在腔隙
	韦氏腔	又称"第六脑室",是透明隔间腔向后之延续
	帆间腔	内有脑静脉、脉络膜动脉走行
	透明隔区囊肿	
	帆间腔蛛网膜囊肿	致病机制:室间孔阻塞、影响大脑深部静脉回流、压迫隔-下丘脑三角区、视神经通路等
	胶样囊肿	
	表皮样囊肿	
	脉络丛囊肿	
感染性病变	脓肿	多与脑膜炎、中耳乳突炎及脑室腹膜分流并发症有关
	寄生虫	
	脑阿米巴病	阿米巴脑脓肿极为罕见
	囊虫病	引起颅内多发囊性占位,可见头节
透明隔区肿瘤及肿瘤样病变	原发肿瘤及瘤样病变	
	中枢神经细胞瘤	"蜂窝状"囊变、血管流空、肿瘤边缘呈"波浪状"是较为特征性改变,MRS 示 Cho 峰和 Gly 峰升高,NAA 峰和 Cr 峰明显下降
	室管膜下巨细胞星形细胞瘤	常伴发结节硬化症
	室管膜下瘤	肿瘤边界清楚和增强扫描无强化是室管膜下瘤重要的影像学特征
	脂肪瘤	多与胼胝体发育不良有关,中线结构好发
	错构瘤	偶见于文献报道
	海绵状血管瘤	罕见,MRI 信号复杂
	血管畸形	易误诊为海绵状血管瘤,鉴别需依靠病理
	转移瘤	
	胶质瘤侵犯胼胝体(胶质母细胞瘤)	"结节样""花环样"明显强化,可见典型"蝴蝶征"
	中枢系统淋巴瘤侵犯胼胝体	不同的强化形式可能与免疫系统是否正常有关
	生殖细胞瘤侵犯胼胝体	儿童、青少年松果体区、鞍上及基底节区好发,侵及透明隔少见
	远处肿瘤转移至胼胝体	直肠腺癌、黑色素瘤等透明隔区单发转移已有报道

1. 透明隔发育异常

（1）透明隔阙如及其伴发畸形：透明隔阙如发病率仅为（2~3）/10万人，可表现为部分阙如或完全阙如，多为先天发育畸形。透明隔阙如可单独出现，也可伴有胼胝体发育不良、视隔发育不良、脑裂畸形及其他罕见畸形。

（2）透明隔阙如伴胼胝体发育不良：妊娠11~12周胼胝体初步形成，18~20周逐渐发育成熟，在此期间若受遗传、感染、毒物等影响，胼胝体可出现发育不全甚至不发育。影像学表现为：①侧脑室前角呈倒“八”字形分离，体部近平行性分离；②体部阙如时，第三脑室扩大、上抬，甚至形成半脑间裂囊肿；③压部阙如时，侧脑室三角区和后角不同程度的扩大。

（3）透明隔阙如伴视-隔发育不良：透明隔阙如伴视-隔发育不良，又称Demorsie综合征，发病率仅为1:10 000，男女发病率相近。其典型病理特征是视神经发育不良、脑垂体激素异常、脑中线结构缺陷。透明隔阙如伴视-隔发育不良分为3种亚型：Ⅰ型，透明隔部分阙如伴发脑裂性孔洞脑畸形；Ⅱ型，透明隔完全阙如、弥漫性脑白质发育不良；Ⅲ型，同时具有Ⅰ型和Ⅱ型部分特征，还伴有脑皮质发育不良、变薄。

（4）透明隔阙如伴脑裂畸形：脑裂畸形由神经元移行异常所致，以形成横跨大脑半球的软脑膜-室管膜（P-E）缝、边缘内衬灰质为特征，分为闭合型和开放型。CT显示裂隙两旁所衬灰质与皮层的密度相同，裂隙周围也可出现不规则的灰质团包绕，在MRI T_2WI上尤为明显。脑裂畸形应与脑穿通畸形、孤立性灰质异位鉴别。

2. 透明隔区间腔及囊肿

（1）透明隔间腔：透明隔间腔在胎儿中常见，大多于出生后闭合，少数持续存在。正常透明隔间腔大小为1~4 mm，前后长度不超过6 mm，MRI T_2WI表现为透明隔前背侧见小三角形高信号腔隙。暴力损伤、产前宫内感染与透明隔间腔异常扩大有关，但机制尚未明确，异常扩大的透明隔间腔可能引起迟发性或难治性的精神症状。

（2）韦氏腔、帆间腔：韦氏腔是透明隔间腔向后的延续，通常先于透明隔间腔闭合，因此单纯出现韦氏腔较为罕见。帆间腔位于松果体上方，是四叠体池向前的延伸，构成第三脑室顶部。冠状位MRI或CT扫描可见帆间腔位于两侧侧脑室间，呈三角形样脑脊液信号或密度，矢状位上更易区分韦氏腔和帆间腔，帆间腔表现为孟氏孔后方、穹隆下方、第三脑室上方充满脑脊液的裂隙。

（3）透明隔腔囊肿：透明隔间腔脑脊液积聚，使透明隔两侧壁弓形凸出且间距达到10 mm时，称为透明隔囊肿。透明隔囊肿分为症状性和非症状性2类，非症状性透明隔囊肿不是真性囊肿，常为偶然发现；症状性透明隔囊肿则可引起头痛、脑积水、意识水平下降等症状。目前，症状性透明隔囊肿大多采用外科手术治疗，自发消除病例也见于文献报道。此外，透明隔区也可发生帆间腔囊肿、胶样囊肿及表皮样囊肿等。这些囊肿多为良性病变，常不引起明显临床症状，但少数亦造成患者猝死。

（4）透明隔区感染性病变：透明隔区感染可由细菌、病毒和寄生虫等所致。透明隔的脓肿极为罕见，影像学上可表现为透明隔腔扩大，腔内CT密度或MRI信号高于脑脊液，增强扫描后可见脓肿壁环状强化。脑阿米巴病少见，仅占肠外阿米巴病的1.0%~8.1%，至2006年国内报道仅7例。透明隔阿米巴脓肿更为罕见，有作者报道1例误诊为透明隔囊肿。囊虫病是最常见的中枢神经系统寄生虫性疾病，可见于脑实质、脑室、脑池内，少数可累及透明隔引起颅内囊性占位，若阻塞脑脊液循环通路可致脑积水。

3. 透明隔区肿瘤及肿瘤样病变　透明隔区肿瘤及肿瘤样病变主要源自透明隔或其表面室管膜，也可由邻近结构病变侵及。一些作者将透明隔区肿瘤分为原发性及继发性肿瘤，原发性肿瘤主要包括中枢神经细胞瘤、室管膜下巨细胞星形细胞瘤及室管膜下瘤等，继发性肿瘤主要包括星形细胞瘤、淋巴瘤等，此外，生殖细胞瘤、肠源性囊肿及转移瘤等罕见病变亦有文献报道。

（1）中枢神经细胞瘤：中枢神经细胞瘤仅占原发性中枢神经系统肿瘤0.25%~0.5%，年轻人多见，男女发病率无明显差异。中枢神经细胞瘤好发于侧脑室临近孟氏孔。肿瘤体积较大，边界清晰，CT扫描肿瘤呈等密度或稍高密度，病灶内可见钙化和囊变；MRI检查肿瘤于T_1WI呈不均匀等信号、稍低信号，T_2WI呈稍高信号，瘤内可见“蜂窝状”囊变及流空血管影，DWI表现文献报道不一，多为稍高或高信号，增强扫描可呈轻度至明显强化。

（2）室管膜下巨细胞星形细胞瘤：室管膜下巨细胞星形细胞瘤约占颅内肿瘤的0.1%，好发于孟氏孔附近，类圆形或分叶状，CT扫描病灶边缘光整，呈等密度或高密度,其内可见囊变及结节状钙化,增强扫描均匀强化, MRI 扫描 T_1WI 呈等信号或低信号,T_2WI 呈等或高信号,增强扫描病灶明显强化。室管膜下巨细胞星形细胞瘤常可伴有结节硬化症,临床上出现癫痫、面部纤维血管瘤、智力低下等典型症状,影像学检查可发现皮层下结节、室管膜下结节以及异位神经团。

(3)室管膜下瘤:室管膜下瘤占颅内肿瘤0.2%~0.7%,中老年男性多见,常见于第四脑室(50%~60%)、侧脑室(30%~40%),少见于透明隔、脊髓。日本学者 Fujisawa 等(2010)研究的 5 例室管膜下瘤患者均位于孟氏孔附近,提示肿瘤发生部位或存在种族差异。

室管膜下瘤患者常无症状,偶在体检中发现,症状多与肿瘤大小及肿瘤位置有关。肿瘤边界清晰,大小多不超过 2 cm, CT 扫描呈等密度或低密度,囊变常见, MRI 扫描可见脑室内分叶状团块, T_1WI 呈等信号或低信号、T_2WI 呈高信号,增强扫描很少或无强化,瘤周水肿、占位效应少见。

(4)透明隔区脂肪瘤、错构瘤:透明隔脂肪瘤多伴有胼胝体发育不良,肿瘤位于胼胝体区,亦可见于四叠体池、脚间池、大脑侧裂、大脑纵裂、脉络丛及穹隆等位置。影像学检查对颅内脂肪瘤诊断有重要价值, CT 上肿瘤表现为典型的脂肪密度,常规 MRI 检查 T_1WI、T_2WI 均呈高信号。透明隔错构瘤罕见,Sener(2000)报道偶发于神经纤维瘤病 I 型的透明隔错构瘤,在 MRI-FLAIR 和质子密度成像上病变呈高信号,增强扫描无强化。

(5)透明隔海绵状血管瘤、动静脉畸形:透明隔海绵状血管瘤、动静脉畸形鲜见于文献报道。由于血液降解产物的不同,病变在 MRI 上多信号混杂,病变内亦可见钙化。一些小的海绵状血管瘤在快速自旋回波 T_2WI 成像中不能明确显示,但在 T_2*WI 更清晰,这可能与含铁血黄素的顺磁性有关。透明隔动静脉畸形在 CT 上边界较清晰,密度较高,增强扫描呈均匀或花斑样强化,环形强化罕见,一般无瘤周水肿。隐匿性动静脉畸形与海绵状血管瘤影像表现相似,明确鉴别需要依靠组织病理学检查。

(6)胼胝体肿瘤侵犯透明隔:侵犯透明隔的胼胝体肿瘤以胶质母细胞瘤和原发中枢神经系统淋巴瘤最为常见。在 MRI 上,胶质母细胞瘤信号混杂,边界不清,占位效应及瘤周水肿明显,增强后多呈不规则"花环样"明显强化,轴位及冠状位呈典型的"蝴蝶征"。

原发中枢神经系统淋巴瘤好发于中老年男性,以幕上多见,主要位于脑叶深部白质、胼胝体及脑室周围。CT 平扫肿瘤呈均匀等密度或高密度,钙化、囊变、出血少见, MRI 平扫病灶于 T_1WI 呈等信号或略低信号, T_2WI 呈高信号,增强扫描肿瘤通常均匀强化,并可见"缺口征"或"尖角征",免疫缺陷的中青年患者可呈环状强化,提示不同的强化形式可能与免疫系统是否正常有关。另外,生殖细胞瘤好发于儿童和青少年,多位于松果体区、鞍上及基底节区,侵及透明隔的生殖细胞瘤少见,有作者等曾报道 1 例位于右侧侧脑室前角及室间孔的生殖细胞瘤。

(7)转移瘤:脑转移瘤是常见颅内肿瘤,原发灶以肺癌最多见,脑实质内多发转移常见。透明隔区单发转移较少,一项研究曾报道透明隔旁孟氏孔附近单发直肠腺癌转移 1 例。另外,Cipri 等(2009)首次报道了透明隔单发转移性黑色素瘤。

透明隔区的病变种类繁多复杂、影像表现各异,但其发病率相对较低,临床上对于透明隔区病变的认识尚有不足。

第二节 透明隔区肿瘤与肿瘤样病变

透明隔区肿瘤与肿瘤样病变临床少见,但种类较多,其主要有两个来源,一是来源于透明隔,如中枢神经细胞瘤、室管膜下巨细胞星形细胞瘤、少枝胶质细胞瘤及室管膜下瘤等,还包含附着在透明隔表面的室管膜起源的肿瘤;二是来源于透明隔周边结构,如胼胝体、脑白质以及基底节等部位肿瘤的侵犯,如星形细胞瘤和淋巴瘤等。文献曾报道透明隔错构瘤、畸胎瘤、胚胎发育不良性神经上皮肿瘤、原始神经外胚层肿瘤、神经节细胞瘤、脑膜瘤以及转移瘤等罕见肿瘤。该组 1 例肠源性囊肿,附着在透明隔左侧,亦属罕见病例。

1. 肿瘤位置 透明隔肿瘤与肿瘤样病变的定位较容易,原发性病变多完全附着于透明隔一侧。Wang 等(2005)曾报道一组 19 例起源于透明隔的肿瘤，生长在透明隔上，均向单侧生长。该组 16/19 例属于透明隔原发病变，其中 14 例向单侧侧脑室生长，并局限于脑室内。

而部分位于透明隔的肿瘤，多为继发肿瘤，可以从肿瘤的主体和生长方向来判定其来源。该组 1 例星形细胞瘤起源于双侧额叶，通过胼胝体向透明隔侵犯，肿瘤呈两侧生长；另 2 例淋巴瘤呈偏侧生长，其同侧基底节区也发现肿瘤。

2. 肿瘤的信号或密度　透明隔肿瘤及肿瘤样病变信号或密度较复杂，该组 13 例呈混杂信号，一般 T_1WI 呈等低信号，T_2WI 呈等高信号，主要原因是透明隔区与脑实质相比，血供相对较少，囊变的概率相对大，导致肿瘤信号或密度欠均匀。DWI 对透明隔肿瘤诊断有一定的意义，中枢神经细胞瘤、少枝胶质细胞瘤及淋巴瘤由于富含细胞成分，核浆比例大，水分子活动受限，因此 DWI 呈高信号，表观扩散系数（ADC）图上呈低信号。

透明隔肿瘤及肿瘤样病变的强化程度及方式不同。中枢神经细胞瘤呈多发小囊状中等强化，该组 5 例表现均与文献报道相符；星形细胞瘤呈环状、均匀、囊实性、不规则强化等多样形式。星形细胞瘤增强扫描表现的多样性可能与星形细胞的病理级别有关，一般级别越高，强化越明显。生殖细胞瘤一般是均匀明显强化。该组 1 例呈均匀强化，向周边胼胝体、丘脑等侵袭。室管膜下瘤一般不强化或轻度均匀强化，此特征较典型。淋巴瘤常强化明显，呈团块状或“缺口”样强化。该组 2 例出现明显“缺口”样强化。

3. 肿瘤的囊变　该组 13 例透明隔肿瘤或肿瘤样病变发生囊变，根据瘤内囊变大小分小囊型和大囊型（以囊变的最大径与该层面肿瘤实质部分的比例为参照，一般囊变最大径超过该层面的肿瘤实性部分 1/3 定为大囊型；低于此值则为小囊型），小囊型多见于中枢神经细胞瘤、室管膜下瘤、室管膜下巨细胞星形细胞瘤、少枝胶质细胞瘤、生殖细胞瘤等。

关于中枢神经细胞瘤小囊的形成原因，Hassoun 等（1982）认为与肿瘤内神经元的神经内分泌功能有关。而室管膜下瘤和室管膜下巨细胞星形细胞瘤内见小囊，原因是这三种肿瘤可能有共同的组织学起源，研究认为室管膜下瘤和室管膜下巨细胞星形细胞瘤、中枢神经细胞瘤均起源于室管膜下的具有双向分化潜能的神经胶质母细胞，只不过分化方向不一样，因此都可能含有少量分泌功能的神经元。

大囊型多见于星形细胞瘤、室管膜瘤、少枝胶质细胞瘤等。透明隔星形细胞瘤起源于透明隔的白质及纤维束中的胶质细胞，囊变较多见，有作者认为脑室内星形细胞瘤浸润范围较脑实质内星形细胞瘤局限，供血和营养缺乏的区域容易出现坏死囊变，该组 3 例未见明显的较大囊变，分析原因主要是肿瘤本身体积较小，所以囊变不明显，但另外 1 例向透明隔外侵犯的星形细胞瘤体积较大，大囊变明显。

室管膜瘤及少枝胶质细胞瘤也可见较大囊变，室管膜瘤是起源于透明隔表面覆盖的室管膜，囊变概率很高，Swartz（1982）曾报道一组室管膜瘤的囊变率达 84%，一些作者报道侧脑室内室管膜瘤囊变一般呈大囊表现，其中 1 例几乎呈完全囊性。少枝胶质细胞瘤的囊变较大且不规则，恶性度越高的肿瘤囊变越明显。该组还有 1 例肠源性囊肿本质属于囊肿，但该例囊内出现大量分隔伴有钙化，分隔强化明显，表现不典型，最终需靠病理诊断。

另外透明隔继发性肿瘤中淋巴瘤一般呈实性，大多数学者认为淋巴瘤来源于脑组织血管周围未分化的多潜能间叶细胞，以中线和脑表面常见，好发于免疫功能低下的中老年患者，很少有囊变坏死，该组 2 例如此表现。

4. 其他表现　透明隔肿瘤及肿瘤样病变因其特殊的位置及血供等原因，钙化、水肿及出血等征象亦可见。少枝胶质细胞瘤钙化较具特征性，钙化明显，呈斑块状、条索状，且出现概率高达 90%。中枢神经细胞瘤、室管膜下巨细胞星形细胞瘤、星形细胞瘤、室管膜瘤均可见钙化出现，中枢神经细胞瘤钙化的出现概率约 50%，一般呈小片状或线状。室管膜下巨细胞星形细胞瘤常伴点状钙化结节。星形细胞瘤、室管膜瘤一般较低级别时常伴钙化，且钙化形态一般不规则，而高级别的钙化概率非常低。室管膜下瘤也可见小的点、片状钙化，钙化结节出现率较低，大约 30%。生殖细胞瘤、淋巴瘤一般未见钙化。

透明隔继发肿瘤常见瘤周水肿。该组淋巴瘤（2 例）及星形细胞瘤（1 例）可见瘤周水肿，主要是肿瘤向周边脑组织侵犯时所致；而透明隔原发肿瘤与脑实质之间有脑室相隔，所以水肿少见。关于瘤内出血，主要与肿瘤的血供情况等有关，该组仅见 2 例，1 例中枢神经细胞瘤和 1 例室管膜瘤。

总之，透明隔区域的肿瘤及肿瘤样病变比较复杂，可先根据肿瘤主体位置、生长方向、占位效应及瘤周水肿等进行定位诊断，判断透明隔区肿块是原发性还是继发性。然后再根据肿块的信号 / 密度、囊变大小、钙化等特点,推断其病理性质。例如,中枢神经细胞瘤、少枝胶质细胞瘤及淋巴瘤在 DWI 序列上一般呈高信号;中枢神经细胞瘤、室管膜下瘤、室管膜下巨细胞星形细胞瘤、少枝胶质细胞瘤、生殖细胞瘤一般呈小囊型,而星形细胞瘤、室管膜瘤、少枝胶质细胞瘤多呈大囊型;另外少枝胶质细胞瘤特征性的条索状、斑片状钙化,室管膜下巨细胞星形细胞瘤的点状钙化及淋巴瘤的瘤周水肿等对定性诊断均有帮助。

第三节 透明隔腔与海马联合下小腔

常见于新生儿,偶见于成人。在额角平面 CT 图像上可见脑脊液密度分离两侧额角,终止于室间孔平面,不沿着侧脑室体部延伸至后方,这即为十分少见的透明隔腔。它如在中线再向后伸延,越过室间孔平面,则成为海马联合下的小腔,更为罕见。

第四节 透明隔阙如

十分少见。经侧室平面 CT 横断图像上偶尔可见两侧的侧室联合一起,缺乏位于中线的透明隔。透明隔缺如可单独存在,也可能伴存一定范围的中线结构缺损,包括:de Morsier 隔 - 眼发育不全,全原脑(叶的,半叶的及非叶的)和严重的脑积水。

第五节 透明隔腔

透明隔腔(CSP),又称为透明隔间腔,是脑内的一个重要结构,它随脑的发育而不断变化,且与很多疾病有关。

1. 透明隔腔形态学 透明隔是一个厚 1.5~3.0 mm 双层半透明膜结构,位于 2 个大脑半球之间,上起胼胝体的体、膝、嘴部,向下延伸至穹隆表面,前后延伸从胼胝体的终板至胼胝体的压部,其将胼胝体和穹隆连接起来,将侧脑室一分为二。

胚胎学上透明隔源于原始终板,始于妊娠 10~12 周,随着胼胝体的纵向生长,位于胼胝体与前联合之间的联合板进行性伸展变薄,而在 2 个侧脑室间形成的膜状物。在 2 层透明隔之间存在 1.0 mm 或更宽的腔隙,称为透明隔腔,内含有一些液体。出生后的液体逐渐吸收,囊腔随之闭合。有作者认为,由于胼胝体发育异常或两侧大脑半球发育不同步等不明原因,使得少数人的两层透明隔至成年时仍未完全融合,因而留下永久性透明隔腔。

2. 透明隔腔发育特点及活体与非活体观察的差异 根据文献非活体观察报告,透明隔腔在胎儿和早产儿存在率为 100%,足月儿逐渐减少,出生后 1 个月为 85%,2 个月为 45%,3~6 个月为 15%,6 个月至 16 岁为 12%,在成人为 12%~20%。

但在活体 CT 和 MRI 可确定的透明隔腔存在率少得多,在新生儿为 83.3%,1 岁以内为 3.9%,1~5 岁为 2.2%,6~9 岁为 1.1%,10~14 岁为 1%。

一组 MRI 活体形态学观察透明隔腔,早产儿存在率 100%,足月儿 97.17%,婴幼儿 2.26%,成人 0.82%,说明影像学检查对于微小的透明隔腔不能全部显示。

透明隔腔形态学分型及命名:因透明隔腔上界为胼胝体体部,前下方为胼胝体的膝部和嘴部,前联合为其底部,穹隆为其后部,根据这样的解剖特点,有作者将透明隔腔分为 3 型:Ⅰ型位于穹隆前:Ⅱ型达到穹隆后;Ⅲ型则进入第六脑室(cavum、vergae)。

另有作者分为 4 型:Ⅰ型位于侧脑室额角和(或)体部间,宽度 3~10 mm;Ⅱ型部位与Ⅰ型相同,宽度大于 10 mm,其中包括透明隔囊肿;Ⅲ型为 vergae 腔;Ⅳ型则为合并出现的混合型。根据透明隔腔的分型及发育情况,文献则采用了裂隙型(接近融合)、三角型(穹隆前型)及圆柱型(达穹隆后)。

透明隔腔宽度大于 10 mm，向侧脑室突隆则为透明隔囊肿，而单纯位于 vergae 腔则为第六脑室存在。关于透明隔腔的径线测量横径平均长度 3 mm，前后径 7.5 mm，垂直径 6 mm，有报告 24 个月内新生儿和婴幼儿宽度（2.01 ± 0.45）mm，也有报告足月儿透明隔腔横径宽（4.6 ± 1.8）mm。一组透明隔腔的横径在早产儿为（5.7 ± 0.3）mm，足月儿为（4.1 ± 0.2）mm，婴幼儿为（13.3 ± 0.2）mm，成人为（14.3 ± 0.3）mm。

3. 透明隔腔临床意义　透明隔腔为人脑发育中一个过程表现，在早产儿和足月儿做颅脑 MRI 检查时应注意观察透明隔腔的存在与否，文献报告孕 36 周后有一小部分胎儿透明隔腔已消失，约占 2.7%。此时应观察透明隔的存在与否，如透明隔缺失，常见于全前脑畸形、胼胝体发育不全、严重脑积水、Dandy-Walker 畸形、视隔发育不良、脑裂畸形、空洞脑、无脑畸形、脑膨出、Arnold-Chiari 畸形、导水管狭窄、变异型全脑畸形（HPE）等。

透明隔的骨架组织中含有一定数量的胶质细胞，一些散在的神经元和神经纤维。这些神经纤维构成了海马和下丘脑之间的重要联系，是中继下丘脑到海马、杏仁核、缰核和脑干网状结构内脏信息中心及边缘系统到脑干网状结构的主要环路。

透明隔参与意识、睡眠及环境作用所表现出来的情绪反应，如饮食、性活动等，且有助于精神活动的自我平衡。

透明隔腔的存在是透明隔发育不良或其内液体吸收不良所致，故透明隔腔存在的临床症状包括精神紊乱、语言不清、癫痫发作、神经官能症、痴呆、儿童性脑瘫疾病。

因其有一系列临床表现，国内外进行了一系列的研究，如透明隔腔存在患者伴有头痛、眩晕、精神分裂症、精神症状、智力低下、共济失调、生长缓慢、肢瘫等；发现拳击运动员的发现率高于正常人；

但是，一些作者认为透明隔腔并无固定症状，不能视为异常，在儿童的 CT、MRI 检查时出现透明隔腔是正常现象。

鉴于上述两种意见存在，一些作者发现透明隔腔的宽度有重要的临床意义，以横径大于 10 mm 为标准时可以视为脑功能不良，且伴有精神呆滞、智力迟钝、神经精神紊乱等风险明显增高。有研究难治性精神分裂症者与抑郁症及对照组的透明隔腔的长度发现，难治性精神分裂症者透明隔腔的发生率及长度大于后两者，其间有显著性差异。

另有研究发现，儿童缺氧缺血性脑病（HIE）患者透明隔腔的纵径及横径大于无 HIE 对照组（$P<0.01$）。另有作者发现患有 21 三体、18 三体、13 三体者其透明隔腔宽度大于整倍体胎儿。

4. 透明隔腔的影像诊断　透明隔腔的影像检查包括超声和 CT、MRI 等。

超声诊断是无创简易的检查方法，有作者发现胎儿脑超声显示透明隔腔的径线在 19~27 周时逐渐增大，28~40 周时变化不大，36 周后有变小趋势。一些作者报告透明隔腔的评估是多个专业学会指南中胎儿形态标准检查所规定的要素一部分，超声医师要熟悉有关诊断。

有作者认为透明隔腔表面不存在室管膜细胞，故称之为第五脑室不恰当，而另有作者认为透明隔腔通过室间孔与脑室相通，可称为第五脑室，如透明隔腔与脑室不交通，其内所含有的脑脊液则通过透明隔板滤出，并由透明隔毛细血管和静脉吸收，不与侧脑室相通称为透明隔囊肿。

一些作者认为透明隔腔是人类脑发育过程中一个阶段表现，诊断报告使用透明隔腔较合适。因透明隔腔的透明隔板有一定的神经组织存在，透明隔腔的存在可影响这些神经组织结构，故应引起影像诊断医生、临床诊断医生的重视，尤其是对透明隔腔增大者或透明隔囊肿存在者，故应进一步加强透明隔腔存在与临床表现关系的研究。

第六章　低颅压综合征

低颅压综合征是由多种病因引起的，侧卧位腰椎穿刺脑脊液压力低于 0.6 kPa（60 mmH_2O），以体位性头痛为特征性表现的临床综合征。低颅压综合征比较少见，当临床症状或脑脊液压力不典型时更易误诊和漏诊；对于存在脑脊液漏的患者，频繁腰穿将进一步加重病情，因此，影像学检查显得尤其重要。

1. 发病机制　低颅压综合征按病因分为原发性和继发性两大类。低颅压综合征病因不明，可能与脉络膜血管舒缩功能紊乱导致脑脊液分泌过少、蛛网膜颗粒吸收过多及脑脊液漏出有关，近年来倾向于低颅压综合征由自发性脑脊液漏所致。

2. 临床表现　低颅压综合征发病率为 5/100 000，好发于 30~49 岁，男女之比约为 1:2；后者可继发于腰椎穿刺术、脑外伤、颅脑手术及过量应用脱水剂和利尿剂、休克、严重的全身感染、中毒等。体位性头痛为低颅压综合征的特征性表现，可伴有眩晕、恶心、呕吐、复视等。一组 19 例患者的研究中，16 例患者表现为体位性头痛，1 例为体位性头晕，1 例为站立不稳，无明显头痛，1 例为持续性头痛，体位变化不缓解。

低颅压综合征的脑脊液压力一般小于 0.6 kPa（60 mmH_2O），但有学者认为低颅压综合征的病理生理基础是脑脊液容量减少，非单纯脑脊液压力降低，因此，部分患者的脑脊液压力可在正常范围内。该组行腰椎穿刺术的 12 例患者中，10 例小于 0.6 kPa（60 mmH_2O），1 例为 0.7 kPa（70 mmH_2O），1 例为 1.35 kPa（135 mmH_2O）。虽然脑脊液压力测定可进一步明确诊断，但对于具有脑脊液漏的低颅压综合征患者，腰穿将进一步加重病情并再一次造成漏的机会，因此，当具有特征性体位性头痛及 MRI 表现时，可不必进行腰穿检查。

3. 影像学研究　MRI 是目前公认的诊断低颅压综合征首选的无创性检查方法，但单纯 MRI 平扫对本病诊断不具特异性，还需行颅脑 MRI 强化扫描，主要表现如下。

（1）硬脑膜增厚并强化：硬脑膜弥漫性对称性增厚并线样强化是低颅压综合征的特征性表现，幕上及幕下硬脑膜均有累及，无软脑膜受累；增厚的硬脑膜在 FLAIR 像和 T_1WI 上较 T_2WI 易于观察。

根据 Monro-Kellie 理论，颅腔容积固定，脑实质体积、脑脊液容量和颅内血容量三者之和为一常数，低颅压时脑脊液容量减少，而脑实质体积相对固定不变，因此颅内血容量增加，最早反映在静脉系统的扩张，硬脑膜静脉窦充血，且通透性增加，钆在硬脑膜微血管及间质聚集，出现硬脑膜强化。

该组 19 例患者均表现为硬脑膜弥漫性对称性增厚并强化，但强化程度有差异，其中轻度强化 3 例，中度强化 8 例，明显强化 8 例；继发性低颅压综合征的硬脑膜厚度相对大于低颅压综合征，且强化程度高于低颅压综合征，可能与发病时间长短、病情严重程度有关。

（2）脑组织移位：低颅压时由于脑脊液的水垫作用减弱或消失，脑组织受重力作用出现移位，表现为：①后颅窝拥挤、小脑扁桃体下移，10 例小脑扁桃体下缘平枕骨大孔水平，3 例低于枕骨大孔水平 2 mm；② 10 例出现脑干前移变扁，倚在斜坡上，相应桥前池及基底池狭窄或闭塞；③ 11 例出现视交叉扭曲、下移及垂体与视交叉间距缩小。

（3）静脉窦及脑静脉扩张：上矢状窦及窦汇窦腔扩张，横截面呈“O”形或弧形后凸，Farb 等（2007）提出利用此征象诊断低颅压综合征的特异性为 94%。该组中 13 例呈“O”形，4 例弧形后凸，出现比例合计 89%，与文献报道相似。

该项研究采用多种血管成像技术，如 MRV 整体清晰显示大脑内静脉、大脑大静脉及上矢状窦扩张，同时获得部分侧支静脉窦显影；SWI 示脑深静脉明显扩张。因此，该组作者认为 MRV 与 SWI 的综合运用，有利于整体显示低颅压综合征患者颅内静脉的改变。

（4）脑组织肿胀，脑室变窄：该组 12 例出现脑组织肿胀，脑室变窄，重者呈裂隙状。

（5）硬膜下积液及硬膜下血肿：硬膜下积液被认为是颅内液体腔隙对脑脊液低压的一种代偿性反应。该组 6 例出现硬膜下积液，起病早期，硬膜下积液量少，当病情进展，跨越硬膜下间隙的桥静脉撕裂、或因颅内压过低，静脉扩张而产生细胞渗出或出血，则发展为硬膜下血肿。该组 2 例出现硬膜下血肿，其中 1 例患有血小板减少性紫癜，病情急剧进展，最终死亡；1 例出现意识障碍，行血肿清除术后好转。

（6）垂体增大：该组垂体外形饱满者 14 例，其中高度大于 8.0 mm 者 6 例，且均呈明显均匀强化。

上述征象会随着低颅压的纠正而改善或消失。

此外，低颅压综合征脊椎 MRI 表现主要有硬脊膜弥漫性强化、硬脊膜外静脉丛充血扩张、硬脊膜外积液、神经根袖的异常、脊膜憩室等，该组 3 例行脊椎 MRI 增强扫描均见硬脊膜弥漫性增厚并强化。Watanabe 等（2009）认为早期行脊椎 MRI 检查，有助于对缺乏典型颅脑 MRI 表现的低颅压综合征诊断。因此，临床工作中要提高对脊椎 MR 检查在低颅压综合征诊断中的认识。

4. 鉴别诊断　低颅压综合征主要与以下疾病相鉴别。

（1）中枢神经系统感染性病变：一般有病毒或细菌感染史、发热史，头痛与体位无关；可见软脑膜呈局限性不连续的条带状强化，少数呈结节状强化，部分深入脑沟内，可伴有脑实质炎症。

（2）脑膜癌病：通常有乳腺癌、肺癌等原发病史；可见软脑膜 - 蛛网膜下隙的强化，可伴有脑表面的结节状强化。

（3）原发性肥厚性硬脑膜炎：是一种少见的中枢神经系统慢性无菌性炎性疾病，头痛及多发脑神经受累表现；可见增厚的硬脑膜呈明显结节状或线性强化，多不对称，病灶主要位于小脑幕、大脑镰、斜坡、鞍旁以及海绵窦。

（4）蛛网膜下隙出血：动脉瘤及动静脉畸形是较常见的原因，突发剧烈头痛，且不因体位变动而缓解，脑膜刺激征明显，常伴意识障碍；脑脊液压力高，呈洗肉水样；早期 CT 检查可见脑沟、脑池内密度增高影。

（5）Chiari Ⅰ畸形：小脑扁桃体下疝是其特征性表现，但脑组织移位不可逆，常合并脊髓空洞症。

综上所述，低颅压综合征临床及影像学表现多样，体位性头痛及硬脑膜弥漫性对称性增厚并强化是低颅压综合征的特征性表现，但二者并非必然存在。

MRV、SWI 可以整体反映颅内静脉的形态学变化；脊椎 MR 检查可以为低颅压综合征的诊断提供重要信息。

第七章　室管膜下巨细胞星形细胞瘤

第一节　室管膜下巨细胞星形细胞瘤

室管膜下巨细胞星形细胞瘤是一种少见的中枢神经系统的良性肿瘤,归属于神经上皮肿瘤中的星形细胞肿瘤,多伴发于结节性硬化,也有文献报道可以发生于非结节性硬化患者。结节性硬化合并室管膜下巨细胞型星形细胞瘤者占6%~14%。一组7例患者的研究中,最后临床诊断均为结节性硬化。

1. 临床表现　临床上常以颅内高压的症状和体征就诊,该组中头痛,恶心,呕吐6例,视力下降1例。双侧面部多发性牛奶咖啡斑2例。其中1例合并双侧肾脏血管平滑肌脂肪瘤。

2. 影像学研究　室管膜下巨细胞星形细胞瘤常发生于室间孔附近,侧脑室体部和三角区相对少见。结节性硬化患者发生于孟氏孔附近的结节。当其直径从5 mm增长到10 mm或结节有明显强化时,就应该被认为是肿瘤而不是结节。位于孟氏孔以外其他部位的结节转变成肿瘤的可能性极小。因此对于室间孔区结节应引起重视。该组病例均发生于室间孔附近,向脑室内突出,透明隔及间腔可见受压改变。单侧多见,6例位于右侧,1例位于左侧,单侧或双侧室间孔多受压阻塞引起脑积水,双侧脑室积水程度可不对称。

室管膜下巨细胞星形细胞瘤形态多不规则,可呈类圆形或分叶状改变,CT表现为不均匀密度肿块,其内可见低密度囊变区,靠近室管膜侧可见点状高密度钙化结节,其他部位室管膜下可见散在的高密度钙化。

室管膜下巨细胞星形细胞瘤的MRI表现无明显特征性,在T_1WI上呈等信号或稍低信号,T_2WI上呈等信号或稍高信号,信号不均匀,肿块内可见斑片状囊变区。室管膜下巨细胞星形细胞瘤可发生瘤体内出血,但该组病例中并没有发现类似改变,增强后(Gd-DTPA)显示肿瘤呈明显不均匀强化。

3. 鉴别诊断　室管膜下巨细胞星形细胞瘤多位于孟氏孔附近,向脑室内生长,需要与室管膜下巨细胞星形细胞瘤鉴别的脑室内肿瘤包括脉络丛乳头状瘤、中枢神经细胞瘤等。

(1)脉络丛乳头状瘤:脉络丛乳头状瘤常发生于侧脑室三角区,呈分叶状或菜花状,增强扫描呈明显均匀强化,脑积水常见。

(2)中枢神经细胞瘤:也常见于孟氏孔附近,钙化和囊变多见,增强后不均匀强化。

对于室管膜下巨细胞星形细胞瘤周边和侧脑室室管膜下钙化结节的显示有助于鉴别。由于CT对钙化高度敏感,成为诊断结节性硬化的首选方法,对于微小的室管膜下结节的显示,CT常优于MRI。但对于皮层或白质病变的显示MRI明显优于CT,同时在MRI T_1WI和T_2WI上,T_1WI对于室管膜下结节的显示要比T_2WI更清晰,而对于皮层或皮层下病变的显示,T_2WI常能提供更多的信息。

单纯应用MRI来诊断室管膜下巨细胞星形细胞瘤,有时并不能和其他脑室内肿瘤如脉络丛乳头状瘤、中枢神经细胞瘤等鉴别,但结合CT表现可以为鉴别诊断提供有用的信息,而MRI可多平面成像,能提供肿瘤的清楚解剖位置关系,可以为病变定位及手术方案的制订提供帮助。因此结合CT和MRI各自的优势,对于早期诊断,早期治疗室管膜下巨细胞星形细胞瘤十分重要。

第二节　结节性硬化伴室管膜下巨细胞星形细胞瘤

结节性硬化并室管膜下巨细胞星形细胞瘤罕见。

结节硬化是常染色体显性遗传性疾病，多数于10岁前发病，男多于女，临床以皮脂腺瘤、癫痫和智能减退为典型表现。病理所见为神经胶质增生性硬化结节，位于大脑皮质、基底节及室管膜下的脑室壁。结节质地较硬，多数有钙化。

1. 病理学　室管膜下结节可演变为巨细胞星形细胞瘤，通常不含钙化。WHO分级的组织学上属于Ⅰ级，好发于20岁以前，生长缓慢，可浸润到周围脑组织，但手术切除后预后良好。瘤灶易阻塞孟氏孔，导致脑脊液循环障碍及脑积水。肉眼观呈球状或结节状灰红色肿块突入脑室，切面灰白，质地较硬，一般无出血及坏死灶。镜下可见修长的毛细胞性星形细胞，特征性瘤细胞为磨玻璃样的胞浆丰富的嗜酸性巨细胞。免疫组织化学：瘤细胞对GFAP和S-100蛋白呈阳性反应。

2. 影像学研究　CT主要表现为室管膜下多发钙化结节，常突入脑室内，通常钙化结节不强化，此外大脑各部、小脑、脑干也可发生钙化或非钙化性结节；巨细胞星形细胞瘤多位于室间孔区，边缘清晰，密度均匀，肿瘤强化明显。结节和肿瘤都可阻塞脑脊液循环，致梗阻性脑积水。MRI表现为结节在T_1WI上呈等信号，少数呈低信号，T_2WI上呈较明显高信号，有时结节被厚薄不一的高信号环包绕，颇具特征性，结节不发生异常对比强化。巨细胞星形细胞瘤在T_1WI均呈低信号，T_2WI上呈比结节信号更高的信号，肿瘤周围可见水肿，此征象CT难以显示，肿瘤呈明显异常强化。

3. 鉴别诊断　本病应与室管膜瘤、室管膜下瘤、脉络丛乳头状瘤、脑室脑膜瘤、脑囊虫病及颅内含多发性钙化的病变鉴别。

它们的影像学表现类似难以区分，但结节性硬化并室管膜下巨细胞星形细胞瘤具有典型的临床表现及典型的影像学表现，易与其他脑室内肿瘤鉴别。

第八章 脑室间连接结构

脑室间连接结构是脑脊液循环通路的重要组成部分,除中脑导水管的解剖形态和脑脊液流动状态已有报道外,对室间孔、第四脑室正中孔及两外侧孔解剖及生理信息知之甚少。有作者采用脑脊液自旋标记时-空标记的反转恢复单次激发自旋回波(SLIR-SSFSE)序列观察正常人脑室间连接结构的解剖形态及其内脑脊液流动状态,为全面了解脑脊液循环通路的解剖生理状态提供影像依据。

1. 脑室间连接结构的影像学研究 脑室间连接结构病变是造成颅内压升高、梗阻性脑积水的常见原因,一直为临床和放射医师所关注,由于MRI无创、软组织分辨率高已取代既往的X线及CT脑室造影方法,成为观察脑室间通路和脑脊液循环状态的重要方法。

中脑导水管结构较为粗大,形态学表现易于观察,既往对中脑导水管内脑脊液流速报道不一,Gideon等(1994)报道为2.20~2.47 mm/s,Quencer等(1990)报道为3.7~7.6 mm/s,而Nilsson等(1992)报道为5~10 mm/s,Enzmann & Pelc(1991)报道流速为11.8 mm/s,由于各研究者采用的设备、序列、方法和计算方法不同,所得数据也不尽相同,对此目前尚无统一意见。室间孔、第四脑室出口同样是脑脊液循环通路的易发病变部位,但由于结构细小,观察困难,迄今未见相关研究报道。

2. 脑脊液自旋标记MRI SLIR-SSFSE序列的原理及优势

(1)成像原理:脑脊液自旋标记MRI SLIR-SSFSE序列不同于相位对比脑脊液电影法,而是以内源性的脑脊液为标记物,采用反转恢复和单次激发快速SE技术相结合的方法显示被标记的脑脊液,达到脑室间通路造影的效果。该组研究将成像参数TI设定在1 300~5 300 ms之间,选择性标记流向脑室间连接结构的脑脊液,在此成像过程中,标记脑脊液呈现高信号,而未标记的脑脊液以及周围的结构呈中低信号,可以在不同方位观察到脑室间连接结构的解剖形态及毗邻关系,同时还能直观实时地观察脑脊液的流动状态。

(2)SLIR-SSFSE序列对脑室间连接结构解剖形态的观察:室间孔与第三脑室解剖上形成一"Y"形管状结构,由于结构细小且受MRI软组织分辨率的限制,难以显示其完整形态,常规MRI轴面扫描表现为侧脑室和第三脑室之间对称性长方形裂孔,冠状面扫描受软组织分辨率的限制难以显示其完整形态。

该组资料采用脑脊液自旋标记MRI真实再现了室间孔的解剖形态及左右室间孔的角度,虽然相比邻近脑室内的脑脊液,其信号稍弱,但仍能清晰观察到其完整结构,因而在室间孔形态学基础上,采用该方法可以推算出室间孔内脑脊液流动状态,即脑脊液流动方向和流动速度,有助于对室间孔区病变造成的脑脊液循环障碍病理解剖改变的理解,借此可进一步判断室间孔有无阻塞,弥补常规形态学观察的不足。

中脑导水管相对粗大,常规MRI虽可显示其形态、结构及毗邻关系,但对于因中脑导水管内细小隔膜及交通性脑积水引起的脑脊液循环障碍常无法发现。同样交通性脑积水与梗阻性脑积水病因与病变部位判断两者也有所不同。利用脑脊液自旋标记MRI,观察中脑导水管的形态和脑脊液的循环状态,可作为一种MR脑脊液电影成像的新方法弥补常规MRI的不足。

第四脑室正中孔形态较特殊,呈分叉样管道结构,向前下较细小,与延髓中央管相通,向后下与小脑延髓池相续;常规MRI难以显示此种解剖结构,因而人们对理解脊髓中央管与脑室通路的解剖关系仍较模糊。同样第四脑室外侧孔纤细狭长,呈"八"字形向外下走形。常规MRI由于难以显示正中孔和外侧孔的完整形态特征,因而人们常常忽略其临床意义,采用脑脊液自旋标记MRI方法真实显示了不同结构相互间的解剖结构关系,对于理解颅内和椎管内脑脊液循环的关系以及颅底畸形所致的脑脊液循环障碍的发病机制有一定帮助。

(3)SLIR-SSFSE 序列对脑室间连接结构脑脊液流动状态的观察:采用脑脊液自旋标记 MRI 方法观察到两侧室间孔、中脑导水管、第四脑室正中孔及两外侧孔内的脑脊液均呈向足侧和头侧的双向流动,这符合生理状态下脑脊液的流动特点。由于存在个体差异,不同人同一解剖结构脑脊液流速不尽一致,因而存在一定的正常范围,该研究结果与 Nilsson 等(1992)报道中脑导水管流速范围基本一致。但由于脑室间连接结构细小,其内的脑脊液流动信号较弱,脑室间连接结构的径线测量及脑脊液的流速的计算均会受技术及人为因素的影响,虽然该研究采用多次测量求平均的方法来减小测量误差,但也仅仅是一种初步探索。另外该研究把不同性别放在一起测量,没有注意到性别因素对测量结果可能的影响,在下一步的研究中该组将把不同性别进行分组做进一步的更深入研究。

脑脊液自旋标记 MRI 是一种非侵袭性、非对比增强、直观动态研究脑室间通路和脑脊液流动状态的方法,采用这种方法可直观、实时地观察室间孔、中脑导水管、第四脑室出口等脑室间连接结构的正常解剖形态及其内脑脊液的流动状态,有可能作为一种评价脑脊液循环的成像方法应用于临床。

第九章 关于脑池

第一节 脑池——巨大的小脑延髓池

经后颅窝CT横断扫描,可见一大的低密度的中线结构,靠近枕内隆突,为脑脊液的CT值,即巨大的小脑延髓池。它与蛛网膜下隙囊肿有十分类似的CT表现,但后者常伴存小脑沟回的消抹和第四脑室的移位及闭塞。一个巨大的小脑延髓池可伴有一定程度的小脑下蚓部的发育不全,但通常无神经性缺陷的症状与体征。有作者指出,扩大的小脑延髓池与后颅窝囊肿在CT图像上可伪似Dandy-Walder综合征。

第二节 小脑桥脑池的发育变异

小脑桥脑池远远地向外侧伸延,是很常见的正常发育变异,在阳性对比剂脑池造影时常将内听道遮蔽,影响观察。Cooper(1976)对此进行造影技术的改进,使阳性对比剂脑池造影能顺利地观察小脑桥脑的微小病变和内听道的病理情况。

第三节 四叠体板池的脂肪瘤

经天幕裂孔CT横断扫描,偶尔见到一透光低密度影,其前方为丘板,后外为天幕叶。它与侧室内脑脊液比较,密度还要低,周围无结构紊乱,无占位效应,为四叠体板池内的脂肪瘤。中枢神经系统的天幕上方的脂肪瘤是先天性肿瘤或错构类肿瘤,在成人十分少见。病人的症状体征与肿瘤的位置关系不大。天幕上的脂肪瘤还可发生在胼胝体和灰结节。

第四节 小脑延髓池肿瘤

小脑延髓池,又称大池或枕大池,位于小脑半球后下方、延髓背面和枕鳞下部前方,由蛛网膜架于延髓与小脑之间而形成,其矢状切面为三角形,椎动脉、小脑后下动脉及其分支、橄榄后静脉和外侧延髓静脉穿行其中。

小脑延髓池肿瘤发病率不高,该区域结构复杂,此处的肿瘤可以挤压延髓、小脑、低位脑神经、椎动脉、小脑后下动脉等重要结构,因此临床了解肿瘤的位置、与周围组织关系、血供情况对术前评估极为重要。MRI具有任意方位成像、软组织分辨率高、成像参数多、无骨伪影等优势,尤其是矢状位容积增强扫描的应用,可以实现精确定位,有助于诊断与鉴别诊断,为临床治疗提供重要的信息。

1. 肿瘤来源与种类 小脑延髓池肿瘤可分为脑

内肿瘤与脑外肿瘤，一般脑外肿瘤较为多见。常见的脑外肿瘤有神经鞘瘤、室管膜瘤、脑膜瘤、脉络丛乳头状瘤，常见的脑内肿瘤有星形细胞瘤、血管母细胞瘤、髓母细胞瘤等。

2. 影像学研究　影像检查在小脑延髓池肿瘤诊断中具有重要作用。MRI 具有任意方位成像、软组织分辨率高、成像参数多、无骨伪影等优势，其矢状位容积增强扫描对肿瘤的定位有重要意义，再辅以横断位检查，可确认肿瘤来源；结合肿瘤形态、各序列信号特点及强化方式，可实现肿瘤的定性。

神经鞘瘤是一种生长缓慢的良性肿瘤，因颅神经自延髓背侧发出后向两侧走行，故神经鞘瘤常偏向一侧。有学者认为直径大于 1.5 cm 的神经鞘瘤容易囊变。增强肿瘤实性部分及囊壁明显强化。该组神经鞘瘤 4 例，贴附于延髓背侧，呈偏侧性生长，均有明显囊变，增强明显强化。

室管膜瘤是一类起源于脑室壁、脊髓中央管室管膜上皮或脑室周围室管膜巢的肿瘤，好发于儿童。有许多学者报道，室管膜瘤最重要的特征是“浇注”形生长。据 Tortori-Donati 等（1995）报道，室管膜瘤通常囊变、钙化，故室管膜瘤的 MRI 信号常不均质，增强一般呈不均匀强化，以轻至中度强化较为常见。该组室管膜瘤 3 例，发病年龄均小于 25 岁，2 例伴有囊变，增强均呈轻至中度强化。

脑膜瘤是后颅窝最常见的良性肿瘤。小脑延髓池脑膜瘤的 MRI 表现与其他部位脑膜瘤相仿，“脑膜尾征”是脑膜瘤的一个重要征象。该组 3 例脑膜瘤均为宽基底肿块，信号较均匀，增强明显强化，1 例可见典型的“脑膜尾征”。

血管母细胞瘤好发于小脑，根据大体病理及 MRI 表现分囊性和实性两种，周围脑组织可有轻度水肿，其中约 1/3 表现为“大囊小结节”，这种表现最为常见。少数实性部分 T_1WI 可见点状高信号，可能是瘤内亚急性出血或含脂基质细胞，含脂基质是血管母细胞瘤的特点之一。有时候在瘤内及瘤周可见异常扩张的血管流空信号，此为血管母细胞瘤的另一特点。该组 3 例，2 例表现为典型的“大囊小结节”，1 例为以实性为主，明显强化，瘤周见粗大的供血动脉，周围脑组织轻度水肿。

脉络丛乳头状瘤发生于脉络丛组织，可发生在脑脊液通道的任何地方，通过侧孔和正中孔分别进入桥小脑角区和第四脑室。因肿瘤由脉络丛乳头状突起构成，故可见特征性的颗粒状混杂信号。另一重要的征象就是肿瘤常引起脑积水，严重者肿瘤几乎浸泡在脑脊液内，呈“飘浮”征象。肿瘤较少引起囊变、钙化，因血供丰富，故增强时强化明显。该组 2 例均沿正中孔进入第四脑室，可见颗粒状混杂信号及“飘浮”征象，增强明显强化，1 例伴有明显幕上脑室积水及枕骨大孔疝。

胶质母细胞瘤是成人最常见的颅内原发恶性肿瘤，MRI 上信号通常不均匀，Watanabe 等（1992）认为胶质母细胞瘤 T_2WI 的典型表现为中央高信号核心（相对于囊变坏死区）围以一等信号边缘（相当于活性肿瘤组织）和周边指状高信号（相对于有孤立肿瘤细胞浸润的水肿脑组织），增强肿瘤活性组织呈“花环”状强化，一般环形强化具有不同程度的厚壁，且环内壁毛糙。该组 1 例，为左侧小脑半球囊实性肿瘤，囊变位于肿瘤中央，增强呈“花环”状强化，周围脑组织水肿，第四脑室受压变窄。

脂肪瘤是一种颅内罕见的肿瘤，其发病机制尚不清楚，目前多数学者认为颅内脂肪瘤是一种类似于错构瘤的先天性肿瘤，可合并有其他中线畸形，如胼胝体发育不全或不发育、脑膨出、颅骨发育不全及脊柱裂等。其信号强度变化与头皮下脂肪信号强度变化同步。该组脂肪瘤在 T_1WI 及 T_2WI 均呈高信号，脂肪抑制呈低信号，增强强化不明显，但未发现合并颅内畸形。

3. 鉴别诊断

（1）毛细胞型星形细胞瘤：毛细胞型星形细胞瘤是一种颅内少见的良性肿瘤，常发生在幼儿小脑，肿瘤常合并囊变，增强实质部分呈不同程度强化，瘤周一般无水肿或仅有轻度水肿。

（2）髓母细胞瘤：髓母细胞瘤是一种高度恶性的神经外胚层肿瘤，75% 发生于 15 岁以下，第二高峰为 24~30 岁，儿童常见于小脑蚓部，并突入、压迫或闭塞第四脑室引起阻塞性脑积水，成人则常发生于小脑半球背面；多为卵圆形或圆形，少数为分叶状，边界清楚，瘤周可见轻度水肿，肿瘤少见囊变、坏死、钙化，增强呈中等至明显强化，一般强化程度较血管母细胞瘤程度低。

总之，小脑延髓池肿瘤的发病年龄、发生部位、MRI 信号特点及强化方式均有一定的特点，一般不难做出诊断。有时可引起不同程度的幕上脑室积水，甚至会导致枕骨大孔疝，这些征象具有重要的临来意义。MRI诊断小脑延髓池肿瘤有着明显的优越性,是最理想的影像学检查方法,不仅能清楚地确定肿瘤位置、涉及范围和与周围的毗邻关系,还可以提示肿瘤的血供情况,为临床提供最全面、最准确的评估信息。

第十七篇　小脑疾病

第一章　髓母细胞瘤

第一节　成人小脑髓母细胞瘤

详见本书　本卷　第三篇　第十章　成人小脑　　髓母细胞瘤。

第二节　非小脑蚓部髓母细胞瘤

1. 非典型部位髓母细胞瘤的起源及发生　髓母细胞瘤起源于第四脑室顶部的原始外胚层细胞，是小儿后颅窝最常见的原发恶性肿瘤，WHO 分级为Ⅳ级。约有 50% 的髓母细胞瘤发生在 10 岁之前，其中男性发病率高。该组男女比例为 6:5，10 岁及以下患者最多(45.4%)。

髓母细胞瘤典型的发生部位在小脑蚓部及第四脑室顶部。年长儿童与成人髓母细胞瘤常起源于小脑蚓部以外的部位。文献报道成人髓母细胞瘤多位于小脑半球，一组位于小脑半球者占绝大多数，成人占 36.4%，平均年龄 18.9 岁，与文献报道不完全一致，原因可能是该组样本数偏小。

一般认为，髓母细胞瘤可发生于任何部位，但绝大多数好发于小脑蚓部并向第四脑室内生长。目前较多学者认为典型的髓母细胞瘤多起自第四脑室顶部后髓帆的髓帆生殖中心的胚胎残余细胞，因此肿瘤发生于小脑蚓部或第四脑室内多见，而年长儿童及成人髓母细胞瘤则多源于小脑外颗粒层细胞，该细胞多位于小脑软膜下分子层表面，所以肿瘤生长部位偏离中线，且多靠近小脑表面。桥小脑角区及桥臂的髓母细胞瘤文献报道较少，儿童发生于该部位的髓母细胞瘤相对更少。关于桥小脑角区髓母细胞瘤的起源，目前仍有争议。

2. 小脑半球髓母细胞瘤的 MRI 特征　发生于小脑蚓部具有典型 MRI 表现的髓母细胞瘤诊断并不困难，而对小脑半球髓母细胞瘤的定性诊断相对不易。

3. 小脑半球髓母细胞瘤的 MRI 表现

(1)部位及形态：发生于一侧小脑半球，多靠近小脑表面生长(6/11 例)，并与硬脑膜或小脑幕以宽基相连。病灶呈不规则或类圆形，边界多数较清晰。

(2)内部结构：实性为主，囊变坏死多见(6/11 例)。瘤体越大，囊变坏死区越多，这可能和肿瘤迅速增长与血液供应不成比例而导致部分肿瘤组织缺血有关。有文献报道瘤内可见出血，但该组病例无出血表现，可能与该组样本量少有关。

(3)平扫信号特点：实性部分在 T_1WI 上多呈低信号或稍低信号，少数呈等信号；T_2WI 上多呈稍高信号或高信号，少数呈等信号。Koral 等(2008)认为髓母细胞瘤 T_2WI 很少呈低信号，信号与其肿瘤细胞内升高的细胞核 - 细胞质比例有关。

(4)增强扫描：肿瘤实性部分多数呈明显或中度强化，均匀或不均匀，少数轻度强化。部分病例可见邻近软脑膜强化及“脑膜尾征”。

(5)占位效应及与周围组织关系：第四脑室不同程度受压、移位，约半数伴不同程度的脑积水，瘤周水肿常见，多为轻度。该组无一例伴发种植播散。

4. 突入桥小脑角区生长的髓母细胞瘤 MRI 特点　Soylemezoglu 等(1996)报道 2 例生长于桥小脑角区髓母细胞瘤后，偶有报道。有作者认为该区髓母细胞瘤可能系源于小脑而突向桥小脑角区生长。

5. 生长于桥小脑角区髓母细胞瘤 MRI 表现 T_1WI 多呈低信号，T_2WI 呈高信号或稍高信号；增强 T_1WI 肿瘤实性部分多呈明显或中度均匀强化，部分呈轻度强化；瘤周轻到中度水肿，第四脑室不同程度受压，部分伴幕上脑积水；肿瘤至少与小脑幕、小脑及小脑中脚 3 种结构中任 2 种较宽基底相连，分界欠清；瘤内常见小范围囊变坏死。可能因目前文献报道的病例数相对较少，故尚未见瘤体中出现钙化或出血。此外，因桥小脑角区结构包括内听道且此区走行神经较多，与血管关系密切，故患者多有听力下降或眼部不适等症状。

6. 误诊分析及鉴别诊断　位于非典型部位例如小脑半球、桥小脑角区及脑干的髓母细胞瘤相对误诊的概率要高。该组 11 例中有 2 例误诊为脑膜瘤，1 例误诊为星形细胞瘤，1 例误诊为血管母细胞瘤，误诊率为 36.4%，而位于桥小脑角区 2 例髓母细胞瘤均被误诊。因此发生于非典型部位的髓母细胞瘤需与脑膜瘤、星形细胞瘤及血管母细胞瘤鉴别。

(1)脑膜瘤：幕下脑膜瘤以桥小脑角多见，发生于小脑凸面较少。MRI 上具有脑外肿瘤的特征，瘤/脑界面清晰，平扫 T_1WI 多呈等信号；肿瘤内常见长 T_1、短 T_2 钙化或血管流空信号；增强呈明显均匀强化，颇具特征。不典型脑膜瘤内可有囊变，但与髓母细胞瘤相比，脑膜瘤囊变发生率较低。

(2)星形细胞瘤：幕下星形细胞瘤多呈长 T_1、长 T_2 信号，信号不均，增强后多为不均匀强化，瘤内出血常见，肿瘤多边界不清。

(3)血管母细胞瘤：大囊小结节型为血管母细胞瘤最常见的典型类型，特征性表现为囊性病灶伴强化壁结节。实体型血管母细胞瘤常见“血管流空征”，较具特征性。

(4)听神经瘤：发生于桥小脑角区髓母细胞瘤除与脑膜瘤相鉴别外，还需与听神经瘤相鉴别。听神经瘤具有较明显的 MRI 特征，确诊率较高。听神经瘤可见增粗而明显强化的听神经，且与肿瘤相连，呈“鼠尾”状，尖端进入内听道为其特征性改变。

位于桥小脑角区的脑膜瘤及听神经瘤均为脑外肿瘤，具有脑外肿瘤的特征，而生长于此区髓母细胞瘤常为小脑中脚或小脑半球来源，肿瘤瘤体虽突入桥小脑角区生长，但仍为脑内肿瘤，此亦为一重要的诊断鉴别点。

总之，发生于非典型部位的髓母细胞瘤 MRI 具有一定的特征表现，MRI 无后颅窝伪影干扰且能多轴位观察，提高对本病的认识并仔细分析其 MRI 表现是确诊的关键。

第三节　误诊病例简介：成人不典型髓母细胞瘤

髓母细胞瘤是儿童后颅窝最常见的恶性肿瘤，典型部位为小脑蚓部及第四脑室。成人髓母细胞瘤罕见，发病率仅占成人颅内肿瘤的 0.4%~1%，且好发于小脑半球。关于髓母细胞瘤的典型影像表现已有许多报道，不典型表现也有论述，但表现为双侧小脑半球、蚓部弥漫性生长的髓母细胞瘤鲜有报道。

1. 病理学　髓母细胞瘤由 Baily & Cushing(1925)首先报道，是小儿后颅窝最常见的原发恶性肿瘤，占儿童颅内肿瘤的 30%~40%。成人偶可发生，发病高峰年龄在 30~40 岁，且男性多发。关于肿瘤的起源，目前较多研究者认为典型的髓母细胞瘤多起自第四脑室顶部髓帆生殖中心的胚胎残余细胞，因此肿瘤绝大多数好发于小脑蚓部并向第四脑室内生长。

但文献报道中成人髓母细胞瘤多位于小脑半球或脑桥，且其中 50% 位于小脑半球背面。

因此有研究者认为，此类肿瘤起源于小脑外颗粒层细胞，由于该细胞多位于小脑软膜下分子层表面，所以肿瘤生长部位易偏离中线，且多靠近小脑表面。一例为 36 岁成年男性，其发病部位基本与文献报道相符。

2. 影像学研究　髓母细胞瘤显微镜下显示细胞密集，胞质少，核大且浓染，肿瘤细胞可排列呈菊花团状，肿瘤含水成分少，所以病灶 CT 平扫一般为高密度，MRI 平扫无论 T_1WI 还是 T_2WI 都倾向为等信号，T_1WI 略低信号或等信号，T_2WI 略高信号或等信号。

其典型 MRI 表现为小脑下蚓部圆形或类圆形，长或等 T_1、长或等 T_2 软组织肿块影，病变边界清晰，信号常较均匀，偶可见多发斑片状囊变区。常推压第四脑室，引起梗阻性脑积水。增强扫描常有明显强化效应。容易发生沿脑脊液通路在蛛网膜下隙种植转移，多为粟粒状或结节状散在分布；转移灶也同样呈显著异常强化征象。

成人小脑髓母细胞瘤术前影像检查确诊较儿童困难。除发病率低外，其影像学表现与儿童相比常有以下不同。①发生位置：在儿童中有 90% 位于后颅窝中线位置，而成人中非中线位置的可达 50%。②囊变和强化：儿童髓母细胞瘤血供丰富，很少发生囊变或坏死，但成人髓母细胞瘤坏死囊变更常见。儿童肿瘤多明显强化，成人肿瘤实性部分多呈轻至中度强化。③钙化：儿童肿瘤钙化罕见，成人瘤内钙化相对较多。④边界：发生在儿童的髓母细胞瘤大多边界清楚，而在成人中边界清楚者较少。

一例病人，术前考虑低级别神经上皮肿瘤，未考虑髓母细胞瘤诊断，手术病理证实为弥散结节型髓母细胞瘤；术后化疗病变基本消失，疗效较好。

其表现与典型的成人髓母细胞瘤相比仍有以下特点：①病变部位不典型，病变主要位于小脑半球表面，分布广泛且呈弥漫性生长，累及两侧小脑半球、脑桥及桥臂；② MRI 征象不典型，病变呈弥漫异常信号，边界不清，无明显肿块影，占位效应不显著，增强扫描无明显强化；③ MRS 表现不典型，通常髓母细胞瘤的 MRS 特点为 Cho 峰显著升高，NAA 峰明显降低，Cho/Cr 及 Cho/NAA 比值显著增大，Lac 峰轻度升高，部分倒置，均提示髓母细胞瘤的恶性程度非常高。该例 MRS 信号与文献报道不太相符，仅表现为 Cho 峰轻度升高，NAA 峰轻度降低，Cho/NAA 比值（1.2）稍增大。值得注意的是，MRS 能在一定程度上反映组织的代谢情况，但无法单独对髓母细胞瘤做出诊断和鉴别诊断。

3. 鉴别诊断　位于小脑半球非中线区的髓母细胞瘤误诊率相对较高。而该部位的髓母细胞瘤主要需与好发于小脑半球的其他类型神经上皮肿瘤鉴别。其中生长比较局限者主要需与毛细胞性星形细胞瘤、多形性黄色星形细胞瘤及含有节细胞成分的小脑半球肿瘤鉴别。上述肿瘤多发生于儿童，均有囊变倾向，而髓母细胞瘤即使较大也不易囊变，为鉴别要点。

生长比较弥漫的需与小脑间变性星形细胞瘤、多形性胶质母细胞瘤、大脑胶质瘤病等鉴别。这几类肿瘤也好发于成人，其中前两种肿瘤坏死囊变常见，占位效应显著，强化明显是其特点；而大脑胶质瘤病更易同时累及幕上、幕下，病变更广泛，但占位效应轻，多无强化。值得提出的是，Rasalkar 等（2013）认为 DWI 高信号而 ADC 低信号为髓母细胞瘤的特征性表现，可作为与上述病变鉴别的主要依据。

成人小脑髓母细胞瘤发生率相对较低，与儿童典型的髓母细胞瘤有许多不同点，且表现多样，影像诊断相对困难。因此，当发现成人出现小脑半球弥漫浸润性病变且不能用小脑半球常见肿瘤解释时，联合应用多种影像方法，在确定为肿瘤性病变的基础上鉴别诊断，应考虑到髓母细胞瘤的可能性。

上述病例使我们认识到中枢神经系统肿瘤影像表现的复杂性和多样性。同一种病理类型的肿瘤无论是在生长部位、生长方式、累及范围、内部结构，CT 密度和 MRI 信号等方面均有较大差别，即我们所说的“同病异影”或“同病多影”，由此导致少数病例术前诊断困难，称之为“不典型”病例。

这些病例呈现的影像表现与我们以往认识的这类肿瘤表现相左，或与我们以往认识的其他类肿瘤表现相似，即出现“异病同影”或“多病一影”。这种所谓的“不典型”，不一定是其组织病理学的“质”不典型，而是其影像表现的“貌”不典型。就现有影像学手段来说，我们主要还是“以貌取瘤”，即只能是通过观察病变的外部特征，即非本质属性或一般属性来推测病变的性质，这就是现有影像学的限度！

那么，如何能在现有条件下提高此类病变的诊断符合率？首先，要充分利用现有成像手段，联合应用多种成像方法，从不同角度提供更多影像信息，使病变的各方面特征尽可能多地都表现出来。另一方面，要培养正确的诊断思维。

在日常的临床实践中，我们对疾病的认识是通过对一个个具体的病例进行分析，将其各种征象集合起来再与病理结果进行对照，归纳出该类疾病的一般性影像特征。

在这一过程中，由于疾病的复杂性，我们每个人不可能在亲身实践中穷尽某种疾病的全部表现，考察的只是该类疾病一部分对象，而不是全部对象，不能做到完全归纳，因此通过这种归纳方法得出的一般性结论带有一定的或然性。

当利用这样的结论作为前提对未知病变进行演绎推理时，其结论不会十分可靠。而要想提高不完全归纳推理的可靠性，就需要尽可能多地观察该类疾病的各种表现，范围尽可能大、种类尽可能多。

要想做到这点，除了自己多观察、多总结外，需更多借鉴间接经验，尽量将某一类疾病的各种表现通过分析、对比、归纳全部收入囊中，既掌握此类疾病的共性表现,又了解其个性特征,才可能对该疾病的认识更加深刻、全面,由此归纳出的结论才更能反映该类疾病的真实特征。当再次利用该结论作为前提对下一未知病变进行推断时,其可靠性才能不断提高。

第二章　小脑发育不良性神经节细胞瘤

Lhermitte & Duclos(1920)报告了1例28岁男性,右利患者,长期枕部疼痛,进行性共济失调、视力模糊,并出现呕吐,视盘水肿。死亡后病理组织学检查发现小脑叶异常增宽伴异常的神经节细胞, Lhermitte & Duclos将其称为弥漫性神经节瘤。随后陆续有个案报告,截至2006年国内报道约80例,全球报道约220例。

各位作者采用病名众多,除Lhermitte-Duclos病(LDD)外,如颗粒细胞增生、小脑颗粒分子增生、小脑皮层弥漫性增生、浦肯野细胞瘤、小脑错构瘤、神经节瘤、小脑神经节瘤病、神经细胞母细胞瘤与错构母细胞瘤等,反映了肿瘤的组织学特点,也说明在病变的性质上存有争议。在WHO(2007)神经系统肿瘤分类中,小脑发育不良性神经节细胞瘤分类为神经元和混合性神经元-神经胶质肿瘤,属于良性脑肿瘤Ⅰ级。此种疾病临床罕见,影像表现具有特征性,是术前诊断的重要方法。

1. 病理学与组织起源　小脑发育不良性神经节细胞瘤为一缓慢生长的小脑肿瘤,多见于小脑半球,可累及小脑蚓部,与非病变的脑组织没有明确分界。肿瘤生长的小脑叶增厚膨大,次级分支消失;正常时小脑皮层的3层结构外(分子层)、中(浦肯野层)与内(颗粒层)中断,增厚的颗粒层内发育不良的神经节细胞增生,分子层髓鞘化而增宽。中央白质明显减少,代以裂隙样腔隙。

小脑发育不良性神经节细胞瘤究竟是肿瘤,还是错构,亦或先天性畸形一直存有争论。目前更多意见倾向错构起源。支持错构起源的证据包括:病灶免疫组化、分子学基础及与多发错构瘤-肿瘤综合征的密切关系等。

Padberg等(1991)首先认识到多发错构瘤-肿瘤综合征(Cowden综合征)与小脑发育不良性神经节细胞瘤的关系,此后越来越多的证据表明小脑发育不良性神经节细胞瘤是多发错构瘤-肿瘤综合征在中枢神经系统的主要表现,所有小脑发育不良性神经节细胞瘤患者均有多发错构瘤-肿瘤综合征。小脑发育不良性神经节细胞瘤合并乳腺癌、甲状腺癌或巨脑是诊断多发错构瘤-肿瘤综合征的一个标准。

多发错构瘤-肿瘤综合征是常染色体显性遗传性疾病,以多种多样的皮肤、黏膜疾病,巨脑,多发错构瘤,乳腺、甲状腺、结肠、泌尿生殖器的肿瘤和神经系统肿瘤(脑膜瘤、神经纤维瘤)为特征,多发错构瘤-肿瘤综合征分子学基础已经明确,是在10号染色体长臂上肿瘤抑制基因(PTEN基因)10q23.2位点上有种系突变,这个基因已经被确认为多发错构瘤-肿瘤综合征主要的易感基因,大部分小脑发育不良性神经节细胞瘤患者表现有1个PTEN等位基因的种系缺失,而且在一些位点上缺失其余的PTEN等位基因,因此导致了颗粒细胞的异常生长。

支持错构者将病变的形成解释为第四脑室周围生发基质细胞死亡失败,颗粒细胞的肥大和颗粒细胞移行至分子层时中止。

有报告小脑发育不良性神经节细胞瘤与斑痣性错构瘤病,如结节硬化,多发错构瘤-肿瘤综合征合并发生,也支持这一理论。然而,病变缓慢生长,同时有病灶切除之后复发的报告,也显示病变的肿瘤特征,但组织学未见到有丝分裂、细胞坏死和内皮增生等恶性肿瘤的特征,也没有肿瘤恶变与转移的报告。

另外,有1例报告小脑发育不良性神经节细胞瘤并发于脑室旁灰质异位,提示与神经元细胞移行异常的畸形有关。

小脑发育不良性神经节细胞瘤的免疫组化特点包括突触素SYN(+),嗜铬粒素A(CgA)(+),神经微丝蛋白NF(+), CgA(+)和SYN(+)支持瘤细胞为神经元起源,而胶质纤维酸性蛋白GFAP(-),表明此类肿瘤非胶质起源。

2. 临床表现　小脑发育不良性神经节细胞瘤多发生于青壮年(平均发病年龄34岁),有个别小儿患病的报告,发病无性别倾向。临床可无症状,也可出现共济失调,高颅内压的相应表现,如头痛,呕吐,视物模糊，视盘水肿，耳鸣等，与病变引起的梗阻性脑积水相关；神经系统症状会突然恶化；也可伴有智力落后。文献报道自然病程差异较大，为 3~29 年；多数病例病程长达数年，病情缓慢进展。也有 1 例报告为尸检时发现。小脑发育不良性神经节细胞瘤常和其他先天畸形同时发生，如巨脑、多指趾、多发血管瘤和颅骨异常。

3. 影像学研究　医学影像学在小脑发育不良性神经节细胞瘤的诊断与评价上有着十分重要的作用。X 线平片与 CT 基本为后颅窝良性占位的表现。颅骨平片显示后颅窝颅骨内板慢性受压变薄；常规血管造影显示后颅窝乏血供占位；CT 平扫病变为等密度或低密度，与相邻小脑无明确边界，表现为逐渐过渡于正常小脑，此时只显示有占位效应：第四脑室受压变形、桥小脑角消失，甚至出现梗阻性脑积水，也有出现钙化的报告；增强扫描病变无强化。加上双侧岩骨射线硬化伪影的干扰，CT 时病变检出的敏感性不高。

MRI 病变检出的敏感度高，影像表现具有特异性，即“条纹征”，也有作者称之为条纹布样或虎纹样改变：即肿瘤 T_1WI 表现为低信号与等信号相间的相互平行条纹样占位，无明确边界；T_2WI 显示为高信号与等信号相间的条纹，液体衰减反转恢复（FLAIR）序列高信号条纹仍为高信号，显示更为清楚。

Kulkantrakorn 等（1997）对病变的病理与影像表现对照研究表明，T_2 高信号条纹与小脑脑叶异常内分子层、颗粒层与部分缺失的中央白质相对应。病变所在小脑叶膨大增厚，可有第四脑室受压变形、梗阻性脑积水，中脑导水管增宽，有时可见小脑扁桃体下疝进入枕大孔伴 / 不伴有脊髓空洞。增强扫描多数病变无强化，但也有病变周围强化的报告，与病理显示病变的分子层与相邻柔脑膜的小血管增生相关。

Klisch 等（2001）对小脑发育不良性神经节细胞瘤进行了 DWI 与 ADC 值的研究，发现病变异常增厚的小脑叶 DWI 低 *b* 值时较高 *b* 值为轻度高信号，而 ADC 图显示水扩散无干扰，认为这些改变与病变内细胞密集，细胞外水含量较少有关。病变内富含发育不良的皮质神经元，分子层增厚，浦肯野细胞丧失，髓质变薄可能是病变 DWI 表现的基础，DWI，特别是 ADC 图可用于区分肿瘤与手术切缘。病变的灌注显示局部脑血容量与脑血流量增高。有报告病变的 MR 波谱检查显示 N- 乙酰天门冬胺酸 / 胆碱比与 N- 乙酰天门冬胺酸 / 肌酐比降低，可见乳酸峰，符合肿瘤的表现；但多数报告病变的乳酸不高。Klisch 等（2001）认为这种病变的高灌注改变与病理学所见的薄壁扩张血管、弥漫增殖的血管相关。

单光子发射计算机体层扫描术（SPECT）显示 MRI 有强化的病变铊（^{201}TI）的摄取明显增加，病灶摄取 ^{18} 氟 - 氟代脱氧葡萄糖增加，反映发育不良细胞的葡萄糖代谢异常。功能成像并没有完全解释清楚病变的病理生理机制，但提供了更多的信息，反映了小脑发育不良性神经节细胞瘤兼有肿瘤与非肿瘤的特性。

4. 鉴别诊断　小脑发育不良性神经节细胞瘤的临床与影像学表现特征性明显，常无须鉴别。表现不典型时应与小脑及后颅窝的一些病变鉴别。

（1）小脑炎症及小脑缺血性病变：患者高颅内压及共济失调等症状与小脑炎症及小脑缺血性病变相似，但与小脑发育不良性神经节细胞瘤相比起病较急，脑血管病影像表现与病变供血动脉区域相关。

（2）炎症与小脑转移性病变：炎症与小脑转移性病变增强扫描可有强化，与小脑发育不良性神经节细胞瘤多无强化不同。

（3）小脑先天性畸形或真性发育不良：小脑先天性畸形或真性发育不良无缓慢进展的特点，与小脑发育不良性神经节细胞瘤易于鉴别。

（4）结节性硬化：结节性硬化有时伴发发育不良性小脑病变，然而结节性硬化发病年龄更早，并有其他典型症状，如皮层结节、室管膜下结节和白质改变。

（5）小脑星形细胞瘤和血管母细胞瘤：小脑星形细胞瘤和血管母细胞瘤可以排除，因为这些疾病表现典型的囊实性病变，并有壁结节强化。

（6）髓母细胞瘤：髓母细胞瘤典型的发病部位为小脑中线周围，强化明显，发病年龄小，容易鉴别。

另外，还需与以下疾病进行鉴别。

（7）胚胎发育不良性神经上皮肿瘤：胚胎发育不良性神经上皮肿瘤年轻人多发，患者多有癫痫症状，好发于颞叶皮质内，病灶内可有多发小囊变，光镜下分布在毛细血管周围的少突胶质细胞样细胞呈多结节增生，呈腺泡状结构的黏液湖中“漂浮”神经元，此两者为其特征。

（8）促纤维增生性婴儿型神经节细胞胶质瘤：

促纤维增生性婴儿型神经节细胞胶质瘤好发于1岁以内婴儿，额叶、颞叶多见，周边可有弧线状钙化，免疫组化NF、SYN、GFAP均(-)；神经节细胞胶质瘤，颞叶囊实性占位病变，边界不清，有钙化，免疫组化GFAP(+)。

第三章　毛细胞型星形细胞瘤

毛细胞型星形细胞瘤是儿童脑肿瘤中最常见类型，常发生于小脑、视神经与视交叉以及下丘脑等脑中线部位。小脑毛细胞型星形细胞瘤占所有颅内肿瘤的 0.6%~5.1%，胶质细胞瘤的 1.7%~7%，其中大部分发生在儿童和青年，因多位于小脑中线部位而导致明显梗阻性脑积水。

1. 病理学　病理结构上，毛细胞型星形细胞肿瘤的特点是具有单极或双极毛发样突起的细长梭形肿瘤细胞以及肿瘤组织致密区与疏松区双相分布方式。显微镜下，疏松区内可见许多微囊和嗜酸性小体，密集区由致密双极细胞和丰富罗森塔尔纤维构成。此外，肿瘤间质组织内微血管丰富，但肿瘤细胞少见核分裂。

2. 临床表现　小脑毛细胞型星形细胞瘤的临床表现取决于肿瘤发生的部位，头痛、呕吐和行走不稳是常见的症状，可能归因于小脑功能损害以及严重的脑积水。毛细胞型星形细胞瘤预后良好，生长缓慢且切除后不易复发，10 年和 20 年生存率分别高达 94% 和 79%。但是，小脑毛细胞型星形细胞瘤多靠近脑中线部位，给肿瘤根治切除带来困难；不准确的术前影像学评价也可能会导致对其采取过度或不适当的处置。

3. 影像学研究　小脑毛细胞型星形细胞瘤影像上按照瘤体形态可表现为：实性肿瘤；囊肿型，壁上可见附壁结节；瘤囊型，以“囊内有瘤、瘤内有囊”为特点。

病变发生部位以小脑蚓部最多见，MRI 具有相对特征性：①病灶边界清楚，可为实性、囊性或囊实性病灶，囊液均匀；②肿瘤实质部分呈高扩散系数；③壁结节和肿瘤实体有明显强化，囊壁可强化或不强化，前者表明囊壁由瘤组织构成；④瘤周水肿轻或无；⑤发生于小脑中线部位者常常引起梗阻性脑积水。小脑毛细胞型星形细胞瘤病灶中，瘤周水肿和瘤内囊性变可能与肿瘤实质毛细血管富有窗孔样裂隙有关，从而允许血浆流体渗透到肿瘤组织间隙形成瘤内囊变，或液体渗出到瘤旁脑组织细胞外间隙引起水肿。

通过在成像序列中施加对称性的扩散敏感梯度，磁共振扩散加权成像（DWI）允许对机体组织或病灶内水分子的微观运动即水分子的扩散进行评价。DWI 对早期脑缺血引起的细胞毒性水肿非常敏感，已广泛应用于中风的早期诊断。除此以外，它还被广泛地应用于脑内及其体部肿瘤的诊断和鉴别诊断。通过表观弥散系数（ADC）测量可以可靠地区别某些肿瘤类型，尽管目前认为其应用脑胶质瘤的分级尚欠准确。

Rumboldt 等（2007）通过回顾性分析 32 例病理证实的小脑肿瘤，指出毛细胞型星形细胞瘤 ADC 值（平均值 ± 标准差，1.65 ± 0.27）明显高于室管膜瘤和髓母细胞瘤。一组 16 例患者的研究中，DWI 显示 6 例小脑毛细胞型星形细胞瘤肿瘤实质或附壁结节扩散程度较正常脑组织明显升高，测量所得 ADC 值也类似于前述报告。现认为小脑毛细胞型星形细胞瘤高扩散特征可能与肿瘤组织细胞密度低和细胞内核浆比小有关。

4. 鉴别诊断　小脑毛细胞型星形细胞瘤在影像上常须与血管母细胞瘤、第四脑室室管膜瘤以及脑脓肿鉴别。

（1）血管母细胞瘤：血管母细胞瘤亦为常见的小脑囊性占位病变，少数可呈实性肿块，灶周无水肿，以成年女性多见，壁结节强化更明显呈“壁灯征”，且瘤旁（内）常见到流空血管为其影像学特点。

（2）第四脑室室管膜瘤：第四脑室室管膜瘤瘤内出血、坏死液化和钙化常见，MRI 平扫信号混杂，增强后不均匀强化，常于脑室内“塑形”性生长，侵犯脑实质且瘤周水肿明显。

（3）脑脓肿：脑脓肿无强化壁结节，呈厚壁环状强化，灶周水肿明显，DWI 脓液扩散受限呈高信号。

综上所述，小脑毛细胞型星形细胞瘤以“囊内有瘤、瘤内有囊”为特点，但有时可以囊性或实性肿瘤的形式表现，病灶一般边界清楚，瘤周水肿轻微或无，肿瘤实质部分呈高扩散特征。理解了 MRI 及病理特点的毛细胞型星形细胞将有助于术前准确评价毛细胞型星形细胞瘤。

第四章 小脑转移性肿瘤

第一节 幕下单发转移瘤

脑转移瘤是颅内常见疾病，主要分布于幕上皮髓质交界区，部分幕上转移伴存幕下病灶，仅发生于幕下的单发转移灶少见。

1. 发病情况

（1）年龄：一般认为脑转移瘤好发于中老年人，40~70 岁最多见，男性略多于女性，一组 12 例幕下单发转移瘤也基本符合这一特征。仅 1 例 35 岁的脑转移瘤，先发现小脑病变，3 个月后 CT 发现肺部肿块。说明转移瘤可以先于原发灶被发现。

（2）部位：幕下转移瘤仅占脑转移瘤的 20%，大多同时伴有幕上转移，而单纯幕下单发转移瘤所占比例更小。一组 196 例脑转移瘤中，有幕下转移 36 例（占 18%），其中幕下单发 12 例（占 6%），与文献报道一致。

（3）原发灶：在脑转移的原发灶中，肺癌最多，一是因为肺癌本身发病率高，二是肺癌栓子可经肺静脉直接进入脑部，而肺外肿瘤必须经过肺循环才能到脑。一组数据显示，脑转移瘤的原发灶中，肺癌占到 70%，单发转移占其中的 51%。在各种原发癌中，腺癌占 50% 左右。

2. 影像学研究 幕下转移瘤好发于小脑半球，与小脑血液分布特点有关。一些作者研究表明：小脑前下动脉、后下动脉、小脑上动脉供血区转移灶的分布无明显差异，因为三者血流量较大且相互间有丰富的吻合支，而脑桥动脉血流量相对较少，因此更易向小脑半球转移。

该组病灶位于小脑后下动脉供血区 6 例，小脑前下动脉供血区 4 例，小脑上动脉供血区 2 例，脑桥动脉供血区 0 例。

与幕上转移瘤相比，幕下单发转移瘤的发病部位多靠近脑深部（9/12 例），中线旁也相对较多（5/12 例），不同于幕上脑深部、基底节及中线旁病灶少发这一特性。

（1）脑转移瘤包膜：关于脑转移瘤包膜，有文献报道，转移瘤边缘有一层假包膜，光镜下由淋巴细胞聚集和胶质细胞增生形成，有时出现格子样细胞，所以转移瘤对周围脑实质缺乏浸润能力。一组部分病灶（3/12 例）与周围水肿间可见环状等 T_1、等 T_2 信号，囊性灶和实性灶均有显示，可能属于假包膜征，但缺乏相应的病理依据。

（2）幕下转移瘤囊性灶：幕下转移瘤囊性灶囊外壁较均匀，囊内壁常厚薄不均，且靠近皮质侧壁稍厚或形成壁结节，可能与皮质侧较髓质侧血管丰富有关；实性灶一般坏死范围较小，或者无明显坏死。肿瘤周围水肿中囊性灶发生率（5/5 例）大于实性灶（5/7 例）。

（3）瘤周水肿：研究显示，瘤周水肿与肿瘤大小不成比例，但与肿瘤发生部位有相关性。同等大小肿瘤在不同区域有不同程度水肿，可能是由于肿瘤对引流静脉产生不同的影响所致。

一组统计显示，肿瘤越大，水肿越明显；有 1 例表现出小病灶大水肿的特点；但瘤周末见水肿，也不能排除转移瘤的诊断，该组就有 2 例条片状转移瘤灶周无明显水肿。近中线病灶及蚓部病灶占位效应较著，易引起第四脑室受压及脑积水，脑皮层病灶占位效应大多较轻。

幕下单发转移瘤平扫 T_1WI 实性灶均呈等信号，不同于幕上低信号或等低信号，因此在周围水肿的衬托下边界较清，而少数无水肿者常常不易确定肿瘤的边界；T_2WI 囊、实性病灶大多呈高信号，等信号的发生率低。

Gd-DTPA 增强扫描可以发现平扫时不能发现

的病灶，特别是使用双倍剂量的对比剂，在转移瘤的诊断中有重要作用。由于转移瘤破坏了血-脑屏障，增强扫描病灶大多显著强化，肿瘤的边界显示更加清晰；个别病例片状病灶强化程度稍弱，强化后边界亦较平扫时清楚。

腺癌脑转移特点：一般病灶较小（<3.0 cm），以实性病灶居多（一组 6/7 例），边缘较清楚，强化程度相对较弱，这一点可能与肿瘤生长迅速，内部发生缺血坏死有关。腺癌的瘤周水肿也相对较轻，因为肿瘤坏死区可以缓冲瘤灶的压迫作用，继而减轻脑水肿。

有文献提到腺癌转移灶内易伴发出血，但在一组病例中未见典型瘤内出血 MRI 表现，可能与病例数少及出血演变过程多变有关。

3. 鉴别诊断　幕下单发脑转移瘤需与以下幕下占位病变鉴别。

（1）胶质细胞瘤：胶质细胞瘤在幕下小脑发病者多为儿童，病灶完全囊变或伴有壁结节，增强扫描囊壁及壁结节强化，周围水肿不及转移瘤。

（2）血管母细胞瘤：血管母细胞瘤常见于中青年人，典型表现为“大囊小结节”，增强扫描仅壁结节强化，瘤周偶见血管流空影。

（3）髓母细胞瘤：髓母细胞瘤在成人多发于小脑半球，典型病例信号均匀，很少发生囊变及钙化，增强呈明显均匀强化。

（4）小脑脓肿：小脑脓肿增强扫描时，多呈环形强化，环壁薄且比较均匀。扩散加权成像（DWI）脓肿呈高信号且 ADC 值低，而转移瘤呈低信号且 ADC 值高，这一点有利于两者鉴别。

幕下单发转移瘤的 MRI 表现有一定特征性，这些表现有助于转移瘤与幕下原发占位病变的鉴别诊断。日常工作中对于中老年小脑单发占位，要密切结合临床病史，综合考虑症状、体征和辅助检查结果，在除外常见的小脑原发占位后，则要首先考虑转移瘤。有作者统计显示：在小脑占位病变中，转移瘤占 31.3%；在成人小脑占位中，转移瘤居首位。

针对肺及其他部位腺癌更易于发生幕下单发脑转移的特点，常规行胸片及其他相关检查，如能发现原发灶，则转移瘤的诊断即可确立。

第二节　小脑转移瘤

脑转移瘤是最常见的继发性脑肿瘤，小脑是其好发部位之一，在发生脑转移的患者中，甚至有高达 40% 的患者可能发生小脑转移。原发癌以肺癌最多见，其次为乳腺癌、胃肠道肿瘤等。发病年龄以中老年人多见，男女之间无差异。

1. 影像学研究　一组病例中，小脑各部位的发病率依次为右侧半球稍高于左侧半球，左侧半球稍高于小脑蚓部，发病率基本一致。小脑转移瘤多发病灶多于单发病灶，多数可合并大脑受累，但合并脑干转移的概率较小，可能与脑干的发病率本身就很低有关。一组 20 例资料中，小脑转移瘤合并大脑及脑干受累者占 60%，而同期数据却显示，大脑转移瘤合并小脑受累者仅占 22.9%。所以，当怀疑小脑转移瘤时，一定要认真排查是否存在幕上病变。但是，单发小脑转移瘤也占有较高比例（该组占 35%），鉴于成人原发脑肿瘤以幕上多见，对于成人幕下单发肿瘤，首先应考虑转移瘤。

“小病灶、大水肿”为大脑转移瘤的特征表现之一。该组病例中，病灶周围伴重度水肿者仅占 31.0%，轻度水肿和无水肿者占 57.1%，可见多数小脑转移瘤的瘤周水肿并不明显。有作者认为后颅窝体积较小，积蓄在脑间质内的液体易经脑膜排除。其他作者则认为可能与小脑及蚓部和两侧齿状核的灰质块限制了水肿浸润和延伸有关。

另有作者推测可能与以下原因有一定的关系：其一，小脑的灰白质结构与大脑不同，小脑的灰白质呈间隔分布，不利于水肿的扩散。其二，后颅窝的缓冲空间较小，这不但在一定程度上限制了水肿的蔓延，而且相对大脑转移瘤的临床症状要偏重，有利于病变的早期发现。但是，转移瘤所致的脑水肿原因复杂，其具体机制尚有待于进一步研究。

该组研究表明，MRI 平扫时多数小脑转移瘤的边界模糊，与周围水肿带难以确切分辨。增强扫描呈明显强化，多数呈实性结节或球形强化，有利于和小脑胶质瘤鉴别。另外，线团样强化是其特征性表现之一，在其他病变的 MRI 增强表现中未见出现。小脑转移瘤的 MRI 表现为：小脑左、右半球以及蚓部的发病率基本一致；多数为多发病灶，常可合并幕上转移;“小病灶、大水肿”也是小脑转移瘤的特征性表现之一,但是多数病灶的水肿程度较轻;增强扫描多数病灶呈实性结节或球形强化。

2. 鉴别诊断　小脑转移瘤主要应与星形细胞瘤、髓母细胞瘤和血管母细胞瘤相鉴别。

(1)星形细胞瘤和髓母细胞瘤:星形细胞瘤和髓母细胞瘤常见于儿童,而转移瘤和血管母细胞瘤常见于成人。

(2)血管母细胞瘤:血管母细胞瘤好发于小脑半球,大囊小结节、结节显著异常强化而囊壁无强化是囊型血管母细胞瘤的特征表现,实质型血管母细胞瘤在 T_2WI 信号强度明显升高,增强后显著强化,瘤内或瘤周可见流空血管。

总之,多数小脑转移瘤在 MRI 平扫时边界难以确切界定,较小病灶甚至难以发现,而 CT 对后颅窝病变的观察存在固有劣势。所以,不管是基于诊断、治疗还是疗效观察的目的, MRI 增强扫描应该作为那些可疑患者的首选检查手段。

第五章　血管母细胞瘤

第一节　血管母细胞瘤

血管母细胞瘤，又称血管网织细胞瘤。目前，其组织细胞起源仍存争议，WHO（2007）中枢神经系统肿瘤分类中，将其单独分属于其他与脑膜相关的肿瘤（WHO Ⅰ级），占中枢神经系统肿瘤的1.5%~3%，好发于青壮年，最常见于小脑，发生于幕上、脊髓者极少见。当肿瘤位于小脑半球且患者为青壮年时，结合其MRI“大囊小结节”的特点，常能确诊。当肿瘤位置、数目、影像表现及发病年龄均不典型时，则容易误诊。

一、病理学

血管母细胞瘤一般被认为属良性真性血管源性肿瘤。目前，其组织细胞起源仍存争议。组织学上血管母细胞瘤主要由不同成熟阶段的毛细血管和毛细血管网之间吞噬脂质的间质细胞构成，间质细胞在血管网间呈“片”“巢”状分布。肿瘤主要由不同成熟阶段的毛细血管和毛细血管网之间吞噬脂质的间质细胞构成，间质细胞在血管网间呈“片”“巢”状分布，主要由两种成分构成：一是丰富的毛细血管网；其二是在毛细血管网之间呈片状分布的大量吞噬脂质的间质细胞（“泡沫”样细胞）。

二、临床表现

血管母细胞瘤，又称血管网织细胞瘤，最常见于小脑，发生于幕上、脊髓的极少见。它好发于青壮年，平均发病年龄为30~40岁，男性多见（男女发病比例为1:1~1.4:1）。

若眶内有类似病变或合并肾脏透明细胞癌、嗜铬细胞瘤以及胰腺或内耳肿瘤，称为Von Hippel Lindau（VHL）病，为神经系统的家族性肿瘤综合征，是一种常染色体显性遗传病。

一组研究中的11例患者在中枢神经系统以外均未发现其他肿瘤。发生于颅内者主要临床表现有颅内高压、共济失调、头痛以及呕吐。

三、影像学研究

1. 肿瘤部位及生长方式　该组肿瘤大部分位于小脑半球，与文献报道较一致，且4例靠近脑表面（3例位于岩斜区，1例靠近桥小脑角区）。此时应与脑膜瘤鉴别（其信号特点及强化方式与脑膜瘤相似），术前诊断为脑膜瘤，误诊原因在于未足够重视脑膜瘤常T_2WI信号不高、信号较均匀，呈宽基底与硬脑膜相连，可见“脑膜尾征”、瘤周无流空血管影以及周围水肿不明显等特点。

血管母细胞瘤也可单发于幕上。血管母细胞瘤可多发，该组2例多发病灶术前诊断为转移瘤，其中1例部分病灶位于幕上，病灶均为实性部分结节状、线样明显强化，边界清楚，这与肿瘤实质主要由大小不等的致密的毛细血管网组成有关。另1例多发病灶在术前仅注意到位于右侧小脑半球的囊实性病灶，术后回顾读片冠状位图像发现小脑扁桃体强化小结节影，提示多方位、序列成像能为诊断提供更多信息。

2. 肿瘤分型

（1）囊实性：T_2WI及FLAIR序列表现为等至稍高信号，信号不均匀，囊性部分在FLAIR序列高于脑脊液信号。该组2例囊实性病例（1例大囊小结节）术前诊断为星形细胞瘤，囊实性血管母细胞瘤表现不典型时，与囊变的星形细胞瘤较难鉴别。

该组3例术中均见粉红色瘤结节及囊壁并有较粗大的引流静脉，囊壁见粗大的迂曲血管，T_2WI可较清晰地显示低信号流空血管影，增强后瘤内结节明显强化，有助于与星形细胞瘤鉴别，且多发于儿童，而血管母细胞瘤多发于青壮年。

对于典型的“大囊小结节”血管母细胞瘤病灶，诊断一般不难，而该组病例中囊实性病灶，多为小的囊变或是多房分隔的囊性成分，强化后实性部分与邻近囊壁衔接处可见“尾征”。

研究发现，血管母细胞瘤的微血管结构与正常毛细血管床相似，但管壁由单层扁平内皮细胞构成，其通透性较大，血清液可无阻碍的漏出。

该组2例单发囊实性病灶，增强扫描囊变区亦可见部分强化呈小环形或“尾征”。因此，该组作者考虑部分原因可能为对比剂渗入囊变区所致；且研究发现漏出液的量与肿瘤囊变的程度有一定的相关性，从而在肿瘤的不同阶段表现为不同的形态及囊变程度，发展到最后阶段均应为单纯囊性。此与肿瘤的内毛细血管的成熟度及通透性有关。因此该组病例中出现不同程度的囊变及“尾征”，部分囊变区内见线样实性明显强化，可能是由于肿瘤组织退变不完全所致，从而也可以解释文献报道部分血管母细胞瘤也可表现为边界欠清，囊壁强化不明显，甚至不强化。所以，有的学者认为肿瘤的实性成分及囊壁可能均由囊变不完全的肿瘤实性部分构成（该组病例中病灶形态可出现分叶状或不规则形）。

（2）实性：实性的血管母细胞瘤较囊实性的少见，T_1WI上呈等信号至稍低信号，T_2WI及FLAIR序列表现为等信号至稍高信号，增强后明显强化，边界清楚。该组1例位于左侧小脑半球深部的实性病灶术前诊断为淋巴瘤，主要原因在于部位及强化特点相似，位于脑深部，且明显强化，边界清楚，较难鉴别，术后回顾读片发现病灶周围有细小流空血管影。

文献报道，实性血管母细胞瘤较典型的表现为瘤内及瘤周扩张的流空血管影，瘤周中、重度水肿，T_2WI见病灶周边含铁血黄素沉积的低信号环及瘤内亦可见出血信号。该组实性病灶均未见明确出血信号，可能与肿瘤内血管成熟度较高有关。因此，小脑半球区的单发肿块伴流空血管影，瘤内及瘤周未见出血信号，周围大片水肿以及增强后肿块明显强化、形态规则、边界清楚，此时应将实性血管母细胞瘤考虑在内，确诊需综合全面信息考虑。

血管母细胞瘤可多发，该组2例多发病灶术前诊断为转移瘤，其中1例部分病灶位于幕上，1例有2个病灶位于左侧小脑半球，1个位于小脑蚓部，且均为实性部分结节状、线样明显强化，边界清楚，这与肿瘤实质主要由大小不等的致密的毛细血管网组成有关，而转移瘤多发生于中老年，常伴瘤内出血而信号多样，增强扫描壁强化厚薄不均，进展快，可找到原发病灶。

另1例多发病灶在术前仅注意到其中位于右侧小脑半球的囊实性病灶，其瘤周见多发血管流空影及周围中度水肿，DWI呈等信号稍低信号，增强扫描明显强化，术前诊断为血管周细胞瘤，术后回顾性读片冠状位发现小脑扁桃体强化小结节影，提示多方位、序列成像能为诊断提供更多信息。

瘤周水肿及幕上脑室积水：该组病例瘤周大部分为中-重度水肿（58.8%）。有学者认为，瘤周水肿除可能与瘤体内大量不成熟及通透性较高的毛细血管有关外，还可能与占位效应致局部静脉回流障碍有关。该组中较小病灶周围亦可见较明显水肿。该组作者认为产生水肿的原因更倾向于前者，且水肿程度与瘤体内毛细血管成熟度及数量有关。该组病例多有不同程度脑积水，幕上脑室积水程度与肿瘤部位及大小有关。

MRI信号特点及强化方式：该组病例均表现为T_1WI上呈等信号至稍低信号，T_2WI及FLAIR序列表现为等信号至稍高信号，信号不均匀，囊性部分在T_2WI上呈高信号，在FLAIR序列高于脑脊液信号；增强扫描实性部分明显强化，与周围分界清楚；其中5个病灶周围T_2WI见血管流空影，代表肿瘤的供血动脉及引流静脉；2个呈脑膜瘤样强化。但有文献报道，血管母细胞瘤在影像学上也可表现为边界欠清，瘤内可见出血，囊壁强化不明显，甚至不强化。一般认为此与肿瘤内毛细血管的成熟度及通透性有关。

四、鉴别诊断

当肿瘤位于小脑半球时，不典型囊实性血管母细胞瘤需与以下肿瘤鉴别。

（1）胶质瘤：囊变的胶质瘤囊壁强化厚薄不均，边界不光整，恶性程度高者，瘤周可见大片水肿，无血管流空影，瘤结节强化程度较血管母细胞瘤弱，囊变部分不强化。

（2）血管周细胞瘤：肿瘤信号较均匀，囊变坏死率较低；常出现“脑膜尾征”。

（3）室管膜瘤：常有慢性出血，含铁血黄素沉积，瘤周常出现低信号含铁血黄素沉积。

（4）脑膜瘤：肿瘤信号较均匀，出血及坏死少见，囊变不典型，瘤周水肿较轻。

（5）表皮样囊肿：与血管母细胞瘤相似，都好发于青壮年，通常脂肪抑制序列及 DWI 可以明确诊断。

当肿瘤靠近桥小脑角区及岩斜区时，不典型的实性血管母细胞瘤需与以下肿瘤鉴别。

（1）淋巴瘤：首先需与淋巴瘤鉴别，后者常位于深部脑组织，无血管流空影，DWI 上呈高信号。而文献报道实性血管母细胞瘤 DWI（b=1 000）呈低信号有助于两者鉴别。

（2）脑膜瘤：出血及坏死少见，囊变不典型，瘤周水肿较轻。

（3）听神经瘤：内听道扩大为典型表现，常伴囊变，结合听力改变等临床表现一般鉴别不难。

（4）三叉神经瘤：常见囊变、出血及坏死，常跨中后颅窝生长、岩骨尖部骨质吸收为其特点，瘤周水肿少见。

当血管母细胞瘤多发时，需与转移瘤及髓母细胞瘤伴脑脊液播散鉴别。

（1）转移瘤：多见于中老年患者，常伴瘤内出血而信号多样，周围水肿范围大，增强扫描壁强化厚薄不均，进展快，并可找到原发病灶。

（2）髓母细胞瘤（WHO Ⅳ级）伴脑脊液播散：为儿童期最常见的后颅窝中线部位恶性肿瘤，血运丰富，但囊变、出血少见，发病年龄、病程及病灶形态有提示意义。

五、误诊分析

该组术前仅 1/11 例确诊，虽然其形态不规则，呈囊实性，周围水肿不明显，但为中年人（39 岁），增强扫描壁结节明显强化，也容易想到血管母细胞瘤的可能性，结合临床表现，不难诊断。

其余病例由于发病年龄或影像表现不典型，术前均未考虑血管母细胞瘤，3 例诊断为脑膜瘤；2 例诊断为星形细胞瘤，2 例诊断为血管周细胞瘤，其余诊断为淋巴瘤及转移瘤。

综上所述，不典型血管母细胞瘤的 MRI 表现为：位于小脑半球、可位于桥小脑角区及岩斜区、小脑蚓部、延髓或幕上；可为多发病灶；形态可不规则或分叶状；囊变程度不一，囊实性或实性；瘤周可见中～重度水肿；增强后囊变区可部分明显小环形强化，实性部分与邻近囊壁衔接处可见“尾征”；可有“脑膜尾征”。因此，在诊断颅内肿瘤性病变定性困难时，血管母细胞瘤也需要纳入考虑范围。

第二节　小脑半球血管母细胞瘤（WHO Ⅰ级）

患者，男，31 岁。

手术所见：于窦汇右侧分离牵开小脑半球，见窦汇处脑外占位性病变，起源于右侧小脑天幕，向窦汇生长，肿瘤呈肉红色，质中等偏硬，血供丰富，大体观符合天幕脑膜瘤的表现。先将肿瘤自窦汇部分离，并将其自天幕上剥离，肿瘤血供丰富，除来源于天幕的供血外，尚有来自小脑半球的动脉供血，静脉回流引向深部。在将供血动脉阻断后，分块切除肿瘤，最后切断回流静脉，术野严密止血，在显微镜及神经导航指导下镜下全切肿瘤组织。

病理检查：暗褐色碎组织一堆，总体积 6 cm×3 cm×1 cm，切面淡黄暗褐，质偏软。常规病理诊断：“右侧小脑肿瘤切除标本”，初步诊断血管母细胞瘤，待做免疫组化检测进一步证实。

免疫组化结果：阳性，CD56（间质细胞＋），S-100（间质细胞＋），EGFR（间质细胞＋），Vimentin，CD34（血管内皮＋），CD31（血管内皮＋），F8（血管内皮＋），GFAP（散在的胶质细胞及胶质纤维＋），Ki-67（＋，<5%），网染。阴性，Inhibin-α，NSE，NeuN，CD10，D2-40，Oling-2，CK（P），EMA。免疫组化诊断：“右侧小脑半球肿物切除标本”，免疫组化检测结果支持血管母细胞瘤（WHO Ⅰ级）。

影像资料见图 17-5-1。

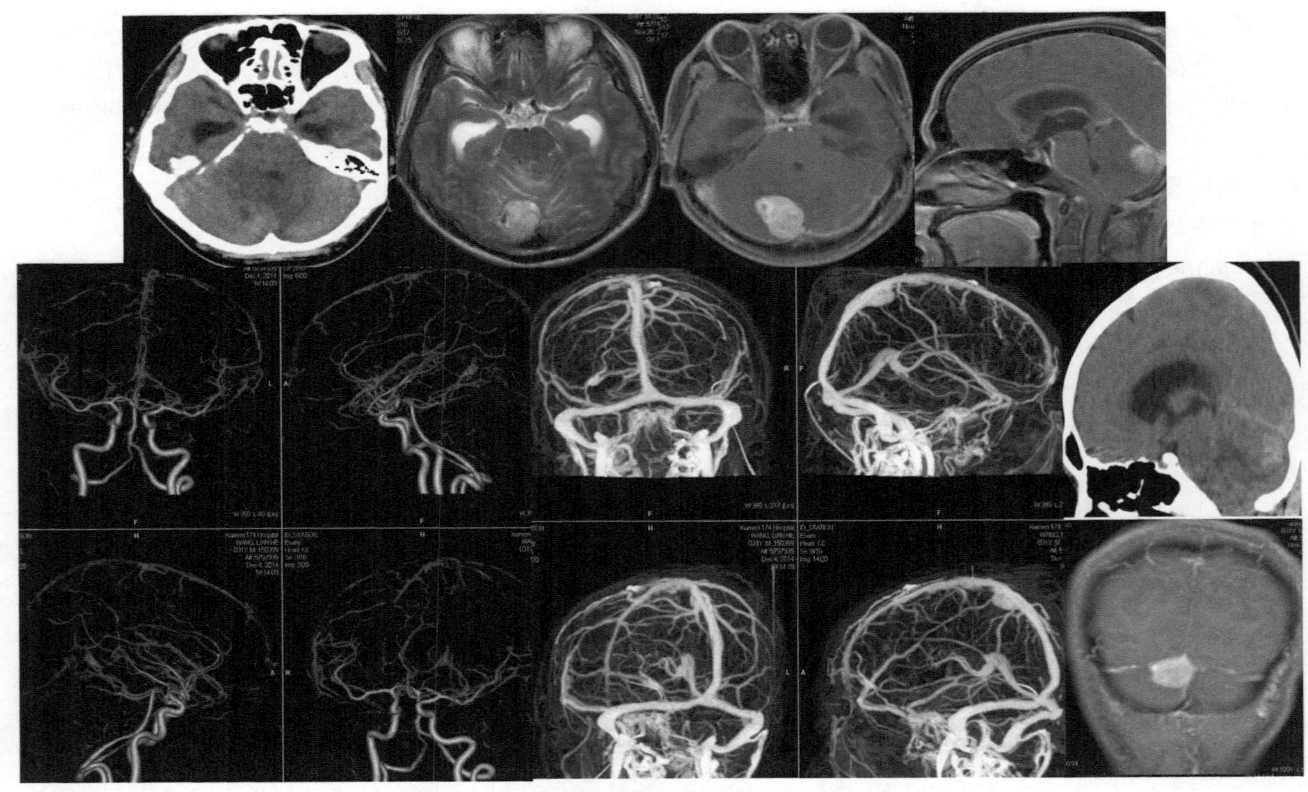

图 17-5-1 小脑半球血管母细胞瘤（WHO Ⅰ级）

第三节 小脑实质型血管母细胞瘤

血管母细胞瘤，又称血管网织细胞瘤、成血管细胞瘤，来源于血管内皮细胞，为富含血管的良性肿瘤，是颅内少见肿瘤，占颅内肿瘤的 1.1%~2.4%，好发于小脑和脑干，分为大囊小结节型、实质型和单纯囊型。实质型发病率较低，约占 21%，因其影像学表现与其他后颅窝实质性肿瘤相似，诊断准确率较低，常有误诊。

1. 病理学 血管母细胞瘤是中枢神经系统较少见的肿瘤之一，一般认为来源于中胚层血管内皮细胞的胚胎细胞残余组织，为富血管良性肿瘤。中枢神经系统血管母细胞瘤可单发或多发。多发性血管母细胞瘤，又称 von Hippel-Lindau（VHL）病，是常染色体显性遗传病，临床可伴发中枢神经系统血管母细胞瘤和多脏器肿瘤，如伴发视网膜成血管瘤的发病率为 50%、肾细胞癌为 28%~45%、脊髓或脑成血管细胞瘤为 61%~66%，也可发生单个非遗传性肿瘤。

2. 临床表现 血管母细胞瘤 90% 以上发生于小脑，且大多分布于小脑半球，一组 18 例共 21 个病灶，18 个病灶分布在双侧小脑半球，只有 3 例位于小脑蚓部；其次为脑干，偶见于第四脑室、脊髓和大脑等部位。多见于青壮年，好发年龄为 20~40 岁，男多于女，可有家族史。该组 18 例，平均发病年龄为 34.6 岁，病灶均位于小脑，2 例有家族史。文献报道实质型血管母细胞瘤预后差，复发率高于囊性血管母细胞瘤。

实质型血管母细胞瘤通常生长缓慢，临床表现取决于肿瘤所在部位，主要特点是缓慢的颅内压增高，同时可出现共济失调、眼球震颤、吞咽困难等临床症状。本病可引起红细胞及血红蛋白的增高，该组 5 例实验室红细胞计数和 6 例血红蛋白测定高于正常值。

3. 影像学研究 肿瘤呈圆形或类圆形，MRI 平扫 T_1WI 像多数为低信号、等信号或等、低、高混杂信号，T_2WI 以高信号为主，这与肿瘤实质主要由大小不等、致密的毛细血管网或海绵状血管网组成有关。其中6例实质内出血，呈 T_1WI、T_2WI 均为小片状不规则高信号。多数边界清楚，没有囊腔，实质成分内可发生坏死、液化并形成囊变区。

该组15例在病灶内部或周边可见点状或条状血管流空信号影，反映了肿瘤的病理上富血供的结构与成分，这也为本病的特征性MRI表现之一，特别是在 T_2WI 序列易于观察，而 T_1WI 序列有时与小的坏死囊变区不易区别。由于MRI平扫对血管检出有一定的敏感性，但也只有流速较快、相对较粗的血管才能显示出来。

增强后肿瘤信号强度明显增高，边界更清楚，实质部分均匀或不均匀显著强化，而坏死囊变区不强化。这是由于肿瘤由不规则的毛细血管及血窦组成，血供丰富，其形成可能是由间质细胞产生分泌的血管内皮生长因子诱导所致。大多数肿瘤周围有中度以上水肿带，无强化。该组2例位于小脑半球上部的肿瘤与邻近小脑幕关系密切，邻近脑膜病灶增强扫描见可疑"脑膜尾征"。

MRA可见肿瘤区域不规则、粗大的点状、条状血管影，多集中分布于肿瘤内侧周边，个别散在分布于肿瘤内部（在原始图上观察），这与手术所见表面有许多扩张迂曲的动脉和静脉相符。并且可以大致显示供血动脉的来源（在重建图上观察），大部分是由椎基底动脉系统分出来，如该组3例由大脑后动脉供血、4例由小脑后上动脉供血、3例由小脑后下动脉供血、1例由小脑前下动脉供血，有3例显示肿瘤至少存在2条以上的供血动脉。但也有2例无法清晰显示供血动脉来源。有1例行MRA后又做DSA检查，可以清楚显示供血动脉情况。

肿瘤可由大脑后动脉属支及小脑上动脉供血，下蚓部或小脑半球下部病灶主要由小脑后下动脉及小脑前下动脉供血，也可由脑膜垂体干属支的小脑幕动脉或（和）脑膜背侧动脉供血，该组显示基本与之相符，只是DSA未见脑膜动脉参与供血，而MRA又未能很清晰显示。

该组行MRA检查病例有限，加之经验不足，特别是如何能很好地全面、清晰显示供血动脉，有待进一步的探讨。

4. 鉴别诊断　实质型血管母细胞瘤具有典型表现者，MRI诊断不难，但对于部位及征象不典型者需与以下肿瘤鉴别。

（1）髓母细胞瘤：好发于儿童，病程短，进展快，多见于小脑蚓部，肿瘤MRI信号一般均匀偏中等，CT则显示为中等及偏高密度，因其结构较致密的缘故，坏死、囊变少见，如见软脑膜或脑脊液种植，则更加支持髓母细胞瘤；增强不如实质型血管母细胞瘤血运丰富，通常无粗大供血动脉，但不是绝对的，该院就曾有2例小脑蚓部囊实性肿瘤，MRA显示肿瘤多发、扭曲血管。

（2）动静脉畸形：实体性血管网状细胞瘤由于血窦丰富和有粗大异常血管，可误诊为动静脉畸形，鉴别时须注意，血管网状细胞瘤可见异常的供血动脉，而无粗大的引流静脉，动静脉畸形两者均可见；另外动静脉畸形一般无占位效应，更无瘤周水肿，血管网状细胞瘤占位效应常见，多有轻度瘤周水肿。

（4）脑膜瘤：靠近小脑半球表面或上、下蚓部广基与天幕或硬膜相连者，增强时边界清楚，明显均匀强化，有时易误诊为脑膜瘤。脑膜瘤在CT及MRI平扫密度和信号较具特征性，本病MRI平扫的低密度或混杂密度、边界不清的病灶，与脑膜瘤平扫的表现不同，而脑膜瘤仍有增强扫描脑膜瘤见"脑膜尾征"、如临近颅板可见骨质增生反应等特点。另外脑膜瘤其病灶内或周围可有迂曲的血管流空影，但是在MRA及DSA检查时脑膜瘤为颅内、外双重血管供血，以颅外血管供血为主，而血管母细胞瘤则只有颅内血管供血，血管母细胞瘤的肿瘤染色也明显强于脑膜瘤。

（5）胶质瘤：对于无家族史的散发患者，以及平扫的边界不清混杂密度或低密度病灶，MRI T_2WI 像上病灶周围明显的水肿，如病灶内又有多发囊性变时，很易误诊为胶质瘤。但血管母细胞瘤在增强时所表现出的边界清楚锐利，病灶均匀一致明显强化的特点不同于胶质瘤，即使对于发生囊变的血管母细胞瘤，其非囊变部分的均匀一致强化也有别于胶质瘤，结合MRI上病灶内或其周围丰富迂曲增粗的流空血管影，以及MRA上多发增粗、扭曲的血管影，可以排除胶质瘤诊断。

转移瘤：病灶一般多发，瘤周水肿明显，易出血，肿瘤强化不均匀。临床上有年龄大，恶性肿瘤病史，病程短，发展快等与血管母细胞瘤不同点。两者有时会出现极大的相似性，但CT或MRI增强后及MRA两者仍有许多不同点可供鉴别。

因此可以认为，平扫 T_1WI 或 T_2WI 瘤内及瘤周见异常扩张血管流空信号，其次MRA显示肿瘤周边不规则、粗大的点、条状血管影，增强扫描明显强化实性肿块，对定性诊断实质型血管母细胞瘤很有帮助。

MRA 还可有助于显示供血动脉情况,这为是否要行术前血管栓塞以减少术中出血,提供了重要依据。

第四节 小脑血管母细胞瘤

患者,男,31 岁。

手术所见:见窦汇处脑外占位性病变,起源于右侧小脑天幕,向窦汇生长,肿瘤呈肉红色,质中等偏硬,血供丰富,大体观符合天幕脑膜瘤的表现。先将肿瘤自窦汇部分离,并将其自天幕上剥离,肿瘤血供丰富,除来源于天幕的供血外,尚有来自小脑半球的动脉供血,静脉回流引向深部。

病理检查:暗褐色碎组织一堆,总体积 6 cm×3 cm×1 cm,切面淡黄暗褐,质偏软。免疫组织化学结果:阳性,CD56(间质细胞+),S-100(间质细胞+),EGFR(间质细胞+),Vimentin,CD34(血管内皮+),CD31(血管内皮+),F8(血管内皮+),GFAP(散在的胶质细胞及胶质纤维+),Ki-67(+,<5%);阴性,Inhibin-α,NSE,NeuN,CD10,D2-40,Oling-2,CK(P),EMA。病理诊断:“右侧小脑肿瘤切除标本”初步诊断血管母细胞瘤,待做免疫组织化学检测进一步证实。免疫组织化学诊断:“右侧小脑半球肿物切除标本”免疫组织化学检测结果支持血管母细胞瘤(WHO Ⅰ级)。

影像资料见图 17-5-2。

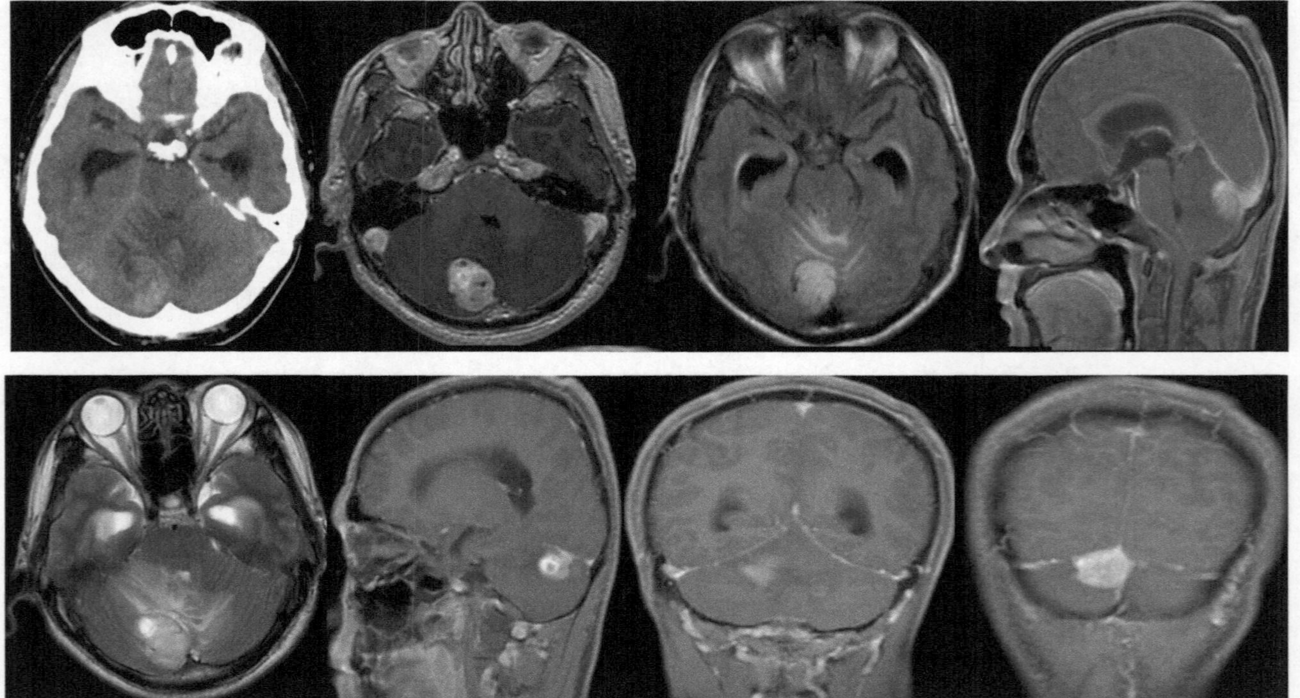

图 17-5-2 小脑血管母细胞瘤

第五节 小脑血管母细胞瘤(WHO Ⅰ级)

患者,男,74 岁。

手术所见:切除局部小脑组织面积约 2 cm×1 cm,深约 0.5 cm,即见淡黄色透明液体流出,吸除囊液后,小脑组织张力明显下降,探查见瘤腔光滑,未见包膜,于下内侧见红色瘤结节,大小约 1 cm×1 cm,沿瘤结节外约 0.5 cm 完整切除瘤结节,周围小脑组织色泽略黄,余未见明显异常。

病理检查:右侧小脑半球瘤结节切除标本:右小脑瘤结节为灰白,灰褐组织一块,体积约 0.8 cm×0.7 cm×0.4 cm。

常规病理诊断：右侧小脑半球瘤结节切除标本，初步诊断血管母细胞瘤，待免疫组化检测进一步证实及分级。右侧小脑半球瘤结节周围脑组织切除：未见肿瘤组织。免疫组化诊断：支持血管母细胞瘤（WHO Ⅰ级）。

影像资料见图 17-5-3。

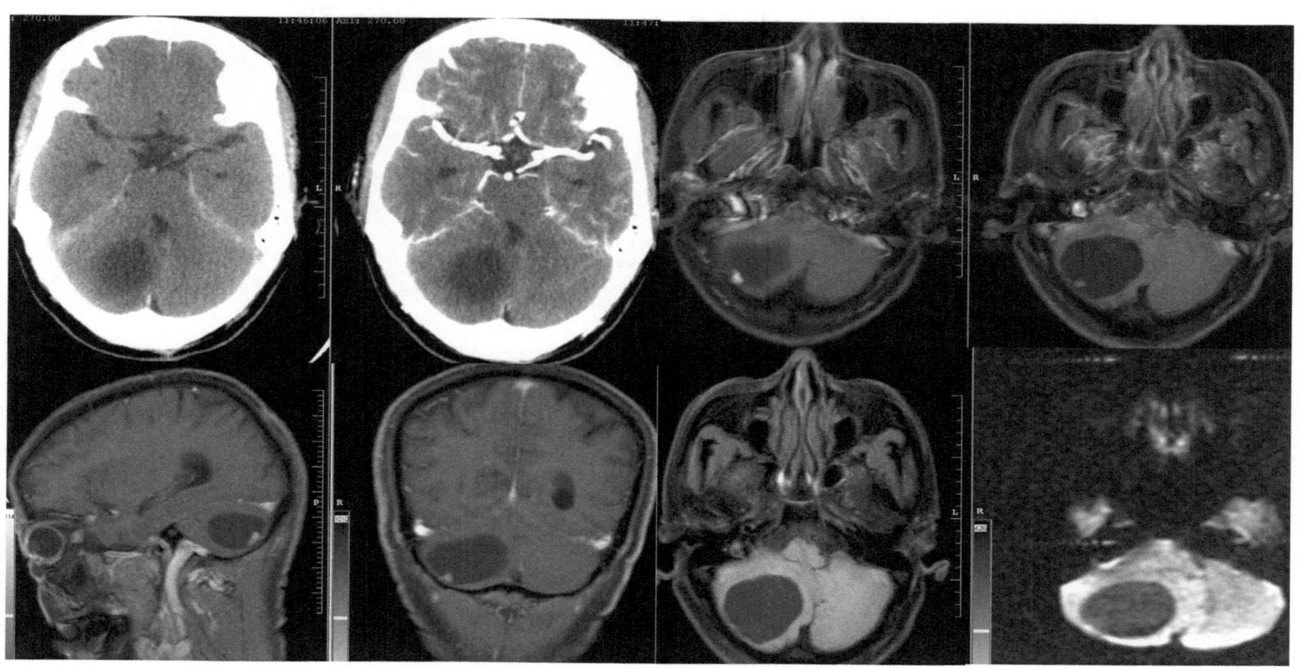

图 17-5-3 小脑血管母细胞瘤（WHO Ⅰ级）

第六章 发育异常和发育变异

第一节 Joubert综合征

Joubert综合征是一种罕见的、发生于后颅窝的常染色体隐性遗传发育畸形,是一组以小脑蚓部不发育或发育不全为主要病理特征的发育畸形。在美国,发病率为1:100 000。

本病又称Joubert-Boltshauser综合征,由Joubert等(1969)首次报道,以后,Boltshauser & Isler(1977)又报道了3例相似病例,并命名为Joubert综合征。

Joubert综合征是一种少见的多基因常染色体隐性遗传疾病,其生化和分子学基础尚不清楚,特异的染色体部分也尚未得到证实。患者的临床表现并不完全一样,仅少数共同的症状可见于所有患者,可能遗传学基础的不均一性最终导致了不同的临床表现。本病男性多见,男女比例为3:2,预后通常较差。

1. 病理学 Joubert综合征目前有3个基因位点,1个基因点定位于染色体9q34.3,另2个基因点分别定位于染色体11p12-q13.3和6q23。目前与Joubert综合征存在明确相关性的基因包括AHI1、NPHP1、MKS3等8组基因及1个染色体位点,其中AHI1 mMRA在神经元内转率表达被认为在导致轴索不交叉中起重要作用。本病病理特征包括小脑蚓部部分发育或完全不发育、小脑齿状核变形、旁橄榄核及下橄榄核发育不良、部分脑干核及小脑核团碎裂,桥脑中脑连接部、延髓尾端发育不良,背侧柱核发育异常以及锥体交叉几乎完全缺如。Maria等(1999)曾报道存在小脑上脚交叉和脑桥中央束的阙如。

2. 临床表现 临床表现不一,仅有少数共同的症状,可能不同的遗传学基础导致不同的临床表现。Joubert综合征的显性表现差异较大,甚至在同胞间也可表现不一。

新生儿期主要表现为发作性呼吸过度和/或呼吸暂停、眼异常运动,儿童期主要表现为发育迟缓、共济失调等。还有自闭症。

临床症状以共济失调及肌张力减低为主,可有发育落后、认知缺陷和呼吸深快或呼吸暂停,常伴发视网膜缺损或视网膜发育不良、伸舌、多囊肾和多指(趾)畸形等,还可伴小头畸形、面部畸形、枕部脑膜脑膨出、胼胝体发育不全。其他系统病变包括脊柱侧弯、先天性肝纤维化及多囊肾、舌突出、舌错构瘤、骶部皮毛窦、先天性心脏病等。眼异常运动包括外展受限、眼球震颤、斜视等。

有文献报道视网膜缺损和视网膜营养不良占50%,多囊肾占30%,多指(趾)畸形占15%。其中,肌张力减低和共济失调是Joubert综合征最主要的表现。Joubert综合征无单一的临床诊断标准,如果同时出现上述临床表现时,应考虑Joubert综合征的可能。产前超声检查如提示胎儿小脑发育异常,产后应行CT或MRI检查。

3. 诊断标准 典型的Joubert综合征诊断应包括如下标准。

(1)于峡部(桥脑中脑结合部)水平可见典型征象的"臼齿征",影像表现主要包括:小脑蚓部的发育不良或不发育。小脑上脚增厚、延长并上抬,几乎垂直于桥脑背侧。第四脑室扩大,其顶部呈尖嘴样改变。中脑峡部径线变小,脚间窝加深。同时可伴有桥脑、小脑半球和延髓灰质核团的异常(如三叉神经核、小脑齿状核、下橄榄核等)、多小脑回和胼胝体发育不良等,而MRI是发现这些征象可靠的方法。

(2)智力低下/发育迟缓。

(3)肌张力减低/共济失调。

（4）下列查体征象包括其一或两者均有（两者并不是必须存在，但是存在其一，则支持 Joubert 综合征）：婴幼儿时期发生不规律的呼吸异常和眼部运动异常。

Saraiva & Baraitser（1992）提出本病的临床诊断标准为必须具备小脑蚓部发育不全、肌张力低下、发育延迟 3 项；异常呼吸以及眼运动异常 2 项中至少存在 1 项，其中小脑蚓部发育不全诊断依靠影像学检查。不少学者认为临床表现在 Joubea 综合征的诊断中很重要，必须将影像学表现和临床表现结合起来才能作出 Joubert 综合征的诊断，两者缺一不可，不能单纯根据影像学上小脑蚓部不发育或发育不全而诊断。

4. 影像学研究　MRI 是诊断 Joubert 综合征首选的影像学检查方法，既能早期发现病变，又能精确定位和观察病变的形态特点。

Joubert 综合征在 CT 或 MRI 上特征性的表现有"臼齿征""中线裂征"、第四脑室"蝙蝠翼征"和"三角征"。

"臼齿征"是本病最显著的特征。Maria 等（1999）认为此征可明确本病的诊断，但并非所有病例均可出现。其发生主要由于小脑上脚纤维束缺乏正常交叉导致小脑上脚垂直走行于中脑和小脑间的脑干中，致使小脑上脚增宽、平行；小脑上脚的纤维缺乏交叉使中脑前后径缩短，尤其是中线区域，导致脚间池较正常更深。在 MRI 横断位上增宽的中脑、凹陷加深的脚间池和平行状走行的小脑上脚在其周围脑脊液的衬托下，中脑和小脑上脚形态犹如"臼齿"的侧面观，故被称为"臼齿征"，在 CT 平扫及 MRI 平扫轴面表现为两侧小脑半球间线样低密度影和长 T_1、长 T_2 信号影。

"中线裂"、第四脑室"蝙蝠翼征"和"三角征"均因小脑蚓部的发育异常所致。

蚓部阙如时，两侧小脑半球不连接，其间见细线状脑脊液，此即"中线裂"。与普通 CT 相比，MRI 可以多平面成像，并且没有后颅窝骨伪影的干扰，能更全面观察小脑上蚓部的结构，可以更好地显示"中线裂"，但 Maria 等（1999）认为 MRI 仍不能显示病理上延髓下部广泛的异常，而这种异常更可能与本病的呼吸和其他的临床特征有关。

"中线裂"为两侧小脑半球间裂隙，主要由小脑蚓部不发育或发育不全而形成，此征在 Joubert 综合征患儿中往往发生于下蚓部；而"蝙蝠翼征"主要反映上蚓部发育不良，中脑和桥脑连接部增宽、变形，导致头侧至尾侧第四脑室增宽、变形，在 CT 和 MRI 上表现为第四脑室"蝙蝠翼"改变。

"中线裂征"在 CT 平扫及 MRI 平扫轴位表现为两侧小脑半球间线样低密度影和长 T_1、长 T_2 信号影；"蝙蝠翼征"是由于中脑和桥脑连接部增宽、变形，导致头侧至尾侧第四脑室增宽、变形，在 CT 和 MRI 上表现为第四脑室"蝙蝠翼"或（和）"三角"形改变。

"中线裂"为两侧小脑半球间裂隙，主要由小脑蚓部不发育或发育不全而形成。此征在 Joubert 综合征患儿中往往发生于下蚓部，而"蝙蝠翼"状和"三角形"第四脑室主要反映上蚓部发育不良。

文献报道本病的其他影像表现包括 6%~20% 病例显示脑萎缩所致的侧脑室中度扩大；6%~10% 的病例伴有胼胝体发育不良。

上述征象并不是所有患者均可见，而且这些征象并不是仅见于 Joubet 综合征，Maria 等（1999）研究的病例中 85% 存在"臼齿征"。

一些病例仅见"中线裂"和"臼齿征"，第四脑室形态不符合"蝙蝠翼"状和"三角形"改变，反映出这 3 种病征在某些病例中并非同时存在。

一些作者归纳 Joubert 综合征影像学表现有以下特征：①小脑蚓部部分或完全阙如，正常的小脑半球不连续，使得双侧小脑半球紧邻但不连接，呈现小脑半球"中线裂"，T_1WI 呈线状低信号，T_2WI 呈线状高信号；②小脑上脚的增宽延长与变形的中脑在轴位上形成"臼齿征"；③第四脑室增大，形态失常，呈现"蝙蝠翼"状和"三角形"状，这些表现几乎在所有的病例中均存在，6%~10% 患者存在胼胝体发育不良，还可伴有大脑皮层发育不良和灰质异位。

以上 3 种征象均与小脑蚓部发育异常有关，因此在影像学检查时如发现有小脑蚓部发育异常时应考虑到此病的可能性，但有"臼齿征""蝙蝠翼征""中线裂征"的患者并不全是 Joubert 综合征，需结合临床表现诊断。

结合国内外相关文献及临床经验认为，患者如出现呼吸运动异常、眼球形态改变或运动障碍、精神运动发育落后等症状并伴"臼齿征""中线裂征""蝙蝠翼征"等影像学改变时，可诊断 Joubert 综合征。

磁共振扩散张量成像（DTI）是一种可以无创性在体研究神经纤维束的走向及完整性的 MR 成像技

术。本组病例的 DTI FT 图显示小脑上脚纤维束孤立单侧走行,缺乏在中脑内左 - 右走向的水平交叉;相应的彩色标记 -FA 图也显示小脑上脚纤维束被前 - 后走向的绿色标记(参照正常儿童,小脑上脚纤维束被上 - 下走向的蓝色标记),并且小脑上脚纤维束与脚间窝相邻的中脑前部缺少局灶性“红色圆点”状图形。

一般认为可以将这种在中脑内缺乏交叉的小脑上脚纤维束的 DTI 表现倾向性地指向 Joubert 综合征,推测这种 DTI 表现是导致 Joubert 综合征患儿出现四肢肌张力减低、共济失调的结构基础,即神经纤维束由一侧小脑齿状核发出,孤立单侧走行,这种缺乏联络信息的纤维束投射至丘脑及皮层功能区,最终产生患儿异常的行为方式。同时推测“红色圆点”状图形的主要结构基础是小脑上脚交叉。

另一个值得注意的表现是彩色标记 -FA 图在三叉神经根水平显示扭曲的红色条带状桥脑深横纤维。有文献报道应用 3.0 T MR-DTI 首次发现 Joubert 综合征在延髓水平缺乏椎体束交叉的影像学表现,由于本组病例在延髓水平的 DTI 图像信噪比较低,难以获得满意的图像质量,因此对锥体束交叉情况不做评价。

5. 鉴别诊断　Joubert 综合征具有典型的 MRI 表现,但是在日常工作中仍要与其他以共济失调起病的后颅窝病变进行鉴别,如 Dandy-Walker 综合征、菱脑综合征、Down 综合征、橄榄桥脑小脑萎缩(OPCA)、多系统萎缩 - 小脑共济失调型(MSA-C)、遗传性脊髓小脑共济失调(SCA)、斜视麻痹症(HGPPS)等。

(1)Dandy-Walker 综合征:Joubert 综合征需与 Dandy-Walker 综合征进行鉴别。Maria 等(2001)指出 Dandy-Walker 综合征患者脑干峡部宽度正常,无“臼齿征”,故“臼齿征”可作为两者的鉴别要点。Dandy-Walker 综合征不仅可见小脑蚓部缺失,还可见第四脑室从缺失的蚓部向后上方扩张,与增大的枕大池相连,呈现后颅窝异常大的囊性病变,小脑半球向前外方分离退缩,并通常伴发后颅窝的扩大。临床多伴有发作性呼吸过度、动眼异常。

(2)菱脑综合征或菱脑联合畸形:与 Joubert 综合征的鉴别点是小脑蚓部缺失、且两侧小脑半球呈融合性改变。

(3)橄榄桥脑小脑萎缩、多系统萎缩 - 小脑共济失调型和遗传性脊髓小脑共济失调:从临床表现上很难与 Joubert 综合征鉴别,但三者 MRI 表现均无臼齿征,而且橄榄桥脑小脑萎缩、多系统萎缩 - 小脑共济失调型属于成年性疾病,与 Joubert 综合征的婴幼儿发病明显不符。虽然缺乏小脑上脚纤维束交叉这一影像征象也可出现在斜视麻痹症的 DTI 表现中,但是斜视麻痹症与 Joubert 综合征相比形态学表现缺乏特征性的臼齿征,临床表现也没有严重的肌张力减低 / 共济失调,可资鉴别。

(4)Down 综合征:其染色体为 21 三染色体。Down 综合征患者有其特殊的临床症状,并且可以通过染色体检查证实。两者与 Joubert 综合征容易鉴别。

“中线裂”“臼齿征”并非 Joubert 综合征所独有,如“臼齿征”还可见于 Arima 综合征、Senior-Loken 综合征、COACH 综合征等,故在鉴别诊断时需密切结合临床,中脑呈“臼齿征”“蝙蝠翼”状,第四脑室和双侧小脑半球间见“中线裂”,这些征象高度提示 Joubert 综合征。

作为一种罕见的颅脑先天发育畸形,Joubert 综合征是一类基因型和临床表现均有较大变异的疾病。MRI 多序列、多方位的检查,有助于提高本病的检出率,并且 MRI 检查无创、无辐射,更适合于儿童检查,因此 MRI 为 Joubert 综合征首选的神经影像学检查方法。

当临床上患儿出现阵发性呼吸过度和(或)呼吸暂停、眼异常运动和发育迟缓、共济失调等体征时,影像学表现有“中线裂”“蝙蝠翼”状和“三角形”第四脑室、“臼齿征”时,应考虑到本病。

第二节　Chiari 畸形Ⅰ型小脑扁桃体下缘位置和形态

影像学检查在 Chiari 畸形Ⅰ型(CMⅠ)的诊断和评价中起到关键性的作用。MRI 具有无创伤、无骨伪影、组织对比度高、分辨率高、多方位任意扫描等优点,仅薄层矢状位 T_1WI 即可满足诊断要求。而且 MRI 可清楚显示颅神经结构及重要骨性标志的准确位置,利用 MRI 进行形态学测量是可行的。

Chiari 畸形Ⅰ型小脑扁桃体下缘形态：有作者报告一组 20 例 Chiari 畸形Ⅰ型中 18 例（90%）小脑扁桃体呈尖形，2 例（10%）呈圆钝形。绝大多数 Chiari 畸形Ⅰ型小脑扁桃体形态有改变。通常 Chiari 畸形Ⅰ型患者小脑扁桃体下缘呈尖状，这是由于颈椎上部椎管内空间小，疝出的小脑扁桃体受压变尖。受压越严重，其形态越尖。然而，有些病例有小脑扁桃体疝出，其末端不呈尖状。这可能与颈椎上部椎管空间较大有关。小脑扁桃体的形态改变对 Chiari 畸形Ⅰ型的诊断有帮助。

Chiari 畸形Ⅰ型小脑扁桃体下缘位置：多数文献提到 Chiari 畸形Ⅰ型的诊断标准为小脑扁桃体下疝超过枕骨大孔平面 5 mm。Aboulezz 等（1985）发现正常人小脑扁桃体不会超过枕骨大孔平面下 3 mm。Barkvich 等（1986）的研究得出了相似的结论，小脑扁桃体在枕骨大孔下 2~3 mm 被认为是正常值的界限。

有作者认为 Chiari 畸形Ⅰ型的诊断是一个综合诊断，应该临床和影像表现相结合。不仅要注意小脑扁桃体的位置，还要注意患者的年龄、小脑扁桃体的形态等。MRI 上小脑扁桃体疝出 5 mm，可肯定 Chiari 畸形Ⅰ型的诊断；如果小脑扁桃体疝出不到 5 mm，为可疑 Chiari 畸形Ⅰ型。临床上有典型的 Chiari 畸形Ⅰ型症状和小脑扁桃体下缘变尖和（或）脊髓空洞症等其他改变者，也可诊断为 Chiari 畸形Ⅰ型。如果临床上没有症状或症状较轻微，应定期复查或行进一步检查。文献报道小脑扁桃体的位置与年龄有相关性，随着年龄的增加，小脑扁桃体的位置有增高的趋势。在幼儿和儿童时期小脑扁桃体位置较低，是正常发育的一个过程。

因脑组织营养供应充足，生长发育速度快于颅骨组织的发育速度，颅腔容积相对狭小，难以完全容纳脑干和小脑，此时小脑扁桃体就经枕骨大孔向下突入椎管内，造成“生理性”的小脑扁桃体下疝。随着年龄增长，其位置升高。老年时，由于脑组织的萎缩，造成小脑扁桃体的上移。

小脑扁桃体下缘形态与 Chiari 畸形Ⅰ型的诊断：小脑扁桃体下缘形态对 Chiari 畸形Ⅰ型的诊断比较重要，在诊断 Chiari 畸形Ⅰ型时应密切参考其形态改变。有作者认为按照 5 mm 为诊断标准，可能漏诊部分病例。在该组病例中，有 1 例 63 岁患者，小脑扁桃体下缘没有达到枕骨大孔平面下 5 mm（该值为 -3.7 mm），合并颅底凹陷和脊髓空洞症，延髓受压，小脑扁桃体下缘变尖，临床上表现为后颈胀痛、四肢麻木，病程达 8 年。在此讨论这个病例，就是因为如果按照 5 mm 为诊断标准，显然要漏诊一部分病例。

文献中亦有小脑扁桃体疝出小于 5 mm 的 Chiari 畸形Ⅰ型病例报道。另有作者研究的 Chiari 畸形患者小脑扁桃体的下缘在枕骨大孔平面下方 1~25 mm 之间。一些作者认为以小脑扁桃体疝出枕骨大孔下缘作为 Chiari 畸形Ⅰ型诊断标准。但是他们没有按年龄进行分组。也有以 2 mm 为诊断标准的。按照小脑扁桃体超过枕骨大孔为诊断标准，我们认为可能存在过诊情况，使部分正常人被诊为 Chiari 畸形Ⅰ型。

Chiari 畸形Ⅰ型小脑扁桃体位置与脊髓空洞症：Chiari 畸形Ⅰ型患者 37%~75% 伴有脊髓空洞症。该组中 12 例有脊髓空洞症（60%）。经统计学分析，小脑扁桃体下疝的程度与脊髓空洞症的大小无相关性。曾认为脊髓空洞症是脑脊液强制性地由第四脑室进入脊髓中央管而产生，但现在认为绝大多数的瘘管与第四脑室无联系，而与脊髓中央管被堵塞或狭窄有关。

小脑扁桃体下疝所造成的颅内与椎管内脑脊液压力分离是空洞形成的动力，压力差的大小决定了空洞的大小。小脑扁桃体下疝程度并不是决定空洞是否形成或空洞大小的直接因素，只有当下疝的小脑扁桃体压迫枕骨大孔处的蛛网膜下隙，导致颅内与椎管内出现一定的压力差时，蛛网膜下隙的脑脊液在收缩期因增高的搏动压力使脑脊液通过异常的血管周围间隙和间质间隙进入脊髓中央管，空洞才开始形成。

第三节 小脑组织疝入颅骨

脑组织疝入颅骨者罕见报道。一例在第四脑室脑囊虫切除术中意外发现。术前曾行 CT 和 MRI 检查，均未被发现。该组作者认为该例误诊原因有以下几点：脑组织疝入颅骨者罕见；诊断医师进行诊断时注意力集中在主要病变上而忽略了其他病变;该例患者 MRI 表现类似于蛛网膜颗粒,而小的蛛网膜颗粒不引起临床症状,影像上有时不予报道。

脑组织疝入颅骨主要应与蛛网膜颗粒相鉴别。前者主要表现为与脑实质相一致的信号,且与脑实质直接相连;后者主要表现为与脑脊液相一致的信号,且与蛛网膜下隙相通,多发生于静脉窦附近。脑组织疝入颅骨的临床意义尚不确定。就该例而言,体积较小的脑组织疝入颅骨可无临床症状,影像学检查或手术中偶然发现。

较大体积或发生于静脉窦附近的脑组织疝入颅骨可能会导致硬脑膜静脉窦受压和头痛?较大体积或多发的脑组织病人颅骨易被误诊为病理性病变,造成患者不必要的检查和治疗,甚至导致正常脑组织被切除。

如较大体积的脑组织疝入颅骨造成颅骨受压、变形改变,可能被误诊为多发性骨髓瘤。但后者多有明确的临床症状,影像学多表现为广泛性骨质疏松,多发性的骨质破坏,生长迅速者骨质破坏区呈"穿凿"状、"鼠咬"状改变,边缘模糊或不清;生长缓慢者骨质破坏区呈"蜂窝"状、"皂泡"状改变,伴有骨膨胀性改变。实验室检查在鉴别诊断中有重要意义。

多发性骨髓瘤表现为骨髓中出现一定比例的异常浆细胞(骨髓瘤细胞主要为原始浆细胞或幼稚浆细胞)或组织活检证实为骨髓瘤细胞;血清中出现大量单克隆免疫球蛋白(单克隆免疫球蛋白可在血清蛋白电泳的 γ 区、β 区或 α_2 区出现一窄底高峰,又称 M 蛋白)或尿单克隆免疫球蛋白轻链(即尿本周氏蛋白)。

第四节 小脑小叶

在气体增强 CT 扫描角池检查中,图像上清楚可见,小脑桥脑角池中的小脑小叶为周围气体衬托出良好的轮廓。Daniels 等(1981)指出,此小脑小叶在以往曾被误为小脑桥脑角的肿瘤,事实上,它是小脑蚓部结节状小叶的一部分,常规 CT 横断平扫加增强扫描可见它比邻近小脑呈现密度略高。

第五节 小脑脉络丛乳头状瘤

患者,男性,30 岁,头痛、头晕 1 个月,加重伴呕吐 2 d。

手术所见:切开枕部右侧骨瓣,见局部小脑半球组织张力高,未见脑搏动,放射状剪开硬脑膜,见小脑组织外膨明显,靠中线侧半球组织乏黄、水肿,皮层沟回不清,触诊囊性感明显,沿黄变组织周边切开皮层,此时小脑半球皮层中部破溃,有大量黄白色黏稠液体涌出,为囊内容物,吸除囊液后沿囊腔周围分离,可见其周边脑组织黄变明显,于囊腔内侧及上部可见结节样肿瘤组织,血供丰富,肿瘤组织呈肉红色,部分呈灰白色鱼肉状,质地软,与周围软组织界限不清。

病理诊断:(小脑)脉络丛乳头状瘤。

影像资料见图 17-6-1。

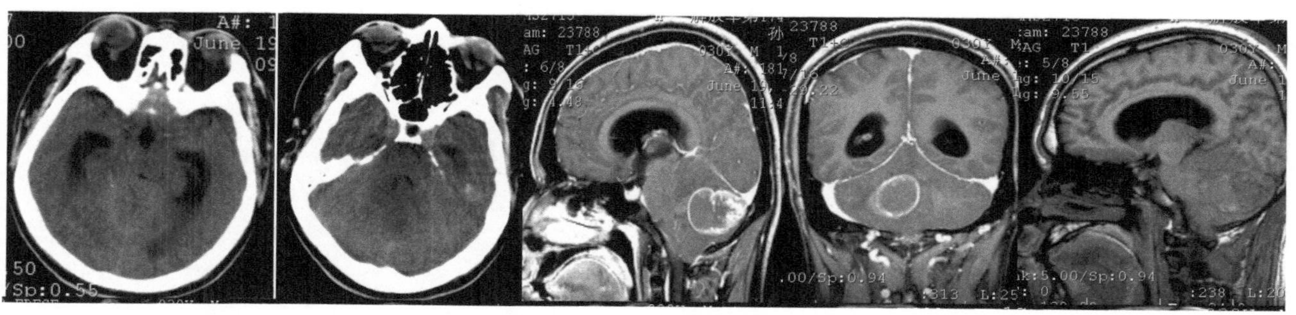

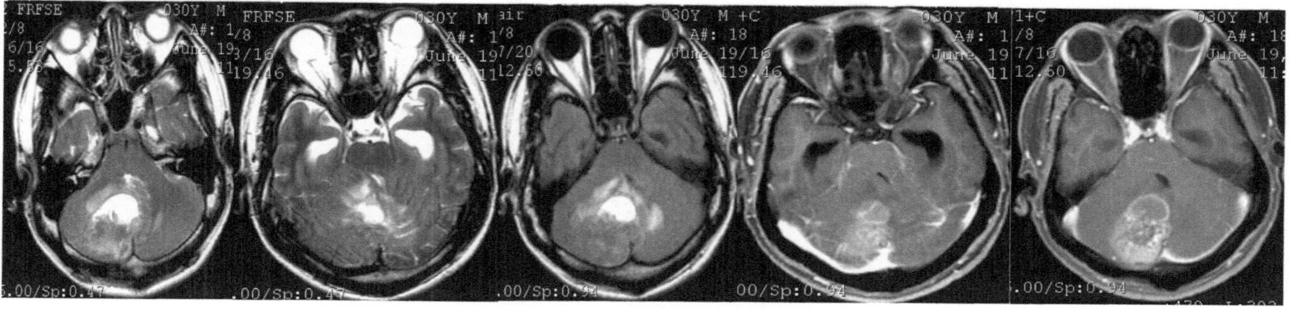

图 17-6-1　小脑脉络丛乳头状瘤

第七章 小脑半球

第一节 关于小脑半球肿瘤

一、发病年龄在小脑半球肿瘤诊断中的价值

有作者分析一组39例发生于小脑半球的病变,发现对部分病种的大多数肿瘤而言,患者发病年龄的分布具有一定的特征性,有助于肿瘤的定性诊断。该组15例血管母细胞瘤,20岁以上成人好发,20~40岁12例,40岁以上3例。

6例毛细胞型星形细胞瘤多见于青少年,平均年龄14岁;据统计,毛细胞型星形细胞瘤占青少年组(20岁以下)星形细胞瘤的76%,男女发病比例均等,多见于儿童和青少年,发病高峰在3~7岁。

5例转移瘤主要见于中老年,平均年龄54岁,2例误诊患者年龄均小于50岁。

3例髓母细胞瘤均见于成人,平均年龄32岁;一般认为,髓母细胞瘤是小儿后颅窝常见肿瘤,发病高峰为5~15岁,成人少见,发病部位主要位于第四脑室和小脑蚓部,有文献报道成人髓母细胞瘤占全部髓母细胞瘤的14%~30%,男性较常见,好发部位与小儿不同,主要位于第四脑室和小脑半球,发病年龄平均31.6岁。

2例室管膜瘤分别为小儿和成人患者,有文献报道16例小脑实质室管膜瘤,其中12例分别位于左右侧小脑半球,多见于20~40岁,平均31.2岁。

1例神经节细胞胶质瘤,患者年龄40岁;国内外文献报道神经节细胞胶质瘤多见于青少年,中年,男女发病统计不一,可见于中枢神经系统各个部位,主要位于颞叶、顶叶、小脑、额叶。

3例其他胶质瘤,患者为40岁以下小儿及青中年。1例淋巴瘤,患者年龄58岁,符合淋巴瘤好发于中老年人的特点。3例血管畸形均见于青中年,无明显发病年龄优势。

二、小脑半球常见肿瘤性病变

1. 血管母细胞瘤 血管母细胞瘤来源于血管内皮细胞,为富血管的良性肿瘤,好发于小脑、脑干及上段颈髓。根据影像表现可分为3型,以典型的囊腔结节型最为多见,在该组病例中占80%,表现为大囊内含有附壁小结节,即特征性的“大囊小结节”,囊腔张力高,呈类圆形,边界清楚,瘤结节较小,形态规则。T_2WI上囊液为明显高信号,壁结节呈稍高信号或相对较低信号,小结节可被囊液掩盖而遗漏,增强扫描结节显著强化。瘤结节内或瘤周常可见异常血管流空是本病的特点。

2. 毛细胞型星形细胞瘤 毛细胞型星形细胞瘤是Penfield(1937)根据肿瘤细胞两端胞突起为细长的毛发样胶质纤维丝而命名。在WHO(2000)分类中被列为Ⅰ级星形细胞瘤,属于良性肿瘤,预后良好。有作者根据肿瘤增强后表现将其分为壁结节型、环形伴壁结节型、实质型3种类型,其中壁结节型最多见。该组6例均表现为囊腔结节,结节较大,可不规则,增强扫描囊壁无强化,壁结节强化明显。

囊性表现:囊性表现在小脑半球肿瘤性病变中较为多见,在此单独进行分析,以待提高鉴别诊断能力。

3. 血管母细胞瘤 典型的囊腔结节型表现为大囊小结节,瘤结节较规则,体积小,直径多小于2 cm;增强后结节多呈明显均匀强化,邻近脑膜的病变可见强化的供血血管;瘤内或瘤周异常血管流空较具特征性;肿瘤周围正常脑实质水肿反应轻。

毛细胞型星形细胞瘤影像学表现颇似血管母细

胞瘤，典型表现为中囊中结节，结节可不规则，较大瘤节内可见多发小囊变区，一般不伴有出血及异常血管流空影，壁结节强化程度不如血管母细胞明显。

4. 转移瘤 小脑转移瘤生长迅速，常因缺血而发生坏死、液化表现为囊性，病变多表浅，囊壁较厚，增强扫描残留肿瘤实质及囊壁均有强化，呈环形或结节状强化，外壁光整，

肿瘤内可伴有出血，周围水肿较显著。

5. 胶质瘤 囊性胶质瘤多由于肿瘤过度生长中央坏死、液化所致，主要表现为囊在瘤内，囊液含蛋白成分时在 T_1WI 上稍高于脑脊液信号，FLAIR 可仍呈较高信号，壁呈中等度强化，厚度不均，壁结节基底宽，形态较不规则。根据以上影像特点，同时注意结合临床，有望提高病变诊断的准确性。

6. 小脑半球少见肿瘤 髓母细胞瘤发生在小脑半球较少见。常由于对其认识不足而术前影像学诊断准确性较低，易误诊为脑膜瘤、星形细胞瘤等。患者以成年人为主，对此，有作者认为儿童髓母细胞瘤多起自第四脑室顶部后髓帆的髓帆生殖中心的胚胎残余细胞，因此小脑蚓部或第四脑室多见；而成人髓母细胞瘤则多起源于小脑软膜下分子层表面一种较原始的小脑外颗粒层细胞，肿瘤生长部位偏离中线，且多位于小脑表面的部位。该组 3 例病灶均靠近小脑表面。肿瘤多位于皮层，CT 平扫肿瘤呈等密度或稍高密度灶，有时仅见第四脑室变形、移位。MRI 示肿瘤信号较不均匀，实性为主，内可见不规则坏死区，实性部分 T_1WI 呈等信号或稍低信号，T_2WI 呈等信号或稍高信号，增强扫描呈脑回样、均匀性中度强化。第四脑室常受压变形、移位，瘤周可见水肿带。由于小脑半球髓母细胞瘤位置表浅，信号强度与脑膜瘤相似，再结合成年人发病的临床特点，因此常误诊为脑膜瘤。典型脑膜瘤边界清楚，瘤周可见低信号环，内部信号均匀，强化明显，邻近脑膜增强可见“鼠尾征”。仔细观察可对两者加以鉴别。

7. 后颅窝室管膜瘤 后颅窝室管膜瘤好发于第四脑室，发生与小脑实质者少见。国内有文献统计，小脑实质室管膜瘤最好发于小脑半球，少数可见于小脑蚓部和桥小脑角区。发生于小脑半球的室管膜瘤多靠近小脑表面，部分可以生长至脑外，常常与硬膜或小脑幕有较长的接触面。肿瘤多为实性，伴有灶性坏死、囊变，可发生钙化；CT 和 MRI 平扫时肿瘤常呈混杂密度和混杂信号，瘤周水肿较明显，增强扫描实性部分强化程度不同，可呈斑片状或不规则环形，部分强化显著。由于病变少见和影像表现缺乏特征性，常难以做出明确的定性诊断。需与脑膜瘤、转移瘤鉴别，发生在桥小脑角者应与听神经瘤鉴别。

8. 神经节细胞胶质瘤 神经节细胞胶质瘤是由 Courville(1930)提出的，指由神经细胞与异常增生的胶质细胞成分组成的肿瘤，胶质细胞成分可以是异常增生的星形细胞，少枝胶质细胞或其他胶质细胞或其混合。在 WHO(2000)分类中属于神经上皮性肿瘤，被列为 Ⅰ 或 Ⅱ 级神经元和混合神经元 - 胶质肿瘤。肿瘤在影像上可分为实性和囊性，该例为实性。实性肿瘤 MR 平扫呈长或等 T_1、长 T_2 信号，信号不均匀，边缘清或欠清，增强扫描可不规则或均匀强化，内部常可见囊腔。囊性肿瘤实性部分可不明显，而仅见囊肿，部分呈多囊样，增强扫描部分囊壁强化，可伴有肿瘤周围脑皮层萎缩样改变。肿瘤大小不等，直径 1~7 cm。肿瘤周围无血管流空。CT 扫描肿瘤呈较低密度灶，边缘欠清，密度不均，瘤内可见钙化。神经节细胞胶质瘤影像表现多样，无特异性，不易与其他肿瘤鉴别。

9. 淋巴瘤 脑内原发性恶性淋巴瘤近年来发病率有所增加，但报道中发生在小脑半球的淋巴瘤很少见，观察该例，其影像表现与幕上淋巴瘤无明显不同。肿瘤形状规则，CT 平扫呈等密度或稍高密度，MRI T_1WI 呈稍低信号或低信号，T_2WI 呈等信号或稍高信号，即“脑膜瘤样信号”，增强扫描呈团块状或握拳样均匀强化，边界较清楚，一般无出血、钙化、囊变。周边不同程度水肿，占位效应相对较轻。位于小脑半球的淋巴瘤罕见，且由于缺乏经验，常误诊为其他肿瘤。

MR 成像优势使其对小脑半球病变的定性诊断明显优于 CT，有利于病变形态、境界及其内部细节和周围情况的观察，能够为诊断提供更多的资料。CT 对出血、钙化敏感，并且 MSCT 可进行不同平面的多平面重建，从而起到更好的辅助诊断作用。

第二节 小脑半球异位脉络丛乳头状癌

脉络丛乳头状癌临床罕见,占脉络丛肿瘤的20%左右,大约80%发生于儿童。小儿好发部位为幕上脑室,成人多发生于第四脑室及桥小脑角。该例病灶位于小脑半球,可能是由脉络丛胚胎残余异位发展而来。

免疫组织化学染色CK常阳性,然而S-100蛋白和甲状腺运载蛋白(TTR)阳性率比脉络丛乳头状瘤低,大约20%的脉络丛癌GFAP阳性,EMA常不表达。

一例MRI表现为小脑半球环形强化病灶,但无脉络丛肿瘤典型表现:发生在成年人;无颅内高压症状;病灶位于小脑半球,第四脑室仅呈受压改变;瘤界较清晰,无菜花样或颗粒状形态;瘤周水肿不明显。

该病同星形细胞瘤、单发脑转移瘤鉴别困难,确诊依赖于病理。

患者曾行其他相关检查,除外原发病灶,结合病理组织学及免疫组织化学所见,最终诊断为脉络丛乳头状癌。

第三节 小脑血管周细胞瘤

患者,女,32岁。因"头颈部反复酸痛3年,伴视物模糊半年"入院。患者缘于3年前无明显诱因开始出现头颈部酸痛,呈阵发性,当时程度不重,予以按摩"太阳穴"后,能缓解,症状反复出现;于今年初上述症状有所加重,未予以特殊处理,随着时间增加,疼痛缓慢加重;于2个月前疼痛明显且伴有头晕、视物模糊、耳鸣(嗡嗡响,安静时明显),不敢抬头就诊于,诊断为"颈椎病",予以理疗及自服中药等治疗后,症状一度减轻;于近日就诊于眼科医院,发现双侧视盘水肿,今就诊行头颅MRI检查发现颅内占位(图17-7-1)。

病理检查:结节样肿物一个,大小5.5 cm×3.5 cm×2.5 cm,

切面灰黄灰白,质中,包膜完整。免疫组化诊断:小脑幕区肿物切除标本,血管周细胞瘤(WHO Ⅱ级)。

第四节 误诊病例简介:小脑半球皮样囊肿

颅内皮样囊肿是少见的起源于外胚层的先天性肿瘤,占全部颅内肿瘤的1%以下。病变多位于中线部位的硬膜下、硬膜外或脑内,位于后颅窝占2/3,以小脑蚓部、第四脑室及脑池内多见。发生于小脑半球者少见。

颅内皮样囊肿是一种良性先天性病变,来源于外胚层,是胚胎第3~5周神经管闭合时外胚层细胞异位进入神经管形成的。可发生于任何年龄,多发于20~30岁,性别无显著差异。症状和体征基本依赖于囊肿的位置,主要表现有头痛、癫痫及占位引起邻近部位的神经功能障碍和脑积水的相应症状。病变可以压迫附近颅骨引起骨质吸收。病变表面的皮肤上常有皮毛窦和皮肤色素沉着。

典型的皮样囊肿呈球形或分叶状,界限清楚,主要为单房病灶,含有真皮和皮肤附件,钙化少见。一例边缘可见片状高密度影,考虑为钙化。病灶CT值多为负值,以脂肪样低密度为主,高密度罕见。

MRI示囊壁在T_1WI和T_2WI上均呈低信号,囊内信号由于成分不同可出现不同信号。增强扫描示病变中心不强化,边缘呈环形强化或不强化。脂肪抑制序列对于检查病灶内有无脂肪很有价值。囊肿DWI上呈高信号。病灶周围有时可见血管源性水肿,自发性出血少见。

该例病灶中心CT值为1~21 HU,T_1WI上呈低信号,T_2WI上呈高信号,扩散加权成像上呈高信号,可能与囊肿内含脂肪较少,分泌物较多有关;囊肿周围可见小片状长T_1、长T_2信号,考虑为血管源性水肿。由于皮样囊肿极少发生于小脑实质内,该例又没有脂肪和油液平面等皮样囊肿的特异性征象和皮毛窦表现，故影像学定性诊断较为困难。

鉴别诊断方面，此部位病变主要需与血管网织细胞瘤、囊性星形细胞瘤及表皮样囊肿鉴别。

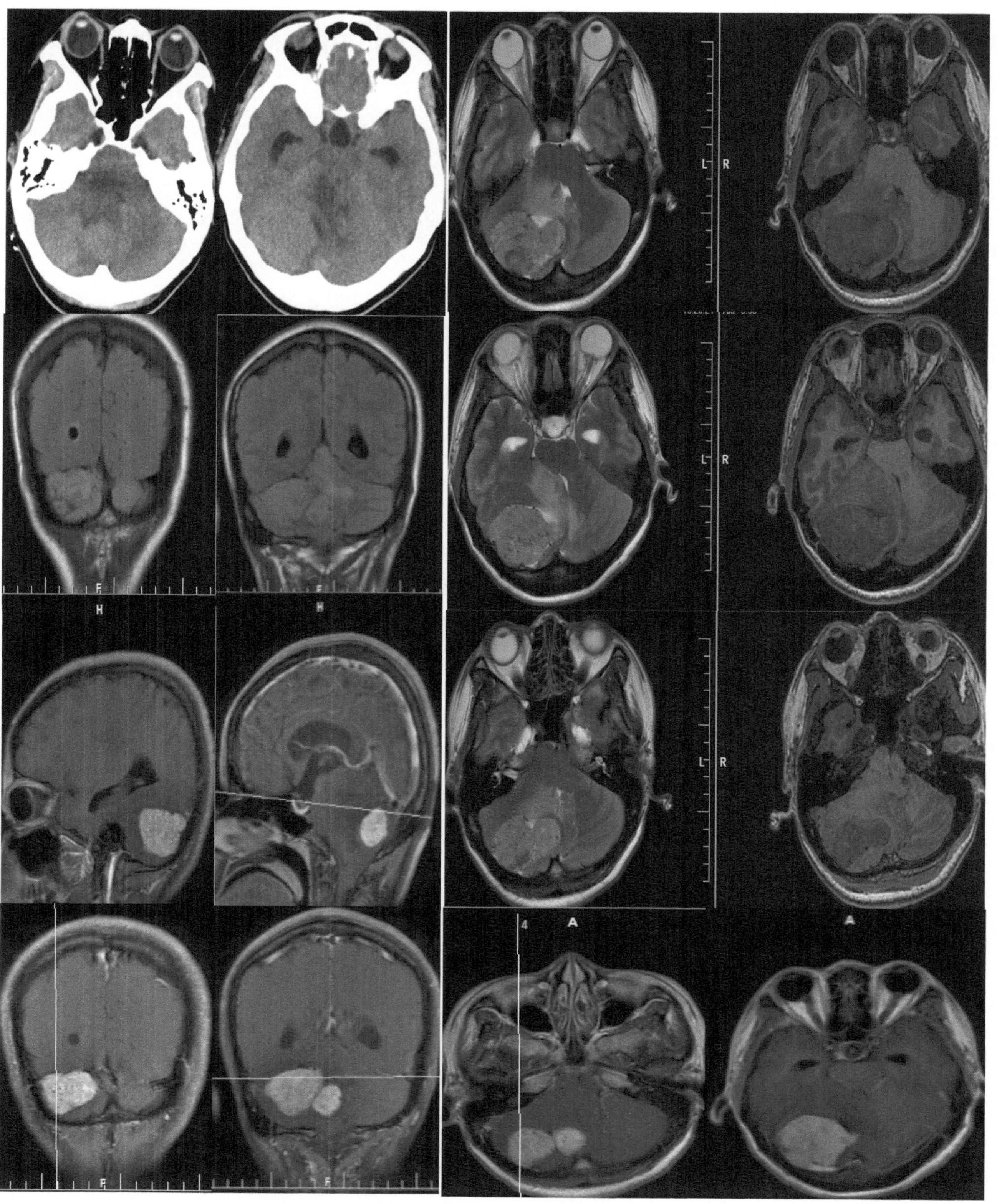

图 17-7-1　小脑血管周细胞瘤

第八章 小脑蚓部

第一节 小脑蚓部转移瘤合并局部脑膜癌病

脑转移瘤及脑膜癌病以幕上多见，病变常为多发，幕下者仅占 20%~25%，单纯发生于小脑蚓部及其周围脑膜者少见，临床缺乏特征性表现，易误诊。

1. 发病机制　无论是脑实质转移瘤还是脑膜癌病均以幕上多见，文献报道超过 75%，幕下转移性肿瘤病变多合并幕上转移瘤，累及小脑蚓部的脑实质转移瘤及脑膜癌病少见。

一组 15 例小脑蚓部转移瘤合并局部脑膜癌病在同期影像学检查及临床证实的 391 例脑转移瘤及脑膜癌病中占 3.84%。其原因是脑转移瘤及脑膜癌病主要为脑外恶性肿瘤经血源性途径侵犯，而这种血行性转移发生的概率与脑血流量及血管管径粗细密切相关。

颈内动脉供血量及范围占颅内血供的 2/3 以上，管径粗大，颈内动脉系统的血流量要大于椎 - 基底动脉的血流量，癌栓更易和较多地进入幕上，因此其供血区是转移瘤最好发的部位。小脑蚓部转移瘤及邻近脑膜癌病的分布特点也与其血供有关。小脑蚓部由小脑上动脉供血，除蚓部外，小脑上动脉还供应小脑上部的外侧面、小脑上脚、齿状核和小脑中脚，并有多个分支呈扇形供应小脑半球的上面，因此转移瘤可同时累及小脑蚓部及小脑半球，甚至小脑脚。该组 15 例中 2 例（13.33%）可见小脑半球转移瘤病灶。小脑蚓部的蛛网膜、软脑膜也由小脑上动脉供血，故小脑蚓部脑实质与邻近脑膜同时出现转移瘤的可能性很大。

除此之外，肿瘤细胞也可先侵犯脑实质，然后浸润邻近脑膜，或种植于蛛网膜下隙，继而蔓延至软脑膜。该组 1 例幕上原始神经外胚层肿瘤（PNET）即可能通过这种方式形成小脑蚓部及其脑膜转移。

硬脑膜的血供主要来自脑外动脉，小脑幕及后颅窝硬脑膜由枕动脉、椎动脉及颈内动脉的脑膜支供血，因此这些部位脑膜癌病与小脑蚓部转移瘤同时出现的机会较小。该组小脑蚓部邻近硬脑膜异常强化者仅 3 例。

该组小脑蚓部转移瘤及脑膜癌病的主要原发肿瘤是肺癌，与国内文献报道一致。Willlian 等（1996）报道在欧美国家原发灶以乳腺癌最多，在日本则以胃癌居多，因此主要为血行转移。该组原发肿瘤主要是肺癌，应为血行转移；仅 1 例原发肿瘤为幕上恶性脑肿瘤，考虑为脑脊液途径转移。Samson 等（2004）也报道 1 例右侧额叶混合型少枝胶质细胞瘤（WHO Ⅱ级）小脑下蚓部转移，经活检证实，也认为转移途径为脑脊液扩散。

2. 影像学研究　本病临床表现缺乏特征性，该组病例影像学检查前均未明确诊断。文献报道本病临床上以脑、颅神经、脊神经根受损症状为主，50% 患者的首发症状为脑部病变，常伴有头痛、脑膜刺激征、精神症状、癫痫发作。脑脊液检查虽然是诊断本病最直接的依据，但首次腰穿阳性率仅约 45%，而其影像学表现有一定的特征性，因此影像学检查在小脑蚓部及邻近脑膜癌病诊断中起着相当重要的作用。

Kioumehr 等（1995）根据增强 MRI 上脑膜强化的表现将脑膜癌病分为 3 型：硬脑膜 - 蛛网膜型、软脑膜 - 蛛网膜下隙型及混合型。文献报道脑膜癌病的 MRI 强化大多数为硬脑膜 - 蛛网膜型，少数为软脑膜 - 蛛网膜下隙型，一般无混合型。

该组病例以侵犯小脑蚓部脑沟为主，即软脑膜 - 蛛网膜下隙型，少数为混合型，可能与该组病例并非单纯小脑蚓部脑膜癌病有关。该作者推测肿瘤细胞先经血行侵犯脑实质，然后浸润脑膜面，由内向外，首先侵犯软脑膜及蛛网膜，故软脑膜病变的发生率高于其他情形。

总结该组病例的影像学特点是：小脑蚓部结节状肿块，易囊变（该组53.33%）；肿块周围见较大范围水肿密度及信号；小脑蚓部软脑膜异常强化，呈脑回状或结节状；可合并幕下其他部位或幕上脑实质转移瘤及脑膜癌病表现。根据这些特点易与其他病变鉴别。

3. 鉴别诊断　本病应与其他可出现小脑蚓部肿块或结节的病变，包括小脑胶质瘤、髓母细胞瘤和血管母细胞瘤等进行鉴别。

（1）小脑胶质瘤：影像学表现为囊实性或实性肿块，呈不均匀强化，实性者强化较明显，常见第四脑室受压，可见梗阻性脑积水，且多见于儿童和青少年。

（2）髓母细胞瘤：髓母细胞瘤好发于小脑蚓部，边界清楚，强化均匀。

（3）血管母细胞瘤：血管母细胞瘤多为大囊伴囊壁结节，囊壁结节有明显强化。这些肿瘤均为原发肿瘤，无脑膜癌病，结合颅外恶性肿瘤病史（尤其是有无肺癌），鉴别不难。

（4）感染性脑膜炎：小脑蚓部脑膜癌病还需与感染性脑膜炎鉴别，脑膜癌病强化的形态可为线状、结节状或二者兼有。多位作者研究认为硬脑膜、蛛网膜、蛛网膜下隙混合强化是脑膜癌病的特征，与感染性脑膜炎明显不同。感染性脑膜炎主要出现线状脑膜强化。结核性脑膜炎的结核结节虽可类似于脑膜癌病的强化结节状，但好发于脑底，且临床上有结核病表现，容易鉴别。结节病、自发性低颅压、头颅外伤、颅脑手术等也可出现脑膜强化，但均为光整的线状。

第二节　原始神经外胚叶肿瘤（PNET）

患者，男，49岁。

手术所见：见病灶已侵蚀颅骨并向颅外生长，剥离皮瓣至颅骨缺损处时，病灶与骨膜及部分颞肌有粘连。沿颅骨外病灶周围切开骨膜及颞肌，继续向下翻开肌皮瓣，见颅骨呈类圆形缺损，直径约2 cm，缺损处可见灰红色病灶，质软，易碎，类似肉芽组织，血供丰富，触之出血明显，颅板下还有病灶。病灶与颅骨有粘连，取下颅骨瓣，见被病灶侵蚀的颅骨周围内侧面呈菜花样粗糙不平。骨缘涂以骨蜡止血。硬脑膜外病灶呈类圆形，大小约3 cm×3 cm×2 cm，病灶周围硬脑膜血供较丰富，色泽未见明显异常。沿病灶周围1cm逐步剪开硬脑膜，见硬脑膜内侧面光滑，细小血管较多，与脑组织间无明显粘连，局部脑组织受压内陷。病灶后下部有一较粗大静脉穿过硬脑膜回流至脑表面静脉，予以电凝后切断，将病灶连同周围1 cm硬脑膜整体切除，电凝硬脑膜切缘。

病理检查：①右侧颞顶枕颅骨，环状骨组织一块，大小6 cm×5 cm×0.7 cm，中央见一缺损区，面积1.7cm×1.5cm，切面灰白，质中；②右侧颞顶枕肌肉，灰红色组织一块，大小1.8 cm×1 cm×0.3 cm；③右侧颞顶枕硬膜外肿瘤，灰红色环状组织一块，大小3.3 cm×3 cm×1 cm，切面灰红，质软。免疫组化检测：阳性，CD99，Syn，Vimentin，EMA（灶+），CK（P）（灶+），S-100（弱+），NSE（灶+），Oling-2（灶+），CD45（散在+），F8（血管内皮+），CD31（血管内皮+），CD34（血管内皮+），P53（+，<1%），Ki-67（+，约70%）；阴性，GFAP，NF，CgA，CD56，CEA，ER，PR，HMB45，MelanA，p63，D2-40，WT1，desmin。免疫组化诊断：右侧颞顶枕硬膜外肿瘤切除标本，结合免疫组化检测结果，考虑为原始神经外胚叶肿瘤（PNET），侵犯局灶区周围骨组织。

影像资料见图17-8-1。

第三节　蚓部假性肿瘤：CT增强扫描的潜在陷阱

经第四脑室体部CT横断扫描，有时在下蚓部可见一椭圆形的高密度区，但第四脑室未见占位效应，小脑半球外侧也无水肿表现，这是小脑下蚓部假性肿瘤的特征。此现象最早由Kramer（1977）报告。

鉴别诊断应包括：中线非囊肿性小脑血管母细胞瘤、蚓部的浸润性神经胶质瘤以及小脑下后动脉后髓段血管瘤。

Kramer（1979）再次著文讨论正常小脑下蚓部在CT平扫时密度较高，指出在增强扫描更可见一致性密度增高，此致密影为三角形或狭窄椭圆形，从第四脑室脉络膜丛延伸到中线颅骨内板,第四脑室位居中线无变形。

该作者着重指出,这是正常小脑下蚓部的正常表现,切勿误诊为肿瘤,切勿误入此类陷阱。

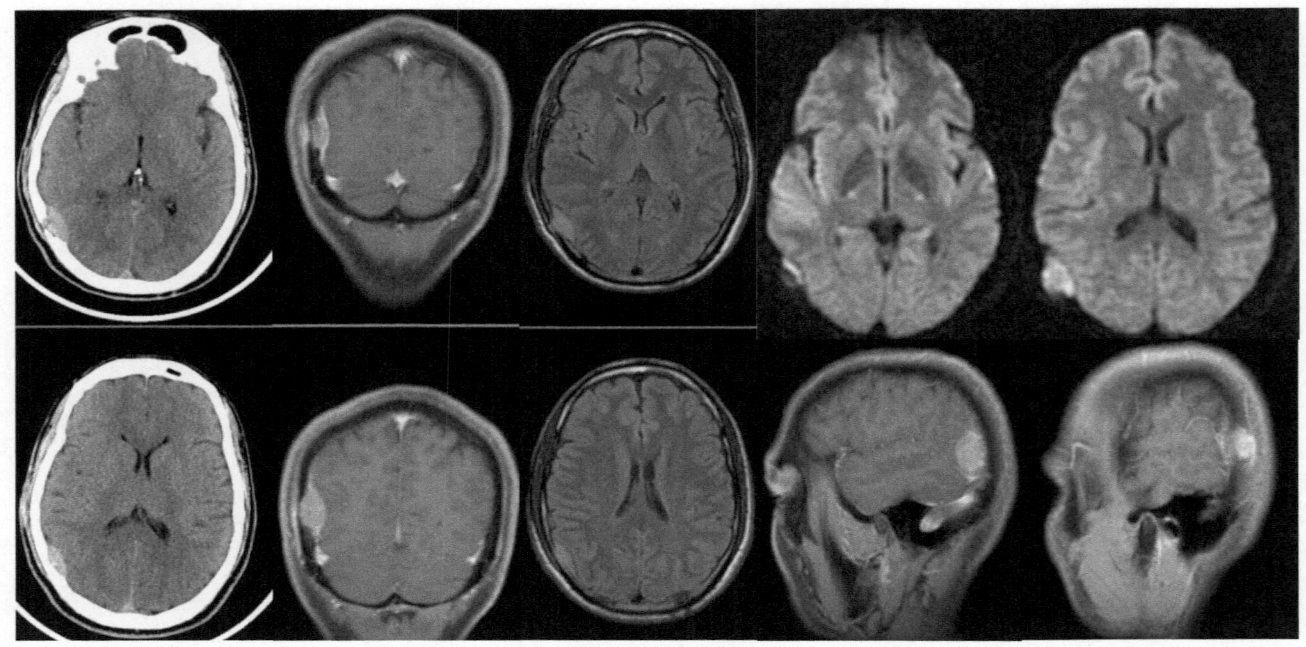

图 17-8-1 原始神经外胚叶肿瘤(PNET)

第四节 成人幕下髓母细胞瘤误诊为小脑发育不良性节细胞瘤

成人髓母细胞瘤影像表现及发病部位与儿童不同,容易误诊误治。

髓母细胞瘤(MB)属于原始神经上皮肿瘤,是常见的儿童恶性肿瘤,占儿童中枢神经系统肿瘤的15%~30%,发病年龄多为5~10岁, WHO分级为Ⅳ级,具有很强的侵袭性和转移性,易沿脑脊液循环在颅内及脊髓播散种植。

成人髓母细胞瘤少见,约占成人颅内肿瘤3%,起源不明,多认为是来源于小脑外颗粒层细胞,由排列紧密的小圆细胞构成团块状,该细胞位于小脑软膜下分子层表面,肿瘤常偏离中线生长,且多位于小脑半球的背面。由于外颗粒层细胞移行过程经过小脑蚓部、小脑半球甚至桥小脑角区,所以成人髓母细胞瘤可以发生于上述区域,年龄越大,越偏离中线。

文献报道成人髓母细胞瘤可见18~57岁,有作者报告1例,为38岁的成人,病史长,符合成人髓母细胞瘤的好发年龄,肿瘤弥漫浸润小脑蚓部及两侧小脑半球并蛛网膜下隙浸润,不呈团块状,实为罕见,文献少有报道。

髓母细胞瘤多表现为圆形、类圆形的实性肿块,肿瘤细胞密集。CT上肿块为等密度或稍高密度, MRI T_1WI序列上肿瘤实质多为稍低信号, T_2WI呈等信号或稍高信号。肿瘤因细胞密集,细胞间隙变窄,肿瘤扩散受限,表现为DWI高信号、ADC低信号。

该例肿瘤不呈团块状改变,病理示弥漫浸润、蛛网膜下隙播散, CT仅表现为双侧小脑半球体积增大,第四脑室变窄变小。MRI表现类似,小脑弥漫对称性体积增大,未见成团的肿块, T_2WI上除显示小脑半球及蚓部的弥漫肿大外,突出的表现是两侧小脑半球皮层均匀肥厚、信号增高,小脑沟裂保持,略呈对称性"条纹状",类似小脑发育不良性节细胞瘤的"虎纹征"。

小脑发育不良性节细胞瘤,又称为Lhemite-Duclos病(LDD),是一种源自小脑皮层并缓慢进展的良性占位性病变, WHO定为Ⅰ级;也有学者认为小脑发育不良性节细胞瘤是因为小脑颗粒细胞的异常肥大，导致小脑脑回局限性肥大形成的错构瘤，而并非真正的肿瘤。

小脑发育不良性节细胞瘤在 MRI 上具有特征性的表现，在 T_1WI 上呈等信号、低信号条纹状结构，T_2WI 上受累的小脑皮质外层呈等信号、高信号，皮层内侧部分和中央白质呈高信号，这种平行且不规则的线条状信号被称为“虎纹征”。肿瘤扩散不受限，ADC 图为高信号。病变一般局限于一侧小脑半球或局部小脑皮层. 常产生较明显的占位效应，第四脑室受压变形、向对侧推移明显。

仔细分析，该例尽管出现略似“小脑发育不良性节细胞瘤”的“虎纹征”，但蚓部 DWI 扩散受限，ADC 为均匀受限的低信号，与小脑发育不良性节细胞瘤的 ADC 为高信号不同，忽略了这个重要的区别征象；且 T_2WI 上病变部位信号不太高，达不到“虎纹征”标准；小脑扁桃下移是由于蚓部增粗及小脑半球体积增大、后颅窝容量增加导致的，由于患者仅仅做了小脑蚓部的部分取样活检，小脑半球的体积和 MRI 信号改变是肿瘤侵犯还是血管源性肿胀，暂时未能明确，有待进一步追踪大体病理结果。

该病例还需要鉴别的就是小脑炎。炎症可以弥漫肿胀、颅内压增高，导致小脑扁桃下疝。小脑弥漫性炎症，一般病程短、临床症状相对较重，CT 表现受累的半球密度常表现为均匀的低密度，磁共振 T_1WI 为低信号，T_2WI 及 FLAIR 为均匀高信号，扩散不受限，ADC 为等或高信号。结合临床、实验室检查可以鉴别。

总之，该次误诊的原因最重要是忽视了 DWI 的鉴别作用，放大了类似小脑发育不良性节细胞瘤的“虎纹征”这个次要或间接的征象，两者性质不同，治疗和手术方式及预后均不同，需总结经验，提高认识，防止再次发生“套用征象”的失误，牢记 DWI 对两者的鉴别诊断的重要意义。

第九章 小脑其他疾病

第一节 遗传性脊髓小脑共济失调

脊髓小脑共济失调是一大类临床表现相似的常染色体显性遗传性疾病,是遗传性共济失调中的常见类型,但临床上并不常见。

一、概念

遗传性共济失调是指由遗传因素所致的以共济失调为主要临床表现的一大组中枢神经系统变性疾病。其临床类型众多,各型之间症状及体征重叠,因而命名及分类混乱,近年来基于基因检测的分子遗传学分类已成为国际上统一规范的命名和分类方法。但由于受生化检查等条件的限制,临床上常按照传统分类将其分为脊髓型、脊髓小脑型、小脑型。其中脊髓小脑共济失调是遗传性共济失调的常见类型,其基因分型有多个亚型,按照各亚型发现的先后依次排列脊髓小脑共济失调 1~21,其中脊髓小脑共济失调 9、脊髓小脑共济失调 15、脊髓小脑共济失调 18、脊髓小脑共济失调 20 基因位点还未确定,目前普遍认为仍有更多脊髓小脑共济失调基因位点未被发现。

二、病理学

脊髓小脑共济失调的病因尚未完全明了,目前认为其属常染色体显性遗传性疾病。近年来,国外学者通过遗传连锁分析,先后发现该类疾病在多条染色体区带上存在着相关的致病基因,肯定了该类疾病遗传异质性的存在。此类疾病有共同的发病机制,即不稳定的 CAG 三核苷酸重复数突变扩增。脊髓小脑共济失调的主要病理改变为小脑、脑干及脊髓神经细胞脱失,白质脱髓鞘,轴索变性引起的神经组织萎缩。病变亦可累及脊神经、脑神经、交感神经、基底节、丘脑及大脑皮质。

三、临床表现

本病呈家族常染色体显性遗传规律,缓慢进展,临床表现主要为步态不稳、动作笨拙、震颤、轮替动作障碍、测距不准、吞咽困难、构音障碍及眼球震颤、眼肌麻痹、肢体肌无力、肌张力增高、腱反射亢进、病理反射阳性等症状和体征。

脊髓小脑共济失调各型发病年龄略有不同,大都在 20~40 岁发病,常有遗传早现现象(即子代比亲代发病更早且病情更重),因此发病年龄也可提前,这与核苷酸重复突变数目有关。脊髓小脑共济失调的诊断依据主要为临床上两个共同特征:一是缓慢发生和发展的对称性共济失调,二是常染色体显性遗传家族史,但确诊及分型须依赖基因学检测。

有作者报告一家系有明确的遗传家族史,除Ⅰ代、Ⅱ代病史不详外,其遗传图谱符合常染色体显性遗传规律,两先症者具有典型的脊髓小脑共济失调表现,因此临床可诊断为脊髓小脑共济失调,但由于受生化检查条件的限制,该家系两患者未能行基因学检测。

四、影像学研究

近年来有关脊髓小脑共济失调在中枢神经系统形态学的改变国内外文献报道较多。脊髓小脑共济失调亚型种类繁多,各型影像表现相互交叉,同一类型表现亦有所不同,因此文献报道也各不相同。报道较多的为小脑及脑干萎缩,以小脑萎缩为明显,尤以小脑蚓部萎缩为著,并可见小脑上脚及小脑中脚萎缩,脑干主要为脑桥萎缩。脊髓也可萎缩,但不常见,报道较少。

脊髓小脑共济失调 3/MJD 病还可见齿状核、红核、苍白球及额叶和颞叶萎缩，苍白球萎缩也许病程较长者更为明显，脑桥被盖萎缩可较基底部明显。Murata 等（1998）认为小脑传入和传出纤维束、苍白球及额、颞叶萎缩是脊髓小脑共济失调 3/MJD 病的特征性改变。

该家系Ⅳ 18、Ⅳ 19 两患者 MRI 均显示小脑蚓部及双侧小脑半球轻度萎缩，符合脊髓小脑共济失调的形态学改变，其脑桥未见明显萎缩，考虑可能与病程及病情严重程度有关，该组将继续对其随访观察。

有关脊髓小脑共济失调脑实质 MR 信号异常的报道国内外均较少。Mascalchi 等（1998）报道 1 例长病程脊髓小脑共济失调 1 患者脑桥及小脑出现弥漫异常信号。Murata 等（1998）报道 31 例脊髓小脑共济失调 3/MJD 病患者中 14 例出现 T_2WI 和（或）PDWI 上脑桥横向纤维区异常高信号。国内有作者报道脊髓小脑共济失调 3/MJD 病患者 T_2WI 见苍白球、壳核区低信号，但 Romann 曾报道 1 例 MJD，其 MRI T_2WI 却显示纹状体区呈高信号，且上述部位随年龄增长发生的铁沉积亦可形成 T_2WI 低信号，故此现象意义尚有待进一步研究。

Adachi 等（2000，2006）报道 2 例橄榄桥脑小脑萎缩（OPCA）患者 T_2WI 见脑桥基底部“十”字形高信号及小脑中脚异常高信号，6 例脊髓小脑共济失调 1 患者中有 5 例 T_2WI 可见连续两个层面脑桥基底部中线高信号，并认为此为脊髓小脑共济失调 1 的特征性 MRI 表现，为脊髓小脑共济失调 1 的放射诊断提供了依据。

该家系Ⅳ 18、Ⅳ 19 两患者 T_2WI 连续两个层面脑桥基底部中线亦隐约可见线样异常高信号，与 Adachi 的发现相似。但两患者未能经基因学检测确定为脊髓小脑共济失调 1，因此该组的发现目前尚不能支持 Adachi 的结论。

某些类型的脊髓小脑变性（SCD）疾病存在脑桥横向纤维的变性，因此这些神经纤维的显示有助于此类疾病的放射诊断。正常情况下，神经纤维的水分子在其长轴方向上的扩散相对自由，而在垂直于长轴的各个方向上，扩散运动明显受到细胞膜和髓鞘的限制，因而其扩散具有明显的各向异性。但神经纤维在变性的病理状态下，其髓鞘脱失，对水分子扩散的限制作用减弱，水分子扩散的各向异性便降低。

Adachi 等（2000，2006）利用此原理使用仅在左右横向施加扩散敏感梯度的扩散加权成像来显示脑桥横向纤维和纵向纤维束，发现橄榄桥脑小脑萎缩患者及脊髓小脑共济失调 1 患者脑桥横向纤维显示不清，脑桥基底部呈无定形结构，反映了脑桥横向纤维存在变性。

（1）DTI 技术：DTI 技术也是利用神经纤维水分子扩散的各向异性，在多个方向（6 个以上方向）施加扩散敏感梯度，对每个体素水分子扩散的各向异性进行检测，可以更好地反映脑白质纤维束的走向，原始数据经计算机处理可以更准确地显示出各个方向走行的神经纤维束，对神经纤维变性的判断亦更为直观。该家系Ⅳ 18、Ⅳ 19 两患者小脑上脚层面 DTI 彩色 FA 图上脑桥横向纤维束及Ⅳ 19 小脑中脚腹侧部分横向纤维显示不完整、不连续，这说明神经纤维存在局部变性，水分子扩散的各向异性减弱，反映了脊髓小脑共济失调的病理改变。

（2）MRS：MRS 可以无创地检测组织中的代谢产物，目前已应用于脑内多种疾病的检查，为其诊断和鉴别诊断提供重要依据。Mascalchi 等（1998）对一意大利脊髓小脑共济失调 1 家系的 10 名成员进行了单体素 MRS 检查，发现脑桥基底部的 NAA/Cr 比值及 Cho/Cr 比值在有症状的脊髓小脑共济失调 1 携带者明显减低，在无症状的脊髓小脑共济失调 1 携带者中中度减低，所有有症状和无症状的脊髓小脑共济失调 1 携带者小脑半球的 NAA/Cr 比值均轻度减低，Cho/Cr 比值正常。

该家系Ⅳ 18、Ⅳ 19 两患者小脑蚓部 NAA/Cr 比值轻度减低，Cho/Cr 比值正常。NAA/Cr 比值减低反映了相应部位神经元的丢失及其生存能力的降低，符合脊髓小脑共济失调的病理改变。另外值得注意的是，Ⅳ 16 及Ⅴ 21 两成员小脑蚓部 NAA/Cr 比值虽然在参考值范围内，但处于偏低水平，同时其携带脊髓小脑共济失调基因的概率均较高，为 50%，其中Ⅳ 16 有轻微走直线欠稳的表现，不能排除Ⅳ 16 为表现较轻的脊髓小脑共济失调基因携带者，Ⅴ 21 目前尚无临床症状，但其年龄现只有 17 岁，尚未到发病年龄，目前也不能排除其为脊髓小脑共济失调基因携带者。因此，MRS 检查是脊髓小脑共济失调 MR 常规检查的有用补充。

NAA/Cr 比值也许是一个对脊髓小脑共济失调病理改变较 MRI 常规检查所显示的形态及信号改变更为敏感的生化指标，对脊髓小脑共济失调基因携带者的早期诊断及预防有重要价值，这尚有待于对该家系成员继续跟踪观察以进一步证实。

五、鉴别诊断

脊髓小脑共济失调需与其他原因所致的遗传性共济失调鉴别。遗传性共济失调种类繁多,分类复杂,临床、影像表现也多有交叉。有作者认为,脊髓小脑共济失调与小脑橄榄萎缩(OCA)、橄榄桥脑小脑萎缩是遗传性共济失调的不同病期或不同的临床组合。但现在多数作者认为,在目前病因、病理及发病机制尚不十分清楚的情况下,脊髓小脑共济失调与橄榄桥脑小脑萎缩的鉴别仍有一定的临床意义。一些作者认为在影像上,脊髓小脑共济失调主要表现为小脑蚓部及半球的萎缩而脑干的萎缩不明显,桥脑腹侧向前隆起的弧度存在。橄榄桥脑小脑萎缩表现为桥脑、下橄榄及小脑萎缩,特别是脑干变细,桥脑腹侧面萎缩变平,有助于二者鉴别。总之,该组认为MR多种检查技术可以反映脊髓小脑共济失调的主要病理改变,为其诊断提供多种有力依据。

第二节　成神经管胚细胞瘤非典型CT表现

小脑成神经管胚细胞瘤是一胚胎性肿瘤,通常见于儿童。某儿科医院报告129例后颅窝肿瘤中有52例为本症。在CT检查时本症有所谓典型表现,即增强扫描时密度均匀增高的中线肿块,边缘清楚,常伴脑积水。然而, Zee等(1982)复习30例本症,发现14例表现均不典型,它们常有囊性变、坏死、钙化、出血,而对比剂增强不明显,甚至还向幕上延伸。这样,就使本症CT检查时与其他后颅窝肿瘤的鉴别出现相当大的困难,不能不给予足够的重视。常见疾病的非典型表现常可导致误诊,此即为一例证。

第三节　小脑齿状核钙化

经后颅窝CT横断扫描,在每个小脑半球中各见一高密度区,位于小脑中间脚的外侧,为小脑齿状核钙化。它可见于亚铁钙盐沉着症,高钙血症和Cockayne综合征。

然而,有作者认为,最常见者为特发性钙化,怀疑为发育变异。它出现的多少与基底神经节钙化关系甚少。

第四节　误诊病例简介:小脑延髓池中枢神经细胞瘤与室管膜瘤

中枢神经细胞瘤由Hassoun等(1982)年首次报道,是一种多发于年轻人的生长缓慢的神经上皮类肿瘤。WHO(2002)中枢神经细胞瘤分类将其归为神经元和混合性神经元胶质肿瘤,属偏良性肿瘤。

中枢神经细胞瘤发病年龄为17~53岁,以年轻人多见,无性别差异。其发病部位较具特异性,中枢神经细胞瘤好发于侧脑室内,多来源于透明隔,也有第四脑室、脊髓、小脑、桥脑等部位的报道,但均少见。一例位于小脑延髓池,尚未见相关报道。

中枢神经细胞瘤临床症状以进行性颅内压增高为主要表现,包括头痛、恶心、呕吐和视力损害,部分患者可有感觉异常、平衡障碍、耳鸣、精神障碍、癫痫发作、痴呆等症状。

本病影像学表现具有一定特征性,CT表现为肿瘤多较大,呈分叶状或不规则形混杂密度灶,多见点状、圆形或团块状钙化,文献报道其钙化率为40%~50%,多数肿瘤内见低密度囊变坏死灶,增强扫描肿瘤实性部分中度强化。MRI上呈T_1等低混杂信号,T_2等高混杂信号,增强扫描轻中度强化。

中枢神经细胞瘤定性诊断主要依靠电镜或免疫组织化学确诊。免疫组织化学诊断中,突触素、神经元特异性烯醇酶在中枢神经细胞瘤细胞中呈阳性表达,其中突触素的敏感性和特异性最好。胶质纤维酶蛋白在中枢神经细胞瘤细胞中多数不表达。但部分中枢神经细胞瘤也散在表达胶质纤维酶蛋白可能是有较多的神经内分泌颗粒,有致密核心颗粒和清亮空泡，尚可见富含微管机构的突触。

该例 CT 未见异常，可能与扫描位置偏高，而肿瘤位置偏低且颅内脑积水不明显导致漏诊。MRI 检出中枢神经细胞瘤则具有明显优势，但因其临床发现率低，对其认识不足，出现误诊，该病影像上易与少枝胶质瘤和室管膜瘤混淆。

由于本病属偏良性肿瘤，手术切除为最佳治疗手段，若完整切除，无须放疗。对未能完全切除肿瘤的患者，多数观点认为放疗较合理。无论肿瘤是否全切，均无须化疗。

第十八篇　颅脑发育及先天异常

第一章 与年龄相关的发育

第一节 健康志愿者脑组织 MR 弹性成像研究

近年来，随着对组织机械特征的潜在诊断价值认识的增加，许多研究者都在寻求一种影像方法来测量组织的弹性。MR 弹性成像（MRE）作为一种可以测量组织弹性的技术，已取得了很大的进步。MR 弹性成像在科学研究及临床实践中均显示出了巨大的潜力，它的出现使“影像触诊”成为了现实。一些研究已成功在乳腺、前列腺、肝脏、肌肉及脑组织实现了 MR 弹性成像。MR 弹性成像通过对组织生物力学的评估，可以用来发现颅内异常。Xu 等（2007）研究发现，一些脑肿瘤的剪切模量与正常脑组织间存在明显差别。用 MR 弹性成像技术在活体评估肿瘤的硬度已成为可能。

1. 技术及测量因素对剪切模量值的影响 在该研究中，发现脑白质的剪切模量要明显高于脑灰质。这个结果与之前的一些头部 MR 弹性成像研究相符。发现此次试验所测得的脑组织剪切模量较其他一些研究略高，可能由多种原因所造成。如剪切波的频率及波幅等。同时，不同的测量方法也是造成各试验结果间差别较大的主要原因之一。如在测量皮层时，ROI 包含脑沟则测量值就会因脑脊液的影响而明显降低。在一项研究中，半卵圆中心被选做成像层面，而在其他研究中脑室体部层面常被选做成像层面。因此认为上述这些原因就是造成该研究所测得脑实质剪切模量值较其他研究略高的主要因素。同时，目前还没有关于不同种族人群脑实质剪切模量之间是否存在差异的报道。所以，种族因素不能被完全除外。

2. 性别因素对脑实质的影响 男、女之间脑组织在结构与功能上都存在着一些差异。Gur 等（1999）曾报道主要的脑组织容量的百分比和不对称具有性别差异，并可能影响认知功能的差别。女性在语言及记忆方面优于男性，而男性则在空间方面更为擅长。这些差异可能归因于皮层功能大脑半球特异化的不同。通过对脑灰、白质体积的研究，Wilke 等（2007）发现性别因素对灰质与白质都有影响。一些局部的测量方法也显示了性别差异的影响。例如，在男性杏仁核较大，在女性则尾状核较大。在该研究中，该作者发现男性的脑实质剪切模量与女性之间差异无统计学意义，其原因尚待进一步研究。

3. 年龄因素对脑实质的影响 近年，用 MRI 方法研究在体脑组织随年龄增长而发生的变化引起广泛关注。目前研究认为脑灰质随年龄增长而减少且在生命的早期皮层即开始萎缩。现今，有很多假说解释为什么皮层萎缩在儿童时期即开始发生。尸检研究认为，如果在 55 岁前神经元细胞丢失，那么灰质的减少主要是由于大神经元萎缩及小神经元比例增加所造成的。在该项研究中，脑灰质剪切模量随年龄的增长而增加。这可能是由于之前的一些研究样本量较少，且年龄范围较窄所造成。该组分析脑灰质随年龄增长而逐渐变硬的原因主要包括以下 3 方面。首先，由于萎缩导致脑灰质空间结构改变，从而引起灰质一些机械特性（如剪切模量）的改变；其次，由组成成分的改变而引起；第三是由于测量时，因灰质萎缩造成白质污染的增加。

在分析全部志愿者时，脑白质剪切模量与年龄间的相关性无统计学意义；但通过散点图分析该组发现脑实质剪切模量的高值多分布于 40 岁前后，分组分析显示，≤ 40 岁组志愿者的脑白质剪切模量随年龄增长而呈增加趋势。而在 >40 岁组则无这种趋势。

Walhovd 等（2005）曾报道，同灰质相比，脑白质容积与年龄间的相关性缺乏连续性。Ge 等(2002)认为脑白质容积在 20~40 岁间呈增加趋势，直到生命的晚期才会出现减低。这可能意味着脑白质的成熟可能会持续到中年。Courchesne 等(2000)发现在老年志愿者(71~80 岁)的脑白质容积会明显减低。Raz 等(1997)发现与年龄相关的脑白质容积减低很轻微或很难察觉。Courchesne 等(2000)认为脑白质容积的减少仅发生在 70 岁以后。

除了脑白质容积的改变，髓鞘化的过程也是一个动态的过程。传统的结构 MR 影像及组织学分析均表明，脑白质的髓鞘化会持续到青春期至成年期。近年，DTI 研究显示在青春期至成年期全脑白质的各向异性分数随年龄增长而增高。

所以该组认为在 40 岁前脑白质剪切模量随年龄增长而增加的趋势是由脑白质容积和 / 或脑白质髓鞘化所导致的。尽管该研究中脑灰质剪切模量与 ≤ 40 岁组脑白质剪切模量与年龄间存在相关性，但其相关系数较小，属于弱相关。

该作者认为作为脑实质物理特性之一的剪切模量应该会受多种因素的影响，如脑组织的病理改变、年龄、饮食习惯等。当然，这些猜测需要相关的组织学及进一步 MR 弹性成像研究证实。

该研究发现，脑白质的剪切模量明显高于脑灰质，此结果对于确定脑实质剪切模量的正常值范围及解决脑灰质与脑白质间哪个剪切模量值更高的问题提供了充分的依据；同时，该研究结果显示脑灰质剪切模量随年龄增长而增加，揭示脑实质剪切模量值可作为评估脑实质发育状况的一项指标。

第二节　青年人与老年人海马体积及形态的 MR

海马是边缘系统及内侧颞叶中的一个重要结构，占据侧脑室下角及三角区的底及内侧壁，因形如海马而得名。很多疾病都可导致海马体积缩小。如抑郁症、癫痫、阿尔茨海默病、精神分裂症等，不同疾病影响到海马的不同区域。

MRI 作为检查活体海马是否萎缩的唯一手段，过去常由于低场强 MR 分辨率不够高，使用的分界标志点不统一，不能够将海马头与杏仁体相区分，或者是由于海马测量不包括海马尾等原因导致所获结果相差较大，另外对海马的分部进行测量的研究也较少。

1. 海马分部定位的标志点　有些疾病与海马的分部是相关的，如癫痫患者常伴有海马头的缩小；重症抑郁症患者常出现海马尾的缩小，精神分裂症的患者也有海马头缩小。因此有必要分别了解海马头、海马体、海马尾 3 个部位的体积，但这 3 个部位是如何区分，有较大的争议。海马的分界和标志点的选择很不统一。

为此有作者研究在海马的分部中，确定相对恒定、容易辨认并易被接受的标志点作为区分的标志，其选择的依据主要叙述如下。

(1)钩隐窝为海马与杏仁体之间的小裂隙，以钩隐窝出现的第一个层面作为海马头与杏仁体的分界，也作为海马头的起始部分。在图像中，钩隐窝基本上都能够清晰的显示，从测量的结果可见其变化较小，较为恒定，作为解剖学的定位标志是可行的。

(2)海马头的内侧界与环回相邻很紧密，难以将其区分，文献一般未做详细描述，该组参考 Malykhin 等(2007)的人工定义方法，选择了下托和床室两个标志点，将下托的下缘与床室分割线交点作为内侧界标志点，该点能清晰的显示，并较为恒定。

(3)钩顶完全呈现层面的标志较为恒定也易辨认，作为海马头、体的分界是可行的。海马体部包括 Ammon 角、海马伞等部，海马伞可有部分陷入 CA2 区或 CA3 区，因此应当将海马伞勾画在内。海马尾因与丘脑枕、穹隆等结构较难区分，该研究将穹隆全貌显示的层面作为海马尾的第 1 个层面，穹隆全貌显示既恒定也容易辨认，较易接受。

该项研究沿四叠体池上界向外侧画一水平线至侧脑室三角区，将海马尾与穹隆分开，保证了测量数据的可重复性。

2. 正常海马的体积　已有很多学者对海马体积进行测量，结果不尽相同，差别很大。

与文献比较，该项研究结果稍大于前人测量的海马的体积，造成这种差异可能有以下几方面的原因：首先，文献报道所参照的海马解剖边界标准多未能对海马尾部进行完整测量，多数仅测量到穹隆便舍弃剩余的尾部，这可能是造成数值差异的最重要的因素。其次，部分文献中解剖边界描述部分较为含糊。另外，文献中的部分标志点的可重复辨认性不强，如 Jack(1994)选用下托与海马旁回之间灰白质交界处作为下界，但在研究中发现，相当一部分受试者这些标志点在 MR 图像上显示欠清晰。

除此之外，场强、层厚、解剖标志的不同皆可造成各实验室之间数据的不同。

MacMaster 等(2008)及 Malykhin 等(2007)在边界区分和标志点的选择与该研究基本接近，其结果也基本相似。因此该研究提出的解剖学标志点较为恒定、容易辨认，在实际操作中是可行的，由此产生的结果也是可信的。

3. 性别、侧别和年龄对海马的影响　该项研究发现，性别对成人海马结构体积没有影响，这与大多数学者的报道是一致的。有报道左、右海马体积有明显的差异，该研究结果发现老年组的右侧海马尾部明显大于左侧，老年组左、右两侧海马整体体积相比较虽无统计学意义，但两侧的结果相差较大。此变化反映了侧别对海马体积影响与年龄有着密切的关系。从另一个角度提示了以往关于侧别的不同结论很可能是由于未考虑年龄因素的结果。

该项研究通过海马层数的分析和三维重建，发现双侧的海马头平均层面积小于青年组，即头部不仅在长轴变短，横断面面积也变小，可见年龄对海马的各部都产生影响，但最显著的是在头部，头部与空间记忆及其记忆的贮存相关，老年人的记忆下降可能与头部的萎缩相关。

第三节　健康成人胼胝体面积随年龄变化 MRI 定量研究

胼胝体是含有胎盘结构的哺乳动物脑组织特有的结构，位于大脑半球纵裂的底部，是连接双侧大脑半球的神经纤维束，为大脑半球最大的联合纤维，包含约 3 亿个神经纤维。

研究表明，胼胝体与精神分裂症、糖尿病、血管性痴呆、阿尔茨海默病、孤独症等多种疾病的病理变化密切相关，故而，胼胝体的形态变化是近年来研究的热点。

有研究显示胼胝体的形态与年龄、左右利手、性别及大脑对称模式有关。但是，这些研究由于研究方法不一致、样本量较小等因素影响，研究结果存在一定的差异。

胼胝体的主要功能是整合、协调、易化两侧大脑半球的信息活动，促进大脑皮质机能的发育、学习及记忆。胼胝体主要连接运动中枢、运动性语言中枢、双侧相应视听中枢，并参与共济运动，是综合和汇集双侧大脑半球认知功能的联系通道。

胼胝体在精神分裂症、脑梗死、糖尿病、孤独症等诸多疾病的发生、发展过程中有着重要的改变，虽然有诸多的文章通过磁共振检查对胼胝体的形态、面积等做了大量的分析研究，

但是由于方法不一致、样本量较少等原因，研究结果存在争议。

T_1WI-3D-MP RAGE 为 T_1WI 三维磁化预备快速采集梯度回波，是快速容积扫描序列，具有较高的时间分辨率及空间分辨率，图像信噪比高、伪影少，对脑内结构的对比度良好，能三维显示脑内部的精细解剖结构，同时也是获取正常人脑的三维可视化图谱的重要方法。

一项研究通过在 T_1WI-3D-MP RAGE 序列测量结果显示健康成人胼胝体面积在 18~30 岁组至 31~40 岁组逐渐增大，在 31~40 岁组至 41~50 岁组处于平台期，在 41~50 岁组至 61 岁以上组胼胝体面积逐渐变小，61 岁以上组胼胝体面积最小，不同年龄组间胼胝体面积无显著差异，这与 Suganthy 等(2003)结果类似。

因为胼胝体与语言、精神、情感、认知等方面均相关，所以不同年龄阶段胼胝体产生不同的功能，导致胼胝体的大小有所变化。

18~30 岁组到 31~40 岁组面积稍有增大，可能是此年龄组胼胝体虽然已经发育成熟，但是其计算、理解、记忆、逻辑思维等功能还在不断地完善。在 31~40 岁组到 41~50 岁组面积处于平衡期，可能是此段时间大脑发育已经呈现平衡时期，胼胝体的功能已经趋于完善，在 41~50 岁组到 61 岁以上组胼胝体面积逐步减小，可能与随年龄增长皮质神经元萎缩、白质瓦解、认知功能减退等有关，也与年龄较大双侧大脑半球间信息整合较差有关。健康成人胼胝体面积平均每年萎缩率约为 0.035%，相邻年龄段胼胝体变化率分别为 2.010%(增长)、0.076%、

1.500%、1.540%，随着年龄的增长，萎缩率增加。该研究结果显示国人胼胝体萎缩发生在 51 岁以后，与部分文献结果不一致。

Pujol 等（1993）采用 2 岁的间隔分析了 90 例西班牙人胼胝体面积，结果发现胼胝体的面积萎缩在 40 岁，这比该研究结果提前了 10 年，这可能是国人与欧洲人脑组织发育不同所导致的。

胼脑比值（CCR= 正中矢状面胼胝体面积 / 同层面大脑面积 ×100%）

胼脑比值在 18~30 岁组、31~40 岁组、41~50 岁组随年龄的增长逐渐增大，在 51~60 岁组至 61 岁以上组逐渐缩小。这与原始数据胼胝体面积结果接近，说明胼胝体面积随年龄的变化与大脑面积随年龄的变化规律基本类似。胼脑比值平均每年变化约 0. 089%。在 18~30 岁组与 31~40 岁组间、31~40 岁组与 41~50 岁组、51~60 岁组与 61 岁以上组间比较胼脑比值无显著差异，提示相邻年龄段胼胝体胼脑比值变化不大，变化率分别为 2.330%、1.680% 及 2.560%，Sullivan 等（2001）同样研究发现成人组胼胝体面积与大脑面积比值随年龄变化有轻微的差异。该项研究测量发现 18~30 岁组与 51~60 岁组胼脑比值接近，差异无统计学意义，变化率仅为 0.79%，这点提示 18~30 岁组胼胝体处于进一步发育、完善阶段，51~60 岁组胼胝体出现萎缩，面积开始减小。

胼胝体面积与胼脑比值呈显著正相关，正中矢状面胼胝体面积的变化与大脑面积的变化幅度接近，属于脑老化改变。

第二章　关于结节性硬化

第一节　6 个月以下小婴儿及新生儿结节性硬化

结节性硬化，又称 Bournerille 病，为常染色体显性遗传的神经皮肤综合征之一。活产新生儿发病率为 1/6 000~1/9 000。

1. 发病机制　结节性硬化是常染色体显性遗传性的神经皮肤综合征，致病基因分别为位于 9q34 的 TSC1 和 16p13 的 TSC2，但 TSC1 和 TSC2 的影像学改变在发生部位、形态学方面均无特异性。除中枢神经系统受累外，结节性硬化可出现多器官、多系统病变，较常见的表现包括心脏横纹肌瘤、肾血管平滑肌脂肪瘤、多囊肾、视网膜星形细胞瘤或错构瘤、肺淋巴管肌瘤病、直肠错构瘤样息肉、指（趾）甲床多发纤维瘤等，一组 14 例中并发肾囊肿 3 例。

皮质结节、室管膜下结节、室管膜下巨细胞星形细胞瘤代表局部组织发育不良，而经套膜发育不良和半侧巨脑则代表更大范围的组织发育不良。白质内线样异常信号代表巨细胞移行的轨迹。研究显示皮质结节的数量与脑白质异常信号呈正相关，且皮质结节与脑白质病变在大脑半球各叶分布具有一致性，进一步证明巨细胞移行障碍的假说。

2. 病理学　典型病理改变为多器官错构瘤样改变。婴儿结节性硬化的脑内典型表现包括脑白质病变、皮质结节、室管膜下结节、室管膜下巨细胞星形细胞瘤及经套膜发育不良和半侧巨脑。镜下结节由增生的胶质细胞沿垂直软脑膜方向排列，同时有星形细胞和神经元的混合家族的巨细胞缠结在一起，组成不规则的板层和迷乱的柱形结构。组织学上表现为神经元（巨细胞）移行障碍，伴细胞结构紊乱和组织结构异常，即发育不良。

3. 临床表现　临床表现取决于脑、皮肤、心、肾、肺、肝、骨等器官受累的情况。典型临床三联征为智力低下、癫痫和皮脂腺瘤。中枢神经系统最常受累，主要表现为皮质结节、脑白质病变、室管膜下结节、室管膜下巨细胞星形细胞瘤等。

4. 影像学研究

（1）皮质结节：皮质结节大小不同，均发生于灰白质交界区，94.8% 的结节覆盖皮质发育不良。一项研究 14 例中，10 例发现皮质结节，平均 11.6 个 / 例，比 Baron & Barkovich（1999）报道（平均 5 个 / 例）多，而与一组年龄范围在 1 个月至 26 岁的研究（平均 11.3 个 / 例）相一致。绝大多数皮质结节 MRI 表现与成人表现相反，T_1WI 呈高信号（94.0%），T_2WI 上呈低信号（75.2%），原因与细胞密度大和周围为髓鞘化白质衬托有关。

Baron & Barkovich（1999）报道 7 例，年龄≤ 3 个月，皮质结节均表现为 T_1WI 高信号，T_2WI 低信号，与其月龄较该组小有关，随年龄增大结节逐渐转变为 T_1WI 低信号，T_2WI 高信号。该组 T_2WI 较 T_1WI 多发现 20 个皮质结节，占 17.2%。研究也显示，T_2WI 比 T_1WI 多发现 7% 的皮质结节。可能与 T_1WI 上结节和皮质均呈高信号，皮层下结节易被掩盖有关。

结节好发于大脑半球，少数发生于小脑和脑干，该组均位于大脑半球。该研究显示近半数（47.4%）的结节发生于额叶，其次为顶叶（27.6%）、颞叶（18.1%）和枕叶（6.9%），与一些文献报道一致，但并未发现 Baron & Barkovich（1999）报道的小婴儿颞叶发生率增高的特征。

皮质结节数量与癫痫程度呈正相关，与认知功能减退有相关性，认为严重频繁癫痫是智力损伤的原因。

（2）室管膜下结节和巨细胞星形细胞瘤：室管膜下结节位于脑室壁，最常发生于侧脑室，也可发生于其他脑室。该组 14 例患者均发现室管膜下结节，161 个结节均发生于侧脑室，平均 11.5 个 / 例，远远高于成人的 3~6 个 / 例。96.8% 的结节 T_1WI 呈高信号，99.2% 的结节在 T_2WI 上呈低信号，信号强度与年长儿及成人相同，这一点与皮质结节和脑白质病变不同。

T_1WI 可单独发现 95.7% 的室管膜下结节，T_2WI 的发现率仅为 76.4%，但随着侧脑室周围白质髓鞘化的进展，高信号结节与髓鞘化白质对比减弱，甚至不易分辨，T_1WI 对结节的发现率逐渐降低。

室管膜下结节钙化最早可发生于婴儿期，甚至新生儿期，至儿童、青少年期逐渐进展。该组 2 例新生儿期结节性硬化在 CT 检查时发现了室管膜下结节钙化。CT 比 MRI 更容易发现高密度的钙化灶。

室管膜下结节沿脑室边缘发生，好发于室间孔周围区，与该组室间孔区和前角高发生率（53.4%）相一致，但颞角的发生率仅 2.1%，明显少于 Baron & Barkovich（1999）报道的 26%，可能与该组婴儿痉挛发生率较低有关。

室间孔区的室管膜下结节有进行性增大的生物学行为。根据其大小和位置可诊断为室管膜下巨细胞星形细胞瘤。也有发生于后颅窝的报道。

室管膜下巨细胞星形细胞瘤通常发生于十几岁末，该组仅 1 例，发生率较成人的 10%~15% 略低，可能与其生长缓慢有关。肿瘤的信号强度与瘤内钙化、坏死和液化程度相关。增强扫描瘤内实性成分异常强化。随肿瘤增大可出现梗阻性脑积水，还可侵犯下丘脑和视交叉区，发生内分泌疾病和视力障碍。该例因室间孔区室管膜下结节直径超过 14 mm 而确诊，信号均匀，无钙化及液化坏死，未引起脑积水及压迫症状。随访对室管膜下巨细胞星形细胞瘤的诊断和评估是必要的。

（3）脑白质异常信号：该组中 13 例患者发现点样、线样或锥形脑白质异常信号，占 92.9%。平均 22 个 / 例，与 Baron & Barkovich（1999）报道 24 个 / 例基本一致。典型表现为自室管膜下结节向外至皮质结节或皮层，或自脑室表面至皮质结节的线样或锥形短 T_1、稍短 T_2 信号。

成人结节性硬化白质异常信号表现为 T_2WI 自室管膜向皮层走行的线样高信号，仅见于 20%~30% 的患者。考虑与髓鞘化完成后 T_1WI 白质信号增加，而 T_2WI 上白质信号减低，掩盖了白质内移行纹路有关。

此外该组中额部、顶部、颞部、枕部脑白质异常信号逐渐减少，与皮质结节分布呈相同趋势，与结节性硬化为巨细胞移行障碍发生假说相一致。Makki 等（2007）用扩散加权成像（DWI）对结节性硬化患者脑内信号正常区白质进行研究，结果显示表观扩散系数（ADC）值与正常人比较差异有统计学意义，提示结节性硬化白质病变的弥漫性。

经套膜发育不良和半侧巨脑：Griffiths 等（1998）认为结节性硬化、经套膜发育不良、半侧巨脑的病理来源一致，均为胶质细胞和神经元增生，神经元移行障碍，以及皮层组织的过程紊乱所致。Christophe 等（2000）发现结节性硬化可合并多种皮层发育不良，如局灶性皮层发育不良、经套膜发育不良、脑裂畸形，认为它们是干细胞异常所致的神经元和胶质细胞的分化、增生和移行障碍所致。结节性硬化和经套膜发育不良为同一病变的两种表现。

（4）经套膜发育不良的 MRI 表现具有特异性，呈自侧脑室上外侧壁至巨脑回样皮质表面的异常信号区，呈放射状分布。当整个半球受累时，则称为半侧巨脑，可累及大脑或小脑半球。新生儿和小婴儿期 T_1WI 上呈高信号，T_2WI 上呈低信号；随年龄增加，逐渐变为 T1WI 稍高信号，T_2WI 高信号。

该组 7 例发生经套膜发育不良，表现为 T_1WI 高信号，T_2WI 低信号，或混杂信号。所有病变均累及额叶，50% 累及多个脑叶，其中 1 例额叶、顶叶、颞叶、岛叶均受累。

结节性硬化合并经套膜发育不良的患儿癫痫发生早（出生后平均 43.5 d），发作频率高，且为致痫灶，病灶完全切除后 2 年随访中，无癫痫发作时间增加且精神运动发育改善，而皮质结节所致癫痫，致痫灶切除后，癫痫治愈率不及前者。

5. 鉴别诊断　结节性硬化在 T_1WI 上呈高信号病变，需与亚急性期出血鉴别，两者均可导致癫痫。结节性硬化可发现 T_1WI 上白质内自脑室向皮层方向的线样放射状高信号与亚急性期出血不同。早产儿生发基质出血位于室管膜下，多呈线条状，与结节性硬化室管膜下结节形态学有很大不同。

结节性硬化皮质结节应与脑实质出血相鉴别，皮质结节大小不同，分布广泛，与小婴儿脑实质出血不同。且皮质结节多无周围水肿而脑实质出血多见血肿周围水肿。

此外，脑白质内的线样高信号应与髓静脉栓塞鉴别，小婴儿髓静脉栓塞少见，多发生在额叶脑白质内,与结节性硬化不同。

(1)室管膜下灰质异位:室管膜下灰质异位可与室管膜下结节相混淆,前者信号与灰质相同,且无强化,与结节性硬化不同。

(2)先天性感染:TORCH 综合征中的先天性巨细胞病毒感染也可表现为室管膜下钙化和皮质畸形,临床可表现为婴儿痉挛症,此时应与结节性硬化鉴别。但巨细胞病毒感染临床表现为弥漫性瘀斑和肝大,出生时常为小头畸形,伴巨脑回等畸形,与结节性硬化不同。

(3)其他原因所致的皮层发育不良:结节性硬化单发皮质结节或经套膜发育不良需与其他原因所致皮层发育不良鉴别,两者在影像学和组织病理学表现均可有重叠,但结节性硬化室管膜下结节在其他原因所致的皮层发育不良极少见。

与成人结节性硬化相比,6 个月以下小婴儿及新生儿结节性硬化脑白质病变发生率远高于成人。在未髓鞘化的脑白质衬托下,脑白质病变、皮质结节与成人信号相反,表现为 T_1WI 高信号,T_2WI 低信号,而室管膜下结节与成人信号一致。由于室管膜下巨细胞星形细胞瘤生长缓慢,发生率低于成人。6 个月以下小婴儿及新生儿结节性硬化脑内表现除以上 4 种典型改变外,更易合并经套膜发育不良和半侧巨脑等更为严重的皮层发育不良。

第二节　多器官受累的结节性硬化

结节性硬化累及神经系统时,称为 Bourneville 病,多数属常染色体显性遗传病,亦有散发,患病率(2~10)/10 万。临床表现不尽相同,主要特征为面部皮脂腺瘤、癫痫和智能减退(Vogt 三联征),累及神经系统、皮肤、骨骼、视网膜、肺脏和其他内脏,特别是神经系统、皮肤和肾脏病变常见。

组织学上,神经系统硬化结节由致密的细胶原纤维所组成,常有钙化,少数可见室管膜下巨细胞性星形细胞瘤。皮肤病变最具有特征性,呈多种形式,包括特征的皮脂腺瘤和皮肤纤维化斑块(鲨革斑),无色素或黑色素过少斑是最早的皮肤病变。

青春期后出现指(趾)甲纤维瘤,眼底血管、视网膜晶状体瘤,骨质硬化和囊性变,心、脑、肺、胃肠道、肝和甲状腺等部位发现错构瘤均为本病内脏和其他系统的并发症。

临床上,Vogt 三联征虽为特征性表现,但同时出现者不足 1/3。脑和肾脏为结节性硬化最常累及的器官。头颅 CT 的特征性表现为室管膜下、皮层、皮层下结节,室管膜下钙化结节占 90%,通常 1 岁后钙化,呈多发圆形钙化影,分布于室间孔及侧脑室外侧壁,并突向脑室内。

血管平滑肌脂肪瘤临床常见,肾血管平滑肌脂肪瘤可见于 75% 的结节性硬化患者,多见于儿童或青年,男女发病率接近。与不伴结节性硬化的血管平滑肌脂肪瘤相比,此型肾脏肿块较大,双肾多发,随着时间延长,多数的血管平滑肌脂肪瘤有可能进展,逐渐增大引起出血。肝脏血管平滑肌脂肪瘤较少见,通常与肾血管平滑肌脂肪瘤并发,二者结合提示结节性硬化。

结节性硬化肺部受累,包括两种类型肺部病变:多灶性微小结节样肺细胞增生(MMPH)和肺淋巴管平滑肌瘤病(LAM)。多灶性微小结节样肺细胞增生组织学上为增生的Ⅱ型肺泡细胞,临床症状轻,预后较好。

胸部 CT 表现为弥漫分布小结节灶,男女发病率相等,可同时合并肺淋巴管平滑肌瘤病。多灶性微小结节样肺细胞增生国内报道罕见,该例结节性硬化影像表现符合多灶性微小结节样肺细胞增生。肺淋巴管平滑肌瘤病分为散发性肺淋巴管平滑肌瘤病和结节性硬化相关性肺淋巴管平滑肌瘤病,两者影像表现相似,通常为薄壁(<3 mm)、清晰的肺囊肿均匀分布于全肺。

散发性肺淋巴管平滑肌瘤病和结节性硬化在遗传学上存在相关性,组织学上也类似,两者主要不同为结节性硬化患者的肺部都可有多灶性微小结节样肺细胞增生,男女均可发病,主要累及血管平滑肌;散发性肺淋巴管平滑肌瘤病或结节性硬化 - 肺淋巴管平滑肌瘤病仅发生于女性,特别是生育期女性,表现为平滑肌细胞在气道、淋巴管、血管中的异常增殖,肺部症状多出现在 30 岁后;活动后气急、低氧血症、咳嗽、咯血、复发性气胸、乳糜胸为肺淋巴管平滑肌瘤病的主要临床表现,最后可致呼吸衰竭。

结节性硬化的骨骼改变以往报道较少,病变多发且分布较为均匀,表现为多发结节骨质硬化,边界清晰,常见于颅骨、骨盆、椎体,肋骨、胸骨、锁骨、肩胛骨、骶骨及股骨也可发生,特征性骨骼影像表现为椎体内多发硬化小结节伴象牙质样椎弓硬化。Avila 等(2010)认为骨质硬化数目可作为散发肺淋巴管平滑肌瘤病和结节性硬化 - 肺淋巴管平滑肌瘤病的鉴别点之一。

该病例体征及影像学表现典型,根据全美结节性硬化协会 1998 年修订的诊断标准,具有面部血管纤维瘤、非外伤性甲周纤维瘤、鲨革斑、室管膜下结节、肺部肺淋巴管平滑肌瘤病和多灶性微小结节样肺细胞增生及肝肾血管平滑肌脂肪瘤，6 个结节性硬化主要特征及 1 个次要特征,结节性硬化诊断明确。

第三章 颅脑先天发育畸形

第一节 皮质发育畸形

随着影像学技术的不断发展，对皮质发育畸形有了更深入的认识。常见皮质发育畸形根据其病理类型大致分为4型：神经元和神经胶质增殖异常、神经元移行异常、皮质组织形成异常、不能分类的其他皮质发育异常。各型分类还包括相应的亚型。不同类型的皮质发育畸形在MRI上有不同的表现。

皮质发育畸形有广泛的基因及环境因素基础，现在逐渐认识到了其在发育延迟、癫痫和其他神经系统疾病的致病原因中占有的重要位置。以前皮质发育畸形主要由病理学家诊断，但随着影像技术的发展（主要是MRI），皮质发育畸形已逐渐被放射学家认识并诊断。

一、命名与分类

皮质发育畸形，又被称作皮质发育障碍、皮质发育不良。

颅脑的发育异常通常按正常发育的6个阶段，即背侧诱导期、腹侧诱导期、神经细胞增殖期、神经移行期和髓鞘形成期，上述任何阶段的异常均可造成发育畸形，相关的畸形在发育的不同时期有相对的高峰期。

Barkovkh等（1996）对皮质的发育畸形单独提出新的分类，该分类方法以胚胎和基因学为基础，加入病理、组织学及影像学的标准，主要是基于皮质发育畸形形成的3个不同的原因：侧脑室发生基质的神经元和神经胶质增殖异常、分裂后期神经元移行异常和皮质组织形成异常。

对于涉及多种异常的畸形，分类以第一步的异常为准。局限的和弥漫的畸形因其基因基础不同也单独分类（表18-3-1）。此分类方法与传统的不同，把多小脑回和脑裂畸形以及脑皮质发育不全从神经元移行异常中分出，归为组织形成的异常。

二、常见皮质发育畸形病理改变及MRI表现

（一）神经元和神经胶质增殖异常

1. 脑小少脑回畸形（MSG） 脑小少脑回畸形为一系列病变，共分为5组，定义为出生头围小于或等于正常值减3倍的标准差，弥漫的少脑回、脑沟浅，皮质厚度正常或变薄。

一开始这组畸形称为脑小无脑回畸形（MLIS），但后来改为脑小少脑回畸形，因为该病脑表面并不光滑且皮质是变薄而非增厚，也避免了与真正的脑小无脑回畸形混淆。该病皮质板层结构正常，但神经元数目明显减少。通常病人有难治性癫痫。

2. 脑小无脑回畸形 此畸形指出生头围小于或等于正常值减3倍的标准差，无脑回或脑回巨大、皮质增厚。一些亚型伴有小脑或脑干的发育不良，一些亚型则不伴有（除脑小外，脑的异常与典型无脑回畸形相似）。

3. 一侧巨脑畸形（HMEG） 脑的过度增殖可以涉及一侧脑的部分或全部甚至影响对侧，可为一侧半球的一部分、整个半球或一侧半球及部分对侧半球。病理表现包括皮质发育不良、白质异常及异常细胞和多小脑回。

临床上典型的表现为难治性癫痫、智力减退及单侧神经系统症状（偏瘫较常见）。一侧巨脑畸形还可见于Klippel-Trenauney综合征、结节硬化等。MRI典型表现为至少一叶脑增大，半数以上病人为一侧脑半球均增大，脑白质信号异常、体积增多。通常可见伴有灰质异位、脑室增大。

4. 局限性皮质发育不良(FCD) Taylor 等(1971)最早描述了局限性皮质发育不良,现在局限性皮质发育不良定义的范围广泛,从微小的皮质结构发育不良而无明显的巨大神经细胞,到严重的皮质结构破坏伴巨大的发育不良的神经细胞、大而怪异的细胞(如球形细胞, Ballon cells)及胶质细胞增生。根据有无球形细胞把局限性皮质发育不良分为两型(但据研究,两者的 MRI 表现并无明显区别)。

表 18-3-1 皮质发育畸形分类

皮质发育畸形分类
1. 神经元和神经胶质增殖异常
A. 弥漫性
①增殖减少(脑小无脑回畸形,microlissencephyaly)
a. 脑小少脑回畸形或薄皮层脑小无脑回畸形(MSG)
b. 厚皮层脑小无脑回畸形
②过度增殖(未知)
③异常增殖(未知)
B. 局灶或多灶性
①过度增殖(未知)
②过度异常增殖(巨脑和半侧巨脑畸形)
③增殖异常
a. 非瘤性:局限性皮质发育不良(FCD)
b. 瘤性的(伴随皮质病变)
2. 神经元移行异常
A. 弥漫性
①典型无脑回畸形(Ⅰ型)和皮层下带状皮质异位(SBH)
②鹅卵石样发育不良(Ⅱ型无脑回畸形)
③无脑回畸形:其他型
④灰质异位
B. 局灶或多灶性
①局灶或多灶灰质异位
②局灶或多灶灰质异位并皮质组织形成异常
③广泛单纯的异位白质神经元
3. 皮质组织形成异常
A. 弥漫性
双侧弥漫多小脑回
B. 局灶或多灶性
①双侧部分多小脑回
②脑裂畸形
③局限或多灶皮质发育不良(非球细胞性)
④微发育不良
4. 不能分类的其他皮质发育畸形

局限性皮质发育不良典型的 MRI 表现有灰白质分界不清、T_2WI 白质异常高信号及皮质增厚可能与异位的神经元、球形细胞、髓鞘发育不良及胶质增生有关。与局限的巨脑回、多小脑回不同的是后两者未见灰白质分界不清;局限性皮质发育不良可以在 FLARE 像上特异地表现为皮层下白质漏斗形高信号,尖端朝向侧脑室。

局限性皮质发育不良的临床表现各异,癫痫较常见。颞叶的局限性皮质发育不良也有很多报道,临床上癫痫的类型与海马硬化所致的相似。有报道局限性皮质发育不良与海马硬化可同时存在。

5. 瘤性异常增殖 以皮质病变为基础的瘤性畸形包括胚胎形成不良性的神经上皮肿瘤和神经节神经胶质瘤。

(1)胚胎形成不良性的神经上皮肿瘤:以前称为错构瘤、混合胶质瘤等,为幕上的、主要是颞叶的多结节性肿瘤,肿瘤缓慢生长,病理表现多样,为混杂的畸形皮质,含有多种细胞成分:少突胶质细胞、神经细胞、星形细胞等。MRI 表现为 T_1WI 低信号、T_2WI 高信号的多结节或假囊性病灶,病灶边缘清楚、从皮层到脑室呈楔形状,没有钙化、强化及周围水肿改变。

(2)神经节神经胶质瘤:病理改变为瘤性的胶质和神经元及钙化。在一组 51 例的统计中,84% 发生于颞叶、10% 额叶,4% 位于后颅窝。CT 典型表现为低密度(60%~70%)、钙化(35%~40%)、强化(45%~50%)、囊性(60%);MRI 表现不特异,T_1WI 为液性的均匀等信号,PDWI 为明亮的高信号、T_2WI 为较 PDWI 稍暗的高信号。尽管影像学表现并不特异,但发生于颞叶的强化的囊性伴钙化的病灶应考虑神经节神经胶质瘤。

(二)神经元移行异常

1. 无脑回畸形

(1)典型的无脑回畸形(Ⅰ型)为严重的脑畸形。MRI 表现为脑表面光滑、皮层异常增厚,弥漫的神经元异位、脑室扩大及胼胝体发育不良,一般病变不累及下额叶和前颞叶。多数后脑病变较前脑严重,此类畸形与 17p13.3LISl 突变有关,较少的无脑回畸形前部病变较后部严重,此类与 Xq22.3-q23X-LIS 突变有关。

无脑回多于 6 个月前发生癫痫,大约 80% 的病例在 1 岁前表现为婴儿痉挛,典型的癫痫类型符合 Lennox-Gastaut 综合征。

(2)鹅卵石样脑回畸形(Ⅱ型)为复杂的脑畸形,包含鹅卵石样皮质、白质异常、脑室扩大及脑干小脑特别是蚓部变小并伴有小脑的多小脑回,常有眼睛的异常及先天的肌萎缩。皮质的异常为无脑回、巨脑回和多小脑回的混合。

临床上该病可表现为进展性脑积水、Dandy-Walker 畸形和枕叶脑膨出。与Ⅱ型无脑回有关的综合征包括 FCMD(Fukuyama 先天肌萎缩)、MEB(肌 - 眼 - 脑病)和 WWS(Walker-Warburg 综合征）。

2. 灰质异位　一般分为皮层下、室管膜下及带状皮质异位（SBH）。

（1）室管膜下灰质异位（PNH）　该病较常见。MRI 表现为沿脑室壁周围分布的圆形或椭圆形结节，与正常灰质信号相似，结节深入腔内，导致脑室壁形态不规则。病变可分为单侧局限、双侧局限或双侧弥漫型。

灰质异位可以单独发生，也可并发其他中枢神经系统畸形，如 Chiari 畸形（Ⅱ型）、胼胝体发育不良等或代谢性疾病（如肾上腺脑白质营养不良）。

已发现一些综合征与室管膜下灰质异位有关，特别是双侧弥漫型，可能与 Xq28 染色体突变有关。室管膜下灰质异位临床症状以癫痫最常见。

（2）皮层下灰质异位（SCH）　较室管膜下灰质异位少见，且两者的形态学表现及病因也不相同。皮层下灰质异位多为散发，为非基因突变所致。

Barkovich 等（2000）把皮层下灰质异位分为两型：结节型和曲线型。曲线型至少在两处可见与大脑皮层相连，从室管膜延伸到皮层，所累及皮质变薄、脑沟变浅，还可以见到其内有流空的血管及脑脊液，病变侧脑体积减小，70% 的伴有胼胝体发育不良。临床表现仅与累及的程度与位置有关。几乎所有的皮层下灰质异位都会有癫痫发作。

（3）皮层下带状灰质异位（SBH）　皮层下带状灰质异位多见于女性，MRI 表现为皮层下带状异位灰质，与脑皮层有线状白质相隔。神经系统的异常与 MRI 所示异位灰质带的厚度有关。

有些学者将皮层下带状灰质异位和典型无脑回畸形归为一类（agyria-pachygyria-band spectrum），因为一些病人可由无脑回畸形演变成为皮层下带状灰质异位，而且两者在家族性发病中均为 X 连锁（女性皮层下带状灰质异位，男性无脑回畸形）。

（三）皮质组织形成异常

指神经元到达皮层，但没有形成正常的皮质结构或树突，与灰质异位不同，因此 Barkovich 等（1992）的分类将其单独列出，此类畸形特点是脑回异常，脑皮层厚度无异常，没有皮层下及室管膜下的灰质异位。

1. 多小脑回　多小脑回多与宫内巨细胞病毒感染或缺血缺氧有关，但现在已发现一些双侧弥漫或部分的多小脑回有家族性，表现为 X 连锁（也有报道为常显或常隐），提示多小脑回也有遗传基础。

多小脑回一般为双侧对称，但也可不对称，多见于侧裂池周围、后枕叶及顶枕区。在常规 MRI 图像上表现与局限巨脑回相似，但皮质厚度较薄。在高分辨力 MRI（1~1.5 mm 3D 重 T_1WI 薄层扫描，多平面重组）可以较清楚地显示皮层表面稍模糊、多而小的脑回，与皮质信号相同，其内可见增多的细指状的灰白质连接，灰白质分界通常是清楚的（可与局限性皮质发育不良鉴别），有时可见病灶内异常的引流静脉，周围白质可见 T_2WI 高信号（可能与缺氧或髓鞘形成不良所致胶质增生有关）。

Barkovich 等把多小脑回分为两类：分层的及不分层的多小脑回，前者由妊娠后期（18~24 周）损伤造成，病理上可见到 4 层皮层；后者与妊娠中期的早期（12~17 周）损伤有关，皮质不能区分层次。

现在至少已发现 5 种与多小脑回有关的遗传性综合征。Ruben 等（1993）报道了 31 例先天性双侧外侧裂池周围综合征（CBPS），其主要特征是假延髓性麻痹、先天性缺陷及影像学双侧侧裂池周围的异常。病人表现为不同程度双侧的面咽部、咬肌的麻痹、构音困难、智力倒退及癫痫。MRI 显示 80% 的病变是对称的，可见岛叶和侧裂池周围或延伸至上颞叶、顶叶的异常，包括皮质增厚、脑沟浅、脑回宽、侧裂池增宽，高分辨力 MRI 可见为多小脑回改变，没有灰质异位，病理显示为 4 层的多小脑回与 6 层的皮质混杂。

2. 脑裂畸形　因为脑裂畸形裂缘的异常灰质一般为多小脑回，有作者将它与多小脑回归为一种病变的不同形式，或干脆把多小脑回称为 I 型脑裂畸形，但脑裂畸形皮质的折叠（唇）比多小脑回深，与侧脑室壁相接。

脑裂畸形一般分为开唇型与闭唇型，T_2WI 裂沟内是否可见脑脊液高信号为两者的鉴别。脑裂畸形与多小脑回相似，现在也已发现有基因基础。临床表现与脑裂的类型有关，开唇型通常有严重的对侧的椎体束征及发育延迟，癫痫常是局灶性难治性的。

MR 技术能对皮质发育畸形有越来越多的认识。PET、磁共振波谱成像（MRSI）和扩散张量成像（DTI）能发现常规 MRI 表现正常的结构的异常，3D T_1WI 薄层扫描加曲面及脑表面重组使细微的皮质发育畸形的检出成为可能，脑电图触发的血氧水平依赖功能 MRI 可以观测到发作期间的癫痫灶的活动。

第二节 部分先天异常

诱导过程障碍：背侧诱导过程障碍即引起神经管闭合不全，伴硬膜、蛛网膜、软膜、椎骨及头颅畸形，例如无脑畸形、脊髓脊膜膨出、脑膨出等，均是背侧诱导过程发生异常的表现，以脑膨出为此组畸形的代表，在存活新生儿中，占 1/4 000~1/5 000。

CT 扫描能成功地显示骨发育畸形，也可显示软组织块影，但不能分辨囊内容物的性质，CT 椎管造影比常规 CT 扫描效果好。MRI 可直接观察脑脊液与脑实质，但皮质骨仅呈无信号的黑影。MRI 还可显示脑膨出中的大血管。

腹侧诱导过程障碍即引起前脑与面部畸形，可分为全前脑病与面端脑畸形。

全前脑病可分为 3 个亚型：①无脑叶型；②半脑叶型；③脑叶型。

典型面部畸形往往见于严重的无脑叶型全前脑病，其程度变异很大，从独眼畸形到腭唇裂，伴脑小畸形。全前脑病在存活新生儿中，约占 1/16 000。

无脑叶全前脑病只有一个单脑室，还包括第三脑室在内，半球间裂、大脑镰、透明隔、胼胝体均阙如，丘脑融合。半脑叶全前脑病的脑室畸形同上，但单脑室较小，皮层较厚，半球间裂与大脑裂后部已经发育，部分隔开了枕叶与颞叶，单脑室开始分化出额角与枕角，可见一个原始的脑室。脑叶型全前脑病分化出侧脑室体部、三角部、枕角与额角，半球间裂已发育完整；丘脑已分开，但透明隔仍缺如，胼胝体已部分发育；大脑镰已完善，但在半球间裂前端，双额叶仍在中线处相互融合。

MRI 是显示全前脑病形态学改变最理想的方法，T_1WI 像冠状面尤其清楚。

视隔发育不良，又称为 de Morsier 综合征，属腹侧诱导过程的发育障碍，主要是端脑中线结构缺损，包括：透明隔阙如，视交叉发育不良，视神经、垂体腺及漏斗发育不良。有作者认为视隔发育不良是轻型的脑叶型全前脑病，但从病理上看，视隔发育不良可能不是发育畸形，更可能是胎内获得性病变，如高胆红素血症中毒等。MRI 比 CT 在显示此病方面更为优越。

如果生殖质内神经元增殖差，形成的神经细胞过少，即可引起脑小畸形。如果形成的神经细胞过多，即可引起巨脑畸形。脑小畸形者脑实质很小，但形状正常，多数并非发育障碍，而是胎内获得性病变，可由感染、中毒、血管病变引起，MRI 图像上可见脑回、皮质、白质是否正常，T_2WI 像可显示致病性破坏病灶，T_1WI 像可显示髓鞘化延迟。获得性巨脑畸形可由糖胺聚糖体脑内沉积引起，后者在 T_2WI 像上呈异常高信号。

神经元移行障碍，往往发生于皮层外套区，表现为皮层过厚、过薄或反折过多，多数比较对称，这一点有助于与胎内获得性神经元移行异常鉴别，后者一般不对称，乃感染或梗死所致。早期发育性神经元移行障碍都很严重，均为对称性分布；妊娠晚期发生的移行障碍则比较轻微，并且不太对称。

神经元移行异常是妊娠 2~6 个月期间胚胎神经母细胞移行过程受到影响而致的一组先天性病变，包括无脑回畸形、巨脑回畸形、脑裂畸形、灰质异位和多小脑回畸形等。临床表现多样，以癫痫最为常见。以往因条件限制，影像学对此组病变研究较少，近年来随着高分辨 CT 及 MRI 的应用，使影像学对其认识及诊断有了迅速发展。

无脑回畸形完全见不到脑回结构；巨脑回畸形者脑回少，扁平而粗糙。二者仅是程度上的差别。移行过晚的成神经细胞，不能越过早期形成的皮层表面，因而使皮层变厚，白质减少。皮层形成过程全面受阻，影响了正常皮层的形成，最终使得脑表面扁平，或只形成少量粗糙的脑回，白质内常见异位的灰质结构。

无脑回畸形与巨脑回畸形，在冠状面 T_1WI 与 T_2WI 像上，可见侧脑室略增大，皮层增厚，脑沟缺如，白质相对减少，外侧裂浅，大脑中动脉贴近颅骨内板，还可伴发 Dandy-Walker 综合征，及胼胝体发育不良等颅脑畸形。

脑裂畸形，又称脑裂性空洞脑畸形，是指双侧大致对称性脑裂横贯大脑半球的全断面。在脑裂的边缘，覆盖脑组织的软脑膜与脑室内面的室管膜相互贴近或可相互融合，形成软脑膜室管膜接缝。这种脑畸形可能是部分生殖质停止发育的结果，也可能是神经元移位阶段性障碍所致。大脑壁在发育的早期遭到继发性破坏，也会引起这种类似的畸形。

这种脑裂畸形常累及中央前回、中央后回、邻近的额叶皮质,并向下延伸至岛叶。灰质异位灶常见于脑裂畸形的壁上以及脑室的壁上。在脑裂畸形区周围的表面皮层上常见小脑回畸形。脑裂畸形的大小有较大的变异,大者像一个充满脑脊液的大囊,覆盖着很薄的一层膜;小者宛如一个狭窄裂缝。冠状与横断面 MRI 可显示脑裂畸形及其内容物,还可显示与脑室的关系。矢状面能显示多发小脑回畸形的脑回发育障碍。横断面 T_2WI 像可显示岛状的灰质异位灶。

脑灰质异位症是指神经细胞团出现在异常部位,此乃从生殖质向皮层移行过程阶段性停滞的结果,可位于从脑室室管膜面到大脑皮层的任何部位,典型者呈 1~2 cm 直径的结节状团块,可单独存在,也可伴更明显的移行障碍。此病并无血 - 脑屏障损伤,其 CT 密度与 MRI 信号强度均与正常脑灰质相同,冠状面与横断面 MRI 可准确地显示足够大的灰质异位灶。

如果移行的神经元到达了皮层区,但未按正常分布到达指定位置,其生长速度即会失去平衡,颗粒层以上与颗粒层以下的灰质发育的快慢不一,会引起多发小脑回畸形。正常脑回可占双侧半球的大部分,也可能仅占一小部分。CT 显示多发小脑回畸形不很清晰。MRI 可清楚地显示脑回的形状。

神经元移行障碍性疾病的临床表现与形态学异常的严重程度呈平行关系。无脑回畸形与巨脑回畸形对周围环境无感知力,生后第一年即有癫痫发作,常在生后第二年死亡。脑灰质异位症及小面积多发小脑回畸形可无临床症状,病灶广泛者则有癫痫发作与智力障碍。

目前,对神经器官化障碍的知识尚少,其病因与意义也不甚清楚,主要病变为 21 三体综合征。

第三节　先天性嗅觉功能障碍

先天性嗅觉功能障碍,包括染色体异常引起的相关疾病和单纯性嗅觉障碍,其中单纯性嗅觉功能障碍更常见。

在一组 47 例先天性嗅觉功能障碍患者中,Kallmann 综合征占了 83.0%。这可能是由于该组患者因嗅觉功能障碍就诊者较少,多是因为性发育迟滞到内分泌科就诊。

1. 发病机制　研究最明确的是 X 连锁遗传基因 KAL1, KAL1 编码一种黏附蛋白,在促性腺激素释放激素(Gn-RH)神经元和嗅神经向下丘脑移行过程中起重要作用。KAL1 基因缺陷, Gn-RH 神经元移行异常,下丘脑完全或不完全丧失合成分泌 Gn-RH 的能力,同时影响嗅球、嗅束的形成,造成嗅觉功能异常。

常染色体显性遗传的遗传基因是成纤维细胞生长因子受体 1。而其他遗传方式的致病基因尚不清楚。以上 2 种基因变异仅占 Kallmann 综合征遗传基因的 20%。

2. 临床表现　Kallmann 综合征表现为促性腺激素分泌不足的性腺功能降低伴嗅觉功能障碍。较少患者可合并唇裂、腭裂、隐睾、耳聋、色盲和肾脏异常。其遗传形式可以是 X 连锁隐性遗传、常染色体显性遗传、常染色体隐性遗传。呈家族性或散发性。

3. 影像学研究　从 MRI 检查结果发现,嗅球、嗅束的先天发育异常分为 4 种:嗅球嗅束不发育;嗅球不发育,嗅束存在;嗅球发育不良,嗅束不发育;嗅球发育不良,伴嗅束存在。两侧可不对称。

Kallmann 综合征较单纯嗅觉功能障碍有更大比例的患者表现为嗅球嗅束不发育(Kallmann 综合征 79.5%,单纯嗅觉功能障碍 25.0%, P=0.008),而且嗅球存在的患者其嗅球体积也要小于单纯嗅觉功能障碍患者(P=0.004)。

Vogl 等(1994)报道 94% 的 Kallmann 综合征患者中存在至少 1 侧嗅球不发育,而 Abolmaali 等(2002)报道单纯性嗅觉功能障碍患者中 50% 存在嗅球不发育。这些结果提示 Kallmann 综合征患者与单纯嗅觉功能障碍患者相比,嗅球嗅束先天异常的程度更重。这可能与疾病的发病机制不同有关。

Kallmann 综合征是位于胚胎期嗅板内侧的 Gn-RH 细胞和位于嗅板外侧的形成嗅球、嗅束的神经元的移行异常造成的。而单纯嗅觉功能障碍的病因不清,可能与基因缺陷、孕晚期或儿童早期感染或外伤有关。

先天性嗅觉功能障碍患者除嗅球、嗅束发育异常,还表现为嗅沟发育不良,较正常人嗅沟深度浅(P=0.000)。嗅沟发育不良可表现为全程不存在、前部不发育、后部不发育，双侧可不对称。以往文献多认为 Kallmann 综合征患者的嗅沟发育不良主要表现为前部，但一组中发现 76.9%（30/39）的部分嗅沟缺如表现在后部。这种差别原因尚待于进一步研究。

有研究报道在先天性嗅觉功能障碍患者中，所有嗅束可见患者的嗅沟深度 >4 mm，而嗅束未发育者，嗅沟深度≤ 4mm。该组病例中没有这样绝对的关系，有病例在嗅束未发育的情况下，嗅沟全程或部分存在，最大深度达 11 mm。但该组结果也显示嗅沟发育与嗅束存在有关，嗅束不发育侧更多地表现为嗅沟发育不良（P=0.000）；发育不良的 60 侧嗅沟均伴有嗅束不发育。在常规成像中，由于嗅球、嗅束难以清晰显示，而嗅沟在轴面上即可清晰显示，那么对于嗅觉功能障碍患者观察嗅沟的存在与否，可对嗅球嗅束先天发育异常起到一定提示作用。

对于垂体体积测量还发现 Kallnmnn 综合征患者的垂体体积要小于正常志愿者（P 值均为 0.000），而单纯嗅觉功能障碍患者则与正常志愿者无明显差别（P 分别为 0.202 和 0.184）。Kallmann 综合征患者的垂体柄均较正常人纤细（P=0.000）。Kallmann 综合征患者垂体体积小也见于以前的报道，原因可能是 Gn-RH 缺乏或分泌减少，继发的垂体体积减小，而单纯嗅觉功能障碍患者没有相关内分泌异常。

MRI 可以清晰显示嗅球、嗅束、嗅沟的先天发育异常，有助于明确诊断和临床排除其他更常见的引起嗅觉功能障碍的疾病。在嗅觉功能障碍的诸多原因中，先天性嗅觉功能障碍相对少见，在所有病因中先天性仅占了不到 3%，即使在儿童嗅觉功能障碍的原因中，先天发育异常也不是主要原因。

而对于先天性嗅觉功能障碍的儿童，尤其是伴有垂体体积小、垂体柄纤细者，可以提示是否有 Kallmann 综合征的可能，有可能在青春期前即发现内分泌异常，而及早诊断、及时治疗。而且以性发育迟滞就诊的病例中，典型 MRI 表现可提出 Kallmann 综合征的诊断，有助于临床与其他临床表现相似的疾病鉴别。

第四节　中枢神经系统髓鞘化障碍

中枢神经系统髓鞘化障碍可分为以下几种：一是发育性障碍；二是合成障碍；三是脱髓鞘改变，包括先天性髓鞘形成不良与胶元性髓鞘代谢障碍。

脱髓鞘病变包括以下几种：Alexander 病、Canavan 病、Krabbe 病、Pelizaeus-Merzbacher 病及异染性白质脑病。

在 Canavan 病中，可见髓鞘缺陷、空泡变性，病人肌张力低，挛缩，癫痫发作，头大，智力障碍。

胎内病变与产后病变均可影响正常的髓鞘化过程。围产期缺氧会延迟髓鞘化过程。胎内感染如弓形体病、巨细胞病毒，均可延迟或干扰髓鞘化过程。

第四章　发育不良

第一节　局灶性脑皮层发育不良

局灶性脑皮层发育不良是指局部脑皮层结构紊乱，出现异常神经元和胶质细胞，有不同程度的白质内异位神经元、髓鞘化神经纤维数量减少和反应性神经胶质增生。

局灶性脑皮层发育不良与癫痫、认知障碍等神经系统疾病均有相关性，尤其与癫痫的关系最为密切，是药物难治性癫痫需要手术治疗的常见原因之一，早期识别局灶性脑皮层发育不良有利于癫痫灶的确定及提高手术治疗的效果。

1. 病理学及分型　Taylor 等（1971）在癫痫患者切除的脑组织标本中首次描述了局灶性脑皮层发育不良，病灶区有特征性的气球样细胞。现在局灶性脑皮层发育不良定义的范围广泛，严重程度不同：从皮质分层轻度紊乱而无明显的巨大神经元到最严重的皮质分层障碍伴巨大神经元、异形神经元或“气球”样细胞。

Palmini 等（2004）根据病理表现将局灶性脑皮层发育不良分为局灶性脑皮层发育不良 Ⅰ A、Ⅰ B 型和局灶性脑皮层发育不良 Ⅱ A、Ⅱ B 型。局灶性脑皮层发育不良Ⅰ型和局灶性脑皮层发育不良Ⅱ型是根据有无异形神经元或气球样细胞区分。Ⅰ型不存在异形神经元或气球样细胞，Ⅰ A 型只有结构的异常，而Ⅰ B 型不仅结构异常而且存在巨大神经元或不成熟神经元。局灶性脑皮层发育不良Ⅱ型（Taylor 型局灶性脑皮层发育不良）存在异形神经元或气球样细胞，Ⅱ A 型存在异形神经元但没有气球样细胞，而Ⅱ B 型同时存在异形神经元和气球样细胞。有研究认为局灶性脑皮层发育不良不同病理分型的影像表现不同，但彼此之间影像表现重叠较大。

2. 影像学研究

（1）MRI 检查技术：该研究对临床表现为癫痫的患者常规使用癫痫专用检查序列，在一般序列基础上增加了矢状位 FLAIR 及垂直于海马长轴的斜冠状位 FLAIR、T_2WI 序列。斜冠状位 FLAIR、T_2WI 序列有利于显示颞叶海马结构，并采用较薄的层厚（3 mm）、层间隔（0 mm），提高了空间分辨率。多平面成像（横轴位、矢状位及冠状位）可以从多个角度显示病变，避免了病变在某一层面可能显示不佳而漏诊。

在 T_2WI 上，由于脑脊液、正常脑实质及长 T_2 病变组织之间的对比较好，所以对脑实质内病灶的显示比 T_1WI 敏感，病变在 T_1WI 上信号改变可能不明显而被遗漏。T_1WI 在评价脑沟、脑回形态及皮质厚度等方面有一定的价值。FLAIR 由于抑制了自由水（脑脊液）的信号，可检出皮层、皮层下及脑室周围轻微的信号异常，所以对皮层下白质异常信号的显示最敏感。其缺点是相对降低了灰白质的对比度，对灰白质交界面显示不及 T_2WI。

另外，由于 2 岁以下儿童白质发育不成熟，灰白质信号对比与成人相比是相反的，可能在正常脑白质内显示斑片状 FLAIR 高信号，所以对 2 岁以下儿童白质内 FLAIR 异常信号的判定应慎重。

使用 Gd-DTPA 对比剂对评价局灶性脑皮层发育不良并不能提供更多有价值的信息，所以在局灶性脑皮层发育不良检查过程中，只在作鉴别诊断时，才使用 Gd-DTPA 对比剂。

（2）影像学表现：局灶性脑皮层发育不良的 MRI 表现包括脑皮质增厚、灰白质分界模糊、T_2WI 和 FLAIR 高信号、T_1WI 低信号、脑回增宽、脑沟形态异常及邻近蛛网膜下隙扩大。T_2WI 及 FLAIR 上灰白质分界模糊和皮层下白质内高信号是局灶性脑皮层发育不良最常见的 MRI 表现。

Widdess-Walsh 等（2005）研究了经病理证实的 145 例局灶性脑皮层发育不良患者，其中 72% 患者 MRI 有局限性异常表现，49% 患者 FLAIR 上信号增高。这种影像表现的病理基础可能是白质内出现异位神经元、异常神经胶质细胞、髓鞘形成障碍及髓鞘化纤维数量减少。Usui 等（2001）认为，T_2WI 上信号增高可能与异常细胞增多、出现气球样细胞、胶质细胞增殖或白质髓鞘形成障碍有关。

该研究中 2 例局灶性脑皮层发育不良白质内异常信号从皮质向侧脑室延伸，并逐渐变细，呈漏斗状，也称作放射带，是局灶性脑皮层发育不良的特征性表现。其病理基础为白质髓鞘形成不良，散在一些气球样细胞。漏斗状异常信号可能更多见于局灶性脑皮层发育不良Ⅱ型，尤其是局灶性脑皮层发育不良ⅡB 型患者。

Colombo 等（2003）研究了经病理证实的 49 例局灶性脑皮层发育不良患者，其中 15 例局灶性脑皮层发育不良Ⅱ型中有 3 例皮层下白质内有漏斗状异常信号通向侧脑室。在一项 23 例患者的研究中，经病理证实的 22 例局灶性脑皮层发育不良ⅡB 型患者，FLAIR 均呈高信号，T_2WI 呈高信号 16 例，所有病灶在 T_1WI 上都与灰质呈等信号，18 例 MRI 表现为漏斗状异常信号。

皮质上出现浅凹，其下方可能伴有皮质发育异常，因此可作为寻找局灶性脑皮层发育不良病灶的标记，但该组局灶性脑皮层发育不良患者皮质浅凹出现概率较低。Bronen 等（2000）的研究中，在 MRI 上有各种皮质畸形表现的 71 例患者中 41% 出现了皮质浅凹。

尽管局灶性脑皮层发育不良有这些 MRI 特征，但是小的或弥漫性发育异常病灶可能很难被检出，病灶的边界很难确定。在某些难治性癫痫患者中，尤其是婴幼儿，由于髓鞘形成的变化，发育不良的皮质和其下白质中的信号会随着年龄的增长而改变，白质异常信号改变可能在一定时期被 MRI 忽视，所以 MRI 随访观察有助于局灶性脑皮层发育不良病灶的显示。

3. 鉴别诊断　结节性硬化、低级别肿瘤、肿瘤性增殖异常及其他脑皮质发育畸形，也可局限性累及皮层及皮层下区，出现 T_2WI 和 FLAIR 高信号，应与局灶性脑皮层发育不良（尤其是局灶性脑皮层发育不良Ⅱ型）鉴别。

（1）结节性硬化：伴有气球样细胞的局灶性脑皮层发育不良与结节性硬化在临床、影像表现，甚至病理上都有很多相似之处。结节性硬化与局灶性脑皮层发育不良鉴别要点是前者影像表现为多发皮层结节，多发室管膜下结节，易钙化，临床表现伴有全身性或皮肤症状，皮脂腺瘤、癫痫和智力障碍为典型三联征。无全身性或皮肤病灶的顿挫型结节性硬化即使用组织学或免疫组织化学检查也很难与局灶性脑皮层发育不良区别，有人认为这两种疾病可能是同一种疾病的不同亚型，也可能局灶性脑皮层发育不良只是孤立型结节性硬化。

（2）低级别肿瘤如星形细胞瘤、少突胶质细胞瘤、少突 - 星形细胞瘤：皮质下白质出现异常信号的局灶性脑皮层发育不良多发生于额叶，而低级别肿瘤多位于颞叶，尤其是内侧颞叶。低级别肿瘤一般无皮质增厚、皮层下白质均匀高信号以及放射带等局灶性脑皮层发育不良的特征性表现。大部分局灶性脑皮层发育不良和低级别肿瘤都无明显强化，但相对来说低级别肿瘤出现强化概率更高。

磁共振波谱（MRS）检查 N- 乙酰天门冬氨酸（NAA）、胆碱（Cho）、NAA/Cho 以及 NAA/ 肌酸（Cr）改变有助于区别低级别胶质瘤和局灶性脑皮层发育不良。低级别胶质瘤的 NAA 峰明显降低（-72 ± 15）%、Cho 峰明显增高（117 ± 56）%，而局灶性脑皮层发育不良的 NAA 峰轻度降低（-29 ± 22）%、Cho 峰轻度增高（21 ± 66）%。低级别胶质瘤的 NAA/Cho 比率（0.40 ± 0.27）、NAA/Cr 比率（0.68 ± 0.36）低于局灶性脑皮层发育不良的 NAA/Cho 比率（2.05 ± 1.25）、NAA/Cr 比率（1.90 ± 0.35）。但二者的 Cho/Cr 比率无明显差异。

（3）肿瘤性增殖异常：胚胎发育不良性神经上皮瘤（DNET）和节细胞胶质瘤是以皮质病变为基础的肿瘤性异常增殖病变，有人认为它们与局灶性脑皮层发育不良一样都属于局限性皮质发育畸形。胚胎发育不良性神经上皮瘤表现为长 T_1、长 T_2 信号的多结节或假囊性病灶，边缘清楚，无钙化、强化及周围水肿改变。节细胞胶质瘤表现为颞叶的囊性伴钙化病灶，可强化。

（4）其他脑皮质发育畸形如单侧巨脑症、脑裂畸形：单侧巨脑症患者双侧大脑半球明显不对称，受累半球和侧脑室明显增大，白质内异常信号比局灶性脑皮层发育不良更广泛。闭合型脑裂畸形有时表现为皮层到侧脑室的条状 T_2WI 及 FLAIR 高信号，与局灶性脑皮层发育不良的放射带相类似。鉴别要点是主要识别裂隙两旁的灰质结构，常合并透明隔阙如，侧脑室扩大，脑裂畸形处脑室边缘不规则，常可见指向裂隙的裂或三角形憩室。

总之，局灶性脑皮层发育不良的早期识别和诊断有赖于正确的MRI检查及对局灶性脑皮层发育不良影像表现的充分认识。对局灶性脑皮层发育不良多角度观察并综合分析 T_1WI、T_2WI 及 FLAIR 表现，可发现轻微皮质增厚、灰白质分界模糊、白质异常信号及脑回、脑沟异常。

第二节　左侧颞叶局灶性皮质发育不良（FCD Ⅰ B型）

患者，女，22岁。

手术所见：用显微镜，在导航引导下切除左侧颞下回后部病灶及周围PET低代谢区域，见病灶色泽略黄，界限不清。切除病灶后于台下切开病灶，可见病灶内有一小囊。

病理检查："左侧颞后肿瘤"，灰白组织一堆，总体积5 cm × 4 cm × 0.8 cm，切面灰白质软；"左侧前颞叶及颞极皮质发育不良脑组织"，灰白灰黄脑组织两块，大小均为4 cm × 3 cm × 2.4 cm，切面灰白淡黄，质中偏软。

病理诊断："左侧颞后病灶切除标本"脑组织皮质神经元排列紊乱，出现变性及空泡变，神经胶质细胞及胶质纤维增生，局灶区胶质结节形成，符合癫痫的脑组织病理学表现，待作IHC检测进一步协助诊断。

"左侧前颞叶及颞极皮质发育不良脑组织切除标本"皮质增厚，神经元排列紊乱，密度升高，其中可见体积较大、发育不成熟的神经元，周围神经胶质细胞增生，符合皮质发育不良的脑组织病理学表现，待作IHC检测进一步协助诊断及分级。

免疫组化诊断：阳性，MAP-2，GFAP，S-100，NeuN，NSE，NF，SyN，Vim，Nestin，CD34，Ki-67（<1%+）。结合组织学图像及免疫组化检测结果，符合左侧颞叶局灶性皮质发育不良（FCD Ⅰ B型）及癫痫的脑组织病理学表现。

影像资料见图18-4-1。

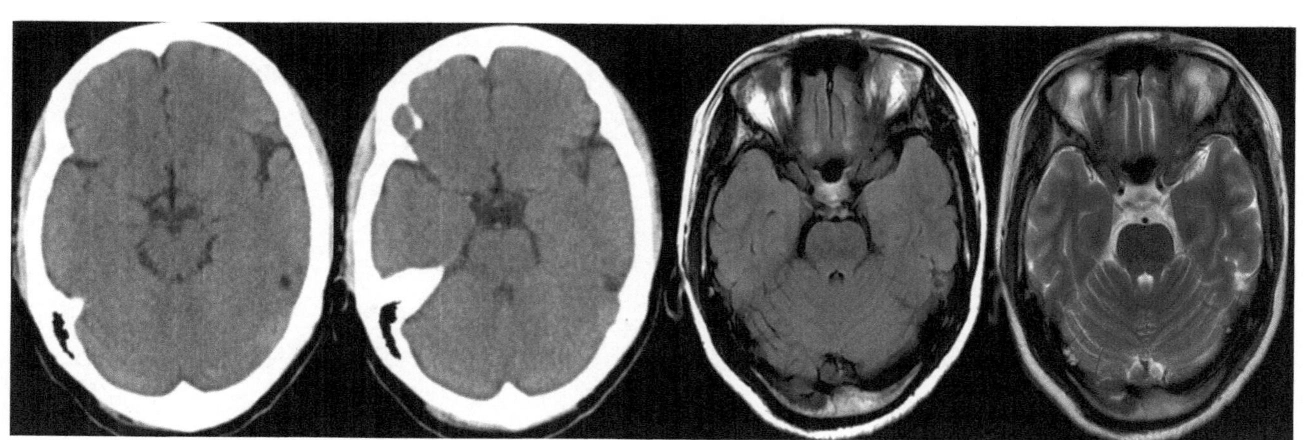

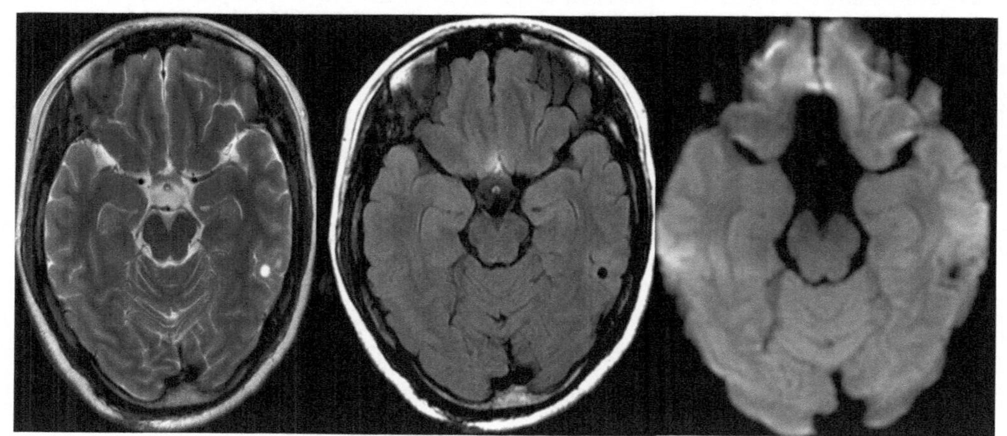

图18-4-1　左侧颞叶局灶性皮质发育不良（FCD Ⅰ B型）

第五章 脑灰质异位症

脑灰质异位症，是指胚胎时期移行的神经元中途受阻而异常积聚在室管膜下、脑白质、皮质内的一种先天畸形。

1. 病理学 神经元从侧脑室壁上的胚生发组织，沿放射状排列的胶质纤维向外移行以形成大脑皮层的途中，神经元移行受阻即称为脑灰质异位症。

中枢神经系统的胚胎发育通常分为6个阶段：即背侧诱导、腹侧诱导、神经元增殖、神经元移行、器官化、髓鞘化。在胚胎期进行或持续到出生后甚至成年的任何阶段的停止或超前均可造成脑发育畸形。

神经元移行在胚胎2~6个月，从胚胎6~7周开始，神经管生发基质分化出的神经母细胞沿放射状排列的胶质细胞突起并在多种因子局部浓度梯度的引导下，从室管膜下区经过白质区向脑表面移行。若神经母细胞沿放射状胶质纤维移行的过程中出现异常，致神经元在异常的部位停留增殖，则表现为脑灰质异位。放射状排列的胶质纤维的完整性是神经元完成移行的重要条件之一。

脑灰质异位症由多种原因引起，包括遗传性、感染性、血管性和环境。这种发育障碍多发生在妊娠12周左右。

2. 分型 旧的分类法分为2类：结节型和板型。为了更适合临床方面的研究及遗传学方面的观察，有作者提出可分为3型，即室管膜下脑灰质异位症，即为脑室旁结节型，表现为圆形或不规则形，大小不一，为1~5 cm，可单发或多发。累及单侧或双侧大脑半球，无水肿及占位效应，结节间为正常白质，室管膜下结节有的可突入脑室内，使脑室变窄；皮质下脑灰质异位症，即常称的板型或岛型；带状脑灰质异位症，即带型，病变弥漫性对称分布于皮层灰质与侧脑室间，其内外均有白质带，呈“双白质带”表现。

3. 临床表现 脑灰质异位症常见的临床表现为癫痫、智力低下、行动障碍。癫痫多为混合性发作，一组10例中有2例同时伴有癫痫及智力低下，3例伴有言语含混不清、反应迟钝，1例首发症状为短暂意识丧失。带型为灰质异位中最严重的类型，常伴难治性癫痫，预后相对较差。

4. 影像学研究 目前脑灰质异位症的检查方法主要有CT、MRI及PET。据资料统计，CT对该病的敏感性不超过40%，MRI以其独有的多方位、多参数成像特点是诊断脑灰质异位症最理想的检查方法，灰白质界限分明，异位的灰质团块非常容易显示。而PET可以发现MRI漏诊的病例。MRI在所有序列均可显示异位的灰质团块，在T_2WI和FLAIR序列中表现尤为明显。室管膜下型和皮质下型灰质异位表现为侧脑室旁或白质区内的结节状或不规则状团块影，与皮层下灰质或灰质核团的信号相同，可单发或多发，单侧或双侧，大小不一，无水肿及占位效应，注射Gd-DTPA后强化程度与正常脑灰质一致；带状型灰质异位常对称分布，其表面脑回形态多正常。该组病例以顶部多见，室管膜下型占50%，皮质下型和带状型分别占30%和20%。

伴随表现：本症可伴有其他脑发育畸形和发育不全，可有胼胝体发育不全、透明隔阙如、脑裂畸形、枕大池囊肿等。该组1例伴发胼胝体发育不全并透明隔阙如，1例伴发脑裂畸形。

4. 鉴别诊断 异位的脑灰质在所有成像序列及增强扫描检查的信号强度与大脑皮层正常灰质及灰质核团信号强度一致，以其独有的MRI表现及发病部位，一般诊断不难。

（1）结节性硬化：室管膜下脑灰质异位症需与结节性硬化相鉴别，结节性硬化的结节大小不一，与灰质的信号强度不完全一致，FLAIR序列其信号强度明显增高，钙化为重要鉴别点。

（2）占位性病变：孤立性的灰质异位结节应与占位性病变鉴别，若无水肿且强化程度与灰质相同，则支持灰质异位的诊断。另外，新生儿常见孤立的异位神经元，但生后的几个月内移行完成后消失，不属于真性灰质异位。

第十九篇　颅脑炎症

第一章　获得性免疫缺陷综合征与中枢神经系统

第一节　获得性免疫缺陷综合征并发脑感染

获得性免疫缺陷综合征（AIDS）患者在病程的某一阶段，可以发生中枢神经系统感染，其中10%患者以神经系症状为首发表现。我国个别地区人类免疫缺陷病毒经血传播的感染率较高，已出现大批获得性免疫缺陷综合征病人。随着获得性免疫缺陷综合征的急剧流行，并发中枢神经系统感染的病人也逐渐增多。

1. 病理学　人类免疫缺陷病毒属于嗜神经病毒，79%获得性免疫缺陷综合征侵犯中枢神经系统，引起中枢神经系统病变。病理改变系人类免疫缺陷病毒侵犯脑白质后引起多核巨细胞集聚与弥漫性脱髓鞘改变。

2. 临床表现　临床表现有记忆力减退，精力不集中，精细运动不协调，表情淡漠。

3. 影像学研究　CT所见脑白质片状低密度，可累及双侧多个脑叶和基底节区，无占位效应，增强检查无强化，常伴有脑沟、脑裂增宽及脑室扩大等脑萎缩改变。这些征象系人类免疫缺陷病毒亚急性脑炎与弥漫性脱髓鞘改变所致。

尽管病变边缘可有轻度脑水肿，但病变周围往往有不同程度的脑萎缩。所以，病变区一般无占位效应。增强检查也无强化。根据这些特点，在影像学鉴别诊断中，必须除外脑梗死、恶性星形细胞瘤及脑转移瘤等疾病，以免延误治疗。

获得性免疫缺陷综合征的特征是细胞免疫缺损逐渐加重，并在此基础上发生条件致病菌感染。人类免疫缺陷病毒专门攻击辅助性T细胞，使抑制性T细胞相对增多，从而导致免疫抑制，对微生物抗原反应低下或无反应。所以，获得性免疫缺陷综合征患者容易并发机遇性感染。由病毒、原虫、真菌等引起的中枢神经继发性病变，会显示各自的病变特征，属于获得性免疫缺陷综合征相关综合征（ARS）。

（1）巨细胞病毒感染：常在获得性免疫缺陷综合征晚期病人中发生，CD^{4+}T细胞数<100/mm^3。最先累及视网膜，可累及视神经和大脑枕叶，表现为双眼先后或同时出现视力下降，视物模糊。巨细胞病毒脑炎表现为缓慢进行性发作的中枢神经系症状，如行动迟缓，痴呆，癫痫。脑脊液或脑活检分离出巨细胞病毒可确诊，脑脊液PCR阴性可排除本病。CT所见弥漫性室管膜下强化和脑白质低密度区，无特异性。更昔洛韦、磷甲酸钠药物只能抑制病毒复制，无法将巨细胞病毒从体内彻底清除。

（2）进行性多灶性脑白质病：由乳头多瘤空泡病毒（JC病毒）感染中枢神经，侵犯脑白质少枝胶质细胞引起脱髓鞘和水肿，表现为局灶性神经症状，抽搐，痉挛性偏瘫，视野缺失。

CT所见双侧半卵圆中心广泛低密度。可累及基底节区和脑干，无占位效应，增强检查不强化。平均生存期4个月。

（3）脑弓形体病：弓形体原虫侵犯中枢神经系统引起脑炎、脑脓肿。表现有头痛，低热，嗜睡和局灶性神经症状，如癫痫、轻瘫、肌阵挛。CT显示多发的脑实质内环形或结节样病灶，伴有病灶周围低密度水肿区，增强检查呈环形或结节样增强，基底节区和皮髓质交界易受侵犯。可有占位效应。脑脊液、脑活检分离出弓形体可确诊。血清抗体检测阴性不能除外弓形体病。乙胺嘧啶加磺胺嘧啶可治本病。

（4）新型隐球菌脑膜脑炎：亚急性起病，表现为发热，头痛，呕吐，意识障碍，脑膜刺激征阳性，CT可有脑膜强化，无特异性。脑脊液墨汁染色发现隐球菌即可确诊。首选二性霉素B与氟康唑联合治疗。结核性脑膜脑炎与细菌性脑膜炎也是获得性免疫缺陷综合征常见的中枢性机会感染，在普通病人中发病率也高，不再赘述。

总之，获得性免疫缺陷综合征中枢神经系统感染有2种常见的表现形式：一是人类免疫缺陷病毒脑炎，二是获得性免疫缺陷综合征相关综合征。两者可单独发生，也可以同时并存。临床表现与影像学表现综合分析，会增加诊断的符合率，使病人得到及时救治。确诊靠特异的实验室检查及脑组织穿刺活检。根据影像学表现，结合获得性免疫缺陷综合征的流行病学询问（1995年以前有偿献血与输血、血制品史，性伙伴及性行为，静脉吸毒等），提出疑似诊断，补做人类免疫缺陷病毒抗体检测及上级专门医疗卫生单位确认实验，不失为一种好方法。

第二节　免疫重建炎性综合征

免疫重建炎性综合征（IRIS），或免疫重建综合征，多见于人类免疫缺陷病毒感染者，多发生于抗病毒治疗后早期（一般为3个月内），系因免疫系统过度激活后造成的机体对感染性或非感染性致病原发生过度的炎性反应，尸检结果主要以CD4 T细胞、CD8 T细胞在血管周围及实质内的炎性浸润为主要表现。目前对于免疫重建炎性综合征的诊断，主要通过临床症状、影像学改变及实验室检测来综合判断。

成年人类免疫缺陷病毒感染者在进行抗病毒治疗后15%~35%的患者发生免疫重建，神经系统免疫重建综合征的发生率约为0.9%。虽然所占比例较少，但是出现神经系统免疫重建的患者死亡率高，预后欠佳，并且无特异的临床表现，病理标本难以取得，使得其临床诊断很难，影像学检查虽然诊断特异性也不高，但对于检出病变的敏感性较高，并且随着影像学检查技术的进步，可以分析病灶性质，为临床提供更多信息。

此处就几种常见病原体引起神经系统免疫重建所造成的神经影像学改变进行讨论。

1. 水痘-带状疱疹病毒　水痘-带状疱疹病毒所引起的免疫重建比较少见，水痘疱疹病毒脑部感染的基本病变主要为因病毒导致的血管病变，继而使脑内血管闭塞导致脑梗死，MRI增强表现为无强化的脑内病灶，T_1WI呈低信号，T_2WI呈高信号，在进行抗病毒治疗后，出现免疫重建的患者，MRI增强扫描显示脑内出现新的梗死灶，病灶周围、蛛网膜下隙、颅内软脑膜及脊髓均可出现强化，强化区在FLAIR序列上，其周围呈片状高信号，并可见血管炎的表现。出现水痘-带状疱疹病毒感染的患者MRI或者CT检查的阳性率约97%。若MRI或者CT表现为阴性，则基本可以不考虑水痘-带状疱疹病毒感染。脑脊液中检出水痘-带状疱疹病毒-IgG（93.33%）比聚合酶链反应检出水痘-带状疱疹病毒-DNA（30%）有更高的敏感性。

2. 巨细胞病毒　巨细胞病毒感染而发生的免疫重建综合征多由于CD8 T细胞浸润引起，最易侵犯的器官是眼睛。巨细胞病毒性脑炎多表现为脑室炎及单发的局灶性病变。发生免疫重建后，过度的炎性反应使得患者在经过抗病毒治疗后，常出现以下表现：①脑实质内出现散在的多发病灶；②可见模糊的实质强化，在FLAIR序列和DWI上可见脑室内或者室周、胼胝体出现高信号灶，外基底节区、脑干及小脑亦可被累及；③脑实质内的较大病灶可有占位效应，周围出现片状水肿；④巨细胞脑炎出现血管炎改变，类似于亚急性脑梗死的影像学表现：DWI上呈高信号，T_1WI上呈低信号，T_2WI上呈高信号，增强后病变常有强化；⑤脑膜强化。

3. 隐球菌　隐球菌是常引起免疫缺陷患者发生感染的一种真菌，可引起淋巴腺炎、肺炎、隐球菌脑膜炎和隐球菌瘤。约10%的人类免疫缺陷病毒感染患者会感染隐球菌脑膜炎，出现免疫重建炎性综合征的比例为10%~30%，病死率高达33%~57%。

出现免疫重建的患者，常见的影像学表现如下：①隐球菌脑膜炎患者早期抗病毒治疗后，出现脑膜明显强化并可伴随交通性脑积水，脑膜强化主要发生在基底池、半球间裂以及上颈段蛛网膜下隙；②出现新的脑膜或者脉络丛强化；③血管周围间隙扩张，尤其在基底节区，T_2WI及FLAIR序列上呈高信号，DWI呈高信号，增强后血管周围间隙强化；④抗病毒治疗后脑实质内出现新病灶，增强后出现强化；⑤部分隐球菌脑膜炎可表现为单纯的腔隙性梗死灶，常出现在基底节区及颞顶叶，于DWI上呈高信号，增强后有强化；⑥出现在实质内的假性囊肿是隐球菌脑膜炎的特征性改变，在抗病毒治疗前一样可以存在，出现强化可提示患者出现免疫重建；⑦另有研究显示更低的DTI（扩散张量成像）参数、高的ADC（扩散系数）值以及逐渐减低的各向异性值，可以表明患者出现了过度的炎性反应。

4. 结核分支杆菌　获得性免疫缺陷综合征合并结核的患者在抗病毒治疗后约有16%发生免疫重建，其中病死率约3%。最常见的引起免疫重建炎性综合征颅外感染的是结核。免疫重建炎性综合征中单独发生于脑内的结核病变很少。结核菌引起的免疫重建，常发生于抗病毒治疗前CD4计数低和人类免疫缺陷病毒RNA水平高的患者。抗病毒治疗第一个月内CD4计数增高12%，或者CD4/CD8大于33%的患者，发生免疫重建的概率相对较高。

获得性免疫缺陷综合征合并结核的患者，在颅内的主要表现多是发生结核性脑膜炎，病变多发生在基底池脑膜，多出现弥漫基底部软脑膜的强化或脑室室管膜强化。结核渗出可以阻塞脑脊液的自由流动，引起脑积水，并可引起大小血管的闭塞，从而引起闭塞性动脉炎，脑内出现梗死灶。结核球也是结核性脑膜炎的典型表现，可以单发，比较常见的是与软脑膜病变并发。

结核性脑膜炎的主要影像学表现：① T_1WI显示鞍上池周围软脑膜明显强化，延伸到大脑侧裂及环池，侧脑室下角常增宽；②脑沟以及大脑侧裂池强化，DWI显示大脑侧裂池旁可见片状低信号，考虑水肿；③脑积水，一般为交通性，包括增大的侧脑室及第三脑室；④脑垂体窝及下丘脑受累；⑤增强扫描显示，脑内多发或者单发结节样强化灶，主要为实质病灶，增强后可见环形强化，可有占位效应，可有水肿，也可见室管膜及软脑膜强化；⑥增强扫描可发现大的结节样占位灶，呈环形强化，可伴病灶周围水肿；⑦脑实质内可见多发腔隙性梗死灶，并见基底池周围脑膜广泛强化。

当增强CT或者MRI显示软脑膜强化（尤其是基底部）、脑积水、结核球的环形强化时，可以考虑为结核性脑膜炎。在抗病毒治疗后，脑实质内病灶增加，或者脑膜强化范围扩大、程度加重，并在使用抗结核、抗病毒以及甾体类固醇药物治疗后，患者神经系统改变逐渐恢复正常，影像学检查显示软脑膜强化减退，包括基底池脑膜的强化、脑积水、结核球或者梗死灶好转，可以考虑患者发生了免疫重建。

根据文献报道，现在尚不能明显区分结核性脑膜炎（不合并人类免疫缺陷病毒），结核性脑膜炎合并人类免疫缺陷病毒感染，以及结核性脑膜炎合并人类免疫缺陷病毒并发生免疫重建的病人，并且在死亡率上也没有区别。

5. 弓形体　弓形体引起的免疫重建较为少见，常可见此类免疫重建炎性综合征患者有CD8及CD68 T细胞在血管周围浸润。

影像学改变，早期感染也可以只出现局灶或多发结节样占位（肉芽肿样结节），DWI及FLAIR呈高信号，出现中度强化，强化较为均匀，没有水肿表现；病变周围水肿是弓形体感染后期较为明显的改变，是由虫体死后的变态反应引起的，增强后病灶仍强化。出现与不出现免疫重建的患者在MRI图像上不易区分。也有报道弓形虫感染后，增强可出现不典型的斑点样强化及脑膜强化。

6. 进行性多灶性白质脑病　一项研究统计了进行性多灶性白质脑病的发生率，获得性免疫缺陷综合征占其中的82.0%，8.4%为血液性癌症，2.8%为器官移植，0.95%为风湿病，只有6%的患者没有进行性多灶性白质脑病的危险因素。约有5%的获得性免疫缺陷综合征患者出现进行性多灶性白质脑病，其中出现免疫重建炎性综合征的比例约为19%，预后较差。

进行性多灶性白质脑病主要发生于皮层下白质，位于小脑角和颅后窝者占58%，典型病变位置为小脑角中部。病变在T_1WI呈低信号，在T_2WI及FLAIR呈高信号，境界相对清晰，非对称，多脑叶内白质内的病变增大融合，但无占位效应，不侵犯血管，增强后不出现明显强化。

在病变进展期，周围可出现水肿，出现免疫重建的患者，病变会出现强化，并有占位效应，T_2WI及FLAIR上病灶信号较没有出现重建的患者增高。

DWI对于诊断新发或者陈旧进行性多灶性白质脑病有非常重要的意义，DWI病变区内部可见低信号灶，ADC图上病灶中心一般为低信号，边缘呈低信号。DWI病灶边缘呈高信号时可考虑病灶为活动性。

此处主要讨论了几种常见的病原菌引起神经系统免疫重建后的MRI改变。

免疫重建综合征属于一种排它性诊断，影像学，尤其是MRI对于早期病变的检出敏感性较高，并且对于神经系统过度的炎性反应有提示作用，增强后脑膜强化、DWI及FLAIR序列上出现高信号、占位效应(尤其是判断进行性多灶性白质脑病是否发生免疫重建)等都是诊断免疫重建炎性综合征的线索,加之不断恶化的神经精神症状及好转的实验室检查,均可为临床医师做出免疫重建的诊断提供证据,及时判断病情、及时控制患者免疫反应,患者的长期预后将会得到明显改善。

第三节　获得性免疫缺陷综合征脑炎

获得性免疫缺陷综合征(艾滋病)起源于非洲,后由移民带入美国。1985 年,一位到中国旅游的外籍人士患病入住北京协和医院后很快死亡,后被证实死于获得性免疫缺陷综合征,这是我国第一次发现获得性免疫缺陷综合征病例。

由于获得性免疫缺陷综合征的发病率正在上升,为提高人们对获得性免疫缺陷综合征的认识,世界卫生组织于 1988 年 1 月将每年的 12 月 1 日定为世界获得性免疫缺陷综合征日。据媒体称,截至 2017 年 3 月 31 日,全国报告现存活人类免疫缺陷病毒(HIV)感染者 / 获得性免疫缺陷综合征(AIDS)病人 691 098 例,报告死亡 214 849 例。现存活人类免疫缺陷病毒感染者 420 866 例,获得性免疫缺陷综合征病人 288 232 例。高校学生已成为获得性免疫缺陷综合征的重灾区。

病例机会感染是获得性免疫缺陷综合征(AIDS)的主要并发症,是引起获得性免疫缺陷综合征患者死亡的重要原因。脑炎是获得性免疫缺陷综合征最常见的机会感染之一,该病为人类免疫缺陷病毒引起的最常见的神经系统综合征,常为人类免疫缺陷病毒感染的首发症状。

(1)临床病理特点:人类免疫缺陷病毒为嗜神经性病毒,早期侵犯中枢神经系统引起急性无菌性脑(脊)膜炎或脑病。其病理特点:脑白质和灰质散在分布小神经胶质结节和多核巨细胞浸润,可见神经胶质增生,局灶脱髓鞘,大片白质稀疏,脑萎缩。

临床主要表现可单独出现或同时出现进行性痴呆、思维紊乱、反应迟钝、语言和运动障碍、注意力不集中和记忆力减退等。

(2)影像学表现:CT 典型表现为弥漫对称的脑白质病变,CT 平扫为低密度影,无占位效应,增强扫描无增强,病变多分布于侧脑室周围白质、半卵圆中心、额顶叶,但白质病变范围较大的也可累及皮层下区,边缘不清楚或清楚,可融合。大多双侧基本对称,也可不对称和单侧发病,同时伴有不同程度脑萎缩;脑萎缩是晚期人类免疫缺陷病毒脑炎最常见的表现。

MRI 典型表现主要有弥漫性或局灶性脑白质异常信号改变,脑室系统扩大,可对称或不对称,脑沟裂增宽、加深,脑实质总量减少,多呈斑片状、片状长 T_1、长 T_2 信号,FLAIR 高信号,边界可不清晰。

(3)获得性免疫缺陷综合征脑炎的诊断应具备:人类免疫缺陷病毒感染的确切证据;患者有进行性智力减退及运动障碍,持续数月;脑脊液检查排除其他感染或肿瘤因素;MRI 显示脑萎缩或异常表现。获得性免疫缺陷综合征脑炎是相关性神经系统感染的常见病,MRI 是诊断神经系统感染相关疾病的有效手段,早期预防、早期诊断是改善患者生活质量和延长生存期的关键。

第二章　中枢神经系统结核

第一节　中枢神经系统结核

初期的室管膜下或脑脊膜下结核病灶来自血源性播散，可位于脑膜、脑或脊髓内。中枢系统的结核有多种类型，包括脑膜炎、结核瘤、脓肿、大脑炎和粟粒性结核。结核性脑膜炎是由于 Rich 灶破裂至脑脊液而形成。但结核瘤可能是由血行播散继发而来或是受感染的脑脊液侵入邻近脑质而形成。

1. 颅脑结核性脑膜炎　在 CT 和 MRI 上可见到基底池的脑膜异常强化，这种基底池的强化符合胶状渗出所致。交通性脑积水是颅内结核性脑膜炎最常见的并发症。但引起阻塞性脑积水的原因是局灶性实质病灶阻塞了脑脊液通道的结果。缺血性脑梗死也是颅内结核性脑膜炎常见的并发症，大多数梗死发生在基底节和内囊区，是由于小的穿支血管受压和闭塞引起的。

2. 脊柱脊髓结核性脊膜炎　脊柱脊髓结核性脊膜炎的 MRI 征象包括：脑脊液小腔和脊柱蛛网膜下隙闭塞伴有颈胸段脊髓外缘不清及腰椎区神经根模糊的改变，MR 增强扫描显示有结节状、厚的、线状硬膜内强化。脊髓空洞是蛛网膜炎的并发症，可见脊髓呈空洞样改变，典型的在 T_1WI、T_2WI 上显示脑脊液强度的信号，并且不强化。

3. 脑实质结核　脑实质结核可有或无脑膜炎，常表现为结核瘤。结核瘤可以单发，但多发更常见，好发于脑的额叶和顶叶。在 CT 上呈圆形或分叶状，低或高密度肿块影，密度均匀，有环形强化，壁呈不规则增厚。结核瘤 MRI 征象取决于病灶内是否有干酪样坏死。非干酪样坏死的病灶，在 T_2WI 上常呈高信号的均匀结节强化。有干酪样坏死的病灶呈等信号或明显的低信号，并有边缘强化。罕见的脑实质结核是脓肿和大脑炎。粟粒性中枢神经系统结核常伴有颅脑结核性脑膜炎。粟粒性结核表现为无数的直径小于 2 mm、圆形均匀强化的病变。

4. 鉴别诊断　脑和脊柱结核需和其他感染和非感染性疾病（如结节病、弓形体病、淋巴瘤、化脓性和真菌感染），多中心性原发肿瘤（如血管瘤、胶质瘤）和转移瘤鉴别。

第二节　颅内结核 MRI 表现

中枢神经系统结核占结核感染的 1.8%~5%，其并发症严重，死亡率高，是结核病危害最大的类型。颅内结核的临床表现无特征性，与病灶累及部位有关。一组病例以头痛、发热、呕吐、精神症状及不同程度的意识障碍多见，常见的体征为脑膜刺激征及颅神经损害。

1. 结核性脑膜炎　结核性脑膜炎是肺外结核的最严重类型，是中枢神经系统常见的疾病之一，多为全身粟粒性肺结核的一部分或经肺、肠、肾等结核血行播散的结果，也可因脑实质、脑膜干酪灶破溃直接蔓延所致，少数找不到原发灶，儿童及青年常见。

结核性脑膜炎 MRI 平扫可显示因渗出物的堆积所致不对称增宽的脑基底池，一组研究中，12 例脑膜感染患者 10 例表现为脑底部脑池内被等 T_1、稍长 T_2 信号影充填，2 例平扫时未见明显脑底池渗出，增强扫描时见脑底池线样强化。

腰穿检查 11 例脑脊液混浊，部分有絮状物沉淀，蛋白及细胞数增高明显，与病理所指渗出物易积聚于脑底池一致,其 T_1WI 像为等信号或稍高信号,T_2WI 为稍高信号。

由于炎症侵及脉络丛与蛛网膜,使脑脊液分泌及吸收失常,引起脑积水,若室间孔及中脑导水管粘连则可形成梗阻性脑积水,MRI 平扫即可显示脑积水程度及梗阻部位。

2. 颅内结核瘤　脑结核瘤较少见,以 30 岁以下青年多见,可发生于颅内任何部位,以小脑居多。一组病例中有 11 例发现同时合并有肺结核病史,占 64.7%(其中 54.5% 合并血行播散性肺结核),略低于其他作者报道的 75.5%。

有作者将颅内结核瘤分为成熟结核瘤(干酪伴液化坏死中心及干酪伴实性中心)、未成熟结核瘤。成熟结核瘤表现为脑实质内大小不等结节样病灶聚集,其 T_2WI 信号与瘤腔内物质结构有关,如为脓性液化物则呈高信号,如为钙化或干酪样物质,则病变中心呈低信号或较低信号,而其外周有炎细胞浸润及被膜形成,所以呈环形强化,中间未强化部分即为肉芽组织包绕的干酪坏死灶、钙化部分或脓性液化坏死灶。

未成熟结核瘤,其为增生性结核结节,周围水肿明显,表明为肉芽肿形成早期,含水量较多,因此 MRI 表现为 T_2 高信号灶,呈片状强化。

对于一部分体积较小的结核结节灶,周围脑实质无明显水肿时,在 MRI 平扫上不易显示,强化后呈明确的小环形增强,该组中有 3 例可见该表现。因此,对脑结核瘤患者,行增强扫描有利于微小病灶显示,可提高病灶检出率。

3. 脑梗死　脑梗死是由于炎性渗出侵及动脉血管引起动脉炎导致脑缺血,好发于大脑中动脉皮质供血区,表现为点状、片状长 T_1 和长 T_2 信号,与脑血管病变所致梗死灶表现无明显区别,无强化效应。一组病例中 2 例并发脑梗死者均发生于基底节区,与之相符合。增强扫描病变脑膜呈明显线样、放射样强化,部分较重病例可见鞍上池铸形强化,为脑膜炎较特征性改变。

4. 鉴别诊断　颅内多发结核瘤主要与颅内多发病变相鉴别,主要为脑转移瘤、脑脓肿、脑寄生虫感染等。

(1)脑转移瘤:脑转移瘤分布较散在,与脑结核瘤虽均为血行播散病灶,但转移瘤为恶性肿瘤,周围指状水肿较明显,结核瘤的水肿多呈片状,水肿范围较转移瘤局限,转移瘤虽也呈环形强化,但可见壁结节,且平扫时很少见短 T_2 信号。

(2)颅内多发脑囊虫:颅内多发脑囊虫增强可见腔内点状头节影。

(3)多发脑脓肿:多发脑脓肿有明显的临床体征,脓肿壁厚,可见子母环征象。

(4)脑脊液播散性病灶:结核瘤合并结核性脑膜炎时,应与脑脊液播散性病灶相鉴别,有作者报告 1 例沿脑脊液播散的髓母细胞瘤误诊为结核性脑膜炎,回顾分析该病变主要表现为小脑蚓部对称性结节状长 T_2 信号,病灶内无短 T_2 信号影,双侧小脑及大脑半球脑沟内广泛的线样强化信号,脑底池基本未见受累,无梗阻性脑积水改变,而该组结核性脑膜炎病例中脑底池均受累。

颅内结核性病变分为单纯脑内结核瘤、单纯结核性脑膜炎、结核瘤合并结核性脑膜炎 3 型,与病理分型相符,各型均有明确 MRI 表现,MRI 平扫可确定其梗阻部位及脑积水程度,增强扫描更可显示平扫所遗漏之小病灶。

第三节　粟粒性脑结核

粟粒性脑结核是颅内结核的一种特殊表现,多由体内其他部位结核血行播散而来,及时、准确的诊断配合有效的治疗可使其痊愈。临床上粟粒性脑结核较少见,部分表现不典型,容易误诊。

1. 发病机制　发病机制类似于急性粟粒性肺结核,为大量结核杆菌经血行播散到脑,在脑组织中形成多发细小结核性肉芽肿,好发于青少年、年老体弱及抵抗力下降者,多起病隐匿,是脑内结核分枝杆菌感染早期阶段的特殊形式。

2. 病理学　粟粒性脑结核病灶绝大多数位于灰白质交界区,其原因是双侧大脑半球由颈内动脉系和椎 - 基动脉系分出皮质支和中央支供血,其最终形成细小分支,接近于终动脉,供应大脑皮层。这些细小分支动脉于皮髓质交界处,管径非常狭窄,血流相对缓慢,结核杆菌易沉积于此。

3. 临床表现　粟粒性脑结核为广泛分布于脑实

质内（包括幕上和幕下）的多发粟粒样小结核瘤，如针尖或粟粒一般，直径 1~2 mm，其大小、分布及影像表现均匀一致，多伴肺结核或其他部位原发结核。

4. 影像学研究　粟粒性脑结核的 MRI 信号特点与其病理密切相关，其 MRI 表现取决于有无灶周水肿及病灶是否发生干酪样变。据此将该组病例病灶的 MRI 信号特点归纳为下述 3 种。根据结核结节中心在病理上有无干酪坏死而将其分为成熟结节和未成熟结节，前两种 MRI 信号特点为未成熟结核结节，第三种为成熟结核结节，一组研究中 13 例患者病灶绝大多数为未成熟结核结节。

病理上当结核杆菌随血液沉积在脑组织中，即引起局限性结核性脑炎，早期以炎性渗出为主（中性粒细胞和巨噬细胞），胶原纤维含量少，形成较小的增生性、未成熟的结核结节，多数灶周水肿较重，此时 MR 平扫主要表现为脑内广泛分布大小不等的长 T_1、长 T_2 信号水肿区，结核结节在灶周水肿中多不能分辨，只在增强扫描中才能显示结节，表现为大小接近、分布均匀、明显强化的小结节位于水肿的中心，此即典型的未成熟结节（该组第二种信号特点）。

该组第一种信号表现文献报道较少，该作者认为其为粟粒性脑结核超急性期，推测其平扫各序列均呈等信号、无灶周水肿的原因可能为两种，一是其为局限性脑炎的最早期阶段，病理上的结核结节还未形成，炎性渗出刚刚开始，范围极小，还不足以为 MRI 显示或部分仅在 T_2 FLAIR 上呈稍高信号；二是结节位于皮质区，此时只有增强扫描才能显示病灶。

当病变未能得以控制而机体有较强的变态反应时，渗出病变则向增生或坏死转变，从而导致成熟结核结节的形成和干酪样病变的发生，MRI 上表现为 T_2WI“靶征”小结节——中心类脂质的干酪样物质构成了靶心，呈等或稍长 T_1、稍短或等 T_2 信号，周边的炎性肉芽组织为长 T_1、长 T_2 信号，最外层由成纤维细胞逐渐产生的胶原纤维构成，增强扫描呈环形强化。此即该组第三种 MRI 表现。成熟结核结节周围脑实质的炎性反应减轻或消失，故水肿较轻。该组病灶以未成熟结节多，13 例仅 5 例混杂少量成熟结节。

结核杆菌亦可血行播散到脑膜或室管膜下，脑膜附近粟粒性结节直接蔓延至脑膜，形成结核性脑膜炎，在蛛网膜下隙产生大量的炎性渗出物，沉积于脑底池，包括鞍上池、环池、四叠体池和外侧裂。该组 7 例伴颅底脑池和（或）脑表面脑膜明显强化，脑膜局部轻度强化 4 例。脑缺血性梗死也是常见的并发症之一，常位于基底节区，由血管受压或小的穿支动脉闭塞引起。该组中 1 例见右侧丘脑梗死，2 例伴有颞叶、基底节区小软化灶。另外有些病例由于结核在脑中病程不同，混杂有较大的结核瘤。

研究表明，在各序列扫描中，增强扫描对病灶的显示最佳，其优势主要有如下几个方面：①发现病灶，该组中 1 例仅以右颜面抽搐、左肢无力疑脑梗死而就诊，平扫及 DWI 仅见右侧丘脑梗死。因患者年龄较轻，为排除其他而行增强扫描，发现大脑皮髓质交界区及小脑、脑干多发平扫未发现的小结节而疑诊为结核，后经临床检查发现肺血行播散型肺结核，最终结合其他相关检查而确诊；②发现更多病灶。该组有 7 例平扫虽见多个水肿区，但增强扫描显示病灶数目更多；③清楚的显示结核结节；④显示脑膜炎等其他伴发病变。

另外，T_2 FLAIR 对结节的灶周水肿显示特别敏感，T_1WI 对病灶的显示最差，病灶多呈等信号或与呈稍低信号与灰质相混而显示不清。

DWI 是目前唯一无创反映活体组织内水分子扩散运动的 MR 功能成像方法，其成像的基础是自由水分子的随机运动。当水分子运动受限、扩散速度减慢时，DWI 信号增高。

粟粒性脑结核未成熟结节早期以渗出为主，灶周水肿为血管源性水肿，其单位体积内细胞密度并未增加，水分子运动未受限，因此 DWI 呈等信号表现。成熟的结核结节以增生及干酪样病变为主，其细胞结构较紧密，但其单位体积内细胞数量并没有明显增加，这与文献报道其 DWI 呈等或稍高信号相符。而对于伴发的急性脑梗死，因细胞毒水肿致水分子扩散受限，DWI 呈明显高信号。

5. 鉴别诊断　粟粒性脑结核需与多发粟粒性脑转移瘤、脑囊虫病、脑血吸虫病、多发脑脓肿等鉴别。

（1）多发粟粒性脑转移瘤：乳腺癌、甲状腺癌等少数肿瘤脑转移时常表现为多发粟粒样小结节，有时鉴别困难，恶性肿瘤脑转移发病年龄偏大，常有晚期肿瘤病史，而粟粒性脑结核常有其他部位结核、有脑膜增厚和强化的脑膜炎表现，结合脑脊液检查等可以鉴别。

（2）脑囊虫：脑囊虫壁薄而光整，观察到头节有诊断意义。

(3)血吸虫性肉芽肿:血吸虫性肉芽肿常多个聚集成团,增强扫描结节样或环形强化,大小不一,结合疫区生活史及血清免疫学检查不难鉴别。

(4)多发脑脓肿:多发脑脓肿常数目较少,水肿重,可有环环相通征象。

总之,MRI 检查能清楚显示脑内粟粒性结核灶,为临床诊断和疗效观察提供可靠依据,具有一定的特征性。增强扫描可发现更多病灶,是必不可少的检查手段。

第三章　脑　　炎

第一节　扩散加权成像鉴别病毒性脑炎、脑梗死和脑低级星形细胞瘤

一、病毒性脑炎

病毒性脑炎的诊断主要依靠病毒学和免疫学，但有些脑炎的病毒类型目前尚难通过病毒分离或其他实验室检查确定，故其诊断主要依赖临床。此类情况临床并不少见，大多归之为散发性病毒性脑炎，它包括病毒直接侵犯中枢神经系统所致的脑炎和在病毒感染诱发下因机体免疫机能异常，产生变态反应所致的急性脱髓鞘脑炎。

CT、MRI 上，病毒性脑炎表现为脑内的多发性或单发性病灶，多见于双侧大脑半球额叶、顶叶、颞叶及基底节 - 丘脑区，可对称或不规则分布，亦可累及脑干和小脑，病变侵犯以灰质为主，主要位于皮层。但同时累及皮髓质的脑炎病灶可类似脑梗死，伴出血时可类似出血性脑梗死。仅仅根据 CT 和常规 MRI 表现不易鉴别。

一些表现为多发性病灶的脑梗死病例（如一组 5 例患者的研究为双侧或多发性病灶），临床表现不典型，而其 MRI 表现与脑炎相似时，两者之间难以鉴别。

病毒性脑炎主要是病毒对脑实质细胞的损害，包括灰质、白质和周围血管的病理改变，表现为弥漫性或局灶性神经元变性、坏死，白质脱髓鞘改变，淋巴细胞和浆细胞浸润，周围血管炎性反应等。

大多数文献报道病毒性脑炎 ADC 值降低，与神经元变性、坏死导致能量代谢障碍，Na^+-K^+- 三磷酸腺苷（ATP）泵机能失调，Na^+ 内流增加造成细胞毒性水肿有关；ADC 值升高，与血管源性水肿、脱髓鞘、神经元坏死及炎性细胞浸润导致细胞外间隙扩大有关。

该组大多数病毒性脑炎的 ADC 值较对侧相应正常脑白质区的 ADC 值升高，仅有 4 例病灶内见 ADC 值降低区域。

Tokunaga 等（2000）报道病毒性脑炎 ADC 值降低反映为病程的早期，但该研究中 2 例发病时间为 20~30 d 的病毒性脑炎，扩散加快及受限区域同时存在，推测为不同病灶区域处于不同的病理阶段，水分子扩散性不同所致。

另外，该组有 15 例病毒性脑炎扩散加权成像（DWI）上呈均匀或不均匀的高信号，似乎扩散受限，但大多数病例 ADC 值升高，这是因为病灶 T_2 穿透效应造成扩散受限的假阳性表现。部分病例见扩散受限，但其 ADC 伪彩图信号欠均匀，扩散加快及受限区域同时存在，这与 ADC 伪彩图上信号较均匀、ADC 值明显降低的脑梗死可以鉴别。

二、脑梗死

（1）急性脑梗死（48 h 之内）以细胞毒性水肿为主要改变，细胞内水分子增加，细胞器肿胀、裂解，产生大量的碎片，造成细胞内黏度增加，胞浆流动减慢；同时细胞外水分子减少，细胞外间隙变小，均导致水分子扩散明显受限，ADC 值降低。

（2）亚急性期脑梗死（3~14 d）虽有细胞膜破坏、细胞间质水肿增加等使水分子扩散速度有所增加，但其 ADC 值仍明显低于正常组织。

亚急性期以后随着病情进展和病程延长，血管源性水肿更加明显，出现组织软化和胶质增生，水分子扩散增加，ADC 值也渐回升至基线或升高，因而此时 DWI 表现无特异性。

该研究纳入的脑梗死病例均为急性或亚急性期（发病时间小于 14 d），大部分病例 DWI 上呈片状较均匀高信号，仅 1 例为欠均匀高信号，所有病例

ADC值较对侧正常脑白质降低。

三、脑低级星形细胞瘤

脑低级星形细胞瘤本质上是一种弥漫生长的肿瘤,既可表现为边界清楚的肿块,也可表现为弥漫浸润生长而完全没有肿块形成。如一组研究中7例脑低级星形细胞瘤患者未见明确肿块形成, MRI上呈片状稍长T_1、长T_2信号,瘤周未见明显水肿带,增强扫描未见强化,其MRI表现与脑炎、脑梗死相似,鉴别诊断困难。

脑低级星形细胞瘤肿瘤细胞较少,有丝分裂和血管内皮细胞增殖不明显,因而细胞外间隙相对较宽,水分子易于扩散, ADC值较对侧正常脑白质升高。该项研究17例患者DWI上瘤体呈高信号,其内见不均匀的等或低信号。尽管DWI上呈高信号,但所有病灶ADC值较对侧正常脑白质升高。

四、鉴别诊断

高信号为T_2穿透效应所致,实际上扩散并未受限。病毒性脑炎、脑梗死和脑低级星形细胞瘤DWI上都可呈高信号,但病毒性脑炎和脑低级星形细胞瘤ADC值较对侧正常脑白质增高,而脑梗死ADC值较对侧正常脑白质明显降低,因而ADC值更能反映病变的扩散情况。ADC值除受不同个体生理因素的影响外,同一个体不同图像之间、不同机型、扫描参数以及不同序列之间的差异也导致ADC值的偏倚。为了消除这些因素的影响,并使ADC值标准化,有作者借鉴Nail等(2004)的方法采用rADC值进行研究,结果发现ADC值和rADC值都能较好地鉴别病毒性脑炎、脑梗死和脑低级星形细胞瘤。

脑低级星形细胞瘤的ADC值和rADC值最高,脑梗死的ADC值和rADC值最低。脑低级星形细胞瘤和脑梗死的ADC值和rADC值没有重叠,但和病毒性脑炎有部分重叠;病毒性脑炎和脑梗死的ADC值和rADC值也有部分重叠。因此具体分析单个病例时,应结合其他常规MRI表现综合分析。

总之, DWI尤其是其ADC值和rADC值能较好地鉴别病毒性脑炎、脑梗死和脑低级星形细胞瘤,且扫描时间短,患者容易配合,是对常规MRI序列有益的补充。

第二节　肿瘤样脑炎及误诊分析

肿瘤样脑炎是脑部炎性病变的特殊类型,临床上较少见,原因不明,起病隐匿,病变较局限,有一定的占位征象, MRI表现形式多样化,其临床和影像学特点与颅内肿瘤相似。部分易误诊为Ⅰ级星形细胞瘤,部分易误诊为Ⅲ级星形细胞瘤,有时与脑转移瘤难以鉴别。

脑部炎症性病变病因各异,种类繁多,缺乏特异性。

一、病理学

肿瘤样脑炎以单发或多发炎性肿块为特点。其病理变化为脑组织炎性渗出,炎性细胞散在灶状或片状浸润,肉芽肿形成,伴灶状出血和病灶周围胶质增生,部分有脑组织软化坏死。

二、影像学研究

MRI能清晰显示病变大小、形态、范围和内部结构。炎性渗出和周围脑组织水肿表现为长T_1、长T_2异常信号,坏死区为更长T_1、更长T_2异常信号,病灶内出血根据时间不同而MRI表现各异。本组10例肿瘤样脑炎MRI平扫均呈不均匀的长T_1、长T_2异常信号,1例病灶实质点状出血,MRI表现为短T_1、短T_2异常信号。

(1)肿瘤样脑炎增强机制:当脑部有炎性病变时,血-脑屏障遭到破坏,顺磁性对比剂Gd-DTPA能够进入病变组织,改变了病灶的局部磁场,缩短组织T_1,于T_1WI上显示病灶增强呈高信号。肿瘤样脑炎多为慢性炎症,病程相对较长,多有增强。

一组研究中10例患者病灶实质主要表现为片状、结节状或环形伴核心样明显强化,强化程度反映了病变脑组织炎性渗出、肉芽肿形成情况,结节状强化代表病变区内炎性肉芽肿形成,片状强化代表炎性渗出,环形伴核心强化代表肉芽肿内部坏死。

该组10例肿瘤样脑炎有15个结节灶,均显著强化,结节多为偏心性,周围常伴有斑片状强化。肿瘤样脑炎的病理变化机制为首先引起神经元细胞为主的炎性病变，进而导致病变区脑膜血管扩张充血，脑回肿胀、变平。当病变部位比较表浅时，更易累及脑膜，在 CE-MRI 上表现为脑膜线状强化及脑回状强化。该组肿瘤样脑炎有 5 例(5/10)伴脑膜线状强化，同时 2 例有脑回状强化，证实了上述观点。

(2)误诊分析：肿瘤样脑炎由于炎性渗出、肉芽肿形成以及病变范围较局限、周围脑组织水肿导致一定的占位效应，不易与脑内的肿瘤，尤其是常见的星形细胞瘤鉴别。该组中与Ⅰ级星形细胞瘤表现类似的有 4 例，术前 2 例误诊为Ⅰ级星形细胞瘤；与Ⅲ级星形细胞瘤表现类似 6 例，术前 5 例误诊为Ⅲ级星形细胞瘤。

但仔细观察肿瘤样脑炎增强特点，两者还是能够鉴别的。增强扫描肿瘤样脑炎明显强化，常伴邻近脑膜线状强化，而Ⅰ级星形细胞瘤多无或仅轻度强化；Ⅲ级星形细胞瘤占位征象明显，增强扫描呈结节状伴不规则花环状强化，而肿瘤样脑炎呈单发或多发偏心结节状明显强化，周围有片状强化，常有邻近脑膜线状强化。

有学者指出，增强扫描邻近脑膜出现强化和脑回状强化有利于肿瘤样脑炎诊断，该组 10 例中有 5 例出现邻近脑膜线状强化，其中 2 例有脑回状强化，虽然星形细胞瘤亦可侵犯，增强扫描出现脑膜强化，但发生率远低于肿瘤样脑炎。

如果同时伴有脑组织其他部位炎症或眼眶炎症，可能对肿瘤样脑炎诊断有提示性作用。

此外该组肿瘤样脑炎多数病例位置相对较表浅，而星形细胞瘤位置相对较深，多位于脑白质，因此发生部位可能亦是它们的鉴别点。

另外，本病应与脑转移瘤鉴别。脑转移瘤常位于皮髓质交界区，呈单发或多发结节，瘤周水肿明显，为小结节大水肿，水肿多呈指状，结合临床患者年龄较大和有原发灶，一般易与肿瘤样脑炎鉴别。

查阅国内外文献，有关肿瘤样脑炎的文章数量较少，说明其发病率低。该组研究中的病例系收集 9 年的临床资料且仅有 10 例。

边缘系统脑炎为全身恶性肿瘤所致的脑部自身免疫性病变，是副肿瘤综合征的一种，位于脑内者称为边缘系统脑炎，既不是肿瘤，亦不是转移，是肿瘤的分泌物、刺激物导致抗原抗体反应的非特异性炎症。主要累及颞叶、岛叶、扣带回等边缘系统区域。原发肿瘤多为小细胞肺癌，发病率低，占小细胞肺癌的 2%~4%，MRI 表现为斑片状、片状长 T_1、长 T_2 信号，边界不清，占位效应不明显。增强扫描强化程度不一，呈斑片状、片状强化，激素治疗效果明显。主要需与单纯疱疹性脑炎鉴别。

充分认识肿瘤样脑炎 MRI 表现，尤其是增强特征对其与星形细胞瘤和脑转移瘤的鉴别有重要意义。

第三节 FLAIR 对脑内炎性和肿瘤性坏死腔的鉴别

在 MRI 技术中，液体衰减反转恢复序列由于可抑制脑脊液信号，使病灶清楚显示，近年已成为颅脑 MRI 常用的一种扫描方法。FLAIR 序列对病灶周围水肿的显示明显优于 T_2WI，且无脑脊液干扰，故多数学者用来提高脑内病灶的显示率。

FLAIR 序列，有学者称其为“黑水”序列，是在 FSE 序列前加一个 180º 翻转脉冲，是反转恢复(IR)序列结合 FSE 序列而产生的一种多回波链 IR 序列，即 fast FLAIR。而 Tereasa 等(1996)研究发现回波平面 FLAIR 较传统 FLAIR 成像时间更短、采集图像更多且质量更好。

FLAIR 序列一个最重要的特点是利用不同组织具有不同的纵向弛豫时间(T_1)值，通过选择适当的翻转时间(TI)，从而选择性抑制某种组织结构，如选择短 TI(120~180 ms)可使脂肪被抑制，长 TI(2 000~2 500 ms)可使液体被抑制，从而显示被脂肪或水信号覆盖的病变信号。

根据脑脊液的 T_1 值(1 900~3 000 ms)，选择特异的 TI 值，使脑脊液在 90º 射频脉冲时的纵向磁化矢量恢复为零，转移到横向平面(*XY* 平面)的磁化矢量也为零，无信号产生，因此脑脊液中自由水的信号被显著抑制，而颅内其他组织的 T_1 值明显短于脑脊液，在施加 90º 脉冲时几乎已完全恢复，因而产生了脑脊液为零的重 T_2WI。

FLAIR 由于抑制了脑脊液信号，同时 T_2 权重增加，背景信号降低，病灶与正常脑组织的对比以及与脑脊液的对比均有显著性增加。因此 FLAIR 最大的特点在于游离水(脑脊液等)显示为低信号，而结合水(水肿等)显示为高信号。

脑部的囊性病变及软化灶由于其内含有较多的游离水,其 TI 值与脑脊液相近, FLAIR 可将其抑制,呈与脑脊液相似的低信号。

FLAIR 序列的缺点在于减小了图像的信噪比以及较长的成像时间。尽管如此,其临床应用价值越来越被专业人士所认可和重视。

Tsuchiya 等(2001)发现 FLAIR 增强扫描较 T_1WI 增强扫描能发现更多的脑膜转移病灶。Chou 等(2005)则研究发现 FLAIR 扩散张量成像(FLAIR-DTI)较传统 DTI 平均多显示 17% 的纤维束。而 Tang 等(2006)认为 FLAIR 上胶质瘤周围若出现没有强化的异常灰质信号区则对其诊断与鉴别诊断具有重要价值。众所周知, MR 扩散加权成像(DWI)对炎性坏死腔和非炎性坏死腔的鉴别具有重要意义,即 DWI 上高信号为脓腔。但 Hartmann 等(2001)发现有些转移性腺癌(如黏液腺癌)的坏死腔在 DWI 上也可呈高信号,而一些治疗后的脓腔可呈低信号。

当炎性坏死腔早中期其内含有大量炎性细胞及其酶类、没有崩解的脑细胞及其间质等而致脓液黏稠,其 T_1 值较脑脊液短,因此 FLAIR 上多呈稍高信号;而中晚期时由于炎性细胞、脑细胞及其间质多已崩解碎裂,脓液澄清, T_1 值与脑脊液相似,故多呈低或稍低信号。

同样,脑肿瘤性坏死腔内因为含有较多的细胞及其碎片,其细胞成分明显较脑脊液多,故 T_1 值也较脑脊液短,因此多数呈等或稍低信号;当肿瘤性坏死腔内细胞及间质多数崩解碎裂后,坏死液澄清,亦多呈低或稍低信号,少数肿瘤性坏死腔内有积血时可呈高信号。

该研究显示,有的炎性坏死腔周围可见"亮带征",敏感性为 62.5%,特异性为 100%,而所有肿瘤性坏死腔周围均未见此征象。一些作者研究发现典型的炎性坏死腔(包膜期脑脓肿)在组织学上由内向外可分为 5 个带,即:中心坏死区;含巨噬细胞及纤维细胞的炎性浸润带;胶原包膜带;新生血管和成纤维细胞炎性增生带;反应性胶原增生及脑水肿带。

而脑肿瘤性坏死多为肿瘤生长过程中肿瘤组织的缺血性坏死,囊内为坏死的肿瘤细胞,囊壁的组成较单一,主要是尚存活的肿瘤组织。

该组通过观察炎性坏死腔及肿瘤性坏死腔的病理切片发现炎性坏死腔周围可见大量炎性细胞浸润,即为含巨噬细胞及纤维细胞的炎性浸润带,而肿瘤性坏死腔周围未见明显炎性细胞浸润。由于炎性水肿内含有大量的结合水,故该组认为 PLAIR 上炎性坏死腔周围"亮带征"即为坏死区周围炎性浸润带的显影,而其与病灶周围水肿区之间的"带状稍低信号"为胶原包膜带及其外的肉芽组织和反应性胶质增生的综合显影。

肿瘤性坏死腔周围由于没有明显炎性浸润,故腔内坏死物与病灶周围水肿之间仅有肿瘤壁(FLAIR 上呈等或稍低信号)相隔,因此不会出现坏死区周围"亮带征"。

通过对该组病例坏死区及其周围信号特点的总结,该组认为 PLAIR 上坏死腔周围"亮带征"在炎性坏死腔和肿瘤性坏死腔的鉴别诊断中具有重要价值,即发现坏死腔周围"亮带征"则多可判断为炎性坏死而非肿瘤性坏死,但要注意区分运动伪影和磁敏感伪影所致的假象。

而坏死腔内的信号改变对两者的鉴别诊断价值不大,若能结合 DWI 表现,则能提高诊断准确性。至于病灶周围灰白质的信号改变是否有鉴别诊断价值,还有待今后进一步研究。

第四章　手足口病合并神经系统损害

手足口病（HFMD）是由多种肠道病毒引起的常见传染病，2008 年 5 月国家卫生健康委员会卫生部将其列入丙类传染病管理。引起手足口病的肠道病毒包括肠道病毒 71 型（EV71）、柯萨奇病毒以及埃可病毒的某些血清型，其中肠道病毒 71 型感染引起重症病例的比例较大。

多数肠道病毒 71 型感染患儿症状轻微，以发热和手、足、口腔等部位的皮疹或疱疹为主要特征，重症可引起无菌性脑膜炎、脑干脑炎、急性弛缓性麻痹（AFP）等多种神经系统并发症，病情进展快者可导致死亡。

一、手足口病的流行病学

引起手足口病主要为小 RNA 病毒科、肠道病毒属的柯萨奇病毒 A 组 16、4、5、7、9、10 型，B 组 2、5、13 型；埃可病毒和肠道病毒 71 型，其中以肠道病毒 71 型及柯萨奇病毒 A 组 16 型最为常见。柯萨奇病毒是最早被发现的手足口病的病原体，但肠道病毒 71 型已逐渐成为引起手足口病的主要病原体。通常情况下，肠道病毒 71 型感染引起的手足口病在临床症状等方面与柯萨奇病毒 A16 难以区别，也有报道表明，两者引起的手足口病在疱疹大小、出疹方式上有区别。肠道病毒 71 型感染引起手足口病常合并无菌性脑膜炎、脑干脑炎、急性弛缓性麻痹等多种神经系统并发症。近年来，肠道病毒 71 型病毒的流行在亚太地区呈上升趋势。

二、肠道病毒 71 型手足口病合并神经系统损害的 MRI 特征

国内外有关肠道病毒引起中枢神经损害的影像学表现报道较少，该组病例出现了急性弛缓性麻痹、脑干脑炎等典型影像表现。Chen 等（2001）报道了 7 例急性弛缓性麻痹患者的脊髓 MRI 表现，其中 6 例存在单侧或双侧脊髓前角 T_2 高信号；对其中 3 例进行增强扫描，2 例存在前根强化，1 例存在前角强化。Shen 等（1999）的报道中，3 例肠道病毒 71 型相关脑脊髓炎的 MRI 可见颈髓前部对称异常信号；我国 2008 年手足口病流行期间，有作者报道的 8 例肠道病毒 71 型合并急性弛缓性麻痹中，2 例为单侧脊髓前角受累，余 6 例均为双侧受累。该组病例 MRI 表现与以上结果类似，即肠道病毒 71 型相关急性弛缓性麻痹的典型病变是相应脊髓节段前角的长 T_1、长 T_2 信号，病变相对局限，增强可见部分前根和前角强化。值得注意的是所有患儿均没有感觉系统损害症状，相应的影像表现也提示后角和后根并未受累，均与该组病例相似。

Huang 等（1999）报道了 1998 年我国台湾地区肠道病毒 71 型流行期间的 24 例脑干脑炎的颅脑 MRI 表现，其中 17 例存在脑干 T_2 高信号，按易受累部位排序依次为脑桥被盖部（72%）、延髓（55%）、中脑（44%）以及齿状核（22%），症状越严重受累范围越广泛，因无幕上脑组织异常信号和强化，Huang 称之为菱脑炎。

该组患儿脑干出现典型异常表现，部分出现丘脑和幕上脑白质异常信号，后者并非肠道病毒 71 型相关脑炎典型损害，是既往异常抑或肠道病毒 71 型感染所致，尚难明确；该组病例未发现齿状核病变，可能是由于齿状核病变在 T_2WI 上信号变化相对不显著，造成了一些假阴性的判断。并非所有表现为脑炎的患儿 MRI 上均有阳性发现，这部分患儿在该研究中归类于无菌性脑膜炎，但若发现硬膜下腔增宽、脑膜强化及脑积水等征象则是无菌性脑膜炎的间接证据。

三、肠道病毒 71 型致神经系统损害的病理改变及发病机制

病毒性脑炎包括病毒直接侵犯中枢神经系统所致的脑炎和病毒感染诱发下产生变态反应所致的急性脱髓鞘脑炎。肠道病毒 71 型相关脑炎主要累及延髓后部的迷走神经背核、内侧纵束、网状结构、孤

束核;脑桥后部的外展神经核、面神经核、舌咽神经核;中脑中部的红核、黑质、动眼神经核以及滑车神经核;脊髓前角;小脑双侧齿状核;壳核、丘脑等部位。

受累部位可见神经细胞变性、坏死和噬神经细胞现象;病灶有大量中性粒细胞和胶质细胞浸润,软脑膜则以淋巴细胞浸润为主,此外,单核细胞在血管周围形成袖套样改变。

Chen 等(2004)采用免疫组织化学方法检测肠道病毒 71 型感染小鼠的肠道病毒 71 型抗原,结果显示,感染后 6 h 可在小肠检测到; 24 h 能在胸段脊髓检测到;50 h 能在颈段和腰段脊髓检测到;78 h 能在脑干检测到。表明病毒在体内传播速度很快,并大量复制,可部分解释临床上肠道病毒 71 型感染性脑脊髓炎病情进展凶险的原因。

Wong 等(2008)根据上述肠道病毒 71 型感染性脑脊髓炎患者中枢神经系统病变的分布特征,推测肠道病毒 71 型主要是通过神经途径,尤其是运动神经进入中枢神经系统的,这可能是其受损部位不同于其他病毒性脑炎的原因。此外炎性细胞浸润以致血管闭塞形成血管炎,灰质核团因对缺血缺氧的耐受性差,引起局部脑组织的缺血损伤,这也可能是肠道病毒 71 型相关脑炎灰质核团易受累的机制,检测细胞毒性水肿的存在是验证这种假说的有效手段,遗憾的是该组病例未行 DWI 扫描。

四、鉴别诊断

引起急性弛缓性麻痹最常见的病因是脊髓灰质炎、吉兰 - 巴雷综合征、横断性脊髓炎等。随着全球消灭脊髓灰质炎活动的开展,急性弛缓性麻痹已得到基本控制,但肠道病毒 71 型取代脊髓灰质炎病毒成为全球范围内最重要的嗜中枢神经毒性病原体。肠道病毒 71 型和脊髓灰质炎病毒同属于肠道病毒,其损害部位一致,但后者往往遗留肢体功能障碍,预后相对较差。该次肠道病毒 71 型海南流行期间累及脑干者更多(该组占 60%),尚需要大样本的流行病学研究证实。

文献表明肠道病毒 71 型每次流行期间其神经系统损害侧重可有不同,提示病毒毒株有变异的可能。当双侧前根受累时应与吉兰 - 巴雷综合征鉴别,后者无脊髓前角病变,与肠道病毒 71 型相关急性弛缓性麻痹有所不同。前角细胞限局性受累是肠道病毒 71 型相关急性弛缓性麻痹与横贯性脊髓炎、脊髓肿瘤等其他脊髓疾病的鉴别点。

MRI 是评价肠道病毒 71 型相关神经系统损害的敏感方法,脑干后部、脊髓前角、齿状核、丘脑等是特异性损害部位。MRI 在分析临床症候和判断预后方面有不可取代的作用;遗憾的是对该组病例行 MRI 检查时并未考虑病程的影响及肠道病毒 71 型不同基因的亲嗜性和细胞损伤程度的不同,这是今后的研究方向。

第五章　脑　脓　肿

第一节　非典型脑脓肿

典型脑脓肿即脓腔形成期的 MRI 表现为脑实质内大片状长 T_1 低信号和长 T_2 高信号，脓肿壁在 T_1WI 上多呈圆形或椭圆形中等信号，在 T_2WI 呈相对形强化，厚薄均匀一致，无壁结节。脓腔及周围脑水肿不强化。

（1）脓肿壁明显厚薄不均：一组 16 例增强后均呈不典型表现，其中 7 例表现为脓肿壁明显厚薄不均，多为脓肿外侧壁较厚内侧壁较薄（6 例），仅 1 例表现为内侧壁较厚外侧壁薄。一般认为此征象与外侧的脑灰质血供较丰富而内侧的脑白质血供较少有关，这一观点在该组病例中得到手术病理证实。

（2）结节状强化：4 例增强后在脓肿壁上可见结节状强化，其中 3 例壁结节突向腔内，1 例壁结节突向腔外，此 5 例术前均误诊为胶质瘤囊性变。有文献报道脓肿壁出现强化结节是由于脓肿壁肉芽组织中有丰富的毛细血管和扩张增生的小血管，增强后可被对比剂充盈而强化形成壁结节。另 5 例在 MR 平扫上表现为中等信号脓肿壁不连续或模糊不清，这与增强后脓肿形态不规则，脓肿壁凹凸不平，厚薄不均有关。

（3）脓肿邻近脑膜异常强化：脓肿邻近脑膜异常强化是该组脑脓肿重要 MRI 表现之一，Meltzer 等（1996）认为在 1.5 T 高场 MR 增强扫描中，当脑膜强化长度大于 3 cm 时，应高度提示脑膜异常强化。该组 16 例均在脓肿邻近见到局限性脑膜强化，其长度为 4~8 cm，表现为粗细不等，长短不一的线条状高信号。

脑脓肿增强后邻近脑膜异常强化的机制主要是脓肿向邻近脑皮质扩展，可引起局限性脑膜炎症，当注射对比剂时邻近脑膜即可出现强化。在该研究中还随机观察了一组 10 例胶质瘤囊变患者的 MR 图像，均未发现邻近脑膜异常强化，因此，可以认为当脑脓肿形态学表现不典型时，应将邻近脑膜异常强化作为重要的诊断依据。

值得一提的是，局限性脑膜异常强化并非在常规横断位上都能显示，不同部位的脑脓肿应采取不同方位扫描。该组 16 例中额叶脑膜强化以矢状位及横断位显示较好，颞顶叶及小脑脑膜强化则以冠状位显示最佳。因此，观察脑脓肿邻近脑膜局限性强化通常需要多方位扫描才能满意显示。

（4）脓肿壁薄弱处破溃：当脓肿内脓液增多，腔内压力增高，可使脓肿壁薄弱处破溃，脓液溢出形成多房脓肿或子脓肿。该组有 4 例为多房性脑脓肿，在此 4 例中，邻近脑膜强化更为明显。

总之，非典型脑脓肿 MR 平扫可表现为中等信号脓肿壁不连续或模糊不清，增强后脓肿形态不规则，凹凸不平，脓肿壁厚薄不均，可有壁结节形成，特别是邻近脑膜异常强化对非典型脑脓肿的诊断具有较大价值。

第二节　脑脓肿病例

患者，男，36 岁。患者于 3 d 前下午无明显诱因突发右下肢乏力，初始时尚可行走，未予以重视。昨天晨起后，患者右下肢乏力症状明显加重，已无法抬离床面，余肢体活动尚可，无明显感觉障碍；无头痛头晕；无恶心、呕吐；无意识丧失、肢体抽搐及失语；无心慌、胸闷；无腹痛、腹胀。

手术记录：神经导航确定穿刺方向，并计算出从皮层穿刺点到达囊性占位中心的距离为 4.1 cm。取 12F 脑室外引流管按导航确定的穿刺方向进行穿刺，进入脑内 3 cm 时有突破感，并可见灰色混浊液体缓慢流出，将引流管继续向内送入 1 cm 以到达囊性占位中心，拔出内芯，仍可见灰色混浊液体缓慢流出，其间混有黄色混浊液体，及浅暗红色混浊液体，根据引流液性状为脓性液体，脑脓肿诊断明确，故取消开颅手术。引流液混浊黏稠，引流管外接注射器缓慢抽吸，共抽出 11 ml 灰黄色脓液，之后无液体抽出。术中送检涂片：查到少量 G^+ 球菌及 G^- 杆菌。

影像资料见图 19-5-1。

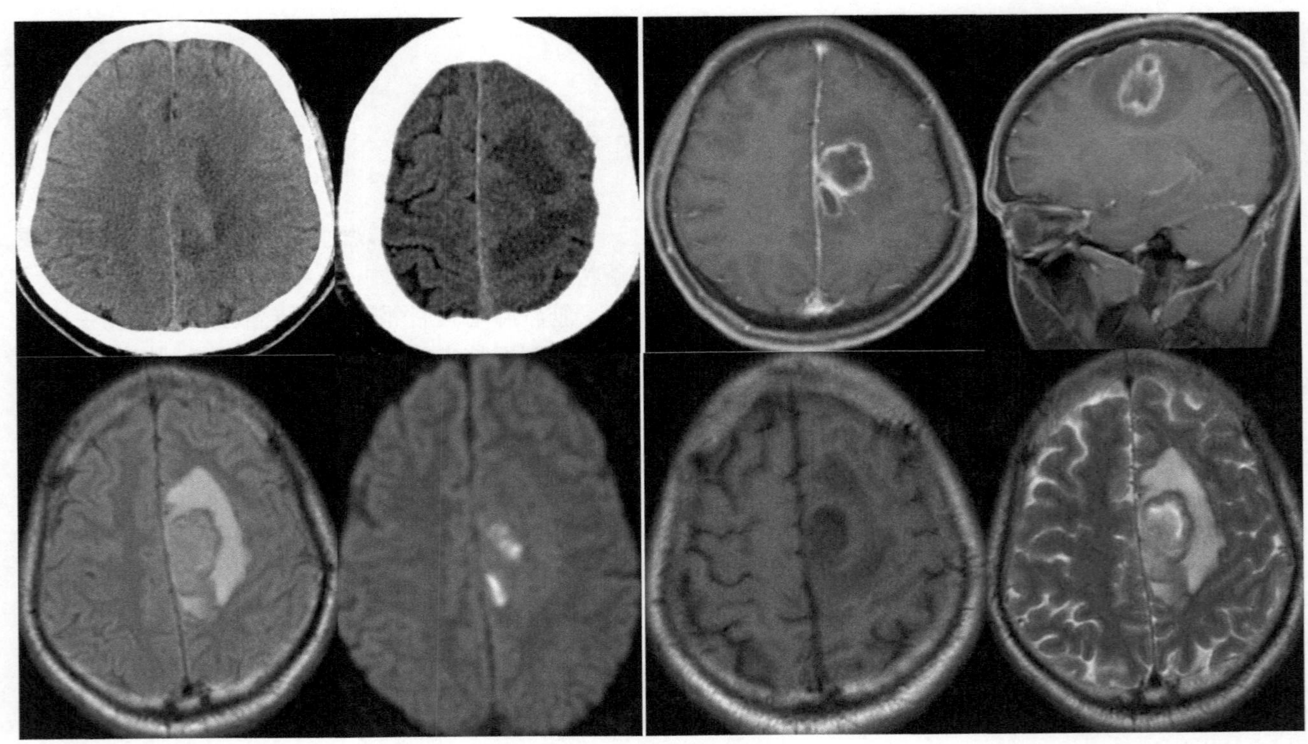

图 19-5-1　脑脓肿

第三节　扩散张量成像对脑脓肿与囊变坏死性胶质瘤的鉴别

脑脓肿由化脓性细菌侵入脑内所形成，近年来发病率逐渐增高，与中耳炎和乳突炎未得到及时治疗有关。脑脓肿的发生、发展是一个连续的过程，一般经过急性脑炎、化脓、包膜形成 3 个阶段，当包膜形成阶段，且为隐源性脑脓肿患者时，由于其感染灶不明显或隐蔽，无发热，此时其影像学特点与坏死囊变性胶质瘤表现极为相似，病灶表现为孤立性类圆形或不规则形，中央有坏死，灶周有明显水肿，增强后均呈环形强化，鉴别诊断有时比较困难。

鉴别二者的研究：应用扩散加权成像（DWI）鉴别二者的研究报道较多，并且取得了较为一致的结论，即脑脓肿脓腔内水分子扩散受限，DWI 上表现为异常的高信号，而坏死囊变性胶质瘤与之相反。扩散张量成像（DTI）是 DWI 的一种高级形式，其至少在 6 个方向施加扩散敏感梯度，可更加准确地研究组织内水分子的扩散状况，了解不同组织的扩散各向异性特点：水分子受限程度，可用 ADC 值表示，ADC 值的增加与脑组织含水量的增加呈明显的线性关系，是评价血管源性脑水肿的理想参数；扩散各向异性程度，可用 FA 值表示，其值在 0~1 之间，代表了水分子在扩散主方向上的运动程度，主要是对水分子扩散方向的测量，与此同时，扩散的主方向性可作为脑白质纤维成像技术（DTT）的基础，由此可反映病灶与周围白质纤维束之间的关系。

组织内分子的扩散特性较为复杂，受多种因素的影响，主要包括细胞的类型、数量、细胞内大分子的体积及组织温度、黏滞性、通透性等。

该研究中绝大多数脑脓肿在 DWI 上表现为高信号，而囊变坏死性胶质瘤表现为低信号，这是由于囊腔内的水分子扩散存在着根本的差异。

脑脓肿内的脓液包含多种复杂成分，如蛋白质、坏死组织、渗出液、大量炎性细胞（脓细胞）等，脓液非常黏稠，并且脓腔内的水易与羟基、羧基及大分子上的氨基酸结合，导致水分子扩散受限，在 DWI 图上表现为高信号，ADC 图为低信号。

而囊变坏死性胶质瘤内的液体以清亮的浆液为主，含少量的坏死肿瘤细胞碎屑和少量的炎性细胞，黏滞程度低，因此水分子运动不受限，甚至超过正常的脑组织，ADC 值较高，在 DWI 图上表现为低信号，这一点被许多研究所证实。Hakyemez 等（2004）对 4 例脑脓肿、15 例坏死囊变性肿瘤进行研究，4 例脑脓肿 DWI 上均呈高信号，ADC 值下降，平均值为（0.69 ± 0.05）$\times 10^{-3}mm^2/s$，该组结果与其相似。

慎重分析：但是，并非所有的脑脓肿在 DWI 上均表现为高信号，所有的肿瘤坏死均表现为低信号。该研究中即有 1 例脑脓肿在 DWI 上为低信号，1 例胶质瘤囊腔则表现为高信号。Leuthard 等（2002）报道 1 例脑脓肿于 DWI 上呈低信号，手术证实为瘤内合并有出血，该患者术前进行了腔内抽吸手术并囊内抗生素注射治疗。Nadal 等（2003）报道了 2 例 DWI 上表现为高信号的坏死囊变性胶质瘤，手术证实瘤腔内为类似脓液的黏稠坏死物质，并非浆液性的液化性坏死物质。这些研究表明脓腔内脓液随病程不同、治疗的干预与否等因素的影响，其 DWI 上的信号及 ADC 值是随之而变化的。可见，DWI 高信号并非脓肿所特有，而且脓肿也并非完全为高信号，因此在临床实际工作中应慎重分析。

脑脓肿与胶质瘤中心坏死区 FA 值均明显降低，并且后者降低更为显著。这是由于囊腔内正常组织结构遭到破坏，病变组织内轴突排列的方向性和顺序性丧失，导致其各向异性降低，从而引起 FA 值下降。肿瘤坏死区 FA 值降低更为显著，此结论是否具有普遍性，还有待于进一步论证。

近灶周水肿区 ADC 值：该研究发现脑脓肿及胶质瘤近灶周水肿区 ADC 值均明显升高，且前者较后者高，两者比较，差异有统计学意义。这是因为脑脓肿周围的水肿仅系组织间隙水分子增加而无肿瘤组织的浸润，而胶质瘤周围血管源性水肿常合并不同程度的肿瘤细胞浸润，散在的肿瘤细胞对细胞外间隙的水分子扩散起到一定的限制作用。脑脓肿与胶质瘤周围水肿区 FA 值降低，有作者认为主要是由于血 - 脑屏障遭到破坏，血管通透性增加，细胞外液增多，导致了每一体素内的轴突数量减少。因此，在某一特定的方向，限制了水分子运动的细胞膜减少，导致水分子随机运动加快，使 ADC 值升高，FA 值降低。

DTI 通过构建 DWI、ADC 和 FA 图能有效反映脓肿与坏死囊变性胶质瘤的不同液态性质。绝大多数脑脓肿的脓腔在 DWI 图上表现为高信号，ADC 图上为低信号，而胶质瘤坏死囊变区则与之相反；脑脓肿周围水肿的 ADC 值高于胶质瘤。

DTI 在脑脓肿与坏死囊变性胶质瘤的鉴别诊断中具有重要价值，但是，并非所有的脑脓肿在 DWI 图上均表现为高信号，所有的坏死囊变性胶质瘤均表现为低信号，二者之间亦存在相互交叉。因此，DTI 可作为常规 MRI 鉴别二者的重要补充。因脑脓肿胆碱峰、肌酸峰、氨基酸峰明显降低或阙如，并可检测到高耸的乳酸峰，如在 DTI 基础上，再联合应用多体素 MRS 检查，相信对于脑脓肿和坏死囊变性胶质瘤的鉴别意义将更大。

第四节　额叶脑脓肿

患者,男, 58 岁。头痛、头晕,伴恶心、食欲差 4 d。患者缘于 4 d 前无明显诱因开始出现头痛,为额顶部胀痛,伴头晕、恶心、食欲差,无意识不清,无发热,无咳嗽、咳痰,无肢体活动障碍及偏身感觉障碍,无视物不清及言语障碍, 2 d 前就诊于门诊,行头颅 MRI 提示颅内占位性病变(图 19-5-2)。今由门诊拟"颅内占位性病变"入院。病理检查:灰白色组织一块,大小 5.5 cm×3.5 cm×2 cm,切面灰白,质软,见一囊腔,大小 5 cm×3 cm×1.5 cm。病理诊断:"右侧额叶脑组织"病变符合脑脓肿。

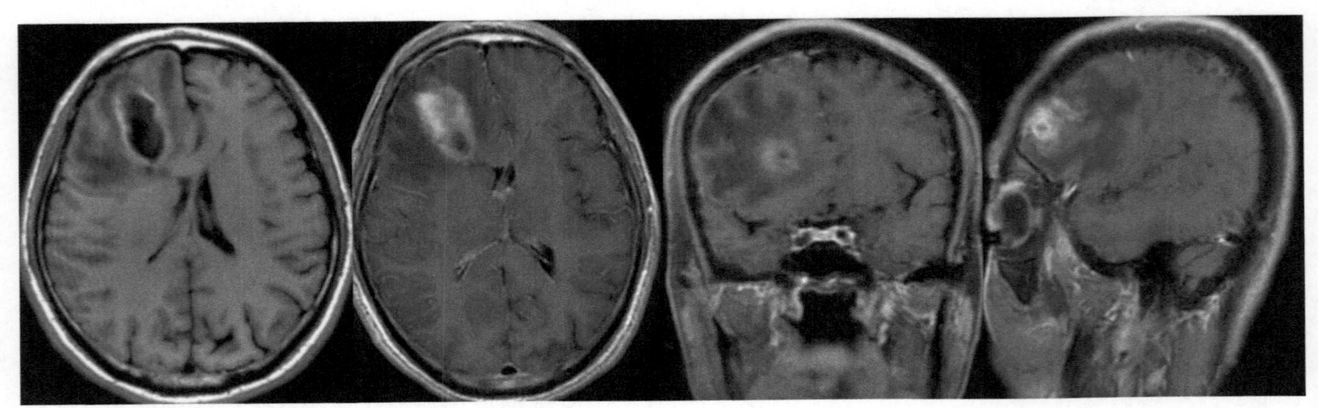

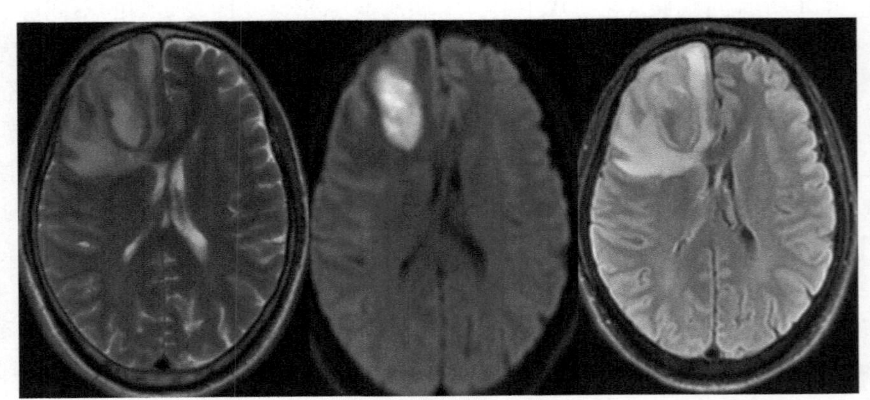

图 19-5-2　额叶脑脓肿

第五节　误诊病例简介:脑脓肿与肿瘤性病变

患者,男, 46 岁。患者于半个月前无明显诱因突发意识障碍,无肢体抽搐,无牙关紧闭、双眼上吊,持续 20 min 左右后意识转清,醒后感头晕,就诊于当地医院行输液治疗,住院期间行头颅 MRI 检查发现颅内多发占位,后至他院行全身 PET/CT,上述症状未缓解,时伴有恶心、头痛,为进一步治疗而就诊,门诊拟"颅内占位性病变"收住入院。头颅 MRI 检查提示:左侧颞叶类圆形结节,周围伴水肿,增强可见强化,考虑肿瘤性病变;右侧额骨可见椭圆形结节,呈混杂信号,考虑原发性骨病,不排除转移可能(图 19-5-3)。

手术所见:铣刀铣下右颞部骨瓣,形成骨窗大小约 4.5 cm×5.5 cm,骨缘涂以骨蜡止血。见硬脑膜张力稍高。骨窗周边硬脑膜悬吊。"十"字形剪开硬脑膜,脑组织色泽未见明显异常。移用手术显微镜,行前颞叶切除术。于 Labbe 静脉前切开颞叶脑组织,见皮层下白质内水肿明显,白质变性呈浅黄色，质脆，易于吸除，血供较少。分块切除病变，见病变呈浅黄色，部分呈浅灰色，血供中等，质地中等、不均匀，未见囊性变，未见脓液。沿水肿带向内分离，向深部达侧脑室颞角，如此将颞叶内病灶连同部分颞叶外侧组织一并切除。

病理检查：右侧前颞叶肿瘤，灰白色组织一块，大小 2.5 cm × 1 cm × 1 cm，切面灰白，质软；右颞叶瘤周脑组织：灰白色组织一堆，总体积 3.5 cm × 2 cm × 1 cm，切面灰白，质软；右颞叶肿瘤远隔部位脑组织：灰白色组织一块，大小 2 cm × 1 cm × 0.5 cm。

病理诊断：右侧前颞叶肿瘤切除标本，初步考虑慢性化脓性炎症，组织坏死，脓肿形成，并伴有局部肉芽肿，待免疫组化和特殊染色进一步确诊并排查特殊病原菌感染；右颞叶瘤周脑组织切除标本，脑实质组织，未见明显病灶；右颞叶肿瘤远隔部位脑组织切除标本，脑实质组织，未见慢性病灶。

免疫组化诊断：右侧前颞叶肿瘤切除标本，初步考虑慢性化脓性炎症，组织坏死，脓肿形成，并伴有局部肉芽肿，未查见特殊病原菌。

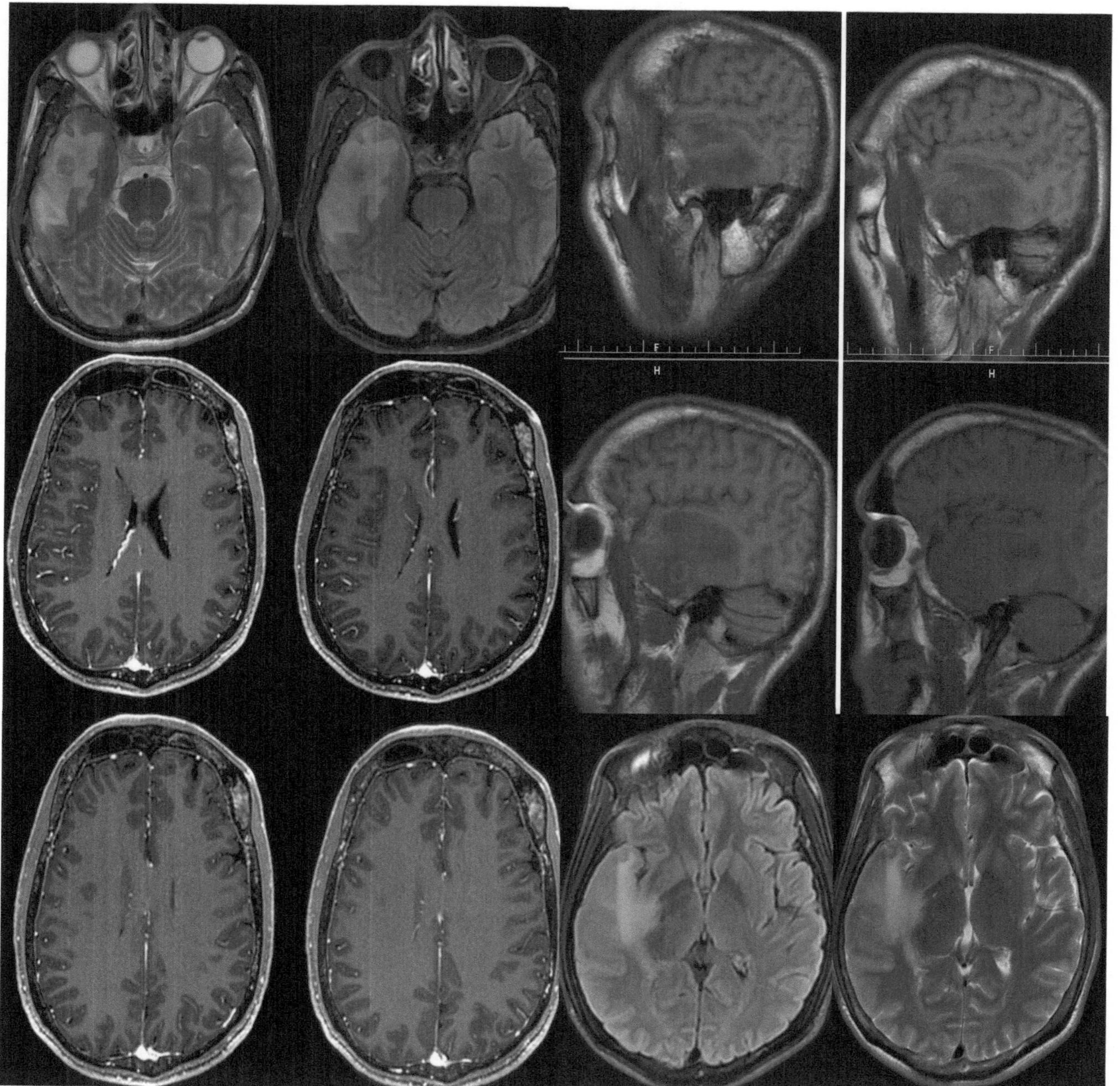

图 19-5-3　脑脓肿

第六章 肉 芽 肿

第一节 颅内肉芽肿

一、病理学

颅内肉芽肿是一种慢性炎症形成的病灶，病理上为一种慢性增生性炎症。颅内肉芽肿的形成可见于颅内各种炎性疾病的发病进程，以结核、梅毒、霉菌以及寄生虫感染常见，也可由颅外中耳炎、鼻旁窦炎直接蔓延所致，同时外来异物、结节病也都是致病因素。

二、临床表现

临床上，颅内肉芽肿以中青年发病多见，一组12例平均年龄34.6岁，其中45岁以下者8例；以癫痫样发作为最常见首发症状，该组8例，可伴头痛、头晕。

Kumar等（2000）认为病灶周围炎性细胞浸润导致炎性介质的释放、小血管壁通透性增高及小的栓塞性静脉炎等导致灶周水肿是诱发癫痫发作的原因；同时，病灶对某些脑特定功能区破坏亦可造成如听力下降、视力下降和偏盲症状等症状。

三、影像学研究

1. 常规MRI 颅内肉芽肿的MRI表现具有一定的特征性。

（1）病灶发生部位以皮层及皮层下区多见，该组20个（20/25），符合感染性疾病的易受累部位，这与病原体多经终末血管和毛细血管侵入血管周围间隙，或经脑脊液循环滞留于脑沟回间隙侵犯软脑膜与脑皮质有关。同时，经血液循环致病者，若病原体数量多、菌团体积大，栓塞终末血管管径大和（或）病原体毒力强，穿透血-脑屏障能力强时，病灶发生部位以皮层下区发病多见；反之以皮层区多见。

（2）病灶边界多较清晰，该组20个（20/25），与病灶新生血管形成、成纤维细胞增生和胶原沉积作用等有关。该组3例术后病理检查均可见纤维结缔组织。

（3）病灶周边多见明显水肿带，该组25个（25/25）均可见水肿带，其中22个（22/25）明显，并4个邻近脑回肿胀、脑沟消失，与致病源引起血-脑屏障破坏，血浆从血管内漏出至细胞外间隙导致的血管源性水肿有关。另外，该组6例共18个病灶行抗炎加激素治疗，随访0.5~1个月后，2个水肿带消失，16个范围较前缩小，符合炎性病变水肿吸收过程。

（4）MRI增强检查，该组25个病灶均呈结节状（12个）或环状（13个）明显强化，与既往文献报道一致，由于炎性肉芽肿是一种慢性增生性疾病，病灶既可以完全为炎性肉芽组织充填，也可以由于中心坏死形成环状结构，故其强化形态可为结节状或环状；另外由于病灶肉芽组织含有大量纤维血管组织且多为未成熟血管以及炎性细胞分泌炎性介质导致血管通透性增高，故多表现为明显强化。其中，环状病灶多为均匀薄壁，该组8个（8/13）壁厚均小于2 mm，壁内外光整、厚薄均匀，与胶原纤维沉着有关，部分厚壁（5/13）为炎症区血-脑屏障破坏和新生血管共同作用的结果。

2. MRI功能成像 磁共振扩散加权成像（DWI）、磁共振波谱（MRS）等对于本病的诊断亦有一定的价值。文献报道病灶于DWI多呈高/稍高信号，该组结节状病灶（8/12）及环状病灶壁（9/13）大部分表现为高信号，环状病灶壁ADC值较低，可能与结节及壁的炎性反应有关，细胞肿胀、水分子扩散受限，导致DWI信号增高而ADC值降低。

环状病灶中心可表现为高信号，亦可为低信号，其与病灶中心的液化成分有关，当含有大分子物质及脓液、干酪样坏死物较多时，水分子扩散受限、DWI 呈高信号，上述物质较少、液化充分时信号则反之。

MRS 在颅内肿瘤的定性、病理分级、侵犯范围测定及预后评估方面应用已较为成熟，但在炎性肉芽性病变的应用未见大宗病例报道。既往文献指出，恶性脑肿瘤的 Cho 峰明显增高，NAA 峰明显降低，肌酸（Cr）峰无明显差异。该组 1 例行 MRS 检查，谱线形态与肿瘤谱线有较大差异，Glx 波明显增高，提示为非肿瘤性病变；NAA 峰降低，提示病灶为非神经元起源或已造成神经元损失和丢失；Cho 峰无增高，提示无细胞膜更新加快及恶性肿瘤样增生，可基本排除恶性脑肿瘤，结合病史及常规 MRI 检查，考虑为肉芽肿性病变，临床随访予以证实。另外，该组资料显示病灶数目可单发、多发，病灶形状呈多样性，T_1WI 及 T_2WI 信号亦均缺乏特异性，一方面可能与病原体数量、毒力、传播途径、脉络系统分布特点及病灶组织成分等因素有关，另一方面可能与该组病例数目较少有关。

综上所述，颅内肉芽肿 MRI 表现在部位、边界、周边水肿及强化方式方面具有一定的特征；DWI 和 MRS 表现有一定的特点，对该病的诊断提供有力支持，但尚需进一步研究证实；病灶的数目、形状、T_1WI 及 T_2WI 信号特点均缺乏特异性。

四、鉴别诊断

本病需与颅内原发肿瘤及脑转移瘤相鉴别。

（1）胶质瘤：低级别胶质瘤多位于白质区，较少累及皮层及皮层下区，且肿瘤强化程度较低。

（2）淋巴瘤：脑内淋巴瘤增强后可明显强化，但多位于脑实质深部，且周边水肿范围多小于病灶体积。

（3）脑膜瘤：近脑表面的肉芽肿尚需与较小的脑膜瘤鉴别，后者多呈广基底与脑膜相连，邻近脑质呈受压改变，部分伴有局灶性颅骨反应。

（4）脑转移瘤：颅内肉芽肿，尤以多发病灶者与脑转移瘤 MRI 表现相近，但结合患者年龄、病史及临床表现多可予以鉴别。

第二节　脑内非特异性炎性肉芽肿

脑内非特异性炎性肉芽肿的形成可见于脑内各种炎性疾病的发病进程，常见于结核、梅毒、霉菌以及寄生虫感染，同时外来异物、结节病也都是致病因素。上述致病因素所致的肉芽肿都可以通过临床病史、生化、脑脊液检查，特别是活检病理上找到明确的证据，有作者称之为“特异性肉芽肿”。相反，一些作者认为，“非特异性肉芽肿”是指临床检查无法确定致病原因或病灶活检中未能检出致病原，且组织学上仅表现为炎性浸润的脑内肉芽肿病变。

有作者认为可能为慢性炎性肉芽肿内病原体本身由于分解、吞噬、溶酶体破坏导致无法在组织学上确定病原体，也有学者认为肉芽肿本身就是病原体分解后残留物的抗原导致抗原抗体介导的慢性炎性反应所致。

1. 临床表现　临床上该病发病率较低，多见于中青年男性（一组研究中 9 例患者发病时均超过 20 岁），病程较长，多超过 1 个月，常见头痛、头晕、癫痫发作以及某些特定功能区受损症状如听力下降或视力下降和偏盲等，一般无发热，实验室检查血象也多无增高，脑脊液亦无特殊发现，这些与以前的报道大致相同，说明该病本身临床体征和实验室检查特异性的诊断依据不多，并与脑内肿瘤发病经过非常相似，临床上容易误诊。

2. 影像学研究　影像上从病灶分布来看并没有特别易累及的脑叶，但是大部分病灶均位于大脑的凸面或硬脑膜面，且多位于皮层与皮层下，较为符合炎性感染性疾病的易受累部位，这与病原体多经血液循环到终末血管分支和毛细血管侵入血管周围间隙或经脑脊液滞留于脑沟回间隙侵犯软脑膜及脑皮质有关。

病灶的密度或信号没有明显特征，与一般脑内占位病变相似。增强后病灶一般强化较为明显，这与病灶肉芽组织含有大量纤维血管组织且多为未成熟血管以及炎性细胞分泌炎性介质导致血管通透性增高有关。

与以前文献报道多以小环形强化为主不同的

是,该组病例大部分病灶呈实性强化或实性强化合并环形强化为主,单纯的环形强化病灶较少(2处病灶),且强化范围最大径多大于2 cm,该作者认为这更符合炎性肉芽肿的特征,因为炎性肉芽肿是一种慢性增殖性病理过程,即可以出现中心坏死包裹形成环形结构,也可以完全为炎性肉芽组织充填,且炎性肉芽肿形成的范围根据病原体侵入的数量和种类不同而不同,并可以互相融合,应该不仅仅局限于小范围。

该组有几例呈"棉絮"状强化,即形态、大小不一而又相互连接或融合样的强化,可能与病原体侵犯较分散有关。病灶周围水肿也比较多见,且有时较为明显,这一点与常见脑脓肿周围多有明显水肿一样,主要因为炎症破坏血 - 脑屏障,导致血液渗入脑的细胞外间隙引起的血管源性水肿,这种水肿能沿着白质传导蔓延,因此不能根据周围水肿大小来区别肿瘤和炎性病灶。较为有特征性的表现是大多数病灶相邻的脑膜均可见强化,这与炎性病灶侵犯软脑膜及蛛网膜下间隙并与硬膜粘连有关,手术所见也证明了这一点。

3. 鉴别诊断 该病主要需与脑内原发肿瘤和单发转移瘤区别。①脑内原发肿瘤:脑内原发肿瘤如胶质瘤发病部位无明显倾向于皮质或皮质下部位,低级别无明显强化,高级别强化不规则或不完整环形强化多见,且多无脑膜强化。②脑内淋巴瘤:脑内淋巴瘤可见实性强化,但多位于脑实质深部,亦无脑膜强化。③脑单发转移瘤:脑单发转移瘤多分布于皮层或皮层下,也可呈实性强化,但一般强化形态较规整,多呈类圆形,且追查病史多可发现原发灶。

第三节 脑内韦格纳肉芽肿

韦格纳肉芽肿病是原发性进行性肉芽肿和广泛性和小血管炎为基本特征的,主要累及呼吸系统、肾脏、皮肤等多系统疾病,常合并肉芽肿的形成和肾小球肾炎。韦格纳肉芽肿病少见,韦格纳肉芽肿病侵犯神经系统者占病例总数的22%~54%,侵犯脑实质和脑膜较为少见,发生率为2%~8%,在韦格纳肉芽肿病侵犯中枢神经系统的病例中,韦格纳肉芽肿病合并脑实质损害是最少见的。

1. 病理学 以前曾认为韦格纳肉芽肿病是一种罕见病,随着人们对它的认识,疾病诊断率逐渐增高,Berlis等(2003)认为,韦格纳肉芽肿病的每年发病率大约在1/100 000。现在认为,韦格纳肉芽肿病是并不少见的、严重性的全身性疾病,它好发于男性,以30~50岁多见,病因不明。有作者认为,韦格纳肉芽肿病患者中血清中的NACA能诱导黏连分子在血管内皮细胞表面表达,进而增强白细胞与内皮细胞的紧密接触,同时激活中性白细胞,使其释放蛋白酶和毒性氧离子,导致血管内皮细胞损伤及血管炎改变,在韦格纳肉芽肿病的发病中起重要作用;也有作者认为,韦格纳肉芽肿病病变首先发生于呼吸道,而后才出现广泛性血管炎和肾小球肾炎,可能是呼吸道病变产生变态反应物质突然或间断性入血液所致。

因而韦格纳肉芽肿病可累及全身任何脏器,韦格纳肉芽肿病可侵犯呼吸道(鼻旁窦、喉、支气管和肺)、消化道(口腔、舌、食管、肠道)、心、肝、脾、肾、膀胱、肾上腺、眼、皮肤、淋巴结、前列腺和神经系统。

2. 发病机制 在神经系统受累的病例中,通常表现为外周多发性神经炎,颅神经受累是中枢神经受累最基本的表现形式,无论是颅神经还是外周神经受累都是小血管炎所致。

韦格纳肉芽肿病累及神经系统曾被认为可高达54%,随着免疫抑制疗法的应用,神经系统累及率不高于22%。Diamond等(1993)指出本病引起神经系统损害可分为3种:①肉芽肿侵犯脑,脊髓及神经根的血管系统(见于28%的病例);②肉芽肿侵犯神经系统邻近血管外的组织,如鼻骨、鼻旁窦、眼眶等(见于26%的病例);③坏死性肉芽最初侵犯颅骨、脑脊膜、颅神经及脑实质(见于4%的病例)。其中,在韦格纳肉芽肿病侵犯中枢神经系统的所有病例中,韦格纳肉芽肿病肉芽肿合并脑实质的损害是最少见的形式。

3. 影像学研究 在CT和MRI影像上能观察的病变有:①脑白质的非特异性损伤,伴有或不伴有对比强化;②肉芽肿累及小血管造成的脑梗死、脑实质出血、垂体腺受累等。在脑实质内出现假肿瘤样占位仅见零星报道,有作者报道2例脑内占位性改变,1例位于右枕部,1例位于左顶叶。

Berlis 等（2003）和 Diamond 等（1993）曾报道脑室内的韦格纳肉芽肿病形成的团块状肉芽肿病灶，Woywodt 等（2000）报道韦格纳肉芽肿病侵犯脑垂体 1 例。

韦格纳肉芽肿病累及中枢神经系统是非常少见的，但可因病程的延长而累及率升高，而且可以发生在脑内的任何部位，从而导致各种不同的神经系统症状，如头痛、癫痫、惊厥等，当韦格纳肉芽肿病累及肺、肾并出现其功能的衰竭时亦可出现上述症状。

一例患者符合美国 1990 年韦格纳肉芽肿病的临床诊断标准，病理检查明确其诊断。此患者在发病时发生癫痫 3 次，免疫抑制治疗后病灶明显缩小，病灶周围水肿带明显变窄，患者在发病前及有效治疗后随访 3 年内均无癫痫的再次发作，从而说明本病例为非感染性、非肿瘤性病变。韦格纳肉芽肿病侵犯脑实质的 CT 表现为颅内周边部稍高密度或等密度结节影，其内可见裂隙状坏死空腔，其周围可见低密度水肿带，结节边缘清晰（病变趋向好转）或模糊（新鲜病灶或恶化），水肿带宽窄变化反映病变的好转和恶化。强化扫描结节实性部分明显强化，中心低密度区无强化。

4. 鉴别诊断

（1）脑结核瘤：因韦格纳肉芽肿病早期临床表现及胸部影像表现与肺结核类似，故常有韦格纳肉芽肿病误诊为肺结核的报道。肺结核可引起颅内结核，以颞叶及小脑半球多见，其 CT 表现为脑质内多发或单发的结节样肿块，常位于灰白质交界区，增强扫描时，病灶内呈明显的结节状强化，边缘不规则，但界限较清，合并有干酪样坏死时强化扫描病灶中心出现低密度影，呈环状强化，其周围有低密度水肿区，抗结核治疗有效。

（2）脑脓肿：脑灰白质区片状不规则低密度区，可见环形稍高密度影，强化可见明显环形强化，环内侧壁多比较光滑，韦格纳肉芽肿病患者可并发脑脓肿，但多为长期应用免疫抑制剂治疗后并发的脑内机会性感染，该例患者脑内病灶出现在应用免疫抑制剂治疗前，而用免疫抑制剂治疗后病灶缩小，说明病灶不是炎症性感染。

（3）脑转移瘤：脑内单发或多发的不规则低密度水肿区，水肿程度较重，表现为小瘤体大水肿，强化扫描多呈环行（强化的环一般较薄）或结节状强化。患者一般有肿瘤病史。

第四节 外伤后细菌性致死性肉芽肿

外伤后细菌性致死性肉芽肿作为少见病，其发病原因以及病理改变的机制尚不明确，病理组织学检查虽然在肉芽肿内发现痤疮丙酸杆菌，仍不足以完全支持外伤后细菌性致死性肉芽肿为炎性病变，而在 MRI 上表现出的侵袭性生长，以及柔脑膜线样强化，脑实质内结节灶的强化，提示外伤后细菌性致死性肉芽肿的病变以脑炎、脑膜炎的方式发展，更能反映出外伤后细菌性致死性肉芽肿的炎性病变特征。

1. 临床表现　外伤后细菌性致死性肉芽肿的临床特征为头面部出现暗红色瘢痕斑块，不破溃，糖皮质激素治疗短期斑块可有缩小，但能够显著加速病程，且一旦出现颅脑症状，患者因病情急剧恶化而死亡。药敏试验提示外伤后细菌性致死性肉芽肿的致病菌对青霉素高度敏感。

2. 影像学研究　以往对外伤后细菌性致死性肉芽肿患者颅脑 MRI 表现的认识不足，常导致误诊。有作者报告一组研究中的 8 例患者，都曾被诊断为脑炎、结核瘤、病毒性脑炎等而客观的手段，能够为外伤后细菌性致死性肉芽肿。疾病在诊断、治疗及判断预后提供重要的依据。

MRI 检查显示中枢重要区域有感染，如脑干、小脑、基底节区等多个部位有损害，尸检见肉芽肿性炎症基础上有急性渗出性炎症改变，怀疑是大量青霉素迅速杀灭细菌造成类似赫氏反应的结果。因此，治疗前应先做 MRI 检查，在检查的监视下，由小剂量开始行抗生素治疗，若无改善应行外科手术治疗。

3. 鉴别诊断

（1）结节性硬化：结节性硬化是一种细胞移行、增生和分化异常的先天性神经、皮肤综合征，典型的临床表现为面部血管纤维瘤，癫痫，智力低下，脑内病灶多有钙化。MRI 信号特点为硬化结节见于皮层下和白质以及室管膜下，在 T_2WI 和 FLAIR 图像上均为高信号，FLAIR 图像上病灶显示更为清楚，结节周围水肿轻微或无水肿。而外伤后细菌性致死性肉芽肿病灶周围均有水肿，无室管膜下结节，且结节无钙化，是两者的主要区别，此外，结节性硬化除中枢神经系统受累外，多伴有其他器官的错构瘤，而外伤后细菌性致死性肉芽肿病变则局限在颜面部和脑内。

（2）转移瘤：脑内的转移瘤通常为血行播散，好发于灰白质交界处，20%可位于幕下，累及小脑和脑干。转移瘤周围多有较明显的血管源性水肿，呈小结节大水肿，而外伤后细菌性致死性肉芽肿的水肿程度较轻，病灶也呈多种形状。转移瘤 T_1WI 表现为等信号或低信号，出血或黑色素瘤可呈高信号，T_2WI 多为高信号，周边有明显水肿，病灶多发，有结节状、团块状或环状强化。

（3）多发性结核性肉芽肿：肉芽肿既可出现在脑实质内，也可位于蛛网膜下隙、硬膜下腔和硬膜外，结核性肉芽肿 T_1WI 为等信号，周边伴有轻度高信号水肿，T_2WI 较灰质略低，注射 Gd-DTPA 后结节状或环状强化，并可见铸型柔脑膜强化，CT 可见结节灶的点状钙化，结合低热及脑膜刺激征等临床表现诊断多可确立。

综上所述，外伤后细菌性致死性肉芽肿的诊断首先依靠病史，病人均有颜面部外伤史，并有外伤后颜面部不愈合的瘢痕，在 MRI 可见颜面部瘢痕呈等 T_2 信号，脑内肉芽肿局限在灰质以及灰白质交界处，呈长 T_1、长 T_2 信号，肉芽肿及周围脑膜均有强化，肉芽肿周围有皮层下水肿，晚期肉芽肿可达深部灰质核团，导致患者死亡。

第五节　FLAIR 对脑内炎性和肿瘤性坏死腔的鉴别

详见本书　本卷　本篇　第三章　第三节　FLAIR 对脑内炎性和肿瘤性坏死腔的鉴别。

第六节　神经性结节病的少见表现

一般认为，结节病是病因不明的系统性肉芽肿疾病，中枢神经系统结节病临床表现多与慢性肉芽肿性基底脑膜炎有关，而出现面神经麻痹、内分泌紊乱、电解质紊乱以及丘脑下部和垂体受犯的症状与体征。Cahill 等（1981）报告 2 例中枢神经系统结节病，表现与众不同，呈现十分少见的症状与体征，即一般的神经（颅神经和周围脊神经受犯）症状与体征。

第七节　粟粒性脑结核

详见本书　本卷　本篇　第二章　第三节　粟粒性脑结核。

第七章　颅内真菌感染

颅内真菌感染一般呈亚急性或慢性感染。感染的菌种有多种，国内最常见的病菌有念珠菌、曲霉菌、毛霉菌、隐球菌、酵母菌等。国外研究结果表明，在免疫功能正常者中，常见的真菌感染是组织包浆菌病、酵母菌、曲霉菌、隐球菌等。在免疫功能低下者中，感染菌种是曲霉菌、念珠菌、诺卡菌等。由于获得性免疫缺陷综合征的传播，器官、细胞移植术的推广，免疫抑制剂、皮质激素及抗肿瘤药物的广泛应用，静脉留置管的应用和抗生素的滥用，使真菌感染人群发病率有上升趋势。

1. 临床表现　有作者报告一组患者 10 例中有 2 例长期服用糖皮质激素，1 例有长期滥用抗生素史。该组 2 例有肺部真菌感染，3 例有鼻窦真菌感染，表明身体其他部位的真菌感染是引起颅内真菌感染的重要因素之一，即使是免疫功能正常者，也值得引起注意。

颅内感染可分为弥散感染和局部感染。前者主要见于球孢子菌、隐球菌、念珠菌等。该组有 2 例为弥散感染，均为隐球菌引起，主要表现为脑膜炎型。局部感染多呈真菌肉芽肿型、脓肿型，主要致病菌有曲霉菌、毛霉菌等。

该组 3 例颅内脑外型真菌肉芽肿同时伴有鼻窦受累，并见鼻窦肉芽肿和广泛骨质破坏及斑点状钙化，Kott 等（1985）报道鼻窦内曲霉菌性肉芽肿 56% 有钙化斑，说明颅内脑外型真菌肉芽肿也具备鼻窦内曲霉菌的特点。

脑内真菌性肉芽肿的致病菌，经呼吸道引起肺部感染，再通过血行引起中枢神经系统感染，该组有 2 例即通过该途径导致中枢神经系统感染。其病变类型除颅内肉芽肿外还可有脑脓肿、脑膜炎、脑动脉炎、硬膜下积脓、真菌性动脉瘤、颅骨骨髓炎、蝶筛窦炎性肉芽肿等。该组颅内真菌性肉芽肿性病变分为两种类型：一类为颅内脑外型肉芽肿；另一类为脑内肉芽肿。两者在本组中占 80%。

2. 影像学研究

（1）颅内脑外型肉芽肿：颅内脑外型肉芽肿 3 例，均由鼻窦扩展而来，呈侵袭性。CT 表现特点为：鼻窦内有炎性肉芽肿且窦壁明显骨质破坏；肉芽肿内有钙化斑；肿块位于脑外，边界清；可同时伴有脑膜受累，亦可见脑膜尾征；无灶周水肿；增强后病灶有结节状及部分脑膜强化。MRI 上可见如下特征性表现：在 T_1WI 上可见肿块内有低信号、等信号及稍高混杂信号；T_2WI 上亦有低、等和稍高信号，可能与骨质破坏、肿块内钙化、坏死及软组织肉芽肿以及内部黏液等同时存在相关；增强后结节明显强化（与肉芽肿富有毛细血管相关）。边界清楚，局部有脑膜强化。

根据上述 CT 及 MRI 表现特点，可提示真菌性肉芽肿。但需与鞍区的蝶窦癌、鞍背斜坡的脊索瘤相鉴别。蝶窦癌典型表现是骨质破坏更明显，边界不清，肿瘤坏死更明显，而强化不及真菌性肉芽肿明显。脊索瘤主要以鞍背斜坡为中心，形成更广泛骨质破坏，有明显的软组织块影，呈进行性增大，脑干受压明显。MR 示 T_1WI 信号不均，以低信号为主，T_2WI 示肿瘤呈高信号，此与真菌性肉芽肿 T_2WI 信号不同，且 CT、MRI 上强化不及肉芽肿明显。

（2）脑内真菌性肉芽肿：脑内真菌性肉芽肿的 CT 表现特征为脑内病灶呈等密度、低密度、稍高密度，以低密度为主，但无钙化，无颅骨破坏；可呈不规则、不连续性厚壁环，有学者称之为“开口环”，有“晕征”，有明显占位效应；增强后可有不规则、不连续性厚壁大环状强化，或小环、小结节状强化，内外壁均不光滑，有不同程度的灶周水肿；多为血行感染，肺部可有真菌感染。MRI 特征：T_1WI 上呈低信号、等信号或稍高混杂信号；在 T_2WI 上呈等信号、稍高信号，而在 T_1WI 仍为等信号。增强时上述等信号则明显强化，可呈结节状、多发小环状、大环状厚壁强化，此可能表示有真菌性脓肿存在，但强化不及脑脓肿明显且小环壁可完整，大环壁厚，内外壁不光滑，壁不连续。未见脑膜强化。

脑内真菌性肉芽肿应与成胶质细胞瘤、结核性肉芽肿相鉴别。当肿块在 T_2WI 上呈等信号、低信号,而增强后病灶有明显强化,则提示为肉芽组织。而胶质瘤在 T_2WI 上则均为高信号,其内无等信号、稍高信号并强化的病灶。如 CT 发现脑内病灶有钙化, MR T_2WI 发现结节病灶呈低信号,有典型完整的薄壁环形强化,则有助于结核性肉芽肿的诊断。

对不典型病例,需行活检或经手术病理检查才能确诊。

(3)累及脑膜:累及脑膜者 5 例,其中 3 例为脑外型肉芽肿累及部分脑膜,须与有“脑膜尾”征的病变相鉴别,累及鼻窦则有利于真菌性肉芽肿的诊断。2 例为脑膜弥漫型受累,其 CT 特点为:平扫脑池、脑沟呈等密度或稍高密度;增强后脑池、脑沟呈铸型强化,并将基底池中血管掩盖;可同时伴有基底节等处脑梗死;有脑积水存在。MRI 典型表现为: T_1WI、T_2WI 在脑池、脑沟内有等信号出现;增强后脑池、脑沟明显强化,或脑膜有小结节状强化;基底节区有梗死。其 CT 或 MRI 表现与结核性脑膜炎相似,其影像学鉴别诊断非常困难,正确诊断主要依靠抗体检测,脑脊液穿刺分离、细菌培养。

综上所述,颅内真菌性肉芽肿有一定的 CT 和 MRI 表现特点,大多数能做出诊断和鉴别诊断,特别对伴鼻窦肉芽肿,颅底骨质破坏,病灶内有钙化者。真菌性脑膜炎虽有典型铸型强化,但影像学上亦难与其他类型脑膜炎鉴别。

第八章　梅　　毒

第一节　神经梅毒

神经梅毒是梅毒螺旋体侵入中枢神经系统所致的一种持续感染。早期未经治疗的梅毒患者，约10% 最终可发展为神经梅毒。神经梅毒一般分为无症状神经梅毒、间质性神经梅毒（包括梅毒性脑膜炎和梅毒性脑血管炎）、实质性神经梅毒（包括麻痹性痴呆和脊髓痨）、梅毒性脑树胶肿 4 种。神经梅毒的影像学表现多变，类型不同其影像表现也有差别。

梅毒性脑膜炎 CT 及 MRI 早期多无异常表现，随着病情发展，CT 增强扫描可见脑膜的线状强化；MRI 可出现脑膜广泛增厚且明显强化，据 Good & Jager（2000）报道，T_1WI 中基底池内脑脊液信号较脑室内脑脊液信号高。

梅毒性脑膜血管炎在未出现血管闭塞前，可以通过血管造影、MRI 观察到相关血管病变，梗死一般为多发性小梗死灶。Gd-DTPA 增强示病灶呈斑片样及皮质脑回样强化。

麻痹性痴呆早期 CT 可呈广泛低密度改变，伴有水肿区，晚期皮层弥漫性萎缩，以前部明显，侧脑室扩张，MR T_1WI 与 T_2WI 示双侧额、颞叶不同程度萎缩，以前部明显，双侧脑室对称性扩大，皮层下及海马区神经胶质增生。

梅毒性脑树胶肿的 MRI 检查呈现出一定的特征性表现：T_1WI 上病灶呈类圆形，直径为 2.0~2.5 cm，位于大脑皮层及皮层下，病灶中心的干酪样坏死为低信号或等、低混杂信号灶，周围有较大面积水肿造成的低信号区，并有占位效应；干酪样坏死在 T_2WI 上为高信号或等、高、低混杂信号，Gd-DTPA 增强扫描显示病灶呈不规则环形强化，病变的边缘与周围脑膜以钝角相交。

一组研究中，3 例不同类型神经梅毒患者的影像表现各有特点。

例 1 患者的头颅 MRI 表现为梅毒性脑树胶肿，病灶位于右顶叶皮髓质交界区。影像上难以与脑膜瘤鉴别，该患者初期被误诊为脑膜瘤，并进行了手术治疗。与梅毒性脑树胶肿有类似影像表现的疾病有其他炎性肉芽肿、脑转移瘤、恶性脑膜瘤，均可表现为明显强化的结节，中心可出现坏死，周围有大面积水肿。鉴别的要点有：梅毒树胶肿多起源于脑膜，与脑膜关系密切，最大病变层面显示病变的边缘与周围脑膜以钝角相交，而其他炎性肉芽肿（如结核瘤、隐球菌瘤、脑弓形体肉芽肿等）多位于脑实质，故与脑膜一般不会出现钝角相交。脑膜转移瘤常出现广泛脑膜强化且结节很小，多易于鉴别。恶性脑膜瘤的肿块一般较梅毒树胶肿大，如病灶较小，其中心坏死机会也少。

例 2 与例 3 患者的头颅 MRI 表现与一些作者报道的神经梅毒 MRI 表现基本一致，都表现为脑实质内多发性斑点状缺血性改变，但该组报道患者病灶相对较小：麻痹性痴呆患者还有双侧额颞叶局部脑沟增宽，脑回变窄这些脑萎缩的影像学特征性表现。

例 3 患者影像学检查出的病灶无法解释复视的临床表现，考虑梅毒螺旋体感染后的基本病理表现是闭塞性血管炎，由于闭塞性血管炎发生的部位和程度不同，以及所累及部位组织的侧支循环建立和代偿能力不同，可以不发生或发生明显的临床表现。而该患者影像学上的异常病变由于周围组织尚能代偿，因此没有出现相应临床表现。因此，对于神经梅毒患者而言，其影像改变和临床表现并不总是一致。

3 例患者都利用 SPECT 技术进行了脑血流检查，例 1 患者由于进行了手术切除，因此表现为右顶叶局灶性无血流灌注,周围颞、枕叶血流灌注减低。例2和例3患者显示出的局限性脑血流减低,考虑是由于梅毒性闭塞性血管炎使局部小血管狭窄甚至闭塞所致。3例患者头颅MRI显示出的异常病灶与相应SPECT脑血流成像上病变部位基本一致,但是SPECT成像上显示病变范围较大,说明头颅MRI显示出的病灶更可能是受累血管发生严重狭窄或闭塞所致,而SPECT成像上显示病变还包括那些轻、中度狭窄血管所致组织缺血改变,其病变范围可能会在治疗后恢复。

有作者用^{99}Tcm-ECD对53例早期梅毒患者进行SPECT成像,发现48例脑血流灌注异常,其中39例表现为双侧对称性异常,但图像改变无特征性,主要表现为弥漫性、斑片样稀疏、缺损。

另有作者报道1例神经梅毒患者头颅MRI检查没有异常,但治疗前后SPECT检查表现出脑血流的显著改善。说明在梅毒感染早期梅毒螺旋体即侵入了中枢神经系统,并对全脑产生了影响,此时CT、MRI检查往往阴性。

头颅MRI检查神经梅毒患者可以明确具体病变部位,但显示出的异常信号往往表示患者已感染较长时间,形成了不可逆的病变,而SPECT技术可以早期发现梅毒患者脑部受累情况,并且在随访中可以敏感地发现病情改善,但是SPECT检查需注射对比剂,同时价格较贵,因此其应用受到限制。

头颅MRI是神经梅毒患者影像学检查首选技术,对血清学复发和治疗后随访的神经梅毒患者可进行SPECT脑血流检查。

第二节　误诊病例简介:迟发性神经梅毒

神经梅毒系患者感染梅毒后,梅毒螺旋体侵犯神经系统引起不同神经症状的一种疾病。

1. 病理学　梅毒是由梅毒螺旋体引起的一种性传播疾病。神经梅毒易发生于未经治疗的梅毒患者,可侵及脑脊髓膜、血管及脑实质。切除组织呈慢性化脓性、坏死性血管炎及血管周围炎,神经胶质细胞增生,慢性脓肿形成。神经梅毒的特点是病变甚为广泛,因侵犯的部位及病变的不同,病理将神经梅毒分为5型:梅毒性脑脊髓膜炎、神经血管梅毒、树胶样肿、麻痹性痴呆、脊髓痨。

2. 临床表现　临床根据神经症状的不同,以及由原发感染到出现神经症状的时间间隔将神经梅毒分为5型:无症状性梅毒、脑膜梅毒、脑膜血管梅毒、实质性神经梅毒和梅毒树胶肿。一例属于迟发性神经梅毒树胶肿,获得性三期梅毒。梅毒感染后数周或数月后侵犯中枢神经系统,早期为无症状脑膜炎,神经系统损害性症状出现,可以发生在梅毒感染后一年至十几年。

3. 鉴别诊断　因硬脑膜或软脑膜强烈的局限性炎性反应,本病须与以下疾病鉴别。

(1)脑内炎性肉芽肿:脑内炎性肉芽肿(如结核瘤、真菌性及寄生虫性肉芽肿等),常位于脑实质内,与脑膜关系不大,常有其他部位结核、真菌及寄生虫感染,结核瘤及寄生虫感亦有钙化灶。

(2)神经胶质瘤:神经胶质瘤,位于脑实质内,增强呈结节状、环状强化,壁不规则,一般不引起脑膜增厚。

(3)脑膜瘤、脑膜转移瘤:脑膜瘤增强后病灶均匀强化,少见环状强化,脑膜瘤常见与病变邻近的颅骨骨质增生和(或)骨质破坏吸收;脑膜转移瘤常出现广泛脑膜强化及细结节强化。

(4)脑脓肿:脑脓肿一般病程较短,常有中耳炎、开放性骨折及开颅手术史,增强后呈环状强化,壁较规则,周围水肿范围广。因此,如果发现高度怀疑本病的CT征象,就要追问病史及进行一系列实验室检查(如血密螺旋体抗体、脑脊液梅毒抗体检测),对早期发现和诊断该病具有重要临床意义,本病最后确诊尚须依靠实验室检查及病理检查。

第三节　颅内树胶肿型神经梅毒CT误诊为星形细胞瘤

颅内树胶肿型梅毒少见,文献报道占颅内占位性病变的0.5%以下。其病理基础是梅毒螺旋体进入中枢神经系统造成动脉及动脉周围局限性炎症反应形成肉芽肿样改变,可压迫神经组织,出现颅内高压及局灶性神经功能缺失。树胶肿型梅毒可出现在脑组织任何位置,以大脑凸面最为常见,可单发亦可多发。CT 检查呈低密度或等密度影,有环形强化,也有占位效应。但这些表现与颅内其他占位性病变相似,不具特征性。

一例 CT 误诊为星形细胞瘤。因此,术前必须充分了解临床病史,综合实验室、影像学检查才能避免误诊。

第二十篇　颅脑与脊髓损伤

第一章 轴索损伤

第一节 FLASH、FLAIR序列显示弥漫性轴索损伤

脑弥漫性轴索损伤是闭合性脑外伤中的一种原发性脑损伤，具有临床症状重、影像表现轻、预后差的特点，也是造成患者死亡、重残特别是植物生存状态的重要原因。提高弥漫性轴索损伤患者的影像检出率，对提高弥漫性轴索损伤患者的抢救成功率和生存质量具有积极的意义。但传统的CT和MRI检查不能直接显示轴索本身的损伤，只是借助一些间接征象结合临床来判断弥漫性轴索损伤的存在，有一定的局限性。

近年来随着快速小角度激发梯度回波(FLASH)、液体衰减反转恢复(FLAIR)序列等MRI新序列的不断开发应用，早期诊断弥漫性轴索损伤成为可能。

1. 发病机制和病理学　弥漫性轴索损伤指头部在外力作用下瞬间的旋转使脑在惯性的驱动下作非线性加减速运动，产生一种与旋转轴相垂直的剪切力。这一剪切力作用于桥静脉可引起蛛网膜下隙出血；作用于脑实质微血管可导致脑组织内点状出血；作用于神经纤维可导致轴索损伤，后者呈规律性演变的一个过程，这种损伤好发于不同密度组织结构之间，如灰质和白质结合处，两侧大脑半球之间的胼胝体、基底节、内囊以及大脑和小脑之间的脑干上端。

大体病理显示，急性期灰、白质交界处及白质区弥漫或成簇的小针尖样出血灶，基底节、内囊、海马、脑室和脑干出现散在成簇的出血灶，部分呈融合状态；胼胝体纤维完全或不完全中断。显微组织病理学研究发现，急性期轴索在外力作用下，轴膜及细胞框架完整性被破坏，轴索内离子平衡失调，轴浆运输中断则进一步加重损害，以致轴索肿胀、扭曲、断裂，轴浆在断裂处溢出，蓄积成圆形或椭圆形轴索回缩球，至吸收期弥漫的小针尖样出血灶被吸收，较大的小出血灶囊变、瘢痕形成，恢复期脑白质萎缩，脑室扩大，髓鞘变性。

2. 临床表现　交通事故致弥漫性轴索损伤的发生率高，一组交通事故致伤占62.5%(25/40)，因为在交通事故伤中，脑组织更易受到剪应力的作用，且可多次致伤，因此，交通事故中的颅脑伤患者应警惕弥漫性轴索损伤的存在；伤后即刻昏迷并多呈持续状态，且意识障碍一般较重，一般无中间清醒期，这是由于广泛的轴索损伤，使皮质与皮质下中枢失去联系；神经系统检查多无明确定位体征，但瞳孔大小发生改变率高，可为一侧或双侧瞳孔散大，也可为两侧瞳孔时大时小，眼球位置歪斜或凝视，对光反射常常消失，瞳孔的改变意味着脑干受到损伤，属于重型弥漫性轴索损伤，预后差；临床症状很重，生命体征紊乱，患者的心率与血压波动明显，呼吸节律不规则，但无明显的神经定位体征及颅内高压症状；四肢肌张力增高，有单侧或双侧锥体束征；神志清醒后认知功能障碍明显。

3. 影像学研究　常规影像检查的不足之处是以往CT不能直接显示轴索本身的损伤，只能借助一些间接征象来判断弥漫性轴索损伤的存在，有一定的局限性。尽管在弥漫性轴索损伤的影像学诊断方面MRI较CT有着明显的优越性，但常规MR序列对弥漫性轴索损伤的检出率仍较低，不能满足早期诊断的要求，因此在实际临床工作中对弥漫性轴索损伤的诊断必须结合外伤史、临床和CT、MRI等表现综合分析。有作者认为，FLASH序列对于弥漫性轴索损伤具有显示敏感且影像表现特异等优点，为临床早期诊断、治疗提供了客观的依据，对提高临床治疗的疗效有着重要意义。

（1）弥漫性轴索损伤的 MRI 表现特征：①弥漫性脑肿胀，双侧大脑半球皮髓质交界处呈模糊不清的长 T_1、长 T_2 信号，在 FLAIR 上呈斑点状不均匀中高信号，脑组织呈饱满状，脑沟、裂、池受压减小、变窄或闭塞，且呈多脑叶受累；②脑实质出血灶：脑实质内单发或多发出血灶，直径多小于 2.0 cm，均不构成血肿，无明显占位效应，主要分布于胼胝体周围，脑干上端、小脑、基底节区及皮髓质交界部，急性期呈长 T_1、短 T_2 信号，在亚急性期呈短 T_1、长 T_2 信号，在 FLAIR 上呈斑点状高信号；③蛛网膜下隙和（或）脑室出血，超急性期或急性期，MRI 平扫 T_1WI、T_2WI 显示欠佳，但在亚急性期，呈短 T_1、长 T_2 信号，在 FLAIR 上呈高信号。

（2）FLASH、FLAIR 序列显示弥漫性轴索损伤的基本原理：FLASH 序列是采用稳态不相干技术对剩余横向磁化矢量进行扰相处理的梯度回波序列，采用长 TR（800 ms）、稍长 TE（26 ms）和小角度（20°）激发进行图像数据采集，可获取高磁敏感对比 T_2*WI 图像。

脑内小出血灶中的红细胞因缺氧导致代谢障碍，氧合血红蛋白演变为具有顺磁性效应的去氧血红蛋白，出血灶内去氧血红蛋白的聚集及其在红细胞内外分布不均，是小灶性出血在 FLASH 序列上表现为点状低信号的理化基础。FLASH 序列能显著提高检出脑内小灶性出血的敏感性度，显示常规序列所不能显示的小出血灶。

FLAIR 序列即黑水序列，是 Hajnal 等于 20 世纪 90 年代初开发的 MRI 序列，采用超长 TR（9 000 ms）、长 TE（114 ms）、TI（2 500 ms）。因为人体内其他组织和病灶的 T_1 值明显短于脑脊液的 T_1 值（为 3 000~4 000 ms），所选 TI 值 2 500 ms 约为其 70%，这时脑脊液的宏观纵向磁化矢量刚好接近于零。所得图像既可有效抑制脑脊液的信号，消除其波动伪影和部分容积效应对周边病灶的干扰，又增加了信噪比及病灶与正常组织的对比，使病灶得以突出显示。是目前公认除 T_2WI 外显示颅脑病变最敏感的序列。因为在 T_2WI 上脑脊液与大多数颅脑创伤病灶均表现为高信号，缺乏对比，影响了 MRI 对脑边缘部与脑室旁病灶以及蛛网膜下隙出血的显示能力，所以 FLAIR 序列既保留了常规 T_2WI 上多数病灶呈高信号、易检出的特点，又使脑脊液抑制成低信号，使病灶与脑脊液之间的对比度（CR）和对比噪声比（CNR）明显增加，大大提高了 MRI 对颅脑创伤性病变的检出能力。

4. 鉴别诊断

（1）脑挫裂伤：弥漫性轴索损伤首先注意与脑挫裂伤鉴别。前者出血部位与外力作用无关，出血好发于胼胝体、皮髓质交界区、脑干及小脑等部位，呈类圆形或斑点状，直径多小于 2.0 cm；而脑挫裂伤出血多见于着力或对冲部位，呈斑片状或不规则形，直径可大于 2.0 cm，常累及皮质。单纯的脑挫伤血肿在 FLASH 序列表现为斑片状不均匀混杂等、高信号周围绕以低信号，而弥漫性轴索损伤病灶则表现为针尖状、斑点状、结节状或小片状极低信号，周围环以薄层高信号。

（2）皮层下缺血：本病需与老年患者的皮层下缺血改变灶鉴别，常规扫描 T_2WI 及 FLAIR 序列显示弥漫性轴索损伤及皮层下缺血改变均为皮髓交界区多发斑点状高信号，无法鉴别；但缺血灶因没有含铁成分的出血，FLASH 序列对结合水的显示又相对不够敏感，因此缺血灶在 FLASH 序列上通常显示无明显异常，而弥漫性轴索损伤病灶则显示为明显的低信号。

综上所述，该作者认为 MRI 是目前诊断弥漫性轴索损伤最有效的检查方法。在该作者所用扫描序列当中，FLASH 序列是显示病灶最敏感、最实用的序列，因此，当临床疑有弥漫性轴索损伤时，建议 FLASH 序列作为常规和首选序列。

第二节　磁敏感加权成像与弥漫性轴索损伤

随着现代交通工具的发展，外伤性脑损伤的患者逐渐增多，因此对于颅脑外伤的诊断要求日益提高。弥漫性轴索损伤是非火器伤中最重要的类型，是头部伤致死和致残的重要原因，所以对于弥漫性轴索损伤早期明确诊断显得尤其重要。

1. 病理学　弥漫性轴索损伤是指头部外伤脑内剪应力形成后，以脑深部神经轴索肿胀断裂为特征的脑损伤，是闭合性脑外伤中一种最严重的原发颅脑损伤。

在外力特别是使颅脑疾病旋转加速度和（或）

角加速度外力作用下，由于灰、白质组织密度差异，二者运动速度不同，产生瞬间剪应力，不同密度的脑组织发生相对位移，造成轴索结构的破坏和小血管断裂。所以这种损害主要发生在轴索聚集区不同密度的组织结构间，如脑灰质与白质交界处、两侧大脑半球之间的胼胝体、脑干上端背外侧、基底节区及小脑等部位。大体标本常表现为急性期上述部位多发性小出血灶，例如白质区及灰白质交界区弥漫分布的针尖样出血，脑干、胼胝体、基底节散在小灶样出血，周围无明显水肿及占位效应，有时为脑室内或脑室壁出血及弥漫性脑肿胀。慢性期为微小出血灶渐吸收，小灶性出血囊变、瘢痕形成。

磁敏感加权成像（SWI）：目前，CT 与 MRI 常规序列仅能显示较大出血病变的大小、形态、部位和脑肿胀，但显示针尖样的小灶性出血及轻微水肿则相当困难，而弥漫性轴索损伤的出血病灶特点为多灶性、散在分布、病灶直径小于 2.0 cm，因此造成弥漫性轴索损伤影像诊断的漏诊率非常高。SWI 是一种利用组织间的磁敏感性的差异成像的技术。出血后的血红蛋白代谢产物如脱氧血红蛋白、正铁血红蛋白、含铁血黄素等顺磁性物质，在较长 TE 条件下，快速自旋失相位导致局部信号缺失，因而在 SWI 图像上表现为明显的低信号，可以与邻近组织区分开来。

SWI 能够显示顺磁性血红蛋白代谢产物的特点使弥漫性轴索损伤的观察更清楚、更可靠，也是其他 MRI 序列无法比拟的。该研究结果显示，SWI 显示的病灶数量是常规序列的 5.45 倍，病灶体积是常规序列的 1.97 倍，其中有 1 例患者常规扫描发现脑干病灶 1 个，共 180 mm^3，而 SWI 发现 9 例患者共 25 个病灶，共 2 140 mm^3，由此可见 SWI 序列能够更多地发现弥漫性轴索损伤病灶，以及能更确切地显示弥漫性轴索损伤病灶的范围和大小。

同时该研究发现，小体积病灶（<80 mm^3）约占弥漫性轴索损伤病灶的 70%，其中绝大部分病灶在常规序列中不能被发现，这说明弥漫性轴索损伤的出血病灶呈小灶性、弥漫分布，同时这也说明弥漫性轴索损伤小灶性出血广泛存在，有悖于早期研究显示的绝大多数弥漫性轴索损伤病灶为非出血性病灶的说法，随着病理学及影像学的发展，这一观念正在发生转变，当然这仍需大样本的研究进一步证实。

SWI 显示的病灶数量和体积与患者预后的关系：该研究发现 SWI 序列显示的弥漫性轴索损伤病灶体积与格拉斯哥（GCS）评分呈密切负相关，与病灶的体积相比，弥漫性轴索损伤病灶数量与格拉斯哥评分的相关性更强。因为弥漫性轴索损伤病灶数量和体积代表着脑组织的损伤、坏死或胶质增生的程度，患者病灶数量越多、总体积越大，代表着损伤部位越广泛和脑组织损伤的范围越大，有研究表明，弥漫性轴索损伤出血部位同时累及中线部位如胼胝体、基底节和脑干与外周部位如白质内时，患者的预后最差；同时损伤区出血后的血液裂解产物可以释放出大量的有害产物，如血红蛋白代谢产物、谷氨酸、凝血酶、细胞因子和炎性物质，对血管产生进一步的损伤，并诱导炎性反应，导致继发性脑损伤。

所以说弥漫性轴索损伤病灶的多少和总体积的大小与患者的预后密切相关，因此 SWI 序列可作为弥漫性轴索损伤患者损伤预后的评价指标。

2. 弥漫性轴索损伤鉴别诊断　虽然 SWI 对于弥漫性轴索损伤病灶的显示较常规序列敏感、直观，但仍会遇到鉴别诊断的问题。

（1）脑挫裂伤：脑挫裂伤常发生受力点或对冲部位的皮质损害，出血多为灶性或片状挫伤性出血，直径常大于 2 cm，病理示脑组织局部水肿，小血管断裂出血，患者临床症状较轻，少数可有一过性昏迷，一般不会引起功能障碍及死亡，因此可根据出血位置、大小、形态、分布特点及临床症状与之进行鉴别。

（2）正常小静脉：小静脉的走行具有静脉结构的延续性，且静脉边缘光整，与周围结构分界清晰，可与弥漫性轴索损伤出血性病灶鉴别，也可行增强扫描以鉴别部分静脉和弥漫性轴索损伤病灶。

（3）正常灰质核团：灰质核团两侧对称，形态规则，边界清晰，在 SWI 图像上呈略低信号，而弥漫性轴索损伤病灶呈明显低信号，同时结合常规平扫序列可以更有效鉴别。

3.SWI 的局限性　尽管 SWI 序列对弥漫性轴索损伤病灶的显示较为敏感，但依然存在着一定的局限性。首先，观察 SWI 图像时会遇到病灶的定性问题，包括小部分出血灶与脑内小静脉、靠近颅骨处的伪影的鉴别，一般掌握的原则为对鉴别困难的病灶不包括于样本中。

其次，对于少数微小的非出血性的弥漫性轴索损伤病灶，SWI 序列与常规 MR 序列均不能很好的显示，并且 SWI 对弥漫性轴索损伤出血性病灶的显示，只是弥漫性轴索损伤病理损伤的一部分，轴索损伤及局部脑组织的缺血、缺氧也在弥漫性轴索损伤发展过程中起着重要作用,如何能直接明确显示轴索的损伤情况,是对弥漫性轴索损伤患者病情的最直接诊断,这仍需要大量的研究。

对于患者预后的精确判断,仍需做长时间的随访。另外,SWI 序列扫描时间相对较长,对于病情危重的弥漫性轴索损伤患者来说,较难完成此项检查。

通过该研究发现,SWI 序列能够清楚地显示弥漫性轴索损伤患者的小灶性出血性病灶,与 MR 常规序列检查相比,SWI 能够发现更多的弥漫性轴索损伤病灶,且能够更准确地显示病灶的范围,而 SWI 所显示的病灶数量和体积与格拉斯哥临床评分的密切负相关能够为临床治疗和对预后的初步判断提供重要的依据。因此,SWI 检查在弥漫性轴索损伤的影像学诊断方面具有重要的价值。

第三节 联合 DWI 和常规 MRI 诊断非出血性弥漫性轴索损伤

弥漫性轴索损伤是一种严重的闭合性颅脑损伤,其死亡率和重残率高。

1. 发病机制和病理学 当头颅遭受旋转加减速运动时,由于不同脑组织之间的坚韧性不同以及附着的强度不同,所以深部和表面脑组织的运动速度和方向不同,因而产生剪切力使脑的神经轴索损伤或断裂,损伤部位主要位于胼胝体、灰白质交界区、脑室周围白质、海马区、大脑脚等。弥漫性轴索损伤的病理变化是损伤部位细胞支架结构的紊乱引起局部神经轴突肿胀以及神经丝和细胞器官的堆积,从而形成收缩球。

但 Povlishock 等(1995)认为,神经轴突的损害是轴突膜或细胞支架的塌陷和轴浆转运障碍一系列复杂过程导致的迟发性损害,最终导致神经轴突的肿胀和断裂。研究发现,脑白质和脑干的弥漫性轴索损伤病变往往很小,甚至仅光学显微镜下可见;而胼胝体的弥漫性轴索损伤病变较大,CT 和 MRI 很容易显示,发现胼胝体弥漫性轴索损伤病变的重要意义在于它提示了其他区域可能存在广泛但常常不易被发现的弥漫性轴索损伤病变。

有作者报告一组 17 例非出血性弥漫性轴索损伤患者的研究中,共有 15 例累及胼胝体,影像学资料显示为非出血性病变,同时合并有其他部位广泛非出血性病变,提示胼胝体是非出血性弥漫性轴索损伤最常见的受累部位,对于弥漫性轴索损伤的诊断具有重要价值。

2. 常规 MRI 和 DWI 对非出血性弥漫性轴索损伤的诊断价值 弥漫性轴索损伤无特异性临床表现,需结合影像学资料进行诊断。常规 MRI 显示弥漫性轴索损伤病变会受到病变的部位、大小、出血及成像序列等诸多因素的影响。根据创伤后的时间不同,T_2WI 上高信号产生的病理基础可以是继发于炎性细胞的浸润、脱髓鞘、血清的溢出或者是外伤后继发缺血性损害,但 T_2WI 往往不易显示脑室旁白质以及皮层下的弥漫性轴索损伤病变,FLAIR 序列能够消除脑脊液高信号对病变显示的影响,可以明显提高病变的显示率。

该组常规采用 FLAIR 序列,结果显示 FLAIR 可以发现部分急性期和亚急性期于 DWI 上表现为阴性的非出血性弥漫性轴索损伤病灶,而对于慢性期非出血性弥漫性轴索损伤,FLAIR 显示病灶的囊性变、胶质增生则比 DWI 敏感。

Huisman 等(2003)研究了急性期出血性和非出血性弥漫性轴索损伤病灶的 DWI 表现,并与 FLAIR 和 T_2* 加权梯度回波序列比较,结果表明 DWI 显示的病灶明显多于后两者成像方法,而且能够显示后两者成像方法不能显示的病灶。

而该组研究表明,对于急性期和亚急性期非出血性弥漫性轴索损伤,DWI 能够显示 FLAIR 不能显示的病灶,而且 DWI 显示急性期和亚急性期非出血性弥漫性轴索损伤病灶的总数目比 FLAIR 显示的总数多,此结果与 Huisman 等(2003)的研究结果类似,而与其他作者的研究结果有所不同,后者研究采用 T_2WI 序列未能发现 DWI 不能显示的病灶。

结合该组研究结果提示 T_2WI 仍有可能会遗漏对部分非出血性弥漫性轴索损伤病灶的显示。因此,可以认为,对于非出血性弥漫性轴索损伤病灶的显示需综合多种 MR 成像序列,尤其对于急性期和亚急性期弥漫性轴索损伤,联合 DWI 和 FLAIR 序列可以显示更多的病灶,因此有助于更准确地评估非出血性弥漫性轴索损伤的病情。

此外,该组弥漫性轴索损伤有 15 例累及胼胝体，其中6例为胼胝体单独受累。以往对于胼胝体弥漫性轴索损伤病灶缺乏统一认识，曾被命名为非出血性挫伤。胼胝体由大量神经纤维构成，其附着于大脑镰，相对牢固，而大脑半球则有一定的运动空间，故当外力造成旋转剪切力时，胼胝体相对于大脑半球则更容易受到剪切力的损伤。

该组急性期和亚急性期胼胝体非出血性弥漫性轴索损伤病灶的ADC值表现为下降，推测与轴索球的产生或神经轴突肿胀、断裂有关，而胼胝体又是弥漫性轴索损伤最常受累部位之一，故可以认为胼胝体的非出血性病灶本质上仍为轴索损伤。由于弥漫性轴索损伤是以深部神经轴索损伤为特征的急性脑外伤，损伤部位越深，损伤的程度就越重。该组15例胼胝体受累提示病情较重，对于临床准确评估病情具有重要意义。

3. 非出血性弥漫性轴索损伤病灶的ADC值变化及其机制探讨　DWI可以反映水分子的布朗运动以及细胞内外水分子跨越细胞膜的转移运动，应用ADC值的变化可以推测弥漫性轴索损伤病灶的病理变化方面的信息。早期关于鼠弥漫性轴索损伤模型的ADC值变化的研究结果并不一致，病灶区域的ADC值可以表现为升高或者降低，也可以表现为早期升高随后持续下降，可能与不同研究采用的弥漫性轴索损伤模型的差异以及未能区分脑挫伤和剪切伤病灶区域有关。

Liu等（1999）首次应用DWI研究人脑急性期和亚急性期弥漫性轴索损伤的表现，结果发现弥漫性轴索损伤病灶区域ADC值的下降非常明显，而且1例患者弥漫性轴索损伤非出血性病灶的ADC值下降可以持续到伤后18 d，而急性缺血早期ADC值下降，至9~10 d后恢复为正常，随后ADC值又上升，因此该作者认为弥漫性轴索损伤非出血性病灶的ADC值下降的机制不能简单地用急性缺血时细胞毒性水肿及能量代谢障碍等生理变化来解释，推测ADC值的持续下降可能与神经毒性水肿有关，或者病灶区微小出血和轴索断裂形成细胞膜碎片导致水分子的扩散受到限制。

一组研究中急性期和亚急性期弥漫性轴索损伤病灶的ADC值都表现为升高、降低和无变化3种情况并存，其中急性期ADC值的变化与Huisman等（2003）的研究结果相似，ADC值的下降可能是脑损伤严重程度的标志而且可能对于评价患者的预后起到重要作用，而ADC的升高反映了细胞外水分子扩散的增加，最有可能提示血管源性水肿，可能是脑损伤较轻的标志。

该组对急性期、亚急性期和慢性期胼胝体的非出血性弥漫性轴索损伤病灶进行研究，结果表明急性期和亚急性期弥漫性轴索损伤病灶的ADC均表现为下降，而且两者之间的差异无统计学意义，该结果与Liu等（1999）的研究结果基本一致。该作者认为由于累及胼胝体的病灶均较大，DWI表现为高信号的区域在ADC图上为低信号，因此测量的ADC值较为准确，更能准确反映弥漫性轴索损伤非出血性病灶的病理变化。

总之，DWI对于显示非出血性弥漫性轴索损伤病灶有着重要作用，联合FLAIR序列和DWI是诊断非出血性弥漫性轴索损伤的重要影像学手段，对于临床正确诊断本病以及准确评估弥漫性轴索损伤病情具有重要价值。

第二章 各类创伤

第一节 鼻咽癌放化疗后7年脑组织放射性坏死误为占位性病变

患者，女，57岁。因精神状态下降1个月入院。MRI示右颞占位，脑组织水肿明显（图20-2-1）。

术后病理检查：右侧颞叶占位性病变切除标本，大小为6 cm × 4 cm × 3 cm，切面灰白淡黄，质软，局灶坏死，坏死区3 cm × 2 cm，切面呈青灰色。免疫组化诊断：右侧颞叶占位性病变切除标本，脑组织可见多灶凝固性及液化性坏死伴脓肿形成，周边神经胶质细胞增生及胶质纤维形成，伴含铁血黄素颗粒沉积，并见小血管壁玻璃样变及纤维素样坏死，结合临床病史及影像学检查，符合放射性坏死的脑组织病理学表现，考虑与放疗有关。

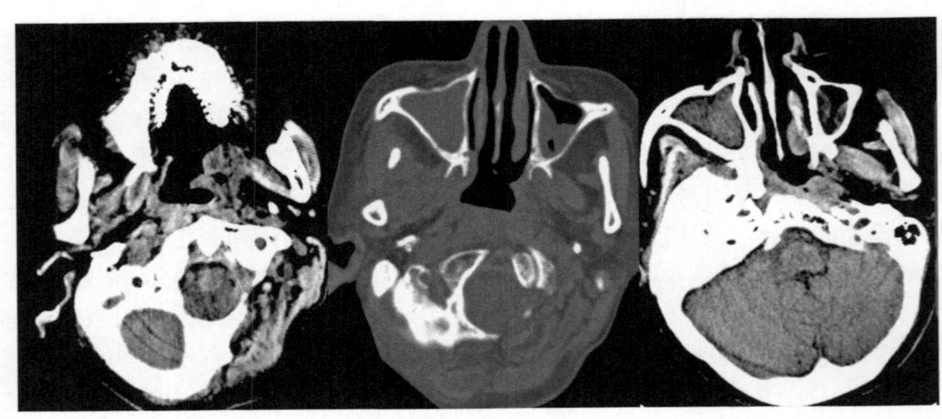

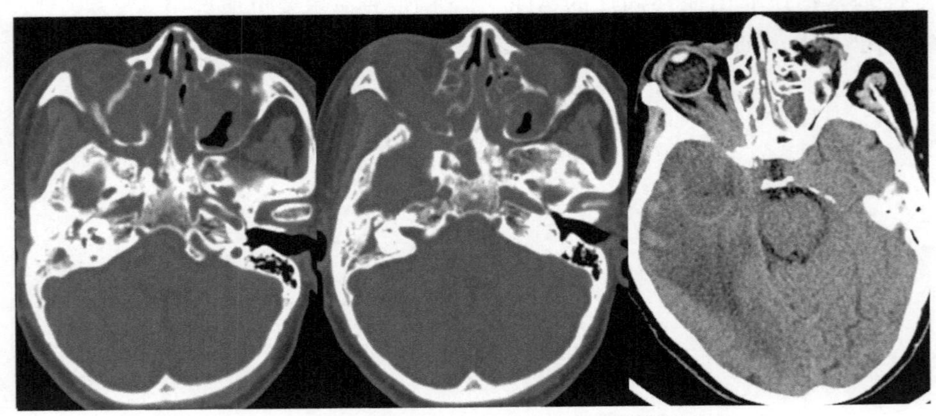

图 20-2-1 鼻咽癌放化疗后7年脑组织放射性坏死

第二节　超急性期电击伤脑部 CT 表现

电击伤是指一定的电流或电能量通过人体，引起的组织损伤和功能障碍。闪电（雷击）击伤属于电击伤的一种。电流进入机体后引起组织损伤和功能障碍的程度与电流强度、类型、电压、电阻、持续时间、电流在体内的路径（通路）及组织对电的耐受性等有关。

由于血管和神经组织电阻最小，所以电流穿过皮肤后，主要沿血管和神经行进，造成血管壁和神经组织变性坏死，血管内血栓形成。

电击伤性脑损伤主要 CT 表现为脑梗死、脑出血、脱髓鞘改变。

（1）脑梗死：梗死在 24 h 内，CT 像上可无异常表现，或仅显示模糊的斑片状低密度区，24 h 后可显示清楚的低密度区。超急性期（<12 h）由于处于细胞毒性水肿期，组织间液体向细胞内转移，但单位体积脑组织内液体总量并无明显改变，故常规 CT 不能发现这种改变。

由于梗死区脑组织 CT 值衰减与脑组织水含量呈直线关系，水含量每增加 1%，CT 值约降低 2.5 HU。一组 6 例应用脑组织对称部位 CT 值测量差值（△ HU）识别低密度影的存在，4 例△ HU 为 1.8~6.0 HU，2 例△ HU<1.8 HU，若以△ HU>1.8 HU 为标准并排除其他病变的基础上，诊断准确率为 66.7%，低于其他作者报道 85% 的准确率。

（2）脑出血：脑实质内点状、结节状及团块状高密度影，深部及皮层均可能受累，有时合并脑室内出血。该组 1 例患者的病变位于基底节区，可能与穿动脉解剖有关。

（3）脱髓鞘改变：有研究认为雷电击伤后神经系统损伤的基本发病机制为脱髓鞘改变。CT 表现为大脑、小脑、第四脑室底部或脊髓散在点状、斑片状低密度区，以侧脑室周围白质及半卵圆中心分布为主，多伴有脑萎缩征象。该组 1 例患者闪电击伤后 CT 呈此表现。

CT 对电击伤性脑损伤的诊断具有高度特异性，不但准确地显示病灶的范围，而且能够判断损伤的程度，特别是超早期诊断该病并及时治疗，除少数患者遗留偏瘫或神经损伤症状外，多数可恢复正常生活。应用脑组织对称部位 CT 值测量差值来识别超急性期梗死灶的有无，对治疗缺血半暗带的转归具有重要意义。

第三节　陈旧性颅骨穿通伤继发改变

穿透性颅骨损伤幸存者极少，而陈旧性颅骨穿透伤继发如此大（4.2 cm × 7.9 cm）的类似恶性肿瘤的改变更少。一例诊断主要依靠病史，如果患者有弹片伤史，病程较长，影像上表现为脑外肿块，伴囊变、坏死、出血，边界清楚，周围颅骨呈膨胀性改变，增强扫描明显不均匀强化，在与恶性脑膜瘤、颅骨及硬膜外转移瘤等恶性肿瘤鉴别时，应该考虑到本病的可能性。

第四节　创伤后骨质溶解

创伤后骨质溶解较少见，发生于颅骨者国内外文献仅见个案报道。发病与创伤有关，临床主要表现为损伤部位持续性疼痛及软组织肿胀，影像学表现为局部骨质溶解，有时临床与影像学表现难与恶性肿瘤鉴别，易误诊。

1. 病理学　创伤后骨质溶解的发病机制尚不明确，但有明确的外伤史，多数学者认为与创伤后致病区软组织广泛充血水肿，局部出血后积血压迫有关。一组 19 例患者的研究中，虽仅 3 例行溶解区病灶刮除术，且于镜下见病变区大量毛细血管增生和纤维组织增生，以及肉芽组织增生、骨坏死，未见肿瘤细胞，表明本病是非肿瘤性和炎性病变对骨质破坏，而是被增生的毛细血管、纤维组织和肉芽组织所替代。

2. 临床表现 创伤后骨质溶解发生于颅骨者少见,该组作者分析该组病例发现,颅骨创伤后骨质溶解具有一定的临床特点:①创伤时受伤部位颅外软组织均有不同程度肿胀,多数病例在受伤后有局限性硬膜外(6/19)、硬膜下(4/19)血肿、脑挫伤和蛛网膜下隙出血(3/19)等,而相隔 5~98 个月后发现颅骨骨质溶解,说明颅骨骨质溶解与创伤密切相关;②躯体其他部位创伤后至骨质溶解出现时间在 1~18 个月,平均 4.8 个月,而发生在颅骨时间较长,创伤后至颅骨出现骨质溶解 5~98 个月,平均 27.8 个月,最好发时间段在 24~43 个月之间,是颅骨创伤后骨质溶解的特点之一;③躯体其他部位发病年龄 9~58 岁,平均 31.4 岁,而发生在颅骨者其年龄明显大于其他部位。该组年龄 13~94 岁,中位年龄 48.3 岁,其中 65 岁以上者 4 例,与老年人因行走不稳而摔伤,易致头部创伤有关。

3. 影像学研究 分析该组病例和复习文献报道的病例,发现颅骨创伤后骨质溶解具有一定的影像表现特点,而这些特点与病理基础密切相关。

骨质溶解或吸收是由增生的纤维组织、毛细血管和肉芽组织替代所致,而不是肿瘤或炎性病变对骨质破坏所造成的。该组病例 CT 显示颅骨内外板不全、完全或不规则吸收溶解,其中 3 例术后病理示病变区大量增生毛细血管、纤维组织增生和肉芽组织增生,骨坏死,破骨细胞活跃,未见肿瘤细胞,充分证明了本病病理基础和发病机制。由于病变系非肿瘤性和非炎症性,对周围骨组织不产生挤压或刺激作用,故影像显示颅骨溶解区边缘和邻近骨质均无增生硬化。

创伤后骨质溶解最主要的 MRI 表现是溶解区两端骨髓水肿,关节周围软组织肿胀。而该组行 MRI 检查者 4 例于缺损区显示长 T_1WI,长 T_2WI 信号,DWI 呈低信号,溶解区两端骨质未见水肿征象,与长骨远端骨质溶解有明显差异,这可能与解剖结构和该组 4 例行 MRI 检查时间较晚有关。

创伤后颅骨骨质溶解系创伤所致,受伤时常致相应部位脑组织挫伤、硬膜下或硬膜外血肿和蛛网膜下隙出血,故该组病例 CT 和 MRI 在显示颅骨骨质溶解的同时,又明确显示相应部位脑组织软化、蛛网膜下隙或脑沟增宽。

4. 比较影像学 该研究结果显示,X 线平片可显示骨质缺损范围,但不能显示残留微小骨片和颅内病变情况。MRI 虽可显示骨质溶解,颅外软组织肿胀和脑组织软化,但对骨质溶解显示清晰度远不如 CT 明确。CT 能显示创伤时颅骨骨折、颅外软组织肿胀、脑挫伤和蛛网膜下隙出血、硬膜下和硬膜外血肿等,又能在复查时观察骨质溶解范围、缺损形状、残留小骨片、溶解边缘、脑组织软化和颅外软组织改变等,由此表明,CT 是检查颅骨骨质溶解最佳的方法。该组病例根据创伤史、临床症状与体征和治疗前后影像表现,排除肿瘤性和炎性病变,可以明确诊断为颅骨创伤后骨质溶解。

5. 鉴别诊断

(1)大块骨质溶解:颅骨大块骨质溶解罕见,一般无外伤史。影像学表现为斑块状骨质吸收、消失,骨质吸收程度与临床症状不成比例,吸收的骨质不遗留任何痕迹,无残留骨,颅内无脑组织软化、脑沟和蛛网膜下隙增宽。而创伤后骨质溶解有明确外伤史,骨溶解范围相对较小,自行骨重建是创伤后骨质溶解与其他骨溶解性疾病的最大区别之一。

(2)溶骨性骨转移瘤:颅骨溶骨性转移瘤不少见,在影像上与创伤后骨质溶解不易鉴别。骨质破坏与骨质溶解存在本质上差异,创伤后骨质溶解组织学切片中无破骨细胞和成骨细胞活动,骨组织的消失为其自行吸收所致。骨转移瘤绝大多数有原发瘤病史,骨质呈不规则性溶骨性破坏,破坏区常残留残缺不齐骨组织,有不同程度的软组织肿块,溶骨破坏的骨组织不出现自行修复,且无颅内创伤后遗症。

(3)骨髓炎:颅骨骨髓炎少见,有感染症状和体征,骨质破坏不出现完全溶解,骨质破坏与骨质硬化常混合存在,绝大多数病例有骨皮质增厚、硬化,病变区与正常骨组织界限模糊不清,慢性期常出现死骨片,软组织肿胀明显。

第三章　颅脑损伤与功能影像学

扩散张量成像在创伤性脑损伤中的研究如下。

创伤性脑损伤发病率逐年升高，是全世界青壮年致残、致死的主要原因之一。据统计，全世界每年约有 1 000 万人发生脑外伤，美国每年约 170 万创伤性脑损伤患者。不少患者外伤后会遗留运动或认知功能障碍、外伤性癫痫，甚至植物生存状态等后遗症。

创伤性脑损伤的致伤因素多样，病理生理学改变较复杂，一直是研究与临床诊治的重点、难点。常规 CT 和 MRI 可为创伤性脑损伤的诊断提供帮助，但只能反映脑组织的形态学改变及出血等征象，不能反映白质纤维束损伤的部位及程度。磁共振扩散张量成像（DTI）是一种新型磁共振成像技术，能够在活体条件下显示脑白质纤维束微结构改变。

1.DTI 原理　DTI 是在扩散加权成像（DWI）技术基础上发展起来的，其基本原理是：组织中水分子的扩散运动因组织内结构的差异而形成不同的扩散方式，表现为各向异性。

在脑组织中，水分子扩散各向异性值与白质纤维排列方式与密集程度、细胞膜完整性、髓鞘厚度及完整性密切相关。描述各向异性常用的参数主要有各向异性分数（FA）、平均扩散度（MD）等。

各向异性分数是扩散各向异性占所有扩散的比值，大小介于 0~1 之间。各向异性分数值趋于 1 表示扩散趋于各向异性，表明纤维束具有良好的完整性且发育良好；而各向异性分数值趋于 0 表示扩散趋于各向同性，表明纤维束结构被破坏或发育不成熟。

平均扩散度为 MRI 体素内各方向扩散幅度的均值，代表某一体素内水分子扩散的大小或程度，主要反映扩散的速度而忽略扩散的方向。

另外，多数创伤性脑损伤研究同时测量了白质纤维束的表观扩散系数（ADC），ADC 是 DWI 中描述组织中水分子扩散运动速度和范围的参数，水分子扩散越快，ADC 越大，反之则越小。

2.DTI 在创伤性脑损伤中的应用：创伤性脑损伤后 DTI 改变及其影响因素：对于创伤性脑损伤的研究，多数是在脑创伤后数周至数年内进行的，创伤性脑损伤急性期的研究较少。关于儿童的 DTI 研究，Akpinar 等（2007）曾报道，儿童脑外伤后 1 个月内胼胝体处各向异性分数值显著下降，且损伤程度越重者其各向异性分数值越低。另有学者对创伤性脑损伤 3 年后的儿童与青少年进行了观察，得到类似的结果，创伤性脑损伤患者在胼胝体峡部、膝部、体部和压部的各向异性分数值降低，且各向异性分数值越高的患者其认知功能和总体状况越好。成人创伤性脑损伤患者的 DTI 研究与儿童类似，脑白质各向异性值亦存在异常。Chappell 等（2006）曾对无中重度创伤性脑损伤病史的职业拳击手进行研究，结果显示深部脑白质有广泛的各向异性分数值降低和 ADC 值升高，主要在内囊、内侧颞叶、下额-枕纤维束、下纵束和中脑，这些异常可能与慢性的头部打击伤有关。

此外，有学者对无相关职业病史的创伤性脑损伤患者进行了研究，发现轻度创伤性脑损伤患者 3 个月内胼胝体膝部各向异性分数值降低、ADC 值增加，而胼胝体体部和压部各向异性分数值与 ADC 值无明显变化；中重度创伤性脑损伤患者胼胝体膝部各向异性分数值降低伴 ADC 值升高，胼胝体压部各向异性分数值降低，而 ADC 值却无变化，提示胼胝体不同部位可能存在不同类型的微结构损伤。

一些作者对比成人轻度创伤性脑损伤患者（伤后 2~14 d）和健康对照组的额叶、半卵圆中心、胼胝体、内囊及顶枕叶白质区的各向异性分数值，发现创伤性脑损伤患者各区域的各向异性分数值有不同程度的下降，证实 DTI 能够早期敏感地检测轻度创伤性脑损伤白质损伤的情况。

之前创伤性脑损伤的研究多局限于急性期或慢性期，缺乏纵向观察与对比。为探讨创伤性脑损伤患者 DTI 参数的动态变化过程，有学者根据格拉斯哥昏迷评分将创伤性脑损伤患者分为轻度组与中重度组，并对各组患者急性期（伤后 1 周）、亚急性期（2 周至 1 个月）及伤后 1~3 个月的 9 个感兴趣脑区的各向异性分数值、ADC 值进行测量，结果发现多数观察区伤后各向异性分数值持续减低，而 ADC 值在急性期、亚急性期减低，伤后 1~3 个月呈现升高的趋势；另外还发现，轻度创伤性脑损伤患者胼胝体和内囊的各向异性分数值在急性期较对照组升高，该项研究推测这可能与轻度创伤性脑损伤后的细胞毒性水肿和髓鞘含水量的变化有关。

上述 DTI 研究结果不尽相同，可能与患者的受伤严重程度、损伤类型、致伤后的检查时间以及患者类型（运动员、军人、急诊患者）等因素有关。例如，运动员或长期暴露于战斗的军事人员近期可能存在重复的脑创伤事件，若招募此类患者作为实验对象，则可能掺入一般健康状况或复杂心理等因素，致使各 DTI 研究结果间存在差异。

Mayer 等（2010）指出，招募急诊患者并采集其亚急性期的数据可能是获取轻度创伤性脑损伤人群一般特征的最佳策略。DTI 的研究还受其他非创伤性因素的影响，包括头动、智力水平、吸烟史及情感状态等，以上因素在各研究的患者组和对照组都存在，对脑白质各向异性值的差异均起作用。

今后的研究可通过严格控制对照（招募与患者性别、年龄、教育程度等相匹配的志愿者）降低上述因素的不利影响。

3. 创伤性脑损伤后 DTI 改变与认知功能　DTI 不仅可以反映创伤性脑损伤后脑组织的结构损害，DTI 参数的改变还与患者的认知功能有关。关于儿童创伤性脑损伤后认知功能的研究，Wozniak 等（2007）通过对比轻中度创伤性脑损伤儿童与健康对照的 DTI 数据，发现患者组额下回、额上回以及胼胝体上区的各向异性分数值更低，其处理速度、工作记忆和执行功能均存在损害，说明额叶和胼胝体上区的各向异性分数值与儿童的执行功能有关。

创伤性脑损伤所致的前额叶 - 扣带回网络结构破坏会导致认知与神经行为学的损害，基于此观点，Wilde 等（2010）用 DTI 技术对中重度创伤性脑损伤儿童进行了研究，并以骨科创伤（无创伤性脑损伤）的儿童作为对照，结果发现创伤性脑损伤组双侧扣带回的各向异性分数值降低，ADC 值升高，且患者组的认知控制检测结果与双侧扣带回的 DTI 参数有显著相关性，从而验证了以上观点。

在对成人创伤性脑损伤后认知功能的研究中，Niogi 等（2008）报道，DTI 方法所发现的轻度创伤性脑损伤患者脑白质微结构异常与其持续的认知功能障碍有关，表现为 DTI 定量检测的脑白质病灶与患者执行简单认知任务时的平均反应时间呈正相关，而脑外伤微出血数目与其平均反应时间无相关性。

相似的，Lipton 等（2009）研究发现，轻度创伤性脑损伤患者额叶白质多个纤维束包括背外侧前额叶存在各向异性分数值明显下降、平均扩散度值升高，同时执行功能测试表现较对照组差。背外侧前额叶的各向异性分数值和患者的执行功能具有显著相关性，表明轻度创伤性脑损伤患者执行功能的下降和背外侧前额叶的轴索损伤具有相关性。

除了对创伤性脑损伤患者执行功能的研究外，也有大量对学习技能、记忆功能的研究涌现。一项 DTI 研究显示，轻度创伤性脑损伤慢性期患者钩束和上纵束的各向异性分数值下降，同时在言语学习任务中的表现明显较对照组差，提示患者的言语学习能力缺陷与其钩束和上纵束的损伤相关。

为评估创伤性脑损伤患者的记忆功能，Palacios 等（2011）对弥漫性创伤性脑损伤患者进行了研究，结果显示工作记忆损害与上纵束、胼胝体、弓状纤维素和穹隆的各向异性分数值下降存在正相关，而陈述性记忆缺陷与穹隆和胼胝体的各向异性分数值下降呈正相关，由此可解释不同模式的白质损伤所导致的不同类型的记忆损害。综上所述，不管是儿童或成人，创伤性脑损伤后 DTI 参数的改变均与神经认知功能存在相关性。

4. 创伤性脑损伤后 DTI 改变与临床预后　许多研究证实，DTI 参数还与临床预后具有显著的相关性。早期有研究发现中重度创伤性脑损伤慢性期（平均 3 年后）的儿童胼胝体膝部、体部和压部的各向异性分数值显著降低，较高的各向异性分数值与患者认知处理速度的提高和较好的格拉斯哥结果评分有关。

随后，Sidaros 等（2008）对重度创伤性脑损伤患者的纵向研究发现，平均 8 周后所有患者的脑白质区各向异性分数值全部减低；平均 12 个月后预后较好的患者白质区各向异性分数值明显升高，而预后差的患者各向异性分数值减低更为明显。由此，Sidaros 等（2008）推测各向异性分数值的回升和神经轴突的修复相关，损伤较轻的患者轴索损伤是可逆性的，数周或数月后即可恢复；损伤较重的患者慢性期仍持续有轴索损伤，可能进展为轴索变性、神经元死亡和继发的灰质萎缩。可见，DTI 成像对检测创伤性脑损伤急、慢性期脑组织微结构变化是一种有效的工具，对评估创伤性脑损伤患者的长期预后方面可能具有重要意义。

5. 创伤性脑损伤患者 DTI 改变的病理生理机制　目前多数研究结果显示创伤性脑损伤后观察区各向异性分数值持续降低，这可能与创伤性脑损伤的病理生理学改变有关。发生创伤性脑损伤，特别是加 - 减速伤时，神经轴索受损，细胞膜排列紊乱、肿胀，平行于轴索方向的水分子扩散受限，而垂直于轴索方向的扩散增强，导致外伤后早期各向异性分数值的降低。

随着病变的进展，受损轴索轴浆运输出现障碍，随之细胞器局部聚集，轴索肿胀膨大；若损伤进一步发展，轴索断裂，其远端轴索变性坏死，进一步导致各向异性分数值的下降。

然而，近来不少研究报道脑外伤后白质各向异性分数值升高。创伤性脑损伤患者各向异性分数值的升高可能反映了急性期的细胞毒性水肿。脑创伤的机械力导致轴索和相关的支持结构（如少突胶质细胞）出现牵拉性损伤，轴膜上的门控性钠钾离子通道功能障碍，导致细胞内水分子增加，细胞外水分子减少，从而导致垂直于轴索方向的扩散率降低，各向异性分数值较前升高。动物模型研究提示细胞内、外水分子分布的微小变化便会引起垂直方向扩散率的显著改变。

关于各向异性分数值升高的另一解释是创伤性脑损伤后髓鞘含水量的改变，伤后髓鞘损伤所致含水量的减少也会使得垂直方向扩散率下降。

值得注意的是，DTI 参数的改变不仅反映白质完整性，还与其他方面有关。如有研究报道职业音乐家的皮质脊髓束的各向异性分数值下降，提示各向异性分数值与运动精确性的增加有关，反映了长期经验的作用。Oechslin 等（2010）研究发现，拥有绝对音高感（即具有不借助参考音高而辨认及重现音高的能力）的音乐家，其弓状束存在各向异性分数值的改变，说明各向异性分数值不仅仅反映白质完整性。

总之，DTI 参数的改变可能反映各种不同的变化，但具体的生理机制尚不清楚，有待今后进一步研究。

DTI 对创伤性脑损伤病程中脑白质结构及其变化十分敏感，可早期发现细微的脑白质病变，有效地评价创伤性脑损伤患者结构损伤的程度及范围。然而 DTI 技术也存在一定的局限性，如图像容易变形，不利于病灶的准确定位和测量；空间分辨力有待进一步提高；用人工方法测量皮质下白质各向异性值受主观因素影响较大。随着磁共振技术的发展，DTI 技术会愈加成熟和完善，在创伤性脑损伤中的应用价值会更高。

第四章 关于静脉

第一节 增强 T_2*WI 血管成像序列参数对出血性剪切灶及脑静脉显示的影响

(1)脑深部静脉的显示:磁敏感加权成像(SWI)是利用不同组织间磁敏感性差异而产生对比增强机制的成像技术。它采用完全流动补偿(三个方向均有流动补偿)的 3D GRE 序列,获得相位图像和幅度图像。SWI 序列最初的设计目的是应用血氧水平依赖效应使静脉系统显影。该效应产生的机制主要是静脉内含有的脱氧血红蛋白具有顺磁效应,导致局部磁场的不均匀,一方面增加了横向弛豫率,使静脉血的 T_2* 时间缩短,静脉的信号明显低于动脉及周围脑组织;另一方面静脉内容积磁化率将会引起血管内质子的频移,使静脉血与周围组织之间产生相位差导致静脉信号衰减。

上述机制均为静脉与周围组织提供了天然的对比而使静脉系统显影。SWI 的含义就在于充分应用幅度及相位信息而不仅仅是 T_2* 加权成像。在相同的场强中,当静脉内血氧水平恒定的情况下其横向弛豫率保持不变, T_2* 的变化仅取决于 TE 的长短,而相位差的产生则不仅与 TE 有关,还与静脉的长轴和主磁场所成的角度有关。

Reichenbach 等(2000)通过一个简化的数学模型计算出 3.0 T 场强中 TE 28 ms 时可获得平行于主磁场的静脉内容积磁化率最大值,静脉与周围组织的相位差最大,其信号衰减达到最大,显影最好,而其他方向走行的静脉则需要更大的 TE 值以达到最大容积磁化率。该模型也适用于 1.5 T 的场强,根据静脉与主磁场的角度不同, TE 值的变化范围在 40~80 ms。从这一点也能说明单一回波的 SWI 序列能清晰显示的静脉数量有限。

增强 T_2* 加权血管成像(ESWAN)是一个多回波采集的重度 T_2* 加权的 3D GRE 序列。ESWAN 一次扫描可获得多个回波的幅度图及相位图,尽管 ESWAN 序列的后处理技术中没有运用相位加权,但多回波图像融合技术不仅结合了短 TE 图像信息中的高信噪比,其多个长 TE 图像所具备的足够的磁敏感效应也使更多的不同走行方向的静脉得以显影。

该研究中采用的短 TE 的 ESWAN 序列,其 TE 值变化范围在 10~62 ms,而长 TE 的 ESWAN 序列,其 TE 值变化范围在 48~99 ms。ESWAN 序列图像的采集采用的是正轴位,与主磁场的方向垂直,因此在 1.5 T 场强下要显示走行方向与轴位平行的静脉,最大 TE 值在 60ms 左右是显然不够的,从这一点很好地解释了该组所观察到的短 TE 的 ESWAN 序列显示的深部静脉数要少于长 TE 的 ESWAN 序列。

(2)出血性剪切灶的显示:如前面所提到的 ESWAN 序列由 11 个回波组成,尽管该研究中采用的短 TE 的 ESWAN 序列其首个 TE 为 10 ms,但在第 7 个回波的 TE 就达到了 40 ms,因此第 7~11 个回波的图像信息保障了该序列的磁敏感加权效应。

出血灶是血管外的血液产物,大部分的血液产物如脱氧血红蛋白、细胞内高铁血红蛋白及含铁血黄素均是顺磁性物质,由于不受血氧饱和度的影响,这些血管外的顺磁性物质导致的局部磁场的不均匀性较静脉血更高,与周围组织的相位差更大,因此信号衰减程度更高,与周围组织产生足够的信号差别以达到最佳显影效果的弛豫时间比静脉更短,再加上出血灶不受与主磁场所成角度等额外条件的限制,其有效 TE 范围无须静脉所需的 40~80 ms,所以尽管短 TE 的 ESWAN 序列最长 TE 只能达到 62 ms 左右,但显示的出血灶的分布及数目与长 TE 的 ESWAN 序列完全符合。

GRE 序列固有的模糊效应会放大病灶的体积，尽管 ESWAN 序列是高分辨的 3D GRE 序列，分辨率越高对应的像素就越小，在 GRE 序列中产生的相位移就越小，其模糊效应的程度较轻，但仍然会放大出的血灶实际容积。因此，无论 TE 值的长短 ESWAN 序列所显示的出血灶的大小均大于实际出血灶。

当空间分辨率固定不变时，随着 TE 的延长，信号强度衰减增加，超出信号源实际范围的程度也增加（即模糊效应的程度增加），病灶放大的比例也增加。这一点也能清楚地解释为何长 TE 的 ESWAN 序列所测出血灶的容积要显著大于短 TE 的 ESWAN 序列。从该研究的结果可以看出，缩短 ESWAN 序列的 TE 不会影响出血灶数量和分布的显示，随着 TE 的延长只会使模糊效应的程度增加，出血灶的显示越偏离实际大小。

因此对于弥漫性轴索损伤（DAI）的研究而言，其主旨在于发现微小出血灶，了解出血灶在颅内的分布及范围从而判断受伤的程度，而短 TE 的 ESWAN 序列中就已包含了能满足要求的磁敏感效应的回波，而且由于 TE 的缩短，图像的信噪比更高。

（3）ESWAN 序列在脑外伤患者脑血管成像方面的应用前景：缩短 ESWAN 序列的 TE 不仅可以缩短 TR 进一步缩短扫描时间，而且由于前几个回波的 TE 较短，仍保留了较强的流入增强效应，在后处理中可以仅保留流入增强效应较强的前三个回波的幅度图作 MinIP 获得 MRA。而重组 MRV 时则可以去掉前几个回波，保留后面的回波将幅度图组合行 MinIP 获得 MRV。

脑外伤所致的动、静脉的损伤（离断、撕裂、阻塞、假性动脉瘤及动静脉瘘的形成）的实际发生率大大超过了估计值。在受伤后的初期往往因没有症状而未被发现，而在受伤后几天甚至几个月因出现并发症才得以诊断。

结合前一部分的研究成果，该组认为合理设置 ESWAN 序列的参数，可以一次扫描获得出血灶的数量、分布及范围和 MRA 及 MRV 多重信息以满足诊断的需要，既减少了患者的痛苦和经济负担，也丰富了诊断信息，提高了诊断效能。

ESWAN 序列是一个用于磁敏感加权成像的新序列，涉及的原理及参数相当丰富，具有可调整的空间，应该针对不同的诊断需求合理地调整扫描参数，而不是拘泥于固定的参数。对于静脉系统疾病，应采用长 TE 的 ESWAN 序列以使更多的静脉得以显影，而对于脑外伤患者，该组认为还可以将首个 TE 时间缩短至 5 ms 左右，在患者条件许可的情况下延长扫描时间将扫描层厚调整到 1.2~1.6 mm 范围，仍然可以在保障对出血灶检出的前提下获得更好的血管成像以便于早期判断是否有外伤累及血管防止并发症的发生。尽管会较原来的 ESWAN 序列时间延长，但相比于 SWI+MRA+MRV 这 3 种序列的时间之和而言，则大大缩短了检查的时间，提高了效率。

第二节　3D-CE MRA、2D-TOF MRA 对颅内静脉窦血栓的诊断价值比较

颅内静脉窦血栓形成的部位、范围、程度及侧支静脉循环形成与否是决定脑实质损害程度及预后的重要因素。二维时间飞跃磁共振血管成像（2D-TOF MRA）是无创伤性显示颅内静脉系统常用的方法。三维对比增强磁共振血管成像（3D-CE MRA）以其扫描速度快、血管影像质量高、图像后处理技术简便等优点，正在成为一种全面评价静脉窦血栓形成颅内静脉系统改变的新技术。

（1）3D-CE MRA、2D-TOF MRA 对颅内静脉窦血栓形成的诊断价值比较：文献报道了多种基于对比剂增强效应的三维快速梯度回波技术可以显示正常颅内静脉及静脉窦血栓。正常人颅内平均循环时间仅为 8 s 左右，颅内静脉系统病变的患者循环时间个体间差异较大。扫描时间窗提前，动脉血管影像会“污染”静脉血管影像；扫描时间窗延迟，静脉内对比剂浓度显著降低，大脑深静脉及浅静脉分支检出率下降。

一项研究采用了具有容积内插处理功能的 3D-FLASH 序列，覆盖全脑容积的矢状位单时相扫描时间为 30 s，扫描时间显著短于相同覆盖范围的 2D-TOF 技术。通过团注试验法准确计算扫描延迟时间，获得了优良的颅内静脉血管影像，结果显示该序列可以满足颅内静脉系统成像对时间和空间分辨率的要求。

在显示颅内静脉窦血栓形成范围、窦腔闭塞程度及侧支静脉方面，3D-CE MRA 优于 2D-TOF MRA。由于闭塞的窦腔内及邻近皮层小静脉内血流极度缓慢甚至停滞，基于流动相关增强效应的 2D-TOF 技术不能真实显示窦腔的解剖形态，而且其二维数据分辨率较低。管径细小的侧支静脉显示较差。由于层面内流动饱和及湍流效应，2D-TOF MRA 在上矢状窦后区、窦汇、横窦、横窦 - 乙状窦连接部及乙状窦内常见信号丢失，而且非优势引流侧发育不良的横窦的“流动间隙”现象，也会显示为信号丢失，这和真正的血栓形成不易鉴别。

3D-CE MRA 利用血管内引入对比剂来显示正常的窦腔解剖形态，通过窦腔内是否存在充盈缺损来判断血栓形成，克服了 TOF 技术血流状态依赖性的缺点。

由于该组 8 例患者均为颅内大的静脉窦内较大范围的血栓形成，在显示血栓部位方面，2D-TOF MRA 与 3D-CE MRA 并无明显差别，但是本组病例数较少，尚不能推断是否有两种 MRA 技术对颅内大的静脉窦内小范围血栓或浅静脉、深部静脉血栓的显示有同样的价值。

(2)3D-CE MRA 多种后处理技术联合应用的价值：Wetzel 等(2003)认为最大信号强度投影和原始图像的交互式观察比单独采用全脑最大信号强度投影能更好地显示颅内正常静脉系统。对血栓部位的显示，两种后处理技术无明显差异，但是对血栓范围、窦腔闭塞程度及侧支静脉的显示，最大信号强度投影联合多平面重建、曲面重建及原始图像的观察优于单独采用最大信号强度投影观察。3D-CE MRA 单一的最大信号强度投影后处理技术的数据利用率仅 30%，图像信息量丢失较大，最大信号强度投影分辨率下降，会造成窦腔内血栓被掩盖或血栓范围被低估。

颅内静脉系统是具有不对称解剖特点的三维立体结构，血管走行方向多变，三维数据分辨率具有各向同性特性，多平面重建、曲面重建图像可以在保持与原始图像同样高的分辨率的条件下，多角度、多平面观察靶血管。2D-TOF MRA 二维原始数据的固有分辨率较低，最大信号强度投影即使联合多平面重建、曲面重建及原始图像的观察并不能提供更多的影像信息。目前的 3D-CE MRA 时间分辨率尚不及 DSA，在静脉时相的最大信号强度投影像，对比剂再循环导致脑动脉主干及分支仍有可能部分显影，部分深静脉及颅底硬膜静脉窦被遮蔽，原始图像的逐层观察可能比。最大信号强度投影像更有价值。亚急性期血栓在最大信号强度投影像上表现为高信号，注射对比剂后，与邻近充满对比剂的正常窦腔不易区分，在平扫原始图像上，亚急性期血栓在窦腔内呈显著短 T_1 高信号，正常窦腔为等、低信号，二者易于区别。血栓邻近硬脑膜壁的强化以及慢性期血栓机化伴微血管形成后的自身强化现象，与血栓部分再通的强化现象的鉴别，在最大信号强度投影像上也要结合增强前后的原始图像观察。

总之，对颅内静脉窦血栓形成的评价，3D-CE MRA 优于 2D-TOF MRA.3D-CE MRA 多种后处理技术的联合应用能更好地显示血栓的范围、窦腔闭塞的程度和侧支静脉循环。

第五章　脊髓与骈胝体

第一节　急性颈髓损伤

1. 颈髓扩散张量成像技术　扩散张量成像（DTI）于 1994 年首先作为一种实验技术测量神经细胞的自由扩散大小和方向。ADC 值反映分子整体扩散阻力的情况，表示扩散的大小与方向无关；各向异性比（FA）值反映分子空间位移的程度，与扩散方向相关，各向异性比值越大表示各向异性越强。颈髓内水分子扩散受多种因素影响，如轴突密度、直径、细胞膜通透性、神经微管、蛋白质等，因此 DTI 能敏感地反映颈髓损伤后轴突坏死退变、胶质细胞再生及脱髓鞘改变，提供活体颈髓白质的微观结构变化。

脊髓形态细长，体积较小，脑脊液、颈动脉和椎动脉的搏动、呼吸、心跳、吞咽等自主或不自主运动伪影、局部骨质结构导致磁场的不均匀性，使 DTI 在脊髓中的信噪比及分辨率较低；颈髓是人类的重要生命中枢，急性颈髓损伤的患者病情重，DTI 扫描时间长，患者难以坚持，增加一定的风险性，故 DTI 参数的优化对本研究具有重要性及必要性。

近几年国内外学者通过动物实验在技术方面均有不同程度的新进展。敏感编码单次激发回波平面成像（SENSE-SSEPI）技术在单射频激励脉冲数十秒内得到所有 K 空间的原始数据，明显缩短成像时间，采用敏感编码，空间分辨力显著提高，几何变形减轻；自导航交叉螺旋扩散张量成像（SNAILS-DTI）是其他序列所得体素容积的 80%，图像质量较好，整个扫描在自由呼吸状态下完成，但图像的边缘有几何失真。

一些作者认为 b 值的变化影响 ADC 值而不影响各向异性比值，ADC 值可能与微循环灌注亦有关，低 b 值 ADC 值受灌注影响更大，测量结果偏大，系统误差增高；高 b 值可精确反映扩散情况，准确测量 ADC 值。有学者发现 b 值越大对扩散速度的差异和运动伪影越敏感；b 值越小，成像易受到 T_2 透射效应。

技术的主要限制是无法划分人活体脊髓灰白质各自扩散特性，因此两侧灰质相对较小的各向异性差异可能部分抵消两侧白质对比时差异的显著性。

一项研究采用 3.0 T Trio-TIM Siemens 高阶匀场技术，应用 SE-EPI 序列，扫描时间短，患者可以耐受，b 值选择 1 000 s/mm^2，对比度及明暗度适中，应用 20 个方向的敏感梯度，总扫描时间是 4 min 10 s，在预实验中取得较佳的结果。

2.DTI 和纤维束示踪对颈髓损伤早期评估　临床对急性颈髓损伤的患者通常采取甲泼龙激素冲击疗法，严重者手术减压治疗。文献报道颈髓损伤 6 h 以内患者的及时治疗极大提高了其预后，有助于患者生活质量的改善。

但常规 MRI 敏感性较低，仅为 15%~65%。临床不同级别颈髓损伤的 DTI 参数可能具有一定的规律性。一项课题将 Frankel 分级与 DTI 相关联进行研究发现急性脊髓损伤患者的 Frankel 分级评分越低，颈髓损伤程度越严重，ADC 值越高，各向异性比值越低；同时，纤维束示踪传导束完整性越差，神经功能缺失越显著，远期发生脊髓慢性损伤并发症发生率越高。该项研究为了实验数据的均一性，且临床大部分搜集完整资料的患者均为 B 级患者，故纳入对象定为 ASIA 评分 B 级患者。

脊髓白质由高度方向性神经纤维束组成，彼此平行，有髓鞘包绕，对水、少突胶质、星形细胞和血管相对不通透，扩散值改变主要与神经细胞结构的破坏导致机械阻力降低有关；灰质由神经细胞、神经胶质细胞、毛细血管、神经纤维网组成，具有高度一致性，灰质 ROI 扩散值改变主要因为缺血引起的细胞毒性水肿。

Budde 等（2007）发现早期 ADC 值部分降低可能由于髓内出血导致顺磁性效应及血红蛋白分布不均，故该项研究剔除出血型颈髓损伤对参数值的干扰。

急性颈髓损伤时生理改变是一个动态、连续的过程，与压迫程度、速度、持续时间有关，随着时间的改变，脊髓损伤 DTI 参数亦发生改变。Yin 等（2010）对新西兰大白鼠研究发现，30 min、6 h、24 h 后，受伤区域的 ADC 平均值发生改变，通过苏木精 - 伊红染色切片证实脊髓白质损伤后的组织学变化。该项研究 17 例 T_2WI 阴性患者的 ADC 值降低，20 例 T_2WI 阳性患者 ADC 值明显升高，提示 DTI 对早期血管源性水肿及晚期细胞毒性水肿的鉴别敏感，进一步提示不同时间的 DTI 参数存在差异性。

3. 依据 T_2WI 信号是否发生改变，结果 ADC 值表现各不相同　T_2WI 阴性患者 ADC 值降低，提示颈髓病变早期可能发生细胞毒性水肿，导致细胞肿胀，细胞外空间减少，粗大的轴突中出现囊泡，扩散受限，ADC 值较正常降低，各向异性比值亦减小；而 T_2WI 阳性组发生血管源性水肿，细胞膜和髓鞘破坏，水分子扩散屏障消失，纤维数量减少，细胞外空间增加，ADC 值较正常组增如，而各向异性比值改变不明显，预测早期脊髓损伤的严重程度不同。

最后星形胶质细胞参与吞噬细胞碎片及增生，在损伤部位形成胶质瘢痕，作为脊髓再生物理屏障，扩散程度减低，损伤边缘的灰质中，增生的胶质细胞轴突方向与白质纤维束方向垂直，各向异性比值减低；Budde 等（2007）对小鼠脊髓损伤的模型研究证实脊髓损伤 10mm 后即可在受损部位观察到各向异性比和 ADC 改变，与该项研究结果类似。

随后 Facon 等（2012）人在另一大鼠损伤模型中证实 ADC 值是脊髓损伤最敏感的预测指标，与受伤时间相对应；并发现各向异性比值可判断预后：急性期各向异性比值大于 0.6，预后较好；各向异性比值 <0.6 预后较差，但其准确性还需进一步证实。

目前，部分动物实验报道结果与该项研究尚不一致，该组作者推测是由于损伤分期程度或解剖位置测量差异所致。因此，该项研究认为 DTI 可预测人活体颈髓早期轻微损伤，作为临床敏感的量化标准，提示颈髓损伤不同病理过程及病变损伤范围。

该项研究 37 例患者纤维束示踪重建均清晰显示病变区白质纤维束稀疏、中断、信号或方向发生改变，其中局部稀疏 27 例，移位、受压 19 例，走行紊乱、明显断裂 22 例，19 例患者同时出现局部稀疏、断裂。因此纤维束示踪可准确描绘白质纤维束受损的位置和残存轴突纤维束的数量。文献报道 1 例颈髓外伤病例纤维束示踪显示局部短段纤维束通过，表明病变区存在残留纤维束上下联系。但目前此项技术在临床研究缺乏病理金标准，在活体中常用公认解剖标准或其他显像技术，如 fMRI 或 PET 验证。

该项研究提示 DTI 是目前和未来评价脊髓损伤的一种有前景的技术，它能更早发现隐匿性脊髓损伤，DTI 参数更精确、更细致地评估脊髓损伤的严重程度及范围；纤维束示踪能显示全部病变区白质纤维束稀疏、移位及扭曲断裂等征象。

有关急性颈髓外伤的评估仍存在以下几点局限性：如研究样本量少，无法勾勒人活体脊髓灰、白质的轮廓，存在一定的地区偏倚，组织病理学检查不可能在患者身上开展，均影响到最终结果的可靠性。

第二节　磁敏感加权成像与胼胝体损伤

目前，随着医疗水平的提高，重型颅脑损伤患者的存活率大大提高，一些 CT 上显示不明的病变在后续的 MRI 检查中往往得以发现和证实。有作者收集 15 例 CT 检查阴性而后续 MRI 检查阳性的胼胝体损伤的 CT 和 MRI 资料，进行回顾性观察和分析，以探讨磁敏感加权成像对胼胝体损伤的诊断。

胼胝体是连接两侧大脑半球的主要神经纤维束，与大脑各脑叶、透明隔和穹隆之间都有纤维联系，其纤维呈扇形向两侧半球投射，形成胼胝体辐射，在正中矢状面上由前向后分为嘴部、膝部、体部和压部；其机能与执行两侧大脑半球的协调功能有关，损伤后会引起两侧大脑半球失连接的症状。

胼胝体损伤是弥漫性轴索损伤的一种，发病机制是由于外伤情况下突然的加、减速运动使各种组织间产生相对位移形成一种剪切力，造成神经轴索、毛细血管的损伤，因此临床上多病情危重，意识障碍是最主要的临床表现。该组 12 例患者有不同程度的意识障碍、昏迷,3 例处于植物状态。

CT 由于其密度分辨率高,成像快,检查受客观条件限制少,费用相对低廉而优于 MRI 检查,是脑外伤患者首选的检查方法。但 CT 对于非出血性损伤的检出并不敏感,有时仅表现为脑肿胀或少许蛛网膜下隙出血,另外 CT 对于诊断脑实质内小病灶或小挫伤方面,位于特殊部位如小脑、脑干、胼胝体、透明隔和穹隆损伤的观察上有一定的限制,该组 15 例胼胝体损伤患者 CT 检查时胼胝体均未见异常密度。

MRI 由于能多序列、多参数成像,不受后颅窝伪影的干扰等,能显示 CT 难以显示的微小病变,而矢状位或冠状位成像能清晰显示胼胝体、透明隔和穹隆等有特殊形态结构的整体面貌,更加详细地评估其内损伤的部位和形态等。

Sigmund 等(2007)研究结果表明,与 CT 相比,T_2WI、FLAIR、SWI 可对损伤严重性及预后的判断提供更加精确的评估。该组 15 例患者 MRI 检查均发现了不同程度的胼胝体损伤,其中 5 例患者 CT 扫描脑内未见任何异常密度影,这与患者较重的临床症状不相符合,为了明确诊断进行了后续的磁共振扫描,均发现了脑实质内病变,且 4 例诊断为弥漫性轴索损伤,这也符合了弥漫性轴索损伤临床症状重、常规影像学检查表现轻的特点。

研究结果表明, MRI 在显示胼胝体损伤及脑内其他微小损伤上明显优于 CT,可显示 CT 不能显示的病变,为临床提供准确的影像学依据。

该组胼胝体损伤 T_1WI 表现为低信号、略低信号、稍高信号, T_2WI 呈高信号、FLAIR 呈明显高信号,系轴索断裂、间质水肿所致。所有胼胝体损伤于 SWI 均表现为低信号影,这表明 SWI 不但可以显示所有常规序列可以显示的胼胝体损伤,而且可以明确显示常规序列不能显示的胼胝体损伤。

另外,脑内其他部位的微小损伤、脑内血肿、挫裂伤、弥漫性轴索损伤于 SWI 上也均表现局部的低信号影。这一方面说明了 SWI 序列对脑内微小出血性病变检出有较高的敏感性,另一方面这种信号特点主要与 SWI 序列本身的特点有关。

SWI 是一种三维、速度补偿的梯度回波序列,提供了 T_1、T_2、质子密度及扩散程度之外的另一种对比度,是一项可以反映组织磁化属性的新的对比度增强技术,对局部或内在的磁化效应引起的 T_2* 效应特别敏感。由于出血灶中含有去氧血红蛋白、含铁血黄素等顺磁性物质,具有较高的磁敏感效应,当微量出血不足以影响 T_1、T_2 时,常规序列不能显示,而 SWI 正是利用组织间的磁敏感差异成像,因此对微量出血敏感,表现为斑点状、斑片状、类圆形、圆形低信号影。

另外 SWI 采用了高分辨率三维梯度回波序列,层面内和层面间分辨率更高,通过图像处理去除磁场不均匀对相位的影响。辅以相位加权及最小强度投影法三维重建,使其对于微小出血有更高的检查能力,能检出常规序列不能显示的微小病变,且能够较其他扫描序列显示出更多的病灶。SWI 层厚较薄,仅 1.6 mm,也是 SWI 较其他序列敏感的一个重要因素。

总之,MRI 能显示 CT 不能显示的胼胝体损伤,SWI 能准确、全面地观察胼胝体损伤的部位、范围、形态、信号变化及合并的脑内其他部位的微小损伤,与常规 MRI 序列相比,有较高的敏感性和准确性,是一种显示脑内微小损伤、出血的有效检查,相信随着深入研究其诊断胼胝体损伤的价值能进一步体现。

对那些临床症状重、常规影像学表现轻或者无异常的脑外伤患者可进一步进行 SWI 扫描. 与常规序列相结合,提高诊断的正确性,更好地为临床服务。

第三节　假性脊膜膨出

(1)肺尖创伤性假性脑脊膜膨出: Epstein 等(1974)介绍一例 19 岁男性病案,胸部创伤,右第一肋骨折, C_7~T_1 右侧硬脊膜撕裂分离,脑脊液通过蛛网膜 - 胸膜瘘积聚于右肺尖的胸膜外间隙内,可观察到对比剂在此间隙自由流动进出。创伤性假性脑脊膜膨出常起源于头部与肩部强力分离,伴存颈椎的侧曲,多在下颈椎和上胸椎段。硬膜与蛛网膜分离,神经根在其连接于脊髓处损伤更重,脑脊液流入硬膜外腔可以持续存在,也可有范围的变化,也可消失。

蛛网膜-胸膜瘘十分少见,它一般出现在胸膜内腔,而该例与众不同,为胸膜外腔。

(2)椎体创伤后假性脊髓膜脊髓突出:创伤性脑脊髓膜突出这一名词已习惯用于描述脊髓造影检查时颈神经撕裂中,从蛛网膜下隙突出小袋形成的过程,它的另外术语包括:脑脊髓膜假性囊肿、假性脑脊膜膨出、硬膜外假性囊肿以及外伤后蛛网膜憩室。

Sachdev 等(1981)报告一例 44 岁女性患者,腰椎骨折已多年,出现外伤后假性脊髓膜脊髓膨出,侵及椎弓根,引起进行性神经功能障碍。

X 线片示第 1 腰椎压缩性骨折伴左侧椎弓根断裂,提示椎弓根断裂处的膨胀突出,使下肢难以负重,切除整个椎板后,下肢感觉恢复,负重能力明显增加。

第六章　外伤后嗅觉障碍

嗅觉不但能感受气味、调节情感和参与记忆，还能捕捉某些危险信息，如煤气泄漏、毒气等，从而减少灾害造成的不良后果。嗅觉异常由 Hughlings Jackson（1864）在英国第一次报道，是颅面部外伤的常见后遗症，外伤后嗅觉障碍的发生率为 4.6%~7.5%，占嗅觉异常患者的 13.7%~35.0%。

1. 嗅觉系统的解剖和生理功能　嗅黏膜双极细胞为一级神经元，主要分布于鼻甲上方及鼻中隔上 1/3 的嗅黏膜，其轴突形成嗅丝通过筛骨筛板直接与嗅球相连，嗅球内最主要的结构为僧帽细胞，嗅纤维突触和僧帽细胞形成嗅神经纤维球。嗅球内还有一些簇状毛细胞，其树突也参与嗅神经纤维球的形成。嗅球是脑内少数终身都有新生细胞补充的组织之一，并且终身都保持不间断突触发生。它呈环状分层样结构，各层组织细胞间可不停地再生和迁移，使嗅球内可同时看到细胞凋亡和细胞再生，局部的联接关系可不停的重建。因此嗅觉有很强的可塑性。僧帽细胞和簇状毛细胞的轴突形成嗅束，嗅束长约为嗅球的 2.4 倍，嗅束行于额叶直回和眶回之间，后行至前穿质处扩展成为嗅三角。

嗅三角向后发出内、中、外 3 条嗅纹进入嗅觉皮质，主要投射到前嗅核、嗅结节、梨状皮质、杏仁核、杏仁核周区以及内嗅区等，构成初级嗅觉通路；一小部分与嗅觉记忆和情感处理有关的纤维投射到边缘系统（包括内嗅皮层、杏仁核复合体、海马），这些脑区与其他许多区域有广泛联系，包括丘脑背侧中间核、下丘脑、眶额皮质、额叶背外侧区。

嗅觉是唯一不以丘脑为中继站的感觉传输系统，而且认为上传通路主要为单侧。嗅球和嗅皮质（梨状皮质和眶额皮质）接受基底前脑的胆碱能神经支配，梨状皮质同时还接受来自中脑腹侧被盖区和黑质的多巴胺能神经支配。

解剖位置和相对应的嗅觉相关功能目前并不明确，根据动物和人相关模型的推测，嗅丝、嗅球与嗅束与嗅觉感知有关，切除上述结构导致失嗅，眶额叶和中丘脑与嗅觉辨别和识别有关，嗅觉识别、解释和记忆能力在海马回钩和海马，对嗅觉的反应情绪与边缘系统有关。

2. 嗅觉异常的种类和临床检测方法　外伤后嗅觉异常包括失嗅、嗅觉减退、嗅觉倒错和幻嗅。鼻内镜是一种有效的诊断和治疗手段，可以排除鼻腔异常物或因结构异常而导致的传导性嗅觉障碍，并可以评价嗅区黏膜的变化。嗅功能检查包括主观和客观检测。主观检测包括气味识别、嗅觉分辨力和嗅觉记忆，特点是随意性大，结果不够可靠。宾夕法尼亚大学气味识别试验（UPSIT）是评价嗅觉功能的广为接受的标准，检测结果分为嗅觉丧失、嗅觉减退，后者又分为轻、中、重 3 级。

客观检测包括嗅觉事件相关电位（OERP）、嗅觉脑磁图、嗅觉系统结构成像（CT、MRI）和嗅觉功能成像（fMRI、PET、SPECT）。

3. 外伤后嗅觉异常的损伤机制　外伤时整个嗅通路都有可能受到损伤，外伤后嗅觉异常可能源于以下机制有关：①外伤时颅骨和大脑的剪切力作用在筛板处切断嗅神经纤维（常见，多数伴有大脑钝挫伤），局部血肿和瘢痕限制了新生神经元轴突与嗅球建立联系，导致不同程度的传导性嗅觉障碍；②损伤造成鼻腔内结构的异常，如鼻中隔偏曲、嗅区骨质畸形愈合等，导致鼻腔嗅区的机械性阻塞，从而引发嗅觉障碍，但这种情况的发生率比较低；③中枢神经系统损伤影响嗅觉信号的整合及感知，从而导致患者嗅觉改变或丧失。

4. 外伤后嗅觉异常的临床特征　外伤后嗅觉异常的发病特点为外伤后立即出现，最长不超过 4 个月，部分是可恢复的。嗅觉异常的发生率与外伤的严重程度有关，24%~30% 的严重脑损伤，15%~19% 的中度脑损伤和 0%~16% 的轻度脑损伤患者可伴有嗅觉异常。额部和枕部撞击最易引起失嗅，侧方打击次之。外伤后失忆史与外伤后嗅觉异常有高度关联。如果外伤后失忆发作时间超过 24 h，发生率是31%。如果发作时间小于1 h，发生率是3%~8%。

颅骨骨折为外伤后嗅觉异常的高危因素，CT明确有颅面部骨折的外伤患者中，大约有50%伴有嗅觉异常。额骨、枕骨、前颅底及中面部的骨折最容易伴有嗅觉异常。外伤后嗅觉异常伴有颅骨或颌面部的骨折患者中14%~39%可恢复嗅觉。如果外伤后失忆的时间较短（<24 h），嗅觉恢复的可能性很大。大部分在12周内恢复嗅觉，也有在2年后才得到恢复，最长可到7年。嗅觉恢复和嗅上皮神经元和嗅觉周围神经（嗅球、嗅束和嗅神经等）的分化和再生有关。

外伤后进行过面部畸形矫正或颅前窝脑脊液漏修复的病人易发生外伤后嗅觉异常，尤其在颅内或颅外脑膜修复时，有可能造成嗅神经和嗅束的破坏。

外伤后失嗅早期局部短期皮质类固醇激素治疗，可以使部分患者嗅觉恢复到一定水平，早诊断早治疗可最大限度上挽救嗅觉功能。

5. 嗅觉的MRI技术及解剖　MRI是最佳的检查手段，不仅可以显示嗅觉通路，还可以测量嗅球的体积和进行功能成像。通过前颅窝的冠状面高分辨力FSE-T_2WI（层厚2~3 mm）是嗅觉传导系统检查的最适合序列，不但可以显示嗅球和嗅束解剖，还可以发现病变，并且还可以测量体积，扫描范围从额极至视交叉后方，方向垂直于前颅底，其他还有冠状面高分辨力T_1WI，矢状面高分辨力T_2WI，常规全脑横断面T_1WI、FLAIR和能很好显示含铁血黄素的T_2*-WI。常规MRI冠状面上，嗅球、嗅束呈等信号影。嗅球为类圆形，嗅束为短线状，位于额叶直回和眶回之间的嗅沟内。一些作者随机选择15例健康志愿者行MRI常规检查，嗅球、嗅束的冠状面显示率分别为86.7%和100%，两者之间无明显分界标志。

嗅球和嗅束的冠状面T_1WI厚度分别为（2.0±0.1）mm和（1.3±0.1）mm，可以根据厚度的差别区分嗅球和嗅束。由于骨质的重叠、部分容积效应和筛窦气/骨交界面的磁敏感性伪影等因素影响，在常规横断面和矢状面上嗅球、嗅束难以分辨。

磁共振功能成像（fMRI）可以检测嗅觉刺激下嗅皮层的反应。fMRI显示嗅觉感知常见的功能区包括杏仁核、梨状皮质、眶额叶和岛叶，右大脑半球占优势。左、右鼻孔单侧激发时，激活区的模式和程度是一致的，这可能与前联合存在功能连接有关。

单纯气体激活双侧杏仁核、梨状皮质、眶额叶、岛叶、扣带回和右侧丘脑，辨别气体及其浓度时有左侧岛叶和右侧小脑参与。辨别气体时另外还有丘脑、眶额叶、额前皮质、岛盖额部和海马回下脚。嗅觉记忆不激活岛叶，除海马回下脚，其他与辨别气体时相同，另外还有颞叶和顶叶皮质。青年人和老年人之间，结果无差异。

6. 外伤后嗅觉异常的MRI研究　MRI是非常有用的客观检查方法，MRI对于脑内嗅觉系统损伤的检出率高，外伤后嗅觉异常患者中88%~92.9%可见嗅觉系统软化和慢性期出血改变。MRI显示的主要是外伤后遗改变，损伤的表现主要为软化灶，大部分周围有含铁血黄素缘，或可见小的含铁血黄素沉积灶，也就是软化灶和慢性期出血改变。

造成嗅觉异常的最常见部位为枕部、额部和颞顶部外伤，以枕部外伤最常见。外伤后遗改变多位于额叶皮层，其次是嗅球和嗅束，颞叶相对较少，嗅束损伤多伴嗅球损伤。额叶底部、嗅球嗅束、颞叶这些常见受累部位多位于颅底区域，常规轴位图像难以显示，在外伤后嗅觉异常患者中为了更好地显示颞叶前内下部、直回、眶额回、嗅球、嗅束，冠状面高分辨图像是必要的。

MRI显示脑实质或嗅球、嗅束的损伤有时并不和嗅觉异常程度成正比，这是由于嗅觉异常可能为脑外损伤所致，如嗅丝、嗅黏膜或嗅神经上皮损伤等，这些在MRI上无法显示。

嗅球和嗅束损伤可见于82%（23/28）外伤后嗅觉异常的患者中，表现为嗅球的变形、信号减低或局部陈旧性血肿改变，甚至形态无法分辨或消失。部分外伤后嗅觉异常的未受损伤的嗅球体积也可减少，Yousem等（1996）测量25例外伤后嗅觉异常患者的嗅球体积并与对照组比较，失嗅病人的体积小于嗅觉减退的病人，而后都又小于对照组。

嗅球的体积与嗅试验和气味分辨力呈正相关，并且与年龄无关。外伤后嗅觉异常患者未受损伤的嗅球体积减小间接反映了嗅上皮损伤和（或）嗅丝剪切伤等造成的神经冲动传入减少，而嗅球体积变化可以间接反映外周损伤。外伤后嗅觉异常患者嗅觉恢复的过程中，嗅球的体积也可随之增加，嗅球体积可作为外伤后嗅觉异常患者随访复查的一个客观指标。

fMRI显示失嗅病人的嗅功能区仍存在，但额叶和颞叶的功能区较正常群体有明显的减弱，甚至消失，在颞叶明显减少的主要在颞叶的中部和后部（梨状皮质、海马和杏仁核），而额叶主要在眶额叶后半部分和扣带回。对于失嗅患者仍可显示嗅功能区的原因。

Levy 等(1998)认为,鼻咽部可能存在共同感受器,气体通过共同感受器和三叉神经激发,称为“三叉神经激发”。舌咽神经、迷走神经和舌下神经都可能有类似的“嗅觉附属区”。嗅功能区的减弱和病因无关,无论外伤后嗅觉异常、过敏性鼻炎所致嗅觉减退或先天性失嗅,好闻的气味或厌恶的气味激发,嗅功能区均减退。

7. 外伤后嗅觉异常的 MRI 检查的临床应用　外伤后嗅觉异常 MRI 检查不仅可以发现病变,显示病变位置及数目,帮助明确嗅觉异常的病因,指导治疗,及治疗后随访复查等。在外伤后有可能有诉讼要求，MRI 检查可以作为一个客观准确诊断依据。MRI 检查相对简单、客观且无创,较 PET 或 SPECT 等廉价,对病变有很高的检出率。

对外伤后脑内功能区的后遗症改变或嗅球损伤，MRI 可以直接显示,对于嗅丝或嗅黏膜等损伤,MRI 可通过嗅球和嗅球的萎缩间接显示。功能性磁共振成像也可通过嗅功能区的减弱或缺失,为嗅觉减退或失嗅提供有力的证据。外伤后嗅觉功能障碍常伴有言语表达不畅,嗅觉功能的测量有助于准确评估认知和感觉功能。

第七章 诊断陷阱

第一节 颅脑损伤CT检查的局限性和误诊

French(1979)在701例病人中，将颅脑损伤CT扫描的局限性和CT诊断的陷阱概括分五类。

(1)病人本身的问题：颈椎损伤病人常有硬领固定，影响后颅窝的扫描。为避免活动性伪影，需给予镇静剂，但必须密切观察呼吸。颅内残存枪弹或金属碎片颇碍诊断。

(2)扫描不全：由于未对所有伤者进行全面扫描，误诊一些危及生命的损伤(硬膜外血肿)或未显示出病变。

(3)未能测定CT值：当真正病变是肿瘤内钙化时，未估计到病灶影，可被误诊为血液。

(4)未做对比剂增强扫描：增强扫描可帮助诊断双侧等密度的硬膜下血肿和创伤后的炎症并发症(硬膜外和硬膜下积液、脑炎和脓肿)。

(5)未做脑血管造影：双侧等密度的硬膜下血肿在CT扫描时常常难以显示，如不做脑血管造影常可误诊。CT扫描图像上常可出现假象，如无血管造影对比观察，可将CT所示错误解释为动脉闭塞、静脉窦闭塞、创伤后动脉痉挛、颈动脉海绵窦瘘、动脉瘤等病变。对CT扫描上述不足之处应充分认识，选择性地应用血管造影势必提高诊断的正确率。

在目前，CTA及三维重建、MRA等检查完全可以替代X线造影。

第二节 颅脑外伤头颅平片观察中的陷阱

颅缝常有一特殊的蛇行表现与硬化边缘，而沿着内板一般不存在缝的指状突起，表现为相当光滑的线状影，熟悉此特点有助于与骨折区别。在颅骨侧位片上有几处可能出现混淆：蝶缝、鳞缝、乳缝及顶裂有时难与骨折分辨。枕骨，用汤氏位与侧位可较满意地进行观察。它由4部分围绕枕骨大孔排列发育而成，即一前基枕，一后鳞部及两侧外枕，但它又被枕上孔与顶骨间骨化中心再行分化，此复杂的发育即导致众多的发育变异，有的还一直持续存在，直到成人，从而引起诊断的混淆。诸如：枕中线裂、枕骨大孔外侧裂、横枕裂、上正中裂、外侧顶间缝以及枕基软骨结合等。在大约10%的成人，额缝永存，在汤氏位片正好重叠于枕骨大孔，而中线的顶骨骨折终端有时亦恰与枕骨大孔后唇重叠。

头颅血管纹可分3组：脑膜血管沟、静脉性板障管道、皮下肌肉与骨膜血管。脑膜血管沟通常不如骨折透光，且有分支和硬化边缘，有助于区别。有4条特殊的颈外血管沟常被误为骨折：颞浅动脉的颞中支，上颌动脉的后、前深颞支，以及眼动脉的眶上支。偶尔，板障管可与骨折混淆，但增加其他位置投照多可解除疑难。

第三节　硬膜下血肿伪似蛛网膜下隙出血

硬膜下血肿与蛛网膜下隙出血不同之处常在于发病时的背景，但这并不都呈现于所有的病例。常常缺乏明确的外伤史，血染的脑脊液，两种疾病都可出现。原发于蛛网膜下隙的出血也可形成硬膜下血肿。Gortvai & Anagnostopou1os(1971)即报告3例硬膜下血肿酷似蛛网膜下隙出血，均经双侧脑血管造影做出区别诊断。2例硬膜下血肿皆为一非常无足轻重的创伤所致。另1例为抗凝血治疗所引起。

第四节　急性脑外伤血管造影诊断中的假象

脑血管造影常用于诊断颅内血肿，但需注意，颅内血管的形态及其在颅内的位置皆易随病人头颅位置变化而变化。头颅无旋转时，大脑前动脉位置居中，正好与松果体一致；头颅旋转5º，大脑前动脉向旋转侧偏离中线9 mm，松果体移动1 mm；头颅旋转10º，大脑前动脉偏离11 mm，松果体偏离2 mm；头颅旋转15º，大脑前动脉偏离16 mm，松果体偏离2.7 mm。头颅旋转0º~15º，使脑膜中动脉移位而更靠近颅骨内板。

在急性脑外伤时，病人多烦燥不安，加之鲜血淋漓，摆正投照位置常有困难，但是，位置不正又常引起误诊，因此技术熟练、沉着镇静地处理病人十分重要。对外伤时血管造影诊断可能出现的假象和陷阱，Savolaine等(1980)曾著文详加讨论。

第五节　手术后蛛网膜下隙假性憩室

Kim等(1974)分析21例颈段脊椎关节僵直症术前、术后的气体脊髓椎管造影，其中9例可见颈部蛛网膜下隙假性憩室(假性脑脊膜膨出)，其大小变化于直径R1cm到体积4×9cm。

9例中，有3例因姿势可引起晕厥、头痛和低度发烧，另6例术后经过不顺利。

3例在术后3~6个月中假性憩室消失，提示它与蛛网膜下隙的交通可因炎性反应而关闭，或因不伴炎症仅只局部组织增生导致封闭。

第六节　外伤性基底节区血肿误诊

外伤性基底节区血肿是一种特殊部位的血肿，一般分为两型：其一为单纯性，其二为复合性，即合并有颅内其他损伤。致伤机制多属加速或减速性损伤瞬间产生的扭转或剪切力使经白质进入基底节区的小血管撕裂所致。临床特点是：发病率较低，肢体偏瘫率高而意识障碍轻，致残率高，年轻人多见，多为车祸伤且多位于对冲部位。CT是外伤性基底节区血肿首选的检查方法，不仅可以确定部位、大小，还可以确定是否合并颅内其他损伤，对临床的治疗和预后判断具有指导意义。CT主要与高血压性脑血肿鉴别：后者年龄偏大，血肿多位于内囊和丘脑，量大，临床症状较重；而外伤性基底节区血肿患者一般年龄轻，均有头部外伤史，出血多位于豆状核和外囊，血肿小而多发，多合并颅内其他损伤。偶尔要与基底节区生理性钙化鉴别。一例患者有明确外伤史，无高血压，且没有能致脑部出血的基础病变，可以确诊为外伤性单纯性对称性基底节区出血。

CT误诊原因有三:出血灶大致对称,且无颅内合并损伤病灶。单纯性外伤性基底节区出血很少见,同时又是双侧对称性的出血更是极少见,而苍白球对称性生理性钙化常见。出血量小,且双侧出血周围均无水肿。外伤性挫伤出血灶水肿较常见。扫描层厚的影响。传统常规CT采用10 mm层厚,未做薄层加扫,而出血灶刚好又只有一个层面,故虽然不是很致密,却因为习惯而错误地将其误认为是钙化灶因容积效应所致。

第二十一篇　小儿脑及脊髓

第一章　新生儿缺氧缺血性脑病

缺氧缺血性脑病是围产期新生儿的常见病。轻者可治愈,重者可造成不同程度的脑损伤和后遗症,严重威胁着小儿的健康和生命。因此,临床疑诊缺氧缺血性脑病的患儿必须选择最佳的影像检查方法以便早期诊断及后遗症状的评估治疗,提高患儿的生存质量。MRI 可准确、敏感、无创地反映脑部病变的部位、范围、性质及与周围的关系,是缺氧缺血性脑病检查的最佳方法。

1. 缺氧缺血性脑病的 MRI 表现及其病理基础

(1)脑肿胀及脑水肿:可见脑外间隙消失、脑沟浅、外侧裂变窄或消失,侧脑室前角变窄。且伴随着白质和皮层的病变。白质弥漫性水肿时,T_1WI 呈弥漫性低信号,T_2WI 呈弥漫性高信号。

(2)灰、白质分界消失:T_1WI 皮层信号增高,梗死时 T_1、T_2 值更加延长。

(3)T_1WI 内囊后肢高信号消失:T_1WI 内囊后肢高信号消失(水肿或梗死),DWI 上内囊后肢可显示为高信号,提示细胞毒性水肿。内囊后肢高信号减低、不对称、模糊或消失是提示缺氧缺血性脑病患儿预后不良的早期准确征象。

(4)皮层、皮层下白质及深部白质 T_1WI 呈高信号:T_1WI 可见皮层及其深部有迂曲条状、点状高信号,皮层内呈雪花状高信号;两侧侧脑室前角周围额叶深部白质内对称的点状高信号,T_2WI 不明显;沿侧脑室壁尤其三角区外侧白质可见粗条状高信号,T_2WI 上不明显。

(5)基底节和丘脑 T_1WI 异常高信号:T_1WI 可见基底节、丘脑腹外侧呈不均匀高信号,常累及两侧,严重者整个基底节、丘脑呈均匀高信号,而正常已有髓鞘化的内囊后肢的高信号反而消失,呈相对低信号,在 T_2WI 上改变不明显。

(6)选择性神经元坏死:选择性神经元坏死 MRI 表现为长 T_1、长 T_2 信号,亦可伴发短 T_1 信号。常见有下列形式:①大脑皮层层状坏死,大脑皮质坏死常呈层状坏死,多数的坏死灶融合呈海绵状,这是脑瘫患儿,MRI 所见瘢痕性脑回的主要原因之一;②基底节坏死,基底节坏死既可与脑皮质坏死和脑干神经元坏死同时存在,也可单独存在;③脑干坏死,一般来说,缺氧缺血对足月儿脑干的损伤多限于神经元,而对早产儿脑干的损伤可以非常严重,导致囊腔形成;④小脑损伤,小脑特别易受缺氧缺血损伤。

(7)脑室周围白质软化:脑室周围白质软化指有特征性分布的白质坏死,特别易累及三角区背侧白质和半卵网中心白质,T_1WI 呈低信号,T_2WI 为高信号,多见于早产儿,也可见于足月儿,脑室周围白质软化常与其他腑损伤形式同时存在。

(8)颅内出血:包括硬膜下出血、蛛网膜下隙出血,脑室内出血及脑实质出血,此外还可有静脉窦栓塞。

2.MRI 分度　根据 MRI 的 T_1WI 表现及临床症状,结合病儿随访结果,将缺氧缺血性脑病的 MRI 表现分为轻、中、重度三个等级。

(1)轻度:T_1WI 皮层及皮层下沿脑回走行、迂曲的条状、点状高信号,伴或不伴有幕上、幕下蛛网膜下隙少量出血。

(2)中度:除轻度表现外,尚有 T_1WI 两侧额叶深部白质内对称性点状高信号或沿侧室壁条带状高信号,可伴限局性脑水肿。

(3)重度:除上述轻、中度表现外,有下列任一项者:T_1WI 基底节区、丘脑高信号伴内囊后肢高信号消失,脑室内出血伴病侧脑室扩大,皮层下囊状低信号的坏死区,弥漫性脑水肿使脑深部白质呈普遍低信号。

3. 各期 MRI 表现　缺氧缺血性脑病各期 MRI 表现不尽相同。早期主要表现为脑水肿,呈弥漫性或不对称的大片状长 T_1、长 T_2 信号影,额顶叶分布较明显。皮层下白质与灰质之间的界限模糊不清,缺乏对比。与正常新生儿脑部皮层下白质与灰质之间有良好对比的 MRI 表现不同。急性期多表现为脑水肿、脑实质出血、蛛网膜下隙出血、脑室内及皮层下出血或脑白质损害；在亚急性出血期由于氧合血红蛋白变成去氧血红蛋白，后者氧化成正铁血红蛋白，为顺磁性物质，在 T_1WI 表现为高信号，T_2WI 表现为低信号，当红细胞溶解后 T_1WI 和 T_2WI 均呈高信号，因此在 T_1WI 对亚急性出血灶的显示较为敏感易于辨认。恢复及后遗症期多出现脑室旁白质软化、脑萎缩、脑梗死及脑内囊腔或空洞形成。

MRI 检查是最佳的检查手段，不仅安全无创，而且能清楚显示颅内解剖结构、脑实质及基底节区损伤、脑萎缩、髓鞘发育延迟等。MRI 可以将临床表现与病灶性质及发病部位联系起来，很好地评价病变和估计疾病的预后。然而，由于新生儿处于髓鞘化逐渐形成期，对于窒息引起的非出血性损伤，有时早期常规 MRI 检查仍难以发现，随着新生儿髓鞘化的逐步形成其缺血性损伤亦清楚显示。缺氧缺血性脑病治疗后的定期复查显得尤为重要。

4. 扩散加权成像　急性缺氧缺血所致脑梗死及广泛脑损伤均可在扩散加权成像（DWI）表现出高信号。DWI 较常规 MRI 能更早期地发现缺氧缺血所致的脑损伤，DWI 还能探测缺血缺氧所致早期白质损伤，包括脑室旁白质束、胼胝体、内囊及皮层下连接纤维等。

但 DWI 对亚急性改变不如常规 MRI 敏感。如：重度缺氧缺血性损伤时，基底节神经细胞发生多灶状坏死，2~4 周形成空洞或胶质细胞增生瘢痕，T_1WI 出现对称的基底节高信号；由于增生的胶质细胞本身没有病理改变，所以，在 DWI 看不到信号改变。因此，DWI 的检查以出生后数小时至 1 周为好，结合常规 T_1WI 可以很好地评价缺氧缺血性脑病的脑损害。

5. 磁共振波谱分析（MRS）　MRS 能早期检测新生儿缺氧缺血性脑损伤，急性缺氧缺血后 6 h 即可在基底节、丘脑及双侧额叶白质内检测到 Lac 峰升高，是由于无氧酵解增加所致，如果乳酸含量在较低水平，几周后由于局部代谢或氧的供给增加，脑内乳酸含量可逐步恢复到正常水平；若乳酸含量超过某一临界值，持续升高，引起细胞酸中毒并导致神经元的不可逆损损伤，出现 NAA 含量下降。MRS 分度对缺氧缺血性脑病预后的评价有重要价值。DWI 与 ^{1}H-MRS 等多种新技术的联合能早期发现病变及病情严重程度并准确判断预后。

缺氧缺血性脑病患儿 MRI 检查时机与早期诊断及评估预后：疑诊缺氧缺血性脑病的患儿应早期行 MRI 检查，以 2~10 d 内检查为宜，明确缺氧缺血的部位及程度，以便早期诊断、早期治疗，可防止神经细胞缺氧性脑病进一步加重，防止再灌注损伤使病情进一步恶化。通过 MRI 影像可以将临床表现与病灶性质及发病部位联系起来，很好地评价病变和估计疾病的预后。然而，由于新生儿处于髓鞘化逐渐形成期，对于窒息引起的非出血性损伤，有时早期常规 MRI 检查仍难以发现，随着新生儿髓鞘化的逐步形成其缺血性损伤亦清楚显示。缺氧缺血性脑病治疗后的定期复查显得尤为重要，缺氧缺血性脑病治疗后 6~8 个月及每半年定期 MRI 随诊对疾病的治疗及预后评估显得尤为重要。

第二章　新生儿缺氧缺血性脑病与 MRI 及 CT

第一节　新生儿缺氧缺血性脑病 MRI

新生儿缺氧缺血性脑病指由围产期窒息所致的脑部损伤，临床表现为意识障碍、原始反射及肌张力改变、惊厥和脑干受损等。缺氧缺血性脑病是小儿脑瘫和其他严重的脑缺陷最常见的原因之一，而围产期窒息是缺氧缺血性脑病最常见的原因。

宫内的窒息可能来自于胎儿自身因素，如胎心缓慢、血栓形成；或是孕母的原因导致胎盘血流灌注量不足或血氧水平下降，如低血压、先兆子痫以及哮喘、肺动脉栓塞等；或是脐血流障碍，如脐带绕颈、脐带脱垂。

而产后的缺氧则可能来自于新生儿肺透明膜病、先天性心脏病等。

尽管缺氧的原因不同，最终却都可能导致新生儿脑血流量减少，脑血管自动调节功能失调，以致神经元死亡。由于损伤时脑的成熟度、血氧水平降低的程度、损伤持续时间的不同，脑损伤的表现也不同，影像学对缺氧缺血性脑病的评价有助于临床排除其他原因的脑病，并促进早期积极的治疗来改善患儿预后。

缺氧缺血性脑病不仅严重威胁着新生儿的生命，并且是新生儿期后病残儿中最常见的病因之一。所以，对新生儿缺氧缺血性脑病的早期诊断和预后评定方法的研究始终是一项重要医学课题。近年来的研究发现，扩散加权成像（DWI）、扩散张量成像（DTI）及磁共振波谱（MRS）等功能性 MRI 技术在该病的早期诊断、量化评估和预后分析研究等方面具有明显的优势和前景。

一、新生儿缺氧缺血性脑病病理生理、损伤类型、易损区域

新生儿脑组织代谢相当活跃，脑组织对氧需求量极大，葡萄糖及氧仅靠脑血液循环供给，但脑组织血液供应调控尚不完善。缺氧缺血后，脑组织中氧气短时间内耗竭，只能通过无氧糖酵解产生能量。

大量乳酸堆积在细胞内，导致细胞内迅速出现酸中毒，K^+-Na^+-ATP 泵功能障碍，水从细胞外间隙进入细胞内，形成细胞毒性水肿。毛细血管被肿胀的细胞压迫使脑组织进一步缺氧，当血管内皮细胞损伤后，血管通透性增高，形成血管源性水肿。缺氧缺血会导致血管脆性增加，继而出现脑梗死、脑软化及神经胶质增生等。

新生儿缺氧缺血性脑病的损伤类型和易损区域由围产期窒息的特点及性质决定。Benjamin 等（2008）研究报道，围产期损伤可分为急性全面性损伤和慢性部分性损伤。

前者多源于围产期严重的不良事件，主要累及脑组织中能量代谢需求高的区域，如中心皮层和中心灰质等，其中中心灰质包括基底节和丘脑、外侧膝状核、海马、背侧脑干等。

一些学者报道基底节在窒息时具有选择易损性，这是由于其由大脑深部较细、行程较长，且与母动脉间多呈直角的穿通动脉供血所致。

后者源于围产期轻度的不良事件，重点累及以血管分水岭区即“旁矢状区”为主的脑白质，如果损伤严重也可累及皮层。

另有研究表明，以缺氧性损伤为主的缺氧缺血性脑病会引起以基底节和丘脑损伤和选择性神经元坏死为主的病变，又称“大理石”样变；而以缺血性损伤为主的缺氧缺血性脑病会引起旁矢状区白质损伤、脑动脉梗死以及脑室周围白质软化等病变。

常规 MRI 可明确缺氧缺血性脑病的损伤类型、受损部位。早期 MRI 表现包括脑水肿；发生在皮层

及皮层下脑白质、深部脑白质即半卵圆中心和侧脑室旁脑白质以及基底节和丘脑的异常信号；蛛网膜下隙出血、脑室内出血。晚期 MRI 表现包括外部性脑积水、脑白质减少、髓鞘化异常及胼胝体发育不良等。

但在量化评估和预后分析研究以及脑组织的功能变化、代谢情况及超微结构等重要信息的提供方面，常规 MRI 远不及功能性 MRI。

二、缺氧缺血性脑病的损伤模式与预后关系

（1）基底节 - 丘脑模式：主要影响双侧深部灰质核团和中央沟旁灰质，而海马和脑干的累及并不普遍。这种类型的损伤最常见于急性且近乎完全的窒息事件发生后，是足月新生儿的典型损伤模式。而在早产儿，由于基底节下部和脑干、小脑半球是代谢最为旺盛的结构，因此更易受累。基底节或内囊后肢的累及往往预示患儿认知障碍或运动功能障碍，如表锥体外系功能失调、手足徐动均与此有关；若同时影响到脑干，则可导致死亡；而侥幸存活的患儿，通常出现持续的喂养困难。

（2）分水岭为主的模式：主要累及白质以及矢状旁区和分水岭的灰质，包括大脑前动脉和大脑中动脉、大脑后动脉和大脑中动脉分水岭的灰质。病变可以为单侧，也可以是双侧。这种损伤常由于长时间的轻度窒息所致；也常见于低血压、感染、低血糖等原因。由于矢状旁区相当于肩和骨盆的中枢神经投影区，临床上患儿可出现肩及髋关节无力，也可有皮质盲，多见于足月儿。

由于早产儿脑室和脑表面（离脑室）的穿支动脉在室旁区域相接，侧脑室旁白质亦为其分水岭区，轻微的缺氧即可引起早产儿（<36 周）室周损伤，因此，室旁白质软化灶（PVL）是其低灌注损伤发生梗死后最常见的表现。室旁白质软化灶的最终表现是脑室扩大，边缘不规则，室周脑白质减少，严重时形成孔洞脑。

若是梗死组织新生的毛细血管再灌注，静脉压力的增加会造成生发层的出血，其严重度为：室管膜下出血灶为 1 级，脑室内出血为 2 级，脑室内出血伴脑室扩大为 3 级，脑实质和室周静脉性脑梗死为 4 级。此种损伤的患儿临床常表现为痉挛性瘫痪，智力低下。

三、比较影像学

（1）超声检查：超声简便且无创，适合对临床表现较为严重的患儿进行床旁的病情评价，可以检出脑内的出血灶、室旁白质内的软化灶及脑积水。

多普勒超声则可以依据阻力指数（RI）进一步提供脑灌注的信息，即正常情况下，阻力指数随着胎龄的增加而降低；而阻力指数降低是脑血管自动调节功能减弱、舒张末期血流量增加所致。然而，持续的缺氧以及随之发生的颅内出血或弥漫性脑水肿、舒张期血流量的下降可导致阻力指数的升高，这也预示着患儿的预后较差。

但是，超声检查依赖于操作者的检查手法，而且对脑表面、脑干等结构的分辨力差，对脑水肿不敏感，使得超声检查只能作为评价患儿病情的初步方法。

（2）CT：由于新生儿脑组织的高含水量和脑脊液的高蛋白含量，CT 对脑灰白质的分辨力差，对评价缺氧缺血性脑病患儿的病情非常不敏感。另外，CT 的辐射性也限制其使用。

（3）MRI：包括常规扫描、功能性 MRI。目前已报道的应用于缺氧缺血性脑病诊断的功能性磁共振成像包括：扩散加权成像（DWI）、扩散张量成像（DTI）、磁共振波谱成像（MRS）、磁敏感加权成像（SWI）、磁共振灌注成像（PWI）、动脉自旋标记（ASL）灌注成像等。

总之，常规 MRI 与功能性 MRI 相结合，不仅有助于早期判定缺氧缺血性脑病的严重度和损伤部位，而且有可能从缺氧缺血性脑病的影像学表现来推断其病理生理变化，从而为缺氧缺血性脑病提供监测以及预测、干预、治疗的预后信息。

第二节　新生儿缺氧缺血性脑病年龄相关性脑损害

一、临床表现

新生儿缺氧缺血性脑病后婴儿期及儿童期的临床及 CT 表现因年龄及脑损害程度不同而异。部分患儿经治疗不再出现 CT 图像上的形态学改变，部分则形成永久性脑损害。临床表现以抽搐为主要症状者较多，其次是发育滞后、肢体运动障碍、智力低下、语言滞后、视力障碍等。脑损害严重者临床表现为脑瘫。

二、影像学研究

1.CT 表现及与病理联系

（1）可恢复性脑灰白质低密度消失时间：新生儿缺氧缺血性脑病发生后，脑缺氧使细胞能量代谢发生障碍，丧失或减少能量供应，局部乳酸和 CO_2 堆积，破坏细胞的通透性，细胞肿胀导致细胞毒性脑水肿，CT 表现为脑实质低密度，如果不发生神经细胞死亡，脑水肿经治疗后可消失。

一项 148 例患儿的研究中，有 16 例出生 30~93 d 的新生儿缺氧缺血性脑病后复查的病例，7 例仍显示脑灰白质低密度，年龄最大者是 80 d，CT 值≤ 17 HU。但灰白质界限显示已较清楚。3 个月以上组未见此征象。

（2）外部性脑积水出现和愈合时间：引起外部性脑积水的病因较多，非新生儿缺氧缺血性脑病后所特有，可能的原因还有家族性巨头、遗传综合征、外伤、中枢神经系统感染和早产等。该组新生儿缺氧缺血性脑病后 46 例外部性脑积水患儿中，最小年龄为出生后 30 d，在另外一组 64 例小于 20 d 的新生儿缺氧缺血性脑病患儿中，未见到外部性脑积水者。有作者报道最早发生外部性脑积水的年龄是 4 d。该组 24 例（52.1%）发生在 1~3.5 个月组；13 例（28.2%）发生在 4~6 个月组；8 例（17.4%）发生在 7~12 个月组；1 例（2.1%）发生在 13 个月至 2 周岁组。随年龄增长外部性脑积水趋于好转愈合，发病较集中的年龄为 3~10 个月。

（3）脑白质病：中、重度新生儿缺氧缺血性脑病病例，窒息时，在能量持续衰竭时，兴奋性氨基酸尤其是谷氨酸在细胞外聚集，产生毒性作用，细胞内钙离子超载，自由基生成增多，脑血流调节障碍等陆续发生，最终导致细胞死亡。包括脑室周围白质软化和皮层下白质局灶性软化。

脑室周围白质软化为新生儿缺氧缺血性脑病后描述最多的白质损害之一，也是脑瘫的重要原因之一。其发病机制为脑低灌注导致脑白质缺血，脑室周围供血动脉为终末支即分水岭区，胶质细胞发育及其易损性，以及与早产儿脑白质本身固有的易损性有关。

局灶性脑室周围白质软化于脑室周围深部白质见一个或多个点状低密度软化灶；广泛性脑室周围白质软化指脑室周围深部白质广泛性坏死，皮质下白质未受累；弥漫性脑室周围白质软化为脑室周围深部白质和皮层下白质均受累，CT 表现为弥漫性白质减少，脑室扩张，灰质向脑室周围内移。局灶性脑室周围白质软化多见于足月儿，而广泛性和弥漫性脑室周围白质软化多见于早产儿。该组局灶性脑室周围白质软化 7 例。

除脑室周围白质软化外，皮层下白质局灶性软化 10 例，其中额叶 4 例、顶叶 3 例、枕叶 2 例、颞叶 1 例。可合并或不合并相邻皮质的脑萎缩和（或）囊变。弥漫性白质减少在较大年龄组表现明显。该组 4 例为早产儿。

（4）局灶性脑萎缩：多累及皮质，单发多见。部分累及 2 个相邻脑叶，多为颈内动脉供血的额颞叶。部分局灶性脑萎缩仅发生于特定部位。2 例有明显的额叶旁矢状区脑损害。其发病机制与脑灌注障碍有关，这种损伤是足月儿缺血性脑损伤的主要形式，旁矢状区易受缺血损伤的主要原因是其血管解剖特点和压力被动性脑循环。

旁矢状区为大脑前、中、后动脉的末端交界区，极易受全身血压降低和脑血流下降的影响，另外，脑动脉特别是穿动脉缺乏肌层，自动调节功能不成熟，对反应的调节能力有限也是其原因。

该组有 4 例发生于中央皮质区。其中 3 例位于左侧，临床上有不同程度的肢体运动障碍。其发病机制为功能区耗氧量大，对缺血缺氧敏感，属于易感区。较重者皮层下白质亦受累。该组除 2 例发生于 1~3 个月组外，其他均见于较大年龄组。

(5)胼胝体异常:由新生儿缺氧缺血性脑病引起的胼胝体发育异常可单独发生,但多与脑白质减少等多发脑损害并发, MRI 检查显示清晰。该组有 6 例于 MRI 矢状位成像示胼胝体局灶性或普遍性发育不良。对胼胝体发育不良的病例,应注意与其他原因引起的胼胝体发育不良鉴别。

(6)脑内钙化:该组 11 例脑内钙化者,8 例发生于苍白球,4 例单侧,4 例双侧。2 例位于顶叶,1 例位于额叶,其中 8 例有混合性脑损害,年龄最小者 8 个月。脑内钙化为非特异性脑损害,注意与生理性钙化和其他如代谢性或内分泌性病变引起的脑内钙化鉴别。

(7)基底节改变:重度新生儿缺氧缺血性脑病于新生儿期基底节、丘脑 CT 表现为高密度,与脑实质的低密度形成"反转征"。婴儿期基底节、丘脑仍为高密度,与明显囊变萎缩的脑实质对比明显。其病理基础是基底节神经元丢失,胶质细胞增生和过度髓鞘化,其中过度髓鞘化是其特征性改变。该组 5 例婴儿期病例 CT 表现典型。基底节少见的损伤是点状软化,该组 2 例。苍白球钙化 8 例。

(8)脑穿通畸形囊肿:该组 2 例中, 1 例出生时有产伤颅内出血,另 1 例为重度新生儿缺氧缺血性脑病后,与左侧脑室相通,左额叶颞叶脑软化并脑萎缩,同侧脑室明显扩张,病侧半球体积明显变小。

(9)脑梗死:新生儿缺氧缺血性脑病所致脑梗死典型 CT 表现多见于新生儿期,该组 2 例分别于出生后 3 d 和 9 d 初次做 CT 检查,30 d 时 CT 复查,均为足月儿,1 例 CT 表现为左大脑中动脉供血区梗死,另 1 例为左大脑后动脉供血区梗死。小脑、脑干密度正常。有研究表明,新生儿脑梗死 80% 发生在左大脑中动脉供血区。该组脑梗死例数较少,该观点有待证实。

(10)慢性硬膜下血肿(积液):硬膜下血肿多见于新生儿期,该组 4 例混合性脑损伤病例合并硬膜下血肿(积液),4 例均表现为重度弥漫性脑萎缩、囊变,脑容积明显变少。其原因考虑为弥漫性囊变萎缩的脑组织向心性聚拢,与颅骨间距增宽,脑表面桥静脉慢性牵拉受损,少量慢性出血所致。该组 4 例年龄为 2~6.5 个月。较大年龄组已无此征象。

(11)颅骨改变:新生儿缺氧缺血性脑病后颅骨改变主要以小头、额骨狭窄为多见,头围增大见于外部性脑积水,一般随外部性脑积水逐渐恢复,头围亦恢复为正常大小。小头见于弥漫性脑萎缩患儿,亦见于新生儿缺氧缺血性脑病后临床表现异常而头颅 CT 脑内表现无明显异常的病例。小头或额骨狭窄者该组多见于儿童期病例。

(12)脑囊变:该组 1 例,出生时严重窒息并脑内出血,生后 50 dCT 复查示双侧大脑半球完全囊性变,仅脑干及小脑半球显示为相对正常脑组织密度。

(13)弥漫性脑萎缩和弥漫性脑白质减少:弥漫性脑萎缩和弥漫性脑白质减少是新生儿缺氧缺血性脑病后最严重的后遗症。

2. 病变分布情况 有学者以胎羊为模型的研究发现,宫内缺氧缺血 30 min 后,随着再灌注的进行,脑组织出现充血、水肿及梗死;再灌注 72 h,矢状缝旁的皮质首先出现层状坏死,脑组织的易损区不同。顺序依次为:矢状缝旁皮质 > 海马 CA1、CA2、CA3 区 > 侧方皮质、CA4 区及纹状体 > 丘脑及脑干,并指出这种变化与新生儿中观察到的一致。

三、新生儿缺氧缺血性脑病后复查时间

目前,对新生儿缺氧缺血性脑病后的复查时间尚无定论,该组 1~3 个月病例中,已出现多种脑损害类型,其中脑梗死病例 30 d 复查未见囊变、软化。

及时复查,早期干预和继续治疗对减少永久性脑损害和神经后遗症的发生意义重大。

有研究认为,无论中度或重度新生儿缺氧缺血性脑病,神经细胞死亡形式均以凋亡为主,阻断凋亡过程使神经细胞得以修复和再生可减少新生儿缺氧缺血性脑病后遗症的发生。所以,新生儿缺氧缺血性脑病后 30 d 左右的复查很有必要。

第三章　新生儿缺氧缺血性脑病随访、预后及后遗症

第一节　新生儿缺氧缺血性脑病 MRI 表现及其与预后的关系

新生儿缺氧缺血性脑病是围产期窒息缺氧导致新生儿死亡或日后致残的严重疾病，是导致儿童永久性神经功能障碍的重要原因。

1. 正常足月新生儿的 MRI 表现　脑室系统较小呈裂隙状，透明隔间腔较常见。T_1WI 脑灰质较白质信号高，脑白质呈低信号。由于髓鞘的形成，正常足月儿出生时，小脑上蚓部、小脑上下脚、延髓、桥脑背侧、大脑脚、丘脑腹外侧、内囊后肢的后部及放射冠中央部分均呈短 T_1 信号。T_2WI 内囊后肢的后部、丘脑腹外侧、大脑脚、桥脑背侧、小脑上蚓部及小脑上下脚均呈低信号。脑外围部分灰白质分界清楚，呈高低信号相间的柱状影。

2. 新生儿缺氧缺血性脑病病理学　新生儿缺氧缺血性脑病的发生包括一系列复杂的病理生理及生化改变。窒息或缺氧缺血时神经细胞死亡的生化基础是能量代谢障碍。在能量持续衰竭时，兴奋性氨基酸在细胞外聚积产生毒性作用，细胞内钙离子超载，再灌注损伤和氧自由基生成增多，以及脑血流调节障碍等陆续发生，出现继发能量衰竭，最终导致细胞死亡及凋亡。

3. 新生儿缺氧缺血性脑病的早期 MRI 表现　新生儿髓鞘形成十分活跃，主要在大脑皮层中央前后回、基底节、丘脑腹外侧等处，其需氧量最高，代谢旺盛，对缺氧缺血最敏感，容易引起细胞坏死。在缺氧缺血时髓鞘形成活跃区及血管分水岭的矢旁区最易发生病变。

通过与正常足月新生儿对照，一组 46 例在 T_1WI 上最常见的 MRI 征象是皮层及其深部可见点状及迂曲条状高信号，占 56.52%。究其原因与新生儿窒息后以下病理改变有关：缺氧缺血性脑病血管不完全阻塞，一旦毛细血管灌注恢复，组织学上有红细胞及血浆蛋白渗出。另一方面，因皮层神经细胞层状坏死，缺血 12 h 以上神经细胞嗜酸样变性，基质发生凝固性坏死，2~3 d 轴索开始变性，1 周左右其周围成胶质细胞、脂肪颗粒及新生毛细血管出现，2~4 周形成空洞或胶质增生瘢痕，软化灶内可发生出血。

深部白质在 T_1WI 可见对称性点片状高信号，或沿侧脑室壁条状高信号，占 50%。病理基础为大脑深部静脉淤血、扩张或出血性梗死所致。

基底节区 T_1WI 呈不均匀高信号，可伴正常髓鞘化的内囊后肢高信号消失，占 32.61%。病理机制主要为弥漫性神经节细胞坏死、出血。同时缺血性损伤后数小时毛细血管增生也可引起 T_1 和 T_2 的缩短；此外合并 T_1 及 T_2 极短者可能为神经元矿物质沉积所致。其他解释包括铁沉积、细胞膜崩解的副产物脂质聚集或迟发的异常髓鞘化等。

内囊后肢髓鞘信号缺乏的病理基础为水肿或梗死。Rutherford 等（1998）认为该征象是缺氧缺血性脑病预后不良的早期准确征象，其敏感性为 90%，特异性为 100%，阳性预测值为 100%，阴性预测值为 87%。

幕上脑水肿最常见，占 93.48%，病理机制为细胞毒性水肿和血管源性水肿。大范围或弥漫性脑水肿时累及多个脑叶，T_2WI 灰白质均呈显著高信号，灰白质分界不清。局灶性脑水肿表现为局部白质 T_2WI 信号增高，皮层变薄，灰白质分界欠清，而正常灰白质的高低相间的柱状结构消失，藉此可将轻度局灶性脑水肿与正常表现鉴别开来。

Jouvet 等（1999）通过动态检查发现窒息后 1 周左右 MRI 征象逐渐变得明显。

该组资料显示，T_1WI 上较明显的缺氧缺血性脑

病征象包括：皮层及皮层下点状及迂曲条状高信号、侧脑室周围深部白质对称性点状及粗条状高信号、双侧基底节区高信号伴内囊后肢高信号消失、蛛网膜下隙出血或硬膜下出血以及弥漫性脑实质出血。

当存在大面积脑水肿或脑梗死时脑萎缩发展较快，脑白质软化呈长 T_1 信号，而脑皮层变薄呈锯齿状或脑回样改变，信号相对增高，称为“脑回征”，常伴弥漫性脑实质出血，是缺氧缺血性脑病在 T_1WI 上最典型的表现。

T_2WI 上较明显的征象包括，幕上脑水肿、基底节区水肿、幕下脑水肿、胼胝体水肿或梗死、灰白质分界不清及大面积脑梗死。该组病例显示缺氧缺血性脑病引起脑干和小脑损伤较少见，仅 3 例重度缺氧缺血性脑病患儿可见。

Sheth 等（1995）研究显示，相对椎基底血管而言，足月新生儿颈内动脉系统及分支有致密的交感神经。而缺氧缺血作为潜在的交感神经兴奋因素，可诱导大脑颈内动脉供血区的血管收缩，从而加重缺氧缺血性脑损害。

由于该组中 63% 的病例为不大于 10 d 的新生儿，上述的各项 MRI 表现在 10 d 以内均已出现，因此可以认为它们属于缺氧缺血性脑病的早期 MRI 征象。

4. 早期 MRI 表现与临床分度及预后的关系

该组资料显示 T_1WI 皮层高信号、深部白质对称性点状或粗条状高信号及蛛网膜下隙出血（或硬膜下出血）3 种征象在轻度组与中、重度组差异无显著性。而弥漫性脑水肿、双侧基底节区高信号伴内囊后肢高信号消失、弥漫性脑实质出血、脑回征、灰白质分界不清、胼胝体水肿 6 种征象在中、重度组与轻度组差异有显著性，说明这些征象是脑损伤程度严重的表现。

此外，基底节区水肿，大面积脑梗死及幕下脑水肿 3 种征象虽然阳性病例数少，但均发生于中、重度组，且均与大面积幕上脑水肿伴发，亦预示脑损伤程度严重。该组资料复查病例显示，A、B 组复查病例 MRI 均无异常发现，C 组复查 11 例仅 3 例（27.27%）有脑外积液表现。

Barkovich 等（1992）研究发现，短 T_1、短 T_2 信号病灶最常见于亚急性期（<4 周），随访 2 个月后检查均消失。有作者追踪复查发现，缺氧缺血性脑病在 3~6 个月复查时主要引起脑外积液，由于治疗和脑外积液的自愈，在 1 岁以后 94% 的病例头颅 MRI 复查正常而脑外积液的表现消失。

上述研究结果和该组资料说明小范围脑水肿或 T_1WI 单纯颅内斑点状或弯曲条状高信号病变不会留下明显后遗改变。D 组复查 14 例，其中 13 例有明显的异常 MRI 征象，且临床检查有异常表现。这说明双侧基底节区广泛高信号伴内囊后肢高信号消失、弥漫性脑水肿、大面积脑梗死、脑回征以及脑实质广泛出血 5 种早期 MRI 征象会留下后遗症，该组中导致脑外积液、脑软化、脑萎缩、多囊脑、脑室周围白质软化、大理石样基底节、胶质增生、髓鞘发育延迟等近期及远期病理改变。

根据该组的复查结果，该组作者认为，A 组无异常，B、C 组 MRI 表现为轻、中度异常，D 组为重度异常。MRI 重度异常提示预后不良，常常会留下永久的神经系统后遗症。

Jouvet 等（1999）在缺氧缺血性脑病的早期阶段（≤ 5 d）发现 MRI 检出病灶的敏感度是 79%，阳性预测值是 100%。该组资料显示早至第 1 天的异常 MRI 征象即与以后的神经系统后遗症有关。说明 MRI 检查判断缺氧缺血性脑病脑损伤及预后较临床更加客观和可靠。

总之，MRI 可以客观反映足月新生儿缺氧缺血性脑病脑损伤的类型、范围和严重程度，有助于早期进行预后评估，对 MRI 表现异常的患者进行早期干预，有助于减少脑瘫的发生。

第二节　新生儿缺氧缺血性脑病的随访观察

人脑发育经历 6 个主要阶段：背侧诱导阶段、腹侧诱导阶段、神经增生阶段、神经元移行阶段、组织形成阶段、髓鞘化阶段。

中枢神经的髓鞘形成从胎儿 5 个月开始，在新生儿、婴儿期发展最快，并可持续到成人或一生，脑髓鞘化是逐渐的从上向下，先中央到周围，由背侧向腹侧，从感觉纤维发展到运动纤维。

（1）早产儿与足月儿：早产儿由于脑的髓鞘发育不成熟，头颅 MRI 常可见到脑实质髓鞘化不良，而足月新生儿头颅的 MRI 就没有这种改变，但在缺氧缺血后，种种原因引起脑血管内皮细胞紧密连接松解，通透性增加，水、钠离子和蛋白质漏出，导致脑水肿发生等发生。

足月儿头颅 MRI 表现为内囊后肢高信号消失，多发的点状出血，皮层下小细条状的迂曲的 T_1WI 高信号表明为脑的缺氧缺血性改变。一组 150 例患者的研究最初 MRI 扫描均显示了脑内不同程度的缺氧改变，部分病例可见双额、双顶枕叶脑白质区长 T_1 及长 T_2 信号，而部分患儿在 3 个月时复查，未见白质区内有这种信号改变，由此可以认为缺氧缺血性脑病所致脑白质这种长 T_1、长 T_2 信号一般应在 2~3 个月之内完全吸收消散。

（2）缺氧缺血性脑病发展规律的观察：从一组结果可能看出，150 例缺氧缺血性脑病患儿初次扫描均有程度不等的脑内异常信号，而在 3 个月时复查有 65% 病例 MR 异常，6 个月时复查仅 33% 表现异常。而在 1 岁以后至 4 岁时复查，MRI 异常者占 20% 左右。从 MRI 征象上分析，3 个月时 22 例有 MRI 表现病例中 19 例为外部性脑积水，仅 3 例表观为脑软化和脑萎缩。6 个月复查 15 例，5 例 MRI 表现异常，4 例为外部性脑积水，1 例为脑萎缩。在 1 岁以后的 MRI 复查中，MRI 表现异常者均为脑软化和脑萎缩，1 例形成颞极部限局性蛛网膜囊肿。

由此可见，缺氧缺血性脑病在 3~6 个月时，主要引起外部性脑积水。由于治疗和外部性脑积水的自愈，在 1 岁以后的 MRI 上外部性脑积水的表现消失，由于脑软化和脑萎缩在临床上是不能治愈的，成为缺氧缺血性脑病远期的严重后遗症。

重症患者可在 3 个月时即出现脑软化和脑萎缩。患儿表现出相应的临床症状和体征，在 1 岁以后脑软化和脑萎缩的发生率占缺氧缺血性脑病病例的 20% 左右，并且脑软化大多发生在双侧脑室旁白质内。

（3）缺氧缺血性脑病的严重程度与预后关系：从一组结果可以看出，轻度缺氧缺血性脑病病例复查时仅 2 例 MRI 表现异常，仅占 6%，且为外部性脑积水，可以愈合；94% 的病例头颅 MRI 复查正常。远期复查亦未见有发生脑软化和脑萎缩，仅 4 例有神经系统的症状和体征出现，所以轻度缺氧缺血性脑病一般不会造成严重的并发症。

中度和重度缺氧缺血性脑病共有 25 例 MRI 复查有异常，占 50%，同时亦有 25 例有神经系统的症状和体征。并且在 MRI 表现异常的病例中，只有半数表现为外部性脑积水，另外约一半的病例表现为局限性脑软化或脑萎缩。

缺氧缺血性脑病的严重程度与预后密切相关，轻度缺氧缺血性脑病一般预后良好，中度及重度缺氧缺血性脑病的愈后较差，有 50% 左右的病例复查表现出头颅 MRI 异常和不同程度的临床表现，25% 左右的病例可发展为脑软化和脑萎缩等严重后遗症，并伴有相应的神经系统症状和体征。

第四章　磁敏感加权成像与新生儿颅内出血

磁敏感加权成像（SWI）是一个三维采集、完全流动补偿、高分辨率、薄层重建的梯度回波（FRE）序列。与传统 GRE 序列比较，磁敏感加权成像对磁敏感物质具有高度的敏感性，加之大多数出血产物（去氧血红蛋白、高铁血红蛋白、含铁血黄素）都为顺磁性物质，非常适用于血管外血液产物和静脉血管内去氧血液的显示。

围产期窒息为新生儿期危害最大的常见病，主要引起新生儿颅内出血和缺氧缺血性脑病这两大颅内病变，其发生率较高，严重者常引起新生儿死亡和其后神经系统的发育障碍。

大量新生儿颅内出血的尸解病理研究表明，生前诊断为颅内出血的符合率不足 40%，有报道漏诊率高达 69.1%。主要原因可能是：一方面新生儿的神经系统发育尚未完善，其原发症状和体征掩盖了颅内出血的临床表现，使临床症状缺乏特异性；另一方面各种临床及影像学检查手段存在的局限性，使得要在活体上敏感准确地观察到新生儿颅内出血这一病理改变一直较为困难。因此，如何尽早准确诊断新生儿颅内出血是一个非常重要的临床问题。

在一项研究中，磁敏感加权成像显示出了对探查新生儿期颅内各部位出血的巨大优势。由于伦理的问题及新生儿自身存在的困难，这些新生儿患者无法取得尸检病理资料作对照。在该组 97 例患儿中只有 1 例因婴儿猝死综合征而死亡，并且没有取得尸检病理。由于 MRI 较 CT 和超声显示出血更为敏感以及新生儿对电离辐射的易感，故该项研究没有取得足够的 CT 图像作对照。

研究认为，对于出血灶的磁敏感效应的显示从 FSE、SE 到 GRE 敏感性是逐步上升的，长回波时间的要高于短回波时间的；高磁场的要高于低磁场的，所以 3.0T 场强磁敏感加权成像的确比 GRE 的 T_2* 成像对出血灶的显示更为敏感。

在该项研究中，磁敏感加权成像检测出血灶的数目是常规序列检出的 5 倍，而检测出血灶的大小体积是常规序列检出的 2 倍。

磁敏感加权成像对小出血灶成像的高敏感性有以下几个原因：高空间分辨率的 3D 成像；层厚薄，可以达到 1 mm 薄层；在磁敏感加权成像中放大了顺磁性物质负相位效应，顺磁性物质产生的磁场扰动要大于本身的体积，这也可能提示磁敏感加权成像上显示的出血灶要大于其实际体积；小于体素成像，即体素体积的一定比例的物质显示的相位抵消的效果更好，有研究在给定的空间分辨率时，小血管中的静脉血的最好信号对比出现在当静脉占大约 1/4 的体素体积时。

而对于出血产物，可能这个比例要更小，这就意味着磁敏感加权成像能显示一个体积远小于体素体积的物体，该项研究中，磁敏感加权成像能够显示常规序列（T_1WI、T_2W1）所无法显示的微小出血灶也支持上述观点。

新生儿颅内出血在磁敏感加权成像图上表现为典型的顺磁性物质信号，呈低信号（体积较大且不规则形出血灶的中间镶嵌以高信号），这是由于出血灶不论是去氧血红蛋白、高铁血红蛋白还是含铁血黄素均为顺磁性物质，顺磁性物质置于磁场会产生一定的感应磁场变化，从而导致质子进动频率的变化，在一定的回波时间后会使得与周围组织产生相位信号的差异，反映在相位图上为低信号，而这种出血灶在相位图上的顺磁性物质表现也有助与脑内逆磁性物质（如钙化）的区别。

新生儿颅内出血形态上的表现也使得它容易与小静脉断面区分开来，因为后者虽然也表现为低信号，但为连续层面显示的点条状低信号。

相对于磁敏感加权成像，新生儿颅内出血在 MRI 常规序列上显示不佳。尸解病理研究报道新生儿颅内出血主要发生于室管膜下 - 脑室内、大脑实质内、小脑内、蛛网膜下隙、硬膜下。Keeney 等（1991）用高场 MRI 对 100 例高危新生儿的研究发现，常规 MRI 序列很难区分脑内出血、缺氧缺血性脑病、髓鞘发育不良等脑内病变，该项研究同样证实了这一点。

磁敏感加权成像与常规 MRI 序列探查新生儿颅内出血阳性率之间的差异有统计学意义，证明探查新生儿颅内出血磁敏感加权成像具有更高的敏感性；而且磁敏感加权成像能特异地显示顺磁性物质，故磁敏感加权成像亦具有很高的特异性。该项研究中，磁敏感加权成像检出脑内出血灶 104 个，而常规 MRI 序列仅检出 19 个。磁敏感加权成像能检出直径小于 0.5 mm 的微小出血灶，而常规 MRI 序列受限于其固有的分辨率不能很好地显示微小出血灶。

对于新生儿的脑内病变利用磁敏感加权成像能起到明确的鉴别诊断作用。因此，与常规 MRI 序列相比，磁敏感加权成像是探查新生儿颅内出血一种非常好的 MRI 技术。

第五章 胆红素脑病

新生儿胆红素脑病,又称新生儿核黄疸,是新生儿高胆红素血症所致的最严重的并发症,若发现不及时、治疗不当,可给患儿留下各种后遗症,严重者可致患儿死亡。

1. 病理学 新生儿高胆红素血症是新生儿常见疾病,由新生儿高胆红素血症发展到新生儿胆红素脑病却不多见。在病理情况下,新生儿血 - 脑屏障受损,血液内的未结合胆红素与白蛋白结合物可以通过血 - 脑屏障进入脑内,未结合胆红素在脑细胞中沉积,最易沉积于神经核,如苍白球、丘脑、底丘脑、壳核、海马、白质、黑质、小脑核、脑干等,而苍白球最易受累,尤其是苍白球后部。在急性期上述部位 T_1WI 呈高信号,但其病理基础目前还不清楚,可能与星形胶质细胞反应、胆红素在神经细胞的沉积和胆红素对神经细胞膜的破坏有关。

2. 影像学研究

(1)T_1WI 苍白球及底丘脑对称性高信号的临床意义:一组患儿血清总胆红素明显升高,均在 365.0 μmol/L 以上。急性期最常见的 MRI 表现为在 T1WI 可见苍白球对称性高信号,T_2WI 呈等信号,该组患儿 15 例有此表现,稍高于 Coskun 等(2005)报道;后期主要表现为在 T_2WI 可见苍白球对称性高信号,T_1WI 呈低信号,且多见于预后不良患儿。该组均为新生儿,且均非后期复查,故未见 T_2WI 呈高信号。

底丘脑 T_1WI 高信号、T_2WI 等信号,发生率仅次于苍白球后部,该组患儿有 9 例,且多位于底丘脑,呈对称性点状或“八”字形。而后期复查丘脑 T_2WI 呈对称性高信号。脑干 T_1WI 呈高信号文献报道尚不多,该组 4 例在 T_1WI 可见中脑、桥脑背侧、延髓呈高信号(高于正常新生儿),是否一定是高胆红素血症引起有待于进一步证实。

有研究表明,T_1WI 苍白球对称性高信号是高胆红素血症导致脑损伤的重要标志,是新生儿胆红素脑病的重要表现特征,也与血清总胆红素的水平及严重胆红素水平暴露时间有密切关系。有研究认为,在 MRI 之前只有尸体解剖才能证实新生儿胆红素脑病,与尸体解剖相比, MRI 不但能诊断新生儿胆红素脑病,而且能早期诊断。该组 17 例患儿 15 例在出生后 13 d 内 MRI 就有阳性发现。另外,由于新生儿的特殊性,单凭临床早期诊断新生儿胆红素脑病是很难的,但是结合 T_1WI 苍白球和底丘脑高信号,可以早期诊断,患儿早期进行换血和蓝光治疗,对提高患儿的预后,降低患儿脑瘫等并发症具有重要意义。

(2)T_1WI 苍白球信号强度的增加值与血清总胆红素峰值的相关性分析:因为 2 种不同型号的 MRI 仪测得的信号强度的增加值差异较大,故该作者只选择了 12 例采用 1.0 T 超导 MR 成像系统的患儿资料,结果与以前研究获得性肝性脑部变性患者的血 氨与苍白球信号强度增加值的相关性结果一致,但不同于另外一些作者的研究结果。苍白球信号强度的增加值与血清总胆红素的峰值呈正相关,其原因可能为血清胆红素水平越高,未结合胆红素越多,进入脑内的未结合胆红素也多,胆红素在神经细胞的沉积也增多,胆红素对神经细胞膜的破坏也就越明显,而苍白球 T_1WI 高信号与胆红素对神经细胞膜的破坏有关。

(3)T_1WI 底丘脑对称性高信号与血清总胆红素峰值的关系:底丘脑高信号组与无高信号组间血清总胆红素峰值差异无统计学意义,分析原因:个别患儿测得血清总胆红素可能不是峰值;该组病例数相对较少,得出的结果可能存在误差,有待于扩大病例数进一步研究。底丘脑有高信号组患儿反应差、嗜睡、刺激不哭、四肢肌张力高、抽搐、听觉障碍等临床症状大部分要重于底丘脑无高信号组。其预后有无差别需进一步随访。

3. 鉴别诊断 由于本病比较少见,在不熟悉本病的情况下较易漏诊和误诊,因此需要与发生于基底节区的其他对称性病变进行鉴别诊断。

（1）新生儿缺氧缺血脑病：有文献报道，部分患儿 T_1WI 基底节区和底丘脑可见稍高信号，所以易与新生儿胆红素脑病混淆。新生儿缺氧缺血脑病 T_1WI 基底节区高信号累及部位主要是壳核，其次是基底核其他部分，新生儿胆红素脑病 T_1WI 基底节区高信号主要局限于苍白球，其次在底丘脑，壳核高信号很少见，该组 17 例均未见壳核高信号。

在 DWI 上，新生儿缺氧缺血性脑病患儿基底节可出现高信号，而新生儿胆红素脑病患儿基底节无异常信号。DWI 是通过水分子扩散对磁共振信号的影响来反映组织内的微小变化，当组织内水分子自由扩散时，引起磁场的不均匀性，导致信号下降，DWI 呈低信号；而当组织内水分子扩散受限时，DWI 呈高信号。新生儿缺氧缺血性脑病的基底节病变区出现高信号，是由于病变区域存在细胞毒性水肿或毛细血管通透性增加致超急性期脑微出血。而新生儿胆红素脑病患儿基底节 DWI 无异常信号主要由于新生儿胆红素脑病的主要病理形式为神经元凋亡，对受损组织内水分子扩散的影响不明显。

（2）肝豆状核变性：是一种常染色体隐性遗传铜代谢障碍疾病，病变好发于壳核和尾状核，其次见于丘脑、苍白球等，MRI 检查大部分病变呈长 T_1、长 T_2 信号，少部分病变呈稍短 T_1、短 T_2 信号，依病变部位不同病变形态呈“八”字形、展翅蝴蝶样改变等。而新生儿胆红素脑病急性期病变呈短 T_1、等 T_2 信号，结合患儿病史可以鉴别。

（3）另外还要注意和 CO 及其他中毒性脑病相鉴别。

综上所述，由于新生儿的特殊性，临床症状不典型时，诊断新生儿胆红素脑病存在一定的困难，而苍白球、底丘脑 MRI 具有一定的特征性，对诊断新生儿胆红素脑病可以提供有益的帮助。

第六章　新生儿其他疾病

第一节　新生儿脑梗死

随着新生儿头颅 MRI 检查的普及,新生儿脑梗死正逐步被人们所认识。新生儿脑梗死也称新生儿脑卒中,是指发出生后至出生后 28 d 内的急性脑血管事件,常由脑动脉或静脉的血栓或栓子梗阻所致,引起相应供血区域脑组织缺血坏死,是围产期缺血性脑梗死的一种分型。新生儿脑梗死因其梗死发生区域大致可分为 3 型:①动脉缺血性脑梗死,病灶位于已知动脉灌注区域内,伴或不伴血管成像提示动脉梗死;②脑静脉窦血栓形成,病灶位于已知静脉所属区域内,伴磁共振静脉成像或 CT 静脉成像提示静脉窦血栓形成;③皮质梗死,病灶局限于大脑皮层而无法明确区分是动脉性还是静脉性梗死,也无法区分是否为大脑炎症。

新生儿动脉缺血性脑梗死是造成先天性偏瘫的重要原因之一,其临床表现常缺乏特异性,新生儿动脉缺血性脑梗死的早期诊断可为临床争取宝贵的治疗时间,从而尽可能地减轻神经系统损伤。

1. 病变部位　新生儿动脉缺血性脑梗死多发生于足月新生儿,一组研究中,15 例患儿均为足月儿,多累及大脑中动脉主干及皮质支;男性 7 例,女性 8 例,并无明显性别差异,而文献报道男性发病率要稍高于女性。

2. 临床表现　该组患儿首发临床表现为惊厥者 10 例(67%),其余 5 例(33%),临床表现缺乏特异性,与文献报道的 60% 患儿有早期临床症状相似。15 例新生儿动脉缺血性脑梗死中,发生于左侧 9 例(60%),右侧 4 例(27%),且多累及左侧大脑中动脉灌注区,与文献报道相符。

3. 影像学研究

(1)早期常规 MRI:一组 15 例患儿常规 MRI 显示,在新生儿动脉缺血性脑梗死病程早期,梗死区域呈 T_1WI 信号降低,T_2WI 信号增高(部分患者表现轻微或呈等信号改变),表现为梗死区域“灰白质模糊”,这与文献关于新生儿缺血性脑梗死早期的 MRI 报道结果相一致。其中 6 例于病灶边缘出现局部 T_1 信号增高(2 例皮层边缘呈“脑回样”信号增高改变)。

Shan 等(2007)研究发现,T_1WI 信号增高与神经胶质细胞增生相关,蛋白质含量升高和锰的堆积改变了 T_1WI 信号,这种现象常发生于病程的第 5~7 天后,提示该组有部分患儿梗死可能发生于出生前。因此常规 MRI 可用于了解病程,推测具体发病时间,从而影响临床治疗决策。

(2)早期 DWI:该组 15 例患儿早期 DWI 均表现为梗死区域异常高信号,且与正常脑组织分界清晰,而常规 MRI 中 10 例 T_1 信号稍减低,4 例 T_2 信号略增高,并与正常白质间分界不清,即对病灶边界显示不如 DWI 清晰,可见在病程急性期,DWI 较常规 T_1WI、T_2WI 扫描更能清晰显示病灶范围。DWI 还发现了常规 MRI 未能清晰显示的胼胝体膝部受累 1 例、胼胝体压部受累 4 例、丘脑受累 2 例、内囊后肢大脑脚受累 5 例,可见 DWI 较常规 MRI 对于大脑深部小病灶的显示更具优势。

该组 15 例患儿中,有 5 例累及病灶同侧的内囊后肢、大脑脚。文献发现,混合性累及大脑皮质、内囊后肢、大脑脚或基底节区的脑梗死患儿常有偏瘫的高风险,可高达 66%,且将内囊后肢、大脑脚、延髓等水平的累及定义为皮质脊髓束受累。甚至有文献将其称为新生儿动脉性脑梗死的特殊类型。

不少文献认为脑梗死皮质脊髓束的受累是继发于大脑皮质梗死的网状纤维损伤引起的,是华勒变性的前期表现。该组患儿中皮质脊髓束受累的发生率约为 33.3%，与文献报道的 33% 非常接近。因此那些在 DWI 上出现病灶累及皮质脊髓束的患儿需特别注意远期的运动发育情况。

（3）早期 MRA：该组 7 例患儿行 3D-TOF MRA 检查，其中 6 例患儿出现梗死区域相应皮质分支较对侧增多，仅 1 例双侧梗死患儿出现一侧皮质分支增多，另一侧大脑中动脉主干管径偏细的情况。所有患儿均未发现脑血管畸形。说明在该组研究中，尽管 MRA 能显示脑内血管情况，但在急性期对于新生儿动脉缺血性脑梗死的病因学诊断价值不如成人，即无法明确显示具体哪支血管狭窄或完全闭塞。

该组研究中的 MRA 表现与 Kuker 等（2004）的报道相一致。研究发现在新生儿缺血性脑梗死急性期，梗死区域血流量未见减少，反而出现灌注增加现象，提示此时梗死区域是处于过度灌注的状态；这与 Vander 等（2012）的研究结果相呼应，他们发现围生期动脉缺血性脑卒中（PAIS）患儿急性期其病灶同侧的颈内动脉血流量增加，而 3 个月后随访时该现象消失。

目前认为这种过度灌注的原因可能与缺氧性损伤后脑血管抵抗的自动调节能力下降有关，此外还可能与原发性损伤、缺氧、继发性损伤、自由基、损伤因子及缺血再灌注等因素有关，关于这一现象的发生机制还有待进一步研究。因此新生儿动脉缺血性脑梗死急性期 MRA 的价值在于除外脑血管畸形等病变，而无法详细了解具体哪支血管狭窄或闭塞。

（4）随访 MRI 表现：4 例随访中，其中 1 例于首次 MRI 检查后 2 周内随访，表现为梗死区域局部皮质缺损，T_1 信号减低，周围环绕高信号，T_2 信号增高，DWI 低信号改变。文献报道梗死区域的皮质缺损在病程 14 d 后才能观察到，而 1 个月之后缺损最明显。2 例于首次 MRI 检查 2~3 个月后随访，表现为病变区域明显脑软化和萎缩，邻近侧脑室扩张。另有 1 例患儿已随访至首次 MRI 检查 23 个月后，表现为双侧额顶叶白质髓鞘化异常。

由于该组研究随访患儿人数较少，随访时间较短，未能详细了解 DWI 显示皮质脊髓束的受累与患儿运动发育情况的关系。因此 DWI 的远期运动功能预测价值还需进一步随访来明确。综上所述，新生儿动脉缺血性脑梗死临床表现常缺乏特异性，MRI 检查，尤其是 DWI 序列能早期诊断该病并明确病变范围，DWI 能了解皮质脊髓束是否受累，这对判断患儿的远期的运动预后有重要意义。依据病灶区域的常规 MRI 表现可大致推测患儿具体发病时间。在病程急性期，梗死区域为充血状态，MRA 的价值在于除外其他脑血管畸形等病变，而无法详细了解具体哪支血管狭窄或闭塞。

第二节　新生儿颅脑影像诊断易犯的错误

超声检查是检查新生儿颅脑疾病方便易行的检查方法，诊断正确率甚高，故目前应用最为普遍，为首选的检查方法。此处所述，也多为以往超声检查中的误诊实例。

（1）小脑蚓部类似脑内出血：在新生儿颅脑 B 型超声检查时，矢状旁断面扫描小脑蚓部，可表现为完全性回声，应了解此系正常的小脑蚓部，切勿误为脑内出血。

（2）新生儿脉络膜丛：在未扩张的脑室内有时可见脉络膜丛延伸进入枕角而伪似出血。超声检查时，脉络膜丛可分离呈现为两处回声区，此回声区位于前庭之后，为一常见的正常发育变异，在大多数新生儿颅脑超声检查时皆可见到，勿误为病变。在三角区后方也可见回声区，亦为正常变异，见于 40% 左右的新生儿，其原因尚不明了。

（3）脉络膜丛分叶类似脉络膜出血：在超声检查时，脉络膜丛分叶位于侧脑室前庭区者，常表现为完全性分叶结构，可误为脑室内出血。但在一系列追踪随访检查中脉络膜丛分叶的形态、大小变化极小，从而与脑室内出血做出鉴别。另外，临床病史也是重要的诊断线索。

（4）透明隔腔类似脑积水：透明隔腔与海马联合下的小腔，可见于大约 60% 的未足月的婴儿。在超声冠状断面扫描时，透明隔腔位于中线，在两侧室之间表现为大而充满液体的结构，酷似脑积水。透明隔腔常见于新生儿，通常在出生后 2 个月即融合，极少数可持续存留至成人。透明隔腔向后延伸为海马联合下的小腔，这是室间孔后方囊肿的残余。透明隔腔应与透明隔腔囊肿区别，后者一般皆引起梗阻性脑积水。新生儿 CT 检查偶尔也遇到上述类似情况。

（5）透明隔阙如类似先天异常：在新生儿超声检查时，偶见透明隔阙如，这可为一发育变异，它不一定就提示为先天异常或严重的颅内损伤。另外，在某些脑室扩张的新生儿可能看不到透明隔。透明隔破坏者一般都有脑积水。

（6）侧叶（side-lobe）伪影类似颅内出血：超声检查时，偶尔来自于兴趣区或周围区的伪影可进入扫描图像而伪似颅内出血，巧妙地操作换能器，使之复位则可辨别此类伪影，并寻出原因。

（7）胼胝体或侧室顶的镜面反射伪似颅内出血：在新生儿颅脑超声检查中，有时可见一亮的反射区，可伪似颅内出血。此伪影来自于超声束垂直于胼胝体或侧室顶而引起的镜面反射。这在竖直的冠面扫描较少见到。而上述光亮区比通常所见真正的子宫内胚芽的出血更为颅侧。

（8）丘脑与层状体的复合回声类似颅内出血：在比较成熟的新在儿颅脑超声检查时，常于丘脑和层状体区见到回声增强，颇似颅内出血。但是，此时见不到正常结构的变形，也见不到两侧结构对称性的改变，则有助于与颅内出血的区别。

（9）新生儿蝶骨：新生儿蝶骨间软骨联合影，不要误认为骨折，持续性咽底管或蝶 - 枕软骨联合，无病理意义，通常 3 岁时消失。岩床韧带重度钙化，可导致鞍背异常表现。

第三节　新生儿脑室的发育变异

矢状断面超声扫描偶尔可在稍扩大的侧脑室后部枕角处见到异常回声包块，实际上这是禽距的正常变异。

在中部冠状断面扫描时有时可发现明显的小脑延髓池，此透声区位于小脑下方，尽管表现显著，但仍为正常的小脑延髓池，同时大脑外侧沟也可清楚显示。上述征象不仅可见于新生儿，也可见于胎儿。

第七章　小儿脑病

第一节　儿童高血压脑病

儿童高血压的发病率呈逐年增加之势，国内外资料显示其总体发病率为 1%~3%。儿童高血压伴随的靶器官损害在临床很常见，甚至血压轻度升高也会发生靶器官损害。脑部是儿童高血压损害的主要靶器官之一，但临床上常低估其严重性而忽视 MRI 及其新技术的应用。

儿童高血压按病因分为原发性和继发性两大类。原发性比例低，继发性多见，年龄越小所占比例越高，肾实质性高血压占所有儿童继发性高血压的 80% 左右。

正常情况下，脑动脉系统具有相对的自动调节功能，血压升高到一定程度时，自动调节功能丧失，动脉被动性扩张，脑组织灌注过渡，微循环血管内皮损伤通透性增加，形成脑水肿，血管受压明显时造成供血区脑组织缺血；此外，血压突然增高引起过度的自身调节反应，血管痉挛、管壁缺血、通透性增加、脑组织出血水肿。

1. 影像学研究

（1）常规 MRI：MRI 是评估儿童高血压脑损害程度和治疗效果的最佳影像方法。该组所有病例双侧枕顶叶皮层和皮层下白质均对称性受累，范围依血压升高的程度不同可进一步累及双侧的额叶、颞叶等其他部位，1 例仅见双侧的枕叶和丘脑病变，而不累及额叶和颞叶。从一组 14 例患儿的资料看，儿童高血压脑部受累以双侧枕顶叶最常见，该部位属大脑后动脉远端供血区，这与脑动脉系统自动调节功能以神经调节为主而脑后部循环区域神经分布较少可能有关。

病灶在 T_1WI 上呈等信号或稍低信号，T_2WI 上为稍高信号或高信号；FLAIR 序列上，病灶信号强度接近或稍高于 T_2WI，显示病灶的范围较 T_2WI 广。该组中 1 例原发性高血压者，在 T_2WI 上疑似双侧枕叶和丘脑信号轻度升高，FLAIR 上则明确显示信号升高；而另 1 例原发性高血压者仅在 FLAIR 上观察到双侧枕叶皮层和皮层下白质病灶。可见，FLAIR 序列能较好地显示病变的部位和范围，尤其是发现 T_2WI 序列为阴性的隐匿性高血压具有重要意义。理论上讲，血压升高到一定程度会引起脑血管的形态改变，该组通过治疗前后的对比发现 2 例大脑后动脉治疗前变细、走行僵直，边缘毛糙，可能是血管痉挛和通透性增高的直接表现，也有学者在持续性痉挛病例中发现单侧或双侧大脑中动脉的局限性狭窄。该组 MRA 例数较少，但所见异常血管供血区与 FLAIR 显示病变区域一致，在一定程度上为诊断提供了依据。

（2）DWI：DWI 技术在早期脑缺血和囊性病变的鉴别诊断中发挥了巨大作用，近年广泛应用于新生儿缺血缺氧性脑病、病毒性脑炎等其他中枢神经系统疾病。该组中 9 例 ADC 值升高呈低信号或稍低信号，2 例 ADC 值降低呈稍高信号，3 例为等信号，其机制主要是高血压早期脑组织灌注增加克服血脑屏障，液体渗出于细胞间隙，水分子扩散速度较快，DWI 信号较低；血压较高时，血管痉挛持续时间长导致脑组织灌注不足而缺氧缺血，发生细胞毒性水肿，细胞内水分子扩散受到限制，DWI 信号升高。

另外，DWI 呈等信号和稍高信号可能是血管源性水肿和细胞毒性水肿并存阶段，提示脑组织轻度缺血，对指导临床制订治疗方案有重要意义。该组 2 例治疗前 DWI 为稍高信号者，治疗后信号降低，并没有发生脑梗死。该组发现，治疗前双侧枕叶的 ADC 值与收缩压呈正相关，说明在一定范围内舒张压愈高，血管通透性也愈高，渗出液相应的较多；而

ADC 值与病程无相关性，可能是水肿液渗出和吸收之间处于相对的动态平衡。

2. 鉴别诊断　儿童高血压性脑病需要与病毒性脑炎、缺氧缺血性脑病等疾病鉴别。

（1）病毒性脑炎：病毒性脑炎以累及皮层为主，颞叶多见，可对称或不对称，严重时病变范围扩大，进一步累及双侧丘脑、海马、基底节和脑干等部位，早期即出现细胞毒性水肿，DWI 序列呈高信号具有特征性；恢复期以血管源性水肿为主，DWI 信号降低，结合血清学和病原学检查可以确诊。

（2）缺氧缺血性脑病：缺氧缺血性脑病常有明确的缺氧病史，主要为细胞毒性水肿，中度时呈对称性累及双侧额叶和顶叶的深部白质，并发症相对多见。

总之，MRI 及其扩散加权成像技术可以全面了解儿童高血压脑病的部位、范围和并发症，尤其对隐匿性儿童高血压的诊断和脑损害的动态随访有重要意义。

3. 预后　与成人高血压不同，儿童高血压多为继发性，病因明确，经有效治疗，血压能在短期下降至正常范围，脑部严重并发症少。从该组病例来看，血压恢复至正常范围、临床症状消失后，在 FLAIR 上仍可观察到稍高信号，这表明水肿液完全吸收需要一个过程，FLAIR 显示血管源性水肿比 T_2WI 序列敏感而且时间跨度长，在治疗后随访中同样有重要作用。从病灶水肿液吸收速度来看，双侧枕顶叶比颞叶和额叶慢，由此推测，双侧枕顶叶不仅是最容易受累的部位，也可能是最早累及的部位。该组无脑梗死、脑萎缩等严重并发症发生。

第二节　肝豆状核变性误诊为肾炎

肝豆状核变性，又名 Wilson 病，是一种铜代谢异常的常染色体隐性遗传疾病，好发于青少年，男性稍多于女性，致病基因 ATP7B 定位于染色体 13q14.3，编码一种铜转运 P 型 ATP 酶。ATP7B 基因突变导致 ATP 酶功能减弱或丧失，导致体内游离的铜增多，蓄积体内的铜离子可沉积在肝、脑、肾、角膜等处，引起相应的器官发生损伤，以肝损害、神经损害为主要临床表现的综合征。

肝豆状核变性可累及多个器官，包括肝脏、神经系统、肾脏、骨骼及血液系统，临床上首发症状各异，常因缺乏特异性的症状，而容易导致误诊或漏诊。

以肝脏症状首发时患者可出现皮肤、巩膜黄染，尿黄，食欲减退、乏力、厌油等消化道症状，实验室检查可发现持续性转氨酶及胆红素升高，肝脏 B 型超声或 CT 提示有肝硬化等。

以神经系统症状首发时患者可出现扭转痉挛、手足徐动、舞蹈症状、步态异常、共济失调、吞咽障碍及精神症状等，头颅 CT 示基底节区对称性低密度影。

以肾脏症状首发时患者可出现双下肢浮肿，实验室检查可发现镜下血尿、微量蛋白尿等。

以骨骼症状首发时患者早期可出现足跟及踝关节疼痛，晚期可出现关节挛缩、骨骼变形，X 线检查可发现异常。

以血液系统症状首发时患者可出现乏力、头晕、贫血貌，实验室检查可发现血红蛋白及红细胞降低，血清胆红素升高，以间接胆红素升高为主，骨髓象呈红系增生等。

根据我国《肝豆状核变性诊断与治疗指南》，肝豆状核变性分为肝型、脑型、其他类型。临床上以肝型及脑型较为常见。结合患者的临床症状、血清铜蓝蛋白、24 h 尿铜、角膜 K-F 环，可诊断肝豆状核变性。早发现、早治疗、终生治疗与患者的预后密切相关，晚期治疗基本无效。

该例患儿是以浮肿、可疑蛋白尿等为首发症状就诊，同时由于儿童肾病是多发病，极易误诊。故要求临床医师对不明原因的浮肿、蛋白尿应考虑到肝豆状核变性的可能，需完善血清铜蓝蛋白测定、角膜 K-F 环、尿铜等检查，以明确诊断，避免误诊，避免错过最佳治疗时机，以降低肝豆状核变性患者致残、致死风险，提高患者生存质量。

二巯基丙磺酸钠（DEPS）和青霉胺（PCA）属于络合剂，均具有较强的排铜作用，是治疗肝豆状核变性的主要排铜药物。二巯基丙磺酸钠和青霉胺在排铜的同时对锌也有排泄作用，而且，锌离子能促进肠黏膜细胞内金属巯基蛋白的合成，此蛋白合成后不仅能阻止外源性铜的吸收，而且能与从组织进入肠黏膜的内源性铜结合，然后随肠黏膜的脱落经粪便排出体外。故在治疗间歇期加用葡萄糖酸锌既可以避免缺锌又可以同时促进铜的排出。二巯基丙磺酸钠的排铜效果较青霉胺更强且不良反应较青霉胺少,但是青霉胺以口服用药方便的优势更易于让患者接受。因此,在治疗开始时使用二巯基丙磺酸钠加葡萄糖酸锌序贯治疗加速铜的排泄,尽快减轻游离铜对各个器官的损伤,经二巯基丙磺酸钠治疗后病情稳定的患者可采用青霉胺继续维持治疗。

第八章　小儿脑发育和发育变异

第一节　儿童永存镰状窦

永存镰状窦，也称胚胎性直窦，是一种比较少见的颅内静脉发育异常，发病率低，根据 Ryu（2010）的统计，永存镰状窦的发病率约 2.1%。多见于儿童，临床可无明显症状。永存镰状窦在成人中少见。

1. 发病机制　镰状窦是胎儿期颅内正常的静脉窦，连接大脑大静脉与上矢状窦后份之间的硬脑膜静脉通道，由两层硬脑膜构成，镰状窦正常情况下出生后即关闭，如果持续存在至出生后，则为永存镰状窦，且常伴随大脑大静脉异常。

尽管镰状窦正常存在于胎儿，但其胚胎发育过程尚不十分清楚。胚胎学认为原始大脑镰由疏松的硬膜组织构成，位于发育的两个大脑半球间，这个疏松的硬膜组织内含矢状静脉丛，位于大脑镰发育的背侧，构成主要静脉通路的矢状静脉丛最终形成上矢状窦和一些小的静脉通道。在上矢状窦的后方可以由单个静脉或由多个静脉通道融合而成。形成下矢状窦的过程与上矢状窦相似。随着枕叶的发育，枕极向后延伸，上矢状窦和直窦拉长，由矢状静脉丛尾侧襻来补充构成。因此，推测镰状窦是持续存在的尾侧矢状静脉丛吻合襻的其中一支。

多数类似报道认同镰状窦重新开放多见于婴儿期直窦栓塞，成人则常见于小脑幕大脑镰交汇处慢性生长的肿瘤压迫、静脉窦血栓造成慢性梗阻等情况，也就是认为直窦的阻塞增加了静脉压力，从而导致镰状窦开放。永存镰状窦的诊断应首先明确镰状窦开放存在，继而除外上述继发或影响镰状窦开放的因素，结合临床才可考虑诊断永存镰状窦。永存镰状窦虽多见于儿童，但亦有成人永存镰状窦的相关报道。

2. 临床表现　永存镰状窦可以是偶尔发现，可无症状；但一般常伴行大脑大静脉畸形、动静脉畸形、胼胝体缺乏、骨发育不全、尖头并指畸形、Chiari Ⅱ畸形；直窦发育不良或闭锁、上矢状窦发育不全、静脉窦血栓、大脑镰后部的肿瘤压迫上矢状窦后部阻塞、小脑幕大脑镰交汇处慢性生长的肿瘤压迫造成直窦慢性阻塞，可致镰状窦重新开放。

不合并相关颅脑畸形的永存镰状窦非常罕见。最常见的畸形是大脑大静脉畸形，在大脑大静脉畸形中，大脑大静脉血管瘤状畸形较少发生，但后果严重。Mitchell 等（2001）报道，大脑大静脉血管瘤状畸形患者的死亡率高达 80%~100%，致死的原因主要是难以纠正的心力衰竭。永存镰状窦除常见大脑大静脉畸形外，与镰状窦相邻近的静脉窦，如上矢状窦、直窦也可出现畸形改变。永存镰状窦也可伴随中枢神经系统畸形，包括颅裂畸形、动静脉畸形、胼胝体发育不良、成骨不全症、小脑扁桃体下疝畸形Ⅱ型、脑膜膨出、脑膜脑膨出、小脑幕阙如等。一组永存镰状窦患者合并的中枢神经系统畸形中包括有闭锁性脑膜膨出、脑回发育畸形、Dandy-Walker 畸形等。

3. 影像学研究　影像学检查是诊断永存镰状窦的有效方法，包括 DSA、CT 及 MRI。DSA 能清晰显示变异血管的解剖结构，但无法准确判断变异血管与周围结构的空间关系。CT 与 MRI 是显示永存镰状窦的有效方法，能从各个方位直观显示变异血管的解剖及与周围结构的空间关系，常规 MRI 平扫矢状面也能提示变异血管扩张及走行情况。

MRI 是显示永存镰状窦无创、有效的影像学检查方法。由于永存镰状窦位置相对比较恒定，常由正中矢状位 T_1WI 首先发现自大脑大静脉直接引流至上矢状窦的粗大血管。永存镰状窦表现为自大脑大静脉向上引流至上矢状窦的血管影像，直窦可以同时存在或闭塞。

永存镰状窦 MR 静脉成像表现为连于上矢状窦与大脑大静脉或下矢状窦之间的 1 支血管(未见多支的报道),管径可以不均匀,行径可直行或弯曲,宽度与上矢状窦相似或较细;追踪观察,均位于大脑镰内;采用二维时间飞跃 MR 静脉成像,其信号可能会不均匀,可伴有或不伴有大脑大静脉、直窦等变异;在 MRI 矢状位或轴位上表现为流空的血管信号。

一组中永存镰状窦出现率为 4%,除 1 例直窦内有间隔外,不伴其他的静脉变异,也说明永存镰状窦是常见的静脉变异。原始的大脑镰由疏松硬脑膜组织构成,其中含矢状静脉丛(即吻合的血管襻网),上矢状窦和直窦就是从矢状静脉丛发育而来;发育中的大脑镰的背侧部分,优势引流的静脉通道变成了上矢状窦,而较小的通道则消失;上矢状窦的后份可以是单个静脉通道或多个静脉通道融合而成;下矢状窦和直窦以同样的方式在大脑镰的腹侧发育形成;随着胎儿的生长,枕极向后延伸,通过更多的矢状静脉丛尾侧血管襻的加入,使上矢状窦和直窦延长;由此推测,镰状窦就是存留的矢状静脉丛尾侧血管襻之一。

MR 静脉成像、CTA 和 DSA 均可显示永存枕窦和永存镰状窦,MR 静脉成像因其非侵入性、无辐射等优点已广泛应用于临床;颅内 MR 静脉成像有多种序列,其中二维时间飞跃 MR 静脉成像的主要缺点是血管出现低信号和流动间隙,细小静脉不易显示,但利用良好的图像工作站,容易跟踪和相对独立显示感兴趣的静脉,该序列不失为最常用的显示颅内静脉结构的良好技术。颅脑手术之前发现永存镰状窦、永存枕窦,无疑增加了颅内静脉回流的可能途径,有助于制订手术方案。如果有永存镰状窦、永存枕窦存在,还要注意是否有其他畸形和病变的存在,如真性大脑大静脉动脉瘤样畸形、静脉窦血栓、颅内肿瘤等。

4. 鉴别诊断　永存镰状窦需与动静脉畸形的引流静脉鉴别,后者 MRI 在显示畸形血管影像的同时见一粗大静脉引出,可注入任一支静脉窦或静脉分支,位置、形态变异较大,而永存镰状窦位置恒定,鉴别一般不难。

总之,永存镰状窦位置固定,影像表现典型,在明确镰状窦前提下,除外继发或影响镰状窦开放因素,直窦存在正常引流功能,结合临床可考虑诊断永存镰状窦。

永存镰状窦可合并多种畸形,以大脑大静脉畸形多见,也可合并一种或多种中枢神经系统畸形。MRI 显示永存镰状窦以 T_1WI 矢状位以及增强 MR 脑静脉成像序列较为满意,尤以增强 MR 脑静脉成像序列显示较为直观。

MRI 平扫和增强 MR 脑静脉成像技术相结合,能较好地反映永存镰状窦的位置、范围、形态及与周围结构的关系,是一种有效的非侵袭性的检查手段,有助于对永存镰状窦的全面综合评价。

第二节　局灶性皮质发育不良(FCD Ⅱ B 型)

患儿,男,2 岁 10 个月。

病理检查:①右侧额顶中央区病灶组织,脑组织一堆,总体积 5 cm × 4 cm × 2 cm,切面灰白,质软;②右侧额顶中央区核心病灶组织,灰白色组织一块,大小 1.5 cm × 1.0 cm × 0.5 cm,切面灰白,质软。病理诊断:右侧额顶中央区病灶及核心病灶组织切除标本,镜下示送检脑组织皮质结构紊乱,神经元密度增高,出现体积较大、形态异常的神经元,局灶神经胶质细胞增生,其中送检右侧额顶中央区病灶中还可见多量的疑似气球样细胞,结合临床及影像学提示,初步诊断局灶性皮质发育不良,待做免疫组化检测进一步证实并进行分型。

免疫组化检测:阳性,GFAP,Vimentin,NeuN,MAP-2,NF,NSE,S-100,Oling-2,Tubulinβ,Nestin(散在 +),Ki-67(+,<3%);阴性,EMA,CD34,p53。免疫组化诊断:右侧额顶中央区病灶及核心病灶组织切除标本,结合免疫组化检测结果、组织学图像及临床影像学检查,诊断为局灶性皮质发育不良(FCD Ⅱ B 型)。

影像资料见图 21-8-1。

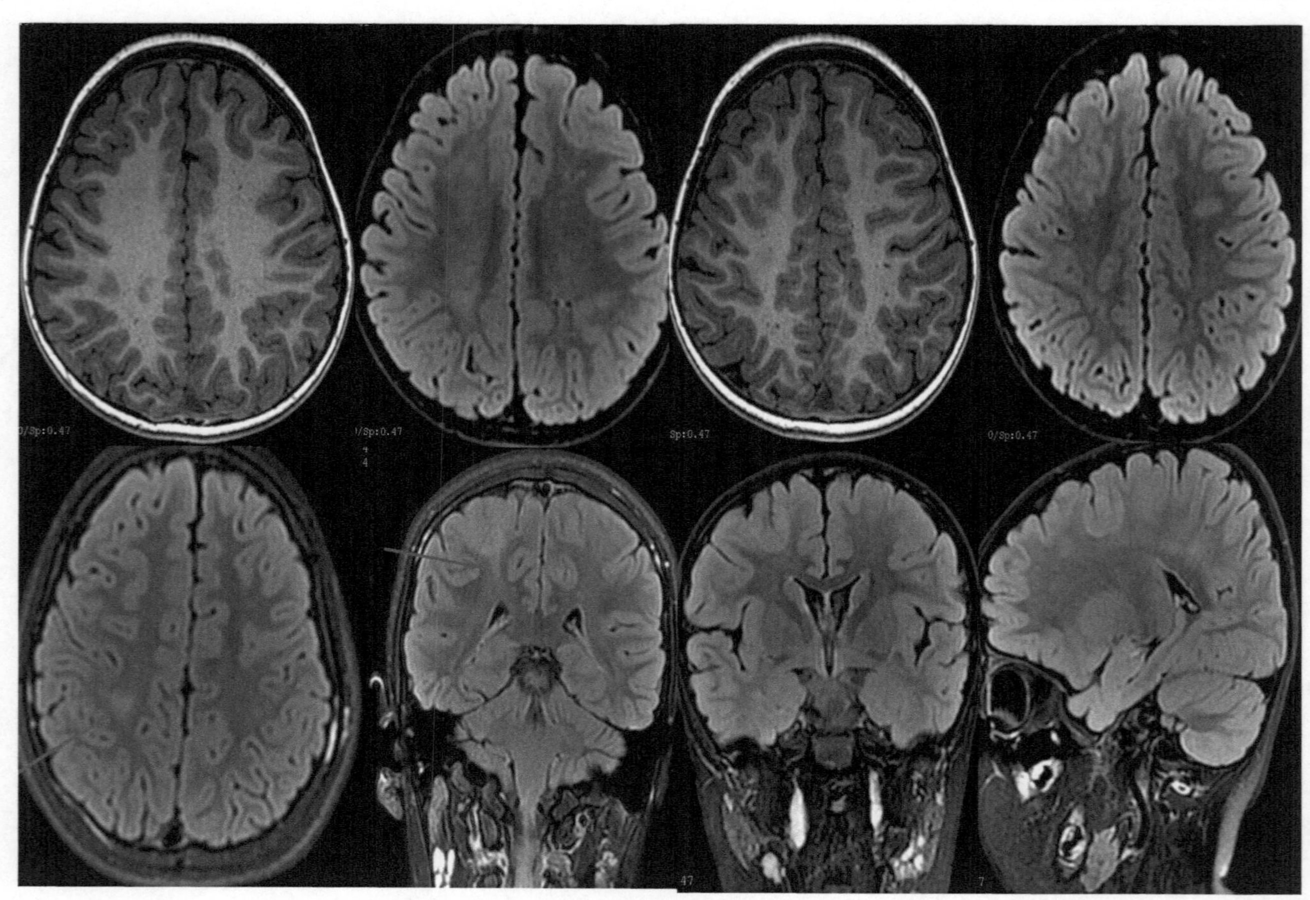

图 21-8-1 局灶性皮质发育不良

第三节 诊断陷阱:新生儿发育变异

冠状断面扫描可见丘脑比邻近结构回声增加,这是十分常见的发育变异,切勿误诊为异常。

在尾状核与丘脑连接处是一界面,在尾状核的头部它可变宽而形成一结构,十分类似出血,值得警惕。

第九章　早产儿颅脑

局灶性脑白质损伤常见于早产儿。围产期MRI上多表现为半卵圆中心、侧脑室旁、侧脑室前、后角旁、三角区直径小于5 mm的点簇状或线状短T_1信号，伴或不伴短T_2信号，无囊性变。临床发现部分患儿没有出现明显的发育异常及严重的运动障碍，部分患儿则出现典型的脑瘫表现。因此对该病预后判断及早期诊断有重要意义。

影像诊断是该病早期诊断的重要手段，扩散加权成像（DWI）在反映脑损伤后细胞内水肿的早期变化时较常规T_1WI、T_2WI早。一些作者通过随访患儿头部MRI及生长发育情况，研究DWI在早期诊断早产儿局灶性脑白质损伤及其判断预后的价值。

早产儿脑成熟度差，脑血流灌注低、脑血管调节能力差，常易造成缺氧缺血性损伤。早产儿脑白质损伤指24~35周出生的早产未熟儿由于血管损伤和炎性反应所致的大脑白质病变，包括深层脑白质的局灶性脑白质损伤和中央脑白质的弥漫性病灶，可以是囊性或非囊性，伴或不伴脑室内、脑实质的斑点样出血，可能导致早产儿白质发育不良、伤残的结果。

一组随访的39例局灶性脑白质损伤患儿中7例早期常规MRI未见异常而DWI呈高信号，表明常规MRI在早期诊断局灶性脑白质损伤上存在假阴性。这可能与早产儿脑发育不成熟，含水量高（约92%~95%）有关，轻度的水肿和低灌注区在常规MRI易被疏漏。

一般T_1WI、T_2WI在损伤后的第1天均未见异常或轻度信号异常。第2天在T_2WI出现高信号，可持续到第7天变成低信号。第3天在T_1WI出现高信号，可持续到慢性期。DWI是一种超高速成像方法，能及时反映细胞内水分子的运动状态。当脑组织受累，尤其是局灶性脑白质损伤早期细胞内毒性水肿时，该区域的水分子即出现扩散受限、表观扩散系数值（ADC）下降，损伤12~24 h即出现高信号，ADC图上呈现低信号，DWI比常规MRI能更早地显示早期早产儿局灶性脑白质损伤。

该组有2例局灶性脑白质损伤患儿早期DWI上未见异常，这可能是MRI检查时间较晚，一般DWI上的高信号可持续3~5 d后消失，表现为假阴性。所以对早产儿进行局灶性脑白质损伤筛查时，应及早行DWI，一般以生后1周内为宜。随访期观察病灶演变及头部发育情况则采用T_1WI、T_2WI较好，其显示后遗脑白质损伤较敏感，各种表现有文献曾提及，而DWI仅能显示病灶软化后的低信号改变。

簇状病灶组病灶多吸收消失，可能与病灶数量小不易造成髓鞘化障碍有关。随着胶质细胞增生、肥大细胞吞噬及临床窗口期治疗（给予营养脑细胞、低温、兴奋性氨基酸拮抗剂等），病灶吸收后并不足以影响随访期头部MRI及生长发育。

线状、混合型病灶组预后较差，多出现侧脑室旁白质软化灶及其后遗改变，表现为运动发育迟缓、认知障碍等情况。这与Counsell等（2003）的研究结果一致：即局灶性病灶，特别是呈线状者，代表了轻度脑室旁白质软化，增加了发展为脑室旁白质软化的可能，延长T_2弛豫时间发现其发展为增生的胶质细胞。

这两组病灶数量多、面积大，且多大于10个，可能破坏皮层与皮层之间、皮层与皮层下之间的白质纤维联系，加剧了发展成脑室旁白质软化的可能。

该研究结果发现，DWI上簇状病灶易吸收消失，对预后影响不大；线状及混合型病灶易演变成脑室旁白质软化及其后遗改变，临床多出现运动发育迟缓、认知障碍等改变。

DWI不仅能作为早期筛查早产儿局灶性脑白质损伤的常用序列，还能帮助临床判断局灶性脑白质损伤预后、指导治疗，减少后遗症的严重程度。

第十章 儿童发育行为障碍

磁共振脑功能成像:近年来,随着现代科技的发展,人们已经能够通过无创的方法对大脑的功能定位进行研究。磁共振脑功能成像(fMRI)是神经科学领域的一种全新的研究手段,通过神经元活动时大脑的血液动力学反应,如血容量、血流量及血氧水平的变化来定位大脑的功能活动区,与其他研究方法相比,具有较高的空间分辨率和时间分辨率,以及较好的可重复性和可行性。

磁共振脑功能成像近年来受到广泛重视,神经科学的研究者使用这一技术进行了大量的研究工作,包括从感觉、运动到认知科学的各个方面,研究范围几乎涵盖了神经科学所有的领域。

fMRI是指血氧水平依赖(BOLD)磁共振检查。BOLD检查方法由Ogawa等(1990)创立并用于活体脑功能磁共振成像。其基本原理为:被激活的大脑皮层功能区的局部血流量较静止时明显增加,同时该区脑组织耗氧量亦有增加,且被激活的功能区耗氧量增加幅度远远小于血流量的增加幅度,从而造成局部微循环内氧合血红蛋白量增加,脱氧血红蛋白量相对下降,使该区磁化率发生变化,造成在T_2WI上局部信号增加。

BOLD实验设计大体上分为两种:组块实验设计和事件相关实验设计。无论哪一种实验设计都需要重复多次,目的是将较微弱的信号叠加。一套完整的BOLD检查至少需要2种成像状态:一种是实验任务状态下成像(特定大脑皮层功能区被激活),另一种是对照任务状态下成像(一般选用静息状态)。将这两种不同成像状态的图像相减,就得到功能区活动时的高信号图像。以下的扫描参数可供参考:回波平面成像(EPI)序列,TR 2 000 ms,TE 40 ms,矩阵64×64,扫描野24 cm×24 cm,扫描层厚5 mm,无间隔。功能图像的分辨率一般较低,需要与高分辨率的解剖图像相叠加,以显示具体的功能区。解剖图像可以是T_1加权图像、T_2加权图像,或者是3D图像。

1. 数据采集 平面回波成像(EPI)技术是目前fMRI最常采用的成像技术。EPI是当前成像速度最快的MRI技术,能够在几秒钟内完成全脑的扫描,在很短时间内可以采集大脑在不同功能状态下的数百幅图像用于分析,

2.fMRI数据的统计学分析 统计学分析的目的是识别出不同脑功能状态下采集的图像中信号有改变的像素。由于BOLD信号的变化幅度很小(0.5%~5%),同时BOLD的信号又受到很多无关因素,如脉搏、呼吸等不自主运动以及血液流动的影响,因此需要对数据进行一定的统计学处理以消除干扰因素的影响,突出有意义的信息。

经常采用的方法是研究多组受试者,观察某一特定脑区被激活的比例,或者对同一受试者的数据进行t检验、多因素变量分析等统计方法的处理。后处理中采用何种统计学方法的问题上目前还没有达成共识,有多种后处理软件可供免费使用,研究者可根据具体实验情况自行选择。

3. 儿童发育行为障碍的磁共振脑功能成像研究 儿童孤独症(Autism)是广泛性发育障碍中最为多见的一种亚型,它涉及语言、认知、社会交往能力等多种基本心理发育障碍,是起病于婴幼儿期严重的慢神经精神障碍。

孤独症的确切病因目前还不清楚,有研究表明可能与多种因素有关:遗传因素、神经生物因素、神经生理因素、神经生化因素、免疫因素、心理因素和家庭因素。

孤独症的诊断主要依照国际的ICD-10、美国的DSM-IV和我国CCMD-3的诊断标准。孤独症的主要特征为:①社会交往异常,与周围人建立不起情感联系,极度孤独(自闭);②语言交流障碍,主要为语言运用功能障碍;③刻板重复动作,兴趣严重受限;④通常起病于3岁以内。孤独症患者常规影像学检查往往不能发现形态或信号异常。近年来,有研究者尝试用BOLD功能磁共振检查方法来研究孤独

症患者脑功能是否存在异常。

目前孤独症的磁共振脑功能成像研究主要集中在注意力、运动、语言和面部识别等方面。

在眼球运动空间记忆任务和视觉引导眼动任务的 BOLD 功能磁共振检查时，结果表明在空间记忆任务中，孤独症患者背侧前额皮质区（Brodmann 区 9、46）和扣带回后部皮质区（Brodmann 区 23）与健康者比较激活区显著减小，而其他脑功能区包括视觉皮质区、扣带回前部、岛叶、基底节、丘脑和小脑半球激活程度区未见减小。

在视觉引导眼动任务中，孤独症患者的脑功能区的激活区也未见减小。提示孤独症患者的认知缺陷可能是由于新皮质通路异常所造成的。

相关学科新的研究表明，小脑不仅参与运动功能，而且还参与认知、情感和感觉等多种功能。在运动和注意任务的 BOLD 功能磁共振检查中，运动任务为受试者按照任意的频率按键，与静息对照。注意任务为受试者按照相应的视觉刺激按键，与被动接受视觉刺激对照。结果显示与健康者比较，孤独症患者运动任务的小脑激活区范增大，注意任务的小脑激活区范围小。提示孤独症患者小脑的发育异常导致其注意力不易集中，并且证明了小脑参与认知和运动功能。

（1）对语句的理解能力：对孤独症患者和健康志愿者先后做 BOLD 功能磁共振检查，采用组块实验设计，测试其对语句的理解能力。结果显示孤独症患者组 2 个重要的语言功能区激活范围与对照组相比存在差异：Wernicke 区（左颞上回的后部）激活范围大，而 Broca 区（左额下回）激活范围小。孤独症组脑皮质激活区的时间校正曲线低于正常值。这些结果提示孤独症患者语言信息整合异常的神经病理基础和语言信息处理的神经网络校正过程。

虽然高功能孤独症患者的智商正常，但是终生存在社交障碍，可能是由于其理解力差。对孤独症患者和健康对照者做 BOLD 功能磁共振检查，测试其在观察不同面部表情的图片时脑功能区的激活情况。结果显示与对照组比较，孤独症患者在观察面部表情的图片时小脑、丘脑和颞叶皮质异常激活。提示高功能孤独症患者的高级控制神经异常，可能是由于神经发育异常所造成，进而导致其社会行为异常。

（2）注意缺陷多动障碍：注意缺陷多动障碍，是最常见的儿童期起病的神经精神疾病之一，发病率 3 %~5 %，其中 85 % 的患儿症状将会延续至青春期，50 %~70 % 到成年期。

注意缺陷多动障碍的核心症状为注意缺陷、多动和冲动、学习困难、社交障碍。

研究发现，50 % 以上的注意缺陷多动障碍儿童同时共患另一种精神障碍。注意缺陷多动障碍的发病机制尚不清楚，但大多数学者认为该病是多种生物因素 - 心理 - 社会因素共致的一种综合症。

神经心理学学家提出了注意缺陷多动障碍抑制功能缺陷的假说。结构磁共振成像研究发现注意缺陷多动障碍患者前额叶、基底节、胼胝体、丘脑、小脑等部位体积异常。多数功能成像（fMRI）研究认为其功能缺陷可能主要存在于额叶 - 扣带回前部 - 基底节环路，前额叶皮层调控的执行功能的缺陷是注意缺陷多动障碍儿童的核心缺陷。

fMRI 研究发现注意缺陷多动障碍儿童在进行停止任务和和运动时间的调整任务时，右前额叶中央区域功能都低下，右前额叶下回和左尾状核在停止任务时功能都低，由此提出注意缺陷多动障碍与负责高等运动控制过程的前额叶系统的兴奋不够有关。还有研究发现，注意缺陷多动障碍儿童存在 Accd（细胞结构 24b/24c/32）的异常。

在刺激数目匹配的执行任务实验中，与休息状态相比，正常儿童主要的激活区在左侧丘脑及右侧扣带回，而右侧额中回 [Broadmann（BA），BA9/10] 的激活范围较小，左侧中央前回运动区（BA4/6）可见激活。注意缺陷多动障碍儿童与对照组相比，Go-SC 任务时左侧丘脑及右侧扣带回激活范围显著减小，并且右侧基底节区及中脑出现了激活。

在不执行任务（NoGo）状态时，正常儿童右侧额中回（BA46）激活区范围较 Go-SC 任务时显著增加，而与前不同的是左侧前扣带回、左侧额叶及右侧丘脑出现了激活。而注意缺陷多动障碍儿童与对照组相比，右侧额叶的激活区增多，但主要在 BA8 区，而右侧前额叶（BA9、10）的激活并不显著。丘脑激活与对照组相比范围及强度均有增加。

反应数目匹配的执行任务实验中，正常儿童扣带回仍有较明显激活，但主要激活区在右侧岛叶，额叶的激活均在左侧。而注意缺陷多动障碍儿童右侧前额叶可见小范围激活。前额叶包括 Broadmann 分区中的 BA9~12 、45~47 以及前扣带回的 BA24、25、32 区。

目前已知前额叶在高级认知活动中发挥着极其

重要的作用。注意缺陷多动障碍儿童在反应抑制任务时的操作水平下降与右侧额叶-纹状体回路的结构异常相关。在研究中发现,正常儿童组在执行所有任务时双侧前额叶均有明显激活,并且以右侧为主,而注意缺陷多动障碍儿童虽然在不同任务状态时也表现为右侧前额叶的激活,但是激活数目较对照组明显减少。扣带回前部在复杂认知和注意加工过程中发挥着重要的作用,注意缺陷多动障碍儿童前扣带回的激活明显低于对照组,支持注意缺陷多动障碍患者扣带回前部功能低下的假设。

执行 Go-SC 任务时,注意缺陷多动障碍儿童明显弱于对照组,而执行 NoGo 任务时,注意缺陷多动障碍组激活较对照组增强,是否可以认为注意缺陷多动障碍儿童可能同样存在有丘脑功能的异常。通过 BOLD-fMRI 方法对注意缺陷多动障碍儿童与正常儿童进行比较,在注意缺陷多动障碍儿童存在一些功能低下的脑区,主要是前额叶和前部扣带回,丘脑功能也有较显著的异常。

4. 磁共振脑功能成像的评价与展望 fMRI 能够无创地显示脑功能活动区的部位、大小和范围,其图像的时间和空间分辨率均较高,而且可重复性好,可行性高,无放射性,已广泛应用于神经科学的基础研究和临床研究,在高级神经生理和心理活动的阐明,神经、精神疾病的诊断及治疗等方面均取得了显著效果,在认识儿童行为和认知过程中的作用也越来越被重视。尽管如此,fMRI 仍存在很多不足。随着计算机的容量和速度不断提高,fMRI 正在向实时成像方面的发展,成像会更加方便快速。随着多种脑功能成像技术的出现,fMRI 与其他成像技术向的联合已不可避免,如 fMRI 与 PET 进行图像融和,以及 fMRI 与弥散张量成像(DTI)等技术的联合应用,可得到更多的脑功能活动信息。相信 fMRI 将来一定能够在脑功能研究中发挥更大的作用,磁共振脑功能成像的应用和研究前景是非常广阔的。

第十一章　髓母细胞瘤

第一节　儿童髓母细胞瘤

儿童髓母细胞瘤是中枢神经系统恶性程度极高的神经上皮性肿瘤之一，发病高峰在 10 岁以下，约占儿童后颅窝肿瘤的 40%。

1. 病理学　颅内髓母细胞瘤，是中枢神经系统恶性程度极高的神经上皮性肿瘤之一。Bailey & Cushing(1925)首先对髓母细胞瘤进行了报道；其后，不断有学者对此进行深入研究。

WHO(2000)定为Ⅳ级肿瘤，并将髓母细胞瘤分为 5 型：经典型、大细胞型、促纤维增生型、黑色素型和髓母肌细胞瘤，以大细胞型侵袭性强，易经脑脊液循环播散，预后极差。

迄今多数学者认为其发生是由于原始髓样上皮未继续分化的结果，这种起源于胚胎残余细胞的肿瘤可发生在脑组织的任何部位，但绝大多数生长在第四脑室顶之上的小脑蚓部。由于该肿瘤具有生长极为迅速，手术不易彻底切除，并有沿脑脊液产生播散性种植的倾向，使得本病的治疗比较困难，存活率较低。

病理大体观察，肿瘤呈灰红色或粉红色，一般境界较清楚，呈浸润性生长，质地软而脆，肿瘤无包膜，瘤内有时可有坏死和囊变，但钙化或出血者少见。镜下观察，细胞密集排列，常呈圆形、椭圆形、长椭圆形或近锥体形，核大浓染，胞质成分较少，细胞分化不良。

2. 临床表现　本病好发于儿童，是儿童颅后窝肿瘤中最常见者。此类肿瘤具有高度浸润性生长的生物学特性，临床进展快，极易复发和沿脑脊液循环播散而导致脑室、蛛网膜下隙种植性转移，故常常预后不良。

3. 影像学研究　常规 MRI：T_1WI/T_2 FLAIR 呈低或等信号，T_2WI 常呈高或稍高信号，主要原因是髓母细胞瘤细胞核大，胞质成分较少，瘤体内自由水减少以及与肿瘤细胞排列密集有关。肿块增强有较明显强化，呈均匀或不均匀强化，这可能是由于瘤体为密集的低分化网织细胞构成，血供丰富有关，但强化均匀与否与坏死程度及是否有钙化相关。

肿瘤转移是髓母细胞瘤的重要特征。肿瘤细胞发生脱落后，可通过脑脊液循环沿蛛网膜下隙发生种植性转移，脊髓尤其马尾神经是常见受累部位，少数转移至大脑各部位，极少数可因血行播散发生远隔转移，亦可随分流而发生腹腔种植等。一组 21 例患儿的研究中，有 4 例术后经脑脊液循环沿蛛网膜下隙发生播散性种植。

^{1}H-MRS 脑内常见代谢物的测定主要有以下几种化合物。① NAA：主要存在于神经元，位于 2.02×10^{-6} 处，肿瘤使神经元损害导致 NAA 峰的下降。② Cho：位于 3.22×10^{-6} 处，参与细胞膜的构成，可能与肿瘤细胞的生长活性相关，其峰常常升高，故被认为是恶性肿瘤的标记物。③ Cr：位于 3.03×10^{-6} 处，因其含量在各种病理状态下比较稳定，常用作内标准比较其他代谢产物的变化，所以，该研究采用 NAA/Cr、Cho/Cr 比值来反映代谢物的变化。Lac：位于 1.32×10^{-6} 处，当 TE 为 144 ms 时，Lac 双峰会发生倒置，脑肿瘤可出现乳酸峰。Lip：位于 $(0.8\sim1.30)\times10^{-6}$ 处，脂质与坏死有关，它是高级别肿瘤的组织特征。

该组 6 例行 ^{1}H-MRS，显示：Cho 峰明显升高，NAA 峰明显降低，Cr 峰明显降低；NAA/Cr 亦降低；其中，3 例显示低矮的 Lac/Lip 峰。

该组 6 例儿童髓母细胞瘤显示 Cho/Cr 比值明显增大(>4)，一般肿瘤 Cho/Cr 比值 >2，推测可能是与儿童髓母细胞瘤的恶性程度高密切相关。

3. 鉴别诊断　典型的髓母细胞瘤诊断不是特别困难，但是不典型的髓母细胞瘤诊断有一定的难度，因为髓母细胞瘤大多要长入第四脑室，还可以伴有第四脑室的移位，甚至再由第四脑室向外发展，伸入小脑延髓池及小脑桥脑池等，该组有 1 例。有时与室管膜瘤鉴别有一定难度。

（1）室管膜瘤：髓母细胞瘤与室管膜瘤鉴别点如下。①室管膜瘤钙化的比例要高；②髓母细胞瘤的发病率要比室管膜瘤高；③髓母细胞瘤强化显著，室管膜瘤强化多为轻、中度；④髓母细胞瘤多起源于第四脑室顶部，室管膜瘤多起源于第四脑室底部；⑤室管膜瘤更容易由第四脑室向外发展，进入小脑延髓池，小脑桥脑池等；⑥髓母细胞瘤的发病年龄常小于室管膜瘤（10~15 岁多见）。此外，扩散加权成像（DWI）也有利于二者的鉴别。

（2）血管网织细胞瘤、脑膜瘤、脉络膜丛乳头状瘤：由于 MRI 的特征性表现，髓母细胞瘤与血管网织细胞瘤、脑膜瘤、脉络膜丛乳头状瘤等鉴别比较容易。

（3）星形细胞瘤：有时髓母细胞瘤与囊变不太明显的星形细胞瘤常规 MRI 鉴别存在一定的难度，该组就有 2 例髓母细胞瘤的患者，常规 MRI 扫描拟诊小脑星形细胞瘤，行 ^{1}H-MRS 检查后诊断为髓母细胞瘤，与术后病理结果相符。可能因为肿瘤的恶性程度越高，Cho/Cr 比值越大，而低级别小脑星形细胞瘤，囊变程度较小，且 Cho/Cr 比值升高程度较低，这有助于两者的鉴别。此外，CT 上显示髓母细胞瘤多为高密度或等密度影，主要与髓母细胞瘤的血管基质中肿瘤细胞较丰富和排列较密集有关；增强后有中度或轻度强化。该组有 5 例患者加做了 CT 扫描，有 1 例髓母细胞瘤内显示有明确的钙化影，故 CT 对于本病的确诊也有较大帮助。

总之，MRI 常规扫描结合 ^{1}H-MRS 及 DWI 对儿童髓母细胞瘤诊断价值较大，而且可以及时发现转移等。同时，最好加做全脊柱 MRI 平扫及增强扫描，以明确蛛网膜下隙有无种植转移等，对于确定下一步治疗也有很大帮助。

第二节　髓母细胞瘤病例

患儿，男性，5 岁。

病理诊断："小脑蚓部、第四脑室肿瘤切除标本"初步诊断胚胎性肿瘤，髓母细胞瘤为首选，待做免疫组化检测进一步协助诊断。免疫组化诊断：检测结果支持髓母细胞瘤（WHO Ⅳ级）。

WHO Ⅰ级肿瘤：增殖指数低，单纯手术切除即可能治愈；WHO Ⅱ级肿瘤：一般呈浸润性生长，尽管增殖指数低，但易复发，并且会转变为高级别肿瘤，存活期长于 5 年；WHO Ⅲ级肿瘤：组织学有恶性证据，包括核非典型性及核分裂活跃，大多数情况下应辅以放疗和 / 或化疗，存活期 2~3 年；WHO Ⅳ级肿瘤：细胞学为恶性表现，核分裂活跃和有坏死倾向，术后发展迅速并导致死亡，具有肿瘤组织弥漫性浸润和随脑脊液播散的特征，预后取决于治疗方案是否有效。

影像资料见图 21-11-1。

第三节　不典型的髓母细胞瘤

1. 病理学　髓母细胞瘤是儿童后颅窝肿瘤中最常见的肿瘤，占儿童后颅窝肿瘤的 30%~40%。也有另一观点认为儿童后颅窝最常见的肿瘤为星形细胞瘤，髓母细胞瘤位居第 2 位。肿瘤多见于 15 岁以下儿童，多数作者的资料表明男多于女。

髓母细胞瘤是一种高度恶性的原始神经外胚层肿瘤，WHO 分类归为 4 级。大体病理标本见肿瘤边界清楚，但无包膜，柔软易碎。显微镜下肿瘤细胞密集，胞浆少，核大浓染。

目前，肿瘤起源于何处、何结构或细胞，有 3 种学说，并不统一。但对髓母细胞瘤为后颅窝肿瘤中最易出现脑脊液播散，种植转移有比较一致的意见。

2. 临床表现　临床表现为颅内压增高的症状，小脑损害体征及脑干受压等症状，这也是后颅窝其他肿瘤的普遍临床表现，不具备特性。

3. 影像学研究　典型的后颅窝髓母细胞瘤发生在小脑上蚓部，即第四脑室顶的中线部，常迅速生长突入和充满第四脑室，有缝隙与第四脑室底分开，肿瘤境界清楚，多数比较均质，出血、钙化、坏死少见，少数肿瘤内有囊变，周围小脑有不同程度的水肿环。

肿瘤 T_1 呈稍低信号或等信号，T_2 呈稍高信号，强化多数呈均质显著强化。

分析一组 21 例不典型表现的病人，以小脑半球及小脑蚓为主者，占 83%(16/21)，第四脑室内病灶占 17%。小脑蚓部病例形态大，向两侧侵及周围小脑半球，向前可侵入第四脑室内部形成肿块，与前方的脑干紧密相邻，病灶向下往枕大孔延伸，下端呈倒锥形，而上缘呈圆顶状，于矢状位显示清晰，未见向上延伸或经小脑桥脑池向前生长的趋势。

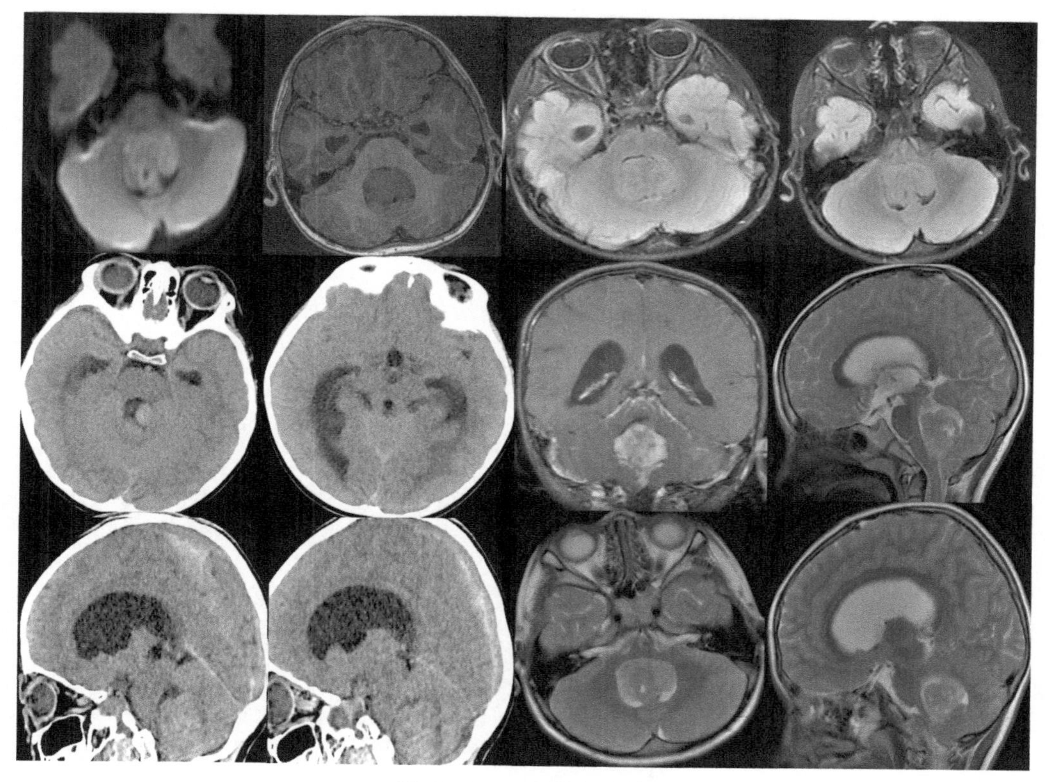

图 21-11-1　髓母细胞瘤

分析该组小脑半球病灶发现，肿瘤与硬膜及小脑幕有较长的连接面，这说明小脑脑实质髓母细胞瘤往往靠近小脑表面。有作者报道，小脑脑实质室管膜瘤影像学表现特点之一为肿瘤与硬膜及小脑幕有较长的连接面，该组资料显示：肿瘤在小脑半球的部位不是室管膜瘤及髓母细胞瘤的鉴别特点。

肿瘤伴有囊变(83%)，灶内坏死 7 例，钙化占 33%。该组小脑蚓部肿瘤的囊变形态小，呈类圆形，边缘清楚，单发或多发。小脑半球囊变呈类圆形或半月形，同样具有囊内壁光滑清晰的特点。以分布于肿瘤的周边为主。肿瘤无论信号是否均匀，实质部分呈 T_1WI 等信号，T_2WI 信号以与小脑半球脑实质信号一致为特点。所有病灶都对第四脑室形成不同程度的压迫。手术病理与术前 MRI 诊断对照都显示病灶与第四脑室部分粘连。所有肿瘤周围均见不同程度的轻中度水肿。

MR 增强扫描的表现变异较大。多数病灶(15/21)呈不均匀明显强化，坏死及囊变区无强化，内壁显示光滑清楚，与周围明显强化的实质对比度好，多发相邻的坏死区连接壁可毛糙。髓母细胞瘤坏死及囊变部位内壁强化具有一定的特征性。部分小脑半球病例呈轻度磨玻璃状强化，局部突破小脑幕。该组有 1 例肿瘤呈轻度的星芒状强化，考虑肿瘤成分纤维组织结构多所致。

不典型的髓母细胞瘤 MRI 表现特点为小脑蚓部或小脑半球的实质性占位，T_1WI 呈稍低信号或等信号，T_2WI 信号与小脑半球实质一致；肿瘤常见囊变及坏死，范围局限，小脑蚓部肿瘤囊变形态以类圆形为主，小脑半球形态呈类圆形或半月形，囊内壁光滑；小脑蚓部病灶均进入第四脑室内部形成肿块，与前方的脑干紧密相邻，病灶向下往枕大孔延伸，下端呈倒锥形，上缘呈圆顶状；肿瘤周围见不同程度的水肿带;增强扫描以明显强化为主,部分小脑半球病灶呈轻度磨玻璃状强化,局部突破小脑幕。

4. 鉴别诊断　髓母细胞瘤主要应与后颅窝脑内实性肿瘤——室管膜瘤、星形细胞瘤、血管母细胞瘤相鉴别。①室管膜瘤:室管膜瘤 T_2WI 信号较小脑实质高。脑室内室管膜瘤后方常余一含脑脊液缝隙而与第四脑室顶分开,肿瘤呈“溶腊状”生长明显。小脑半球的室管膜瘤较髓母细胞瘤少见,因肿瘤囊变、钙化、坏死常见,信号较髓母细胞瘤更混杂。囊变范围大,形态不规则。瘤周少见水肿,对相邻的小脑幕无浸润征象。强化的程度不及髓母细胞瘤。②星形细胞瘤:后颅窝实性的星形细胞瘤少见,患者年龄大,肿瘤强化不均匀,可见瘤结节。③血管母细胞瘤:实性血管母细胞瘤内可见斑状血管流空影,增强扫描不强化,呈黑芝麻征。总之,后颅窝典型及不典型的髓母细胞瘤都具有其相应的特点,MRI 能够针对典型及不典型髓母细胞瘤做出明确的定位与定性诊断。

第四节　儿童小脑髓母细胞瘤(WHO Ⅳ级),促纤维增生型

患者,男,3 岁。

术后病理检查:免疫组化诊断:小脑髓母细胞瘤(WHO Ⅳ级),促纤维增生型。

影像资料见图 21-11-2。

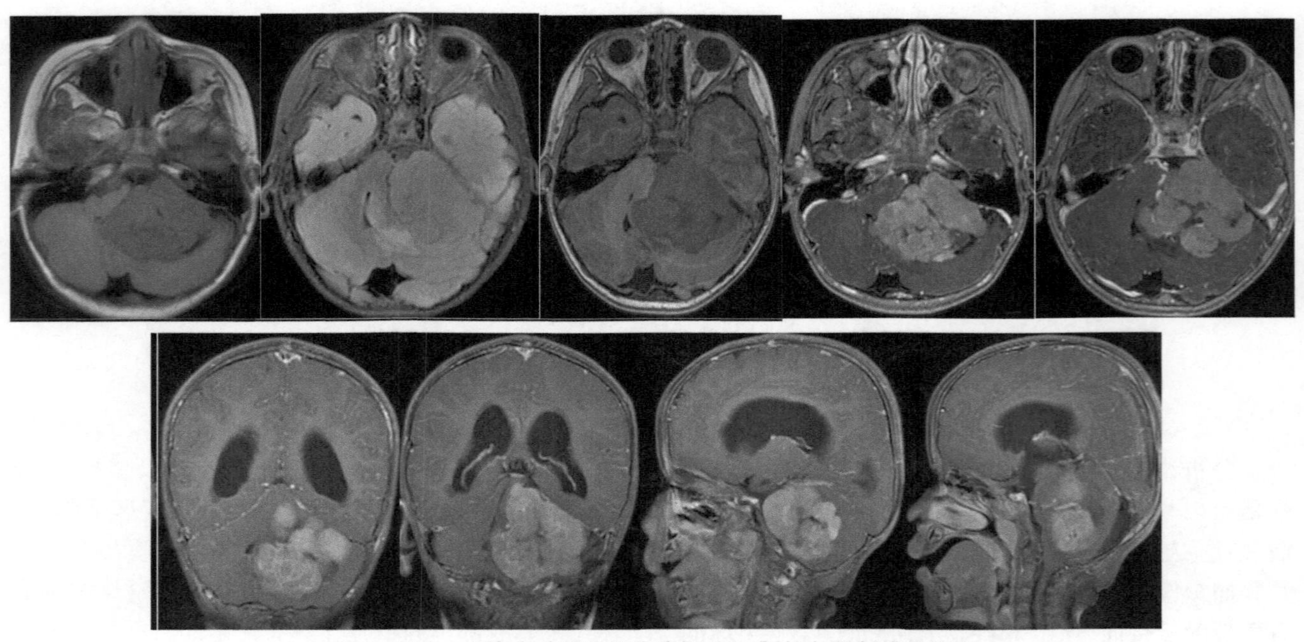

图 21-11-2　儿童小脑髓母细胞瘤(WHO Ⅳ级),促纤维增生型

第十二章　其他肿瘤和肉芽肿

第一节　误诊病例简介：小儿多形性胶质母细胞瘤表现为颅内血肿

多形性胶质母细胞瘤，简称胶母细胞瘤，约占脑胶质瘤的 1/4，WHO（2007）中枢神经系统肿瘤分类将其归为星形细胞肿瘤亚类，其下还包括巨细胞胶质母细胞瘤和胶质肉瘤。

Scherer（1940）首次将其分为原发性和继发性。现认为胶质母细胞瘤是星形细胞瘤、混合性星形少突细胞瘤、少突胶质细胞瘤进行性间变的表现。伴分化较好的胶质瘤成分称为继发性胶质母细胞瘤，伴有分化较低的胶质瘤成分称为原发性胶质母细胞瘤。

1. 病理学　由于肿瘤细胞高度间变、新生血管结构不良，该病病理以坏死和（或）血管增生、镜下小出血灶多见。病理上肿瘤质软、切面灰白或粉红，有囊变、出血和坏死小灶。镜下瘤细胞密集，胞体较大，呈多角形或锥形，围绕血管生长形成菊形，并有短粗突起伸入血管内；血管丰富，管壁厚薄不一，常有玻璃样变性。免疫组织化学 GFAP、S-100、Vimentin、NSE 及 EMA 阳性。胶质瘤分级的金标准是组织病理学标准。WHO 的分级标准也是针对病理学而制定的。

2. 临床表现　临床表现为颅内压增高和局灶性脑功能障碍。婴幼儿常以烦躁不安、哭闹、以手拍打头部就诊，较大儿童则以单侧肢体乏力，锥体束征阳性较多。儿童好发于幕下，多为单发，偶有多发。发病年龄多较大，85% 介于 40~70 岁之间，男性多见，男女之比约为 3:1。儿童期仅为颅内原发性胶质瘤的 0.45%~2.8%，成人好发于额叶等大脑半球，儿童好发于幕下，如脑干，多为单发，偶有多发者，一般为 2~3 个病灶，坏死常见，但出血少见。

3. 影像学研究　本病肿瘤细胞退行发育、间变、核分裂活跃，呈明显浸润性生长。所以 CT、MRI 平扫通常表现为伴有显著水肿的、密度或信号不均匀的占位性病变，常伴有其内囊性变；增强典型表现为环状或花边状边缘强化伴壁结节。

CT 相应表现为范围较大的混杂密度肿块伴囊变区，但病灶内显著出血灶少见。偶有肿瘤跨越中线结构可形成所谓蝴蝶状生长，具有一定特异性。100% 的瘤周水肿中，大多为中、重度水肿。增强检查病灶呈不规则环形强化伴壁结节。

MRI 该病通常表现为边界不清、信号不均、水肿显著的占位性病变。T_2WI 的典型表现呈三层：中央高信号，围以一等信号边缘，周边可见指状高信号。增强扫描显示病灶实质部分强化，典型者可见不规则环状或花边状边缘强化，囊变坏死区无强化。

随着影像技术的进步，CT、MRI 的术前检查可以更好地制订手术方案，以及跟踪治疗效果。常规的 CT 和 MRI 对胶质瘤的分级有一定的作用，例如 CT 增强对于高级别胶质瘤有较好的预测意义，增强 CT 和组织学分级之间有很强的相关性，然而对于低级别胶质瘤和高级别的亚型无预后估计价值；DWI 高级别胶质瘤的瘤体实质表观分布系数（ADC）值和指数弥散系数（EDC）明显要低于低级别胶质瘤；但传统的 CT、MRI 检查目前还没有一个理想的阈值来鉴别良恶性肿瘤，特异度和灵敏度太低。

脑肿瘤的灌注成像和质子磁共振波谱分析成像（^{1}H-MRSI）定量分析是近年的研究热点，可以较为客观反映肿瘤的恶性程度，鉴别肿瘤组织内部恶性程度较高区域，监测抗血管治疗的疗效以及用于胶质瘤的分级等。

总的来说，CT 和 MRI 可以较为准确地做出脑肿瘤的定位诊断，乃至部分肿瘤的定性诊断，但是临床工作中遇到的不典型病例，比如该例发生在婴儿，病灶位于幕上，影像学表现以血肿为主体，瘤周水肿又不显著，因其发病年龄、部位、影像学表现均不典型，术前诊断是比较困难的，可供同道参考。

第二节　小儿颅咽管瘤病例

详见本书　本卷　第十三篇　第三章　第二节　小儿颅咽管瘤病例。

第三节　桥小脑角区脑膜瘤（WHO Ⅰ～Ⅱ级）

患儿，女，5 岁 6 个月。

病理检查：灰白暗红色碎组织一堆，总体积 2 cm × 2 cm × 0.5 cm。免疫组化检测：阳性，Vimentin，EMA，Bcl-2，CD99，Actin，Ki-67（+，约 30%）；阴性，CK（P），S-100，GFAP，Oling-2，Nestin，NSE，Syn，NeuN，CD34，Desmin，Calponin，PLAP，HCG，HPL，AFP，CK-P，NF。病理诊断：右侧桥小脑角区肿瘤切除标本，梭形细胞肿瘤伴出血，待免疫组化协助诊断。免疫组化诊断：右侧桥小脑角区肿瘤切除标本：梭形细胞肿瘤伴出血，结合免疫组化考虑为脑膜瘤（WHO Ⅰ～Ⅱ级）。注：送检少量破碎肿瘤组织，瘤细胞呈梭形，表达 Vimentin，EMA 等，符合脑膜瘤，考虑为成纤维细胞型（Ⅰ级）；瘤细胞疏密不等，局部细胞丰富，增殖活性较高，并可见核分裂象，符合非典型脑膜瘤（Ⅱ级）。因送检组织少而破碎，未见周围脑组织，不能准确分型并评价其生物学性质。请结合手术及影像学所见综合考虑。

影像资料见图 21-12-1。

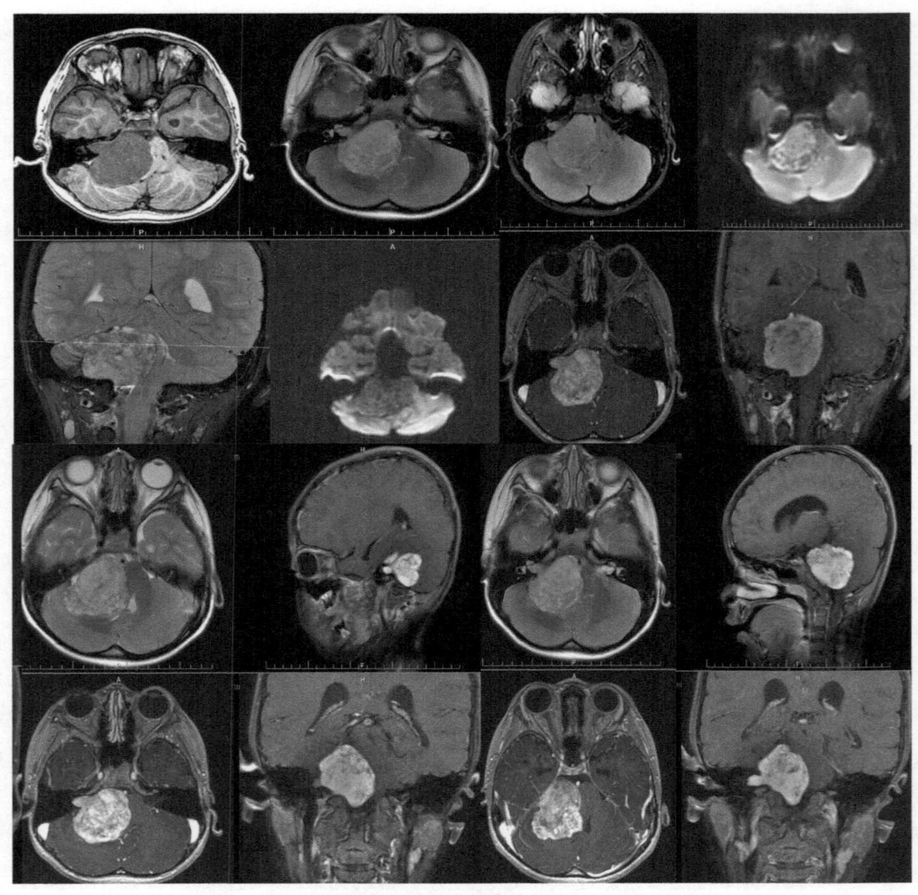

图 21-12-1　桥小脑角区脑膜瘤（WHO Ⅰ～Ⅱ级）

第四节　误诊病例简介：脑寄生虫感染与星形细胞瘤

患儿，男，3 岁。发热两天伴咽部不适入院。门诊以溃疡性口炎收治住院。CT 平扫提示右额叶占位，建议 MRI 进一步检查。

（1）MRI：右侧额叶皮层下可见不规则团状异常信号影，T_1WI 稍低信号，T_2WI 压水序列呈不均匀稍高信号，扩散加权信号不高，周围可见中度水肿带；增强扫描病灶呈明显不均匀条片状强化，其内可见环形强化区，病灶边界不清，局部脑沟回结构不清。DTI 示双侧皮质脊髓束远端前缘稀疏，胼胝体连合纤维形态无异常，双侧对称，粗细均匀，纤维束无明显中断及缺损。MRI 诊断：右侧额叶占位，考虑星形细胞瘤（Ⅰ～Ⅱ级）；DTI 示双侧皮质脊髓束远端前缘稀疏，请结合临床。

（2）手术所见：肿块主体位于右侧中央前回前方，紧邻中央前回前缘，增强扫描强化区位于额中回前部，病灶直径约 3 cm，锥体束受推压向后内侧移位。右侧额顶叶脑组织稍肿胀，脑沟变浅，脑回增粗。右额中央前区中部，外侧裂静脉前上部的脑皮层色泽呈暗红色，与正常皮层明显不同，且无明显边界。肿块呈鱼肉状，浅灰褐色，质软，血供中等，与正常脑组织边界不清，取部分肿瘤组织行快速冰冻切片检查，无法判断性质。

病理检查：冰冻病理：右侧中央区肿瘤部分切除标本：灰黄色组织一块，大小 0.9 cm×0.7 cm×0.4 cm。冰冻病理诊断：右侧中央区肿瘤部分切除标本，送检一小块脑组织，其中可见细胞密度较高，且排列紊乱，细胞形态不规则，具有一定的非典型性，冰冻切片难以判定，需做常规石蜡切片及免疫组化检测进一步协助诊断。

病理检查：右额中央区切除标本，灰白灰褐色碎组织一堆，总体积 3 cm×3 cm×1 cm，切面灰白，质软。病理诊断：右额中央区切除标本，炎性肉芽肿性病变，嗜酸性脓肿形成，并伴有大量泡沫细胞反应，个别视野下可见少量的寄生虫卵，边缘脑组织神经元变性，胶质细胞增生，符合寄生虫感染后改变。

第五节　小脑毛细胞型星形细胞瘤

患儿，女，5 岁。

病理检查：淡棕色碎组织一堆，总体积 4.5 cm×3.5 cm×1.5 cm。常规病理诊断：小脑肿瘤切除标本，初步考虑星形胶质细胞源性肿瘤，待做免疫组化检测进一步协助诊断并进行分级。

免疫组化检测：阳性，S-100，GFAP，MAP-2，Vimentin，Nestin，Tublin-b，Syn（散在+），MGMT，CD57，Oling-2，p53（+，<10%），Ki-67（+，<3%），CD34（血管内皮+），AAT，AACT 阴性，CK（P），NF，CD99，EMA，NSE，NeuN，CgA。免疫组化诊断：小脑肿瘤切除标本，结合免疫组化检测及临床影像学提示，符合毛细胞型星形细胞瘤（WHO Ⅰ级）（图 21-12-2）。

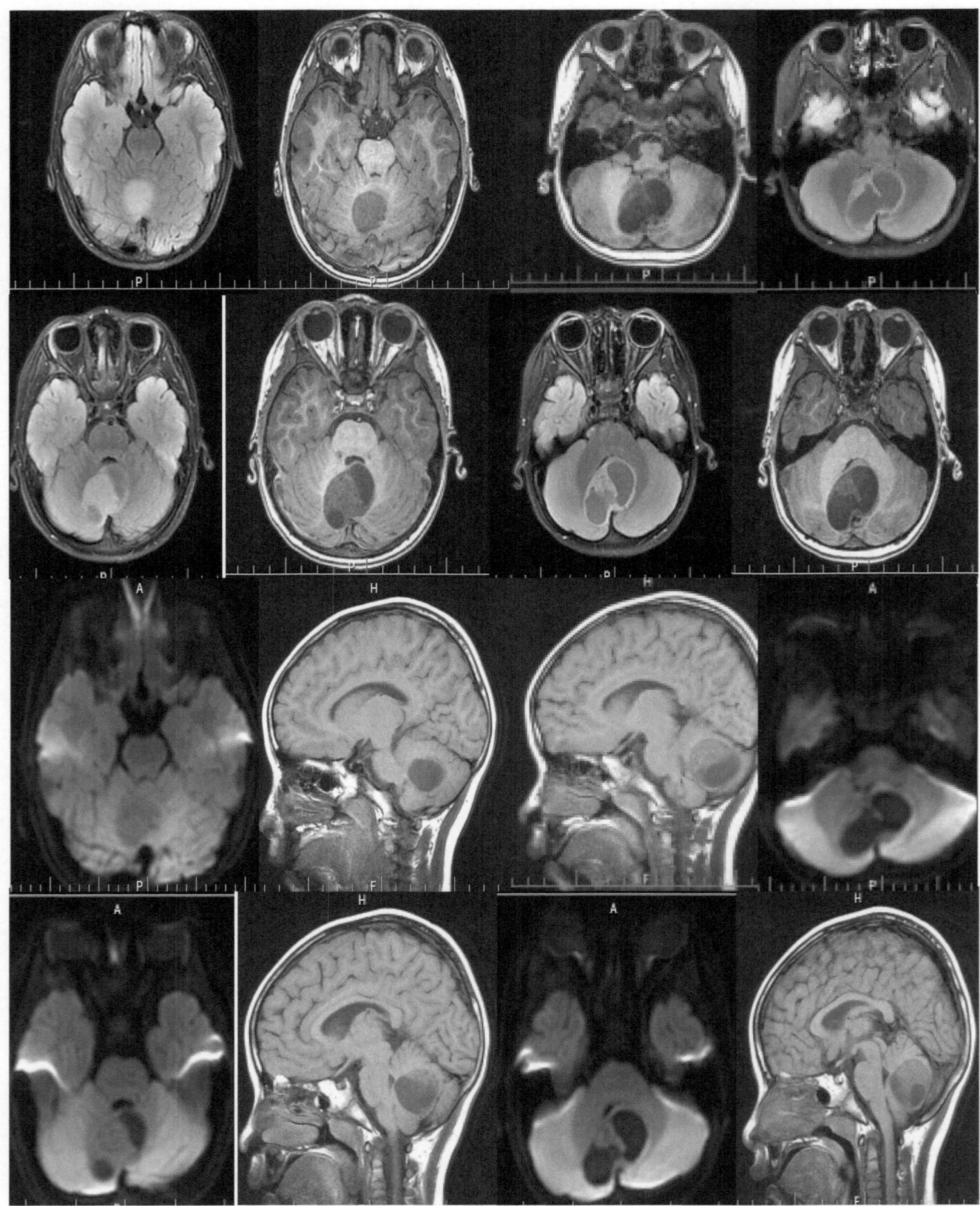

图 21-12-2 小脑毛细胞型星形细胞瘤

第六节　小儿第三脑室脑膜瘤伪似胶质状囊肿

虽然脑膜瘤可出现于任何年龄，但主要仍多见于成人。Lee(1979)报告一例10岁患儿，CT检查发现第三脑室占位性病变，侧脑室脉络膜丛有钙化，表现酷似胶质状囊肿，但一般胶质状囊肿不含钙化，而此例却见钙化。手术病理证实为脑膜瘤。

一般说来，此种年龄钙化十分少见，此病例钙化的病因学不明。

第七节　误诊病例简介：小儿顶骨纤维型脑膜瘤与嗜酸性肉芽肿。

详见本书 本卷 第十五篇 第八章 第二节　误诊病例简介：小儿顶骨纤维型脑膜瘤与嗜酸性肉芽肿。

第八节　多系统朗格汉斯细胞组织细胞增生症累及双侧侧脑室脉络丛

详见本书 本卷 第十六篇 第二章 第四节　多系统朗格汉斯细胞组织细胞增生症累及双侧侧脑室脉络丛。

第九节　误诊病例简介：第四脑室毛细胞型星形细胞瘤

详见本书 本卷 第十六篇 第四章 第二节　误诊病例简介：第四脑室毛细胞型星形细胞瘤。

第十节　小儿额骨朗格汉斯细胞组织细胞增生症(嗜酸性肉芽肿)

患儿，男，4岁。发现额部肿物进行性增大2个月余入院。患儿家属于2个月前无意中发现患儿额部正中鼻根上方头皮肿物，鸽蛋大小，患儿无特殊不适，未引起重视，后该头皮肿物进行性增大，质地中等偏软，有压痛，局部皮肤外观正常，无其他不适。检查血沉增高(55.0 mm/h)。门诊拟"额骨嗜酸性肉芽肿"收住入院。起病以来，患者精神、饮食、大小便正常。

病理检查：额骨肿物切除标本，免疫组化检测，阳性，S-100，CD1α，CD68，CD163，AAT，AACT，CD38(浆细胞+)，MPO(散在+)，CD20(B细胞+)，CD3(T细胞+)，CD15(散在+)，CD30(散在+)，LCA，Lambda链(散在+)，Kappa链(散在+)，Vimentin，PAS染色，Ki-67(+，约10%)；阴性，CK(P)，p53，p63。免疫组化诊断：额骨肿物切除标本，朗格汉斯细胞组织细胞增生症(嗜酸性肉芽肿)。

影像资料见图21-12-3。

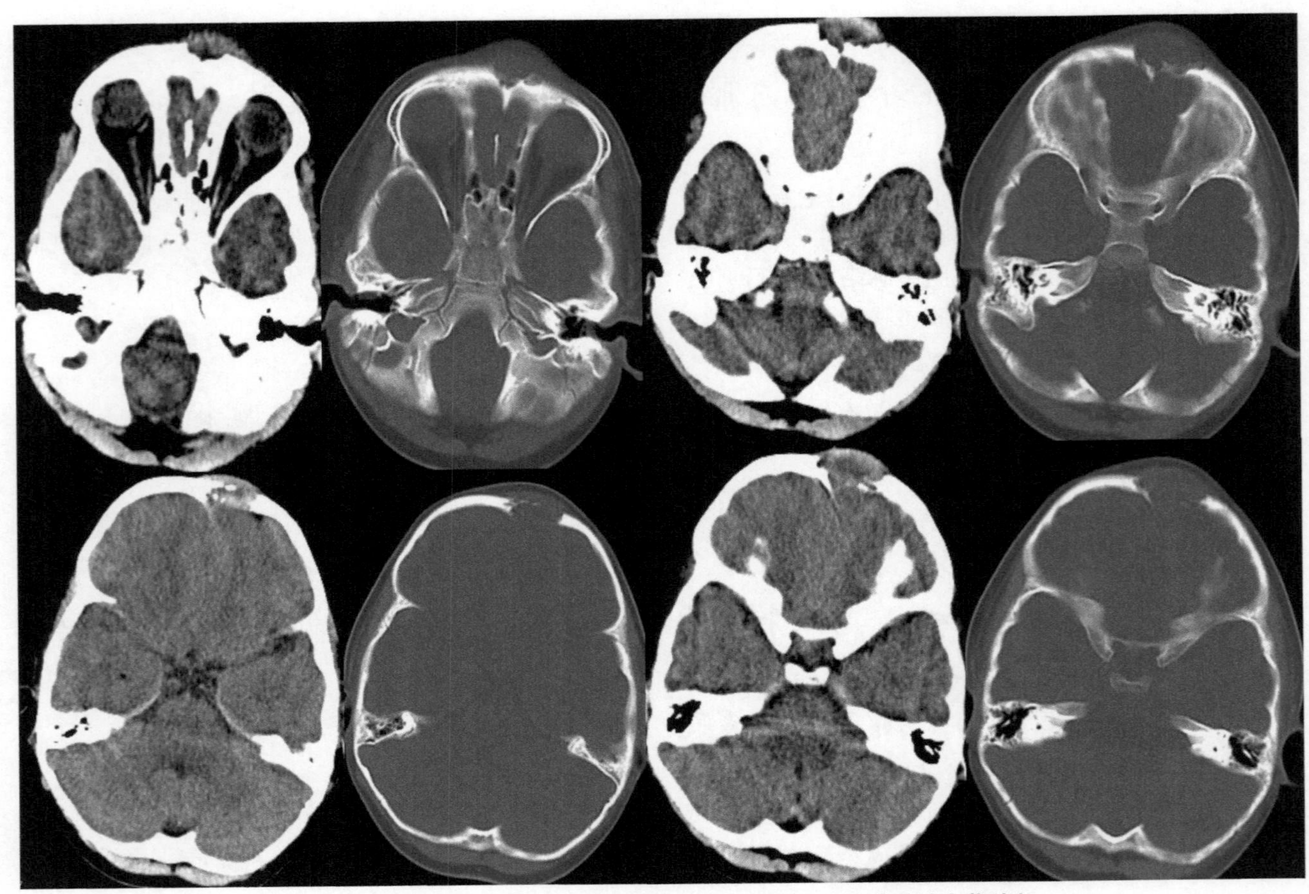

图 21-12-3　小儿额骨朗格汉斯细胞、组织细胞增生症（嗜酸性肉芽肿）

第十一节　儿童间变性脑膜瘤伴出血误诊为原始神经外胚层肿瘤

详见本书 本卷 第四篇 第九章 第二节　儿童间　　变性脑膜瘤伴出血误诊为原始神经外胚层肿瘤。

第十三章　小儿脑白质疾病

第一节　脑室周围白质软化症

脑室周围白质软化症是指缺氧缺血对侧脑室旁的分水岭区的脑白质损伤，造成局部脑组织坏死囊变，是小儿脑瘫的主要原因，多见于早产儿，也可见于有窒息史的足月儿。其影像学表现相对典型，且与生产过程、胎龄、临床症状关系密切。

1. 发病机制　脑室周围白质软化症多见于早产儿及有窒息史的足月儿，其危险因素包括胎龄小、低出生体重、重度窒息、胎膜早破、胎盘脐带异常、母体疾病（感染、妊高症、子痫）、脑室内出血、酸中毒等，是一种继发性脑白质损害，既往报道在早产儿中的发生率为3%~9%，随着危重新生儿的存活率增加，发病率逐渐提高。

脑室周围属于解剖学上的终末供血区，血管纤细且缺少侧支循环，极易受全身血流动力学的影响，很容易缺血；早产儿脑发育不成熟，在孕24~32周时，脑内占优势的少突胶质前体细胞对毒性自由基、炎性因子、谷氨酸的敏感性很高，更容易在缺血时受损伤，因此产前或者生产过程中如果有缺血缺氧情况，可能会导致小儿后期脑室周围白质软化症的发生，而且发病时胎龄越小，其发病率越高。

2. 临床表现　脑室周围白质软化症由于损伤的部位、程度不同，临床表现也各不相同。脑室周围白质软化症主要导致脑瘫（主要是痉挛性肢体瘫痪）、智能发育落后、癫痫以及视觉受损改变等。离脑室边缘3~10 mm处的脑室周围白质内有皮质脊髓束走行，因而侧脑室旁有病变时常有运动缺陷；脑白质减少、胼胝体发育不良可导致智力落后，癫痫则可能与缺血缺氧、灰质异位有关。

上述3类临床表现在一组14例患儿中比较明显，发生率接近。位于枕叶三角区的脑室周围白质软化症则可引起视敏度降低、视野受损、动眼紊乱等。但1岁以内的婴儿尚不会行走，智力有限，视觉发育也不完善，因此肢体及视觉、智力症状常常很隐匿，对有脑室周围白质软化症危险因素的小儿需足够重视。

3. 影像学研究　轻度脑室周围白质软化症患者的智力可正常或轻微低下，该组轻度脑室周围白质软化症患者年龄相对较大，平均年龄6岁4个月，大于整体平均年龄，多为症状较轻，重视不足或发觉较晚，故初诊时间推迟。中度及重度脑室周围白质软化症的MRI表现相对典型，结合早产史、低胎龄/体重、缺氧病史及症状，一般不难诊断，主要和脑积水、颅内感染、胼胝体发育不良和其他的脑白质病相鉴别。

此外，该组病例还有以下特点：①有的软化灶在MRI图像上不明显，但侧脑室变形却很突出；②脑室周围白质软化症多半是对称发生，该组中有3例为单侧发生，且都为左侧；③轴位扫描对于显示脑室周围白质软化症整体病灶形态更加直观，检出率优于冠、矢状位；④较大病灶在T_1、T_2上显示清楚，有的小异常信号则不明显，T_2 flair序列对于显示小软化灶更有帮助。

该组14例患儿都行MRI常规平扫，有的加扫了其他序列：增强扫描3例，软化灶显然不会强化，增强扫描对提高脑室周围白质软化症诊断率意义不大，但对有些鉴别诊断如脑炎或囊（实）性占位会有帮助。

（1）扩散加权成像（DWI）是MRI一个特殊序列，研究表明，生后7 d内DWI示双侧脑室周围白质对称性弥漫高信号，与后期常规MRI证实的脑室周围白质软化症有高度相关性，故DWI可能是早期预测脑室周围白质软化症的最好检查方法，最佳检查时间为出生后 1 周内。该组最小患儿为 24 d，临床也很少能收集到 7 d 内病例，且扫描时间长，不能床边检查，缺氧新生儿病情不稳定，其应用仍受到一定限制。

（2）扩散张量成像（DTI）可特异性显示神经纤维的传导通路和白质纤维束的走行及破坏，脑室周围白质软化症患儿白质病变区各向异性指数（FA）值明显降低，说明有纤维束损害，DTI 三维重建图像显示重度脑室周围白质软化症神经纤维束减少，提示纤维束的髓鞘化过程延迟。该组只有 1 例轻度脑室周围白质软化症做了 DTI 扫描，左侧病灶区各向异性指数值降低，但重建图像直观上显示双侧皮质脊髓束差别不明显，可能因为病灶太小的原因。

脑室周围白质软化症的 MRI 表现典型，检出率较高，3.0T MRI 分辨率更高，检查过程中需注意患儿的听觉保护。头颅超声也是目前临床诊断脑室周围白质软化症的常用方法，对囊腔直径大于 5 mm 的局灶性脑室周围白质软化症敏感度较高，但对小病灶检出率较低，对弥漫性脑室周围白质软化症的整体观测不如 MRI，优点是便捷、可床边使用、相对便宜、无射线、方便动态观察。临床常将两者结合使用。

第二节　儿童可逆性胼胝体压部病变综合征

儿童可逆性胼胝体压部病变综合征（RESLES）在国内鲜有报道。可逆性胼胝体压部病变综合征由 Garcia-Monco 等（2011）新提出的一个临床与影像学综合征。

胼胝体位于大脑半球纵裂底部，是连接左右两侧大脑半球最大的白质联合纤维束；由膝部、体部、压部及嘴部组成。其内神经纤维走行致密，由细小动脉供血，不易造成缺血和灌注降低。临床上常见如感染、梗死、缺氧、外伤、肿瘤、多发性硬化、原发性胼胝体变性等诸多病变均可累及胼胝体甚或脑内其他多个部位，但病灶仅局限于胼胝体压部临床上较少见，国内外相关方面报道亦较少。

1. 发病机制　可逆性胼胝体压部病变综合征是由 Garcia-Monco 等（2011）提出的一个临床与影像学综合征；其发病机制尚不完全明确，存在几种可能。

（1）与髓鞘内及髓鞘间隙水肿有关，胼胝体压部较周围组织含水量多，其水、电解质代谢和离子转运异常至其自我调节保护不足，从而使水分子扩散受限，因此比其他部位更可能发生细胞毒性水肿或血管源性水肿，MRI 上呈等信号或稍低 T_1 信号，T_2 及 FLAIR 序列稍高信号，DWI 上呈高信号与细胞毒性水肿或血管源性水肿影像学表现相一致；一组 10 例可逆性胼胝体压部病变综合征患儿胼胝体压部病灶在 1 个月内消退，符合上述影像学演变特点，所有病灶均无强化及占位效应。

（2）与间质水肿相关。

（3）认为由病毒性脑炎导致可逆性胼胝体压部病变综合征患儿通常伴有低钠血症，低钠血症导致渗透压异常改变，从而引起脑水肿：该组报道有 4 例患儿存在低钠血症，Takanashi 等（2009）曾报道 30 例可逆性胼胝体压部病变综合征患者平均血钠水平为（131.8 ± 4.1）mmol/L，故有学者认为可逆性胼胝体压部病变综合征与脑水肿有关。

（4）另有学者认为可能与多发性硬化发病机制类似，胼胝体因短暂性炎性反应导致扩散受限，但这并不能解释为何胼胝体压部受累，小脑却不累及的现象；亦不能解释为何胼胝体压部受累持续时间长于白质和胼胝体压部以外的部位。

（5）也有相关可逆性胼胝体压部病变综合征家系报道，推测遗传因素可能使部分患者具有可逆性胼胝体压部病变综合征发病的易感性。

2. 影像学研究　可逆性胼胝体压部病变综合征被认为是一种临床放射学诊断疾病，可逆性胼胝体压部病变综合征是一种常见于前驱感染后的轻微脑炎或脑病，临床无特异性，主要表现为发热、头痛、脑实质损害等，其 MRI 影像特征与临床表现程度相似；影像学发现为局限性胼胝体压部可逆性病变，病变早期 DWI 上胼胝体压部呈孤立性明显高信号为本病重要特征。该组 10 例患儿病灶较为孤立，边界清晰，无占位效应，增强不强化，T_1WI 呈等信号或稍低信号，T_2WI 及 FLAIR 呈稍高信号，DWI 上呈明显高信号，ADC 图上低信号为典型影像学特征。文献报道孤立性胼胝体压部病灶（RESLES-1 型）与除胼胝体压部外累及皮质下白质（半卵圆中心白质）病变（RESLES-2 型）被认为是可逆性胼胝体压部病变综合征演变的两个不同阶段，即白质病灶较胼胝体压部处病灶吸收早，经过短期治疗，2 型先向 1 型转化，最终病灶完全消失。但该项研究患儿均表现为胼胝体压部病变，因此 RESLES-2 型是否是一种新型脑炎或感染后脑炎的一种亚型，还需进一步探究。

3. 鉴别诊断　文献报道可逆性胼胝体压部病变综合征患儿病因不同，临床表现复杂多样，并无特异性，影像学检查在儿童主要需与急性播散性脑脊髓炎（ADEM）、多发性硬化（MS）相鉴别，可逆性胼胝体压部病变综合征与急性播散性脑脊髓炎两者临床表现相似，致病因素存在交叉，故有时很难区分。

（1）急性播散性脑脊髓炎：急性播散性脑脊髓炎是急性感染后的广泛脱髓鞘病变，MRI 表现为双侧大脑半球散在、多发病灶，不对称，皮层下白质受累为主，亦可见放射冠、半卵圆中心、基底节及丘脑、小脑及脊髓等累及，胼胝体以体部受累最常见，膝部、压部次之，呈稍长 T_1 信号，长 T_2 信号影，FLAIR 上呈高信号影；可逆性胼胝体压部病变综合征病灶较局限，边界清楚，无占位效应；增强病灶强化，而可逆性胼胝体压部病变综合征不强化。

急性播散性脑脊髓炎病灶部位在几周或数月内进展，数月后方可恢复，但有部分脑白质损伤可持续存在。而可逆性胼胝体压部病变综合征患儿极大多数 1 个月内完全恢复。

（2）多发性硬化：多发性硬化为临床主要表现为“两多一散”，即多部位、多病灶、散在分布的神经系统症状，且症状为渐行加重及缓解交替进行；MRI 病灶常累及胼胝体、半卵圆中心、内囊及深部白质为主；急性期呈等信号或稍长 T_1WI 信号，T_2WI 呈高信号，病灶散在、多发、呈斑片状，轻度灶周水肿，增强扫描病灶均匀强化；可逆性胼胝体压部病变综合征病灶较局限，无灶周水肿，增强无强化；慢性期病灶呈长 T_1、长 T_2 信号，FLAIR 上呈稍高信号影，部分病灶范围减小，部分数月复查持续存在；可逆性胼胝体压部病变综合征短期内复查病灶消失。

除上述之外，还需与新生儿低血糖脑损伤、后部可逆性脑病（PRES）、亚急性硬化性全脑炎（SSPE）、扩散性轴索损伤、进行性胼胝体变性、胼胝体梗死、淋巴瘤、桥外髓鞘溶解及 Marchiafava-Bignami 综合征等进行鉴别，如新生儿低血糖脑损伤和后部可逆性脑病，除累及胼胝体压部外，主要累及双侧顶枕叶后部脑组织，且双侧多见；亚急性硬化性全脑炎有顶枕叶白质及胼胝体压部呈典型“蝶翼状”分布的特点；因此根据患儿病史、病程、临床表现、预后及影像学病灶部位、范围、大小以及持续存在时间等可资鉴别。

总之，儿童可逆性胼胝体压部病变综合征是一种急性单病程的非特异性脑炎，为一种新型的临床影像学综合征，MRI 检查是首选的影像学检查方法，具有一定的影像学特征，结合临床资料、病灶部位和转归不难诊断；应提高早期认识，避免患儿临床过度检查及治疗。

第十四章　坏死性脑脊髓病

第一节　儿童急性坏死性脑病

急性坏死性脑病是一种病毒感染引起的罕见的、严重的中枢神经系统并发症，常与流感病毒相关。其诊断主要依据典型的临床表现和特征性影像表现。

1. 发病机制　急性坏死性脑病由 Mizuguchi 等(1955)首次报道，是一种罕见病毒感染后严重的中枢神经系统并发症，其特点为多灶性、对称性脑损害，主要累及双侧丘脑、基底节、脑干被盖及大小脑白质。迄今全世界已报道急性坏死性脑病 110 余例，大部分病例来自日本。急性坏死性脑病主要与流感病毒相关，少数可由其他病毒所致。

2. 病理生理　急性坏死性脑病的主要病理改变为局灶性血管损伤所致血 - 脑屏障破坏、血浆渗出，最终引起脑水肿、点状出血、神经元及胶质细胞坏死。大体病理为对称的脑组织软化、伴部分组织溶解，主要见于丘脑、脑干被盖及大、小脑深部白质，组织学切片上述病变区可见新鲜坏死灶，但没有星形细胞及小胶质细胞反应性增生及炎性细胞浸润。

急性坏死性脑病的可能发病机制为病毒感染诱导的细胞因子参与介导的过程，主要与白细胞介素(IL)-6 和肿瘤坏死因子(TNF)-α 相关，高浓度白细胞介素 -6 在病理情况下有神经毒性，肿瘤坏死因子 -α 可持续增加脑血管血容量，破坏血管内皮，二者共同作用可致髓鞘和少枝胶质细胞坏死，有学者研究发现，血清白细胞介素 -6 浓度越高预后越差。

3 例脑脊液白细胞及 H1N1-RNA 检测均未见异常，与甲型 H1N1 流感相关急性坏死性脑病尸检报道一致，甲型 H1N1 流感相关急性坏死性脑病不是病毒直接对脑组织的侵入损害，是否为病毒诱发的异常免疫所致，还有待进一步研究。

3. 临床表现　急性坏死性脑病大多发生在 5 岁以下儿童，大部分患儿有前驱症状后 24~48 h 出现中枢神经系统症状，而一组研究中 3 例患儿年龄相对较大，且出现中枢神经系统症状时间约 2.6 d，较文献报道略长。本病预后不良，死亡率为 30%，而一组研究中 3 例患儿均死亡，推测可能与甲型 H1N1 流感病毒有更强的致病力或诱发更强的异常免疫反应有关。

4. 影像学研究　急性坏死性脑病的影像表现具有相对特征，主要为多灶性、对称性脑部损害，以累及双侧丘脑为特征，还可累及双侧基底节、脑干被盖、大小脑髓质，病变区 CT 呈低密度，MRI 呈长 T_1、长 T_2 信号，该组 2 例 CT 检查于发病 4 d 内进行，结果阴性，可能为发病早期尚未能显示。病例 3 发病第 7 天 CT 检查阳性，与同天 MRI 比较，除小脑病变未能显示外，其余病变区同 MRI 所见，脑干病变 CT 显示远不如 MRI。该组 MRI 增强可见脑膜强化而脑实质未见异常强化，同 Haktanir(2010)所见，不同于 Lyon 等(2010)报道丘脑边缘强化，前述急性坏死性脑病的病理改变可对此征象进行解释，即强化部位的血 - 脑屏障受到破坏。

DWI 较传统序列能更好地反映病理变化，其图像信号变化复杂，在 DWI 图像上双侧丘脑病变中心区呈低信号，其病理基础是神经和胶质细胞坏死；周围见环状高信号，主要是细胞毒性水肿，限制水的自由移动，因而 DWI 呈高信号，ADC 图上呈低信号，再往外丘脑周围 ADC 图上呈高信号是由于周围组织的血管源性水肿。

通过对比分析死亡前后 MRI 表现，发现甲型 H1N1 流感相关急性坏死性脑病死亡后 MRI 表现主要特点有：①脑干增粗肿胀变形，可见出血、水肿及坏死信号；②小脑扁桃体下疝；③双侧大小脑灰、白质弥漫受累，分界模糊。

MRI 表现变化反映急性坏死性脑病病情恶化时，脑水肿、出血、神经元及胶质细胞坏死较前进一步加剧。有学者统计分析 MRI 评分与急性坏死性脑病预后呈负相关，即 MRI 评分越高预后越差，按同样计分方法，该组病例得分高于上述文献中病例得分，3 例均在 1 个月内宣布临床死亡，由于样本量较小，甲型 H1N1 流感相关急性坏死性脑病预后是否较其他流感相关急性坏死性脑病预后更差，还有待更大样本统计分析。

5. 鉴别诊断　急性坏死性脑病鉴别诊断十分重要，在诊断过程根据病史资料应排查缺氧、中毒、严重颅脑外伤等致病因素。

（1）韦尼克脑病：影像上需与韦尼克脑病鉴别，两者均可同时累及双侧丘脑，信号变化相似。临床病史可提供关键鉴别资料，韦尼克脑病是各种原因引起的维生素 B_1 缺乏所致。常见于慢性酒精中毒和妊娠剧吐者，或者营养不良和胃肠外营养患者。

（2）其他非流感病毒所致的急性坏死性脑病：曾有文献统计分析流感与非流感病毒相关急性坏死性脑病的差异，临床表现及脑脊液细胞计数无明显差异，影像上的表现流感病毒更易累及脑干，然而两者差别无统计学意义，只有依靠病源学检查。

（3）EV71 手足口病中枢神经系统并发症：EV71 手足口病中枢神经系统并发症病变部位多变，呈非对称性，脑干易受累，结合临床手足口部位有疱疹，较易鉴别。

该研究还存在不足之处，如死亡病例尚无尸检病理结果，影响对影像学征象的进一步分析。病例数较少，主要由于急性坏死性脑病本身为罕见病，难以应用统计学方法对相关数据进行统计学分析比较。在流感季节或流感大流行时，若感冒症状起病的儿童迅速出现严重的中枢神经系统状症，应该警惕并发急性坏死性脑病可能。

第二节　亚急性坏死性脑脊髓病

亚急性坏死性脑脊髓病，又称为 Leigh 综合征、Leigh 病。Leigh（1951）首先报道，描述了亚急性坏死性脑脊髓病的神经病理特点，即从丘脑到脑干，包括下橄榄核和后柱的多发对称性的坏死性病变。

亚急性坏死性脑脊髓病临床上根据起病年龄分为新生儿型、经典婴儿型及少年型 3 型。

新生儿型最初多表现为吸吮、吞咽障碍及呼吸困难，随后逐渐出现脑干功能失调（异常眼运动、面肌无力）及严重运动发育滞后，常早期死亡。

经典婴儿型在 2 岁以前（常于 1 岁以内）起病，发病前的精神运动发育多正常，起病后早期迅速出现进行性加重的精神运动发育滞后、无力、共济失调、喂养及吞咽困难、呕吐、体重增长慢、警觉性降低、不能注视、肌阵挛或全身性惊厥，感染及高碳水化合物饮食可使症状加重。

少年型少见，常在儿童期隐匿起病，逐渐出现轻痉挛性截瘫、共济失调、运动不耐受、眼震、视觉受损以及帕金森样表现，身高、体重常低于正常。有作者报告一组亚急性坏死性脑脊髓病一家系 2 例比较罕见，均系幼儿期起病，2 岁以前进行性智力与运动发育滞后或倒退、间隙性呼吸异常、肌无力、共济失调、肌张力增高等，符合经典婴儿型的临床特征。2 例患儿头颅 CT 扫描均显示双侧基底节区低密度灶，例 2 患儿同时显示脑室系统扩大，例 1 患儿头颅 MRI 示两侧豆状核及中脑大脑脚可见异常信号灶，T_1WI 为低信号，T_2WI 为明显高信号。

亚急性坏死性脑脊髓病是一种严重的致死性神经遗传病，该病存在母系遗传、常染色体隐性遗传、性连锁遗传。随着分子遗传学的迅速发展，对亚急性坏死性脑脊髓病分子病理学有了一定的了解和认识。近 50 年来对其病因学的研究发现，亚急性坏死性脑脊髓病与丙酮酸脱氢酶复合体，线粒体呼吸链酶复合体Ⅳ、Ⅰ、Ⅱ、Ⅴ和生物素激酶等多种酶或酶复合体的功能缺陷有关。运用聚合酶链反应（PCR）限制性内切酶分析的方法比较简单，结果明了，实用性强，有助于进一步证实亚急性坏死性脑脊髓病的诊断。

亚急性坏死性脑脊髓病预后较差，随着亚急性坏死性脑脊髓病致病基因的不断克隆，人们对于其分子发病机制有了一定的了解和认识，但目前仍无有效的治疗措施。

第三节 小儿线粒体脑肌病亚急性坏死性脑脊髓病

亚急性坏死性脑脊髓病,即 Leigh 综合征,由 Leigh(1951)首先报道,是线粒体脑肌病中的一种,是由线粒体呼吸链酶、丙酮酸羧化酶或丙酮酸脱氢酶系缺陷等多种原因所致的一种致死性遗传性能量代谢病,属神经变性疾病范畴,最常见于婴儿和儿童,青少年和成年型患者偶见。

临床可表现为运动和智力低下、异常呼吸节律、眼震颤、眼球麻痹、视神经萎缩、共济失调和肌张力障碍等,实验室检查血清中丙酮酸和乳酸含量增高。

亚急性坏死性脑脊髓病以前主要靠尸检病理确诊。其病理学特征性表现包括多发性对称性脑干、基底节灰质核团的局灶变性坏死,神经元丢失,伴毛细血管增生、扩张,黑质均受累而乳头体未受累,肌肉组织见肌膜下线粒体堆积及线粒体形态异常改变。

近来,根据临床典型症状、体征,生化及颅脑影像学检查,尤其是 MRI 结合血清学检查和肌肉的电镜微结构变化可于生前做出明确诊断。

亚急性坏死性脑脊髓病在 MRI 上有特征性影像学表现,即双侧基底节、丘脑及脑干多发对称性长 T_1、长 T_2 信号。有文献报道 MRS 检查显示病变区显著的乳酸峰可提示亚急性坏死性脑脊髓病的诊断,但一例 MRS 检查双侧基底节长 T_1、长 T_2 信号区未发现乳酸峰,考虑病灶为陈旧性坏死。

第十五章　儿童脑性瘫痪

儿童脑性瘫痪是导致儿童残疾的常见疾病之一，系围产期（出生前到出生后 1 个月）内各种原因所致的非进行性脑损伤综合征，主要表现为中枢性运动障碍及姿势异常，对儿童的身心发育和生活能力影响极大。

1. 大脑发育　研究表明，人类大脑发育的关键时期在妊娠中期至生后 18 个月，尤其是生后 8 个月内，在此期间，大脑处于高速生长和发育状态，皮层增厚、树突增多，白质的髓鞘化范围不断扩大，各部分的脑功能处于不断的协调发展之中；而脑损伤也处于初期阶段，异常姿势和运动障碍未固定，故这一时期脑的可塑性大，代偿能力强，恢复能力好。

2. 临床表现　近年来，随着围产医学及新生儿重症技术的开展，新生儿死亡率逐年下降，但脑性瘫痪的发病并未同步下降，早产儿、低体重儿、多胎儿及重度窒息儿虽经抢救成活，却留下脑损伤致神经功能障碍。

脑性瘫痪主要表现为中枢性运动障碍和姿势异常，常常合并智力低下，抽搐，语言、视觉、听觉和性格行为等方面的异常。脑性瘫痪的诊断主要依靠临床症状和体征检查。

脑性瘫痪的早期诊断是指生后 3~9 个月内的诊断，其中 3 个月内的诊断称超早期诊断。脑性瘫痪的早期诊断名称暂定为中枢神经协调障碍或是生长发育迟缓。

3. 早期诊断和早期治疗　有作者认为生后 2 周即可能做出脑性瘫痪的诊断，在生后 6 个月内做出诊断并进行治疗，其效果最佳。该作者报道了 207 例脑性瘫痪患儿，其中 199 例得到正常化。根据 Bobath 的理论，抑制异常运动和姿势促进正常运动功能的恢复，给予反复运动功能训练和营养脑细胞的药物，高压氧治疗，促进脑细胞代谢易使损伤修复和再生；给予足够的运动和感觉刺激后可促进脑细胞的发育和髓鞘的形成。

由于出生 1~6 个月内的婴幼儿四肢的自主性运动相对较少，患儿的肢体运动障碍容易被忽视，同时由于本病的临床类型较多，症状和体征表现复杂，婴幼儿不能配合临床体格检查，有些不典型病例单凭临床资料常常难以获得早期诊断。

4. 影像学研究　MRI 检查具有良好的软组织对比、高分辨率、无创伤性、无痛、无放射、可以多方位扫描，能够直观显示颅脑的形态学改变，检出率较高，一组资料为 91%。其中 34.3% 的病变是脑萎缩（11/32 例），有 6 例脑萎缩和其他脑部病变并存。有 8 例患儿有髓鞘发育延迟（28.1%），其中 4 例患儿的髓鞘发育延迟和其他的脑部病灶合并存在，仅有 1 例患儿的髓鞘发育延迟单独存在。

脑萎缩和髓鞘发育延迟是脑性瘫痪患儿脑部的常见病变，脑萎缩可以单独构成脑性瘫痪的形态学改变，也可和其他病变并存；髓鞘发育延迟多和其他病变合并存在，较少单独出现。脑性瘫痪的 MRI 形态学改变与临床表现密切相关。

智力低下、语言障碍多见于神经元细胞减少、弥漫性脑萎缩：脑室周围白质软化可使髓鞘发育延迟，影响运动的发育，是痉挛型脑性瘫痪特有的脑病变表现，其严重程度与临床的肢体功能障碍有很大关系；多发性脑软化灶可引起继发性癫痫、听力障碍、视觉障碍等。

该组资料中 11 例脑萎缩，合并智力低下 10 例，语言障碍 7 例；6 例脑室周围白质软化灶中伴肢体功能障碍 5 例；5 例脑软化灶中伴癫痫 5 例，斜视 2 例。但脑性瘫痪的临床各种分型与 MRI 表现之间的关系尚待进一步研究。

早期诊断依据是运动发育落后，自主运动减少，肌张力异常，姿势异常，婴儿反射异常。在新生儿主要表现为吸吮困难、觅食反射差，若有以上表现，同时存在窒息、低体重、早产等高危因素应高度警惕，头部 MRI 检查是发现脑内结构病变的首选方法，为临床脑性瘫痪患儿提供确切的脑部病变的性质、部位和范围，对病因分析、指导诊疗、判断预后起重要作用。

第十六章 脑 炎

第一节 Rasmussen 脑炎

Rasmussen 脑炎,是一种儿童期起病,累及一侧大脑的慢性炎症性疾病。本病临床少见,但症状明显,表现为各种发作形式的癫痫、进行性的偏瘫及智力减退。Rasmussen 脑炎病因不明,最初认为本病是一种慢性病毒性脑炎,现在认为是大脑的自身免疫性疾病。

1. 病因和发生机制 Rasmussen 根据该病患者脑组织内的免疫反应,考虑本病的病因是病毒感染所致。有报道称将近 50% 的病例在癫痫首次发作前 1~6 个月自身或密切接触者有感染性或炎性疾病,提示有病毒病因的可能;对患者的组织标本进行多聚酶链反应及荧光原位杂交研究发现有巨细胞病毒、疱疹病毒以及 EB 病毒等感染。

另有研究报道,在疾病早期进行病灶的局部切除,病理提示活动性脑炎的改变,血管周围淋巴细胞套状分布,灰质和白质满布神经胶质小结,层状坏死导致海绵状变性,最终引起皮层结构破坏和神经胶质增生。然而,标准的病毒学检测结果全部阴性。因此尽管有迹象表明病毒感染可能作为疾病的触发因素,但并非必要因素。目前的研究资料提示,免疫反应,包括细胞免疫和体液免疫是该病的发病机制。有关 Rasmussen 脑炎病因学的确切机制,目前仍难以阐明,但已广泛认为是一种局部自身免疫性脑炎,导致了特殊的癫痫性脑病。

2. 临床表现 Rasmussen 脑炎临床主要表现为难治性癫痫,进行性神经功能缺损、智力下降。脑电图显示局灶性慢波,伴或不伴有局灶癫痫波。部分患者发病前有炎性感染的过程,大部分出现持续性部分性癫痫,也有部分患者出现复杂部分性发作,伴或不伴有自动症。随疾病进展,多数患者出现一种以上的癫痫发作形式。

一组 5 例患儿的研究中, 5 例患儿临床表现以肢体抽搐为主, 3 例为全身性, 2 例偏侧肢体抽搐。有 3 例表现为右侧面肌痉挛, 3 例患侧肢体乏力, 2 例手脚持续抖动, 2 例患者出现双眼凝视, 2 例伴有发作性腹部不适,1 例患者伴有反复吞咽动作。

癫痫症状发生程度与影像学上严重程度没有直接相关的关系,推测 Rasmussen 脑炎主要是影响患者的大脑皮质进而导致神经元的脱失,而癫痫的发作直接跟神经元异常放电有关,与该部位神经元脱失没有直接关系。

本病的另一特点是进行性偏瘫。除偏瘫外,患者可以有言语功能障碍、皮层感觉缺失和视野缺损等。偏瘫进展同时,大多数患者出现缓慢进行性智障碍。该项研究病例中发现病史较长的患者记忆力及认知能力下降明显,提示病程的迁延会对患者的大脑功能产生影响。

早期诊断,尽早治疗有助于患者预后。Rasmussen 脑炎应用各种抗癫痫药物的远期效果欠佳,外科手术被认为是远期效果最好的治疗方法。采用大激素冲击治疗患者临床症状一般能够得到缓解,但远期效果也不尽人意。该项研究中有 2 例患者用激素冲击治疗临床症状获得缓解,提示可能跟抑制其免疫反应有关。

3. 影像学研究 神经影像学的发展为临床诊断 Rasmussen 脑炎提供了极大的帮助。单光子发射计算机断层显像(SPECT)及正电子发射体层摄影(PET)在 Rasmussen 脑炎致痫灶定位方面起着一定的作用。SPECT 示病变所累及半球区域的血流灌注不足, PET 可见脑电图所示的癫痫病灶区发作间歇代谢降低,发作期代谢增高,但对 Rasmussen 脑炎诊断的价值均有限。

头颅 CT 可见病侧半球进行性萎缩及同侧侧脑室扩大、蛛网膜下隙间隙增宽等征象，但难以发现早期的异常改变。

MRI 不仅可见到萎缩的半球，还可见到病灶区脑皮质、白质异常信号。发现病灶区早期的轻度皮质水肿。MRS 成像上可显示脑萎缩及显示神经元丢失区域的 NAA 峰浓度降低。有学者提出根据患者临床特点及特征性 MRI 表现，除外脑肿瘤、血管畸形等病变即可诊断，不需病理组织学检查。如随病情发展出现进行性的半球萎缩，则应高度怀疑 Rasmussen 脑炎，但仍需与某些代谢性脑病进行鉴别诊断。

Rasmussen 脑炎在 MRI 上脑萎缩表现分为两种形式：一种是主要累及大脑半球，弥漫性、相对均匀的萎缩；另一种是弥漫性萎缩的背景上出现局灶性萎缩。有的在大脑半球萎缩的基础上出现脑干半侧萎缩、对侧小脑半球萎缩，甚至双侧小脑半球萎缩。

Maeda 等（2003）报道 10 例 Rasmussen 脑炎中有 9 例明显的萎缩出现在病后 4 个月至 5 年，受损侧皮质高信号数年后可减弱，但不消失，皮质下和深部白质也可见到异常信号。

该项研究中 5 例患者均出现一侧半球萎缩、脑回和侧脑室扩大，同时有颞角萎缩，侧裂扩大。其中 4 例表现为左侧半球萎缩，1 例表现为右侧半球萎缩。1 例表现为大脑脚萎缩明显，提示在弥漫性萎缩的背景上出现明显局灶性萎缩。

该项研究中 3 例表现为脑皮质、白质区异常信号，但主要是位于脑白质区的异常信号，提示皮质异常信号可能为病灶区域轻度水肿，脑白质区域病灶可能出现广泛脱髓鞘。

通常认为病灶是否出现强化主要取决于病变的时期，由于血 - 脑屏障受破坏病灶而出现明显强化。但在增强扫描检查中 5 例病灶内均未见明显异常强化。提示 5 例 Rasmussen 脑炎患者并未损伤血 - 脑屏障。

正常脑 ^{1}H-MRS 中 NAA 是最高的峰，位于 2.0×10^{-6}，它主要存在于成熟的神经元内，是神经元的内标物，其含量的多少可反映神经元的功能状态，NAA 浓度的降低代表神经元的缺失。在 MRS 检查中 2 例患者病变区域 NAA 峰降低，考虑 Rasmussen 脑炎患者脑炎部位存在神经元脱失。2 例患侧大脑中动脉较对侧明显稀疏减少，提示血流改变与癫痫发作可能有一定的关系。

综上所述，Rasmussen 脑炎是一种累及一侧大脑的慢性炎症性疾病，MRI 表现为病侧半球进行性萎缩致同侧侧脑室扩大，蛛网膜下隙间隙增宽，伴有病灶区脑皮质、白质异常信号，结合患者临床表现及相关检查可做出诊断。

因此，提高对 Rasmussen 脑炎的认识，特别是影像学特征性表现有助于对 Rasmussen 脑炎做出早期诊断。

第二节　儿童病毒性脑炎钙化

儿童病毒性脑炎钙化少见，钙化出现在发病早期和进行性加重者更少见。有作者报告 2 例 CT 显示了病毒性脑炎钙化进行性增加，范围较大，主要沿脑回分布（脑回样钙化）并伴脑萎缩进行性加重的特点。

一般认为发病后 3 周可出现钙化和脑萎缩。该组例 1，发病后第 12 d 就已经有钙化，并进行性加重，说明病毒性脑炎钙化出现的时间可以很早，进展也快。

病毒性脑炎钙化属营养不良性钙化，其发生机制不十分清楚，可能与局部碱性磷酸酶升高和 pH 的变化有关。

不同类型的病毒性脑炎，其钙化分布和形态有所不同：巨细胞病毒性脑炎钙化主要分布在脑室壁或室管膜下，呈小点状；单纯疱疹病毒性脑炎钙化主要在皮层，多呈脑回状；风疹病毒性脑炎钙化主要在基底节区或脑室周围白质。

下面列举其他原因引起的儿童脑内钙化。①结核性病变：主要分布在脑池或脑沟裂邻近部位，以颅底、鞍区多见，钙化呈不规则斑片状。②脑囊虫病：大脑半球内散在、大小相似的点状钙化，特征表现是“靶征”。钙化较小，也很分散。③脑包虫病：囊壁上的完整或不完整的壳状钙化。④脑血吸虫病、霉菌性脑炎和非特异性炎性感染：钙化一般位于脑灰质，钙化量小，密度较低，呈小点状或沙粒状，但少见。⑤弓形虫感染：钙化主要分布在基底节区，呈小点状或弧线状。⑥新生儿缺氧缺血性脑病：钙化常位于软化灶周围，室管膜下少见。⑦甲状旁腺功能减退，假性甲状旁腺功能减退，假-假性甲状旁腺功能减退：常为多发性钙化，一般为双侧基底节、丘脑、小脑齿状核、大脑髓质或皮髓质交界区对称性钙化，钙化面积较大。⑧ Sturge-Weber 综合征：局限性脑回状或花纹状钙化，枕叶或枕顶区常见，一般为单侧性。⑨结节性硬化（Bourneville 病）：是沿侧脑室外侧壁分布的室管膜下多发的胶质结节或结节样钙化，并向脑室内突出，部分位于脑实质内。⑩ Fahr 病，或称家族性基底节钙化：是一种罕见的遗传性病变，双侧苍白球、壳核、丘脑、小脑齿状核大片对称性钙化，双侧脑室旁"火焰""骨针"放射状钙化，皮髓质交界处点状、线状钙化。钙化由少到多呈进行性发展。⑪ Cockayne 综合征：这是一种少见的隐性遗传病，可见双侧基底节区和脑其他部位的钙化。患儿出生时正常，随着生长发育，出现颅骨、脑膜增厚，视网膜萎缩，耳聋等异常。

上述各种脑内钙化，均有相应的病史、症状、体征和辅助检查特点，有助于鉴别诊断。

第三节　手足口病合并神经系统损害

详见本书　本卷　第十九篇　第四章　手足口病合并神经系统损害。

第十七章　脑　脓　肿

第一节　误诊病例简介：儿童多发脑脓肿伴出血

儿童脑脓肿是儿科神经系统较严重的感染性疾病，常见发病年龄4~7岁，病因多样，主要有血源性、邻近感染灶扩散、外伤性以及隐源性。典型临床表现为“三联征”（发热、头痛及神经系统定位体征），但同时具备“三联征”者较少，可仅表现有头痛、偏瘫、抽搐等。实验室常规检查对脑脓肿的诊断价值有限，文献报道阳性率仅达63.1%。

病理上脑脓肿分为三期：急性脑炎期、化脓期、包膜形成期。在实际工作中，经常遇到包膜形成期的脑脓肿与囊变坏死的胶质瘤、转移瘤等鉴别。

暗带征：影像学检查对脑脓肿的诊断及鉴别诊断具有重要意义，MRI较CT优越，儿童脑脓肿常位于额叶、颞叶，其次为顶叶、枕时、小脑，T_1WI上脓腔和其周围水肿为低信号，两者之间的脓肿壁为等信号环形间隔，T_2WI上脓腔和和周围水肿呈高信号，脓肿壁为低信号即所谓“暗带”，“暗带征”一般不出现在肿瘤性病变中。

有学者认为“暗带征”是脑脓肿与囊变坏死肿瘤性病变鉴别诊断的一个重要征象，增强后脓肿壁显著强化，脓腔不强化，脓肿壁光滑，而囊变坏死肿瘤性病变的壁一般不光滑，可有不规则壁结节。

DWI和MRS：脑脓肿在MR扩散加权成像（DWI）上一般呈高信号，而囊变坏死性脑肿瘤则呈低信号。然而，陆续有文献报道，脑脓肿在DWI上并一定呈高信号，而囊变坏死肿瘤在DWI上却可以是高信号。因此，单纯依靠DWI来鉴别脑脓肿和囊变坏死性肿瘤会出现误诊，但不能否认DWI在脑脓肿的鉴别诊断上的重要作用。

^{1}H-MRS技术是临床最常用的磁共振波谱（MRS）技术，在脑脓肿病变中可探测到特征性的AA峰，具有较高的特异性，而胶质母细胞瘤病灶中心NAA峰出现概率高，转移瘤中Lip峰出现概率高。

误诊分析：一例非常特殊，首先是临床症状特殊，以头痛、呕吐为主，无高热，无心脏病史，无耳源性或其他部位感染。再者影像表现特殊：病灶多发，位于双侧大脑及小脑；病灶表现多样，CT上表现为多发稍高密度灶，右顶叶病灶内见更高密度出血灶，左颞叶见小出血灶，MRI上T_1WI病灶以高信号为主，T_2WI则以等低信号为主，DWI以低信号为主，右顶叶病灶内急性血肿在T_1WI上呈等信号、略低信号，T_2WI上呈低信号，增强后病灶轻度强化，部分病灶略呈环状强化，右顶叶病灶未见明显强化的壁。

鉴于以上临床及影像学表现，尤其是病灶多发，DWI呈低信号，所以影像诊断考虑转移性肿瘤伴出血，而没有考虑脑脓肿。

术后仔细回顾分析，其实影像上还是有一些线索不能完全除外脑脓肿，比如DWI上呈低信号，根据手术所见，考虑系病灶内脓液不多，黏稠度不够，不能使其内水分子扩散速度减慢所致；T_2WI上可以见一不完整的“暗带”；右顶叶病灶边缘光滑，增强后轻度强化，虽没有见明显强化的完整外壁，但后壁强化较明显，考虑是脓肿壁没有完全形成所致。

第二节　儿童免疫力低下致多发脑脓肿

脑脓肿是常见的颅内感染性疾病，由化脓性细菌侵蚀脑组织而形成坏死脓腔。慢性中耳炎是儿童脑脓肿常见病因。随着抗生素的广泛使用，穿刺抽吸脓液行细菌培养的阳性率，已从过去的65.4%，下降至47.9%、38.1%。

辅助性T细胞（TH）和抑制性T细胞（TS）两个细胞亚群的平衡是机体免疫功能稳定的基础，辅助性T细胞能够促进B细胞、T细胞和其他免疫细胞的增殖与分化；抑制性T细胞则具有免疫抑制作用。辅助性T细胞与抑制性T细胞之间的平衡可通过 $CD4^+$ 与 $CD8^+$ 细胞间的比值来表达，$CD4^+$/$CD8^+$ 比值降低，提示抑制性T细胞增多，免疫功能受到抑制。

免疫功能正常的儿童脑脓肿以血源性多见，多为单发脑脓肿，CT、MRI增强显示为薄壁环形强化病灶。

一例患儿MRI、CT增强出现左侧大脑、小脑，甚至脑干的多发、大范围、厚壁脑脓肿改变，且发病隐匿，早期影像学检查没有颅内感染的明显改变，与临床表现不符。在一定程度上提示为免疫功能下降导致的严重脑脓肿。

因此对于实验室检查明确免疫功能低下的患儿，应密切注意其中枢神经系统改变，及时行颅脑CT及MRI检查可减少漏诊。

第十八章　脑膜疾病

第一节　MR 增强 FLAIR 序列与儿童脑膜病变

颅内许多疾病或病变可累及脑膜，表现为不同形式的脑膜强化，对疾病的早期正确诊断和治疗能显著提高预后。因 MR 平扫对脑膜病变提供的有效信息较少，因此需要增强检查来进行准确评估。目前国内外普遍使用的序列为增强 T_1WI，但其具有一定的局限性。增强液体衰减反转恢复（FLAIR）序列通过施加特定的反转时间可选择性抑制脑脊液，同时获得较高的 T_2 对比图像，可为脑膜病变的诊断提供更全面、更准确的信息，在定性及反映病变范围、程度等方面均体现出较强的优越性。

脑膜由外向内分为硬脑膜、蛛网膜、软脑膜 3 层，后二者统称柔脑膜。

由于硬脑膜含有丰富的毛细血管网，其微血管缺乏紧密连接，所以正常硬脑膜在增强检查时可出现强化，但通常表现为纤细、光滑、不连续的线样影，当出现大脑表面、紧贴颅骨内板或沿大脑镰或小脑幕走行的连续较长增粗的曲线样或结节状影时为异常。

1. 影像学研究　脑膜强化形式：蛛网膜缺乏血管，而软脑膜含有丰富的小血管和毛细血管，这些小血管和毛细血管深入到脑组织内，由于这些小血管和毛细血管的基底膜连接紧密且完整连续，因此，正常情况下蛛网膜和软脑膜不强化。当脑表面、脑沟、脑裂和脑池等部位出现强化时即为异常，表现为紧贴大脑表面及深入脑沟内的曲线样强化，常可勾画出脑沟的轮廓，但此时还需除外小血管和毛细血管本身的强化。

根据累及的部位，脑膜异常强化包括 3 种：硬脑膜 - 蛛网膜强化、蛛网膜 - 软脑膜强化及全脑膜强化。脑膜强化的范围可以是弥漫性，包绕整个脑组织，也可以是局限性，仅累及脑底池或局限于某一脑叶的局部。脑膜强化的形态也具有多样性，可以是线样、结节状或不规则形。

2. 脑膜病变增强 MRI 表现　一组病例根据病原菌不同分为化脓性脑膜炎、结核性脑膜炎和病毒性脑膜炎。化脓性脑膜炎增强检查显示脑膜明显增厚、强化，并可伸入到脑沟内，强化方式可为硬脑膜 - 蛛网膜、蛛网膜 - 软脑膜或全脑膜强化，强化范围较广泛。结核性脑膜炎增强检查表现为颅底脑池和外侧裂不规则条状或结节状强化，强化方式主要为蛛网膜 - 软脑膜强化。病毒性脑膜炎增强检查缺乏特异性，主要表现为蛛网膜 - 软脑膜强化。

3. 颜面血管瘤病　又称 Sturge-Weber 综合征，主要病理改变为脑膜血管瘤，通常伴有同侧面部血管痣，一般发生在三叉神经支配区域。增强检查表现为蛛网膜 - 软脑膜强化，且分布多局限。

4. 恶性肿瘤脑膜转移　恶性肿瘤可通过血行转移、脑脊液种植播散而累及脑膜或肿瘤直接侵犯脑膜。可表现为硬脑膜强化、硬脑膜 - 蛛网膜强化或蛛网膜 - 软脑膜强化。血行转移多表现为硬脑膜 - 蛛网膜强化，范围较广泛；脑脊液种植播散通常为蛛网膜 - 软脑膜强化，以脑底池多见；肿瘤直接侵犯常为硬脑膜强化或硬脑膜 - 蛛网膜强化，发生在邻近肿瘤的局部脑膜，范围较局限。

5. 增强 FLAIR 序列显示儿童脑膜病变的优越性　增强 FLAIR 序列具有不可否认的价值和优势，迄今已被多位学者应用到颅内疾病的诊断中，尤其在脑膜病变方面。其优越性主要体现在以下方面：

（1）FLAIR 序列为抑制自由水，而不抑制结合水的重 T_2 加权像，可选择性抑制脑脊液，突出显示结合水区域，具有较高的病变 - 背景和病变 - 脑脊液对比度，从而更易于脑膜病变的显示。

（2）多回波链的增强 FLAIR 序列具有磁化传递效应，能够抑制背景脑组织从而将脑膜病变显示得更加清晰。该组中，18 例感染性脑膜炎中 12 例（66.7%），6 例颜面血管瘤病中 5 例（83.3%），4 例恶性肿瘤脑膜转移中 3 例（75%）增强 FLAIR 序列成像效果优于增强 T_1WI。

增强 FLAIR 序列对病变强化程度、形态及范围的显示优于增强 T_1WI，并可准确反映脑膜强化的形式及特点，对鉴别诊断具有重要意义。该组 18 例感染性脑膜炎中 14 例（77.8%），6 例颜面血管瘤病中 5 例（88.3%），4 例恶性肿瘤脑膜转移中 4 例（100%），增强 FLAIR 序列对病变范围及程度的显示优于增强 T_1WI。另外，该组 28 例中除 1 例病毒性脑膜炎的强化方式无特异性，其余 27 例在结合平扫 MRI 的基础上均表现出各自的强化特点。

（3）Gd 对比剂渗入病变区脑脊液时，改变了局部脑脊液的弛豫时间，脑脊液自由水的运动状态随之改变，从而表现为高信号，即脑脊液强化，而对比剂在脑脊液的浓度较低时，增强 T_1WI 常无阳性发现。Mamourian 等（2000）通过试验证实，将在增强 T_1WI 显影时的对比剂浓度降至 1/4 时即可在增强 FLAIR 序列显影。因此，对于脑脊液的强化，增强 FLAIR 明显优于增强 T_1WI。该组中，1 例感染性脑膜炎和 2 例恶性肿瘤脑膜转移在增强 FLAIR 序列表现出病变区域脑脊液的强化，而在增强 T_1WI 中未见显示。

（4）增强 FLAIR 序列可以排除皮层血管及静脉窦的干扰。皮层血管常位于成像层面内，且血流缓慢，在增强 T_1WI 上常强化，影响了脑膜尤其是柔脑膜异常强化和皮层表面小病灶的判定；因为血流缓慢，静脉窦在增强 T_1WI 也表现出强化，且强化的后颅窝静脉窦搏动伪影常较明显，高信号伪影对后颅窝病灶的显示会产生一定的影响，而 FLAIR 由于采用长回波时间，皮层血管及静脉窦基本表现为流空信号。该组中，5 例增强 T_1WI 误将脑膜表面的皮层静脉误认为脑膜的异常强化而在增强 FLAIR 正确区分。2 例后颅窝静脉窦在增强 T_1WI 出现强化，而在增强 FLAIR 中呈流空信号，同时抑制了其搏动伪影。

6. 增强 FLAIR 序列显示儿童脑膜病变的局限性　增强 FLAIR 序列对脑膜病变中伴有脑实质受累的显示欠满意，尤其是对于脑实质内微小病灶（直径 <3 mm）的显示具有一定的局限性，而增强 T_1WI 可以对其清晰显示。该组 3 例感染性脑膜炎中，对脑实质内点状、结节状及环形强化病灶的显示，增强 T_1WI 则优于增强 FLAIR 序列。

同时，平扫 FLAIR 序列必不可少，因为增强 FLAIR 上的高信号，既可以是由于 T_1 的缩短，也可以是 T_2 延长所致，因此综合观察增强前后 FLAIR 可确定高信号的原因。

另外，对于脑膜病变全面信息的显示，还需综合 MR 平扫及增强 T_1WI，如恶性肿瘤转移所引起的瘤周水肿，感染性脑膜炎引起的脑积水、硬膜下积液及并发的室管膜炎等。

综上所述，增强 FLAIR 序列不仅能够反映脑膜病变的不同强化特点，为鉴别诊断提供重要依据，同时具有较高的病变 - 背景、病变 - 脑脊液对比度，并且可以克服增强 T_1WI 脑膜血管强化与脑膜病变不易区分、静脉窦强化产生搏动伪影等缺点，将 MRI 对脑膜病变的评估提升到了一个新的高度，体现了巨大的应用价值，对目前广泛使用的增强 T_1WI 具有较强的补充作用，联合使用能明显提高诊断的准确性。

第二节　小儿右侧桥小脑角区脑膜瘤（WHO 1~2 级）MRI 误为听神经瘤

患儿，女，5 岁。

术后病理检查：免疫组化诊断，梭形细胞肿瘤伴出血，为脑膜瘤（WHO 1~2 级）。为生长活跃的脑膜瘤，成纤维细胞型（1 级）。术前误诊为听神经瘤。听神经管口未呈喇叭状，支持脑膜瘤。二者为桥小脑角最常见的两种肿瘤。

影像资料见图 21-18-1。

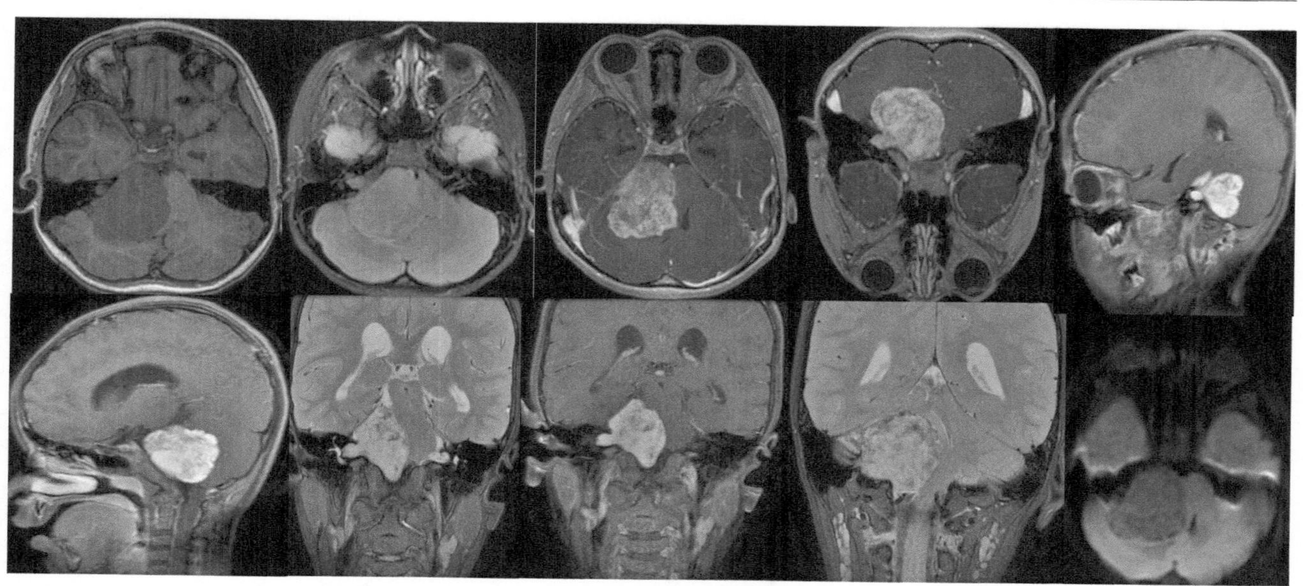

图 21-18-1　小儿右侧桥小脑角区脑膜瘤(WHO 1~2 级)

第十九章　儿童甲基丙二酸血症和丙酸血症

第一节　甲基丙二酸尿症及丙酸尿症

甲基丙二酸尿症和丙酸尿症是支链有机酸尿症中最多见的类型，属常染色体隐性遗传病，分别由甲基丙二酰辅酶A转位酶和丙酰辅酶A羧化酶活性不足所引起。这类疾病的发病率低，据国外报道，甲基丙二酸尿症的发病率为1/115 000，丙酸尿症的发病率则为1/165 000。近年来，随着质谱分析技术的普及，以及对原因不明的神经系统损害患儿的遗传代谢病筛查，这类疾病已逐渐被临床医生所认识。相对而言，影像科医生对该类疾病的认识比较欠缺。

1. 病理学　甲基丙二酸尿症根据酶或辅酶缺陷的不同分为甲基丙二酰辅酶A变位酶缺陷及其辅酶维生素B_{12}代谢障碍两大类。两种缺陷均导致甲基丙二酰辅酶A、甲基丙二酸、丙酸等有机酸蓄积，造成一系列神经系统损害，严重时引起酮症酸中毒、低血糖、高血氨等生化异常。丙酸尿症是由于编码丙酰辅酶A羧化酶基因突变所致，该酶催化丙酰辅酶A转变为甲基丙二酰辅酶A。由于甲基丙二酸尿症和丙酸尿症都与甲基丙二酰辅酶A关系密切，又有相似的临床表现，故将两者放在一起来研究。

2. 临床表现　该类疾病的临床表现常无特异性，多为新生儿、婴幼儿起病，易被误诊为一般围产期脑损害、败血症、急慢性脑病或脑变性病。亦有迟发型患者的报道，表现为多系统损害，但以神经系统损害为主。

3. 影像学研究　甲基丙二酸尿症和丙酸尿症的神经影像学表现包括不同程度的脑萎缩、髓鞘化异常和基底节的异常信号，特别是苍白球。如一组研究有5例患儿MRI表现为脑萎缩，2例伴双侧基底节T_1 FLAIR稍低信号、T_2 FLAIR高信号、DWI高信号；1例表现为内囊前后肢髓鞘化延迟。这两种疾病引起苍白球病变的原因还未知，但很有可能是因该区域对线粒体功能障碍较敏感。在新生儿和婴幼儿期，苍白球有强烈的代谢活性，属高能量需求区。甲基丙二酸尿症和丙酸尿症皆可导致大量毒性代谢产物堆积（如甲基丙二酸、2-甲基枸橼酸、丙二酸等），而甲基丙二酸可抑制线粒体呼吸链和三羧酸循环，引起生物能量产生衰竭，可能就是引起苍白球早期损害的原因。已有神经病理学证明了苍白球的梗死形成，细胞的坏死水肿以及空泡形成。

部分患儿在MRI上的异常信号可通过合理治疗有所好转，该组作者认为MRI的表现有好转是由于进行了维生素B_{12}治疗的关系。有的患儿临床症状完全消失，智力测试正常，MRI表现无异；有的患儿脑白质减少状况较前有所改善。

该研究也进一步肯定了通过维生素B_{12}治疗，MRI的异常信号可以好转，提示部分脑损害是可逆的。然而，部分患儿的脑损害呈进行性发展，影像学表现皆显示脑损害不可逆。

甲基丙二酸尿症和丙酸尿症的确诊关键是GC/MS有机酸定量检测。而颅脑MRI检查则在判断脑损害方面有着重要价值，在早期急性患者中，能够及时提示大脑病变部位及范围，为临床医生的诊断和治疗提供有效信息；在治疗随访中，亦有助于判断患儿大脑的预后情况。

第二节　丙酸血症

丙酸血症是支链氨基酸和偶数链脂肪酸代谢异常的一种较常见的有机酸血症，属常染色体隐性遗传病，由丙酰辅酶A羧化酶活性缺乏，导致体内丙酸及其代谢产物前体异常蓄积，而出现一系列生化异常、神经系统和其他脏器损害症状。

本病的发病率低，据报道，德国为1:277 000，意大利为1:165 000。近年来，随着串联质谱和气相色谱、质谱技术的应用及普及，国内外对该病临床方面的报道越来越多，而影像学方面的研究仍旧比较欠缺。

丙酸血症是由于编码丙酰辅酶A羧化酶（PCC）的基因突变所致，该酶催化丙酰辅酶A转变为甲基丙二酰辅酶A。PCC是由α和β 2个亚单位组成$\alpha_6\beta_6$多聚体，2个亚单位编码基因分别为PCCA和PCCB，如该组1/4例（例1）患儿经DNA分析确诊为PCCA变异所致，另1例（例3）有可疑的阳性家族史。

（1）临床表现：丙酸血症无特殊临床表现，常于新生儿或婴儿期发病，病死率及致残率极高。

（2）影像学研究：丙酸血症的神经影像学表现包括不同程度的脑池脑沟增宽、髓鞘化异常和基底节的异常信号，也有其他特殊MRI表现的报道，如Velasco-Sanchez等（2009）报道了第1例小脑出血的丙酸血症患儿，而该组中有1例患儿表现为右侧额颞部硬膜下血肿，且无脑外伤史，考虑因丙酰辅酶A存在于线粒体内，故丙酸血症所致的丙酰辅酶A代谢异常可引起线粒体内三羧酸循环障碍，以致于脑内能量供应不足，从而引起一系列的脑损伤。

又如Karall等（2011）报道1例双侧基底节及左侧小脑半球信号异常的丙酸血症患儿。而该组有3/4例患儿MRI表现为双侧大脑半球脑池脑沟增宽，并脑白质减少，以双侧额颞部为主，双侧小脑无明显异常改变，2例伴双侧基底节对称性T_2FLAIR及DWI稍高信号（主要为尾状核及豆状核）。也有迟发型丙酸血症患者，神经影像学同样表现为双侧基底节信号异常。根据该组病例，该组作者推测，丙酸血症引起的主要脑损伤，很有可能就是大脑皮层萎缩，并伴有不同程度的脑白质丢失；如果病变累及大脑深部的灰质核团（主要为基底节），则提示患儿目前处于急性发作期，临床症状有加重表现。除此之外，该病还能引起大脑深部脑白质病变。

通过饮食治疗，主要是给予左旋肉碱、特殊奶粉、维生素B_{12}等，注意减少天然蛋白质的摄入，大部分患儿的临床症状都有所减轻；然而在治疗过程中，该病可出现急性发作，通过加强饮食治疗，仍可得到有效控制。除了饮食治疗外，国外已有肝移植以及胚胎植入前基因诊断及治疗的报道。

丙酸血症的确诊主要依靠临床实验室检查，即有机酸分析。尽管该类患儿已得到越来越早的诊断和治疗，但该疾病即使在治疗期间仍有可能出现病情反复以及急性脑损伤，且有发生神经系统后遗症的可能。

该组作者建议在丙酸血症患儿中，能将头颅MRI作为常规的神经影像学检查，特别是当实验室指标有异常或神经系统症状出现时，应该尽早进行，为临床医生提供更加及时有效的信息。

第二十章　某些先天性疾病

第一节　福山型先天性肌营养不良

福山型先天性肌营养不良是一种常染色体隐性遗传病，突变位点位于9q31~33，由Fukuyama（1960）首先报道。这种疾病主要是在日本家族中出现，为日本最常见的一种先天性肌营养不良类型，而在其他国家则罕见。除了日本，仅澳大利亚及荷兰有过相关报道，在我国目前只有少数相关临床报道，而关于福山型先天性肌营养不良的MRI影像表现报道鲜见。

（1）临床表现：患儿多在出生后6个月内发病，2~23岁死亡，临床表现为肌力、肌张力低下，抬头、端坐延迟，面肌受累明显，呼吸肌也可受累，眼部受累时表现为近视、眼球运动异常，也可有视神经发育不良、视网膜剥离等。仅少数患儿可独立行走，常有关节挛缩、精神发育迟滞等，血肌酸激酶（CK）的值常增加10~60倍。

（2）影像学研究：一组3例患儿均有额叶多小脑回改变，其中2例患儿有颞叶鹅卵石样光滑大脑的改变。国外文献报道大脑皮层的发育异常表现为两种形式，即多小脑回畸形和鹅卵石样光滑大脑。多小脑回畸形主要发生在额叶，多表现为皮层的增厚、皮质表面和灰白质交界面的不规则、脑沟变浅，这种改变在矢状面观察比较明显。鹅卵石样光滑大脑主要发生在颞枕叶，常表现为皮层增厚，外表面光滑但内表面轻度不规则。

此外，文献报道少数患者还能出现皮层下异常信号和颞叶异常走行血管，该项研究中3例患儿中均未发现，可能与这些改变出现率低有关。

脑白质异常是福山型先天性肌营养不良最特征性的表现，MRI表现为侧脑室周边脑白质T_1、T_2信号延长和髓鞘化延迟，且髓鞘化是由皮层下白质逐渐向中心进展，与正常髓鞘化进程相反。脑白质的异常会随着年龄的增长而减轻，但是目前还不能证明临床症状的变化与脑白质改变有明确的关系。

该项研究中3例患儿均有侧脑室周边脑白质的异常信号及白质的髓鞘化延迟，与文献报道的大脑改变相仿。1例患儿的双侧颞叶白质内可见小片状长T_1、长T_2信号灶，在其他国家的相关报道中均未出现，是否是中国福山型先天性肌营养不良患儿的特征性表现有待于更多病例的累积。

小脑发育不良主要表现为多小脑脑叶发育不良及皮层下多发小囊状结构，而脑干常表现为扁平、细小。小脑半球的这些小囊状结构多位于小脑半球背侧中部，尤其多见于上半月叶。组织学上，这些囊腔内含有软脑膜组织，壁被一层小脑分子层包绕，提示它们由蛛网膜下隙构成。脑干发育异常呈扁平、细小状，可能是由于患儿的脑干发育不良而引起，而不是脑干萎缩的表现，随访观察中脑干的形态均未出现变化。

该项研究中3例患儿小脑中均出现小脑皮层下多发囊肿，还有1例患儿出现小脑结构紊乱，2例患儿有脑干扁平、细小，与相关报道基本相符。此外，相关报道中许多患儿还表现有脑室扩张等，可能是发育不良引起。该项研究中1例患儿出现侧脑室轻度扩大。

（3）鉴别诊断：福山型先天性肌营养不良与脑肌眼病、Walker-Warburg综合征的影像表现相似，均表现为脑回发育异常、脑白质髓鞘化不良、胼胝体及小脑、脑干发育不良，依靠影像诊断很困难。但Walker-Warburg综合征常合并单侧或双侧眼球异常，严重者还可合并枕部脑膨出，而脑肌眼病则常出现巨脑回等异常表现，有助于3种疾病的初步鉴别，最终还是依靠基因诊断。

综上所述，福山型先天性肌营养不良在我国是一种罕见病，且它具有特征性的MRI表现，如大脑皮层的多小脑回、鹅卵石样光滑大脑，小脑多小脑回，双侧半球结构紊乱及皮层下囊肿，脑白质髓鞘化不良等。患儿头颅MRI对于福山型先天性肌营养不良的诊断具有重要的意义，通过MRI表现，结合临床特征及生化指标可以为疾病的诊断提供有力的依据。

第二节　误诊病例简介：脑静脉畸形与肿瘤

病例，男，5个月。

病理检查：左侧颞叶肿块为灰黄灰红色碎组织一堆，大小1.3 cm×0.8 cm×0.4 cm。灰白色组织3枚，大小分别2.3 cm×1.5 cm×0.2 cm，2.5 cm×2 cm×1 cm，5 cm×4 cm×1.5 cm，切面均灰白，质软。“左颞叶”静脉血管畸形，伴血栓形成、出血、含铁血黄素沉积，钙盐沉积（钙化）及纤维组织增生与胶原化。病理诊断：静脉血管畸形。

误诊分析：此病例为发生于颞叶深部白质近脑室旁病变，误诊原因主要有：病灶因反复出血，影像征象受血肿干扰后不典型；CTA及CTV均未见明显异常血管异常，所以考虑为非血管性病变，阅片时将慢性出血灶误为囊变区，T_1高信号部分解释呈黏液成分或亚急性出血，病灶水肿不明显，从而考虑为低级别胶质瘤或颅咽管瘤，此病例影像表现与典型颅咽管瘤相似，但颅咽管瘤是发生于口咽至第三脑室之间的任何部分，发生于其他部位的文献未见报道；此病例增强无明显强化、占位效应轻，考虑低级别胶质瘤，但低级别胶质瘤囊变少见；回顾此病例，患者为婴儿，发病时间相对较长，病灶内以反复出血为主要征象，占位效应轻，增强无明显强化，CT疑似有斑点状钙化，所以应考虑先天血管畸形病变，但要诊断为脑静脉畸形困难较大（图21-20-1）。

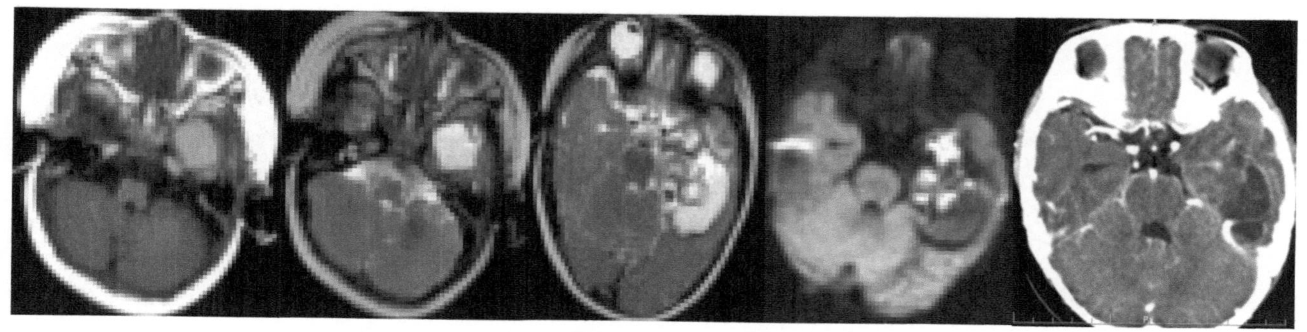

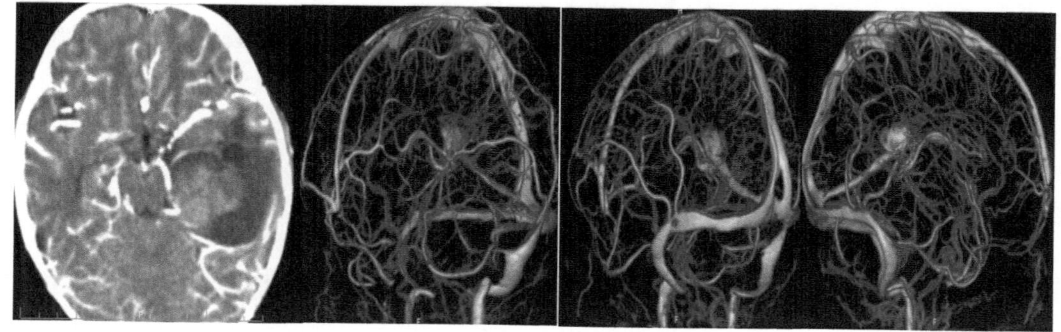

图21-20-1　脑静脉畸形

第二十一章 小儿影像学部分基础研究

第一节 正常青少年垂体 MRI 研究

一、青春发育期腺垂体大小形态及信号强度变化

152 例正常青春发育期青少年中，144 例腺垂体为等信号，2 例 15.0~18.9 岁组腺垂体中央部信号不均，但经 4 年观测无任何临床及内分泌异常发现，可能与垂体前、后叶和中间部结构有关。

另外，头部明显旋转、垂体内神经上皮潴留、Rathke 裂隙、蛛网膜囊肿等也可以造成垂体信号的不均。

文献报道，新生儿期腺垂体信号高于脑干，并随年龄的增长逐渐降低，2 岁左右大多变为等信号，有作者报告一组 6~10 岁组中仍有 6 例腺垂体信号高于脑干，说明少数青少年这种变化可能要延续到 6~7 岁。

随年龄增长，腺垂体各径线明显增大，尤以高径变化幅度最大。矢状高径 > 冠状高径，原因为矢状面取点在腺垂体中点部，而冠状高径因取点层面不一致和容积效应致测量值有别于矢状高径，故矢状高径测量更为准确。

直线相关性分析表明，男、女各年龄腺垂体矢状高径均值与年龄成正相关（$r_{男}=0.740$，$t=3.624$，$P=0.004$；$r_{女}=0.940$，$r=9.562$，$P=0.000$），男、女腺垂体矢状高径与年龄成线性增长，说明青春发育期青少年随年龄增长，腺垂体明显增生肥大。

该研究观察到同龄女性腺垂体宽径、前后径、冠、矢状高径各组的均值均大于男性，与大多文献相符。女性 6~ 10 岁与 10~ 15 岁组腺垂体矢状高径比较差异有统计学意义（$t_{女}=-4.41$，$P=0.00$），说明女性腺垂体矢状高径在该期呈“跳跃式”增长，而该期男性矢状高径变化不如女性明显（$c_{男}=-2.83$，$P=0.01$），呈“渐进式”生长，无明显“跳跃式”生长现象，与 Elster 等（1990）报道一致。

该组 6.0~18.9 岁年龄段女性腺垂体矢状高径最大值为 8.31 mm，男性为 7.43 mm，与 Suzuki 等（1990）报道相符。该研究还发现，男、女性腺垂体各年龄矢状高径均值与同期受试者身高、体重无明显相关性（$P>0.05$）。

随年龄增长，垂体腺明显增大，同时垂体上缘也逐渐隆凸。在男性中，垂体上缘各组间及相邻组内差异均无统计学意义（$P>0.05$），垂体上缘呈“平缓式”变隆凸；在女性中，垂体上缘各组间差异有统计学意义（$\chi^2=9.873$，$P=0.043$），垂体上缘呈“陡直式”变隆凸，说明青春期女性垂体上缘变化较男性明显，与 Elster 等（1990）研究的结果一致。

在 15.0~18.9 岁组，男、女垂体上缘隆凸型比较差异有统计学意义（$\chi^2=7.486$，$P=0.006$），进一步说明此年龄段女性中垂体上缘可明显膨隆。

在 10~ 15 岁及 15.0~18.9 岁年龄组，男性隆凸型分别占 47.6%、52.0%，球形垂体分别占 14.3%、32.0%，相反在女性组中隆凸型分别占 70.9%、90.0%，而有 45.2%、60.0% 在矢状截面上接近球形，说明在此年龄段女性隆凸型及球形垂体占有很大比率。因此，青春期垂体上缘明显隆凸，并易见到球形垂体为正常生理现象，球形垂体在青春期女性中占有很大比率，需结合临床及生理特点，不要误诊为垂体微腺瘤。Sharafuddin 等（1994）指出，球形垂体在男性或女性妊娠、分娩及青春发育期外其他年龄组中相对较少出现，如若出现则应进一步检查。

二、垂体柄位置及大小

垂体柄是由下丘脑视上核和室旁核轴突细胞的

轴突构成，从视交叉后正中隆起向前下斜行至垂体后叶前方。该组 152 例垂体柄均为中等信号强度，稍低于垂体前叶。

垂体柄的位置在临床诊断中极其重要，垂体瘤时引起垂体柄偏斜。该组 152 例中有 129 例（84.87%）冠状面上垂体柄居中，10 例（6.58%）偏左，13 例（8.55%）偏右。该组垂体柄发生偏斜概率明显大于国外资料报道，分析偏斜原因，可能与垂体腺两侧高低不等或厚度不一、鞍底倾斜或鞍背向一侧前倾有关。垂体瘤时由于肿瘤占位，往往伴有其他异常征象，故鉴别不难。

矢状面上有 132 例（86.84%）垂体柄偏前，20 例（13.16%）垂体柄偏后。垂体柄冠状直径各组均值均大于矢状直径；随年龄增长，垂体柄明显增粗，男、女性在 6~10 岁及 10~15 岁组间，垂体柄冠状直径比较差异有统计学意义，在女性组尤为明显。在 6.0~18.9 岁相邻 2 组间，女性垂体柄矢状直径差异均有统计学意义，表明男、女性垂体柄大小变化与腺垂体大小变化相一致。该组垂体柄最大径为 3.52 mm，与 Simmons 等（1992）报道的相符。垂体柄增粗临床上可引起中枢性尿崩症，原因多为垂体柄肿瘤或感染性疾病，以生殖细胞瘤多见。

三、垂体后叶形态及测量

垂体后叶是下丘脑向下的延续，与下丘脑构成一个功能单位，由下丘脑视上核和室旁核细胞分泌的神经颗粒物贮存于垂体后叶。

该组 152 例垂体后叶均为高信号，目前认为垂体后叶高信号是由于垂体后叶含抗利尿激素（ADH）等神经分泌颗粒所致。

至于正常人垂体后叶高信号消失，有以下几种可能性：后叶发育不良、垂体邻近低信号结构（颈动脉、脑池）受容积效应影响、扫描技术（定位、层厚）不当。

病理性垂体后叶高信号消失往往提示下丘脑 - 垂体轴功能异常，如中枢性尿崩症、原发性垂体性侏儒症等。

Benshoff 等（1990）指出，神经垂体呈高信号代表该组织是健康的，成年期后垂体后叶信号强度随年龄增加而下降，每年下降约 1%，并认为垂体后叶信号强度与存贮神经分泌颗粒量成正相关（$r = 0.936$，$P<0.001$）。该研究发现，男、女垂体后叶长、短径与年龄均无明显相关性（$P>0.05$），因此认为垂体后叶功能与垂体后叶信号强度成正相关，与垂体后叶大小无明显相关性。

综上所述，青春发育期垂体大小形态变化大，随年龄增长，垂体腺明显增生肥大，垂体上缘也逐渐隆凸。女性青春发育期垂体腺矢状高径有“跳跃式”生长现象，而该期男性矢状高径生长不如女性明显，呈“渐进式”生长；同时，男性垂体上缘呈“平缓式”变隆凸，而女性垂体上缘则呈“陡直式”变隆凸。

球形垂体在青春发育期可为正常现象，在青春期女性中占有很大比率，易于与垂体微腺瘤混淆，需结合临床及生化检查结果，避免误诊。

垂体柄居中，如有偏移需结合临床及垂体腺形态改变，排除垂体瘤。垂体后叶大小与年龄无明确相关性。

第二节　颅骨生长性骨折

（1）发病机制：颅骨生长性骨折是指儿童时期颅骨骨折后，随着患者年龄的增长，骨折缝隙随颅骨的发育越来越宽的病理改变。其发生机制尚不完全明确，其中硬脑膜破裂是最主要的因素。目前普遍认为，硬脑膜破裂后，蛛网膜在颅内压作用下通过硬脑膜的裂缝膨出到骨折线外，形成蛛网膜疝，由于正常的脑搏动及蛛网膜疝内的脑脊液作用，使骨折边缘的骨质逐渐受到侵蚀，蛛网膜疝也慢慢扩大，后来接近骨折和硬脑膜裂开缘的蛛网膜发生粘连，就形成了非交通性的蛛网膜囊肿，此囊肿具有某种程度的半透膜作用，脑脊液进入囊内比从囊内排出容易，因而囊肿逐渐扩大，阻止骨折的愈合。另外，婴幼儿颅骨骨折造成硬膜外或骨膜下出血，颅骨与颅骨外膜和硬脑膜分离，使得颅骨来自硬脑膜和颅骨外膜的血供明显减少，骨折处缺血又将引起骨质吸收、骨生长迟缓或停止，导致骨折线增宽或颅骨缺损。这些作用均可使颅骨缺损进一步扩大，逐渐形成生长性骨折。此外，当颅骨骨折伴有硬脑膜撕裂或出血时，蛛网膜、脑组织逐渐嵌入骨折裂隙内，随着脑膜下脑脊液和脑搏动的冲击，骨折线逐渐增宽、扩大，形成脑膜囊肿或脑膨出；如果该处有轻度脑挫伤，演变成脑软化及囊性变，则可形成蛛网膜 - 脑内囊肿；如果挫伤严重，波及侧脑室壁，则可形成脑室穿通畸形。

（2）临床表现：临床表现的轻重、神经系统症状出现的早晚，与骨折部位、损伤的程度以及患者的生长发育状况有关。一般表现为外伤数月或数年后进行性一侧肢体运动障碍，间断性癫痫发作，伴头痛、头昏，颅骨局部逐渐凹陷或隆起。

有作者报道1例颅骨骨折 56 年后症状仍不明显。另有作者报道1例外伤后 37 年才出现症状。而该组资料中其他几例分别于数月或数年后出现上述症状。

（3）影像学研究：X 线平片表现为形态不同的颅骨缺损，缺损呈长条形、梭形、卵圆形或不规则形，早期一般边缘清晰锐利，后期可出现边缘的骨质硬化，少数切线位皮质外翘呈“火山口”状，缺损区颅骨局部隆起，致头颅变形。

通常认为，骨折缘距离 >4 mm 是诊断颅骨生长性骨折的标准。根据一组资料及文献报道，该病最好发于顶骨（15/20，占 75%）。CT、MRI 检查可显示骨折线的扩大或颅骨缺损，清晰地显示向颅外突出的脑组织或脑脊液。

头部 CT 扫描早期可见骨折线内疝入的蛛网膜，局部见低密度灶，后期见局部软化灶形成，脑池脑沟可相应增宽。有作者报道 1 例颅骨骨折并发脑积水形成。

动态 CT 检查见骨折线逐渐增宽，三维成像能清晰显示出颅骨缺损的范围、形态，疑似者行 MRI 检查，通过对疝出物进行分析而确诊，蛛网膜囊肿表现为长 T_1、长 T_2 信号，T_2 液态衰减反转恢复序列（FLAIR）中为低信号，类似于脑脊液。

综合以上分析，CT 或 MRI 在颅骨生长性骨折诊断中的优越性是 X 线平片无法比拟的，它不但能够反映骨折线的宽度、颅骨缺损的范围，还可清晰地显示突出物的内容，如疝出的脑组织或蛛网膜囊肿等，对治疗有重要指导意义。

由此可见，根据病史、临床表现和头颅影像学检查，诊断颅骨生长性骨折并不难。对于儿童，尤其是 3 岁以下者，在发生颅骨骨折后如出现逐渐增大的局部波动性肿块，基底部触及颅骨缺损，则高度提示有颅骨生长性骨折，结合上述影像学征象，即可确诊。在颅骨生长性骨折的早期诊断方面，头颅 X 线平片固然有一定的应用价值，但是，CT 或（和）MRI 检查是必需的。

第二十二章　小儿脑与脊髓其他疾病

第一节　颈内动脉夹层延伸至大脑前中动脉致儿童脑梗死

动脉夹层，又称动脉剥离，多由动脉内膜撕裂导致血液进入血管壁内所致。以往认为脑动脉夹层所致儿童脑梗死少见，随着影像技术的进步，目前认为脑动脉夹层也是儿童脑梗死的重要原因；文献报道约 20% 儿童缺血性卒中由脑动脉夹层所致。中国台湾地区一项研究显示，88 例儿童缺血性卒中有 7 例（8%）病因为脑动脉夹层。

脑动脉夹层诊断完全依靠影像检查，方法主要为 DSA、MRA 以及 CTA，超声和经颅多普勒诊断价值有限。

脑动脉夹层影像特征有："内膜征""双腔征"以及夹层动脉瘤，颅内脑动脉夹层还可表现为不规则的或逐渐变细的严重狭窄，脑动脉夹层可为上述 1 个或数个征象；如果随访发现病变逐渐消退，则进一步排除其他进展性血管病变。

一例患儿起病初期表现为右侧颈内动脉末端狭窄合并扩张，夹层延伸至同侧大脑中动脉、大脑前动脉，并造成严重狭窄；随访发现，颈内动脉末端病变逐渐消退，大脑中动脉狭窄程度明显减轻，同时 3D TOF MRA 重建图像和原始图像观察到"内膜征"这一脑动脉夹层特征性影像表现，从而明确诊断脑动脉夹层。

颅内脑动脉夹层影像表现往往无特异性，需要仔细寻找特征性影像征象，如："内膜征""双腔征"、动脉壁内血肿 MRI 信号、夹层动脉瘤。

一般的血管造影主要显示管腔情况，也可发现比较明显的夹层动脉瘤、"内膜征""双腔征"；有研究表明三维旋转 DSA 重建图像可有效显示不明显的颅内脑动脉夹层的"内膜征"和"双腔征"。

目前，MRI+MRA 在诊断颅外脑动脉夹层方面较有优势，MRA 可显示血管闭塞和狭窄，MRI 图像可显示动脉壁内血肿信号。但颅内血管较为细小，运用 MRI+MRA 诊断颅内脑动脉夹层时，对其成像参数以及阅片医师的要求较高；3D TOF MRA 原始图像也能很好地甄别颅内脑动脉夹层的"内膜征"。

该例在发病早期的影像表现主要需与血管炎进行鉴别，但各项辅助检查排除了血管炎的可能，在随访过程中发现了诊断脑动脉夹层的特征性影像征象"内膜征"，从而得以确诊。

该例脑动脉夹层致脑梗死机制推测如下，夹层病变延伸至大脑中动脉 M1 段，造成由 M1 段直接发出的穿支动脉闭塞，从而导致内囊纹状体梗死。

脑动脉夹层影像随访很重要，如果随访过程中夹层病变完全消退、管腔恢复正常，则可停用预防复发的抗栓药物；而如果夹层未愈合或出现其他变化，则需继续抗栓治疗或采用其他治疗手段。

该例结果提示，对于儿童脑梗死，应该考虑到脑动脉夹层的可能，并选择合适的影像检查加以证实或排除；从事脑血管病诊治的医师应熟悉脑动脉夹层的影像表现，一旦明确诊断或高度怀疑脑动脉夹层，则需进行血管学随访，以指导抗栓治疗并进一步寻找脑动脉夹层特征性影像征象。

第二节　6 个月以下小婴儿及新生儿结节性硬化

详见本书 本卷 第十八篇 第二章 第一节　6 个月以下小婴儿及新生儿结节性硬化。

第三节　儿童后部可逆性脑病综合征

一、概述

后部可逆性脑病综合征是一组以头痛、恶心、呕吐、癫痫发作、视觉障碍、意识状态改变、精神异常和行为改变为主要临床表现的综合征。成人患者的常见病因为高血压病,其次是妊娠高血压综合征,产褥期子痫,慢性肾功能衰竭,使用环孢菌素、激素等免疫抑制剂,化疗及放疗等。

后部可逆性脑病综合征多数病灶趋向于累及后循环区域,以顶叶、枕叶分布为主,一组8例儿童的病变均位于顶枕叶,可能主要与椎-基底动脉系统受交感神经纤维支配较少有关。当血压急剧升高时,交感神经的刺激可引起前循环的血管收缩,起相对保护作用,防止过度灌注,压力转入椎-基底动脉系统,出现后循环高灌注,导致血管源性脑水肿。

肾功能不全引起液体过度灌注,血压升高。通常CT扫描正常或出现低密度灶,MRI检查较敏感,可发现较多异常病灶, T_1WI呈等信号或低信号,T_2WI呈高信号,病变主要累及后部脑白质。其他区域包括灰质,严重病例病灶还累及基底节区,小脑半球,额叶和脑干。该组病例累及灰质并不少见,基底节区及脑干病灶少见。

后部可逆性脑病综合征病灶在DWI上呈等信号, ADC图呈等或高信号,代表血管源性水肿,与早期脑梗死鉴别。由于FLAIR图能显示细小病灶,后部可逆性脑病综合征能够得以早期诊断。

免疫抑制剂和细胞毒性药物对血管内皮细胞的直接毒素作用造成-血脑屏障破坏,即使血压正常,也可产生血管源性水肿。在严重血管源性水肿进展为细胞毒性水肿和脑梗死时,可出现DWI高信号,可视为不可逆性改变的早期征象。该组1例淋巴瘤患儿化疗后,双顶枕叶出现DWI高信号,其余序列未见明显异常,增强后病灶有强化, 9个月后复查T_2WI呈高信号,部分病灶形成软化灶,可见后部可逆性脑病综合征病灶也可以是细胞毒性水肿,预后欠佳。

二、儿童与成人后部可逆性脑病综合征患者的表现的异同

儿童与成人后部可逆性脑病综合征患者的表现有相同之处,如发病部位大部分位于后部顶枕叶,病灶是可逆的,以血管源性水肿为主,治疗后病灶可减小或消失;但也有不同之处,包括以下几方面。

(1)病因:成人多继发于血压急剧升高,如高血压脑病患者及子痫前期或子痫发作的孕妇;儿童患者大部分血压也升高,但该组只限于肾病患儿(6/8),少部分后部可逆性脑病综合征肾病患者血压不升高,肾病包括急性肾炎、急性肾小球肾炎、肾病综合征或合并肾功能衰竭。还有一个主要病因是淋巴瘤化疗服用抗肿瘤药、激素或环孢素A。

(2)临床表现:由于病因不同,后部可逆性脑病综合征患儿主要以抽搐、昏迷或双眼睑水肿、视物模糊为主。

(3)发病部位:在成人,典型的CT、MRI表现是双侧顶枕叶皮质下白质内对称性血管源性水肿,偶可累及枕叶、顶叶皮质。在儿童,大部分病灶累及皮层及皮层下脑白质,皮层受累较多见,双侧多不对称,病变范围较成人小。

成人患者增强T_1WI显示病灶不强化或轻度强化,而该组淋巴瘤患儿,病灶有斑片状及线样强化,

在成人,增强MRA显示沿双侧大脑前动脉、大脑中动脉终末支周围“葡萄”状强化,该组患儿未作增强后MRA扫描,平扫MRA及MRV未见明显异常,需要进一步研究增强后血管造影表现。

总之,后部可逆性脑病综合征呈急性或亚急性发病,后部可逆性脑病综合征影像表现主要与各种原因引起的急性脑梗死及肿瘤组织脑浸润相鉴别。结合临床有血压急剧升高等病史或相关诱发因素,即可初步诊断为后部可逆性脑病综合征,在临床积极有效的治疗后,复查影像表现为原病灶完全消失或大部分消失,临床症状和体征显著改善者,即可确诊。

因此,后部可逆性脑病综合征的诊断主要依靠病因、临床及影像学表现,但应与静脉窦血栓形成、脑炎、脑脱髓鞘性疾病等相鉴别。

第四节　误诊病例简介:胸椎管内髓外硬膜下骨肉瘤

详见本书 本卷 第十二篇 第十章 第七节 误诊病例简介:胸椎管内髓外硬膜下骨肉瘤与脊膜瘤。

第二十三章　小儿脑及脊髓的诊断陷阱

第一节　关于小儿颅骨

在小儿颅骨，正常的表现、变异的解释和人工伪影常使读片解释发生困难，它们必须与病理性变化（例：骨化不全、颅锁发育不全、磷酸酯酶过低症、风疹综合征等）进行鉴别。Swischuk（1972）著文讨论上述问题。

显著的颅骨内板脑回纹：颅骨内板脑回纹在婴儿长大时常常变得十分显著，这是大脑迅速生长的结果，在2~5岁时表现尤为突出，不应错认为颅内压升高。

生理性颅缝增宽：由于正常大脑生长而出现的生理性颅缝增宽，不应与颅内压升高所致的病理性增宽混滑。

伪似骨折的结构：各条颅缝的正常表现及变异，蝶骨的软骨结合，颅咽管，蝶枕软骨结合等均应有一正确的了解，不应与骨折混淆。

关于颅内钙化，有作者强调，在6岁以前任何颅内钙化通常都是病理性的，在此年龄组，罕见生理性钙化。

3个月的婴儿颅骨X线片上，颞骨的缝间骨可见于鳞缝前端。顶骨血管沟形似骨折。头颅沿纵轴旋转，此血管沟可贯穿冠状缝。

2岁男孩的蝶-枕基底软骨联合，该缝正常在青春期闭合，但也可延迟至20岁时，有时被误诊为骨折。

另外，对于小儿颅部X线照片，务必识别各种人工伪影，以免误诊。

第二节　小儿CT检查的诊断陷阱

大脑镰的正常看见：Osborn等（1980）在讨论假性大脑镰征时报告1例10岁少女行颅脑CT检查，大脑镰清楚显示，为正常表现，且着重指出不应误诊为蛛网膜下隙出血。

阿米培克（对比剂）遮蔽病灶：阿米培克脑室造影后CT横断扫描见脑内多个成团状高密度影像，诊断困难。两周后，待对比剂清除后再行CT扫描，清楚可见脑内的转移性病灶，也呈高密度团絮影，分布邻近脑室，脑室内对比剂已清除。回顾第一次CT图像，发现阿米培克遮蔽了不少转移性病灶。

显著的小脑延髓池：小儿的正常脑脊液腔可很大，且不对称，CT扫描时可见小脑延髓池扩大，引人注目。这不应误为Dandy-Walker畸形（即第四脑室中孔及侧孔的先天性闭塞）或后颅窝蛛网膜下隙囊肿。这些病变通常皆伴存梗阻性脑积水，可资区别。

探测器故障引起假性出血：有作者报告，在一受虐待的儿童做CT扫描时，发现大脑镰旁皮质内明显的高密度病灶，加之患儿有被殴打史，故考虑为出血灶。但认真分析多个CT层面，再看患儿检查前后多个病人的扫描图像，发现上述高密度影系伪影，为CT扫描探测器故障所造成的技术性问题。

第三节　新生儿颅脑影像诊断易犯的错误

超声检查是检查新生儿颅脑疾病方便易行的方法,诊断正确率甚高,故目前应用最为普遍,为首选的检查方法。此处所述,也多为以往超声检查中的误诊实例。

(1)小脑蚓部类似脑内出血:在新生儿颅脑 B 型超声检查时,矢状旁断面扫描小脑蚓部,可表现为完全性回声,应了解此系正常的小脑蚓部,切勿误为脑内出血。

(2)脉络膜丛分叶类似脉络膜出血:在超声检查时,脉络膜丛分叶位于侧脑室前庭区者,常表现为完全性分叶结构,可误诊为脑室内出血。但在一系列追踪随访检查中脉络膜丛分叶的形态、大小变化极小,从而与脑室内出血做出鉴别。另外,临床病史也是重要的诊断线索。

(3)透明隔腔类似脑积水:透明隔腔与海马联合下的小腔,可见于大约 60% 未足月的婴儿。在超声冠状断面扫描时,透明隔腔位于中线,在两侧室之间表现为大而充满液体的结构,酷似脑积水。透明隔腔常见于新生儿,通常在出生后 2 个月即融合,极少数可持续存留至成人。透明隔腔向后延伸为海马联合下的小腔,这是室间孔后方囊肿的残余。透明隔腔应与透明隔腔囊肿区别,后者一般皆引起梗阻性脑积水。新生儿 CT 检查偶尔也遇到上述类似情况。

(4)透明隔缺如类似先天异常:在新生儿超声检查时,偶见透明隔阙如,这可为一发育变异,它不一定就提示为先天异常或严重的颅内损伤。另外,在某些脑室扩张的新生儿可能看不到透明隔。透明隔破坏者一般都有脑积水。

(5)侧叶(side-lobe)伪影类似颅内出血:超声检查时,偶尔,来自于兴趣区或周围区的伪影可进入扫描图像而伪似颅内出血,巧妙地操作换能器,使之复位则可辨别此类伪影,并寻出原因。

(6)胼胝体或侧室顶的镜面反射伪似颅内出血:在新生儿颅脑超声检查中,有时可见一亮的反射区,可伪似颅内出血。此伪影来自于超声束垂直于胼胝体或侧室顶而引起的镜面反射。这在竖直的冠面扫描较少见到。上述光亮区比通常所见真正的子宫内胚芽的出血更为颇侧。

(7)丘脑与层状体的复合回卢类似颅内出血:在比较成熟的新在儿颅脑超声检查时,常于丘脑和层状体区见到回声增强,颇似颅内出血。但是,此时见不到正常结构的变形,也见不到两侧结构对称性的改变,则有助于与颅内出血的区别。

第四节　误诊病例简介:小儿顶骨纤维型脑膜瘤与嗜酸性肉芽肿

详见本书　本卷　第十五篇　第八章　第二节　误诊病例简介:小儿顶骨纤维型脑膜瘤与嗜酸性肉芽肿。

第二十二篇　关于痴呆

第一章　关于痴呆的一般情况

第一节　MRI与痴呆

世界范围内老龄人口在社会中所占比例日益增加，痴呆的问题也愈加引起人们的重视。许多专家掌握了越来越多的关于痴呆的诊断知识，痴呆不同的亚型和新的类型可以借助特殊的检查方法得以区分。

磁共振成像（MRI）和磁共振波谱成像（MRS）对痴呆病人的诊断和判断预后发挥着越来越重要的作用。从常规的自旋回波序列（SE）、快速自旋回波序列（FSE）、流动衰减反转恢复序列（FLAIR）、梯度回波序列（GRE），一直到近几年迅速发展的磁化传递成像（MTI）、MR弥散加权成像（DWI）、MR灌注成像（PI）、MR波谱（MRS）、MR神经功能成像（fMRI）等。

一、痴呆的定义和分类

痴呆被一般定义为认知功能和个性的全面减退，并且严重到影响日常生活的程度。痴呆有多种分类方法，究竟选择哪一种方法要视检查者的目的、检查手段以及所得的资料而定。从临床角度看，可以将痴呆分为为静止性和进行性、皮层型和皮层下型。从遗传学角度可分为散发性或遗传性；从病因学、流行病学将痴呆分为早发型（60岁以前）和晚发型。

在神经影像学中，痴呆的分类要兼顾影像和临床，而且其分型要具有影像识别特征。目前多数学者倾向将痴呆分为：神经退行性疾病性痴呆、白质原发疾病性痴呆、血管性痴呆、其他类型的痴呆。

二、神经退行性疾病性痴呆

包括许多疾病如：阿尔茨海默病、路易小体痴呆、额颞叶退行性变、帕金森综合征的痴呆、亨廷顿病、朊病毒相关性痴呆等。

三、阿尔茨海默病

阿尔茨海默病是引起痴呆的最常见的原因。阿尔茨海默病显著特征是记忆的进行性损害，随着病程发展，行为和性格的改变更为明显。本病脑组织标本肉眼观察呈脑萎缩，脑室增大，脑沟增宽，晚期病变脑的总重量低于1 000 g。阿尔茨海默病光镜下主要特征为：神经原纤维缠结和神经斑块。其他常见表现有神经元的缺失、小血管退变、海马皮质锥体层Hirano小体（嗜酸性神经元包涵体）和突触的缺失。有学者提出阿尔茨海默病退行性病变过程的理论，认为它是一个与髓鞘形成相反的过程，病变最初从髓鞘形成最晚的区域-内嗅区皮质开始，随着退变的进展，进入边缘系统累及海马杏仁复合体，最终到达高级神经控制区域。病程最晚期才会累及主要的感觉和运动区。40%的阿尔茨海默病人有家族史，但其遗传特征多种多样。

常规MRI可以显示：①颞叶内侧萎缩（MTA），特别是海马和海马旁回，发现颞叶内侧萎缩高度支持阿尔茨海默病的诊断，但无颞叶内侧萎缩不能排除阿尔茨海默病；②血管改变（大血管梗死、腔隙梗死）和脑白质异常，病变较少累及基底节；③局部萎缩，如额叶和（或）颞叶萎缩。阿尔茨海默病MRS典型表现为NAA降低和肌醇升高，发生在颞叶和顶-枕交界区。弥散张量成像被用于追踪纤维走行，引起广泛关注。fMRI可直接反应阿尔茨海默病的海马记忆功能减退。SPECT和PET研究显示阿尔茨海默病人常出现颞-顶叶高灌注，MR灌注成像常可代替SPECT和PET，显示同样的征象。

四、路易小体痴呆

路易小体是神经元包涵体,是细胞浆内的球形嗜酸性小体。路易小体痴呆(DLB)是继阿尔茨海默病后退行性痴呆的第二大类型。路易小体痴呆的临床特征包括波动性认知损伤、明显的早期幻视和锥体外系症状。路易小体痴呆的MRI表现有局部皮质萎缩或广泛性皮质萎缩,但无海马和颞叶的萎缩或较轻。这是其与阿尔茨海默病明显的不同。

五、帕金森病

帕金森病的特征是震颤、肌强直和行走困难,病变累及黑质致密部;反转恢复序列分别进行白质和灰质的抑制成像能清晰显示黑质病变。

六、亨廷顿病

亨廷顿病临床特征为进行性三联征:舞蹈病、精神(行为)异常和认知功能减退。MRI表现为不同程度皮质和纹状体萎缩,以尾状核萎缩最显著。MRS:枕叶乳酸增高,基底节区NAA降低,部分病例示胆碱升高。

七、白质原发疾病性痴呆

包括:感染性疾病,炎性疾病,先天性遗传疾病,中毒-过敏性脑病,创伤、放疗、化疗后痴呆。

八、感染性疾病

单纯疱疹病毒性脑炎(HSE)属于急性病毒性脑炎,临床表现为:发热、头痛、癫痫和嗜睡、嗅觉丧失、味觉幻想、性格改变和精神病。大体病理:病变主要位于颞叶内侧面和额叶底面,病变有坏死,并常伴出血。显微镜下可见到嗜酸性核内包涵体。通过识别这些包涵体可判断哪些神经元和胶质细胞受到了感染。病变区可见星形神经胶质增生、微神经胶质激活以及水肿和坏死。典型病人MRI表现为双侧颞叶病变,可只局限于一侧,或者双侧不对称。颞叶内侧面最常受累,并向岛叶和颞叶外侧面扩展,病变广泛时可累及整个颞叶和额叶底部。T_2WI上病变表现为高信号,FLAIR对病变局限于灰质结构时显示更加清楚。当病变内出血时,在T_1WI上可见高信号。病变晚期出现强化,提示组织破坏严重,出现坏死。

九、多发性硬化

多发性硬化(MS)最多见于温带地区30岁左右女性,依据临床特征又分为:发作和缓解型(RR-MS)、缓慢进展型(SP-MS)、原发进展型(PP-MS)。多发性硬化通过两种途径引起认知功能障碍:①白质病灶导致皮层相关纤维之间的联系中断;②皮层内或皮层周围存在病灶。多发性硬化主要病理表现为边界清楚的多发脱髓鞘斑块,轴索相对完好和程度不等的胶质增生,好发于侧脑室周围白质,起源于小静脉周围,呈卵圆形走向。病程长时病灶可融合。多发性硬化脱髓鞘斑块可分为急性斑块,慢性斑块,隐蔽斑块。

多发性硬化的MRI表现为:病灶呈卵圆形,沿脑室周围分布,早期即可侵犯胼胝体,脊髓常受累。从病变的早期炎症阶段直到慢性期,病变在T_2WI上都表现为高信号。因为轴突再生的髓鞘非常薄,即使病灶发生了髓鞘重建,也仍然有异常信号。虽然T_2WI上信号增高非常敏感,但没有特异性,在绝大多数白质病变中均可出现。急性炎症的一个最早的特征表现是血-脑屏障的破坏,通过钆对比增强可以显示出来。皮质激素的应用可使强化程度明显抑制。在不经治疗的情况下,约1个月后强化消失,但在T_2WI上每个病例都仍存在异常信号。应用磁化传递技术可以对残留病变进行鉴别诊断。

十、引起的痴呆先天性遗传疾病

引起的痴呆先天性遗传疾病有很多种,如:异染性脑白质营养不良(MLD)、球状细胞脑白质病(GLD)、线粒体脑病、脑腱黄瘤病(CTX)、肾上腺脑髓质神经病(AMN)、法布莱病(FD)、肝豆状核变性(Wilson病)等。

每种疾病都有明确的遗传学证据,但其临床和MRI表现可有重叠。肾上腺脑髓质神经病约2/3患者肾上腺皮质功能明显下降。MRI最初为内囊后肢、大脑脚信号异常,随病变进展,小脑半球白质和胼胝体压部也出现异常,可见脊髓萎缩。

肝豆状核变性常表现为基底节区受累,一般伴有巩膜K-F环、血浆铜蓝蛋白下降,血铜升高等。

十一、血管性痴呆

血管性痴呆定义为:痴呆临床综合征是由或至少假定由脑血管病所引起。血管性痴呆占全部痴呆病人的30%,是痴呆的第二大原因。血管性痴呆又可分为四种亚型：①不同程度白质异常的脑血管性痴呆；②具有典型临床病程、家族史、病理学和MR特征的血管性痴呆；③系统性疾病引起的脑血管性痴呆；④血管炎性疾病引起的脑血管性痴呆。

不同程度白质异常的脑血管性痴呆MRI可有以下表现：①缺血性白质损害；②增宽的血管周围间隙；③微出血；④关键部位梗死；⑤多发大血栓。其中选择适合的MRI参数有助于病变的显示，FLAIR、SE-T_2WI常用于显示缺血灶，GRE-T_2*WI善于显示出血征象，考虑有新鲜梗死灶时可采用DWI，考虑有可挽救的缺血组织时用PWI等。

十二、皮层下动脉硬化性脑病

皮层下动脉硬化性脑病（SAE）归属具有典型临床病程、家族史、病理学和MRI特征的血管性痴呆，其诊断除有早老性痴呆和高血压史外还依赖两个条件：①临床确诊皮层下型痴呆；② CT或MRI确诊的深部脑白质弥漫性损害。疾病早期，MRI显示相对完好的皮质、轻度扩大的脑室和T_2WI脑室旁高信号带。大多数病例不累及"U"形纤维。病程较长时，白质病变会累及皮层下区域。基底节、脑桥和中脑常见新鲜或陈旧的腔隙性梗死。梯度回波序列能显示微出血灶。MR波谱显示NAA下降，部分病例显示乳酸下降。

十三、系统性疾病引起的脑血管性痴呆

系统性疾病引起的脑血管性痴呆中，镰状细胞病是一个很好的例子。镰状细胞病是由于染色体11上的β-血红蛋白基因缺陷而引起的，为常染色体隐性遗传，在分子水平发生一个单基因突变，主要见于非洲后裔。在低氧或酸性环境中，异常的血红蛋白分子就会聚合、导致细胞刚性增加和特征性的镰刀状细胞形态，引起小血管淤塞。由于多个器官可以受缺血的影响，故其临床表现多样。此病经常引起脑血管意外。是引起儿童和青年人的分水岭区动脉梗死的众多原因之一，可导致认知障碍。同另一种可引起脑血管性痴呆的系统性疾病-高脂血症一样，其MRI缺乏特异性。

十四、中枢神经系统的血管炎性病变

中枢神经系统的血管炎性病变可分为原发性中枢神经系统血管炎、系统性坏死性血管炎累及中枢神经系统、风湿类疾病引起血管炎性中枢神经系统疾病、感染性血管炎。血管炎可导致多种病理改变并因此有多种MRI表现。供血区可发生梗死或腔隙性梗死，累及基底节、丘脑、中脑、桥脑、延髓和软脑膜，病灶内也可发生出血。病变可单发，但常见多发病灶，不均匀分布于脑实质，可融合。病变晚期常发生明显萎缩，但无特征性。某些血管异常的MRI表现相对典型，如系统性红斑狼疮的血管炎可引起广泛钙化，常见于基底节、膝状体和齿状核。在白塞氏病，常反复发生静脉血栓和静脉梗死，有时也有出血。所以临床遇到很奇怪的MRI表现时，应该根据临床资料考虑到血管炎的可能。

十五、其他类型的痴呆

能导致痴呆的疾病还包括：正常压力性脑积水、脑肿瘤、Fahr氏病等。

在脑肿瘤中，血管内淋巴瘤病（IVL）是一种非常罕见的非何杰金淋巴瘤，以管腔内淋巴细胞增生（动脉或静脉）而不侵及周围实质组织为特征。由于血管内淋巴瘤病是一种可治疗的疾病，早期发现并进行多元化疗可以避免不可修复性损害，而且MRI可以提示诊断，应引起重视。临床上脑型血管内淋巴瘤病可有多种表现。通常有中风样发作或反复短暂性脑缺血发作、局灶皮层性症状、迷糊不清、定向不能、痴呆和癫痫。MRI的脑部表现包括遍及全脑的梗死样病灶、大的静脉窦和皮层静脉内占位并有静脉性梗死。注射对比剂后硬脑膜和蛛网膜强化。MRA和MRV可以显示动、静脉病变。其他器官的表现（例如皮肤、肺）、贫血和高红细胞沉降率都有助于做出正确的诊断。

综上所述，虽然MRI在痴呆的诊断中占有非常重要的地位，但现代医学综合的特征在痴呆这个领域中显得尤为突出，因此切忌片面强调影像学而忽视其他多学科的资料。

第二节　常染色体显性遗传性脑动脉病伴皮层下梗死和白质脑病

详见本书 本卷 第十篇 第七章　合并皮层下梗　　死和白质脑病的常染色体显性遗传性脑动脉病。

第二章　关于早期阿尔茨海默病

Jost 等（1995）通过对尸检病例的回顾性研究证实，阿尔茨海默病患者从出现症状到明确诊断的时间为 32~57 个月。因此，阿尔茨海默病的早期诊断仍然是一个棘手的问题。一项研究仅选取阿尔茨海默病早期易累及的 4 个脑结构指标，进行相应的线性测量和体积测量，并对其进行比较分析，以寻找简单实用的测量指标，为阿尔茨海默病的临床诊断提供影像学依据。

一、线性测量

阿尔茨海默病患者与正常老年人内颞叶各脑结构的线性指标均有显著性差异，说明阿尔茨海默病患者这些脑结构受累较重，同时可能与本组病例中度痴呆患者较多有关。由于阿尔茨海默病患者的病理学改变最早见于内嗅区，因此理论上认为，早期阿尔茨海默病患者内嗅皮层的测量可能更具优越性。一项研究引入内嗅皮层的厚度作为线性测量指标，对线性测量指标进行单因子判别分析发现左侧内嗅皮层厚度的敏感度最高，提示阿尔茨海默病患者内嗅皮层受累最早，萎缩最为严重。因此，内嗅皮层的线性测量对阿尔茨海默病患者与正常老年人的鉴别具有重要意义。

线性测量可提高阿尔茨海默病诊断的可靠性，Frisoni 等（1996）研究认为：海马（海马高度、脉络膜裂宽度、颞角宽度）萎缩的线性测量能鉴别阿尔茨海默病患者和健康对照者，其特异度为 95%，敏感度为 85%，且在所有的线性指标中，颞角宽度敏感度最高，而海马区以外的脑萎缩线性测量对鉴别阿尔茨海默病患者与正常者没有帮助。

该项研究将内嗅皮层厚度纳入线性测量指标，经多元逐步判别分析显示其判别方程的特异度及敏感度分别为 96.9% 和 84.4%，与该研究组从前所作本专题研究比较，特异度明显提高，与 Frisoni 结果相近，其中右侧颞角高度和右侧内嗅皮层厚度进入判别方程，可见其对阿尔茨海默病与正常对照者的鉴别贡献最大。

该项研究个别线性指标的标准差较大，分析原因有以下几个方面：①正常老年人随着年龄的增长，大脑实质出现进行性萎缩，侧脑室逐渐增大，而且正常者脑萎缩程度存在较大的个体间差异；②所测量的内颞叶结构均较小，尤其是内嗅皮层的厚度，正常者尚不足 5 mm，阿尔茨海默病患者更薄；这些结构的形状不规则，线性测量仅反映选定层面一个方向上的长度，因此可能存在一定的测量误差；③临床诊断可能不准确，例如：正常对照组内可能包含轻度阿尔茨海默病患者，可能引起测量数据交叉重叠。

二、体积测量

MRI 脑结构体积测量是目前诊断阿尔茨海默病最敏感的形态学方法。该组作者对所测标准化体积指标进行单因子判别分析，结果显示双侧海马和右侧内嗅皮层的敏感度均为 87.5%，左侧内嗅皮层的敏感度为 84.4%，表明二者的鉴别能力相似，该结论与国内外学者一致。Xu 等（2000）还报道了精确界定内嗅皮层的困难，首先发育变异较大，其次是多种伪影的干扰，包括脑底动脉环动脉和（或）鞍上池脑脊液的流动伪影、高度气化的岩骨产生的磁敏感伪影等，并指出这些因素均影响内嗅皮层测量的准确度，可能掩盖了海马与内嗅皮层层测量值间的真正差异；MRI 显示海马边界清楚，因此进行海马的体积测量可能更为准确。

三、线性测量与体积测量的比较研究

Kappa 值是评价两种不同诊断方法一致性的较为理想的统计学方法，在临床试验中得到广泛应用，若 Kappa 值≥ 0.75，说明已经取得了较好的一致性。该项研究 Kappa 值为 0.779，说明这两种测量方法的一致性较好。

对线性和标准化体积指标分别进行多元逐步分

析结果显示:内颞叶结构体积测量的敏感度、特异度及准确度略高于线性测量,统计学分析显示这2种测量方法对鉴别阿尔茨海默病与正常老年人鉴别能力具有较好的一致性。内颞叶脑结构的体积测量虽然对阿尔茨海默病的鉴别敏感度略高,但其测量方法复杂、费时,适用于进行科学研究;而线性测量方法简单、易行,非专科医生容易掌握,更便于临床推广应用。

第三章　阿尔茨海默病

第一节　阿尔茨海默病β淀粉样蛋白斑块MRI

阿尔茨海默病是一种进行性发展的神经退行性疾病。临床主要表现为渐进性记忆力和智能减退。大脑皮质和海马神经细胞外出现β淀粉样蛋白(Aβ)沉积形成的β淀粉样蛋白斑块、神经元胞体内出现神经原纤维缠绕(NFT)等是阿尔茨海默病的标志性病理改变。针对β淀粉样蛋白斑块和神经原纤维缠绕而开展的阿尔茨海默病早期诊断和治疗研究已经成为当前各学科研究的热点。

一、β淀粉样蛋白斑块病理生理及成像研究价值

β淀粉样蛋白斑块由淀粉样蛋白前体蛋白(APP)经β、γ分泌酶裂解的β淀粉样蛋白斑块生成途径产生，可生成长短不等的β淀粉样蛋白斑块分子。

β淀粉样蛋白斑块具有很强的自聚性，β淀粉样蛋白$_{42}$倾向于形成斑块样的沉积，而β淀粉样蛋白$_{40}$则更易于形成纤维状结构。典型的β淀粉样蛋白斑块是由β淀粉样蛋白$_{1\sim42}$构成结构紧密的核心，周围由β淀粉样蛋白$_{1\sim40}$自聚、沉积形成典型的纤维状结构，外周由变性的轴索、树突、胶质细胞及营养不良的突起等环绕而成。

另有一种β淀粉样蛋白斑块称为弥散斑，其内β淀粉样蛋白分布均匀，纤丝散在分布于细胞之间，不具备前者紧密的结构。

尽管阿尔茨海默病的病因及发病机制迄今尚不十分明确，但是以β淀粉样蛋白病理改变为中心的β淀粉样蛋白级联假说仍是目前主流学说。该假说认为淀粉样蛋白前体蛋白的异常代谢使得β淀粉样蛋白大量堆积(尤其是β淀粉样蛋白$_{42}$)，β淀粉样蛋白斑块再进一步触发级联病理反应，包括Tau蛋白的过度磷酸化、神经元纤维缠绕、神经损伤、神经元死亡等，最终导致阿尔茨海默病。

β淀粉样蛋白沉积可于临床症状出现前数十年即出现，因此，检测β淀粉样蛋白沉积状态对Aβ斑块进行成像研究具有重要的意义。其有助于动态追踪阿尔茨海默病病人β淀粉样蛋白斑块进展，并与临床资料对比，验证β淀粉样蛋白级联假说；有助于检测靶向于β淀粉样蛋白斑块的分子探针有无可能区分哪些轻度认知障碍(MCI)病人能转化成阿尔茨海默病，而这种区分是阿尔茨海默病干预及治疗的重要环节；有助于对患有阿尔茨海默病的基因异常病人脑中β淀粉样蛋白进行研究；β淀粉样蛋白斑块成像可作为一个有效的无创性生物标志，为临床进行药物试验选择那些没有痴呆症状但很可能进展为阿尔茨海默病的受试者提供依据；也有可能用来监测抗β淀粉样蛋白抗体治疗阿尔茨海默病后斑块数量的改变，进而评价药物治疗效果。

二、β淀粉样蛋白斑块MR成像

(一)β淀粉样蛋白斑块不使用对比剂的MRI研究

1.β淀粉样蛋白斑块可视化　许多研究发现，阿尔茨海默病病人或者阿尔茨海默病转基因小鼠脑内β淀粉样蛋白斑块中及周围存在铁质过度沉积，会改变局部磁场的均匀性引起失相位，从而导致T_2或T_2*信号的降低，起到主要的内源性自然对比剂作用。因此，一些研究者采用高场强磁共振和对铁敏感的序列在不使用对比剂增强的情况下，对阿尔茨海默病病人离体脑组织和活体转基因动物或者离体脑的β淀粉样蛋白斑块进行了研究。

Chamberlain等(2011)使用T_2WI及T_2*WI序

列成功观察到转基因小鼠大脑皮质和海马的淀粉样斑块沉积，这些斑块沉积在 T_2WI 及 T_2*WI 上显示为黑点状的低信号。

Jack 等（2007）比较了 β 淀粉样蛋白斑块的在体成像和组织病理学检查，认为 MRI 可以分辨出的 β 淀粉样蛋白斑块最小直径为 35 μm。

Meadowcroft 等（2009）对阿尔茨海默病病人脑和淀粉样蛋白前体蛋白 /PS1 小鼠脑离体内嗅区皮质切片的 β 淀粉样蛋白斑块进行了 T_2*WI 和硫磺素 -S 染色及普鲁士蓝铁染色对比研究，结果发现两者脑组织均可显示最小的 β 淀粉样蛋白斑块直径约为 40 μm。

尽管阿尔茨海默病病人和淀粉样蛋白前体蛋白 /PS1 小鼠 β 淀粉样蛋白斑块在 T_2*WI 均表现为低信号，但是机制不同。阿尔茨海默病病人脑的低信号主要与斑块内铁聚集有关：而淀粉样蛋白前体蛋白 /PS1 小鼠脑离体切片的 β 淀粉样蛋白斑块内铁远远低于人脑切片，其斑块内大且密实的由 β 淀粉样蛋白原纤维有序沉积形成的结构影响了结合水和蛋白质分子中质子间的磁化交换，导致 T_2* 缩短。

总之，T_2WI 和 T_2*WI 均可以显示 β 淀粉样蛋白斑块和周围组织的对比。相比较而言，T_2WI 更能显示微小的斑块，在衡量斑块尺寸方面更有优势；T_2*WI 则能体现斑块中的铁质成分。

2.β 淀粉样蛋白斑块定量检测　定量检测 β 淀粉样蛋白斑块，显示 β 淀粉样蛋白沉积的时空进展，对了解阿尔茨海默病病人和阿尔茨海默病小鼠模型中斑块的病理改变有着重要的意义，也有助于对抗斑块治疗的有效性进行评估。

Reilly 等（2003）采用灰阶阈值的方法比较淀粉样蛋白前体蛋白小鼠与正常对照组的大脑各区域斑块负荷，将不同于正常对照组灰阶值的区域作为阳性区域计数。但是简单的 MRI 阈值设定并不可靠，不管是同一个小鼠的不同区域还是同一区域的纵向研究，因为他假设的前提是两组小鼠的背景信号强度是恒定不变的，但实际上这种情况并不存在。

Jack 等（2005）在阿尔茨海默病小鼠皮质选取了 4 个不同部位作为兴趣区，采用人工计数的方法评估了小鼠脑内斑块负荷，发现斑块数量随小鼠年龄的增长而增加。

Gheorghe 等（2012）首次定量研究了 5xFAD 转基因小鼠各脑区斑块负荷情况，利用斑块在 T_2WI 及 T_2*WI 上低信号的特征，采用计算机自动斑块分割算法，将高信号包围的低信号区划分为斑块和非斑块，并与病理学对照，获得了斑块在某个脑区的 3D 分布，并计算了斑块的平均容积、斑块密度及斑块在海马下托的容积比。该研究显示，5xFAD 转基因小鼠的斑块分布稠密且直径较小，故认为计算机自动斑块分割算法对于评价其他转基因小鼠所形成的较大斑块更有价值。

Teipel 等（2011）认为，尽管 T_2WI 上的低信号不能完全代表斑块，但是通过 T_2 图（T_2relaxation time mapping）测量 T_2 时间的衰减可以反映脑内斑块的负荷。这种方法虽不能直接显示斑块，但可以应用低场强 MRI 进行定量分析，是一种简便、有效评估脑内斑块的方法。

（二）β 淀粉样蛋白斑块的 MRI 技术比较

尽管很多 MRI 非对比增强研究各自采用了不同的序列和参数，成功地显示了各种阿尔茨海默病小鼠脑内的 β 淀粉样蛋白斑块，但这些研究并没有一个统一的 MRI 参数优化标准。

Zhang 等（2004）和 Lee 等（2004）分别使用自旋回波和快速自旋回波序列显示了淀粉样蛋白前体蛋白 /S1 小鼠离体脑切片的 β 淀粉样蛋白斑块，由于 β 淀粉样蛋白斑块的 MRI 检测需要很高的分辨率，相应的扫描时间会大大延长。上述研究分别耗时 8~24 h 和 10~11 h，使得 β 淀粉样蛋白斑块在体研究受限。

Borthakur 等（2006）使用 $T_{1\rho}$ 脉冲序列对淀粉样蛋白前体蛋白 /S1 小鼠脑进行扫描，也检测到大脑皮质及海马的斑块，但是同样因为扫描时间过长（3 h）而无法广泛应用。

Dhenain 等（2009）和 Faber 等（2007）分别使用梯度回波和快速低分辨梯度回波成功检测到转基因小鼠丘脑的斑块，这些斑块体积较大且含铁量高。但这些技术无法检测到皮质和海马的斑块，因为这些部位的斑块体积小且含铁量少。

Chamberlain 等（2011）使用 T_2WI、T_2*WI 及磁敏感加权技术（SWI）序列检测到了 9 个月大的淀粉样蛋白前体蛋白 /S1 小鼠正常皮质及含有斑块的皮质所产生的斑块对比度，发现 SWI 的对比噪声比（CNR）最高，并且用时减少到 1 h 30 min。但 SWI 由于空气组织界面的存在、背景磁场的不均匀性及表面血管等磁敏感性伪影的存在使得此项技术的应用同样受限。该研究认为，T_1WI 和质子密度加权成像（PDWI）不能显示斑块，而非对称性多自旋回波序列是最理想的检测斑块的序列，该序列每个回波时间不到 8 ms。

（三）β 淀粉样蛋白斑块靶向性对比增强 MRI 研究

1.β 淀粉样蛋白斑块靶向性对比剂的特点 β 淀粉样蛋白斑块靶向性对比剂是一种显示 β 淀粉样蛋白斑块的分子探针，可以产生针对斑块的特异性的组织对比，能够用 MRI 检测到。一般由靶向性配体、对比剂载体和对比剂组成。配体主要作用是与 β 淀粉样蛋白斑块特异性结合；对比剂常包括 Gd 类、超顺磁性氧化铁（USPIO）类等。有时为了更好地通过血脑屏障，还会连接一些对比剂载体，如腐胺等。

作为靶向性对比剂应该具备以下特点：与 β 淀粉样蛋白斑块有特异性的结合位点，具有高度的亲和力；非特异性结合少，并能快速清除；具有一定的脂溶性，能够有效地通过血 - 脑屏障；无毒性并且有足够的信号对比强度，便于定量分析。

2.β 淀粉样蛋白斑块 MRI 靶向性对比剂成像的优势 先前有研究采用正电子发射体层摄影（PET）及单光子发射计算机体层摄影（SPECT）结合放射性示踪剂检测到阿尔茨海默病病人脑内的斑块，但是作为 PET 最常用的示踪剂 PiB 不能很好地与淀粉样蛋白前体蛋白小鼠脑内的斑块结合，所以不能用于临床前评估试验；此外，由于 PET、SPECT 空间分辨率太低（<2 mm），无法定量检测出直径只有 20~200 μm 的单个斑块。

多光子成像空间分辨力高，可以动态监测 β 淀粉样蛋白斑块，但属有创性检查，且监测脑区域受限。

和 PET 及 SPECT 比较，MRI 具有很高的空间分辨力，且价格低廉便于应用，无放射性污染。与不使用对比剂的 MRI 技术比较，后者基于检测与铁负荷相关的斑块，对含铁量少或者不含铁的斑块不敏感。而且在脑内其他结构，如出血灶的残留、白质、基底核等也发现铁的存在，因此非对比增强检测淀粉样斑块没有特异性。

而靶向性对比剂可以选择性地与 β 淀粉样蛋白斑块结合，提高斑块检测的敏感性，尤其对早期形成的斑块检测具有很高的价值。因为早期的斑块含铁量很少，不使用对比剂的 MRI 技术无法检测到。

（四）MRI 靶向性对比剂类别

1.MRI 靶向性对比剂可以分为 3 大类

（1）β 淀粉样蛋白肽类：Poduslo 等（2002）首次用二乙烯五胺乙酸钆（Gd -DTPA）标记 β 淀粉样蛋白 $_{1\sim40}$，靶向显示了阿尔茨海默病转基因小鼠的脑内 β 淀粉样蛋白斑块沉积。Sigurdsson 等（2002）合成了 Gd-DTPA-K_6-β 淀粉样蛋白 $_{1\sim30}$，其中，K_6-β 淀粉样蛋白 $_{1\sim30}$ 是一种 β 淀粉样蛋白 $_{40}$ 的衍生物，联合应用基于体素的分析方法，在淀粉样蛋白前体蛋白 / PS1 活体小鼠脑成功地显示淀粉样斑块。

一些学者合成了 β 淀粉样蛋白 -MNPs-Tat PTD，通过活体注射后采用 7.0 T MR 设备成像，发现在注射靶向对比剂之后 24 h，阿尔茨海默病鼠大脑皮质和海马区可见散在分布的低信号点状斑块，且能够与组织学染色相匹配。

Yang 等（2011）采用 USPIO 标记 β 淀粉样蛋白 $_{1\sim42}$，通过股静脉注射甘露醇短暂开放血 - 脑屏障，在活体淀粉样蛋白前体蛋白 /PS1 脑内检测到了表现为低信号的 β 淀粉样蛋白斑块，并与病理学检查到的斑块数目及分布一致。而没有注射 USPIO-β 淀粉样蛋白 $_{1\sim42}$ 之前，T_2* WI 仅显示极少的斑块，远远少于病理学检查到的斑块数目。

（2）抗体类：Wengenack 等（2008）开发了基于抗 β 淀粉样蛋白单克隆抗体修饰了的 F（ab'）2 片段，增加了血脑屏障通透性及与钆螯合剂的连接，经阿尔茨海默病转基因小鼠尾静脉注射后，活体及体外脑匀浆都检测到了 β 淀粉样蛋白斑块。

Ramakrishnan 等（2008）利用抗 β 淀粉样蛋白 $_{42}$ 抗体 IgG4.1 的片段 F（ab）24.1 与 Gd-DOTA 连接，结合腐胺增加其通过血 - 脑屏障的能力，检测到 β 淀粉样蛋白斑块广泛分布在淀粉样蛋白前体蛋白 /PS1 小鼠的大脑皮质和海马。

由于通过 β 淀粉样蛋白注射产生主动免疫和直接注射抗 β 淀粉样蛋白抗体被动免疫可以清除脑内过多的 β 淀粉样蛋白，是阿尔茨海默病治疗中很有前景的措施。因此，该类对比剂的研究尤为重要。

（3）β 淀粉样蛋白斑块染色剂衍生物类：包括类化合物硫磺素类、刚果红类、柯胺 -G 类、二苯乙烯类、丙二腈类（FDDNP）等。其中硫磺素类衍生物 PiB 和 ^{18}F 标记的丙二腈类作为 β 淀粉样蛋白斑块显像剂已在 PET 研究中广泛应用，但在 MRI 的应用较少。

Li 等（2010）基于 Gd-DTPA 和刚果红合成了

CR-BSA-(Gd-DTPA)$_n$ 作为β淀粉样蛋白斑块特异性的探针，该探针 T_1 弛豫性能好，无毒性，在血管内停留时间长。在9个月大的淀粉样蛋白前体蛋白/PS1小鼠离体脑组织染色结果表明该探针可以很好地检出β淀粉样蛋白斑块，并认为还可以对神经元纤维缠结显影。但该研究未能提供活体阿尔茨海默病小鼠脑内斑块的MRI影像。

有报道利用 ^{19}F 分别标记双三氟甲基对二氨基联苯(TFMB)、二苯乙烯基苯、1, 4-双-苯乙烯(FSB)，在9.4 T的MRI检测到淀粉样蛋白前体蛋白转基因小鼠脑内的斑块，但Amatsubo等(2010)发现在体和体外实验中，^{19}F 对周围环境信号很敏感，检测到的斑块信号很低，只有优化探针的亲水性并且保留其脂溶性才能更加有效地检测β淀粉样蛋白斑块。

尽管β淀粉样蛋白斑块MR成像取得了一些进展，但也存在一些问题亟待解决。①到目前为止，MRI研究还没用于活体人脑的研究，原因是现有技术扫描时间过长(最恰当的时间应限制在10 min内)，这是活体人脑斑块成像的一个最大障碍；很多靶向对比剂通过血-脑屏障困难，需要通过有创手段短暂开放血-脑屏障：如何进一步提高高场强MR显微成像对β淀粉样蛋白斑块的敏感性及高场强对人体有何影响有待进一步研究；② MRI靶向纳米对比剂在人体中是否安全有效，配体在体内的毒性如何还需要继续深入研究；③包括转基因动物在内的阿尔茨海默病动物模型均不能完全模拟出阿尔茨海默病特征性的生化、病理、神经递质及行为等方面的改变，制约了阿尔茨海默病神经影像方面的深入研究。

随着MRI技术的不断进步、高质量探针的开发，以及从分子、细胞水平改变对阿尔茨海默病做出早期诊断及疗效监测等，MRI的作用愈发显著。尤其随着纳米级MRI探针设计、合成的进展，使得精确显示和定量研究阿尔茨海默病病人大脑病理性β淀粉样蛋白沉积成为可能，临床上有可能借助β淀粉样蛋白斑块成像检测到轻度认知损伤或者无症状者脑内的β淀粉样蛋白斑块沉积，从而有利于临床早期诊断阿尔茨海默病和成功治疗β淀粉样蛋白斑块。

第二节 将阿尔茨海默病定为3型糖尿病

糖尿病有两种，即1型和2型糖尿病。1型糖尿病是机体本身不能产生胰岛素，属于自身免疫病，病因还不清楚；2型糖尿病是机体能够产生胰岛素，但机体的细胞对胰岛素不敏感(胰岛素无法发挥作用)，主要原因是错误的饮食和生活方式所造成，是完全可以预防的。

糖尿病不仅能够发生在身体上，同样也能够发生在大脑上，一些学者将发生在大脑上的糖尿病称为3型糖尿病，它的临床症状就是阿尔茨海默病(Alzheimer disease，脑退化病，或老年痴呆)。

阿尔茨海默病的发生对于传统医学来讲一直是个谜。直到近年，一些学者发现，阿尔茨海默病与胰岛素在大脑中的作用有直接的关系。胰岛素不仅由胰腺所产生，大脑也同样产生胰岛素，而胰岛素在大脑中的作用，除了帮助大脑细胞吸收葡萄糖(大脑细胞的能量来源)以外，还是大脑细胞能否存活和记忆能否形成的关键物质。

和2型糖尿病一样，大脑细胞同样会对胰岛素产生耐受(不敏感)。进一步的研究揭示，大脑细胞对胰岛素的耐受能够导致阿尔茨海默病。科学家的这一发现，对于预防和治疗可怕的阿尔茨海默病来讲，毫无疑问是一个重大的好消息。因为，它的产生就是来自于不正确的饮食和不良的生活方式。

那么，3型糖尿病(阿尔茨海默病)是怎样产生的呢？研究指出，3型糖尿病的产生和2型糖尿病的产生过程相类似。如果饮食中吃过多的精制碳水化合物(谷类、淀粉、糖)，包括米饭/糙米、面食/全麦(面包、馒头、饼、面条、包子、点心)，这些食品造成体内的血糖水平非常不稳，忽高忽低；或饮食结构中碳水化合物的比例过高，结果就迫使机体分泌大量的胰岛素，在这种持续高水平胰岛素的环境下，机体的细胞对胰岛素就渐渐的失去了敏感性，也就是说细胞对胰岛素产生了耐受(即2型糖尿病)。

这种情况也同样发生在大脑，大脑和身体是分不开的，大脑细胞在这个过程中对胰岛素也同样失去了敏感性。因此，2型和3型糖尿病是紧密相连的，有了2型糖尿病就容易产生3型糖尿病，即老年痴呆。

对于大脑来讲，胰岛素具有多方面的作用。大脑细胞具有大量的接受胰岛素吸附的受体，只有胰岛素吸附在大脑细胞上时，大脑细胞才能生存，记忆才能形成。否则，大脑细胞就会死亡，更不能产生记忆。当大脑细胞对胰岛素产生耐受时，胰岛素就不能吸附在细胞上，结果导致大脑细胞死亡，产生空斑，这就是阿尔茨海默病。

导致阿尔茨海默病的另一个原因是大脑中胰岛素不足。由于机体长期大量的分泌胰岛素，无论是来自于胰腺还是来自于大脑，都会造成分泌的组织非常疲劳，结果它们不能产生足够的胰岛素，最终记忆不能形成，细胞不能生存。

对于患糖尿病的人来讲，患阿尔茨海默病的风险就非常大。研究证实，糖尿病患者可能会增加65% 患阿尔茨海默病的风险。

好的消息是，如果改变生活方式（包括饮食），避免产生此病是完全可能的。如何预防 3 型糖尿病或老年痴呆（阿尔茨海默病）？

稳定血糖，通过食品的合理搭配，保证整餐食品的低升糖效果；提高大脑细胞对胰岛素的敏感性，使胰岛素能够正常的吸附在细胞上。做到这一点的有效方式是，在饮食结构中增加好脂肪的比例，并减少碳水化合物的摄入量，同时多吃蔬菜；不要喝饮料，几乎所有的饮料中都含有太多的果糖。果糖虽然不能快速升高血糖，但它却能够导致肝脏和肌肉对胰岛素产生耐受（不敏感），后果更加严重；不要吃过多的糖和谷类食品，给分泌胰岛素的细胞充分休息的机会，使其能够有效的工作；多吃对大脑有营养的食品；减压，压力可导致血糖的快速升高，导致胰岛素的过多分泌；锻炼，锻炼可提高大脑细胞对胰岛素的敏感性。

阿尔茨海默病是一种非常可怕的疾病，它不但使我们丧失了健康，同时也丧失了做人的尊严。如果您经常吃甜食和吃过量的谷类食品，特别是精加工的，希望您尽快改变饮食。因为，无论身体是否产生症状，您的大脑细胞都在受到破坏，身体的各个器官都在迅速衰老。

第三节　阿尔茨海默病与帕金森病的影像组学研究

神经退行性疾病是一种以中老年人发病为主的慢性疾病，主要包括阿尔茨海默病、帕金森病、额颞叶痴呆、肌萎缩侧索硬化症等，以阿尔茨海默病和帕金森病最常见。随着全球人口老龄化的不断加剧，中枢神经系统退行性疾病成为继心脑血管病和癌症之后影响人类生存的第三大疾病。

常规 MRI 早已广泛应用于阿尔茨海默病和帕金森病的研究，但其难以早期准确诊断及鉴别诊断，而且疾病的早期临床表现不典型，容易延误治疗，因此亟待发现一种更加准确的影像诊断方法。新兴的影像组学基于病人的医学影像数据，定量识别和挖掘疾病的影像特征，在无创性精确诊断方面具有良好的前景。影像组学在肿瘤学领域研究广泛，但其在神经退行性疾病领域尚少有研究。

影像组学在神经退行性疾病中的应用介绍如下。

一、阿尔茨海默病

阿尔茨海默病是最常见的神经退行性疾病，其大脑改变在早期阶段改变不明显，疾病后期才逐渐出现大脑局部萎缩。此前，国内外集中利用纹理分析的方法研究可预测阿尔茨海默病的生物标志物，而海马常被认为是阿尔茨海默病疾病进展过程中容易累及的区域之一。有研究者利用脑图像处理软件分割海马并提取双侧海马图像特征，建立 *logistic* 回归模型，结果显示右侧、左侧海马受试者操作特征（ROC）曲线下面积（AUC）和准确度分别为 0.74、0.69 和 0.83、0.75，提示双侧海马的影像组学特征具有区分阿尔茨海默病和健康对照者的潜力。

Sorensen 等（2016）采用来自不同中心的 T_1 加权结构像数据进行训练和验证，发现海马纹理区分 24 个月内轻度认知障碍（mild cognitive impairment，MCI）病人和轻度认知障碍进展为阿尔茨海默病 病人的 AUC 为 0.74，这提示海马纹理有作为阿尔茨海默病早期认知障碍预测生物标志物的可能性。也有研究采用纹理分析研究方法分析 17 例轻度认知障碍病人、16 例轻度阿尔茨海默病病人和 16 例正常衰老病人的 T_1 加权影像，手动分割胼胝体和丘脑，将阿尔茨海默病病人与健康对照者相比较，结果显示在胼胝体、丘脑的 MRI 影像纹理特征上 3 组之间均存在差异，表明这些区域亦可作为诊断阿尔茨海默病的生物标志物。

Chaddad 等（2018）使用随机森林分类器来识别最易区分阿尔茨海默病病人和健康对照者的皮质下区域，并确定了几个皮质下区域的影像组学特征，结果发现海马（AUC 为 81.19%~84.09%）和杏仁核（AUC 为 79.70%~80.27%）区域的特征具有最大的鉴别效能，所有皮质下区域组合的影像组学特征 AUC 为 84.45%。

Li 等（2018）分析了 197 例来自阿尔茨海默病神经影像学倡议（Alzheimer's Disease Neuroimaging Initiative，ADNI）数据库的 MRI 扫描样本，包括 165 例轻度认知障碍病人和 32 名健康对照者，从海马中提取 215 个影像组学特征，然后筛选出 44 个特征作为有效特征，并用支持向量机分类来验证这些特征。结果表明，采用线性、多项式区分出轻度认知障碍 进展为阿尔茨海默病快慢的分类准确度分别达 80.0%、93.3%，影像组学特征在预测轻度认知障碍进展为阿尔茨海默病方面具有潜在应用价值。

一些研究表明，与健康对照者相比，阿尔茨海默病 病人 MR 影像不仅存在体积、形态上的改变，其影像组学特征也具有鉴别意义，影像组学研究方法不仅能够准确诊断阿尔茨海默病还能有效预测轻度认知障碍到阿尔茨海默病的进展。由此可见，纹理信息对阿尔茨海默病诊断具有重要意义，不同类型特征的组合在阿尔茨海默病诊断过程中可能具有更大优势。

二、帕金森病

帕金森病是一种以中脑黑质多巴胺能神经元进行性缺失的神经退行性疾病，发病率仅次于阿尔茨海默病，发现并研究其影像学生物标志物是目前研究的焦点和难点，对帕金森病的临床诊疗指导及预后判断至关重要。

帕金森病早期的脑结构变化在常规 MRI 上表现非常不明显，近年发展起来的结构 MRI 及多种功能 MRI（扩散张量成像、磁敏感加权成像、磁敏感波谱成像、血氧水平依赖功能 MRI）技术各有其优势和局限性。如扩散张量成像、脑灰质结构像等多模态成像可反映组间水平的差异，但无法对帕金森病病人进行个体化评估。多模态 MRI 可以发现帕金森病病人与健康对照者的脑区微结构存在一定差异，这些细微的差异恰好可以作为影像组学特征，因而成为了帕金森病影像组学的研究基础。

Li 等（2019）通过分析 28 例帕金森病病人和 28 例健康对照者定量磁敏感图（quantitative susceptibility maps，QSM）和 R_2* 图上黑质的一阶和二阶纹理特征，发现一阶特征分析帕金森病 病人的黑质易感性显著高于健康对照者，在二阶纹理分析中，二阶矩和熵在 QSM 和 R_2* 图上有显著差异，表明大多数一阶和二阶 QSM 和 R_2* 黑质纹理特征能够区分帕金森病 病人与健康对照者。

Sikio 等（2015）收集 26 例帕金森病病人并随访 2 年，计算病人脑区 ROI 的 4 种基于共生矩阵的纹理参数，结果发现帕金森病病人和健康志愿者的脑 MRI 影像纹理差异集中表现在黑质致密部、齿状核和基底脑桥区域。随访 2 年后，这种差异主要表现为丘脑和冠状放射状结构差异，上述所有区域的纹理参数也与描述帕金森病严重程度的临床评分显著相关，这提示定量图像纹理分析方法在帕金森病病人诊断和随访中具有重要价值，当然，可靠的纹理指标仍需要扩大样本量进一步验证。

多巴胺转运蛋白单光子发射体层成像（SPECT）越来越多地应用于可疑帕金森病的研究。Rahmim 等（2016）进行了一项横断面研究，将 SPECT 影像配准到相应的 MR 影像上，在 MR 影像上自动提取 ROI，然后计算 Haralick 纹理特征，当添加纹理指标进行分析时，观察到尾状核与帕金森病病人运动评分、认知评分等显著相关，并提示纹状体的纹理特征是潜在预测帕金森病严重性和进展的生物标志物。目前尚未发现治疗帕金森病的有效方法，因此预测帕金森病预后也至关重要，预测其预后的关键在于发现预后生物标志物。

Rahmim 等（2016）从帕金森病进展标志物倡议（Parkinson Progression Marker Initiative，PPMI）数据库中选择了 64 例帕金森病受试者，从 SPECT 影像的尾状核、腹侧纹状体和壳核中提取 92 个影像组学特征，结果发现，将影像组学特征添加到常规检查中可显著提高预后的预测价值，表明多巴胺转运蛋白 SPECT 影像的影像组学分析对开发帕金森病 中有效的预后生物标志物具有较大的潜在应用价值。

影像组学方法是一种能够更加准确、定量检测帕金森病 影像学标志物的有效方法，有助于帕金森病的诊断，并可预测其进展和预后，但其临床应用价值尚需进一步证实。

三、其他神经退行性疾病

纹理分析除了应用于阿尔茨海默病和帕金森病，在其他神经退行性疾病中也有研究。有研究者对 20 名健康受试者和 19 例肌萎缩侧索硬化症病人的 T_1WI 进行基于体素的纹理分析，结果发现肌萎缩侧索硬化症在包括中央前回和皮质脊髓束等运动区的纹理特征有所不同，这些纹理差异与肌萎缩侧索硬化症 的临床特征显著相关，并且全脑纹理分析有望成为肌萎缩侧索硬化症 生物标志物的潜在来源。

Ishaque 等（2018，2019）利用 T_2WI 提取纹理特征，发现肌萎缩侧索硬化症病人和健康对照者不同分辨率影像上的纹理特征存在差异，同时研究还发现在 T_1WI 上的部分纹理特征与扩散张量成像的一些指标显著相关，表明纹理分析有助于识别肌萎缩侧索硬化症病人与健康对照者 MRI 的细微差异。

有研究者基于 7.0 T MRI 系统利用三维 T_2* 加权梯度回波序列获取 MR 影像，并计算了 13 个纹理特征，发现亨廷顿病病人皮质下结构的纹理与对照者间存在差异，表明纹理分析有望应用于神经退行性疾病的无创监测。

综上所述，脑 MR 影像特征可采用影像组学方法“挖掘”，并与阿尔茨海默病或帕金森病 病人的临床特征、疾病严重程度以及预后等信息相关联，构建疾病预测模型，从而获取阿尔茨海默病与帕金森病等神经退行性疾病病人的影像定量生物学指标。影像组学方法在阿尔茨海默病和帕金森病中应用尚处于起步阶段，机器学习或深度学习与影像组学相结合或许是新的机遇，有助于加深对阿尔茨海默病的认识，为临床诊治提供更精确的指导，亦有望提高帕金森病和帕金森叠加综合征的鉴别。但在临床应用前必须提高该方法的可靠性和重复性，以便更好地应用于临床。

第四章　血管性认知功能障碍

血管性痴呆是指各种脑血管病所致大脑损伤引起的认知功能严重损害，其发病率为 2%~5%。在西方国家，血管性痴呆是继阿尔茨海默病之后最常见的痴呆；而在中国和日本，血管性痴呆的发病率则高于阿尔茨海默病。与阿尔茨海默病不同，血管性痴呆是可以预防的痴呆，因此及时正确地做出血管性痴呆诊断十分重要。

一、血管性痴呆脑白质疏松的 MRI 研究

（一）脑白质疏松

Hachinski 为了描述老年人 CT 扫描中经常出现的脑白质区密度减低而提出脑白质疏松的概念。MRI 问世后，脑白质疏松指 MRI T_2WI 图像上脑白质内的高信号，亦称为“未确定的亮体”、脑室旁高信号或深部脑白质高信号。

（二）脑白质疏松与认知功能损害

脑白质疏松常见于血管性痴呆患者，但是亦见于健康老年人及阿尔茨海默病患者，通常认为脑白质疏松与正常脑老化及脑血管病密切相关。应用 MRI 测量脑白质疏松病灶，行定量或半定量分析，并将测量结果与神经心理评分进行相关分析，已对脑白质疏松与认知功能损害的关系及其在痴呆鉴别诊断中作用进行了大量研究。

脑白质疏松与认知功能损害的关系曾引起广泛争议，有学者认为，脑白质疏松可对健康老年人的认知功能产生微妙影响，减慢其反应速度。而另一些报道则否认这些影响。还有研究提示只有当脑白质疏松面积达到某一阈值时才会影响认知功能。

这些差异的出现，一方面是由于组织学各异的白质病变对脑功能的影响不同，而 MRI 并不能将其彼此区分开来；另一方面则归因于样本不够大，其内部具有脑血管病危险因素者所占构成比不同，以及未能采用更为敏感的神经心理测试量表。但是脑白质疏松确实与不同程度（从轻度的反应速度减慢到完全的皮层下痴呆）的认知功能损害相关联。

（三）血管性痴呆与脑白质疏松

64%~100% 的血管性痴呆患者 MRI 可显示脑白质疏松，提示脑白质疏松是导致认知功能损害的因素之一。

有作者提出 6 种脑血管病产生血管性痴呆的机制，包括多发脑梗死、关键部位的单发梗死、小血管病、脑血流低灌注、颅内出血和其他因素（包括以上机制并存或其他未知病因），其中前 3 种机制尤为常见。

Liu 等（1992）对比研究 24 例中风后有痴呆者和 29 例中风后无痴呆者，发现前者脑白质疏松的面积显著大于后者。这似乎印证了 Pasquier（1997）认为脑白质疏松作为一个独立因素参与了痴呆形成的观点。

（四）弥漫性小血管病的形态学改变

当小血管病引起血管性痴呆时，脑白质疏松为其主要形态学表现。

Morris（1997）认为，弥漫性小血管病有 4 种主要形态学改变：①小动脉管壁增厚、玻璃样变和平滑肌细胞的缺失；②血管周围间隙扩张；③主要累及深部灰质核团的穿支动脉周围神经纤维网的疏松、空泡化及胶质增生；④弥漫性白质病变（皮层下动脉硬化性脑病改变或皮层下脑白质病）。其大体病理表现包括严重脑白质（包括胼胝体）萎缩和脑室系统扩张，而皮层受累很轻。显微镜下表现为脑白质区髓鞘和轴索缺失，可见组织完全坏死形成腔隙病灶。

该作者认为小血管病的此 4 种形态学改变是依次加重的，其最终病理表现为皮层下动脉硬化性脑病和腔隙状态。事实上，小血管病的继发病理改变与脑白质疏松病理所见大致吻合。

（五）脑白质疏松的危险因素

许多研究表明，脑白质疏松的两个最重要的危险因素是老龄和高血压。

此外，对中风患者而言，脑白质疏松较腔隙梗死和脑出血与高血压病有更强的相关关系，进一步说明脑白质疏松与高血压所致的小血管病关系密切。一些作者对比研究血管性痴呆与有脑血管病危险因素无痴呆者的脑白质疏松病变，结果显示，根据是否有脑白质疏松及其范围无法做出鉴别诊断。

（六）鉴别血管性痴呆与其他

在试图用脑白质疏松鉴别血管性痴呆与正常老年人或中风后无痴呆者的研究中，至少有以下两个因素影响研究结果：对照组中有脑血管病危险因素或小血管病（中风后无痴呆）者所占的比例。各种血管性痴呆发病机制（某些个体可以由两种发病机制共同作用而成）在痴呆人群中所占比例。由于这些因素的不确定性，脑白质疏松难以用于上述情况的鉴别诊断。

虽然脑白质疏松更常见于血管性痴呆，但是50%~60% 的阿尔茨海默病患者亦出现脑白质疏松，所以，脑白质疏松对血管性痴呆与阿尔茨海默病的鉴别价值亦有限。

有作者发现，在排除脑血管病危险因素后，阿尔茨海默病与正常对照者脑白质疏松的发现率相似，并且均较低。Schelten（1995）对阿尔茨海默病和正常对照者尸检脑行 MRI 与组织学对照研究，发现 MRI 显示阿尔茨海默病的白质病变确实较正常对照者严重，但是两者的组织学所见相似，并且未发现缺血性白质病变。他认为阿尔茨海默病患者出现脑白质疏松是脑老化加速的一种表现，可能由脑室壁破溃及淀粉样血管病所致。

此外，另一种观点认为脑白质疏松是由动脉硬化性小血管病引起，主要见于迟发型而非早发型阿尔茨海默病患者。Schelten（1995）据此还将阿尔茨海默病分为两种类型："纯"阿尔茨海默病的早发型和混有血管病因素的迟发型。

Wallin（1998）认为，当试图用脑白质疏松鉴别阿尔茨海默病和血管性痴呆时，迟发型阿尔茨海默病与小血管病型血管性痴呆间存在重叠。一方面，脑白质疏松与脑血管病危险因素紧密相关，其出现似乎提示认知功能下降源于脑血管病；另一方面，不同原因所引起的多种病理改变均可在影像学上表现为脑白质疏松；所以，应结合患者的临床表现考虑脑白质疏松的鉴别诊断价值。尤其需要注意，如果没有脑梗死，脑白质疏松就不能成为血管性痴呆的诊断依据。

二、血管性痴呆脑梗死的 MRI 研究

脑梗死及其后遗软化灶可继发患者的认知功能下降，直至引起痴呆，即多发脑梗死性痴呆（MID），多发脑梗死性痴呆是最初经典的血管性痴呆概念。

Tomlinson 等（1970）即指出，至少需要 50 ml 的脑梗死，才可能导致患者痴呆，若梗死脑组织达 100 ml，则患者一定出现痴呆。Erkinjuntti 等研究了 23 例经尸检确诊的血管性痴呆，其脑梗死平均为 40 ml，但是其中 7 例少于 10 ml。Delser 等发现血管性痴呆者脑梗死体积为脑血管病无痴呆者的 3 倍，而其中仅有 3 例大于 100 ml。这些结果提示，痴呆不仅与梗死脑组织的体积，而且与梗死的部位有关。

某些特定部位的单发梗死亦可引起认知功能的严重下降，有作者提出其部位包括：角回、大脑后动脉供血区、大脑前动脉及右侧大脑中动脉供血区、顶叶、丘脑和前脑底部等。其他报道亦支持此观点，例如：一些作者描述角回梗死患者有流畅性失语、失读、左 - 右定向障碍、手指失用等与阿尔茨海默病相似的临床表现。

双侧大脑后动脉闭塞累及颞 - 枕叶及丘脑时可引起严重健忘、皮层失明及面容失认，并且更易于产生严重的智能下降。丘脑病灶亦可引起记忆损害，一项研究回顾了有关旁正中丘脑梗死的文献，发现 13 例 Korsakoff 样健忘综合征，表现为顺行或逆行性语词和非语词性记亿损害。

一项课题也发现过类似的患者，由于海马对记忆有非常重要的作用，若发生梗死，必然继发痴呆。Zola-Morgan 等报道 1 例缺血性低灌注后产生严重健忘的患者，其症状持续了 5 年，而未伴有其他认知功能改变。尸检结果表明，除双侧海马 CA_1 段病变外未发现其他异常改变。有作者报道 23 例血管性痴呆患者，其中 48% 有海马梗死、91% 颞叶受累。

此外，还有作者发现优势半球尾状核头部和内囊膝部下方的腔隙梗死也可引起痴呆。也有学者强调双侧梗死在血管性痴呆发病中的重要性，但 Liu 等（1992）发现，血管性痴呆患者左侧半球梗死面积是右侧的 8 倍，而且左顶叶梗死与痴呆有很强的相关关系。

在临床上，也可见脑梗死体积很大、有明显神经病学定位体征的患者并无显著认知功能损害的情况。所以，虽然脑梗死的体积、位置对血管性痴呆的

发病很重要,但是其他一些因素,包括:年龄、系统性疾病、中枢神经系统的老化程度等,也对患者是否发生痴呆有决定性影响。

三、血管性痴呆相关脑结构的 MRI 研究

虽然以特定的脑结构改变(例如:海马结构)推测血管性痴呆与阿尔茨海默病的发生和发展不同,但血管性痴呆涉及多种脑血管病的发病机制,应用MRI 定量研究脑结构的变化同样可反映血管性痴呆的病理改变,有助于血管性痴呆的诊断。

脑萎缩和脑室体积扩大是脑老化的两个特征性改变,而血管性痴呆患者的脑室扩大更为显著。Giubilei 等(1997)对比研究血管性痴呆与正常对照者的侧脑室,发现前者显著大于后者,认为与缺血性脑白质疏松有关。

Liu 等(1992)测量脑室 - 脑比率对比血管性痴呆与中风后无痴呆患者的侧脑室体积,发现前者显著大于后者,但是仅在无痴呆患者中,脑室 - 脑比率加大才与脑白质疏松相关。该作者认为除缺血性脑白质病变外,其他因素(例如:皮层梗死)也参与了脑室扩大的形成。

Charletta 等(1995)还对比非洲裔美国人中血管性痴呆与中风后无痴呆者的第三脑室,发现前者显著大于后者,并认为这与关键部位(例如:丘脑)的缺血性改变有关。

Guibilei 等(1997)发现,血管性痴呆者的幕上脑组织体积和正中矢状位胼胝体面积较正常对照者缩小,他认为后者是大脑半球病变所致的继发改变。通常认为胼胝体与认知功能有关。有作者认为其萎缩更多见于阿尔茨海默病患者,而且以嘴部和压部为著。Lyoo 等(1997)将胼胝体分为 7 个亚区进行研究,发现阿尔茨海默病患者胼胝体萎缩见于中后体部、嘴部和压部;而多发脑梗死痴呆者以膝部萎缩最明显。

尽管 MRI 发现多种提示血管性痴呆存在的指标, Pullicino 等(1996)甚至依据脑梗死体积、脑白质疏松的分级及脑室指数提出了血管性痴呆的影像学诊断标准,但是尚不能准确做出血管性痴呆的影像学诊断。多种脑血管病依各不相同的病理生理机制导致的认知功能下降,最终均可演变为痴呆,决定了血管性痴呆影像学表现的复杂性。

此外,血管性痴呆与阿尔茨海默病并存的混合性痴呆也对血管性痴呆的影像学诊断提出较大的挑战。进行多中心、大样本脑血管病与认知功能下降的纵向研究,经随访最终获得尸检材料,也许有助于提出血管性痴呆的影像学诊断标准。

(一)白质病变在血管性痴呆发生中的意义及其鉴别诊断作用

Roman 等(1993)将小血管病列为产生血管性痴呆的 6 种机制之一。动脉硬化性小血管病的最终病理改变为皮层下动脉硬化性脑病和腔隙状态,其影像学表现均为严重的白质病变。有作者研究因血管性痴呆组白质病变的出现率为 90%,而且白质病变总面积与皮层梗死总面积呈显著负相关,从而推断多发脑梗死和小血管病引起皮层下白质病变为血管性痴呆的两种发病机制。因该组病例仅 50% 有皮层梗死,可初步认为小血管病所致的白质损害是该组血管性痴呆的主要发病机制。

白质病变能否鉴别血管性痴呆与中风后非痴呆,一直有争议。该研究发现血管性痴呆组的白质病变面积显著大于中风后非痴呆组,但是,若以 15 例有皮层梗死者的白质病变面积与中风后非痴呆组比较,则无显著性差异。说明该组血管性痴呆多数为小血管病引起大面积白质病变。因此,在未确定血管性痴呆主要发病机制的情况下,难以确定白质病变的鉴别作用。

(二)脑梗死在血管性痴呆发生中的意义

已经知道脑梗死体积与痴呆有关,而患者是否发生痴呆,其梗死所在部位比体积更为重要。因认知功能更多依赖于左侧大脑皮层,许多高级智力活动中枢位于左顶叶,该部位的脑梗死更容易导致痴呆。有作者研究血管性痴呆患者左侧皮层梗死率大于右侧,其皮层梗死面积及左侧皮层梗死面积均大于中风后非痴呆组,其中左侧皮层梗死面积是中风后非痴呆组的 8 倍以上,进一步证实了上述理论。

一项研究血管性痴呆组 1 例患者除内囊膝部有腔隙梗死灶外,无其他异常改变如,符合该部位梗死灶切断丘脑 - 皮层的白质传导束,引起同侧额叶和颞叶皮层功能抑制导致痴呆的假说。有报道认为,尾状核在调控前额叶功能和概念化记忆整合方面具有重要意义,故尾状核腔隙梗死灶可引起行为改变及认知功能下降,该项研究另 1 例患者属此类病例。Graff-Radford 等(1984)提出 1~2 个丘脑腔隙梗死病灶即可导致“腔隙梗死性痴呆”。

该组还有一例患者在左丘脑出血后,突发记忆

力全面减退，目前尚未见文献报道，其引起痴呆的机制有待于进一步研究。

（三）血管性痴呆中的相关脑结构改变

许多研究提示，血管性痴呆患者侧脑室显著扩张。该研究结果与此相符，并证实此征象与白质病变面积显著相关。血管性痴呆患者的脑室 - 脑比率增大反映了脑白质萎缩及其程度。

该项研究显示血管性痴呆组胼胝体萎缩，与文献报道腔隙梗死性痴呆和皮层下动脉硬化性脑病患者胼胝体显著萎缩相符。因胼胝体切断术并不引起患者认知功能下降，故其萎缩与痴呆无必然联系。由于至少血管周围间隙、胶质增生、腔隙梗死和脱髓鞘斑块等均可引起白质病变，该研究应用的标准化后的胼胝体面积比率指标对血管性痴呆的判别作用最强，提示胼胝体萎缩反映大脑半球白质纤维数量减少比白质病变更准确。

该项研究结果表明，小血管病和多发脑梗死是血管性痴呆最主要的发病机制及基础病变，以前者更多见。在小血管病患者中，胼胝体萎缩、侧脑室扩张和广泛白质病变提示可能发生血管性痴呆；而左侧皮层、尤其是左顶叶梗死则提示多发脑梗死患者可能发生血管性痴呆。某些关键部位（例如：丘脑、内囊膝部和尾状核头部）的单发小病灶亦可导致血管性痴呆。

一些作者指出，在脑血管性痴呆中，最主要的是多发梗死性痴呆，MRI 主要表现为：多发腔隙性梗死与较大面积的脑软化灶在 MRI 上呈长 T_1 与长 T_2 信号；梗死灶越多，痴呆的程度越重；脑萎缩、脑室扩大程度与痴呆的严重程度呈线性关系。

第五章　老年认知障碍

遗忘型轻度认知障碍患者是阿尔茨海默病的高危人群,尤其是携带载脂蛋白 E4/4 等位基因的遗忘型轻度认知障碍患者更有可能发展为阿尔茨海默病,因而受到越来越多的关注。

一般认为阿尔茨海默病患者主要是由于大脑灰质神经元的大量“丢失”,从而引起脑灰质严重萎缩及脑功能缺陷。但是研究发现,早期阿尔茨海默病患者脑白质内也出现了大量的异常改变,如髓鞘与轴索丢失、DNA 断裂以及缩醛磷脂的缺失。

DTI 技术通过测量脑白质束各向异性分数(FA)值就可以在体观察成像体素水平脑白质束的完整性与方向性,从而判断纤维束的连接紧密或疏松程度。基于兴趣区的 DTI 研究发现,阿尔茨海默病患者脑白质出现异常。但是这种方法中兴趣区的选择往往是根据已有的经验,兴趣区的定位是主观的,缺乏明确统一的标准,可重复性较差,不利于不同研究者之间进行比较。

有作者通过基于体素的分析方法研究遗忘型轻度认知障碍与轻度阿尔茨海默病患者的全脑白质各向异性改变特点,并与灰质萎缩的特点进行综合分析。

一、遗忘型轻度认知障碍及轻度阿尔茨海默病患者全脑灰、白质病变的特点

正常衰老及阿尔茨海默病患者的白质都会出现萎缩、脱髓鞘及退行性改变。

有研究认为,正常衰老白质出现异常的区域多位于前部,而阿尔茨海默病患者脑白质异常区域与灰质一样多位于大脑后部。关于早期阿尔茨海默病脑白质病变的病理机制最多见的观点是灰质神经元死亡后发生了华勒变性,引起轴突损伤及胶质增生,从而导致白质稀疏,因此白质的病变分布应与灰质萎缩部位类似,多位于大脑后部。

一项研究发现,无论遗忘型轻度认知障碍组,还是轻度阿尔茨海默病组患者,脑白质 FA 值减低的脑区都与灰质萎缩脑区不完全一致,未出现后部为著的特点,遗忘型轻度认知障碍组额枕叶已经出现白质各向异性的减低,仅双侧颞叶的脑区同时出现灰质、白质的异常;轻度阿尔茨海默病组白质改变前额叶白质 FA 值变化的范围远大于灰质萎缩的范围。

以上的结果提示了阿尔茨海默病早期白质损害的模式与灰质不相同,仅用华勒变性不足以解释早期阿尔茨海默病白质纤维束改变的机制。

针对这种研究结果,有学者还提出了其他的病理机制。

晚形成髓鞘脑区的少突胶质细胞更易受到自由基及其他代谢产物的损害。因此晚形成髓鞘的区域白质也是早期阿尔茨海默病中最先累及的。该研究结果中遗忘型轻度认知障碍组、轻度阿尔茨海默病组额叶白质出现了明显的损害,胼胝体中膝部的异常也较其他部分显著,支持了这一病理机制。

亚临床的缺血改变,导致皮质 - 皮质、皮质下核团 - 皮质白质纤维束各向异性减低。Cada 等(2000)研究发现脑缺血可引起早老蛋白 -1(PS-1)基因突变,而后者与阿尔茨海默病的发生有密切关系。因为阿尔茨海默病患者白质损害可能是多种病理机制共同导致的,一般认为灰质与白质的病理机制是相互独立而又有关联的。

轻度阿尔茨海默病组与遗忘型轻度认知障碍组进行比较发现双侧海马、颞叶、顶叶、枕叶等脑区灰质出现更加明显的萎缩,但脑白质未发现显著的异常,回归分析也未发现遗忘型轻度认知障碍、轻度阿尔茨海默病组患者脑白质中有区域的 FA 值与简易智能状态检测评分存在相关性,分析其原因可能有:遗忘型轻度认知障碍患者向阿尔茨海默病进展过程中脑白质 FA 值的改变可能远不如灰质萎缩显著,脑白质 FA 值的改变可能无法反映患者认知功能障碍的严重程度;研究样本量比较小。

关于 FA 值与简易智能状态检测评分的相关性，不同的兴趣区研究结果差异较大，Naggaraa 等（2006）在患者额叶、颞叶、顶叶、枕叶、胼胝体设定兴趣区，未发现 FA 值与简易智能状态检测评分有相关性，而一些作者发现患者额叶、颞叶、顶叶、海马旁回、后扣带回、半卵圆中心的 FA 值与简易智能状态检测评分呈正相关。

二、白质纤维束损害的特点

Xie 等（2006）的研究发现，阿尔茨海默病患者中上纵束的 FA 值减低是最明显的，其中上纵束Ⅱ区受影响最重。该组也发现上纵束Ⅱ的明显异常，提示前额叶与顶叶之间的结构连接已经受到损害，遗忘型轻度认知障碍患者空间工作记忆可能已经受损。Wang 等（2007）通过功能 MRI 也发现了额顶叶之间功能连接的减弱。

胼胝体是连接左右大脑半球最大的联合纤维。人脑中，来源于额叶皮层的纤维投射通过胼胝体的嘴部及膝部，而主要的运动感觉、后颞、顶及枕皮层的投射纤维通过胼胝体体部及压部。该组发现遗忘型轻度认知障碍患者组左侧胼胝体膝部出现了变化，虽然未达到统计分析时设定的簇大小阈值，而轻度阿尔茨海默病患者组胼胝体全长 FA 值出现了减低，且以膝部最为显著，可能是因为膝部髓鞘形成较晚，因而易先受损，这一病理改变在阿尔茨海默病中则更加明显。

扣带束是扣带回与其他脑灰质结构之间的联系纤维，也是一个多突触通路中一条重要的白质纤维，该通路包括海马、海马旁回、丘脑前核、扣带回前部等灰质结构，与情节记忆功能关系密切，而情节记忆的障碍是轻度认知障碍最早期也是最明显的神经心理症状。

该组发现遗忘型轻度认知障碍患者组左侧扣带束前部受累，轻度阿尔茨海默病患者组扣带束前、后部已经受累（左侧为著），双侧海马、海马旁回、丘脑（右侧为著，且主要位于背内侧核）、右侧扣带回后部、双侧楔前叶出现了灰质萎缩，提示了轻度阿尔茨海默病患者几乎整个情节记忆神经网络都受到了累及。此外，扣带束也是胆碱能系统中重要的组成部分，阿尔茨海默病患者记忆的缺失也与胆碱能系统的功能有关。

颞干是额叶与颞叶之间的白质通路，在许多疾病中都发挥重要的作用，包括阿尔茨海默病。有学者已发现阿尔茨海默病患者颞干的白质水扩散程度增高。颞干的前部有钩束通过，而后部有下额枕束及视放射的通过。该组发现轻度阿尔茨海默病患者组左侧颞干、右侧距状裂旁白质 FA 值都出现了减低，即下额枕束、视放射、下纵束可能受到了累及，提示轻度阿尔茨海默病患者视觉功能可能受损。在该研究灰质分析中，该组发现了轻度阿尔茨海默病患者组左侧梭状回明显的萎缩。左侧梭状回除了在情景记忆的编码活动中发挥作用，也与下额枕束参与构成腹侧语义通路，该通路的损害可能导致视觉词形功能的障碍。以上的发现还需要进一步的神经心理学检查证实。

皮质下灰质结构可能对脑腔隙性梗死等血管性病变或神经变性高度敏感，这类深部灰质结构如丘脑、豆状核接受基底前脑 Meynert 核的投射纤维，这些投射纤维由富含乙酰胆碱和胆碱乙酰转移酶的纤维组成。该组发现轻度阿尔茨海默病患者组的双侧丘脑出现了萎缩，左侧丘脑 FA 值出现了减低（右侧未达到统计分析设定的簇大小阈值），提示丘脑的萎缩可能是由胆碱能投射纤维损害导致的继发性改变。

Medina 等（2006）与 Xie 等（2006）均采用了基于体素分析方法分析阿尔茨海默病患者脑白质 FA 图，在标化将个体的具有 T_2WI 的 *b* 值为 0 时（B0）图时分别采用了 T_2 模板与 EPI 模板，但是两项研究均未采用该研究中自制模板的方法。与 Medina 等（2006）的研究结果一样，该研究未发现遗忘型轻度认知障碍组海马与海马旁回邻近白质的异常，而轻度阿尔茨海默病组出现了双侧海马邻近白质的异常，这与一些研究的结果不同。与这两项研究结果不一致的是，该组未发现患者内囊的 FA 值减低。该组作者发现胆碱能纤维 - 扣带束的异常，但是未发现遗忘型轻度认知障碍、轻度阿尔茨海默病患者组胆碱能纤维发源地，即 Meynert 基底核的萎缩，这与 Mesulam（2004）的发现不符。以上的问题仍需要进一步的研究。

该组采用统计参数图 5 对被试者 FA 图进行基于体素的全脑白质分析，在 FA 图像预处理过程中采用了蒙板及自制模板的方法来减轻统计参数图 5 自带模板可能造成的影响。但是 DTI 扫描的采集层厚仍然较厚（4 mm），使得 FA 图的纵向空间分辨率较低。

该组将 FA 值减低的簇叠加于自制的 FA 图模

板上,通过肉眼对白质纤维束进行识别,这种方法具有一定的主观性。该组也无法完全排除灰质、脑脊液造成的部分容积效应的影响。此外该研究中的病例及对照样本量较少。总之,增加患者及对照的数量,进行长期的随访,采用更为优化的成像方法与数据分析方法,会更有利于阿尔茨海默病患者的脑白质研究。

第二十三篇　关于癫痫

第一章 颞叶癫痫

第一节 扩散成像技术在颞叶癫痫的研究

颞叶癫痫是临床最常见的难治性癫痫，占所有癫痫病例的60%~70%。颞叶癫痫病因包括：海马硬化、皮质发育不良、脑肿瘤、血管畸形以及脑梗死等，其中以海马硬化最为多见，占颞叶癫痫病因的50%~83%。

MRI检查是颞叶癫痫病灶定侧和定位的重要方法，定量MRI如海马容积测量和T_2值测定能够检测出约80%的海马硬化，其余20%则显示阴性。磁共振波谱（MRS）能够早期发现90%以上的海马硬化，但需要较高的熟练度。扩散成像技术包括扩散加权成像（DWI）和扩散张量成像（DTI），是近年来迅速发展和普及的MRI技术，目前主要应用于缺血性脑梗死、脑肿瘤和多发性硬化等疾病的临床诊断和研究。

一、DWI与颞叶癫痫

与常规MRI检查相比，DWI结合表观扩散系数（ADC）值不仅能够早期发现病变，而且可提供更多关于病理组织学方面的信息。

（一）动物模型的DWI研究

动物模型研究表明，癫痫发作后ADC值的变化方式与缺血性脑梗死相似，即发作后早期ADC值减低，发作间期ADC值正常，然后缓慢升高。

Righini等（1994）对海人酸诱导的大鼠颞叶癫痫模型进行了研究，结果发现，癫痫发作后早期梨状皮质、海马和杏仁核ADC值减低，并持续24~72 h，7~9 d时ADC值显示正常化。

Nakasu等（1995）发现大鼠颞叶癫痫发作后1 h DWI即有信号升高，而T_2WI在癫痫发作后24 h才有信号变化。ADC值改变与癫痫发作部位及其病理组织学改变密切相关。

实验研究显示，癫痫发作后早期ADC值减低区域的Na^+摄取增加，而发作间期Na^+摄取仍高于正常，但可见神经元固缩和神经纤维空泡化。癫痫发作后早期ADC值变化方式与缺血性脑梗死相似，但病理机制不同，急性脑梗死是局部脑血流量减少，引起脑细胞缺血缺氧，Na^+/K^+泵功能衰竭，导致细胞毒性水肿，ADC值减低；而癫痫发作后，局部血流量增加，但局部脑组织代谢需氧量增加，引起脑细胞相对缺血和细胞毒性水肿，ADC值下降。

Tokumitsu等（1997）研究了大鼠颞叶癫痫模型1~84 d的DWI表现，发现14 d以后患侧海马ADC值升高，相应部位的组织切片表现为神经元丢失和胶质细胞增生。

（二）颞叶癫痫的ADC值改变

利用DWI评价癫痫病灶的敏感性较低，而ADC定量测量敏感性高。

Farina等（2004）对儿童新发颞叶癫痫的研究显示，癫痫发作后早期患侧海马ADC值减低，发作间期ADC值升高。

癫痫发作后早期ADC值减低可能有以下机制：Na^+-K^+泵功能衰竭，Na^+由细胞外向细胞内摄取增加，伴发水分内流增多，引起细胞毒性水肿；兴奋性氨基酸如谷氨酸盐释放增加，致Ca^{2+}内流增加，直接引起神经毒性作用，损伤神经细胞。但颞叶癫痫发作后早期ADC值的改变受许多因素影响，包括病灶大小、癫痫发作与检查之间的间歇期、癫痫发作持续时间和发作类型等。

Diehl等（2001）对9例颞叶癫痫病人行发作后早期DWI检查，仅有3例显示患侧颞叶ADC值明显减低，认为与病灶的大小有关，病灶足够大时，癫痫发作后早期的病理变化才能引起ADC值改变。

由于癫痫发作时的状态持续对脑组织的损伤时间长、程度重,这种颞叶癫痫病人较单纯部分性发作病人更有可能在发作后早期出现 ADC 值减低。研究中还发现,在 6 例单纯部分性发作的颞叶癫痫病人中仅 1 例在发作后早期出现 ADC 值减低,考虑可能与间歇期和癫痫发作持续时间不同有关。

有研究认为,颞叶癫痫发作间期患侧海马的 ADC 值较对侧及正常人显著升高。海马硬化是难治性颞叶癫痫中最常见的病理学类型,其组织病理学特点包括神经元减少、树突和轴突等结构异常以及反应性胶质增生。神经元缺失与长期癫痫发作有关,它引起细胞外间隙相对增宽,致使患侧海马的水分子扩散能力升高。发生在慢性损伤中的胶质细胞增生通常含有一种微囊性成分,可进一步增加细胞外水分子流动,使患侧海马 ADC 值升高。脑脊液的部分容积效应也是一个不可忽视的影响因素,由于颞叶癫痫病人海马体积萎缩,脑脊液可能影响兴趣区内海马 ADC 值的准确测量。

一些研究认为,在横断面 DWI 上取兴趣区测得 ADC 值较冠状面更易受部分容积效应的影响。Londono 等(2003)在横断面 DWI 上测量海马 ADC 值,结果显示患侧海马的 ADC 值既可减低,也可正常或升高,认为可能是由于缺乏间歇期、癫痫发作持续时间和发作类型等信息,无法区分癫痫发作后急慢性改变或脑脊液的部分容积效应所致。

关于对侧看似正常的海马有无 ADC 值异常,研究结果不尽一致。Yoo 等(2002)对 18 例难治性颞叶癫痫和 19 例正常人进行对照研究,结果显示海马硬化病人的对侧看似正常的海马,ADC 值显著高于正常对照,认为对侧看似正常的海马也存在微观病理改变,这一发现与既往 MRS 和尸检的研究结果相一致。Hugg 等(1999)的研究则显示,对侧海马的平均 ADC 值与正常人无显著性差异。

海马与脑内其他结构之间存在广泛的神经纤维联系,颞叶癫痫发作时脑电图研究发现,其电生理活动紊乱不仅见于海马,而且扩散到海马以外的许多结构,包括下丘脑、丘脑前部、扣带同和上升网状结构等,提示颞叶癫痫发作时海马以外区域也有脑组织受损的可能。

Oster 等(2003)报道了 2 例颞叶癫痫病人,于发作后早期胼胝体压部 ADC 值显著减低。Hugg 等(1999)在对 8 例颞叶癫痫病人发作间期的研究中仅 2 例出现原发病灶以外区域的 ADC 值减低,认为可能与以下因素有关:癫痫发作后 ADC 值减低是暂时性的,只持续数小时至数天,发作间期病人 ADC 值改变已不明显;影像的对比噪声比对 ADC 值的测量也有一定影响。Kantarci 等(2002)研究发现,颞叶癫痫发作间期患侧颞叶白质 ADC 值高于对侧,并与海马 ADC 值呈显著正相关,反映了颞叶癫痫发作后继发颞叶白质的损伤。

海马硬化的手术成功率较高,其术前定侧的准确度可决定手术效果。Kantarci 等(2002)研究发现, ADC 值测量对于颞叶癫痫的定侧准确性优于 MRS。而且,ADC 值测量不仅有助于颞叶癫痫的定侧,对于致痫病灶的确切定位也有一定帮助。典型海马硬化的病变主要发生在 CA1 段,依次为 CA3 和 CA4 段以及齿状回, CA2 段受累最轻,而且海马的前段病变较后段为重。Londono 等(2003)对颞叶癫痫病人海马头部、体部和尾部的 ADC 值测量表明, ADC 值的异常变化多发生在头部和体部,这一发现与既往认识相一致。

(三)ADC 值在海马硬化诊断中的价值

颞叶癫痫发作间期海马 ADC 值的升高能够准确反映海马的病理改变,是海马硬化的重要影像学特征。T_2 延长、海马体积减小和 MRS 中的表现是目前 MRI 检查诊断海马硬化的公认标准。

Wieshmann 等(1999)研究发现,海马 ADC 值升高与 T_2 值呈正相关,与海马体积呈负相关。Tokumitsu 等(1997)也发现,海马 ADC 值改变与其 MRS 表现之间存在较高的相关性。但是 Lee 等(2004)研究发现,不仅患侧海马 ADC 值升高,对侧海马 ADC 值也有升高,因此认为把 ADC 值升高作为海马硬化的诊断标准是不合适的。

Leonhardt 等(2002)利用过度通气诱发痫样活动的方法对海马硬化颞叶癫痫和非海马硬化颞叶癫痫病人进行研究,结果发现,虽然基础状态时两组病例的海马的 ADC 均高于正常,但过度通气后,海马硬化颞叶癫痫的病人患侧海马 ADC 值减低,而非海马硬化颞叶癫痫病人则无显著变化,故认为发作后早期海马 ADC 值减低对于诊断海马硬化有意义。Konermann 等(2003)采用氟马西尼诱发颞叶癫痫的研究也得到了类似的结果。

二、DTI 与颞叶癫痫

DTI 可测量颞叶癫痫发作后海马及脑白质区域的扩散各向异性,直接检测组织结构的完整性和连续性，是目前在活体上进行水分子扩散测量并观察白质纤维束结构改变的唯一方法。

（一）动物模型的DTI研究

DTI在动物颞叶癫痫模型中的应用研究较少。Li等（2003）对小鸡癫痫模型的研究发现，DTI能够敏感地发现癫痫发作后继发的脑组织损伤，但这种异常在脑发育成熟后可以消失。

（二）颞叶癫痫的DTI参数变化

目前颞叶癫痫的DTI研究多是测量组织的平均扩散系数和各向异性比值，以了解癫痫发作后组织的病理改变。Wieshmann等（1999）研究发现，发作间期患侧海马平均扩散系数值显著升高、各向异性比值显著降低。但由于海马主要是灰质结构，其内水分子扩散的各向异性不如白质明显，因此各向异性比值对于海马病变检测的价值低于平均扩散系数值。

Assaf等（2003）研究发现，颞叶癫痫发作间期患侧海马平均扩散系数值显著升高，各向异性比值虽有减低，但没有统计学意义，提示患侧海马细胞外间隙明显增宽，而纤维束结构则相对完整。

在常规MRI检查无异常的颞叶癫痫病人中，平均扩散系数值对隐匿性病变的定位敏感性也高于各向异性比值。Abou-Khaled等（2002）对5例常规MRI检查正常的颞叶癫痫病人进行研究，其中3例病人的海马平均扩散系数值升高，而各向异性比值正常。

Rugg-Gunn等（2001）的30例研究也显示，对于常规MRI检查正常的颞叶癫痫病例，平均扩散系数值对癫痫灶定位有显著意义。Rugg-Gunn等（2002）成功利用DTI对1例常规MRI显示正常的癫痫病人进行了病灶定位，并被术后病理证实。

尽管各向异性比值在对海马病变的检测方面不如平均扩散系数值敏感，但它能反映脑组织内水分子扩散方向性的异常变化，间接描述扩散屏障，如细胞膜、轴索的改变，因而对于颞叶癫痫发作后脑白质区的异常改变敏感性高。Arfanakis等（2002）研究发现，颞叶癫痫病人内囊、外囊和胼胝体的各向异性比值均减低，以外囊和胼胝体压部为著，而平均扩散系数值则无显著异常。

脑白质区各向异性比值减低与以下因素有关：髓鞘缺失；轴索膜的通透性升高；轴索排列松散。颞叶癫痫病人的发病年龄和癫痫持续时间对脑白质区异常改变也有影响。

Affanakis等（2002）发现，胼胝体压部的各向异性比值与发病年龄呈正相关，与癫痫持续时间呈负相关，即发病年龄越小，时间越长，各向异性比值越低。Paus等（2001）认为胼胝体压部是脑内最后完成髓鞘化的结构，因此各向异性比值减低可能是由于颞叶癫痫引起其髓鞘形成不全所致。

皮质发育不良、脑肿瘤和外伤后改变等也是颞叶癫痫的常见原因。Eriksson等（2001）对22例患皮质发育不良的癫痫病人行DTI检查，结果发现，常规MRI所示病变区的平均扩散系数值升高、各向异性比值减低，而且DTI显示的异常区域范围明显大于常规MRI，认为DTI不仅可对皮质发育不良进行定位，而且能够准确地描绘病变的范围。

Wieshmann等（1999）对18例患有皮质发育不良、脑肿瘤或外伤后改变的癫痫病人行DTI研究发现，所有病变区各向异性比值均减低，而30%病变区的平均扩散系数值正常，认为各向异性比值减低是皮质发育不良、脑肿瘤和外伤后改变的共同特征，其对病变的检测敏感性高于平均扩散系数值。

（三）DTI在颞叶癫痫的其他应用

海马、杏仁核等颞叶内侧核团以及颞叶外侧皮质具有复杂的生理功能，与情感、认知和记忆等密切相关，颞叶癫痫病人行颞叶切除术累及功能区时可引起相应的功能障碍。

位于颞上回和颞中回后部的Wernicke区是感觉性语言中枢，其病变或手术损伤可能导致语言功能障碍。目前发现，不对称的语言功能分布在颞叶癫痫病人中较常见，既往使用Wada试验和功能性磁共振成像（fMRI）评价语言功能的不对称，以预测颞叶切除后相应并发症的发生。但Wada试验属有创性检查，fMRI的检查时间长且需要病人的密切配合。

Briellmann等（2003）应用DTI和fMRI进行对比研究，发现双侧大脑半球白质区各向异性比值不对称与语言功能分布不对称相关，因此利用DTI研究语言功能分布的不对称性有较大价值。

神经解剖学研究发现，外侧膝状体发出视辐射，其前下部分纤维行向下前方入颞叶，绕颞角顶部再向后方止于距状沟上下的皮质，即视觉中枢。颞叶病变或颞叶切除范围过大时可损伤视辐射纤维，引起视野缺损。Wieshmann等（1999）对3例行颞叶切除术的颞叶癫痫病人进行DTI检查，结果发现术后发生同侧偏盲者的枕叶白质平均扩散系数值升高、各向异性比值减低,认为这是由于颞叶切除范围过大引起同侧视辐射华勒变性所致。

扩散成像技术可从分子水平了解癫痫病灶局部组织和其他区域的病理改变。DWI 对细胞毒性水肿的高敏感性,使其能够于癫痫发作后及时发现病变位置,而且 DWI 采集时间短,适用于对癫痫病人进行例行检查。DTI 技术由于采用了更多方向的扩散梯度,其对水分子扩散运动的描述较 DWI 更为准确,平均扩散系数值不仅有助于对病变准确定位,还可提示常规 MRI 检查不能显示的隐匿性病变,各向异性比值则能准确显示癫痫发作后继发的脑白质改变。但由于颞叶癫痫发作后参数值测量受病变程度和技术因素的影响,且扩散成像技术对病灶检测的特异性不高,其在病变定性诊断中的价值仍待进一步提高。因此颞叶癫痫及海马硬化的定位和诊断仍需要临床检查和其他影像学方法的支持。

第二节　颞叶胚胎发育不良性神经上皮肿瘤(WHO Ⅰ级)

患者,女,31 岁。

病理检查:①前颞叶脑组织,脑组织一块,大小 5 cm × 4 cm × 1.6 cm,切面灰白灰褐,质软;②右侧岛叶,灰白色组织一块,大小 0.6 cm × 0.6 cm × 0.2 cm;③右颞叶内侧肿瘤,灰黄色组织一块,大小 2.7 cm × 2.5 cm × 1 cm,切面灰白灰褐,质中偏软;④发育不良皮层,灰白色组织一块,大小 1.5 cm × 1.5 cm × 0.6 cm,切面灰白,质软;⑤右侧海马,灰白色组织两块,大小均为 0.8 cm × 0.8 cm × 0.3 cm。

①右颞叶内侧肿瘤及发育不良皮层切除标本:镜下示脑实质局部区呈微囊及黏液样变,多灶见蜂窝状细胞结构,结合临床病史及影像学检查,初步考虑胚胎发育不良性神经上皮肿瘤,待做免疫组化检测进一步协助诊断。②前颞叶脑组织、右侧岛叶及右侧海马切除标本:未见肿瘤组织。镜下示脑实质有皮质增厚,细胞排列紊乱,并出现体积较大、形态不规则的神经元,局灶神经胶质细胞增生,其中海马大锥体细胞层区段出现细胞空泡变,符合癫痫的脑组织病理学改变。

免疫组化诊断:右颞叶内侧肿瘤及发育不良皮层切除标本:结合免疫组化检测结果、临床病史及影像学检查,符合胚胎发育不良性神经上皮肿瘤(WHO Ⅰ级)。

影像资料见图 23-1-1。

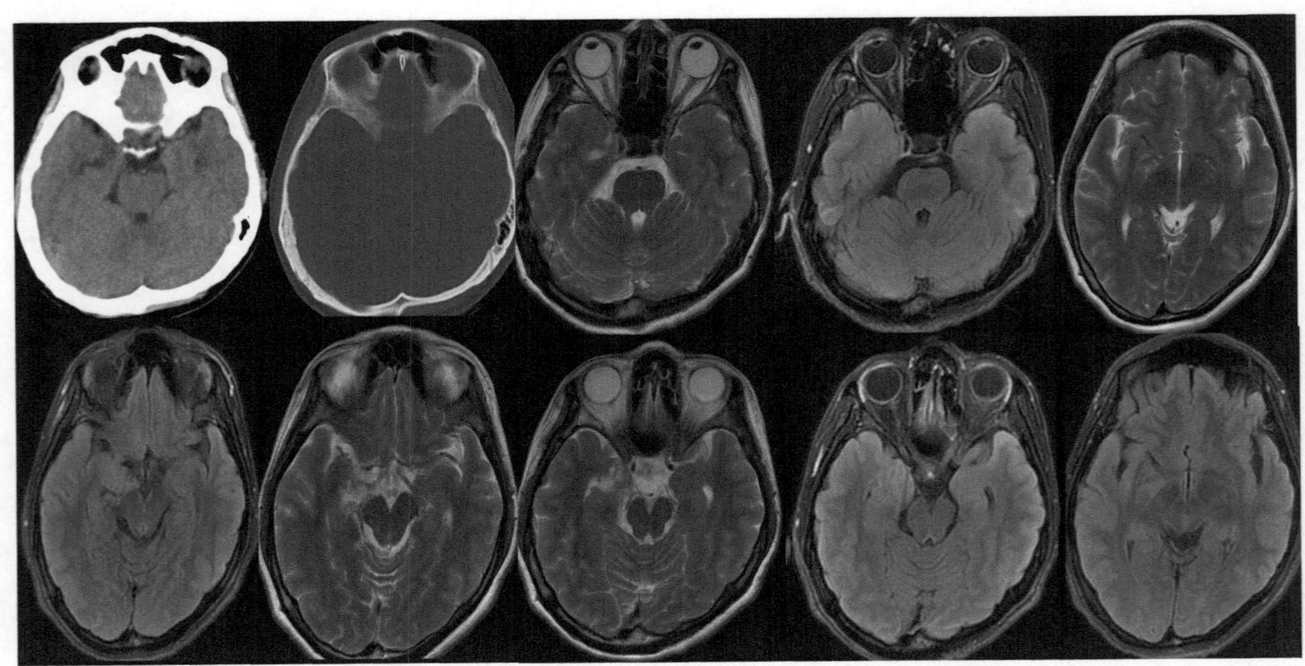

图 23-1-1　颞叶胚胎发育不良性神经上皮肿瘤(WHO Ⅰ级)

第二章 其他类型癫痫

第一节 症状性枕叶癫痫

枕叶癫痫是一组少见但具临床特征的癫痫综合征，占全部癫痫患者的 1.2%~2.6%。

症状性枕叶癫痫由枕叶各种器质性病变引起。CT 和 MRI 为明确枕叶病变性质最常用的检查方法，可敏感显示脑部结构性异常，但 MRI 常具有更重要的诊断价值，可显示患者可能存在而 CT 不能发现的脑内病变。

MRS 为一种新的功能磁共振检查技术，通过测定脑内代谢产物进一步鉴别病变性质。一组 37 例患者的研究中，有 8 例患者进行 MRS 检查，对病变诊断和鉴别诊断发挥了重要作用。

SPECT 主要观察脑血流灌注情况，现已明确癫痫发作间期痫灶局部脑血流灌注减低，而发作期血流灌注增高。该组 6 例患者发作间期 SPECT 检查 5 例枕叶或枕顶叶血流灌注减低，1 例轻度增高，可能为脑神经元异常放电在临床症状消失后仍未完全终止所致。SPECT 主要应用价值在于帮助临床诊断 MRI 无异常发现癫痫患者。

该组 4 例手术证实枕叶皮质（微）发育不良患者术前仅 1 例 MRI 显示异常，余 3 例均表现正常，但 SPECT 检查均显示枕叶或枕顶叶血流灌注减低。

一、枕叶先天发育异常

枕叶先天发育异常类病变为枕叶癫痫最常见原因（11 例，占 29.73%），包括脑裂畸形（3 例）、灰质异位（4 例）和皮质发育不良（4 例）。脑裂畸形和灰质异位的 CT 和 MRI 表现典型，易于发现和诊断，而脑皮质发育不良诊断相对困难。该病最常见于颞叶和顶叶，枕叶少见。MRI 表现为皮质局限性增厚，信号多与正常脑组织相似或呈略长 T_1、略长 T_2 信号，MRS 显示局部代谢亦与正常脑组织相似。

Duchowny 等（1998）和 Wyllie 等（1998）研究认为在 68% 的婴幼儿及 26% 的儿童和成人各种难治性癫痫患者脑标本中可以发现大脑皮质发育不良的病理改变，但目前半数患者术前不能明确诊断。有作者报道一组 46 例脑发育不良致难治性癫痫患者，术前 24 例 MRI 未见异常（占 52.20%）。该组 4 例患者仅 1 例 MRI 显示异常（25.00%）。相信随着 MRI 设备分辨率的提高及薄层扫描的应用，脑皮质发育不良的诊断率会逐渐提高。

二、脑软化灶及瘢痕形成

各种原因所致枕叶脑软化灶及瘢痕形成是导致症状性枕叶癫痫的另一常见原因，该组 10 例，占 27.03%。脑软化、萎缩及胶质增生常为多种疾病的后期改变，原发病灶可为脑挫裂伤、脑梗死、脑炎及脑组织切除术后等。CT 和 MRI 表现具有特征性，CT 常表现为枕叶局限性低密度或中等密度，MRI 则为不同程度长 T_1、长 T_2 信号，常伴周围脑沟、裂增宽，严重者可致中线向患侧移位。

三、枕叶钙化

枕叶钙化可致枕叶癫痫发作，该组 3 例（8.10%）患者表现为单纯枕叶局限性钙化灶。钙化原因可为炎症、结核、外伤、出血、血管畸形、肿瘤、寄生虫病或特发性钙化。CT 扫描可明确诊断钙化灶，但若需明确有无伴随脑组织病变，则可行 MRI 检查。

四、肿瘤和肿瘤样病变

枕叶肿瘤和肿瘤样病变所致癫痫常见于低级别胶质瘤（该组 2 例）、皮质发育不良性神经上皮瘤，该组尚有 1 例脑膜瘤（共 3 例，占 8.10%）。

胶质瘤好发于颞叶和额叶，枕叶相对少见。该组分别见 2 例手术证实的Ⅰ级和Ⅱ级星形细胞瘤。肿瘤位于皮层下白质区，占位效应及周围脑组织水肿均较轻，增强扫描肿瘤可不强化或轻微强化。

枕叶皮质发育不良性神经上皮瘤较罕见，该组病例未见该病。该病属于脑皮质特殊类型的发育不良还是真性肿瘤一直存在争议，但有一点可以肯定其与皮质发育不良密切相关。肿瘤位于枕叶皮质内，多呈脑回状或团块影，局部常伴有皮质增厚，无明显占位效应和周围脑组织水肿，增强扫描多不强化。

脑外肿瘤压迫枕叶也可致枕叶癫痫。该组有 1 例脑膜瘤患者首先以癫痫就诊。

五、感染性病变

累及枕叶的感染性病变该组分别见 2 例枕叶炎性肉芽肿和 1 例脑脓肿（占 8.11%）。

炎性肉芽肿 MRI 典型表现为枕叶皮质内小环状等信号影，周围不同程度脑水肿，增强扫描呈小环状病灶明显强化。

脑脓肿 MRI 表现也具特征性，病变呈圆形或类圆形，脓腔为长 T_1、长 T_2 信号，脓肿壁为等信号，厚薄均匀，外围有明显脑水肿。增强扫描脓肿壁均匀强化，可为单房或多房聚集。脑脓肿有时需与胶质母细胞瘤或转移瘤相鉴别，后二者也均可呈环状强化，但胶质母细胞瘤的瘤壁常不规则，可见壁结节；转移瘤常为散在多发，单发时鉴别困难，需结合病史。MRS 检查出现氨基酸（AAs）、醋酸盐（Ac）和琥珀酸盐（SUCC）等代谢产物是脑脓肿特征性表现。

六、血管畸形

血管畸形为枕叶癫痫另一常见原因。该组分别见 3 例动静脉畸形和 1 例海绵状血管瘤（共占 10.81%）。CT 和 MRI 均可观察脑血管畸形，但 MRI 更具诊断优势，常规 MRI 扫描即可显示病变的特征性异常，无需增强扫描。

动静脉畸形 MRI 表现特征为累及枕叶的脑实质片状混杂信号，内伴迂曲流空血管影；海绵状血管瘤 MRI 表现特征为团状混杂信号伴周围低信号含铁血黄素沉着环。

七、少见的综合征

引起枕叶癫痫的病变还包括一些少见的综合征，如线粒体脑肌病（2 例）、Sturge-Weber 综合征（1 例），文献尚有 Lafora 病和伴有双侧枕叶钙化的癫痫综合征等。

线粒体脑肌病脑内常为多部位受累，可为基底节区、脑皮髓质和脑干等。该组 2 例患者就诊时 1 例单纯表现为双侧枕叶病变，另 1 例为包括枕叶的多部位病变，患者 MRA 显示正常、增强扫描不强化有助于与其他病变鉴别，而 MRS 病变区乳酸水平明显增高具有特征性诊断价值，但最终诊断需依赖肌肉活检。

Sturge-Weber 综合征为脑三叉神经血管瘤病，脑部病变主要为皮质引流静脉发育异常所致，好发于枕叶和顶枕叶，受累脑皮质淤血缺氧，进而可发生皮质内营养不良性钙化。临床最大特征为沿三叉神经分布区域的皮肤葡萄酒色痣。CT 和 MRI 均能显示该病特征，但 CT 更能敏感显示脑皮质钙化。

综上所述，枕叶癫痫虽较少见，但其病因却复杂多样。影像学检查可帮助临床寻找癫痫病因和定位致痫灶，故认识枕叶癫痫病变类型及影像学表现具有重要临床意义。

第二节　低频振幅分析的功能磁共振成像对额叶癫痫的研究

额叶癫痫是发病率排行第二、仅次于颞叶癫痫的局灶性癫痫类型，占局灶性癫痫的 1/4。其以睡眠发作中时局灶性运动发作和不对称强直发作为临床主要特征。额叶癫痫临床表现多样化；除部分额叶癫痫继发于肿瘤、外伤等明确病因外，大部分额叶癫痫患者病因不明，并在常规结构 MRI 上表现阴性，以至于目前对额叶癫痫的认识还非常不足，这也影响到对额叶癫痫的临床诊治。

血氧水平依赖的功能 MRI（BOLD-fMRI）技术出现以来，因其可以敏感地检测 MRI 阴性的癫痫活动，已被广泛地用于癫痫临床及基础研究中。

低频振幅分析是近来出现的一种方便可靠的数

据驱动 fMRI 分析技术，可以在无须同步脑电检测的情况下对异常的癫痫活动进行检测。

一项 46 例常规结构 MRI 阴性额叶癫痫患者及性别、年龄无差异的正常对照组，使用基于低频振幅分析的血氧水平依赖的 -fMRI 技术进行研究，对结构 MRI 阴性的额叶癫痫患者脑功能活动改变进行观察。与正常人相比，额叶癫痫患者双内侧额叶、岛叶、丘脑及基底节区（壳核为主）的部分型低频振幅值升高，双侧颞下回、左侧眶部额上回降低。

进一步相关分析提示，前扣带回、岛叶、基底节区与患者病程长短呈正相关关系，提示这些部位在额叶癫痫中发挥重要作用。

低频振幅是我国学者开发的静息态 fMRI 数据分析方法。其通过计算在一段短时间内脑低频振荡血氧水平依赖的信号的平均幅度值，用以反映该时期自发脑活动的强度。部分型低频振幅值是一种改良的低频振幅分析方法，通过除以全频信号振荡幅度值，减少噪声干扰，具有更好的特异性。

癫痫活动作为一种异常的自发神经元放电，引起相关脑区血氧水平依赖的信号的改变，则会造成该时间段内的低频振幅信号增高。利用这个原理，即可以通过检测低频振幅的升高对癫痫活动进行检测。前期对颞叶癫痫 fMRI 研究发现，低频振幅的升高与癫痫活动的发放有关，并可用于癫痫活动的定位；而低频振幅的降低则可能反映癫痫脑功能活动的受损或抑制。该项研究发现额叶癫痫患者内侧额叶、岛叶、基底节区表现为明显的部分型低频振幅值值升高。额叶癫痫被认为是癫痫活动起源于额叶的类型。以前采用 SPECT 研究显示夜发性额叶癫痫患者的额叶内侧、前扣带回呈高灌注。颅内脑电图研究也发现当癫痫放电蔓延至内侧额叶结构，尤其是辅助运动区以及前扣带回时，可同时观察到额叶癫痫患者的发作，说明内侧额叶与额叶癫痫发作起源有关。

额叶癫痫患者双侧岛叶部分型低频振幅值值显著增高。岛叶与额叶有着紧密的功能及结构联系，岛叶多次被报道在额叶癫痫患者中功能成像异常，如 FDG-PET 研究显示额叶及岛叶在癫痫患者发作间期代谢减低；而发作时的 SPECT 显示在此类患者中岛叶高灌注；这些研究认为岛叶可能是一个额外的运动区及皮层自主调节器，与前扣带回有相似功能，导致额叶癫痫患者过度运动。

Ryvlin 等（2006）发现在额叶癫痫发作过程中岛叶可产生高频、高波幅的放电，也支持岛叶参与额叶癫痫发作的起源及传播。

该项研究还发现双侧基底核区（以双侧壳核为主）也表现为部分型低频振幅值明显增高。基底核团在癫痫中发挥重要作用，而壳核等可能与癫痫的姿势运动发作有关，该组作者认为，该项研究中基底核团部分型低频振幅值的异常可能与额叶癫痫发作时特征的姿势动作有关。

此外，研究中对额叶癫痫患者的部分型低频振幅值统计脑图与其发病病程长短进行相关分析，发现部分型低频振幅值较正常人呈正激活的区域（双内侧额叶、基底节、岛叶）部分型低频振幅值值与发病病程呈正相关。提示发病病程越长的额叶癫痫患者，以上脑区的部分型低频振幅值值越高，脑自发活动愈显著。进一步说明内侧额叶、基底节及岛叶的神经自发活动异常与额叶癫痫发病有关。

另外，该组作者发现额叶癫痫患者双侧颞下回、左前额叶及左侧顶叶等结构表现为部分型低频振幅值的降低，并且双侧角回及扣带回后部的部分型低频振幅值值与癫痫病程呈负相关关系，这些脑区部分参与了默认网络。该结果提示长期的癫痫发作可能导致这些脑区功能的受损。

默认网络是由特定脑区组成的功能结构，维持着大脑默认状态下最基础的脑功能活动，与意识、警觉及长期记忆有关，并且调节着大脑其他重要认知执行网络功能。默认网络受损见于多类癫痫的研究报道，该组作者也发现额叶癫痫默认网络功能的降低，提示其可能是一种非特异脑功能损害的表现。

总之，额叶癫痫临床症状表现多样，并且常表现为结构影像阴性，常规脑电图阳性率也较低；造成临床诊断及病理生理机制认识的不足。该项研究应用低频振幅分析的静息态 fMRI 方法对额叶癫痫进行研究，发现特异脑结构区异常的脑活动改变，提示额叶癫痫相关异常脑活动区域以及功能受损区域。为额叶癫痫临床癫痫定位观察及病理生理机制阐述提供可行的影像学方法。

第三节 误诊病例简介:颞叶局灶性皮质发育不良

患者,女,22岁。反复发作性肢体抽搐、呆滞8年入院。CT平扫:右枕硬膜下少量积液,右枕部头皮血肿。MRI:右侧颞叶后缘可见一个椭圆形囊形异常信号影,大小约0.5 cm×0.9 cm,T_1WI低信号,T_2WI高信号,T_2WI压水中间呈低信号,周边见斑片状稍高信号,边界清楚;增强扫描病灶未见明显异常强化,仍呈低信号,局部脑沟回结构不清。MRI诊断:左侧颞叶囊性病灶,考虑蛛网膜囊肿,星形细胞瘤?请结合临床。

手术所见:在术中导航明确病灶位置(位于labbe静脉前),移用显微镜,在导航引导下切除左侧颞下回后部病灶及周围PET低代谢区域,后侧达labbe静脉前缘,注意保护labbe静脉,见病灶色泽略黄,界限不清。切除病灶后于台下切开病灶,可见病灶内有一小囊,皮层脑电监测示左侧颞极仍有大量尖棘慢波,遂行左侧前颞叶切除术。

病理检查:左侧颞后病灶切除标本,灰白组织一堆,总体积5 cm×4 cm×0.8 cm,切面灰白质软;左侧前颞叶及颞极皮质发育不良脑组织切除标本,灰白灰黄脑组织两块,大小均为4 cm×3 cm×2.4 cm,切面灰白淡黄,质中偏软。

病理诊断:左侧颞后病灶切除标本,脑组织皮质神经元排列紊乱,出现变性及空泡变,神经胶质细胞及胶质纤维增生,局灶区胶质结节形成,符合癫痫的脑组织病理学表现,待做IHC检测进一步协助诊断;左侧前颞叶及颞极皮质发育不良脑组织切除标本:皮质增厚,神经元排列紊乱,密度升高,其中可见体积较大、发育不成熟的神经元,周围神经胶质细胞增生,符合皮质发育不良的脑组织病理学表现,待做IHC检测进一步协助诊断及分级。

免疫组化检测:阳性,MAP-2,GFAP,S-100,NeuN,NSE,NF,SyN,Vim,Nestin,CD34,Ki-67(<1%)。免疫组化诊断:结合组织学图像及免疫组化检测结果,符合左侧颞叶局灶性皮质发育不良(FCD Ⅰ B型)及癫痫的脑组织病理学表现。

第二十四篇　颅脑功能成像

第一章　磁共振脑功能成像基本知识

20 世纪 90 年代以前，对活体人脑功能的研究主要是用正电子发射体层成像（PET）和单光子发射体层成像（SPECT）。Ogawa 等（1990）首先利用血氧水平依赖对比技术进行脑功能磁共振成像（fMRI）。

此后功能性磁共振成像技术迅猛发展，已广泛用于神经科学的各个领域。随着磁共振技术的发展，人们不仅限于对传统解剖定位的认识，而且能借助于磁共振这种无创的检查方法来了解人类神经系统的反应机制，从而在活体上描绘出人类个体所特有的功能区定位，为进一步了解中枢神经系统的作用机制和避免手术损伤重要功能区提供了一条途径。

脑的磁共振功能成像是通过一定的刺激使大脑皮层各功能区在磁共振设备上成像的方法，它结合了功能、影像和解剖 3 方面的要素，是一种在活体人脑定位各功能区的有效方法。近年来很多学者已开始对磁共振功能成像进行了研究，研究领域遍及人脑的各个功能区。

一、磁共振脑功能成像的由来

功能性神经影像技术包括：单光子发射计算机体层成像（SPECT）、正电子发射体层成像（PET）和磁共振功能成像（fMRI）。

在功能性神经影像技术研究领域，PET 首先提供了各种变化引起的脑功能成像，它可借助于放射性核素记录下兴趣区的脑血流，并通过荧光标记的脱氧葡萄糖来描述脑细胞新陈代谢的变化。

SPECT 也已用于研究疾病状态下脑血流的相对变化。但其空间分辨率及时间分辨率有限，尽管可以获得活跃区精确的中心配位，但刺激引起活跃皮层区的范围无法明确显示。

而功能性磁共振成像是通过血氧水平依赖（BOLD）原理反映血液动力学变化，不涉及放射性元素，具有较好的空间分辨率及时间分辨率，可发现健康人群和患病人群的神经功能联系。近年来，由于磁共振设备扫描速度的提高及对比剂的应用，使磁共振功能成像技术成为检测脑血容量分布的最佳成像方法。

二、功能性磁共振成像的基本原理

PET 及其他研究表明，脑组织被激活时，伴随着一系列的局部脑血流、脑血容量、氧摄取和局部脑葡萄糖利用的动力学改变。

静息状态下，局部脑葡萄糖利用与氧摄取和局部脑血流相匹配，此时基本是有氧代谢；生理刺激下，脑区激活，局部脑血流明显增加，局部脑葡萄糖利用与其仍相匹配，但氧摄取只有轻微的增加。

PET 研究表明，在视觉刺激时，局部脑血流和局部脑葡萄糖利用增加 30%~50%，而氧摄取只增加 5%。

磁共振波谱（MRS）研究发现，在视觉刺激的早期，脑乳酸量升高，这表明至少在脑激活的早期存在一定程度的无氧糖酵解。

由于氧摄取与局部脑血流间的不匹配，以及脑血流的快速冲击作用，血管内的氧合血红蛋白量增加，而脱氧血红蛋白量相对减少。脱氧血红蛋白是顺磁性物质，产生局部梯度磁场，使质子快速去相位，因此具有缩短 T_2 的作用；而在脑区激活时，脱氧血红蛋白量减少，其缩短 T_2 的作用亦减少，同静息状态相比，局部脑区的 T_2 或 T_2* 相对延长，在 T_2WI 或 T_2*WI 上脑激活区信号相对升高。

初期的研究采用“基线 - 任务刺激”的 off-on 减法模式，功能性磁共振成像信号来自于激活条件的信号减去控制条件的信号，该信号十分微弱，其相对升高强度一般为 2%~5%。成像时，将激活区高信号以不同颜色叠加于高分辨率的 T_1WI 解剖图上，即可获得相应脑区的功能图像。这种成像方法取决于局部血管的氧含量，故称为血氧水平依赖对比脑功能成像（BOLD-fMRI）。

脑功能成像与 PET 和 SPECT 等技术相比有两个明显的优点：无创、高空间分辨率与时间分辨率。

第二章　关于脑功能连接

大脑运动皮层对肢体运动的控制主要是通过锥体系和锥体外系两条路径实现的,两者在机能上互相协调、互相依赖,共同完成人体各项复杂运动。

锥体系主要管理骨骼肌的随意运动,尤其是高度精细的技巧性随意运动(如对指运动),它通过皮质脊髓束传导,再经联结于脊髓前角运动细胞的传出纤维至局部效应器。

在锥体下端,75%~90%的纤维交叉至对侧,形成锥体交叉,形成皮质脊髓侧束,止于对侧的前角运动细胞,小部分未交叉的神经纤维在同侧的脊髓前索内下行,称为皮质脊髓前束,该束在胸节经脊髓白质前联合交叉到对侧前角细胞;但有一部分皮质脊髓前束纤维始终不交叉而止于同侧脊髓前角细胞。这一解剖结构也可以解释当一侧对指运动时,两侧大脑半球第一运动皮层均出现激活区。

锥体外系指锥体系以外影响和控制身躯体运动的所有传导通路,是一个复杂的涉及脑内许多结构的机能系统,其主要功能是协调肌张力、调整体态姿势和进行节律性运动等。锥体外系拥有多条环路,形成脑组织之间复杂的网络联结。当病变压迫或损伤其环路时往往引起肌张力降低、平衡失调和随意运动共济失调。

由此可见,大脑皮层的运动功能区有相当复杂的网络联系和相互协调,当某一区域脑组织受到病变损伤时,其环路联结的脑组织区域同样会受影响。

脑的功能联接是通过白质束纤维实现的,根据有髓神经纤维走向和连接部位的不同分为3种:连合纤维、投射纤维、联络纤维。

磁共振扩散张量成像(DTI)技术可以实现对活体复杂的白质纤维束结构的研究,它根据观察脑白质内自身的水分子扩散运动的各向异性,且与白质纤维的长轴方向一致扩散水分子的扩散最大,不同的空间方向上的扩散各不相同,可以提供有关扩散各向异性的信息,最终反映出神经纤维组织的走行特点。

DTI实际上是普通扩散成像的发展,它使用多个方向的扩散梯度,并分别采集数据,从而得到各方向的扩散本征值λ,通过计算得到体素内各向异性扩散的数据,并以多种方式进行表达,可用于脑组织内水的各向异性扩散检测。

其中各向异性分数图(FA图)可勾画出脑白质内主要纤维束的分布,FA值可在一定程度反映脑白质纤维的微细结构和走行的一致性。

研究报道认为DTI有两个重要的作用,首先它有可能成为一种预判治疗效果的十分有效的技术。第二,它有希望成为人们研究认知异常机制的工具。

DTI成像比T_2WI能更好地反映颅内病变引起的认知功能障碍,其研究结果证明白质束投射纤维的受损是导致认知功能障碍的重要机制。

有作者在实验中对40例实验对象均进行DTI及兴趣区FA值的测量,通过对照组的三维白质束纤维示踪图可以很好地观察大脑各区域皮质与白质的正常联结,测量正常组与肢体运动有关兴趣脑区的FA值。

测量20例病变组患者的运动相关脑区病灶的FA值,发现各类病灶区域的FA值差异较大。主要由于各类型病变的组织成分不同,其病灶部分的FA值结果差异较大;胶质瘤和脑膜瘤等囊实性占位病变其FA值较对照组和其自身对侧大脑半球皮层降低,而4例颅内感染与正常组和患者对侧皮层比较也稍有下降,1例血管畸形伴化脓性感染(脓肿)患者FA值升高。DTI技术可以通过观察组织内水的扩散值,探查到病变及其治疗后局部脑组织的及时变化,病变组的DTI结果清晰显示病变组内肿瘤患者因病变及占位导致皮质脊髓束等神经纤维受压、中断和破坏,出现肢体症状和肌力明显减低;所追踪到的1例胶质瘤患者,经手术治疗后,病灶压迫解除,肌力恢复正常,可见额顶叶病变对运动功能区的影响与白质束纤维的受侵也有关系,额顶叶病灶对脑白质传导束的影响也是引起肌力下降和肢体症状的部分原因，而各类病灶对白质束纤维的影响并不相同。

有研究者运用 DTI 技术比较了患者与正常人白质纤维传导方向的变化，结果显示与肿瘤相邻的正常神经纤维同样会出现走行方向上角度的变化。目前，DTI 在脑肿瘤诊断方面的研究并不十分成熟，其主要作用在于评价肿瘤与邻近白质纤维的空间解剖关系、白质纤维的受累情况等。

常规 MRI 能够准确地显示人体形态学的变化，而新的 MRI 技术则能够显示人体的生理及病理生理过程，能够提供动态和功能方面的信息。这项技术是一种无创的成像技术，能显示脑皮层的功能和白质束纤维联结的情况。这些技术在神经科学领域的广泛应用为活体脑神经元活动状态的研究提供了条件，有助于确定合理手术入路和选择恰当的切除范围。

白质纤维示踪技术可在术前明确脑肿瘤与主要白质纤维束的关系。由于脑胶质瘤呈浸润性生长，分界不清，给手术带来一定的难度，通过三维白质束纤维示踪技术在术前展示大脑皮层的神经纤维联结形态及其与病灶周围的水肿关系，同时再进行运动任务的血氧水平依赖脑功能成像，就可以完整地显示相关的运动皮层功能区、白质束纤维和病灶，特别是在病变一侧大脑半球中，因病灶及水肿占位效应而分散、移位的运动皮质和皮质脊髓束等重要脑组织都能得到较好显示。

第三章　关于视觉:视放射扩散张量纤维束示踪成像

由于生物体组织的复杂性,人体内水分子的扩散运动受神经纤维排列方式、白质纤维髓鞘化程度、细胞膜结构及组织内大分子的相互作用等因素影响,在各个方向上扩散强度不一致,呈各向异性扩散。

扩散张量成像(DTI)可通过测量水分子扩散各向异性特征的改变来反映脑组织的病理生理过程,扩散张量纤维束示踪成像(DTT)基于像素-像素的基础,利用局部张量数值的信息进行纤维束跟踪。目前,作为非侵入性地分析大脑内部白质纤维束结构的重要工具,人脑DTI研究及应用日益广泛,可以定量评价组织结构的完整性、病理改变及组织结构和功能的关系,是功能磁共振成像的一个重要组成部分。

视放射,又称膝距束,是视束经外侧膝状体交换神经元后发出的新纤维组成的,走行于侧脑室三角区旁的外侧矢状层,投射到枕叶的视觉皮质中枢。

视放射主要分为两束,即腹侧束和背侧束。腹侧束先行至颞叶前外侧,形成一个襻状弯曲,称为颞襻或Meyer环。颞襻跨过侧脑室颞角的上方和外侧,然后平行走行到达侧脑室后角,投射到枕叶距状裂下唇,即舌回。背侧束直接向后外延伸,投射到枕叶距状裂上唇,即楔回。

在侧脑室三角区旁,视放射被胼胝体压部的一条窄带状纤维分开,即内侧矢状层,也就是胼胝体的毯部。

在DTI彩色编码张量各向异性比值(FA)图上可清晰显示视放射和毯部的走行及分布,毯部呈上下走行为蓝色,与视放射容易区分。视放射属于有髓鞘纤维,走行规律,方向性强,因此其各向异性程度较高。

有研究认为,颞叶深部肿瘤或颞叶顽固性癫痫手术切除后可破坏颞襻导致视放射继发性华勒变性。亦有报道脑肿瘤侵犯视放射后,可引起视放射的各向异性降低,FA值下降。

有作者对34例枕叶病变进行DTI研究,发现枕叶陈旧性梗死后,患侧视放射的各向异性程度明显降低,FA值明显下降。符合神经元坏死后接受其投射的纤维束将发生逆行性华勒变性的理论。因此DTI对枕叶陈旧性梗死后视放射纤维的华勒变性有较好的敏感性。

脑膜瘤是最常见的颅内脑外良性肿瘤,它对脑组织呈推移挤压改变,并不侵犯或破坏脑内白质纤维束,DTI可以清晰显示邻近白质纤维束的完整性以及脑膜瘤与邻近白质纤维束的关系。其各向异性比值(FA)轻度降低,平均扩散率(MD)值轻度增高的原因为肿瘤导致邻近脑组织水肿,水分子增多所致。

而胶质瘤、淋巴瘤、转移瘤以及脑脓肿等均为脑内破坏性病变,病变区内的白质纤维束可见明显破坏、中断或消失,周围的白质纤维亦可见浸润或破坏,其FA值明显降低。

DTI/DTT技术对视放射的研究结果表明,随着MRI硬件和软件技术的提高,在1.5T MRI仪上进行较好的颅脑DTI扫描,并获得良好的扩散张量各向异性图,重组出清晰的白质纤维束图像。

DTI/DTT技术对认识视放射纤维的病理生理学变化、术前判断肿瘤性病变与周围白质纤维束的关系及制定手术治疗计划等都有重要临床意义。

第四章　关于痛觉：不同强度电刺激诱发痛觉敏感神经元激活的 fMRI 研究

以往对痛觉的神经基础研究大多通过免疫组化、束路追踪等传统生理生化方法获得的，有很大的局限性。功能性磁共振成像（fMRI）技术能够无创性对神经元活动进行准确的定位，具有较高的空间和时间分辨率，可重复性好，学科交叉性强等优势，可在生理状态下研究人脑的形态结构和功能活动，从而弥补了传统方法的不足，成为神经科学研究技术的一项革命性突破。

神经解剖学和神经生理学研究表明，痛觉有两条经典传导通路：外侧痛觉传导路和内侧痛觉传导路。外侧痛觉传导路由脊髓 - 外侧丘脑束上行，纤维最终止于躯体感觉皮质，包括 S Ⅰ、S Ⅱ和岛叶后部，与痛觉的感觉辨别成分关系密切；内侧痛觉传导路由脊髓 - 内侧丘脑束上行，纤维最终止于扣带回、前额叶和岛叶前部，均属于处理痛觉情感动机方面的结构。

有作者发现各痛觉敏感脑区对痛觉调控的机制很复杂，同一脑区往往参与 2~3 种痛觉成分的处理，甚至相应功能亚区对不同强度电刺激亦表现出独特的反应特性，现将主要痛觉敏感脑区的作用简介如下。

一、岛叶参与痛觉调控机制的探讨

尽管非痛性及痛性电刺激均可激活岛叶，但大多数志愿者岛叶后部对非痛性刺激仅有轻度反应，在痛性刺激作用下，双侧岛叶前部表现出广泛而显著的激活。Peyron 等认为，岛叶后部类似于 S Ⅱ区外侧部，参与躯体感觉的辨别和整合作用，岛叶前部则参与痛觉的情感动机、注意和记忆功能。

岛叶之所以表现出分离性激活特性，主要是由该区的传入纤维所决定。非伤害性刺激应由粗Ⅱ类纤维传入并主要投射于岛叶后部，而伤害性刺激应由细Ⅲ类纤维和Ⅳ类纤维传入并主要投射于岛叶前部。据推测，这可能与 fMRI 的原理 BOLD 效应有关。外周神经激活会引起中枢局部血流量增加，这个增加额远大于脑活动所需要的耗氧量的增加，从而使局部微血管内氧合血红蛋白增加，这一增加可在 BOLD 信号的改变上表现出来。

但在 1.5T MR 扫描机上，由 BOLD 效应产生的信号改变在 2%~5% 之间，这种改变并不明显，只有在局部脑区血流量明显增加时才容易检测出来。由此认为，1 倍痛阈强度电刺激主要激活粗Ⅱ类纤维，细Ⅲ类纤维和Ⅳ类纤维激活程度不明显，其相应投射部位（岛叶前部）的 BOLD 信号改变未能检出，故岛叶前部未有激活信号；而 2 倍痛阈电刺激主要激活细Ⅲ类纤维和Ⅳ类纤维，粗Ⅱ类纤维激活亦不明显，同理，岛叶后部也未表现出激活改变。

解剖学研究早已发现，岛叶皮质接收丘脑后核的纤维传入，同时发纤维投射于杏仁核及旁嗅皮质，而且，岛叶皮质与 S Ⅱ区间存在相互的纤维联系，正如 Derbyshire 所指出，“岛叶恰好位于痛觉的情感和感觉辨别成分的信息整合部位，而且也是恐惧逃避环路的一部分。”由此可见，岛叶应为高级中枢痛觉调节环路中的重要组成部分。

研究还发现，相对于 1 倍痛阈强度电刺激，2 倍痛阈电刺激诱发岛叶激活的强度和范围并未明显增加，而施加 3 倍痛阈电刺激时，岛叶的激活强度和范围却显著增大，其刺激反应曲线类似于指数曲线。这提示尽管岛叶内部的神经元基线激活率较低，但在刺激强度达到或超过受试者主观痛阈的某个水平时，它们可以迅速上调激活率。岛叶的这种激活特性，与 A1kire 研究的 S Ⅱ区激活特性有相似之处，这提示不但岛叶与 S Ⅱ区的纤维联系很紧密，而且此二区神经元可能具有某些相同的微观结构。

二、S Ⅰ区及 S Ⅱ区参与痛觉调控机制的探讨

关于痛觉 fMRI 的文献报道中，S Ⅱ区是最常见的激活部位。电生理学实验亦表明，外侧裂周围皮质（尤其是 S Ⅱ区）是痛觉中枢性处理的重要皮层

中继站。在实验中,对受试者施加的电刺激无论强弱,SⅡ区均表现出双侧非对称性激活,以对侧为著,而且随着刺激强度的增大,这种对侧优势性现象更加明显,这与Ferretti等的结论相符。单细胞记录表明,SⅡ区单个伤害感受性神经元具有双侧较大感受野,这项功能特性决定了SⅡ区的双侧激活性。同时,可以认为,SⅡ区的纤维联系也对该区的对侧优势现象给予一定的支持:躯体感觉纤维首先投射于对侧SⅠ区和对侧SⅡ区,对侧SⅡ区不但通过丘脑腹后下核和腹后内侧核从外周接受触觉和伤害性感觉的纤维传入,而且从同侧SⅠ区接受其中枢性传入;另一方面,同侧SⅡ区则主要接受对侧SⅡ区的伤害感受性纤维传入,由此看来,同侧SⅡ区的激活程度应较对侧SⅡ区有所减弱。

还可从SⅡ区的功能激活图中看出,随着刺激强度的加大,SⅡ区除了激活范围略有增大外,其激活部位也向内侧移位,这点与Niddam等的研究结果有相似之处。Niddam通过对受试者的拇短展肌施加电刺激,结果发现非痛性电刺激主要激活SⅡ区外侧部,而痛性电刺激则同时激活SⅡ区的外侧部和内侧部。他们分析,触觉刺激应由粗Ⅱ类纤维传入中枢,引起的激活区主要位于外侧裂的浅表部位,而痛性刺激应由细Ⅲ类纤维传入中枢,其诱发的激活区靠近顶盖深部。

此外,Ferretti等的实验也发现了SⅡ区内各亚区的分离性激活现象。SⅡ区的这种特性,可能是由于该区至少存在两种不同类型的痛觉敏感性神经元,其中外侧亚区的神经元一般接受非伤害性传入冲动,而内侧亚区的神经元对伤害性刺激才较敏感。这样就易于解释1倍痛阈强度电刺激主要激活SⅡ区外侧部而2倍痛阈电刺激引起的激活区位于SⅡ区内侧部。

关于痛觉的功能性神经影像实验中,仅有半数得到SⅠ区激活的结论。Bushnell等认为可能有部分因素影响了实验结果:SⅠ区认知调节的影响;SⅠ区伤害感受性信息传入过程中,兴奋与抑制效应相互抵消;局部脑沟的发育变异;统计分析的差异。

实验中,大部分志愿者SⅠ区在1倍痛阈电刺激时未被激活,当刺激强度增大到2倍痛阈时,对侧SⅠ区才表现出中等强度激活。Kenshalo等认为,SⅠ区仅表现出对侧激活,这与该区内部的神经元及向该区投射纤维的神经元的特性均有关系,它们都具备对侧较小感受野。Derbyshire等也发现,中等以上强度的痛觉刺激才可引起对侧SⅠ区兴奋,而刚刚超过痛阈的刺激则不能。Peyron等分析,刺激强度本身并不能作为影响SⅠ区局部血流量的决定性因素,高强度的痛觉刺激可能是通过刺激引起受试者的主观注意而间接发挥作用的。

据推测,SⅠ区直到2倍痛阈电刺激时才有所激活,说明该区神经元几乎没有基线激活率,而SⅡ区在1倍痛阈强度电刺激时已有反应,则此区神经元应有一定的基线激活率,然而,这与Alkire等的实验结果有所差异,其具体原因有待进一步探讨。

三、前扣带回(ACC)各亚区参与痛觉调控机制的探讨

以往研究表明,前扣带回主要参与痛觉的情感动机和认知注意方面,该区编码感觉辨别成分的报道尚不多见。实验结果显示,dpACC的BOLD信号与刺激强度基本呈线性正相关,表现出刺激强度依赖性反应。考虑到前扣带回从丘脑中线核和板内核接受传入纤维,而这些核团中含有少量编码刺激强度的神经元,所以前扣带回部分亚区也有可能参与痛觉感知成分的辨别。解剖学研究表明,前扣带回切除术及前扣带回传入神经离断术患者均表现出感觉编码能力的减退,所以前扣带回应该含有感觉辨别成分的神经元。

认知注意反应是前扣带回的另一项基本功能,相关神经元大多定位于aACC。Buchel等对受试者施加5个不同级别的激光刺激(P_0~P_4,其中P_0、P_1为阈下刺激)后发现,aACC的BOLD信号在P0与P1之间已有明显差别,但在P_1与P_2、P_3、P_4之间差别不明显。由于实验未设定痛阈下刺激,只观察到3个阈上电刺激任务中aACC的BOLD信号无统计学意义。这提示只要刺激被受试者感知,该区均有所激活,只是对于刺激强度的改变反应不很明显,表现出一种“全或无”现象。

单细胞电生理学研究表明,对扣带回切除术患者施加伤害性刺激后,aACC部分神经元产生动作电位的频率并未增加,提示这些神经元可能参与了较为复杂的认知注意过程,其位置较前扣带回痛觉相关神经元偏前。

有文献报道,对健康受试者施加伤害性及非伤害性刺激后,两种刺激均可激活aACC,但pACC只是在伤害性刺激时才有所反应,由此推测pACC属

于特异性痛觉处理系统，而 aACC 属于非特异性认知注意系统。

神经生理学研究发现，部分前扣带回神经元具有某些特殊属性：当受试者注视即将施加的伤害性刺激时，这些神经元的活动有所增强，从而提示它们不但调节痛觉的情感成分，而且对即将到来的刺激产生注意、认知和预期反应时即可发生兴奋。

研究表明前扣带回在痛觉调控网络中发挥了重要作用，前扣带回各功能亚区中痛觉敏感神经元的反应特性各不相同，从而导致各亚区刺激反应曲线有所差异。前扣带回痛觉相关功能的进一步研究有助于深化临床上对痛觉的认识，并为镇痛提供部分理论依据。

通过研究可以得出 4 个结论：SⅡ区、岛叶、前扣带回在痛觉处理过程中发挥了感觉辨别、认知评价和情感动机 3 种某本功能，而这些正是完成痛觉调控的关键环节；在同一痛觉敏感脑区中，不同亚区表现出各自的刺激反应特性，提示相应痛觉敏感神经元具有独特的解剖细微结构和生理特性；痛觉的调控是双侧大脑半球协调作用的过程，对侧半球在痛觉处理中起到更为重要的作用（小脑例外）；事实上，除上述 3 个基本痛觉敏感脑区外，研究还发现许多皮质区及皮质下结构在不同强度电刺激时表现出不同程度的激活，可见涉及复杂生理机制的痛觉调控无法用一个“痛觉中枢”来解决其功能定位问题。然而，利用功能 MR 成像方法可以推测相关脑区在痛觉处理过程中的具体作用。

第五章　关于语言：运动性失语的神经功能成像研究

语言是通过应用符号达到交流的能力，即符号的运用（表达）和接收（理解）的能力。任何认知任务，包括语言在内，均须由分散在整个大脑内的许多脑区所构成的神经网络相互协作来完成。因此，需将大脑作为一个整体来研究。脑功能成像技术已经能够在很短的时间内采集全脑的信息，为这种研究提供了可能。

临床上失语种类很多，运动性失语，又称 Broca 失语，为主要位于左侧额下回后部及其邻近区的病变（如脑中风、肿瘤或外伤等）引起的一种非流利性失语，病人的理解力相对较好。由于检查时需要病人的高度配合才能得到比较满意的结果，拟通过对运动性失语病人的研究来了解脑功能代偿等方面的情况。

一、语言及相关脑功能区

现代理论认为，人脑两侧半球各有分工，左侧大脑半球具有支配语言、文字、数学计算及抽象推理等功能，右侧大脑半球则在音乐理解、空间认识及形象思维等方面有重要作用。

语言中枢按照功能分为听觉语言中枢、视觉语言中枢及运动语言中枢。在解剖上分 3 个区，即 Broca 区或称前语言区，位于额下回后部（Brodmann 44，45 区）；Wernicke 区或称后语言区，主要位于顶下小叶的角回、缘上回及颞中上回的后部；上语言区，与辅助运动区（SMA）部位重叠。上述语言区均主要位于左侧大脑半球。

（一）相关脑区在语言处理中的作用

Nakai 等（1999）认为，Broca 区与组成语句的过程及词语的短期记忆有关，而角回与语意的处理过程有关，辅助运动区与说话的启动有关。颞上回、颞中回在处理声音和听觉信息方面有重要作用，左侧尤为重要，尤其是在语音转译、自我调控及两半球间信息交换等方面；而左侧颞下回则在处理词汇、语意方面具有重要作用。

语言产生（如产生完整语句）主要在左侧额中、下回（Brodmann 46 区）。左侧颞叶内语言区前方部分皮质区则与语言信号和概念知识联结有关。可以看出，除传统模式中的语言区如 Broca 区、Wernicke 区可被语言激活外，其他相关区域亦可被激活。

（二）有关汉语的激活脑区方面

通过对脑损伤病人传统的神经心理学研究及近来对正常志愿者的神经影像学研究都表明，汉字语言处理与西方（字母）语言处理时大脑的激活区域基本一致，其优势半球也明显位于左侧。Chee 等（1999）研究结果也表明，在倾听和阅读汉语单字或句子时能够引起明显的左侧大脑半球激活。

对词语生成的大量脑功能成像研究表明，其神经活动涉及广大范围的皮层区域，不同的词语活动往往涉及不同的皮层部位，通常包括小脑、运动前区、Broca 区、运动区和视觉区等；而遣词造句的脑加工主要定位 Sylivian 裂周围皮质（Fujiki，1996）。还有研究观察到 Broca 区和左前额区在回忆言语时被激活，因此更高级的语言加工与此有关（Stromswold，1996）。

另外，脑功能成像研究也表明，Broca 区并非纯为言语产生时所激活，在语言理解中也伴随有 Broea 区的激活现象（Naito，1995）。这明显与传统的语言产生功能定位于 Broca 区有较大出入。

（三）左、右利手的语言优势半球分布区

Pujol 等（1999）用词语产生任务对 50 例右利手及 50 例左利手正常志愿者 fMRI 研究发现，96% 右利手语言优势半球在左侧大脑半球，4% 呈双侧优势；76% 的左利手语言优势半球在左侧，14% 呈双侧优势，10% 的志愿者语言优势半球在右侧。

二、Broca 失语的 fMRI 研究

（一）脑肿瘤

Duffau 等（2003）对 77 例位于优势半球的低度恶性胶质瘤 fMRI 的研究发现，当肿瘤侵犯岛叶区

而引起 Broca 失语时，左侧颞上回及左侧壳核及右侧 Broca 区出现信号代偿；当肿瘤累及 BA44、45 区时，语言功能代偿发生在其前外侧区域（如 BA46，BA 47）。

Holodny 等（2002）对 1 例左侧额下回存在 7 年的胶质瘤病人的语言功能磁共振研究发现，Broca 区转移到右侧，而 Wernicke 区仍位于左侧，提示右侧大脑半球的语言代偿功能。

而 Ulmer 等（2003）对 1 例左额叶星形细胞瘤（左利手）行 fMRI 检查，却发现右侧额下回的脑激活信号区为脑肿瘤引起的 BOLD 信号与神经反应分离造成的假阳性结果。fMlRI 还可用于肿瘤与语言功能区距离的测定，以帮助临床较准确地切除肿瘤，同时又最大限度地保护语言功能区。

（二）脑梗死

Kosuke 等（1999）对 1 例因急性脑梗死引起 Broca 失语的病人做系统随访后发现，2 周时 Broca 区未见明显功能信号激活；4 周时激活信号出现在左侧外侧裂，梗死区内未见明显激活信号；7 个月后复查发现左侧额下回、外侧裂及中央前回的激活，从中显示了脑功能的代偿情况并提示 Broca 区任务相关的信号升高与临床上语言功能的恢复具有明显相关性。

Abo 等（2004）对 1 例 Broca 失语临床恢复后用词语重复任务行 fMRI，发现神经调节及重建区位于右侧半球的颞极的外侧、颞上回前方、壳核及额下回区域。

Vandenberghe 等（1996）对 4 例左侧额下回后部皮质受损的失语症病人行 fMRI 研究中发现 Broca 区损害的远隔效应。左侧颞下回后部皮质作为卒中未受损区域在正常对照组中激活而在卒中病人组未激活，说明左侧颞下回后部的反应依赖于左侧额下回后部皮质的传入。由此，功能性影像学研究已经表明神经系统的整合特性。

三、Broca 失语的 PET/SPECT 研究

（一）脑肿瘤

Meyer 等（2003）对 7 例左侧脑肿瘤病人（6 例额叶、1 例颞叶）进行词语产生任务 PET 研究发现，激活区域主要位于左侧额下回周边区域及右侧 Broca 区，同时前额叶、运动皮层、前岛叶、双侧颞上回及小脑也出现激活信号，遂提出右侧额叶的激活支持皮质功能发生了重建，但也可能反映了右侧 Broca 区皮质在任务完成中的非特异性补充作用。

Thiel 等（2001）对 61 例左侧半球肿瘤及 12 例正常对照组研究发现，正常语言激活区域位于左侧 Broca44、45 区，双侧颞上回后部及右侧小脑；脑肿瘤激活区域位于 Broca46、47 区，前岛叶，左侧小脑及右侧大脑半球前外侧皮质，同时提出 2 种代偿机制假说：一是脑内代偿，即代偿区位于病变同侧的额外侧区；二是脑间代偿，即代偿区位于病变对侧的额外侧区，反映了右半球语言区副本的去抑制现象。

Heiss 等（2002）还提出激活中心的信号升高或移位是因为功能网络对病变周围的失抑制作用，对侧大脑半球区域的激活是因为经胼胝体间的抑制作用减弱引起。

（二）脑梗死

Jodzio 等（2003）对 60 例出现 Broca 失语的脑梗死病人进行单光子发射体层摄影（SPECT）研究发现，脑血流灌注异常区位于左侧额叶、左侧顶叶及纹状体。

Randy 等（1996）对 1 例 Broca 失语病人行 PET 研究发现激活区域位于右侧前额下皮层，并以此解释梗死病人很少出现完全性失语及语言功能部分自动恢复的现象。

Winhuisen 等（2005）研结合正电子发射体层摄影（PET）及经颅磁刺激研究中指出了右侧额下回在残存语言功能中的必要作用，但同时提出其补偿作用可能不如左侧额下回周边激活区重要。

四、失语症语言功能恢复机制

功能性影像学研究已经提出 3 个可能的恢复机制：①病变周围激活，病灶周围活组织能够调整以往有该区域更多细胞维持的功能；②神经重建，当认知功能需要不同的神经结构实现其功能时，可能出现神经重建；③认知重建，当病人为了弥补失去的功能，使用不同的认知形式和不同的神经结构完成同样的测试时，出现认知重建。

失去功能的恢复或是开始未激活组织的重新激活（如由于水肿消退），或是活组织神经突触效力增加直到能够支持原来由更多细胞承担的功能。

脑功能成像在负责语言处理的脑区方面已有较系统的研究，相关研究报道较多。但对 Broca 区病变（如肿瘤、梗死等）引起的运动性失语研究较少，有关报道病例数量少，部分结果不一致，缺乏统计意

义。故通过大样本,应用功能影像技术对 Broca 失语做系统的随访研究以了解脑内语言功能的代偿机制将是件十分有意义的工作。

同时,研究失语症的意义不仅在于揭示脑内代偿机制、指导临床实践,而且有助于目前神经生物学研究中最前沿的领域——神经可塑性或脑功能重建问题的最终解决。

第六章　针刺穴位调控脑反应的 fMRI 研讨

在中国追溯有 2 500 年历史的东方医学瑰宝——针刺，不幸长期被认为是一种无科学基础的安慰经验疗法；传统针刺学作为整体医学历经几千年的实践和经验总结，亦被西方医学界单纯以无现代科学方法论证而被忽视和拒绝承认。然而身患痛疾者体验到其神奇疗效时，无不为其呐喊宣传。

另一方面，西方医学近几十年在现代医学技术辅助下突飞猛进，尤其是受益于现代医学成像技术，如 CT、MRI 等，可清晰显示体内解剖器官和病理形态，能较好地与病理组织对照，系统地阐明了人体器官的结构和功能的生理基础，以及某些疾病演变的病理过程和治疗机制。

近 20 年来东西方科学家努力地研究，尤其是中国和日本，借助现代科学方法，在神经生物学领域提出了许多科学证据支持针刺的科学性和阐明其疗效的潜在机制。东方医学，尤其是针刺愈来愈受到世界关注和西方医学认可，也被美国政府和基金机构接受。

1997 年，美国 NIH（卫生部）声明：“有足够依据支持针刺是有价值可被应用于常规医学，并鼓励进一步研究其生理和临床应用价值。”这是一个里程碑式的决定，近年来美国政府给予针刺临床研究基金与日俱增，但西方医学界仍对此小心谨慎认同。

随着功能成像技术的发展，如 PET、fMRI、MEG（脑磁图），这些方法使我们对脑奥秘的探索产生了革命性的变化，既可清晰显示脑解剖结构又可观察到脑活动功能，如 PET 可观察到神经元群对葡萄糖利用的微小变化，fMRI 可测量到神经元群对氧利用代谢的微小变化，以及 MEG 无创地检测到神经元电活动的偶极子（dipole）含量。由此给我们提供了研究针刺穴位调控脑反应的现代科学方法。这无疑也对揭示针刺机制如“经络”和“得气”的涵义与脑中枢的相关性有巨大的作用。

毫无疑问，了解针刺科学基础和基本概念可以更好地将其用于临床应用研究；对其潜在机制了解愈多，就愈能提高对针刺疗效可信度的认识；论证针刺整体系统调节人体平衡的机制，更有利于辅助针刺医师行针和改善提高病人疗效。现就以下方面对针刺研讨。

一、针刺方法研究：手提捻和电针的对比研究

针刺穴位刺激有两种方式：一种是手提捻针刺穴位，受试者感“得气”后同时行 fMRI 采集数据；另一种是先针刺穴位一根银针后，受试者感“得气”后，再在其 1 cm 旁插入另一根非穴位的银针构成电流回路，调整电流幅度、频率使受试者具有与手动相同的“得气”感，即感麻、无刺痛为适。

在 ST36 穴位采用手捻针刺、电针（2H2，100F12）和触觉刺激时同时 fMRI 采集数据进行三组对比研究。发现针刺组（包括手动和电针组）脑部激活区有：前岛裂部信号增加；而在边缘、边缘旁系统包括杏仁体、海马、胼胝体膝下和压部后扣带回、腹内侧额前回、额回、颞极部的激活区信号降低，对照组触觉刺激未见显示。

仅电针刺激在前中扣带回皮层产生明显的信号增高激活，而且 2Hz 频率在桥脑中缝区产生信号增高区。电针刺激较手捻针刺产生更广泛信号增高激活区。这个结果支持下面假说，即无论采用何种特殊针刺方法，针刺疗效的中心点是边缘系统。

二、电针低频和高频诱导镇痛作用在脑定位分布的对比

在临床研究上表明电针低频（2 Hz）和高频（100 Hz）均有诱导镇痛作用，而在脑中枢定位如何？fMRI 研究发现 2 Hz 组信号增高激活区涉及对侧前运动皮层、辅助运动皮层、同侧颞上回；而信号降低激活区见于双侧海马。

100Hz 组信号增高激活区涉及对侧顶下叶、同侧前扣带回皮层、横核、脑桥；而信号降低激活区可

见于对侧杏仁体。

电针低频和高频镇痛作用:尽管两者有部分脑激活区重叠,但主要通过不同的脑网络结构起作用。这也可部分地解释对不同人体镇痛作用的疗效有所不同,即有个体差异。

三、经络穴位特异性与脑特定结构分布相关性的研究

1. 治疗某部位疾病的相关穴位针刺与自然刺激该部位感官诱发的脑反应分布对比研究　如直接给予声音刺激与针刺耳部疾病的相关穴位(SJ5),fMRI 观察到针刺诱发脑皮层激活区与声音诱发的脑皮层激活区分布相似,而 SJ5 穴位认为治疗与耳相关的疾病;如对眼部疾病治疗的相关穴位(VA1,位于脚步的外侧)针刺和给予直接视觉刺激诱发的脑皮层激活区分布相似;这提示针刺某种特异穴位与相关疾病或功能异常相关的脑皮层具有相关性。

2. 阴阳经络穴位的脑反应区分布具有相对特异性

(1)有作者对 12 例健康人分别间断电针刺激单侧合谷穴,阴陵泉穴和面部非经穴处(口角旁 2 cm)。刺激合谷穴可激活丘脑的中线核群、扣带回前部、前额皮层、初级躯体运动区、运动前区、补充运动区以及后顶叶皮层。

(2)刺激阴陵泉穴除了兴奋对侧第一躯体感觉区的下肢代表区,主要激活中枢边缘系统等多个部位,包括杏仁体、前额眶回部、海马、颞极、扣带回前部和体部、前额皮质、后顶枕叶皮层。

(3)刺激面部非经穴处,受试者未出现明显的“得气感”,仅在面部代表区的初级躯体感觉皮质显示较弱的局部兴奋。

四、针刺穴位调节脑边缘系统的论证

临床研究已发现针刺具有止吐、恶心、减轻焦虑、疼痛等作用,提示针刺效应需通过多个生理系统起作用,首先要求中枢神经系统多区域具有协调作用。如针刺镇痛作用被广泛认为是通过脑干下传抑制途径调节的。

是否能在人体清醒状态下,外用穴位针刺激用现代影像方法证实在脑内诱发的激活区分布?对此,国内外研究者作了大量研究发现,针刺诱发脑激活区分布于脑干、边缘系统及皮层下灰质结构。这个初步结果提示针刺具有调节边缘系统、皮层下结构功能,然后整合信息输出调节人体体液平衡的作用。

五、针刺调控神经递质释放和动物实验研究

通过研究,发现针刺通过脑中枢边缘系统可以调节不同的神经递质,如鸦片、内啡肽在针刺镇痛、麻醉应用中已被广泛研究。由于安非他命(苯丙胺)主要作用于多巴胺系统,促使多巴胺释放,增加脑内多巴胺含量,故采用注射多巴胺后的大鼠进行电针刺激前爪(Li4)部位,进行功能 MRI,研究相关 rCBV 的改变。同时采用微透析法(Microdialysis)检测纹状体区在电针刺激时相关神经递质释放的含量如 DA、GABA 和 Glu 的含量。结果发现,对照组未注射安非他命,电针刺激无明显 rCBV 变化;注射安非他命后,rCBV 明显增加,但经电针刺激后 rCBV 明显降低回落。同时经 Microdialysis 测量证实电针刺激后多巴胺(DA)含量减少,与 fMRI 测量到的 rCBV 变化一致。提示通过调节神经递质作用,针刺达到对 CNS 起作用,这也可能是针刺获得临床疗效机制之一;同时,安非他命与可卡因毒品作用机制是一类,其在心理渴望成瘾神经回路与海洛因毒品作用相同,因而有可能针刺通过调节神经递质释放,达到减缓毒品作用,减轻心理渴望机制之一。

针刺研究的局限性:①重复性不稳定,如何进一步研究?②假穴位点,如何定义?如何找到真正的假穴位点?如何进一步研究?③动物实验研究的局限性,如麻醉下针刺“得气”感?针刺体表一定的穴位,调动机体本身固有调节机能,从而达到治病的目的。针刺具有双向性和整体性,即具有兴奋和抑制双重效应。并且针刺一定穴位常常可以对多个脏腑的机能产生影响。针刺的实质在于使失调、紊乱的生理生化过程获得调整,从而使体内的物质代谢与能量代谢朝着正常水平转化,其根本作用是一种调整作用。

针刺调控作用可能通过中枢神经系统,尤其是脑边缘系统,同时具有调节神经递质释放的作用。针刺研究方法仍有局限性,尚需进一步改进。

第二十五篇　精神功能异常与影像学检查

第一章　精神分裂症的功能 MRI 研究

精神分裂症是一组病因未明的精神病，具有感知、思维、情感和行为等多方面的障碍和精神活动的不协调，以及精神活动与环境不协调为特征的一种最常见的精神病。神经心理学和临床研究表明，精神分裂症病人中存在多种重要的功能缺陷，包括执行功能缺陷，如工作记忆、选择性注意、社会认知、语言功能和幻听、视觉处理缺陷、精神运动障碍等。

随着影像学技术的进展，过去的十多年中，功能神经成像已成为精神分裂症研究的重要方法。MRI 和正电子发射体层摄影术（PET）通过在神经系统水平了解精神分裂症的潜在脑功能特点，从而将基因、分子机制和心理学、行为学现象联系起来。与 PET 相比，功能磁共振成像具有无创、耗费低和定位好等优势，已经越来越多用于精神分裂症神经基础的研究。

一、精神分裂症的临床分型

精神分裂症主要分为以下几种临床类型。

（1）偏执型：又称妄想型，是最常见的精神分裂症类型。多在青壮年或中年发病，起病缓慢。临床表现相对稳定，常以偏执性妄想为主，往往伴有幻觉。而情感、意志和言语障碍及紧张症状不突出，或情感迟钝、意志缺乏等“阴性”症状虽也常见，但不构成主要临床表现。自发缓解者少，治疗效果较好。

（2）青春型：较常见。此型多始发青春期，起病较急，病情发展较快。主要症状是思维内容离奇，难以理解，思维破裂。情感喜怒无常，表情做作，傻笑。行为幼稚、愚蠢，常有兴奋冲动行为及本能意向亢进。幻觉妄想片断零乱，精神症状丰富易变。预后较差，部分病人“阴性”症状发展迅速。

（3）紧张型：近年来有减少趋势。一般起病急，多在青壮年期发病，以木僵状态多见。主要临床表现为病人言语运动受抑制，表现为木僵状态或亚木僵状态，紧张性木僵可与短暂的紧张性兴奋交替出现，本型可自发缓解，治疗效果较其他型好。

（4）单纯型：较少见，本型青少年起病，发病缓慢，持续进行，自发缓解者少。主要临床表现为日益加重的孤僻、被动、生活懒散和情感淡漠。对抗精神病药不敏感，预后最差。

（5）未定型：除上述 4 个类型以外，临床上述各型部分症状同时存在，难以分型者，并不少见，称未分型。

二、fMRI 在精神分裂症中的应用

工作记忆是指暂时存储信息可供及时使用的能力。Baddeley（1992）提出的工作记忆模式由 3 部分构成：语音环、视觉空间板及中央执行系统。前两者分别用于维持记忆言语及视觉信息，这些亚系统可进一步分为被动存储及主动复述机制，而中央执行系统完成信息控制。

N-back 任务是工作记忆功能评估中最常用的神经心理学方法，近年许多研究采用 N-back 任务探讨工作记忆过程的神经基础。该任务要求受试者监测一个刺激序列，判断当前刺激是否与 N 个试验之前所呈现的刺激相同，N 一般为 1、2、3。该任务需要在线监测、更新，对所记住的信息进行操纵，因此涉及了工作记忆中的关键过程。0-back 任务一般作为对照任务，要求对预先指定的刺激，如数字进行反应。

迄今约一半的研究采用言语刺激（例如字母和词汇），其他的采用非言语刺激（包括形状、面容以及图片）。目前的研究主要是对工作记忆操纵过程（如刺激识别、刺激位置）和内容（言语性、非言语性刺激）进行分析。

不同操纵过程和内容的 N-back 任务的激活模式相似，激活脑区主要为：①双侧顶叶皮层后部内侧部，包括楔前叶和顶下小叶（BA7/40）；②双侧运动前皮层（BA6/8）；③扣带背侧和（或）运动前皮层内侧部，包括辅助运动区（BA32/6）；④双侧前额叶皮层嘴侧部或额极（BA10）；⑤双侧前额叶背外侧皮

层（BA9/46）；⑥双侧前额叶腹外侧皮层或额盖（BA45/47）。

N-back 任务中双侧前额叶背外侧皮层参与对工作记忆内容的分类重组和控制，将内容重组为高水平的信息单位，以有利于记忆。双侧前额叶腹外侧皮层在需求明确的任务中出现激活，如目的行为或计划导向下的记忆，如双侧前额叶腹外侧皮层中的 Broca 区对从存储系统中提取的信息进行默读复述。

嘴侧前额叶皮层或额极参与信息和多个认知过程的协调。双侧和内侧双侧运动前皮层与视觉空间注意的维持相关。左侧顶叶皮层后部激活参与注意转移、存储。右侧顶叶皮层后部参与空间复述。但是工作记忆内容或操纵过程的差别也导致激活有一定差别，主要是在亚脑区水平或半球的偏侧性方面。

一般认为随着 N-back 任务负载增加，双侧前额叶背外侧皮层、双侧前额叶腹外侧皮层及顶叶激活均明显增加，且激活程度与工作记忆负载呈正相关。但是越来越多的研究者认为脑区激活与负载相关性很复杂。例如 Callicott 等（1999）发现双侧前额叶背外侧皮层的激活类似于一个倒“U”形函数，其激活随着负载需求而增加，当达到容量限制后激活降低，这与行为学表现降低一致（即错误率相应增加）。但是也有研究发现当超出容量限制之后，可能募集了过多的、任务无关的神经元，双侧前额叶背外侧皮层激活也增加，从而提出了“无效率的概念”。

目前的研究不仅限于前额叶单一的脑区，而开始探讨在脑区网络水平负载的神经关联。采用路径分析法可测量脑区间功能连通的相关系数和方向性，发现工作记忆任务负载增加，脑区功能连通随之改变，从 1-back 到 2-back，因执行需求增加，额中回半球间连通性增加；也发现随着维持需要（如默读复述）增加，额下回和顶叶后部皮层间的连通性增加。

精神分裂症的工作记忆研究主要是集中于前额叶皮层的功能改变，发现双侧前额叶背外侧皮层激活异常，且与精神分裂症病人的记忆能力或症状的严重程度相关。但激活的增加或降低具有任务依赖性，且受许多因素的影响。单纯的采用额叶功能过低或额叶功能过高低估了双侧前额叶背外侧皮层激活的复杂性。前额叶皮层与精神分裂症认知缺陷的关联比最初所设想的更为复杂。

目前的病理生理学研究认为，精神分裂症中神经处理缺陷有赖于容量存储，可以表现为前额叶功能过高和过低。双侧前额叶背外侧皮层激活的过程相当于上述正常受试者的倒“U”型函数的病理性左移。在低任务需求时前额叶激活相对增加，即额叶功能过高，是因神经元的无效率性的使用所致，也提示与正常对照组相比，精神分裂症在一个较低的处理负荷时达到工作记忆系统的峰值激活，导致工作记忆任务所施加的有效负荷增加。而在工作记忆负载增加时刚好相反，即额叶功能过低，反映了神经元容量限制。然而，也有研究结果不符合这一模式。

综合而言，双侧前额叶背外侧皮层的功能障碍表现为，一个高度复杂的、容量依赖的模式，可同时出现额叶功能过高和过低状态。大多研究都能检测到异常激活脑区（即 BA9/46）的一致性，而关于激活方向性（激活增加或降低）异常的一致性较少。

许多研究显示，精神分裂症脑组织中神经纤维网的数量减少，突触、树突、轴索和白质纤维束的组成异常，因而提示皮层连通性的破坏，对异常脑功能连通性进行研究是有意义的。

第二章　抑　郁　症

第一节　抑郁症患者静息态功能磁共振成像研究

抑郁症是一种高患病率和高致残率的精神疾病，患者往往伴有注意、执行控制、情绪等认知障碍，而基于症状学对抑郁症的发病机制、临床诊断和疗效评价的研究一直未得到突破性进展，限制了对疾病本质的认识和治疗模式的探讨。

磁共振技术的产生促进了对脑神经机制的深入探讨，使得抑郁症的研究可以扩展到脑功能、神经物质代谢改变等层面。

基于影像学对抑郁症的研究有阳性发现，此处主要通过总结静息态功能磁共振成像研究成果，讨论不同类型疾病导致的抑郁症患者静息状态下脑功能变化情况。

静息态功能磁共振成像指在无特定任务的情况下，受试者在尽量不思考问题的状态下进行的磁共振扫描。消除了任务态 fMRI 研究中受试执行任务情况的个体差异对研究的影响，可以获取基线脑功能信息。大脑在静息状态下有多个功能连接网络。因抑郁症的症状特征是一种持续不断的心境状态，所以 Greiclus 等（2007）提出静息态功能磁共振成像技术非常适用于抑郁症脑机制的探索。该研究组以及 Anand 等（2005）揭示了抑郁患者静息态时前扣带等默认网络结构参与情绪环路调控功能的改变与症状相关，做出了开创性的工作。

有报道抑郁症的症状可能涉及的脑区有杏仁核和前额叶情绪区域，腹内侧前额叶皮质及额前扣带回皮质膝下区。背外侧前额皮质，下丘脑、丘脑，基底前脑。

目前临床的抑郁症静息态研究主要集中在以下几种类型：首发抑郁症、复发性抑郁症、难治性抑郁症、儿童青少年抑郁症、晚发性抑郁症。

采用的静息态功能磁共振成像主要有：局部一致性分析方法、功能连接度分析和低频波振幅分析。静息态功能磁共振成像研究的功能连接分析方法，能反映脑区间的相互作用，但不能提供确切的异常位点。低频波振幅分析则着重测量区域活动性的幅度，可以直接判断活动异常的脑区。而局部一致性分析法间接反映了局部脑区神经元活动时间上的一致性，因此在国内外得到广泛应用。

一、首发抑郁症脑部静息态

首发抑郁症系患者第一次患抑郁症，首发抑郁症患者静息态研究发现抑郁症患者背部额内侧回、腹部额内侧回和腹部前扣带回功能连接升高，楔前叶和后扣带回、角回功能连接减低，楔前叶和双侧尾状连接降低。

二、复发性抑郁症脑部静息态

如抑郁症患者发作次数超过 1 次就会被定义为复发性抑郁症。临床上抑郁症患者发作次数越多，则每次发作时服药时间都会比上一次发作延长，治疗难度也会逐渐增加。目前精神领域的专家对 3 次以上复发的抑郁症患者大都建议终生服药。国内在对首次抑郁发作与复发性抑郁的研究中发现复发抑郁组与首发抑郁组相比，复发组左壳核、左前扣带回、左额中回及左脑岛低频振幅比率值升高。

三、难治性抑郁症脑部静息态

难治性抑郁症占抑郁症的 10%~20%，患者治疗困难，是目前精神病学面临的难题之一。Wu 等（2011）在用局部一致性分析法对难治性抑郁症研究中发现难治性抑郁较非难治性抑郁相比在更多脑区中呈现局部一致性分析的变化。其中难治性抑郁

在颞叶 - 边缘结构的局部一致性分析比非难治性抑郁升高，同时难治性抑郁在额叶，顶叶，后梭状回，尾状核的局部一致性分析降低。在对难治性抑郁和治疗有效的抑郁症患者研究发现脑区低频波振幅分析值在静息状态下扫描的差异主要集中在小脑区域。其中有作者发现重症抑郁症患者局部一致性分析减低的脑区有：右脑顶下小叶、右脑海马回、右后扣带回、左枕叶舌回、左小脑前叶、左尾状核、左豆状核、左屏状核。局部一致性分析增高的脑区有：右前额叶，左胼胝体，右豆状核 - 壳核，右屏状核，右小脑后叶小脑扁桃体，右小脑后叶下半月小叶等。

一些学者发现复发重症抑郁症患者双侧海马与右前额背侧、左前额中部、左楔前叶、左顶下小叶、双侧后扣带回、双侧脑岛、双侧海马旁回、左屏状核及左豆状核的功能连接减低；而与右前扣带回的功能连接增高。

Liu 等（2010）对重症抑郁患者进行了全脑局部一致性分析值的分析，发现重症抑郁患者右岛叶及左小脑局部一致性分析值降低。

此外，在难治性抑郁症组的静息态研究中还发现左侧岛叶、颞上回、额下回、舌回、小脑前叶、额叶、顶叶、后梭状回、尾状核的局部一致性分析是降低的，而局部一致性分析增高的脑区主要在左颞上回，小脑后叶，右小脑扁桃体及颞叶 - 边缘结构。单相严重抑郁中发现在两侧中央前回和左侧扣带回局部一致性分析降低。

四、儿童青少年抑郁症脑部静息态

儿童重度抑郁预示了成人后复发风险的增加，表明了潜在的长期病程及成人后更多功能障碍的出现。儿童双相障碍的静息态研究中还发现患者皮层及皮层下结构的局部一致性分析有变化，与正常对照相比双相情感障碍的孩子在双侧海马和右前扣带回皮层、右海马回、左尾状核的局部一致性分析有明显增高，在双侧楔前叶、双侧中央前回、双侧额上回、双侧顶叶、右侧眶额皮层、右侧颞上回局部一致性分析值降低。

Culle 等（2009）在对青少年抑郁研究发现了膝下前扣带回皮质、膝上前扣带回皮质、右内侧额叶皮质、左上和左下额叶皮层，左颞叶皮层和脑岛的功能连接减弱。

五、晚发性抑郁症脑部静息态

晚发性抑郁症是指发病年龄大于 60 岁的抑郁症，其临床表现和发病机制不同于早发性抑郁症，主要表现为情绪障碍与认知损害并存。晚发性抑郁症患者增加了家庭的负担及患者出现其他疾病的风险，而且死亡风险率显著升高。

Yue 等（2013）发现晚发性抑郁症额中回和左侧额上回局部一致性分析降低，左侧杏仁核与右中额回、左额上回功能连接度降低。在一项晚发性抑郁症的研究中，患者大脑体积的减少、白质连接不完整程度与治疗反应差有关，前额皮质和边缘区任务活动的低状态也预示了较差的预后结果。

海马具有重要的情景记忆功能，与边缘系统及新皮层有重要的联系，有研究也发现晚发性抑郁症左侧海马的默认网络结构的连接增加。

六、抑郁症治疗前后脑部静息态

抑郁症患者在治疗前后静息态功能磁共振成像的研究目前在国内还很少，其中一些作者对抑郁症患者使用抗抑郁药物治疗前后进行了对比研究，发现经 3 个月治疗后，患者颞叶、双侧楔前叶、右侧眶额叶、右侧扣带回前部、扣带回后部皮质、双侧背外侧额叶及右侧枕叶视区的增高信号能够恢复到正常信号水平。

一项研究应用静息态功能磁共振成像研究重症抑郁症患者经抗抑郁药治疗 10 周前后脑局部一致性分析变化时发现：治疗后抑郁症组大脑左侧黑质、左额中回、左额内侧回、左颞中回、右额中回、右额内侧回、右额下回及右颞上回局部一致性分析减低。与正常对照组比较，抑郁症组治疗前双侧楔前叶局部一致性分析增高，而治疗后右前扣带回腹侧、右额下回、右额内侧回及左海马旁回局部一致性分析减低。

静息态功能磁共振成像在研究抑郁症的神经影像特征上很有应用价值，大量证据表明，抑郁症存在脑部异常的静息态功能连接，皮质边缘系统的情绪调节通路和默认网络模式也有助于了解抑郁症的病理生理发病机制。

这表明，静息态功能磁共振作为一种通用技术，可以比较抑郁症不同发展阶段的功能差异，可以作为抑郁症临床诊断、分型和预后标准制订的可靠指标，也可以推广应用于其他精神疾病脑部静息状态下的网络状态研究。

第二节　青壮年首发重度抑郁症患者DTI与基于体素的形态学MRI相关性研究

重度抑郁症指完全发作的抑郁综合征，是以情绪低落、欣快感缺乏及兴趣丧失等心理症候群为主要临床表现并伴有躯体症状的单相抑郁症。重症抑郁障碍有反复发作的倾向，自杀率较高，早期症状隐蔽性高，当达到临床诊断标准时通常就已经是重症抑郁障碍，加之迄今仍无有效的诊断和治疗手段，经常会造成沉重的个人、家庭及社会负担。

利用扩散张量成像（DTI）可以对特定脑区内白质纤维的微结构情况进行定量测量，主要通过对白质纤维的部分各向异性比值进行测量，各向异性比值对纤维的排列和走行有着高度的敏感性；近年来基于体素的形态学的发展给大脑形态的研究提供了重要手段，基于体素的形态学能定量计算局部灰白质体素的大小和信号强度，是一种以体素为基本单位进行全脑比较的形态学研究方法。

一项研究之所以选择重度抑郁症患者双侧颞叶、海马及海马旁区作为研究对象，是因为国内外大量研究发现，重度抑郁症患者的各向异性比值与基于体素的形态学结果在该区域具有很高的“重叠性”。

一般来说，在病理学上发现轴索密度下降、轴索髓鞘化程度减低或白质纤维束走行一致性下降均会造成局部白质各向异性比值的下降。该项研究中，重度抑郁症组双侧颞中回白质、颞下回白质及海马白质的各向异性比值较正常组出现了显著的下降，且左侧较右侧明显，这与学者在中青年及老年重度抑郁症患者的研究结果相一致。另有学者对比重度抑郁症患者治疗前后的各向异性比值，也验证了上述结论。

但左侧较右侧明显的结果与一些作者的右侧颞中回较左侧明显，Li等（2007）的右侧颞中回及颞下回较对侧明显不尽一致。分析其原因可能与实验组患者的性别比、年龄及病程有关。因为有文献已经指出年龄和性别也是影响各向异性比值的重要因素。一项研究在未经治疗的抑郁症患者中发现，病程越长各向异性比值越低。

另外，该项研究结果患者颞上回白质及海马旁回白质各向异性比值稍有下降，在其他文献很少报道，可能与兴趣区的选取有关，还需大量实验来验证。

基于体素的形态学的结果发现重度抑郁症患者组双侧颞叶、海马及海马旁区灰质的改变主要集中在左侧，包括左侧海马及海马旁回，左侧颞上回及颞下回，这个结果与Sala等（2004）的结果大致相符合。但有的作者研究发现重度抑郁症患者右侧半球灰质体积改变较明显。抑郁症患者的灰质萎缩左侧还是右侧明显各报道并不一致。关于脑结构体积减小的机制也众说纷纭，有1/2以上的患者抑郁发作与可的松水平增加有关，下丘脑垂体-甲状腺轴功能低下可能导致抑郁症患者高可的松血症的反复发作。

该项研究和众多研究一样，没有常规测量患者可的松的浓度，因此不能判断患者以前是否有高可的松血症，除高可的松水平以外，神经元缺失，应激所致神经营养因子下降、应激所致神经形成减少及神经胶质细胞的缺失等，所有这些均可导致谷氨酸神经毒性的易损性增加，最终导致脑结构体积减小。

另外，研究发现患者右侧颞上回灰质体积萎缩较对照组明显，排外了人为因素，可能和其机制一样，存在很大的差异。

对比脑白质DTI结果及灰质基于体素的形态学结果，发现在海马及颞下回区域，两者出现了较高的一致性，这与一项研究的结果基本一致。

关于抑郁症患者海马的改变，国外学者通过动物模型、血浆浓度检测和尸体解剖等方法，提出了假说：各种因素造成体内糖皮质激素增高，而海马是易损伤区，这使得海马内神经肽降低、突触减少，海马神经元减少，海马体积缩小。同时这种易感性造成海马细胞内谷氨酸上升，患者产生情绪低落、思维迟缓和运动抑制等症状。而在经过治疗后患者海马白质各向异性比值及灰质体积均出现了好转。这种假说也证明了DTI与基于体素的形态学的结果存在一定的相关性。但是两者与抑郁发生的因果关系却未见确切阐述。

颞上回是初级和次级听觉皮层所在脑区，为处理听觉信息的中枢。该项研究虽发现双侧颞上回灰质萎缩，但未能发现该区域白质各向异性比值的差异具有统计学意义，而且大部分文献未报道颞上回灰质见明显萎缩,仅在一项研究及少数老年患者结果中出现。不排除在进行标准化过程中出现的假阳性结果。

在颞中回区域出现的脑白质各向异性比值与灰质基于体素的形态学结果的差异,在文献上未见确切报道,可能和患者情况及数据处理有关。

该项实验还存在很多不足之处,比如患者的病程跨度较大,数量有限,患者在入组前未进行糖皮质激素水平的测定,在基于体素的形态学测量时未进行灰质密度的测定等。而且在大量关于海马体积及信号的研究发现,在阿尔茨海默病及内侧颞叶癫痫等疾病患者中,均可以出现类似的 DTI 结果与基于体素的形态学结果。

第二十六篇　基底节区海马杏仁核及丘脑

第一章　基底节区

第一节　基底节区对称性病变

基底节对称性病变病因复杂，临床鉴别诊断中常感棘手，但有些疾病的 CT、MRI 表现具有一定的特征性，熟悉其影像学表现特点，结合病史及临床表现，明显有助于鉴别诊断。

基底节对称性病变分类繁多，按起病时间可分为急性、慢性，按病因可分为以下几大类。

1. 中毒性疾病　包括 CO、变质甘蔗、甲醇、硫化氢、氰化物等中毒和锰中毒，病史很重要，影像学表现常无特征性。

2. 代谢性疾病　肝豆状核变性：铜的异常沉积，一般在 6 岁后发病。眼有 K-F 环及铜蓝蛋白、血铜、尿铜升高。①甲状旁腺功能减退、假性甲状旁腺功能减退和 Fahr 病等：钙的异常沉积，双侧基底节、小脑齿状核等部位对称性钙化灶具有特征性。②苍白球黑质变性（Hallervorden-Spatz 病）：又名婴儿晚期神经轴索营养不良，系遗传性铁代谢障碍。临床特征为锥体外系功能障碍，多于 20 岁以前发病，半数以上的患儿于 2~10 岁出现症状，临床症状进行性加重。T_2WI 示苍白球"虎眼征"，是其特征性表现。③肝性脑病：锰的异常沉积，T_1WI 示双侧基底节区高信号具有特征性。④亚急性坏死性脑脊髓病（Leigh 综合征）：起病年龄 2 个月至 5 岁，双基底节（壳核为主）对称性长 T_1、长 T_2 信号，血或脑脊液乳酸升高。⑤维生素 B_1 缺乏症：常婴幼儿发病，维生素 B_1 治疗效果好。低血糖或高血糖。线粒体脑肌病。家族性白痴病。尿毒症。渗透性脱髓鞘疾病。甲基丙二酸血症，α- 酮戊二酸尿症。酒精中毒（Wernicke-Korsakoff 综合征）。

3. 感染性疾病　病毒性脑炎。慢性病毒感染：克雅氏病（CJD，皮质 - 基底节 - 脊髓变性综合征）；双侧尾状核、壳核 T_2WI 呈对称性高信号。舞蹈病（Sydenham's chorea）。获得性免疫缺陷综合征。脑弓形体感染，巨细胞病毒感染等。

4. 缺氧或新生儿缺氧缺血性脑病

（1）脑血管性病变：深部脑静脉栓塞、高血压危象、脑出血或梗死、基底动脉尖综合征（TOBS）、基底动脉顶端 2 cm 以内包括基底动脉顶端，双侧大脑后动脉，小脑上动脉闭塞，CT、MRI 显示双侧丘脑对称低密度或 T_2WI 高信号。

（2）遗传变性疾病：亨廷顿病，双侧尾状核萎缩伴壳核高信号；神经纤维瘤病 I 型，脑结节性硬化。

5. 其他　包括胶质瘤，放疗后改变。

第二节　基底节区血管周围间隙扩大

扩大的血管周围间隙常见于基底节区，而后者也是腔隙性脑梗死、软化灶等病变好发的部位。如果对其影像表现认识不足（特别是Ⅲ级血管周围间隙扩大），常易误诊，影响临床进一步治疗。以往头颅疾病常规采用 CT 检查，但其对于扩大的血管周围间隙的诊断及鉴别诊断存在着较大的局限性。根据 Heier 等（1989）的报道，以血管周围间隙的大小将其分为 3 级：Ⅰ级：直径小于 2 mm；Ⅱ级：直径 2~3 mm 之间；Ⅲ级：直径大于 3 mm。

一、扩大的血管周围间隙解剖、病理特点及形成机制

脑血管周围间隙，又称为 Virchow-Robin 间隙（简称 V-R 间隙），指穿支动脉血管自蛛网膜下隙进入脑实质时，其附近的软脑膜也被带入脑组织，并内陷在其周围形成的介于两层软脑膜间的间隙，是一种良性的囊性变异。

以往多数学者认为血管周围间隙与蛛网膜下隙相通，间隙内为脑脊液填充，而血管周围间隙的 MRI 信号与脑脊液一致，也似乎印证了这种猜想。其后有实验研究发现血管周围间隙与蛛网膜下隙并不直接相通，间隙内也非脑脊液填充，而是组织间液。

血管周围间隙的形成机制尚不明确，解剖位置多见于穿支动脉血管进入脑实质的部位，如基底节区前联合、半卵圆中心、岛叶极外囊、脑干大脑脚、小脑等，其中以基底节区前联合最为好发，一组病例中前联合病灶占 54.5%（24/44）。

按 Heier 分级，该组病例均为Ⅲ级，为血管周围间隙的异常扩大。据文献报道，血管周围间隙的异常扩大可能与脑脊液冲击力增大、穿支血管扩张、动脉壁渗透性异常和血压导致的机械压迫有关，但未得到直接证实。

二、扩大的血管周围间隙的 MRI 表现

基底节区扩大的血管周围间隙其分布可表现为单发、单侧多发、双侧多发，部分病灶呈对称分布。扩大的血管周围间隙形态多样，有学者将其分为 4 型：单发囊型、局限簇集型、单侧为主的密集囊型、蜘蛛网型。该组病例中以单发囊型、局限簇集型居多，其他类型则较少见，一般认为可能是前两型好发于基底节区，后两型好发于半卵圆中心的缘故。

单发囊型多表现为基底节区孤立的类圆形囊性病灶；局限簇集型呈多发条状、线状病灶，多数沿纤维走行方向排列，在冠状位显示较直观。

扩大的血管周围间隙边缘光整锐利，境界清楚，大多数无占位效应，少数病灶因扩张程度较大可有占位效应。MRI 信号与脑脊液相似，T_1WI 呈低信号，T_2WI 呈高信号，FLAIR 及 DWI 呈低信号。

其中 T_2WI 对扩大的血管周围间隙显示最敏感，测得的体积通常比其他序列显示的大，也最接近实体解剖的体积。增强扫描病灶无强化，MRA 多不能显示间隙中的穿支血管，随访时病灶多无明显变化。

由于扩大的血管周围间隙在解剖学上属于脑部的一种良性变异，故其周围的脑实质多无异常改变，少数可有少量胶质增生，极少数可见局限性脑萎缩等异常表现，因此有时在 FLAIR 上可见病灶旁脑实质内呈线状、环状、甚至斑片状稍高信号。

有学者根据血管周围间隙周围脑实质有无异常改变，将其分为单纯性血管周围间隙扩大和伴周围组织变性的血管周围间隙扩大，其中以前者多见，一组病例 84% 均为单纯性血管周围间隙扩大，其余病例周围可见少许胶质增生、脑萎缩，且均为全脑萎缩，但不能证明与血管周围间隙扩大的因果关系。

三、扩大的血管周围间隙的鉴别诊断

基底节区扩大的血管周围间隙主要与好发于该部位的腔隙性脑梗死、软化灶鉴别，此外神经上皮样囊肿、脑囊虫、囊性转移瘤等发生于基底节区时，也需要与之鉴别。

（1）腔隙性脑梗死：腔隙性脑梗死是指穿支动脉阻塞而引起供血区脑实质缺血、变性、坏死。由于穿支血管大多较细，其供血区也相应较小，通常病灶直径 <1.5 cm，以小于 0.5 cm 居多，与扩大的血管周围间隙大小相似。

新鲜的腔隙性梗死灶多表现为边界模糊的斑片状长 T_1、长 T_2 信号，此时处于细胞毒性水肿期，缺血区内含有较多结合水，故 DWI 及 FLAIR 呈高信号，与扩大的血管周围间隙明显不同。随着病情的发展，DWI 及 FLAIR 上病灶信号会缓慢降低，但均偏高于扩大的血管周围间隙，病灶周围毛细血管形成时增强扫描可有强化。

（2）软化灶：当梗死灶发展到后期，病灶中央出现液化坏死，其周围出现胶质增生，即形成软化灶。软化灶多表现为边界清楚、光整的囊状长 T_1、长 T_2 信号，其 T_2WI 信号高于新鲜梗死灶，与扩大的血管周围间隙一致。病灶常表现为负占位效应，FLAIR 呈低信号，边缘可见线状、环状或小片状高信号的胶质增生，而单纯性血管周围间隙扩大周围脑实质无胶质增生，与软化灶鉴别不难。软化灶与伴周围组织变性的血管周围间隙扩大的 MRI 鉴别有一定困难，该组资料统计学对比结果提示两者 MRI 信号差

异无明显统计学意义。但前者有梗死的临床病史及症状、体征，随访病灶可有一定程度的变化。

（3）神经上皮样囊肿：神经上皮样囊肿多好发于脉络丛、脉络裂、脑室，偶发脑实质内，MRI 信号与脑脊液一致，有时可发现较薄的囊壁，周围脑实质无异常改变，增强扫描无强化。其中脉络膜裂囊肿好发部位接近前联合，容易与扩大的血管周围间隙混淆，其位置低于后者，靠近中线，且多为单发病灶，矢状位呈椭圆形、“纺锤”形，与纤维走行方向不一致。

（4）脑部感染：某些脑部感染，如脑囊虫病灶可发生于基底节区，表现为囊状的多发病灶，与血管周围间隙扩大不同的是，其囊壁较薄，囊内有时可见头节，呈偏心分布，囊壁周围有时可见水肿，随着病情的变化，头节可消失，囊壁可增厚、钙化。增强扫描囊壁及头节多有强化。

（5）囊性转移瘤：囊性转移瘤多有原发病史，瘤周多见水肿区，增强扫描呈边缘强化，可与扩大的血管周围间隙鉴别。

四、比较影像学

一组病例中有 12 例于 MRI 检查前行 CT 平扫，其中 4 例考虑为血管周围间隙扩大的可能，但未做出诊断，8 例诊断为软化灶，导致误诊。其原因可能有以下几点：①对于基底节区扩大的血管周围间隙认识不足，易将其与软化灶、囊肿混淆；② CT 对于扩大的血管周围间隙显示的敏感性欠佳，在 CT 像上，Ⅰ～Ⅱ级的血管周围间隙通常无法显示，而Ⅲ级以上的血管周围间隙显示的体积要比实际的小；③ CT 对扩大的血管周围间隙识别的特异性不高，其 CT 表现主要为基底节区边缘清楚的水样低密度灶，与软化灶、囊肿的 CT 表现一致，无法鉴别。

而高场 MRI 检查无论是显示的敏感性，还是识别的特异性都优于 CT，其具有多方向的扫描特点，多参数、多序列的成像特点，能较准确定位、定性病灶，真实反映病灶的成分。对于扩大的血管周围间隙的 MRI 检查诸多序列中，以 T_2WI 最敏感，FLAIR 在鉴别诊断上则最重要，根据 FLAIR 上信号的不同，能够很好地区别单纯性血管周围间隙扩大、腔隙性梗死灶、软化灶等，因此有文献阐述了在 MRI 诸多序列中，FLAIR 序列对于血管周围间隙与腔隙性梗死灶鉴别的重要性。某些类型或特殊的病例，如伴周围组织变性的血管周围间隙扩大，与软化灶在 T_1WI、T_2WI、FLAIR 上的信号表现一致，FLAIR 序列对于此类血管周围间隙扩大的鉴别诊断较难，必须密切结合临床、定期随访。

此外如曾有宫内缺氧史的患儿，其头颅 MRI 检查亦可能发现基底节区软化灶，此类软化灶因患儿当时胶质增生功能不完善，FLAIR 上病灶边缘很可能无异常信号，与扩大的血管周围间隙信号一致。因此 FLAIR 在鉴别诊断上亦有局限性。

MRI 其他序列中 DWI 是目前对急性脑梗死显示最敏感的序列，对于新鲜梗死灶与血管周围间隙扩大的鉴别很有帮助，优于 FLAIR 序列，不足的是其信噪比较低。MRA 无法直接显示间隙内的穿支血管，多作为辅助手段。

五、高场及超高场 MR 对扩大的血管周围间隙诊断及鉴别诊断

目前随着高场甚至超高场 MR 广泛应用于临床，极大的提高了血管周围间隙扩大诊断及鉴别诊断的准确性。其优势主要体现在下述 4 点。

由于主磁场场强增大，提高了质子的磁化率，增加了图像的信噪比，高分辨率图像有利于准确显示病灶的细节情况，如周围有无微量胶质增生；缩短了信号采集时间，可以实现病灶的灌注检查，了解病灶及其周围血供有无改变，有无急性缺血等；增加了化学位移，提高了磁共振波谱（MRS）对代谢物的分辨率。血管周围间隙内含组织间液，其成分多为含淀粉样蛋白 P 组分、内氨酰氨基肽酶 S 和 N、载脂蛋白 E、蛋白多糖、免疫球蛋白 C、白蛋白、乳转铁蛋白等，与梗死、软化灶成分明显不同；磁敏感效应增强，增加了血氧饱和度依赖效应，对于随访患者，可了解病灶是否对脑部功能有无影响及改变。

第三节　误诊病例简介：外伤性基底节区血肿

外伤性基底节区血肿是一种特殊部位的血肿，一般分为两型：其一为单纯性，其二为复合性，即合并有颅内其他损伤。致伤机制多属加速或减速性损伤瞬间产生的扭转或剪切力使经白质进入基底节区

的小血管撕裂所致。临床特点是:发病率较低,肢体偏瘫率高而意识障碍轻,致残率高,年轻人多见,多为车祸伤且多位于对冲部位。

CT是外伤性基底节区血肿首选的检查方法,不仅可以确定部位、大小,还可以确定是否合并颅内其他损伤,对临床的治疗和预后判断具有指导意义。CT主要与高血压性脑血肿鉴别:后者年龄偏大,血肿多位于内囊和丘脑,量大,临床症状较重;而外伤基底节区血肿患者一般年龄轻,均有头部外伤史,出血多位于豆状核和外囊,血肿小而多发,多合并颅内其他损伤。偶尔要与基底节区生理性钙化鉴别。

一例患者有明确外伤史,无高血压,且没有能致脑部出血的基础病变,可以确诊为外伤性单纯性对称性基底节区出血。CT误诊原因为:①出血灶大致对称,且无颅内合并损伤病灶,单纯性外伤性基底节区出血很少见,同时又是双侧对称性的出血更是极少见,而苍白球对称性生理性钙化常见;②出血量小,且双侧出血周围均无水肿。外伤性挫伤出血灶水肿较常见;③扫描层厚的影响。采用10 mm层厚,未做薄层加扫,而出血灶刚好又只有一个层面,故虽然不是很致密,却因为习惯而错误地将其误认为是钙化灶因容积效应所致。

第四节 颅内生殖细胞瘤病例

患者,男,17岁。

病理检查:"左侧丘脑及基底节占位",灰红色组织一堆。免疫组化结果:阳性,PLAP,CD117,HCG-β(小灶+),CK(P)(小灶+),LCA(间质淋巴细胞+),CD163(组织细胞+),CD68(组织细胞+),GFAP(其中的胶质细胞及胶质纤维+),Nestin(其中的胶质细胞及胶质纤维+),Vimentin(其中的胶质细胞及胶质纤维+),β-Tubulin,EGFR(灶+),CD57,S-100(灶+),p53(+,约85%),Ki-67(+,约90%);阴性,HPL,Inhibin-α,AFP,CD99,MAP-2,Oling-2,NF,CD34,CgA,SyN,NSE,MGMT,EMA,NeuN。

病理诊断:"左侧丘脑及基底节占位活检标本",初步考虑浸润性神经上皮组织肿瘤,待做常规石蜡切片及免疫组化检测进一步明确肿瘤类型并进行WHO分级。免疫组化诊断:"左侧丘脑及基底节占位",中枢神经系统生殖细胞肿瘤,结合免疫组化检测结果及组织学图像,符合生殖细胞瘤。

影像资料见图26-1-1。

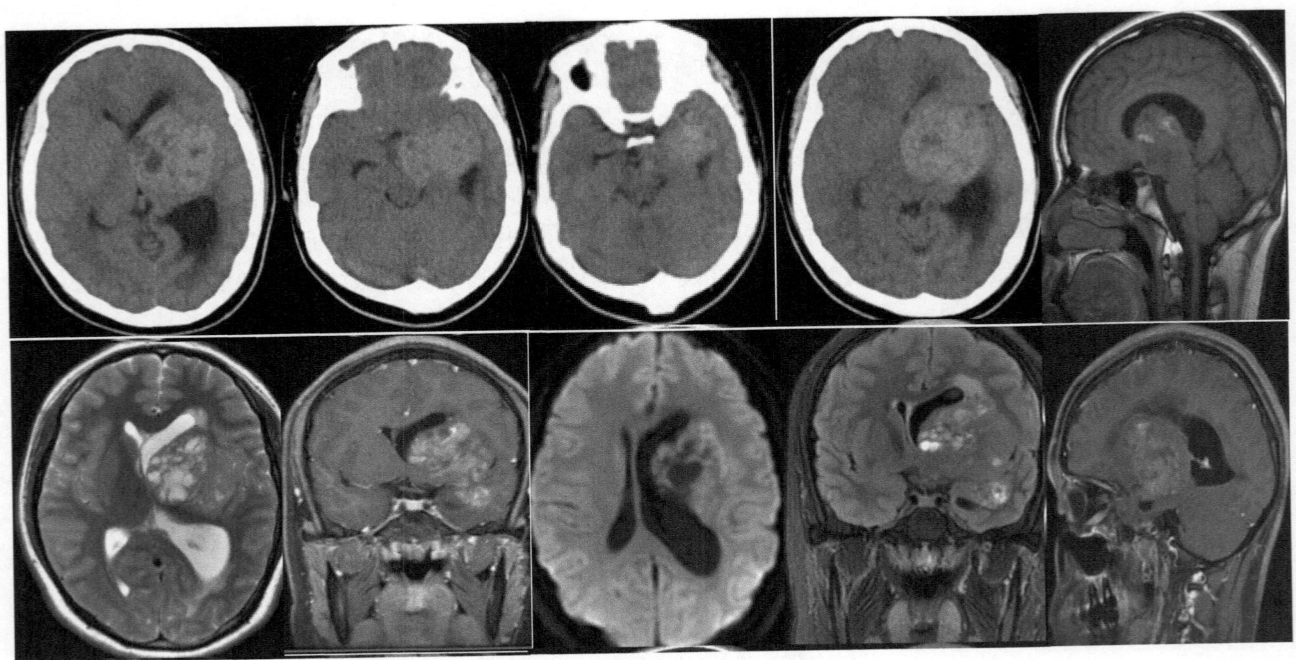

图26-1-1 颅内生殖细胞瘤

第二章　丘脑的部分疾病

第一节　丘脑遗忘症

丘脑病变可导致丘脑遗忘症，一般临床特点是同时有顺行性遗忘和逆行性遗忘。CT、MRI，尤其是 MRI 能较好地显示丘脑病灶，使责任病灶的研究成为可能。

另外，丘脑病变记忆障碍或遗忘症是由哪些结构受累所致的尚无一致的结论。一般认为以下核团的损害与记忆障碍或遗忘症的发生有关：丘脑前核、丘脑背内侧核、中线核、板内核、背正中核、乳头丘脑束以及杏仁核至丘脑的通路等与记忆有关。但是丘脑是由许多核团组成的皮质下结构。丘脑血肿常累及多数的核团，而 CT 上很难准确地确定受累的核团。因而有必要研究血肿位置、大小与记忆商数的数量关系（中国科学院心理研究所编制的《临床记忆量表》甲套进行记忆商数测定。该量表由 5 个分测验组成，即指向记忆、联想记忆、图像自由记忆、无意义图像再认、人像特点联系回忆）。

（1）临床表现：对丘脑梗死病人的观察，发现病人可有不同程度的顺行性遗忘，部分病人尚有逆行性遗忘。后者可被分为对远期记忆内容的遗忘和对近期记忆内容的遗忘。两者均可恢复，对近期记忆内容的遗忘可恢复不全，留有对病前数小时到 2 d 的记忆空白。现已注意到丘脑遗忘症受损记忆材料和内容上的不均匀性。逆行性遗忘可以突然恢复。

丘脑出血的临床表现常包括轻偏瘫、偏深感觉障碍、动眼神经异常。随着 CT 的出现因丘脑出血所至的遗忘症不断被证实。丘脑出血遗忘症的临床表现与其他丘脑病变导致的遗忘症相似，病人亦可有不同程度的顺行性遗忘，部分病人尚有逆行性遗忘。

一组病人 31 例患者的研究中，17 例有明显的遗忘症，一般临床检查即能发现。除了不同程度的顺行性遗忘和逆行性遗忘外，尚有一些与记忆障碍有关的其他临床现象。例如，复语症 8 例，经验性幻觉 2 例，这些症状已有报告。另外 2 例表现为过度复述，病人记忆减退，为改善记忆，内心不断复述所要记忆的内容，此为代偿上行为。文献上未见类似记载。临床检查无记忆障碍的病人 14 例中 10 例病人记忆商数低于 80。因此记忆测验易于发现丘脑出血病人的记亿障碍。

（2）丘脑血肿位置与记忆商数：丘脑遗忘症涉及许多丘脑核。各家研究结果尚不一致。丘脑前核、丘脑背内侧核、中线核、板内核、乳头丘脑束以及杏仁核至丘脑的通路及内髓板等白质等结构的病损与记忆障碍有关。

相对梗死而言，丘脑出血往往受累结构较多，因此观察血肿中心位置及血肿大小与记忆商数的关系显得为重要。目前尚未见到丘脑血肿中心位置与记忆商数关系的研究。本研究表明，血肿中心越接近丘脑的内侧，记忆商数越低，记忆障碍越重。同时，当血肿中心位于丘脑的前方时，记忆障碍亦更加明显。该结果与上述研究有一定的一致性。与丘脑遗忘症有关的一些丘脑结构主要集中在丘脑的前部（丘脑前核、乳头丘脑束）和丘脑内侧部（丘脑背内侧核、中线核、板内核及内髓板等）。

另外，丘脑出血极易破入第三脑室，容易累及记忆环路的重要组成部分穹隆。亦有研究表明，单纯穹隆病损可导致遗忘症。其次，丘脑的前方为内囊膝部，该部有许多边缘系统的重要联系纤维由此经过。该处局限性损害可导致严重的遗忘症。可见丘脑出血亦可累及这些结构，对记忆障碍的产生可能起一定的作用。

总之，丘脑前、内侧病损易于导致记忆障碍。换言之,临床上可根据记忆障碍的程度来推测丘脑血肿中心的位置。

(3)丘脑血肿大小与记忆商数:目前尚无有关丘脑血肿体积与记忆障碍程度关系的研究,从记忆商数对于丘脑血肿体积的线性回归分析以及相关分析研究中看出,记忆商数与丘脑血肿体积无线性关系。临床有时也观察到,大的血肿记忆障碍更为明显。但进一步分析发现这一点又是可以理解的。大的血肿记忆障碍更为明显。这必须有一个条件,即血肿位置大致相同时。由于丘脑内侧为第三脑室,丘脑内侧部出血极易破入第三脑室,致使不易形成大的血肿。较大的血肿则常出现于丘脑之外侧而累及内囊和基底节,丘脑前内侧部受累相对较少。这可能是导致记忆商数与丘脑血肿体积的无线性关系的原因。尽管如此,当位置相同时,血肿大小对记忆商是否有影响,仍需进一步研究。

综上所述,丘脑出血可导致明显的遗忘症,顺行性遗忘及逆行性遗忘。但记忆障碍的程度和受损的内容可有相当大的不同。记忆商数测验可以发现丘脑血肿的亚临床记亿障碍,同时说明丘脑出血对记忆的影响是较为普遍的现象。记忆障碍的程度主要与血肿的位置有关,回归分析说明,血肿中心越接近丘脑的内侧,记忆商数越低,记忆障碍越重。同时,当血肿中心位于丘脑的前方时,记忆障碍亦更加明显。丘脑血肿大小与记忆障碍程度无直接关系。

第二节 下丘脑功能障碍

下丘脑本身及其相邻结构,如丘脑、第三脑室等疾病常可导致下丘脑功能障碍,临床上常可有以下两个方面的表现。①内分泌机能方面的表现:可见一种或多种激素分泌失常,出现相应靶腺功能亢进或减退。②神经系方面的表现:主要表现在交感和副交感神经活动的失常,可有嗜睡或病理性不眠。多食、肥胖或顽固性厌食、极度消瘦;发热或体温降低;多汗或无汗;手足麻木;括约肌功能失常;间脑性癫痫;精神变态等。

第三章　丘脑及邻近结构肿瘤

第一节　丘脑肿瘤简介

丘脑位于大脑半球与中脑之间，外邻内囊，内侧面形成第三脑室侧壁。在影像上由于后丘脑包括内外侧膝状体，为一些传导纤维，是不明显的团块，故把丘脑分背侧丘脑、下丘脑、底丘脑和上丘脑。丘脑的位置深，发生肿瘤的种类较多，包括原发于丘脑本身的或丘脑邻近结构侵犯的肿瘤，文献报道以星形细胞瘤多见。目前对丘脑肿瘤的外科治疗定位于获取病理结果的同时，尽可能全切肿瘤，特别对良性肿瘤和低级别的胶质瘤。对于恶性肿瘤争取全切除，最大限度地减少肿瘤残留量，为后续治疗（放疗和化疗）打下基础。但如果术中预计重要结构可能损伤时，应采用次全切除或部分切除，以降低术后死亡率和致残率。

（1）星形细胞瘤：丘脑的星形细胞瘤，发病年龄偏大（>17 岁），肿瘤一般位于背侧丘脑，Ⅱ级星形细胞瘤 MRI 上呈长 T_1、长 T_2 信号，信号较均匀，囊变、坏死较少，水肿范围较小，占位效应不明显。增强呈轻度或不明显强化。而Ⅲ ~ Ⅳ级星形细胞瘤则在 MRI 上呈不均匀的长 T_1、长 T_2 混杂信号，囊变、坏死多见，甚至可见出血，水肿范围大，占位效应明显。增强呈明显强化，有的囊可见壁结节强化。

一组星形细胞瘤 17 例，主要发生在背侧丘脑和上丘脑，Ⅰ ~ Ⅱ级星形细胞瘤 7 例，T_1WI 表现为低信号，T_2WI 表现为高信号，周边水肿轻，增强扫描为轻度强化，有时只有囊壁强化。Ⅲ ~ Ⅳ星形细胞瘤 10 例，T_1WI 为不均匀低信号，T_2WI 为不均匀高信号，囊变，出血多见，水肿范围大，增强扫描为明显强化。

（2）生殖细胞瘤：生殖细胞瘤发病年龄偏小（<19 岁），以背侧丘脑或上丘脑多见（上丘脑近松果体），可能为松果体区的生殖细胞瘤侵犯所致。生殖细胞瘤起源于第三脑室发育过程中偏离中线的胚胎生殖细胞，症状呈渐进性发展，早期以一侧偏瘫并偏盲和偏身感觉障碍为主，常出现性早熟、尿崩症和视力障碍等症状。

发生在颅内的生殖细胞瘤均起源于两性的原始生殖细胞，MRI 表现为弥漫性生长，边缘欠清晰，形态不规则，信号不均匀，囊变、坏死和出血多见，水肿较轻，增强呈不规则斑块样强化。Kim 等（1998）报道当基底节或丘脑生殖细胞瘤侵及内囊时多伴有同侧大脑皮层萎缩这一特征性表现，半球萎缩可能为内囊受累所致。

一组生殖细胞瘤 12 例，主要发生在背侧丘脑和上丘脑近松果体区，T_1WI 为等低信号，T_2WI 为不均匀高信号，增强扫描为轻中度强化，水肿、占位效应轻，易导致阻塞性脑积水。

（3）室管膜瘤：丘脑室管膜瘤 MRI 一般表现为混杂长 T_1、长 T_2 信号，瘤内常发生出血、囊变，信号常不均匀，增强呈不均匀强化。与Ⅲ ~ Ⅳ级星形细胞瘤鉴别较难，但有报道室管膜瘤易出现向脑室内播散这一特征性表现。

一组室管膜瘤 3 例，T_1WI 呈低信号，T_2WI 和抑水序列呈高信号，其内还可见出血，水肿范围大，占位效应明显，增强扫描为不均匀明显强化，可伴有脑室内播散。

（4）畸胎瘤：发生在丘脑的畸胎瘤和淋巴瘤罕见，畸胎瘤是一种先天性肿瘤，起源于内、中、外胚层，由 3 个胚层衍生而成，有时可同时见到骨、软骨、牙齿、毛发、脂肪和皮脂腺等成分。畸胎瘤的 MRI 表现为形态不规则的囊实性混杂信号，脂肪成分在 T_1WI、T_2WI 为高信号，骨质、牙齿和钙化均为低信号，肿瘤实质部分呈长 T_1、长 T_2 信号。增强扫描肿瘤实质部分明显强化,囊性部分不强化。肿瘤占位效应明显,但瘤周水肿轻微。

畸胎瘤 T_1WI 为不均匀稍低信号, T_2WI 为不均匀稍高信号,内可见点状钙化,水肿轻,增强呈明显强化。

(5)淋巴瘤:发生在丘脑或颅内的淋巴瘤绝大多数为非何杰金淋巴瘤,以B细胞淋巴瘤为主,MRI以等信号为主,信号比较均匀,增强扫描肿块强化明显,囊变、坏死及钙化少见。相关文献报道颅内恶性淋巴瘤多为乏血管肿瘤,其强化的机制主要与肿瘤破坏血-脑屏障有关。

淋巴瘤 T_1WI 为低信号,中间夹杂高信号, T_2WI 为混杂高信号,水肿范围大,占位效应明显,增强呈明显强化。

(6)转移瘤:单发于丘脑的转移瘤少见,颅内转移瘤一般为多发,均有原发病灶,在颅内除在丘脑外还可见转移灶。一组转移瘤4例,主要发生在背侧丘脑, MRI呈多发小类圆形长 T_1、长 T_2 信号,水肿轻,出血、坏死不明显,占位效应轻,增强为小环形强化。

(7)海绵状血管瘤:海绵状血管瘤在MR T_1WI、T_2WI 上表现为中央呈网状混杂信号,内夹杂更低信号,强化不明显,水肿无或轻,占位效应不明显,周边常出现含铁血黄素沉着而呈低信号,丘脑海绵状血管瘤常伴少量、反复出血,产生新旧血肿灶并存,这是其最典型的表现,增强扫描一般不强化或轻度强化。

(8)动静脉畸形:动静脉畸形在MRI上具有特征性表现,畸形血管因流空效应在 T_1WI 与 T_2WI 上均表现为簇状、蚯蚓状或圆点状低信号。增强扫描见流空血管被对比剂充填,呈簇状、蚓状强化。MRA则更能显示畸形的血管。动静脉畸形MRI表现为混杂的长 T_1、长 T_2 信号,内可见簇状流空血管信号,增强扫描病变内见多簇血管团,周边见粗大的血管穿行。

丘脑囊性肿瘤的鉴别:主要是囊性的生殖细胞瘤、囊性星形细胞瘤和囊性畸胎瘤鉴别。①生殖细胞瘤:生殖细胞瘤发病年龄比囊性星形细胞瘤小,临床常有不同程度的偏瘫,可有性早熟和性格、行为及智力异常的表现,肿瘤呈弥漫性生长,边缘不清,双侧丘脑受累多见,占位效应轻,肿瘤的钙化率高,出血少见,常有局部的脑室壁增厚或沿脑室壁播散的表现。②囊性星形细胞瘤:囊性星形细胞瘤囊变、坏死及出血多见,钙化少见,一般无脑室播散趋势,病灶周边水肿范围大,占位明显。③囊性畸胎瘤:囊性畸胎瘤常呈混杂信号,可见脂肪信号及钙化。增强扫描一般无实质性强化,如有实质性强化则提示有恶变的可能。

丘脑实性肿瘤的鉴别:主要是星形细胞瘤、室管膜瘤和淋巴瘤鉴别。①星形细胞瘤:实质性星形细胞瘤增强后多呈斑片状或无明显强化,而室管膜瘤由于常有多发小灶性坏死,信号往往不均,强化明显,有时与星形细胞瘤难以鉴别。②室管膜瘤:室管膜瘤与脑室壁的关系较密切,有向脑室播散的趋势。③淋巴瘤:丘脑的淋巴瘤呈结节或团块状,信号均匀,囊变、坏死及钙化少见,强化非常明显,边缘清楚。

第二节 下视丘胶质瘤

1. 病理学 下视丘胶质瘤病理多为毛细胞型星形细胞瘤,一组5例中有4例属于该类。此类型胶质瘤常见的部位为小脑半球及下丘脑。按WHO(2000)神经系统肿瘤的分类标准,该肿瘤的行为编码为1,属低度恶性或恶性倾向不肯定的肿瘤。

2. 临床表现 下视丘胶质瘤发病率较低,好发于儿童,占儿童原发中枢神经系统肿瘤的5%~7%。该组5例患者中有2例小于10岁,但平均年龄为16岁,属于青少年,略大于文献报道的好发年龄段。下视丘胶质瘤常表现为恶心、呕吐及头痛。该组5例患者均有不同程度的头痛,但恶心、呕吐不明显。

下视丘胶质瘤在临床上常伴有内分泌症状,这是因为肿瘤累及下丘脑神经内分泌核团(视上核、室旁核)所致。在该组4例女性患者中,均存在内分泌紊乱,表现为月经紊乱、性早熟、泌乳素增高。1例男性患者也存在多饮多尿。由于肿瘤常常累及视交叉或视神经,临床有视力障碍,该组3例患者均存在双侧视力下降,1例视野缺损。

3. 影像学研究 MRI平扫, T_1WI 上肿瘤表现为鞍上囊实性或实性的分叶状或类圆形肿块,肿块多呈等低混杂信号灶，少数呈均匀的略低信号，混杂信号主要是因肿瘤内发生囊变坏死所致。T_2WI上肿瘤为高信号或等高混杂信号，多数边界较清楚，无瘤周水肿。

平扫肿瘤表现无明显特征性，与颅咽管瘤不易鉴别。尤其是当颅咽管瘤CT平扫瘤内未见明显钙化灶，而MRI平扫T_1WI又不是典型的高信号时，二者更易混淆。

增强扫描，肿瘤实质部分多明显均匀强化，这点在与不典型颅咽管瘤鉴别时有一定意义，明显强化与病理上毛细胞型星形细胞瘤血供丰富相吻合，这与其他低级星形细胞瘤强化多不明显有所不同，该组中有1例实性肿块为纤维型星形细胞瘤，其表现为轻度强化，有作者认为是由于毛细胞型星形细胞瘤的肿瘤血管较丰富，而纤维型星形细胞瘤的肿瘤血管生成较少所致。

下视丘胶质瘤的其他影像特征还有视交叉或视神经易受累，导致视交叉显示不清，视神经增粗、正常形态消失，该组中5例肿瘤均累及视交叉，未见到正常视交叉的显示。肿瘤来源于下丘脑且累及视交叉可作为诊断下视丘胶质瘤的佐证之一，尽管视交叉受累，但该组5例患者只有3例在临床上出现视力下降或伴有视野缺损，其原因有待进一步探讨。

在MRI影像技术上，FLAIR对显示病变范围帮助不大；矢状面及冠状增强扫描对病变的显示较好，能清楚显示病变的影像学特征、范围以及视交叉的受累。

4. 鉴别诊断　该组2例误诊为颅咽管瘤，2例拟诊胶质瘤与颅咽管瘤鉴别，仅1例诊断准确。本病还可被误诊为生殖细胞瘤、侵袭性垂体瘤及下丘脑错构瘤等。而生殖细胞瘤临床多采取放疗，颅咽管瘤及垂体瘤与下视丘胶质瘤手术方式亦有所不同，应该重视下视丘胶质瘤的鉴别诊断。

（1）颅咽管瘤：好发于儿童和老年人两个年龄段，颅咽管瘤多表现为囊性或囊性为主的鞍上分叶状肿块，由病变的主要成分决定T_1WI的信号，增强后多为边界光整的环形强化；少数囊实性病变实性部分可不均匀强化，但程度多数不如下视丘胶质瘤明显。CT平扫时肿瘤囊壁多可见弧线状或壳状钙化灶。而胶质瘤的钙化较少见，且囊变多为小囊及多囊状，抓住这些影像特征及参考CT检查结果对二者鉴别有较大帮助，应强调检查的完整性及影像的相互补充。

（2）鞍上生殖细胞瘤：生殖细胞瘤一般发生于松果体区，但也可发生在鞍上及鞍旁。鞍上生殖细胞瘤在T_1WI及T_2WI均呈等信号，增强扫描强化非常明显。临床上女性多见，多以尿崩症等下丘脑内分泌功能异常就诊。生殖细胞瘤当累及蝶鞍时，一般位于后部。有时极难鉴别，可试验性治疗辅助诊断。

（3）侵袭性垂体瘤：肿瘤侵袭性生长累及垂体周围的蝶窦、海绵窦，包绕颈内动脉等结构，临床上成人多见，常有垂体激素分泌异常所致的肢端肥大、停经泌乳、性欲减退等症状。不难与下视丘胶质瘤鉴别。

但非功能性腺瘤压迫视交叉所致视力下降或失明、双颞侧偏盲等有时与胶质瘤难鉴别，此时，如果能分辨出完整的垂体组织可除外垂体瘤，同时垂体瘤对视交叉是压迫，而不似胶质瘤对视交叉是浸润，另外MRI的矢状面能显示视交叉胶质瘤，尽管有时突进垂体窝，但病变中心仍位于鞍上，这也有助于鉴别。

（4）下丘脑神经元错构瘤：多见于幼儿，临床上多表现为性早熟及痴笑性癫痫，T_1WI上见灰结节或乳头体球形、均匀的等信号，大多数病灶不强化。

下视丘胶质瘤发病率低，术前易误诊。下述几点可提示该病的诊断：临床上多见于儿童或青少年，多以头痛、视力减退，内分泌紊乱就诊；MRI检查，肿瘤与垂体分界清晰，与视交叉显示不清；T_1WI上多表现为低信号或等低混杂信号，T_2WI上大多表现为高或等高混杂信号，可出现囊变，无钙化表现，无瘤周水肿，多有较明显的不均匀强化，少数无强化。

第三节　下丘脑错构瘤

详见本书　本卷　第六篇　第九章　下丘脑错构瘤。

第四章 关于海马

海马硬化最早由 Falconer 等(1964)提出的,其病理特征主要是神经元丢失和胶质细胞增生,有的还伴有海马脱髓鞘改变及海绵状变性。引起这些病理改变的原因推测可能与产伤、儿童期高热惊厥等导致缺氧,从而引起海马神经元代谢异常、细胞变性坏死、丢失和反应性胶质细胞增生有关。海马神经元丢失反映在 MRI 上,表现为海马萎缩,这对海马硬化的诊断和鉴别具有重要价值,亦是 MRI 诊断海马硬化最常见、最可靠的指征。

1.¹H- MRS 在诊断海马硬化中的价值　国内有作者对 30 例健康成人志愿者的 MRI 和 ¹H-MRS 研究得出,正常人海马体积差值的平均值为 0.106,标准差为 0.15,90% 正常值范围为 -0.14~0.35;N- 乙酰天门冬氨酸 /(肌酸 + 胆碱)平均值为 0.75,标准差为 0.07, 90% 正常范围最低值 0.64,双侧 N- 乙酰天门冬氨酸 /(肌酸 + 胆碱)相差不超过 0.07。

¹H-MRS 是发现神经元病变较为敏感的方法。大量研究表明,几乎所有 N- 乙酰天门冬氨酸均存在于神经元内,成熟的胶质细胞中不含有 N- 乙酰天门冬氨酸,肌酸和胆碱复合物主要位于胶质细胞内。研究结果表明,病侧 N- 乙酰天门冬氨酸 /(肌酸 + 胆碱)和 N- 乙酰天门冬氨酸 / 肌酸降低,提示脑组织内 N- 乙酰天门冬氨酸减少,肌酸和(或)胆碱值升高,可能存在神经元的缺失和胶质细胞增生。手术病理证实 N- 乙酰天门冬氨酸 /(肌酸 + 胆碱)值降低与神经元减少和胶质细胞增生的病理变化是一致的。

¹H-MRS 能够探测活体脑组织内生化物质的含量,为术前发现海马硬化提供确实的依据。随着细胞脱失定量技术的成熟,可以将 N- 乙酰天门冬氨酸 /(肌酸 + 胆碱)值的降低与神经元的减少进行相关分析,术前不仅可以对癫痫灶定侧定位,而且还能确定病变程度,对估计预后提供客观的信息。

(1)¹H-MRS 与 MRI 对海马硬化诊断价值的比较:研究结果提示, ¹H-MRS 诊断海马硬化敏感性优于 MRI。原因主要有两点:①轻度海马硬化或病理改变严重而海马萎缩不明显的病人, MRI 检查不易发现海马体积的改变, ¹H-MRS 能够探测代谢产物异常,只要存在神经元缺失的病理改变,就会表现为 N- 乙酰天门冬氨酸 /(肌酸 + 胆碱)的减少,能早期发现海马硬化;②神经元缺失后胶质细胞充填,则海马体积变化不明显, MRI 定量测量不能发现海马萎缩。而神经元的减少或胶质细胞增生均可表现为 N- 乙酰天门冬氨酸 /(肌酸 + 胆碱)值的减少,所以 ¹H-MRS 能很敏感地探测到海马硬化的病理改变。

虽然 ¹H-MRS 和 MRI 对海马硬化诊断的敏感性不同,但两者各有优点,能够互相补充。从一组 8 例海马硬化病人的研究结果看出, MRI 不能定侧的 6 例病人中 5 例能够通过 ¹H-MRS 方法定侧, ¹H-MRS 不能定侧的 2 例病人中有 1 例可以通过海马体积差值定侧。

海马硬化的诊断非常复杂,需要多种方法综合分析,有时甚至需要颅内脑电图等有创检查。 ¹H-MRS 和 MRI 分别从不同角度反映海马硬化的特点,互相补充,提高了对海马硬化诊断的敏感性,为术前定侧、定位提供重要的辅助诊断信息。

该组有 1 例 ¹H-MRS 定侧错误, MRI 也未发现海马的不对称萎缩。定侧错误的原因可能是海马硬化引起的癫痫放电传导到对侧形成镜影病灶,引起对称部位脑组织神经元的缺失和胶质增生等癫痫性损伤,所以对侧也表现为 N- 乙酰天门冬氨酸 /(肌酸 + 胆碱)值的降低。

(2)海马硬化与癫痫发作次数的关系:研究结果表明, N- 乙酰天门冬氨酸 /(肌酸 + 胆碱)减少与癫痫发作次数没有线性相关。海马硬化与颞叶癫痫关系密切:癫痫发作产生兴奋性氨基酸、热休克蛋白等促进海马组织变性的物质,反复发作或癫痫持续状态能导致海马硬化;反过来海马硬化时神经纤维重组形成兴奋环路又进一步加重癫痫发作。所以颞叶癫痫和海马硬化互相促进,互为因果。该研究 N-

乙酰天门冬氨酸/(肌酸+胆碱)值的减少与癫痫发作次数没有线性相关可能是因为病例较少，但也提示海马硬化与癫痫发作不是简单的因果关系。

(3)海马头部浅沟消失对海马硬化的诊断具有辅助价值：一组11/16例(68.8%)在倾斜冠状面 T_2WI 上清楚地显示海马头部浅沟消失。关于其形成机制，Jackson等(1993)研究证实海马头部浅沟的形成，主要由安蒙角1(CA1区)的锥体细胞折叠而成，而海马硬化的病理损害主要位于CA1区和CA3区并导致该区神经元丢失。从而认为海马头部浅沟消失即说明海马头有萎缩性改变，可以看作为海马硬化的一个可靠指标。

2. 海马信号增高的病理机制与海马硬化　海马信号增高对海马硬化的诊断具有重要价值，是海马硬化第2常见的MRI表现。Kuzniecky等(1987)研究发现，海马硬化出现高信号与海马胶质细胞增生有关。有研究还显示，除胶质细胞增生导致 T_2 弛豫时间延长外，还与伴随变性改变，如脱髓鞘、海绵状变性有关。FLAIR成像对反映海马硬化的信号变化具有肯定价值，其优点是抑制了来自脑脊液的信号，同时又获得较重的 T_2W 图像，并有效地克服了脑脊液在 T_2WI 呈高信号所致的部分容积效应和伪影的影响，从而能够准确反映出病变海马的轻微信号强度的改变。但FLAIR成像难以获得 T_2WI 所能显示的良好的解剖结构细节。因此在海马硬化的检查上，T_2WI 和FLAIR成像最好同时使用，以便提高对海马硬化诊断的敏感性和准确性。

(1)海马内部解剖结构细节的消失：一组13/16个患侧在倾斜冠状面 T_2WI 图像上有此表现，且和海马萎缩并存。引起这一改变的机制是正常海马内部结构细节由海马槽、齿状回分子细胞层和安蒙角的锥体细胞层构成。当海马发生硬化改变时，胶质细胞增生及吞噬神经元，取代正常结构，导致其结构层次消失，是反映海马硬化的一个敏感指标。

(2)患侧白质萎缩：患侧萎缩的机制尚不清楚，可能与海马病理改变向外扩展有关。单纯依靠此征象对海马硬化的诊断意义尚不能完全肯定，结合患侧海马有萎缩性改变及信号增高，对海马硬化有辅助诊断价值。

(3)颞叶萎缩：文献报道颞叶萎缩对确定癫痫的侧别有辅助价值。Falconer等(1964)研究认为，海马硬化的病理损害虽主要位于海马，但可累及到整个颞叶的灰白质，导致同侧颞叶萎缩。然而人脑左右侧颞叶的大小并非完全对称。因此，有作者指出，仅有一侧颞叶相对变小，而无同侧海马萎缩及信号增高时，对海马硬化的诊断意义不大，应考虑先天发育异常和头位不正等因素而造成两侧大小不对称的可能性。

(4)患侧脑室颞角扩大：一组资料显示7/16侧海马硬化伴同侧侧脑室颞角扩大。在单侧颞角扩大对海马硬化诊断价值的问题上，Merners等(1994)认为，在伴有海马萎缩时有辅助诊断价值，当两侧海马大小基本对称时，一侧颞角扩大可能与正常变异或其他原因所致的颞叶萎缩有关；McLachlam等(1998)则认为颞角扩大对海马硬化无预示价值。

总之，健康人群左右两侧海马大小基本对称，海马萎缩和信号增高对海马硬化有肯定诊断价值。

第五章 杏仁核和岛叶

第一节 人体杏仁核

人体杏仁核的解剖及功能越来越受到人们的关注。对其进行高效准确的活体体积测量已成为医学影像学技术人员的研究方向。随着 MRI 分辨力的提高,对杏仁核的定量研究已经开展。在杏仁核和海马结合区域解剖复杂,其分界不明显、组织对比度差、个体之间变异程度大,许多因素都影响到体积测量的准确性。这些影响因素集中反映在成像方式、影像后处理方法和边界划分 3 个方面,其中最主要的影响因素是解剖学定界。

一、杏仁核的形态学及功能研究

(1)形态学:杏仁核,又称杏仁核复合体,是一卵圆形的灰质团块,左右各一,位于颞极背内侧部,居海马旁回钩、半月回及环回的深部,构成侧脑室下角尖的上壁、内侧壁及前壁。杏仁核背侧是豆状核,尾侧与尾状核的尾相续,嘴侧毗邻前穿质,外侧毗邻屏状核,内侧紧靠梨状皮质。杏仁核含有许多大小不一的核团,按其位置与功能分为基底外侧核群、皮质内侧核群、杏仁前区与皮质杏仁移行区。

(2)功能:杏仁核属古纹体。Sander 等(2003)研究表明,杏仁核是情绪反应的关键部位;杏仁核的皮质内侧核直接与嗅觉、味觉有关,这种信息通过杏仁核与下丘脑相连,用于控制摄食活动;刺激杏仁核可产生呼吸、心血管、消化腺分泌、瞳孔大小及排尿排便等多种内脏活动的变化,可使动物躯体运动和呼吸受抑制,产生易入睡的感觉。

概括起来,杏仁核的功能主要体现在以下 4 个方面:与情绪和动机的产生有关;调节内脏活动;参与学习记忆的形成与巩固;与睡眠、觉醒有关。

杏仁核的功能目前尚未完全阐明。Robinson 等(2004)许多学者应用 MR 血氧水平依赖效应(BOLD)成像技术对杏仁核的功能进行了有益的探索。

二、影像学研究

1.MRI 检查方法 MR 成像方式是影响测量结果的重要因素之一。在杏仁核的 MRI 测量中有多种参数和方法。

(1)位置校正:①垂直于前后联合平面;②垂直于海马长轴;③垂直于左外侧裂的冠状面;④通过后颅窝的横断面像获得正中矢状位像。不同的定位方法得出的结果有异,其中第三种方法得出的结果明显大于其他方法。

(2)层厚:大的层厚可能由于容积平均效应的影响而使体积测量结果发生偏差。有研究表明层厚大于 3 mm 时会显著减低 MRI 测量的准确性,故常分为大于 3 mm 组与≤ 3 mm 组。薄层采集有助于提高测量的可靠性,但大于 1.5 mm 与≤ 1.5 mm 的层厚扫描,所测得的杏仁核体积无显著性差异,且层厚越小扫描时间越长。

(3)层面方向:早期的研究大多数只应用冠状面采集,但参考不同的平面有助于提高分辨杏仁核的准确性,如参考矢状面对分辨杏仁核的边界特别有利。

近来的研究多采用三维容积采集,后处理时可进行矢状、冠状及横断面三方位重组,多方位结合。虽然三维方向上的测量有使杏仁核体积变小的趋势,但与其他方法相比测得的杏仁核体积无显著性差异。

(4)标准化的问题:断面脑体积的测量易受个体间头颅大小的影响。为消除颅内容积大小差异的影响并使测量结果具有可比性,须对测量结果进行标准化处理。有多种不同的标准化处理方法，最常用的为颅内总容积进行标准化。

颅内总容积被定义为头盖骨内的体积，包括脑、脑膜和脑脊液。通常认为在退行性疾病中全脑体积可能会萎缩，而颅内总容积不发生变化，故能提供最好的具有可比性的标准，且发现以颅内总容积进行标准化处理后个体间颅内容积的变异度明显减小。

有些研究在单一层面应用颅内宽度或切面面积来测量颅内总容积，显然未考虑个体头颅的形状差异，且测量的可重复性依赖于所选的位置和观察的平面。

2. 序列　T_1WI 因其高的解剖分辨力而作为测量杏仁核的首选序列。通常用 T_2WI 测量颅内总容积，因为脑脊液的高信号使颅内总容积表面相对易于辨认。但理想的颅内总容积的测量应与欲测量的脑结构在同一序列，Jennifer 等（2001）在用 T_1WI 测量颅内总容积时发现该测量结果也十分可靠。早期研究多用自旋回波（SE）或快速自旋回波（FSE）序列行 T_1、T_2WI 扫描，现多用梯度回波（GRE）技术，如 Horvath 等（2002）用 1.0 T 西门子公司设备测量健康人的海马和杏仁核体积时采用的是 3D FISP 序列。

3. 采集方法及后处理　MRI 扫描一般用 2D 或 3D 的连续无间隔薄层方式，由于 3D 容积扫描具有分辨力高、对比度强及信噪比高等优点，故推荐采用。一般用 3D T_1WI 容积性采集，应用软件行后处理，影像经重新取样、重新定位并按常规位置行空间校正，用各种方法过滤提高信噪比，重组出多方位影像，参考矢状面及横断面影像，在冠状面上用高分辨率的光标手动绘出杏仁核的解剖边界或用阈值法提取其轮廓。

（1）体积计算方法：目前 MRI 计算杏仁核体积的方法是提取杏仁核的结构轮廓→计算机自动计算面积→面积乘以扫描层厚→得出该层体积→各层体积求和得杏仁核的总体积。

常用的提取杏仁核结构轮廓的方法有阈值法和手动法，后者的精确性及可重复性更好，即在参考平面影像上，按照杏仁核定界标准用鼠标分别逐层勾画出杏仁核的边界，提取出杏仁核的结构轮廓。而前者则以经验为主。

其他方法包括立体测量法，其定量法可简化为计算结构内的点数，但也依赖于操作者对其边界位置的理解。

（2）形态学定界：杏仁核的定界是保证其测量准确性、可比性和可重复性的关键。杏仁核的定界方法多种多样，Watson 等（1992）公布了杏仁核的 MRI 定界方法后，一直得到沿用。其方法可概括为：①前界为在外侧裂闭合形成内嗅沟水平；②内界被部分内嗅皮质覆盖，只有钩切迹之下的内嗅皮质被排除在杏仁核测量之外，钩切迹有时显示不清，此时即从杏仁核到邻近内嗅皮质沿杏仁核下内界做一连线来分界；③下外界由侧脑室或脑白质来界定；④前上界从内嗅沟到岛叶环状沟下部基底划一直线分界；⑤后上界从视束上外侧面向岛叶下部基底划一直线。因为此法中杏仁核的部分边界是人为确定的，故测量结果的可靠性较差。

Bellis 把显示的乳头体最前端作为杏仁核与海马的分界，缺点是测量海马时在少数层面包括了一些杏仁核的后部。

随着 MRI 三维采集技术的出现，能在矢状冠状轴多方位重组，可更清楚地显示杏仁核与周围结构的关系。Szabo 等（2001）在 3D 采集后处理时所用的标准为：前界在横断面及矢状面上界定，以环回和内嗅沟在视交叉水平为界；前内界为杏仁核半月回表面皮质；外界在横断面及矢状面上与屏状核前部分开；下外界由侧脑室颞角或杏仁核与海马头之间的槽来确定；上界宜在横断面及矢状面上划定，包括杏仁核中央核；后侧杏仁核以侧脑室颞角与海马分开。Matsuoka 等（2003）利用扰相梯度回波三维采集技术对杏仁核在 MRI 上解剖边界的划分进行了新的探讨，其组内及组间的可靠度均达到 0.98。

4. 结果

（1）侧别与利手：左右两侧杏仁体的大小无显著性差异，但少数研究显示左侧大于右侧，且有显著性差异，可能与利手有关。有国外学者（2001）对 34 例健康者通过严格利手调查后测量杏仁核与海马的体积发现，右利手者右侧杏仁核与海马的体积较对侧明显大，右侧与左侧的体积比为 1.07 ± 0.06；而左利手者两侧杏仁核与海马的体积无显著性差异，右侧与左侧的体积比为 1.02 ± +0.07，据此认为，在进行体积测量诊断疾病及定侧诊断时不同的利手应采用不同的标准。

（2）性别：男性脑体积一般比女性的大 12%，但经颅内总容积标准化处理后性别间的差异明显减小，男女之间平均脑体积 / 颅内总容积数值差在 1% 以内。大多数研究显示性别差异并不具有显著性。

（3）年龄：年龄与杏仁体的大小呈负相关。文献报道，随年龄的增长杏仁核体积变小。

Mu 等（1999）对不同年龄组大规模健康志愿者进行杏仁核体积测量显示，40~50 岁组和 51~60 岁组之间体积无明显差异，而在 61~70 岁、71~80 岁及 81~90 岁组之间杏仁核体积有显著性差异，认为杏仁核体积测量时年龄应是一个需要考虑的相关因素。

三、体积测量的临床应用与研究

（1）在强迫症和精神分裂症中的应用：Kwon 等（2003）对强迫症和精神分裂症进行了杏仁核体积测量，虽然两者在临床表现及脑功能异常方面有许多相似之处，但结果显示海马体积在两组中均对称性减小，只有强迫症病人的左侧杏仁核体积较正常对照组明显增大，认为强迫症与左侧杏仁核功能过度有关，而杏仁核是焦虑的神经解剖学基础。

（2）在癫痫中的应用：杏仁核在颞叶癫痫的病理生理学机制中起重要作用。Cendes 等（1993）对 30 例颞叶癫痫病人行杏仁核、海马及前颞叶体积测量发现，尽管海马体积测量是更敏感的诊断手段，但单纯杏仁核体积测量的定侧率可达 67%，如将杏仁核与海马体积测量相结合，则定侧率可提高至 93%，认为杏仁核体积测量对致痫灶定侧是有帮助的。Tebaaz 等（2002）对精神错乱性癫痫的研究表明，精神错乱性癫痫病人全脑体积明显变小，海马体积无明显变化，而双侧杏仁核体积增大 16%~18%，认为杏仁核增大与精神症状有关。

（3）在痴呆症中的应用：Aylward 等（1999）对唐氏综合征的海马、杏仁核体积测量发现，唐氏综合征非痴呆组中海马体积明显变小而杏仁核体积不小，在痴呆组海马与杏仁核的体积较正常对照组明显变小，其中杏仁核体积比对照组减小 26%，表明杏仁核萎缩与痴呆有关。

Krasuski 等（2002）对 34 例不伴痴呆的唐氏综合征成年病人研究发现，双侧杏仁核与海马体积变小与年龄高度相关，且杏仁核和海马的体积与记忆力呈正相关；而在正常对照组，上述各结构体积与年龄未显示出相关性。

杏仁核弛豫时间（AT_2）的测量：杏仁核弛豫时间的测量是 MRI 杏仁核测量的重要组成部分，常用双回波技术进行测量，表达式为 $AT_2 = (TE_2\text{-}TE_1)[\ln(S_1/S_2)]$，其中 S_1 和 S_2 分别为回波时间 TE_1 和 TE_2 的影像中杏仁核的信号强度。Bartlett 等（2002）测量了由于海马硬化所致颞叶癫痫者的杏仁核弛豫时间，表明海马硬化的病人中 44% 有同侧杏仁核弛豫时间增高，15% 有双侧杏仁核弛豫时间值增高，但以同侧增高为著。Wang 等（2004）对阿尔茨海默病的病人测量发现，阿尔茨海默病组的杏仁核弛豫时间值比血管性痴呆组及健康老年对照组明显增高，但与认知能力无显著相关性。

（4）Mn^{2+} 的应用：Mn^{2+} 具有与 Ca^{2+} 的相似性及强大的顺磁性，此双重特性使其成为研究神经系统的良好对比剂。Aoki 等（2004）通过在啮齿类动物引入 $MnCl_2$ 发现于第 2 天杏仁核等结构出现明显强化而得以在活体清楚显示，应用高空间分辨力 MRI 可望能准确测定其体积。

体积测量分析须在健康人群中具有可重复性，才能进一步对各种疾病提供准确的信息。

目前在杏仁核的体积测量中存在以下问题：①因为杏仁核和海马结合区域解剖复杂、分界不明显且组织对比度较差，各种测量方法的采集方式、技术能力、后处理方法及对解剖结构描述的不同，所以不同的研究中心得出的数据差异较大；②影响体积测量的最重要的因素是杏仁核的解剖定界，然而 MRI 测量时尚无满意的完全自动化的方法且无统一的解剖定界标准，一定程度上依赖于使用者的经验。③其他影响因素还包括受试者优势半球、受教育的程度以及操作者的熟练程度等。④关于杏仁核的体积大小与临床疾病联系的研究较少，结果也不一致，尚待进一步研究。

第二节　岛叶解剖及功能区域分化和整合的研究

岛叶是人大脑的第五叶，属于旁边缘系统的一部分，是唯一隐藏在脑组织内的高级脑叶。因其位置深在，周边血管密集，岛叶肿瘤病变的外科手术比较困难。

岛叶具有多种功能，包括社会情绪、感觉运动、认知、嗅味觉及不同功能的整合等。然而，岛叶不同亚区代表的功能不尽相同，国内外对其功能的研究也较少，相关功能机制也一直在研究与探索之中。因此，全面了解岛叶的解剖结构及功能显得至关重要。

（1）岛叶的形态结构特点及血供：岛叶是所有脑叶中唯一隐藏在脑组织内部的皮质部分，以外侧裂为中心，大体上呈一个倒置的金字塔形，由额下回后部（岛盖部）、颞叶和顶叶形成的岛盖包围，通过上纵束、钩状束、额枕束及前联合与额区、颞区、顶区、枕区及边缘系统、旁边缘系统相联系。最外囊构成岛叶皮质下白质，并与岛盖白质相延续。岛叶皮质和最外囊覆盖屏状核、外囊、壳和苍白球。岛叶的周围有一个浅的环岛沟环绕，由前、上及下环岛沟 3 部分组成。这 3 个沟是神经外科医生确定岛叶范围的重要标志，其中上环岛沟最长，前环岛沟最短。

岛叶的表面由几个长度不等的岛回组成。岛中央沟为岛叶表面上最主要、最深的沟，将岛叶分为前、后岛叶。前岛叶由前、中和后岛短回，以及横岛回和副岛回组成。前、后岛短回比较发达且向外突出，发育良好；而中岛短回微微凸起，发育不良。前岛叶各回汇合成岛顶，是岛叶凸面最高点的部分，也是最外侧点。横岛回为最短的岛回，一般较小，甚至不能识别，部分可无副岛回。横岛回及副岛回形成岛极，为岛叶最前下点，在此处，短回汇集形成一个圆形区域横向岛阈，连接岛叶皮质和前穿质，构成岛叶的前基底部，被认为是从大脑基底面进入岛叶的门槛。后岛叶由前、后 2 个岛长回组成。长回一般起源于岛顶下方，岛阈附近，前岛长回较发达且比后岛长回宽。

大脑中动脉（MCA）是岛叶唯一供血动脉，其主干在岛叶皮质表面的血管分支构成了“动脉血管墙”，其中以 M2 段（岛叶段）供血为主。

（2）岛叶的功能分化：Lamm & Singer（2010）及 Phillips 等（2003）研究发现，前岛叶，特别是前底部岛叶与情绪、共情加工密切相关，尤其是在对环境刺激、情感状态的反应时，该区域与情绪状态的产生和调解作用有关。在共情相关的处理中，前岛叶参与调节对面部情感的识别和对他人疼痛的感受，这可能是由于前底部岛叶在镜像神经系统与情感加工间提供了一种联系，使自身能够与所观察到的情感相匹配，这一观点亦被电生理学相关研究证实。

有作者发现，早期双相情感障碍 I 型患者左侧岛叶体积明显缩小。有研究发现局限于前部岛叶的脑卒中患者出现发音启动困难、非流利性的语言障碍及复述障碍。

一些作者发现前部岛叶直接参与语言功能，相比后部岛叶，左侧前部岛叶在语言中的作用更为重要，但对于岛叶在语言处理中的确切作用还存在争议，尚未明确。这些研究均表明前部岛叶参与语言的处理。

岛叶前背侧主要涉及一些认知任务。Touroutoglou 等（2012）研究发现右侧岛叶背侧与个体在注意力及处理速度方面存在差异有关，而前侧岛叶腹侧主要与情感经历的强度有关。此外，前背侧岛叶还被划分为额顶部网络下级的一部分，它主要是对行为相关而不是对预期的刺激做出反应，同时具有对定向力选择、认知控制、性能监视、重要信息识别等不同功能。

Mutschler 等（2009）通过对前部岛叶进行荟萃分析发现，前背侧部岛叶参与听觉和运动的整合。这些研究表明前背侧岛叶具有对任务相关及凸显信息进行提取、加工的作用。

不同功能研究都发现嗅味觉刺激可特异性激活前岛叶，特别是前底部，并可延伸至中央岛叶区。前岛叶和内嗅、眶额、梨形区、嗅皮质一起参与结构连接网络形成，并主要参与味嗅觉过程的完成；对有气味的物体适应性及对一些味道测试任务进行加工等嗅觉功能方面发挥重要作用，同时参与处理情绪、记忆、嗅觉之间的功能调节及对口味及气味整合。

早年，Penfield & Faulk（1955）在术中直接刺激前岛叶，并引起嗅味觉的改变，其中岛叶前部主要在一些不好的味道或恐惧感觉时产生，而岛叶后部更多与口感、唾液分泌及胃运动有关。Small & Prescott（2005）的研究结果也论证这一观点，认为人类岛叶味觉区域更多是位于岛叶后部，而前部分主要是从事气味与情绪之间整合。这些研究都支持岛叶在处理嗅味觉方面发挥重要作用。

岛叶中后部主要参与不同躯体与内脏疼痛、感觉运动等刺激。Jezzini 等（2012）认为感觉运动区主要分布在岛叶尾侧部，表现为顶叶的延伸。Stephani 等（2011）对岛叶中后部进行电刺激，结果反复引起了躯体感觉、热痛知觉、内脏感受及味觉的改变，Gasquoine（2014）发现岛叶参与感觉刺激，尤其是作为与自主神经系统活动变化相关的内环境感受器感觉信息的主要接收区。

此外，Showers & Lauer（1961）对人类该区域进

行电刺激还能引出运动反应,这些研究表明岛叶中后部在感觉运动加工中都起到一定作用。术中刺激该区域后,内脏感觉、躯体感觉会随着胃运动、呼吸、心率等变化而发生改变。

Seeley 等(2008)发现早期额颞痴呆主要为认知与情绪的损伤障碍,而相应功能区域主要位于前岛叶,随着疾病进展,患者逐渐出现执行功能障碍,岛叶后部也随即出现功能变化。Ostrowsky 等(2002)电刺激岛叶皮层发现痛苦感觉区域主要分布在后部岛叶,而躯体感觉及无痛温觉区域主要分布在下后岛叶。

(3)岛叶的功能整合:有研究发现,岛叶直接参与内感受和情结交互影响的处理,除了具有嗅味觉和运动功能以外,同时参与认知任务和感觉、情绪之间信息的整合,其中前背侧岛叶具有多模态整合功能,并参与其他相关功能的加工处理,如前岛叶监测个体的内部情绪状态,整合感觉、动机和行为。

Augustine(1996)在非人类灵长类动物追踪研究中描述,不同的区域是密切交通的,这些密集连接可能为各功能系统间信息的快速传递提供了结构基础。Kurth 等(2010)研究结果显示,除了躯体感觉和运动以外,其他所有类别功能在岛叶前背侧存在重叠,这个重叠可能体现出了一个在各系统间信息处理过程中的共享作用。这个共享作用,一方面反映了在不同功能系统的各功能类别间传递信息的多模态整合,另一方面也反映了各功能类别共有的基本功能角色。实际上,岛叶区域的密切交通性和这种共享作用的组合,使得岛叶成为了调节系统间信息传递和整合的独特部位,但这种重叠现象的机制尚需进一步深入研究。例如,疼痛不仅仅是单独感觉过程,同时还是重要的情绪组成部分。对内感受也一样,一方面是属于感觉范畴,同时也属于产生和调节情绪的一部分。因此,明确的功能分类在没有对认知过程的内在本体,即脑组织构建模块有完整认识时,是很难界定的,对于具体重叠区,目前研究尚未明确。有文献综述报道指出前背侧岛叶在大多数不同功能研究中均有参与。Kurth 等(2010)认为前背侧岛叶中有一个重叠区把自身感觉的瞬间图像、感官环境和动机、享乐及社会交往之间整合成一个具有完整表现的意识自我。该研究认为在岛叶皮层信息的一个等级过程中,前背侧岛叶是最末阶段,纯粹的感觉信息首先经岛叶后部加工处理,然后整合感觉与认知评价,最后在岛叶前部整合,因此,前背侧岛叶可能是与潜在意识相关的区域。

另外,这种所谓的共享作用,也可能是由于所有功能类别共有的基本功能作用引起的,这种基本作用可能在任务过程中起通用的角色。例如,一个 fMRI 研究对 10 种不同功能范式进行调查研究,包括不同语言、感觉、认知任务等,Dosenbach 等(2006)发现只有背侧前扣带回 / 内侧前额叶和双边前背侧岛叶能在所有不同范式中被激活。

对比在人类中的研究与在非人类灵长类动物的侵入性研究,发现两者有许多类似的结论,有学者认为人类与非人类的岛叶是匹配的,但也有研究认为不同种类间,岛叶还是有相当大的差异的,其中有学者认为人类岛叶后部远远比非人类灵长类动物复杂得多。

综上所述,岛叶涉及社会情绪、感觉运动、认知网络、嗅味觉等多种功能,能将不同功能系统间的信息进行整合。目前,岛叶各亚区功能的研究还不多,尚无统一定论,今后需进一步深入研究。随着科技及功能神经影像技术的发展,相信将来一定可以取得更大成果和进步。

第六章　纹　状　体

进行性核上性麻痹，又称Steele-Richardson-Olszewski综合征，是一种罕见的中枢神经系统变性疾病，属于帕金森叠加综合征的一种类型。纹状体黑质变性，也称为P型多系统萎缩（MSA-P），是以帕金森样症状为主的多系统萎缩的一个类型。这两种疾病与帕金森病临床表现常有交叉，有时很难鉴别，有作者通过MRI测量中脑面积、桥脑面积、桥脑前后径和小脑中脚的宽度，为上述3种容易混淆的疾病鉴别诊断提供依据。

（1）进行性核上性麻痹、纹状体黑质变性和帕金森病的主要MRI表现：进行性核上性麻痹主要MRI表现为中脑萎缩，呈鸟嘴状。纹状体黑质变性主要表现为在T_2WI可见壳核边缘高信号和壳核萎缩，部分患者可见桥脑“十”字征；矢状面和轴面T_1WI可见桥脑和小脑中脚萎缩等。帕金森病患者中脑、桥脑、壳核、小脑中脚均没有萎缩。

（2）进行性核上性麻痹、纹状体黑质变性和帕金森病的临床表现及病理基础：进行性核上性麻痹的临床特点为缓慢发病，渐进性加重，临床症状有行动缓慢、肌强直和进行性核上性眼肌麻痹等，中脑萎缩是进行性核上性麻痹患者特征性MRI表现，也得到了病理学的进一步证实。中脑萎缩为中脑被盖、顶盖神经细胞丢失，胶质细胞增生而引起。

纹状体黑质变性是以帕金森样症状为主的多系统萎缩的一个类型，是一组原因不明的神经系统多部位进行性萎缩的变性疾病或综合征，主要临床表现为以帕金森样症状为主，如行动缓慢、难以翻身和进行性肌强直等。其基本病理表现包括神经元缺失、胶质细胞增生，主要发生在下橄榄核、桥脑、小脑、黑质、纹状体和脊髓的中侧柱。近年发现患者脑内有少突胶质细胞包涵体，被认为是特异性标志。

帕金森病是中老年常见的神经系统变性疾病，以黑质多巴胺能神经元变性缺失和路易小体形成为特征。临床表现主要为行动缓慢、肌强直和姿势步态异常等，从临床表现看与上述2种疾病极易混淆。

（3）MRI对进行性核上性麻痹、纹状体黑质变性和帕金森病的鉴别诊断意义：MRI曾用于平山病和颅底凹陷症的诊断，用MRI测量对3种临床容易混淆的疾病进行客观的测量，较主观判断对于3种疾病的鉴别诊断更为可靠。一组研究结果表明，在这3种疾病中，进行性核上性麻痹患者中脑面积最小，纹状体黑质变性患者桥脑面积、桥脑前后径和小脑中脚的宽度最小，而帕金森病患者上述测量值与正常人相比差别均无统计学意义。通过MRI测量能够把3种临床容易混淆的疾病区别开来。

（4）中脑萎缩是进行性核上性麻痹患者重要的特征：进行性核上性麻痹患者中脑萎缩较纹状体黑质变性和帕金森病患者明显萎缩。该组研究结果表明，进行性核上性麻痹患者中脑面积明显小于纹状体里质变性、帕金森病和对照组，其分布范围与其他3组没有交叉，而纹状体黑质变性、帕金森病和对照组中脑面积分布范围均有交叉。

目前对于进行性核上性麻痹患者正中矢状面中脑面积分布范围与对照组、纹状体黑质变性和帕金森病组是否有交叉尚有争议，Quattrone等（2008）认为进行性核上性麻痹患者正中矢状面中脑面积明显小于对照组、纹状体黑质变性组和帕金森病，但其分布范围与对照组、纹状体黑质变性和帕金森病组有极少部分交叉。

Slowinski等（2008）通过病理和MRl对照研究认为，进行性核上性麻痹患者正中矢状面中脑面积明显小于对照组，与对照组没有交叉。Oba等（2005）研究认为进行性核上性麻痹患者正中矢状面中脑面积分布范围与帕金森病和对照组没有交叉，而与纹状体黑质变性组有极少部分交叉。

（4）小脑上脚萎缩是进行性核上性麻痹患者特征之一：病理学研究揭示，进行性核上性麻痹患者除中脑萎缩外，还有明显的小脑上脚的萎缩，MRI体积测量和小脑上脚宽度的测量进一步证实进行性核上性麻痹患者有显著的小脑上脚萎缩。Quattrone

等（2008）测量了一组进行性核上性麻痹患者小脑上脚宽度显著小于纹状体黑质变性组、帕金森病组和对照组。该项研究矢状面未进行层厚 1.0~2.0 mm 的薄层扫描，小脑上脚显示不佳，故未进行小脑上脚的体积和宽度的测量，有待于以后的工作中进一步研究。

（5）桥脑面积 / 中脑面积的意义：关于桥脑面积与中脑面积比值，进行性核上性麻痹组比值最大，帕金森病组和正常组次之，而纹状体黑质变性组最小，这也与 MRI 表现一致，中脑萎缩以进行性核上性麻痹组最明显，而桥脑萎缩以纹状体黑质变性组最明显。

该组中桥脑面积 / 中脑面积和中脑面积的测量在鉴别进行性核上性麻痹、纹状体黑质变性和帕金森病 3 组患者中有同等的价值，都能把进行性核上性麻痹患者与纹状体黑质变性和帕金森病患者完全区别开。

Oba 等（2005）认为桥脑面积 / 中脑面积测量较单纯的中脑面积测量鉴别进行性核上性麻痹、纹状体黑质变性和帕金森病 3 组患者价值更大。进行性核上性麻痹患者正中矢状面中脑面积分布范围与对照组和帕金森病组没有交叉，而与纹状体黑质变性组有小部分交叉。

Groschel 等（2004）研究认为，进行性核上性麻痹患者桥脑面积 / 中脑面积明显大于对照组，但 6% 的进行性核上性麻痹患者与对照组有交叉。

（6）纹状体黑质变性和帕金森病的鉴别诊断：纹状体黑质变性主要 MRI 表现为在 T_2WI 可见壳核边缘高信号和壳核萎缩，部分患者可见桥脑十字征，矢状面和轴面 T_1WI 可见桥脑和小脑中脚萎缩等 MRI 表现。帕金森病患者桥脑、壳核、小脑中脚均没有萎缩，桥脑无“十”字征及壳核边缘无高信号等。从该组的 MRI 测量结果可知纹状体黑质变性患者的桥脑面积、桥脑前后径和小脑中脚的宽度均明显小于帕金森病患者，以此也可以鉴别。

第二十七篇　桥小脑角区、脑干及其他

第一章　桥小脑角区

第一节　桥小脑角区少见病变

桥小脑角区是颅内占位性病变好发部位之一，病变种类多种多样。据统计，在桥小脑角区各种占位性病变中，70%~80% 为听神经瘤，10%~15% 为脑膜瘤，5% 为表皮样囊肿，其他少见病变不到 1%。

1. 定位诊断　桥小脑角区是位于小脑、桥脑和颞骨岩部之间的不规则间隙，其前外侧界为颞骨岩部内侧壁，后界为小脑中脚和小脑半球，内侧界为脑桥基底部和延髓上外侧，上方是小脑幕，下方是舌咽、迷走、副神经和小脑下后动脉及其分支。

桥小脑角区由脑脊液充盈，称为桥小脑角池。桥小脑角区解剖结构复杂，病变来源多样，MRI 具有多平面多角度成像、无骨质伪影及组织分辨率高等优点，可很好地显示病变与周围组织的结构关系，对该少见病变的定位诊断具有重要价值。

按照病变起源的不同，可将桥小脑角区少见病变分为原发于桥小脑角池、来自脑内和起自颅底的病变。

脑内和脑室的病变可向外突入桥小脑角区，形成桥小脑角区肿块，肿块与脑边缘多以钝角相连，同侧桥小脑角池变窄、病变与脑界面不清或周围脑组织水肿等有助于此类病变的定位，在一组 26 例中占 42%。

原发于桥小脑角池内病变 MRI 显示同侧桥小脑角池扩大，池内神经、血管受推压或包裹，且病变与脑干间有脑脊液间隙，脑内通常无水肿，在该组中占 35%。

起自脑外颅底的病变常伴有颅底骨质改变或与硬膜关系密切，该组中占 23%。

以手术结果为标准，该组病变 MRI 的定位诊断准确率达 88%，误诊的 3 例经回顾性分析后发现，其中 2 例脑内肿瘤外生性生长明显，50% 以上病灶位于脑的轮廓以外，与脑边缘近似锐角相连，加之瘤周无明显水肿，故被错误定为脑外病变；另一例起自桥小脑角池的肿瘤因明显累及邻近岩骨，被误认为是起源于颅底的病变。

2. 误诊分析

（1）脉络丛乳头状瘤：5 例中误诊 2 例。起源于脉络丛上皮细胞，在儿童好发于侧脑室，成人以第四脑室多见，位于桥小脑角区少见，多由脑室内病灶通过路氏孔侵入，原发于桥小脑角池者罕见。临床上，原发于桥小脑角区者以对周围组织的压迫症状为主，侵犯邻近骨质罕见，该组有 1 例岩骨明显受累，位于脑室内者常伴有脑积水。该组有 3 例病灶位于桥小脑角池，与脑室无明显关系，为原发于池内的易位脉络丛组织，另 2 例与第四脑室关系密切，术中证实肿瘤部分位于第四脑室并通过路氏孔突入桥小脑角区，其中 1 例伴轻度脑积水。MRI 图像上肿瘤多呈“菜花”状，瘤内可有钙化、囊变及出血，在 T_1WI 呈稍低信号或等信号，T_2WI 信号多样，该组 3 例呈典型多分叶“菜花”状，1 例瘤内见大片出血信号，中心 T_2WI 低信号可能为钙化或含铁血黄素沉着，其余 4 例信号均较均匀，增强扫描除 1 例中度强化外均呈明显强化。

该组 3 例极少见原发桥小脑角池的肿瘤，2 例误诊，1 例误诊为听神经瘤，但缺乏内听道扩大、听神经增粗的表现，应考虑到少见的病变，另一例因明显侵犯颈静脉孔区岩骨，信号亦有相似处，误诊为颈静脉球瘤，因出现了典型“菜花”状表现，对诊断有提示意义。

（2）转移瘤：4 例中误诊 2 例。桥小脑角区转移瘤既可位于脑外，也可由脑内突入桥小脑角区。当患者有明确恶性肿瘤病史，并出现眩晕等颅神经症状，影像学表现为颅内多发病灶，此时应考虑到转移瘤的可能。转移瘤亦可表现为桥小脑角区孤立的、类似良性的肿瘤，该组 3 例有原发肿瘤病史，1 例不详；有 3 例为单发，仅 1 例脑内多发。转移瘤中除恶性黑色素瘤 T_1WI 呈特征性的高信号外，其他缺乏特征性影像表现。近年来，有研究认为，转移瘤由于生长迅速，产生相应的压迫效应，可形成瘤周“致密带”，导致瘤周 ADC 值较高。此征象可能成为胶质瘤与转移瘤之间的鉴别点，该组有 2 例位于脑内，但未见此征象。2 例孤立脑膜转移瘤误诊为脑膜瘤，除详细了解原发肿瘤病史外，脑膜瘤在 DWI 上可呈稍高信号或高信号的特点可有助于鉴别诊断。

（3）原始神经外胚层肿瘤：4 例中误诊 2 例。幕下原始神经外胚层肿瘤（PNET），又称髓母细胞瘤，好发于儿童小脑蚓部，位于桥小脑角区者极为少见，该组有 1 例发生于 12 岁少年；成人髓母细胞瘤多位于小脑半球（该组 3 例），但病变突入桥小脑角区。该肿瘤富细胞性，以实性为主，囊变、坏死少见，该组 4 例有 1 例周边见囊变区，1 例瘤内见斑片状坏死。肿瘤 T_1WI 为等信号，T_2WI 呈等信号或稍高信号，并有高 DWI 信号，低表观扩散系数（ADC）值特点，增强后中度至明显强化。该肿瘤有沿脑脊液种植播散的特点，该组无一例播散。

桥小脑角髓母细胞瘤与脑膜瘤有相似的 MRI 信号表现，该组有 1 例术前误诊为脑膜瘤，但脑膜瘤具有脑外肿瘤的特点，主要因定位错误。另 1 例误诊听神经瘤，主要因该例髓母细胞瘤出现不典型囊变以及对髓母细胞瘤（实性成分）DWI 高信号的特征认识不足，而听神经瘤 DWI 信号低，ADC 值高，且具有脑外肿瘤的特征，此两点是重要鉴别点。

（4）血管外皮细胞瘤：3 例中 2 例误诊。颅内血管外皮细胞瘤是一种少见的起源于脑膜间质毛细血管 Zimmerman 细胞的恶性肿瘤，约占中枢神经系统肿瘤的 0.29%~1.0%，平均首诊年龄为 35~44 岁。肿瘤呈多分叶状，与硬膜以窄基底相连，邻近颅骨常见骨质破坏。该组 3 例均呈深浅不一的分叶状，其中 2 例与硬膜窄基底相连，仅 1 例邻近骨质见较明显破坏，另 2 例可能与该例主体部分多突向脑实质内以及 MRI 对骨质改变不敏感有关。

该肿瘤血供丰富，生长迅速，瘤内坏死囊变常见，故 MRI 上多呈等长 T_1、等长 T_2 混杂信号，瘤内常见血管流空征象，在 DWI 上多为等低混杂信号，增强后明显不均匀强化，“硬膜尾征”少见。该组有 2 例瘤内见流空血管信号，无一例出现“硬膜尾征”。

血管外皮细胞瘤主要与脑膜瘤鉴别，两者均可表现为以等 T_1、等 T_2 信号为主、与硬膜关系紧密，且均明显强化，该组有 2 例误诊为脑膜瘤。有作者认为，肿瘤呈“分叶状”“T_2WI 呈等高混杂信号影”和“无硬膜尾征”时则倾向于诊断血管外皮细胞瘤。

（5）内淋巴囊瘤：2 例皆误诊。为起源于内耳内淋巴囊的低度恶性肿瘤，中心位于内听道和乙状窦之间岩骨后缘的前庭导水管区域，有缓慢生长、局部侵犯的特点，肿瘤呈“蜂窝状”溶蚀性骨破坏，破坏岩骨后可侵入桥小脑角区。临床非常少见，多并发于 von Hippel-Lindau 病（VHL 病），也可单独发病，临床症状主要为感音神经性耳聋、耳鸣、眩晕等。

在 MRI 上，肿瘤表现为 T_1WI、T_2WI 均呈混杂信号，但 T_1WI 上的高信号具有一定特征性，代表肿瘤内亚急性出血的产物，包括高铁血红蛋白、胆固醇结晶和蛋白类物质，瘤体中心 T_1WI、T_2WI 上低信号代表钙化、残存骨或含铁血黄素沉着，富血及富蛋白的囊性部分在 T_1WI、T_2WI 上均为高信号，被认为有助于诊断。该组 2 例与文献报道一致，T_1WI、T_2WI 上均可见瘤内点片状高信号及中心的低信号，1 例可见多发类圆形囊样长 T_2 信号，信号强度高于脑脊液，说明其为富蛋白的囊性部分。有时肿瘤可呈完全囊性表现。增强扫描肿瘤均匀或不均匀性明显强化。

由于本病极少见，故易误诊为其他岩部溶骨性病变，该组 1 例误诊为颈静脉球瘤，主要因病灶范围大，累及颈静脉孔及周围骨质，但回顾性分析发现该例病灶中心仍位于迷路区域，而颈静脉球瘤位于迷路下颈静脉孔区；另 1 例误诊化脓性中耳乳突炎，内淋巴囊瘤 MRI 上所具有的不同形式的特征性高信号有助于鉴别诊断。

（6）皮样囊肿：1 例误诊。颅内皮样囊肿是罕见的起源于外胚层的先天性肿瘤，占颅内原发肿瘤的 0.04%~0.6%，好发于中线及中线旁，常见于 30 岁年龄组。大多数皮样囊肿在 T_1WI 上为低信号，T_2WI 为不均匀高信号，增强后病灶无明显强化，少数在 T_1WI、T_2WI 均为高信号，可能与高浓度的蛋白、脂肪或合并出血有关。

皮样囊肿在 DWI 上一般为低信号，该例呈高信号十分少见。Nishie 等（2003）认为高信号与浓稠的角化物有关。若囊肿破裂，则 T_1WI 可见脑裂、池内多发的高信号脂滴，或在脑室内出现脂 - 液平，高度提示本病的诊断。该例信号特点与大多数文献报道一致，但部位偏中线及信号特点均与表皮样囊肿类似，术前误诊为表皮样囊肿，然而回顾性分析可发现，该例并未沿邻近蛛网膜下隙匍匐生长包埋颅底血管、神经，而表皮样囊肿常有此表现。表皮样囊肿具有钻缝生长的生物学特征，FLAIR 信号抑制不完全，扩散加权像表现为高信号。

（7）其他病例。

1）动脉瘤；3 例，桥小脑角区动脉瘤常发生于椎 - 基底动脉、小脑下前动脉，多见于中老年有动脉粥样硬化的患者，该组 2 例发生在基底动脉，1 例位于椎基底交界处，且患者仅 19 岁，较少见。无血栓动脉瘤在常规 MRI 上呈圆形的流空信号影，增强后表现为与颅内血管近似的明显均匀强化。有血栓形成时则在 T_1WI 呈等到高信号、不均匀强化表现，T_2WI 呈低信号。该组有 2 例瘤体中心为等或混杂信号，仅周边见流空信号，增强后不均匀强化，手术证实其内血栓形成。

2）海绵状血管瘤：3 例。为一种先天性发育异常的血管畸形，好发于 20~40 岁，原发于桥小脑角池极少见，多由脑桥或小脑内病灶突入桥小脑角区。MRI 对诊断海绵状血管瘤较敏感，其特征性表现为亚急性、慢性出血，故 T_1WI、T_2WI 信号不均匀，且在任一序列可见病灶周围环状低信号，为含铁血黄素沉积所致，该组 3 例均可见此环征，环完整或不完整。瘤内脱氧血红蛋白，细胞内、细胞外正铁血红蛋白及外周含铁血黄素成分具有顺磁性，使局部弥散磁场均匀性破坏，故 DWI 呈不均匀低信号，但该组 1 例 DWI 见大片高信号，可能是由于急性出血所致。增强扫描肿瘤可表现多种强化的特点，甚至不强化。该组 1 例轻微强化，推测与其内大片出血有关。

3）孤立性浆细胞瘤：1 例。是由浆细胞单克隆增生导致的单发恶性肿瘤，WHO 分类中包含髓外浆细胞瘤和骨孤立性浆细胞瘤两种类型，临床少见。骨孤立性浆细胞瘤最常累及中轴骨尤其是脊椎，累及颅骨罕见，该例发生于颞骨岩部并累及桥小脑角区。

骨孤立性浆细胞瘤临床多表现为病变部位的疼痛，不同于多发性骨髓瘤常有的全身性疼痛、贫血、发热等全身症状，实验室检查血或尿中单克隆免疫球蛋白（M 蛋白）的出现有助于本病的诊断。MRI 表现为正常骨质被软组织信号取代，肿瘤多呈 T_1WI 等信号或稍高信号，T_2WI 稍高信号，边界不清，坏死、囊变少见，增强后均匀中度或以上强化。

因与脑膜瘤信号相似，突出于骨表面的骨孤立性浆细胞瘤极易误诊为脑膜瘤，一般认为颅底孤立性浆细胞瘤多有邻近骨质破坏，而颅底脑膜瘤引起的骨质改变多为骨质增生，且硬膜尾征多见。

该组病例发生在桥小脑角区均属少见，虽然存在一定误诊，但回顾性分析并结合文献报道发现多数病变仍具有特异性相对较高的 MRI 表现。

脉络膜乳头状瘤呈多分叶或“菜花”状，信号均匀，少数有出血或钙化，强化明显，典型发病部位及与路氏孔的关系强烈提示该肿瘤的诊断。

皮样囊肿在 DWI 亦可呈高信号，一般不强化，但没有表皮样囊肿匍匐生长的特点，囊肿破裂后发现脑裂、池内多发的高信号脂滴高度提示本病的诊断。

动脉瘤呈圆形、类圆形流空影，有血栓形成时信号不均，但周边一般仍可见环形或条弧形流空，强化程度与邻近血管一致。

桥小脑角区转移瘤可位于脑内，也可位于脑外，可单发或多发，MRI 表现缺乏特征性，当有原发恶性肿瘤病史时应想到转移瘤的可能。

桥小脑角区 PNET（髓母细胞瘤）好发于成人，实性为主、DWI 高信号及中度到明显强化是其特点。海绵状血管瘤信号混杂，任一序列可见含铁血黄素环，强化多样。

血管外皮细胞瘤表现多分叶，坏死囊变多见，瘤内常见流空血管，增强后强化明显，与硬膜窄基底相连，但“硬膜尾征”不常见。

内淋巴囊瘤位于颞骨岩部中后区，呈“蜂窝状”溶蚀性骨破坏，T_1WI、T_2WI 瘤体中心低信号及瘤内斑片状或囊状高信号具有特征性。

骨孤立性浆细胞瘤表现为单发溶骨性破坏，T_1WI、T_2WI 呈等信号或稍高信号，均匀性强化，结合实验室检查血或尿中 M 蛋白增高可提示本病。

蛛网膜囊肿的信号在所有 MR 序列上与脑脊液信号一致，增强后 T_1WI 无强化，病变对周围结构产生推压改变。

此外，MRI 对这些少见病变的定位诊断具有较大价值，可多平面、不同角度观察病变与周围组织关系，很好的鉴别脑内、外病变，为外科手术方案的制定及手术入路的选择提供准确可靠的影像学信息。

第二节 小的小管内听神经瘤的假阳性诊断

Lin & Silver(1973)报告2例假阳性造影检查,一为前庭神经炎致内听道不全充盈,一为蛛网膜炎及硬膜与第Ⅶ、Ⅷ颅神经之间的粘连,均误诊为听神经瘤。

造影技术为碘苯酯1ml加多轴位断层。当时,一些作者提出内耳液体分流(诊断性内耳迷路切开术)对于发现小的小管内的听神经瘤是一可靠的手段,当造影结果模棱两可或不满意时,或造影不能确定有否小管内肿瘤,疑有充盈缺损时,更应采用此术。目前,MRI已能胜任这些诊断工作。

第三节 桥小脑角区的假肿瘤

桥小脑角区的肿块通常为肿瘤,最常见者为听神经瘤。

Rao & Woodlief(1979)发现扭曲的椎-基底动脉伸延至桥小脑角区区,引起颅神经症状,CT表现伪似桥小脑角区肿瘤,这是非常难以见到的情况。

按Kieffer等(1975)的意见,桥小脑角区的肿块大约80%为听神经瘤,10%为脑膜瘤,10%为其他疾病:表皮性肿瘤,软骨瘤,蛛网膜囊肿,脑内肿瘤蔓延,动静脉畸形,动脉瘤,以及扭曲的椎动脉、基底动脉或小脑前下动脉。

第四节 听神经鞘瘤

患者,女性,58岁。

病理检查:灰黄灰褐色碎组织一堆,总体积2.5 cm×2.5 cm×0.4 cm。免疫组化结果:阳性,S-100,NSE(局灶+);阴性,Desmin,SMA,NF。病理诊断:"右侧桥脑小脑角区肿瘤切除标本"梭形细胞肿瘤,首选神经鞘瘤,待免疫组化进一步证明。免疫组化诊断:"右侧桥脑小脑角区肿瘤切除标本"神经鞘瘤。

影像资料见图27-1-1。

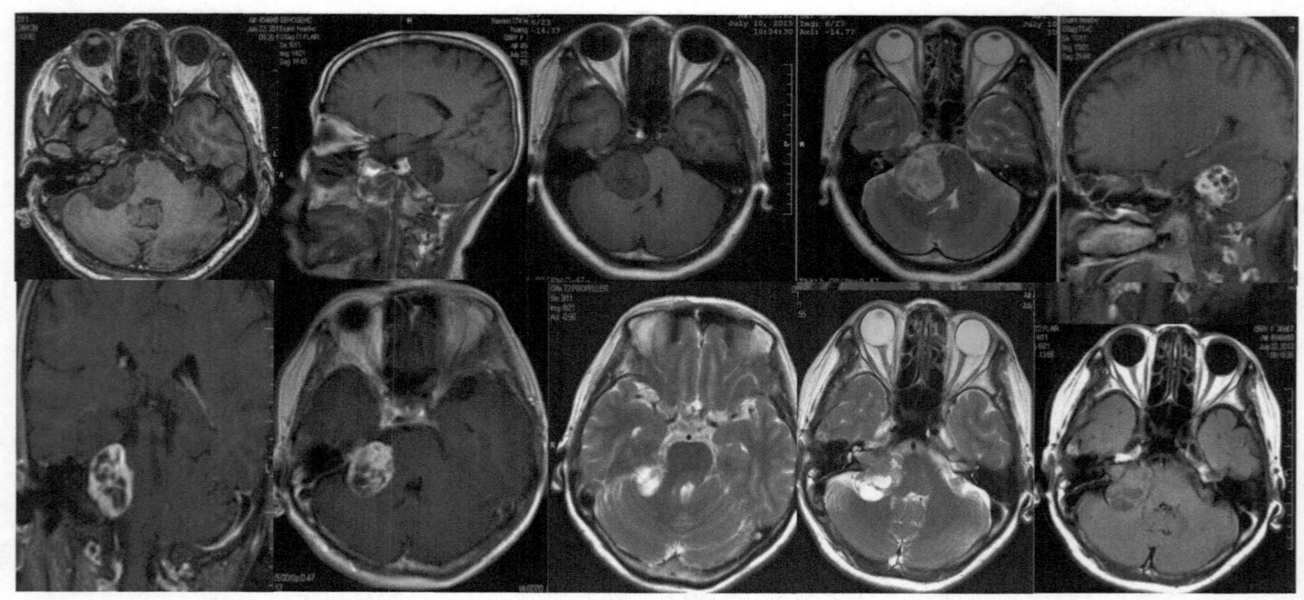

图27-1-1 听神经鞘瘤

第五节　误诊病例简介：巨大听神经瘤

听神经瘤为小脑桥脑角常见的良性肿瘤，多见于30~50岁的中年人，性别无明显差异。听神经瘤多源于第Ⅷ脑神经内耳道段，亦可发自内耳道口神经鞘膜起始处或内耳道底。

一般为单侧，双侧听神经瘤属多发性神经纤维瘤病2型，发病率为1/50 000~1/100 000。早期症状有耳鸣、听力减退、眩晕；晚期则引起周围性面瘫、共济失调及颅内压增高症状。

其CT表现为瘤体呈等密度或低密度，少数呈高密度。肿瘤多为圆形或不规则形，位于内听道口区，骨窗见内耳道扩大、骨侵蚀或骨质吸收，增强效应明显。

MR T_1WI上呈略低信号或等信号，T_2WI上呈高信号，注射对比剂后瘤实质部分明显均一强化，囊变区不强化。

听神经瘤按大小分为：①1期，内听道型，局限于内听道内；②2期，小型，1~14 mm；③3期，中型，15~29 mm；④4期，大型，30~40 mm；⑤5期，巨大型，>40 mm。

大型肿瘤可占据整个一侧颅后窝，并向上经天幕裂孔至幕上，下达枕骨大孔的边缘，内侧可跨越脑桥的前面而达对侧。一例肿块直径大于4 cm，属巨大听神经瘤。

1.误诊分析　听神经瘤按起源部位分为：有前庭神经内耳道段即非神经胶质段；桥小脑隐窝段即神经胶质段，起源于前庭神经内耳道段为瘤蒂病理解剖学来源基础。

听神经瘤来源于桥小脑隐窝可能是其未见瘤蒂的主要原因。该例未见瘤蒂，术中发现肿块从桥小脑隐窝向前方生长，破坏岩骨尖并侵入中颅窝，内听道并未累及，因生长方式与典型听神经瘤不同而造成误诊。

2.鉴别诊断

（1）三叉神经瘤：听神经瘤需与三叉神经瘤鉴别，后者好发于中、后颅窝，鞍旁麦克尔腔，三叉神经半月结处，岩骨尖部，肿瘤成分在CT密度与MRI信号上与听神经瘤并无明显差异，多为囊实性肿块。骑跨颅中后窝的“哑铃”状外观及岩骨尖破坏是其重要鉴别征象。该例肿块位于后颅窝部分位置靠后，位于岩骨后部，不符合三叉神经瘤位置靠前位于岩骨尖的表现。“瘤蒂征”为听神经瘤特异征象，表现为肿瘤呈“锥”状移行进入扩大内耳道。

（2）脑膜瘤：脑膜瘤一般呈圆形或卵圆形，CT及MRI增强扫描强化明显，密度信号均匀，多无坏死及囊变区，向幕上生长时可见“逗号征”。

（3）胆脂瘤：胆脂瘤沿脑池匍匐生长，增强后无强化，无内听道扩大。

巨大听神经瘤的相关影像报道甚少，该例少见。追问既往史，患者耳鸣症状十余年前即出现，估计肿瘤已缓慢生长多年。其首发症状符合听神经瘤的表现，与三叉神经瘤早期引起一侧面部麻木疼痛的症状截然不同。当肿瘤巨大时，依据肿瘤好发部位及形态进行鉴别易造成误诊，诊断时要充分结合临床，考虑其他肿瘤的可能性。

第六节　右侧桥小脑角听神经瘤

患者，女，32岁。

病理检查：灰黄暗褐色组织一堆，总体积3 cm×2 cm×0.5 cm。病理诊断：“右侧桥小脑角区肿瘤切除标本”：听神经瘤。

影像资料见图27-1-2。

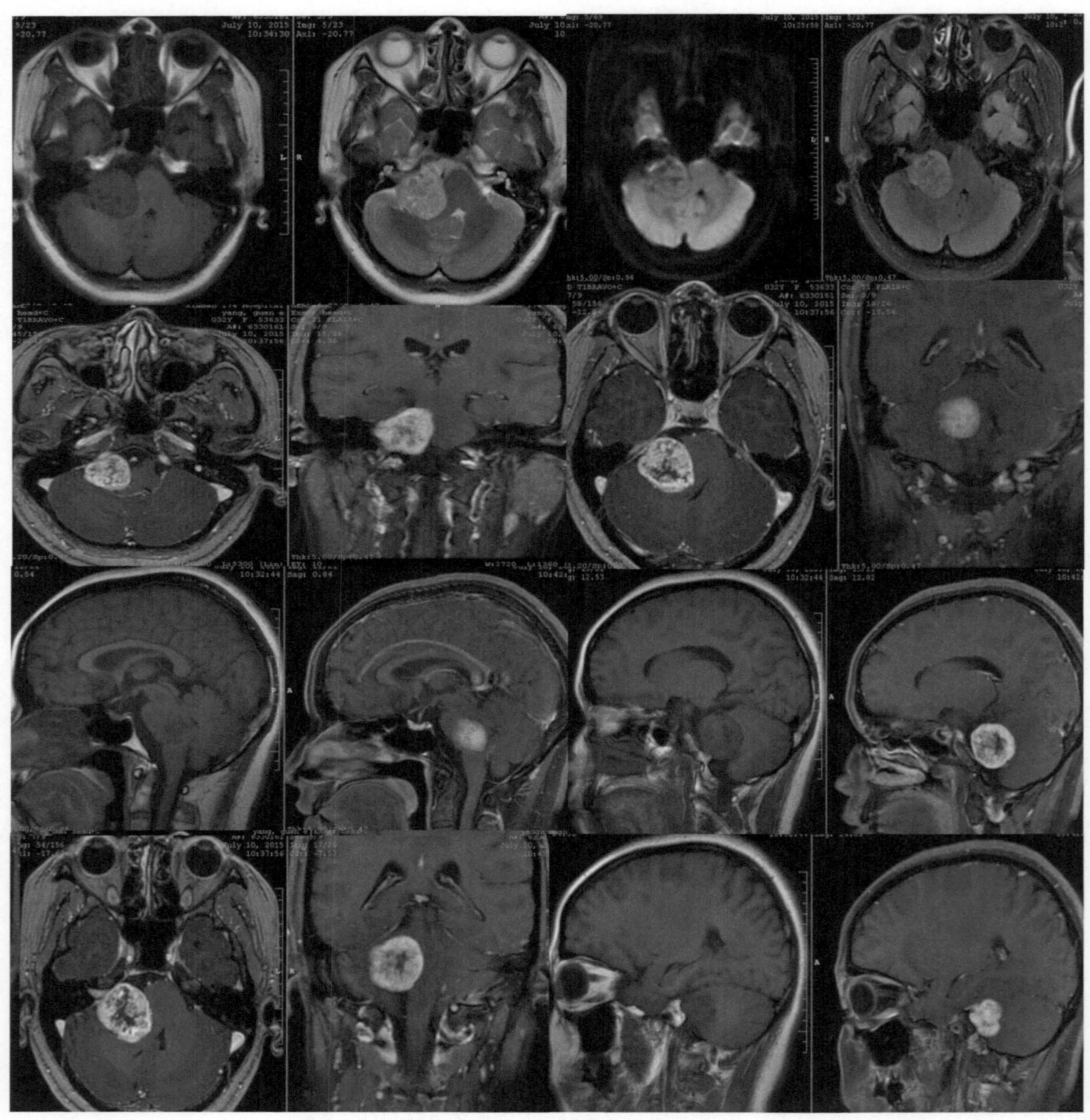

图 27-1-2 右侧桥小脑角听神经瘤

第二章　脑干病变

第一节　以脑干病变为主的不典型的后部可逆性脑病综合征

脑后部可逆性脑病综合征是一组主要累及后循环的可逆性临床影像综合征，近年来随着对该病的不断深入，已逐渐将其列为常规诊断的范畴。脑后部可逆性脑病综合征影像学表现具有一定的特征性，典型者好发于双侧顶枕叶，发生于脑干者偶见。

1. 发病机制　脑后部可逆性脑病综合征是由Hinchey等(1996)首先提出的一种临床-影像综合征，与多种临床疾病有关，常见病因为高血压病、妊娠高血压综合征、慢性肾衰竭、化疗、放疗、器官移植后、胶原性血管等。一组2例为高血压病，1例为慢性肾功能不全。

其发病机制目前尚未完全清楚，大部分学者赞同高灌注学说，血管自我调节机制通过小动脉的收缩、舒张来保持脑供血维持于一恒定状态，不受总体血压的影响。血压急性过度升高到一定程度，会超过自我调节机制的限度，收缩的小动脉受机体整体高血压的影响，被迫扩张而造成脑的高灌注状态。此高灌注压足以冲破血-脑屏障，造成液体大分子渗入间质内，即血管源性水肿，该组3例发病前均有血压急性升高，2例DWI证实病变属血管源性水肿。

至于脑后部可逆性脑病综合征多发生于大脑后部，目前多认为是由于大脑后部由后循环的椎-基底动脉系统供血相比较前循环的颈内动脉系统而言缺少丰富的交感神经支配，而交感神经可以在血压急剧升高时帮助维持脑血管的自我调节能力，由于椎-基底动脉系统在解剖上的易损性，使其对高灌注特别敏感，从而更容易出现血管的渗透性增加引起血管源性的脑水肿。

典型的脑后部可逆性脑病综合征：脑后部可逆性脑病综合征的诊断需结合病史、查体、影像学检查及预后转归综合考虑。典型的脑后部可逆性脑病综合征具有：①如上述病因所述相关病史；②临床以头痛、意识障碍、癫痫发作和视力障碍4大症状为特点，临床表现与病变部位导致的神经功能障碍有关，是非特异的；③典型影像表现为双侧大脑半球后部皮层及皮层下白质，尤其是双侧顶枕叶弥漫性、对称性片状水肿区，其他少见部位包括颞叶、脑干、小脑、基底节区及额叶，少见部位的病灶多与顶枕叶病灶共存；④脑后部可逆性脑病综合征的定义提示具有可逆性，并成为诊断依据的一部分。

大部分脑后部可逆性脑病综合征病例在去除病因，即纠正高血压、停用相关毒性药物后，症状可自动缓解，其影像学病灶亦可消失。随着相关报道的增多，人们对此病的认识不断加深，典型的脑后部可逆性脑病综合征诊断不难。一些学者认为脑后部可逆性脑病综合征的研究应集中在对其病理生理机制、不典型及易于误诊的脑后部可逆性脑病综合征的影像研究。

不典型脑后部可逆性脑病综合征：一组研究收集了3例以脑干病变为主的不典型脑后部可逆性脑病综合征病例。3例影像上病变部位不典型：60%以上病变位于脑干部位，包括桥脑、中脑、桥小脑臂等。2例无顶枕叶病变，仅1例有左顶枕叶病变。其次临床症状不典型：该组均以头痛症状为主，仅1例伴双眼视力轻度下降，除此之外无其他异常症状。

以脑干病变为主的不典型脑后部可逆性脑病综合征临床较少见，容易误诊。这就要求影像科医师提高对该病的认识，特别是青中年人，有高血压或慢性肾功能不全等病史，出现脑干对称性病变，临床症状与影像学表现不符，应想到该病的可能。因病例较少，以脑干病变为主的脑后部可逆性脑病综合征是否有其他特殊性，有待进一步观察、研究。

以脑干病变为主的不典型脑后部可逆性脑病综合征临床及 MRI 影像学表现，仍具有一定的特征性。

（1）该组 3 例均以头痛为主要症状，病例 3 累及左枕叶而出现视力下降。

（2）3 例病变部位均为大脑后部区域，以脑干对称性片状水肿区为主，其次为小脑、基底节区及额顶叶及枕叶。

（3）症状、体征无明确神经定位。脑后部可逆性脑病综合征病变好发于顶枕叶，而枕叶是人类高级视觉中枢，视力障碍多由枕叶水肿视辐射纤维受压引起。另一方面，脑后部可逆性脑病综合征还可发生于额叶、颞叶、脑干、小脑、基底节等部位，而少有这些部位病变的症状，这可能与其病变属血管源性水肿、无细胞损伤、坏死有关。该组 3 例以脑干病变为主，而均缺乏肢体障碍、颅神经损害等常见脑干病变症状，其影像学表现与症状、体征明显不符。

（4）经适当治疗后，多数症状能在短时间内恢复，此为脑后部可逆性脑病综合征最显著的特征。该组 3 例在去除病因，即纠正高血压、改善肾功能后，症状自动缓解，其影像学病灶也消失、缩小，成为诊断的依据。但如治疗不及时，可逆性脑病亦可发展为脑梗死、脑出血等，从而导致不可逆的后遗症。

近年来 DWI 在脑后部可逆性脑病综合征的诊断、鉴别诊断及疾病预后中表现出较大的优势。它可较早地检出病变部位的血管源性水肿，有利于早期治疗。从 DWI 的原理可知，DWI 可区分血管源性水肿和细胞毒性水肿，前者 DWI 表现为等信号或稍低信号，ADC 图上呈稍高信号或等信号；后者 DWI 表现为明显高信号，ADC 图上呈低信号。脑后部可逆性脑病综合征早期发病机制与血管源性水肿有关，DWI 表现亦与之相符，这可以解释病灶的可逆性。该组 3 例均证实为血管源性水肿，仅病例 1 右侧基底节区病灶 DWI 表现为稍高信号，ADC 图上呈等信号，且 2 周后复查，病灶已形成不可逆性软化灶。该组作者考虑该病灶存在细胞毒性水肿的可能，而其 ADC 图上呈等信号，可能为 2 种水肿相互干扰的结果。表明 DWI 及 ADC 图同时可提示预后，这与文献报道相符。

2. 鉴别诊断　脑后部可逆性脑病综合征的鉴别诊断包括脑梗死、静脉窦血栓形成、病毒性脑炎及多发性硬化。

（1）早期脑梗死：在早期脑梗死，DWI 显示病灶呈高信号，ADC 图呈低信号，有相应的临床症状。

（2）静脉窦血栓形成：静脉窦血栓形成采用增强的 MRV 检查可发现异常，此外多伴有邻近的脑组织缺血及出血改变。

（3）脑炎：根据相应的实验室检查、发病部位及临床表现可与脑炎鉴别。

当然，诊断的关键还在于不需特殊治疗，短期内病灶消失的特点，这是脑后部可逆性脑病综合征与上述所有疾病不同之处。

第二节　类似多发性硬化的脑干隐匿性动静脉畸形

脑干隐匿性动静脉畸形相当少见。Britt（1981）报告 1 例 32 岁女性病人，因脑干症状与体征被误诊为多发性硬化长达 20 年。

尽管 CT 图像曾提示为血管畸形，但病变连接于脑干与小脑之间的蛛网膜下隙，动脉造影未见异常。CT 示左小脑半球前上及桥脑背侧有多形性密度增高区，且围绕第四脑室，未见对比剂增强的占位效应。左椎动脉造影仅见左小脑后下动脉近扁桃体上部少许可疑异常血管，不像动静脉畸形。气脑造影示病变起于第四脑室左侧壁并突入室内。遂行后颅窝探查术，手术分开小脑蚓部下部，见第四脑室壁及底部有一向外生长的包块突起，呈圆形，活检为动静脉畸形的异常血管组织，未见任何大的供血动脉。该作者认为，CT 对本症的诊断甚为重要，它表现为多形性密度增高的病灶，并有对比剂强化。

第三节　脑干海绵状血管瘤病例

患者，女，51 岁。

病理检查：灰褐色组织一块，大小 0.6 cm×0.5 cm×0.3 cm。"中脑脑干病灶切除标本"：镜下可见厚薄不等、大小不一的血管结构，管腔内充血及腔外出血，周围少许脑组织见含铁血黄素颗粒沉积，并见神经元出现变性，灶区神经胶质纤维增生，结合临床病史及影像学检查，符合海绵状血管瘤（血管畸形）的脑组织病理学表现。

影像学资料见图 27-2-1。

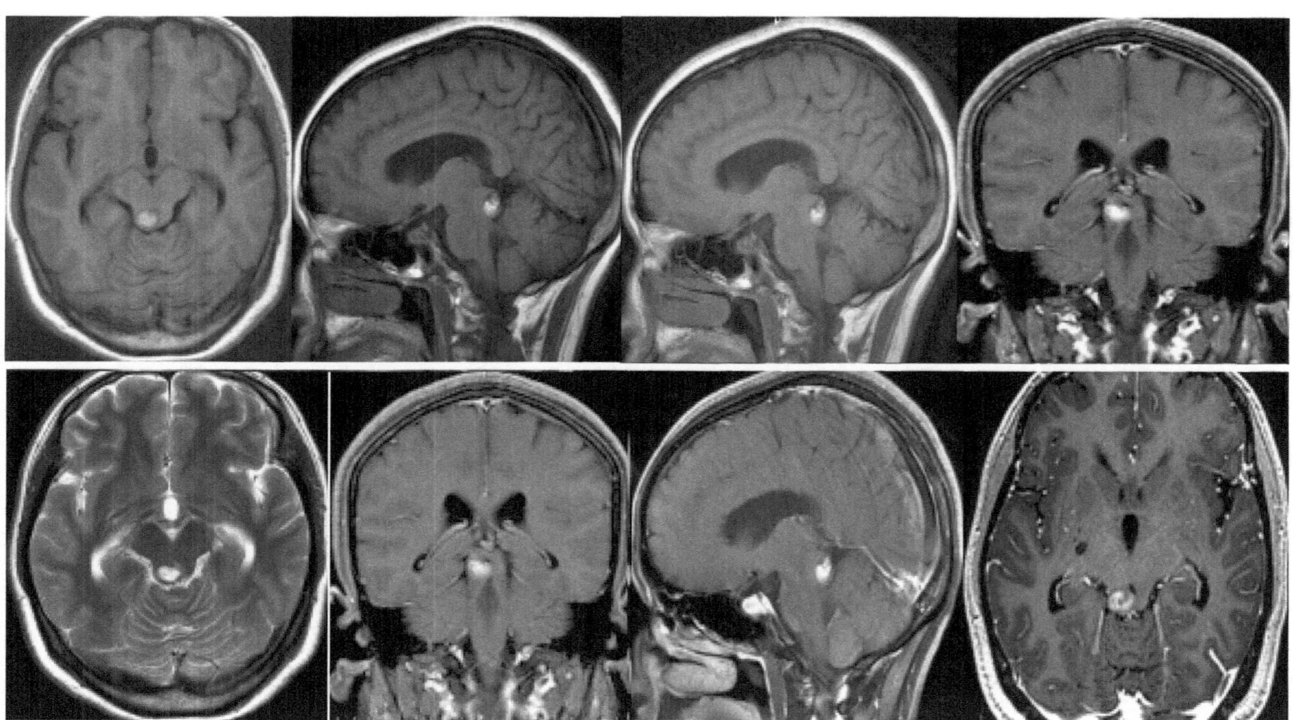

图 27-2-1　脑干海绵状血管瘤

第三章　后部可逆性脑病综合征

后部可逆性脑病综合征（PRES）是逐渐被认识的一种临床影像学综合征，是一系列临床和影像学表现的总称，是免疫抑制剂治疗最严重的并发症，是一种具有潜在破坏性的神经疾病。其临床症状包括癫痫、头痛、视觉障碍等，影像学表现具有一定的特征性，多定位于大脑后部顶枕叶，且病灶可在纠正病因后短期内消失。

1. 定义和内涵　Hinchey 等（1996）通过对各种病因引起的具有相似临床症状及神经影像学改变的 15 例病例回顾性分析，首先提出一种累及大脑半球后部白质为主的可逆性后部白质脑病综合征（RPLS）的概念，此后曾被命名为后部可逆性脑白质病、高灌注性脑病、顶枕叶脑病、可逆性后部脑水肿综合征或大脑后部可逆性水肿综合征等。

随着相关病例的报道逐渐增多，以及磁共振 FLAIR、DFSN 等新的扫描序列的应用，对可逆性后部白质脑病综合征的认识也逐渐加深，后来发现可逆性后部白质脑病综合征也可累及灰质及脑内其他区域，因此，Casey 等（2000）对可逆性后部白质脑病综合征提出新的命名，即后部可逆性脑病综合征（PRES）。

这是在妊娠子痫、器官移植后环胞素的使用及严重高血压情况下所提出的一个概念。后部可逆性脑病综合征与高血压、子痫 / 先兆子痫、移植、感染、自身免疫及肿瘤化疗等多种危险因素有关，目前已成为神经毒性状态下具有特征性血管源性水肿模式的同义词。

关于后部可逆性脑病综合征的定义目前还没有达成一致，但由于该词清晰表述了可逆性后部脑病综合征的影像学常见部位及典型临床、影像学预后，由此逐渐被大家认可并采用。

但其影像学异常并不绝对位于脑后部区域，也并不总是具有可逆性，后部可逆性脑病综合征实际上已变成了一个误称。

Ahn 等（2004）将顶枕叶以外区域受累的后部可逆性脑病综合征样病变称为“不典型”后部可逆性脑病综合征。

后部可逆性脑病综合征与影像学、神经病学、妇产科学、器官移植、内科学、肿瘤学、免疫学等多种临床、基础医学学科关系密切，不管现在或将来“PRES”这一词语的含义怎么变化，临床医师仍会继续使用这一名称。但对该词语定义和内涵的解析反映了对这一临床疾病实体认识的不断变化、知识的更新及资料的积累丰富。

病因和发病机制：关于后部可逆性脑病综合征的发病机制虽然已进行了大量研究，但仍存在争议，主要有两种截然相反的观点：一种假说是脑血管痉挛引起的缺血；另一种假说是脑血管的自动调节能力的短暂丧失导致过度灌注、血脑屏障破坏和血管源性水肿。

另外，所有可引起毛细血管内皮细胞产生毒性反应的原因都可直接或间接导致血脑屏障结构和功能破坏，产生血管源性脑水肿。

2. 病因　至今报道的病因包括高血压脑病、子痫和先兆子痫、器官移植、结缔组织病（如系统性红斑狼疮）、溶血症、尿毒症、急性卟啉症以及环孢霉素 A（CsA）、红细胞生成素、长春新碱和干扰素 A 等一系列细胞毒性及免疫抑制剂应用后的毒性副反应等。

其他可能诱发后部可逆性脑病综合征危险因素有血栓性血小板减少性紫癜；X 线脑血管造影、输血、使用促红细胞生成素；使用免疫抑制剂及各种化疗药物（FK506、顺铂）等。

目前尚未对后部可逆性脑病综合征的病因达成共识，但以下 2 个病因已较为明确：高血压脑病及血管内皮损伤。

3. 临床表现　后部可逆性脑病综合征的临床症状主要可归纳为 4 个方面。癫痫发作：通常在病程早期发作，可作为首发症状，并可多次发作；不同程度的行为和神志异常：包括失眠、记忆障碍、注意力不集中、阅读速度减慢，昏迷少见；视觉障碍：包括偏盲、幻视及皮质盲等；头痛。有时还可见局部神经学症状。

后部可逆性脑病综合征常为急性或亚急性发病，共同特点是发病前均有血压突然升高。常见临床表现为迅速进展的头痛、恶心、呕吐。癫痫性发作常为首发症状，通常为全面强直-阵挛发作，大部分患者反复发作多次，少数痫性发作为唯一的临床表现。可出现不同程度的意识障碍、精神异常和智能障碍，表现为淡漠与兴奋交替，记忆力与注意力下降，性格改变，反应迟钝。视力障碍可为偏盲或皮质盲。短暂轻偏瘫或偏身感觉障碍；血压可显著升高。少数腱反射减弱，与肢体运动功能损害不一致。

血压升高不明显的可逆性后部脑病综合征患者多有毒血症、肿瘤病史及使用细胞毒性药物病史，一般为系统性红斑狼疮、干燥综合征、电解质紊乱、肾脏移植使用环孢霉素者。这些患者可能存在血管内皮损伤，例如环孢霉素对血管内皮细胞有直接毒性作用，引起内皮细胞释放内皮素、前列腺素和血栓烷 A_2，引起血管痉挛和微血栓，加重血管内皮和血脑屏障的损伤，而且血管内皮损伤导致血管反应性的改变，容易促成血压的上升。

本病通过及时有效治疗后症状可迅速改善，不遗留神经系统后遗症，但延误治疗可继发脑出血或脑梗死永久性神经系统损伤。后部可逆性脑病综合征在积极有效的治疗后，影像表现为原有的脑部异常水肿病灶可迅速完全或基本消失。

4. 影像学研究　后部可逆性脑病综合征神经影像学表现是大脑后部脑白质区水肿，尤其是双侧顶枕叶。少见部位如额叶、脑干、小脑、基底节，灰质也可累及。病灶主要表现为对称性，但也有表现为非对称性。

后部可逆性脑病综合征的 CT 表现多为双侧顶枕叶的对称片状低密度影，增强后病灶常不强化，可有占位效应。其 MRI 表现为相对于脑实质的 T_1WI 呈低信号，T_2WI 呈高信号，液体衰减反转恢复（FLAIR）序列显示不被抑制的点状或片状异常信号，多位于皮层下-脑白质部，但也可累及大脑皮层。

后部可逆性脑病综合征好发于大脑后部顶枕叶，其他相对少见的病变范围包括额叶、颞叶、脑干，小脑及基底节等，少见部位的病灶多与顶枕叶的病灶共存。病灶多为双侧性，可不完全对称，单侧病变较为少见。注射对比剂增强检查时大部分病灶不强化。

近年来 DWI 在后部可逆性脑病综合征的诊断中表现出了一定的优势，它可较早地检出病变部位的血管源性水肿，从而有利于早期治疗。后部可逆性脑病综合征的病灶多由从血管腔内渗入脑间质的液体造成的血管源性水肿引起，细胞外间隙内水分子扩散活动增强，导致表观扩散系数（ADC）升高。而在 DWI 中，由于此序列本身具有 T_2 加权的特征，水肿表现为高信号，同时血管源性水肿导致病变区的 DWI 中信号下降，两者相互作用，最终大部分后部可逆性脑病综合征病灶在 DWI 序列中呈等信号；但少数病例可呈低信号，其原因可能为 T_2 效应不足以对抗病变区扩散能力的增加。

后部可逆性脑病综合征主要是由于急性大脑白质血管源性水肿引起，少数情况可合并有细胞毒性水肿。磁共振弥散成像可以很好鉴别血管源性水肿和细胞毒性水肿。细胞毒性水肿时，DWI 呈明显高信号，ADC 图呈低信号。而血管源性水肿时，DWI 呈中等或低信号，ADC 图呈高信号。然而由于 T_2 透射效应，血管源性水肿在 DWI 也可表现为高信号，因此结合 ADC 图来区别血管源性水肿和细胞毒性水肿非常重要。

也有研究认为，如果后部可逆性脑病综合征病变区表现为 DWI 高信号和 ADC 值正常或稍低，则意味着病变区血管源性水肿发展为细胞毒性水肿，甚至发展成为脑梗死而进入不可逆期，其预后较差。也曾有报道称后部可逆性脑病综合征最终发展为脑出血灶。

3D CE-MRA 显示沿双侧大脑前动脉、大脑中动脉及大脑后动脉终末支周围可见“葡萄状强化”。随访 3D CE-MRA 显示强化灶变小、消失。

第四章　松果体区

第一节　松果体区肿瘤

松果体在间脑结构中属于上丘脑，以柄附着于第三脑室后部，而松果体区主要包括松果体、缰、缰三角、缰联合及周围血管。此区毗邻结构多而复杂，发生肿瘤时，影像学较难明确原发部位，因此将此区域的肿瘤统称为松果体区的肿瘤。

该区肿瘤的病理类型复杂，大致可分为3大类：①生殖细胞源性肿瘤，包括生殖细胞肿瘤、畸胎瘤（成熟或不成熟型）、绒毛膜癌、精原细胞瘤、内胚窦瘤及混合性生殖细胞瘤；②松果体实质细胞起源肿瘤，包括松果体瘤和松果体母细胞瘤；③其他来源肿瘤，包括胶质瘤、脑膜瘤及一些非肿瘤性肿物（松果体囊肿、大脑大静脉瘤）。

WHO（2007）中枢神经系统肿瘤分类中，新增了一种松果体区乳头状瘤，一些以往被认为是乳头状松果体瘤、松果体实质细胞瘤、室管膜瘤或乳头状脑膜瘤的病例可能都是该肿瘤，影像学表现为境界清楚的占位，体积较大（2.5~4.0 cm），可以有囊性成分，增强表现出强化；组织学上形成特征性的乳头状结构，常表现为假复层柱状上皮细胞围绕着玻璃样变性的血管壁；有时也可形成实性巢状排列；核分裂象0~10/HP，可以见到坏死，但血管增生通常不明显。免疫组化多种细胞角蛋白阳性。

1. 生殖细胞源性肿瘤　生殖细胞瘤是松果体区最常见的肿瘤，约占松果体区肿瘤的3/4，该肿瘤好发年龄在10~20岁，男性多于女性。肿瘤起自神经管发育早期中线部具有向各个方向生长潜能的原始多能细胞，多见于松果体区及鞍上区。

生殖细胞瘤CT平扫呈等密度、略高密度，内见松果体钙化灶；MR T_1WI 上呈等信号和稍低信号，T_2WI 上呈稍高信号，强化明显，边界清楚。肿瘤可沿第三脑室侧壁浸润生长，直接侵犯第三脑室后部，形成影像学上具有特殊诊断价值的侧脑室壁带状强化或蝴蝶形征象。一组10例患者的研究中有生殖细胞瘤2例，未见明确的这种特征性表现，但均被手术病理证实。

畸胎瘤的发生率仅次于生殖细胞瘤，由内、中、外三胚层衍生而成，好发年龄为儿童。畸胎瘤因同时含有上皮、骨、软骨、牙齿、毛发脂肪等成分，CT显示肿瘤边界欠清，内有散在点状、斑片状钙化影和低密度囊变坏死或脂肪影；MR T_1WI、T_2WI 上均呈混杂信号，增强扫描肿块强化不均匀，见到脂肪密度基本考虑本病的诊断。囊性成分为主的多为良性，实性成分为主的多为恶性。该组1例为良性。

2. 松果体实质细胞起源肿瘤　松果体实质细胞瘤是良性肿瘤，部分有包膜，边界清楚。文献报道CT平扫示松果体区等密度或稍高密度肿块，边界清楚，增强后肿块明显均匀强化；该组1例MR T_1WI 上肿块呈等信号、T_2WI 上呈稍高信号，增强扫描可见肿瘤明显均匀强化。

3. 其他来源肿瘤　肿瘤起源于松果体外的组织（如脑干、丘脑或第三脑室），正常松果体被推移侵犯。

4. 松果体区囊肿　该组有1例，为表皮样囊肿，是外胚层皮肤异位细胞发展而成，多位于桥小脑角区，偶尔发生在松果体区。CT平扫表现为类圆形囊性低密度肿块，肿瘤有沿间隙如脑池内钻孔生长的特性；MRI所示肿块的信号取决于囊内胆固醇和角质蛋白的含量，多数呈长 T_1、长 T_2 信号，但在 T_1WI 其信号略高于脑脊液，T_2WI 略低于脑脊液。少数囊肿内角质蛋白含量较高，在 T_1WI 呈高信号。增强扫描肿块无强化。

5. 髓母细胞瘤　一般认为髓母细胞瘤起源于小

脑发育过程中的外颗粒层细胞残余或起源于小脑后髓帆生殖带内的异常细胞。典型部位在第四脑室顶部及小脑蚓部，是高度恶性的肿瘤，主要见于儿童和青少年。MRI 表现并无特征性，该组 2 例髓母细胞瘤均为青少年，根据其典型部位不难诊断。病理上髓母细胞瘤没有特异的免疫组化标志物，少数肿瘤细胞 Vimentin 或 Nestin 免疫表达阳性。髓母细胞瘤中如果有胶质细胞分化的成分，GFAP 表达阳性，如果有神经元成分，NF、NSE 和 Synatophysin 表达阳性。

6. 胶质瘤　约占松果体区肿瘤的 33%。肿瘤分化程度不同，影像学表现差异较大。以低分化的星形细胞瘤多见，当肿瘤分化较好时，密度或信号一致，CT 上呈低密度，MR T_1WI 上呈低信号，T_2WI 上呈高信号，无强化或仅轻度强化，环行强化是其特征。当分化较差时，密度或信号不一致，强化不均匀，瘤内可见囊变、坏死，甚至出血。根据肿瘤与周围脑组织的关系、水肿表现、静脉移位方向推断出肿瘤的起源部位，从而做出胶质瘤的诊断。

4. 脑膜瘤　松果体区脑膜瘤比较特殊，可与小脑幕和大脑镰关系不密切，或仅以很小的蒂附着在小脑幕或大脑镰上，也可以小脑幕或大脑镰为基底，紧密附着，小脑幕和（或）大脑镰强化形成的“拖尾征”并不常见。该组 1 例并未见到脑膜尾征。但当肿瘤较大时，脑膜瘤本身的影像学特征典型，诊断不难。

总之，对松果体区肿瘤，根据部位（松果体或松果体外）、肿瘤内部成分、边界、与血管的关系、增强扫描的影像学特点，CT 与 MRI 相结合，大多能为治疗方法的选择提供较可靠的影像学诊断。但影像学检查的局限性也比较明显，难以进一步区分各种单一细胞肿瘤或多组织肿瘤，有时，同一病理类型的肿瘤可表现不同的影像学特点，而相似影像学表现的肿瘤病理结果可完全不同（表 27-4-1）。

生殖细胞瘤对放疗敏感，尤其是单纯生殖细胞，所以即使是术后也需要化疗；成熟畸胎瘤和神经外胚层肿瘤对放疗不敏感，只能争取手术全切除；恶性畸胎瘤和高度恶性胶质瘤须行局部放化疗。而低度恶性胶质瘤和 5 岁以下儿童则不宜放疗。

目前研究表明，非生殖细胞瘤生殖细胞源性肿瘤，包括内胚窦瘤、绒毛膜癌、恶性畸胎瘤，放疗和外科治疗效果很差，可以进行放疗。

表 27-4-1　松果体区肿瘤临床及影像学表现简介

项目	生殖细胞瘤	畸胎瘤	松果体母细胞瘤	松果体细胞瘤	胶质瘤	脑膜瘤
好发年龄和性别	儿童；男性	儿童；男性	儿童，无性别差异	成人；无性别差异	儿童，无性别差异	成人；无性别差异
松果体区及松果体旁区	松果体区	松果体区	松果体区	松果体区	松果体旁区（多见）	松果体旁区（多见）
信号	均匀	极度不均匀	均匀（除非有出血）	不定	通常均匀	均匀
出血	少见	典型	常见	常见	罕见	罕见
钙化	不常见	典型	常见	常见	不常见	常见
脑水肿或侵犯	常见	不定	常见	不常见	最初累及中脑	偶尔
转移倾向	有	不定	有	无	不定	无
强化	明显	不定	明显	明显	不定	明显
预后	极好	不定	差	不定	不定	极好

第二节　松果体区混合性神经元 - 胶质肿瘤误诊

胚胎发育不良性神经上皮肿瘤是一种混合性神经元 - 神经胶质肿瘤，由 Daumas 等（1988）首先提出。其总结了 39 例胚胎发育不良性神经上皮肿瘤患者资料，认为其最好发于颞叶（62%）、额叶（31%），再次位于顶枕叶，其他少见部位有基底核区、脑干、小脑等。

肿瘤多位于皮质或皮质下，以儿童及青少年多见，男性稍多于女性，90% 的患者在 20 岁前出现症状，最常见者临床症状为难治性癫痫。胚胎发育不良性神经上皮肿瘤术后预后良好，一般无须放、化疗。

1. 影像学研究 胚胎发育不良性神经上皮肿瘤的术前诊断主要依靠影像学检查,其CT平扫多呈较均匀低密度占位,边界较清,瘤周无明显水肿,钙化、出血少见,肿瘤实质多无明显强化。

MRI对胚胎发育不良性神经上皮肿瘤的诊断有重要意义,通常表现为T_1WI上病灶外形呈不甚规则的多结节融合呈“脑回”状或局部脑回不同程度扩大呈“皂泡”样隆起,多为等低混杂低信号,典型者可见多小囊状更低信号区,T_2WI为混杂高信号。瘤内有时可见等信号分隔。FLAIR像上病灶边缘有稍高信号环影,即“环征”,为胚胎发育不良性神经上皮肿瘤的特异性影像学表现(但一例未见此现象)。绝大多数病例无明显占位效应,瘤周水肿亦较轻,增强扫描亦无明显强化。

该例病变发生于少见部位松果体区,呈囊实性混杂信号,为混杂信号呈不均匀环状强化,在胚胎发育不良性神经上皮肿瘤以往的报道中较少见。其影像学表现不典型,术前诊断困难。术前影像学拟诊松果体母细胞瘤或室管膜瘤伴幕上脑积水。

2. 鉴别诊断

(1)生殖细胞瘤:松果体区生殖细胞瘤多见于儿童和青少年男性,表现为密度或信号均匀的软组织肿块,增强扫描明显强化。

(2)松果体细胞瘤:松果体细胞瘤多见于成人,CT像上呈等密度或稍高密度,MRI上多呈等或稍长T_1、稍长T_2信号,增强扫描有不同程度强化。周边钙化可认为是松果体细胞瘤的特征。

(3)松果体母细胞瘤:松果体母细胞瘤多见于儿童,呈高低混杂密度或信号,囊变坏死多见,强化明显而不均匀,占位效应明显,多伴梗阻性脑积水。

第五章　桥　　脑

第一节　桥脑病灶的定位诊断

桥脑各部病变的临床表现　桥脑基底部病损一侧病灶，引起对侧中枢性轻偏瘫；双侧病灶引起四肢中枢性偏瘫、双侧下肢中枢性截瘫或呈闭锁综合征。

脊髓丘脑束受累致对侧浅感觉障碍。

内侧丘系受累致对侧深感觉障碍。外侧丘系受累致听力障碍。

内侧纵束受累致共同性眼球运动障碍。

三叉神经脊髓束及核受累，致同侧面部感觉障碍及角膜反射消失。

三叉神经运动核根受累，致同侧咀嚼肌萎缩无力，张口时下颌偏向患侧。

外展神经核及根受累，致同侧眼球外展受限。

外展神经副核受累，致侧向注视麻痹。

面神经核及根受累，致同侧面肌痉挛（刺激灶），或同侧周围性面瘫（破坏灶）。

面神经及前庭神经核及根受累，致耳鸣、耳聋、重听、眩晕、眼震及前庭功能障碍。

桥臂受累致小脑性共济失调。

网状结构受累，致精神症状、睡眠障碍、高热、瞳孔缩小、霍纳征、呼吸节律紊乱或喘息样呼吸。

第二节　有关桥脑的综合征

下面简介几种具体的桥脑综合征。

1. 桥脑上部或中部腹侧综合征　病灶累及锥体束，引起对侧中枢性偏瘫或轻偏瘫。

2. 双侧桥脑腹侧综合征　又称为闭锁综合征（Locked in 综合征），乃双侧锥体束受累，损伤了皮质脑干束与皮质脊髓束，引起四肢中枢性瘫痪；面肌、腭、舌运动障碍；缄默不语，意识清醒（假性昏迷），双眼球能做垂直及辐凑运动。

3. 桥脑上部被盖综合征　又称为 Raymond-Ceston 综合征，累及结合臂致同侧共济失调及不随意运动；累及内侧纵束注视中枢，致眼球左右联合运动麻痹；累及内侧丘系及脊髓丘系，致对侧深浅感觉障碍；累及部分锥体束致对侧中枢性轻偏瘫。

4.Foville 上部综合征　累及桥脑上部的结合臂，致同侧共济失调；累及内侧纵束，致眼球侧向运动障碍；累及内侧丘系与脊髓丘系，致对侧深浅感觉障碍。

5. 桥脑上部外侧综合征　累及脊髓丘系致对侧浅感觉障碍；累及锥体束致对侧中枢性轻偏瘫。

6. 桥脑中部被盖综合征（Grent 综合征）　累及桥臂致同侧共济失调；累及三叉神经核根，致同侧面部感觉障碍、角膜反射消失及咀嚼肌瘫痪；累及内侧丘系与脊髓丘系致对侧深浅感觉障碍。

7. 桥脑中部外侧综合征（Marie-Foix 综合征）　累及三叉神经根致同侧面部感觉及咀嚼障碍；累及脊髓丘系致对侧偏身浅感觉障碍；累及桥臂致同侧共济失调；累及锥体束，致对侧轻偏瘫。

8. 桥脑下部腹侧综合征（Millard-Gubler 综合征）　外展神经纤维受累致同侧外展麻痹；面神经纤维受累致同侧周围性面瘫；锥体束受累致对侧中枢性轻偏瘫。

9. 桥脑下部被盖综合征（Foville 下部综合征）　累及外展神经核，致同侧外展肌麻痹；累及面神经核，致同侧周围性面瘫；累及内侧纵束及侧视中枢，致侧视麻痹；累及内侧丘系及前方的锥体束，致对侧偏身感觉障碍及轻偏瘫。

10. 桥脑下部外侧综合征　累及面神经核致同侧周围性面瘫；累及锥体束致对侧中枢性轻偏瘫。

11. 内侧纵束综合征　病灶累及内侧纵束，致共同性眼球运动障碍，向对侧注视时不能内收，向对侧外展注视时有水平眼震。

12. 前庭外侧核综合征　病灶累及前庭外侧核，引起眩晕、恶心、呕吐、重听及眼球震颤。

第三节　桥脑中央髓鞘溶解症

桥脑中央髓鞘溶解症（CPM）是一种罕见的中枢神经系统脱髓鞘疾病。桥脑中央髓鞘溶解症以往被认为是致死性疾病，随着 CT、MRI 等影像技术的普及，桥脑中央髓鞘溶解症的生前临床诊断已成为可能。

1. 病因　桥脑中央髓鞘溶解症由 Adams 等（1959）首次报道。本病各年龄段均可发病，但以 35~60 岁较多。男性较女性多见，可能与饮酒有关，一组研究中的 5/8 例男性患者均有饮酒史，2 例有嗜酒史，由于病例太少不能说明太多问题，还需要动物实验研究及大量的临床资料进一步证实。

病变位于桥脑中央，常呈对称性分布，是一种不常见的中枢神经系统脱髓鞘疾病。桥脑中央髓鞘溶解症病因和发病机制目前尚不十分清楚，可能病因有营养不良、慢性酒精中毒、肝病、肾病、电解质紊乱、低钠血症纠正过快、肝肾移植等，也可能与恶性肿瘤、肝肾疾病、严重创伤、卟啉病等有关。有文献报道低磷血症、低钾血症也可诱发桥脑中央髓鞘溶解症。

一组研究中有 7/8 例为低钠血症，占 87.5%，2 例有低钾血症，1 例有广泛的电解质紊乱，包括低钙、低磷、低钾、高氯血症等，但此例血钠位于正常范围的下限。糖尿病、高血压可以促进桥脑中央髓鞘溶解症的发展。

2. 病理学　桥脑基底部中央对称性髓鞘脱失，从中缝向两侧发展，局部无炎性改变，神经细胞和皮质脊髓束的轴索相对完好。受累区域内的髓鞘均被破坏，与破坏的髓鞘相反，轴索和神经细胞、血管结构都相对保留完好，周围没有炎性细胞。除桥脑病变外，约 10% 的病例桥脑外可有脱髓鞘改变，包括丘脑、基底节、皮层下白质、胼胝体等，但病理改变相同，称为桥脑外髓鞘溶解症（EPM）。当桥脑中央髓鞘溶解症与桥脑外髓鞘溶解症同时存在时又被称为渗透性髓鞘溶解（OM）。

3. 临床表现　本病发病突然，临床表现有失语、四肢瘫或下肢瘫，假性球麻痹，如构音障碍、吞咽困难等，最后发展为完全或不完全闭锁综合征，3~10 d 内发展为假昏迷状态，常于 2~3 个月内死亡，6 个月存活率仅为 5%~10%，但也有临床可恢复者。一组研究的 8 例患者中有 6 例为突然发病，1 例患有肠梗阻，1 例患有重症肝炎，4 例患有肝硬化、高血压、糖尿病、肾病等慢性病。

本病无明确的治疗方法，目前仅限于对症及支持治疗，激素及免疫球蛋白的使用尚未有循证医学的证实，本病是自限性疾病，应积极治疗。近来的动物实验表明，早期给予地塞米松治疗可迅速纠正桥脑中央髓鞘溶解症的低钠血症。

4. 影像学研究　目前 MRI 是桥脑中央髓鞘溶解症最为有效的影像学检查方法，既能早期发现病变，又能精确定位和观察病变的形态特点。桥脑中央髓鞘溶解症病变位于桥脑基底的中央部分，病变前方及侧方仅存一薄层脑组织未受累，而后界可延伸至被盖的腹侧。

在 MRI 上 T_1WI 呈均匀低信号，T_2WI 呈高信号，Flair 序列呈均匀或不均匀高信号。桥脑中央髓鞘溶解症的病变从桥脑基底部向周围延伸，可累及整个桥脑，典型的病变不累及桥脑被盖；在纵向上，病灶可从中脑低位区域延伸到展神经核、展神经水平的桥脑下部，桥脑的最下部与延髓交界处常不累及。因此在 MRI 轴位上病变常呈对称的环形、“凸”字形或片状，在矢状位上呈椭圆形，冠状位上呈蝙蝠形，病变边界清楚，也可呈现弥漫性改变，但周围无水肿及占位效应，病变可累及桥脑被盖或中脑。

一组研究中，8 例桥脑中央髓鞘溶解症患者，横轴位上 2 例病变呈“凸”字形，2 例呈环状，1 例呈类圆形，1 例呈片状，1 例呈栗形，1 例呈弥漫性；矢状位上 8 例均呈椭圆形；冠状位上，2 例呈蝙蝠形，1 例呈弥漫性。

桥脑中央髓鞘溶解症的MRI增强表现较复杂，一些学者发现桥脑中央髓鞘溶解症病变有以下增强表现形式：①病变周边强化；②病变中央显著强化；③病变无强化，不同增强表现可能系病变处于不同时期及胶质增生等原因。该组中2例增强均未见强化，符合文献报道。DWI是探测水分子运动最敏感的检查方法，在DWI上桥脑中央髓鞘溶解症呈高信号，ADC图信号变化可以反映病情进展。近来研究表明，DWI可发现超早期桥脑中央髓鞘溶解症，发病24 h内即可检出桥脑异常高信号。早期桥脑中央髓鞘溶解症病变DWI呈高信号，ADC图呈低信号，这可能与病变区细胞水肿、弥散速度下降有关。

非急性期桥脑中央髓鞘溶解症病变DWI呈高信号，ADC图呈高信号。该组8例中，3例行DWI检查，其中1例DW1病变中心呈等信号，周边呈高信号，ADC图呈高信号；1例DWI病变呈均匀高信号，ADC图呈等信号；1例DWI病变呈均匀高信号，ADC图呈不均匀低信号。

MRA能较好地反映颅内血管病变情况。该组只有1例行MRA扫描，显示正常。由于样本量太小，尚需扩大样本量进一步总结。

^{1}H磁共振波谱成像（^{1}H-MRS）在脑肿瘤和老年痴呆的诊断及鉴别诊断方面有重要意义，但在桥脑中央髓鞘溶解症中的应用鲜见报道。

桥脑中央髓鞘溶解症发病初期CT可正常，随病程进展，可发现桥脑基底部出现低密度区，但因颅骨伪影，常不太清楚，诊断桥脑中央髓鞘溶解症MRI比CT敏感得多，常有病人CT检查正常而MRI检查发现桥脑病变。

然而，MRI正常不应该排除桥脑中央髓鞘溶解症的临床诊断，因为有MRI检查阴性而在尸检中发现的。桥脑中央髓鞘溶解症的临床严重程度相关性差，临床情况的好转与MRI表现也不一致。经常有报道神经症状出现时MRI仍正常，但在病情进展过程中MRI可发现病灶。

桥脑中央髓鞘溶解症病变的大小常与神经受损的严重程度不一致，在影像上有大病变而临床可完全无症状或症状较轻，该项研究中肠梗阻患者的桥脑中央髓鞘溶解症临床表现就很轻；小病变可出现严重症状甚至死亡。遗留的髓鞘溶解病变可表现为瘢痕、永久的脱髓鞘或桥脑萎缩。影像上的异常遗留与有无后遗症无明显一致关系，影像上好转比临床症状的好转要慢。

5. 鉴别诊断　本病应与桥脑肿瘤、桥脑梗死或脑干脑炎相鉴别。

（1）脑干肿瘤：脑干肿瘤多位于脑干中部，可伴有部分囊变坏死，常引起脑干增粗、变形，且范同可超出桥脑并累及延脑或中脑，还可引起邻近脑池、脑室受压变形，增强后病变呈均匀或不均匀强化。

（2）脑干梗死：脑干梗死病变范围多位于脑干一侧，常与脑干血管走行一致，多为不规则的T_1WI低信号，T_2WI高信号，偶见病变边缘有散在短T_1出血灶，梗死的病理基础是脑组织的缺血、坏死、水肿，以中老年人多见，常伴动脉硬化等病史。

（3）脑干脑炎：脑干脑炎病变在T_1WI呈低信号，在T_2WI上呈高信号，起病急，常有发热、意识障碍等，脑脊液检查可确诊。

此外，DWI、MRS等技术的广泛应用及影像学不断发展，都有助于桥脑中央髓鞘溶解症同其他疾病相鉴别。随着MRI新技术的成熟和广泛应用，MRI已成为桥脑中央髓鞘溶解症确诊的最早、最有效、最具特征性的检查手段，在桥脑中央髓鞘溶解症的早诊断、早治疗、降低死亡率方面最示出无可比拟的优越性。

第四节　桥小脑角区脑膜瘤

患者，女，74岁。

病理检查：灰白灰褐色碎组织一堆，总体积2 cm×4 cm×4 cm，较大者切面灰白，质中。病理诊断：左侧桥小脑角区病变切除标本，梭形细胞肿瘤，考虑为脑膜瘤，待做免疫组化检测进一步确诊及分型。

影像学资料见图27-5-1。

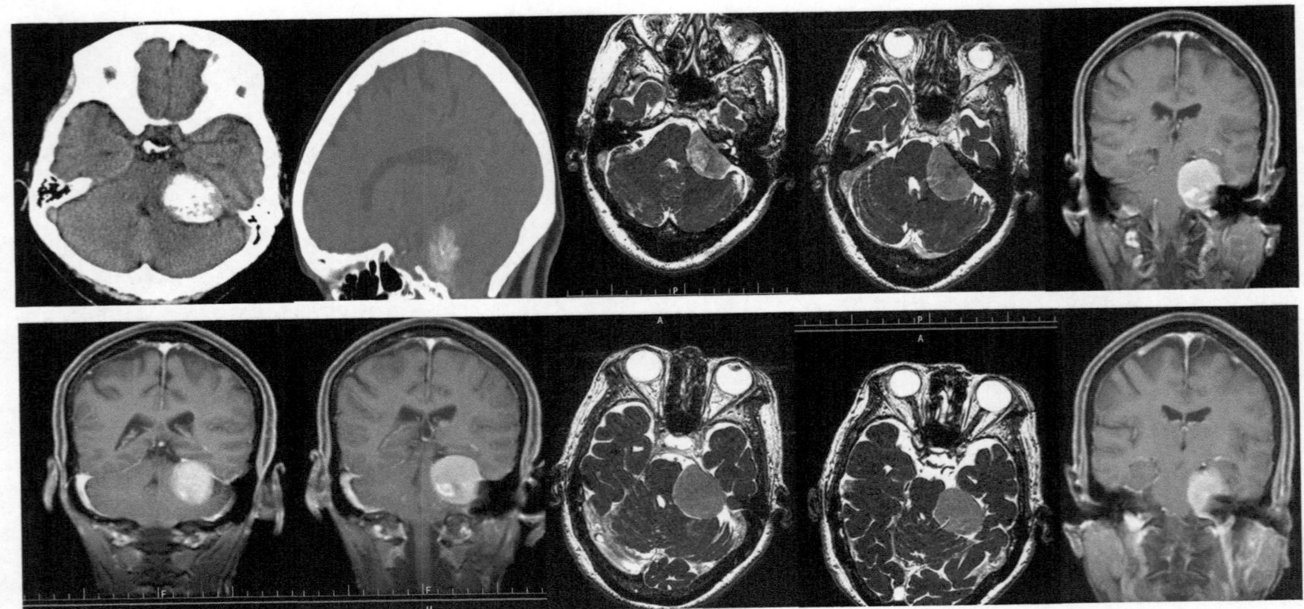

图 27-5-1　桥小脑角飞脑膜瘤

第六章 延 髓

第一节 延髓病灶的定位诊断

延髓各部病灶的临床表现：延髓基底部锥体束受累，致对侧上下肢中枢性瘫痪；舌下神经核及根受累，致同侧周围性舌瘫；疑核受累，致同侧腭、咽、喉肌麻痹；迷走神经背核受累，致内脏功能障碍；孤束核受累，致同侧味觉减退或消失；前庭核受累致眩晕与眼震；耳蜗核受累致同侧神经性耳聋；三叉神经脊束及核受累，致同侧面部感觉减退，呈洋葱头型，以面部外侧为重；绳状体内含脊髓小脑束，受累后致同侧共济失调；前庭脊髓束受累致平衡障碍；下橄榄核受累致肌阵挛，累及眼球肌、腭、咽、喉及膈肌；脊髓丘脑束受累，致对侧浅感觉障碍；内侧丘系受累，致对侧深感觉障碍；内侧纵束受累，致共同性眼球运动障碍；网状结构受累，致同侧 Horner 征，以及血管、泌汗、呼吸、循环、消化功能障碍；楔束核受累，致同侧下肢深感觉与精细触觉障碍；薄束核受累，致同侧下肢深感觉与精细触觉障碍。

第二节 常见的有关延髓病灶的综合征

下面介绍一些常见的延髓病灶综合征。

（1）延髓腹侧旁正中综合征（Dejerine 综合征）：舌下神经根丝受累，致同侧周围性舌瘫，锥体束受累，致对侧上下肢中枢性轻偏瘫；内侧丘系受累，致对侧上下肢深感觉障碍。

（2）延髓背外侧综合征（Wallenberg 综合征）：前庭神经核受累致眩晕、恶心、呕吐及眼震；疑核受累，致同侧腭、咽、喉肌麻痹；脊髓丘脑束受累，致对侧浅感觉障碍；三叉神经脊束核受累，致同侧面部感觉障碍；脊髓小脑束受累，致同侧小脑性共济失调；网状结构内交感神经下行束受累，致同侧 Horner 征。

（3）Avellis 综合征：疑核受累致同侧腭、咽、喉肌麻痹；脊髓丘脑束受累致对侧偏身浅感觉障碍。

（4）Schmidt 综合征：疑核受累致同侧腭、咽、喉肌麻痹；副神经受累致同侧胸锁乳突肌及斜方肌麻痹。

（5）Jackson 综合征：疑核受累致同侧腭、咽、喉肌麻痹；副神经核受累致同侧斜方肌、胸锁乳突肌瘫痪；舌下神经核受累致同侧周围性舌瘫；部分锥体束受累致对侧中枢性轻偏瘫。

（6）Topia 综合征：疑核受累致同侧腭、咽、喉肌麻痹；舌下神经核受累致同侧周围性舌瘫。

（7）延髓半侧损害综合征（Babinski-Nageotte 综合征）：疑核受累致同侧腭、咽、喉肌麻痹；舌下神经核受累致同侧周围性舌瘫；绳状体受累致同侧小脑性共济失调；网状结构受累致 Horner 征；三叉神经脊束核受累致同侧面部感觉障碍；脊髓丘脑束受累致对侧颈以下浅感觉障碍；锥体束受累致对侧中枢性轻偏瘫。

（8）Cestan-Chenais 综合征：疑核受累致同侧腭、咽、喉肌麻痹；绳状体受累致同侧小脑性共济失调；网状结构受累致同侧 Horner 征；内侧丘系受累致对侧深感觉障碍；锥体束受累致对侧中枢性轻偏瘫。

（9）锥体交叉综合征：锥体交叉正中受累致四肢中枢性瘫痪。

（10）上下肢交叉瘫综合征：病灶累及锥体交叉

外侧，引起同侧下肢中枢性瘫痪，对侧上肢中枢性瘫痪。

（11）真性球麻痹综合征：双侧延髓运动核病变，累及双疑核，致双侧腭、咽、喉肌麻痹，引起吞咽困难、饮水发呛、声音嘶哑等；双舌下神经核受累，致双侧周围性舌瘫，引起舌肌萎缩、语言困难等。

第三节 延髓背外侧综合征

延髓背外侧综合征（LMS），又称 Wallenberg 综合征，是指一侧椎动脉或（和）小脑后下动脉闭塞时，在该侧延髓背外侧形成一个三角形缺血区，使该处神经核团和传导束受累出现的一组临床综合征。

1. 病因　延髓背外侧综合征由 Wallenberg（1895）首先报道，故又称 Wallenberg 综合征。它是一种由于小脑后下动脉血栓形成或椎动脉闭塞致延髓背外侧损害的临床综合征。

目前认为高血压导致椎 - 基底动脉系统粥样硬化形成血栓是延髓背外侧综合征的主要原因。该组病例高血压所占比例最高（12/15，80%），其次为高脂血症、糖尿病。

椎动脉在颅内形成基底动脉前发出以下分支：①下行支形成脊髓前动脉；②下行的脊髓后动脉；③延髓旁正中和外侧窝动脉，分别供应延髓旁正中和每半侧延髓中 1/3 区血供（这些动脉也可发自基底动脉和小脑下前动脉）；④小脑后下动脉。

小脑后下动脉是椎动脉的最大分支，在延髓相当于橄榄体下缘，由椎动脉外侧发出，弯曲绕行后上，于舌下神经根与副神经根之间，经绳状体的延髓前端上方至小脑底部，小脑后下动脉的分支有小脑支、脉络膜支和延髓支，继而发出多级分支。延髓支为终末支，供应延髓背外侧区（1/3 区），其余各分支均有较广泛的吻合支。

延髓背外侧解剖结构包括脊髓丘脑束、三叉神经脊束、三叉神经脊束核、疑核、前庭神经核、网状结构交感神经下行纤维、绳状体。故小脑后下动脉主干发生阻塞或供血不足时表现为延髓背外侧受损。

2. 临床表现　小脑后下动脉或椎动脉受累均可导致延髓背外侧综合征，由于以上解剖特点，因此延髓背外侧综合征的典型临床特点为：眩晕、恶心、呕吐和眼球震颤；声音嘶哑、吞咽困难及饮水呛咳；小脑性共济失调；交叉性感觉障碍；同侧霍纳征等。该组患者中首发症状为头晕，言语、吞咽障碍者占 80%，一定程度上提示首发表现为疑核受损者应高度怀疑延髓背外侧综合征。

3. 影像学研究

（1）MRI：延髓背外侧综合征的病灶部位及累及范围有一定的特点，延髓一侧受累是该病的特征性表现。该组病例中均表现为延髓损害，且为单侧。同时由于椎 - 基底动脉的解剖特点，延髓背外侧综合征可累及整个后循环的供血区，形成多处病变。该组资料显示受累部位包括桥脑、小脑及枕叶等，且病灶位于延髓病变的同侧。

病灶一般在 T_1WI 上呈低信号，在 T_2WI 上呈高信号，呈小片状或斑片状及条索状改变。病灶早期或病理变化轻微时，在 T_1WI 或 T_2WI 上均难以显示病灶，而在 DWI 上，早期病灶因为细胞毒性水肿的存在而表现为高信号，后期病灶以血管源性水肿为主，多呈等信号或低信号。T_2-FLAIR 主要显示病灶中的结合水成分，无论病灶处于细胞毒性水肿或血管源性水肿，在 T_2-FLAIR 上多呈高信号且在较长时间内保持这种信号特点。

（2）MRA：MRA 异常表现有 3 种类型。动脉闭塞即未见流空征象：表现为椎动脉血流中断、不显影。动脉狭窄：表现为椎动脉管腔节段性狭窄，小脑后下动脉狭窄或不显影。椎动脉硬化：主要表现为动脉管腔粗细不均，边缘欠光整，呈“串珠”样改变。同时伴有基底动脉环均呈现不同程度的动脉硬化。MRA 异常表现与 MRI 上延髓梗死之间存在密切的关系。

（3）DWI：延髓背外侧综合征的临床诊断主要依靠临床症状和体征。随着 MRI 技术的发展，对病灶检出的敏感性不断提高，不仅可直观显示延髓病变的位置、范围，同时还可显示梗死病变的“责任”供血动脉情况，对延髓背外侧综合征的早期诊断和及时治疗提供了可靠的依据。研究表明，DWI 显示早期脑梗死信号的组织学机制和早期诊断的临床价值已得到认可，在评估急性脑梗死方面是一种极有效的方法。因为 DWI 是一种以检测组织水分子表观扩散系数（ADC）的改变为基础的成像技术，可以敏感地检出细胞毒性水肿。

由于延髓背外侧综合征的延髓病灶早期以细胞毒性水肿为主，因此 DWI 对于早期病灶的诊断优势非常突出。该组有 5 例病灶早期在 DWI 上呈高信号，此时在 T_1WI 和 T_2WI 上未见显示或显示不清。因此通过 DWI 的信号改变，可推测病变组织的病理改变，并用来评估延髓背外侧综合征的分期。

（4）T_2-FLAIR：T_2-FLAIR 主要反映病灶中的结合水的成分，只有当病灶软化后接近自由水的成分时，T_2-FLAIR 才呈低信号。在病灶的演变过程中，尤其是延髓背外侧综合征治疗的中后期，虽然病变组织的 ADC 值接近周围脑组织呈等信号，但在 T_2-FLAIR 上仍然表现为高信号且 T_2-FLAIR 显示的病灶范围较 DWI 更明确。

该组有 13 例病灶在 T_2-FLAIR 上呈高信号，随访治疗恢复期病灶均呈高信号，T_2-FLAIR 显示病灶的范围及数目均优于 DWI。表明 T_2-FLAIR 显示病灶的时间跨度最大，相对 DWI 对早期病灶检出的高敏感性，T_2-FLAIR 更能反映病灶后期，尤其是治疗过程中病灶变化情况，对于延髓背外侧综合征治疗过程中的动态观察有重要意义。

该组随访治疗中后期病灶在 DWI 上呈等信号或低信号，而 T_2-FLAIR 上仍呈高信号。因此，DWI 与 T_2-FLAIR 两种扫描技术的结合应用，不仅能发现病灶，而且可以评估病灶累及的范围和病变的时期。

（5）3D-TOF MRA：3D-TOF MRA 属无创性检查，成像时间短，无须插管或注射对比剂，一次成像能显示全脑血管，包括两侧颈内外动脉、椎 - 基底动脉及所属分支；可多方位旋转显示病变与血管之间的关系；成像时间快，可及时为临床提供诊断依据，但对脑深部的小血管显示有一定的限制。MRA 为延髓背外侧综合征的诊断提供了梗死灶及“责任”血管判断的依据。该组 15 例 3D-TOF MRA 均有明显的椎 - 基底动脉和基底动脉环不同程度的动脉硬化改变，主要表现为延髓梗死灶同侧或双侧椎动脉的血管闭塞、局限性狭窄及小脑后下动脉的狭窄或闭塞，未见一例仅累及小脑后下动脉。该组资料证实小脑后下动脉并非引起延髓背外侧综合征的唯一病因，而椎动脉狭窄或闭塞则可能为其主要原因。一般认为在评价动脉狭窄和闭塞性疾病引起的延髓背外侧综合征时 MRA 可作为常规 MRI 和 DWI 的补充影像，对临床治疗方案的制订有重要意义。

此外，在该病的影像诊断中，应该注意以下两点：扫描技术要规范，对临床怀疑延髓背外侧综合征时检查范围一定要包含全部延髓；由于该病病变较小且位置相对隐蔽，因此诊断时一定要观察全面、仔细。

总之，MRI 是一种无创性的影像诊断技术，可作为延髓背外侧综合征早期诊断的首选影像学检查手段。

第七章 后 颅 窝

第一节 不典型的后颅窝中线囊性畸胎瘤并出血

1. 病理学 颅内畸胎瘤罕见,占颅内肿瘤的5%,儿童及青年发病率占70%。颅内畸胎瘤的发生机制目前认为是胚胎第3~5周的原始生殖细胞移行异常,导致其出现在颅内松果体区、鞍上及后颅窝等部位的残留,残留的原始生殖细胞为多能细胞,可在某些因素的作用下转化为畸胎瘤。颅内畸胎瘤与其他部位畸胎瘤一样,典型者含有3个胚层来源的成分,但颅内畸胎瘤以中、外胚层成分为主。

2. 影像学研究 影像学检查典型的颅内畸胎瘤特征性表现为CT平扫肿瘤多呈圆形或分叶状,边界清楚、光滑,混杂密度,可较好地显示肿瘤内钙化成分,脂肪成分等特征性征象。

MRI对肿瘤内脂肪、囊变及出血成分信号敏感,但对钙化的发现没有CT敏感。

增强扫描肿瘤实性成分多较明显不均匀强化,囊变区无强化。

有作者报告一例位于颅内畸胎瘤的少发部位后颅窝中线区,呈类圆形囊性肿块并软脑膜面附壁结节,合并囊内出血为其特点。CT及MRI检查未发现瘤内有钙化及脂肪成分,影像学表现不典型,这与Tien等(1990)报道的颅内畸胎瘤影像表现一致。

对于不典型的颅内畸胎瘤,如中胚层发育不良,肿块内无脂肪、骨骼、牙齿等,尤其发生在少发部位者,术前诊断困难,确诊需要病理。

病理切片证实肿瘤囊壁以鳞状上皮为主,夹杂较丰富的血管内皮细胞,瘤壁分布不均匀的少量脂肪组织,未见骨骼、牙齿等中胚层组织。结合病理切片、MRI增强检查肿块有较明显强化,推测囊内出血可能与肿块富血供、囊壁毛细血管破裂有关。

3. 鉴别诊断 发生在后颅窝中线区畸胎瘤应与下列疾病鉴别。

(1)囊性血管母细胞瘤:血管流空信号与肿瘤显著而均匀强化是其主要特征,软脑膜面附壁增强后均匀明显强化。

(2)髓母细胞瘤:肿瘤实性成分较多,囊变成分少,增强表现多样,典型者呈"棉团状"强化。

(3)室管膜瘤:肿瘤囊变多见,囊腔大小不一,壁光滑,其"浇注"型生长是第四脑室室管膜瘤的特征性改变。

(4)表皮样囊肿:大多数表皮样囊肿表现为典型长T_1长T_2信号,信号强度介于脑实质与脑脊液之间,偶见混杂信号改变。

(5)囊性脑膜瘤:脑膜瘤实性成分强化明显,常脑膜尾征。

第二节 脑内出血:出血性海绵状血管瘤

患者,女,47岁。

病理检查:暗褐色组织两块,大小分别为0.7 cm × 0.3 cm × 0.2 cm和0.4 cm × 0.4 cm × 0.3 cm。

病理诊断:右侧桥脑占位性病变组织切除标本,送检为血凝块,请结合临床。

影像资料见图27-7-1。

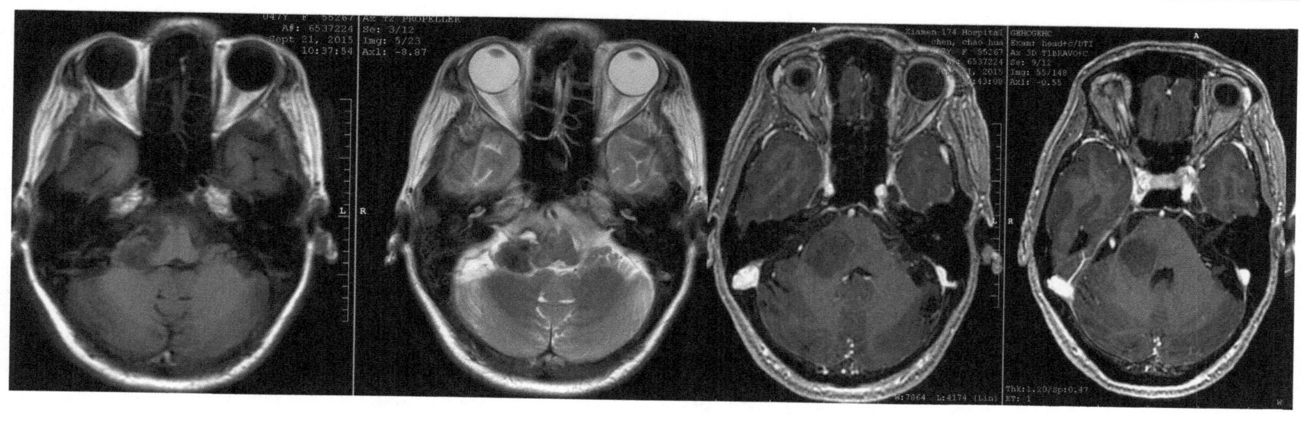

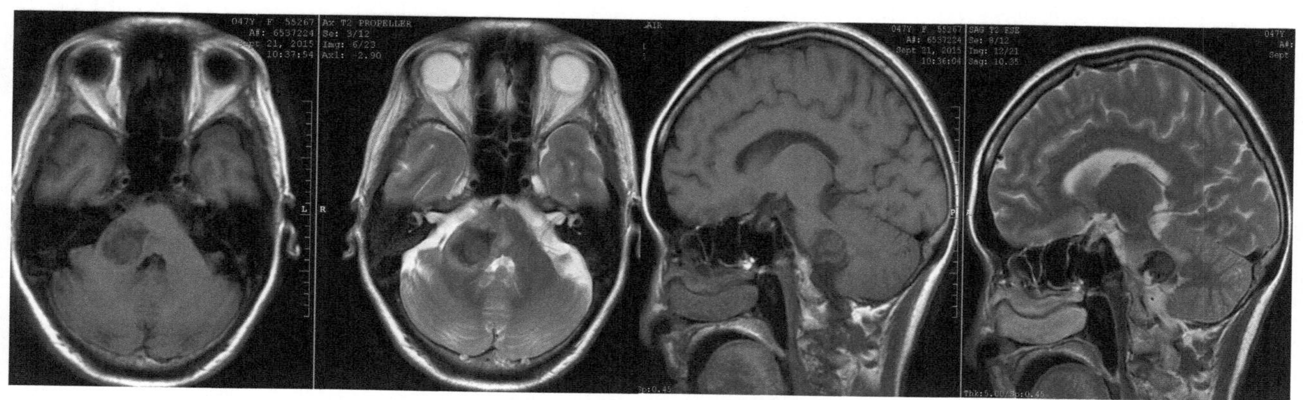

图 27-7-1　出血性海绵状血管瘤

第三节　后颅窝皮样囊肿不典型影像学表现

皮样囊肿是由皮肤外胚层剩余组织包埋于神经沟内发展而来的，常含有皮肤的各种附属成分，如皮脂腺、毛发、毛囊等结构。囊内多含有黏稠、黄色的脂肪类物质，在颅内皮样囊肿很少见，约占颅内肿瘤的 0.2%。多发生在脑中线部位，CT 平扫多为均匀或不均匀的低密度，其 CT 值多为负值，MRI 为短 T_1、长 T_2 信号，增强后无强化。

文献报道的皮样囊肿在 CT 上很少见高密度征象，也有作者提到过皮样囊肿在 CT 上可以呈高密度，但十分罕见，仍是蛋白含量很高所致，增强后亦不强化；MRI 多为短 T_1、长 T_2 信号。

一例影像表现十分特殊：病灶在 CT 平扫上为高密度，这和常见的皮样囊肿在 CT 上为低密度不同；在 MRI 上呈等信号、稍短 T_1、短 T_2 信号，这也与常见皮样囊肿为短 T_1、长 T_2 信号不同；在 DWI 上亦为低信号，和一般皮样囊肿为高信号不同。

回顾分析该例影像表现之所以特殊，可能还是与囊内大量的蛋白含量及钙盐沉积有关，蛋白含量高、黏稠度高、流动性很差，故在 DWI 上为低信号；CT 上为高密度可能与大量钙盐沉积有关，但囊内的蛋白含量如此高，钙盐沉积如此均匀的较大范围实属罕见；增强后病灶基本无强化，仅部分包膜有轻度强化，提示病灶内无血供。

综合 CT 和 MRI 平扫及增强表现应想到囊性病变及高蛋白含量的可能。

第四节 后颅窝脑室造影的诊断陷阱

使用少量(1~3 ml)对比剂与不用透视摆设病人体位的简单的脑室造影术,有时可能发现不了桥小脑角较大的病变,而在使用足够量对比剂时即可观察到此类病变。用此造影术时,若见内听道不充盈,则应考虑使用大量对比剂再检查。

Wilner(1970)指出,对比剂剂量限制在 1~3 ml,可防止管内及管口周围细节观察的丧失,他认为必须在透视下控制对比剂在桥小脑角中的位置,以防止混淆于高位脊髓肿瘤、低位脑干或小脑前部包块,它们都可表现为听神经受害。

Long 等(1972)著文详细讨论上述脑室造影的陷阱问题。

内听道口不充盈,对于肿瘤并不具有特殊诊断意义,它的出现可以由于大的神经充盈内听道,一个短的硬膜囊不延伸入内听道,蛛网膜炎,蛛网膜囊肿,以及动脉瘤等疾病,实应引起临床工作的注意。

第五节 误诊病例简介:后颅窝不典型条纹状胆脂瘤

胆脂瘤,又称表皮样囊肿或珍珠瘤,由皮肤外胚层的剩件(包涵体)在胚胎早期神经沟封闭时发生异位残留而形成,好发部位为桥小脑角区,沿脑池、脑沟窜行生长,任何年龄均可发病,无性别差异。

虽然目前采用影像检查易诊断典型胆脂瘤,但一例不典型胆脂瘤局部向小脑半球突入,邻近第四脑室变形、移位,在 MRI 上疑为小脑半球病变,且 MRI 上呈条纹状,增强扫描未见明显强化,上述改变与小脑发育不良性节细胞瘤(LDD)的 MRI 表现非常相似,故导致术前误诊。回顾性分析文献,该组作者有下述体会。

(1)两者 MRI“条纹征”机制不同:胆脂瘤典型者 CT 表现为低密度病灶,MRI 表现为不均匀长 T_1、长 T_2 信号。不典型者病灶密度、信号不甚均匀,这与肿瘤内的角化蛋白、胆固醇结晶及出血、钙化含量比例有关。该例不典型胆脂瘤因成分复杂随机形成了 MRI 条纹征,无规律、特异性;而小脑发育不良性节细胞瘤是由于小脑叶片的外层及分子细胞层呈明显无序增生,而且过度髓鞘化,小脑叶片内中央白质萎缩并发生脱髓鞘改变。故 MRI 表现为小脑叶片的外层部分在 T_1WI 呈等信号及稍低信号,T_2WI 呈等及稍高信号,FLAIR 像呈稍高信号;小脑叶片的中央部分在 T_1WI 呈低信号,T_2WI 及 FLAIR 成像呈高信号,加上小脑脑沟内的脑脊液呈长 T_1、长 T_2 信号,共同构成了特异性、规律性 MRI 条纹状改变。

(2)“条纹征”走行方向不同:小脑发育不良性节细胞瘤因上述病理基础决定了条纹状走行方向与小脑脑回平行;而胆脂瘤无此规律,如该例“条纹征”与小脑脑回走行略垂直。

(3)DWI 及 ADC 图表现不同:该例病灶在 DWI 上,b=1 000 s/mm² 时,表现为显著的高信号,ADC 图有水扩散障碍,此对胆脂瘤诊断有一定价值。小脑发育不良性节细胞瘤在 DWI 无此特点,甚至异常增厚的脑叶在低 b 值 DWI 上比高 b 值 DWI 的信号强度稍高,ADC 图无水扩散障碍。

成年小脑发育不良性节细胞瘤患者,常合并多发性错构瘤 - 肿瘤形成综合征(Cowden 综合征),它以皮肤黏膜错构瘤和多发全身肿瘤为特征。该例患者无此临床征象。

总之,根据对该例的分析,该组作者认为,后颅窝胆脂瘤可突向小脑,由于内容物复杂,可随机形成条纹状,需与小脑发育不良性节细胞瘤鉴别,综合 MRI“条纹征”的信号间隔特点、走行方向,DWI 影像学特点及其他临床征象,能提高对不典型胆脂瘤的认识。

从误诊学的观点看,我们十分支持对误诊病例的误诊原因进行深入的分析和研究,上述分析和讨论的方法和内容都值得我们学习和借鉴。

第八章　中脑及中颅窝

第一节　中脑病灶的定位诊断

大脑脚受累致对侧中枢性偏瘫，其中内侧部受累引起对侧中枢性面瘫与舌瘫，中间部受累引起对侧中枢性上肢瘫；外侧部受累引起对侧中枢性下肢瘫。

①黑质受累引起帕金森震颤及半侧舞蹈症；②红核受累引起小脑性共济失调及不随意运动；③锥体束受累引起肌张力增高及痉挛性硬瘫；④锥体外束受累引起肌张力增加及齿轮样强直；⑤小脑束受累引起肌张力降低及小脑性共济失调；⑥内侧丘系受累引起对侧深感觉障碍；⑦脊髓丘系受累引起对侧浅感觉障碍；⑧三叉丘系受累引起对侧面部感觉障碍；⑨动眼神经核群以及其纤维受累引起同侧眼球内收、上下视困难、上睑下垂、瞳孔散大及对光反射障碍（直接与间接）；⑩滑车神经核及其纤维受累引起对侧眼球向外下方运动障碍；⑪结合臂受累引起对侧小脑症状；⑫顶盖部（四叠体）受累引起眼球垂直运动障碍；⑬网状结构受累引起去脑强直，病人四肢伸直、上肢内收内转及角弓反张；中脑性假性幻觉，病人看到人物变小、动物活动及丰富多彩的景象；睡眠障碍表现为嗜睡、昏睡及入睡幻觉；还可出现意识障碍及呼吸节律紊乱。

第二节　有关中脑的综合征

下面简介几种具体的有关中脑的综合征。

（1）大脑脚综合征（Weber 综合征）：①动眼神经纤维受累引起同侧动眼神经麻痹，病人上睑下垂，瞳孔散大，光反射消失，内、上、下直肌及下斜肌麻痹；②锥体束受累引起对侧中枢性偏瘫。

（2）红核综合征（Benedikt 综合征）：①动眼神经纤维受累引起同侧动眼神经麻痹；②红核受累引起对侧不随意运动，如震颤、舞蹈、手足徐动；小脑性共济失调或对侧中枢性轻偏瘫。

（3）下部红核综合征（Claude 综合征）：①动眼神经与滑车神经核由后穿质动脉后支供血，受累后引起同侧动眼神经与滑车神经麻痹；②红核受累引起对侧不随意运动及小脑性共济失调。

（4）上部红核综合征（Foix 综合征）：红核上部由后穿质动脉前支供血，受累后引起对侧共济失调、轻偏瘫及运动性震颤，常伴丘脑症状。

（5）Nothnage 综合征：①动眼神经受累引起同侧动眼神经麻痹；②结合臂受累致对侧小脑性共济失调。

（6）Nielson 综合征：①结合臂受累引起双侧肢体不随意运动及共济失调；②动眼神经纤维受累引起单侧或双侧动眼神经麻痹。

（7）导水管综合征：导水管周围灰质受累，引起双侧动眼神经麻痹，双侧滑车神经麻痹，垂直运动与辐凑运动障碍，还有垂直性眼震。

（8）脚间窝综合征：①双侧大脑脚受累，致四肢中枢性瘫痪及假性球麻痹；②双侧动眼神经纤维受累，致双侧动眼神经麻痹。

（9）上四叠体（上丘）综合征（Parinaud 综合征）：上丘与顶盖受累，致眼球垂直运动障碍，尤其是上视麻痹，垂直性眼震，辐凑障碍，瞳孔散大，光反射消失。

(10)下四叠体(下丘)综合征:下丘与顶盖受累,可引起听觉障碍。

(11)中脑网状结构综合征:被盖部网状结构受犯时,致睡眠障碍,意识障碍,去大脑强直,假性幻觉症。

第三节 误诊病例简介:中颅窝孤立性纤维瘤

孤立性纤维瘤是一种少见的间叶组织来源的梭形细胞肿瘤,可发生在全身多个部位,以发生于胸膜多见。中枢神经系统孤立性纤维瘤由Carneiro等(1996)首先报道。孤立性纤维瘤免疫组织化学以Vim和CD34阳性为代表。

孤立性纤维瘤可发生于任何年龄,较多发生于青壮年及老年人,男女比例无明显差异。多数病例表现为局部缓慢生长的无痛性肿块,其临床症状与肿瘤的位置、大小及是否影响中枢神经有关。大部分孤立性纤维瘤可经手术切除治愈,但也有孤立性纤维瘤恶变和转移的报道,因此对于孤立性纤维瘤应长期随访。

一例发病特点:年轻女性,肿块巨大,边缘见多发结节状突起,呈姜芽状生长,以硬脑膜及小脑幕为基底,肿块破坏岩锥骨质突入乳突内,肿块局部结节穿过脑实质突入侧脑室,

周围水肿明显。术后3个月复查见局部肿块复发,缓慢生长。

复发肿块行MRI检查病变呈等T_1、略长T_2信号。

中枢神经系统孤立性纤维瘤罕见,主要表现为以硬脊膜为基底的局部肿块,可有邻近骨质破坏,增强后明显强化。

本病诊断上需与纤维型脑膜瘤、血管外皮瘤、神经鞘瘤等相鉴别。

大多数中枢神经系统孤立性纤维瘤的临床表现为良性经过,最好的治疗方法是尽可能将肿瘤全部切除,可治愈绝大部分孤立性纤维瘤。

该病例病灶较大,边缘呈多发结节状突起生长。肿瘤破坏浸润岩锥,术中残留肿瘤组织导致术后复发,复发肿瘤生长速度较快,可能与手术刺激有关。因此,对于未能全切的颅内孤立性纤维瘤,需长期随访,必要时须再次手术。

第九章　关于颞叶

第一节　大脑内颞叶结构

大脑内颞叶结构（包括杏仁核、海马结构、内嗅皮层、海马旁回及侧脑室颞角）萎缩是阿尔茨海默病的特征性病理改变。MRI对内颞叶结构体积测量可有效区分阿尔茨海默病与认知功能正常的老年人，但它在区分阿尔茨海默病与其他原因引起的痴呆方面的作用不明确。

阿尔茨海默病加血管性痴呆约占全部痴呆病例的90%，而皮层下血管性痴呆则是血管性疾呆中的最常见类型。由于血管性疾呆与阿尔茨海默病的临床表现有重叠，鉴别诊断有一定难度，所以，寻找影像学鉴别诊断指标十分必要。

1. 皮层下血管性痴呆患者内颞叶结构的改变

国际上对非阿尔茨海默病痴呆进行内颞叶结构MRI体积测量的研究很少。Pantel等（1998）曾报道杏仁核-海马复合结构萎缩并非为阿尔茨海默病的特异性改变，亦可见于血管性疾呆患者。一项研究证实，皮层下血管性痴呆者确有海马结构萎缩及侧脑室颞角扩张。

目前已知海马结构在正常脑老化过程中仅齿状回的门部和下托出现神经元丢失，其萎缩并不明显。阿尔茨海默病患者病理检查可见老年斑和神经元纤维缠结增多，特异性累及海马结构的CA_1（固有海马$_1$）区，神经元大量丢失引起海马结构显著萎缩。该项研究表明皮层下血管性痴呆海马结构亦可发生萎缩，可能与下列因素有关。

皮层下血管性痴呆患者新皮层中出现老年斑，但其数量未达到阿尔茨海默病的诊断标准，称之为阿尔茨海默病样病理改变。尽管阿尔茨海默病的诊断标准排除了脑血管病的存在，但最近有关阿尔茨海默病流行病学和发病机制的研究表明血管因素参与了阿尔茨海默病的形成。例如：高血压被认为是血管性疾呆（尤其皮层下血管性痴呆）和阿尔茨海默病的共同危险因素，有研究发现无痴呆高血压患者老年斑与神经元纤维缠结的数量较非高血压者显著增多。此外，尸检发现许多临床诊断为血管性疾呆的患者，大脑中有阿尔茨海默病样病理改变。

推测脑血管病诱发阿尔茨海默病样病理改变的机制至少涉及以下3方面。

高血压加重大脑毛细血管退变，引起脑组织低灌注使神经元代谢率下降，加速了阿尔茨海默病的病理进程。

载脂蛋白E（apoE）ε4基因型是晚发型阿尔茨海默病和血管性疾呆共同的易感因素，ε4携带者发生阿尔茨海默病的概率是未携带者的3倍。动脉硬化性小血管病是皮层下血管性痴呆的病理基础，而ε4患者血胆固醇增高，可加速动脉粥样硬化的发展。

脑缺血可诱发多种细胞生物学反应，包括：在低灌注脑区形成淀粉样蛋白前体和淀粉样蛋白基因片断，它们相互作用产生β-淀粉样蛋白，而β-淀粉样蛋白是老年斑和神经元纤维缠结的主要成分；氧自由基形成可诱导β-淀粉样蛋白的细胞毒性作用；诱发早老素1基因的突变，早老素1基因在保护细胞免受缺血损害方面具有重要作用；而缺血、β-淀粉样蛋白、氧自由基及早老素1基因突变均可激活或诱导细胞凋亡过程。

阿尔茨海默病可能伴有多发皮层梗死或腔隙状态，称混合性痴呆。由于血管性疾呆尚缺乏可靠的临床诊断标准，混合性疾呆被误诊为血管性疾呆的并非少见。

海马结构，尤其固有海马$_1$区的神经元容易遭受缺血损伤，脑缺血可引起内颞叶硬化。Vople等

(1985)曾报道心跳骤停引起全脑缺血缺氧造成痴呆的病例,尸检发现其海马萎缩,固有海马$_1$区、下托及杏仁核的神经元丢失及胶质增生。皮层下血管性痴呆患者晚期全脑血流量下降也是引起内颞叶硬化的病理基础。且本组皮层下血管性痴呆者内嗅皮层未见明确萎缩,亦符合其病理改变模式。

此外,一些作者认为皮层下血管性痴呆者在严重白质病变和海马萎缩的双重作用下颞角显著扩张,所以与正常对照者判别分析,颞角具有最强的判别意义。

2. 内颞叶结构对皮层下血管性痴呆和阿尔茨海默病的鉴别诊断 一项研究以内颞叶结构各测量指标作为判别因子,结果显示除颞角外其余所有指标均有一定的鉴别诊断价值,以双侧内嗅皮层最佳,平均判断准确度达 85%。该项研究结果进一步证明内嗅皮层除具有较大的阿尔茨海默病诊断价值外,还具有鉴别阿尔茨海默病与皮层下血管性痴呆的作用。由于阿尔茨海默病和皮层下血管性痴呆均可致颞角扩张,故颞角无鉴别诊断价值。

上述测量指标的鉴别诊断准确度均未超过 85%,分析其原因如下。

(1)该项研究皮层下血管性痴呆组可能混有混合性痴呆者,或者伴有阿尔茨海默病样病理改变,导致出现一定程度的海马结构萎缩。有学者认为,脑血管病可通过多种途径诱发阿尔茨海默病样病理改变,而由脑血管病引起的“纯”血管性痴呆也许反而少见。

(2)脑血管病与阿尔茨海默病在引起认知功能下降过程中有叠加作用。Nagy 等(1997)的研究发现,在相同认知障碍水平阿尔茨海默病合并脑血管病者的新皮层老年斑和神经元纤维缠结数量显著低于纯阿尔茨海默病者。有报道符合 NINDS-ADRDR 标准的阿尔茨海默病患者合并脑血管病者约占 40%。尽管该项研究未做此项统计,但该项研究肯定有此种病例,从而使该组对阿尔茨海默病患者内颞叶萎缩程度的统计值有所减低。

以 MRI 为基础的体积测量来区分正常对照者、阿尔茨海默病及皮层下血管性痴呆患者已进行了许多研究。但体积测量的复杂性使其在临床中难以推广应用。进行线性测量与体积测量的相关性分析,从而筛选出准确易行的线性测量指标,应是研究痴呆性大脑结构改变的方向。总之,内颞叶结构 MR 体积测量有助于阿尔茨海默病与皮层下血管性痴呆的鉴别,但同时必须充分考虑皮层下血管性痴呆中可能存在的阿尔茨海默病样病理改变,以及阿尔茨海默病与脑血管病在引起认知功能下降时的叠加作用。

第二节 颞干的解剖及扩散张量纤维束成像

颞干位于岛叶下限沟与颞角外上缘之间,是联系颞前叶与丘脑、脑干及额叶结构的重要白质桥梁。颞干受损害可导致不同程度的认知缺陷和(或)视野缺损。颞干由钩状束、前连合、额枕下束、丘脑下脚及视辐射构成,一般将杏仁核作为其前界,外侧膝状体作为其后界。但在常规 MRI 及手术视野中难以识别这些结构。

此外,术语“颞干”并不能反映颞叶的多维、多向和多重调节特性,而仅为颞叶前部的解剖及功能学联系,易引起理解上的混淆。但目前国际上尚无更合适术语出现,因此,仍应用于神经学研究领域。

有作者参考 Türe 等(1999)的命名法,提出一个新的解剖学术语“岛叶后下点”,它用来描述 Heschl 回和下限沟交叉的最前点。

(1)颞干的研究历史及意义:颞干为颞叶前部与其他脑区相互联系的白质桥梁,它是在研究脑冠状解剖的过程中被认识的,最初由 Horel(1978)正式提出,描述其为“构成颞叶髓核和脑干之间的一薄层白质桥梁”Cirillo 等(1989)描述其为“人脑在冠状面上由颞叶髓核所形成的一厚干白质,其基底朝向内侧,并发出分支延伸进入颞回。联系颞叶皮质、杏仁核与额眶皮质、纹状体及丘脑”。

Ebeling & von Cramon(1992)系统研究了颞干,称其为“位于颞中回白质深部,介于下限沟和颞角顶部之间的一个狭窄门户”。

颞干具有许多重要功能,受损后可引起学习、空间、视觉和语言功能的异常。它在许多疾病中起着重要的作用,如健忘症、Klüver-Bucy 综合征、阿尔茨海默病、脑外伤和颞叶癫痫等。颞干不但是肿瘤、感染和癫痫相互传播的通道,也是经岛叶进入颞角的关键标志和手术通路。此外，通过对比手术前后颞干各纤维束的损害与情感、语言、记忆等功能的改变，也将为进一步认识这些功能提供一条重要的研究途径。

（2）DTT在颞干研究中的应用：扩散张量纤维束成像（DTT）是一种定量的扩散加权成像，它能在体三维显示白质纤维束。将DTT应用于神经外科领域，关键是在解剖知识基础上重建并解释正常白质束图。

颞干是一个复杂的、紧密结合的白质结构，通常认为难以将其各纤维成分分离显示。事实上，构成颞干的主要纤维束都是大的纤维，它们的起止、走行显著不同，仅在颞干处紧密结合。因此，通过准确选择起止区，可以将这些纤维束分离、重建。

在该研究中，该作者应用基于白质纤维束解剖学知识基础上的多兴趣区法。此方法非常有利于重建脑的主要白质纤维束。而双兴趣区方法相对容易，对纤维示踪结果没有偏倚和变异性。此外，由于颞干位于侧裂和侧脑室之间，与周围结构有清楚的界线，易于描绘，这也使他们可以应用单兴趣区法显示整个颞干。较之一种方法，单和多兴趣区结合法将极大地增加DTT的可靠性。这为颞干的DTT研究提供了充分的解剖学依据。

对于平行走行或存在相互融合的纤维束，DTT可能会损失信息或不能将其分离开来，这是其主要的局限性之一。视辐射的解剖学特点也可能在一定程度上影响结果。此外，由于DTT的空间局限性，它并不能完全显示全部纤维束，一些纤维束仅能偶然被分离重建。

较之对尸脑的解剖学研究，DTT技术具有更好的可控性和可重复性。在工作站上，可反复重建并从不同角度、方向观察白质纤维的三维解剖关系，它对传统的神经解剖学研究提供了一项很好的辅助研究技术。在该研究中，该作者应用DTT技术真实显示了在大体解剖学研究中不易引起注意的结构：岛叶后下点。

（3）颞干各纤维束简易定位法：听辐射从内侧膝状体发出，经内囊后肢到达位于Heschl回和颞上回的初级听觉中枢。在下限沟处，听辐射与视辐射交叉于“岛叶后下点”，此点可作为视辐射在下限沟的后界。颞干不但包括Meyer襻，还包括视辐射的中、后束，这样更有利于对视辐射后界的确定。视辐射的3个主要纤维束仅是人为的区分，这种分类仍需进一步探讨。

在下限沟，颞干起始于岛阈，结束于岛叶后下点。从岛阈到颞角前尖端的距离恰好是从岛阈到岛叶后下点距离的1/3。在常规MRI和术中这些标志都很容易识别。

颞干的形态和大小都具有个体差异，但其本质构造是相同的。在下限沟，从岛阈到岛叶后下点是颞干长度，从下限沟到颞角为颞干厚度。钩状束构成颞干前部的核心，前连合位于钩状束后部，它们占据颞干前1/3。额枕下束通过整个颞干。而Meyer襻最前界位于前连合后、颞角前尖端和岛阈之间。大部视辐射走行于颞干中后2/3。此外，颞干的白质纤维束存在着广泛的融合。

（4）颞干保护的手术策略：颞叶手术入路主要有经颞、经颞下及经岛叶入路3大类，同一病变常可选择不同入路。经岛叶入路除了可应用于岛叶及颞叶内侧病变，如胶质瘤、动静脉畸形及动脉瘤等，还可应用于治疗高血压脑出血、颞叶内侧癫痫以及环池病变。手术在打开侧裂、暴露岛叶和大脑中动脉M_1和M_2段后，需在下限沟做一长15~20 mm的皮质切口进入颞角。此入路通过脑的自然间隙抵达靶组织，避免了颞下入路牵拉颞叶以及经颞入路对颞叶皮质和Labbe静脉等的损伤，创伤小，效果好。主要缺点是可能损伤颞干。

在下限沟，岛叶后下点是视辐射后界可靠的标志。岛阈、颞角尖端及岛叶后下点可作为颞干各白质纤维束的解剖学标志。手术时，切口应位于颞干中1/3处，切口越短，损伤越小。皮质切口如向前切开岛阈，则完全损伤钩状束。切口越向后，视辐射纤维的横断数量越多，如延伸至岛叶后下点，则将损伤视辐射中间束及后束。

不同患者颞干存在差异，颞干越长、厚度越薄，越易进入颞角，颞干损伤越小。术前对患者颞干的这些解剖学标志的分析，有助于手术入路的选择、皮质切口的确定，从而降低各种神经学缺陷的发生。

第二十八篇　颅与颅外沟通性疾病

第一章　颅底沟通性肿瘤

第一节　颅底沟通性肿瘤

部分源于颅底内、外组织或颅底骨本身的肿瘤，经由正常的腔隙、孔道或破坏颅底骨质，侵犯颅底相关结构并分布于颅内和颅外，称之为颅底沟通性肿瘤。该类肿瘤具有位置深在、累及范围广泛、周围解剖关系复杂及临床表现多样等特点。因此，术前CT和MRI定位和定性诊断显得尤其重要。

1. 分类　颅底沟通性肿瘤按沟通解剖部位分类。

（1）颅眶沟通：眶颅沟通性肿瘤常有4个沟通渠道，每一沟通渠道各有其好发的肿瘤类别及颅内受累部位。最常见者是视神经管通道。如视神经胶质瘤、视神经鞘脑膜瘤、视网膜母细胞瘤等。其次为眶上裂通道。常见者有神经鞘瘤、视神经鞘脑膜瘤、脑膜瘤、炎性假瘤等。眶下裂通道，主要为神经鞘瘤及脑膜瘤，较眶上裂通道少见。颅底骨缺损（破坏）通道，主要有颅底骨的骨肉瘤、软骨肉瘤、恶性纤维组织细胞瘤及泪腺癌、转移瘤等。

（2）颅鼻沟通：鼻腔、鼻窦与颅内沟通，此类肿瘤主要有嗅神经母细胞瘤、鼻窦癌、脑膜瘤、颅咽管瘤、垂体瘤、鼻腔鼻窦小细胞神经内分泌癌及鼻腔NK/T细胞淋巴瘤等；鼻咽部与颅内沟通，主要有鼻咽癌、神经鞘瘤等。

（3）颅鼻眶沟通：肿瘤发展到后期或恶性程度高的肿瘤，肿块巨大，常累及眼眶、鼻腔、鼻窦、颅底骨及颅内，有时甚至难以判断肿瘤的起源部位（嗅神经母细胞瘤、鼻腔NK/T细胞淋巴瘤等）。

（4）其他部位颅底颅内外沟通。

2. 影像学研究　CT、MRI能清楚地显示肿瘤的部位及累及范围，尤其肿瘤与周围重要器官，如眼眶、脑组织的关系，对术前的分期、指导临床医师制订手术或放疗计划及评估预后均具有重要意义。

鼻眶颅沟通区有重要的动静脉及脑神经通过，术前正确地显示颅底沟通性肿块与这些结构的关系及沟通的路径，对于肿块的切除、减少或避免手术误伤重要结构等具有至关重要的作用。CT像上能较好地显示眶上裂、眶下裂、视神经管、内听道等孔道的扩大及病灶周围的骨质破坏、增生、硬化；还可根据骨质的表现判断肿瘤的性质，但CT难于准确地显示病变的范围；此外，CT也能准确地显示鼻部骨性结构及变异，为鼻内镜手术提供解剖依据。

因MRI软组织分辨率高，可多方位扫描，无骨的伪影，对颅底沟通性肿瘤的显示及对颅内和脑实质的浸润显示较CT有一定的优势，尤其是运用增强后脂肪抑制序列，可清楚显示病变向眼眶、颅底、颅内、翼腭窝、颞下窝等部位蔓延的范围，为手术定位、手术入路选择及制订手术方案提供了重要指导作用。

CT很难鉴别肿瘤浸润与阻塞鼻窦引起的炎症或积液，易过高估计肿瘤范围，MRI可清晰地辨别两者。一般情况下，肿瘤在T_2WI上为等信号或稍高信号，炎性组织或分泌物在T_2WI上呈高信号。但在显示肿瘤的钙化或骨化方面，MRI不及CT敏感。

就颅底沟通性肿瘤而言，影像检查最大的价值在于定位诊断。定性诊断有时较困难，需结合临床表现及组织病理学检查进行综合判断。综合CT和MRI所见，再结合患者的病史及临床表现，术前部分病变能够做出定性诊断。

3. 鉴别诊断

（1）颅眶沟通性肿瘤：脑膜瘤：CT像上呈等或稍高密度，可见点状、线状或斑片状钙化，颅底骨质吸收破坏或硬化，眶上裂或视神经管扩大；MR T_1WI

等信号或低信号，T_2WI 等信号或高信号；明显强化，可见“脑膜尾征”，视神经鞘脑膜瘤呈“双轨征”。

（2）视神经胶质瘤：CT 多呈梭形均匀等密度肿块，沿视神经纵轴发展，穿过视神经孔向颅内浸润，视神经管扩大；MR T_1WI 上呈低信号，在 T_2WI 呈高信号；轻中度强化。

（3）视网膜母细胞瘤：CT 表现为眼球后极钙化肿块影，视神经管扩大、视神经增粗迂曲，骨质破坏。MR T_1WI 呈等信号，T_2WI 呈高信号。

（4）神经鞘瘤：CT 呈等、稍低低密度；MR T_1WI 呈低信号，T_2WI 信号不均匀伴内部斑点状高信号，周围可见低信号纤维包膜；轻中度不均匀强化，多有囊变。

（5）泪腺腺样囊性癌：CT 表现为泪腺区长圆形、扁平形或不规则形稍高密度肿块影，可有点状或结节状钙化，邻近眶壁“虫蚀”样骨质破坏；T_1WI 呈低信号或等信号，T_2WI 多呈等信号或稍高信号；中到高度强化。部分腺样囊性癌与外周神经有较高的亲和性，易沿着脑神经经过颅底的孔洞进入颅内，可使颅底骨结构外观保留完整，颅内病灶可能并不与泪腺区病变相连，即所谓“跳跃转移”。

颅眶沟通性肿瘤均可表现为“哑铃征”，脑膜瘤可见钙化及“双轨征”、视神经胶质瘤轻中度强化、视网膜母细胞瘤眼球后极钙化肿块、神经鞘瘤多有囊变等有助于鉴别；CT 增强扫描低密度区中伴团状稍高密度改变为神经鞘瘤最具特征的影像学表现之一。

（6）颅鼻沟通性肿瘤：鼻咽癌：CT 平扫表现为鞍旁接近等密度的肿块，斜坡和蝶骨体骨员破坏；T_1WI 为稍低信号，T_2WI 多呈稍高信号或等信号；增强扫描呈明显强化。

（7）颅底骨肉瘤：CT 表现为病变区不同程度骨质破坏伴颅内外形态不规则软组织肿块，肿块内常见数量及密度不一的“棉絮”状、“放射”状、“象牙”状肿瘤骨；T_1WI 上主要呈低信号，T_2WI 多为中等信号，信号不均，内有散在长 T_1、短 T_2 信号，对应 CT 所显示的肿瘤骨；中高度不均匀强化。

（8）颅底脊索瘤：常累及斜坡、鞍区、中颅窝；CT 表现为以斜坡为中心的骨质破坏，骨破坏区内或软组织肿块内可见小片状或点状高密度骨化或钙化影；瘤内含黏液样及胶样物质，因此 T_2WI 上为明显高信号，增强扫描肿块轻中度边缘或分隔状强化；MRI 主要表现为混杂信号软组织肿块影，内可见散在斑点样高及低信号影，与瘤内囊变坏死、出血和钙化有关。

（9）侵袭性垂体瘤：侵袭性垂体瘤生长速度不均，易发生囊变、出血，CT 表现为等密度为主的混杂密度肿块，蝶鞍骨质破坏；T_1WI 及 T_2WI 主要以混杂信号多见；中度不均匀强化。

（10）嗅神经母细胞瘤：嗅神经母细胞瘤起源于筛骨筛板或鼻腔嗅区黏膜的嗅神经细胞，CT 表现为肿瘤较大，中央常有小点状坏死、钙化和骨化，使肿瘤密度不均匀；T_1WI 稍低信号，在 T_2WI 上以稍高信号为主，信号不均，可夹杂斑片状更高信号或点状、条状低信号；强化明显。

（11）鼻腔 NK/T 细胞淋巴瘤：在鼻腔 NK/T 细胞淋巴瘤，CT 可见软组织影沿窦壁蔓延，侵入筛窦的肿瘤也可经筛板进入前颅窝或破坏眶壁骨质进入眶内；T_1WI 肿瘤呈等信号或稍低信号，T_2WI 呈等信号或不均匀稍高信号，信号强度高于肌肉但低于鼻黏膜；肿瘤呈轻至中度强化，可能和瘤细胞以血管为中心弥漫性浸润致血管破坏有关。

颅鼻沟通性肿瘤以鼻咽癌最为常见，鼻咽癌堵塞咽鼓管开口可导致中耳乳突炎，是鼻咽癌的重要间接征象；坏死少、强化明显、钙化或骨化可作为嗅神经母细胞瘤与其他鼻源性肿瘤的鉴别点之一；T_2WI 明显高信号是脊索瘤区别垂体瘤和鼻咽癌的特征性征象；鼻腔 NK/T 细胞淋巴瘤多原发于下鼻甲或鼻中隔前部，倾向于沿鼻黏膜弥漫浸润并循自然窦腔生长，骨质破坏相对较轻。

（12）颅眶鼻沟通性肿瘤：一些恶性肿瘤晚期或生长迅速的高度恶性肿瘤，肿块巨大，形成颅眶鼻沟通，有作者报告一组有：鼻腔鼻窦小细胞神经内分泌癌、恶性脑膜瘤、鼻咽癌、蝶窦癌、嗅神经母细胞瘤及骨肉瘤，此时影像表现无特异性，较难判断肿瘤的起源。

首先根据肿块主体位置判断肿瘤起源，观察肿瘤的大小、形态及累及范围，进行定位诊断；然后根据病灶的密度、信号、强化方式及骨质情况进行初步的定性诊断；如有典型的影像学表现，部分肿瘤可进行定性诊断，但最终确诊还需依赖组织病理学检查。

颅底沟通性肿瘤不论是良性还是恶性，对患者的危害均很大，因此定位诊断对于临床治疗方式的选择及手术入路尤为重要。

综上所述，术前 CT 和 MRI 能准确显示颅底沟通性肿瘤的部位、大小、范围、毗邻及沟通途径等情况，为临床选择手术入路提供了良好的解剖关系；CT 和 MRI 对部分颅底沟通性肿瘤定性诊断有一定的提示作用。

附：具体研究资料

一些作者报告一组 42 例患者，包括：脑膜瘤 9 例，鼻咽癌 7 例，视神经胶质瘤、神经鞘瘤、脊索瘤、嗅神经母细胞瘤各 3 例，视网膜母细胞瘤、泪腺腺样囊性癌、颅底骨肉瘤、蝶窦癌、侵袭性垂体瘤、鼻小细胞神经内分泌癌、鼻腔 NK/T 细胞淋巴瘤各 2 例。

第二节　左侧桥小脑角区脑膜瘤，颅底颅内外沟通性疾病

患者，女，74 岁。

病理检查：左侧桥小脑角区病变切除标本，灰白灰褐色碎组织一堆，总体积 4 cm × 4 cm × 2 cm，较大者切面灰白，质中。病理诊断：左侧桥小脑角区病变切除标本，梭形细胞肿瘤，考虑为脑膜瘤，待做免疫组化检测进一步确诊及分型。

讨论与分析：从手术所见与影像检查对照分析（图 28-1-1），病变都在左侧，颅内外都有异常表现，且结构邻近，怀疑颅内外沟通疾病是有根据的，只不过手术探查未能证实，其原因有二：一是疾病进程尚未严重到手术可见的程度；一是疾病引起的症状还未引起临床考虑沟通的问题，因此未追踪随访。从这点可以看出，影像诊断从某种意义上来看，对疾病的早期诊断确实益处不小。

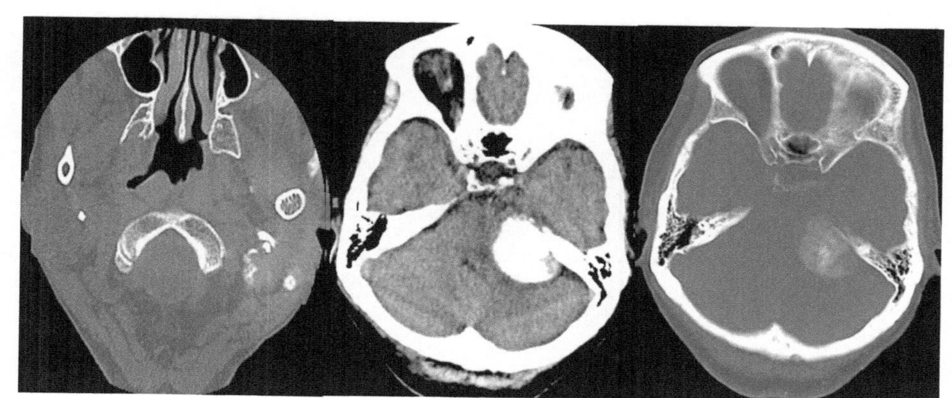

图 28-1-1　左侧桥小脑角区脑膜瘤

第三节　颈$_1$神经根神经鞘瘤进入颅内延髓腹侧

患者，男，39 岁。

术后病理检查：免疫组化诊断为颈$_1$神经根神经鞘瘤，进入颅内延髓腹侧。此例为颅颈连接区病变，亦为颅内外穿通性病变，少见部位神经鞘瘤的一种表现。我们认为，由于神经鞘瘤发病率高，凡是少见部位占位性病变都需要考虑这一诊断的可能性。

影像资料见图 28-1-2。

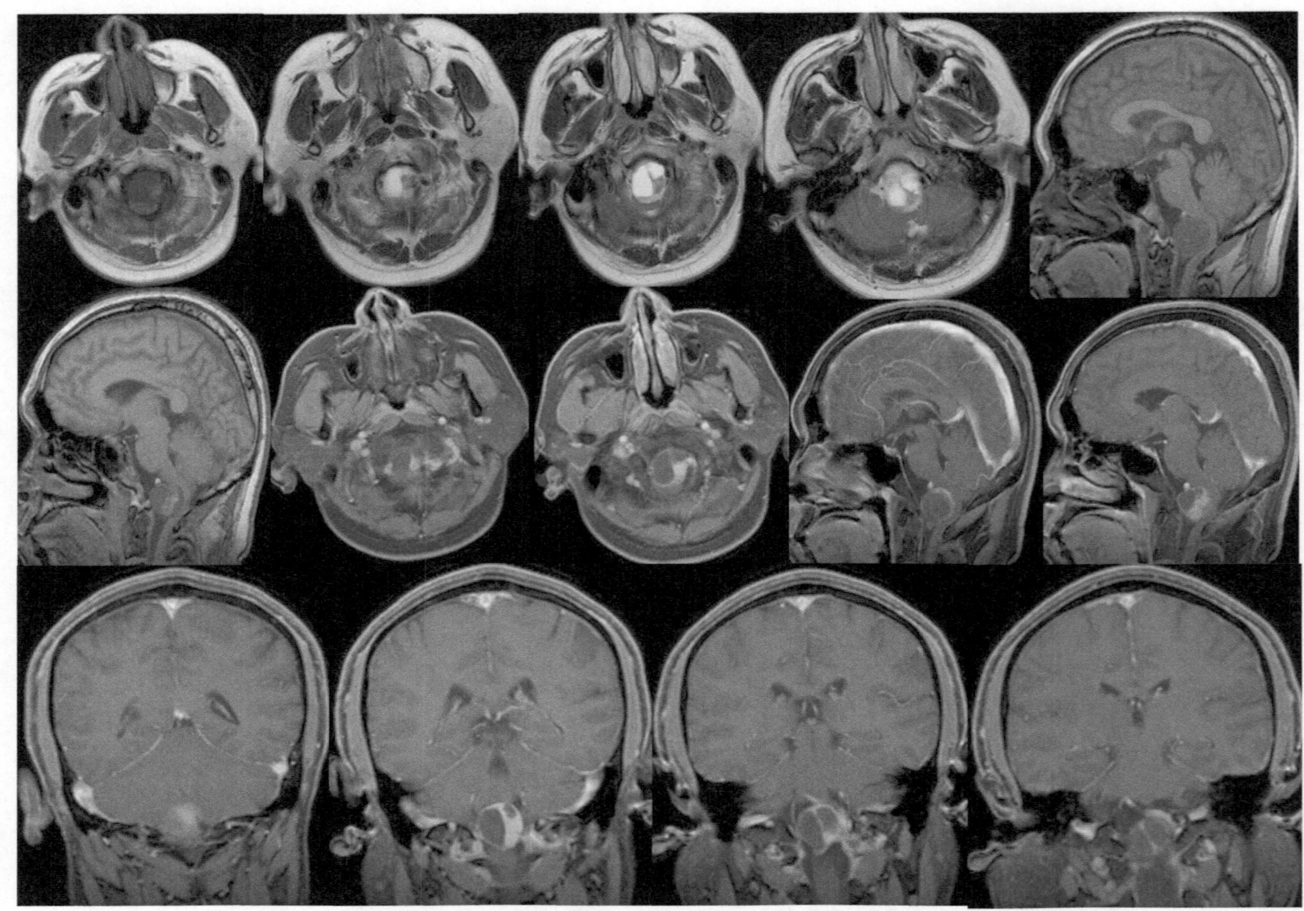

图 28-1-2 颈₁神经根神经鞘瘤进入颅内延髓腹侧

第二章　颅眶沟通

第一节　颅眶沟通性脑膜瘤

起源于颅底和眼眶正常脑膜覆盖部位并沿颅底间隙、解剖腔(孔)向邻近部位蔓延的脑膜瘤,临床上称为沟通性脑膜瘤,而经过视神经孔或眶上裂跨过颅内和眶内的脑膜瘤,称为颅眶沟通性脑膜瘤,发病率较低,约占颅眶沟通肿瘤的29%,可能为最多见的颅眶沟通肿瘤。

颅眶沟通性脑膜瘤是一类少见类型的脑膜瘤,由于发病率低,加之病变范围广泛、临床症状复杂,给影像诊断带来困难,通常靠手术和病理结果做出正确诊断。

由于颅眶沟通性脑膜瘤的范围相对广泛,并且多伴有颅底骨质破坏和功能障碍,治疗难度大,外科手术常需要多学科联合进行。术前全面了解其影像学表现有助于明确肿瘤的部位、大小以及周围结构的改变,对选择最佳手术入路、充分暴露肿瘤以达到最大程度上切除肿瘤有重要临床意义。

1. 病理学　根据脑膜瘤发生来源、部位、数目的不同,存在多种不同的分类方法,而不同类型的脑膜瘤的治疗原则和手术指征不尽相同。沟通性脑膜瘤不同于多发脑膜瘤和异位脑膜瘤。一些作者提出多发脑膜瘤是指患者存在1个以上互不连通的脑膜瘤,并且排除神经纤维瘤病等其他类型的肿瘤;而异位脑膜瘤是指原发于中枢神经系统以外的脑膜瘤。

可将原发于眶尖周围区域的颅眶沟通性脑膜瘤分为原发于颅内穿过视神经孔和(或)眶上裂延伸到眶内的颅源性脑膜瘤和原发于眶内穿过视神经孔和(或)眶上裂延伸到颅内的眶源性脑膜瘤2类。依据这一分类,视神经鞘脑膜瘤是眶内神经源性肿瘤的一种,原发于视神经鞘,一些研究将其归属于眶源性颅眶沟通性脑膜瘤。

脑膜瘤的病理分型比较复杂,WHO(2007)脑膜瘤将不同分化程度的脑膜瘤分成15个组织学亚型。一组13例颅眶沟通性脑膜瘤和颅内脑膜瘤为其中的6种亚型,分别是脑膜皮型、纤维型、过渡型、血管瘤型、砂粒体型以及乳头状型。

2. 临床特征　颅眶沟通性脑膜瘤的临床症状主要与肿瘤的起源部位、大小和累及的范围有关。根据肿瘤的起源可分为颅源性、眶源性和转移性,以颅源性居多,而转移性相对很少。

一组研究中7例患者中,包含颅源性5例,眶源性2例。颅源性肿瘤引起的症状往往表现出多样性,主要取决于肿瘤对周围结构的功能影响,如该组1例颅颈部广泛沟通者,咽部瘤体远远大于颅内部分,以咽部异物感就诊。

颅眶沟通性脑膜瘤多发于中年女性。临床症状根据肿瘤的大小、位置、生长方式等不同而产生不同的表现。起源于眶内者,与视神经关系密切,眼部症状和体征出现较早。起源于颅内者,症状往往表现多样性,病人多主诉头痛、头晕、肢体活动障碍等,部分可出现精神症状。眼球外突是颅眶沟通性肿瘤最常见和典型表现,除因肿瘤位于球后膨胀性生长以外,还与眼部静脉血管受压致血液回流不畅以及眶内组织淤血、水肿有关。

一组研究中13例颅眶沟通性脑膜瘤病例颅源者9例,眶源者4例(包括2例视神经鞘脑膜瘤)。颅源者主要表现为头痛、头晕,其中5例出现典型的阵发性头痛症状,3例伴有喷射状呕吐,4例进行性突眼,1例视力进行性下降;眶源者主要表现眼球外突、视力减退或光感丧失、眼球运动受限或固定、视乳头水肿等,其中3例出现进行性突眼伴眼球活动障碍,2例眼眶胀痛,1例在眼球突出后视力呈进行性下降,1例右眼光感丧失。

由于肿瘤的沟通性生长,范围不断扩大,对周围结构的功能影响越大,其症状越复杂。一般而言,起源于眶内者与视神经关系密切,眼部症状和体征发生较早。眼球外突是眶源性脑膜瘤的最常见和典型表现,视力、视野和对光反应异常多为晚期症状,也是肿瘤增大的征象之一。颅眶沟通性脑膜瘤跨度较广,临床症状无特异性,尤其以颅外肿瘤表现为首发症状。像颅内局部单发的脑膜瘤一样,颅眶沟通性脑膜瘤仍呈特征性的较均匀的等或稍长 T_1、T_2 信号,颅外部分瘤体形态通常不规则,呈结节状或"哑铃"状(如该组颅鼻沟通者),肿瘤与周围结构可清楚或模糊。肿瘤对邻近结构的改变与肿瘤的大小、生长方式和组织分化程度有关,颅眶沟通者引起视神经管局部或全程增宽,视神经被包绕、受压移位;原发于桥前池和桥小脑角并通过枕大孔向椎管蔓延者,枕大孔可变形或增大;颅咽部沟通者可引起口咽腔变形、狭窄,咽旁间隙消失。

影像学研究请详见本书 本卷 第四篇 第六章 第二节 颅眶沟通性脑膜瘤。

第二节 误诊病例简介:颅眶沟通的原始神经外胚层肿瘤

患者,男,26 岁。

病理检查:右侧颅眶肿瘤,灰白色碎组织一堆,总体积 4 cm × 3.5 cm × 3 cm,切面灰白灰红,质中。右侧颅眶硬脑膜,灰白色壁样组织一块,大小 3.5 cm × 3 cm × 0.5 cm。右侧颅眶颅骨,灰白色组织两块,总体积 1 cm × 1 cm × 0.3 cm,质硬;其中灰白色组织一块,大小 2.5 cm × 2 cm × 0.8 cm,切面灰白,质中。

免疫组化结果:阳性, CD99, Vimentin, Ki-67(+,局部 80%);阴性, Desmin, SMA, Calponin, MC, EMA, AFP, Hepatocyte, CK5/6, CK7, CK-P, Villin, CK20, PLAP, HCG-β, CD20, CD3, LCA, HMB45, MelanA, S-100, GFAP, CD57, Syn, NSE, NeuN, NF, Nestin, CD34, CD31。

病理诊断:右侧颅眶肿瘤为小细胞肿瘤,待免疫组化进一步明确诊断。右侧颅眶硬脑膜为纤维性组织,未见肿瘤累及。右侧颅眶颅骨为少量骨与纤维性组织,未见肿瘤累及。免疫组化诊断:右侧颅眶小细胞肿瘤,考虑为原始神经外胚层肿瘤(PNET)。

影像资料见图 28-2-1。

第三节 眶颅沟通性朗格汉斯细胞组织细胞增生症

朗格汉斯细胞组织细胞增生症,是以朗格汉斯细胞大量增生为特征的一组疾病,以前曾称为组织细胞增生症 X,包括嗜酸细胞性肉芽肿、黄脂瘤病,和勒 - 雪病。

朗格汉斯细胞组织细胞增生症好发于儿童,发病率很低,不足儿童肿瘤性病变的 2%。朗格汉斯细胞组织细胞增生症可单发,也可多发,单发病变易误诊为恶性肿瘤。

Alfred Hand(1890)首先提出本病; Lichtenstein(1953)将本病命名为组织细胞增生症 X,包括嗜酸细胞性肉芽肿、韩 - 薛 - 柯病和勒 - 雪病 3 种类型,三者病理改变基本相同,但各自的临床表现和预后不同,在病变发展过程中可相互转换,三者实质上系同一疾病的不同阶段和表现形式; Nezelof 等(1973)根据现代病理学研究,发现组织细胞增生症 X 是由不正常的组织细胞过度增生和浸润造成,这种细胞在形态和免疫学上与朗格汉斯细胞相同;1985 年,国际组织细胞学会推荐更名为朗格汉斯细胞组织细胞增生症,现多数文献采用该名称。

本病病因不清,可能与免疫功能紊乱、病毒感染、酶代谢障碍或外伤有关,最近有些学者提出朗格汉斯细胞组织细胞增生症是一种单克隆增殖性疾病。

1. 临床表现 本病从出生到 65 岁均可发生,但更多见于 5~10 岁的儿童,该组平均年龄 7.8 岁,超过 20 岁者很少见。本病最常见的临床表现为突眼,多数患者以该症状就诊;此外,还有上眼睑肿胀、眶周痛、上眼睑下垂、眼球运动受限、视力下降、头痛等。

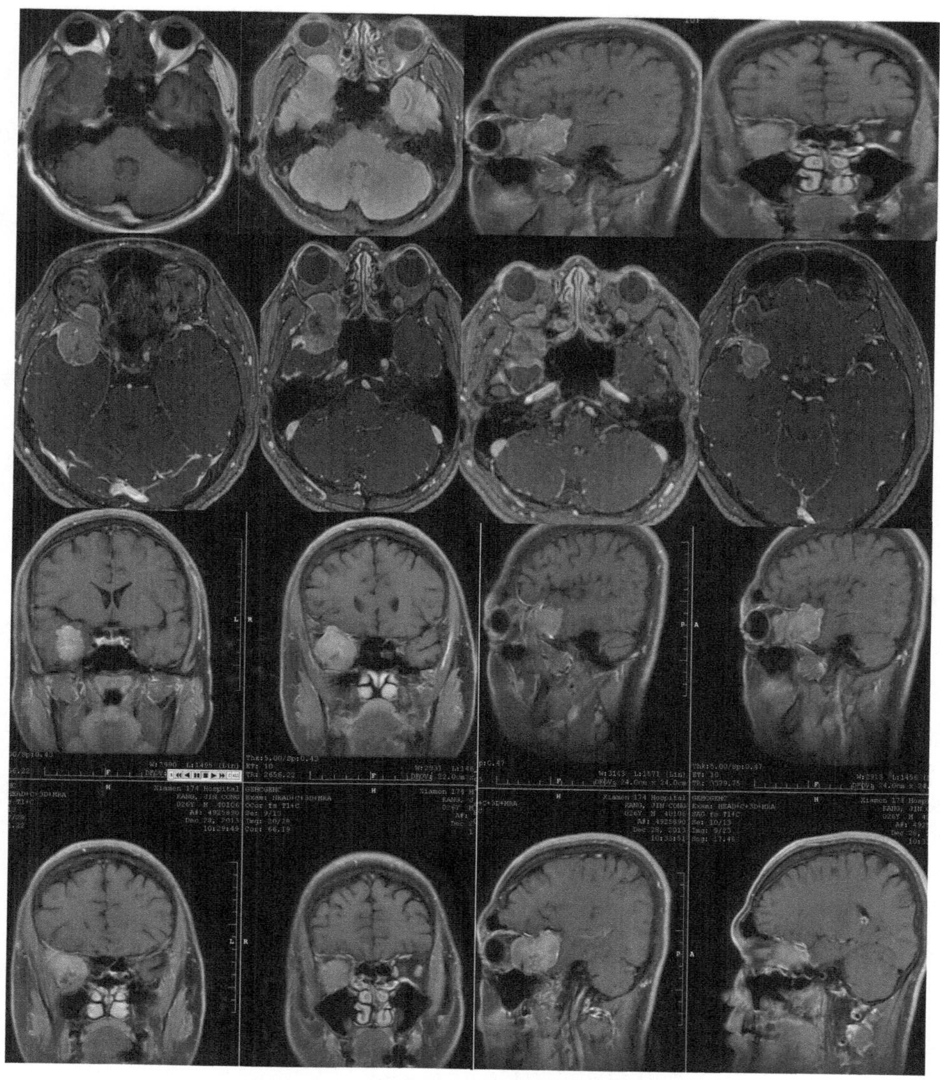

图 28-2-1　颅眶沟通的原始神经外胚层肿瘤

2. 影像学研究　该组眶颅沟通性朗格汉斯细胞组织细胞增生症均发生于眼眶外、上壁交界处(额骨)的三角区,文献报道常累及颧额缝,但该组仅见2例。病变以该处骨质为中心向周围生长,向上进入额部,向下进入眼眶外上象限肌锥外间隙,向外侵及额、颞部头皮软组织,向内可蔓延到额窦。

典型眶颅沟通性朗格汉斯细胞组织细胞增生症的CT表现为眼眶外、上壁交界处溶骨性破坏,多形成大的骨质缺损,残端轮廓不规则,边缘清楚,但无硬化,相应处伴密度不均匀的软组织肿块,少数病例可见碎骨片或小死骨;增强扫描显示病变中至高度不均匀强化。

本病的骨质改变较有特征性,要清楚观察骨质细节,应采用HRCT扫描或重建技术,冠状面显示最佳。CT增强扫描可较准确判断肿块与周围结构的关系。

有关颅面部朗格汉斯细胞组织细胞增生症的信号,文献报道不一。眶颅沟通性朗格汉斯细胞组织细胞增生症在MR T_1WI多呈低信号,T_2WI呈等信号或高信号,增强后中到高度强化。MRI软组织分辨率高,能更准确判断软组织肿块大小、蔓延的范围及与邻近结构关系。

MRI也可清晰显示骨质破坏残端周围的骨髓改变,为制订手术切除方案提供可靠依据。关于该区的MRI扫描序列,除了常规MRI扫描序列外,还应包括增强后脂肪抑制序列。

眼眶、头颅X线平片由于密度分辨率较低及邻近颅面部结构重叠,难以准确显示骨质改变,伴发的软组织肿块也无法显示,与其他性质的病变较难鉴别,对本病的诊断和鉴别诊断价值不大。

CT的最大优势在于能清晰、准确地显示骨质结构，而本病的诊断主要依靠骨质改变，因此CT是诊断本病最重要的影像学检查方法。MRI软组织分辨率好，能更清楚、准确地显示病变侵犯的范围，尤其对脑实质、脑膜、眼外肌、视神经等结构显示较CT更可靠，是指导手术治疗和评估预后的最重要的影像学检查方法。CT和MRI两种检查方法的有机结合，对本病诊断和治疗必将发挥更大作用。

影像学在本病诊断中起到非常重要的作用，但最终确诊要依赖组织病理学证实。20岁以下青少年，眼眶外、上壁交界处（额骨）出现明显骨质破坏，甚至形成大的缺损，但临床症状较轻，仅有突眼和轻微炎性改变，即骨质改变与临床症状不相符，此时应考虑到朗格汉斯细胞组织细胞增生症。

3. 鉴别诊断　主要鉴别诊断包括转移瘤、白血病、横纹肌肉瘤、骨髓瘤、表皮或皮样囊肿及骨髓炎。

（1）转移瘤：青少年转移瘤常来源于神经母细胞瘤，少数为肾母细胞瘤，神经母细胞瘤的原发病变多位于腹膜后、肾上腺区，患者一般状况较差，病变进展快，多为浸润性骨质破坏，可伴放射状骨膜反应，影像学发现腹部原发肿瘤可帮助诊断。

（2）白血病：白血病患者一般状况差，病变发展迅速，可广泛浸润颅面部骨髓，也可在眼眶形成软组织肿块，又称为绿色瘤，多位于眼眶外、上象限肌锥外间隙，邻近骨质呈虫蚀样破坏，边界模糊，骨髓穿刺可帮助确诊。

（3）横纹肌肉瘤：横纹肌肉瘤是青少年常见的眼眶恶性肿瘤，进展非常迅速，多发生于肌锥外间隙，眼眶外、上象限较常见，病变处形成明显的软组织肿块，骨质破坏少见。

（4）骨髓瘤：骨髓瘤易累及眼眶外上壁，单发又称浆细胞瘤，多发更常见，中老年人多见，50%~70%的患者尿本-周蛋白阳性，常为浸润性骨质破坏，很少形成大的骨质缺损。

（5）表皮囊肿或皮样囊肿：表皮囊肿或皮样囊肿多见于中年人，发病缓慢，骨质多为受压改变，少数病变长入骨内，CT可发现病灶内脂肪密度，MRI信号多变，但内部结构不强化。

（6）骨髓炎：骨髓炎发病急，临床症状重，多为额窦炎引起，早期为虫蚀样骨质破坏，边界不清，可出现死骨，及时有效的抗炎治疗，骨质可出现修复，晚期常出现明显骨质硬化。

第四节　眼眶孤立性纤维瘤侵犯颅内

孤立性纤维瘤是一种罕见的梭形细胞肿瘤，最常发生于胸膜的浆膜面，也有报道发生于胸膜以外的其他部位，包括肺、纵隔、心包、腹膜、上呼吸道等，发生于眼眶的孤立性纤维瘤甚为少见。

1. 病理学　眼眶孤立性纤维瘤为缓慢生长的肿物，临床表现主要是继发于肿瘤生长的影响，渐近性单侧无痛性突眼是最常见表现。孤立性纤维瘤在光镜下可见肿瘤内随机分布的席纹状排列或无规律排列的梭形细胞，细胞内有多个卵圆形或梭形细胞核，肿瘤间质由大量胶原纤维构成，肿瘤内血管丰富，血管大小、形态不一，部分肿瘤内可见血管扩张呈“鹿角”状，或类似血管外皮细胞瘤的表现。免疫组织化学CD34抗原是孤立性纤维瘤的高度特异性标记物，CD34和Vim免疫反应同时阳性更支持孤立性纤维瘤的诊断。

2. 临床表现　眼眶孤立性纤维瘤较多见于中年患者，也可见于儿童，无明显性别倾向，可发生于眼眶内的任何部位。本病病程较长，多为5个月以上，最长者可达20年。

3. 影像学研究　眼眶孤立性纤维瘤的典型CT表现为边界清楚，密度均匀，与周围软组织等密度的孤立性肿块，肿块内部无钙化，邻近骨结构少见压迫性骨改变。

MRI表现为在T_1WI上与脑灰质相比呈等信号，T_2WI上可为低信号、等信号或高混杂信号。静脉注射Gd-DTPA后肿瘤显示为均匀或不均匀强化，中心部可见低信号灶，也可无强化。病灶内的低密度无强化区为黏液样基质结构，坏死或囊性变。

一例眼眶孤立性纤维瘤的MRI表现平扫时T_2WI以等信号为主，且信号不均匀，增强扫描信号更不均匀，提示孤立性纤维瘤虽血供丰富但仍较易出现囊变坏死。另外，术中所见肿瘤由眼眶外侧壁长出眶外，硬脑膜受侵与MRI上表现相吻合。与以良性生物学行为居多的孤立性纤维瘤相比，该例眼眶病变具有较强的侵袭性。

4. 鉴别诊断　该例应与颅眶沟通脑膜瘤和孤立

或局限型神经鞘瘤鉴别。

（1）颅眶沟通脑膜瘤：颅内脑膜瘤侵及眼眶，在 T_1WI、T_2WI 上均表现为等信号，Gd-DTPA 增强扫描呈明显均一强化，且常伴有相邻骨质增生。而眼眶孤立性纤维瘤则强化多不均匀，对邻近骨质造成的改变以压迫吸收为多。

（2）神经鞘瘤：孤立或局限型神经鞘瘤多发生于 30~50 岁，生长缓慢，常造成眼球向相反方向移位，MRI T_1WI 上呈中等信号、T_2WI 上呈高信号，内部信号多较均匀，增强扫描呈轻到中度强化。

孤立性纤维瘤因其在眼眶发生罕见，缺乏相对特异性影像学表现，确诊有赖于病理组织学及免疫组织化学检查。

第五节　眶骨溶骨性脑膜瘤

原发于颅骨内的脑膜瘤非常少见，不足脑膜瘤的 1%。文献报道多数颅骨内脑膜瘤表现为骨质增生（成骨），以骨质破坏（溶骨）为主的病例较少见，术前也较难做出诊断。

1. 病理学　关于颅骨内脑膜瘤的起源目前尚存争议，有学者认为来源于胚胎期残留于骨内蛛网膜细胞，好发于颅缝（尤其是冠状缝或翼缝）附近；也有学者认为发生于外伤或手术后突入断端骨缝内的蛛网膜细胞。文献报告一些患者常无明确外伤史，但发病部位确实靠近骨缝，更倾向于前种理论。颅骨内脑膜瘤最常见的类型为上皮型，次为过渡型。绝大多数颅骨内脑膜瘤为良性，非典型增生或恶性脑膜瘤非常少见，并且更多见于溶骨性病变。不同的组织学类型，其影像表现不尽相同。

2. 临床表现　多数颅骨内脑膜瘤生长缓慢，病程长。文献报道患者的中位年龄为 47 岁，女性较男性更常见，比例约 7:3。一些作者报告 8 例眶骨溶骨性脑膜瘤，其中男 2 例，女 6 例，年龄 28~70 岁，平均 49 岁。患者的主要临床表现：眼球突出 8 例，视力下降 6 例，眼球运动受限 5 例，眼胀 3 例，头痛 6 例。

3. 影像学研究　颅骨内脑膜瘤最常发生于中耳（37%），其他少见部位包括蝶骨嵴、额骨、眶顶等。一组 8 例均位于眶骨，其中外上壁 4 例，外壁 3 例，眶尖区蝶骨小翼 1 例。

Lang 等（2000）把原发硬膜外脑膜瘤分为 3 种类型：Ⅰ型（颅外型），病变位于颅外，与颅骨无任何连接；Ⅱ型（单纯颅骨型），肿瘤完全位于颅骨内；Ⅲ型，病变起源于颅骨并伴有颅骨外蔓延。Ⅱ、Ⅲ型根据解剖部位又进一步分为颅底（B）和凸面（C）2 个亚型。

有关本病的诊断标准，以影像表现为基础，结合手术所见及病理学改变综合判断。病变以眶骨为中心生长，无累及邻近结构，即符合 Lang 等（2000）分型的Ⅱ型，该组 5 例；如果累及邻近结构，即为Ⅲ型，该组 3 例，根据该组病例所见，常累及邻近脑膜，其次为肌肉。

根据骨质的表现，颅骨内脑膜瘤可分为成骨性和溶骨性（包括膨胀性）2 种类型，多数患者为成骨性，以骨质增生为主，仅少数呈溶骨性和膨胀性改变，有作者收集文献至 2007 年，仅有 16 例报道，并且溶骨性病变被认为有更大的侵袭性或代表病变的晚期。

该组 8 例眶骨脑膜瘤均以溶骨性改变为主，CT 表现为骨质破坏、膨胀及变薄。该组 6 例受累眶骨呈溶骨性破坏，相应处形成缺损，边缘毛糙，易误诊为恶性骨肿瘤。2 例骨质膨胀、变薄、局部缺失，边缘清楚，酷似良性膨胀性骨病变。破坏区可见软组织肿块，与脑灰质比较呈等密度，增强后呈较均匀强化，该组 1 例呈不均匀强化，病变中央显示未强化的囊变、坏死区。

本病的 MRI 表现与颅内脑膜瘤相似，多数病变在 T_1WI、T_2WI 上均呈等信号（与脑灰质比较），边界较清楚，信号较均匀，增强后呈较均匀中度强化。该组 1 例病变中央伴有大片囊变、坏死区，增强后显示明显不均匀强化，术前诊断较困难。

病变周围的脑膜以 MRI 增强后脂肪抑制序列显示最佳。该组 3 例有脑膜增厚、强化，组织学证实其中 2 例为脑膜受侵，另 1 例为反应性增生。Lang 等（2000）曾报道一组病例，术前影像显示 60% 的患者脑膜异常，但术后仅发现其中 2/3 为脑膜受侵，其他 1/3 为反应性改变；Bassiouni 等（2006）观察一组病例，术前 MRI 增强扫描仅发现 69% 的患者脑膜有强化，但术后证实 81% 的患者脑膜受侵。以上表明影像检查对脑膜受侵的评价可出现假阳性和假阴性,一定要结合术中所见及组织学表现综合分析。

比较影像学:眼眶X线平片由于密度分辨率较低及邻近颅面部结构重叠,难以准确显示病变,对本病的诊断价值不大,逐渐为CT、MRI所取代。

CT的最大优势在于能清晰、准确地显示眶骨改变,包括变形、吸收、破坏及硬化,但仅据骨质表现,极易将本病误诊为骨源性肿瘤,并且其软组织分辨率远不如MRI,即使增强扫描后所示病变的范围也难以与MRI相媲美。而CT对本病的定位诊断确有重要的价值,可帮助MRI进一步判断病变是起源于骨内,还是邻近病变继发的骨质改变。

目前MRI是软组织分辨率最高的影像检查方法,能较准确地反映病变的组织学特性,典型的信号及增强方式有助于本病的定性诊断;采用合适的扫描技术,能更清楚、准确地显示病变的范围,尤其在判断病变与邻近脑膜、眼外肌、视神经等结构的关系方面较CT更可靠,以便更好地指导手术治疗和评估预后。CT和MRI两种检查方法的有机组合,必将对本病的诊断和治疗发挥更大作用。

4. 鉴别诊断 常需要与本病鉴别的病变有转移瘤、骨髓瘤及朗格汉斯细胞组织细胞增生症。

(1)转移瘤:转移瘤多见于中老年人,表现为虫蚀状骨质破坏,边界尚清,相应处伴有较局限软组织肿块,鉴别点为患者常有原发肿瘤病史,病变进展较快。

(2)骨髓瘤:单发骨髓瘤,又称浆细胞瘤,多发者更常见,本病中老年人多见,50%~70%的患者尿本-周蛋白阳性,鉴别点为本病多位于眼眶外上壁,常为浸润性骨质破坏,边缘模糊。

(3)朗格汉斯细胞组织细胞增生症:绝大多数朗格汉斯细胞组织细胞增生症见于20岁以下的青少年,患者临床症状较轻,仅有突眼和轻微炎症表现,常发生于眼眶外、上壁交界处,表现为“刀切”样的骨质缺损,残端轮廓不规则,边缘清楚,但无硬化,结合患者的年龄、临床表现及骨质改变易与脑膜瘤鉴别。

(4)骨内表皮样囊肿、动脉瘤样骨囊肿:此外,骨质伴有膨胀性改变者尚需与骨内表皮样囊肿、动脉瘤样骨囊肿鉴别。表皮样囊肿的骨质改变与脑膜瘤相似,鉴别点为增强MRI前者不强化;动脉瘤样骨囊肿通常造成骨质明显膨胀、变形,有时甚至形成不完整的骨壳,鉴别点为本病在MRI T_2WI上呈明显高信号,瘤内常见液-液面,增强后呈明显不均匀强化。

第三章　鼻颅沟通

第一节　鼻腔颅内沟通型神经内分泌癌

1. 病理学　神经内分泌癌属于发生于神经内分泌细胞系统（APUD）的恶性肿瘤，其特点是肿瘤细胞能摄取胺前体并在细胞内脱羧产生胺类和（或）肽类物质。WHO 将神经内分泌肿瘤分成两种：一种是起源于特定内分泌腺体内的神经内分泌细胞，另一种是起源于广泛分布在全身各部位的一些神经内分泌细胞和细胞群。

散在分布的神经内分泌癌好发生于消化器官，肺、头颈部、胸腺、泌尿生殖系统和皮肤等部位均可发生，头颈部一般发生于鼻腔、鼻窦、咽、喉和甲状腺等部位。该肿瘤的特点是肿瘤细胞内具有特异性标记物质：神经元特异性烯醇化酶（NSE）、CgA 和 Syn。

鼻腔神经内分泌肿瘤分为 2 个亚型：伴有嗅神经分化表现的嗅神经母细胞瘤，不伴有嗅神经分化表现的神经内分泌瘤。

2. 影像学研究　一例病理组织学中未见嗅神经分化，故为起源于上鼻腔黏膜内的神经内分泌癌，癌肿向颅内侵及颅骨及额叶脑组织，造成鼻腔颅内广泛沟通，颅骨破坏。侵犯额叶的癌肿周围可见囊腔样结构，囊壁及分隔有强化，囊内液体呈长 T_1、长 T_2 信号改变，推测为肿瘤细胞分泌黏液后或黏液变性形成。

3. 鉴别诊断　鼻腔神经内分泌癌需与嗅神经母细胞瘤、鼻腔癌相鉴别。

（1）嗅神经母细胞瘤：鼻腔神经内分泌癌与嗅神经母细胞瘤的组织起源上可能源于相同的神经上皮，但前者在组织学上分化程度相对较差，且癌组织细胞中无支持样细胞的存在，二者影像学上无特征性的鉴别征象。

（2）鼻腔癌：鼻腔癌形成鼻腔巨大肿块后，向周围侵袭性生长，破坏骨质，侵及颅内脑组织，但未见有囊变结构的报道。鼻腔肿瘤有恶性征象表现，影像学上不能鉴别时，尚需病理学检查，为临床治疗和预后提供参考。

第二节　鼻窦黏液囊肿表现为颅内占位

鼻窦黏液囊肿在临床上较常见。其病灶发展较缓慢，但常因呈膨胀性生长、压迫相邻眼眶或颅骨骨质而导致眼部或颅内症状，易与鼻窦原发性肿瘤相混淆。囊肿主体位于额窦、筛窦者文献报道较多。但囊肿经鼻窦明显突入颅内者，定位和定性诊断往往较困难，有时可误诊为脑肿瘤。一些作者总结 5 例明显突入颅内并表现为颅内占位的鼻窦黏液囊肿病例。

1. 病理学　鼻窦黏液囊肿多呈膨胀生长，可引起窦壁变薄吸收、缺损，有时可突破变薄或缺损窦壁突入到邻近结构，引起相应临床症状。既往文献报道以黏液囊肿突入眼眶者较多。而囊肿突入颅内且主体位于颅内者少见，可表现为位于颅内的占位性病变。一组研究中 5 例患者均行手术开颅切除病灶并取病理切片证实，结果均为鼻窦黏液囊肿，其中 3 例伴邻近鼻窦内骨瘤形成。5 例中有 3 例术前做出正确影像诊断，2 例术前误诊为脑内病变。

2. 临床表现　鼻窦黏液囊肿早期临床表现缺乏

特异性,突入颅内者可压迫周围脑实质而引起类似脑肿瘤的系列症状,最常见为头痛、头晕、呕吐等,考虑系囊肿膨胀压迫周围脑实质引起颅内压升高所致。视力下降亦较常见,多为后组筛窦及蝶窦囊肿压迫视交叉或邻近视神经所致。

鼻窦黏液囊肿病因多为鼻窦窦口完全堵塞,窦内分泌物不能排除所致。导致窦口阻塞的原因可能有:鼻腔鼻窦病变(或发育异常),如鼻息肉、鼻窦骨瘤、鼻中隔偏曲等;炎症或外伤导致鼻腔粘连,窦口阻塞。一组研究的5例患者中有3例患者额窦伴明显的骨瘤形成,骨瘤可长期堵塞窦口,进而导致了鼻窦黏液囊肿的形成。另有作者曾报道1例突入颅内的黏液囊肿亦伴骨瘤形成。病理上镜下囊壁多表现为大量的假复层柱状纤毛上皮结构。

3. 影像学研究　鼻窦黏液囊肿发病部位最常见于额窦和筛窦,其次为蝶窦、上颌窦。CT检查多表现为鼻窦内膨胀生长的囊性病变,伴邻近骨质吸收、破坏及向邻近结构内突入。囊肿边界多清楚,内部密度多均匀,多呈低密度,少数可呈等密度,甚至高密度,增强扫描囊壁多有强化。MRI检查囊肿多呈长T_1、长T_2信号,少数呈短T_1、长T_2信号。

该组5例除以上的基本影像特点外,还具有以下特征性表现:①黏液囊肿主体突入颅内者,多显示一窄蒂或宽蒂与邻近鼻窦相连,这些“蒂”组织强化方式与囊壁一致,可能由囊壁及邻近鼻窦黏膜包绕而成;②囊肿主体完全被脑实质包绕者,缺乏明显的脑外征象,如周围脑脊液间隙、白质塌陷征等,定位比较困难,易误诊为脑内原发病变;③该组有3例囊肿壁可见条状高密度钙化影,可能是部分囊壁长期钙盐沉积所致;该组5例囊肿尽管突入颅内并明显压迫脑实质,但无论体积大小,周围脑实质均未见明显水肿,考虑可能与囊肿逐渐突入颅内并被脑实质包绕的缓慢生长方式有关;该组有3例在相应窦壁的骨质破坏区内伴明显的骨瘤,高度提示了鼻窦内的骨瘤形成可能是导致窦口阻塞的重要原因,该特点与上述囊肿形成的病理机制也相符。

4. 鉴别诊断　鼻窦黏液囊肿有时容易与鼻窦或邻近结构的恶性肿瘤如眼眶肿瘤相混淆,特别是当囊肿突入颅内且被主体脑实质包绕时,更容易发生误诊。因此鉴别诊断上,突入颅内的黏液囊肿需要与以下几种疾病相鉴别。

(1)发育异常所致的囊肿或蛛网膜囊肿:此类疾病表现为脑外或脑内边界清楚、光滑的囊性占位,囊内呈类似于脑脊液的均匀一致信号(或密度),多无分隔,增强扫描囊壁无强化。

(2)表皮样囊肿:表皮样囊肿在桥小脑角区多见,MRI在T_1WI上信号略高于脑脊液,T_2WI上信号略低于脑脊液,DWI像上多呈高信号,增强扫描多无强化。

(3)囊性脑膜瘤:囊性脑膜瘤多呈囊实性,壁多厚薄不均,脑外征象一般较显著,强化有时可见脑膜尾征,与邻近窦壁的关系更多见压迫性破坏而无窄蒂或宽蒂相连。

综上所述,尽管这种明显突入颅内的鼻窦黏液囊肿容易误诊,但仍有一些特征性影像表现可以用来协助做出正确诊断。当发现“脑内”囊性病变并伴邻近鼻窦骨质破坏时,需仔细观察窦壁的骨质破坏区内是否伴骨瘤、囊肿与邻近鼻窦之间有无窄或宽的蒂相连、增强扫描囊壁有无强化以及是否伴有高密度钙化影等特点。

CT扫描对显示骨质改变及钙化情况较敏感,而MR平扫及增强扫描则可多方位、多序列地显示病变信号特点及解剖定位,二者互为补充,故术前需行两种检查以获得病变更全面的信息,以尽可能做出正确的影像学诊断。

第四章　颅内与颅骨外沟通性疾病

第一节　脑膜瘤与额骨广泛骨质破坏及软组织肿块形成

一例为常见病种脑膜瘤（过渡型、WHO Ⅰ级），但造成前额部颅骨侵蚀破坏并呈放射样改变却较为少见。有病理证实脑膜瘤所致骨质增生或颅骨破坏处大多有肿瘤细胞浸润。

Heick 等（1993）发现碱性磷酸酶在伴骨质增生的脑膜瘤中表达上升，该酶具有成骨活性，可促进成骨细胞的活化增殖，因而认为侵袭性脑膜瘤局部骨质增生可能是该酶被激活的结果。此外，肿瘤细胞分泌的一些体液因子，如血小板源生长因子，胰岛素生长因子Ⅰ、Ⅱ，成纤维细胞生长因子和肿瘤生长因子 α、β 也可刺激成骨细胞活化，可能亦与脑膜瘤骨质增生有关。

脑膜瘤伴颅骨破坏者均属肿瘤浸润所致，一般认为这种情况多见于非典型性或恶性脑膜瘤，亦可见于良性脑膜瘤。

肿瘤局部骨质增生是脑膜瘤常见的特征性表现，较颅骨侵蚀破坏为多见。该例脑膜瘤侵及颅骨时表现为额顶部颅板明显增厚，颅骨吸收，呈放射状骨针，虽然较为少见，但已有相关病例报道。

有学者把累及颅骨的脑膜瘤的生长可能性分为以下 4 种：颅内脑膜瘤直接通过颅骨向脑外生长；通过颅神经鞘膜内的蛛网膜向颅外生长；颅内脑膜瘤的远处转移；先在颅外有多向分化功能的间充质细胞形式生长，然后分化为脑膜瘤。

还有学者把颅骨内的原发脑膜瘤称为颅骨内脑膜瘤，其起源尚有争议，一些研究者认为起源于异位的脑膜，另外一些研究者则认为颅骨内脑膜瘤起源于嵌顿在颅缝里的蛛网膜粒细胞，可能通过如下方式进入颅缝或颅骨内：儿童出生时由于头颅塑形作用可见蛛网膜粒细胞挤入颅缝结构；成年人由于颅骨的钝性伤，硬脑膜及蛛网膜可被挤入骨折线。

对于此类具有侵袭性的脑膜瘤，手术除切除肿瘤外，尚需将受肿瘤侵袭的硬脑膜、蛛网膜、颅骨以及受肿瘤浸润的脑组织进行相应的处理。Simpson 0~5 级分级标准进行评估，情况允许时尽可能对病灶行根治性手术（Simpson 0~ Ⅰ级）。

不少作者指出，典型的脑膜瘤，即便是刚刚大学毕业的医生也可做出别无二致的诊断，而表现特殊的脑膜瘤却常会难住经验丰富的专家。

累及颅骨病变虽然复杂多变，但有 4 种形式颅骨受累的 CT 表现，有一定的特征性：骨质压迫吸收、变薄，骨质反应性增生、硬化，骨质破坏、吸收，颅底孔道的改变。恶性病变所致颅骨受累 CT 特征以骨质破坏、吸收为主，骨质增生、硬化为辅。

脑膜瘤周围颅骨骨质破坏与肿瘤的良恶性并没有关系，如该例虽然有明显的骨质破坏，但组织学上是良性的（WHO Ⅰ级）。

颅骨内脑膜瘤最常见于额骨，其起源尚有争议，可能是起源于嵌顿在板障内的蛛网膜粒细胞，颅骨内脑膜瘤常突破颅骨内外板，有时可形成明显的头皮下软组织肿块，当肿瘤在颅内部分比较小甚至完全没有颅内病变时，很容易误诊为骨源性或软组织源性肿瘤。

当颅内脑膜瘤突破内外板后，在病灶周围常形成发针样的骨质增生硬化，这是脑膜瘤，尤其是颅骨内脑膜瘤少见但比较有特征性的表现。

此外，病变的病理起源与好发部位有密切的关联。CT 显示骨质细微改变的优势结合轴位、冠状位头颅 CT 薄层扫描的敏感性对累及颅骨病变的诊断与鉴别有着极为重要的意义。

鉴别诊断：脑膜瘤所致骨质破坏主要与如下肿瘤相鉴别。

（1）颅骨血管瘤：好发于富血供的板障区，以膨胀性生长为主。

（2）脊索瘤：为一低度恶性肿瘤，但骨质破坏率达85%~95%，以溶骨性居多，骨质破坏边界尚清，形态不规则，可有反应性硬化。脊索瘤以斜坡为中心的骨质破坏，可向周围扩展。

（3）转移性颅骨肿瘤：以溶骨表现居多，常呈多发穿凿样、鼠咬状骨质破坏，或呈片状局限性骨质破坏。单纯成骨性转移灶较少见，有时可见混合性转移灶。

（4）颅骨促结缔组织增生性纤维瘤：当侵犯皮质骨时，骨皮质膨胀变薄，穿破后，可形成软组织肿块，与周围软组织融为一体。CT示囊状膨胀性骨质破坏，其内可见玻璃样高密度影，病变周围皮质变薄或消失。

（5）颅骨动脉瘤样骨囊肿：CT骨窗和骨扫描像上，颅骨可表现为不同程度的膨胀性吹气球样溶骨破坏区，呈蛋壳样钙化，边界清晰。

（6）骨巨细胞瘤：有研究提出颅底巨细胞瘤最常见的CT典型征象为交界角征，其特征是在肿瘤与正常颅骨交界处呈现高密度的角状区，其边缘超出正常颅骨范围，角度在180º以下。CT增强后软组织肿块多数有程度不同的不均匀强化。

（7）骨嗜酸性肉芽肿：CT表现为骨干轻度膨胀，髓腔扩大，其内为软组织充填，骨皮质厚薄不均，病变呈单房或多房囊状破坏。

第二节 顶枕颅内外沟通性疾病

顶枕颅内外沟通性疾病：原始神经外胚叶肿瘤（PNET）侵犯局灶区周围骨组织。患者，男，49岁。

术后病理检查：免疫组化诊断，顶枕部硬膜外肿瘤切除标本，原始神经外胚叶肿瘤（PNET）侵犯局灶区周围骨组织。

影像资料见图28-4-1。

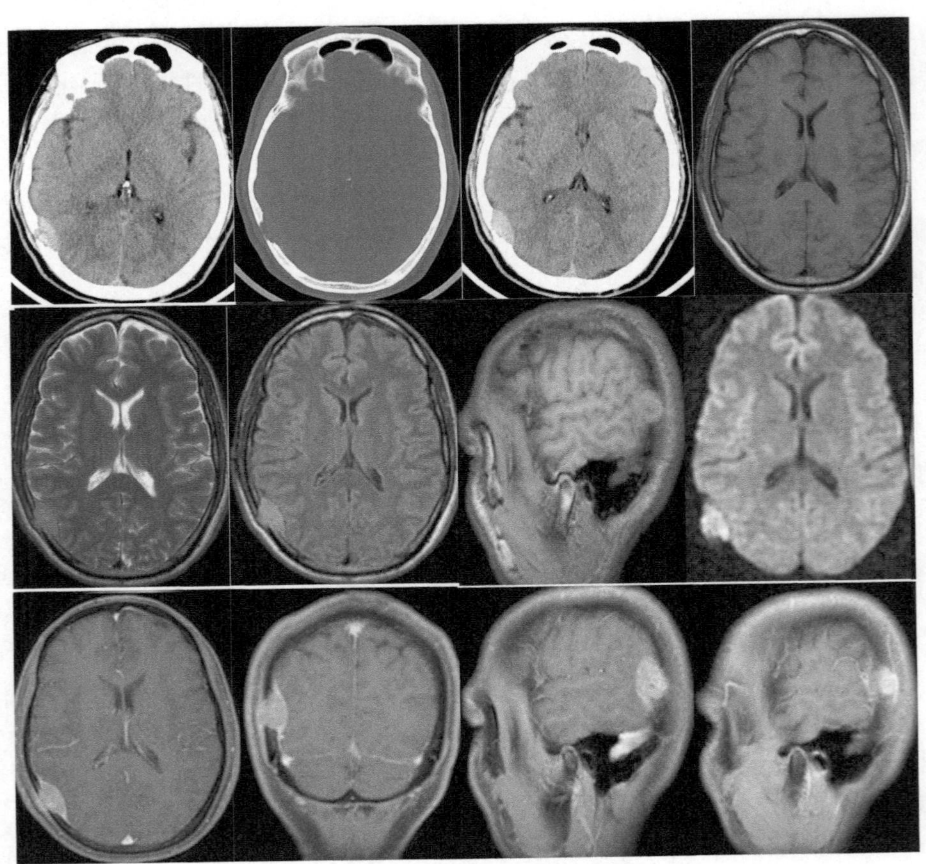

图28-4-1 顶枕颅内外沟通性疾病

第三节　右额镰旁脑膜皮细胞型脑膜瘤（WHO Ⅰ级）累及大脑镰和头皮下

患者，女，55 岁。

术后病理检查：免疫组化诊断：右额镰旁脑膜皮细胞型脑膜瘤（WHO Ⅰ级），肿瘤累及大脑镰和头皮下纤维脂肪组织。

有关沟通性脑膜瘤，请详见本书　本卷　第四篇　第六章　沟通性脑膜瘤。

影像资料见图 28-4-2。

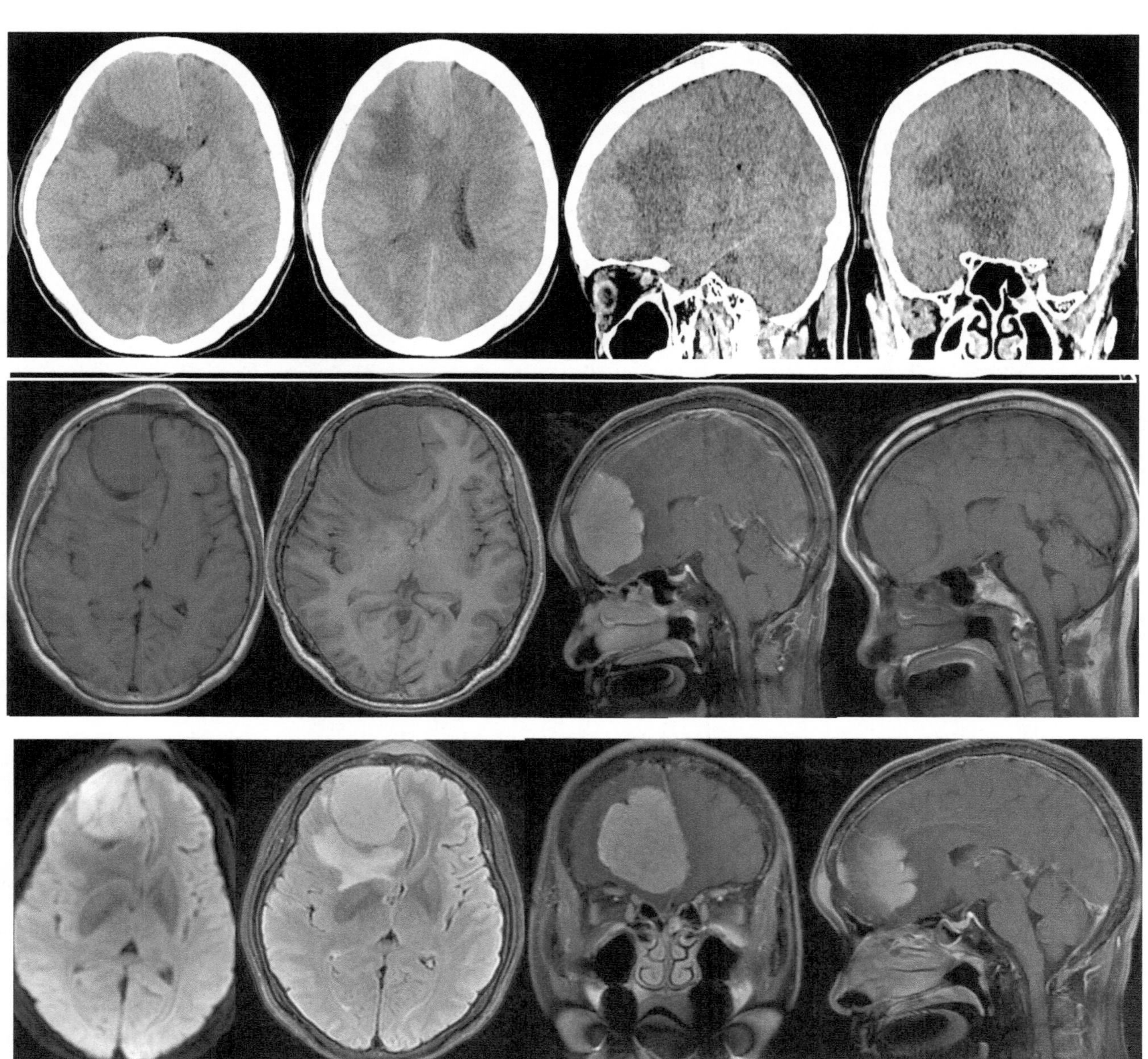

图 28-4-2　右额镶旁脑膜皮细胞型脑膜瘤（WHO Ⅰ级）累及大脑镰和头皮下

第二十九篇　颅脑内金属沉积

第一章　颅脑的高密度影沉积

第一节　关于高密度影沉积

导致颅内广泛高密度影沉积的相关疾病大约有24种，相关因素约有7种，其中以脑血管因素最常见，钙、磷代谢紊乱也为常见的原因之一，但具体的发病机制并未完全明了。

（1）基底节区广泛高密度物质沉积：基底节区广泛高密度物质沉积，以往有的作者将它称之为钙化，事实上它不是单纯的钙化，而是铁质、钙质与其他元素物质的沉积，它的范围包括苍白球、壳核、尾状核和丘脑垫状隆起。高密度物质沉积如此广泛，十分少见。该类病例无中毒历史和放射曝射史，以往不少作者认为它是正常的少见表现，经研究目前普遍认为并不是这样。

临床上见此情况，应认真分析研究，鉴别诊断应包括：甲状腺和甲状旁腺内分泌失调，重金属（铅、锑和铅）中毒，缺氧症（尤其是一氧化碳引起者），剥脱性皮炎，亚铁钙盐沉着症以及一些少见的综合征（如Cockayne综合征等）。

以往有作者统计，人群中约1%可出现基底节钙化，CT检查时偶尔可见，一般仅限于苍白球和壳核内，多呈点状。然而它可伴存于甲状旁腺功能减退，高磷酸盐血症，假性甲状旁腺功能减退以及高钙血症等。

（2）原发性家族性脑血管铁钙沉着症：原发性家族性脑血管铁钙沉着症，也称家族性基底节钙化，或Fahr病。是一种罕见的遗传性病变，双侧苍白球、壳核、丘脑、小脑齿状核大片对称性钙化，双侧脑室旁"火焰""骨针"放射状钙化，皮髓质交界处点状、线状钙化。钙化由少到多呈进行性发展。

（3）Cockayne综合征：Cockayne综合征是罕见的隐性遗传病，见双侧基底节区和脑其他部位的钙化。患儿出生时正常，随着生长发育，出现颅骨、脑膜增厚，视网膜萎缩，耳聋等异常。

（4）"生理性"钙化："生理性"钙化，常见的部位有松果体、脉络丛、基底节区及大脑镰等，基底节区的钙化各位作者报道不一，占3.2%~15%，且钙化仅限于苍白球，一般年龄在40岁以上，无神经系统症状者被认为是"生理性钙化"，其临床意义与松果体、脉络丛钙化相当。

（5）小脑齿状核钙化：经后颅窝CT横断扫描，在每个小脑半球中各见一高密度区，位于小脑中间脚的外侧，为小脑齿状核钙化。它可见于亚铁钙盐沉着症，高钙血症和Cockayne综合征。然而，有作者认为，最常见者为特发性钙化，怀疑为发育变异。它出现的多少与基底神经节钙化关系甚少。

（6）硬脑膜钙化：上矢状窦钙化，有时CT平扫可在上矢状窦下行部分见到三角形的高密度区，恰位于它进入窦汇以前处，与它处"生理性"硬脑膜钙化一样，窦的钙化趋向于线形，通常较短小。如果不留心，将此CT平扫图像误为增强扫描，则可把上述征象错误解释为上矢状窦栓塞伴中心性低密度血凝块，实应加以注意。有时通过颅顶的顶部CT扫描，可见广泛钙化沿着骨缝，在中线旁部分邻近上矢状窦，呈绳索状纵行钙化；而冠状面CT图像则见该钙化为上矢状窦硬脑膜钙化。

（7）广泛的大脑镰钙化：偶尔CT图像上见到大脑镰前部浓密钙化，钙化轮廓可两侧不对称，一侧光滑规则而另一侧不甚规则，这是正常表现。正常大脑镰钙化多为线状，且多见于镰的前1/3。有时钙化也可呈丛状。大脑镰钙化的病理性原因包括：钙化性脑膜瘤，慢性钙化性镰状硬膜下血肿，以及基底细胞斑痣综合征（Gorlin综合征）的所有硬脑膜表面的广泛钙化。

(8)幕的钙化:与其他硬脑膜表面一样,幕亦可钙化,但不如大脑镰、岩床韧带钙化多见。它可位于小脑上池的后方,可一侧或两侧钙化,在CT横断扫描时它多表现为梭形,尖指向外前方。

(9)脉络膜丛的广泛钙化:脉络膜丛的广泛钙化,在高分辨CT扫描图像上见到的钙化,比传统的X线颅骨平片所见的钙化,多9~15倍,尽管钙化程度皆属正常范围,但CT比平片对钙化的敏感性高出许多。侧脑室颞角钙化是一常见征象,约见于一半成人的颅脑CT图像上。随年龄增长,它的发现率迅速增加,有作者报告,在80岁以上,其发生率可高达86%。经侧脑室额角平面和第三脑室体部平面的CT横断图像上,偶尔可见第三脑室脉络膜丛的浓密钙化,比之于侧脑室脉络膜丛钙化或第四脑室内脉络膜外侧丛钙化,第三脑室钙化较为少见。

(10)其他原因引起的儿童脑内钙化:结核性病变主要分布在脑池或脑沟裂邻近部位,以颅底、鞍区多见,钙化呈不规则斑片状。在脑结核病,结核性脑膜炎钙化多在鞍区和颅底部呈散在的斑点状。脑结核瘤呈结节样、蛋壳状钙化,临床结核症状明显。血清钙、血清磷及甲状旁腺激素均正常。

(11)脑寄生虫病:脑寄生虫病钙化,主要有脑弓形虫病、脑囊虫病、脑包虫病、脑肺吸虫病等。脑寄生虫病钙化其相关血清免疫学检查为阳性。血清钙、血清磷及甲状旁腺激素均正常。脑囊虫病:大脑半球内散在、大小相似的点状钙化,特征表现是"靶征"。脑囊虫病钙化呈多发散在的结节样,可弥散分布于整个脑实质。

脑包虫病:囊壁上的完整或不完整的壳状钙化。

脑血吸虫病、脑肺吸虫病、霉菌性脑炎和非特异性炎性感染:钙化一般位于脑灰质,钙化量小,密度较低,呈小点状或沙粒状,但少见。脑肺吸虫病钙化呈蛋壳状,多发钙化常聚集分布。

(12)弓形虫感染:主要分布在基底节区,呈小点状或弧线状。脑弓形虫病钙化多见于新生儿和婴儿,主要发生于胚胎期或分娩过程中,又称先天性宫内感染,CT呈脑内多发散在的结节样钙化,钙化可在脑室周围相互融合成带状。

(13)新生儿缺氧缺血性脑病:钙化常位于软化灶周围,室管膜下少见。

(14)甲状旁腺功能减退,假性甲状旁腺功能减退,假-假性甲状旁腺功能减退:双侧基底节、丘脑、小脑齿状核、大脑髓质或皮髓质交界区对称性钙化,钙化面积较大。

(15)脑三叉神经血管瘤病:脑三叉神经血管瘤病,也称Sturge-Weber综合征、颅颜面血管瘤病及软脑膜血管瘤病。主要表现为颜面部血管瘤、软脑膜及脑实质的血管畸形,CT呈局限性脑回样、弧形、条带状、波浪状钙化,枕叶或枕顶区常见,一般为单侧性。在CT增强扫描中呈现出异常强化的血管。血清钙、血清磷及甲状旁腺激素均正常。

(16)颅内其他病理性钙化伪似Sturge-Weber综合征:Garwicz & Mortensson(1976)报告2例患儿,系大脑皮质钙化伴轨道征,而临床上伪似Sturge-Weber综合征,1例为枕叶钙化,患白血病,采用椎管内胺基甲基叶酸治疗和放疗;另1例为惊厥与乳糜泻,给予抗惊厥治疗,双侧顶枕区可见钙化。该作者指出,叶酸缺乏引起中枢神经系统的代谢异常,可能是一病因。

(17)结节性硬化:结节性硬化(Bourneville病),是沿侧脑室外侧壁分布的室管膜下多发的胶质结节或结节样钙化,并向脑室内突出,部分位于脑实质内。结节性硬化,常有癫痫和智力低下,与假性甲状旁腺功能减退症相似,但结节性硬化常合并面部皮脂腺瘤,脑内钙化结节常位于脑室管膜下,血清钙、血清磷及甲状旁腺激素均正常。

(18)少枝胶质细胞瘤:少枝胶质细胞瘤的钙化为颅内少有的肿瘤性钙化,此类钙化两侧不对称,且有颅内占位效应,在CT增强扫描中呈现出典型的肿瘤强化特点,血清钙、血清磷及甲状旁腺激素均正常。

上述各种脑内钙化,其影像学表现及形状各异,常有特定的显示部位,且均有相应的病史、症状、体征和辅助检查特点,有助于鉴别诊断。

(19)假性高密度影沉积:孤立的枕外粗隆,偶尔在经后颅窝的CT横断图像上,在枕骨外软组织内可见一孤立钙化,而在第二个层面上则见该影连接于枕骨,为显著外凸的枕外粗隆。虽然这是正常的发育变异,但在肢端肥大症患者,枕外粗隆的明显扩大也能见于CT图像上,后者除此之外还有一些其他征象,诸如软组织增厚,蝶鞍扩大以及额窦突出等。

第二节 异常铁质沉积有关疾病

下面简介几种神经系统与异常铁质沉积有关的疾病。

（1）帕金森病：铁蛋白与含铁血黄素沉积于双侧壳核，使壳核的低信号接近于苍白球。

（2）急性期脑内血肿（脱氧血红蛋白）：急性期脑内血肿MRI信号的病理生理学基础为完整红细胞内的含氧血红蛋白（HbO_2）演变成脱氧血红蛋白。这个过程从出血后24 h即已开始，可持续1~3 d。脱氧血红蛋白为2价铁（Fe^{+2}），含4个不成对电子，具有顺磁性，但这些不成对电子与氢质子间的距离>3Å，不能直接与水分子作用，因而不引起质子弛豫增强效应，即不会由此而使T_1与T_2缩短。然而，由于在完整红细胞内脱氧血红蛋白分布不均匀，所以可引起T_2弛豫增强效应，从而使T_2缩短，在T_2WI呈低信号。

（3）急性期脑内血肿（完整红细胞内的正铁血红蛋白）：出血后第3~4 d，血肿内一部分脱氧血红蛋白演变为完整红细胞内的正铁血红蛋白（MHB），属脑出血急性期第二阶段。正铁血红蛋白为3价铁（Fe^{+3}），含5个不成对电子，具有明显的顺磁性。这些不成对电子与氢质子间的距离<3Å，能与水分子直接作用，从而引起质子弛豫增强效应，使T_1与T_2值缩短。另外，完整红细胞内的正铁血红蛋白分布不均匀，还会引起T_2弛豫增强效应，单独使T_2值缩短，T_2弛豫增强效应与场强的平方成正比。由于有两种作用使完整红细胞内的T_2值缩短，所以此期血肿在T_2WI呈非常显著的短T_2低信号；而在T_1WI则因正铁血红蛋白的质子弛豫增强效应而呈短T_1高信号。

（4）急性期脑内血肿（游离未稀释的正铁血红蛋白）：脑出血后第5~7天，血肿内红细胞已经溶解，释放出正铁血红蛋白，但尚未稀释，属急性脑出血第三阶段。游离未稀释的正铁血红蛋白仍有质子弛豫增强效应，可使T_1与T_2值缩短。但随着红细胞破裂，T_2弛豫增强效应也立即消失，不再具有T_2缩短效应。虽然此期血肿在T_2WI像上仍呈低信号，但已不像第二阶段那么黑。而在T_1WI像上游离未稀释的正铁血红蛋白呈短T_1高信号。研究证明，从脱氧血红蛋白向正铁血红蛋白的演变过程，首先始于血肿周边部，逐渐向血肿中心部扩延。

（5）慢性期脑内血肿（含铁血黄素黑环）：脑出血后1月末至2月末属慢性期，血肿主要由游离稀释的正铁血红蛋白组成，后者在T_1、T_2与质子密度加权像上均呈高信号，血肿周边为含铁血黄素沉积，在T_2WI呈短T_2低信号环，成为本期血肿MRI特征之一。实际上从出血后1周即有含铁血黄素沉积现象，但因数量较少，所以不太明显，从慢性期以后则越来越显著。含铁血黄素与铁蛋白相同，但不溶于水。铁蛋白与含铁血黄素虽含有10 000个不成对电子，但因为它们与水中氢质子的距离>3Å，不能与水分子直接作用，所以不引起质子弛豫增强效应，即不能使T_1与T_2值平行缩短。

然而，铁蛋白与含铁血黄素被巨噬细胞吞食后，在细胞内分布不均匀，可引起T_2弛豫增强效应，使T_2值缩短，在T_2WI像上呈低信号，与脱氧血红蛋白相似。巨噬细胞溶解后，可溶性的铁蛋白分布变得均匀，T_2弛豫增强效应迅即消失。但含铁血黄素不溶于水，仍然分布不均匀，仍有T_2弛豫增强效应，在T_2WI像上呈持久性低信号。

（6）海绵状血管瘤（含铁血黄素沉积环）：海绵状血管瘤在血管造影中往往不显影，是“隐性血管瘤”中最常见的一种，反复小量出血是形成其MRI特征的主宰因素，中心部游离稀释的正铁血红蛋白在T_1、T_2与质子密度加权像上均呈高信号。而周边部的含铁血黄素沉积因T_2弛豫增强效应而呈短T_2低信号，在T_2WI像上最明显。

（7）出血性脑梗死（含铁血黄素沉积）：脑梗死后出血往往见于皮层下，出血后7~10 d即有吞食于巨噬细胞内的含铁血黄素，沉积在出血周围，并且可持久存在。

（8）胶质瘤（运铁蛋白？）：胶质瘤破坏血-脑屏障，可使运铁蛋白穿透受损处而沉积于瘤体与正常脑组织交界面，其机制尚待研究。

第三节　家族性特发性脑血管亚铁钙沉着症

家族性特发性脑血管亚铁钙沉着症，又称 Fahr 病、特发性基底节钙化症、特发性家族性脑血管铁钙质沉着症、特发性家族性脑血管亚铁钙沉积症、特发性非动脉硬化性脑小血管钙化症、对称性大脑基底节钙化症、家族性基底节钙化，是以双侧基底节对称性钙化为病理特征的一种隐(显)性染色体遗传性代谢性疾病，较为罕见。

本病由 Fahr(1930)首先报道一例，后来由 Moskowitz 等拟定了诊断标准：影像上有对称性双侧基底节钙化；无甲状旁腺功能减退表现；血清钙、磷无异常；肾小管对甲状旁腺素反应功能无异常；无感染、中毒、代谢紊乱等原因。本病可为散发，亦可有家族发病倾向。

1. 病理学　本病病因尚未完全明了，一般认为发病原因主要为特发性代谢异常，有甲状旁腺或类似(假性)甲状旁腺的功能不足，也可能与外、中胚层在发育过程中的障碍有关，并有一定的家族遗传性。

以双侧基底节区、丘脑、小脑齿状核、大脑皮质下中枢(半卵圆中心皮质下)及脑干的灰白质交界处，基本对称性的终末小动脉和静脉周围的混合多糖、酸性糖胺聚糖物质组成的噬碱性物质和脂质沉着而继发钙盐沉积，同时伴有亚铁、锰、钾、铜、锌、亚铅、磷、铝、钾等盐类沉着。上述沉积由小血管周围扩展到邻近脑实质，受侵部位出现神经元丧失和伴随神经胶质增生，少数有脱髓鞘改变，而轴索保持完好，病程晚期部分脑实质几乎被钙化和神经胶质替代。

2. 临床表现　临床上多数病例无神经系统症状，仅于脑部影像学检查时发现，本病病程进展缓慢，有症状者可以发病于任何年龄，但常起于青春期或成年期。临床主要表现为进行性加重的头晕、头痛、精神障碍等因神经元慢性损害的症候群。

无特征性，以锥体外系损害和共济失调为主，可轻可重，后期可出现进行性精神障碍、进行性智力低下、痴呆、癫痫、语言障碍等，亦可发生帕金森病。临床症状的轻重可能与脑内钙化的部位和程度有关，并且与有无并发症相关，如合并囊变时，可导致颅内压升高或局部压迫出现头痛、呕吐。如发生脑出血，则出现相应的神经系统症状。

常有家族遗传性，多为父传女或子，母女或母子间也可遗传。本病也可散发。实验室检查甲状旁腺激素、血钙、血磷无异常。

3. 影像学研究　脑内广泛分布、较为对称的钙化灶是本病的影像学表现特点，钙化呈不规则形、点状或斑片样，随病程进展逐渐增大。发生部位和次序依次为基底节区、齿状核、大脑灰白质交界处、丘脑、小脑白质区，此外，亦见于内囊及侧脑室旁等。在不同的部位、病程时间长短不同的钙化，其形态、大小亦有差别。基底节区多见结节状、团块状钙化；丘脑钙化多呈片状；大脑半球半卵圆中心及皮髓质交界处钙化多呈点状、小块状、条状；随病程进展，双侧半卵圆中心钙化可表现为大片状逐渐增大。小脑齿状核一般呈月牙形钙化(图 29-1-1)。

CT 由于对钙化的检测率高，为首选检查方法，可见以基底节钙化为主，Avraham 认为基底节钙化 >800 mm^2 即可诊断。

MRI 检查时，脑内钙化多数在 T_1WI 及 T_2WI 像上均呈低信号，少数也可呈高信号。MRI 对钙化的特异性和敏感性较差，但对于神经胶质增生以及缺血引起的脱髓鞘改变较敏感。MRI 上侧脑室旁呈长 T_2 信号，提示终末小动脉血管周围脑组织慢性缺血引起的脱髓鞘改变；双侧基底节区呈短 T_1 信号，提示钙化并非单纯性钙盐沉积，同时伴有亚铁、锰等顺磁性盐类物质沉积。

(1)脑白质脱髓鞘改变：由于脑血管壁有亚铁钙沉着，造成管腔变窄，血流减少，相应脑实质慢性缺血缺氧，使脑白质发性脱髓鞘改变。

(2)脑萎缩：这种萎缩主要累及白质区，造成脑室扩大，脑沟及脑池一般无异常改变。

(3)并发症：可合并脑出血及囊变。增强时，囊状病灶及钙化周围可见有不连续的条状轻度强化，可能与其周围脑实质的胶质增生有关。

4. 鉴别诊断　本病临床和 CT 表现典型，结合实验室检查，在排除其他相关疾病的情况下诊断不难。主要需与可引起脑内广泛性对称性钙化的下列疾病鉴别。

(1)甲状旁腺功能低下：颅脑 CT 也可见基底节或其他部位对称性钙化，影像表现具有相似性，但其具有低钙抽搐等特殊的临床表现，甲状旁腺疾病史，血生化检查低血钙、高血磷可以明确诊断。

(2)“生理性”钙化：基底节区可见对称性钙化，绝大多数出现在 40 岁以上，年龄较大，无症状及神经系统异常表现，钙化灶范围及面积较小，CT 值多不超过 100 HU。

(3)铅中毒，放疗后钙化：根据特殊的检验指标及明确的疾病史等可以鉴别。

(4)结节性硬化：CT 表现呈结节样的钙化病变常位于

侧脑室旁，以室管膜下常见，多见于儿童，可有家族史，主要临床表现以智能低下较明显，面部有皮脂腺瘤。

（5）Sturge-Weber 综合征：钙化呈脑回样分布于枕、顶叶皮层，有助于与特发性基底节钙化症的鉴别。

本病与其他原因引起的脑内钙化有时不易鉴别，应行各项相关的血生化检查，除外代谢性疾病（如甲状旁腺功能低下、假性甲状旁腺功能低下、继发性甲状旁腺功能亢进等原因）引起的颅内钙化；其次行家族调查有助于明确特发性基底节钙化症的诊断。

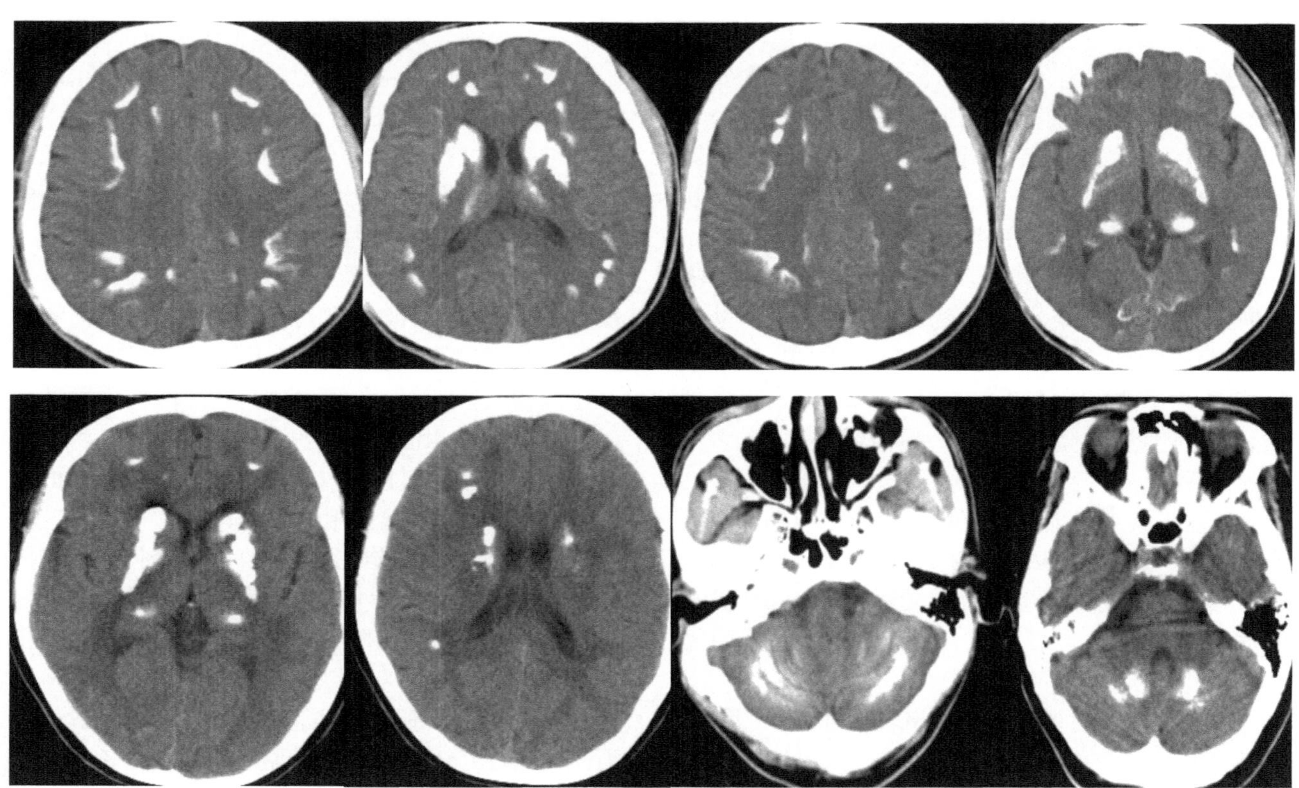

图 29-1-1　家族性特发性脑血管亚铁钙沉着症

第四节　脑内铁沉积性神经变性病

脑内铁沉积性神经变性病（NBIA）是一种罕见的常染色体隐性遗传的神经变性疾病，与铁代谢障碍有关，基底节区铁沉积是其最重要的病理特点，最主要的致病基因是泛酸盐激酶 2（PANK2）基因缺陷。

1. 发病机制　脑内铁沉积性神经变性病是一种非常罕见的神经变性疾病，过去称为 Hallervorden-Spatz disease（HSD），由 Hallervorden & Spatz（1922）首先报道，由于 Hallervorden 曾帮助德国纳粹进行非人道的安乐死研究，因此有学者建议把 HSD 改称为脑内铁沉积性神经变性病。此病一般为常染色体隐性遗传，具体发病机制不清，但与铁代谢障碍有关。Zhou 等（2001）发现许多脑内铁沉积性神经变性病患者存在泛酸盐激酶 2（PANK2）基因的突变，该基因所编码的泛酸激酶为辅酶 A 生物合成的关键酶。因此存在泛酸盐激酶 2 基因突变的又被称为泛酸盐激酶相关神经变性（PKAN）。一项研究中的两姐妹均存在泛酸盐激酶 2 基因突变，研究普遍认为脑内铁沉积性神经变性病存在较多的亚型。

2. 分型　有学者把脑内铁沉积性神经变性病从分子遗传学水平上分成 4 个亚型：泛酸盐激酶相关神经变性、无血浆铜蓝蛋白、幼儿神经轴索性营养不良、铁蛋白相关的神经退行性疾病。也有学者把具有苍白球异常铁沉积同时伴发其他脑内表现的脑内铁沉积性神经变性病分为 8 个亚型，并指出可能存在不伴有脑内异常铁沉积的脑内铁沉积性神经变性病。若 MRI 上有"虎眼征"同时合并棘红细胞增多、前 β 脂蛋白明显减少甚至缺如以及视网膜色素变性，则称低前 β 脂蛋白血症 - 棘红细胞增多症 - 视网膜色素变性 - 苍白球变性综合征。

3. 临床表现　脑内铁沉积性神经变性病主要临床表现为锥体外系症状，如进行性加重的肌张力障碍、构音不清、强直和手足徐动等，肌张力障碍是最常见的症状。部分患者合并智力减退、精神症状和视力下降（视网膜色素变性）等。

根据发病年龄、临床表现及疾病进展速度将脑内铁沉积性神经变性病分为两型：经典型（早发型），发病年龄在 10 岁以下，病情进展较快，一般发病 15 年内不能行走，20 岁前生活不能自理；不典型（迟发型），发病年龄≥ 10 岁，病情缓慢进展，多数患者到后期仍能行走。

目前尚缺乏对脑内铁沉积性神经变性病的有效治疗方法，Zorzi 等（2011）发现去铁酮可提高脑内铁沉积性神经变性病患者的耐受性，并在 MRI 复查中发现苍白球铁含量减少，但临床症状并无明显改善。

脑内铁沉积性神经变性病患者出现症状的平均生存期为 11.8 年。

4. 影像学研究　脑内铁沉积性神经变性病的病理基础是铁盐主要沉积在星形细胞、小胶质细胞及神经元细胞内外。铁沉积致神经轴索损害、细胞变性、空泡形成，轴索肿胀导致球形体形成。脑内铁沉积性神经变性病患者颅脑 T_1WI 一般无明显异常改变，有报道称严重的胶质增生和大量的铁沉积可致 T_1WI 上双侧苍白球出现低信号改变。

T_2WI 双侧苍白球呈周围低信号、中央斑点状高信号改变，形似虎眼，称为"虎眼征"。低信号对应病理上铁盐沉着和神经轴索肿胀区，这是由于顺磁性物质铁的 T_2* 效应导致低信号；高信号对应病理上细胞死亡、胶质细胞增生、水含量增加及空泡形成区域，即所谓的"疏松组织区"。疾病晚期大量铁沉积，T_2WI 苍白球可完全变成低信号，其他脑结构如黑质等也可受累，表现为 T_2WI 信号下降。

Hayflick 等（2006）报道的一组有 PAKN 基因突变的脑内铁沉积性神经变性病患者中均可发现虎眼征。Delgado 等（2012）发现少数脑内铁沉积性神经变性病患者没有虎眼征，仅表现为双侧苍白球 T_2WI 呈对称性低信号，对于病程中虎眼征的遮盖或者消失，可能属继发的病程改变，与随时间不断沉积的磁性物质覆盖原先的 T_2WI 高信号区域有关。

值得注意的是，"虎眼征"也可见于其他神经变性病，Erro 等（2011）报道 1 例 73 岁行动迟缓与步态冻结的男性患者，T_2WI 图像上也可见典型的"虎眼征"，但这种老年性神经退变性疾病患者年龄较大，与脑内铁沉积性神经变性病较容易鉴别。

磁敏感加权成像是一种利用不同组织间磁敏感度的差异产生图像对比的磁共振成像技术。它实际上是一种 T_2* 技术。

通过采用完全流动补偿（3 个方向均有流动补偿）的 3D 梯度回波序列，获得相位图像和幅度图像。SWI 通过引入相位信息来获得组织磁敏感的对比度，相比于其他影像方法，SWI 图像可敏感地显示静脉血管、出血、铁沉积和钙化。

铁是能够引起相位改变的磁敏感效应较强的物质（顺磁性），可引起去相位改变。

一项研究 2 例脑内铁沉积性神经变性病患者的 SWI 幅度图像上均可明确显示病变，均呈双侧苍白球对称性低信号；在相位图上，双侧苍白球的相位值降低（呈低信号），双侧苍白球中央区相位值增高（呈高信号），呈典型的"虎眼征"，比 T_2WI 更敏感。因此，SWI 对于颅内铁质异常沉积疾病的诊断有较高价值。

有学者提出脑内铁沉积性神经变性病疾病的严重程度与铁沉积量呈正相关。Szumowski 等（2010）利用脑内组织间相位值的差别定量测定出铁含量，以期通过测量相位值的改变来监测病程的进展及疗效。Hajek 等（2005）利用氢质子 MR 波谱研究发现脑内铁沉积性神经变性病患者苍白球 NAA 峰比健康人明显下降。Delgado 等（2012）利用扩散张量成像（DTI）研究发现脑内铁沉积性神经变性病患者双侧苍白球区 FA 值和平均扩散率（MD）升高，原因是铁沉积干扰局部磁场，但脑内铁沉积性神经变性病不同于其他累及基底节区及丘脑的变性疾病，如亨廷顿病或进行性核上行麻痹，DTI 显示脑内铁沉积性神经变性病患者白质纤维仍正常。Awasthi 等（2010）发现在苍白球区域，"虎眼征"T_2WI 高信号区的 FA 值比低信号区的要低，但仍然高于健康人群组。

5. 鉴别诊断　诊断脑内铁沉积性神经变性病

时，必须与临床相结合，注意与以下几种具有类似MRI表现的疾病相鉴别。

（1）代谢中毒性疾病：一氧化碳中毒性脑病、甲醇中毒性脑病等代谢中毒性疾病，均可表现为双侧苍白球对称性病变，但均表现为双侧苍白球 T_2WI 信号增高，没有 T_2WI 低信号改变，结合相关病史即可明确诊断。

（2）进行性核上性麻痹：有特征性的核上性凝视麻痹，有智力障碍和步态异常，多为中老年患者发病，MRI显示中脑萎缩。

（3）肝豆状核变性：为遗传性铜代谢障碍引起的肝硬化和脑变性疾病，患者有肝硬化病史，血清铜蓝蛋白显著降低，可见角膜色素环K-F环，双侧豆状核 T_2WI 呈高信号改变。

（4）少年型亨廷顿病：以弥漫性脑萎缩为主，头颅MRI常可见尾状核头部和壳核萎缩。

总之，MRI是脑内铁沉积性神经变性病患者最重要的影像检查方法，“虎眼征”是脑内铁沉积性神经变性病的特异性征象，SWI幅度图能更清晰地显示苍白球的病变区域，SWI相位图不仅能敏感地显示“虎眼征”，而且可定量测量苍白球基底节区的铁沉积。

第二章　基底节区

第一节　基底节区广泛高密度物质沉积

基底节区广泛高密度物质沉积,以往有的作者将它称之为钙化,事实上它不是单纯的钙化,而是铁质、钙质与其他元素物质的沉积,它的范围包括苍白球、壳核、尾状核和丘脑垫状隆起。高密度物质沉积如此广泛,十分少见。该类病例无中毒历史和放射曝射史,以往不少作者认为它是正常的少见表现,经研究目前普遍认为并不是这样。

临床上见此情况,应认真分析研究,鉴别诊断应包括:甲状腺和甲状旁腺内分泌失调,重金属(铅、锑和铅)中毒,缺氧症(尤其是一氧化碳引起者),剥脱性皮炎,亚铁钙盐沉着症以及一些少见的综合征(如 Cockayne 综合征等)。

以往有作者统计,人群中约 1% 可出现基底节钙化, CT 检查时偶尔可见,一般仅限于苍白球和壳核内,多呈点状。然而它可伴存于甲状旁腺功能低下,高磷酸盐血症,假甲状旁腺功能低下,假性假甲状旁腺功能低下,以及高钙血症等。

第二节　特发性基底节钙化症

详见本书　本卷　本篇　第一章　第三节　家族性特发性脑血管亚铁钙沉着症。

第三章　甲状旁腺功能减退

第一节　原发性甲状旁腺功能减退症颅脑CT和MRI表现

原发性甲状旁腺功能减退症是由于甲状旁腺激素分泌减少和(或)功能障碍引起钙、磷代谢的异常而产生的一组临床症候群，由于钙磷代谢紊乱，钙质在脑内异常沉积，可以引起一系列临床症状。

1. 病理学　原发性甲状旁腺功能减退症是一种病因不明的甲状旁腺功能减退症，以往曾被认为是一种罕见疾病，近年的报道逐渐增多，认为其多系自身免疫性疾病，可有家族史，伴有性连锁隐性遗传或常染色体隐性或显性遗传。由于甲状旁腺激素的生成减少，骨质吸收降低，同时因1，25(OH)$_2$D$_3$形成减少而导致肠道钙的吸收率降低，肾小管钙重吸收率减少而尿钙排出增加，导致血清钙降低；另外，肾脏因排磷减少，血清磷增高，形成原发性甲状旁腺功能减退症低血钙症与高血磷症同时并存的临床生化特征。长期的低钙血症可以导致钙质在终末小动脉及其周围的沉积，其中以颅内改变较为典型。

2. 临床表现　原发性甲状旁腺功能减退症患者临床上可以表现为癫痫、多动、慢性手足搐搦、智力下降、幻觉、痴呆等症状，其中以癫痫样发作较常发生，其发生率为50%~78%，一组8/16例，占50%。癫痫发作的机制尚不清楚，但因抗癫痫治疗无效，而应用钙剂有效，说明可能与低血钙有关；原发性甲状旁腺功能减退症引起精神错乱、幻觉、智力下降、痴呆等精神神经症状者相对少见，该组出现2例，其致病原因可能与下列因素有关：低血钙所致的中枢神经兴奋性增高；低血钙可导致颅内压增高，使脑组织代谢紊乱；体内钙、磷紊乱直接导致颅内外神经介质的释放和代谢的紊乱。

3. 影像学研究　原发性甲状旁腺功能减退症起病隐匿，可以累及多个脏器，临床症状复杂多样，就诊科室不一，非专科医师很少能综合考虑到本症的可能。在一组16例患者中，即有12例曾经误诊，占75%，其中误诊时间最长者达15年，患者已经表现为中至重度痴呆症状，因此，早期诊断该病至关重要。

Sachs等(1982)报道93%的原发性甲状旁腺功能减退症患者都伴有脑内钙化，因此，颅脑CT和MRI检查对该病的诊断有很大意义。

原发性甲状旁腺功能减退症引起的颅脑钙化可以呈斑点状、斑片状或团块状，经常呈双侧性分布，对称性或非对称性，在CT上，钙化的密度高低不等，CT值114~373 HU；在MRI上，病变在T$_1$WI经常呈稍高信号或高信号，在T$_2$WI呈等信号，无论在CT或MRI上，该病变均无占位性征象。

在显示颅脑的钙化灶上，CT的敏感性和准确性均高于MRI，尤其是对钙化程度较轻的病变，CT可以明确进行观察，评估病变的进程，因此CT是原发性甲状旁腺功能减退症的主要检查手段，而MRI在T$_1$WI上仅对钙化比较明显的病变可以进行判断，对钙化程度较轻的病变经常难以独立进行诊断，但MRI在显示病变的解剖部位及鉴别诊断方面可以提供更多的信息。

原发性甲状旁腺功能减退症引起的颅脑钙化灶最常位于尾状核(头部和体部)、苍白球、壳核和丘脑等部位，该组共有16例(16/16)，可能是因为这些部位的毛细血管在解剖上纵横交错，排列密集，生理上血流优先灌注之故。

双侧尾状核发生钙化时，呈典型的倒“八”字征，双侧丘脑发生钙化时，则可以出现典型的“八”字征，可能因为内囊的毛细血管稀少之故，该区域不易发生钙盐的沉积，在其周围的基底节和丘脑的钙化衬托之下，可以形成“内囊空白征”；除上述部位外，额叶、颞叶、顶叶、枕叶皮层下和小脑齿状核也经常可以发生钙化。

4. 鉴别诊断 原发性甲状旁腺功能减退症主要应与下列疾病进行鉴别。

（1）TORCH 综合征：为先天性宫内感染，主要表现为脑实质内广泛性散在钙化，通常表现为点状或结节状，可在脑室周围互相融合成带状，患者年龄一般不超过 5 岁，经常合并脑发育畸形，血清学或脑脊液检查可检测到病毒。

（2）假性甲状旁腺功能减退症：也有低钙、高磷及异位钙化，但假性甲状旁腺功能减退症患者有身材粗短、脸圆、颈短、智力减退，掌骨跖骨缩短等 AHO 特征体形，典型者呈“掌骨征”阳性，血甲状旁腺激素值也高于正常，与原发性甲状旁腺功能减退症不同。

（3）假 - 假性甲状旁腺功能减退症：脑内钙化特征与原发性甲状旁腺功能减退症相似，但假 - 假性甲状旁腺功能减退症患者有 AHO 体征，血钙、磷水平正常，临床症状不明显。

（4）原发性家族性脑血管铁钙沉着症：也称 Fahr 病，以基底节、丘脑、小脑齿状核及皮层下对称性钙质沉着为其特征，但该病患者智力低下，可有头痛、癫痫等异常，血钙、磷正常，无手足和躯体缺陷，可兹鉴别。

第二节 假性甲状旁腺功能减退的影像学诊断

假性甲状旁腺功能减退症为一种基因遗传性疾病，其临床特征类似于真性甲状旁腺功能减低症，伴低钙血症、高磷血症，但是血清甲状旁腺激素（PTH）正常或升高，甲状旁腺功能及肾功能正常。

发病机制是血清甲状旁腺激素受体或受体后缺陷，导致靶器官（骨，肾脏）对血清甲状旁腺激素的反应降低或者阙如，从而产生血清甲状旁腺激素抵抗。钙磷代谢紊乱可进一步导致类似于真性甲状旁腺功能减低症的表现，如手足抽搐、癫痫样发作以及智力降低等。

假性甲状旁腺功能减退症在 CT 上主要表现为脑组织钙化，以双侧纹状体 - 苍白球 - 小脑齿状核（striatopal-lidodenrate）多发钙化为其典型表现。其主要原因是血清甲状旁腺激素抵抗产生的钙、磷代谢紊乱从而导致低钙血症和高磷血症。低钙血症易使毛细血管通透性增高，而基底核区较其他脑组织富含毛细血管，因此基底核区更易发生钙化。

低钙血症以及高磷血症还可以进一步影响儿童骨骺闭合及生长发育情况，导致早期过度钙沉积引起儿童骨骺闭合过早，身材矮小，相应四肢骨骼发育受阻，从而产生特征性 AHO 畸形（Albright 遗传性骨营养不良症，即体态矮胖，圆脸，手指及脚趾缩短，特别是对称性第 4 及第 5 掌骨或趾骨短小）。

引起中枢神经系统钙化的原因，除假性甲状旁腺功能减退症外，还有以下其他原因：①先天性钙化，如 Sturge-Weber 综合征、结节性硬化、颅内脂肪瘤、神经纤维瘤病、Cockayne 综合征、Gorlin 综合征等；②感染性钙化，最常见的为 TORCH，即弓形体病、风疹病毒、巨细胞病毒以及单纯疱疹病毒感染，除此之外，还有颅内结核杆菌和真菌引起的机会性感染；③内分泌以及代谢性紊乱引起的钙化，内分泌原因包括甲状旁腺功能亢进、甲状旁腺功能减退和 Fahr 病，即特发性家族性脑血管亚铁钙沉着症；④血管性钙化，动脉瘤、动静脉畸形、海绵状血管畸形以及出现在中老年人的血管壁钙化；⑤肿瘤性钙化，容易形成钙化的中枢神经系统肿瘤包括少突胶质细胞瘤、颅咽管瘤、生殖细胞瘤、松果体区肿瘤、中枢神经细胞瘤、原始神经外胚层肿瘤、室管膜瘤、神经节细胞瘤、未分化胚胎神经外胚层肿瘤、脑膜瘤、脉络丛乳头状瘤、髓样母细胞瘤、低级别星型细胞瘤和毛细胞型星型细胞瘤；⑥中毒或缺氧引起的钙化，一氧化碳中毒、铅中毒、放疗以及甲氨蝶呤治疗均可引起；⑦年龄相关的生理性或神经退行性变引起的钙化，多发生于中老年人。

具体分析该例假性甲状旁腺功能减退症患儿在 CT 以及 MRI 上的影像学表现并不完全一致：CT 表现为双侧基底节区以及双侧额叶深部白质的散在钙化，而 MRI 表现为稍长 T_1 信号改变及稍长 T_2 信号改变，FLAIR 示双侧尾状核呈稍高信号改变；而双侧额叶深部白质在 T_1WI、T_2WI 及 FLAIR 未见明显信号强度改变。

可能原因是 T_1WI 时高信号强度的改变主要与质子和相邻钙化组织表面相互作用有关；钙化沉积量少时，T_1WI 信号缩短表现为高信号，而钙化严重时降低了质子密度，从而导致 T_1WI 信号延长，信号丢失。T_1WI 和 T_2WI 不同的信号强度改变有可能反映了不同患儿不同阶段的脑组织钙沉积情况，在此不同阶段去研究 MRI 表现是否有利于临床治疗有待进一步研究。

第四章　磁敏感加权成像与颅内金属沉积

第一节　铁过载与磁敏感加权成像

铁作为人体必不可少的微量元素之一，在各个系统，尤其是中枢神经系统中起着重要作用，它不仅参与正常的新陈代谢，还在DNA合成、基因表达、髓鞘形成、神经递质合成以及能量代谢过程中发挥重要作用。

随着年龄的增长，脑组织内铁的含量逐渐增加，也会伴随发生多种神经系统的退行性疾病，如帕金森病（PD）、阿尔茨海默病（AD）、多发性硬化（MS）等。另外，某些疾病的病变区域也可以引起脑内铁过载的现象，如脑出血等。

相关动物模型研究提示铁过载在脑损伤的机制及神经功能预后中起着重要作用。

目前临床上有多种方法可以测量脑组织中的铁含量，但是都不能定量测量，亦不能监测脑组织内铁含量的定量变化。而MR功能成像中的磁敏感加权成像（SWI）序列能够有效解决上述问题，可以通过定量测量相位值对脑铁进行检测。

1.SWI基本原理　Haacke等（2007）采用SWI及高通滤过技术对脑组织内的铁含量进行研究，结果发现脑组织相位信息的分布特点可以作为判定脑组织铁含量是否正常的依据。近年来SWI已广泛应用于临床，基本原理是在T_2*加权梯度回波序列基础上进行高分辨力三维梯度回波成像，完全流动补偿，优化TE、TR的诸多技术改进，主要用于探测不同组织间磁敏感性的差异，从而产生影像对比。SWI的特点是在一次扫描过程中不仅可获得常规幅度图，还可同时获得相位图。相位图主要反映组织间磁敏感性的差异。SWI影像的后处理非常关键，幅度图和相位图是成对出现的，且两者影像所对应的解剖位置都完全一致，后处理首先需要在复数域中将幅值和相位影像重建，然后再在K空间中滤波消除相位影像中的磁敏感伪影，最后制作相位蒙片，并与幅值影像加权获得最终磁敏感加权影像。

（1）铁过载：铁过载是由于体内铁的供给超过对铁的需要而引起体内总铁量过多，广泛沉积于人体一些器官和组织的实质细胞，导致多脏器功能损害。

（2）铁的生理及磁敏感性：铁元素是人体重要的金属元素之一，铁原子的原子核有26个带正电的质子，核外有4个电子层，最外层有2个电子。正常情况下，铁原子易失去最外层的2个电子转变成Fe^{2+}，呈顺磁性。铁元素是氧的运输及电子传递的重要媒介，同时也是神经递质的复合物，髓磷脂的重要组成部分。所以铁对于神经系统的发育是极其重要的，但是过多的铁可导致神经元的损伤，甚至死亡。

铁在人体内以多种形式存在，如铁蛋白、含铁血黄素、血红蛋白等。正常情况下，随着年龄的增长脑内铁沉积的量会随之增加，可以出现铁过载的现象。脑内铁的沉积多由血红蛋白降解引起，血红蛋白在降解过程中形成脱氧血红蛋白含有Fe^{2+}，呈顺磁性。当脱氧血红蛋白中的Fe^{2+}进一步被氧化成Fe^{3+}，形成高铁血红蛋白，最终被巨噬细胞吞噬引起组织内含铁血黄素沉积，两者均呈高顺磁性。

2.SWI半定量评估　SWI主要用于磁敏感物质含量的测量，常见的磁敏感物质有顺磁性物质、反磁性物质及铁磁性物质。顺磁性物质具有正的磁化率，而反磁性物质具有负的磁化率，铁磁性物质可被磁场明显吸引，去除外磁场后仍可以被永久磁化，具有很大的磁化率。

脑组织内磁敏感性改变与血液中铁的不同形式或出血等明显相关。血红蛋白转变的脱氧血红蛋白

Fe^{2+} 为顺磁性物质，Fe^{2+} 进一步氧化形成的高铁血红蛋白仅有很弱的磁敏感效应，最终形成的含铁血黄素为高顺磁性物质。

SWI 相位图可定量分析高铁血红蛋白的相位位移改变，从而得到铁含量。计算公式为：$\varphi=\gamma \cdot \Delta B \cdot TE$；$\Delta B=C \cdot V \cdot \Delta\chi c \cdot B$。其中，$\gamma$ 代表磁旋比，ΔB 代表两种物质间磁场的差值，TE 指回波时间，V 代表体素大小，$\Delta\chi c$ 代表铁存在时组织间亚体素磁化率的差异。

相位角 φ 反映相位位移，常用经过高滤波后相位影像中的相位值或 SWI 经过归一化后的相位影像中的相位值即校正相位值表示。由前面公式可知，铁的相位位移 φ 与其在兴趣区内浓度 C 成正比。另外，一些动物实验和临床试验也证实通过测量相位信号值可以对铁含量进行半定量测量。

3.SWI 的相关应用

（1）正常人脑内铁含量的测定：自 20 世纪以来，测量活体脑组织内的铁含量一直是国内外研究热点。由于铁是顺磁性物质，可以造成 T_2 值缩短，提高横向弛豫率（$R_2=1/T_2$），因此可以用 R_2 值来衡量铁的浓度，但是 R_2 值除受组织铁浓度影响以外，组织中的水含量对它也有影响。另外，已知 R_2* 值更能准确地反映脑铁浓度，但亦不能定量测量。

近年来有研究者发现，通过定量测量 SWI 上的信号值可以计算脑铁含量，从而进一步了解正常人脑深部核团内铁的分布特点。有研究者准确测量了正常人脑深部部分灰质核团，如齿状核、红核、苍白球及壳核等铁含量变化。

Wang 等（2012）对 143 例健康志愿者的脑铁进行研究分析，按年龄进行分组，10 岁为间隔，从 12~87 岁共分为 8 组，豆状核的铁沉积 40 岁之前逐渐增加，以后趋于稳定，尾状核的则在 60 岁之前增加明显（$P<0.05$）。左侧、右侧尾状核及左侧、右侧豆状核铁沉积与年龄的相关系数分别为 0.676 91、0.485 85、0.522 80 及 0.522 80（$P<0.001$）。

一些作者对 62 名健康人进行脑铁分析，按年龄进行分组，发现黑质、苍白球、壳核、尾状核、运动皮质出现可观察的铁沉积所致信号减低较早（6~7 岁），而红核和齿状核稍晚（9~10 岁），内囊后支、视放射相对无明显信号减低，各核团相位值变化范围为（2 059.3 ± 8.1）~（1 907.5 ± 37.1）。红核、黑质、壳核、尾状核、运动皮质在 20 岁以前铁沉积比较快，红核、黑质、尾状核、运动皮质在 20~60 岁之间铁沉积有一个平台期，相位值为（1　977.5 ± 20.5）~（1 898.2 ± 33.4）；脑内铁的分布不均匀，苍白球和红核、尾状核、黑质铁含量较高，由于苍白球钙化严重无法准确测量，红核、尾状核、黑质最终相位值分别为 1 915.1 ± 55.7、1 947.9 ± 20.9、1 907.5 ± 37.1。由此可见，健康人脑内深部核团随着年龄的增加均有铁的沉积，不同核团间沉积的规律不同。

（2）神经退行性疾病的诊断：通过 SWI 对正常人脑内铁含量的研究，人们也提高了对与铁的异常代谢有关的神经系统变性疾病（如帕金森病、阿尔茨海默病、多发性硬化、运动障碍等）的认识。目前诊断退行性病变主要依据临床表现及实验室检查，多数病人确诊时往往已处于晚期。而 SWI 可以在早期准确地显示脑铁的分布及含量，从而进行病情进展的评估及疾病严重性的预测，使疾病可以得到早期诊断和治疗。

（3）帕金森病：帕金森病，又称震颤麻痹，是一种以静止性震颤、运动迟缓、肌张力增高和姿势平衡障碍为主要临床特征，黑质多巴胺能神经元进行性缺失为主要病理变化的神经系统退行性疾病，帕金森病病人常表现为颅内铁代谢紊乱。

Zhang 等（2010）对 40 例帕金森病病人及 26 例健康对照进行研究，分别对红核、黑质、尾状核、苍白球进行相位值的测量，发现帕金森病病人黑质铁沉积显著，其中 15 例早发型和 25 例晚发型帕金森病病人的黑质相位值分别为 0.144 ± 0.062、0.164 ± 0.048，两者间差异无统计学意义。

Wang 等（2012）对 16 例帕金森病病人及 44 例健康人进行脑铁沉积的研究，发现黑质、壳核、苍白球及丘脑有铁的明显沉积，而红核、尾状核及丘脑铁沉积引起的相位值的变化差异无统计学意义（$P<0.05$）。

有作者对 24 例原发性单侧症状帕金森病病人也进行了相关研究，发现铁异常沉积部位主要包括黑质致密部、黑质网格部和红核，而帕金森病病人的苍白球、壳核、丘脑及尾状核未见明显铁沉积。对照组黑质及红核 T_2* 值范围是（29.410 ± 4.343）~（41.644 ± 3.958），帕金森病症状侧黑质及红核 T_2* 值范围为（26.815 ± 5.092）~（37.669 ± 5.741），且脑内铁沉积含量与病程及运动障碍严重程度有关。

另有作者研究发现，帕金森病病人与正常对照组校正相位值范围分别为（-0.005 ± 0.001）~（-0.098 ± 0.029）、（-0.005 ± 0.044）~

(-0.884 ± 0.036),尾状核头、苍白球及黑质的脑铁沉积比较,其差异有统计学意义($P<0.05$),其中病变早期双侧苍白球及双侧黑质即有铁异常沉积,校正相位值分别为 -0.117 ± 0.044、-0.095 ± 0.017;双侧壳核、红核、丘脑和齿状核脑铁含量差异无统计学意义($P>0.05$)。有相关文献报道壳核和丘脑的高铁沉积有助于鉴别原发性帕金森病与多系统变性 - 帕金森综合征叠加。

因此, SWI 有助于帕金森病的早期诊断及病情的监测,有利于及早采取相应的治疗措施,延缓疾病的发展。近些年有关帕金森病病人脑铁沉积的多项研究均证实了黑质内会出现铁沉积,而且发现黑质及苍白球的铁沉积最为显著,只有个别作者的研究显示帕金森病病人的苍白球未见铁沉积。对于壳核、红核、尾状核是否有铁沉积则结论不一。复杂的脑铁代谢机制至今尚未完全阐明。

(3)阿尔茨海默病:阿尔茨海默病是一种以认知功能减退、生活能力下降及精神行为异常为主要临床症状的老年神经系统退行性疾病。随着人口老龄化的加剧,阿尔茨海默病患病率也在持续升高,但阿尔茨海默病的病因及发病机制尚不明确,越来越多的研究者认为铁及其他一些金属离子与阿尔茨海默病的发病密切相关。早期的 MRI 研究对于阿尔茨海默病病人脑内铁沉积部位的认识不一,但多数认为与海马、尾状核及壳核关系密切。

一些作者对 23 例阿尔茨海默病病人研究发现,双侧苍白球、双侧壳核、左侧海马、左侧额叶、右侧尾状核及右侧齿状核的铁沉积增加与阿尔茨海默病病情相关,并且有利于对病情的评价,其中左侧壳核的相位值与简明精神状态检查(MMSE;为临床上常用且适用于老年认知功能障碍的一种筛查方法)评分相关系数为 0.53。

Mittal 等(2009)认为, SWI 相位值不仅是评价阿尔茨海默病病人脑内铁含量沉积异常的敏感而有效手段,并且具有较好的可重复性。Wang 等(2014)对 39 例阿尔茨海默病病人和 143 名健康人进行 SWI 研究,发现深部核团铁含量均会随着年龄的增加而增加, 40 岁之前苍白球会出现明显的铁沉积,尾状核头铁沉积在 60 岁达到一个峰值,壳核的铁含量也会持续增加,50~70 岁时达到峰值。

苍白球的铁沉积在阿尔茨海默病病人与健康人之间差异最大,苍白球也是最容易检测到的部位。有作者研究发现, SWI 能够准确地测量铁的含量,可以分辨出阿尔茨海默病病人、轻度认知障碍(MCI)病人及正常人的脑铁沉积含量的差异,从而可以早期诊断阿尔茨海默病及轻度认知障碍,并为轻度认知障碍的病情发展提供一种无创的动态监测方法。

(4)多发性硬化:多发性硬化是一种以病灶多发、病程缓解与复发交替为特征的中枢神经系统脱髓鞘疾病。病因和发病机制至今尚不明确。一项课题对 25 例多发性硬化病人及 26 例健康人进行对照研究发现,与对照组相比,多发性硬化病人的双侧苍白球、壳核、尾状核头、黑质、红核和丘脑的相位值均显示下降,即具有过量铁沉积,只有双侧黑质(左侧: 1 901.37 ± 111.94,右侧: 1 909.78 ± 128.99)和红核(左侧: 1 977.44 ± 77.02,右侧: 1 973.52 ± 76.80)的相位值较对照组黑质和红核相位值(黑质左侧: 1 976.73 ± 85.51,黑质右侧: 1 968.80 ± 83.21;红核左侧: 2 003.73 ± 66.37,红核右侧: 2 005.93 ± 62.97)降低显著,其差异均有统计学意义($P<0.05$)。

Habib 等(2012)研究发现,多发性硬化病人基底节区、尾状核、丘脑、红核及黑质有明显的铁沉积,其中丘脑和红核铁沉积的含量是正常值的 3 倍左右。Hagemeier 等(2013)研究发现,在青少年多发性硬化中皮质深部灰质核团中铁的沉积均有不同程度增高,以丘脑枕核的铁沉积最为显著。

因此, SWI 可以监测脑铁的变化情况,能够提高多发性硬化病灶的检出率,并且根据铁沉积规律的不同可以更好地判断新旧病灶,从而指导临床治疗,对评估疾病的预后也具有非常重要的意义。

(5)脑血管源性疾病:近年来一些研究者发现 SWI 是显示颅内出血最敏感的脉冲序列,同时对于出血引起的周围脑组织的变化及铁的沉积情况也能很好地显示。

脑微出血:脑微出血(CMB)是一种亚临床的终末期微小血管病变导致的含铁血黄素沉积。表现为小范围(直径 <10 mm)的圆形信号丢失,周围无水肿。目前认为其好发部位为皮质 - 皮质下区域,表现为多发性微小的 MRI 信号丧失,临床常规使用 MR T_2 加权梯度回波序列进行检测。脑微出血导致沉积的含铁血黄素带有磁性,SWI 比常规 MRI 能够更好地反映病灶局部磁敏感的变化。在美国, SWI 较传统的梯度回波利用率高 200%。Goos 等(2011)通过实验研究发现 SWI 不仅能够清晰地显示小出血灶,而且对于病灶数目的检出约为 T_2* 的

2 倍。

脑出血：脑出血是指原发性非外伤性脑实质内出血。基于脑出血动物模型的建立及研究，Siesjo 等（1989）发现脑出血以后，由于红细胞的裂解，大量血红蛋白沉积在血肿区域，随着血红蛋白的分解，血肿区及周围脑组织会出现铁的异常沉积而导致铁过载，过载的铁通过多种途径引起脑损伤，如脑出血急性脑水肿的形成和后期神经功能的损害。SWI 以基础相位可以敏感且准确地显示脑内铁沉积的分布及含量，不仅可以了解疾病的进展，还有助于指导临床治疗和判断预后。目前相关研究已发现，去铁胺是一种特异性的铁离子螯合剂，可以有效降低脑出血后周围脑组织内铁离子的含量，故而有效地减轻脑出血引起的脑水肿及脑损害。以上相关研究都是基于对动物模型的研究，目前还缺乏临床实验的验证。

4. 优势与前景　SWI 作为一种 MRI 检查新技术，与传统的加权序列相比，其通过同时采集幅度图与相位图，并利用后处理技术将两者有机结合在一起。SWI 对于磁敏感物质的检测明显优于梯度回波序列，能够提供比常规 MRI 更加详细的信息。

对于一些常见疾病如出血，SWI 序列不仅能准确检测出血部位、出血灶的数目及大小，同时还能够显示深部脑血管的结构，直接提示脑损伤的部位，辅助确定出血病灶与临床表现的联系，能够提供更好的诊断以及有关预后的信息。

对于进行性梗死，SWI 可以准确显示闭塞动脉内的血栓、脑梗死后出血转化、脑内陈旧性微出血的数量以及梗死灶内静脉血管的充盈程度，从而有利于溶栓病例的筛选、治疗方案的制定和临床预后的评估。

然而，从对 SWI 原理的描述上可以看出，理论上，只要组织间存在磁化率差异，就可以通过 SWI 显示出组织对比，但是由于磁敏感成像对于局部磁场不均匀性特别敏感，在某些磁化率差异特别大的区域，如颅底的含气鼻窦、脊柱等部位，其成像受到一定的限制，局部会形成特别强的相位伪影。

同时，由于主磁场 B_0 的不均匀性、B_1 场的不均匀性、化学位移、部分容积效应以及温度等因素都会引起 MRI 相位改变，因此近几年磁量图（QSM）引起了研究者的广泛关注，它的成像特点是仅与局部血细胞比容及局部氧含量有关，能够完全避免上述因素的干扰，可以有效去除相位伪影，使 MRI 技术可以得到更广泛的应用。

此外磁量图对铁和磷脂等成分有高度的敏感性，磁敏感信号的变化可以直接反映组织成分的轻微改变，从而可以更加准确地显示脑组织内的细微结构，同时也使脑内铁的定量测量成为可能，目前磁量图技术已应用于肝硬化病人脑铁含量的定量测量。随着 SWI 技术的进一步改进，它的性能将会更加稳定，影像质量将进一步提高，从而能够更好地应用于临床诊断、鉴别诊断及科研。

第二节　颅内病理性钙化与 SWI

磁敏感加权成像（SWI）是一项新的可以反映组织磁敏感差异的对比增强技术，对小静脉、出血、铁沉积和钙化的显示尤其敏感。

1.SWI 特点　SWI 是近几年来发展起来的一种全新的磁共振成像方法。不同于以往的质子密度、T_1 或 T_2 加权成像。这种方法是利用不同组织间磁敏感性的差异产生图像对比。现有的磁共振扫描机尚不能直接得到 SWI 图像，需要进一步对由 T_2* 加权梯度回波序列获得的 SWI 原始图像进行复杂的后处理。

所谓的 SWI 原始图像，是使用 T_2* 加权回波序列扫描获得的幅度图像和相位图像。常规磁共振成像所使用的都是幅度图像，它描述弛豫过程中质子发出的信号强度。相位图像则描述质子在该过程中行径的角度。幅度图像中包含了绝大部分的组织对比信息，而相位图像则从磁敏感性角度反映组织对比，特别是磁化率差异较大的组织。这两种图像在扫描过程中同时获得，总是成对出现，并且每一对图像所对应的解剖位置完全一致。

SWI 图是在复数域中将幅度图像和相位图像重组；在 K 空间中滤波消除相位图像中的磁场不均一性伪影；制作相位蒙片并与幅度图像加权获得磁敏感加权图像。

2. 钙化在 SWI 相位图及 SWI 图上的信号特点　磁敏感效应强的物质包括：去氧血红蛋白、含铁血黄素、非血红素铁、钙盐等。它们是 SWI 成像的重要物质基础。前 3 种物质为顺磁性物质,钙盐为反磁性物质,因此 SWI 相位图上成像相反。颅内钙化是具有负磁化率的反磁性物质,因为其局部呈正相位而在相位图上表现为高信号,在 SWI 图上表现为低信号。

3.SWI 显示钙化的优势　病理性钙化指在骨和牙齿以外的组织内有固体的钙盐沉积。可继发于局部组织坏死和异物的异常钙盐沉积,也可是全身性钙、磷代谢障碍引起组织的钙盐沉积。CT 上钙化表现为高密度,CT 对钙化的显示明显优于常规磁共振扫描。理论上,钙化组织内仅存在少量质子,常规磁共振扫描应表现为无信号或信号减低。然而临床上,颅内钙化信号多种多样。一些作者认为颅内钙化受部位影响,基底节钙化 T_1WI 常表现为高信号。一项 30 例脑内钙化研究中, 10 处基底节区钙化 8 处(80%)呈明显高信号。Yamada 等(1996)也发现所有基底节区钙化呈顺磁性,除基底节区外所有钙化呈反磁性,他们认为基底节区钙化顺磁性也许与随年龄增长基底节区非血红素铁沉积有关,而非血红素铁呈顺磁性,相位图上表现为低信号。该项研究中,16 处齿状核、基底节区钙化,SWI 相位图均表现为高低混杂信号。4 处近颅骨钙化,由于磁敏感伪影,显示不清。除上述部位脑实质内钙化与大小有关,病灶小于 4 mm,相位图表现为均匀高信号;病灶大于 5 mm,相位图表现为高低混杂信号; SWI 图所有病变均表现为低信号。综上所述, SWI 相位图对颅内病理性钙化的检出率、信号改变与病变的部位、大小有关。相位图结合 SWI 图观察钙化,可以提高病变的检出率。

第五章　颅脑内金属沉积其他疾病

第一节　不宁腿综合征

不宁腿综合征是一种脑内代谢性疾病，也是一种常见但误诊、误治率均很高的感觉运动障碍性疾病。该病最早由 17 世纪的 Thomas Willis 描述，Ekbom（1945）首次将其命名为“不宁腿”，所以又称为 Ekbom 综合征。根据国际不宁腿研究小组（IRLSSG）2003 年更新的诊断标准，最新调查显示欧美国家发病率为 5%~10%，亚洲国家相对较低（新加坡为 0.1%~0.6%）。

1. 临床表现　不宁腿综合征可发生于任何年龄，更常见于 40~50 岁，随着年龄的增长患病率呈增高趋势，女性多见。不宁腿综合征的特点是肢体（下肢）深部强烈酸痒、酸胀、麻刺、虫爬等不适感，具有明显的昼夜节律性（休息或夜间最显著），需拍打、按摩患肢或下床活动后缓解；若任由症状发展，则会出现腿部的不随意活动，之后症状明显缓解；一旦动作停止，症状再次逐渐加重。如此反复，患者难以入睡，引起失眠、头痛，甚至引发高血压、心脑血管疾病，严重影响患者的生活质量。因此提高对本病的认识、准确诊断、合理治疗对不宁腿综合征患者具有重要意义。

2. 影像学研究　不宁腿综合征患者在常规 MRI 上并无异常征象，但多项研究发现，通过使用对特定的 MRI 测量脑内铁含量的成像及后处理技术，可以发现不宁腿综合征患者脑内一些核团（如苍白球、丘脑、黑质等）铁含量的异常改变。因此，此处仅就不宁腿综合征脑内铁代谢异常的 MRI 测量研究进行讨论。

3. 不宁腿综合征的发病机制与铁缺乏　不宁腿综合征的确切病理生理机制尚不清楚，大量尸检、脑积液、影像研究显示不宁腿综合征与脑内铁含量减少相关。不宁腿综合征的严重程度与血清铁的水平呈负相关，研究显示血清铁蛋白水平降至 50 μg/L 以下可能与严重的不宁腿综合征症状有关，且经补铁治疗症状有所改善。

（1）铁参与不宁腿综合征发病主要是因其可以调节多巴胺的合成：铁是酪氨酸羟化酶（TH）- 合成多巴胺的限速酶的重要辅助因子；铁缺乏可以减少黑质内胸腺细胞表面糖蛋白（Thy-1）的表达：胸腺细胞表面糖蛋白是受铁调控的一种细胞黏附分子，有调节释放包括多巴胺在内的神经递质及形成黑质 - 纹状体通路中轴突连接的作用；铁是多巴胺 D_2 受体的一个组成成分，有研究显示，铁缺乏动物的 D_2 受体数目减少，细胞外的多巴胺浓度升高。

Rizzo 等（2013）认为不宁腿综合征患者脑内局部铁含量的缺乏可能是导致中脑边缘多巴胺系统和黑质纹状体多巴胺系统功能异常的“第一推动者”，而上述异常可以引起不宁腿综合征的相关症状。另外，铁缺乏还可能通过调节其他神经递质参与不宁腿综合征的发病。

（2）人体脑内铁的主要存在形式及一般规律：人体脑内的铁主要以非血红素铁的四种形式存在，包括小分子复合物，如铁与神经黑素等结合；金属蛋白，如转铁蛋白；贮存蛋白，如铁蛋白和含铁血红素；游离铁离子。脑内与小分子物质结合的铁和游离铁离子被称为“活性铁”，是酪氨酸羟化酶的辅助因子。脑内铁分布并不均匀，苍白球、壳核、尾状核、黑质、红核等核团中铁浓度较高，范围在 1.7~3.8 mmol/L 之间，苍白球铁含量最高，左侧大脑半球较右侧高。此外脑铁含量沉积与年龄有相关性，20 岁以前脑内几乎所有区域铁（苍白球、红核、黑质和小脑齿状核等）含量随着年龄增长而迅速增长，20 岁以后增长速度减慢，苍白球、壳核、尾状核等在 60 岁以后呈下降趋势增长。

4.脑内局部铁含量的MRI测量技术在不宁腿综合征中的应用 MRI是无创性评定活体脑内局部铁含量的有效工具,使用的方法或技术可以归纳为3类。弛豫时间以及弛豫率;磁场相关性(MFC)、场强依赖的R_2增加(FDRI);磁敏感加权成像(SWI)的幅度值和相位值。

而目前临床用于测量不宁腿综合征患者脑内局部铁含量的MRI技术主要有横向弛豫时间(T_2、T_2*)、横向弛豫率(R_2、R_2'、R_2*)以及相位值。

(1)横向弛豫时间:铁是顺磁性物质,在磁场中会产生与静磁场方向一致的附加磁场,导致周围与顺磁性物质相互作用的水分子失相位而缩短T_1、T_2弛豫时间。有研究表明顺磁性物质浓度≥0.1 mmol/L会对图像信号产生影响,而正常情况下除铁蛋白外,其余非血红素铁及脑内其他顺磁性物质,如铜、锰等含量均很低而不足以产生影响,所以脑内影响弛豫时间的主要是铁蛋白。此外脑内组织的水含量、脑血流量也会对弛豫时间产生一定的影响。

(2)分型:不宁腿综合征可分为原发型和继发型,根据其症状发生的年龄又可分为早发型和迟发型,45岁之前为早发型,45岁以上发病为迟发型。

Astrakas等(2008)对25例迟发型不宁腿综合征患者和12例性别、年龄与之匹配的健康对照组进行研究,分别测量其黑质致密部、黑质疏松部、红核、壳核、尾状核、苍白球、丘脑和小脑齿状核的T_2值并进行比较,结果显示黑质致密部的T_2弛豫时间明显高于对照组,提示该区铁含量的减少。这一结果与Allen等(2001)和Earley等(2006)对早发型不宁腿综合征患者相关研究的结果一致,但是他们并未区分致密部与疏松部。

Astrakas等(2008)认为区分二者很重要,因为正常情况下黑质疏松部的铁含量应较黑质致密部高。但是Margariti等(2012)首次发现右侧苍白球内侧及丘脑底核的T_2弛豫时间降低,提示该区铁含量增加,而黑质致密部与黑质疏松部之间无明显差异。对于结果为单侧异常的原因,该作者分析认为在疾病早期,多巴胺功能障碍会有从右向左发展的过程。

而Knake等(2010)研究了12例不宁腿综合征患者与12例健康对照组的双侧基底节核团以及枕叶和额叶白质的横向弛豫时间的变化,结果显示二者各个感兴趣区无明显统计学差异。该作者分析其结果与之前文献报道不一致的原因可能是因为研究对象的铁含量基线不同,扫描机器不同以及组织影响的差异造成。

(3)横向弛豫率:① R_2为横向弛豫时间的倒数即$1/T_2$,采用自旋回波序列,主要受局部磁场不均匀性的影响;② R_2*为T_2*的倒数,即$1/T_2$*,采用梯度回波序列,与组织的固有性质相关;Langkammer等(2010)尸检结果证实R_2*较R_2对脑内铁含量测量敏感性更高;③ R_2'=R_2*-R_2,R_2'的测量去除了水分子等非铁因素对横向弛豫率的影响,能特异性地反映铁沉积所致的局部磁场不均匀性,检测结果特异性强,宏观磁场的不均匀性会影响R_2'。

在Allen等(2001)的研究中,对不宁腿综合征患者和对照组测量其黑质、壳核、苍白球、小脑齿状核、丘脑、红核和脑桥的R_2'值,结果显示黑质和壳核的R_2'值降低,提示该区的铁含量减少。之后Earley等(2006)使用同样的方法对上述结果进行证实和补充,他们对早发型、迟发型不宁腿综合征以及对照组脑内的铁含量进行评估,发现早发型不宁腿综合征患者较对照组黑质区的R_2'值明显降低,提示该区铁含量低,差异具有统计学意义,而迟发型不宁腿综合征黑质区域的铁含量也相对较低,但差异无统计学意义。

5.SWI SWI是近年来研究较多的定量脑内铁含量的技术,使用三维高分辨率、速度补偿的梯度回波序列得到幅度图、相位图以及两者相结合的图像,以增强由于磁场不均匀性导致的细微信号对比。在成像后,需要对原始相位图进行高频滤波,去除空气-组织界面和背景磁场的不均匀对相位造成的干扰,得到校正相位图。校正相位图上的信号强度直接反映各点的相位值。相位值是符合高斯分布的线性变量,在相同的信噪比条件下,其敏感性是R_2法的8倍,所以相位图对于脑内铁含量的检测具有一定的优势。

相位值:Rizzo等(2013)首次应用相位值对特发性不宁腿综合征患者与健康对照组的黑质、壳核、丘脑、苍白球、小脑齿状核、红核进行研究,结果显示黑质、壳核、丘脑以及苍白球区域的相位值病例组明显高于对照组,且差异具有统计学意义。其他区域的相位值虽然也高于对照组,但差异无统计学意义,这一结果再次证实不宁腿综合征患者脑内的某些区域的铁含量是降低的。

而在Yan等(2012)对测定脑内铁含量MRI技

术敏感性的研究中显示，相位值在部分脑区域铁含量评估中可能不适合，尤其不适合评估苍白球的脑铁含量，该研究提出一项测量脑铁含量的新指标值，即 log(-RMSI)(relative magnitude signal intensity, RMSI)，该指标是根据 SWI 技术获得的幅度值计算，其可行性仍有待实际应用中进一步研究。

综上所述，应用对铁敏感的 MRI 技术已经证实不宁腿综合征患者脑内某些区域的铁含量是降低的，但文献报道的具体结果并不一致。利用 MRI T_2 弛豫时间、横向弛豫率测定不宁腿综合征患者脑内铁含量的研究显示，不宁腿综合征患者(早发型和迟发型)黑质致密部铁含量低于正常对照组，尸检以及脑脊液已经证实早发型不宁腿综合征患者黑质区的铁含量低，而迟发型不宁腿综合征尚未得到尸检证实。另有文献报道早发型不宁腿综合征患者右侧苍白球及丘脑底核的铁含量增加。而首次应用相位值的相关研究发现脑内多个区域，如黑质、壳核、丘脑以及苍白球的铁含量均有所降低。

6. 不足之处　不宁腿综合征对人们日常生活产生严重的影响以及其较高的误诊、漏诊率，应引起神经科和影像科医师的高度重视。由于脑内铁缺乏参与不宁腿综合征的发病过程，因此应充分应用 MRI 这一无创性评定活体脑内铁含量的有效工具。而应用横向弛豫时间及弛豫率测量脑内铁含量的技术存在以下不足：受水分子周围组织的影响较大；受磁场均匀性的影响；检测结果特异性不高。但相位值不受周围结构及水含量的影响。

7. 定量磁敏感成像　为新的 MRI 测量脑内铁含量的新后处理技术——定量磁敏感成像，采用多回波 T_2* 梯度回波成像序列，利用相位信息得到局部磁场变化特性，重建后得到可直接定量的磁化率图，能更准确地定量分析不宁腿综合征患者脑内铁含量。今后可将定量磁敏感成像技术应用于不宁腿综合征患者脑内铁含量测量的研究，有望更准确地探究不宁腿综合征发病机制与脑内铁含量以及脑铁参与的相关物质代谢之间的确切关系，同时可验证该指标是否与病情程度相关的敏感性指标，全面评价病情，指导治疗。

第二节　脑裂头蚴病

1. 发病机制　裂头蚴病是人类较少见的一种寄生虫病，由曼氏迭宫绦虫幼虫感染所致。通常认为人类是偶然被感染的中间宿主，多数患者有局部贴敷生蛙肉，食生青蛙、蛇肉或误饮污染水的病史。人类感染的病灶多位于皮下组织和肌肉，少数也可发生于胸腹腔、泌尿生殖系统、眼睛和椎管内。脑裂头蚴病是最严重的并发症，患者常诉有头痛、癫痫、偏瘫等。由于无特异性的临床表现，影像学诊断尤为重要。裂头蚴病在全球均有发病报道，但多见于中国、日本、东南亚等国家。人类常见的感染途径如前所述，但是脑裂头蚴病的感染途径尚不清楚，推测系幼虫由颅底环绕神经或血管的孔道迁移进入脑部所致。

2. 临床表现　患者多居住在农村或偏远山区，一组 25 例患者的研究中 12 例(48%)有进食生或未煮熟的青蛙或蛇的病史，5 例(20%)曾有将蛙或蛇的生肉外敷于伤口的病史，4 例有饮用可疑受污染水的病史。另外 4 例无明确的感染病史。脑裂头蚴病的病程都比较长，与其生长缓慢有关。最常见的临床症状为头痛、癫痫和偏瘫，但无特异性，仅靠临床诊断很困难，影像学检查，特别是 MRI 对于脑裂头蚴病的诊断和鉴别诊断非常重要。

3. 影像学研究　既往文献报道脑裂头蚴病的影像学表现多为个案报道，或者缺少系统性研究。Chang 等(1987, 1992)报道脑裂头蚴病 CT 表现为脑白质内低密度灶并邻近脑室扩大，可见“针尖”样钙化。但该研究发现 MRI，特别是增强后的 MRI 在显示病变的范围、数目和形态方面明显优于 CT。绝大多数病灶为多灶性，位于顶叶、枕叶和额叶白质内。较少见的部位有基底节区、脑岛、脑干和小脑。

脑裂头蚴病最主要的特点是活虫在脑组织内能够不规则地蠕动和迁移；不断迁移的活虫留下的痕迹，形成“隧道”样改变，即隧道征。MRI 图像上，隧道为梭形或柱形，T_1WI 呈低信号，T_2WI 呈稍高信号或等信号；隧道在冠状位和矢状位增强图像上显示得最清楚，为柱形或梭形“隧道”样强化。而 CT 增强扫描则表现为单环或小结节样强化，未发现“隧道”样强化，与其不能进行冠状位、矢状位扫描有关。隧道征是脑裂头蚴病的一个明显的特征，这种柱形或梭形的隧道可以为中空也可为实性，边缘光滑，边界清楚。病理上强化的隧道代表炎性反应组织或包裹虫卵的肉芽组织。

脑裂头蚴病第二个重要特点是聚集的小环状或串珠样强化，代表炎性肉芽肿。环状强化的壁在T_1WI上呈稍低信号，T_2WI上呈等信号或稍低信号。T_2WI上呈等信号或稍低信号的原因与巨噬细胞所释放出来的自由基有关，这一点与文献报道脑脓肿的脓肿壁的信号特点一致。

脑裂头蚴病的第三个特点为不同阶段的病灶交替出现在同一层面的图像上。针尖样钙化出现于退变或死虫的中间或周围，MRI显示钙化不如CT清晰。

单侧脑室的扩大（即负占位效应）、局部脑皮层萎缩提示病灶为慢性阶段。脑皮层的萎缩和串珠样强化，分别表示慢性和急性阶段，常同时存在于同一病灶内。脑白质的水肿与迁移的活虫损伤脑静脉或毛细血管有关。尽管镜下多数病例可见灶性出血，但CT和MRI图像上较少见到出血征象。

脑裂头蚴病的第四个特点是有的病灶具有游走性，裂头蚴在脑组织内可以长期生存，具有较强的活动性，因而可形成多个肉芽肿或是不断产生新的肉芽肿，若随访病例强化灶的形态和位置发生变化常提示虫体为活虫。活虫长5~18 cm，呈白色、带状，并且不断地匍匐性蠕动。死虫或退变的虫卵常被胶原纤维、炎性细胞和胶质增生所包绕。

4. 鉴别诊断　本病鉴别诊断包括脑肿瘤和炎性肉芽肿。

（1）脑肿瘤和炎性肉芽肿：脑转移瘤和脑裂头蚴病的CT和MRI表现很相似，但转移瘤常占位效应明显，同侧脑室受压，而脑裂头蚴病多为同侧脑室扩大；增强后的MRI图像上，裂头蚴病常出现隧道征，而转移瘤和炎症肉芽肿则没有。

针尖样钙化有助于脑裂头蚴病的诊断，遗憾的是MRI对其不敏感。一旦脑裂头蚴病出现明显的占位征象时，尽管比较少见，但和脑肿瘤的鉴别有时比较困难，此时要结合病史和实验室检查。另外，脑裂头蚴病随访检查中病灶位置会发生变化，而脑肿瘤没有位置的变化，此特点对脑裂头蚴病和脑肿瘤的鉴别诊断具有重要意义。

（2）慢性脑缺血：如果脑皮层萎缩和白质变性同时出现，脑裂头蚴病还需和慢性脑缺血相鉴别，后者多见于老年人，多有动脉硬化和高血压病史。

既往文献报道过如串珠样强化、脑白质变性等影像学表现，但隧道征特征明显，尤为值得关注，目前为止未见于其他脑部疾病。除了影像学表现和较可靠的病史外，血清或脑脊液中裂头蚴抗体酶联免疫吸附试验对诊断很有帮助。脑裂头蚴病主要治疗手段为手术切除，辅以驱虫药如吡喹酮等。

总之，脑裂头蚴病在CT和MRI图像上具有一定的特征。MRI矢状位和冠状位增强扫描图像上出现的隧道征为最具特征性的表现。而最常见的表现为串珠样强化灶。MRI，特别是增强后的MRI，在显示脑裂头蚴病病灶范围、数目、内部结构方面，明显优于CT检查。

脑裂头蚴病的其他重要影像学特点包括：脑皮层萎缩、脑白质变性、同侧脑室扩大、游走性等。根据上述影像学表现，结合临床病史和酶联免疫吸附试验结果，脑裂头蚴病术前一般能够准确诊断。

第三十篇　头痛与颅脑手术后

第一章　关于头痛

第一节　慢性疼痛脑 MRI

一、概念

“第 5 大生命指征”：慢性疼痛作为一种临床病症，其受累人群在不断扩大，也越来越受到大家重视。世界疼痛大会将疼痛确认为继呼吸、脉搏、体温和血压之后的人类“第 5 大生命指征”。由于慢性疼痛是个体生理与心理因素复杂结合产生的一种主观感受，临床上对其评估往往也依赖于病人的自我报告，因此，关于慢性疼痛的诊断及治疗一直存在着不少的争议。一项能有效评估慢性疼痛症状并阐明其潜在病理生理机制的客观指标将为临床诊疗和研究提供显著帮助。近 20 年来，随着 MR 成像技术的迅速发展，国内外研究者应用该技术进行研究并取得了重要成果，此处就慢性疼痛脑 MR 成像研究方面进行讨论。

国际疼痛研究协会（IASP）将疼痛定义为伴随着组织损伤或潜在的组织损伤并由此引起的一种不愉快的感觉和情绪体验：而慢性疼痛是指超过正常组织愈合时间（3 个月或 6 个月）的疼痛。痛觉是一种多维度的复合感觉，包括感觉辨别、情感动机和认知评估 3 种成分。疼痛研究从 20 世纪 60 年代以来有了很大发展，但大都围绕痛觉的传递及其机制进行研究，对于痛觉情绪方面的研究进展相对缓慢，主要原因是情绪反应属于主观体验，动物实验难以实现，而在人体上观察又缺乏客观方法。

脑内存在两条并行的痛觉传导通路，即外侧、内侧痛觉系统，分别负责传递疼痛的感觉信息和情绪信息。其中外侧痛觉系统由脊髓背角的深层神经元发出，沿脊髓丘脑束上行，经丘脑外侧核群投射到第一躯体感觉区（S_1）、第二躯体感觉区（S_2），为疼痛的性质及其空间定位提供了信息；内侧痛觉系统由脊髓背角的浅层神经元发出，沿较弥散分布的上行通路经丘脑中线核群及板内核群投射到前扣带回和岛叶等，产生不愉快情绪。

这两条传导通路也在多个水平相互交叉联系，如 S_1、S_2 可将信息传递到前扣带回，前扣带回也有传出纤维投射到皮质下核团，如杏仁核、伏核、海马及中脑导水管周围灰质，通过下行系统对脊髓的痛觉传递功能调节。

早期关于疼痛的脑功能成像研究显示，痛觉并没局限在所谓单一的疼痛中枢，而是以一种高度分散的方式广泛分布于皮质区域且具有可变性。但存在一些在痛觉产生时激活频率较高的脑区，即“疼痛矩阵”，核心脑区包括：前扣带回、丘脑、岛叶前部、额叶皮质、前运动皮质及初级躯体运动皮质，它们构成的皮质网络在机体受到伤害性刺激时产生疼痛反应。

Legrain 等（2011）研究发现，一些非痛性刺激也能激发与“疼痛矩阵”类似的皮质区域，因此推测“疼痛矩阵”所包含的脑区也参与了对引起组织损伤潜在伤害性刺激的预警，为机体的一个保护性机制。

慢性疼痛的主要 MR 成像研究方法如下。

（1）血氧水平依赖功能 MR 成像（BOLD-fMRI）：主要分为两种类型。①基于刺激 / 任务状态 fMRI，评估在疼痛刺激或相关任务条件下，各脑区相对应的神经活动；②静息状态 fMRI，评估静息状态大脑的整合功能及特定脑区或网络间功能连接。

（2）灌注磁共振成像（perfusion MRI）：其主要应用动脉自旋标记技术（ASL）通过局部脑血流量反映相关脑区的神经活动。

（3）扩散张量成像（DTI）：评估脑白质完整性

及各脑区间解剖连接。

(4)基于体素的形态学测量(VBM):评估脑灰质体积及皮质厚度。

二、慢性疼痛的脑 MR 成像研究

1.BOLD –fMRI 大量基于刺激 / 任务的 fMRI 研究发现疼痛刺激可以激活大脑的广泛皮质区域,包括 S_1、S_2、前扣带回、中扣带回和岛叶。另有一些研究也报道在伤害性刺激下前额叶皮质、运动皮质、辅助运动区等皮质区域以及基底节区、丘脑、脑干等皮质下结构同样也被激活。这些研究表明疼痛相关激活的脑区不仅分布于传统的痛觉传导通路,而且还与一些躯体感觉、认知和运动功能脑区相关。这种发现让人们认识到除疼痛本身感觉以外,情感、情绪、注意及运动反应等多种因素都参与了疼痛的病理生理过程中。

由于采用的刺激或任务条件不同,不同研究所发现的结果也各有差异。静息状态 fMRI 相对刺激 / 任务驱动 fMRI 有特定的优势,可减少外来干扰因素的影响,无须执行特定功能任务,可消除组间任务表现力和努力程度的差异;从整合角度研究全脑各功能区之间的相关性,尤其适用于因功能损害而无法执行复杂任务的临床研究,已逐渐成为该领域研究的热点,其中静息状态下的脑功能连接是慢性疼痛的主要研究方法。

功能连接是指空间分离的脑区之间在神经生理学上的联系,即检验两个脑功能区之间是否存在联系或有无交互信息,它能提供在疼痛状态下各脑区之间如何连接、连接强度以及所构成的网络等相关信息。

Raichle 等(2001)、Gusnard 等(2001)首先发现人脑在静息状态下存在的第一个内在自发网络——默认网络(DMN),也是在慢性疼痛研究中最多的网络,包括后扣带回、楔前叶、内侧前额叶及顶下小叶等脑区,主要参与在基础 / 缺省状态下的内省、环境警觉等内向思维活动:这些脑区在静息状态下显示较强的功能连接,而在任务条件下呈负激活状态,与其他在任务条件下激活的脑区激活程度呈负相关。

Baliki 等(2008)发现慢性疼痛病人默认网络各脑区间功能连接被破坏,其进一步研究显示慢性腰背痛病人内侧前额叶与疼痛相关脑区如岛叶、S_2、中扣带回等功能连接增强。

Napadow 等(2012)报道纤维肌痛症病人默认网络与岛叶功能连接增强,且与疼痛程度呈正相关,在这组病人的随访研究中,他们发现随着疼痛缓解,默认网络与岛叶的功能连接也相应减弱。Cauda 等(2009)在糖尿病神经病理性疼痛研究中发现默认网络与岛叶前部、后部功能连接增强。Ichesco 等(2012)也发现肌筋膜颞下颌关节紊乱病人岛叶与扣带回功能连接增强。以上研究结果表明,在静息状态下,慢性疼痛病人不仅存在默认网络脑区间连接破坏,其与疼痛相关脑区间连接同样也显示异常,进一步揭示了慢性疼痛为多脑区、多因素共同参与作用的复杂病理生理过程,但静息状态下其他内在自发网络如注意、执行控制、视觉等网络是否存在异常及其与疼痛相关脑区如何相互作用有待进一步研究,并且将为慢性疼痛的中枢机制提供更多可靠证据。

此外,在排除一定的干扰因素条件下,更精确地实现纵向随访研究也将为慢性疼痛的疗效评价提供更为客观的依据。

2. 动脉自旋标记技术(ASL) 利用动脉血中的水质子作为内源性对比剂,对局部脑血流量进行定量测量,类似正电子发射体层成像技术(PET),但与 PET 相比,动脉自旋标记技术具有无创、无辐射,高空间分辨率、高信噪比等特点,已被广泛应用于脑功能的研究。

在慢性疼痛的研究中,动脉自旋标记技术通过检测疼痛相关脑区血流量的变化反映局部神经活动。Kato 等(2010)对一例 32 岁男性偏头痛病人进行研究,分别在偏头痛发作 1 h 内口服 10 mg 利扎曲坦片(rizatriptan),30 min 后及无偏头痛发作期分别行动脉自旋标记技术灌注成像,结果显示与无偏头痛发作期相比,偏头痛发作期双侧中间丘脑区域、下丘脑呈明显低灌注,额叶皮质呈明显高灌注;口服药物 30 min 后与发作期相比,双侧中间丘脑区域、下丘脑灌注情况得到改善。因此,研究者推测了下丘脑及周围区域参与偏头痛发作的发病机制。

Howard 等(2011)对手术后疼痛病人进行研究,对 16 例需要行双侧下颌第三磨牙拔除术的病人在单侧磨牙拔除前无痛期、术后疼痛期行动脉自旋标记技术灌注成像,之后在另一侧磨牙拔除前后重复相同实验过程。结果显示在术后疼痛期,双侧 S_1、S_2、岛叶、扣带皮质、丘脑、杏仁核、海马、中脑及脑干局部脑血流量增加,再次实验后得到一致性结果。研究者认为该方法不仅具有可重复性，而且在持续性疼痛的评估及干预方面也不用仅仅依赖于病人的主观感受，可为研究者进一步理解不同类型疼痛的神经机制及治疗基础提供帮助。

3. 扩散张量成像（DTI）　扩散张量成像是根据大脑内水分子移动方向显示脑白质内神经纤维束的走行方向及纤维束结构的完整性和连通性，现已用于对各种疾病所引起的脑白质纤维束损害程度及范围的判断，是目前唯一可在活体显示脑白质纤维束的无创成像方法。

其定量研究指标包括：①平均扩散率（MD），反映分子整体的扩散水平和扩散阻力的整体情况，其只表示扩散的大小，而与扩散的方向无关；②径向扩散系数（RD），代表与轴突长轴成对角平面的水分子扩散，主要反映髓鞘改变，如脱髓鞘、髓鞘再生等；③轴向扩散系数（AD），代表与轴突方向平行的水分子扩散，主要反映轴突改变，如轴突损伤、退变等。平均扩散率越大，组织内所含自由水分子则越多，故径向扩散系数、轴向扩散系数也越大，反之亦然；④各向异性比值（FA），代表水分子各向异性成分占整个扩散张量的比例，变化范围从 0~1。0 代表扩散不受限制，如脑脊液的各向异性比值接近 0，非常规则的具有方向性的组织，其各向异性比值大于 0，如大脑白质纤维各向异性比值接近 1。各向异性比值是最常用的评估白质完整性的指标。

Geha 等（2008）报道复杂性区域疼痛综合征病人扣带束及相邻胼胝体各向异性比值降低，他们发现与正常对照组相比，复杂性区域疼痛综合征病人异常白质脑区间单位距离连接减少。Chen 等（2011）在肠易激综合征病人中发现穹隆、外囊 / 最外囊与岛叶各向异性比值增加，岛叶前部和丘脑腹后核各向异性比值与疼痛严重程度相关，左侧岛叶各向异性比值与疼痛不愉快感及疼痛持续时间相关，内侧丘脑各向异性比值与神经过敏相关。这些发现提示肠易激综合征病人白质纤维束连接异常与疼痛感受和（或）认知、边缘系统功能相关。

Moayedi 等（2012）发现颞下颌关节紊乱病人广泛性白质纤维束各向异性比值降低及平均扩散率、径向扩散系数值增加，尤其是胼胝体、内囊、外囊及与丘脑、初级感觉运动皮质相关的白质纤维束。另一组研究中，Szabo 等（2012）发现偏头痛病人白质纤维束异常，但该异常区域存在一些主要白质纤维束走行交错，确定性纤维追踪难以评估，鉴于此复杂性，他们用概率性纤维追踪方法评估各向异性比值的差异，发现该异常区域与疼痛相关脑区、脑干纤维连接减少。

4. 基于体素的形态学测量（VBM）　Ashburner 等（2000）正式提出了基于体素的形态学测量方法。基于体素的形态学测量方法是一种在体素水平对脑 MR 影像进行定量分析的技术，从而反映脑组织形态学变化，发现组间皮质及皮质下灰质密度、体积存在显著差异的区域，利用皮质厚度分析方法可以精确定量皮质厚度。

在慢性疼痛研究中，内侧前额叶、岛叶、前扣带回及中扣带回为最常发现的灰质异常脑区，其他如丘脑、基底节区、S_1、S_2 及脑干也有报道发现异常，此外，还有少数研究发现颞叶、后扣带回也存在异常。如 Moayedi 等（2011）研究发现，颞下颌关节紊乱病人丘脑灰质体积与疼痛持续时间相关。

在一项纵向随访研究中，Rodriguez-Raecke 等（2009）发现原发性髋关节骨关节炎病人前扣带回、右侧岛叶及岛盖、背外侧前额叶、杏仁核、脑干等灰质体积减小，在进行髋关节置换术后，病人大部分疼痛得到缓解，再次行 MRI 研究发现以上异常脑区与正常对照相比已无显著性差异。

其他如慢性腰背痛、慢性创伤后头痛研究也有类似结果报道。这些研究结果表明，慢性疼痛是引起疼痛相关脑区灰质异常的原因，并且这种异常改变随着疼痛感受的消失具有可逆性。但其他诸多因素如疼痛所伴随的运动行为改变、情绪心境改变以及镇痛药物使用均可能引起脑灰质改变，这种可逆性改变是否也源于这些因素将有待进一步研究证实。

综上所述，MR 成像技术为慢性疼痛的研究提供了更直观的方法，不仅加深了对人体慢性疼痛中枢机制的认识，更为重要的是能从脑功能及结构的改变反映痛觉的主观感受，为慢性疼痛的诊断、治疗及疗效评价提供相对客观的依据。但目前慢性疼痛的脑 MR 成像还局限于基础性研究，由于痛觉的多维度、复杂性，不同个体之间生理、心理水平存在差异，以及成像设备、技术的局限性，最终所反映的改变往往是多种因素共同作用的结果。

随着 MR 成像设备和技术的发展，如何进一步解释区分这些因素，提供更客观的生物学指标，实现慢性疼痛的个体化治疗，将是人们未来致力研究的方向。

第二节 偏 头 痛

偏头痛是一种普遍的、慢性的、多因素的神经血管机能紊乱病症。大约 17.6% 的妇女，5.7% 的男性平均每年有 1 次以上的偏头痛发作。它典型的表现为反复发作的头痛和自主神经系统功能障碍(无先兆型偏头痛)，超过 1/3 的病人具有神经学上的先兆症状。

1. 病理机制及其相关假说 目前偏头痛的发病机制还不是完全清楚，但新技术的应用，使得人们对现代偏头痛的观念逐渐加深，对其发病机制也有了更进一步的认识。

(1)血管学说：由 Wolff 提出，至今仍得到强有力的支持。认为先兆是由脑血管收缩造成脑血流量减少产生的，随后发生的颈内外动脉系统的反跳扩张引起头痛发作。

(2)皮层扩散性抑制学说：最早由 Leao 提出，皮层扩散抑制(cortical spreading depression, CSD)及与之相关的血流灌注不足是偏头痛先兆最可能的原因。两者均起始于枕叶，以波形方式沿着脑回及通过局部的脑血管慢慢延伸(2~3 mm/min)，其时程与先兆同步，并在 5 min 内出现 300% 脑血流的增加，表明血管扩张和组织氧合过度(hyperoxygenation)，这一皮层过度灌注是由血管周围三叉神经及副交感神经纤维释放的神经递质介导的。

而且这种高氧很快传播至视皮层以外，包括黑质、红核及与痛觉相关的区域，并到达对侧。偏头痛的先兆首先是视物明显变形，然后发展至左侧由脸部到手部的偏身麻木，先兆的最后征兆是运动性失语，然后是单侧的搏动性头痛，伴恐声症。这一稳定的模式及持续先兆发展提示皮层扩散抑制在先兆型偏头痛发病机制中占有重要角色。

(3)三叉神经血管学说：关于头痛信号的转换和调节，三叉神经血管系统是这一通路的关键。这个系统由三叉神经眼区的感觉纤维束及其密集分布支配的硬脊膜血管组成。三叉神经血管反射中疼痛控制通路的部分缺失导致偏头痛的发生，这种缺失引起三叉神经脊神经核部分递质，如 P 物质(SP)、神经激肽 A(NKA)、降钙素基因相关蛋白(CGRP)和一氧化氮(NO)过度释放，这些物质作用于血管壁，引起脑脊膜的炎症反应(此又称为神经源性炎症)，进而三叉神经的刺激逆行、顺行传导，逆行性传导加强神经源性炎症，而顺行性传导在脑干进入三叉神经核，在此处促进 c-fos 产生，引起恶心、呕吐，经丘脑传至大脑皮层，表现出疼痛。

(4)5- 羟色胺(5-HT)学说：研究结果显示，偏头痛病人中 5- 羟色胺水平存在明显的波动。在偏头痛前驱期，血中 5- 羟色胺浓度明显升高，直接作用于脑膜血管上的 5- 羟色胺受体，过度收缩脑膜血管，随着 5- 羟色胺的代谢，血中浓度急速下降，使脑膜血管扩张。当偏头痛发作时，给予 5- 羟色胺受体激动剂阿米替林，它通过刺激颅内的 5- 羟色胺 1B 受体，引起大脑血管有相对选择性的收缩，因为外周循环的血管收缩由 5- 羟色胺 $_2$ 受体调节。另外，阿米替林还可以激活存在于三叉神经初级和次级神经元的 5- 羟色胺 1D 受体，有效降低能引起血管舒张的神经肽释放减少。

(5)脑干中枢：已知下丘脑组成所谓的中央自主网络系统的一部分，调节机体内环境稳定及控制疼痛。尤其是导水管周围灰质、蓝斑和中央髓核都与疼痛感觉的控制有关。下丘脑及脑干尤其是脑桥背侧当偏头痛发作时会被激活。Kruit 等(2006)发现幕下(特别是脑桥)肾上腺皮质功能亢进在偏头痛病人中患病率增高，进一步加深了对偏头痛病人脑干功能损害的认识，并认为持续的局部缺血可能为其病理机制。

(6)基因异常：家族型偏瘫型偏头痛，已发现常染色体 Iq23 新的变异，引起 Na^+-K^+ 通道单倍剂量不足，使胞内钙离子浓度升高。

(7)其他：如低镁、高钾等离子障碍，线粒体功能异常学说等都与偏头痛发作有关。

2. 偏头痛的功能影像学相关研究 诊断各种头痛病依赖于国际头痛协会标准描述的各种不同的临床特征，影像学对其诊断提供了更进一步的参考。随着影像技术的提高，逐渐发现了偏头痛病人头部存在白质变性改变。偏头痛病人中 12%~40% 的人在 T_2WI 上出现白质异常，且具有一定的特征性：①以白质为主；②小圆点状；③半数病灶两侧对称。

正电子发射体层摄影术(PET)和功能性磁共振成像(fMRI)是两种主要的功能性神经影像学，能在偏头痛发作时找到神经血管方面的定位，并且可以清楚地澄清偏头痛的病理生理学机制。功能影像学技术的发展，可以直接探测特殊脑区域的功能活性，并且它是客观评价人类神经活性的唯一无创性的方法。

血氧饱和度水平依赖性功能性磁共振成像（BOLD fMRI）几乎可以对大脑活动进行连续性研究，它不仅可以提供血管方面的信息，也可提供神经递质代谢反应方面的信息，还有很好的空间分辨力。

典型的偏头痛伴视觉先兆应用血氧饱和度水平依赖性功能性磁共振成像可以观察到枕叶皮层重复性的血管重复事件：①初期充血持续 3.0~4.5 min，并以 3.5 mm/min 的速度延伸；②紧接着出现轻度血流灌注不足，持续 1~2 h；③视觉反应减退；④如同皮层扩散抑制，在先兆型偏头痛中，最先受累的区域最先恢复。这一结果与皮层扩散抑制极其相似。

Hadjikhani 等（2001）研究发现，开始局灶性的血氧水平依赖信号增高（可能是反射性的血管扩张），纹状体外皮层显影。这种血氧水平依赖信号的改变持续缓慢地 [（以 3.5 ± 1.1）mm/min 的速度] 通过枕叶皮层，与视网膜的视觉成像一致，伴随着同步的视网膜定位过程。此后血氧水平依赖信号逐渐减低（可能是开始血管扩张后的反射性的血管收缩），作为血氧水平依赖对视觉活动的反应，其信号随着视网膜对物体定位的改变而改变。这些都有力地说明皮层扩散抑制在先兆型偏头痛中的作用。

应用血氧饱和度水平依赖性功能性磁共振成像三维成像，Cao 等（2002）看到 T_2*WI 黑质和红核的信号强度升高出现的时间比枕叶皮层早，说明这些脑干结构可能是神经网络的一部分。灌注加权成像（PWI）和扩散加权成像（DWI）已经广泛应用于研究脑组织的缺血及损伤后的存活能力。PWI 评价血流动力学的改变是基于单次快速静脉注射顺磁性对比剂首次通过脑实质时引起信号丢失。

依此，当偏头痛发作时不需要放射性示踪剂即可获得多度量值。偏头痛发作时的几种不同的先兆及头痛状态都可以通过影像学看到。可以观察到偏头痛病人局部脑血流量和脑血容量的减少，对侧枕叶皮层至受累区域的血流平均通过时间则增加，血流的改变持续约 2.5 h，其他皮层及脑干未见明显的灌注改变。并且证实此脑血流量的改变始终持续在缺血性损害（>50%）的阈值之上，说明偏头痛的脑损伤是一种轻微的改变。而 DWI 对水分子的运动尤其敏感，偏头痛病人显示其表观扩散系数（ADC）值无变化。

扩散是分子的微小随机运动，由于受媒介影响，当扩散发生时，通过测量生物组织内部的扩散运动可以在微观水平上提供组织的信息。应用扩散张量成像（DTI）及传统常规的扫描方法评价偏头痛病人的损伤程度和范围，从前研究有白质损害的偏头痛病人见于 40%，对这些病变进行平均扩散度（MD）测量，发现其平均扩散度值比表面正常脑组织高 3.4%。

最有趣的是研究发现，偏头痛病人脑部异常区超出了常规 T_2WI 上可见的损害范围。偏头痛病人表面正常的脑组织（NABT）平均扩散度直方图的峰值较对照组是降低的。平均扩散度直方图的峰度用于评价表面正常脑组织，因为轻度且广泛的表面正常的脑组织的损伤可能会增加高平均扩散度值像素的数量，从而导致峰度的降低。表面正常的脑组织平均扩散度直方图峰度的下降至少有 2 个可能的解释：一是由于局部缺血潜在导致水分子屏障结构的破坏；二是与肉眼所见的损害脑组织相连的白质纤维束的继发性变性。

在偏头痛病人中，功能成像研究已经发现一些灰质区域的损害，然而在 1.5 T MR 设备上不能检测到这些损伤部位的结构异常，高场强 MRI 可以提高偏头痛病人敏感异常区的检出。应用 3.0 T MR 设备扫描及基于体素的形态测定法（VBM）可以评估 T_2WI 上表现异常的偏头痛病人是否存在灰质密度异常。研究发现，偏头痛病人在某些区域主要是颞叶及额叶的灰质密度降低，而导水管周围灰质密度升高，有先兆的病人比没先兆的导水管周围及脑桥背外侧的灰质密度高。在偏头痛病人中降低的灰质密度与年龄、疾病持续时间及 T_2WI 上表现出的损伤程度有关。

无先兆型偏头痛病人 PET 显像，应用 ^{15}O 标记水分子，同样观察到双侧局部脑血流量降低，沿视觉相关皮层向顶叶及枕颞叶以一个较恒定的速率沿皮层表面扩展。这个结论支持亚临床无先兆型偏头痛扩散性血流灌注不足的假说，但还不足以达到知觉障碍的阈值。

Afridi 等（2005）同样应用含有放射性的水 $H_2^{15}O$ PET 显像研究偏头痛发作期及发作间期脑活动。与发作间期相比，可以看到背侧脑桥（以左侧为主）明显激活，扣带回、小脑、丘脑、岛叶、前额皮层及颞叶的激活，而脑桥右侧在偏头痛发作时处于失活状态，表明偏头痛是一种皮层下传入通路调节失调的疾病。

Afridi 等（2005）还观察到同侧偏头痛引起相应侧背侧丘脑的激活，双侧则引起双侧的激活但以左侧为主，提示单侧性的偏头痛由单侧脑功能丧失引起。

Weillet 等（1995）应用 PET 扫描证实偏头痛发作中、发作后及发作间期大脑皮质及脑干均显示血流量的增加。甚至在舒马曲坦使头痛及相关症状缓解后，脑干（即导水管周围灰质、中脑网状结构和蓝斑）的局部脑血流量仍持续缓慢性增加。这提示脑干持续的激活不是头痛或其他任何偏头痛症状的结果，而可能是偏头痛的内在致病因素。

综上所述，偏头痛是一种对内部或外部环境突然改变引起的一种神经血管反应，其主要机制包括皮层扩散抑制、三叉神经血管学说等。每个人都有一个遗传的偏头痛易感阈值，它依赖于不同水平兴奋与抑制的平衡。现代神经功能影像学可为偏头痛的病理生理学研究提供有效的检测方法，同时为疾病的诊断和治疗提供了依据。

第二章　颅脑手术后

第一节　远隔性小脑出血

神经外科开颅手术后手术部位及周边出血常见，在远离手术部位的硬膜下、硬膜外、脑内及蛛网膜下隙出血则少见，而幕上开颅手术或椎管手术后出现小脑出血，称为远隔性小脑出血，则更为少见。远隔性小脑出血曾被认为是幕上开颅手术后极为少见的并发症，神经外科文献报道过约100例远隔性小脑出血，但在影像学杂志中鲜有报道。

随着CT、MRI的广泛应用，神经外科医生和影像诊断医生对术后并发症的认识和循证医学需要，远隔性小脑出血检出率明显增加，有作者报告3例。远隔性小脑出血可发生在多种神经外科手术后，如动脉瘤夹闭、颞叶切除、肿瘤切除术、颅内血肿引流术后，也可在椎管手术、腰椎穿刺后发生，但其准确发生率尚不清楚，相关文献报道为0.8%~5.0%。

1. 发病机制　远隔性小脑出血发生机制尚未明确，有各种学说。有学者认为手术时脑组织移位可造成脑血管牵拉撕裂，形成小脑出血。

脑脊液丢失学说认为脑脊液丢失引起小脑下垂，导致后颅窝表面静脉桥一过性闭塞形成小脑出血性梗死。另外还有术中头位旋转学说、低灌注脑组织扩张的血管再灌注学说，即血管再灌注时容易撕裂小血管。目前多数学者认为远隔性小脑出血发生机制为颅内压变化学说，即颅内压骤然下降或升高，可使脑组织移位，脑血管牵拉撕裂。

该组2例幕上有大的硬膜下血肿和占位效应，引起颅内压增高，因此该组结果支持脑组织移位学说。脑组织移位引起小脑上表面与小脑幕间的静脉桥断裂出血，形成小脑表面沟或叶裂孤条线高密度影。

远隔性小脑出血无明显占位效应，复查时远隔性小脑出血大小、形态无改变，上述影像学表现也支持小静脉出血。

另外该组病例均为脑膜瘤，硬膜供血丰富，术中、术后幕上出血较多，形成颅内血肿，产生明显占位效应和颅内压增高，易损伤小脑幕上的静脉而产生远隔性小脑出血。

一般认为远隔性小脑出血与任何特定类型的外科手术没有相关性，但该组3例均为额颞叶脑膜瘤术后，一些学者报道14例开颅术后幕上远隔性出血，其中8例为脑膜瘤，提示幕上、幕下远隔性出血好发于脑膜瘤术后。

2. 临床表现　最常见的临床症状是术后患者的意识水平降低或昏迷，其次是麻醉苏醒时间延长。该组2例患者麻醉苏醒时间延长，苏醒后意识水平分别降低10 h和1 d，1例意识水平降低2 d，上述结果表明术后颅内出血和远隔性小脑出血是急性出血，应引起临床医生的重视，并及时根据上述情况决定是否行CT复查。

其他常见的症状还包括运动障碍、共济失调等，因此在开颅术后如遇到上述症状、体征改变或术后患者的意识障碍无法用麻醉和手术创伤来解释时，应及时复查CT，有学者建议患者术后6~12 h应常规行头颅CT检查，以了解颅内情况。对于术后没有症状的患者，也最好在开颅术后1~2 d行颅脑CT复查。

3. 影像学研究　远隔性小脑出血典型CT表现为小脑表面沟或小脑叶裂弧条线高密度影，此表现称为“斑马征”。出血可能是单侧或双侧，双侧分布占53. 5%，单侧占46. 5%，该组3例均为双侧。远隔性小脑出血常发生于小脑上表面，但可有小脑实质出血，多为表浅实质出血，如大量出血和水肿可产生占位效应，压迫第四脑室，造成阻塞性脑积水；小脑蚓部出血约占 9%，但单纯累及蚓部者少见；此外还有蛛网膜下隙、脑叶出血，混合出血少见，大小各异。远隔性小脑出血可根据 CT 平扫的出血典型表现做出诊断，即小脑单侧或双侧表面沟或脑叶裂弧条线高密度影，呈“斑马征”，为其特征性 CT 表现，结合开颅手术史，诊断不难。但如遇隐形或迟发性远隔性小脑出血则要行 MRI 检查才能发现。

4. 鉴别诊断

（1）高血压脑出血：常有高血压病史，高血压性出血常位于幕上深部和基底节区，而远隔性脑出血多位于小脑上浅表面沟和脑叶；如行 MRI 检查发现基底节区有陈旧性出血灶有助于鉴别。

（2）肿瘤卒中：小脑转移瘤和胶质瘤可并发出血，但 CT 平扫可见等密度结节，灶周水肿明显，增强扫描有结节强化，其他部位有结节也有助于鉴别。

（3）出血性小脑梗死：出血性小脑梗死，发病突然，病灶按小脑上动脉、小脑前上动脉、小脑后下动脉分布，内见小斑点状高密度出血点，增强 CT 或 MRI 可见脑回样强化有助于鉴别。

总之，远隔性小脑出血的典型 CT 表现为小脑单侧或双侧表面沟或小脑叶裂弧条线高密度影，呈“斑马征”，结合开颅手术史，诊断不难。关键是应尽量避免颅内压的骤然增高或下降，尽量减少脑组织的摆动和移动，从而减少远隔性小脑出血的发生。

第二节　微创术后颅骨碎屑脑内残留

目前，对脑内血肿微创术后再出血、颅内积气、低颅压、脑脊液漏、颅内感染等术后并发症的研究及报道较多，尚不多见脑内血肿微创术后颅骨碎屑脑内残留 CT 表现的相关报道。

一些作者在脑内血肿微创术后 CT 复查患者中发现，多数患者脑内血肿行微创穿刺引流术拔针后穿刺通道内有单发或多发细小不规则高密影残留。

颅骨碎屑由针钻一体穿刺针在钻穿颅骨内外板过程中产生，当钻穿颅骨内板后，黏附于钻头后方的穿刺针前端的颅骨碎屑随穿刺针被带入脑实质内，脱落后遗留于穿刺针周围，拔出穿刺针后颅骨碎屑便残留于穿刺通道内。

一组资料显示脑内血肿微创术后颅骨碎屑脑内残留的典型 CT 表现为沿穿刺通道分布的单发或多发砂粒状、不规则形高密影，小者如细砂粒状，大者呈不规则形。该组资料中多发砂粒状颅骨碎屑脑内残留发生率最高。

脑内血肿微创术后颅骨碎屑脑内残留可能与 YL-1 型穿刺引流针无螺旋线，不易将钻头产生的颅骨碎屑排出颅腔外有关。该组资料中 14 例患者（占 30.4%）CT 复查未见颅骨碎屑脑内残留，可能系细小颅骨碎屑 CT 扫描未检出，也可能系细小颅骨碎屑已经引流管排出。

脑内血肿微创术后颅骨碎屑脑内残留主要应与脑内钙化灶及脑组织内异物、残留点状出血灶进行鉴别。①与钙化灶进行鉴别的要点是：术前无，拔针后当日或隔日 CT 复查便可发现。钙化灶术前及术后均存在。②与术后脑组织内异物残留鉴别的要点是：沿穿刺通道分布的单发或多发砂粒状、不规则形高密度影周围无金属样伪影产生，且拔出的穿刺针完整。③与残留的点片状出血灶鉴别要点是：沿穿刺通道分布的单发或多发砂粒状、不规则形高密度影拔针后较长时间 CT 随访复查密度无明显降低，而残留的点片状脑出血则短期内被吸收。

脑内血肿微创清除术的全面应用，已使数十万濒临死亡的患者获得了生机。颅脑 CT 轴位平扫结合必要时的薄扫，术前、术后 CT 检查资料对比时发现、观察脑内血肿微创术后颅骨碎屑脑内残留的有效方法。

颅骨碎屑脑内残留对脑出血患者大脑神经功能康复的影响有待继续观察。怎样减少和避免颅骨碎屑脑内残留亦有待进一步探讨。

参考文献

[1] 中华医学会神经病学分会运动障碍及帕金森病学组. 帕金森病的诊断 [J]. 中华神经科杂志，2006,39(6):408.

[2] 中国康复医学会儿童康复专业委员会，中国残疾人康复协会小儿脑性瘫痪康复专业委员会. 小儿脑性瘫痪的定义、分型和诊断条件 [J]. 中华物理医学与康复杂志，2007,29(5):309.

[3] 中华医学会神经病学分会帕金森病及运动障碍学组，中华医学会神经病学分会神经遗传病学组. 肝豆状核变性的诊断和治疗指南 [J]. 中华神经科杂志，2008,41(8): 566.

[4] 中华医学会神经病学分会脑血管学组急性缺血性脑卒中诊治指南撰写组. 中国急性缺血性脑卒中诊治指南 2010[J]. 中华神经科杂志，2010，43(2):1.

[5] 中国脑胶质瘤协作组. 中国脑胶质瘤分子诊疗指南 [J]. 中华神经外科杂志，2014,30(5):435.

[6] 中华医学会影像技术分会，中华医学会放射学分会.MRI 检查技术专家共识 [J]. 中华放射学杂志，2016,50(10):724.

[7] 中华医学会影像技术分会，中华医学会放射学分会.CT 检查技术专家共识 [J]. 中华放射学杂志，2016,50(12):916.

[8] 巫北海.X 线检查中不常见的意外死亡 [J]. 重庆医药，1983,(2):30.

[9] 巫北海.X 线检查时的意外死亡与休克 [J]. 中华放射学杂志，1985,19(5):307.

[10] 巫北海.X 线解剖图谱 正常·变异 [M]. 重庆：科学技术文献出版社重庆分社，1985.

[11] 巫北海. 实用影像诊断手册 [M]. 重庆：科学技术文献出版社重庆分社，1988.

[12] 巫北海. 努力减少 X 线诊断的误诊与漏诊 [J]. 中级医刊，1988,23(12):41.

[13] 巫北海. 医学影像正常解剖——《X 线解剖图谱 正常·变异》续编 [M]. 重庆：科学技术文献出版社重庆分社，1989.

[14] 巫北海，戴帜. 矮身材的防治 [M]. 成都：成都科技大学出版社，1991.

[15] 巫北海. 专家评述：学习实事求是，力争实事求是 [J]. 中华放射学杂志，1993,27(12):815.

[16] 巫北海. 影像诊断中的误诊 [M]. 成都：四川科学技术出版社，1995.

[17] 巫北海. 专家论坛：质量保证和质量控制与诊断医师密切相关 [J]. 中华放射学杂志，1996，30(5):367.

[18] 巫北海，牟玮. 专家经验谈：学习，学习，再学习——浅谈调整知识结构以促进介入医学的发展 [J]. 介入医学杂志，1997,2(4):153.

[19] 巫北海总主编. 活体形态学·颅脑卷 [M]. 北京：科学出版社，2006.

[20] 陈自谦，杨熙章，钟群. 临床医师影像读片指南系列图谱. 神经系统分册 [M]. 北京：军事医学科学出版社，2014.

[21] 陈凡. 放射诊断学征象 [M]. 武汉：同济大学出版社，1995.

[22] 全冠民，陈敏，袁涛.CT 和 MRI 诊断 - 重点、热点问题精讲. 第 1 辑(修订版)[M]. 北京：人民军医出版社，2012.

[23] 全冠民，袁涛，耿左军.CT 和 MRI 诊断 - 重点、热点问题精讲. 第 2 辑 [M]. 北京：人民军医出版社，2013.

[24] 全冠民，陈为军，袁涛. 磁共振基本病例 诊断·鉴别诊断·CT 对照 [M]. 北京：人民军医出版社，2012.

[25] 陈克敏. 能谱 CT 的基本原理与临床应用 [M]. 北京：科学出版社，2012.

[26] 杨天和，主编. 少见病影像诊断分析 [M]. 福州：福建科学技术出版社，2016.

[27] 王效春，张辉，秦江波，等. 磁敏感加权成像与动态磁敏感加权对比增强 MR 灌注加权成像联合

应用在脑星形细胞瘤分级中的价值的. 中华放射学杂志,2012,46:988.

[28] 陈静,李欣,王春祥,等. 延髓毛细胞黏液样星形细胞瘤一例 [J]. 中华放射学杂志,2012,46:375.

[29] 张礼荣,王德杭,王冬青,等. 血管压迫性三叉神经痛责任血管的 3.0T MRI 研究 [J]. 中华放射学杂志,2012,46(6):494.

[30] 杨时骐,吴光耀,林富春,等. 重度吸烟依赖者脑局部一致性静息态功能 MRI 研究 [J]. 中华放射学杂志,2012,46:215.

[31] 余水莲,满育平,马隆佰,等. 颅内孤立性纤维瘤十例的影像表现 [J]. 中华放射学杂志, 2012, 46:489.

[32] 沈连芳,张志强,卢光明,等. 内侧颞叶癫痫患者颞叶及颞叶外侧低灌注的动脉自旋标记 MRI [J]. 中华放射学杂志,2012, 46(3):220.

[33] 周宙,杨智云,刘金龙,等. 三叉神经痛 MRI 序列研究及诊断价值 [J]. 中华放射学杂志,2012,46(1):37.

[34] 王珊珊,范国光,王慈,等.MR 扩散张量成像评价脑室旁白质软化症脑性瘫痪患儿认知功能的研究 [J]. 中华放射学杂志, 2012,46(3):203.

[35] 高凌云,杨运俊,郭翔,等. 颅内动脉多发开窗畸形的 CT 血管成像诊断 [J]. 中华放射学杂志, 2012,46(12):1140.

[36] 李海峰. 多发性硬化临床试验中疗效评价指标应用的再认识. 中华医学杂志,2012,92:3028.

[37] 赵性泉. 一站式多模 CT 在脑出血诊疗中的应用. 中华医学杂志,2012,92(31):2171.

[38] 秦时强,杨扬,衡雪源,等. 慢性扩张性脑内血肿 42 例临床分析 [J]. 中华医学杂志, 2012, 92: 2059.

[39] 代月黎,许乙凯,梁文,等. 脑室外神经细胞瘤的临床病理和影像表现 [J]. 中华放射学杂志, 2013,47(5):414.

[40] 赵鹏,张本恕. 核周型抗中性粒细胞质抗体相关性肥厚性硬脑膜炎临床分析 [J]. 中华医学杂志,2013,93(11):837.

[41] 龙淼淼,倪红艳,冯杰,等. 采用 MR 低频振幅图像和低频振幅分数图像观察阿尔茨海默病患者静息态脑功能改变 [J]. 中华放射学杂志,2013,1:44.

[42] 赵维纳,贾龙飞,韩璎. 颅内动脉易损性粥样硬化斑块 MRI 研究进展 [J]. 中华放射学杂志, 2013,47:465.

[43] 李文一,周俊林,董驰,等. 脑膜原始神经外胚层肿瘤的 MRI 表现 [J]. 中华放射学杂志, 2013, 47:1098.

[44] 王杏,周福庆,曾献军,等. 复发缓解型多发性硬化患者静息态脑运动网络功能连接的 MRI 研究 [J]. 中华放射学杂志,2014,48(8):627.

[45] 孙辰婧,刘建国,桂秋萍,等. 颅内肿瘤样脱髓鞘病病理分期特点 [J]. 中华医学杂志.2014, 94: 3557.

[46] 陈忠萍,袁婷婷,闫昱竹,等. 罕见肉芽肿性垂体炎 MRI 表现一例 [J]. 中华放射学杂志, 2015, 49(3):232.

[47] 张晓琦,李永丽,窦社伟,等. 动态对比增强 MRI 在胶质母细胞瘤与脑转移瘤鉴别诊断中的应用 [J]. 中华放射学杂志,2015,49(6):410.

[48] 卢光明. 动态对比增强 MRI 的应用与进展 [J]. 中华放射学杂志,2015,49(6):406.

[49] 张佩佩,曾强,黄宁,等. 动态对比增强 MRI 在脑胶质瘤分级中计算模型的选择及应用研究 [J]. 中华放射学杂志,2015,49(12):907.

[50] 曾洪武,干芸根,黄文献,等. 儿童中枢神经系统朗格汉斯细胞组织细胞增生症的 MRI 表现 [J]. 中华放射学杂志,2016,50(4):252.

[51] 陈鑫,魏新华,杨蕊梦,等. 常规 MRI 纹理分析鉴别脑胶质母细胞瘤和单发转移瘤的价值 [J]. 中华放射学杂志,2016, 50(3):186.

[52] 郭亚飞,程敬亮,张勇,等. 腰椎管内恶性黑色素瘤突破椎间孔生长影像表现一例 [J]. 中华放射学杂志,2017, 51(2):155.

[53] 张增强,周波,安宁豫,等. 静息态功能磁共振成像观察阿尔茨海默病患者自发活动特点 [J]. 中华神经科杂志,2012,45(4):297.

[54] 胡崇宇,高小平,肖波,等. 部分性发作癫痫患者静息状态功能磁共振默认模式网络的功能连接改变 [J]. 中华神经科杂志,2012,45:478.

[55] 王丹丹,桂秋萍,王世伦,等. 神经皮肤黑变病合并 Dandy-Walker 畸形一例 [J]. 中华神经科杂志,2012,45:16.

[56] 曹晓昱,张俊廷,张力伟,等. 颅内软骨肉瘤的诊疗和预后分析 [J]. 中华神经外科杂志,2012,28(9):923.

[57] 王亮,张俊廷,杨俊,等. 椎管内原发外周性

原始神经外胚层肿瘤四例报告及文献复习 [J]. 中华神经外科杂志,2012,28(1):70.

[58] 顾文韬,车晓明,徐启武,等. 椎管内原始神经外胚层肿瘤的诊断与治疗 [J]. 中华神经外科杂志,2012,28(6):590.

[59] 刘治玲,周勤,曲春城,等. 高分辨率强化3D-SPGR 序列评价三叉神经痛患者神经血管的关系 [J]. 中华神经外科杂志,2012, 27(11):1102.

[60] 成晓江,周庆九,哈德提·别克米托夫,等. 小脑发育不良性神经节细胞瘤合并左顶头皮神经纤维瘤一例及文献复习 [J]. 中华神经外科杂志,2012,28(12):1259.

[61] 刘文华,朱武生,黄显军,等. 成年型烟雾病患者血管内皮生长因子和基质金属蛋白酶 -9 血清水平与 Suzuki 分级的关系 [J]. 中华神经科杂志,2012,46(6):404.

[62] 武弋,荔志云,朱迪,等. 神经系统髓外浆细胞瘤 2 例报告 [J]. 中华神经外科疾病研究杂志,2012,11(1):84.

[63] 牟立坤,谢红卫,丰育功,等. 脉络丛乳头状瘤影像学诊断及临床治疗研究 [J]. 中华临床神经外科杂志,2013,18(1):23.

[64] 杜铁桥,朱明旺,齐雪龄,等. 高级别脑膜瘤MRI 特征和 Ki-67 指数与复发的相关性分析 [J]. 中华脑科疾病与康复杂志,2012,8(1):10.

[65] 黄新梅,刘军,盛励,等. 垂体 FSH 瘤并垂体功能减退误诊为甲状腺功能减退致垂体增生一例报道并文献复习 [J]. 中华内分泌代谢杂志, 2012, 28:344.

[66] 李晓晴,毕齐,王力,等. 急性脑梗死患者合并脑微出血的心脑血管事件发生的研究 [J]. 中华老年心脑血管病杂志,2012,14(11):1124.

[67] 李华龙,梁鹏,杨世春,等. 腰骶部脂肪瘤合并脊髓栓系综合征的显微手术治疗 [J]. 中华临床医师杂志,2012,6(5):310.

[68] 毛锡金,张林,曹新山,等. 磁共振扩散张量成像在脑星形细胞瘤肿瘤分级及明确肿瘤浸润范围的应用价值 [J]. 中华临床医师杂志:电子版, 2012,(17):5341.

[69] 毛荣军,杨克非,郭莉,等. 软组织软骨瘤临床病理学特征分析 [J]. 中华肿瘤防治杂志,2012,19(7):53.

[70] 臧莉莉,吴哗,王静敏,等. 亚历山大病 12 例中国患儿临床及遗传学研究 [J]. 中华儿科杂志,2012 ,50(6):371.

[71] 李冠慧,肖江喜,季涛云,等. 儿童大脑后部可逆性脑病综合征的临床及头颅影像学特点. 中华实用儿科临床杂志,2013,28(9):905.

[72] 扬帆,乔晓红,佟梦琦,等. 胚胎发育不良性神经上皮瘤继发癫痫的研究进展 [J]. 中华临床医师杂志(电子版),2013,7:1696.

[73] 侯效芳,唐玉峰,吴刚,等.MRI 诊断脊髓终丝脂肪沉积的价值(1). 中华实用诊断与治疗杂志,2013,27:58.

[74] 扬帆,乔晓红,佟梦琦,等. 胚胎发育不良性神经上皮瘤继发癫痫的研究进展 [J]. 中华临床医师杂志(电子版),2013,7:1696.

[75] 卢德宏,付永娟,王雅杰. 重视中枢神经系统脱髓鞘假瘤的病理学诊断 [J]. 中华病理学杂志,2013,42(5):289.

[76] 鲍南,杨波,宋云海,等. 骶尾部脊髓脂肪瘤的手术技巧 [J]. 中华神经外科杂志,2013,29:543.

[77] 张龙,张佩,张功义,等. 多发脑室内原发中枢性淋巴瘤 1 例报告 [J]. 中华神经外科疾病研究杂志,2015,14(6):372.

[78] 郝跃文,刘燕,印弘. 颅内实性血管母细胞瘤的 MRI 表现与病理基础 [J]. 中华神经外科疾病研究杂志,2015,14(6):331.

[79] 施伟,李昊,赵瑞. 婴幼儿中枢神经系统非典型畸胎样 / 横纹肌样瘤的治疗体会 [J]. 中华神经外科杂志,2016,32(4):349.

[80] 贺逢孝,齐海. 表现为头皮溃疡的肺癌头皮转移误诊分析并文献复习 [J]. 临床误诊误治, 2016, 29(1):16.

[81] Adikari M, Priyangika D, Marasingha I, et al. Post-streptococcal glomerulonephritis leading to posterior reversible encephalopathy syndrome: a case report[J]. BMC Res Notes, 2014, 7:644.

[82] Agner SC, Rosen MA, Englander S, et al. Computerized image analysis for identifying triple-negative breast cancers and differentiating them from other molecular subtypes of breast cancer on dynamic contrast-enhanced MR images: a feasibility study[J].Radiology, 2014, 272(1):91-99.

[83] Aliabadi N, Jamalidoust M, Asaei S, et al. Diagnosing of herpes simplex virus infections in sus-

pected patients using real-time PCR[J]. Jundishapur J Microbiol, 2015,8(2):e16727.

[84] Arora R. Imaging spectrum of cerebellar pathologies: a pictorial essay[J]. Pol J Radiol, 2015, 80: 142-150.

[85] Caan MWA, Barth PG, Niermeijer JM, et al. Ectopic peripontine arcuate fibres, a novel finding in pontine tegmental cap dysplasia[J]. Eur J Paediatr Neurol,2014,18(3):434-438.

[86] Cimmino MA, Parodi M, Zampogna G, et al. Dynamic contrast-enhanced, extremity-dedicated MRI identifies synovitis changes in the follow-up of theumatoid arthritis patients treated with rituximab[J]. Clin Exp Rheumatol, 2014,32(5):647-652.

[87] Cramer SP, Larsson HB. Accurate determination of blood-brain barrer permeability using dynamic contrast-enhanced T1-weighted MRI: a simulation and in vivo study on healthy subjects and multiple sclerosis patients[J].J Cereb Blood Flow Metab, 2014, 34(10):1655-1665.

[88] De La Hoz Polo M, Rebollo PM, Fons Estupina C, et al.Neuroimaging of Langerhans cell histiocytosis in the central nervous system of children[J]. Radiologia, 2015, 57(2):123-130.

[89] Hunn BH, Martin WC, Simpson S Jr, et al.ldiopathic granulomatous hypophysilis: a systematic review of 82 cases in the literature[J].Pituitary, 2014, 17(4):357-365.

[90] Kallenberg K, Goldmann T, Menke J, et al. Glioma infiltration of the corpus callosum: early signs detected by DTI[J].J Neurooncol, 2013, 112(2): 217-222.

[91] Kashiwagi M, TanabeT, Shimakawa S, et al. Clinico-radiological spectrum of reversible splenial lesions in children[J]. Brain Dev,2014,364:330-336.

[92] Keiding S, Pavese N. Brain metabolism in patients with hepatic encephalopathy studied by PET and MR[J]. Arch Biochem Biophys, 2013, 536(2): 131.

[93] Kim SM, Kun MJ, Rhee HY, et al. Regional cerebral perfusion in patients with Alzheimers disease and mild cognitive impairment: effect of APOE Epsilon 4 allele[J].Neuroradiology,2013,55:25.

[94] Kufner A, Galinovic I, Brunecker P, et al. Early infarct FLAIR hyperintensity is associated with increased hemorrhagic transformation after thrombolysis[J]. Eur J Neurol,2013,20(2): 281.

[95] Lakhan SE, Kirchgessner A, Tepper D, et al. Matrix metalloproteinases and blood-brain barrier disruption in acute ischemic stroke[J]. Front Neurol, 2013,4(32):1.

[96] Lu SS, Kim SJ, Kim HS, et al. Utility of proton MR spectroscopy for differentiating typical and atypical primary central nervous system lymphomas from tume-factive demyelinating lesions[J]. AJNR, 2014,35(2):270.

[97] Maghnie M, Lindberg A, Koltowska-Haggstrom M, et al.Magnetic resonance imaging of CNS in 15, 043 children with GH deficiency in KIGS (Pfizer International Growth Database)[J]. Eur J Endocrinol, 2013,168(2):211.

[98] Mariko Y, Masaaki H, Yokoyama K, et al. Diffusional kurtosis imaging of normal-appearing white matter in multiple sclerosis: preliminary clinical experience[J]. Jpn J Radiol,2013,31:50.

[99] McPhail MJ , Leech R, Grover VP, et al. Modulation of neural activation following treatment of hepatic encephalopathy[J]. Neurology,2013,80(11): 1041.

[100] Meshkini A, Vahedi A, Meshkini M, et al. Atypical medulloblastoma: a case series[J].Asian J Neurosurg, 2014, 9:45.

[101] Mikami T, Minamida Y, Akiyama Y, et al. Microvascular decompression for hemifacial spasm associated with the vertebral artery[J]. Neruosurg Rev, 2013, 36(2):303.

[102] Min ZG, Niu C, Rana N, et al.Differentiation of pure vasogenic edema and tumor-infiltrated edema in patients with peritumoral edema by analyzing the relationship of axial and radial diffusivities on 3.0T MRI[J]. Clin Neurol Neurosurg,2013,115:1366.

[103] Mitani T, Aida N, Tomiyasu M, et al.Transient ischemic attack like episodes without stroke-like lesions in MELAS[J]. Pcdiatr Radiol, 2013, 43(10): 1400.

[104] Mohammed W, Xunning H, Haibin S, et

al. Clinical applications of susceplibility-weighted imaging in detecting and grading intracranial gliomas: a review[J]. Cancer Imaging, 2013, 24:186.

[105] Moody WE, Edwards NC, Chue CD, et al. Arteriai disease in chronic kidney disease[J]. Heart, 2013,99(6):365.

[106] Nakaaki S, Sato J, Torii K, et al. Neuroanatomical abnormalities before onset of delusions in patients with Alzheimer's disease: a voxel-based morphometry study[J]. Neuropsychiatr Dis Treat, 2013, 9:1.

[107] Nassehi D.Intracranial meningiomas, the VEGF-A pathway, and peritumoral lorain oedema[J]. Dan Med J,2013,60(4):462.

[108] Nielsen JF, Hernandez-Garcia L. Functional perfusion imaging using pseudocontinuous arterial spin labeling with low-flip-angle segmented 3D spiral readouts[J]. Magn Reson Med,2013,69:382.

[109] Ohgaki H, Kleihues P.The definition of primary and secondary gliohlastoma[J]. Clin Cancer Res, 2013,19:764.

[110] Orphanidou-Vlachou E, Vlachos N, Davies NP, et al.Texture analysis of T1-and T2-weighted MR images and use of probabilistic neural network to discriminate posterior fossa tumours in children[J]. NMR Biomed, 2014, 27(6): 632.

[111] Park SH, Wang DJ, Duong TQ. Balanced steady state free precession for arterial spin labeling MRI: initial experience for blood flow mapping in human brain, retina, and kidney[J]. Magn Reson Imaging,2013,31:1044.

[112] Peron J, Fruhholz S, Verin M, et al. Subthalamic nucleus: a key structure for emotional component synchronization in humans[J].Neurosci Biobehav Rev,2013,37(3):358.

[113] Pickles MD, Lowry M, Manton DJ, et al. Prognostic value of DCE-MRI in breast cancer patients undergoing neoadjuvant chemotherapy: a comparison with traditional survival indicators[J].Eur Radiol, 2015, 25(4):1097.

[114] Pierce TT, Provenzale JM. Evaluation of apparent diffusion coefficient thresholds for diagnosis of medulloblastoma using diffusion-weighted imaging[J]. Neuroradiol J,2014,27:63.

[115] Post MJ, Thurnher MM, Clifford DB, et al.CNS-immune reconstitution inflammatory syndrome in the setting of HIV infection(Part 1)[J]. Am J Neuroradiol,2013,34(7):1308.

[116] Postma IR, Slager S, Kremer HP, et al. Long-term consequences of the posterior reversible encephalopathy syndrome in eclampsia and preeclampsia: a review of the obstetric and nonobstetric literature[J].Obstet Gynecol Surv,2014,69:287.

[117] Praveen P, Padma S. Posterior-reversible-encephalopathy syndrome and antepartum eclampsia. J Obstet Gynaecol India, 2014, 64:14.

[118] Rahmah NN, Horiuchi T, Kusano Y, et al. Early changes in tissue pedusion after tissue plasminogen activator administration in hyperacute ischemic stroke: initial experiences with arterial spin labeling perfusion magnetic resonance imaging[J]. Neurol Med Chir(Tokyo),2013, 53:213.

[119] Rennert J, Ullrich WO, Schuierer G.A rare case of supraclinoid internal carotid artery (ICA) fenestration in combination with duplication of the middle cerebral artery(MCA) originating from the ICA fenestration and an associated aneurysm[J]. Clin Neuro radiol,2013,23(2):133.

[120] Rodan LH, Poublane J, Fisher JA, et al. Cerebral hyperperfusion and decreased cerebrovascular reactivity correlate with neurologic disease severity in MELAS[J].Mitochondrion, 2015,22:66.

[121] Sandoval-Sus JD, Sandoval-Leon AC, Chapman JR, et al. Rosai-Dorfman disease of the central nervous system: report of 6 cases and review of the literature[J]. Medicine(Baltimore),2014,93:165.

[122] Schacht DV, Drukker K, Pak I, et al. Using quantitative image analysis to classify axillary lymph nodes on breast MRI: a new application for the Z 0011 Era[J].Eur J Radiol,2015,84(3):392.

[123] Sharman M, Valabregue R, Perlbarg V, et al.Parkinson's disease patients show reduced cortical-subcortical sensorimotor connectivity[J].Mov Disord,2013,28(4):447.

[124] Singh S, Mehta H, Fekete R. Altered fractional anisotropy in early Huntington's disease[J].Case

Rep Neurol,2013,5:26.

[125] Smolders J, Sehuurman KG, vall Strien ME, et al. Expression of vitamin D receptor and metabolizing enzymes in multipie sclerosis-affected brain tissue[J].J Neuropathol Exp Neurol, 2013,72(2):91.

[126] Sugino T, Mikami T. Miyata K, et al. Arterial spin-labeling magnetic resonance imaging after revascularization of Moyamoya disease[J]. J Stroke Cerebrovase Dis, 2013,22:811.

[127] Sun HY, Lee JW, Park KS, et al.Spine MR imaging features of subacute combined degeneration patients[J].Eur Spine J, 2014,23:1052.

[128] Thomas RP, Xu LW, Lober RM, et al.The incidence and significance of multiple lesions in glioblastoma[J].J Neurooncol,2013,112:91.

[129] Vordenbaumen S, Schleich C, Logters T, et al. Dynamic contrast-enhanced magnetic resonance imaging of metacarpophalangeal joints reflects histological signs of synovitis in theumatoid arthritis[J]. Archritis Res Ther,2014,16(5):452.

[130] Watanabe K, Tani Y, Kimura H, et al. Hypertrophic cranial pachymeningitis in MPO-ANCA-related vasculitis: a case report and literature review[J]. Fukushima J Med Sci, 2013, 59(1): 56.

[131] Wenning GK, Geser F, Krismer F, et al. The natural history of multiple system atrophy: a prospective European cohort study[J]. Lancet Neurol, 2013,12(3):264.

[132] Westman E, Aguilar C, Muehlboeck JS, et al. Regional magnetic resonance imaging measures for multivariate analysis in Alzheimer's disease and mild cognitive impairment[J]. Brain Topogr,2013,26:9.

[133] Yang Q, Li L, Zhang J, et al. A new quantitative image analysis method for improving breast cancer diagnosis using DCE-MRI examinations[J]. Med Phys, 2015, 42(1):103.

[134] Zaffiri L, Verma R, Struzzieri K, et al.Immune reconstitution inflammatory syndrome involving the central nervous system in a patient with HIV infection: a case report and review of literature[J]. New Microbiol,2013,36(1):89.

本卷有关医学影像词汇

在研究误诊时，我们发现不少误诊都源自于对中文的英译原文理解和翻译错误，而同一外文词条下的中译又五花八门，一些翻译者相当随意，其中在缩略语上的随意性更是达到登峰造极，导致不少读者理解的混淆和概念的混乱。因此，我们将专业的医学影像词汇收集起来，介绍给读者，使其在临床上随时可查阅，以减少诸如此类的混淆和错误。

本书各卷书末所附的医学影像词汇，为便于读者查阅和使用，均按英文字母次序排列：有缩写词者按缩写词英文字母次序排列；无缩写词者按首位单词首位字母排列。缩写词相同者，酌情同排于一个词条或多个词条。同一英语词条，不同中译文者均排于同一词条；同一中文词条，不同英语译文者亦排于同一词条。

A

analog，A（模拟），analog image（模拟图像）

acupuncture，A 或 stimulition，S（针刺），acupuncture（针刺）

AA（0.9ppm）（氨基酸峰）

Automated Anatomical Labeling，AAL（自动化解剖标记，模板分区）

anterior attention network，AAN（前注意网络）

AA（氨基酸），AAs（波氨基酸）

aneurismal bone cyst，ABC（动脉瘤样骨囊肿）

affective-biological-cognitive（ABC 模型，即情感 - 生物 - 认知模式）

β-amyloid，Aβ（β- 淀粉样蛋白）

automated border detection，ABD（自动边缘识别技术）

acute bilirubin encephalopathy，ABE（急性胆红素脑病）

arterial blood pressure，ABP（动脉血压）

arterial blood volume，aBV（动脉血容量）

accumbens nucleus（伏隔核）

aceruloplasminemia（无血浆铜蓝蛋白）

acute necrotizing encephalitis（急性坏死性脑炎）

anabolic charge，AC [AC=PME/（PME+PDE）]（合成代谢负荷）

anterior commissure，AC（前连合）

atypical carcinoid，AC（非典型类癌）

Ac（醋酸盐，醋酸盐峰），应位于 1.92×10^{-6}

Azygos ACA（奇大脑前动脉）

anterior cingulate cortex，ACC（前扣带回，扣带前回，前扣带回皮层）

anterior-posterior commissural line，AC-PC（前后联合连线，前联合后缘中点至后联合前缘中点的连线），AC-PC 的连线又被称为脑的基准轴线

ACTH（促肾上腺皮质激素）

anterior communicating aneurysms，ACoA（前交通动脉瘤）

acute myelitis（急性脊髓炎）

anterior caudate veins，ACV（尾状核前静脉）

anterior vondylar vein，ACV（髁前静脉）

acute encephalopathy（急性脑病）

Acetazolamide，ACZ，商品名为 Diamox（乙酰唑胺）

α-dystroglycan（抗肌萎缩相关糖蛋白）

Alzheimer's disease，AD（阿尔茨海默病，老年性痴呆）

axial diffusivity，AD）（axial diffusion，AD（轴向扩散率，纵向扩散系数，轴向扩散系数，轴位扩散张量 $1_{//}$）

Alexander disease，AD（亚历山大病），又称为纤维蛋白样脑白质营养不良脑病

ADAS-cog（认知量表）

average diffusion coefficient，ADC（平均扩散系数，表面弥散系数，表观扩散系数值），average fiffusion coefficient，ADCavg（平均扩散系数图）

ADCiso（各向同性）

acute disseminated encephalomyelitis，ADEM（急性

散发性脑脊髓炎，急性播散性脑脊髓炎）

attention-deficit/hyperactivity disorder，ADHD（注意缺陷多动障碍，注意力缺陷 / 多动症）

the great radiculomedullary artery（Adamkiewicz（AKA）动脉，亦称大根髓动脉）、the great anterior radicular artery（大前根动脉）或 the great anterior medullary artery（大前髓动脉），artery of Adamkiewicz，AA（大根髓动脉）

Alzheimer's disease neuroimaging initiative，ADNI（阿尔茨海默病神经影像学计划）

ADsig（皮质平均厚度）

ADPCKD）（常染色体占优势的多囊肾病，多囊肾病

alveolar echinococcosis，AE（泡状棘球蚴病），亦称 alveolar hydatid disease（泡型包虫病），或 multilocular hydatid disease（多房型包虫病）

arterial enhancement，AE（动脉血管强化）

automatic exposure control，AEC（自动曝光控制）

amptitude integrated electroencephalogram，a-EEG（振幅整合脑电图）

affective working memory（情绪性工作记忆）

analysis of functional neuroimages，AFNI（功能性神经成像分析）

Alpha-fetoprotein，AFP（甲胎蛋白）

acute flaccid paralysis，AFP（急性弛缓性麻痹）

angiocentric glioma，AG（血管中心性胶质瘤）

American Heart Association，AHA（美国心脏学会）

acquired hepatiocerebral degeneration，AHCD（获得性肝性脑部变性，获得性肝脑变性）

AHO 畸形（Albright 遗传性骨营养不良症，即体态矮胖，圆脸，手指及脚趾缩短，特别是对称性第 4 及第 5 掌骨或趾骨短小）。

alien hand syndrome，AHS（异己手综合征）

apnea-hypopnea index，AHI（睡眠呼吸暂停低通气指数，即平均每小时睡眠中发生呼吸暂停和低通气的次数）

asymmetry index，AI）（不对称指数

tADC（anisotropy index，AI）（各向异性指数，横向扩散值）

anterior limb of the internal capsule，AIC（内囊前肢）

anterior inferior cerebellar artery，AICA（小脑前下动脉）

acquired immunodefiaency syndrome，AIDS（获得性免疫缺陷综合征（艾滋病））

AIF（动脉流入性增强）

arterial input function，AIF（动脉输入函数）

autoimmune pancreatitis，AIP（自身免疫性胰腺炎）

acute ischemic stroke，AIS（急性缺血性脑卒中）

arterial ischemic stroke，AIS（动脉缺血性脑梗死）

Ala（丙氨酸）波

AJCC（美国癌症联合委员会）

Albumin，Alb（白蛋白）

Alberta Early Stroke Program CT Score，ASPECTS（Alberta 卒中项目早期 CT 评分）

adrenoleukodystrophy，ALD（肾上腺脑白质营养不良）是一种伴性隐性遗传性疾病，为过

氧化体病（Peroxisomal disease）的一种

as low as reasonably achievable，ALARA（最优化与合理使用剂量原则）

adrenoleukodystrophy，ALD（肾上腺脑白质营养不良）

Alexander disease（亚力山大病）是一种十分罕见的婴儿脑白质营养不良

amplitude of low frequency fluctuation，ALFF，0.01~0.08 Hz（低频振幅，自发活动的低频振幅，低频振荡幅度，低频振幅成像方法）

subcutaneous angiolymphoid hyperplasia with eosinophilia，ALHE（皮下血管淋巴样增生伴嗜酸细胞增多症）

acute lymphoblastic leukemia，ALL（急性淋巴细胞白血病）

aliasing（混叠误差）

allo-HSCT（异基因造血干细胞移植）

alkaline phosphatase，ALP（碱性磷酸酶）

amyotrophic lateral sclerosis，ALS（肌萎缩性侧索硬化，肌萎缩侧索硬化症），revised amyotrophic lateral sclerosis functional rating scale，ALSFRS-r（肌萎缩侧索硬化功能等级量表），a myotrophic lateral sclerosis severity scale，ALSSS，满分 40（肌萎缩侧索硬化严重度评分）

alanine aminotransferase，ALT（丙氨酸转氨酶，丙氨酸氨基转移酶）

ambulatory impairment（行走损害）

American College of Radiology（美国放射学会）

amnestic mild cognitive impairment，aMCI（遗忘型轻度认知障碍）

AMI-25（菲立磁），Combidex（AMI227）

amiculum（套膜变性）
acute myeloid leukemia，AML（急性髓系白血病，急性髓细胞白血病），acute myeloblastic leukemia，AML（急性粒细胞白血病）
angiomyolipoma，AML（血管平滑肌脂肪瘤）
Ammon horn（安蒙角）
AMN（肾上腺脑髓质神经病）
AMNP（阴离子磁赤铁矿）
amorphous silicon diode array（非晶硅光电二极管阵列）
a-amino-3-hydroxy-5-methyl-4- isoxazole-propionic acid receptor，AMPA 受体（a- 氨基 -3- 羟基 -5- 甲基 -4- 异恶唑丙酸受体）
amplitude modulated mode（幅度调制型）
acute mountain sickness，AMS（急性高山病）
amyloid（组成老年斑的异常蛋白）
amygdala（杏仁核），amygdaloid complex（杏仁体）
acoustic neuroma，AN（听神经瘤）
anaplastic medulloblastoma（间变性髓母细胞瘤）
ANCA（肉芽肿性坏死性抗中性粒细胞胞浆抗体，抗中性粒细胞胞浆抗体）
acute necrotizing encephalopathy，ANE（急性坏死性脑病）
anisotropy（各向异性），anisotropy of FA（各向异向性），anisotropic（各向不一的），anisotropy index，AI（各向异性指数）
artificial neural network，ANN（人工神经网络）
anticipation（遗传早现现象，即子代比亲代发病更早且病情更重）
attention networks test，ANT（注意网络测试）
Anton 征：病人失明，但自己否认
angle between optic tract，AOT（视束夹角）
angiographically occult cerebrovascular malformation，AOVM（隐匿性脑血管畸形）
array processor，AP（阵列处理器）
amyloid β-protein precursor，APP（β 淀粉样蛋白前体蛋白），amyloid precursor protein，APP（淀粉样蛋白前体蛋白，淀粉样蛋白前体）
APOE（脂蛋白 e4 等位基因），apolipoprotein E，APOE（载脂蛋白 E），是 Alzheimer 病（阿尔茨海默病）的危险因子
apoptosis（细胞凋亡）
Apparent Diffusion Coefficient Map（表观扩散系数图）
APP-PS1（β 前体蛋白 - 早老素 1 联合转基因），APP-PS2（β 前体蛋白 - 早老素 2 联合转基因）
Apparent Diffusion Coefficient Map（表观扩散系数图）
amide proton transfer，APT（磁共振酰胺质子转移）成像
activated partial thromboplastin time，APTT（激活部分促凝血酶原激酶时间，部分凝血酶原活化时间）
amine precursor uptake and decarboxylation，APUD（胺前体摄取脱羧化）；amine precursor uptake and decarboxylation，APUD（脱羧基化），Szijj 还把这类肿瘤描述为“apudoma”。
aquaporin，AQP（水通道蛋白），Aquaporin-4，AQP-4（水通道蛋白 4）；NMO-IgG（AQP-4 抗体）
arachnoid cysts（蛛网膜囊肿）
△ AR_2*（血管内对比剂浓度变化弛豫率）
ascending reticular activating system，ARAS（上行网状激活系统）
ARF（急性肾功能衰竭）
Arnold-Pick 综合征：大脑皮质及枕叶广泛受累，致运动性失语，早老性进行性痴呆及精神盲
AIDS related synthesize，ARS（AIDS related syndrome，ARS）（获得性免疫缺陷综合征相关综合征）
arterial input function（动脉输入方程）
astrocytoma，AS（星形细胞瘤）
anterior subgenuale cingulate cortex，aSACC（前扣带回膝下部皮质）
autism spectrum disorder，ASD（孤独症谱群疾病）
asymmetric spin echo，ASE（非对称自旋回波）
ASITN/SIR（美国介入治疗神经放射学会 / 介入放射学会）
arterial spin labeling technigue，ASL（动脉自旋标记，动脉自旋标记技术），arterial spin labeling，ASL（动脉血流自旋标记法）分为 continuous arterial spin labeling，CASL（连续式）和 pulsed arterial spin labeling，PASL（脉冲式），FAIR 是 PASL 的一种，分别采用选层与非选层的反转恢复脉冲对成像层面进行射频激发，将所得图像减影得到灌注图像。
arterial spin labeling perfusion imaging，ASLPI（动脉自旋标记灌注成像）

arteriosclerotic occlusive disease，ASO（动脉硬化闭塞）

aspartic aminotransferase，AST（天冬氨酸转氨酶，天冬氨酸氨基转移酶）

aqueduct stroke volume，ASV（脑脊液流经导水管的搏出量）

adipose tissue，AT（脂肪组织）

arterial transit artifact，ATA（动脉通过伪影）

aterial input function（动脉输入方程）

amygdala T_2，AT_2（杏仁核弛豫时间）

auto-triggered elliptic centric-ordered，ATECO（GE 公司采用自动触发椭圆中心次序技术）

acute toxic leukoencephalopathy，ATL（急性中毒性脑白质病）

acute transverse myelitis，ATM（疫苗接种后横贯性脊髓炎，急性横贯性脊髓炎）

adenosine triphosphate，ATP（三磷酸腺苷）的 g、a、β 波峰（-2.6ppm、-7.6ppm 和 -16.3ppm）

Atypical teratoid/rhabdoid tumors，AT/RT（非典型畸胎样 / 横纹肌样瘤，非典型性畸胎样或横纹肌样瘤）

arterial transit time，aTT（动脉通过时间）

attenuation（衰减），attenuation coefficient（衰减系数）

area under the ROC curve，AUC（ROC 曲线下面积）

autism（自闭症，孤独症，儿童孤独症）

advanced vessel analysis，AVA（高级血管分析）

Avellis 综合征（average 或 NEX）：疑核受累致同侧腭、咽、喉肌麻痹；脊髓丘脑束受累致对侧偏身浅感觉障碍重复次数

additional valuable information，AVI（有价值附加信息）

Az（曲线下面积）

B

b（扩散梯度因子）

Brodmann's area，BA（Brodmann 区），Brodmann（布洛德曼）

Babinski-Nageotte（延髓半侧损害综合征综合征）：疑核受累致同侧腭、咽、喉肌麻痹；舌下神经核受累致同侧周围性舌瘫；绳状体受累致同侧小脑性共济失调；网状结构受累致霍纳征；三叉神经脊束核受累致同侧面部感觉障碍；脊髓丘脑束受累致对侧颈以下浅感觉障碍；锥体束受累致对侧中枢性轻偏瘫。

brainstem auditory evoked potential，BAEP（脑干听觉诱发电位）

Balance-FFE（平衡式稳态自由进动梯度回波序列（Philip）），Siemens 公司又称真稳态进动快速成像（true fast imaging with steady state procession，True FISP）

bandshapped GMH（带状脑灰质异位症）

Bayliss 效应（毛细血管的代偿性扩张和收缩）

β-amyloid protain，β-AP（β- 淀粉样蛋白）

basilar artery tip area（基底动脉末端分叉部）

bat-wing（蝙蝠翼征），或称 triangular shaped（三角征）

Bayesian framework（贝塞尔框架）

blood-brain barrier，BBB（血脑屏障）

black blood MRI，BBMRI（黑血）序列成像

black blood time interval，BBTI（黑血间隔时间）

B-cell lymphoma-2，Bcl-2（B 淋巴细胞瘤 -2 基因）

Balo's concentric sclerosis，BCS，Balo concentric sclerosis，BCS（Balo 同心圆硬化）

subcortical arteriosclerotic encephalopathy，SAE（皮质下动脉硬化性脑病），Binswanger 病（弥漫性白质病变，Binswanger 改变或皮层下脑白质病，BD）

base density，BD（片基灰雾）

brain-derived neurotrophic factor，BDNF（脑源性神经营养因子）

bilirubin encephalopathy，BE（胆红素脑病）

beam hardening artefact（射线硬化伪影）

Beck 综合征，也称脊髓前动脉综合征

behavioral pathology in Alzheimer's disease，BE-HAVE-AD（痴呆的行为病理学）

Benedikt 综合征（红核综合征）

Betz 细胞（大锥形细胞，运动皮层的大锥形细胞）

blood flow，BF（血流量）[ml/100ml/min]

balanced fast field echo，B-FFE（平衡式快速梯度回波）

BG（基底节），basal ganglia and thalami，BGT（基底节和丘脑）

β-HCG（β- 人绒毛膜促性腺激素）

Barthel 指数，BI 评分（90 d 的生活质量评分，生活质量评分）

biased competition model（优势竞争模型）

block design（组块设计，区组实验设计），block design test（积木图）测验

blooming effect（开花效应）

$\beta_2$microglobulin，β_2M（β_2 微球蛋白），β_2 microglobulin amyloidosis，Aβ_2M（β_2 微球蛋白淀粉样变性病）

brain metastasis，BM（脑转移瘤），meningeal metastasis，MM（脑膜转移瘤），又称 meningeal carcinomatosis（脑膜癌病）或癌性脑膜炎

biomedical microimaging，BMMI（生物医学显微图像学）

blood oxygenation level dependent，BOLD（血氧水平依赖，血氧水平耐量，血氧水平依赖成像，血氧水平依赖性测量）；blood oxygen level dependent functional MRI，BOLD fMRI，（blood oxygenation level-dependent functional magnetic resonance imaging，BOLD-fMRI）（血氧饱和度水平依赖性功能性磁共振成像，血氧水平依赖功能磁共振成像）

Bolus-trick（Philips 公司团注追踪），bolus-tracking（对比剂跟踪），bolus test（团注试验）

Bonferroni correction（显著性水平校正）

back-propagation（反向传播），Back Propagation，BP（误差反向传播模型）

BPF（脑实质分数）

behavioral and psychological symptoms of dementia，BPSD（阿尔茨海默病的精神行为异常症状，痴呆的精神行为异常症状）

brain plasticity（脑可塑性）

branch of retinal artery occlusion，BRAO（视网膜小动脉分支闭塞）

blue rubber bleb nevus syndrome，BRBNS（蓝色橡皮大疱痣样综合征）

bright-blood（亮血）

brightness modulated display（亮度调制显示）

Broca' s aphasia（运动性失语，又称 Broca 失语）

Broca 区，即左侧额下回后部，或称前语言区，位于额下回后部（Brodmann 44，45 区），额下回后部的运动性语言中枢

boundary shift integral，BSI（边界变化积分）

balanced steady-state free precession，bSSFP（高时间分辨率平衡稳态自由进动，平衡稳态自由进动）；FSD-bSSFP（非增强平衡稳态自由进动序列非增强 MRA）

brain tissue fraction，BTF（全脑组织分数）

bromodeoxyuridine，BUDR（溴脱氧尿苷）

blood urea nitrogen，BUN（血尿素氮）

blood volume，BV（血容积，血容量）[ml/100ml]

basilar venous plexus，BVP（基底静脉丛）

C

糖类抗原 -724（CA-724）

conventional angiography，CA（常规血管造影）

cornu ammonis，CA（安蒙角）

cavernous hemangioma，CA（海绵状血管瘤）

cerebral amyloid angiopathy，CAA（脑血管淀粉样变，脑部淀粉样血管病，脑淀粉样血管病，大脑淀粉样血管病，淀粉样脑血管病）

certebral artery dissection，CAD（脑动脉夹层）

computer aided diagnosis，CAD（计算机辅助诊断）computer-aided detection，CAD（计算机辅助监测系统），computer aided detection/diagnosis，CAD（计算机辅助检测和诊断）

cerebral alveolar echinococcosis，CAE（脑泡型包虫病）

cerebral autosomal dominant arteriopathy with subcortical infarts and leukoencephalopathy，

CADASIL（合并皮层下梗塞和白质脑病的常染色体显性遗传性脑动脉病）

cerebral autosomal dominant arteriopathy with subcortical infarcts and leukoencephalopathy，

CADASIL（常染色体显性遗传性脑动脉病伴皮层下梗死和白质脑病）

coronary angiography，CAG（冠状动脉造影）

Canavan 病，又称为中枢神经系统海绵样变性，由 Canavan（1931）首先报道

candle guttering appearance（流蜡征）

Carotid cave（颈动脉窝），Cervical segement（C1 颈段），C2 Petrous segment（岩段），C3 Lacerum segment（破裂（孔）段），C4 Cavenous segement（海绵窦段），C5 Clinic segment（床段），C6 Ophtalmic segement（眼段），C7 Communicating segment（交通段）

cerebal autosomal dominant arteriopathy with subcortical infarcts and leukoencephalopathy，

CADASIL（常染色体显性遗传性脑动脉病伴皮层下梗死和白质脑病，脑常染色体显性动脉病与皮层

下梗塞和脑白质病,伴皮层下梗塞及白质脑病的常染色体显性遗传性脑动脉病,合并皮层下梗塞和白质脑病的常染色体显性遗传性脑动脉病,遗传性多发梗塞痴呆病)

calcifying pseudoneoplasms of the neuraxis, CAPNON(神经中轴钙化性假瘤,又称为中枢神经系统纤维骨病变)

Camurati-Engelmann 病(进行性骨干发育异常,或称骨干发育异常,又称英格曼病)

caput medusae sign(水母头征,海蛇头征,蜈蚣头征)

classification and regression tree, CART(分类与回归决策树)

continuous arterial spin labeling, CASL(连续性动脉自旋标记,持续性动脉自旋标记)

CAV 法(环磷酰胺 + 阿霉素 + 长春新碱),CAVD 法(环磷酰胺 + 阿霉素 + 长春新碱 + 更生霉素)

cerebral arteriovenous malformations, cAVM(脑动静脉畸形)

$CaWO_4$(钨酸钙)

corticobasal degeneration, CBD, CBGD(皮质基底节变性)

cerebral blood flow, CBF(脑血流量,脑血流)

CBGD(皮质基底变性)

CBPS(先天性双侧外侧裂池周围综合征)

CBR(脑血流储备)

CBT(皮质核束)

cerebral blood volume, CBV(脑血容量,脑血管容积)

conventional compartmental, CC(常规分割)模型

corpus callosum, CC(胼胝体), CCA(胼胝体膝), CCM(胼胝体干), CCP(胼胝体压部)

CCA(颈总动脉)

choline+creatine/citrate, CC/C 比值([胆碱(Cho)+肌酸(Cre)/枸橼酸盐(Cit)] 比值)

CCD panel sensor(CCD 平面传感器)

cleido-cranial dysplasia, CCD(锁骨颅骨发育不全),又名 Hulkerantt 骨形成不全

carotid cavernous fistula, CCF(颈内动脉海绵窦瘘,颈动脉 - 海绵窦瘘)

craniocervical junction, CCJ(颅颈连接区)

cerebral cavernous malformation, CCM(脑海绵状血管畸形),或称 cerebral cavernomas(脑海绵状血管瘤)

cognitive control network, CCN(认知控制网络)

competitive classification neural network, CCNN(竞争性分类神经网络)

corpus callosum brain ratio, CCR(胼脑比值 = 正中矢状面胼胝体面积 / 同层面大脑面积 × 100%)

cerebral circulation reserve, CCR(脑循环储备力)

cortical dysplasias, CD(皮质发育不良)

CDCC(智能发育量表,婴儿智能发育量表)

conventional digital radiography, CDR(常规数字 X 线摄影)

clinical dementia rating, CDR(临床痴呆评定量表,临床痴呆分级)

contrast extravasation, CE(对比剂外溢)

carcino-embryonic antigen, CEA(癌胚抗原)

carotid endarterectomy, CEA(颈动脉内膜切除术)

commission of the european communities, CEC(欧盟委员会)

central volume principle(中心容积定律)

chronic expanding intracerebral hematoma, CEIH, CE-ICH(慢性扩张性脑内血肿)

contrast enhanced MRA, CE-MRA(对比增强 MRA), three dimensional contrast enhanced MRA, 3D-CE MRA(三维对比增强磁共振血管成像)

two or three-dimension contrast-enhanced phase-contrast MR angiography, 3D/2D CE PC MRA
(三维或二维相位对比法 MR 血管成像)

Three dimensional contrast enhanced magnetic resonance angiography, 3D CE-MRA(三维增强 MR 血管成像)

3D contrast-enhanced magnetization prepared rapid gradient echo, 3D CE MP-RAGE(三维对比增强磁化准备快速梯度回波)序列

CE-MRV(磁共振增强静脉成像)

two or three-dimension contrast-enhanced phase-contrast MR angiography, 3D/2D CE PC MRA(三维或二维相位对比法 MR 血管成像)

CE-SWI-MaxIP(对比增强 - 磁敏感加权成像 - 最大强度投影)

cePWI(对比增强灌注加权成像)

cerebral beriberi(脑型脚气病)

Cestan-Chenais 综合征:疑核受累致同侧腭、咽、喉肌麻痹;绳状体受累致同侧小脑性共济失调;网状结构受累致同侧霍纳征;内侧丘系受累致对侧深感

觉障碍;锥体束受累致对侧中枢性轻偏瘫

three-dimensional contrast-enhanced time-of-flight MR angiography，3D CE TOF MRA(标准增强 MRA，即增强后的三维时飞法血管成像)

computational fluid dynamics,CFD(计算机流体动力学技术)

cerebral fat embolism syndrome,CFE(脑脂肪栓塞综合征)

critical flicker frequency,CFF(临界闪烁频率)

cellular fibronectin(c-Fn)(细胞纤维连接蛋白)

chordoid glioma，CG(脊索样胶质瘤)，又名 chordoid glioma of the third ventricle，CGTV(第三脑室脊索样胶质瘤)

clivus gradient，CG(斜坡倾斜角):枕骨斜坡轴线与枕大孔平面所夹的锐角

CgA [嗜铬蛋白 A(免疫组织化学检查指标之一)]

CGM(距状裂皮质)

CGRP(降钙素基因相关蛋白)

CGTV(第三脑室脊索样胶质瘤)

chronic graft versus host disease，cGVHD(慢性移植物宿主病)

CHb(小脑血管母细胞瘤)

Chamberlain's line(硬腭枕大孔线)(硬腭至枕大孔后唇间的连线)

imaging genetics in China，CHIMGEN(中国影像遗传学研究计划)

Chloroma(绿色瘤),准确地讲应该称为 Granulocytic sarcoma(粒细胞性肉瘤)

Choline，Cho(胆碱化合物)，choline，Cho(胆碱)，Cho,3.2ppm(含胆碱复合物)

chiasmato-posterior commissural line，CH-PC(视交叉 - 后联合连线)

cognitive impairment,CI(认知障碍,认知功能障碍)

cerebral infarction,CI(缺血性脑卒中,脑梗死)

cerebral infarction in middle-aged and youth，CI-MY(中青年缺血性脑血管病)

chronic intracerebral hematoma,CIH(慢性脑内血肿)

cine phase contrast,cine PC(电影相位对比)

clinically isolated syndrome,CIS(临床孤立综合征)

cisternographv (脑室脑池造影)(统称蛛网膜下腔造影)

three-dimensional constructive interference in steady state，3D CISS(三维积极干预稳态,三维稳态进动结构相干,三维稳态组织扰相序列,三维稳态结构干扰,三维稳态相长干扰,三维结构相干稳态,三维稳态构成干扰)序列

three-dimensional Fourier transform constructive interference in steady-state，3D-CISS(三维傅立叶转换稳态相干重建序列)

citrate,Cit(枸橼酸盐)

Creutzfeldt-Jakob disease,CJD(皮质 - 纹状体 - 脊髓变性,皮质纹状体脊髓变性,朊蛋白病,海绵样变脑病,也被称为克 - 雅病,克 - 亚脑病)。人类朊蛋白病主要包括皮质纹状体脊髓变性、运动失调症的 GSS(Gerstmann-Straussler 病)、Kuru 病及 fatal familial insomnia，FFI(致死性家族性失眠症)。人类朊蛋白疾病根据流行病学特点,大体可分为 sCJD(散发型)、遗传型及获得型三种类型,其中散发型朊蛋白病是临床最为多见类型。遗传型朊蛋白病包括 fCJD (家族性 Creutzfeldt-Jakob 病)、Gerstmann-Straussler 病及致死性家族性失眠症。获得型朊蛋白病包括医源性(iCJD)、Kuru 病及 nvCJD (新变异性的 Creutzfeldt-Jakob 病)，sCJD(散发型)、遗传型及获得型 3 种类型

CJD(疯牛病)

CK [角蛋白，细胞角蛋白(免疫组织化学检查内容之一)],CK19(细胞角蛋白 19)

creatine kinase,CK(血肌酸激酶)

CKD(慢性肾脏病)

Claude 综合征(下部红核综合征)

clivus length，CL(斜坡长度:鞍背顶点至枕大孔前唇骨性前缘最短距离)

cortical laminar necrosis,CLN(皮质的层状坏死)

chordoid meningioma,CM(脊索瘤样脑膜瘤)

cryptococcal meningoencephalitis，CM(新型隐球菌性脑膜脑炎,隐球菌性脑膜脑炎)

Chiari malformation Type Ⅰ，CM Ⅰ (Chiari 畸形Ⅰ型)

children medulloblastoma,CMB(儿童髓母细胞瘤)

cerebral microbleeds，CMBs，CMB(脑微出血灶,脑内微出血,曾被称为“出血性腔隙”或“点状出血”)

congenital muscular dystrophies，CMD(先天性肌营养不良)

^{11}C-MET (^{11}C- 蛋氨酸)，^{11}C-MET-PET (^{11}C- 蛋氨

酸 -PET）
Chondromyxoid fibroma，CMF（软骨粘液纤维瘤）
chronic myeloid leukemia，CML（慢性髓系白血病，慢性粒细胞白血病）
corticomedullary phase，CMP（皮髓质期）
oxygen consumption，$CMRO_2$（氧耗量，脑氧消耗，氧代谢率）
γCMRgluc（全脑平均局部葡萄糖代谢率，与年龄有关的全脑平均局部葡萄糖代谢率）[一维谱除了使用简单的单脉冲之外，比较常用的脉冲序列为（Carr-purcell-meiboom-gill，CPMG）]
cytomegalo virus，CMV（巨细胞病毒）
CN（认知功能正常的成人）
caput nucleus caudate，CNC（尾状核头）
central neurocytoma，CN，CNC（中枢神经细胞瘤，中央性神经细胞瘤）
contrast-to-noise ratio，CNR（对比噪声比）
category name retrieval test，CNRT（种类名称提取测试）
central nervous system leukemia，CNSL（中枢神经系统白血病）
Central Nervous System Segment，CNS（中枢神经系统段）
central nervous system complications of leukemia，CNSCL（白血病中枢神经系统并发症）
CNS Hb（中枢神经系统血管母细胞瘤）
CNS primitive neuroectodermal tumor，CNS PNET（中枢性原始神经外胚层肿瘤，中枢神经系统原始神经外胚层肿瘤）
central nervous system complication in primary sjogren syndrome，CNS-PSS（原发干燥综合征中枢神经系统损害）
central nervous system vasculitis，CNSV（中枢神经系统血管炎）
copy number variations，CNVs（基因拷贝数变异）
partial pressure CO_2，PCO_2（CO_2 分压）
COACH 综合征（小脑蚓部发育不良、精神发育不全、先天性共济失调、眼缺损、肝纤维化综合征）
Cobb 综合征，又称 cutaneomeningospinal angiomatosis（皮肤 - 脊膜 - 脊椎血管瘤病）
coherence（黏合）伪影
Cohort Study（定群研究）
type Ⅲ collagen，C Ⅲ（Ⅲ型胶原蛋白）；type Ⅳ collagen，C Ⅳ（Ⅳ型胶原蛋白）；type- Ⅳ -collagen，C Ⅳ（Ⅳ型胶原）；type Ⅲ procollagen，PC Ⅲ（Ⅲ型前胶原）
colloid cyst（胶样囊肿）
catechol-o-methyol transferase，COMT（儿茶酚胺邻位甲基转移酶，儿茶酚 -O- 甲基转移酶）
color encoded fiber orientation map（纤维方向彩色编码图）
Compton effect（康普顿效应），Compton scattering（康普顿散射）
catechol-O-methyltransferase，COMT（儿茶酚胺氧位甲基转移酶）
conccntration-versus-time curve（浓度 - 时间曲线）
Congenital generalized（diffuse or multiple）fibromatosis [先天广泛性纤维瘤病]，又称 infantile myofibromatosis
Congenital juvenile （aggressive）ossifying fibroma [先天性青年（侵袭性）骨化性纤维瘤]
context processing（背景处理）
contextual memory paradigm（线索记忆范式）
contrast（对比度），contrast-detail curve（对比度 - 细节曲线）
controlled word association test，COWA（词语联想测验）
corpus callosum degeneration（胼胝体变性），又称 Marchiafava-Bignami 病，或 primary corpus callosum atrophy（原发性胼胝体萎缩）
corrected gradient echo phase imaging（校正梯度回波相位成像），corrected phase image（校正后的相位图）
cortical columns（皮层功能柱）
Cowden 综合征（多发错构瘤 - 肿瘤综合征，多发性错构瘤 - 肿瘤形成综合征）
CoxA16（柯萨奇病毒 A16）
CP（铜蓝蛋白）
corrected phase，CP（校正相位值）
contusional penumbra，CP（创伤半暗带）
cerebral peduncle，CP（大脑脚）
cerebral palsy，CP（脑性瘫痪）
cerebellopontine angle，CPA（桥小脑角区，桥小脑角）
cerebellar pilocytic astrocytoma，CPA（小脑毛细胞型星形细胞瘤）
continuous positive airways pressure，CPAP（持续气

道内正压通气）
choroid plexus cysts，CPC（脉络丛囊肿）
choroid plexus carcinoma，CPC（脉络丛癌）
chronic progressive external ophthalmoplegia（慢性进行性眼外肌麻痹，CPEO 综合征）
combined pituitary hormone deficiency，CPHD（多垂体激素缺乏）
central pontine myelinolysis，CPM（渗透压性脑病，也称桥脑中央髓鞘溶解症），CPM 与 extrapontine myelinolysis，EPM（脑桥外髓鞘溶解症）合称渗透性髓鞘溶解症，OPM（渗透压性桥脑髓鞘溶解症）
Raven colored progressive matrices test，CPM（瑞文彩色推理矩阵测试图）
cerebral perfusion pressure，CPP（脑灌注压，脑灌注压力）
choroid plexus papilloma，CPP（脉络丛乳头状瘤）
curved planar reformation，CPR（曲面重建）
central poststroke pain，CPSP（中枢性中风后疼痛）
choroid pluxus tumor，CPT（脉络丛肿瘤）
continuous performance test，CPT（连续执行测验）
computed radiography，CR（计算机 X 线摄影术）
contrast ratio，CR（对比率），contrast resolution（对比分辨力）
creatine，Cr，Cre（肌酸），肌酸复合物，creatine and phosphocreatine，Cr，3.0ppm（总肌酸）；Cr 代表神经元和神经胶质的能量代谢
cerebral radiation injuries，CRI（放射性脑损伤）
Crouzon 综合征，亦称遗传性颅面骨发育不良
C-reactive protein，CRP（C 反应蛋白）
clinic-radiologic-pathologic diagnosis，CRP diagnosis（临床 - 影像 - 病理诊断）
cathode ray tube，CRT（阴极射线管），CRT（Cathode Ray Tube）显示器
cryptococcosis（隐球菌病），cryptococcomas（隐球菌瘤）由 cryptococcus neoformans（新型隐球菌）引起
centrum semi ovale，CS（半卵圆中心）
cross-sectional area，CSA（横断面面积）
cyclosporin A，CsA（环孢霉素 A）
cortical spreading depression，CSD（皮层扩布性抑制，皮层扩散抑制）
current source density，CSD（电流源密度）
cerebrospinal fluid，CSF（脑脊液）
chemical shift imaging，CSI（多体素成像技术 - 化学位移成像，化学位移成像，（多体素的）化学位移成像，即 MR 波谱分解成像技术），也称 spectroscopy imaging，SI（频谱成像），3D chemical shift，3D-CSI（3D 化学位移软件），2D chemical shift imaging，2D CSI（二维化学位移成像）
callosum-septal interface，CSI（胼胝体 - 透明隔交接处）
Canadian Stroke Network，CSN（加拿大卒中网）
cavum septum pellucidum，CSP（透明隔间腔，透明隔腔）
CSS（Churg-Strauss 综合征）
cortical spinal tract，CST（皮质脊髓束）
Cystatin B gene，CSTB（Cystatin B 基因）
cortico-striato-thalamo-cortical，CSTC（皮层 - 纹状体 - 丘脑 - 皮层环路）
cerebral sinovenous thrombosis，CSVT（脑静脉窦血栓形成）
computed tomography angiography，CTA（CT 血管成像）
CTA Source image，CTA-SI（CTA 原始图像）
CT cisternography，CTC（CT 脑池造影术，CT 蛛网膜下腔 - 脑池造影）
CT dose index，CTDIvol（CT 容积剂量指数，单位 mGy）
CT myelography，CTM（CT 脊髓造影，CT 椎管造影）
CTN（尾状核 - 丘脑间隙）
CT perfusion，CTP（CT 灌注成像），CT brain perfusion imaging，CTP（CT 脑灌注成像），CT perfusion imaging，CTPI（CT 灌注成像）
CT venography，CTV（CT 静脉成像）
CTX（脑腱黄瘤病）
CUBE-FLEX（水脂分离技术）
Cushing 综合征（视交叉综合征）
Cushing 综合征（桥脑 - 小脑角综合征）
Cushings syndrome（柯兴（库欣）综合征）
customized template（研究者定制的模板）
cavum vergae，CV（韦氏腔）
CVIQ（彩色血流流速流量测定）
cerebrovascular disease，CVD（脑血管病）
cerebral venous malformation，CVM（脑静脉性血管畸形，脑静脉畸形），又名 cerebral venous angio-

ma，CVA（脑静脉性血管瘤），venous angioma，cerebral venous（脑静脉血管瘤 angioma）或 developmental venous anomaly，DVA；cerebral developmental venous anomalis，DVAs（脑静脉性血管畸形，或脑发育性静脉异常）

cerebrovascular reactivity，CVR（脑血管反应性或称脑血流储备）

cerebral vasospasm，CVS（脑血管痉挛）

cerebral veins and sinus thrombosis，CVST（脑静脉及静脉窦血栓形成，脑静脉（窦）血栓形成）；cerebral venous sinus thrombosis，CVST（脑静脉窦血栓形成，颅内静脉窦血栓形成）；cerebral venous thrombosis，CVT（脑静脉血栓形成）

cytokeratin（细胞角蛋白）

D

D（扩散值）

two dimension，2D（二维），three dimension，3D（三维），four dimension，4D（四维）

tensor，D（有效扩散张量）

dopamine，DA（多巴胺）

dorsal ACC，dACC（前扣带回背侧）

diffuse axonal injury，DAI（弥漫性轴索损伤）

dorsal attention network，DAN（背侧注意网络）

Dandy-Walker 综合征（为后颅窝发育异常之一）

death-associated protein kinase-1，DAPK1（死亡相关蛋白激酶）

data acquisition system，DAS（数据采集系统）

dementia of Alzheimer type，DAT（阿尔茨海默病所致的痴呆类型）

average diffusion coefficient，Dav（平均扩散系数）

dural arteriovenous fistula，DAVF（硬脑膜动静脉瘘），又名 dural arteriovenous malformation，DAVM（硬脑膜动静脉畸形）

dirty-appearing white matter，DAWM（看似异常白质，“看似异常白质”）

DBP（动脉舒张压）

average diffusion coefficient，DC_{av}，DCavg（平均扩散系数）

disorder of cortical development，DCDs（皮质发育障碍，又被称作皮质发育畸形）、cortical dysplasias，CD（皮质发育不良）

dynamic contrast-enhanced MRI，DCE MRI（动态增强 MRI，常规 MR 动态增强）

dynamic contrast-enhanced magnetic resonance perfusion imaging，DCE-PWI（动态对比增强 MR 灌注成像），three dimensional dynamic contrast enhanced MRA，3D DCEMRA（三维动态增强 MRA）

delayed cerebral ischemia，DCI（迟发性脑缺血）

direct current potential，DCP（直流电位）

decompression sickness，DCS（潜水减压病，减压病）

dural sac cross-sectional area，DCSA（硬膜囊横断面积）

DDBO（少突神经胶质的沉积）

Dyke-Davidoff-Masson syndrome，DDMS（戴克 - 大卫杜夫 - 梅森综合征），也称为 cerebral hemiatrophy（单侧大脑萎缩）

delayed encephalopathy after acute carbon monoxide poisoning，DEACMP（急性 CO 中毒后迟发性脑病）

DEBR（双能量去骨技术）

directionally encoded color，DEC（方向彩色编码，方向编码彩色）

dual energy，DE（双能量），dual-energy CT，DECT（双能 CT），DE-CTA（双源 CT 双能量成像）

decision tree（判断树）

deconvolution method（去卷积法）

deformable surface algorithm（变形表面算法）

DEFUSE（国际多中心研究）（Kakuda & Lansberg，2008）

Dejerine 综合征（延髓腹侧旁正中综合征）

Dejerine-Roussy 综合征（丘脑过敏性知觉麻痹）

diffuse excessive high signal intensity，DEHSI（扩散过高强度信号）

Delta 征（空三角征）

demyelination（脑白质脱髓鞘疾病）

demyelinating pseudotumor（脱髓鞘性假瘤）

dephasing（发散、失相）

depression（抑郁症）

dermoid cysts（皮样囊肿）

dual energy subtraction，DES（双能减影）

Des，Desmin [结蛋白（免疫组织化学检查内容之一）]

desmoplastic fibroma of bone（骨组织韧带样纤维瘤），又称骨韧带样纤维瘤、硬纤维增殖性纤维瘤

dual echo steady state, DESS(双回波稳态序列), Three-dimensional double echo steady state with water excitation, 3D-DESSwe(三维双回波稳态水激发序列)

detectability index(可检测指数), detector performance(探测器性能参数), detector temperature coefficient(探测器温度系数), detective quantum efficiency,DQE(量子检出效率)

Devic 病(视神经脊髓炎)

deep grey matter,DGM(深部灰质)

difference of hippocampal formation, DHF(双侧海马结构体积差值,海马体积差值)

diffusion imaging,DI(扩散成像)

ACZ(乙酰唑胺),商品名为 Diamox

digital image and communication in medicine,DICOM [医学数字成像和传输,医学数字影像和通信(标准)],或 digital imaging and communication in medicine,DICOM(医学数字成像与通信标准)

diaschisis effect(神经机能联系不能效应,"神经机能联系不能"效应,神经机能联系失能效应)

diffusion(扩散,弥散)

DIFRAD(扩散加权辐射采集数据)

desmoplastic infantile ganglioglioma, DIG(多纤维性婴儿节细胞胶质瘤,又称婴儿型促纤维性节细胞胶质瘤,婴儿型促纤维增生型神经节细胞胶质瘤)

anterior dorsal intraparietal sulcus, DIPSA(顶内沟背侧前部)

double inversion recovery, DIR(双反转恢复序列,双反转恢复), double inversion recovery spin echo, DIR SE(双反转恢复自旋回波)

DISC1(断裂基因 -1)

disconnection syndrom(失连接综合征)

disease-free survival rate(无病生存率)

disorientation(神经纤维的错位)

diffusional kurtosis imaging,DKI(扩散峰度成像)

Lewy body dementia, DLB(路易小体痴呆,路易体痴呆)

dose length product, DLP,单位 mGy · cm(剂量长度乘积)

dorsolateral prefrontal cortex, DLPFC(背外侧前额叶皮质)(BA9/46)

delay time,DLY(延迟时间)

Data Mining,DM(数据挖掘)

difference due to memory)(DM 效应,检测被试对象在编码不同任务时的记忆差异

default mode network, DMN(脑默认网络,缺省模式网络,默认网络,静息状态时默认网络,第一个内在自发网络——默认网络)

DMRI(磁共振动态增强)

delayed memory test,DMT(延时记忆测试)

deoxyrionucleic acid,DNA(脱氧核糖核酸)

DNA topoisomerase Ⅱ -alpha(TⅡ -a)(DNA 拓扑异构酶二型)

O(6)-methyl guanine-DNA methyltransferase (MGMT)(DNA-06- 甲基鸟嘌呤转移酶)

dysembryoplastic neuroepithelial tumors, DNT, DNET(小脑胚胎发育不良性神经上皮肿瘤,胚胎形成不良性的神经上皮肿瘤,胚胎发育不良性神经上皮瘤)

Dorello(展神经管,为岩骨 - 斜坡交界处至海绵窦后部硬膜缘构成的管道,外展神经、基底神经丛、岩下窦走行其中)

dopamine D1 receptor(多巴胺 D1 受体), dopamine D5 receptor(多巴胺 D5 受体), dopamine D3 receptor(多巴胺 D3 受体)

Dopastatin(生长抑素和多巴胺受体的嵌合体)

distributed-parameter,DP(分布参数)模型

data processing assistant for resting-state fMRI, DPARSF(静息态 fMRI 数据处理助手)软件

dorsal posterior cingulate cortex, DPCC(背侧后扣带皮层)

depressed parkinson' s disease, DPD(伴有抑郁表现的帕金森病患者,帕金森病患者中抑郁)

demyelinating pseudotumor lesions, DPLs(中枢神经系统假瘤型脱髓鞘病,又称瘤块型或肿胀性脱髓鞘病变,或称为肿瘤样多发性硬化)

demyelinating pseudotumors,DPTs(脱髓鞘假瘤),也称瘤样炎性脱髓鞘病、肿瘤样脱髓鞘病变

digital radiography, DR(数字化 X 线摄影术)

dialysis-related amyloidosis, DRA(透析相关性淀粉样变性)

depth-resolved surface coil spectroscopy, DRESS(深度分辨波谱技术)

driven equilibrium Fourier transfer imaging(驱动平衡傅里叶转换成像)

Down' s syndrome,DS(Down 综合征,唐氏综合征)

digital subtraction angiography, DSA(数字减影血管造影)

dynamic susceptibility contrast-enhanced MR imaging, DSC-MR imaging(动态增强 MR 灌注成像)

dynamic susceptibility imaging(MRI 脑灌注,也称动态磁敏感成像),动态磁敏感对比增强, dynamic susceptibility contrast-enhanced, DSC(动态磁敏感对比剂增强), dynamic susceptibility contrast, DSC-MRI(动态磁敏感对比)

dynamic susceptibility contrast enhanced perfusion imaging, DSC-PI; dynamical susceptibility contrasted perfusion imaging, DSC-PI(动态磁敏感对比增强灌注成像), dynamic susceptibility contrast-enhanced perfusion MR imaging, DSCE-MR(动态磁敏感性对比增强 MR 灌注成像)

dual-source CT, DSCT(双源 CT)

diffusion-sensitizing gradient pulse, DSGP(扩散敏感梯度脉冲)

diffusion spectrum imaging, DSI(扩散频谱成像)

diagnostic and statistical manual of mental disorders, fourth edition, DSM-Ⅳ(DSM-Ⅳ-R)(美国精神病学会诊断与分级标准,美国精神障碍诊断与统计手册第 4 版,第 4 版美国精神障碍诊断与统计手册,美国《精神障碍诊断与统计手册》第 4 版,美国精神疾病诊断标准)

digit symbol test, DST(数字符号测试,数字符号试验)

dural sinus thrombosis, DST(静脉窦血栓形成,颅内静脉窦血栓形成)

diffusion tensor, DT(扩散张量,扩散张量成像,弥散张量成像); diffusion tensor imaging, DTI(水分子运动标记成像),或称 Tractography(白质束成像)

diffusion tensor tractography, DTT(扩散张量纤维束成像,扩散张量纤维束示踪成像),或称 fiber tractography, FT(纤维束示踪成像技术,纤维追踪)

difussion tensor imaging, DTI-fMRI(扩散张量功能 MRI), diffusion supertensor imaging(超张量扩散成像)

diastolic velocity, DV(舒张期末流速)

developmental venous anomaly, DVA(脑发育性静脉异常,发育性静脉异常),又名 cerebral venous angioma, CVA(脑静脉性血管瘤),或 cerebral venous malformation, CVM(脑静脉性血管畸形,也称脑静脉畸形,或静脉血管瘤)

deep venous thrombosis, DVT(深静脉血栓)

EPI- T_2*WI(DWI b0 图像)

diffusion weighted imaging, DWI(扩散加权成像,弥散加权成像)

diffusion weighted imaging with back-ground suppression, DWIBS(磁共振背景抑制扩散加权成像, MR 背景抑制扩散成像)

diffusiong weighted whole body imaging with background body signal suppression, DWIBS(背景信号抑制扩散加权体部成像)

deep white matter hyperintensity, DWMH(深部脑白质高信号)

DynaWell L-spine(戴纳维应力器)

dysembryoplastic neuroepithelial tumor(胚胎形成不良性的神经上皮肿瘤)

dysexecutive syndrome(难执行综合征)

Dysmyelinating Disease(髓鞘形成不良性疾病),又称为脑白质营养不良或白质脑病

dysplastic gangliocytoma of cerebellum(小脑发育不良性神经节细胞瘤,又称弥漫性神经节瘤, Lhermitte-Duclos 病(Lhermitte-Duclos disease, LDD),如颗粒细胞增生,小脑颗粒分子增生,小脑皮层弥漫性增生,浦肯野细胞瘤,小脑错构瘤,神经节瘤,小脑神经节瘤病,神经细胞母细胞瘤与错构母细胞瘤)

dynamic contrast bolus perfusion CT and MR(团注对比剂动态 CT 和 MR 灌注成像)

E

Eriedreich's ataxia, EA(遗传性共济失调)

EAA(兴奋性氨基酸), EAAs(兴奋性氨基酸受体)

electroanatomic mapping, EAM(电解剖标测系统)

electric beam computed tomography, EBCT(电子束 CT)

ependymoblastoma, EBL(室管膜母细胞瘤)

evidence based medicine, EBM(循证医学)

EBNA-2(EB 核抗原 -2)

epidural blood patches, EBP(硬膜外血斑), epidural blood patches, EBPs(硬膜下血液修补)

Epstein-Barr virus, EBV(EB 病毒)

embryonal carcinoma, EC(胚胎性癌)

Kulchitsky 细胞(嗜银细胞)或 enterochromaffin

cells, EC（肠嗜铬细胞）
external capsule, EC（外囊）
entorhinal cortex, EC（内嗅皮质）
ECA（颈外动脉）
European cooperative acute stroke study, ECASS（欧洲急性脑卒中合作组，欧洲急性中风合作研究）
electrocardiography, ECG（心电图）
extracellular matrix, ECM（血管外基质）
electrocorticography, ECoG（皮质脑电图）
evoked cortical potential, ECP（皮质诱发电位）
volumc/total tissuc volume ECS（细胞外体积分数）
extracranial segment, ECS（颅外段）
epidermoid cysts, ECs（表皮样囊肿）
emission computed tomography, ECT（发射型计算机体层扫描术）
effective dose, ED（有效剂量）
ED1（特异性巨噬细胞抗原）
exponent diffusion coefficient, EDC 值（指数扩散系数值）
expanded disability status scale, EDSS [（与临床残疾有关的）扩展残疾状态量表，扩展功能障碍等级评分，扩展的残疾状况评分，扩展残疾状况量表评分，扩展功能障碍状态量表]
electroencephalogram, EEG（脑电图，同步脑电图，头皮脑电图）
extravascular-extracellular space, EES（血管外 - 细胞外间隙）
extraction-flow product, EFP（灌注参数）
eosinophilio granuloma, EG（嗜酸性肉芽肿），eosinphilic granuloma of bone, EGB（骨嗜酸肉芽肿）
epidermal growth factor, EGF（表皮生长因子），epidermal growth factor receptor, EGFR（表皮生长因子受体）
essential hypertension, EH（原发性高血压病）
external hydrocephalus, EH（外部性脑积水）
EI（水肿指数）
enzymeimmunoassay, EIA（酶免疫分析法）
eigenvector（特征向量，扩散向量，本征向量）：ϱ_1、ϱ_2：、ϱ_3
eigenvalue（特征值，本征值）从大到小依次为 λ_1、λ_2、λ_3
eigenvalue of tensor（张量的本征值）
electro magnetic radiation（电磁辐射）
electro magnetic spectrum（电磁波谱）
enzyme-linked immunosorbent assay, ELISA（裂头蚴抗体酶联免疫吸附试验，酶联免疫吸附试验）
external lumbar drainage, ELD（腰大池外持续引流）
ELS（内淋巴囊）
episodic memory, EM（情景记忆）
EMA（上皮膜抗原，上皮细胞膜抗原，上皮膜性抗原）
Extramedullary plasmacytoma, EMP（髓外浆细胞瘤）
EN（情绪网络）
endodermal sinus tumor（内胚窦瘤）
European Neuroendocrine Tumor Society, ENETS（欧洲神经内分泌肿瘤学会）
ectopic neurohypophysis, ENH（异位神经垂体）
enhancing neuroimaging genetics through meta-analysis, ENIGMA（增强神经影像遗传学荟萃分析计划）
early-onset schizophrenia, EOS（早发性精神分裂症）
enhancement piak, EP（增强峰值）
ependeymal cysts（室管膜囊肿）
epidermal cyst（表皮样囊肿）
epidermal nevus syndrome（表皮痣综合征）或 linear nevus sebaceous syndrome（线性皮脂腺痣综合征）
echo planar imaging, EPI（单次激发平面回波成像，平面回波成像，回波平面成像）；inversion recovery echo planar imaging, IR-EPI（T_1 加权）；spin echo-echo planar imaging, SE-EPI（T_2 加权）或 gradient echo-echo planar imaing, GE-EPI（重 T_2 加权）；echo planar imaging diffusion-weighted magnetic resonance imaging, EPI-DWI（扩散加权平面回波成像）
extrapontine myelinosis, EPM（桥脑外髓鞘溶解症）。当 centraI pontine myelinolysis, CPM（桥脑中央髓鞘溶解症）与 EPM 同时存在时又被称为渗透性髓鞘溶解，渗透性髓鞘溶解症（OM）
progressive myoclonic epilepsy type 1, EPM1（进行性肌阵挛性癫痫 1 型）
ectopia of the posterior pituitary, EPP（垂体后叶异位）
enlarged perivascular spaces, EPVS（血管周围间隙扩大）
estrogen receptor, ER（雌激素受体）
endoscopic retrograde cholangiopancreatography,

ERCP（经内镜逆行胆胰管造影术）

event-related potential，ERP（事件相关电位）；event-related fMRI，ER-fMRI（事件相关性 MR 功能成像）

endolymphatic sac，ES（内淋巴囊）

erythrocyte sedimentation rate，ESR（血沉）

end-stage renal disease，ESRD（终末期肾脏疾病）

empty sella，ES（空泡蝶鞍），ESS（空泡蝶鞍综合征）

enhanced gradient echo T_2* weighted angiography，ESWAN（增强梯度回波 T_2* 加权血管成像，多回波采集的 T_2*WI 三维梯度回波序列）

enhanced T_2 star weighted angiography，ESWAN（增强 T_2* 加权血管成像），SWI 扫描（GE 公司称为 enhanced T_2 star weighted angiography，ESWAN）

endothelin-l，ET-1（内皮素 -l）

essential tremor，ET（原发性震颤）

enhancement-time curves，ETCs（增强 - 时间曲线）

echo train length，ETL（回波链长度）

endoscopic ultrasonography，EUS（内镜超声）

human enterovirus，EV（肠道病毒），EV71（肠道病毒 71 型）

extraventricular neurocytoma，EVN（脑室外神经细胞瘤）

Exner 区（额中回后部的书写中枢）

F

fractional anistrophy，FA（各向异性分数，各向异性分量，各向异性指数，各向异性比，各向异性比率，各向异性比值，部分各向异性，分段各向异性，部分性各向异性，表示组织纤维的各向异性：张量的各向异性值与张量值之比）

FA（反转角）

fiber assignment by continuous tracking，FACT（连续追踪纤维分布，连续示踪纤维分配，纤维分配连续示踪技术）

Fahr 病（特发性家族性脑血管铁钙质沉着症，特发性家族性脑血管亚铁钙沉着症，对称性大脑基底节钙化症，家族性基底节钙化）

flow sensitive alternating inversion recovery，FAIR（血流敏感性的交替反转恢复，流动敏感性交替反转恢复，流入敏感性交替反转恢复技术）序列；FAIR extra radiofrequency pulse FAIR，FAIRER（超射频脉冲）；flow-sensitive alternating inversion recovery exempting separate T_1 measurement，FAIR-EST（流速敏感交替反转恢复免除独立 T_1 测量）序列

fractional amplitude of low-frequency fluctuation，fALFF（低频波动振幅，部分型低频振幅值，分数低频振幅）

fast acquisition with multiple excitation，FAME（多次激发快速采集技术）

3D-fast asymmetric spin-echo，3D-FASE（三维半付立叶快速采集）

fat saturation，FATSAT（脂肪饱和，又称 CHEMSAT/CHESS）序列）

fast time of flight spoiled gradicnt recallcd，FAST TOF SPGR（快速时间飞跃法扰相梯度回波）

fatty metamorphosis（脂肪变态）

fatal bacteria granuloma after trauma，FBGT（外伤后细菌性致死性肉芽肿）

fibrinogen，Fbg（纤维蛋白原）

functional brain mapping，FBM（脑功能活化图）

functional connectivity，FC（功能连接）

focal cortex dysplasia，FCD（局灶性脑皮质发育不良，局限性皮质发育不良，局部脑皮层发育不良）

FCD（纤维性骨皮质缺损）

F-18 fluorocholine，FCH（^{18} 氟胆碱），^{18}FCH（即 ^{18}F-Cho）

Fukuyama-type congenital muscular dystrophy，FCMD（福山型先天性肌营养不良，Fukuyama 先天肌萎缩）

low frequency fluctuations functional connectivity magnetic resonance image in resting state，fcMRI（低频震荡功能性连接 MRI，静息状态下低频震荡功能性连接 MRI）

functional connectivity MRI，fcMRI（功能连接磁共振成像）

FD（法布莱病）

fibrous dysplasia of bone，FDB（纤维结构不良，又称骨纤维异常增殖症、纤维囊性骨炎）

fluorodeoxyglucose，FDG（氟脱氧葡萄糖，脱氧葡萄糖）

^{18}F-fluorodeoxyglucose，^{18}F-FDG；F-18 fluorodeoxy-D-glucose，FDG（^{18}F- 氟脱氧葡萄糖）

fluorine-18 fluorode oxyglucose positron emission tomography，FDG-PET（^{18}F- 脱氧葡萄糖 - 正电子体

层扫描）

false discovery rate, FDR（错误发现率）

field-dependent rate increase, FDRI（磁场依赖性 R_2 增强）

field-dependent R_2 increase, FDRI（场强依赖的 R_2 增加，场强依赖性横向弛豫率增加）

field-dependent transverse relaxation rate increase, FDRI（场强依赖性弛豫率增加，铁的场强依赖性弛豫率增加，场强依赖性横向弛豫率增加）

field-dependent relaxometry imaging, FDRI（场强依赖弛豫成像法）

Fourier descriptions, FDs（傅里叶描绘子）

finite element, FE（有限元），finite element analysis, FEA（有限元分析法）

g-Fe_2O_3（磁赤铁矿），Fe_3O_4（磁铁矿）

frontal eye field, FEF（额眼区，额叶眼区）

Feridex（菲立磁）

Ferumoxides 或 SPIO（超顺磁性三氧化二铁制剂）

Ferumoxtran-10 或 US-PIOs（超小超顺磁性三氧化二铁制剂）

fat embolism syndrome, FES（脂肪栓塞综合征）

^{18}F-FET（氟代乙基酪氨酸）

3D fast field echo, 3D FFE（三维快速场回波序列）

氟代乙基酪氨酸（^{18}F-FET）

fatal familial insomnia, FFI（致死性家族性失眠症）

^{18}F-fluorodopamine（^{18}F- 氟多番）

^{18}F-FMISO（^{18}F- 氟硝基咪唑）

fast Fourier transform, FFT（快速傅里叶变换）

fast gradient echo, FGRE（快速梯度回波）

three-dimensional high-resolution, gradient-echo sequence, 3D fGRE（三维高分辨力梯度回波）

fenestration of intracranial artery, FIA（颅内动脉开窗畸形，也称有孔型脑动脉）

free induction decay, FID（自由感应衰减），free induction decay signal, FID（自由感应衰减信号）

fast imaging employing steady-state acquisition, FIESTA（稳态采集快速成像，2D 快速平衡稳态采集序列，快速成像稳态采集，快速平衡稳态进动，快速 T_2WI 序列即快速稳态进动采集序列）；3D-Fast imaging employing steady-state acquisition, 3D-FIESTA（三维稳态采集快速成像，三维稳态进动态速成像序列）

SSFP 不同厂家分别称为 fast imaging employing steady-state acquisition, FIESTA（快速平衡稳态成像）、FIESTA（快速稳态自由进动序列）、fast imaging with steady-state precession, FISP（稳态进动快速成像）和 true FISP

filtered phase（滤过后的相位图）

fast inversion recovery motion, FIRM（快速反转恢复运动抑制序列），fast inversion recovery motion insensitive sequence, FIRM（快速 T_1WI 即反转恢复运动抑制序列）

three-dimensional fast inflow with steady-state precession, FISP-3D（稳态进动快速三维成像）

fluorescein isothiocyanate, FITC（异硫氰酸荧光素）

fluid-attenuated inversion recovery sequence, FLAIR【液体衰减反转恢复，液体衰减反转恢复成像，液体抑制反转恢复序列，液体抑制的（流动衰减）反转恢复，即黑水序列】；flow sensitive alternating inversion recovery with an extra radiofrequency pulse, FAIRER（外在射频脉冲的的血流敏感性交替反转恢复）

fast low angle shot, FLASH（小角度激发快速梯度回波序列）；三维快速小角度激发，Simens 公司的 3D fast low angle shot, 3D FLASH（三维快速小角度激发）

FLASH T_2 dual-echo magnetic resonance imaging sequence（磁共振扰相梯度双回波序列）

fatty liver disease, FLD（脂肪性肝病）

frontal lobe epilepsy, FLE（额叶癫痫）

FLEX（组织成份成像）

^{18}F-FLT（3'- 脱氧 -3'-^{18}F- 氟代胸苷）

FLTX 综合征Ⅱ，又称海绵窦综合征，或 Foix 综合征

fluorophores（荧光团）

FLWM（枕叶白质）

Fugl-Meyer（FM）评分

foramen magnu diameter, FMD（枕大孔前后径）：枕大孔前后唇骨性标志的连线距离

fibro-muscular dysplasia, FMD（肌纤维发育不良）

fast multiplanar spoiled gradient-echo, FMPSPGR（快速多层面扰相梯度回波）

functional MRI, fMRI（功能磁共振成像，脑功能成像，MR 神经功能成像，功能成像）

figural memory test, FMT（形象记忆测试）

^{11}C-flumazenil, FMZ（氟马西尼）

false negative, FN（假阴性），false negative fraction,

FNF(假阴性概率)
FNC(功能网络连接)
Foix 综合征(上部红核综合征)
Foramen magnum line(枕骨大孔连线:斜坡下缘至枕骨大孔后缘间的连线)
Foster-Kennedy 综合征(颅前窝或嗅沟综合征,表现为同侧嗅觉障碍,同侧视乳头萎缩,对侧视乳头水肿)
field of view,FOV(视野)
Foville 下部综合征(桥脑下部被盖综合征);Foville 上部综合征:累及桥脑上部的结合臂
first-pass period,FP(首过期)
flat panel detector,FPD(平板探测器)
false positive, FP(假阳性), false positive fraction, FPF(假阳性概率)
frame frequency(帧频)
frequency encoding(频率编码)
fast relaxation fast spin echo, FRFSE(快速弛豫快速自旋回波脉冲序列)
three-dimensional fast recovery fast spino echo, 3D-FRFSE(三维快速反转自旋回波)
free receiver operating characteristic, FROC(无条件限制性 ROC)
Frolich 综合征(肥胖性生殖无能综合征)
facial recognition test,FRT(肖像识别测试)
flow-sensitive dephasing, FSD(血流敏感散相,血流敏感梯度)
fast spin-echo,FSE(快速自旋回波序列)
FSH(促卵泡激素)
fast spoiled gradient echo, FSPGR(快速扰相梯度回波); fast spoiled gradient recalled, 3D FSPGR(无间隔三位扰相梯度回波,三维快速扰相梯度回波);FSPGRIR(快速扰相梯度回波反转恢复)
fast spin-echo,FSE(快速自旋回波)
functional system score,FSS(功能系统评分)
fiber tractography, FT(纤维束成像,纤维束示踪成像,纤维束示踪技术,扩散张量的示踪图,FT 图); fiber tracking, FT(纤维追踪); diffusion tensor tractography,DTT(扩散张量纤维束成像)
frame transfer,FT(帧间转移)
two-dimensional Fourier transform, 2DFT(二维傅里叶变换)
formal thought disorder,FTD(形式思维障碍)
frontotemporal dementia, FTD(额颞叶痴呆,额颞叶失智症)
Fourier transform imaging,FTI(傅里叶变换成像)
frontotemporal lobar dementia,FTLD(额、颞叶痴呆)
the fagerstrom test for nicotine dependence,FTND(尼古丁依赖检验量表)
Fulton 综合征(前运动皮质综合征)
functional reorganization(功能重组)
full width at half maximum,FWHM(全宽半高值)
frontal white matter,FWM(额叶白质)

G

Gauss,G(高斯),Gaussian pulse(高斯脉冲)
G(胍)
gut associated antigens,GAA(肠相关抗原)
Gamma amino acid butyric acid, GABA(g- 氨基丁酸)
GAGs(氨基葡糖,也称粘多糖)
Glyceraldehydes-3 phosphate dehydrogenase, GAP-DH(3- 磷酸甘油醛脱氢酶)
Gardner 综合征,又称遗传性肠息肉综合征,为结肠息肉病合并多发性骨瘤和软组织肿瘤
glioblastoma multiforme, GBM(多形性神经胶母细胞瘤,多形性胶质母细胞瘤)
Guillain-Barre syndrome,GBS(吉兰 - 巴雷综合征)
gliomatosis cerebri, GC(大脑胶质瘤病,曾被称为弥漫性脑神经胶质母细胞瘤病、胚细胞瘤型弥漫性硬化、中枢性弥漫性神经鞘瘤、弥漫性星形细胞瘤、肥大性神经胶质瘤等)
gangliocytoma,GC(神经节细胞瘤)
Granger causality analysis,GCA(Granger 因果分析)
GCA(巨细胞性动脉炎或颞动脉炎)
GCA(巨大海绵状血管瘤)
genu of corpus callosum,GCC(胼胝体膝部)
glial cytoplasmic incluisions,GCI(神经胶质细胞)
Globoid cell leukodystrophy, GCL(类球状细胞型脑白质营养不良),又称 Krabbe 病或 Galactosylceramide lipidosis(半乳糖脑苷脂沉积症)
giant cell reparative granuloma, GCRG(巨细胞修复性肉芽肿)
GCS(胍基化合物)
Glasgow coma scale, GCS(格拉斯哥昏迷评分,格拉斯哥昏迷指数,格拉斯哥昏迷量表评分, Glasgow

昏迷评分）
giant cell tumor，GCT（骨巨细胞瘤）
germ cell tumors，GCTs（生殖细胞肿瘤）
diffusion sensitive gradient，Gd（扩散敏感梯度）
Gd-BOPTA（钆贝葡胺，贝酸二甲葡胺钆）
Gd-DOTA（钆特酸葡甲胺）
Gd-DTPA（钆喷替酸葡甲胺，二乙三胺五醋酸钆）
GDC（guglielmi detachable coil）栓塞术
Gadolinium diethylenetriamine pentaacetic acid，Gd-DTPA（二乙三胺五醋酸钆），Gd-PBCA-NP（Gd-DTPA 聚氰基丙烯酸正丁酯纳米微粒）
gradient-echo，echo plannar imaging，GE-EPI（梯度回波 - 回波平面成像）
granulocytic epithelial lesions，GEL（上皮粒细胞病变）
geminoma（生殖细胞瘤）
generalized cystic lymphangiomatosis（弥漫性囊性淋巴管病）
geniculocalcarine tracts（膝距束，又称视放射）
gastroenteropancreatic neuroendocrine tumors，GEP NET（胃肠胰神经内分泌肿瘤）
Gerstmann 综合征：病灶累及角回，致手指失认，左右不分，失写，失算
gradient echo sampling of free induction decay and echo，GESFIDE（自由感应衰减和响应梯度回波采样序列）
gradient-echo sampling of spin-echo，GESSE（自旋回波和梯度回波融合序列）
glial fibrillary acidic protein，GFAP（胶质纤维酸性蛋白，神经胶质原纤维酸性蛋白，血管周围瘤细胞胶质纤维酸性蛋白，神经胶质酸性蛋白，细胞质内胶质纤维酸性蛋白）
ganglio-cytomas/ganglioglioma，GG（节细胞胶质瘤或节细胞瘤）
ganglioglioma，GG（神经节细胞胶质瘤，节细胞神经瘤，神经节细胞瘤，节细胞神经纤维瘤，节细胞胶质瘤）
gamma glutamyl transferase，GGT（g 谷氨酰转肽酶）
growth hormone，GH（生长激素），growth hormone deficiency，GHD（生长激素缺乏）
ghosting artifacts（幻影伪影）
Gibbs 现象（截断伪影）
GJMP（图像叠加软件）
GLD（球状细胞脑白质病）
glial tumors of uncertain origin（来源未定的胶质肿瘤）
general linear model，GLM（广义线性模型）
glutamate，Gln（谷氨酸盐），Gln（谷氨酰胺）
Glomus tumors（头颈部的血管球瘤）
Glutarate，Glu（谷氨酸），glutamic acid，Glu（谷氨酸），Glu/Gln（谷氨酸和谷氨酰胺，代表神经递质）
glutamine+glutamate，Glx（谷氨酸盐，谷氨酰胺和谷氨酸复合物，谷氨类化合物），β，g-Glx（谷胺酸和谷氨酰胺峰），Glx-a（谷氨酸 - 谷氨酰胺复合物 -a），Glx/Cr（谷氨酸谷酰胺复合物）
Gly，glycine（甘氨酸）
glycerophosphocholine（甘油磷酸胆碱）
GM（灰白质对比成像序列）
gray matter fraction，GMF（脑灰质分数）
gross motor function classification system，GMFCS（粗大运动功能分级系统）
gray matter heterotopia，GMH（脑灰质异位症，灰质异位症）；subependymal GMH（室管膜下脑灰质异位症，即为脑室旁结节型）；subcortical GMH（皮质下脑灰质异位症，即常称的板型或岛型）；bandshapped GMH（带状脑灰质异位症，即带型）
general military hospital，GMH（胚层出血）
gray matter volumes，GMV（脑灰质体积），GM volume，GMV（灰质体积）
GMV+WMV（脑组织体积）
ganglioneuroma，GN（节细胞神经瘤，神经节细胞瘤、节细胞神经纤维瘤）
ganglioneuroblastoma，GNB（节细胞神经母细胞瘤，节细胞成神经细胞瘤）
Gn-RH（促性腺激素释放激素，促性腺激素释放因子，促生殖腺激素）
Glutaric aciduria type Ⅱ，Multiple acyl CoA dehydrogenase deficiency【戊二酸Ⅱ型（多酰暴 -CoA 脱氢酶缺乏）】
response-controlled Go，Go-RC（反应数目匹配的执行任务，刺激数目匹配的执行任务）
COX（改良 Golgi-Cox 染色）
granular osmophilic materials，GOM（嗜锇酸颗粒，嗜锇性颗粒物质，颗粒性电子密度嗜锇性物质，嗜锇性颗粒状致密沉积物，电子密度嗜锇性颗粒物质）

Gorlin 综合征（基底细胞斑痣综合征）

GP（苍白球）

GPC（磷酸甘油胆碱）

GPE（甘油磷酰乙醇胺）

Gradenigo 综合征（岩骨尖综合征，Gradenigo 三联征：中耳乳突炎、三叉神经病变所致的面深部疼痛、外直肌麻痹所致复视）

gradation processing（谐调处理），gradation shift，GS（谐调曲线移动量），gradation type，GT（谐调曲线类型）

generalized autocalibrating partialy parallel acquisitions，GRAPPA（全面自动校准部分并行采集）

gradient inversal pulse（梯度翻转脉冲），gradient magnetic field（梯度磁场），gradient phase dispersion（梯度相位发散），gradient phase effect（梯度相位效应）

gradient and spin echo，GRASE（梯度自旋回波）

gradient echo，GRE，GE（梯度回波序列）；gradient-echo plannar imaging，GRE-EPI（梯度回复回波 - 回波平面成像）

Grent 综合征（桥脑中部被盖综合征）

gradient recalled echo，GRE；gradient echo，GRE（梯度回波，梯度回波序列）

gradient recalled echo，echo-planar imaging，GRE-EPI（梯度回波平面成像，基于梯度回波脉冲的单次激发平面回波成像）

gradient-echo T_2*-weighted，GRE-T_2*WI（梯度回波 T_2* 加权成像）

granulomatous hypophysitis，GRH（肉芽肿性垂体炎）

GRM3（谷氨酸受体 M3）

granulocytic sarcoma，GS（粒细胞肉瘤）

Gliosarcomas，GS（胶质肉瘤）

GSA（胍基琥珀酸）

Grayscale standard Display Function（灰阶标准显示函数 GSDF）

gradient spin-echo，GSE（梯度自旋回波）

growing skull fracture，GSF（外伤后蛛网膜囊肿，又称颅骨生长性骨折）

Glycosphingolipids（GSL）鞘糖脂

GSS（运动失调症的 Gerstmann-Straussler 病）

M4glutathione-S-transfering enzymeM4，GSTM4（谷胱甘肽 -S- 转移酶）；glutathione S-transferase，GSTP1（谷胱甘肽 S- 转移酶 1）

guanosine triphosphate，GTP（三磷酸鸟苷）

graft versus host disease，GVHD（移植物抗宿主病）

genome-wide association study，GWAS（全基因组关联分析，全基因组关联分析研究，全基因组并联分析）

H

height，H（上下径）

3H 治疗（高血压、高血容量及血液稀释治疗）

hyaluronic acid，HA（透明质酸）

hereditary ataxia，HA（遗传性共济失调）

high altitude cerebral edema，HACE（高原脑水肿）

Hallervorden-Spatz 病（苍白球黑质变性，苍白球黑质红核色素变性，婴儿晚期神经轴索营养不良）

half-Fourier Imaging（半傅立叶成像）

Hand-Schuller-Christian（黄脂瘤病）

hemispheric asymmetry reduction in old adults（大脑脑功能半侧优势化特征逐渐减低，老年人提取和编码时左右半球激活不对称性下降，老人大脑脑功能半侧优势化特征逐渐减低，左右半球激活不对称性下降，称为 HAROLD 现象或模型）

Hamilton anxiety rating scale，HARS（汉密尔顿焦虑量表）

half-Fourier acquisition single shot turbo spin-echo，HASTE；half-fourier single-shot turbo spin-echo HASTE（半傅立叶采集单次激发快速自旋回波）

hemangioblastoma，HB（血管母细胞瘤，又称血管网状细胞瘤、血管网织细胞瘤、成血管细胞瘤、毛细血管性血管母细胞瘤或毛细胞血管内皮细胞瘤）

histoplasma capsularum，HC（荚膜组织胞浆菌）

HC（健康对照者），HCs（健康对照组）

human chorionic gonadotropin，HCG（人绒毛膜促性腺激素）

hereditary cerebral hemorrhage with Amyloidosis-Dutch type，HCHWA-D（遗传性脑出血性淀粉样病，荷兰型遗传性脑出血性淀粉样病）

hypertrophic cranial pachymeningitis，HCP（肥厚性硬脑膜炎）

HCT（红细胞比容）

hemodialysis，HD（血液透析）

Huntington's disease，HD（亨廷顿病，又被译作亨亨病）

HDL（高密度脂蛋白）

high-dose methotrexate, HD-MTX（大剂量甲氨蝶呤）
Hamilton depression rating scale, HDRS（汉密尔顿抑郁量表）
hematoxylin-eosin，HE（苏木精 - 伊红，苏木素 - 伊红染色）
hepatic encephalopathy, HE（肝性脑病）
hypoglycemic encephalopathy，HE（新生儿低血糖脑病）
Hashimoto encephalopathy, HE（桥本脑病）
hero-in-associated encephalopathy, HE（海洛因脑病）
hemolysis，elevated liver enzymes，and low platelet count，HELLP 综合征（溶血、肝酶升高和低血小板综合征）
hematoma of the tuber cinereous（灰结节错构瘤）
HERA（不对称模型）
heterogeneity（异质性）
high-functioning autism, HFA（高功能孤独症）
hyperostosis frontalis interna，HFI（额骨内板骨质增生）
hippocampal formation, HF，HPF（海马结构）
hand-foot-mouth disease, HFMD（手足口病）
Hemifacial spasm, HFS（偏侧面肌痉挛）
high grade glioma, HGG（高级别胶质瘤）
生长激素（HGH）
horizontal gaze palsy with progressive scoliosis，HGPPS（水平注视麻痹伴进行性脊柱侧弯，斜视麻痹症）
2-hydroxyglutarate, 2HG（2- 羟戊二酸）
hereditary hemorrhagic telangiectasia，HHT（遗传性出血性毛细血管扩张症，又名 Osler-Weber-Rendu 综合征）
HHV-6（人疱疹病毒）
hemorrhagic infraction, HI（出血性脑梗死）
hypertensive intracerebral hemorrhage, HICH（高血压脑出血）
hypoxic-ischemic encephalopathy，HIE（新生儿缺氧缺血性脑病，缺氧缺血性脑病）
high/low frequency word（高频词和低频词）
hypoxia-inducible factor-1a，HIF-1a（促血管生成因子如低氧诱导因子 1a）
high intensity focused ultrasound，HIFU（高强度聚焦超声）
hypoxic-ischemic injury, HII（缺氧缺血性损伤）
hospital information system, HIS（医院信息系统）
Hirayama disease（平山病），又称 juvenile muscular atrophy of the upper extremities（青少年上肢远端肌萎缩症）
human immunodeficiency virus，HIV（人类免疫缺陷病毒，艾滋病病毒）
heroin leucoencephalopathy, HL（海洛因白质脑病），又称 heroin toxic encephalopathy，HTE（海洛因中毒性脑病）、heroin spongiform leucoencephalopathy, HSL（海洛因海绵状白质脑病）
human leukocyte antigen，HLA（人类白细胞抗原）
hepatolenticular degeneration，HLD（肝豆状核变性，又称 Wilson 病）
hyperdense middle cerebral artery CT sign，HMCAS（大脑中动脉高密度征）
hemimegalencephaly，HME（半侧巨脑畸形，又称为一侧巨脑畸形）
hidden markov random field, HMRF（隐性 Markov 随机场模型）
^{1}H proton magnetic resonance spectroscopy，^{1}H-MRS（氢质子磁共振波谱，质子磁共振波谱）
Proton magnetic resonance spectroscopic imaging，H-MRSI（质子磁共振波谱分析成像）
hypertrophic olivary degeneration, HOD（肥大性下橄榄核变性，或简称为肥大性橄榄核变性）
histoplasmosis, HP（组织胞浆菌病）
hypertrophic pachymeningitis，HP（肥厚性硬脑脊膜炎）
hypothalamic-pituitary-adrenal, HPA（下丘脑 - 垂体 - 肾上腺轴）
hemangiopericytomas，HPC（血管周细胞瘤，血管周围细胞瘤，血管外皮细胞瘤）
Hemangiopericytoma, HPC（颅内血管周细胞瘤），又称 hemangiopericytoma，HP（血管外皮瘤），intracranial hemangiopericytoma，HPC（颅内血管外皮细胞瘤），Zimmermann 细胞瘤、血管周细胞瘤、周细胞血管肉瘤，meningeal hemangiopericytoma，MHP（脑膜血管周细胞瘤），起源于间叶毛细血管 Ziminerman 细胞
high perfusion encephalopathy, HPE（高灌注脑病）
HPF（高倍视野）
HRA（手运动区）
HR-BOLD-MRV（高分辨血氧水平依赖性静脉

成像)

high-resolution blood oxygen-level dependent MR venography, HRBV(高分辨率血氧水平依赖性 MR 静脉血管成像),后又称静脉疾病检测成像, 2004 年正式命名为 SWI

high resolution CT, HRCT(高分辨率 CT)

hemodynamic response function, HRF(血流动力学函数,血流动力反应功能,血流动力学响应函数)

high-resolution magic angle spinning MR spectroscopy, HRMAS MRS(高分辨魔角旋转磁共振波谱)

high resolution MRI, HRMRI(高分辨率 MRI)

high resolution CT, HRCT(高分辨率 CT), HRSCT(高分辨螺旋 CT)

horse-radish peroxidase, HRP(辣根过氧化物酶)

high resolution vessel wall imaging, HRVW(高分辨率血管壁成像)

high perfusion encephalopathy, HPE(高灌注脑病)

hippocampus sclerosis, HS(海马硬化)

HSC(造血干细胞), hematopoietic stem cell transplantation, HSCT(造血干细胞移植)

Han-schller-christian disease, HSCD(韩 - 薛 - 柯氏病), Hand-Schuller-Christian 病, H-S-C 病(汉 - 薛 - 柯综合征)

Hallarvorden-Sparz's disease(HSD)又名苍白球黑质红核色素变性

HSE(Hahn 自旋回波)

herpes simplex virus encephalitis, HSE(单纯疱疹病毒性脑炎)

heat shock protein, HSP(热休克蛋白), heat-shock protein 60, HSP60(热休克蛋白 60), heat shock protein, HSP72(72 ku 热休克蛋白)

HSS(苍白球 - 黑质色素变性)

herpes simplex vlrus, HSV(单纯疱疹病毒)

Hashimoto's thyroditis, HT(桥本甲状腺炎)

hemorrhagic transformation, HT(脑梗死继发出血,出血性转化)

5-HT(5- 羟色胺), 5-HTT(5- 羟色胺转运), serotonin transporter linked promoter region, 5-HTTLPR(5- 羟色胺转运基因启动序列), serotonin transporter linked promoter region, 5-HTTLPR(5- 羟色胺转运体基因连锁多态性区域)

hounsfield unit, HU(CT 值单位,汉斯菲尔德单位), △ HU(低密度的程度)

Hunter 综合征(黏多糖病 Ⅱ)

hyperventilation, HV(过度通气)

half value layer, HVL(半价层)

HVLT-R(Hopkins 语词学习测试方法)

hyperintense vessel sign, HVS(高信号血管征)

hypothalamic hamartoma(下丘脑错构瘤),又称为 hypothalamic neuronal hamartoma(下丘脑神经元错构瘤), hamartoma of the tuber cinereum(灰结节错构瘤)

6-hydroxydopamine(6- 羟多巴胺)

hypertensive encephalopathy(高血压脑病)

I

intracranial arachnoid cyst, IAC(颅内蛛网膜囊肿)

IADC(各向同性表观扩散系数)

IAI(活动指数 = 同侧感觉运动皮质活动区面积 / 病灶侧感觉运动皮质活动区面积)

international agency for research on cancer, IARC(国际癌症研究机构)

The International Association for the Study of Pain, IASP(国际疼痛研究协会)

initial area under the gadolinium concentration time curve, IAUGC(增强曲线下初始面积)

IBIL(未结合胆红素或游离胆红素)

imtable bowel syndrome, IBS(肠易激综合征)

IC(岛叶)

independent component analysis, ICA(独立成分分析,独立分量分析)

interal carotid artery, ICA(颈内动脉)

intracranial cavernous angioma, ICA(颅内海绵状血管瘤)

ICA(脑室内的海绵状血管瘤)

intercellular adhesion molecule, ICAM(细胞间黏附分子)

ICBM(脑图国际联盟)

intercommissural distance, ICD(基准轴线的长度值被称为连合间值)

ischemic cerebrovascular disease, ICD(缺血性脑血管疾病)

ICD-10(世界卫生组织国际疾病分类标准)

ICD-O Coding(国际肿瘤学分类编码)

intracerebellar hemorrhage, ICEH(小脑内出血)

intracranial hemorrhage, ICH(脑内出血,自发性脑出

血，脑出血）

intracranial hypotension syndrome，ICH（低颅压综合征）

intracranial pressure，ICP（颅内压）

intracranial segment，ICS（颅内段）

intracerebral capillary telangiectasia，ICT（颅内毛细血管扩张症）

isovolumic contraction time，ICT（等容收缩时间）

isovolumic relaxation time，IRT（等容舒张时间）

internal cerebral vein，ICV（大脑内静脉）

intracranial volume，ICV（颅内体积）

ICVD（缺血性脑血管疾病）

IDCS（指突状树突细胞肉瘤）起源于淋巴组织中的IDC（指突状树突细胞），又称为IRCS（指突状网状细胞肉瘤）、ICS（指突状细胞肉瘤）

isocitrate dehydrogenase，IDH1/2（异柠檬酸脱氢酶1/2）

idiopathic duct-centric chronic pancreatitis，IDCP（特发性导管中心性慢性胰腺炎）

interactive data language，IDL（交互数据语言）

idiopathic demyrlinating optic neuritis，IDON（特发性脱髓鞘性视神经炎）

interictal epileptiform discharges，IEDs（发作间期痫样放电，癫痫样放电，无法预知的发作间期痫样放电）

IEPI（隔行扫描 EPI）

interferon，IFN（干扰素）

immunoglobulin，Ig（免疫球蛋白），IgE（血液免疫球蛋白 E）

IGF-1（胰岛素样生长因子）

isolated growth hormone deficiency，IGHD（单一生长激素缺乏症，特发性生长激素缺乏症，单纯生长激素缺乏，自发性生长激素不足性垂体性侏儒）

IHA（间接血凝集试验）

intracranial hemorrhagic cavernous angioma，IHCA（出血性海绵状血管瘤）

idiopathic hypoparathyroidism，IHP（特发性甲状旁腺功能减退症）

international headache society，IHS（国际头痛学会）

interreader agreement（不同读片者间的一致性）

intrareader agreement（读片者自身的一致性）

intracranial hypotension syndrome，IHS（低颅压综合征）

碘代甲基酪氨酸（^{123}I-IMT）

image infensifier-TV，II-TV（影像增强器电视）

internal jugular vein，IJV（颈内静脉）

interleukin，IL（白细胞介素），interleukin-18，IL-18（白细胞介素 18）

ischamic leukoaraiosis，ILA（缺血性脑白质病，缺血性脑白质疏松）

IL-6、TNF-a（前炎性细胞因子）

inferior lateral premotor area，ILPA，（即 B6A 外下部）（外下运动前区）

interline transfer，ILT（行间转移）

intracranial micro-aneurysms，IMA（颅内微小动脉瘤，微小动脉瘤）

image extent（成像范围），image integrated（图像合成），image interval（成像间隔），image noise（图像噪声），image pixel（图像矩阵），image number（成像数），image artifact（图像伪影），image receptor（影像接收器），imaging plate，IP（成像板），image recorder controller，IRC（影像记录装置），image reconstruction 或 image rebuilding（图像重建），image processor controller，IPC（影像处理装置），image reading device，IRD（影像读出装置）

IMAGEN（欧洲青少年神经影像计划）

imagery（意像）

imaging genetics（影像遗传学）

^{123}I-IMP（N-isopropyl-[iodine-123]-iodoamphetamine）

IMT（内 - 中膜厚度）

inflammatory myofibroblastic tumor，IMT（炎性肌纤维母细胞瘤）

infantile neuroaxonal dystrophy，INAD（幼儿神经轴索性营养不良）

NCL（神经元蜡样质脂褐素沉积病），主要分为 infantile NCL，INCL（婴儿型）、Late infantile NCL，LINCL（晚期婴儿型）、juvenile NCL，JNCL（青少年型）、adult NCL，ANCL（成人型）

Incisural line（切迹线，鞍结节至大脑大静脉、直窦交汇点间的连线）

inducible nitric oxide synthase，iNOS（诱导型一氧化氮合酶）

idiopathic normal pressure hydrocephalus，iNPH（自发性正常压力脑积水）

international normalized ratio，INR（国际标准化比率）

INTERPRET(国际 MR 肿瘤网络识别模型)

interactive morphological filtering(交互形态学滤过法)

interreader agreement(不同读片者间的一致性)

intrareader agreement(读片者自身的一致性)

intraspinal enterogenous cyst(椎管内肠源性囊肿)。肠源性囊肿在文献中名称甚多,如:神经肠性囊肿、肠源纵隔囊肿、胃囊肿等,文献中还称之为 intramedullary neurenteric cyst, spinal endodermal cysts, gastrocystoma of the spinalcord 等。

invasive pituitary adenomas(侵袭性垂体腺瘤)

inverse Fourier transform(傅氏逆变换)

IOR(返回抑制)

IOUS(术中超声)

ischemic penumbra, IP(缺血半暗带)

invasive pituitary adenoma, IPA(侵袭性垂体瘤,侵袭性垂体腺瘤)

integrated parallel acquisition techniques, iPAT(并行采集技术)

inferior petroclival vein, IPCV(岩斜下静脉)

idiopathic Parkinson's disease, IPD(原发性帕金森病)

intraparenchymal hemorrhage, IPH(大脑实质内出血)

intraplaque hemorrhage, IPH(斑块内出血)

inferior parietal lobule, IPL(顶下小叶)

inferior petrosal sinus, IPS(岩下窦)

intelligence quotient, IQ(智力商数,智商)

image quality control system, IQCS(影像质量控制系统)

inversion recovery, IR(反转恢复,翻转恢复序列,反转恢复序列)

impulse resedue function, IRF(推动剩余函数)

time of arrival, IRF To(对比剂到达时间,到达时间)

immune reconstitution inflammatory syndrome, IRIS(免疫重建炎性综合征)

International RLS Study Group, IRLSSG(国际不宁腿研究小组)

inversion-recovery single shot fast spin echo, IR-SSFSE(单次激发快速反转回复序列)

IR turbo FLASH sequence(反转恢复快速 FLASH 序列)

ISAT(国际蛛网膜下腔动脉瘤试验)

intracranial SFT, ISFT(颅内孤立性纤维瘤)

interstimulus interval, ISI(刺激间隔时间)

isotropy(各向同性), isotropic resampling(各向同性取样)

ISUIA(国际未破裂动脉瘤研究)

intratumor susceptibility hypo intensity area, ITSHIA(肿瘤内磁敏感低信号区)

IVH(脑室内出血)

intravoxel incoherent motion, IVIM(体素内不相干运动)

intravascular lymphomatosis, IVL(血管内淋巴瘤病)

intraventricular meningioma, IVM(脑室内脑膜瘤)

intravenous pyelography, IVP(静脉肾盂造影), intravenous urography, IVU(静脉尿路造影)

intraventricular primary central nervous system lymphoma, IVPCNSL(脑室内原发性中枢神经系统淋巴瘤)

J

Jackson 综合征:疑核受累致同侧腭、咽、喉肌麻痹;副神经核受累致同侧斜方肌、胸锁乳突肌瘫痪;舌下神经核受累致同侧周围性舌瘫;部分锥体束受累致对侧中枢性轻偏瘫。

Jacob 综合征(岩骨蝶骨交界综合征)

jugular bulb, JB(颈静脉球)

Jacobsen syndrome, JBS(雅克布森综合征)

JC 病毒(乳头多瘤空泡病毒)

jugular foramen, JF(颈静脉孔)

jugular foramen schwannoma, JFS(颈静脉孔区神经鞘瘤)

judgment of line orientation test, JLOT(直线方向判断测试)

juvenile ossifying fibroma, JOF(青年性骨化性纤维瘤),也称纤维性骨瘤、Psammomatoid ossifying fibroma(沙粒样骨化性纤维瘤)

Joubert syndrome, JS(Joubert 综合征, Joubert-Boltshauser 综合征)

juvenile xanthogranuloma, JXG(幼年性黄色肉芽肿,痣样黄色内皮瘤,先天性多发性黄瘤)

K

kainic acid, KA(海人酸)

kurtosis anisotropy, KA(峰度各向异性)

Kendall's coefficient concordance，KCC（肯德尔和谐系数）

potassium voltage-gated channel subfamily H member –2，KCNH2（钾离子电压门控通道 H 亚家族 2 型）

Keratin（角蛋白）（免疫组织化学检查内容之一）

Ki-67 labelling index，Ki-67LI（MIB-1）（Ki-67 标记指数）

Klein-Levin 综合征（周期性嗜睡与贪食综合征）

Kluver-Bucy 综合征：病灶位于颞叶及边缘叶，累及杏仁核、海马回及钩回，致性欲亢进，过食，情感改变，易于暴怒

Korsakoff 综合征：病灶累及额颞叶及边缘叶，致近事遗忘及虚构症

KPS（通透性参数）

KS（卡波西肉瘤）

kearns sayre syndrome，KSS（Kearns-Sayre 综合征），即视网膜色素变性，心脏传导阻滞和眼外肌麻痹三联征

L

LA（管腔面积）

eukoaraiosis，LA（脑白质疏松症，白质疏松 1）

lactate，Lac，双峰，1.33ppm（乳酸）

local adaptive histogram equalization，LAHE（直方图均衡）

lymphangioleiomyomatosis，LAM（肺淋巴管平滑肌瘤病）

LAR（低位前切除术）

Larmor equation（拉莫尔公式），Larmor frequency（拉莫尔频率），Lamor precession（拉莫尔旋进）

Latitude（宽容度）

Lewy body dementia，LBD（路易体痴呆，路易小体痴呆，早期路易体痴呆）；胞浆内嗜酸性包涵体，路易小体，Lewy bodies，LBs（Lewy 小体）

lymphomatosis cerebri，LC（弥漫浸润无具体瘤灶，增强扫描无强化的原发中枢神经系统淋巴瘤，又被称为淋巴瘤病）

Liquid Crystal Display，LCD（平面显示器）

local cerebral glucose utilization，LCGU（局部脑葡萄糖利用）

Langerhans cell histiocytosis，LCH（朗格汉斯细胞组织细胞增生症，朗罕细胞组织细胞增生症），以前曾称为组织细胞增生症 X，包括 eosinophilic granuloma（嗜酸细胞性肉芽肿）、Hand-Schuller-Christian（黄脂瘤病）和 Letterer-Siwe（勒 - 雪病）；或 Litterer-Siwe 病，L-S 病（莱特勒西韦综合征），Hand-Schuller-Christian 病，H-S-C 病（汉 - 薛 - 柯综合征）及 eosinophilic granuloma of bone，EGB（骨嗜酸肉芽肿）

LC Model（Linear Combination of Model in vitro spectra）软件

large cell neuroendocrine carcinoma，LCNEC（大细胞神经内分泌癌）

lesion distribution assessment，LDA（颅脑病变分布评价）

LDD（小脑发育不良性神经节细胞瘤，即 Lhermitte-Duclos 病，颗粒细胞增生，小脑颗粒分子增生，小脑皮层弥漫性增生，浦肯野细胞瘤，小脑错构瘤，神经节瘤，小脑神经节瘤病）

lactic dehydrogenase，LDH（乳酸脱氢酶）

lupus erythematosus encephalopathy，LEE（红斑狼疮性脑病，狼疮脑病）

Leukoencephalopathy（脑白质病）

Leukodystrophy（脑白质营养不良）或 Hereditory Leukodystrophy（遗传性脑白质营养不良）

low-functioning autism，LFA（低功能孤独症）

low frequency temporal fluctuations，LFBF（低频信号震荡，随时间改变的低频信号震荡）

local wavelength estimation，LFE（局部频率估算法）

low frequency fluctuations，LFF（低频震荡）

lateral geniculate neucleus，LGN（外侧膝状体）

loss of gray/white matter differentiation，LGWMD（灰、白质分界消失）

LH（黄体生成素，促黄体生成素）

Lhermite-Duclos disease，LDD（Lhermite -Duclos 病，又称为小脑发育不良性节细胞瘤）

labeling index，LI（标记指数）

lacunar infarction，LI（腔隙性脑梗塞）

limbic loop（在前额和内侧颞叶之间的来回传递通路称为"limbic loop"）

limits of agreement（可信限度）

late infantile NCL，LINCL（晚期婴儿型神经元蜡样质脂褐素沉积病）

Lindau 病（成血管细胞瘤，又名血管网状细胞瘤、血管母细胞瘤，当脑或脊髓成血管细胞瘤伴有胰、肾

脏囊肿或肾脏的良性肿瘤时被称为 Lindau 病,当肿瘤同时发生于视网膜和头部时称 Von Hippel-Lindau disease,VHL 病)

linearity(线性),line spread function,LSF(线扩散函数), linear discriminant analysis, LDA(线性鉴频分析), linearity-differential-FT(微分非线性度), linearity-integral-FT(积分非线性度), linearity-spatial-FT(空间非线性度), linear rise speed(线性上升速率), line-scan-diffusion-imaging,LSDI(线扫描扩散成像)

Lipid,Lip(脂质)

left intraparietal sulcus,L-IPs(左侧顶内沟)

Lisch 结节(虹膜黑色素错构瘤)

listeria monocytogenes, LM(单核细胞增多性李斯特菌)

LMP-1(潜伏膜蛋白 -1)

lateral medullary syndrome, LMS(延髓背外侧综合征,又称 Wallenberg 综合征)

laminin,LN(层黏连蛋白)

LOA(左枕前位)

lateral occipital complex,LOC(枕联合区)

Locked in 综合征(双侧桥脑腹侧综合征:又称为闭锁综合征)

late-onset depression,LOD(晚发性抑郁症)

lateral occipital tactile-visual region, LOtv(侧枕叶触 - 视觉区)

late postpartum eclampsia,LPE(迟发性产后子痫)

lymphoplasmacytic sclerosing pancreatitis, LPSP(淋巴浆细胞硬化性胰腺炎)

location-response operating characteristic, LROC(定位 ROC 曲线)

Leigh 病, Leigh 综合征,即 Leigh's syndrome, LS(亚急性坏死性脑脊髓病)。但部分亚型之间有重叠,有时很难区别

Litterer-Siwe 病, L-S 病(莱特勒西韦综合征), Letterer-siwe disease,LSD(勒 - 雪病)

diffusion-weighted line scan imaging, LSDI(扩散加权线扫描成像)

line-scan-diffusion-imaging,LSDI(线扫描扩散成像)

lateral temporal cortex,LTC(外侧颞叶皮质)

LTLE(左侧颞叶内侧癫痫)

large vestibular aqueduct syndrome, LVAS(大前庭水管综合征)

M

M Ⅰ(初级运动区),M Ⅱ(运动二区)

meningioangiomatosis,MA(脑膜血管瘤病)

membrance associated antigens,MAA(膜相关抗原)

mean apparent diffusion coefficient, mADC(平均表观扩散系数值)

Maffucci 综合征(软骨发育不良伴发血管瘤,马凡综合征,多发性内生性软骨瘤病合并软组织血管瘤)

magnetic dipole moment(磁偶极距)

magnetization(磁化), magnetic susceptibility(磁化率(居里磁化率)), magnetic susceptometry(磁化率测量法),magnetization vector(磁化强度矢量)

MAGNIMS(欧洲多发性硬化磁共振协作组)

magnetogyric ratio 或 gyromagnetic ratio(磁旋比)

monofocal acute inflammatory demyelination, MAID(单发急性炎性脑脱髓鞘疾病)

matrix-assisted laser dissection ionization-time flying mass spectrography, MALDI-TOF MS(基质辅助激光解析电离飞行时间质谱)

mucosa-associated lymphoid tissue,MALT(黏膜相关性淋巴组织,黏膜相关性淋巴样组织)

mean arterial pressure,MAP(平均动脉压)

microtubule associated protein-2, MAP-2(微管相关蛋白质 -2)

Marie-Foix 综合征(桥脑中部外侧综合征)

magnitude image(幅值图像)和 phase image(相位图像),即所谓的原始图像

McCune-Albright syndrome,MAS(麦 - 奥综合征)

milliampere-second,mAs(毫安秒)

mass attenuation coefficient(质量衰减系数)

mathematical morphology based on disk kernel(基于盘状核的数学形态学法)

mathematical morphology based on a spherical kernel(基于球形核的数学形态学算法)

mathematical morphological filters (数学形态滤过法)

medial atrial vein,MAV(房内侧静脉)

max dI/dt(动态延迟增强计算最大增强值与时间的比率,最大增强值与时间的比率)

microbleeds,MB(小出血点)

medulloblastoma,MB(髓母细胞瘤)

MBD（急性酒精中毒，又称 Marchiafava-Bignami 病，一种极其罕见的酒精中毒并发症）

Marchiafave-bignami disease，MBD（胼胝体变性），即 corpus callosum degeneration（胼胝体变性）或 primary corpus callosum atrophy（原发性胼胝体萎缩）

myelin basic protein，MBP（髓鞘碱性蛋白）（免疫组织化学检查内容之一）

Meckel cave，MC（Meckel 腔）

middle cerebral artery，MCA（大脑中动脉），MCA-ACA 区（大脑中动脉 - 大脑前动脉区）

middle cerebral artery occlusion，MCAO（阻塞一侧大脑中动脉，大脑中动脉闭塞），包括：① tMCAO（短暂性大脑中动脉阻塞）；② pMCAO（永久性大脑中动脉阻塞）

malformation of cortical development，MCD（皮质发育畸形，皮质发育不良）

maximum contrast enhancement ratio，MCER（最大对比增强率）

mild cognitive impairment，MCI（轻度认知障碍，轻度认知功能障碍）；vasculat MCI，vMCI（血管性 MCI）和 nonvascular MCI，nvMCI（非血管性、变性型的 MCI）；amnestic MCI，aMCI（遗忘型 MCI）

MCM（甲基丙二酰辅酶 A 变构酶）

mesenchymal chondrosarcoma，MCS（间叶型软骨肉瘤）

motor cortex stimulation，MCS（运动皮层进行刺激）

MD（重症抑郁症患者），major depressive disorder，MDD（重度抑郁症），Pediatric major depressive disorder，MDD（儿童重度抑郁）

mixture dementia，MD（混合性痴呆）

Menkes disease，MD（卷发综合征是罕见的先天性铜缺乏性疾病，又称 Menkes 病）；极轻型 Menkes 病，又称 occipital horn syndrome（枕角综合征）

mean diffusivity，MD（平均扩散系数，平均扩散率，平均扩散度，平均扩散），mean diffusion，MD（平均扩散张量）

multidetector CT，MDCT（多探测器螺旋 CT），multi-detector-row spiral CT，MDCT（多层螺旋 CT），

multidetector row computed tomography，MDCT（单源多层 CT）

multiple directions diffusion weight，MDDW（多方向扩散加权）

mental development index，MDI（智力发育指数）

myelodysplastic syndromes，MDS（骨髓增生异常综合征）

medulloepithelioma，ME（髓上皮瘤）

mitochondrial encephalomyopathy，ME（线粒体脑肌病）；mitochondrial encephalomyopathy lactic acidosis and stroke-like episodes syndrome，MELAS（线粒体脑肌病伴高乳酸血症和卒中样发作综合征）

mean intraobserver variability（观察者间变异均数）

MEB（肌 - 眼 - 脑病）

Meckel 腔疝（岩骨尖脑膜膨出、岩骨尖蛛网膜囊肿）

Multi Echo Data Imagine Combination，MEDIC（多回波数据联合成像序列），multi echo data image combination，MEDIC（西门子 3D MEDIC 序列）

medical psychological physics（医学心理物理学）

magnetoencephalogram，MEG（脑磁图）

monoenergeric imaging，MEI（单能量成像）

MELAS syndrome（线粒体脑肌病）

mitochondrial encephalomyopathy with latic acidosis and stroke-like episodes，MELAS（MELAS 综合征，线粒体脑肌病伴乳酸中毒和卒中样发作，线粒体脑病 - 乳酸血症 - 卒中样发作综合征，或线粒体脑肌病合并乳酸血症和卒中样发作综合征，线粒体脑肌病伴高乳酸血症和卒中样发作，乳酸血症合并卒中样发作，乳酸中毒和卒中样发作型线粒体脑肌病），即线粒体脑肌病，伴乳酸血症，卒中样发作等一组临床症状

melanoma（黑色素瘤），melanocytoma（黑色素细胞瘤），melanoma（恶性黑色素瘤），与 malignant melanoma（恶性黑色素瘤）同义

MEN type Ⅱ（多发内分泌肿瘤病Ⅱ型）

myoclonic epilepsy-ragged red fibers，MERRF（肌阵挛癫痫 - 破碎红色肌纤维综合征，肌阵挛性癫痫伴肌肉破碎红纤维综合征，线粒体脑肌病肌阵挛癫痫型，肌阵挛癫痫发作，MERRF 病，MERFF 综合征）即肌阵挛癫痫发作，小脑共济失调，乳酸血症和破碎红纤维

methionine，MET（甲基蛋氨酸）

metabolic syndrome，MetS（代谢综合征）

Meyer 环（颞袢）

magnetic field correlation imaging，MFC（磁场相关成像，磁场相关性，磁场校正），MFC_{mic}（微观磁场

相关性)

malignant fibrous histiocytoma，MFH(恶性纤维组织细胞瘤)

magnetic field inhomogeneities，MFIs(磁场不均匀性)

modified fatigue impact scale，MFIS[(与原发疲劳相关的)经过修正的疲劳影响尺度]

MG(甲基胍)

mixed germ cell tumor，MGCTs(混合性生殖细胞肿瘤)

methylguanine DNA methyltransferase，MGMT(甲基鸟嘌呤 DNA 甲基转移酶)

MH(微出血)，micro-hemorrhagic foci，MHF(脑内微小出血灶)

mHSVl-tk(Ⅰ型单纯疱疹病毒胸腺嘧啶)

major histocompatibility complex，MHC(主要组织相容性复合物)

minimal hepatic encephalopathy，MHE(轻微肝性脑病)

meningeal hemangiopericytoma，MHP(脑膜血管周细胞瘤)

myo-inositol，MI(mI，Myo-Inosito)，(myoinositol，MI)，(myo-inositol，mIns)，(肌醇，提示胶质增生的程度)；mIns/Cr(肌醇/肌酸)

Ki-67(MIB1)指数，MIB-1 是肿瘤细胞增生活性的指标

metaiodobenzylguanidine，MIBG(间碘苯甲胍)

multiple independent component analysis，MICA(多组独立成分分析)软件

maximum intracranial cross-sectional area，MICA(最大头颅横断面积)

microcomic disease in normal appearing white matter(正常表现脑白质的微观病变)

micro-computed tomography，micro-CT(显微 CT)

multinfarct dementia，MID(多发脑梗死性痴呆)

Millard-Gubler 综合征(桥脑下部腹侧综合征)

mini-international neuropsychiatric interview，MINI(简明国际神经精神障碍访谈)

mininum intensity projection，MinIP(最小信号强度投影，最小强度投影，最小密度投影)

MION(单晶氧化铁)，MIONs(单晶体铁氧纳米微粒)；MION-46L(单晶体四氧化三铁)

maximum intensity projection，MIP(最大信号强度投影，最大强度投影，最大密度投影法)

MJD(Machado-joseph disease)病，脊髓小脑共济失调 3/MJD(Machado-joseph disease)病

mean kurtosis，MK(平均扩散峰度，平均峰度)

megalencephalic leukoencephalopathy with subcortical cysts，MLC(伴有皮层下囊肿的巨脑性脑白质病)，又称 van der Knaap 病

maximum lumbar cord area，MLCA(最大腰髓横轴面面积)

Metachromatic Leukodystrophy，MLD(异染性脑白质营养不良，亦称硫脂沉积症)

microlissencephaly，MLIS(脑小无脑回畸形)

meningeal melanotytomatosis，meningeal melanomatosis，MM(脑膜黑色素瘤病)

meningeal metastasis，MM(脑膜转移瘤)，meningeal carcinomatosis(脑膜癌病)或癌性脑膜炎

methylmalonic acidemia，MMA(甲基丙二酸血症)，即 methylmalonic aciduria，MMA(甲基丙二酸尿症)

moyamoya disease，MMD(烟雾病)，Moyamoya 病(脑底动脉环自发性阻塞性疾病)

malignant myoepithelioma，MME(恶性肌上皮瘤)也称 myoepithelial carcinoma，MC(肌上皮癌)

modern medical imaging，MMI(现代医学影像学)

multifocal micronodular pneumocyte hyperplasia，MMPH(多灶性微结节性肺细胞增生，多灶性微小结节样肺细胞增生)

matrix metalloproteinases，MMPs(基质金属蛋白酶)

MMP-2(明胶酶-A)，MMP-9(明胶酶-B)，MMP-9 即胶原酶

mini mental state examination，MMSE(简易智能状态检测，简易智能量表，简易精神状态检查，简易精神状态量表，简明精神量表测试，简易智能精神状态量表)

Moyamoya vessel，MMV(烟雾状血管网)

MN(运动网络)

mitochondrial myopathy neuropathy and gastro-intestinal encephalopathy(MNGIE 综合征等多种类型，有文献将 Alpers 病、Leber 病、Menkes 病等也归入线粒体脑肌病)

MNI，MNI 模板，即蒙特利尔神经病学研究所(Montreal Neurologic Institute)，*AlphaSim* 校正是 fMRI 分析常用的一种校正方法。是多重比较校正法的

一种,基于蒙特卡洛模拟。需提供平滑核大小,未校正前的单个体素的阈值及迭代次数等参数信息进行校正。

massive osteolysis, MO(大块骨溶解症),又名特发性骨溶解病、急性特发性骨吸收症、进行性骨溶解症、Gorham 综合征、Gorham-Stout 综合征、Disappearing bone disease(消失骨病)、Phantom bone disease(幻影骨)、幽灵骨、鬼怪骨病等

molecular imaging(分子影像学)

moment analysis(矩分析)

mosaic attenuation pattern(马赛克衰减型); mosaic oligemia, perfusion(马赛克血量减少,灌注)

motion artifact(运动伪影)

multiple overlapped thin slab acquisition, MOTSA(多个重叠薄层块采集)

macromolecular proton fraction, MPF(大分子质子分数)

medial prefrontal cortex, MPFC(内侧前额叶皮质,前额叶中份)

multiple pituitary hormone deficiency, MPHD(多种腺垂体激素缺乏症)

malignant peripheral nerve sheath tumor, MPNST(黑色素砂粒体型恶性外周神经鞘瘤,恶性周围神经鞘膜瘤,恶性外周神经鞘瘤)

MPO(过氧化物酶)

multiple planar reformation, MPR(多平面重建,多平面重组,多层面重建,多平面曲面重建)

magnetization prepared rapid acquisition gradient echo, MPRAGE(磁化准备快速采集梯度回波,磁化准备快速梯度回波成像)

Mucopolysaccharidosis, MPS(粘多糖贮积症,粘多糖病)

magnetic resonance angiography, MRA(磁共振血管成像, MR 血管成像), fast contrast-enhanced 3D MRA(快速对比三维增强 MRA)

MRC(MR 脑池成像)

magnetic resonance cholangiopancreatography, MRCP(磁共振胆胰管成像)

magnetic resonance elastography, MRE(MR 弹性成像,磁共振组织弹性成像)

magnetic resonance hydrography, MRH(磁共振水成像)

magnetic resonance neurography, MRN(MR 神经成像技术,MR 神经成像术)

magnetic resonance relaxometry, MRR(磁共振弛豫时间测定)

magnetic resonance spectrum, MRS(磁共振波谱, MR 波谱分析,MR 波谱)

mRS(Rankin 分级), modified Rankin Scale, mRS(改良 RANKIN 量表)

mRS 评分(90 d 的功能恢复评分,功能恢复评分)

颅内大动脉狭窄改良的血管 TICI 分级标准

0 级:血管闭塞,无前向血流通过闭塞段; 1 级:严重狭窄,有前向血流,但远端无血管分支显示; 2 级:非严重狭窄,远端可见部分血管分支显示; 3 级:无狭窄或非严重狭窄,前向血流快速通畅,远端血管分支显示正常。

three-dimensional proton MR spectroscopic imaging, 3D MRSI(3D 氢质子磁共振波谱成像)

malignant rhabdoid tumor, MRT(恶性横纹肌样瘤)

magnetic resonance tomographic angiography, MRTA(磁共振断层血管成像,磁共振体层成像血管显影术)

MRUI(Magnetic Resonance User Interface)软件

MRV(MR 脑静脉成像)

MRV(MRI volumetry)

malignant schwannoma, MS(恶性神经鞘瘤)

multiple sclerosis, MS(多发性硬化);多发性硬化的分型:复发缓解型(RR)、继发进展型(SP)、原发进展型(PP)、进展复发型(PR); relapsing-remitting MS, RRMS(无复发 MS), secondary progressive MS, SPMS(继发进展型 MS), primary progressive MS, PPMS(原发进展型 MS)

multiple sclerosis functional composite scale, MSFC(多发性硬化综合功能评分)

MS(原发性脱髓鞘改变,脱髓鞘改变)

mass spectrography, MS(质谱)

multiple system atrophy, MSA(多系统萎缩)

MSA with predominant cerebellar dysfunction, MSA-C(小脑性共济失调型多系统萎缩), MSA-C 型(以小脑平衡功能障碍为主),多系统萎缩 - 小脑共济失调型(MSA-C),小脑性共济失调为突出表现的多系统萎缩 -C 型(MSA-cerebellar type, MSA-C)

MSA-parkinsonian type, MSA-P(帕金森综合征为突出表现的多系统萎缩 -P 型), MSA with predomi-

nant parkinsonian features, MSA-P(帕金森症型多系统萎缩),纹状体黑质变性,也称为 MSA-P(P 型多系统萎缩),具有帕金森症状的多系统萎缩,又叫 MSA-P,MSA-P 型(以帕金森综合征为主)
mesenchymal stem cells,MSCs, MSC(间质干细胞)
multi slice CT, MSCT(多层螺旋 CT), MSCT-PI(MSCT 脑灌注成像)
maximum slope of decrease,MSD(最大下降斜率)
motion sensitized driven equilibrium, MSDE(运动敏感平衡驱动)
mutiple shot echo planar imaging, MS-EPI(多次激发 EPI 成像)
multiple sclerosis functional composite scale, MSFC; MS functional composite,MSFC(多发性硬化综合功能评分,多发性硬化功能评价,multiple sclerosis functional composite, MSFC(多发性硬化复合功能)
motion sensitizing gradient,MSG(运动敏感梯度)
microcephaly with simplified gyral pattern, MSG(脑小少脑回畸形)
magnetic source imaging,MSI(磁源性影像)
maximum-sagittal intracranial area, MSICA(最大头颅矢状面积)
mutiple shot SE,MS-SE(多次激发自旋回波序列)
maple syrup urine disease, MSUD(枫糖尿病,枫臭糖尿病)
MSV(平均敏感值)
第 5 视区,V5 区,也叫 MT 区,V5 区为 middle/medial temporal, MT(中颞区),负责加工处理复杂的视觉运动刺激,也叫运动感应区
metastatic tumor,MT(转移瘤)
MTA(颞叶内侧萎缩)
magnetization transfer, MT(磁化传递), magnetization transfer contrast,MTC(磁化传递对比), magnetization transfer imaging, MTI(磁化传递成像), magnetization transfer ratio,MTR(磁化传递率)
mild traumatic brain injury,MTBI(轻度脑损伤)
mtDNA(线粒体 DNA)
modulation transfer function,MTF(调制传递函数)
moving target indicator,MTI(运动目标指示器)
medial temporal lobe, MTL(内侧颞叶), mesial temporal lobe epilepsy,mTLE,MTLE(内侧颞叶癫痫)
mTOR(雷帕霉素靶蛋白)
magnetization transfer ratio, MTR(磁化传递率), MTRasym(不对称磁化传递率)
magnetization transfer histogram, MTR(磁化传递直方图)
molar tooth sign(磨牙征), molar tooth sign, MTS(“臼齿征”)
malignant triton tumor,MTT(恶性蝾螈瘤)
4,5-simethylthiazaoly, MTT(四甲基偶氮唑盐)
mean transit time, MTT(平均通过时间), MTT=BV/BF
methotrexate,MTX(甲胺喋呤)
MUC-1(黏糖蛋白 -1)
matched unrelated donor peripheral blood stem cell transplantation, MUD-PBSCT(非血缘异基因造血干细胞移植)
multi row detector CT(多排检测器 CT)
multi sector reconstruction(多扇区重建)
multi slice multiple line scan imaging(多面多线扫描成像法)
Muller(闭口堵鼻)状态
MUP(原发部位不明的黑色素瘤)
multiphase-multisection single-shot FSE, SSFSE(多期多层单激励快速自旋回波技术)
Multi-slice cone-beam Tomography, MUSCOT(多层面扇形束断层扫描)
multivoxel,MV(多体素技术)
mean velocity,MV(平均流速)
microvascular compression,MVC(微血管压迫)
micro-vascular conflict, MVC 或 neuro-vascular conflict,NVC(神经微血管压迫学说)
Microvascular decompression,MVD(微血管减压术)
microvascular density, microvessel density, minute vessel density,MVD(微血管密度)
multiple-voxel spectroscopy, MVS(多体素波谱)
multi wire proportional chamber, MWPC(多丝正比电离室)
myelography(椎管造影)
myo-inositol and glycine,Myo(肌醇和甘氨酸)

N

β-CFT[多巴胺转运阻断剂,甲基 -N-2β- 甲基酯 -3β-(4- 氟 - 苯基)]
N-acetylaspartate, NAA, 2.0ppm),(N-Acetyl Aspar-

tate，NAA（N- 乙酰天门冬氨酸，氮 - 乙酰天门冬氨酸）；NAA/Cr（N- 乙酰天门冬氨酸复合物）

normal-appearing brain tissue，NABT（看似正常脑组织，“看似正常脑组织”，表面正常的脑组织），实际上通过进一步检查却发现与真正的正常脑组织有很多差异，说明可能是早期病理改变的表现

normal appearing corpus callosum，NACC（看似正常胼胝体）

normal appearing gray matter，NAGM（表现正常脑灰质，看似正常灰质，“看似正常灰质”，正常表现灰质）

neonatal arterial ischemic stroke，NAIS（新生儿动脉缺血性脑梗死）

NASCET（北美症状性颈动脉内膜切除实验组）

natural abundance（自然丰度）

normal-appearing white matter，NAWM（表现正常脑白质，看似正常白质，“看似正常白质”，正常表现白质），实际上通过进一步检查却发现与真正的正常白质有很多差异，说明可能是早期病理改变的表现

neuroblastoma，NB（神经母细胞瘤，成神经细胞瘤）

newborn bilirubin encephalopathy，NBE（新生儿胆红素脑病，又称新生儿核黄疸）

neurodegeneration with brain iron accumulation，NBIA（脑内铁沉积性神经变性病），过去称为 Hallervorden-Spatz disease（HSD）

nucleus basilis of Meynert，NBM（基底前脑 Meynert 核）

NBNA（新生儿神经行为评分）

neuroepithelial cyst，NC（神经上皮囊肿，侧脑室神经上皮囊肿，曾被称为侧脑室蛛网膜囊肿、室管膜囊肿、脉络丛囊肿）

NC（健康对照者）

normalized cerebral blood volume，nCBV（标准化脑血容量）

national comprehensive cancer network，NCCN（美国国立综合癌症网络）

non-contrast enhancement，NCE（非对比增强）

neonatal cerebral infarction，NCI（新生儿脑梗死），也称 Neonatal Stroke（新生儿脑卒中）

NCI（无认知功能损害组）

neuronal cytoplasmic inclusions，NCI（神经元细胞胞质包涵体）

noncommnicating intracranial arachnoid cyst，NCIAC（非交通性颅内蛛网膜囊肿）

neuronal ceroid lipofuscinosis，NCL（神经元蜡样质脂褐素沉积病），NCL 主要分为 infantile NCL，INCL（婴儿型）、late infantile NCL，LINCL（晚期婴儿型）、juvenile NCL，JNCL（青少年型）、adult NCL，ANCL（成人型）

the National Council on Radiation Protection and Measurements，NCRP（辐射保护与测量委员会）

number connection test A，NCT-A（数字连线试验 -A，数字连接试验 A，数字连接测试）；NCT-B（数字连线试验 -B，数字连接试验 B）

normal deviate axis，ND 轴（标准偏差轴）

NDPD（无抑郁表现的帕金森患者）

neuroepithelical cyst，NEC（神经上皮囊肿）

neuroendocrine carcinoma，NEC（神经内分泌癌）neuroendocrine tumor，NET（神经内分泌肿瘤）

non-enhanced CT，NECT（非增强 CT）

neurenteric cysts（神经胶质囊肿，也称胶质室管膜囊肿）；neurenteric cysts（神经肠源性囊肿）

neurocysticercosis（脑囊虫病）

Neuroferritinopathy（神经铁蛋白病）

Neurofibroma（神经纤维瘤）

neuropil（神经纤维网）

neuron specific nuclear protein，NeuN（抗神经元核抗原）

number of excitation，NEX（激励次数）

Neuroferritinopathy（神经铁蛋白病）

neurofibromatosis type 1，NF-1，NF Ⅰ（神经纤维瘤病Ⅰ型，又称 Von Recklinghausen 病，或周围型神经纤维瘤病）

neurofilament，NF（神经纤维细丝蛋白，神经微丝蛋白，神经细丝，神经丝蛋白）（免疫组织化学检查内容之一）

nodular fasciitis，NF（结节性筋膜炎）

neurofibrillary tangle，NFT（神经纤维缠结，神经元纤维缠结）

NGMGCTs（非生殖细胞瘤性恶性生殖细胞瘤）

neonatal intensive care unit，NICU（新生儿重症监护病室）

Nielson 综合征，包括：①结合臂受累引起双侧肢体不随意运动及共济失调；②动眼神经纤维受累引起单侧或双侧动眼神经麻痹

National Instituition of Health，NIH（美国国家健康学会）；NIH（美国卫生部）；NIH（美国国立卫生研究院）

national institute of health stroke scale，NIHSS（美国国立卫生研究院卒中量表评分）

NIHSS 评分（神经功能缺损评分）；NIHSS 评分（治疗前与治疗后 7 d 和 90 d 的神经功能缺损评分）

NIHSS 评分 <9（小卒中）

NINCDS-ADR-DA，NICNDS-ADRDA（美国神经病学、语言障碍和卒中 - 老年性痴呆及相关疾病学会，美国神经病、语言沟通和卒中研究所、老年性痴呆及相关疾病学会，美国国立神经病学传染病及卒中研究所与阿尔茨海默病和相关病协会）

the National Institute for Neurological Disorders and Stroke，NINDS（美国国立神经疾病和卒中研究所）

NIR fluorescence（近红外荧光）

NKA（神经激肽 A）

NK cell（自然杀伤细胞）

normal aging leukoaraiosis，NLA（正常无症状的脑白质疏松）

NMDA（N- 甲基 -D- 天门冬氨酸）

neuromyelitis optic，NMO [视神经脊髓炎，也称为 Devic 病或 Devic 综合征，在日本被称为 OSMS（视神经脊髓型多发性硬化）]

NMO-IgG（视神经脊髓炎抗体）

nuclear magnetic resonance imaging，NMRI（核磁共振成像）

neuronet work，NNW（神经网络）

nitrogen monoxidum，NO（一氧化氮），NOS（一氧化氮合酶）

non-ossifying fibroma，NOF（非骨化性纤维瘤）

NoGo（不执行任务）

noise（噪声），noise equivalent quantum，NEQ（噪声等价量子数），noise power spectrum，NPS（噪声功率谱）

normal mode（常规方式）

Nothnage 综合征，包括：①动眼神经受累引起同侧动眼神经麻痹；②结合臂受累致对侧小脑性共济失调

nephrographic phase，NP（实质期）

NP（神经病理性疼痛）

nontumorous perfusion defect，NPD（非肿瘤性灌注缺损，又称为假阳性病变）

normal pressure hydrocephalus，NPH（正常压力脑积水）

N-PLS（多种成分部分最小二乘法）

neuropsychiatric SLE，NPSLE（狼疮性脑病，神经精神性系统性红斑狼疮，神经精神性红斑狼疮）

negative predict value，NPV（阴性预测值）

negative remodeling，NR（阴性重塑）

nutation-rotate，N-R（章动 - 旋转）

NRG1（神经调节因子 -1 基因）

non-stereo corresponding contours，NSCC（非立体对应周线算法）

NSCLC（非小细胞肺癌），NSCLC-NED（非小细胞肺癌伴神经内分泌分化），NSCLC-NEM（非小细胞肺癌伴神经内分泌形态）

neuron specific enolase，NSE（神经元特异性烯醇酶，神经元特异性烯醇化酶）

NTP（核苷三磷酸盐）

nucleus tractus solitarius，NTS（脑干迷走神经孤束核，孤束核）

neuro-vascular conflict，NVC 或 micro-vascular conflict，MVC（神经微血管压迫学说）；Neurovascular compression，NVC（血管神经压迫），Neurovascular Contact/Compression，NVC（神经血管袢接触 / 压迫）

normalized wall index，NWI（标准管壁指标）

O

OA（侧支通路）

obsessive-compulsive disorder，OCD（强迫症）

odd-echo dephasing（奇回波失相位）

OCA（小脑橄榄萎缩）

octreotide（奥曲肽）

oxygen extraction fraction，OEF；oxygen extraction fractional，OEF（氧摄取，氧摄取分数，脑氧提取分数，摄氧分数，脑组织氧摄取分数，脑组织氧摄取率）

olfactory event-related potential，OERP（嗅觉事件相关电位）

orbitofrontal cortex，OFC（眶额皮质，眶额叶皮层，内侧眶额回皮质）

overt hepatic encephalopathy，OHE（临床型肝性脑病）

oligodendroglia-like cell，OLC（少突胶质细胞样细胞）

oligodendrocyte transcription factor-2，Oligo-2（抗少突胶质细胞转录因子 -2）

oligodendrocyte-like cells，OLC［少突（枝）胶质样细胞］

Ollier 病（奥尼尔病，多发性内生性软骨瘤病，多发内生软骨瘤综合征）

oligodendrocyte-like cells，OLC（少突胶质样细胞）

oligodendroglioma，OLG（少枝胶质细胞瘤）

orthogonal multiplanar reformation，OMPR（3D 正交多平面重组）

optical neuritis，ON（急性视神经炎）

olfactory neuroblastoma，ON（嗅神经母细胞瘤）

onset-ED（发病到急诊检查时间）

opposed-phase，OP（反相位）

opposed-phase gradient echo technique（反相位梯度回波技术）

optimized sampling scan（优化采样扫描）

olivopontocerebellar atrophy，OPCA（橄榄脑桥小脑萎缩，橄榄桥小脑萎缩）

odd ratio，OR（比值比）

ORS（视放射）

orthographic-to-phonological center（拼字 - 发音转换中心，或称为字词形成中心）

obstructive sleep apnea-hypopnea syndrome，OSAHS（阻塞性睡眠呼吸暂停低通气综合征）

OSCP（牛津郡社区卒中项目）

opticospinal multiple sclerosis，OSMS（视神经脊髓型多发性硬化，复发型视神经脊髓炎）。在日本，复发型视神经脊髓炎被称为 opticospinal multiple sclerosis，OSMS（视神经脊髓型多发性硬化）

O' Sullivan 征（轴位 T_2WI 上两侧颞叶前部皮层下呈高信号，即“O' Sullivan 征”阳性）

hereditary hemorrhagic telangiectasia，HHT（遗传性出血性毛细血管扩张症，即 Osler-Weber-Rendu 病，Osler-Weber-Rendu 综合征）

optical transfer function，OTF（光学传递函数）

optimized VBM，OVBM（优化基于体素的形态学，优化的 VBM，优化的基于体素的形态测量学，基于体素优化形态测量学分析方法）

OWA（外侧管壁的面积）

OXT（催产素）

P

“5 P”征：pain（疼痛）、paresthesia（感觉异常）、paralysis（麻痹）、pulselessness（无脉）和 pallor（苍白）

pilocytic astrocytoma，PA（毛细胞型星形细胞瘤，毛细胞星形细胞瘤）

propionic aciduria，PA（丙酸尿症），propionic academia，PA（丙酸血症）

premotor area，PA（运动前区）后部（即中央前回，BA6 后部）

PACI（部分前循环梗死）

propionibacteium acnes，P.acnes（痤疮丙酸杆菌）

primary angiitis of the central nervous system，PACNS（原发性中枢神经系统血管炎）

picture archiving and communication system，PACS（图像存储与通讯系统，图像存储与传输系统）

posttraumatic acute diffuse brain swelling，PADBS（弥漫性脑肿胀，外伤后急性弥漫性脑肿胀）

phase difference enhanced imaging，PADRE（相位差增强成像技术）

periaqueductal gray，PAG（小脑导水管周围灰质，导水管周围灰质）

Paget disease（畸形性骨炎，Paget 骨病，变形性骨炎，Paget 病）

perinatal arterial ischemic stroke，PAIS（围生期动脉缺血性脑卒中）

Pallister-Hall syndrome（下丘脑错构瘤综合征）

posterior attention network，PAN（后注意网络）

PAN（结节性多动脉炎）

pantothenate kinase 2，PANK2（泛酸激酶 2）

peripheral arterial occlutive disease，PAOD（外周动脉硬化闭塞病）

parietal region，PAR（顶叶区，即顶下小叶，BA40）

parallel imaging（并行采集技术，平行成像）

paraneoplastic syndromes（副瘤综合征）

paraganglioma（副神经节细胞瘤）

Parinaud 综合征［上四叠体（上丘）综合征］

partial volume effect（部分容积效应）

Parry-Romberg syndrome（帕 - 罗综合征），又称进行性单侧颜面萎缩症，progressive facial hemiatrophy，PFH（进行性偏侧面肌萎缩症）

paced auditory serial addition test，PASAT［同步听觉

连续加法测验,进步式听觉累加测试,同步听觉连续增加测试,(与认知功能相关的)节奏听觉连续加法测试]

pulsed arterial spin labeling, PASL(脉冲式动脉自旋标记),pseudo-continuous ASL,pCASL(假性连续动脉自旋标记)

Prussian blue,PB(普鲁士兰)

pineoblastoma,PB(松果体母细胞瘤)

polybutylcyanoacrylate, PBCA(聚氰基丙烯酸正丁酯)

peripheral blood monocyte, PBMC(外周血单个核细胞)

phosphate buffered saline, PBS(磷酸盐缓冲液)

PC(磷酸胆碱)

pineocytoma,PC(松果体细胞瘤)

posterior commissure,PC(后连合)

phase contrast, PC(相位对比法), two-dimensional phase contrat, 2D PC(二维相位对比), three-dimensional phase contrast,3D PC(三维相位对比), three dimensional phase contrast magnetic resonance angiography, 3D PC MRA(三维相位对比磁共振血管成像), three dimensional phase contrast magnetic resona nce venography, 3D-PC MRV(三维相位对比 MR 静脉成像)

principal component analysis,PCA(主成分分析)

posterior cerebral artery,PCA(大脑后动脉)

pCEA(多克隆性癌胚抗原)

Pcr(肌酸 - 磷酸肌酸)、Pi(无机磷)、PME(磷酸一酯)、PDE(磷酸二酯)

parasagittal cerebral necrosis,PCN(旁矢状区损伤)

PDFSAT(质子密度加权脂肪饱和序列)

PDWl(质子密度加权像)

PCC(丙酰辅酶 A 羧化酶)

posterior cingulated cortex, PCC; BA23、31 区(扣带后回,后扣带回)

PC-Cine(电影相位对比法)

PCD(后循环功能障碍)

PCE(乳头状囊腺瘤)

pCEA(多克隆性癌胚抗原)

osteal posterior cranial fossa, PCF(骨性后颅窝), osteal posterior cranial fossa height, PCFH(骨性后颅窝高径): Twining's line(鞍背顶点至枕内粗隆中心连线)与枕大孔前唇骨性前缘最低点的距离; posterior cranial fossa volume, PCFV(骨性后颅窝容积)

plasma cell granuloma,PCG(浆细胞肉芽肿)

phosphocholine,PCho(磷酸胆碱)

phase contrast magnetic resonance imaging, PC MRI(相位对比磁共振成像), three-dimensional phase contrast MRA, 3D-PC-MRA(三维相位对比法MRA), three dimensional phase contrast magnetic resonance angiography, 3DPC MRA(三维相位对比磁共振血管成像)

parasagittal cerebral necrosis, PCN(旁矢状区损伤,旁矢状区脑坏死)

proliferating cell nuclear antigen, PCNA(增殖细胞核抗原)

PCNSA(原发性中枢神经系统血管炎)

primary central neuous system lymphoma, PCNSL(原发性中枢神经系统淋巴瘤)

partial pressure CO_2, PCO_2(CO_2 分压), $PaCO_2$(动脉 CO_2 分压)

posterior commissure-obex, PC-OB(后联合 - 闩连线)

posterior communicating artery-PCA area, PCoA-PCA area(后交通动脉 - 大脑后动脉区)

Phosphocreatine, PCr, 0ppm(磷酸肌酸)、Pi(无机磷)、PME(磷酸一酯)、PDE(磷酸二酯), phosphodiesters, PDE(磷酸二脂酶), phosphomonoesters,PME(磷酸单脂酶)

polymerase chain reaction,PCR(聚合酶链反应)

PCu(楔前叶)

Parkinson disease, PD(帕金森病), Parkinson's disease syndrome, PDS(帕金森综合征), Parkinson 综合征:病变累及旧纹状体(苍白球),引起:①肌张力增高,呈强直状态;②运动减少,表情贫乏;③静止性震颤。Parkinson's disease with dementia,PDD(帕金森病伴痴呆),PDS(帕金森叠加综合征)

peritoneal dialysis,PD(腹膜透析)

proton density, PD(质子密度)成像, PD(质子加权成像),质子序列, proton density weighted, PDW(质子密度加权序列),proton density weighted imaging,PDWI(质子密度加权成像),proton density/T_2 weighted imaing, PD/T_2WI(质子密度/T_2WI), PDFS(质子密度加权抑脂序列), PDFSAT(质子

密度加权脂肪饱和序列）

pervasive developmental disorders, PDD（广泛性发育障碍）

phosphodiesters, PDE, 2.9ppm（磷酸双酯，磷酸二酯），PDE（磷酸双酯键）

diffusive partial differential equations, PDEs（基于扩散部分微分方程）

psychomotor development index, PDI（精神运动发育指数）

power Doppler flow imaging, PDI（能量多普勒血流显像法）

power doppler sonography, PDS（能量多普勒超声）

PE（磷酸氨基乙醇），PE（磷酸乙醇胺）

penumbra（半影区，严重低灌注区）

perfusion magnetlc resonance Imaging, perfusion MRI（灌注磁共振成像），PI（MR 灌注成像）

pericyte（周细胞）。周细胞首先由瑞士组织学家 Zimmermann 描述，也称 Zimmermann 细胞

permeability imaging（通透性成像）; permeability, P[ml/100ml/min]（渗透系数）

persistent falcine sinu, PFS s（永存镰状窦），也称 embryonal straight sinus（胚胎性直窦）

PES（网状内皮系统）

positron emission tomography, PET（正电子发射计算机体层成像，正电子发射计算机体层摄影术），positron emission tomography, PET（正电子发射体层摄影），PET reporter gene, PRG（PET 报告基因），PET reporter probe, PRP（PET 报告探针），PET predictive ratio, PPR（PET 预测率）

prefrontal cortex, PFC（前额叶皮质，额前叶皮层）

Parry-Romberg syndrome（帕 - 罗综合征），又称 progressive facial hemiatrophy, PFH（进行性单侧颜面萎缩症）

posterior group of cranial nerves, PGCN（后组颅神经或低组颅神经）

prostacyclin, PGI（前列环素），prostacyclin, PGI_2（前列环素）

papl1lary glioneuronal tumor, PGNT（乳头状胶质神经元肿瘤）

p-glycoprotein, PGP9.5（P 糖蛋白）

prostaglandins, PGs（前列腺素）

peak high, PH（峰高）

potential of hydrogen, pH（酸碱度）

parenchymal hemotoma, PH（脑实质出血）

persistent hypoglossar artery, PHA（永存舌下动脉）

phase contrast, PC（相位对比法）; phase contrast MRA（相位对比法 MRA）

phase cycling gradient recalled echo（相位循环梯度回波）

phase encoding（相位编码），phase encoding step（相位编码步），phase memory（相位记忆），phase transfer function, PTF（相位传递函数）

para hippocampal cortex, PHC（海马旁回，海马旁回皮质）

phenylalanince, Phe（苯丙氨酸）

phoneme（语音）; phonology（音韵）; phonological paraphasia（音韵性言语错乱）

Pallister-Hall syndrome, PHS（下丘脑错构瘤综合征）

pharmacologic magnetic resonance imaging, phMRI（药物 MRI）

pseudo-hypoparathyroidism, PHP（假性甲状旁腺机能减退症）

inorganic phos-phate, Pi（无机磷酸盐），inorganic phosphate, Pi, 4.8ppm（无机磷）

pulsatility index, PI（搏动指数）

PI（细胞增殖指数），proliferation index, PI（增殖指标）

proatlantal intersegmental artery, PIA（寰前节间动脉）

PIB-PET（淀粉样蛋白 PET 显像）

posterior limb of the internal capsule, PIC（内囊后肢）

posterior inferior cerebellar artery, PICA（小脑后下动脉）

primary intracranial choriocarcinoma, PICCCs（原发性颅内绒毛膜癌）

Pick 病（脑叶萎缩症）

piezoelectric crystal（压电晶体），piezoelectric effect（压电效应）

postural instability and gait difficulty, PIGD（姿势不稳和步态困难）

PIH（原发性颅内低压综合征）

pineal cysts（松果体囊肿）

posterior IPL, pIPL（后部顶下小叶）

perinatal ischemic stroke, PIS（围产期缺血性脑梗死）

posterior inferotemporal cortex, PIT（后颞下回皮层）

pixel（像元，像素）

pantothenate kinase-associated neurodegeneration, PKAN(泛酸盐激酶相关神经变性)
phenylketonuria,PKU(苯丙酮尿症)
peak location,PL(峰位置)
PLC(小脑后叶)
post label delay,PLD(标记后延迟时间)
paraneoplastic limbic encephalitis, PLE(副肿瘤边缘叶脑炎)
the posterior limb of internal capsule, PLIC(内囊后肢)
PLID(腰椎间盘突出症)
poly-L-lysine,PLL(聚左旋赖氨酸)
PMA,M1 区(初级运动区,运动前区)
postmenstrual age,PMA(修正月龄)
pilomyxoid astrocytomas, PMA(黏液性毛细胞型星形细胞瘤,毛状黏液样星形细胞瘤,毛细胞黏液样型星形细胞瘤,毛粘液样星形细胞瘤)
premotor area,PMA)(BA6/8(双侧运动前皮层)
primary motor cortex, PMC(运动前区,双侧运动前区,前运动区皮质,初级运动皮层)
pMCAO(永久性大脑中动脉阻塞)
Pelizaeus-Merzbacher disease,PMD(佩梅病)
phosphomonoesters,PME,6.8ppm(磷酸单酯),PME(磷酸单酯键)
progressive multifocal leukoencephalopathy, PML(进行性多灶性白质脑病)
Pelizaeus-Merzbacher-like disease, PMLD (佩梅样病)
primitive neuroectodermal tumor, PNET(原始神经外胚层肿瘤,原始神经外胚层瘤); CNS primmve neuroectodermal tumor, PNET(中枢性原始神经外胚层肿瘤); peripheral primmve neuroectodermal tumor, pPNET, pPNETs(外周性原始神经外胚层肿瘤,外周性原始神经外胚层瘤,发生于胸肺部的病变又称为 Askin 瘤)
PNH(室管膜下灰质异位)
Peripheral nervous system segment, PNS(周围神经系统段)
perineural spread, PNS(沿脑神经周围侵犯,沿脑神经侵犯,沿神经侵犯)
POC(初级嗅觉皮层)
psychosis of epilepsy,POE(精神错乱性癫痫)
porencephalic cyst(脑穿通畸形囊肿)
persistent occipital sinus,POS(永存枕窦)
post-processing(后处理)
procollagen type Ⅲ peptide, P Ⅲ P(血清前胶原肽),P Ⅲ P(Ⅲ型前胶原肽)
posterior parietal cortex, PPC(双侧顶叶皮层后部,PPC 区)
pseudo pseudo-hypoparathyroidism, PPHP(假假性甲状旁腺机能减退症)
ppm(parts per miilion),ppm 表示 10^{-6}
primary progressive MS, PPMS(原发进展型多发性硬化),PP(原发进展型),PR(进展复发型)
parkinsonion-plus syndrome, PPS(帕金森叠加综合征),又称 atypical parkinsonian disorders(非典型性帕金森样病)
PPT(松果体实质细胞肿瘤), pineal parenchymal tumors,PPTs(松果体实质细胞肿瘤)
pineal parenchymal tumor of intermediate differentiation,PPTID(中分化松果体实质细胞肿瘤)
periphera1 pulse unit, PPU(外周脉动门控技术), MRI DWI 选择 b 值用
positive predict value,PPV(阳性预测值)
P Ⅲ P, procollagen type Ⅲ peptide(血清前胶原肽)
progesterone receptor,PR(孕激素受体)
positive remodeling,PR(阳性重塑)
precuneus,PREC;7m 区(楔前叶)
posterior reversible encephalopathy symdrome, PRES(大脑后部可逆性脑病综合征,后部可逆性脑病综合征,可逆性后部白质脑病综合征,后部可逆性脑病,脑后部可逆性脑病综合征,后循环可复性脑病综合征,可逆性后部脑白质病,高血压脑病)
PRES-like abnormalities(后部可逆性脑病综合征样病变)
point-resolved echo spin spectroscopy, PRESS(点分辨自旋回波波谱,点分辨自旋回波波谱法,点分辨波谱成像);多体素点分辨波谱分析法,点吸收波谱, point resolved spectroscopy, PRESS(点分辨波谱); point-resolved selective spectroscopy, PRESS(点分辨选择波谱)
three dimension-principle of echo shiftingwith a train of observations, 3D-PRESTO(三维具有观察链的回波移位原理)
primary eigenvector, ϱ_1(主特征向量)
primary somatic sensory cortex(第一躯体感觉皮

层），又称 S Ⅰ区（体感 1 区）

partially refocused interleaved multiple echo，PRIME（部分再聚焦内预留多回波序列）

催乳素（PRL），prolactinoma，PRL（泌乳素瘤）

posterior reversible leukoencephalopathy syndrome，PRLS（可逆性后部白质脑病综合征）

periodically rotated overlapping parallel lines with enhanced reconstruction，PROPELLER（周期性旋转重叠平行线采集和增强后处理重建技术，又称螺旋桨成像技术螺旋桨）

posterior reversible leukoencephalopathy syndrome，PRLS（可逆性后部白质脑病综合征）

PrPSc（致病性朊蛋白）

probable AD（"很可能"阿尔茨海默病）

prodromal AD（临床早期阿尔茨海默病）

projection reconstruction spectroscopic imaging（投影重组波谱成像）

presenilin 1，PS-1（早老蛋白 -1），presenillin 1，PS_1（早老素 1 基因）

phase shift，PS（相位位移）

permeability surface，PS（表面通透性，毛细血管表面通透性，表面通透性图，血管表面通透性）

permeability surface area product，PS（渗透表面积乘积，又称为毛细血管表面通透性）

pericaranii sinus，PS（颅骨膜血窦）

power spectrum，PS（功率谱）

posterior spinal artery，PSA（脊髓后动脉）

PSD（周期性同步放电）

periodic synchronous discharge，PSD（脑电图周期性尖慢复合波，周期性尖慢复合波）

point spread function，PSF（点扩散函数）

pseudo-hypoparathyroidism，PsHP（假性甲状旁腺功能减退症）

1 PSI=6.89 kPa，DSA 高压注射器最高注射限压 250PSI

phase-sensitive imaging，PSI（相位敏感技术成像）

PSIF（镜像稳态快速成像序列）

phase-sensitive inversion-recover，PSIR（相位敏感反转恢复）

pituitary stalk interruption syndrome，PSIS（垂体柄阻断综合征），pituitary stalk transaction syndmme，PSTS（垂体柄横断综合征）

photo stimulated luminescence，PSL（光激发发光），光激励发光物质（photo stimulated luminescence substance），光激发物质（photo stimulated substance）

primary sensorimotor cortex，PSM（主感觉运动皮层，即中央前、后回，BA1~4）

primary spinal malignant lymphoma in the vertebral canal and epidural space，PSMLVE（原发性椎管内硬膜外恶性淋巴瘤）

PSMM（原发性脊膜黑色素细胞瘤）

progressive supranuclear palsy，PSP（进行性核上性麻痹，即 Steele-Richardson-Olszewski 综合征）

PSQI（匹兹堡睡眠质量指数量表）

primary sjogren syndrome，PSS（原发干燥综合征）

pituitary stalk transaction syndmme，PSTS（垂体柄横断综合征）

prothrombin time，PT（凝血酶原时间），prothrombin activity，PTA（凝血酶原活动度）

PT（壳）

preferential T_2 proton relaxation effect，PT_2PRE（横向磁化弛豫时间（T_2）缩短效应）

persistent trigeminal artery，PTA（永存三叉动脉），persistent primitive trigeminal artery，PTA（永存原始三叉动脉），primitive trigeminal artery，PTA（原始三叉动脉或持续性三叉动脉）

peritumoral brain edema，PTBE（瘤周区或瘤周水肿）

post-traumatic brain syndrome，PTBS（脑外伤后综合征）

pontine tegmental cap dysplasia，PTCD（脑桥被盖"帽状"发育不良）

phosphatase and tensin homology deleted on chromosometen [抑癌基因 PTEN（与张力蛋白同原的 10 号染色体缺失的磷酸酶）]

PTH（甲状旁腺激素）

post-traumatic osteolysis，PTOL（创伤后骨质溶解）

papillary tumour of the pineal region，PTPR（松果体区乳头状瘤）

post-traumatic stress disorder，PTSD（外伤后应激障碍，创伤后应激障碍）

putamen，PUT（壳核）

PV-（阴性预测值），PV+（阳性预测值）

parietal ventral，PV（顶叶腹侧部）

peak velocity，PV（峰值流速）

PV（侧脑室体部）

periventricular hyperintensity，PVH(脑室旁高信号)
PVHI(出血性梗死)
periventricular leukomalacia，PVL(脑室旁白质软化灶,脑室周围白质软化,侧脑室旁白质软化症,脑室周围白质软化症)
positive voxel ratio，PVR[阳性体素比(分区内阳性体素占所有体素的个数比值)]
PVR(透视化容积再现)
peripheral vessel space，PVS(血管周围间隙,即 Virchow-Robin 间隙)
perfusion weighted imaging，PWI(灌注加权成像)，perfusion-weighted imaging，PWI[(MR)灌注(加权)成像]
PWM(顶叶白质)
punctate white matter damage，PWMD(局灶性脑白质损伤),punctate white matter lesions,PWML(局灶性脑白质损伤)
periventricular white matter hyperintensity，PWMH(脑室周围白质高信号)
pleomorphic xanthoastrocytoma,PXA(多形性黄色瘤型星形细胞瘤,多形性黄色星形细胞瘤)

Q

quantitative computed tomography,QCT(定量 CT)
quantitative-magnetization transfer imaging,qMTI(定量磁化传递成像)
Q-space imaging,QSI(Q- 空间成像)
quantitative susceptibility mapping，QSM(磁化率定量成像,磁敏感定量成像,磁量图,定量磁敏感图,磁敏感性定量图)
quantum mottle(量子斑点),quantization(量化)
quantitative ultrasound,QUS(定量超声)

R

R_2'(Phase 值),R_2'(R_2'=R_2*-R_2),R_2、R_2*(横向弛豫率)，R_2 map(横向弛豫率图)，T_2* 值测量采用 multiecho fast field echo，ME-FFE(多回波快速场回波),计算各脑结构的弛豫率(transverse relaxation rate，R_2*),R_2* = 1/ T_2* × 1000,R_2* 及 T_2* 的单位分别是 Hz 和 ms。
three-dimensional rotational angiography，3DRA(三维旋转数字减影血管造影,3D 旋转式血管造影)
relative anisotropy，RA(相对各向异性,相对各向异性值),与 D 的各向异性及各向同性部分均相关,表示张量偏离各向同性的程度
rostral ACC,rACC(前扣带回嘴部)
relative apparent diffusion coefficient,rADC 值[相对表观扩散系数,表观扩散系数比率，ADC 比率,相对 ADC 值(强化区 ADC 值与对侧脑白质 ADC 值的比值,即相对 ADC 值，rADC)]= 瘤体实性部分 ADC 值 / 对侧正常脑白质区 ADC 值
radiosotope imaging(放射性核素成像)
Raeder 综合征(三叉神经旁综合征)
RAH(Hewbner 返动脉)
retinoic acid receptor,RAR(视黄酸受体)
rapid acquisition relaxation enhanced，RARE(快速采集弛豫增强)
Rathke cleft cysts(拉克囊肿,Rathke 囊肿)
raw data(原始数据)
Raymond-Ceston 综合征(桥脑上部被盖综合征)
rotate clip,RC(转动剪辑)
regional cerebral blood flow，rCBF(局部脑血流量，局部脑血流)
relative Cerabral Blood Flow，rCBF(相对脑血流量，相对脑血流速度)
relative cerebral bloodvolume,rCBV(相对脑血容量，相对脑血流容积),(rCBV,脑血容量与对侧白质的相对值),相对 rCBV($rCBV_{病灶}/rCBV_{对侧正常组织}$，rrCBV)
regional cerebral blood volume，rCBV(局部脑血容量),rCBV/rCBF(局部脑血容量 / 局部脑血流量)
Rathke 囊肿,即拉克囊肿,拉克裂囊肿、Rathke 裂囊肿,颅颊裂囊肿,垂体囊肿,上皮黏液囊肿,鞍内上皮囊肿,垂体胶样囊肿，Rathkes pouch(拉特克囊)等
remote cerebellar hemorrhage，RCH(远隔性小脑出血)
regional cerebral metabolic rate for glucose,rCMRglu;rCMRGLU(局部脑葡萄糖代谢率)
$rCMRO_2$(局部脑氧代谢率)
regional cerebral perfusion pressure，rCPP(局部脑动脉灌注压)
rCVR(局部脑血管循环阻力)
reversible cerebral vasoconstriction syndrome，RCVS(可逆性脑血管收缩综合征)
radial diffusivity，RD(径向扩散,放射扩散,径向扩

散程度，径向扩散系数，横向扩散率，垂直扩散张量 $1_{\perp}$）

Rosai-Dorfman disease，RDD（Rosai-Dorfman 病），又称为 sinus histiocytosis with massive lymphadenopathy，SHML（窦组织细胞增生伴巨淋巴结病）

Rasmussen encephalitis，RE（拉斯穆森脑炎，Rasmussen 脑炎），又称 rasmussen syndrome，RS（拉斯穆森综合征，Rasmussen 综合征）由 Rasmussen 等（1958）提出

read-out（信号读出）

response evaluation criteria in solid tumors，RECIST（“实体肿瘤疗效评价标准”）

restriction fragment length polymorphism，RFLP（限制性片段长度多态性分析）

real-time FGRET（实时快速多回波梯度回波）

real word、pseudoword and nonword（真词、假词和非词）

relative exponent diffusion coefficient，rEDC（相对指数扩散系数）= 瘤体实性部分 EDC 值 / 对侧正常脑白质区 EDC 值

regional homogeneity，ReHo（局部一致性，区域一致性，局域一致性分析）

remyelination（髓鞘再生）

rephrasing gradient（相位重聚梯度）

reversible splenial lesion syndrome，RESLES（可逆性胼胝体压部病变综合征）

revised European and American Lymphoma（修正的欧美淋巴瘤分类法）

root entry zone，REZ 区（神经根出脑干处，出根区），root entry or exit zone，REZ（神经根进出区），三叉神经出入桥脑处，the root exit or root entry zone，REZ（神经根出入处）；神经根进、出部，根进、出部，root entry/exit zone，REZ（进 / 出脑干区）；三叉神经出脑干段，神经根发出的区域，nerve root exit zone，REZ（三叉神经脑干起始段）；三叉神经敏感区，指的是三叉神经进出脑干的区域

RF（射频 radio frequency，）

resting-state functional MRI，rfMRI（静息态脑功能磁共振成像）

restriction fragment length polymorphism，RFLP（限制性片段长度多态性分析）

recurrent glioblastoma，RGM（胶质母细胞瘤复发）

region growing method，RGM（区域生长法）

rosette-forming glioneuronal tumour of the fourth ventricle，RGNT（第四脑室玫瑰花结样胶质神经元肿瘤）

RGS4（G 蛋白信号转导调节因子 4 基因）

remote hematoma，RH（远隔区血肿）

RHb（视网膜血管母细胞瘤）

remodeling index，RI（重塑指标）

resistance index，RI（阻力指数）

radioimmunoassay，RIA（放射免疫法）

Reversible Ischemic Neurologic Deficit，RIND（可逆性缺血性脑损害）

radiology information system，RIS（放射科信息系统）

radiologically isolated syndrome，RIS（放射学孤立综合征）

radial kurtosis，RK（径向峰度）

restless legs syndrome，RLS（不宁腿综合征，又称为 Ekbom 综合征）

relative mean transit time，rMTT（相对平均通过时间）

radiation necrosis，RN（放射性坏死）

frequency rank，RN（频率等级），frequency type，RT（频率类型）

red nucleus，RN（红核）

RNA interference，RNAi（RNA 干扰）

relapsing neuromyelitis optica，RNMO（复发型视神经脊髓炎，复发型 NMO）

receiver operator characteristic，ROC（受试者操作特征，受试者操作特性）；receiver operating characteristic analysis，ROC（受试者操作特性解析）；receiver operating characteristic curve，ROC（受试者操作特性曲线，受试者工作特性曲线）；fundamentals and application of ROC analysis（ROC 分析基础与应用）

Rochon-Duvigneaud 综合征（眶上裂综合征）

rOEF（局部氧摄取率）。

region of interest，ROI（感兴趣区）

Rollet 综合征（眶尖综合征）

Rosai-Dorfman 病，又称 sinus histocytosis with massive lymphadenopathy，SHML（窦组织细胞增生伴巨淋巴结病）

region of interest，ROI（兴趣区）；regions of interest，ROIs（感兴趣区）

Rosenthal（罗森塔纤维）

Rosenthal 静脉(基底静脉)
reversible posterior leukoencephalopathy syndrome, RPLS(可逆性后部脑病综合征,可逆性后部白质脑病综合征,后部可逆性脑白质病,高灌注性脑病,顶枕叶脑病,可逆性后部脑水肿综合征,大脑后部可逆性水肿综合征)
RPR(快速反应素环状试验)
rR(相对再循环)
RRF(破碎红纤维)
relapsing-remitting multiple sclerosis, RRMS(复发缓解型多发性硬化,复发缓解型 MS)
relative speed, RS(相对感度)
RSCI(近期临床静止型梗死)
reflex sympathetic dystrophy, RSDS(交感神经反射性营养不良)
resting-state functional MRI, rs-fMRI(静息态功能磁共振成像,静息态脑功能 MRI,静息态功能磁共振)
relative signal intensity, RSI(相对信号强度)
resting state network, RSN(静止状态网络), resting-state Networks, RSNs(静息态网络)
Radiological Society of North America, RSNA(北美放射学会)
road map test, RST(道路地图检测)
ratio of signal intensity, R_{SI}(信号强度比)
retrosplenial cortex, Rsp; BA29、30 区(压后皮质)
reaction time, RT3(认知任务反应时间)
region of thalamus atrophy, RTA(丘脑萎缩区域)
relative tissue blood flow, rTBF(相对组织血流量); relative tissue blood volume, rTBV(相对组织血容量)
RTLE(右侧颞叶内侧癫痫)
repetitive transcranial magnetic stimulation, rTMS(重复颅磁激励技术)
rt-PA(重组组织型纤溶酶原激活物,重组组织纤溶酶)
reversal transcription-polymerase chain reaction, RT-PCR(逆转录聚合酶链反应)
righr working memory network, r-WMN(右侧工作记忆网络)

S

sensitivity, S(感光度,敏感性,灵敏度)
S1M1(初级运动感觉系统)
primary somatosensor cortices, S_1(第一躯体感觉区), primary somatic sensory cortex [第一躯体感觉皮层,又称体感 1 区(S Ⅰ区)]
secondary somatic sensory cortex [第二躯体感觉皮层,又称体感 2 区(S Ⅱ区)]
somatosensory association cortex, SAC(体感联合皮层)
social anxiety disorder, SAD(焦虑症)
subcortical arterioscleratic encephalopathy, SAE(皮层下动脉硬化性脑病),又称为 Binsvanger disease, BD(Binsvanger 病)
subarachnoid hemorrhage, SAH(自发性蛛网膜下隙出血,蛛网膜下隙出血)
specific absorption rate, SAR(特异性吸收率,组织吸收率)
SAR(射频吸收率)
severe acute respiratory syndrome, SARS(严重急性呼吸综合征)
subarachnoid space, SAS(蛛网膜下腔)
SAVDF(脊膜动静脉瘘)合并脊髓静脉血栓与梗死称之为 Foix-Alajouanine 综合征,也称坏死性脊髓病
SBH(皮层下带状灰质异位,带状皮质异位)
silent brain infarction, SBI(静止性脑梗死)
single brain metastasis, SBM(单发脑转移瘤)
SBP(动脉收缩压)
shift clip, SC(移动剪辑)
semioval center, SC(半卵圆中心)
spinocerebellar ataxia, SCA(小脑脊髓共济失调,遗传性脊髓小脑共济失调)
superior cerebellar artery, SCA(小脑上动脉)
sclerosing cholangitis with autoimmune pancreatitis, SC-AIP(AIP 相关硬化性胆管炎)
small cell carcinoma, SCC(小细胞癌)
splenium of corpus callosum, SCC(胼胝体压部)
spinocerebellar degeneration, SCD(脊髓小脑变性)
subacute combined degeneration, SCD(脊髓亚急性联合变性)
spinal cavernous hemangioma, SCH(脊髓海绵状血管瘤,亦称脊髓海绵状血管畸形)
schizophrenia, SCH(精神分裂症)
SCH(皮层下灰质异位)

Schmidt 综合征：疑核受累致同侧腭、咽、喉肌麻痹；副神经受累致同侧胸锁乳突肌及斜方肌麻痹。

spinal cord injury，SCI（脊髓损伤）

SCLC（小细胞肺癌）

subcommissural organ，SCO（连合下器）

SCP（小脑上脚）

Scr（血肌酐）

superior choroidal vein，SCV（脉络膜上静脉）

septo-optic dysplasia，SD（视隔发育不良，也称 De-Morsier 综合征）

spreading depression，SD（扩展性抑制）

standard deviation，SD（标准差）

SD（Sprague-Dawley 大鼠）

subdural hemorrhage，SDH（硬膜下出血）

SDH（琥珀酸脱氢酶染色）

Shy-Drager syndrome，SDS（Shy-Drager 综合征）

self-rating depression scale，SDS（抑郁自评量表分数）

sodium dodecyl sulfate polyacrylamide gel electrophoresis，SDS-PAGE（十二烷基硫酸钠 - 聚丙烯酰胺凝胶电泳）

signal detection theory，SDT（信号检出理论）

status epilepsy，SE（持续性癫痫）

spin echo，SE（自旋回波序列）

soluble eggantigens，SEA（可溶性卵抗原）

skull epidermoid cyst，SEC（颅骨表皮样囊肿，又称颅骨胆脂瘤、珍珠瘤，即板障内表皮样囊肿）

spinal epidural cavernous angioma，SECA（椎管内硬膜外海绵状血管瘤）

SE DWI（自旋回波扩散加权成像）

spin echo-echo planar imaging，SE-EPI（自旋回波 - 回波平面成像序列，单次激发自旋回波的平面回波成像）

segmental duration（音段长度）

subependymal hemorrhage/intraventricular hemorrhage，SEH/IVH（室管膜下 - 脑室内出血）

selective excitation（选择性激励），selective excitation routines（选择性激励技术）

surface enhanced laser desorption/ionization time-of-flight mass spectrometry，SELDI-TOF MS（表面增强激光解析电离飞行时间质谱）

semantics（语义）

simultaneous EEG and fMRI，SEM（EEG-fMRI 联合）

semiinvasive aspergillosis（半侵袭性曲霉病），又称为 chronic necrotizing aspergillosis，CNA（慢性坏死型曲菌病）

Sener 综合征：即多囊脑

sensitivity，SEN（敏感性），sensitivity encoding，SENSE［敏感（度）编码，敏感梯度编码，灵敏度编码，敏感性编码］

sensitive encoding single shot echo planar imaging，SENSE-SSEPI（敏感编码单次激发回波平面成像）

serial mode（序列方式）

serum ferritin，SF（铁蛋白）

SFG（额上回）

solitary fibrous tumor，SFT（孤立性纤维性肿瘤）

subependymal giantcell astrocytoma，SGCA（室管膜下巨细胞星形细胞瘤）

specific glioneuronal element，SGNE 或 SGE（特异性胶质神经元成分，特殊的胶质神经元成分，特异性胶质神经元斑结构）

SHb（脊髓血管母细胞瘤）

subclinical hepatic encephalopathy，SHE（亚临床型肝性脑病）

shear elasticity（剪切弹性模量），shear viscosity（剪切黏性）

shift invariance（位移不变性），shifted alignment（位移校正）

Rosai-Dorfman disease，RDD（罗 - 道病），Rosai-Dorfman 病，sinus histocytosis with massive lymphadenopathy，SHML（窦组织细胞增生伴巨淋巴结病）

short echo time projection reconstruction imaging（短回波时间投影重建成像）

short-term memory effect（短期记忆效应）

symptomatic hemorrhagic transformation，SHT（症状性出血性转化）

shining-through effect（T_2 投射效应）

signal intensity，SI（信号强度），signal intensity index，SII（信号强度指数），signal intensity-time curve，SI-T 曲线（信号强度 - 时间曲线）

susceptible image，SI（磁敏感图）

small intracranial aneurysms，SIA（小动脉瘤）

symptomtic intracranial arterial stenosis，SIAS（症状性颅内动脉狭窄）

Sicard-Collet 综合征(枕骨髁颈静脉孔综合征)
structural image evaluation using normalization of atrophy, SIENA(脑结构图像萎缩率标准化评价软件)
spontaneous intracranial hypotension, SIH(自发性低颅压,自发性颅内低压,原发性低颅压综合征)
subcortical ischemic vascular dementia, SIVD(皮层下缺血性血管性痴呆,皮层下血管性痴呆)
Silverstem 综合征:病灶累及顶叶,致对侧肢体局部肌肉萎缩及发育障碍,伴感觉障碍
single-shot echo-planar imaging(EPI) asymmetric echo(ASE) sequence [非对称性单次发射平面回波序列]
Sialidoses(樱桃红斑肌阵挛综合征)
small interfering RNA,siRNA(小片段干扰 RNA)
SJXC(多系统性幼年性黄色肉芽肿)
supraocciput length, SL(枕骨鳞部长度:枕大孔骨性后缘与枕内粗隆的距离)
linear algebraic model,SLAM(线性代数模型)
systemic lupus erythematosus, SLE(系统性红斑狼疮),systemic lupus erythematosus encephalopathy, SLEE(系统性红斑狼疮脑病或神经精神性红斑狼疮)
SLF(上纵束)
sliding interleaved ky, SLINKY(滑动间隔 ky); sliding thin slab maximum vs minimum projection, STS-MIP(滑动薄层块最大密度投影或 minIP)
time-spatial labeling inversion recovery single spot spin echo, SLIR-SSFSE(时 - 空标记的反转恢复单次激发自旋回波序列)
subcortical lacunar lesions, SLLs(皮层下腔隙性病变,皮层下腔隙灶)
supplementary motor area, SMA(辅助运动区即中央前回内侧及扣带回,BA6 内侧、BA24、32)
SMA(平滑肌血管壁)(免疫组织化学检查内容之一)
Smart-prep(智能捕捉,GE 公司 Smart-prep)
simultaneous acquisition of spatinal barmonics, SMASH(空间谐波同步采集)
sensorimotor cortex, SMC(初级运动皮层,感觉运动皮质)
structural magnetic resonance imaging,SMRI(结构磁共振成像)
SML(表浅髓板)
substantia nigra,SN(黑质),SNc(黑质致密部),SNr(黑质疏松部)
self-navigated interleaved spiral-DTI, SNAILS-DTI(自导航交叉螺旋扩散张量成像)
snapshot segment(单扇区图像重建算法), snapshot burst and burst plus(双或四扇区图像重建算法)
striatonigral degeneration, SND(纹状体黑质变性,黑质纹状体变性,纹状体黑质色素变性),
也称为 Parkinson variant of multiple system atrophy, MSA-P(P 型多系统萎缩)
selective neuronal necrosis, SNN(选择性神经元坏死)
SNOME(医学分类命名法)
second normal pressure hydrocephalus,sNPH(继发性正常压力脑积水)
single nucleotide polymorphism, SNPs(单核苷酸多态性)
signal-to-noise ratio,SNR(信噪比)
septum pellucidum,SP(透明隔)
septo-optic dysplasia, SOD(透明隔缺如伴视 - 隔发育不良,又称 Demorsie 综合征)
SP(特异性)
SP(P 物质)
senile plaque,SP(老年斑)
sampling perfection with application optimized contrasts using different flip angle evolutions, SPACE(矢状面三维可变翻转角快速自旋回波), 3D-SPACE(三维快速自旋回波)序列
spatial resolution(空间分辨力), spatially resolved spectroscopy,SPARS(空间分辨波谱技术),
spatial misregistration artifact(空间错录伪影), spatial filtering(空间滤过), spatial frequency(空间频率), spatial frequency processing(空间频率处理), spatial peak pulse average(平均空间峰值脉冲),spatial peak time peak(空间峰值时间峰值)
Solitary plasmacytoma of bone, SPB(骨的孤立性浆细胞瘤,单发性骨浆细胞瘤)
specificity,SPE(特异性)
single photon emission computed tomography, SPECT(简称 ECT)(单光子发射型计算机体层成像,单光子发射体层成像)
spectrum of CsI light emission(碘化铯晶体的发射光

谱特性）

spoiled gradient-recalled, SPGR（扰相梯度回波序列）, spoiled gradient recalled acquisition in the steady-state, SPGR（梯度破坏稳态再聚焦采集）, 3D spoiled gradient echo, 3D SPGR（三维扰相梯度回波序列）, 3D-spoild gradient recalled acquisition in steady-state, 3D-SPGR（三维稳态毁损梯度回返采集序列）

spin（自旋）, spin angular momentum（自旋角动量）, spin echo, SE（自旋回波，自旋回波序列）, spin-echo planar imaging（自旋回波平面成像）, spin-lattice relaxation（自旋 - 晶格弛豫）, spin-spin relaxation（自旋 - 自旋弛豫）, spin-echo planar imaging, SE-EPI（自旋回波 - 回波平面成像）

superparamagnetic iron oxide, SPIO（超顺磁性氧化铁）, 超顺磁性氧化铁粒子（SPIO）类产品——AMI-25（菲立磁）

spectral selective inversion recovery, SPIR（频率选择快速反转恢复）

statistical parametrical mapping, SPM（统计参数图，统计参数绘图分析）

SPM99（statistical parametric mapping; Wellcome Department of Cognitive Neurology, London, UK）分析软件和支持该软件的 Matlab（Math Works Inc., Natick, MA）操作平台

secondary progressive, SPMS（继发进展型多发性硬化）

supratentorial primitive neuroectodermal tumour, sPNET（幕上原始神经外胚层肿瘤）

spoiled（扰相）; spoiled gradient echo（扰相梯度回波）, spoiled gradient recalled echo, SPGR（扰相梯度回波）; spoiled gradient-recalled echo with small flip angle（小角度扰相梯度回波序列）

Spongy degeneration（海绵状脑病，又称脑白质海绵样变性或 Canavan 病）

selected by photon shields, SPS（选择性能谱滤过，能谱纯化）

SpV（三叉神经脊束核）

SQUID（超导量子干涉仪）

state-rotate, S-R（静止 - 旋转）

static T_2-weighted fast spin-echo（静止的快速自旋回波 T_2WI）

subclinical radiologically isolated syndrome, SRIS（亚临床影像孤立综合征）

summary ROC, SROC（集成受试者工作特征曲线）

stereotactic radiotherapy, SRT（立体定向放疗）

Susac's syndrome, SS（Susac 综合征，又称脑、视网膜、耳蜗微血管病）

SS（Sjögren 综合征）

SSA（抗 Ro 抗体）, SSB（抗 La 抗体）

Binswanger 病（sSAE）（散发性皮层下动脉硬化性脑病）

steepest slop, SS（最大斜率，首过期最大斜率，代表单位时间内信号的最大变化率）

shaded surface display, SSD（表面遮盖显示法，遮蔽表面显示，表面阴影显示）

SSDI（层块扫描扩散成像）

spontaneous spinal epidural hematoma, SSEH（自发性脊髓硬膜外血肿，自发性椎管内硬膜外血肿）

single shot echo planar imaging, SS-EPI（单次激发 EPI 成像）, 单次激发的快速自旋回波单次激发快速 SE, single-shot fast spin echo, SSFSE, SSh-FSE（单次激发 FSE）, single shot spin echo-echo planar imaging, SS-SE-EPI（单次激发自旋 - 平面回波成像）, single-shot echo-planar DWI, SS-EPI-DWI（单次激发平面回波 DWI）

steady state（稳态）, steady-state（稳态的）, steady-state precession（稳态进动技术）, steady-state free precession, SSFP（稳态自由进动序列）, SSFP 不同厂家分别称为 fast imaging employing steady-state acquisition, FIESTA（快速平衡稳态成像）、fast imaging with steady-state precession, FISP（稳态进动快速成像）、SSFP DWI（稳态进动扩散加权成像）和 true FISP

subacute sclerosing panencephalitis, SSPE（亚急性硬化性全脑炎）

stress symptom rating scales, SSR（压力症状评价标准）

SSV（琥珀酸脱氢酶强反应性血管）

signal targeting with alternating radio freguency, STAR（交替射频信号靶技术，信号靶向交替射频技术）

static T_2-weighted fast spin-echo（静止的快速自旋回波 T_2WI）

Steele-Richardson-Olszewski 综合征（进行性核上性麻痹）

stimulated-echo aquisition mode, STEAM（激励回波

探测法,刺激回波采集方式,激发回波,受激回波成像方法,激励回波脉冲序列,激励回波采集模式); stimulated-echo method, STEAM(激励回波方法)

static magnetic field perturbation(静态磁场扰动)

short time inversion recovery, STIR(短 T_1 反转恢复时间成像,短 T_1 反转恢复,短时反转恢复序列), short time of inversion recovery, STIR(短时反转恢复序列)

superior temporal cortex, STG(颞上回)

stimulated spectrum(激发光谱)

STR(丘脑上辐射)

sliding thin slab maximum vs minimum projection, STS-MIP 或 minIP(滑动薄层块最大密度投影)

subcortical GMH(皮质下脑灰质异位症,即常称的板型或岛型); sub-ependymal GMH(室管膜下脑灰质异位症,则为脑室旁结节型)

Succ(2.4ppm)(琥珀酸盐峰)

substantia nigra(黑质)

subthalamic nucleus(底丘脑核)

subtraction processing(减影处理)

super pulse mode(超脉冲方式)

susceptometer(超导磁强计)

Standard uptake value, SUV(标准摄取值,标准摄取率,SUV ratio)

septal vein, SV(隔静脉)

single voxel, SV(单体素技术)

single volume spectroscopy, SV(单体积波谱分析)

small vessel disease, SVD(小血管病)

support vector machines, SVM(支持向量机,支持向量机械)

susceptibility vessel sign, SVS(磁敏感血管征)

single-voxel spectroscopy, SVS(单体素波谱)

susceptibility weighted imaging, SWI(磁敏感加权成像,磁敏感成像,MRI 磁化率加权成像),又称 MR venography, MRV(磁共振静脉成像), SWI-like image(类 SWI 图像)

subcortical white matter, SWM, subcortical cortical white matter, SWM(皮层下白质)

Sturge-Weber syndrome, SWS(斯特奇 - 韦伯综合征,即 Sturge-Weber 综合征,脑三叉神经血管瘤病,颅颜面血管瘤病,脑颜面血管瘤综合征,面部和软脑膜、脑膜血管瘤,及软脑膜血管瘤病)

slow wave sleep, SWS(慢波睡眠)

Sydenham's chorea(舞蹈病)

synaptophysin, Syn(神经突触素,突触素,即乳头间瘤细胞突触素,为免疫组织化学检查内容之一)

schizophrenia, SZ(精神分裂症)

T

R_1(T_1 弛豫率)

T_1WI, In- 和 out-of-phase(正和反相梯度回波序列)

T_1-weighted dual-gradient echo chemical shift imaging, T_1WI dua(T_1 加权双回波化学位移梯度回波成像)

T_2、T_2*(横向弛豫时间), T_2 横向弛豫图, T_2map, T_2relaxation time mapping(T_2 图), T_2PRE(T_2 弛豫增强效应), R_2=1/T_2(T_2 弛豫率)

3D T_1 magetization-prepared rapid acquisition gradient echo, 3D-T_1 MP RAGE(磁化准备快速梯度回波序列), T_1-weighted three dimensional magnetization prepared rapid gradient echo imaging, T_1WI 3DMPRAGE(T_1 加权脑部三维磁化准备快速梯度回波成像)

T_2 leision load(T_2 病灶负荷,指 T_2WI 上所有病灶的体积之和)

T_2*PWI(动态敏感对比增强灌注 MRI)

T_2-reversed, T_2R(T_2 翻转序列)

T_2 shine-through effect(T_2 透过效应, T_2 穿透效应, T_2 透射效应)。国内文献对"T_2 shine through"效应有不同的称谓,有作者将"T_2 shine through"效应称为"T_2 照射"效应、"T_2 透射效应";另有作者将"T_2 shine through"效应称为"T_2 穿透"效应。一些作者认为"T_2 shine through"效应较难直译,可意译为"增强 T_2 效应",更能反映 DWI 高信号的实质。

T_2*-weighted gradient echo, T_2*W-GRE(T_2* 加权梯度回波)

T_2 star weighted angiography, SWAN(T_2 * 血管加权成像,T_2* 加权血管成像)

type 2 diabetes mellitus, T2DM(Ⅱ型糖尿病)

three-dimensional MRI texture analysis, 3DTA(三维磁共振脑结构分析)

time attenuation curve, TAC, time-density curve, TDC(时间 - 密度曲线)

transcatheter arterial chemoembolization, TACE(经

导管动脉化疗栓塞术)
TACI(完全前循环梗死)
Tagging-MRI(MRI 标记技术)
thromboangiitis obliterans, TAO(血栓闭塞性脉管炎,也称 Buerger 病)
Tarlov 囊肿(神经根鞘囊肿)
taurine,tau, Tau(牛磺酸)
tau 蛋白(组成神经纤维缠结的蛋白)
脑苷脂病,又译为神经节苷脂病,根据生物化学异常分为 Tay-Sachs 病(B 型)、Sandhoff 病(O 型)及 AB 型;Tay-Sachs disease(家族性白痴病)
tumor blood flow,TBF(瘤体血流量)
traumatic brain injur, TBI(创伤性脑损伤,外伤性脑损伤,创伤后颅脑损伤)
TBIL(总胆红素)
tract-based spatial statistics, TBSS(基于纤维束示踪的空间统计分析,神经束为基础的空间统计,基于纤维束空间统计分析,基于体素的空间统计分析)
TBV(总大脑体积)
$^{99}Tc^{m}$ -ethylenecysteine dimmer($^{99}Tc^{m}$ -ECD)
^{99m}Tc-GHA(葡庚糖)
$^{99}Tc^{m}$ -HL91(4, 9- 二氮 -3, 3, 10, 10- 四甲基十二烷 -2,11- 二酮肟)为一种新型乏氧组织显像剂
^{99m}Tc-MIBI(甲氧基异丁基异晴)
$^{99}Tc^{m}$-hexamethylpropyleneamine oxime, $^{99}Tc^{m}$ -HM-PAO($^{99}Tc^{m}$- 六甲基二胺肟)
typical carcinoid,TC(典型类癌)
temporal clustering analysis, TCA(静息态时间簇分析), temporal cluster analysis, TCA(时间聚类分析)
TCCF(外伤性颈动脉海绵窦瘘)
transcranial Doppler, TCD, transcranial doppler ultrasound,TCD(经颅多普勒超声)
TCho(总胆碱量)
tCr(总肌酸)
Tethered cord syndrome,TCS(脊髓栓系综合征)
TD(延迟时间)
transverse diffusion,TD(横向扩散系数)
transverse diameter,TD(横径)
time-density curve,TDC(时间 - 密度曲线)
tumefactive demyelinating lesion, TDL(脑瘤块样脱髓鞘病变,肿胀性脱髓鞘病变),又称为肿瘤样多发性硬化,脱髓鞘假瘤,一般称为瘤块型脱髓鞘病变或中枢神经系统 demyelinating pseudotumor(脱髓鞘性假瘤)
TDU(舌头显示装置,一种感觉替代装置)
echo time,TE,echo time or last echo time,TE 或 TElast,time of echo,TE(回波时间)
tissue enhancement,TE(组织增强)
telemedicine(远程医学);telediagnosis(远程诊断)
transferrin, Tf(转铁蛋白), transferrin receptor, TfR(转铁蛋白受体)
turbo fast low-angle gradient-echo sequence, turbo-FLASH(二维快速小角度激发梯度回波)
或 turbo field echo sequence, TFE(快速场回波),或 turbo field echo, TFE(心电向量门控快速梯度回波序列)
tight filum terminale syndrome, TFTS(终丝紧张综合征)
triglycerides, TG(甘油三酯), triglyceride, TG(血脂)
time gain compensation,TGC(时间增益补偿)
transforming growth factor, TGF(转化生长因子), TGF-α(黏膜转化生长因子 α), TGF-β1(细胞转化生长因子)
TH(辅助性 T 细胞)
TH,thalamus,THA(丘脑)
TH(酪氨酸羟化酶)
three-dimensional contrast-enhanced MRA, 3D CE MRA(三维增强 MRA),three dimensional contrast enhanced MRA, 3D-CE MRA(三维对比增强磁共振血管成像)
time of flight,3D-TOF(三维时间飞跃)
three-dimensional contrast-enhanced time-of-flight MR angiography, 3D CE TOF MRA(三维时间飞跃法血管成像)
three dimensional fast inflow with steady-state precession,3D FISP(三维稳态进动快速成像)
three dimensional magnetization-prepared rapid acquisition gradient-echo, 3D MP-RAGE(三维磁化准备快速梯度回波)
three dimensional spoiled gradient recalled acquisition in the steady-state, 3D SPGR(三维稳态损毁梯度回波采集)
three-dimensional segementation(三维分割软件)
THS(痛性眼肌麻痹,又称 Tolosa-Hunt 综合征)

Thy-1（胸腺细胞表面糖蛋白）
inversion time，TI，time of inversion，TI（反转时间，翻转时间，反转恢复时间）
transient ischemic attack，TIA（短暂性脑缺血发作，一过性脑缺血，初期脑卒中，警戒性脑梗死）
time signal –intensity curve，TIC）（time-intensity curve，TIC（时间 - 信号强度曲线）
temporal independent component analysis，TICA（去卷积和时间独立成分分析法）
terminal internal carotid arteries，TICA（ICA 终末端）
time interval differenee，TID（时间间隔差）
total imaging matrix，Tim（全景成像矩阵），total imaging matrix，TIM（全景成像矩阵）
time-motion mode（时间 - 运动型）
time-SLIP（时间 - 空间标记反转脉冲）
time to peak enhancement（到达增强峰值时间）
tissue inhibitor of metalloproteinase，TIMP（金属蛋白酶组织抑制因子），tissue inhibitor of metalloproteinases-3，TIMP3（组织金属蛋白酶抑制剂）
transjugular intrahepatlc portosystemic shunt，TIPS（经颈静脉肝内门体分流术）
turbo spin echo with inversion recovery magnetization preparation，TIRM（快速反转恢复磁化准备自旋回波）
total intracranial volume，TIV（颅内总容积），total intracranial volume，TIV（全脑体积）
thymidine kinase-1，TK-1（胸苷激酶 -1）
temporal lobe epilepsy，TLE（难治性颞叶癫痫，颞叶癫痫）
temporal lobc epilepsy with hippocampal sclerosis，TLE+HS（海马硬化的颞叶癫痫）
temporal lobe epilepsy without hippocampal sclerosis，TLE-HS（无海马硬化的颞叶癫痫）
TMA（三甲醋酸铵），TMA（三甲胺）
Tmax（达峰时间）
tMCAO（短暂性大脑中动脉阻塞）
total maturation score，TMS（总成熟度）
transcranial magnetic stimulation，TMS（经颅磁刺激）
trigeminal neuralgia，TN（三叉神经痛），TNR（三叉神经根），TNG（三叉神经节）
true negative，TN（真阴性），true negative fraction，TNF（真阴性概率）
tumor necrosis factor，TNF（肿瘤坏死因子），tumor necrosis factor，TNF-α（肿瘤坏死因子 -α）
top of the basilar syndrome，TOBS（基底动脉尖综合征）
totipotential cell（原始多能细胞）
time of flight，TOF（时间飞跃，时间飞跃法，时间飞越，时间流逝法）
two-dimensional time of flight，2D TOF（二维时间飞跃），心电门控二维时间飞跃，two-dimensional time of flight magnetic resonance angiography，2D-TOF MRA（二维时间飞跃磁共振血管成像）
time of flight，3D-TOF（三维时间飞跃），three-dimensional time of flight MRA，3D-TOF-MRA（三维时间飞跃法 MRA），three-dimensional time of flight spoiled gradient recalled acquisition，
3D-TOF-SPGR（三维时间飞跃扰相稳态梯度回波序列），3D time of flight magnetic resonance angiography spoiled gradient recalled，3D TOF MRA SPGR（三维时间飞跃法磁共振血管成像扰相梯度回波），three dimensional time of flight magnetic resonance venography，3D-TOF MRV（三维时间飞跃 MR 静脉成像）
Toggling-Table（多层同层技术），Toggling-table skill（多层同层技术）
Tolosa-Hunt Syndrome（Tolosa-Hunt 综合征，又称痛性眼肌麻痹）
theory of mind，TOM（心理理论，指理解他人的心理状态和动机）
Topia 综合征：疑核受累致同侧腭、咽、喉肌麻痹；舌下神经核受累致同侧周围性舌瘫。
TORCH 综合征（中枢神经系统先天性感染），TORCH 是一类具有致畸作用的病原微生物的缩写，T 指弓形体病（toxoplasmosis），R 指风疹病毒（rubella virus），C 指巨细胞病毒（cytomegalo virus），H 指疱疹病毒（herpes virus），由这一组病原体所引起的感染称为 TORCH 感染
TOS（胸廓出口综合征）
Tourette syndrome（抽动秽语综合征）
true positive，TP（真阳性），true positive fraction，TPF（真阳性概率）
TP（梅毒螺旋体），TPPA（梅毒螺旋体明胶抗体试验）
TP（峰值时间）
traumatic pseudoaneurysm，TPA（创伤性假性动

脉瘤）

tubed pectoralis major myocutaneous flap，TPMF（原肌球蛋白 3）

task positive network，TPN（正激活网络）

tumor polysaccharide substance，TPS（组织多肽特异性抗原）

D 值（白质内 Tr 值）

repetition time，TR（重复时间）

trace（张量的迹，表示张量的各向同性部分，可以计算平均扩散度：

trace（D）=l1+l2+l3 = 3< D >）

trans cerebral vein（脑贯穿静脉，又称脑内吻合静脉或联络静脉，联系表浅和深部髓静脉，有作者称其为第三组髓静脉）

tractography（脑白质纤维束示踪成像）

transfection agents（转染剂）

transverse lelaxation（横向弛豫），transverse magnetization（横向磁化矢量）

trauma coma databank（外伤昏迷数据库）

time resolved echoshared angiographic technique，TREAT（时间分辨回波分享 MRA 技术）

trilinear interpolation（三维线性内插法）

trimethylamine N-oxide（三甲胺）

Trolard 静脉（上吻合静脉）

Balance-FFE[稳态进动快速成像，真实稳态快速梯度回波序列，真稳态进动快速成像（Siemens），真实稳态自由进动序列]; true fast imaging with steady state procession，True FISP[平衡式稳态自由进动梯度回波序列（Philip）]

truncational artifact（截断伪影）

TS（抑制性 T 细胞）

Tourette syndrome，TS（抽动秽语综合征，又称发声与多种运动联合抽动障碍）

tuberous sclerosis，TS（结节性硬化）

trepanation segment，TS（穿颅段）

trans atlantic intersociety consensus，TSAC（泛大西洋国际研讨组织）

TSB（血清总胆红素水平）

tuberous sclerosis complex，TSC（结节性硬化，累及神经系统时称为 Bourneville 病）

turbo spin echo，TSE（快速自旋回波）

TSH（促甲状腺激素）

thrombospondin-1，TSP-1（血小板反应素 -1）

thalamostriate vein，TSV（丘纹静脉）

tap test，TT（脑脊液引流试验）

TTC（红四氮唑：氯化 -2，3，5，- 三苯基四氮唑，简称 TTC）

Taylor type focal cortical dysplasia，TTFCD（局限性皮质发育不良）

time to peak，TTP（达峰值时间，对比剂峰值时间）

tissue velocity imaging，TVI（组织速度成像）

thromboxane A_2，TX A_2（血栓素）

Twi-ning's line（特文宁线，鞍结节至枕内粗隆间的连线）

type Ⅲ collagen，C Ⅲ（Ⅲ型胶原蛋白），type Ⅳ collagen，C Ⅳ（Ⅳ型胶原蛋白），type- Ⅳ -collagen，C Ⅳ（Ⅳ型胶原），type Ⅲ procollagen，PC Ⅲ（Ⅲ型前胶原），type- Ⅲ -procollagen，PC Ⅲ（Ⅲ型前胶原）

U

UBO（未确定的亮体）

upper cervical cord area，UCCA（上颈髓面积）

uremic encephalopathy，UE（尿毒症脑病），也称为 renal encephalopathy，RE（肾性脑病）

international union against cancer，UICC（国际抗癌联盟）

UK biobank（英国生物样本库计划）

upper motor neuron，UMN（上运动神经元）

Unverricht-Lundborg 病（波罗的海肌阵挛）

unclear persistent sleepiness，UPS（不明原因顽固性嗜睡）

university of Pennsylvania smell identification test，UPSIT（宾夕法尼亚大学气味识别试验）

Usher 综合征（遗传性耳聋 - 色素性视网膜炎综合征）

ultrasmall superparamagnetic iron oxide，USPIO（超微超顺磁氧化铁），代表产品有 Combidex（AMI227），另一种 SPIO（超顺磁性氧化铁粒子）类产品 AMI-25（菲立磁）

ultrashort echo time，UTE（超短回波时间）

V

primary visual cortex，V1（初级视觉皮层，又称纹状皮层，视束 90% 经膝状体投射到此区）

eigenvector，v [本征向量，数值称为本征值（1）]

V3 accessory，V3A（V3 辅助区）
V_5（颞中回视觉区）
volume，V（体积）
口面指综合征Ⅵ型（Varadi-Papp 综合征）
variants versus patterns（变异型对应的分化模式）
variable sampling time（可变采样窗）
variable scan technjque（可变速扫描技术）
vertebral artery，VA（椎动脉）
vestibular aqueduct ，VA（前庭水管）
ventral anterior cingulated cortex，VACC（左侧下前扣带皮层），ventral anterior cingulate cortex，vACC（腹侧前扣带回）
vascular dementia，VaD（血管性痴呆）
visual analogue scale，VAS（视觉模拟评分标尺）
voxel-based analyze，VBA（基于体素的分析，体素依赖分析，基于体素的形态分析法）
vertebrobasilar dolichoectasia，VBD（椎基底动脉迂曲扩张症）
voxel-based diffusion tensor analysis，VBDTA（基于体素扩散张量成像，VBM 技术应用到扩散张量成像），voxel-based diffusion tensor imaging，VBDTI（基于体素的扩散张量成像）
vasogenic brain edema，VBE（血管源性水肿）
vertebrobasilar insufficiency，VBI（椎基底动脉供血不足）
voxel-based morphometry，VBM（基于体素的形态学，基于体素的形态学分析，基于体素的形态测量学，体素形态学测量技术，基于体素的形态测定法，像素测量法，以单体素为基础的形态学分析法）
voxel-based relaxometry，VBR（基于体素的弛豫率，弛豫率）
ventricle-brain ratio，VBR（脑室 - 脑比率）
vascular cognitive impairment，VCI（血管性认知功能损害，血管性认知功能障碍）；血管性认知功能障碍包括 3 种情况，即：血管性认知损害无痴呆，vascular cognitive impairment no dementia，VCIND（非痴呆血管性认知功能障碍）、vascular dementia，VaD（血管性痴呆）、伴有血管因素的 AD（即混合性痴呆 mixed AD/VaD）
volume computed tomography，VCT（容积 CT）
vascular dementia，VD，VaD（血管性痴呆）
vessel enhancement，VE（血管增强）
velocity encoded cine MR imaging，VEC-MRl（速度编码电影 MRI）
videoelectroencephalography，VEEG（视频脑电图）
vascular endothelial cell growth factor，VEGF（血管内皮细胞生长因子），vascular endothelial growth factor，VEGF（血管内皮生长因子）
ventricular/intracranial CSF volume ratio（脑室体积/颅内脑脊液容积比）
VEP（视觉诱发电位）
Verapamil（异博定）
Vernet 综合征（颈静脉孔综合征）
vein of galen aneurismal malformation，VGAMs（大脑大静脉动脉瘤状畸形）
vigabatrin，VGB（氨已烯酸）
VGR（体积增长率）
visual hallucinations，VH（视幻觉）
von Hippel-Lindau syndrome，VHL（希佩尔 - 林道综合征），von Hippel-Lindau 病，von Hippe-Lindau 综合征，VHL 综合征，VHL 病；von Hippel-Lindau tumor-suppressor gene（VHL 抑癌基因）
very small intracranial aneurysms，VIA（微动脉瘤）
volumetric interpolated breath-hold examination，VIBE（容积内插屏气检查），3D-volumetric interpolated breath-hold examination，3D-VIBE（三维容积式内插法屏气检查）
video image（视频图像），video signal（视频信号）
Virchow Robin 腔（毛细血管周围间隙），Virchow-Robin space，VRS（血管周围间隙），VR 间隙（Virchow-Robin 间隙）
visual imagery（视觉意想）
vimentin，Vim（波形蛋白，波丝蛋白，免疫组织化学检查内容之一）
VISIBLE（volume isotropic simultaneous interleaved bright-and black-blood examination）序列
volume isotropic turbo spin-echo acquisition，VISTA（各向同性快速自旋回波）
Vogt-Koyanagi-Harada syndrome，VKHS（Vogt- 小柳 - 原田综合征是一种伴有神经系统及皮肤、毛发改变的双眼内源性葡萄膜炎）
VLCBV（脑局部极低血流量）
very longchain fatty acids，VLCFA（极长链脂肪酸）
ventrolateral prefrontal cortex，VLPFC（双侧前额叶腹外侧皮层），BA45/47（额盖）

vasculogenic mimicry, VM（血管生成拟态）
vascular mild cognitive impairment, VMCI（轻度血管认知功能障碍）
volume measurement error, VME（体积测量误差）
voxel-mirrored homotopic connectivity, VMHC（体素镜像等位连接）
ventromedial PFC, vmPFC（腹内侧前额叶皮质）
VNC（虚拟平扫）
volume of interest, VOI（感兴趣区体积）
voxel（体素），single voxel（单体素）和 multivoxel（多体素）
vessel probe, VP（血管探针技术）
VP（血管通透性）
ventriculoperitoneal, VP（脑室腹腔）
verbal paired associates test，VPAT（口头配对相关测试）
vascular permeability factor, VPF（血管通透因子）
vascular Parkinson's syndrome，VPS，VP（血管性帕金森综合征）
1 minus volume ratio，1-VR（1 减去容积比），volume ratio, VR（容积比）, volume rate, VR（容积比），VR（各向异性容积比）
volume rendering，VR（容积再现法，容积重建），volume rendering technique, VRT（容积再现技术）
vascular response, VR（血管反应性）
variance of residence time, VRT（驻留时间方差）
vetibular schwannoma, VS（前庭神经鞘瘤）
velocity selective ASL，VSASL（速率选择性动脉自旋标记，速度选择性动脉自旋标记）
venous sinus thrombosis, VST（静脉窦血栓形成）
vessel transmist time, VTT（血管通过时间）
vuln erable plaque（易损斑块）
vanishing white matter disease, VWM（白质消融性白质脑病），即 childhood ataxia with central nervous system hypomyelination，CACH（儿童共济失调伴中枢神经系统髓鞘化不良）
varicella zoster virus, VZV（水痘带状疱疹病毒）

W

WA（管壁面积）
Wallenberg 综合征（颈髓外侧综合征，延髓背外侧综合征）
Wallerian degeneration（脱髓鞘或华勒变性）
Warfarin and aspirin for symptomtic intracranial arterial stenosis, WASID（症状性颅内动脉狭窄）
wash-in rate（信号增高率）
WATS（选择性水激励）
whole brain volume, WBV（全脑体积）
Weber 综合征（大脑脚综合征）
复发性发热性结节性非化脓性脂膜炎（Weber-Christian 病）
weight（加权）
Wernicke's encephalopathy，WE（韦尼克脑病，Wernicke 脑病是一种维生素 B_1（硫胺）缺乏引起的中枢神经系统疾病）
Wernicke 区（颞上回后部的听觉性语言中枢），或称后语言区，主要位于顶下小叶的角回、缘上回及颞中上回的后部；（语言的）Wernicke 区（包括左侧颞上回、颞中回后部、缘上回和角回，尤其是角回）
Wernicke-Korsakoff 综合征（酒精中毒）
Wegener's granulomatosis, WG（韦格纳肉芽肿病）
Whipple 病（肠源性脂肪代谢障碍）
World Health Organization，WHO（世界卫生组织），WHO grading（WHO 分级）
white dermoid cyst（白色皮样囊肿）
Willis 动脉环（脑底动脉环）
Wilson 病（肝豆状核变性）
Wechsler intelligence scale for children，WISC（韦氏儿童智力测评量表）
working memory, WM（工作记忆）
white matter，WM（白质），white matter damage，WMD（脑白质损伤）
white-matter hyperintensilties，WMHS（脑白质高信号），white matter areas of high signal intensity，WMH（白质高信号区）, white matter hyperintensity，WMH（MRI T_2WI 图像上脑白质内的高信号），亦称为‘unidentified bright objects，UBO（未确定的亮体）’，deep white matter hyperintensity，DWMH（深部脑白质高信号），periventricularhyperintensity, PVH（脑室旁高信号）
white matter fraction, WMF（脑白质分数）
white matter lesion，WML（深部白质损害，白质损害，脑白质病变）
WMPFL（前额叶白质）
white matter volume, WMV（白质体积）
Wernicke 区（左侧颞上回后部）

WWS(Walker-Warburg 综合征)

X

X-ray absorption(X 线吸收), X-ray spectrum(X 线谱), X-ray maximum linear dose(X 线最大的线性剂量)

X-ray computed tomography, CT(X 线计算机断层摄影术)

xenon-133, ^{133}Xe(^{133} 氙), Xe-computed tomography, Xe-CT(氙 CT)

xanthochromic(黄变)

Xanthogranuloma(黄色肉芽肿,又称胆固醇肉芽肿)

Y

Yale-Brown obsessive compulsive scale, YBOCS(耶鲁布朗强迫量表)

yolk sac tumor, YST, endodermal sinus tumor(卵黄囊瘤、内胚窦瘤)

Z

Zeeman effect(塞曼效应)

zero filling(零填充)

Zimmerman cell(毛细血管周围的外皮细胞,外皮细胞, Zimmerman 细胞,又称血管周细胞,血管的 Zimmerman 周细胞)

Zellweger 综合征(脑肝肾综合征)

zinc finger protein, ZNF804(锌指蛋白 804A)

ZOOM-EPI(区域放大倾斜多层 EPI)

常用文献类型及对应的标志代码: M(普通图书), C(会议录), G(汇编), N(报纸), J(期刊);常用电子文献载体及对应的标志代码: CD 光盘( ), OL(联机网络)。

一些参考标准

T_2FLAIR 图像白质高信号程度参考 Fazekas 等(1987)标准分为点状、早期融合、大片融合。

脑微出血(CMB)参照 Lee 等(2002)标准分为轻度(1~5 枚)、中度(5~10 枚)、重度(>10 枚)。